D1735815

# NATURA, PRIMO MEDICO

# NATURA, PRIMO MEDICO

*Manuale dei rimedi da scoprire*

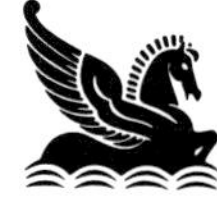

SELEZIONE DAL READER'S DIGEST - MILANO

# NATURA, PRIMO MEDICO

Manuale dei rimedi da scoprire

La parte relativa all'omeopatia del capitolo "Le moderne medicine naturali" è stata tratta da GESÜNDER LEBEN - NATÜRLICH HEILEN, edita da Verlag Das Beste GmbH, Stuttgart



1ª Edizione - Gennaio 1989

Edito da Selezione dal Reader's Digest S.p.A. - Milano
Fotocomposizione: A.P.V. s.r.l. - Milano
Fotolito: Sebi s.r.l. - Bresso (Milano); Tecnolito s.r.l. - Caprino Bergamasco (BG)
Stampa e legatura: Officine Grafiche A. Mondadori - Verona

ISBN: 88-7045-084-8

PRINTED IN ITALY

Quest'opera è stata curata dalla Dott. ANITA CIGNOLINI

Specialista in Anestesiologia e Rianimazione
Scientific Secretary e Direttore dei Corsi di Specializzazione in Agopuntura-Ignipuntura
della MEDICAL ASSOCIATION FOR CHINESE MEDICINE IN EUROPE
Professore a contratto dell'Università di Pavia

## *I testi sono stati redatti da:*

Dott. ANITA CIGNOLINI

Con la consulenza e la collaborazione di:

Dr. MAURIZIO AZZINI, Specialista in Cardiologia, per la fisiopatologia del sistema cardio-circolatorio e per la nutrizione.

Dott. CLEMENTINA CAGNOLA, Farmacista Erborista, per il capitolo sulle piante medicinali, per l'uso delle piante officinali in cosmesi e in generale per la fitoterapia.

Prof. Dr. PIETRO CIGNOLINI, Professore Emerito di Radiologia presso le Facoltà mediche di Genova e Palermo, Membro Permanente del C.N.R. dal 1938, Chairman della Commissione Educazione e Informazione (ICRE) dell'International Society of Radiology, Presidente Onorario della Société International de Idroclimatologie et Thalassothérapie, per l'impostazione e la struttura del volume, per l'idroclimatologia, la talassoterapia, l'anatomo-fisiologia del movimento.

Signora ANGELA DEVOTO, Insegnante di Ginnastica e Yoga, cui si deve la maggior parte degli esercizi di ginnastica e di yoga contenuti nel volume, per i quali ha fornito anche la consulenza iconografica.

Dott. VALERIA MAGNI, Specialista in Anestesiologia e Rianimazione, Fellow of the Faculty of Anesthetist of the Royal College of Surgeons, per la fisiologia del sistema respiratorio e per la medicina tradizionale indiana.

Prof. Dr. SHAO XIAODONG, Laureato in Medicina e Chirurgia e in Medicina Tradizionale Cinese all'Università di Pechino (RPC), Specialista in Agopuntura-Ignipuntura (Università di Harbin, RPC), Docente di Qigong medico, Membro dell'Associazione Nazionale Cinese per lo Studio e la Sperimentazione sul Qigong, per la teoria e la pratica del Qigong.

Dr. PAOLO CONSIGLI, Medico Chirurgo, per l'anatomo-fisiologia dei sistemi genitali maschile e femminile.

*Tutte le ricette relative ai composti di piante officinali e derivati contenute nel volume sono state ideate e formulate dalla dott. Clementina Cagnola, quando non diversamente indicato.*

*Disegnatori:* Remo Berselli, Gianni Renna, Flavio Bassani

*Fotografi:* Giuseppe Donadoni, Riccardo Marcialis, Danilo Giaffreda, Anna Schoenstein/Erboristeria Domani

*Ricerche iconografiche:* Ada Maderna, Melania Puma

*Indice analitico:* Patrizia Rossi

## *Si ringraziano in particolar modo:*

il sig. Demetrio Benelli, direttore della rivista *Erboristeria Domani*, per aver fornito consulenza e materiale; il dr. Giovanni E. Bergna, autore del volume "La sauna verde" ed. Manfrini - Calliano (TN), per le informazioni e il materiale scientifico sui bagni di fieno; la dott. Adriana Carluccio, della ditta Guna di Milano, che ha messo a disposizione il materiale scientifico relativo ai Rimedi dai fiori del dr. Bach; la ditta Urlich di Nichelino (To) per aver gentilmente fornito molte delle piante officinali fotografate nel volume; il dr. Marco Mariani della ditta Curt Georgi Imes per la consulenza riguardo agli alambicchi; il dr. Giorgio Filippo Barabino dell'International Association of Ayurveda & Naturopathy, per aver messo a disposizione materiale iconografico sulla medicina ayurvedica e lo Yoga, il prof. Franco Potenza per la consulenza sull'esecuzione dell'immagine sul ciclo idrologico; la ditta Cagnola di Milano per aver collaborato con materiale e consulenze; il dr. Yuan Huaqing, per l'esecuzione degli ideogrammi cinesi.
Si ringraziano inoltre: Ciba Geigy Edizioni, La Miniera di Pio Mariani, Ufficio Nazionale Israeliano del Turismo, Iniziative Neoterapiche Lombarde di Trezzano sul Naviglio, arch. Giulio Polvara.

# INDICE

*I titoli in corsivo corrispondono ai box, quelli in maiuscoletto agli argomenti su doppia pagina.*

---

## SECONDA PARTE: L'UOMO E L'AMBIENTE NATURALE

---

## TERZA PARTE: IL RAPPORTO DELL'UOMO CON SÉ STESSO

## QUARTA PARTE: LE TEORIE DI MEDICINA NATURALE



## QUINTA PARTE: NATURA E BELLEZZA

# PER IL LETTORE

Le medicine naturali e alternative stanno suscitando interesse sempre maggiore fra il pubblico, mentre studiosi e scienziati ne confermano la validità.

Selezione ha inteso con questa sua nuova Grande Opera dare un contributo, riteniamo unico per quantità di dati e varietà di argomenti qui riuniti, a tale campo di ricerche. Il risultato è *Natura, primo medico*, nato dalle cure di specialisti, ma concepito per un uso e una consultazione quotidiani da parte di tutti i lettori anche grazie a un apparato iconografico ricco e puntuale.

Per una migliore comprensione la materia è stata suddivisa in cinque parti, a loro volta articolate in diversi capitoli. Dopo un'*Introduzione* di carattere storico densa di curiosità e aneddoti istruttivi, la prima parte – *La natura dell'uomo* – affronta l'evoluzione sia della specie sia dell'individuo, i comportamenti istintivi e le costituzioni fisiche. Segue la spiegazione del funzionamento dei principali apparati del corpo, da quello respiratorio a quello circolatorio, alla nutrizione, all'attività riproduttiva e sessuale. Nella seconda parte – *L'uomo e l'ambiente naturale* – sono illustrati tutti i rimedi naturali e le terapie che da tempo l'uomo ha estratto e imparato a usare dalla natura, dalle applicazioni di caldo e freddo, alle piante medicinali, alla cura con il sole, il clima, le acque di mare e termali. Nella terza parte – *Il rapporto dell'uomo con sé stesso* – sono esaurientemente indicate le pratiche di movimento, le principali ginnastiche, le tecniche di rilassamento e concentrazione, l'automassaggio. La quarta parte è dedicata alle *Teorie di medicina naturale*: vi si spiegano le piú antiche medicine naturali, quella cinese (agopuntura-ignipuntura) e quella indiana (Ayurveda e Yoga), oltre alle medicine manipolative, all'omeopatia, ai rimedi dai fiori di Bach, alla medicina antroposofica e alle terapie con i minerali. La quinta e ultima parte – *Natura e bellezza* – suggerisce numerosi rimedi semplici e naturali per la cura del proprio aspetto fisico, nella consapevolezza che la bellezza di ognuno dipenda prima di tutto dalla salute del corpo e dall'armonia dello spirito. Concludono il volume il glossario dei principali termini e l'indice analitico attraverso i quali ci si potrà orientare nella consultazione di queste pagine.

Siamo consapevoli che *Natura, primo medico* rappresenta nel mercato editoriale italiano il piú completo ed esauriente libro sull'argomento. Cosí crediamo e ci auguriamo che questo volume saprà offrire a tutti i lettori una risposta alle loro domande e alle loro esigenze.

SELEZIONE DAL READER'S DIGEST

# PRESENTAZIONE

Questo libro è intitolato "Natura, primo medico" ma non vorremmo che lo si considerasse semplicemente un prontuario di rimedi naturali. La Natura, infatti, è medico per l'uomo in molteplici modi, a seconda di ciò che si intende per natura e a seconda di come si considera l'uomo stesso.

Agli albori dell'umanità, l'uomo cerca nella natura i mezzi per la propria sopravvivenza: la ricerca dei cibi e dei rimedi, l'imparare a sfruttare le risorse naturali procedono di pari passo con l'adattamento ai diversi climi e alle diverse condizioni ambientali. Molto piú tardi, all'inizio della storia, quando si delineano le diverse civiltà, la medicina si stacca dagli altri rami della conoscenza per acquistare dignità di scienza a sé stante. Scienza che unisce in sé, inscindibili, l'attenta osservazione dei fenomeni naturali e la diretta verifica sul malato di ipotesi, teorie e rimedi.

Da allora le medicine dei diversi popoli della terra hanno percorso una lunga strada, con momenti di grande fulgore e altri di oscurità, ma tutte, seppur con punti di vista diversi a seconda delle differenti civiltà da cui hanno tratto origine, hanno portato l'uomo avanti per quella strada della conoscenza di sé, del proprio essere naturale, che è alla base del mantenimento della salute e della cura delle malattie. Natura, primo medico, dunque, in quanto dalla natura l'uomo apprende a conoscersi nella salute e nella malattia, oltre che a trarne i rimedi per curarsi.

Tuttavia, negli ultimi decenni, l'umanità, inebriata dalle conquiste della scienza, si è allontanata dalla Natura, considerandola altro da sé, sicuro di poterla asservire e domare. Anche in medicina ci si è illusi che i progressi scientifici potessero sconfiggere per sempre la malattia, che i nuovi farmaci rappresentassero quella panacea universale capace di apportare l'eterna giovinezza e la perfetta salute. Ma nel breve volgere di anni questa convinzione si è rivelata fallace e pericolosa: se le migliorate condizioni di vita hanno allungato di molto la vita umana, sconfiggendo la fame e le pestilenze per molti popoli della terra, i nuovi farmaci hanno rivelato che la loro straordinaria efficacia può essere pericolosa, inducendoci a usarli con giusta cautela.

Un ritorno alla Natura si impone: nel considerarsi come parte di essa, per capire e accettare le fasi della vita e le peculiarità di ciascuno come fenomeni naturali universali, per comprendere l'armonia e l'adattamento continuo agli eventi naturali quali il clima e le temperature. Un ritorno alla Natura, primo medico, anche per riscoprire i rimedi che generosamente ci offre, con l'aiuto delle antiche medicine. Infatti, come ammoniva Ippocrate nel V secolo a.C., quando ci si inebriava per la scoperta del metodo scientifico: "Non si deve rifiutare l'antica medicina quasi non esistesse o non fosse stata ben indagata, perché non ha raggiunto su tutto l'esattezza, ma piuttosto – mi pare – poiché da una profonda ignoranza essa è giunta vicinissima alla certezza per forza logica, si devono ammirare le sue scoperte, che sono state conquistate in modo giusto e corretto e non secondo l'accidentalità del caso".

Ma si badi bene che il riscoprire le medicine tradizionali per ritrovare un giusto rapporto con la Natura che ci circonda e con noi stessi non significhi rifiuto delle acquisizioni della medicina moderna! Questa, a ragione, deve considerarsi figlia della tradizione che l'ha preceduta, nutrita dalle stesse radici, fondata sugli stessi principi. Non di una scelta si tratta dunque, ma di prendere laddove si trova il rimedio adatto, la spiegazione piú semplice e comprensibile di un evento sia normale sia patologico, poiché se comprendiamo possiamo anche usare le armi giuste per combattere.

Parafrasando il detto che ogni popolo ha il governo che si merita, potremmo dire che ogni civiltà ha la medicina che si merita. Siamo noi, ciascuno di noi, che, ignorando le esigenze e i ritmi della nostra stessa umanità, cerchiamo nel medico non colui che cura e assiste ma un guaritore e nella medicina la fonte dei miracoli. Solo ritrovando la coscienza di appartenere "al Cielo e alla Terra", di far parte dell'Universo alle cui leggi dobbiamo soggiacere come tutte le creature, ritroveremo una medicina capace di darci conforto e assistenza, di aiutarci a considerare la salute come una quotidiana conquista, fatta di piccole cose, di costante cura di sé e non di eroici miracoli.

In questa riconquista del rapporto con la natura, e perciò con noi stessi, la conoscenza dei principi che stanno alla base di medicine antichissime, nate da popoli che hanno raggiunto sublimi livelli di civiltà e di conoscenza, come la medicina cinese e indiana, può esserci di grande aiuto. Esse si fondano su un diverso e piú ampio concetto di salute e di malattia e considerano l'uomo, nella sua completezza di corpo, anima e spirito, inscindibile dall'universo in cui è immerso e di cui segue le grandi leggi. La salute viene considerata come "l'insieme del benessere fisico, mentale, sociale, morale e spirituale", sottolineandone gli aspetti morali e spirituali e attribuendo perciò alla cura delle malattie una ben piú vasta dimensione di quella cui siamo abituati.

Esse considerano, inoltre, il mantenimento della salute di primaria importanza, e distinguono la "qualità" o il diverso grado di salute, vista non solo come assenza di malattia, ma come benessere totale dell'individuo: salute come armonia con sé stessi e con l'ambiente naturale e umano che ci circonda. I rapporti umani e le emozioni a essi legate, la vita sessuale, il modo di alimentarsi, l'adattamento all'evolvere delle stagioni o a climi diversi, le posizioni che assumiamo, la quantità e il tipo di esercizio fisico quotidiano, la capacità a rilassare il corpo e la mente: tutte le attività umane sono potenzialmente causa di malattia, e tuttavia se si svolgono con la necessaria armonia ed equilibrio possono migliorare lo stato di salute. Le medicine tradizionali vi dedicano studi e attenzione e da loro possiamo apprendere come trasformare in "cura per la salute" quasi tutte le nostre attività quotidiane, correggendo dove è necessario, frenando gli eccessi, stimolandoci laddove manchiamo.

Il mantenimento della salute va perciò inteso non come "prevenzione delle malattie" ma è, ancora, un concetto piú vasto di quello cui siamo abituati, in cui gli aspetti sociali e spirituali e i rapporti con la natura sono parti fondamentali. Potremmo dire "prevenzione dei malesseri, delle inquietudini, delle non-malattie" che tanto spesso affliggono i fortunati cittadini dei Paesi industrializzati, che non conoscono piú fame e pestilenze, né la dura fatica fisica dei nostri non tanto lontani antenati, e che tuttavia spesso dimenticano la loro fortuna perché vivono tormentati da afflizioni continue, anche se ben minori che nel passato. "Natura, primo medico", allora, anche per ridare serenità e speranza al nostro spirito.

ANITA CIGNOLINI

INTRODUZIONE

# Natura, primo medico

La medicina nasce con l'uomo stesso e, prima fra tutte le scienze, acquista dignità e indipendenza dagli altri indirizzi del sapere. La conquista della salute, della longevità, della felicità che deriva dall'equilibrio interiore è da sempre il nostro grande sogno.

Con il trascorrere dei secoli e dei millenni, in civiltà distanti non solo geograficamente ma anche per le diversità culturali su cui si basano, ricorrono gli eterni miti dell'immortalità e dell'invulnerabilità cui l'uomo aspira, e si ripete la paziente ricerca dei rimedi contro la malattia e delle norme di vita per assicurare una buona salute.

La storia della medicina si snoda attraverso i millenni: dagli Egizi ai Greci con il grande Ippocrate, dagli Arabi che raccolsero e diffusero in Occidente molte delle conoscenze orientali, alla Scuola Salernitana nel Medioevo che può considerarsi l'antesignana delle scuole mediche moderne, fino ai giorni nostri, la medicina ha attinto dalla natura la propria conoscenza e i rimedi contro le malattie che ci affliggono.

Anche oggi, nell'era della chimica e della tecnologia, l'uomo deve continuare a rivolgersi alla natura come ha fatto per millenni: attingendo ai modelli naturali per conoscere e comprendere sé stesso, per sapere ciò che è benefico e ciò che è nocivo, e ricorrendo all'immenso serbatoio della natura per cercarvi i rimedi ai propri mali.

# Natura, primo medico

*L'uomo, sin dalla sua comparsa sulla terra, ha cercato nella natura i rimedi contro le malattie che lo affliggevano. Dall'osservazione, dallo studio e dalla comprensione della natura e dei suoi fenomeni nasce la conoscenza umana, anche e soprattutto la conoscenza di sé stessi, della salute e della malattia.*

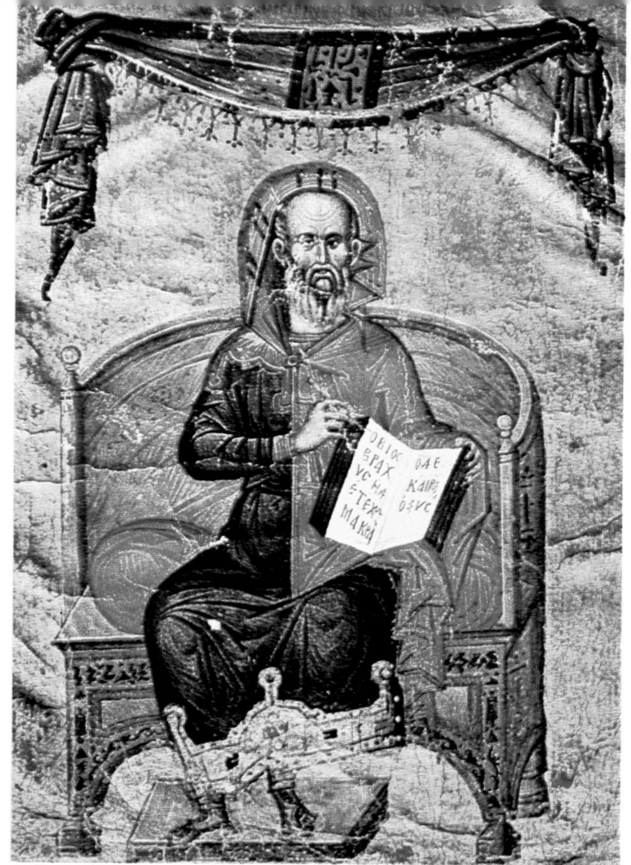

IPPOCRATE DI COS *L'insegnamento di Ippocrate di Cos, il grande medico greco vissuto fra il V e il IV sec. a.C. (qui raffigurato in una miniatura del X sec.), è ancora vivo: l'uomo potrà essere il "primo medico di sé stesso" quando riuscirà a capire da solo i segnali dei cambiamenti che avvengono in lui e saprà ricondurli all'equilibrio fisiologico.*

N*atura, primo medico*: è per noi un'incontrovertibile verità cui siamo giunti attraverso studio ed esperienza. L'insegnamento ippocratico che medico e paziente devono far ricorso alla "*vis sanatrix naturae*" (la forza sanatrice della natura) e su essa far affidamento, insegnamento che da giovani medici orgogliosi della nostra scienza c'era sembrato cosa d'altri tempi, ora ci appare in ben altra luce. Nello scrivere questo libro ci siamo ripromessi, di capitolo in capitolo, di mostrare la natura e parlare delle sue azioni salutifere. Parlare dei mari, delle nevi, delle piogge, delle sorgenti; delle erbe, degli alberi, delle foreste, del sole, delle radiazioni, dei climi, degli animali e dell'uomo.

*L'uomo*, ossia noi stessi. Infatti l'uomo, prima di tutto, è natura, e come tale racchiude in sé enormi e insospettate forze capaci di mantenerlo sano e di risanarlo. Gli uomini e le donne, i bambini e i vecchi, la moltitudine umana: della natura fanno parte e alla natura rispondono. Rispondono nella loro totalità di corpo e psiche. "*Conosci te stesso*" fu insegnamento fondamentale della filosofia greca. Noi vorremmo dire "conosci il tuo essere natura" cioè impara la molteplicità del tuo Io fisico, organico, e del tuo Io psichico, cosciente o inconscio. E, come disse Ippocrate, "*observa*": osserva cosa sta cambiando, il flusso continuo di mutamenti vitali che è in te e sta portandoti istante per istante lungo il tuo ciclo vitale, la parabola lunga o corta che è il tuo destino. E allora, sulla base della conoscenza della natura esterna e della tua essenza ed esistenza, sta sempre in allarme se delle novità sopravvengono, se omeostasi si turbano, se equilibri si rompono, se dolori o disfunzioni iniziano, e agisci subito, subito corri ai ripari.

"*Observa, principiis obsta*": osserva e opponiti fin dall'inizio. Agisci contro ogni inizio del male, poiché se tarderai a provvedere subito, ai primi segnali, piú difficile diverrà ogni sforzo per riequilibrare il tuo stato di salute.

Poiché "natura, primo medico" significa anche questo: tu sei il primo medico di te stesso. Osserva che cosa accade in te e sforzati di comprendere, interpretare, cambiare i fattori nocivi. La natura ci ha plasmati quali siamo in millenni di millenni; l'insieme di materia e funzioni, di corpo e spirito che compongono questo unico, meraviglioso essere: l'uomo, noi stessi, di cui molto comprendiamo, ma molto non sappiamo distinguere. La scienza moderna, le millenarie osservazioni delle piú antiche medicine del mondo, le teorie mediche "diverse" o alternative a quella ufficiale, tutte hanno in sé una parte di verità che può essere utile a ciascuno per conoscersi meglio. Molti non sanno distinguere fra sensazioni funzionali normali e segni di disfunzione, e talvolta finiscono per divenire dei malati immaginari, divisibili in *patofili* e *patofobi*, coloro che amano la malattia e coloro che la temono all'eccesso, due specie altamente nocive a sé e agli altri. Per loro la nostra trattazione sarà particolarmente attenta e bene esplicativa. Cercheremo di insistere a mostrare cosa è normale, piuttosto di ciò che è patologico: impara a conoscere la natura nella molteplicità delle sue forme ed espressioni, non respingere la salute, non temere la malattia, ché hai in te la forza di opporviti.

*Segni e sintomi*: sono ciò che appare all'osservazione, nostra o altrui, di quanto avviene in noi, e ciò che noi sentiamo della vita che scorre dentro di noi. Quali indicano gli incessanti cambiamenti che avvengono in noi, le funzioni normali, l'azione fisiologica di difesa per mantenere l'equilibrio che è salute, e quali indicano delle trasformazioni patologiche? E come, dai segni e dai sintomi, nascono le *sindromi*? Ecco un argomento che merita il dovuto approfondimento, poiché con il termine di sindrome si intende un'aggregazione, non di rado arbitraria, di segni e sintomi patologici, o pseudopatologici, disparati: aggregazione proposta da questo o quel ricercatore, che può avere immeritata fortuna, "creando" malati perché dà l'apparenza di concreta malattia, anche se di ignota origine, a devianze dal normale, temporanee o durevoli, che malattie invece non sono. Ecco un esempio: dove finisce l'uomo semplicemente grasso e dove comincia l'"obeso"? L'obesità è una "sindrome"? E che dire di quel soggetto quando ritorna al peso normale? Le sindromi sono tante, sfumate, clamorose, ben inquadrate, sfuggenti: la *natura* è varia e si manifesta anche in talune affezioni birichine che sono state messe su troni detti "sindromi".

Un terreno particolarmente fecondo di sindromi, in cui ci inoltreremo con estrema prudenza, è quello della psiche. È bastevole guardare alla storia recentissima per trarne esempi di uomini (Hitler, Mussolini, Stalin) che abbiamo conosciuto benissimo (quanto uno psichiatra può conoscere chiunque portatogli come infermo) e ai quali potrebbe attagliarsi una sindrome patologica: infatti, nel loro caso, si è parlato di paranoia, di megalomania, ecc. Oppure furono semplicemente i casi, le fortune e sfortune nelle quali fu coinvolto o contro le quali si imbatté un cervello medio-normale, o anche un grande cervello, che sarebbe stato eccellente in circostanze diverse, a determinare il comportamento di tali uomini? Come decidere tra queste opposte teorie? I nostri suggerimenti saranno piuttosto volti a prevenire e ad asserire ciò che è comportamento normale.

Parleremo anche delle differenze costituzionali tra gli individui: possono forse considerarsi sindromi? Ognuno sa che chi dalla natura ha sortito arti lunghi e tronco stretto-longilineo, tipo Don Chisciotte, ha mente e gusti diversi da chi ha arti corti e tronco largo e spesso, tipo Sancho Pancia, per rifarci a un classico esempio tratto dalla letteratura. Questi famosi personaggi rappresentano uomini con costituzioni situabili ai due estremi delle curve dette "a cappello di carabiniere", nelle quali possono iscriversi tutti i caratteri di una specie vitale, animale o vegetale (*vedi pag. 60*). Sono varianti del normale, situate eccentricamente rispetto alla media. E formano "tipo", che potrebbe anche qualificarsi come "sindrome" (coacervo di segni), e che per l'intensità di questi stessi segni può travalicare dal normale al patologico. Fra i due estremi vi è un numero di costituzioni che, benché "normali" nel senso che si riferiscono a tipi umani comuni, tuttavia meritano esame, critica ed eventualmente intervento. A esempio, per correggere costituzioni brevilinee, cioè con arti sproporzionatamente corti rispetto allo sviluppo del tronco, nell'età pubere si può far ricorso all'agopuntura tradizionale, mentre la chirurgia moderna interviene allungando i femori con complicate trazioni che fanno guadagnare in statura. Si tratta di costituzione normale, ma si interviene come se il caso fosse patologico. Si può dire infatti che nulla è normale, nel senso di corrispondere alla media ideale; e che questa stessa media, accettata statisticamente, può essere rifiutata nel singolo caso.

Non si può concludere questa breve premessa senza sottolineare che, cosí come una media "normale" in realtà non esiste, possiamo affermare che non esiste "l'uomo". Esistono gli uomini e le donne (maschi e femmine) sempre, fin dal concepimento, diversi tra loro. Diversi nella fisiologia e nella patologia, nel come e perché sono sani e nel come e perché sono malati. A torto e con rischio – secondo noi – si è portata avanti per secoli, e tuttora si segue, la trattazione fisiopatologica di tutta la medicina con unificazione sessuale (ma in realtà modellandola sul maschio), riservando poi alla "ginecologia" parziali correzioni. Noi faremo il possibile per evitare questa indebita e dannosa unificazione, trattando volta per volta del sesso maschile e di quello femminile.

## Il medico

Nella Grecia del VI secolo a.C., nella Cina di 4.000 anni fa o nell'India dello stesso periodo esistevano forse i fisici, i chimici o i biologi? No, invece esistevano i medici!

In quelle lontane epoche, e cosí sarà ancora per secoli o addirittura per millenni, un singolo uomo poteva avere l'ambizione di sapere tutto, di spaziare in tutti i campi della conoscenza umana, senza dedicarsi a nessuno di questi in particolare, con un'unica eccezione: la medicina. Mentre tutte le scoperte e le teorie nei diversi rami della scienza furono appannaggio dei filosofi sino al Rinascimento e a Galileo Galilei, Ippocrate e gli ippocratici nella Grecia del V secolo a.C., il mitico Qi Bo nella Cina del secondo millennio a.C., i seguaci del dio Indra nell'India della stessa epoca sono prima di tutto medici e uomini di scienza, poi filosofi.

Tra i popoli primitivi e all'inizio della storia dell'umanità, a fare la "parte" del medico era lo stregone, che era in contatto con le forze della natura e che queste forze interpretava e, talvolta, dominava. Piú tardi, agli albori della civiltà, "medico" divenne il filosofo, che in greco significa "colui che ama la conoscenza". Ma ben presto, molto prima che le altre scienze acquistassero sufficiente importanza da meritare uno studio esclusivo, sorge la vera, specifica figura del medico: egli comincia a studiare e praticare la medicina quando la chimica, la fisica, la biologia e anche la matematica non esistevano che come abbozzi di pensiero filosofico. Possiamo perciò dire a buon diritto che il primo scienziato ad acquisire dignità e veste propria sia stato il medico, e che la medicina sia stata la prima delle scienze ad avere una propria autonomia, con delle teorie sue e dei cultori specializzati.

Ci domandiamo: come mai la medicina, che ha avuto questo ruolo eccezionale, oggi è tanto poco considerata in confronto a scienze come la fisica, la chimica, o persino la biologia cui è strettamente imparentata? Forse che la medicina è tanto cambiata da non meritarle questo ruolo, o forse l'uomo moderno non ha piú bisogno della medicina come una volta? È vero, egli ha dominato la natura, ha inventato macchine prodigiose, ma si è avvicinato all'immortalità, alla perfetta salute o all'eterna giovinezza molto piú di quei nostri lontani antenati? Per rispondere a queste domande è necessario comprendere le ragioni che hanno reso la medicina tanto diversa dalle altre scienze e cosí importante per la storia dell'umanità. Chiunque abbia sperimentato la sofferenza fisica, l'ansia e lo strazio di vedere ammalato un proprio caro conosce il bisogno di avere vicina una persona cui chiedere aiuto e conforto, qualcuno che sappia ciò che noi ignoriamo e che ci rassicuri con la sua scienza. In queste circostanze l'esistenza del medico ci appare come una necessità assoluta. Ma un guaritore, uno stregone o un mago non andrebbero altrettanto bene, o forse meglio, di un uomo di scienza? Se l'istinto di curarsi e di sopravvivere riguardasse solo il singolo

## A LEZIONE DAGLI ANIMALI

Certi animali hanno una particolare sensibilità che li mette in condizione di avvertire il pericolo incombente. Tale sensibilità è, invece, stata perduta dall'uomo via via che aree cerebrali sempre piú vaste si sono specializzate nell'esercizio di funzioni "superiori", tra cui l'abilità manuale, l'articolazione e la comprensione del linguaggio parlato, la lettura, la possibilità di formulare pensieri astratti e costruzioni logiche complesse. Le aree cerebrali preposte a cogliere i segnali di allarme provenienti dalla natura non sono scomparse dal cervello umano, ma rimangono, per cosí dire, silenti o escluse dalle funzioni superiori. Per fare un esempio, ricordiamo la capacità da parte di alcuni animali di avvertire i terremoti anche con giorni di anticipo e la credenza popolare di alcuni popoli (Indios dell'America centrale e altri) secondo cui i minorati mentali avrebbero la stessa capacità in quanto "toccati dagli dèi".

All'inverso, alcuni comportamenti considerati dai piú esclusivamente umani si osservano anche fra gli animali. Essi implicano una conoscenza delle proprie necessità alimentari o d'igiene o, addirittura, degli effetti curativi di certi rimedi. A questo proposito, possiamo anzi dire che, nella moderna civiltà, molti uomini, a differenza di tali animali, sembrano aver perduto, oltre alla facoltà menzionata sopra di percepire un pericolo incombente, anche la capacità istintiva di avvertire una particolare carenza nutritizia o, se la avvertono, di valutarla nel suo vero significato di bisogno dell'organismo. Spesso sentiamo dire: "ho voglia di dolce, ma non ne mangio perché temo d'ingrassare", oppure: "ho desiderio di cibi salati, ma il sale fa venire l'ipertensione".

Cosí, per seguire una moda o una mal compresa norma igienica, viene ignorata una richiesta fondamentale dell'organismo, il che a lungo andare può essere causa di malattie per l'indebolimento dei meccanismi di difesa. L'osservare il comportamento animale può, in questo come in altri casi, esserci di aiuto. Vediamo, per esempio, che gli uccelli, nell'epoca che precede la cova, cercano per cibarsene piccole lumachine, gusci d'uovo e altri elementi ricchi di carbonato di calcio, sale presente solo in minime quantità nel loro cibo abituale, ma indispensabile per formare il guscio delle uova che deporranno. Il mondo animale è ricco di comportamenti di questo tipo: lasciamo al lettore il piacere della scoperta, nella realtà in cui vive o nei propri ricordi. Come pos-

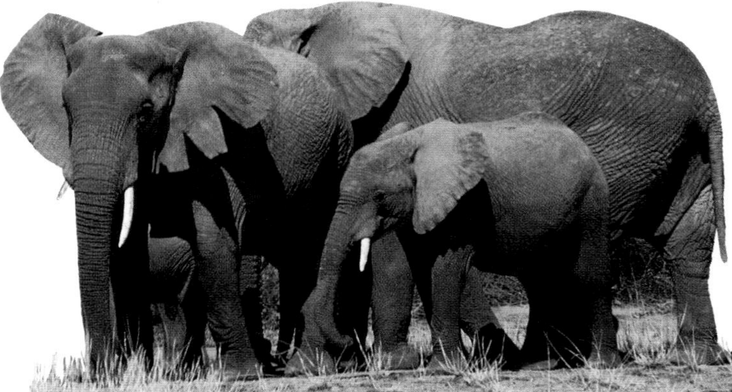

A LEZIONE DAGLI ANIMALI *Gli animali si curano, seguendo l'istinto che l'uomo ha perduto: cosí il gatto cerca un'erba particolare per aiutare le funzioni intestinali e nella varietà dell'elefante africano l'elefantessa capobranco fa da levatrice.*

individuo, forse il sacerdote o il guaritore avrebbero continuato a essere gli unici a occuparsi della cura delle malattie; ma esso riguarda anche la specie e risponde a grandi pulsioni: il conoscere sé stessi, nel corpo e nello spirito, e il grande sogno di sconfiggere la morte e raggiungere l'immortalità. Non a caso, in tutte le religioni il primo e piú importante attributo del dio è l'immortalità: condizione essenziale per indicare la sua superiorità sull'uomo.

Il medico scienziato e filosofo dell'antichità nasce in risposta a queste necessità fondamentali, la medicina diviene la scienza che studia l'uomo nella sua totalità, nei suoi rapporti con la natura, e in tutte le sue manifestazioni; la scienza che tenta di penetrare nel profondo della condizione umana per esplorarne i piú nascosti recessi.

In teoria, il moderno concetto di medicina e dei doveri del medico non è diverso da quello ippocratico (V secolo a.C.), ossia dei primi medici da cui la medicina occidentale discende, ma, nel corso dei quasi tre millenni di storia della nostra civiltà, esso ha subíto alterne vicende. La generale conoscenza della natura, e gli eventi storici che hanno portato al fiorire e al decadere della Grecia e di Roma, al buio Medioevo, al Rinascimento e infine alla moderna civiltà tecnologica, non potevano non influire profondamente sulla scienza dell'uomo, specie sulla definizione di salute e sulla scoperta delle cause di malattia.

Nel frattempo, altre civiltà e altri popoli, da noi lontani geograficamente e storicamente, hanno elaborato altre conoscenze, da cui sono nate altre medicine con diversa storia, differenti basi teoriche e pratiche terapeutiche. Ma, nel considerare i doveri del medico e il significato profondo della medicina, non vi è alcuna differenza sostanziale tra tutte le medicine, dalle piú antiche e complesse alle piú semplici, a riprova che l'uomo di tutti i tempi e di tutte le latitudini ne ha avvertito il bisogno per la propria sopravvivenza.

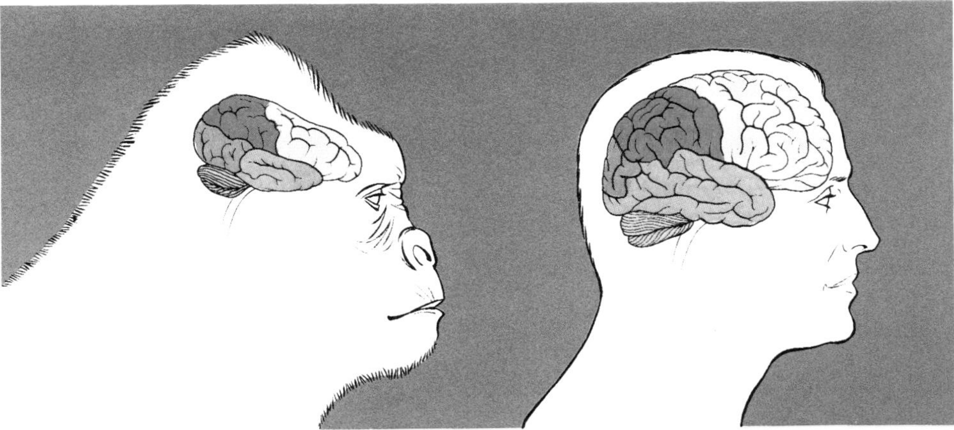

L'UOMO E L'ISTINTO
*L'uomo deve recuperare quella sensibilità istintiva a curarsi che i suoi progenitori avevano e che gli animali hanno conservato. Confrontando il cervello dell'uomo con quello di uno scimpanzé (qui a fianco) vediamo come nel primo le aree cerebrali deputate alle funzioni superiori si siano sviluppate in modo tale da prevaricare le aree preposte a cogliere i segnali provenienti dalla natura esterna e interna.*

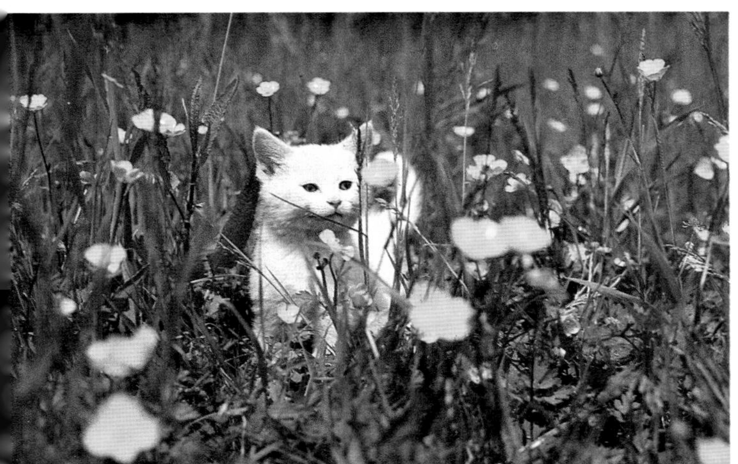

siamo infatti sperare di capire l'uomo, ossia noi stessi, se non impariamo a osservare la natura?

Dicevamo che gli animali usano pratiche sanitarie di solito considerate esclusivamente umane. Ecco un esempio. L'elefante africano vive in branchi al cui interno esiste una vera e propria "levatrice", una femmina anziana, cioè, che ha il compito di assistere le altre femmine durante il parto servendosi della versatile proboscide.

I gatti, poi, sono un esempio piú vicino a noi di animali medici di sé stessi. Essi, che di norma non sono certo erbivori, quando soffrono di disturbi digestivi mangiano un'erba, detta appunto "erba gatta" o "menta dei gatti" o "gattaia". Tale erba, il cui nome latino è *Nepeta cataria*, è nota fin dall'antichità come erba medicinale ad azione digestiva, antispastica e calmante simile a quella della valeriana, da cui differisce per l'odore profumato e il gusto gradevole.

## L'uomo e la medicina

La medicina è antica quanto l'umanità stessa. Già nei piú remoti reperti archeologici troviamo tracce di terapie e di interventi chirurgici rudimentali. Ciò prova che, da quando i nostri antenati hanno assunto la prima forma umana differenziandosi dagli altri primati e la loro intelligenza si è sviluppata tanto da renderli diversi dagli altri animali, l'Uomo ha raccolto la piú grande sfida che si sia mai trovata di fronte: la sconfitta delle malattie che lo affliggono e della stessa morte.

**La preistoria.** Sicuramente anche la scimmia, da cui l'uomo è disceso, aveva, come tutti gli animali, una conoscenza istintiva della natura: dei pericoli che potevano minacciarla, delle proprie basilari necessità e persino di elementari pratiche mediche e norme igieniche. Disceso dagli alberi per vivere in un mondo nuovo e denso di pericoli, l'uomo non poteva piú accontentarsi di cognizioni elementari e istintive: affrontava la natura non per adattarvisi passivamente, ma per utilizzarne le risorse a proprio vantaggio.

Questo nuovo animale è apparentemente molto piú fragile e indifeso degli altri. Infatti, esso corre piú adagio dei mammiferi terrestri (gli antenati del cavallo, della gazzella e di tutti gli altri animali che si salvano con la fuga), non sa balzare come i feroci

### IL FUOCO: LA LEGGENDA DI PROMETEO

Il fuoco è la prima e la piú grande conquista dell'uomo. Esso ne ha cambiato radicalmente la vita e ha contribuito a modificarlo anche nelle strutture e nella fisiologia. Il fuoco è, per l'uomo, difesa contro le aggressioni degli animali selvatici, luce che gli permette di vedere di notte, calore per scaldare le grotte in cui vive, forgia per creare sempre nuovi strumenti, prima di pietra, poi di metallo. Con il fuoco l'uomo inizia a cuocere i cibi, specie le carni, e questo gli consente di nutrirsi in modo piú ricco e vario di qualsiasi altro animale, dando in tal modo una spinta determinante a quei grandi cambiamenti evolutivi che hanno trasformato il nostro piú lontano antenato, l'*Australopithecus afarensis* (vissuto intorno a due milioni di anni fa), nell'attuale *Homo sapiens*. È proprio grazie alla varietà e alla completezza della sua dieta che l'uomo, unico fra tutti gli animali, ha potuto sviluppare facoltà eccezionali.

Per milioni di anni è rimasto nell'uomo il ricordo delle oscure epoche in cui doveva sopravvivere senza il fuoco e dell'immensa trasformazione avvenuta dopo la sua scoperta. Il mito di Prometeo, che ancor oggi affascina poeti e scrittori, ci trasmette questa antichissima memoria.

Secondo la leggenda, in un'epoca primordiale quando ancora la Terra era abitata da mitici giganti, i Titani, uno di essi, Prometeo, non potendo sopportare di vedere lo stato di paura e disperazione in cui l'uomo viveva in un mondo freddo e buio, decise di donargli il fuoco, che era allora proprietà esclusiva degli dèi. Salí dunque all'Olimpo per portare all'universo inghiottito dalle tenebre alcune scintille della fiamma divina. Grande fu la felicità dell'uomo nel ricevere il fuoco: ora poteva proteggersi dalle intemperie, cuocere le carni, forgiare le proprie armi, costruire navi per solcare il mare e raggiungere lidi sconosciuti. L'uomo alzò la testa a guardare il cielo e si sentí simile agli dèi: la divina scintilla aveva acceso in lui anche la fiamma dello spirito e dell'intelligenza.

Ma il furore di Giove fu terribile e il re degli déi decise di punire l'audacia di Prometeo col piú terribile dei supplizi. Lo fece incatenare a una rupe del Caucaso dove,

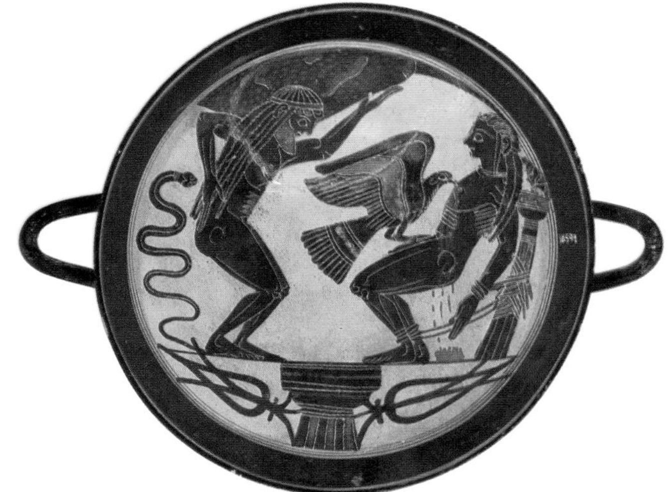

PROMETEO E IL FUOCO *Coppa dell'antica Grecia con la raffigurazione del mito di Prometeo, il Titano che secondo la leggenda donò all'umanità il fuoco. Il fuoco, fra l'altro, rappresentò uno dei primi rimedi della medicina naturale.*

ogni mattina, un'aquila gigantesca calava su di lui per strappargli il fegato, infliggendogli cosí atroci dolori. Ma Prometeo era immortale e non poteva trovare l'umano sollievo alla sofferenza in una morte liberatrice. Tutte le notti il suo fegato straziato ricresceva e al sorgere di un nuovo giorno il supplizio si ripeteva. Per quanto terribile, la sofferenza fisica non era l'unica condanna che subí il generoso titano. Lassú, su quell'impervia montagna, egli era solo, isolato da quegli uomini che tanto amava e nessun conforto di umana solidarietà poteva raggiungerlo. Il supplizio di Prometeo doveva essere eterno, cosí come il dono del fuoco e l'energia spirituale dell'uomo avrebbero arso per sempre, ma Giove fu pietoso e dopo trent'anni liberò il titano, accogliendolo nei Campi Elisi fra le altre divinità.

carnivori né saltare come i marsupiali (canguro) e non è piú capace di librarsi di ramo in ramo come le scimmie da cui discende. Eppure, è lui che sopravvive per milioni di anni tra grandi sconvolgimenti ambientali e climatici, e ciò grazie al proprio ingegno, che gli consente di sfruttare le risorse dell'ambiente in cui vive. È logico pensare che l'istinto di curarsi e di prevenire le malattie si sia sviluppato contemporaneamente a quello di difesa dai pericoli e che, come questo, abbia costituito il bagaglio di conoscenza da trasmettere agli altri uomini, agli inizi con l'esempio e in seguito attraverso il linguaggio parlato, ignoto agli altri animali.

La lunga evoluzione dal nostro antenato primate all'uomo moderno dura circa 4 milioni di anni, durante i quali, esplorando la natura circostante, l'uomo scopre un gran numero di elementi che sono possibili rimedi contro le malattie che lo affliggono. Oltre al fuoco, di cui scopre ben presto il potere cauterizzante, purificante e di difesa dal freddo e dall'umidità, impiega sostanze vegetali, cioè piante o parti di esse, sostanze minerali, come sali, conchiglie e terre, sostanze animali – piccoli animali interi, parti di animali essiccate o ceneri di animali bruciati – e naturalmente le acque, sia sorgive sia di mare, oltre ad alghe, molluschi e altri prodotti acquatici.

L'acqua e il fuoco sono le due grandi fonti di vita. L'acqua è l'elemento da cui è nata la vita stessa, di cui siamo composti per il settanta per cento, che ci è indispensabile piú del cibo. Il fuoco ha cambiato la storia dell'uomo dai primordi, differenziandolo dagli altri animali, è la fonte dell'intelletto: solo possedendo il fuoco l'uomo ha potuto alzare la testa verso il cielo per divenire simile agli dèi.

L'uomo moderno, l'*homo sapiens* dalla nuova e superiore intelligenza, nel breve spazio di 100.000 anni passa dalle caverne all'esplorazione spaziale, conquista tutta la Terra e cerca di piegare completamente la natura ai propri voleri. Ma, nel far questo, spesso dimentica di essere egli stesso parte della natura e rischia di distruggersi vuoi nella grande catastrofe nucleare, vuoi sconvolgendo piú lentamente, ma non meno drasticamente, i propri equilibri biologici. La medicina stessa, nonostante le grandi scoperte degli ultimi cento anni, che hanno permesso di sconfiggere tante terribili malattie, sta divenendo causa di piú insidiosi ma non meno gravi mali. Sempre piú spesso si sente parlare di malattie *iatrogene* (causate da farmaci o cure), che possono essere molto piú gravi della malattia primaria, cioè quella per cui era stata intrapresa la cura. È necessario che l'uomo non dimentichi di essere un animale o, come ci definisce lo zoologo inglese Desmond Morris, una "scimmia nuda", e come tale sottoposto alle grandi leggi della natura. E questa, "madre" e "matrigna", se da una parte ci ha fatti mortali e aggredibili da tante malattie, dall'altra ci ha forniti di infiniti mezzi di difesa, sia all'interno del "microcosmo uomo" sia nel "macrocosmo naturale" in cui siamo immersi: sia, dunque, in quella complessa "macchina" che è il nostro corpo con lo spirito che lo abita, sia nell'universo che ci circonda.

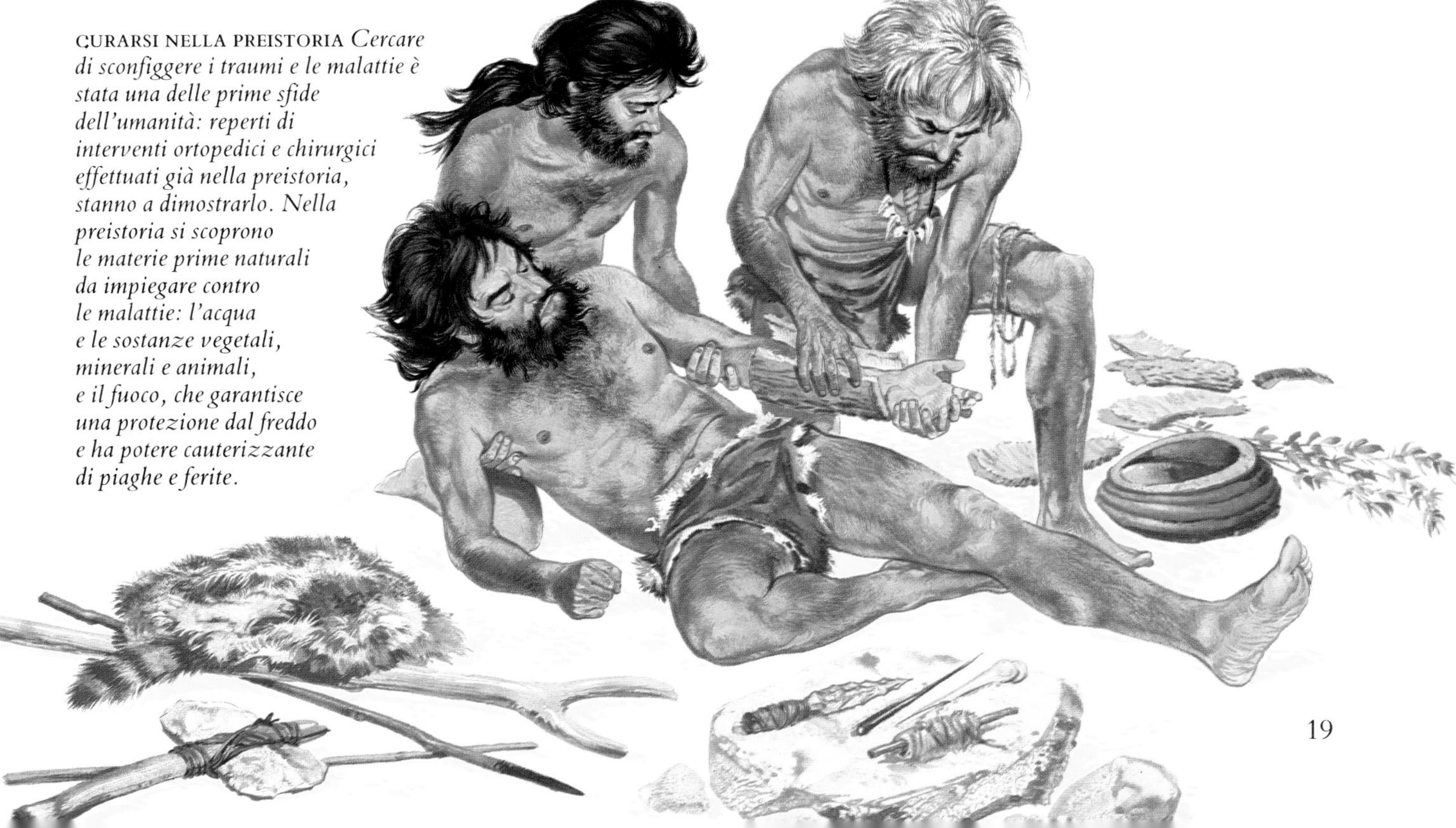

CURARSI NELLA PREISTORIA *Cercare di sconfiggere i traumi e le malattie è stata una delle prime sfide dell'umanità: reperti di interventi ortopedici e chirurgici effettuati già nella preistoria, stanno a dimostrarlo. Nella preistoria si scoprono le materie prime naturali da impiegare contro le malattie: l'acqua e le sostanze vegetali, minerali e animali, e il fuoco, che garantisce una protezione dal freddo e ha potere cauterizzante di piaghe e ferite.*

**La protomedicina.** Ufficialmente, la medicina nasce nell'epoca paleolitica e già nei reperti di quest'epoca ne troviamo tracce: le prime operazioni chirurgiche vennero effettuate in quei lontanissimi tempi servendosi di schegge di selce affilate e temprate al fuoco.

Con il trascorrere dei millenni, l'uomo arricchí le proprie conoscenze e abilità manuali, migliorò le proprie condizioni di vita e di nutrizione e scoprí nuovi "farmaci" e nuove tecniche terapeutiche, per esempio la causticazione delle ferite e la riduzione delle fratture ossee. Dalla natura ricavò nuovi cibi e nuovi farmaci, attingendo non solo dal regno vegetale, ma anche da quello animale e minerale. È credenza comune che l'uomo primitivo si servisse solo di erbe e piante per preparare i propri medicamenti, ma questo è errato: l'uso di parti di animali o di piccoli animali interi, di minerali polverizzati, della terra di certi luoghi, di acque minerali o dell'acqua di mare risale a epoche molto antiche.

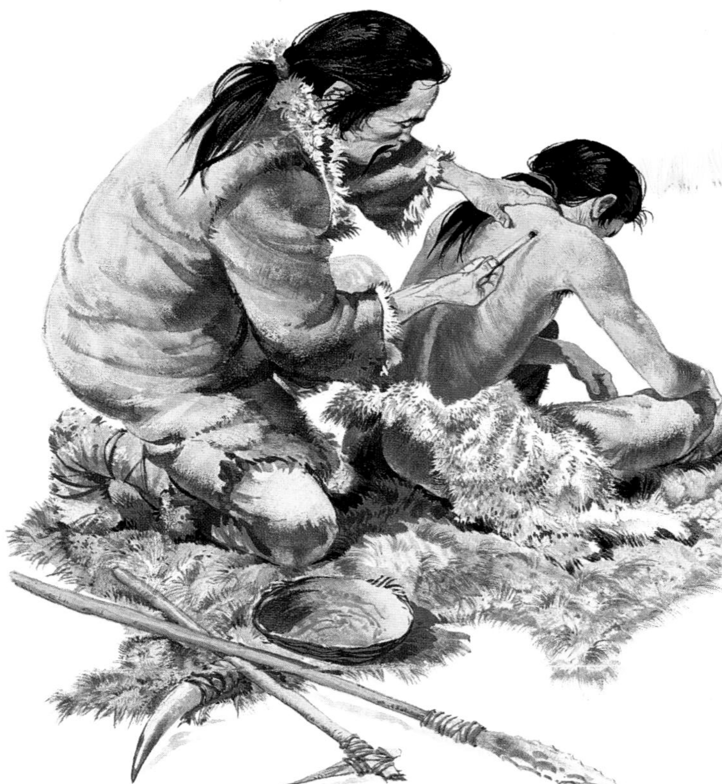

**MEDICINA E RELIGIONE NELLA PREISTORIA**

La sopravvivenza e il progredire dell'uomo primitivo dipendevano dalla capacità di osservare la natura e i suoi fenomeni. Infatti, il tentativo di comprendere i fenomeni naturali e, se possibile, prevederli, individuandone le cause e le sequenze – per esempio quelle stagionali – sta alla base della conoscenza umana. Ogni volta che un fenomeno era riconosciuto come parte di una sequenza nota veniva considerato naturale, mentre quelli apparentemente inspiegabili ed eccezionali venivano considerati soprannaturali, dando cosí inizio alle prime credenze religiose. La vita e la morte, la salute e la malattia talvolta apparivano naturali, come il tuono che segue il lampo, la pioggia che scende dalle nuvole o il susseguirsi delle stagioni, e altre volte invece sembravano inspiegabili, imprevedibili e spaventose, come un'improvvisa inondazione o un terremoto, e pertanto di origine soprannaturale.

La religione divenne cosí necessaria per spiegare tutti quegli eventi riguardanti la salute e la malattia che la *protomedicina* non riusciva a spiegare: medicina e religione erano inscindibili, ambedue parte ed espressione della conoscenza globale dell'uomo primitivo. Per meglio comprendere il legame tra medicina e religione, pensiamo a quante fossero allora le malattie e le calamità di cui non si conosceva la causa. E anche oggi sono ben poche le malattie della cui causa siamo assolutamente certi. Per tutte le altre, la scienza moderna si limita a formulare delle ipotesi che, nella sostanza se non nella forma, non differiscono molto da quelle dei nostri antenati. L'interdipendenza di medicina e religione durerà per millenni e sopravvive anche ai giorni nostri tra le popolazioni culturalmente piú arretrate, ma anche in alcune civiltà molto antiche che hanno raggiunto livelli altissimi, come per esempio quella indiana.

Per il lunghissimo periodo della preistoria, che termina all'inizio delle prime civiltà organizzate, le conoscenze mediche erano probabilmente molto simili tra loro in tutti i piccoli insediamenti umani sparsi nelle diverse parti del mondo. Le differenze erano dovute solo al clima e al territorio: per esempio, la vicinanza al mare o a sorgenti di acque calde, la vita nelle foreste o in regioni paludose, senza contare le grandi evoluzioni climatiche che la Terra ha subíto in questo lungo periodo.

**L'inizio della storia.** Mentre poco o nulla sappiamo delle credenze religiose dell'uomo preistorico, è certo che tra le popolazioni primitive lo stregone o sciamano era, ed è ancor oggi, nel contempo sacerdote e medico: sia nel preparare la "medicina" sia nel somministrarla compiva una serie di cerimonie propiziatorie, per ingraziarsi gli dèi o spiriti benigni, o di esorcismi, talvolta cruenti (come tagli, bruciature, percosse o persino amputazioni), per scacciare dal poveretto quegli spiriti maligni che potevano essere causa del suo male. Questo costume, durato per centinaia di migliaia di anni, ha indubbiamente lasciato una profonda traccia nell'animo umano: infatti, in tutte le civiltà e culture e fino ai tempi moderni, anche laddove la medicina non sarà piú legata alle credenze religiose, rimarrà la tradizione di compiere riti e funzioni religiose

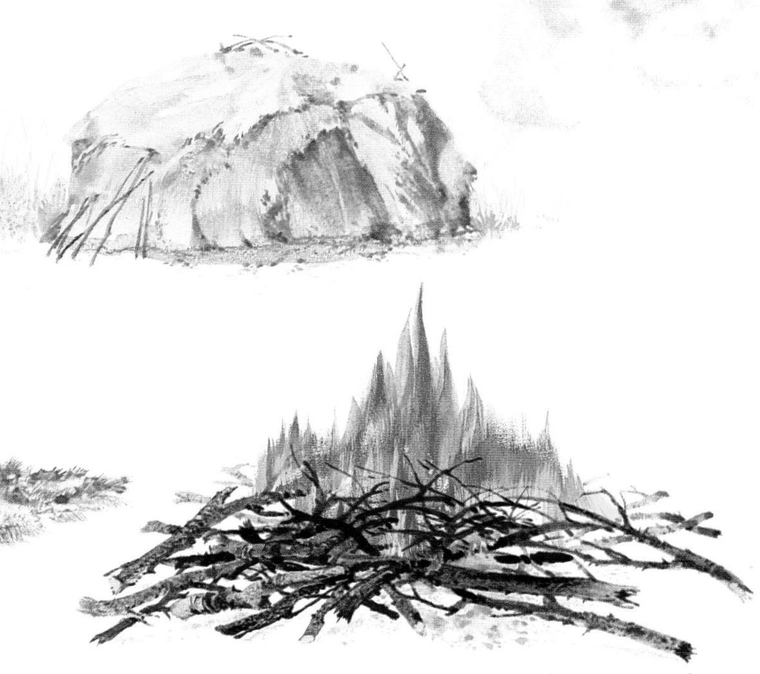

LA PIÚ ANTICA MEDICINA NATURALE *Circa diecimila anni fa, in Cina, presero corpo le tradizioni dell'agopuntura e dell'ignipuntura, che vediamo rappresentata nell'illustrazione. Queste forme terapeutiche daranno luogo alle grandi teorie naturali della medicina cinese, assieme a quella indiana, la piú antica del mondo.*

particolari sia per un singolo ammalato sia in occasione di grandi epidemie, anche se a officiarli non sarà piú il medico stesso ma il sacerdote.

La dipendenza della medicina dalle credenze religiose, tendente a frenarne lo sviluppo autonomo e a impedirle di divenire scienza nel senso moderno del termine, era stata in gran parte superata nella civiltà greca e romana; essa tuttavia si ripresentò fortissima nel Medioevo, contribuendo a far arretrare la medicina in Italia a livelli inferiori a quelli dei popoli italici preromani, tra cui, per esempio, gli Etruschi, che, grazie ai loro stretti legami con l'Oriente, avevano in alcuni campi una conoscenza molto avanzata.

Le piú antiche civiltà conosciute hanno origine in luoghi molto distanti tra loro, in un'epoca che risale a otto-diecimila anni fa. E poiché le differenze di cultura e di religione portano come conseguenza diversità fondamentali nelle teorie e nelle pratiche mediche e in quelle volte alla conservazione della salute, che noi oggi chiameremmo "d'igiene e di prevenzione", possiamo far risalire alla stessa epoca il nascere delle medicine di questi popoli.

Citiamo come esempio le due grandi medicine tradizionali giunte fino ai giorni nostri e a cui dedicheremo appositi capitoli per l'importanza che hanno ancora oggi come teorie naturali della medicina: quella cinese e quella ayurvedica.

In Cina, secondo la tradizione orale cinese, l'agopuntura (*zhen*) nasce tra le comunità sciamaniche della costa orientale nel quinto millennio a.C. Questo era noto da tempo, ma è stato provato dal recente ritrovamento, nelle grotte di Shandong (Cina Nord-Orientale), di graffiti rappresentanti figure mitiche, metà uomo e metà uccello, nell'atto di infiggere aghi di pietra uguali a quelli ritrovati in numerosi scavi archeologici, e addirittura di tastare il polso di pazienti, pratica ancora oggi considerata di grande importanza per la diagnosi connessa all'agopuntura. Contemporaneamente, tra le tribú nomadi del nord della Cina, inizia la pratica dell'ignipuntura, in cinese *jiu*, che consiste nell'applicazione di calore, talvolta fino alla causticazione, sugli stessi punti, o *loci*, utilizzati per infiggervi gli aghi. Ambedue queste pratiche terapeutiche si sono estese a tutta la Cina e sono state comprese in un'unica teoria, che porta ancora il doppio nome di *zhen jiu* (pronuncia: "tcen giú").

## LA MEDICINA EGIZIA

L'antico Egitto, la Siria, la Babilonia, ossia le piú antiche civiltà del bacino del Mediterraneo, godevano indubbiamente di una scienza medica di alto livello. Sappiamo che in Babilonia la chirurgia era molto avanzata; delle conoscenze degli Egizi abbiamo un'impressionante testimonianza nelle mummie dei faraoni e dei notabili delle piú antiche dinastie, perfettamente conservate dopo anche 4000 anni. Per poter giungere a questi risultati era necessaria un'approfondita conoscenza dell'anatomia e di quei processi che oggi fanno parte della biochimica e che soli consentono di effettuare un'imbalsamazione. In documenti del XVII secolo a.C., il cosiddetto "Papiro Smith", sono descritti numerosi casi clinici con molta precisione e viene enunciata una concezione unitaria dell'uomo incentrata sulla presenza del cuore in ogni parte del corpo. Questo probabilmente significava che gli Egizi attribuivano un'importanza fondamentale ai polsi arteriosi periferici, che appunto come il cuore pulsano. Purtroppo, di tutte queste conoscenze ben poco è giunto integralmente e direttamente fino a noi e anche il segreto dell'imbalsamazione non è stato ancora svelato.

LA MEDICINA EGIZIA *Anche la terapeutica egizia si basava su rimedi naturali: in questo affresco dell'800 a.C. è raffigurato un medico con le piante medicinali.*

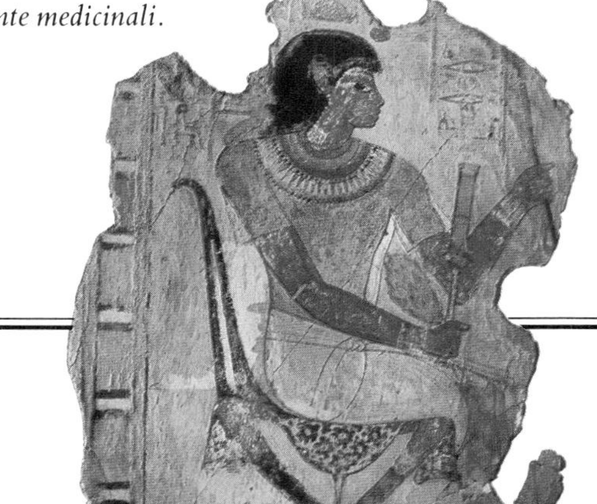

Ayurveda significa "scienza di vita". Secondo la tradizione indiana, l'Ayurveda nasce settemila anni fa come parte della filosofia induista, secondo la quale tutto l'universo e le leggi che lo governano discendono direttamente dal dio Brahma. Egli è l'unico depositario della conoscenza e l'uomo può accedervi solo attraverso i suoi insegnamenti. La medicina non fa eccezione, e le teorie mediche sono trasmesse all'uomo dal dio Indra, che troviamo rappresentato in statue e immagini risalenti al secondo millennio a.C.

Tali sono le origini tradizionali di queste due medicine, le quali già nel primo millennio a.C. vantavano una complessità e una completezza teorica che la medicina occidentale non avrebbe mai raggiunto. Ma quanto delle conoscenze mediche dell'Estremo Oriente era noto ai popoli del bacino del Mediterraneo? È praticamente impossibile rispondere a questa domanda, sebbene si sappia dei contatti dell'Egitto e della Grecia con l'Oriente. Anche la medicina degli Etruschi è di origine orientale, ma la maggior parte della sua eredità culturale è andata persa con la conquista romana.

**La nascita della civiltà europea.** La civiltà europea ha le proprie origini in Grecia e in Italia nel primo millennio a.C. Da allora a oggi, le teorie e la pratica della medicina hanno subíto cambiamenti talvolta enormi e alterne vicende, attraversando epoche di grande splendore ma anche epoche oscure, in cui furono ridotte a poco piú di rozze credenze o, peggio, a mera ciarlataneria. Questa lunga storia è densa di discussioni, contrasti e diatribe non sempre privi di animosità e di livore, quali non ci si aspetterebbe da illustri scienziati. Giudicando le diverse teorie con il distacco e la conoscenza che il tempo trascorso ci consente, si può dire che le grandi intuizioni o teorie cui giunsero i maggiori medici del passato sono tuttora valide, e possono servirci da guida e da garanzia per un giusto procedere nella ricerca intrapresa alla scoperta dell'Uomo nella sua interezza e nei suoi rapporti con la natura. Anche se la medicina ufficiale ha talvolta dimenticato quei grandi, o ne ha frainteso gli insegnamenti, tuttavia, nelle epoche oscure, nei momenti di confusione o di avvilimento della medicina, è a loro, ai loro insegnamenti, alla loro autorità morale che ci si è rivolti per ritrovare la strada, per costruire nuove ipotesi, per riconquistare una dimensione morale e umana.

Percorreremo assieme un rapido viaggio nel passato per rintracciare le basi di una conoscenza che ci appartiene come ci appartengono tutte le grandi eredità culturali, e che ci aiuterà a meglio comprendere noi stessi e la natura in cui viviamo.

## L'età d'oro della medicina: la Grecia

I primi medici greci furono medici itineranti (*periodéuti*), che giravano per le campagne e le città percorrendo vaste regioni. Non erano piú sacerdoti-guaritori, ma nemmeno potevano ancora considerarsi scienziati: erano artigiani della medicina. Essi raccolsero un gran numero di osservazioni e di esperienze e raffinarono le proprie tecniche nel corso di circa due secoli. Il patrimonio di questa ricca esperienza non andò disperso, ma costituí la base della medicina scientifica, che nacque nel momento in cui si iniziò a catalogare le patologie osservate cercando di riunire le similitudini e isolare le differenze, individuando dunque le malattie. I periodéuti si riunirono nelle prime scuole, adottando i metodi della filosofia ma non dimenticando la pratica da cui essi provenivano. Nacquero cosí i primi medici-scienziati, coloro che riunivano in sé il sapere teorico e quello dell'esperienza.

**Alcmeóne da Crotone.** Il primo grande medico dell'antichità fu Alcmeóne da Crotone, città della Magna Grecia, posta nel golfo di Taranto, dove egli nacque intorno al 540 a.C. Egli riuniva in sé la conoscenza filosofica dei Greci e l'esperienza pratica acquisita a contatto con le popolazioni italiche di antica e diversa civiltà. La piú importante intuizione di questo grande medico fu che l'organismo umano è un composto omogeneo e armonico di *dynàmeis* (qualità) che gli sono proprie. Il prevalere di una sulle altre, ossia la rottura dell'armonia, è causa di malattia. Ciò non esclude che, come era già stato constatato dai medici artigiani, anche numerosi fattori climatici o ambientali possano provocare malattie, ma aggiunge il grande concetto di patogenesi di origine interna all'uomo, escludendo le cause magiche o soprannaturali. Alcmeóne differisce dai filosofi del suo tempo sia nel definire le *dynàmeis* sia su un altro grande principio: la ciclicità dei fenomeni fisici. In contrasto con le teorie correnti, egli asserisce che "l'uomo non può congiungere il principio con la fine, perciò perisce." Ciò significa che la ciclicità dei fenomeni biologici è solo apparente: i processi biologici che sembrano ripetersi, in realtà mutano sottilmente nell'arco della vita e, giunti alla fine del ciclo, non possono ricongiungersi con l'inizio e ricominciare, come invece avviene per i fenomeni fisici, quale per esempio il moto degli astri e le stagioni.

Queste teorie furono talmente nuove, e cosí ampie nella loro visione della grande molteplicità delle funzioni e dell'unicità dell'uomo nell'universo, che dai piú non vennero comprese e per molti secoli Alcmeóne fu dimenticato. Solo nel secolo scorso si riconobbero i suoi meriti e l'in-

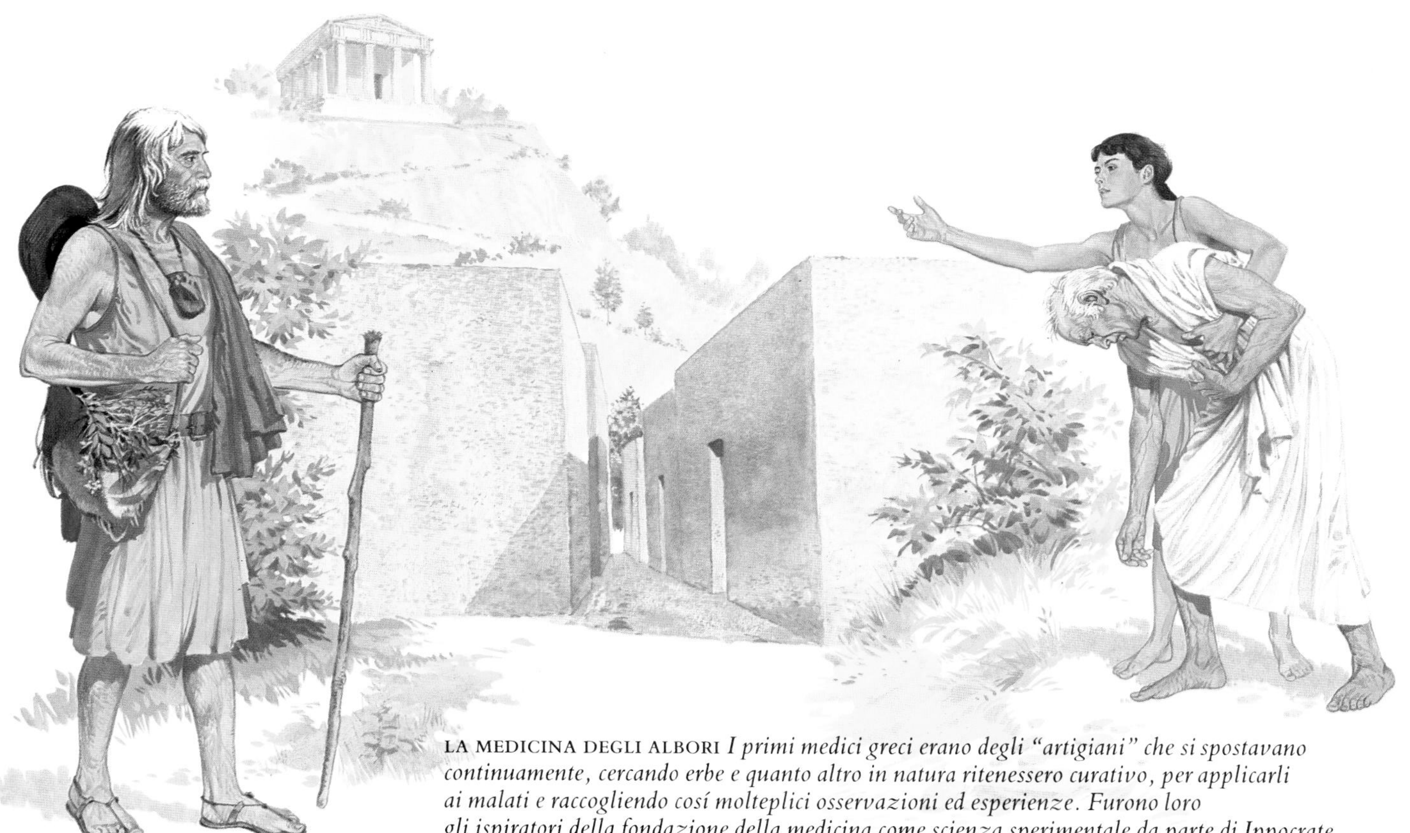

LA MEDICINA DEGLI ALBORI *I primi medici greci erano degli "artigiani" che si spostavano continuamente, cercando erbe e quanto altro in natura ritenessero curativo, per applicarli ai malati e raccogliendo cosí molteplici osservazioni ed esperienze. Furono loro gli ispiratori della fondazione della medicina come scienza sperimentale da parte di Ippocrate.*

fluenza che egli ebbe sullo sviluppo della medicina greca e specialmente su Ippocrate, il piú grande medico dell'antichità e uno dei piú grandi geni di tutti i tempi.

## Ippocrate e il pensiero ippocratico

Se Alcmeóne da Crotone fu il padre della medicina, Ippocrate ne fu l'araldo e il difensore, oltre a essere il piú grande medico dell'Occidente antico. Nessuno dopo di lui ottenne ugual fama, ne eguagliò il genio e la scienza, ne raggiunse la chiarezza e la passione nel difendere e diffondere la sua alta visione della medicina: scienza e arte unite e inscindibili. Ippocrate fu il vero fondatore del metodo scientifico, e da allora tutte le scienze si rifecero alla metodologia da lui indicata: egli può essere considerato non solo il primo dei medici, ma l'iniziatore del pensiero scientifico.

La figura morale e il genio di Ippocrate si stagliano, dopo 2.500 anni, al sommo posto nella storia della medicina e della scienza tutta. Egli era figlio e nipote di medici, uomo colto, brillante scrittore e conferenziere. Viaggiò a lungo ed estesamente: visitò l'Egitto, la Libia, tutte le regioni della Grecia e l'Asia Minore. Qui insegnò e praticò la sua arte, ma nel contempo, con instancabile curiosità, apprese le teorie e le pratiche mediche di quei popoli, unificandole in un'unica grande concezione dell'uomo e della medicina.

La sua visione cosí ampia, il continuo confronto con la pratica, che riteneva indispensabile supporto a qualsiasi ragionamento, la sua vasta conoscenza sia della medicina antica, in cui erano comprese l'esperienza e le osservazioni dei medici itineranti, sia delle piú attuali teorie filosofiche, costituirono la base su cui innalzò la piramide delle proprie teorie e convinzioni.

La prima importante battaglia del giovane Ippocrate, volta a conferire alla medicina dignità di *techné*, o scienza, fu combattuta contro le superstizioni e le pratiche magiche che ancora sopravvivevano tra i medici, asserendo che di tutte le malattie era possibile rintracciare una causa naturale, spiegabile attraverso la comprensione delle funzioni dell'organismo.

Ma la battaglia e la vittoria decisive a favore della medicina e di tutte le scienze Ippocrate le combatté contro chi, mettendo in dubbio la possibilità che la conoscenza vera potesse risultare dall'unione tra teoria ed esperienza, riteneva quest'ultima inferiore o comunque dipendente dalla prima.

Forse il piú grande degli insegnamenti di Ippocrate – che la medicina e la scienza tutta dovrebbero sempre aver presente, ma che purtroppo è spesso dimenticato – è la sua opposizione ai dogmi. Ciò è la diretta conseguenza del valore attribuito all'esperienza, che è certo complessa, ma concreta, e non può essere accettata parzialmente e costretta in idee precostituite.

Forte della propria esperienza medica, Ippocrate si lanciò contro l'idea corrente che il mondo fosse tutto costituito da quattro elementi: acqua, fuoco, terra, aria, cui si facevano corrispondere quattro qualità (umido, caldo, secco, freddo) e in biologia quattro umori (sangue, flegma, bile, atrabile). Egli si chiese come fosse possibile curare gli uomini secondo una visione della realtà cosí limitata, distogliendo la medicina dalla strada maestra dell'interpretazione dell'esperienza: infatti, "non è stata scoperta sostanza alcuna che sia in sé 'il caldo', 'il freddo', 'il secco', e 'l'umido' e che non comunichi con nessun'altra forma. Al contrario io penso che essi (i filosofi) dispongano degli stessi cibi o bevande di cui tutti ci serviamo..."

È interessante osservare come oggi, dopo 2.500 anni, questo insegnamento ippocratico, che è la base stessa di tutta la scienza, venga nella pratica medica ancora disatteso da molti. Agli aspiranti medici vengono insegnate delle teorie, delle generalizzazioni che erroneamente essi ritengono dogmi, verità assolute a cui attenersi; succede cosí che nell'esercizio professionale essi insistono per costringere la realtà dell'esperienza nella gabbia delle teorie, invece di criticare o respingere ciò che la pratica non conferma come vero e allargare quanto appaia troppo limitato.

## ESCULAPIO, IGEA E PANACEA

Nella mitologia greca e romana, Esculapio era il patrono della medicina e Igea e Panacea erano sue figlie. Tutti e tre ebbero grande fama nell'antichità. Esculapio era figlio di Apollo, dio della vita. Il mito narra che, ancora fanciullo, apprese l'arte del guarire dal centauro Chirone, ma, per aver osato richiamare in vita un morto, fu fulminato da Giove. Essendo però figlio di un dio, perciò immortale, non perí, fu perdonato e Apollo lo fece dio della medicina.

Esculapio è uno spirito della terra e il suo attributo principale è il serpe che resta a tutt'oggi il simbolo del medico. Egli è non solo medico dei malati, ma anche presidio dei sani. A lui furono dedicati numerosi templi-sanatori in cui, fra l'altro, si curavano gravi malattie quali la pazzia e la cecità. La natura era e restò sempre una componente fondamentale della terapia praticata dai medici-sacerdoti seguaci di Esculapio, tanto che i loro santuari erano costruiti su colli dal clima particolarmente salubre. I piú famosi furono quelli di Epidauro e Cos, dove l'aria era pura e il sole non troppo forte. Questi erano luoghi di intensa spiritualità, ma vi venivano somministrati anche rimedi secondo ricette segrete dei sacerdoti e persino praticati interventi chirurgici, per esempio sugli occhi. Il sonno occupava un ruolo molto importante nelle terapie e i sogni dei malati venivano considerati parte essenziale della cura, poiché, attraverso di essi, si credeva che gli déi indicassero le vie della guarigione. Gli effetti benefici di queste cure ebbero grande risonanza e richiamarono non solo il popolo, ma anche uomini colti e filosofi. Epidauro e Cos raggiunsero grande fama anche presso i Romani, che piú di una volta inviarono messi ufficiali a interrogare l'oracolo in occasione di gravi pestilenze.

Le due figlie di Esculapio, Igea e Panacea, impersonavano i due concetti fondamentali della salute: Igea la sanità e l'igiene, e Panacea la guarigione. Nell'antichità, allorquando Roma e la Grecia godevano di un periodo di prosperità e di grande civiltà, Igea era la piú venerata. A lei si dedicavano statue, ovunque vi erano fonti consacrate a suo nome. Ma piú tardi, nei secoli bui in cui l'uomo viveva in condizioni di povertà e perciò senza igiene, Panacea, cui si attribuiva la possibilità della miracolosa guarigione da ogni male, divenne il simbolo delle speranze dell'umanità sofferente. Alla dea salutifera si attribuiva l'uso di piante dalle virtú magiche, capaci di guarire qualsiasi malattia, che furono chiamate col nome della divinità. Ancor oggi, quando vogliamo indicare un rimedio miracoloso, diciamo: è una panacea.

IL DIO DELLA MEDICINA *Esculapio, qui in bassorilievo al Museo del Pireo di Atene, era il patrono dell'antica medicina basata essenzialmente su terapie naturali. Sue figlie erano Igea (simbolo di sanità e igiene) e Panacea (simbolo di guarigione): la prima venerata nei periodi di prosperità, come simbolo dell'aspirazione alla salute perfetta; la seconda invocata nei momenti di decadenza, come speranza contro la sofferenza.*

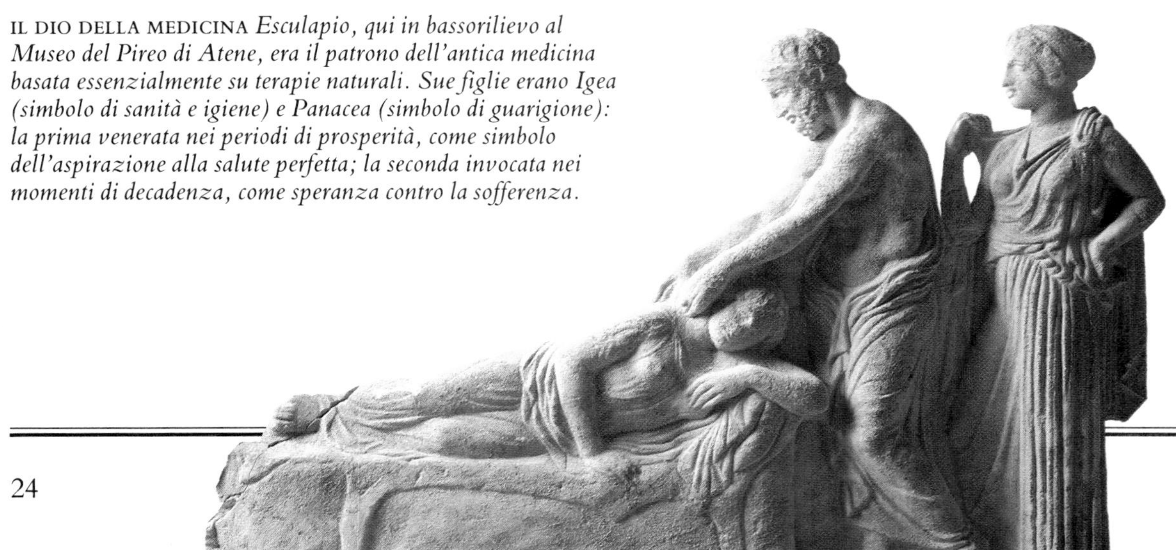

**L'esperienza.** Oggetto della scienza è l'esperienza, ossia quanto cade sotto i nostri sensi e che deve essere valutato da un osservatore esterno imparziale. Ippocrate sostiene che, per la medicina, questo osservatore deve essere in grado di cogliere le sensazioni e perciò deve essere partecipe della natura stessa del sofferente: "non troverai misura alcuna, né numero, né peso, i quali valgano come punto di riferimento per un'esatta conoscenza, se non la sensazione del corpo".

In altre parole, possiamo dire che pesi, misure e numeri, utili a quantificare il restante universo, non hanno, per ciò che concerne l'uomo, l'oggettività che oggi come allora si vuole loro attribuire, ma al contrario sono incapaci di coglierne i fenomeni reali e perciò di portarci alla conoscenza.

**L'unità dell'organismo.** Secondo Ippocrate, l'organismo umano è un insieme armonico di molte parti legate tra loro in modo inscindibile a formare un'unità. Si tratta non solo degli organi, ma di numerosi "umori", tra cui il sangue, il flegma e la bile, che si mescolano tra loro e si trasformano uno nell'altro grazie alla forza vitale insita nell'organismo stesso. Avviene cosí che la malattia non colpisca solo un organo o una parte o una funzione, ma coinvolga l'intero organismo disturbandone l'armonia e l'equilibrio.

Anche lo scorrere incessante della vita, senza salti o interruzioni, è parte essenziale dell'armonia dell'organismo: il malato non è che un sano visto in un altro momento. Possiamo cosí valutare la malattia confrontandola con lo stato di salute della stessa persona.

**L'unicità individuale.** Oltre all'unità dell'organismo, Ippocrate ne vede l'unicità. Ogni uomo diviene quello che è per l'azione di molteplici fattori che si mescolano e interagiscono fra loro, alcuni congeniti, altri, non meno importanti, dovuti all'influenza dell'ambiente.

La terra, il clima, le acque influiscono sull'igiene, sull'alimentazione e sulle malattie e perciò sull'individuo. Ma l'ambiente è anche sociale e affettivo: condizioni di lavoro e di vita, cosí come la posizione sociale, hanno sull'uomo una profonda influenza. Ippocrate scrive che un paziente schiavo sarà sicuramente diverso da uno libero, un paziente che vive in una società democratica da uno che vive in una società monarchica e cosí via. Dovere del medico è di tener conto fin nei minimi particolari di tutti questi fattori, altrimenti non potrà mai arrivare a una diagnosi corretta. Dopo di lui la medicina trascurò, per molti secoli, questi grandi principi, in parte riscoperti solo nell'ultimo secolo, che, per esempio, ha segnato la nascita della medicina del lavoro.

Anche la storia, sia generale sia individuale, influisce su ciascuno di noi. Il medico dovrà conoscere e interpretare gli eventi della vita passata del malato, ma nel contempo fare ogni sforzo per renderli chiari al malato stesso. Questo modo di procedere costituisce "l'anamnesi", indispensabile per ricostruire e capire la serie dei processi che hanno causato la malattia attuale, arrivando cosí alla "diagnosi". La diagnosi, a sua volta, non è altro che la comprensione della malattia come si presenta in un

### RAPPORTI TRA MEDICINA E FILOSOFIA

Nel corso del V secolo a.C., grazie all'opera delle scuole mediche e soprattutto al diffondersi del pensiero ippocratico, il medico acquisisce una dignità propria e una fisionomia distinta da quella del filosofo. Questo tuttavia non significa che il medico e la medicina fossero divenuti indipendenti dall'evoluzione del pensiero filosofico: tutt'altro. A differenza di quanto avvenne in Cina e in India, dove medicina e filosofia erano sempre state in un rapporto di assoluta reciprocità e di crescita comune, in Occidente la prima fu spesso condizionata dalla seconda: staccatasi infatti dalla filosofia per meglio assolvere il proprio compito di assistenza, già alla morte di Ippocrate essa si adattò alle credenze filosofiche dominanti. La stessa scuola ippocratica accettò la teoria dei quattro umori contro cui il suo fondatore aveva combattuto. La medicina ha finito cosí con l'essere considerata scienza inferiore: nei tempi antichi le si rimproverava di essere troppo pratica e poco speculativa, ossia di basare sui fatti anziché sul ragionamento puro le proprie teorie; nell'epoca moderna, al contrario, la si accusa di non scientificità, poiché i fenomeni umani non possono essere riprodotti e verificati sperimentalmente. Insomma, si è sempre chiesto alla medicina di adattarsi al modo di pensare del tempo senza tener conto che la salute e la malattia, la gioia e la sofferenza umane non conoscono confini, razze o mode: l'uomo e la natura mutano solo in tempi e modi che vanno ben al di là di quelli della storia.

È accaduto cosí che, nel corso dei secoli e fino all'età moderna, il medico e la medicina siano rimasti dipendenti rispetto alle credenze filosofiche e religiose. Molti pensano che non sia piú cosí e si parla dell'indipendenza di pensiero della "medicina moderna" o "scientifica" in contrapposizione alle medicine tradizionali e alla stessa medicina studiata e praticata fino al secolo scorso, accusate di superstizione e pressapochismo. In realtà si dovrebbe parlare di "medicina materialista" o "post-illuministica" o "cartesiana", poiché è dalle credenze filosofiche del nostro tempo che ha preso l'avvio la nuova tendenza della medicina, all'interno del piú vasto movimento che ha coinvolto tutto il pensiero scientifico.

## IL GIURAMENTO DI IPPOCRATE

I medici che uscivano dalla scuola ippocratica di Cos, prima di iniziare a esercitare dovevano sottoscrivere un giuramento solenne, che costituiva una guida e un impegno morale sia verso i pazienti sia verso il maestro, il quale li aveva fatti partecipi del tesoro della propria arte. In esso la pratica della medicina ci appare molto piú che un mestiere da esercitare: un impegno morale al di sopra di qualsiasi compromesso o cedimento. Ecco il giuramento di Ippocrate.

"*Per Apollo Medico, per Esculapio, Igea e Panacea giuro, e tutti gli Dei e le Dee chiamo a testimoni, che questo mio giuramento e questa scritta attestazione osserverò integralmente con ogni vigoria e intelligenza.*

"*Il Maestro che m'insegnò quest'arte terrò in conto di padre; e quanto sarà necessario alla di lui vita e quanto avrà bisogno con animo riconoscente gli darò, e i suoi figli considererò come i miei propri fratelli; e, se quest'arte essi vorranno apprendere, senza compensi e senza patteggiamenti insegnerò; delle mie lezioni e dimostrazioni, e di tutto quanto ha attinenza con la disciplina medica, i miei figli e i figli dei miei precettori renderò partecipi, e con essi quanti per iscritto si saranno dichiarati miei discepoli e avranno prestato giuramento; all'infuori, però, di questi, nessuno.*

"*Per quanto riguarda la cura dei malati prescriverò la dieta piú opportuna secondo il mio giudizio e la mia scienza, e i malati difenderò da ogni danno e inconveniente.*

"*Né presso di me alcuna richiesta sarà valida per indurmi a somministrare veleno a qualcuno, né darò mai consigli di tal genere.*

"*Similmente non opererò sulle donne allo scopo d'impedire il concepimento e di procurare l'aborto.*

"*E, invero, proba la mia vita conserverò e immacolata l'arte mia.*

IL GIURAMENTO DI IPPOCRATE Sopra, *versione bizantina del "Giuramento" (sec. XIII)*; a destra, *busto di Ippocrate del periodo ellenistico.*

"*Né eseguirò operazioni per togliere la pietra ai sofferenti di calcoli, ma ciò lascerò fare ai chirurghi esperti in quest'arte.*

"*In qualunque casa entrerò solamente per recare aiuto ai malati, e mi asterrò da ogni ingiusta azione e immoralità, come da ogni impuro contatto.*

"*E tutto ciò che nell'esercizio della mia professione vedrò e udrò nella vita comune degli uomini, anche se indipendente dall'arte medica, in assenza di permesso, tacerò e terrò quale segreto.*

"*Se a questo giuramento presterò intatta fede e se saprò lealmente osservarlo mi sia data ogni soddisfazione nella vita e nell'arte, e possa avere meritata fama in perpetuo presso gli uomini.*

"*Ma se al mio giuramento dovessi mancare, o se avessi giurato il falso, possa accadermi tutto il contrario.*"

dato momento, ma un buon medico non può arrestarsi qui. Egli deve anche essere capace di prevederne il decorso futuro, basandosi sulla propria scienza ed esperienza. Questa previsione costituisce la "prognosi", che è dunque una diretta conseguenza dell'anamnesi e della diagnosi. La malattia percorre una via che inizia nel passato – anamnesi –, si manifesta nel presente – diagnosi – e continua nel futuro secondo la direzione che possiede o che potremo darle con le appropriate cure. La storia, sia della società sia dell'individuo, porta alla comprensione del presente e alla previsione del futuro, traccia cioè la grande strada della conoscenza medica – l'anamnesi, la diagnosi, la prognosi – che potremmo anche definire la comprensione del passato, del presente e del probabile futuro, sia della malattia sia del malato. Infatti, Ippocrate insiste che dobbiamo sempre distinguere fra "quanto vi è di comune e quanto d'individuale nella natura umana."

Della comprensione dell'individuo fanno parte lo studio e la descrizione delle costituzioni, che Ippocrate definisce a seconda della prevalenza di fattori o atteggiamenti sia fisici sia psichici. La costituzione è determinata dall'eredità e dai fattori ambientali che influiscono sullo sviluppo dell'individuo.

**Il rapporto tra medico e malato.** Parlando dell'anamnesi abbiamo riferito la convinzione di Ippocrate che il malato debba comprendere e quindi essere aiutato a interpretare la storia del proprio male. Procedendo nel rapporto con il paziente, però, il medico dovrà sempre ricordare che questi è prima di tutto un uomo che soffre, che abbisogna di comprensione e di conforto. Inoltre, il paziente ha in sé le forze risanatrici della natura, che il medico deve risvegliare, in modo da guidare il corpo verso la guarigione. Questa perciò non dipende dal medico ma dalla collaborazione tra lui e il paziente.

Ippocrate disse: "L'arte ha tre momenti, la malattia, il malato e il medico. Il medico è il ministro dell'arte: si opponga al male il malato insieme con il medico".

**La terapia.** La visione globale dell'individuo nel suo ambiente, nella storia e nella sua struttura costituzionale presuppone un'altrettanto globale visione terapeutica. Per Ippocrate, ciò che conta non è certo la cura di uno o dell'altro sintomo, ma la ricostruzione dello stato di salute nella sua interezza.

La terapia non può limitarsi alla somministrazione di un farmaco che combatta i sintomi acuti. Deve essere un "regime", cioè un insieme di interventi che agisca da ogni parte rinforzando l'organismo e indebolendo il male, in modo da riportare gradualmente il malato alla salute, utilizzando le forze naturali che egli racchiude in sé. Il regime ippocratico si basa soprattutto sulla dieta, sugli esercizi fisici, sul miglioramento delle condizioni igieniche e sul paziente stesso.

Come abbiamo detto, medico e malato devono percorrere assieme la strada verso la guarigione o, talvolta, verso la morte, che prima o poi attende tutti gli uomini, perché sempre chi soffre abbia vicino chi lo conforti.

## La medicina post-ippocratica

Nei secoli che seguirono, la medicina ippocratica fu alla base di tutto il pensiero medico. Aristotele e la sua scuola vi si rifecero in massima parte quando intrapresero il grandioso progetto di scrivere tutto ciò cui la scienza del loro tempo era giunta, appunto la *Summa* aristotelica. Con il decadere della società, però, i grandi principi ippocratici, specie la concezione unitaria che sottolineava l'importanza della condizione sociale, non potevano essere compresi da un popolo non piú libero. La medicina si limitò alla risoluzione del sintomo e alla descrizione della malattia anziché alla cura del malato.

**Galeno.** Il piú grande esponente di questa corrente fu Galeno, studioso di anatomia del primo secolo d.C., convinto che la malattia colpisse i singoli organi anziché l'organismo tutto. Al contrario di Ippocrate egli considerava il corpo staccato dallo spirito, in accordo con le credenze cristiane sull'immortalità dell'anima, tanto che i Padri della Chiesa trasformarono le sue teorie in dogmi. Galeno fu per la medicina ciò che Copernico fu per la cosmologia: quanto di buono ci fu nel suo insegnamento e nelle sue teorie fu di gran lunga superato dal danno provocato dall'averle assunte a verità incontrovertibili. Il grande insegnamento ippocratico veniva ancora una volta ignorato e la medicina veniva ulteriormente danneggiata nel suo già lento e difficoltoso progredire.

## La medicina romana

La società romana dei primi secoli dalla fondazione della città era semplice, basata soprattutto sulla famiglia e sull'osservanza della religione. Anche la medicina, per piú di sei secoli, fu essenzialmente una medicina teurgica, cioè tesa a realizzare un'unione con la divinità, e familiare. Gli déi erano protettori della salute e causa delle malattie, la cura era compito del *pater familias*, ossia del capo della famiglia. I semplici rimedi usati erano preparati e conservati in casa dal capo della famiglia che, all'occorrenza, li dispensava ai familiari, ai servi e agli schiavi. L'uso dei rimedi era tramandato all'interno della famiglia e scambiato tra famiglie amiche. Poiché i Romani erano un popolo guerriero, particolare importanza aveva la cura delle ferite e delle contusioni, mentre la malattia andava soprattutto prevenuta con gli esercizi fisici, la vita tranquilla e l'impiego delle acque. Dovunque giunse la conquista romana, si cercarono le acque minerali, furono costruiti monumentali acquedotti, che ancora oggi restano a testimonianza della grande civiltà di quel popolo. Le maggiori stazioni termali europee furono scoperte e valorizzate dai Romani: per citarne solo alcune, Bath in Inghilterra, Baden-Baden in Germania, Aix-les-Bains in Francia.

Con la conquista della Grecia da parte di Roma, questa divenne il centro della cultura del tempo e tra gli scienziati che vi confluivano da tutto l'Im-

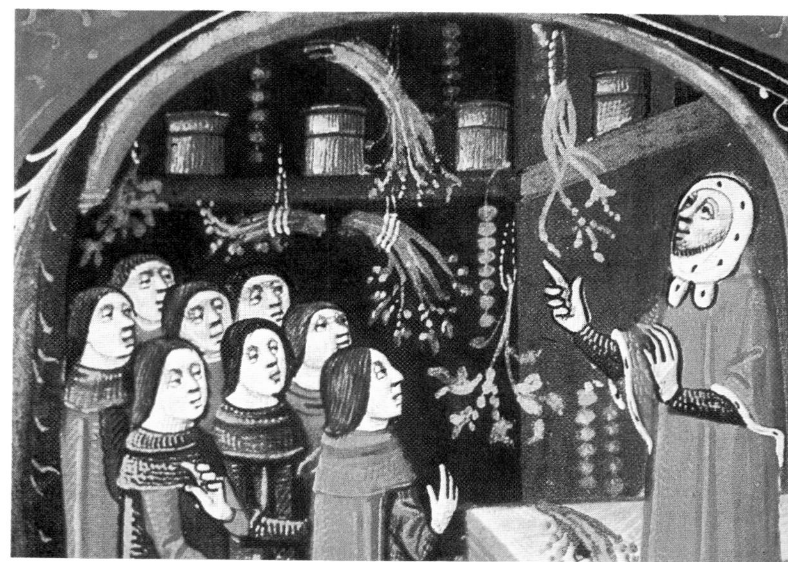

GALENO *Nel II sec. d.C., Galeno di Pergamo (qui raffigurato in una miniatura del XV sec.), pur riducendo la medicina a diagnosi descrittiva delle malattie, mantenne inalterata la concezione della "terapia naturale", in particolare con le erbe medicinali.*

pero non mancarono i medici: da allora e per piú di mille anni la medicina divenne romana, poi italiana.

Quando i primi medici greci giunsero a Roma, molti li accolsero con timore e diffidenza, non riconoscendo la superiorità della loro conoscenza e non ravvisando la necessità di una competenza professionale. E nemmeno in seguito, anche se col tempo i medici acquistarono maggior considerazione, la medicina romana non raggiunse mai la grandezza di quella greca, dalla quale pur derivò la maggior parte delle proprie conoscenze.

**I secoli bui: San Benedetto da Norcia e la Scuola Salernitana.** Nei lunghi anni che portarono alla caduta dell'Impero Romano, le invasioni barbariche, le guerre, le carestie ridussero le popolazioni italiche in uno stato di miseria, fame e povertà quale mai era stato sperimentato. In mezzo a questa desolazione un uomo, San Benedetto da Norcia, pensò di salvare la conoscenza medica e la pratica medica dalla ciarlataneria e dalla superstizione in cui stava sprofondando. Nelle abbazie benedettine da lui fondate, prima fra tutte quella di Montecassino, si raccolsero, tradussero e copiarono antichi testi di medicina, da cui i monaci appresero le conoscenze necessarie a praticarla, non solo all'interno dei conventi ma tra il popolo. Ben presto l'esperienza li rese esperti e li indusse a insegnare l'arte medica anche ad alcuni laici. Fu cosí che quando la Chiesa, nel XIII secolo, proibí ai monaci l'esercizio della medicina, alcuni medici laici si riunirono per proseguirne lo studio e l'insegnamento. Nasceva cosí la prima scuola medica dell'era volgare: la Scuola medica salernitana. Le sue origini sono oscure, salvo il legame con i monaci-medici. La leggenda dice che fu fondata da quattro maestri: uno latino, uno greco, uno arabo e uno ebreo. A essa dobbiamo il merito di aver salvato gli scritti dei maggiori medici dell'antichità, specie di Ippocrate, i cui insegnamenti furono tenuti in gran conto, e di aver studiato e tradotto anche le medicine araba ed ebraica, di cui la Scuola adottò teorie e metodi diagnostici.

Un altro grande merito dei maestri salernitani fu l'aver tenuto conto che ben pochi potevano recarsi a Salerno per studiare la medicina, mentre molti necessitavano di cure. Compilarono cosí un sem-

TERME ROMANE *Il contributo dei Romani alla medicina fu rivolto, in quanto popolo di guerrieri, verso la cura di ferite e traumi. Ma anche la prevenzione delle malattie, mediante l'esercizio fisico e l'impiego delle acque, aveva grande importanza: famosi sono i centri termali d'epoca romana sparsi in tutto il mondo occidentale.*

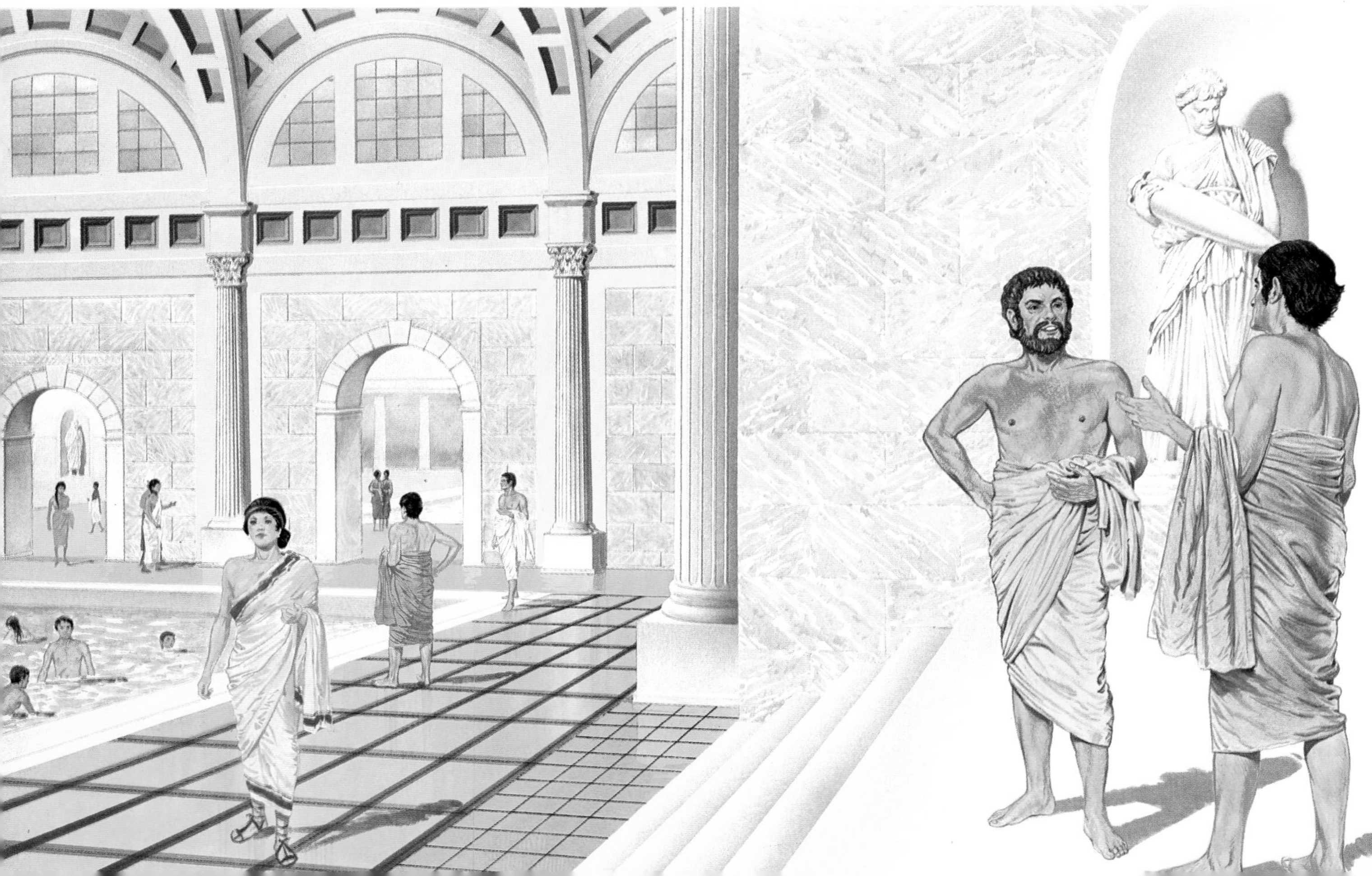

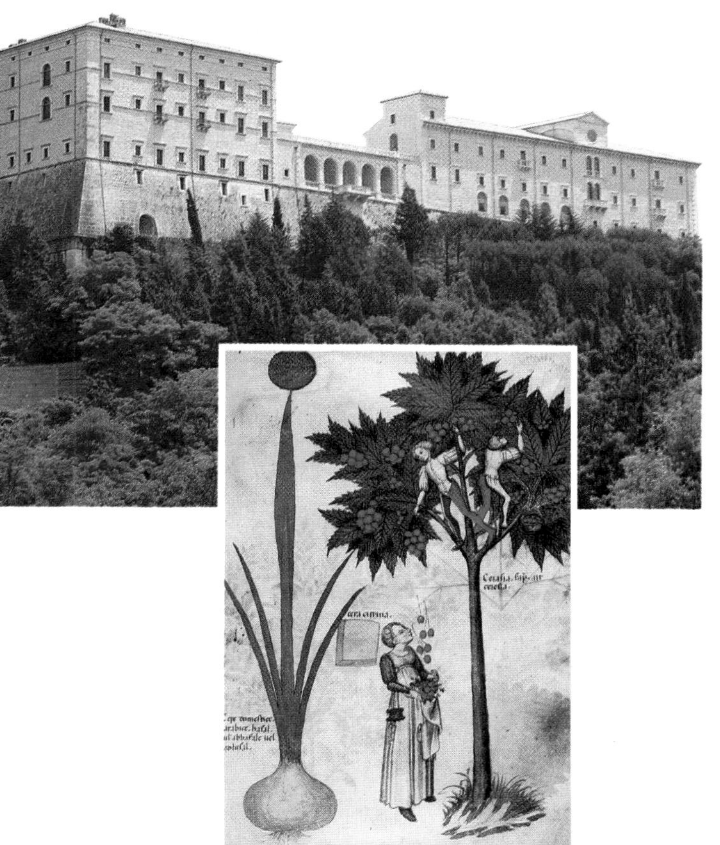

LA MEDICINA SOPRAVVIVE NEI SECOLI PIÚ BUI *Dopo la caduta dell'Impero Romano, l'arte medica continuò a vivere grazie all'impegno dei benedettini (in alto, l'abbazia di Montecassino, maggiore centro di quest'ordine) e della Scuola Salernitana sorta nel XIII sec. (sopra, manuale di erboristeria dell'epoca).*

plice manuale di uso corrente per i non medici, una iniziativa eccezionale se si pensa che a quell'epoca sapevano leggere solo le persone di grande cultura e persino tra i re ve ne erano che non sapevano leggere e scrivere! Nel manuale venivano descritte le malattie piú comuni e indicate le terapie piú adatte: era insomma un prontuario pratico, che per molti secoli venne aggiornato e riscritto, rimanendo l'unico testo di terapia medica esistente.

La Scuola salernitana divenne ben presto il centro a cui fece capo tutto l'Occidente. Lo studio dei classici vi si accompagnava sempre alla pratica dell'arte medica, gli allievi giungevano per frequentarla da paesi sempre piú lontani e anche l'imperatore Federico II ne fu grande ammiratore e sostenitore. Per suo decreto, solo i diplomi di questa scuola ebbero valore in tutto l'Impero, che a quell'epoca si estendeva su gran parte del territorio europeo.

I guerrieri di ritorno dalle crociate si fermavano qui per essere curati delle loro ferite e malattie e fu cosí che tra i pazienti del collegio medico salernitano vi furono re e potenti di tutto il mondo.

Dopo il secolo XIV, la Scuola cominciò a decadere, ma i suoi grandi insegnamenti passarono alle università che stavano allora sorgendo in tutta Europa. Tra le piú importanti meritano di essere citate quelle di Bologna, Pavia e Padova. Tuttavia, bisogna sempre tener presente che, al di fuori di questi rari templi del sapere, la medicina per il popolo, ma anche per i ricchi, era allora praticata dai barbieri, dai raccoglitori di erbe e dalla stessa gente del popolo, secondo un'elementare conoscenza tramandata oralmente.

## L'alchimia e gli alchimisti

L'alchimia nacque in Cina attorno al I secolo a.C. e raggiunse l'Europa, attraverso la "via della seta", all'incirca all'epoca di Marco Polo. Sugli alchimisti esistono molti preconcetti, tanto che questi precursori della scienza moderna sono stati, a torto, considerati ciarlatani. Gli alchimisti occidentali ricercavano la pietra filosofale, o *lapis*, che corrispondeva al cinese "oro potabile". Con questi termini si intendeva non un oggetto preciso, ma una forza o qualità, incorruttibile come l'oro, capace di donare l'eterna giovinezza in quanto rappresentava la *vis naturae*, la forza capace di mantenere la vita.

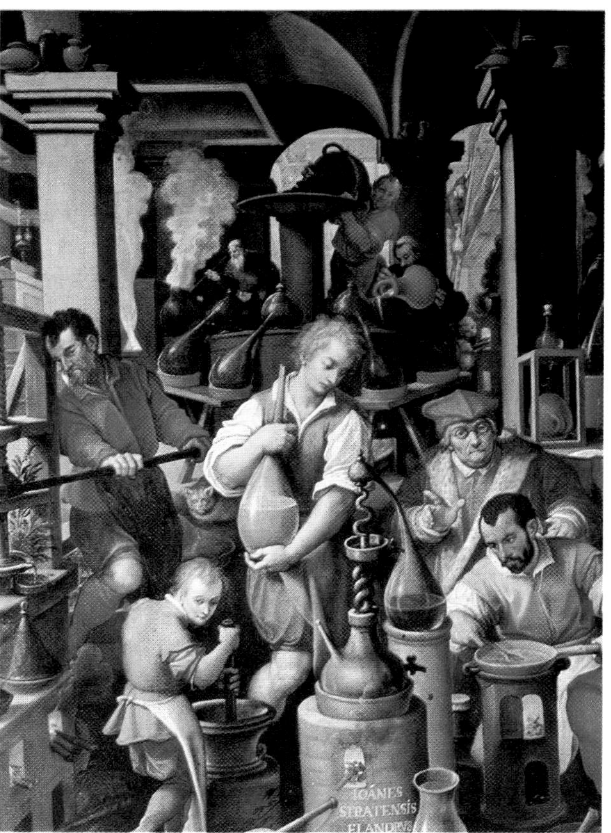

DALL'ALCHIMIA AI FARMACI MODERNI *Dagli alchimisti inizia la via che porta alla farmacologia chimica, il cui scopo è di attaccare gli agenti patogeni nell'organismo dell'ammalato. In questa tela di G. Stradano (XVI sec.) sono rappresentati l'interno e gli strumenti della bottega di un alchimista.*

### IL MITO DELL'IMMORTALITÀ

La speranza di raggiungere l'immortalità, e cioè di varcare i limiti della condizione umana per divenire déi o semidei, ha riempito i miti e le leggende di tutti i popoli in tutti i tempi, ha ispirato i maggiori poeti e ha fatto compiere alle scienze grandi progressi. La ricerca dell'elisir di lunga vita o della fonte dell'eterna giovinezza è stata una delle grandi pulsioni dell'intelletto umano. Quanto di essa, anche in questa nostra epoca che si dichiara razionalista e materialista, spinge nascostamente gli studi e le ricerche degli scienziati?

Leggendo di ingegneria genetica, di grandi malattie sconfitte, di nuovi mezzi di indagine diagnostica, non avvertiamo forse nel profondo un brivido, un fremito di speranza: non dovrò piú morire! La tecnologia moderna ha migliorato talmente le condizioni di vita e di nutrizione dei Paesi industrializzati da consentire ai loro abitanti di aspettarsi di vivere piú del doppio di quanto un abitante dell'Europa potesse sperare all'inizio del secolo, e circa tre volte di piú che nel Medioevo, anche senza tener conto delle grandi pestilenze ed epidemie che con impressionante frequenza ne decimavano gli abitanti: non certo l'immortalità, quindi, ma ben altra prospettiva di vita.

Tuttavia, possiamo dire con altrettanta certezza che questa vita piú lunga sarà sana nel pieno significato del termine? La medicina moderna ci promette forse l'eterna giovinezza? Le malattie mortali sono molto diminuite, ma tutti quegli acciacchi, quei dolorosi e fastidiosi stati di malattia, che tanto spesso ci affliggono, possono forse considerarsi salute? Quanti di noi conoscono la frustrazione di essersi sentiti dire da un dotto e ben intenzionato professionista: "Caro signore, i suoi esami sono tutti negativi, lei non ha nulla, stia allegro!" Ma, il dolore che sentiamo? Quella continua e spesso dolorosa sensazione di non star bene, di qualcosa che "non va"? Forse che le rassicuranti parole del medico ci fanno star meglio? Al contrario, spesso ci riempiono di paura, del terrore di un male ignoto, subdolo, che ci mina dall'interno senza che il medico possa nulla. E allora l'uomo moderno, l'uomo dell'era atomica, alle soglie del Duemila avverte lo stesso profondo timore del suo antenato delle caverne, vorrebbe avere un amuleto, un farmaco miracoloso, la "medicina" magica che dà sicurezza a un primitivo del centro dell'Africa. E sogna ancora l'immortalità.

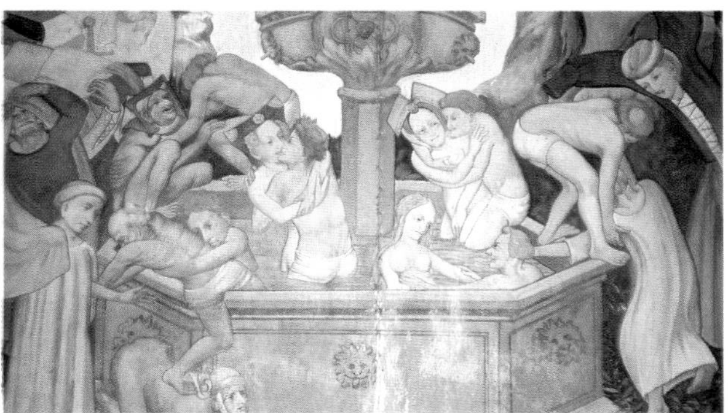

L'ASPIRAZIONE ALLA PERFETTA SALUTE *La ricerca della fonte dell'eterna giovinezza (qui in un affresco del sec. XV) o dell'elisir di lunga vita corrisponde ad aspirazioni sempre vive: l'aspirazione dell'uomo alla perfetta salute e all'immortalità.*

Come è ovvio, la Chiesa non poteva certo ammettere l'esistenza di una forza naturale capace di intervenire sulla vita e sulla morte; quindi, chi aveva trattenuto simili idee correva il rischio di cadere sotto le torture della Santa Inquisizione. Per questo gli alchimisti usarono simboli e numeri per indicare i loro esperimenti, inventando cosí un linguaggio figurato che appare non meno misterioso di quelli usati dalla fisica moderna, solo molto piú bello e fantasioso.

La ricerca alchemica della forza prima della natura e le domande che gli alchimisti si ponevano sulla natura stessa dell'uomo sono identiche a quelle della fisica moderna e dei nuovi scienziati-filosofi. La medicina fu profondamente influenzata dall'alchimia, specie per opera del medico-alchimista svizzero Paracelso (secolo XVI). Questi, però, se da un lato riprese il grande concetto ippocratico che la medicina si impara e si pratica presso il letto del malato e non sui libri, opponendosi cosí a Galeno, dall'altro mancava completamente della chiarezza e dell'acume del grande maestro di Cos. Egli fu un innovatore nel senso che contestò la teoria dei quattro umori e dei quattro elementi, che ormai da secoli si era dogmaticamente cristallizzata, opponendole la convinzione che il mondo fosse formato di sale, zolfo e mercurio, cioè con dei prodotti della chimica. Da questo momento prende l'avvio quel processo di verifica e di ricerca che porterà alla scoperta della biochimica e alla ricerca del farmaco chimico, considerato da molti dopo Paracelso l'unico in grado di divenire panacea universale. In questa luce, la ricerca della "pallottola magica", che fosse in grado di colpire e distruggere gli agenti patogeni senza danneggiare il malato, intrapresa da un grande scienziato come Ehrlich tanti secoli dopo, ci appare molto vicina alle ricerche dei medici alchimisti del passato.

## L'avvento della medicina moderna

La rivoluzione scientifica iniziata dal Rinascimento italiano, e in particolare da Galileo Galilei, nel corso di tre secoli mutò completamente il volto della scienza. La religione perse il potere di imporsi in

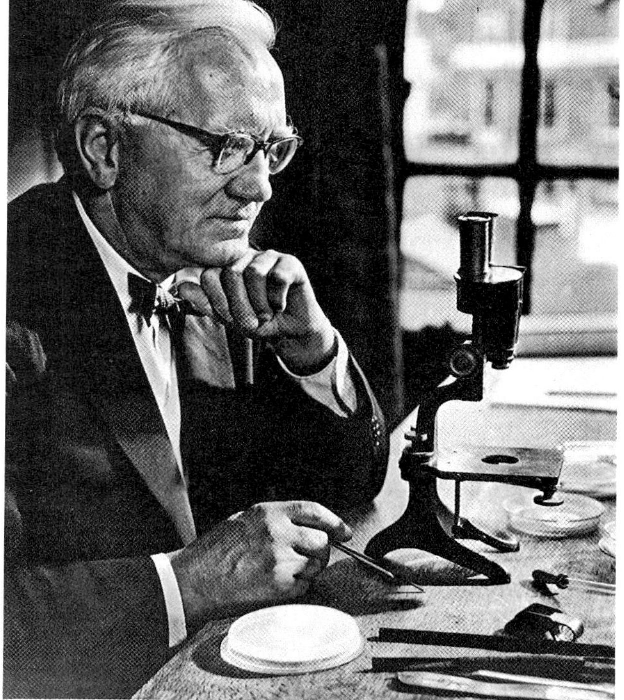

UNA MUFFA MIRACOLOSA *Nel 1929, in anni in cui impera la farmacologia chimica, Alexander Fleming scopre la penicillina, tratta da una muffa, a dimostrazione che l'impiego delle sostanze naturali è ancora fondamentale per il progresso medico.*

## CHE COSA SONO LE ETNOMEDICINE

L'etnomedicina è la scienza che studia le credenze e le pratiche intese a curare le malattie o a prevenirle – cioè a mantenere gli uomini in buona salute – in uso tra le diverse popolazioni e in differenti culture. La moderna medicina occidentale, che facendo uso di farmaci chimici è diversa da tutte le altre, non viene considerata un'etnomedicina. Le etnomedicine dell'Europa sono le medicine popolari, ancora in uso specialmente nelle campagne, o la medicina che precede l'impiego di farmaci chimici. Tra le etnomedicine distinguiamo due grandi gruppi:

1) le medicine di cui conosciamo l'origine, la storia, le teorie e i metodi terapeutici, perché appartengono a grandi civiltà che ne hanno tramandato non solo l'impiego, ma anche la documentazione scritta. A questo gruppo appartengono la medicina cinese, la medicina indiana Ayurveda, la medicina musulmana Unani.

2) Le medicine primitive, della cui storia conosciamo poco o nulla, in quanto non sono scritte, ma solo tramandate oralmente.

Tutte queste medicine, dalle piú complesse come quella cinese alle piú semplici e primitive – per esempio quelle praticate dai popoli della Nuova Guinea – si servono esclusivamente di rimedi e di metodi naturali. La natura non solo è l'immenso serbatoio cui attingere i prodotti che compongono i vari medicamenti, ma la grande maestra che insegna i modelli di comportamento su cui si basa qualsiasi teoria. Infatti è credenza comune a tutte le etnomedicine che solo seguendo la natura e imitandone i comportamenti l'uomo possa vivere sano e curarsi quando è ammalato.

tutti i campi della conoscenza umana, le idee e le convinzioni sulla struttura del mondo sensibile mutarono radicalmente. Di conseguenza, anche le conoscenze mediche cambiarono.

La medicina chimica, iniziata dagli alchimisti nel lontano XI secolo, lentamente, nel corso degli ultimi tre secoli, soppiantò l'uso delle sostanze naturali in terapia. Questo non significa che lo studio dei "semplici" – cosí venivano chiamate le piante medicinali – e dei rimedi naturali non continuasse. Illustri medici e scienziati intrapresero ricerche sia cliniche sia farmacologiche per provarne e definirne le azioni, ma il loro lavoro fu ignorato dai piú e solo oggi è, in parte, rivalutato. Dobbiamo arrivare alla scoperta della penicillina da parte di Fleming nel 1929 per vedere trionfare di nuovo, con la piú significativa scoperta farmacologica di quest'ultimo secolo e forse di tutti i tempi, l'impiego delle sostanze naturali. Racconta Fleming come i ripetuti fallimenti seguiti alla speranza di trovare una "pallottola magica", che, secondo le speranze di Ehrlich e di tutti i successivi ricercatori, fosse in grado di uccidere selettivamente i microbi patogeni, lo indussero a pensare se la risposta al problema non si potesse trovare nella natura stessa anziché nella chimica. Poiché in natura, tra le specie inferiori, si osserva spesso che una prevale sull'altra distruggendola, non era possibile che esistessero dei diversi microrganismi capaci di distruggere i vivi e vitali germi patogeni? Fu così che Fleming scoprí l'azione germicida del *Penicillum notatum*, una muffa capace di produrre una sostanza che egli chiamò appunto "penicillina".

Le grandi, straordinarie scoperte della medicina moderna, le uniche il cui valore per prolungare la vita umana sia provato, furono proprio quelle capaci di sconfiggere le malattie infettive: i sieri, i vaccini, i sulfamidici, gli antibiotici. Infatti, benché a partire dal XVIII secolo i medici siano divenuti via via piú numerosi, siano sorti ospedali e scuole mediche, abbiano avuto inizio le ricerche e le grandi scoperte nel campo della fisiologia e della patologia generale, non fu la terapia a sconfiggere le grandi epidemie, la spaventosa mortalità infantile, le morti da parto. Igea, e non Panacea, si è rivelata ancora una volta la dea benefica. Il miglioramento delle condizioni igieniche delle abitazioni e delle persone, la costruzione di fognature, il controllo delle acque, il miglioramento dell'alimentazione per larghi strati della popolazione, la bonifica dei territori paludosi, la lotta all'analfabetismo: questi sono i veri artefici dell'allungamento della vita umana e della scomparsa di tante terribili malattie.

La scienza medica ha avuto il merito di identificare i nemici da combattere scoprendo i microbi patogeni, confermando che la malaria era trasmessa da un certo tipo di zanzara e la febbre gialla da una mosca. La convinzione ippocratica che, salvo nei casi acuti, non il farmaco ma un appropriato "regime di vita" sia in grado di mantenere o ripristinare la salute, ha trovato cosí un'ulteriore, clamorosa conferma.

## L'uomo tra medicina moderna e medicine naturali

Nel secolo che sta per finire, la scienza, grazie ai grandi progressi tecnologici, ha indagato all'interno della materia nel tentativo di isolarne il componente primo, la materia essenziale dell'universo. Però, con la scomposizione dell'atomo, si è arrivati alla sconvolgente scoperta che in realtà la materia pura non esiste e che l'universo è formato di energia, di movimento. La materialità, insomma, non è che un aspetto momentaneo di questa incessante trasformazione, di questo movimento che si svolge tanto velocemente che i piú sofisticati strumenti ne colgono solo un riflesso, un'immagine ingannevole quanto la luce di una stella, che brilla ai nostri occhi benché sia scomparsa già da milioni di anni.

Anche in biologia e medicina siamo andati alla ricerca delle modificazioni della materia scomponendola in parti sempre piú piccole grazie ai progressi di scienze come la fisica e la chimica. Abbiamo cosí scoperto prima i diversi tessuti, poi le strutture cellulari, poi quelle molecolari; ma nel far questo abbiamo tolto al medico la visione dell'uomo nel suo insieme, nella sua umanità, dell'uomo come essere naturale, in definitiva privando il medico del primo e piú importante dei suoi compiti. Come è possibile infatti "alleviare, comprendere e confortare" degli organi, dei tessuti o delle funzioni biochimiche? Perché a tanto abbiamo ridotto l'uomo, questo "animale-uomo", che è pur sempre composto di corpo e spirito e non solo di cellule e molecole, che segue i ritmi e le leggi della natura anche se vola nello spazio, si muove in automobile, vive in grattacieli riscaldati d'inverno e condizionati d'estate.

Per molti anni le conquiste tecnologiche della medicina moderna ci hanno indotti a gridare al miracolo e molte volte l'uomo si è illuso di aver trovato l'elisir di lunga vita o la strada verso l'immortalità. Con il passare del tempo siamo diventati piú prudenti e molti, medici o pazienti, si rendono conto che questa medicina tecnologica, se pur ha portato dei progressi irrinunciabili, tuttavia ha distrutto qualcosa di estremamente prezioso: la conoscenza delle norme naturali di vita e dei semplici rimedi, che era appannaggio dei vecchi medici; quella conoscenza basata sull'esperienza e che spesso non era riportata nei trattati accademici, ma veniva ancora trasmessa da maestro ad allievo come nei tempi piú remoti. Certa medicina moderna si è fatta beffe di credenze popolari antichissime, per poi doversi ricredere alla luce di scoperte piú recenti, ha guardato con diffidenza alle medicine tradizionali, dette "medicine naturali", come se tale definizione fosse sufficiente a farne capire l'inferiorità, fino a che la stessa Organizzazione Mondiale della Sanità non ne ha riconosciuto il valore e ne ha incoraggiato lo studio o addirittura la pratica. Oggi, la tendenza sta cambiando anche tra i medici e molti cercano, con impegno e umiltà, di ritrovare quelle tradizioni che hanno reso per secoli il *dottore* un consigliere, un confidente e una guida al vivere sano, prima che un medico dispensatore di farmaci.

### CHE COSA È LA MEDICINA?

Di fronte alla medicina non possiamo restare indifferenti: ammirazione o disprezzo, diffidenza o fede assoluta sono i sentimenti che riversiamo sul medico che la rappresenta ai nostri occhi. Ma, in definitiva, che cosa è la medicina? Tutti sanno che significa arte medica, ossia l'arte di curare le malattie diagnosticandole e prescrivendo i necessari rimedi. Inoltre, medicina significa la scienza che studia tutti i fenomeni patologici, ossia che alterano o possono alterare la perfetta salute, allo scopo di preservarla o di ripristinarla. Vediamo cosí che lo studio delle funzioni fisiologiche, della struttura anatomica e dei normali comportamenti psico-emotivi costituisce la base indispensabile della conoscenza medica: sarebbe infatti impossibile conservare o ristabilire la "perfetta salute" senza sapere esattamente cosa essa sia, o cosa vogliamo intendere con queste parole. Concetto apparentemente semplice, in realtà la definizione di perfetta salute è stata oggetto di continue discussioni e controversie ed è tuttora una questione aperta.

In tutte le culture, la parola medicina riveste anche un significato piú ampio e piú "umano", indicando ciò che allevia il dolore, l'angoscia, il tormento interiore, che dà sollievo, conforto e consolazione in senso non solo fisico ma anche psicologico ed emozionale.

Inoltre, indica il rimedio dato dal medico con la dicitura: *ut aliquid fieri videatur (perché appaia che qualcosa si faccia)*. Cosí terminavano le vecchie ricette, sottolineando l'importanza di ciò che oggi si chiama quasi spregiativamente "effetto placebo", ma che è concetto ben radicato nella cultura dei popoli. Infatti, la "medicina" nella tradizione popolare è il rimedio contro qualsiasi male, persino per le pene d'amore, e tra molte popolazioni primitive sta a indicare anche l'amuleto o la cerimonia magica intesa a prevenire o curare le malattie.

## IL MEDICO CURA, MA È IL MALATO CHE GUARISCE!

La medicina cinese e quella indiana hanno molto in comune, ma si distinguono per una fondamentale differenza: la medicina indú è considerata di origine divina e resta strettamente legata alla religione, tanto che i primi scritti di terapia sono contenuti appunto nei *Veda*, i testi sacri; la medicina cinese ha invece origini umane, è laica e scientifica nel senso moderno della parola. Essa, infatti, ricerca le leggi che governano la salute e la malattia all'interno di una concezione razionale dell'universo e sostiene che la terapia varia in dipendenza dalle cause che hanno provocato la malattia stessa, cause che sono sempre ritenute naturali e spiegabili razionalmente. La medicina indiana, al contrario, elenca tra le cause di malattia anche l'influenza di demoni o spiriti maligni. Nelle pagine dei capitoli dedicati a questi argomenti parleremo diffusamente delle teorie su cui si basano la medicina cinese e la medicina indiana.

L'uno o l'altro di questi due atteggiamenti, teurgico o razionale, caratterizzano non solo tutti i tipi di credenze mediche che l'uomo abbia sperimentato dalla preistoria a oggi, ma anche l'atteggiamento che ogni singolo paziente assume sia di fronte al medico sia nei confronti della propria salute. L'uomo malato tende a "deizzare" il medico o la cura cui si sottopone perché, fondamentalmente, *non vuole sapere*, forse per un inespresso timore di riconoscersi in qualche modo responsabile della malattia che lo ha colpito, quasi maledizione o punizione per ignote colpe. Altre volte, invece, il malato considera il medico e la cura razionalmente, chiede spiegazioni logiche e convincenti, proporzionate alle proprie conoscenze o comunque tali che una sorta di intuito o d'istinto lo portino a riconoscerne la veridicità. È forse superfluo dire che quest'ultimo è l'atteggiamento corretto, attraverso cui ognuno di noi può divenire l'arbitro della propria salute.

Per Ippocrate, dovere del medico è far capire al malato il piú possibile della propria malattia e del ragionare che porta il medico alla diagnosi, alla prognosi, a stabilire il regime terapeutico, e precisa: "... si opponga al male il malato insieme con il medico". L'antica medicina cinese, per parte sua, ha un assioma: "il medico cura ma è il malato che guarisce". Il medico non deve mai stancarsi di ripeterla ai suoi pazienti, come incitamento a prendere coscienza di sé e della *vis sanatrix*, forza sanatrice, contenuta nella stessa natura umana. La consapevolezza di sé e la volontà di combattere e sconfiggere la malattia sono le forze naturali indispensabili per riconquistare o mantenere la salute. Non illudiamoci che il farmaco combatta le nostre battaglie mentre passivamente attendiamo il miracolo come spettatori di un dramma che non ci riguarda. Talvolta il medico si trova di fronte a un malato che deperisce e muore senza una causa apparente, nonostante tutte le cure praticategli e quantunque gli esami non rivelino nulla di particolarmente grave. E benché nessun testo accademico di medicina ne parli, il medico sa che sono mancati da parte del paziente la volontà o il desiderio di lottare per vivere, quasi avesse esaurito la propria energia vitale. Si ricordi sempre che "è il malato che guarisce." Il medico non è un moderno stregone o sciamano, non può offrire guarigioni miracolose, né può, come gli scienziati, ripetere lo stesso riuscito esperimento all'infinito, ché la pratica medica è ben lontana dalle ideali e protette condizioni di un laboratorio. Il suo compito è *curare*: dare conforto, comprensione, assistenza. Nel guidare il paziente, colui che patisce, che soffre, verso la guarigione, egli farà ricorso alla propria scienza, in piena coscienza dei propri limiti e dell'inalienabile diritto del paziente a decidere di sé e per sé, sancito anche dalla legge. Il buon medico non perderà mai di vista il rispetto del malato, si asterrà dal suggerire esami inutili e dal prescrivere terapie dubbie; facendo proprio il grande precetto della Scuola Salernitana *primum non nocere* (prima di tutto non nuocere), egli si chiederà sempre, prima di qualsiasi esame o intervento, non solo se possa essere di danno al paziente, ma anche se gli gioverà, se non sia presuntuosa pretesa di dimostrare la conoscenza dei piú moderni mezzi diagnostici, di arrivare a una diagnosi non attraverso una paziente anamnesi e l'umana comprensione dell'uomo malato, ma quantificando e registrando dei numeri e delle immagini che dell'uomo non sanno cogliere che una minima parte, un riflesso, la conseguenza della malattia e non la malattia stessa: questi i grandi precetti della medicina!

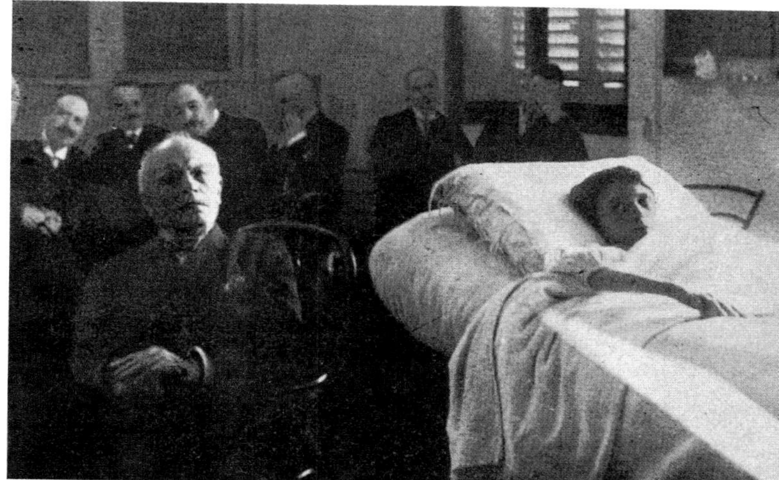

RAPPORTO MEDICO-PAZIENTE *Il medico ha il dovere di guidare il paziente verso la completa guarigione facendo ricorso alla propria scienza ma in tutta coscienza: con rispetto, umiltà, senza mai nuocergli, seguendo l'esempio di grandi clinici del passato, come il Prof. Murri (qui sopra raffigurato).*

Possiamo dire che il medico cura se ha umiltà, se agisce in scienza e coscienza, e il malato guarisce se conosce sé stesso e le forze molteplici che la natura gli ha messo a disposizione.

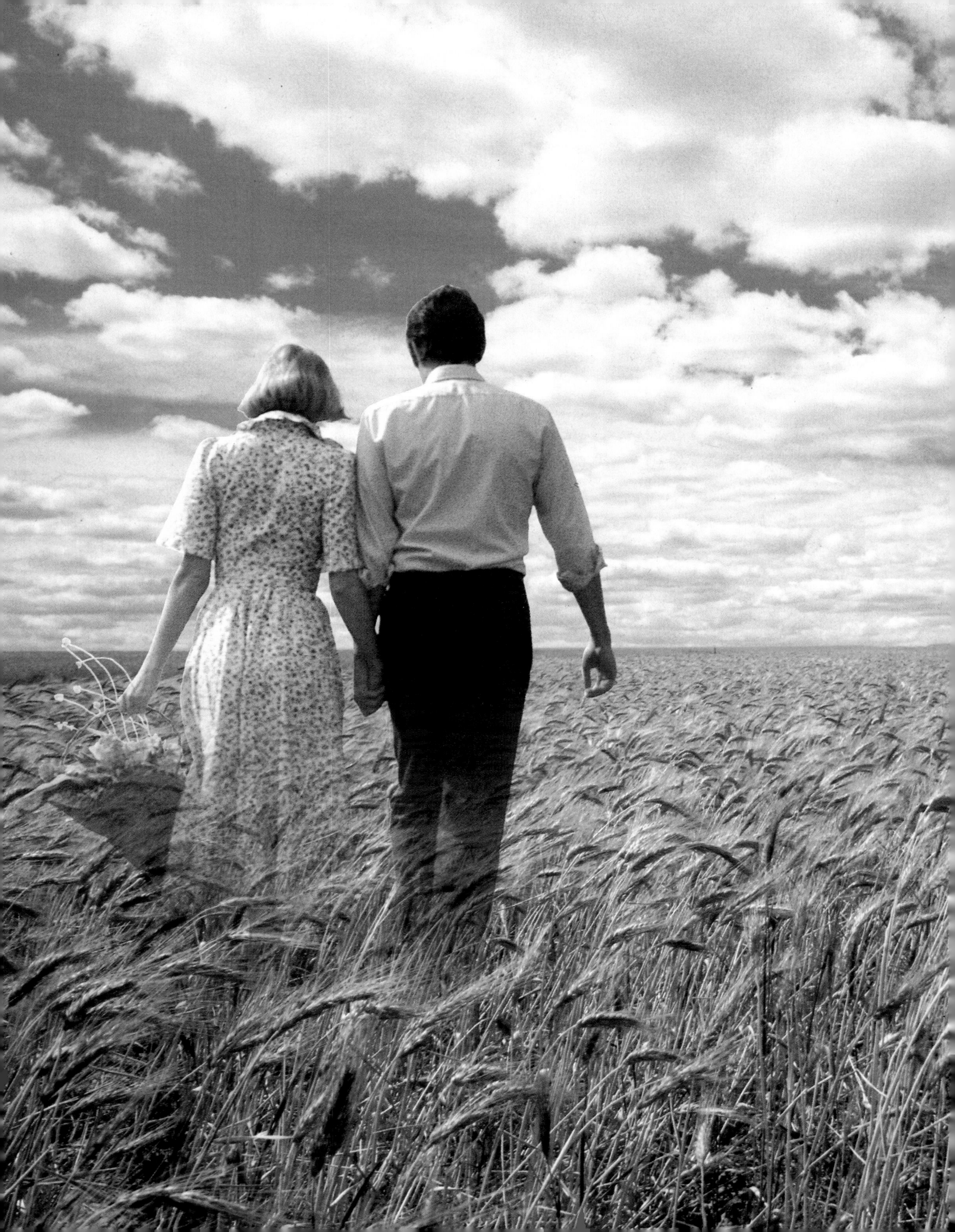

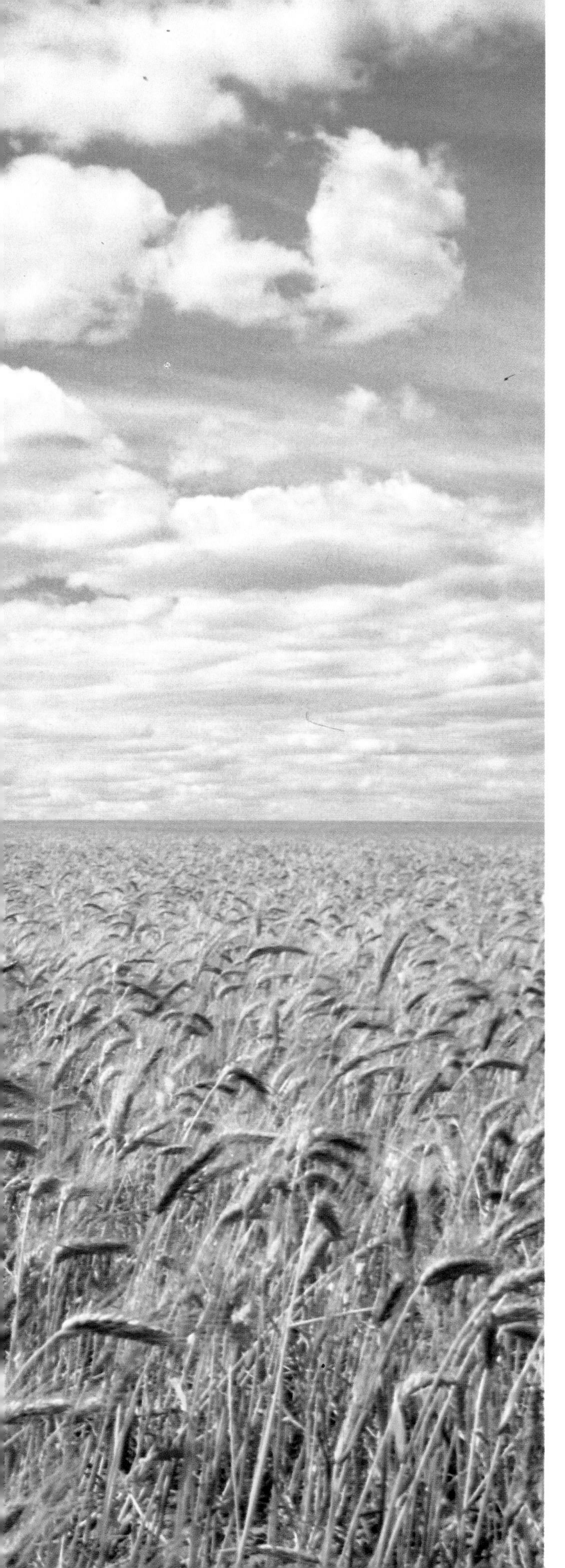

# Prima parte

# *La natura dell'uomo*

Da quando l'uomo ha acquistato coscienza di sé e dei propri rapporti col mondo in cui vive, il conoscersi e riconoscersi in un piú vasto universo ha segnato le tappe della crescita e della sopravvivenza dell'umanità come *genere*; un conoscersi, poi, che è fondamentale per la nostra crescita come individui. Oggi piú che mai l'umanità deve acquistare consapevolezza della propria appartenenza alla terra su cui vive e da cui trae il nutrimento, e all'aria che respira; e deve rendersi conto che, come tutte le specie viventi, ha necessità biologiche irrinunciabili e comportamenti istintivi senza i quali rischia la scomparsa come individuo e l'estinzione come specie.

Oggi piú che mai è necessario per ogni persona ritrovare il giusto rapporto con la natura; capire quali sono le normali risposte di difesa di fronte agli eventi naturali come i cambiamenti di clima, agli stress emotivi, alle fatiche fisiche; sapere se i propri malesseri rientrano nelle normali reazioni costituzionali o se sono premonizioni di malattia e, come tali, vanno curati prima che questa si manifesti appieno; ricercare quell'equilibrio e quell'armonia di corpo e di spirito che soli possono essere definiti *salute*.

Conoscere bene i princípi su cui si basano le medicine e i semplici rimedi naturali ci può essere di grande aiuto, ma soprattutto è importante capire che la salute e la malattia possono e devono essere interpretate secondo le grandi leggi della natura, all'interno dei comportamenti naturali, poiché l'essere umano è parte della natura e da questa, madre e maestra, ha ricevuto la vita e tutti i modelli del proprio sapere.

# *L'uomo come essere naturale*

*L'uomo è egli stesso natura: la sua salute e la sua sopravvivenza dipendono dalle grandi leggi universali. La capacità di autoregolazione per adattarsi all'ambiente e i comportamenti istintivi, essenziali alla sopravvivenza, costituiscono i fondamenti dell'essere umano nella sua totalità di corpo e spirito, sempre uguale eppure tanto diverso per costituzione e temperamento individuale.*

Questo libro si intitola: *Natura, primo medico.* Ma che cosa significa "natura" per l'uomo? L'uomo è egli stesso natura: è prima di tutto materia vivente, un incessante evolversi di processi che lo mutano a ogni istante per mantenerlo immutato o quasi.

Infatti nell'arco di una vita ciò che appare costante evolve inesorabilmente dall'infanzia alla vecchiaia: lo stesso individuo cresce, diviene adulto, invecchia e muore secondo un orologio biologico che ne determina l'evoluzione, in una parabola che ci appare sempre troppo breve, ma che è lunghissima, quasi infinita, in confronto a quella di una farfalla destinata a vivere un solo giorno. Eppure, in fondo, non siamo poi cosí diversi da una farfalla o da qualsiasi altro essere vivente. Persino un microbo, composto di un'unica cellula, ha in comune con l'uomo le grandi fondamentali necessità della sopravvivenza: respirare, nutrirsi, essere mantenuto a una temperatura costante.

## Che cosa è la vita?

Sembra una domanda oziosa: tutti sono sicuri di conoscere la risposta poiché pensano di potere immediatamente distinguere il vivente da ciò che non lo è. Ma è veramente cosí ovvio? La scienza non ha ancora trovato risposta a questa domanda; eppure sappiamo che vi è una differenza fondamentale tra ciò che ha vita e ciò che è inanimato, differenza insita nei loro stessi componenti chimici: la crosta terrestre è composta per il 99% di una mescolanza di ossigeno, silicio, alluminio, sodio, calcio, ferro, magnesio e potassio; la materia vivente è composta di idrogeno, ossigeno, carbonio e azoto e solo dal 3% di altri elementi. Come si vede, con l'eccezione dell'ossigeno che sembra essere l'elemento piú importante della superficie di questo nostro pianeta, l'idrogeno, il carbonio e l'azoto sono quasi assenti dalla crosta terrestre, eppure sono indispensabili alla nostra sopravvivenza, essendo i nostri costituenti fondamentali.

Come è avvenuta la grande trasformazione da materia inanimata a materia vivente? Che cosa ha fatto sí che questi quattro elementi si combinassero nelle molteplici e complesse molecole che hanno reso possibile quella meravigliosa e misteriosa cosa che è la vita? A questa domanda non abbiamo ancora trovato risposta, né esiste un'ipotesi plausibile. Sappiamo però di sicuro che il primo, indispensabile passo al nascere della materia vivente è stata la *fissazione dell'azoto.*

*L'azoto*, presente in minime quantità sulla crosta terrestre, è il principale componente dell'aria che ne contiene circa l'80%; ma un organismo pluricellulare e anche la maggior parte degli organismi inferiori potrebbero morire per mancanza di azoto, pur essendovi immersi, perché non hanno modo di utilizzarlo. Il suo nome *azoto* significa appunto *senza vita*, poiché non sembrava entrare a far parte dei processi vitali. Perché l'azoto possa essere utilizzato, deve essere *fissato* ossia combinato con altri elementi come l'idrogeno o l'ossigeno: nessun animale è in grado di fissare l'azoto che gli è necessario per costruire tutte le proprie strutture portanti e gli stessi acidi nucleici, ossia i geni e i trasmettitori necessari alla riproduzione e alla conservazione dell'individuo e della specie.

Solo le piante verdi sono in grado di fissare l'azoto, che assorbono dal terreno sotto forma di sali, e anche alcuni microrganismi, batteri e alghe verdi-azzurre, presenti nel terreno e nelle acque, che arricchiscono di azoto fissato e perciò utilizzabile per i cicli biologici. Se ci soffermiamo a pensare all'importanza del mondo vegetale e dell'equilibrio biologico del terreno e delle acque per la fissazione dell'azoto, comprendiamo come l'abuso di diserbanti, la contaminazione del suolo e delle acque, le colate selvagge di cemento, il taglio e la distruzione dei boschi, siano una reale minaccia al perdurare della vita sulla Terra e non vani allarmismi.

## La nascita della vita

Come e perché sia potuta avvenire la prima trasformazione dell'azoto non lo sappiamo, possiamo solo avanzare delle ipotesi. È certo, tuttavia, che essa è stata necessaria perché potesse aver luogo quella particolare e tuttora misteriosa trasformazione della materia da inanimata in vivente. Secondo scoperte recenti e le teorie oggi accettate, la vita è nata nell'acqua e il *plancton* è stata la prima forma di vita sulla Terra. L'ipotesi è che essa sia stata resa possibile dalla preesistenza di alghe verdi-azzurre che hanno fornito l'azoto necessario, ma si tratta di un'ipotesi ancora molto incerta. Come si sia arrivati

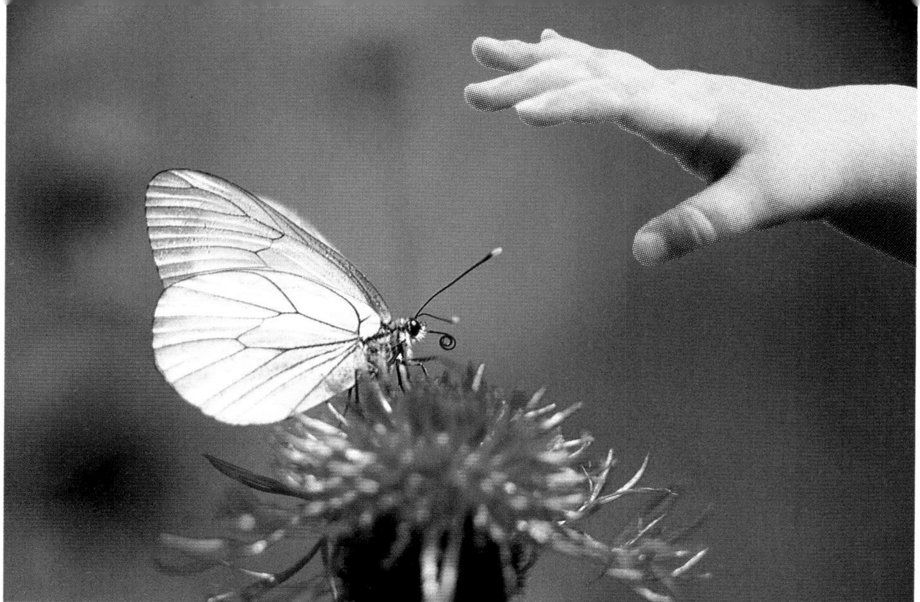

LA MATERIA VIVENTE *Il piccolo dell'uomo e la farfalla sono due dei mille aspetti della natura, dell'incessante processo evolutivo della materia vivente. Tutto ciò che ha vita è composto dagli stessi elementi chimici, ma l'uomo e gli animali non potrebbero esistere senza l'aiuto del mondo vegetale: oltre a fornire una grande quantità di elementi nutritivi indispensabili, fissa per essi l'azoto, essenziale per qualsiasi forma di vita.*

a queste cellule primigenie e da esse ad animali tanto complessi fino all'uomo stesso, è campo di affascinanti ipotesi che stimolano la nostra fantasia, forse piú del tentativo di immaginare per l'uomo un ipotetico futuro spaziale. La grande, straordinaria avventura della materia vivente alla conquista del pianeta Terra è qui, davanti ai nostri occhi: gli alberi, i boschi, i prati, i laghi e i fiumi che vediamo e gli animali a noi noti sono molto giovani in rapporto alla vita del pianeta e, piú giovane di tutti, l'*homo sapiens*: un bimbo, forse un *enfant prodige* della natura!

**La comparsa dei mammiferi.** In epoche per noi remotissime, ma non cosí antiche rispetto all'età della Terra, questa era abitata e dominata dai grandi rettili, quando, a un certo punto, compare il primo mammifero: una specie di topolino o nutria, ben piccolo vicino ai dinosauri con cui doveva convivere. Ma questo animaletto sopravvive allo sconvolgimento climatico che distrugge i grandi rettili, dai quali differisce per due aspetti fondamentali: ha il *sangue caldo*, ossia un'autoregolazione termica che gli permette di sopportare i cambiamenti di clima e di temperatura, ed è *viviparo*, ovvero, invece di deporre le uova, le sviluppa all'interno del proprio corpo, assicurando cosí la nascita a una proporzione molto alta di uova fecondate poiché scalda, nutre e protegge il feto fino a maturazione.

Da questo piccolo mammifero deriveranno l'elefante e la tigre, la balena e l'uomo, e i mammiferi conquisteranno la Terra. Questo è stato reso possibile dalla grande duttilità di queste specie, ossia dalla loro mancanza di specializzazioni. Solo alcune specie animali altamente specializzate, come per esempio gli scarafaggi, hanno potuto sopravvivere per molte centinaia di milioni di anni, rimanendo però sempre simili a sé stesse; mentre i mammiferi, essendo molto poco specializzati, sono stati in grado di adattarsi a grandissimi cambiamenti climatici e di territorio, sopravvivendo praticamente in tutte le situazioni ambientali e cambiando continuamente, fino a dare origine al meno specializzato e perciò al piú adattabile di tutti i mammiferi: l'uomo.

## La nascita dell'uomo: le teorie evoluzionistiche

Secondo le teorie dell'evoluzione, l'uomo non è comparso sulla Terra cosí com'è, bensí è il risultato di una lunga catena di mutamenti avvenuti in milioni di anni, per cui dal primo organismo unicellulare comparso sulla Terra si sono andati differenziando organismi via via piú complessi e vari a formare tutti gli esseri viventi, quelli che si sono estinti e quelli che tuttora vivono sul nostro pianeta. Come e perché sono avvenute tutte queste trasformazioni? La *teoria della selezione naturale*, enunciata dal naturalista inglese Charles Darwin nel 1859, sostiene che l'evoluzione delle specie avviene attraverso l'eliminazione degli individui meno adatti alla vita nell'ambiente naturale in cui sono venuti a trovarsi. Le grandi mutazioni di clima e di sviluppo della flora che si sono succedute sulla Terra nelle centinaia di milioni di anni dalla prima comparsa della vita sul pianeta (alternarsi di clima tropicale e di glaciazioni, sollevarsi di catene montuose e sprofondare di continenti interi, crescita e scomparsa di grandi foreste) giustificano l'apparire di nuove specie e la scomparsa di altre. Gli oppositori di Darwin sostennero, al contrario, che non vi è finalità nelle trasformazioni delle specie e che esse sono dovute interamente al *caso*.

La conferma della trasmissione genetica delle caratteristiche proprie di ciascuna specie, ossia dell'ereditarietà, attraverso le recenti scoperte che hanno identificato la composizione chimica dei geni e, in gran parte, la loro struttura, non ha potuto né comprovare né escludere l'una o l'altra teoria, poiché non sappiamo ancora come e perché avvengano le mutazioni all'interno dei geni e come possano

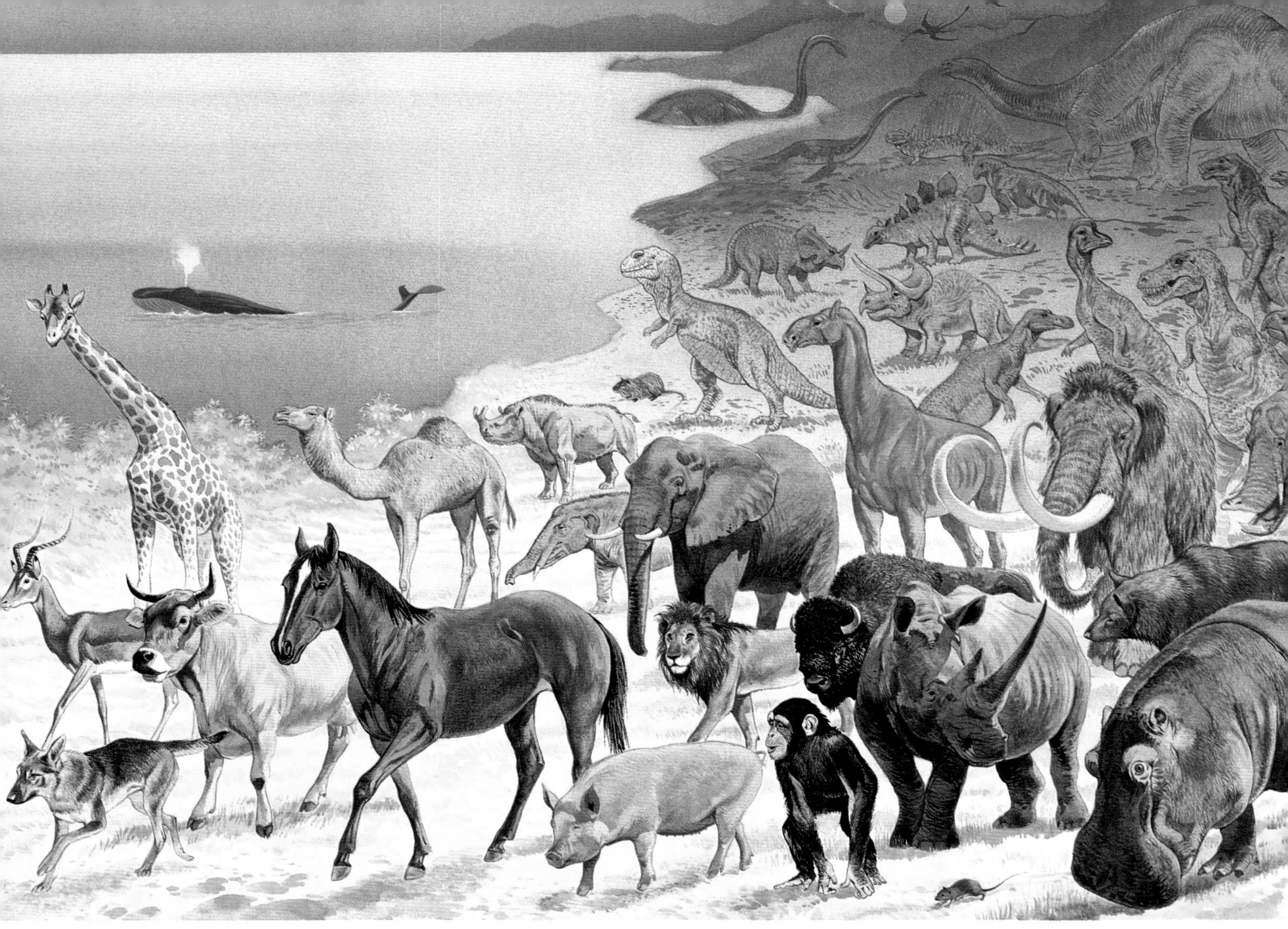

I MAMMIFERI HANNO CONQUISTATO LA TERRA *Nel corso di milioni di anni la Terra ha subito grandi sconvolgimenti climatici, cui i grandi rettili (dinosauri, brontosauri, ecc) che la dominavano non hanno saputo adattarsi, finendo per scomparire. I mammiferi, al contrario, grazie alle loro capacità di adattamento, al fatto che producono e disperdono calore (omeotermia) e che sono vivipari, hanno conquistato la Terra.*

trasmettersi da un singolo individuo a un'intera specie. Tuttavia la maggior parte dei genetisti e dei biologi molecolari ritiene che la teoria della selezione naturale sia la piú probabile. È basandosi su di essa che sono state formulate le piú moderne teorie sull'*ontogenesi* (il formarsi dell'individuo), che tentano di spiegare come e perché possa avvenire la trasformazione dalla singola cellula uovo, quando è fecondata al momento del concepimento, fino al pluricellulare e complesso organismo completo al momento della nascita.

L'uomo, questo prodotto tanto recente dell'evoluzione naturale, è forse il piú complesso degli animali. Infatti, oltre a una vita vegetativa simile a quella degli altri grandi mammiferi, l'uomo ha delle facoltà intellettuali, come il linguaggio articolato, la scrittura, la lettura, che per essere svolte necessitano di particolari strutture assenti o silenti negli altri animali. Ciò implica un'evoluzione di organi e tessuti (in particolar modo il cervello) fino alla presente complessità, e ciò è stato possibile proprio in quanto l'uomo era in partenza estremamente duttile: si cibava indifferentemente di carni, di pesci, di vegetali; non aveva un comportamento specifico di autodifesa (fuga o aggressione); riusciva ad adattarsi alle piú diverse condizioni di temperatura grazie al proprio ingegno per cui utilizzava le pellicce degli altri animali per coprirsi e, da un certo punto della propria evoluzione, anche il fuoco per riscaldarsi; inoltre la pelle dell'uomo, tanto sottile e indifesa in confronto a quella degli altri animali, era ed è in grado di produrre un pigmento nero, la melanina, come difesa dal calore e dai raggi solari.

Attraverso le grandi tappe della storia del mondo siamo arrivati all'uomo cosí com'è, ossia a noi stessi. Per sopravvivere come specie e per vivere meglio come individui, dobbiamo cercare di comprendere le necessità naturali fondamentali e i *comportamenti istintivi* essenziali e irrinunziabili alla conservazione della specie e dell'individuo, pur nel quadro della grande adattabilità dell'essere umano.

# La sopravvivenza

Abbiamo detto che l'uomo è un animale estremamente adattabile ma questa adattabilità non è illimitata: esistono delle condizioni che sono indispensabili alla vita. È evidente a tutti che se non mangiamo moriamo nel giro di alcuni giorni, e anche meno possiamo sopravvivere se restiamo senza bere; senza ossigeno, poi, resistiamo solo 2 o 3 minuti (salvo casi eccezionali); sappiamo anche che non potremmo sopportare temperature troppo calde o troppo fredde. Il cibo, l'acqua, la respirazione, una temperatura costante: ecco le piú elementari necessità di sopravvivenza in rapporto all'ambiente esterno. Ma con il progredire delle conoscenze scientifiche si è visto che esistono anche delle condizioni di sopravvivenza interne al nostro organismo (l'"ambiente interno" cosí definito dal medico francese Claude Bernard) e tuttavia dipendenti dall'esterno, che sono dette *omeostasi*.

## Il concetto di omeostasi

Omeostasi significa "*la capacità di autoregolazione dell'individuo, caratteristica degli animali superiori, volta a mantenere la situazione interna la migliore possibile per la vita, pur con le variabili richieste dall'adattabilità all'ambiente*". La scienza che studia queste complesse relazioni tra l'uomo e l'ambiente è la cibernetica. Per comprendere meglio questo concetto, tanto importante per la conoscenza di noi stessi e dei nostri rapporti con il mondo in cui siamo immersi, occorre tornare indietro e ripercorrere la strada che ha portato alla sua formulazione.

Il termine *omeostasi* fu coniato dal fisiologo americano W.B. Cannon, nel 1926, per indicare quelle

L'UOMO: UN MAMMIFERO DIVERSO *La specie umana è sopravvissuta e si è moltiplicata grazie alle sue grandi caratteristiche di adattamento all'ambiente e alle sue capacità di apprendimento e di comunicazione sconosciute agli altri animali. L'essere onnivori, potendo nutrirsi con qualunque cibo offerto dall'ambiente, il ripararsi dal freddo per mezzo delle vesti, l'essere protetti dalla melanina contro i raggi solari, sono caratteristiche antichissime, rimaste pressoché immutate. L'apprendimento nel frattempo è divenuto via via piú specializzato e sofisticato: dalla parola si è passati alla scrittura e alla lettura di simboli che esprimono concetti sempre piú complessi, come vediamo nella celebre immagine che rappresenta Albert Einstein mentre illustra alla lavagna la teoria della relatività.*

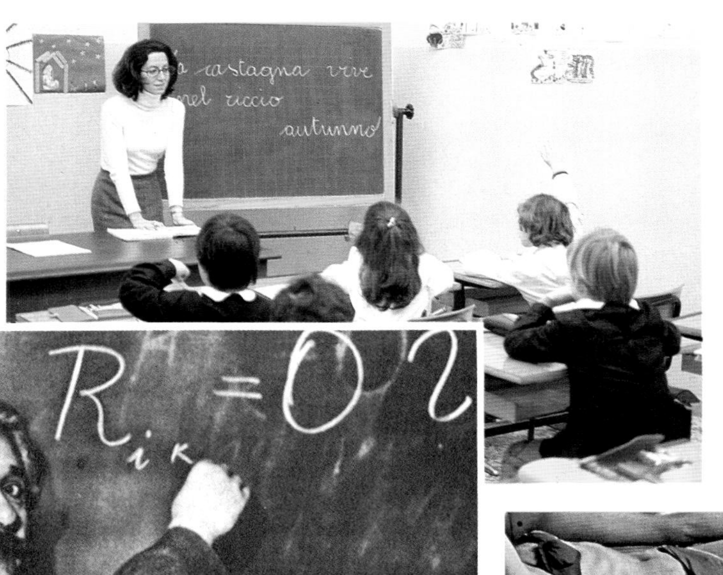


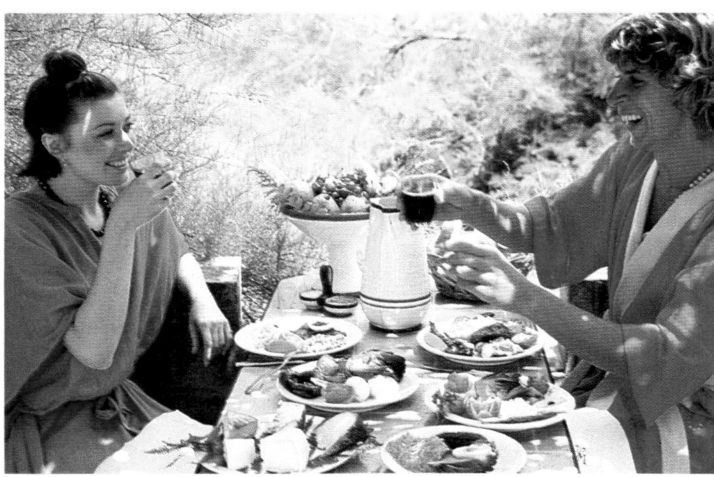

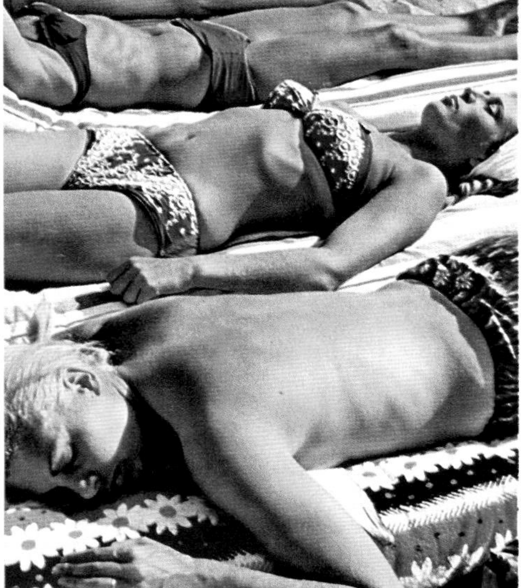

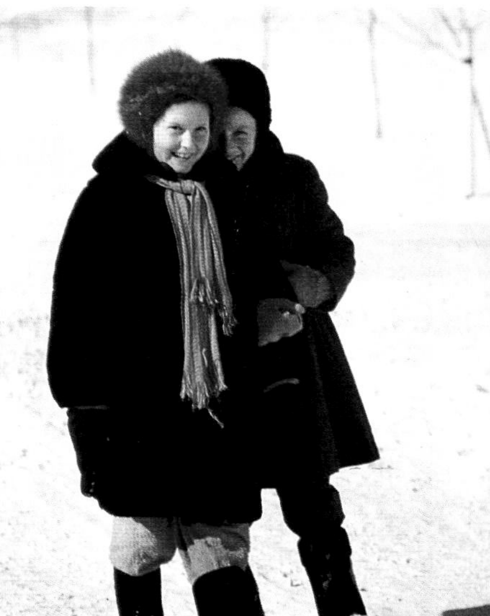

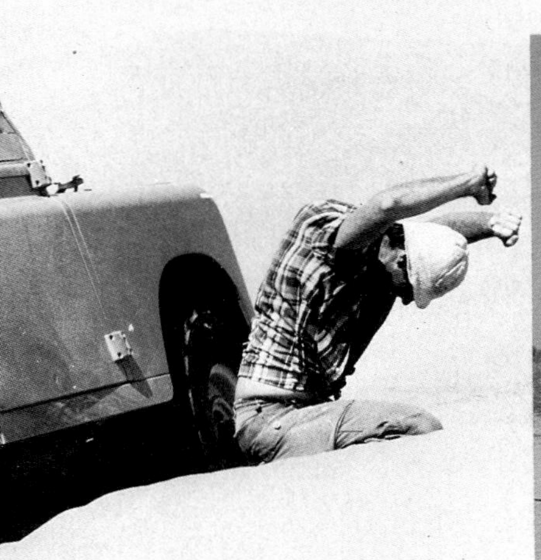
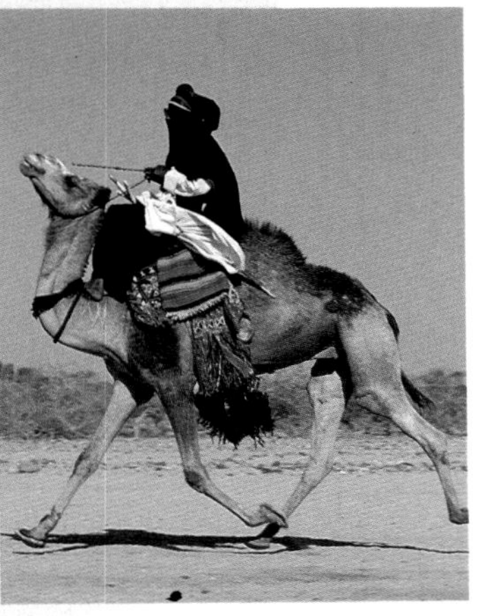
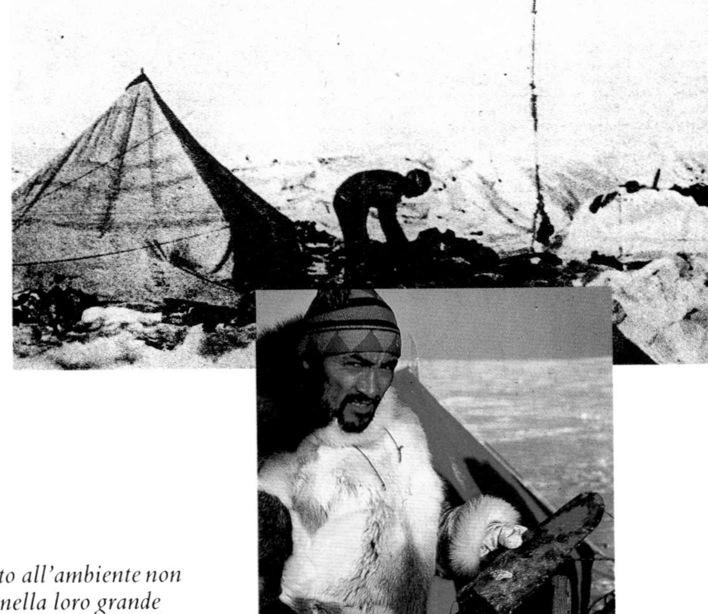

L'AMBIENTE ESTERNO E QUELLO INTERNO *La capacità di adattamento all'ambiente non è illimitata: esistono condizioni interne al nostro organismo che, pur nella loro grande elasticità, vanno rispettate. L'adattamento richiede, inoltre, dei tempi lunghi per permettere alle condizioni interne di modificarsi. Popolazioni come i Tuareg del Sahara e gli Eschimesi possono sopravvivere in condizioni estreme in cui altri perirebbero, grazie a modificazioni della loro omeostasi termica, oltre a particolari accorgimenti esterni, quali le abitudini alimentari e il modo di vestirsi.*

condizioni interne che dovevano a ogni costo essere mantenute costanti per la conservazione della salute e per la stessa sopravvivenza, qualunque fossero le condizioni esterne. Inizialmente si pensò che le omeostasi riguardassero soprattutto i liquidi e i loro scambi con le cellule e i tessuti che, come vedremo nel capitolo *L'uomo e l'acqua*, vi sono immersi.
Si iniziarono a misurare le varie sostanze contenute nei liquidi organici e a cercare quali fossero le quantità di ciascuna indispensabili alla salute e alla sopravvivenza: queste quantità furono definite "valori normali".

Con questo termine si intendevano quei valori entro i quali si pensava che dovessero essere mantenute le quantità di un dato componente nel sangue, nei liquidi intracorporei, nell'urina o nei tessuti, in condizioni di salute. Allo stesso modo si definirono i "parametri funzionali", ossia i valori della respirazione, del ritmo cardiaco, della pressione arteriosa, ecc., anch'essi considerati come valori normali fissi e assoluti.

Con il passare degli anni e il progredire delle scoperte scientifiche, grazie soprattutto alla possibilità di registrare alcuni dati (elettrocardiogramma, elettroencefalogramma, attività respiratoria, pressione arteriosa, temperatura, ecc.) per tempi lunghi, si vide che i valori considerati fissi in realtà variano ampiamente pur restando nella normalità. Per esempio durante il sonno (*vedi pp. 48-49*) cambiano il ritmo respiratorio, la pressione arteriosa, il ritmo cardiaco; durante un violento esercizio fisico la temperatura interna può raggiungere i 39 °C; quasi tutte le funzioni fisiologiche fondamentali cambiano col variare del clima e dell'altitudine. Da tutte queste osservazioni nasce addirittura una nuova scienza: la cronobiologia.

Muta di conseguenza il concetto di omeostasi, non piú ancorato a dei valori costanti, ma a delle condizioni contingenti e variabili, prendendo atto della continua variabilità che è l'essenza stessa della vita. Oggi *omeostasi* indica perciò un equilibrio dinamico: la capacità di bilanciare incessantemente e costantemente le uscite, cioè i consumi, con le entrate, ossia gli apporti esterni, qualunque sia la situazione ambientale.

Nonostante questo modo diverso, dinamico, variabile di considerare l'individuo, la medicina continua a servirsi dei cosiddetti "valori normali" che tuttavia dovrebbero essere solo indicativi e andrebbero sempre interpretati caso per caso, a seconda dell'individuo e delle circostanze. Contrariamente a quanto si crede, l'interpretazione dei dati di laboratorio e dei risultati dei vari esami strumentali è difficile e richiede al medico una preparazione anche scientifica molto approfondita.

Quali sono i fattori che debbono essere mantenuti in equilibrio? A quelli definiti inizialmente (l'acqua, i sali, gli zuccheri, l'ossigeno e l'anidride carbonica, la temperatura) oggi se ne sono aggiunti numerosi altri (per esempio le vitamine e molti oligoelementi) via via che le nostre conoscenze biochimiche sono andate accrescendosi, e molti altri se ne aggiungeranno con il progredire della ricerca: pur nella sua adattabilità, il nostro fisico si sta rivelando molto esigente nei propri bisogni fondamentali. Nei prossimi capitoli parleremo delle omeostasi su cui possiamo influire con i comportamenti quotidiani, lasciando al controllo del medico le valutazioni biochimiche piú complesse.

## I comportamenti istintivi

Esistono alcuni comportamenti che sono essenziali per la sopravvivenza sia dell'individuo sia della specie e fu soprattutto grazie ai suoi lavori su questi comportamenti, detti *comportamenti istintivi*, che lo zoologo Niko Tinbergen vinse il premio Nobel nel 1973, tanto questi lavori sono importanti per la nostra comprensione del vivente. I comportamenti istintivi sono comuni a tutti gli animali e perciò anche all'animale-uomo. Si definiscono *comportamenti istintivi* quei comportamenti "*innati, automatici, esigenti ed essenziali che sono preceduti da un preciso comportamento appetitivo e possono manifestarsi come attività sostitutiva*".

Che cosa significa tutto questo? *Innati* indica che non sono stati appresi né per imitazione né attraverso l'insegnamento attivo, tanto che vengono manifestati anche da individui nati e cresciuti in completo isolamento, ciò significa che sono contenuti nel nostro stesso "codice genetico". *Automatici* vuol dire che non sono sotto il controllo della volontà ma insorgono spontaneamente, senza che noi lo vogliamo. *Esigenti* sta a indicare che non possiamo opporci a questi comportamenti che esigono di essere portati a termine ("consumati" secondo la definizione degli etologi). È chiaro quindi che sono *essenziali* alla sopravvivenza dell'individuo e, piú in generale, della specie cui esso appartiene, ossia sono irrinunziabili.

Il *comportamento appetitivo* è l'insieme di gesti, azioni, suoni, sensazioni con cui si manifesta il fatto che il nostro corpo (ma sarebbe piú esatto dire il nostro essere, poiché la sfera emotiva e psichica sono egualmente coinvolte) avverte il bisogno istintivo di abbandonarsi a uno di tali comportamenti. Per spiegarci meglio, pensiamo, per fare un esempio, alla sonnolenza che precede il sonno e attraverso cui manifestiamo il nostro bisogno o *appetito* di sonno. E infine, essi possono presentarsi come *attività sostitutive* il che riveste particolare importanza per comprendere certi comportamenti, talvolta decisamente patologici, come la bulimia o fame coercitiva, l'ipersonnia, l'ipersessualità, l'aggressività incontrollabile fino al delitto; talaltra solo irragionevoli e dannosi alle nostre relazioni umane e al nostro fisico, anche se non in maniera tanto grave o drammatica.

*(segue a pag. 44)*

### L'OROLOGIO BIOLOGICO CHE DETERMINA LA DURATA POTENZIALE DELLA VITA

L'"orologio biologico", insito fin dalla nascita nei nostri geni, somma dell'orologio biologico proprio di ciascun organo o tessuto o funzione del nostro organismo, predetermina la durata massima della nostra vita, che avrà termine quando questi giungerà alla fine della propria carica.

Se esprimiamo lo stesso concetto con il linguaggio della fisica, diciamo che ogni parte del nostro organismo contiene in sé, dal momento in cui si è formata, un *quantum* – quantità fissa e indivisibile – di energia che ne predetermina la vita e la capacità funzionale, cosí come ogni particella sub-atomica ha un proprio *quantum* di energia che ne predetermina la durata e la forza. L'insieme delle energie di ciascuna parte, per quanto piccola, di un organismo vivente forma il totale di energia di cui ciascuno, come singolo individuo, è dotato, allo stesso modo che l'insieme delle energie di ogni suo componente determina l'energia di un atomo.

Quando, attraverso un processo di fissione, liberiamo l'energia di un atomo, questo scompare, viene disintegrato, non esiste piú come entità fisica: di esso resta solo la grande quantità di energia liberata, diversa per ogni tipo di atomo. Se, per assurdo, potessimo pensare di liberare l'energia contenuta in un essere umano disintegrandolo, otterremmo una quantità di energia diversa per ogni individuo, e per la stessa persona quantità variabili per ogni età e addirittura in giorni od ore diverse. Infatti il totale del potenziale energetico di ogni individuo dipende da molteplici fattori e varia continuamente in rapporto al variare e interreagire di questi. Consideriamo i piú importanti: l'ereditarietà, ossia il patrimonio genetico ereditato dai nostri genitori, che predeterminerà in parte la nostra costituzione psico-fisica; lo stato di nutrizione e di benessere anche psichico della madre durante la gravidanza, quando molte delle strutture e degli organi si formano; le condizioni di vita e l'educazione negli anni della crescita, fino alla fine dell'adolescenza, quando sia le strutture fisiche sia le capacità funzionali (anche intellettive ed emotive) si sviluppano e si affermano; da ultimo, le condizioni di vita nell'età adulta.

Le fatiche fisiche eccessive, gli stress psicologici (preoccupazioni, stanchezza, dolori, ansie), gli stati di denutrizione o gli eccessi alimentari rappresentano eventi negativi, ma la mancanza di circostanze che portino alla necessità di reazioni di lotta e di difesa può essere altrettanto negativa, poiché vengono a mancare quegli stimoli naturali che inducono il fisico e la psiche a dare il meglio di sé. Esaminando questi fattori capaci di influire sulla durata della vita vediamo che, se esiste una quantità di energia preordinata dall'eredità genetica, e perciò non aumentabile, la quale estinguendosi provocherà fatalmente la fine della vita, il conservare integro e perciò capace di perfetta attività per tutto il tempo prefissato dal nostro orologio biologico questo patrimonio energetico dipende solo da noi, ossia dalle nostre abitudini di vita.

# Il cervello

Lo studio delle funzioni del cervello umano è affascinante e ci permette di cercare di comprendere lo svolgersi dei processi fondamentali della sopravvivenza.

L'embriologia ci dimostra che, prima della nascita, il nostro sistema nervoso e in particolare il cervello si sviluppano a partire da una struttura elementare, la *corda dorsale*, secondo tappe che sono uguali o molto simili a quelle della linea evoluzionistica. Pertanto, la divisione del cervello in *paleoencefalo* (cervello antico) e *neoencefalo* (cervello nuovo) indica l'ordine in cui queste strutture si sono formate sia secondo la filogenesi (l'evoluzione delle specie), sia secondo l'ontogenesi (l'evoluzione dell'individuo).

Le strutture paleoencefaliche sono preposte alla vita vegetativa, ai comportamenti istintivi e alle funzioni a essi collegate: le funzioni riproduttive, le reazioni istintive o emozionali di difesa-aggressione, i meccanismi della fame e della sete, i centri induttori del sonno e della veglia; tutte queste funzioni e questi comportamenti (che abbiamo in comune con gli animali) fanno parte dei meccanismi fondamentali di sopravvivenza sia dell'individuo sia della specie. Le strutture del neoencefalo, dette anche "centri cerebrali superiori", sono preposte ai comportamenti volontari, alle funzioni sociali, di apprendimento, alla memoria e in genere alla vita intellettiva.

**Lo sviluppo embrionale.** Il primo abbozzo di tessuto nervoso è, come abbiamo detto, la corda dorsale, che si trasformerà in midollo spinale e corrisponde grosso modo alla struttura nervosa per esempio di un serpente.

Tra la quarta e la settima settimana dal concepimento iniziano a differenziarsi gli abbozzi delle diverse strutture del paleoencefalo. Ma ancora prima di questi nuclei primitivi, capaci di svolgere delle elementari funzioni cerebrali, si forma il *sistema reticolare*, una delle piú antiche strutture del sistema nervoso. Appare inizialmente nei vertebrati inferiori in cui svolge solamente delle funzioni elementari di collegamento, ma nei mammiferi superiori si estende dalla parte inferiore del *midollo spinale* fino al *talamo*, ossia comprende tutte le strutture del paleoencefalo e le collega con i centri cerebrali superiori o *centri corticali*.

Nell'uomo si sviluppa fino a diventare una struttura estremamente complessa, infatti regola comportamenti istintivi quali il ritmo sonno-veglia, comprende i centri regolatori della respirazione, della pressione, del battito cardiaco, fa da filtro rispetto agli stimoli sensoriali, selezionando quelli che devono raggiungere i centri superiori, ossia il neoencefalo. Inoltre è in rapporto sia con i centri che regolano le funzioni degli organi interni o viscerali, vegetative e involontarie, sia con le strutture preposte al movimento volontario. Possiamo dire che questa rete fittissima e sottilissima di neuroni, che è stata scoperta solo in anni recenti, sia una delle strutture fondamentali del cervello umano per quanto riguarda la funzione di sopravvivenza.

Una delle prime strutture cerebrali che emerge è il *rinoencefalo*, ossia la parte del cervello capace di cogliere e reagire agli odori. In termini filogenetici questo significa che il primo stimolo proveniente dall'ambiente esterno e capace di suscitare nell'animale delle reazioni di difesa non riflesse ma centrali, ossia coordinate, è stato lo stimolo olfattivo: l'olfatto è il primo dei cinque sensi a comparire nell'animale e nell'uomo. Durante l'evoluzione le primitive strutture olfattive si sono evolute in un sistema molto piú complesso; di conseguenza nell'uomo il primitivo rinoencefalo si svilupperà per entrare a far parte di una struttura fondamentale: il *sistema limbico*, strettamente connesso con le risposte di tipo emozionale. Per questo gli odori costituiscono uno stimolo emozionale fortissimo, sono capaci di richiamarci alla memoria luoghi o situazioni piú di qualsiasi altro stimolo sensoriale (suoni o visioni), sono una parte importantissima della risposta sessuale tanto che in molte specie animali costituiscono l'unico richiamo sessuale. Costituiscono anche uno degli stimoli fondamentali dell'appetito, della ricerca del cibo, delle reazioni di allarme.

Subito dopo e contemporaneamente si sviluppano tutte le altre strutture del paleoencefalo. Tra queste, l'*ipotalamo* si può considerare il quartier generale del controllo delle funzioni involontarie e istintive. Infatti la maggior parte delle funzioni fondamentali alla sopravvivenza è controllata dall'ipotalamo: la temperatura corporea, la fame, la sete, il ricambio dell'acqua, la digestione, il sonno, gli istinti sessuali, la procreazione, i movimenti dei visceri, il ritmo cardiaco, le risposte di difesa o di aggressione, dipendono tutti da questa piccola zona situata al centro del cervello. Senza, tuttavia, dimenticare l'importanza del già descritto ruolo di modulazione e di connessione svolto dal sistema reticolare.

A partire dal terzo mese di vita intrauterina inizia a differenziarsi il neoencefalo, formando gli *emisferi cerebrali* che si svilupperanno sopra e attorno alle strutture

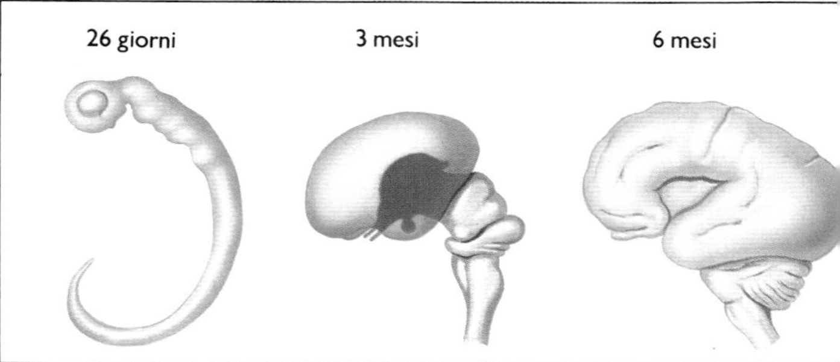


LO SVILUPPO DEL SISTEMA NERVOSO *La suddivisione del cervello in paleoencefalo e neoencefalo si riferisce sia allo sviluppo nel singolo individuo, tra il momento del concepimento e la nascita, sia a quello nella specie, tra la comparsa della vita sulla Terra e l'attuale* Homo Sapiens. *Le strutture nervose in un feto di 26 giorni sono uguali a quelle di un vertebrato inferiore; a tre mesi tutte le strutture del paleoencefalo sono presenti; a sei mesi gli emisferi ricoprono già le strutture piú antiche, ma la corteccia cerebrale completerà il proprio sviluppo intorno ai 5-6 anni.*

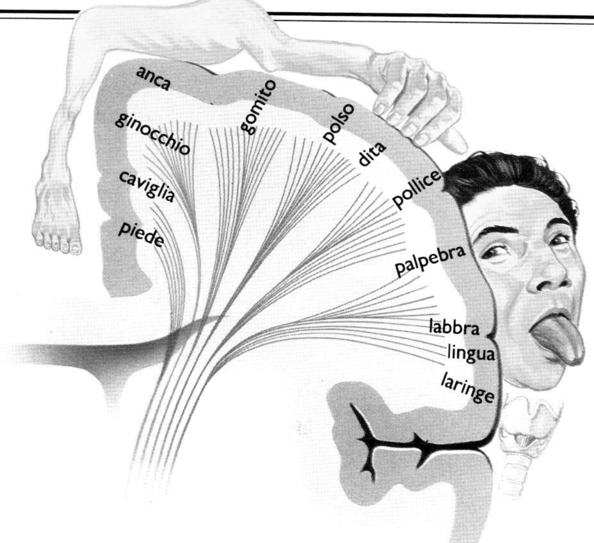


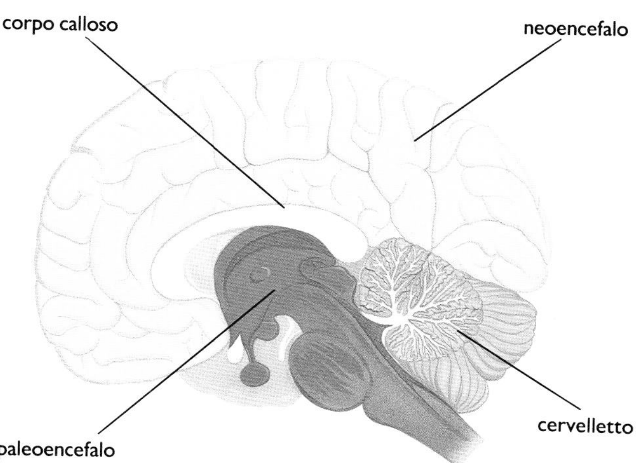


IL CERVELLO: FORMA E FUNZIONE *Gli emisferi cerebrali (neoencefalo) costituiscono la porzione maggiore del cervello adulto, mentre il paleoencefalo nel suo complesso rappresenta solo una piccola parte della massa totale del cervello. La corteccia cerebrale è la struttura principale degli emisferi e la loro mole, maggiore nell'uomo che negli altri mammiferi superiori, è dovuta al grande sviluppo delle strutture corticali. La parte della corteccia da cui partono gli ordini motori rispecchia la grande differenza tra l'uomo e gli animali superiori. Nella nota rappresentazione dell'*Omunculus *(qui sopra a sinistra) si nota che la superficie preposta ai movimenti della mano e delle cinque dita ha, da sola, la stessa estensione di quella degli arti inferiori e dell'addome; quella della faccia, che comprende i muscoli coinvolti nell'articolazione del linguaggio, è circa uguale a quella degli arti inferiori. Nella corteccia umana vi sono anche ampie zone che non hanno corrispondenza nel cervello animale: corrispondono alla lettura, alla scrittura, alla traduzione del pensiero in parole e, in generale, a tutte quelle funzioni che sono esclusive dell'uomo.*

paleoencefaliche. Durante il loro sviluppo, la superficie esterna degli emisferi, inizialmente liscia, comincia a ripiegarsi su se stessa formando delle pieghe, alcune delle quali molto profonde, dette *circonvoluzioni*. Grazie a esse lo strato esterno degli emisferi, la *corteccia cerebrale*, può aumentare fino a ricoprire un'area di ben 23 metri quadrati, senza che il cervello diventi grande in proporzione. Le circonvoluzioni cerebrali non sono complete che alla nascita, ma, mentre i 10 miliardi di neuroni corticali sono già tutti presenti al sesto mese di vita intrauterina, le connessioni e le altre strutture corticali non saranno complete che al sesto anno di vita. Già nel giovane adulto queste connessioni iniziano a diminuire, i neuroni muoiono senza poter essere sostituiti da altre cellule capaci di svolgere la stessa funzione, come avviene per gli altri organi e tessuti: si calcola che in un adulto sano di circa 35 anni, piú di 100.000 neuroni della corteccia cerebrale muoiano ogni giorno!

**Le funzioni della corteccia cerebrale.** Sono molteplici: tutti gli atti volontari dipendono dalla corteccia, nel cui ambito si integrano le informazioni giunte da ogni parte del sistema nervoso. Nella corteccia hanno sede la memoria cosciente e la capacità di comunicazione simbolica, ossia di parlare e di analizzare i suoni per riconoscere le parole pronunziate da altri, di leggere e scrivere. I movimenti volontari, il controllo delle reazioni istintive, il comando su molte funzioni motorie vegetative, per esempio la respirazione, dipendono da questa struttura. L'insieme delle funzioni corticali determina il comportamento e quello che noi chiamiamo "carattere" o personalità, la capacità di tradurre in attività coscienti il pensiero inconscio, l'intelligenza, la comunicazione con gli altri.

Considerando l'insieme delle funzioni della corteccia cerebrale e tenendo conto che le sue strutture sono complete a partire dal secondo sviluppo, cioè attorno ai sei anni di età, ma che già nel giovane adulto i neuroni corticali iniziano a morire per non piú riformarsi, è evidente che gli anni migliori per immagazzinare nozioni nella memoria cosciente sono quelli della giovinezza, cosí come in questi stessi anni sarà piú facile agire sul carattere per modificarlo, in meglio o in peggio. Quando parliamo di nozioni da mettere in memoria non intendiamo solo le cose studiate, lette o sentite, ma le capacità manuali o genericamente fisiche: qualsiasi lavoro artistico o artigianale, la danza, le pratiche sportive, il suonare uno strumento musicale, saranno appresi meglio e piú rapidamente nella giovinezza che nell'età adulta. La maggior parte dei grandi artisti e pensatori, anche se hanno potuto farsi conoscere e riconoscere solo piú tardi nella vita, ha in realtà raggiunto il massimo della capacità di pensiero e di creatività prima dei trent'anni.

Questo dà a ciascun genitore una grande responsabilità. Non è possibile procrastinare l'educazione di un figlio: si inizia quando il bimbo nasce, perché la formazione delle connessioni corticali ancora incomplete si compie anche grazie agli stimoli che provengono dall'esterno. Ai bambini isolati e protetti mancano fortissimi stimoli del ricco e vario mondo naturale. Un bimbo cresciuto in una tribú che noi consideriamo selvaggia ha uno sviluppo fisico, delle capacità manuali, un senso di responsabilità e una effettiva autosufficienza molto superiori a quelle di un suo coetaneo "civilizzato".

Quando abbiamo dei desideri, dei bisogni che non possiamo o non vogliamo soddisfare, tendiamo a *rimuoverli* ossia a relegarli in una parte della mente che non riesce a esprimersi in pensiero cosciente o articolato, probabilmente nel lobo destro del cervello o forse in strutture piú profonde come il cervello "antico" (*vedi pag. 42*). Ma l'averli rimossi, spostati, non significa che non esistono piú, che sono stati cancellati: dal recesso in cui li abbiamo costretti, essi continuano a farsi sentire ma, poiché la mente si rifiuta di vederli e riconoscerli nella loro vera natura, si manifestano attraverso i comportamenti istintivi.

Per maggior chiarezza citiamo un esempio clinico: una giovane donna, allevata molto severamente e con sacrificio da genitori anziani che l'avevano mantenuta fino al conseguimento del diploma di infermiera, improvvisamente, dopo una vacanza, inizia a mangiare voracemente, senza riuscire a fermarsi fino a che vomita, stando malissimo. Dopo alcuni giorni l'episodio si ripete e, in poco tempo, il desiderio di cibo diviene costante, e sconvolge la vita della donna.

La donna è intelligente, ha un carattere dolce e controllato: quanto le sta capitando la spaventa non solo perché sta male fisicamente ma perché si vergogna di sé stessa. Dopo molte cure inefficaci inizia un trattamento con agopuntura e nel corso di poche sedute, mentre la fame si placa, affiora il desiderio rimosso che si era per cosí dire "travestito" da fame per manifestarsi: nel corso di quella vacanza ella aveva incontrato dei giovani, suoi coetanei, che affrontavano la vita allegramente, godendo dei divertimenti tipici della gioventú e spendendo con prodigalità i soldi risparmiati in un anno di lavoro.

La nostra paziente, a causa della rigida educazione ricevuta e del suo convincimento di dover ripagare i genitori dei soldi spesi per lei, benché non ne avessero bisogno, si era isolata rifiutando anche la corte di un giovanotto che tuttavia le piaceva molto. Questa decisione, presa apparentemente in piena libertà, in realtà si opponeva ai suoi veri desideri: era affascinata dall'allegria dei suoi amici, voleva ridere e scherzare come loro ma temeva che questo andasse contro i principi in cui era stata educata.

A questo punto la terapia divenne piú efficace per la completa collaborazione della paziente, che in breve tempo si ristabilí del tutto sul piano fisico. Incoraggiata a cercare il consiglio e l'aiuto di una persona di fiducia, risolse anche i suoi problemi psicologici, stabilí un miglior rapporto con i genitori e sposò il giovane che le piaceva!

Questo è un caso particolarmente semplice, la felice soluzione non è stata solo merito della terapia ma dell'equilibrio e della chiarezza morale della paziente, ma serve bene a far capire come anche una persona normalmente equilibrata possa, in certi casi, agire in modo apparentemente del tutto incongruente e illogico.

I comportamenti istintivi sono: il comportamento istintivo di difesa-aggressione, detto anche di lotta-o-fuga; il comportamento istintivo sessuale; il comportamento istintivo di nutrizione; il comportamento istintivo di sonno.

**Il comportamento istintivo di difesa-aggressione.** Serve agli animali a definire e a difendere il proprio territorio, ossia lo spazio vitale di ciascun membro e del gruppo cui appartiene. *Territorio* significa, oltre che spazio, anche risorse alimentari: se un animale appartenente alla stessa specie lo minaccia, cioè tenta di invaderlo, avverrà uno scontro che tuttavia non è mai uno scontro mortale.

IL COMPORTAMENTO ISTINTIVO DI DIFESA-AGGRESSIONE
*Quando un individuo vede minacciato il proprio spazio vitale, mette in atto dei segnali per spaventare e cacciare l'intruso. I due fringuelli lottano per difendere il nido e il territorio che lo circonda, l'uno in atteggiamento di minaccia, l'altro di difesa. Nel bimbo si scatena l'atteggiamento aggressivo perché gli si porta via un giocattolo, oppure perché gli viene negato qualcosa che egli considera suo di diritto e che perciò sente come un bisogno. L'uomo adulto tende a mascherare e nascondere gli atteggiamenti aggressivi, usando in loro vece il linguaggio, ma questo spesso è inadeguato: si provocano cosí frustrazioni e disadattamenti.*

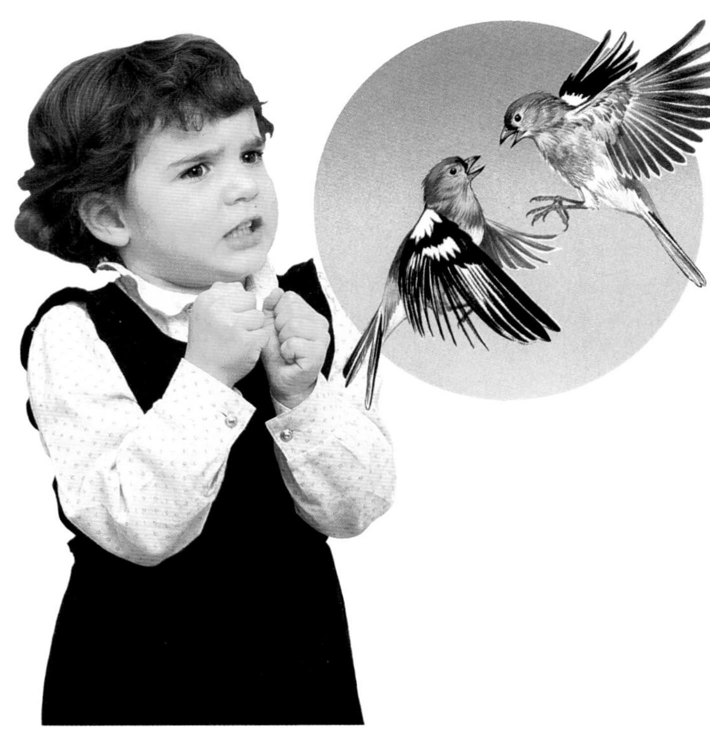

Infatti, a eccezione dell'uomo, gli animali non uccidono i propri simili, salvo nel caso in cui molti individui si ritrovino a dover vivere in uno spazio insufficiente: allora si uccideranno fra di loro, ma solo fino a quando il numero dei sopravvissuti sia tale da ristabilire un corretto rapporto spazio/numero degli individui.

Come si manifesta il comportamento di difesa-aggressione nell'animale? Colui che si sente minacciato o che deve stabilire la propria importanza gerarchica (come avviene per la scelta del capobranco) mette in atto una serie di gesti di minaccia, diversa per ogni specie, o ingaggia una lotta. Il contendente può allontanarsi senza dare battaglia se si

## IL CERVELLO DESTRO E IL CERVELLO SINISTRO

Tra i piú recenti progressi in neurofisiologia, c'è l'affascinante scoperta che la parte destra e quella sinistra della corteccia cerebrale, benché collegate, in realtà funzionano indipendentemente l'una dall'altra, come due cervelli, e sia i ricordi sia le capacità di ragionare e di registrare emozioni si trovano nell'uno o nell'altro "cervello", mai in ambedue contemporaneamente, salvo casi del tutto eccezionali. Le aree da cui dipendono le nostre capacità di vedere, udire, parlare, scrivere e leggere si trovano tutte nella corteccia, ma, contrariamente a quanto si pensava fino a pochi anni fa, se funziona l'area di sinistra tace quella di destra e viceversa. Per le aree legate agli organi di senso, i suoni che coglie l'orecchio sinistro vengono registrati a sinistra, quelli colti dall'orecchio destro a destra, mentre le visioni colte dall'occhio sinistro sono registrate a destra, e viceversa quelle viste dall'occhio destro vengono registrate a sinistra, poiché le fibre ottiche si incrociano prima di raggiungere la corteccia. Solo in un secondo tempo, nel cervello normale, le due registrazioni vengono mescolate e portate allo stato cosciente come stimolo contemporaneo.

Questo spiega perché quando ascoltiamo intensamente o guardiamo con attenzione, tendiamo a fare dei continui piccoli movimenti del capo o degli occhi che permettano ai suoni o alle visioni di arrivare sia al cervello destro sia a quello sinistro in rapida successione, il ché ci permette di vedere o sentire le stesse cose con ambedue i lati contemporaneamente. Se vediamo con un occhio solo o sentiamo con un solo orecchio, il nostro cervello dovrà fare un lavoro supplementare: prima registrerà su un lato, poi passerà l'informazione all'altro lato.

Ma alcune funzioni non hanno un lato specifico: per esempio parliamo con il cervello destro o con quello sinistro? Interpretiamo quello che leggiamo, ossia lo traduciamo in parole con il già menzionato processo di verbalizzazione, con il lato destro o il sinistro? Con quale lato registriamo le emozioni e agiamo di conseguenza, secondo quello che comunemente chiamiamo istinto? La risposta a tutte queste domande non è ancora possibile: sono state formulate varie ipotesi che devono ancora trovare conferma, osservando ed esaminando da questo nuovo e diverso punto di vista numerosi pazienti che hanno subito delle mutilazioni cerebrali, sia per traumi o malattie sia in seguito a interventi chirurgici. Infatti le osservazioni piú importanti che hanno portato alla conferma della separazione funzionale dei due emisferi cerebrali sono avvenute studiando dei pazienti che avevano subíto una particolare operazione al cervello che portava alla resezione del *corpo calloso* (*vedi figura a pag. 43*), ossia di quella sorta di ponte in cui passano le fibre nervose che uniscono i due emisferi mettendo in contatto la corteccia dei due lati. Tagliando il ponte, ciò che è registrato da una parte non può essere comunicato all'altra e viceversa. Da questi studi sembra che la facoltà di parola e in generale di verbalizzazione sia normalmente espletata dal cervello sinistro mentre il destro, che non può esprimersi verbalmente, sembra deputato a comandare quelle azioni che solitamente chiamiamo inconsce o istintive, semplicemente perché pensate da una parte della nostra mente che non sa esprimersi in parole e pertanto non può dare delle spiegazioni logiche ai propri atti.

Quali sono le conseguenze pratiche di queste conoscenze? Indubbiamente non si potrà non tenerne conto nel valutare i comportamenti di tutti coloro che la nostra società definisce, con un certo compatimento o con un velato disprezzo, persone ipersensibili, o sensitive, o iperemotive. Dagli ultimissimi dati sperimentali si è visto che alcuni pazienti "a cervello diviso" hanno imparato a parlare anche col cervello destro, ossia a esprimere gli impulsi o le emozioni registrati da questo lato del cervello. A cosa può portare questa capacità? Sarà forse possibile scoprire cosa sta alla base delle pulsioni inconsce di ciascuno di noi? E, ancora piú interessante, sarà possibile insegnare ai bambini a esprimersi verbalmente con ambedue i cervelli? Fino a ora sono stati osservati solo pazienti adulti: che cosa succede nel bambino? Nessuno può dire se la capacità verbale dell'infanzia non sia prerogativa di ambedue i cervelli e si limiti al lato sinistro solo dopo l'età pubere. Infatti nei casi fino a ora pubblicati di pazienti in cui anche il cervello destro parla, i ricercatori non hanno trovato modo di distinguere quale dei due stesse parlando, se il destro o il sinistro.

È interessante osservare che la medicina cinese sostiene che la parte destra e quella sinistra abbiano qualità e capacità diverse l'una dall'altra, definendo la sinistra *yang* ossia che si manifesta all'esterno, la destra *yin* ossia che conserva all'interno (vedi la spiegazione completa dei termini yin e yang a pag. 411), per cui le funzioni del cervello *yang* vengono definite logiche, quelle del cervello *yin* analogiche o intuitive. Nella cultura cinese, al contrario che nella nostra, il ragionamento di tipo analogico o intuitivo viene considerato il piú importante: è la radice dalla quale scaturisce l'espressione logica che delle cognizioni analogiche si nutre ed è figlia.

riconosce piú debole, ma anche nella lotta la resa viene accettata quando uno dei due si allontana o dà comunque segno di arrendersi.

Il duello non è mai all'ultimo sangue: l'uccisione è contraria agli interessi del mantenimento della specie. L'aggressione porta all'uccisione solo quando è motivata dal rapporto predatore-preda, ossia quando la preda rappresenta il cibo dell'aggressore. Anche i grandi carnivori uccidono solo quando hanno fame, oppure quando si sentono minacciati nella loro sopravvivenza.

Come tutti gli animali, anche l'uomo possiede dei segnali naturali atti a bloccare l'aggressività degli altri uomini ma, poiché egli è per definizione un "animale culturale", userà piuttosto dei segnali appresi, come il linguaggio. Tinbergen dice che la rapida evoluzione tecnologica e culturale degli ultimi secoli ha reso questi segnali inadeguati, specialmente per l'uso di armi che uccidono a distanza, perché colui che è minacciato non può trasmettere segnali di resa al suo aggressore. In natura la paura ha una grande importanza per evitare l'esito mortale della lotta e l'animale non si vergogna certo a riconoscere la superiorità del suo opponente; al contrario, l'uomo è stato educato a non mostrare paura e a non fuggire, pena il disprezzo o, in guerra, punizioni gravissime.

Molti studiosi (sociologi, psicologi, comportamentisti, ecc.) hanno cercato la spiegazione del fatto che l'uomo uccida gli individui della sua stessa specie, ma fino a ora nessuna delle teorie avanzate sembra dare una risposta soddisfacente. È certo, tuttavia, che la società moderna, in cui la guerra non è piú una lotta fra individui ma una minaccia di distruzione totale, impedisce all'uomo di esprimere la propria aggressività istintiva che rimane latente, provocando frustrazioni e disadattamenti nei singoli individui, oppure scatenando gli impressionanti episodi di violenza collettiva priva di motivazioni apparenti, per esempio quelli terribili che insanguinano gli stadi.

Sarebbe molto importante insegnare ai bambini a individuare il proprio territorio fisico e psichico, a pretendere che esso venga rispettato con dei segnali di difesa e, nel contempo, a rispettare i territori altrui, primi fra tutti quelli dei membri della stessa famiglia. L'insieme dei segnali di difesa-offesa-resa accettati dalla società faceva parte delle regole della buona educazione, ma il rapidissimo evolversi della società negli ultimi anni li ha in parte privati di significato. Anche la moda, per fortuna tramontata, di crescere i bambini senza regole e limitazioni, persino nelle proprie funzioni fisiologiche elementari (nutrizione, defecazione, ecc.), impediva loro di riconoscere il proprio e l'altrui territorio, o spazio vitale, rendendoli inutilmente aggressivi di fronte a qualsiasi ostacolo. La fase appetitiva, ossia quella che indica la messa in moto della reazione di difesa-aggressione, scatena una serie di reazioni fisiche (afflusso di sangue alla muscolatura, aumento dei ritmi circolatorio e respiratorio, secrezione di ormoni e di neurotrasmettitori specifici) e psichiche, principalmente il risentimento, l'offesa, l'ira, la rabbia, la paura.

**Il comportamento istintivo sessuale.** È un comportamento indispensabile alla conservazione della specie. L'animale possiede una serie di segnali appetitivi sessuali ben individuabili e una serie di rituali di ricerca-offerta-accettazione, tipici di ciascuna specie e inequivocabili dagli altri appartenenti alla specie stessa. Nell'uomo le sovrapposizioni culturali hanno reso questi segnali molto meno chiari,

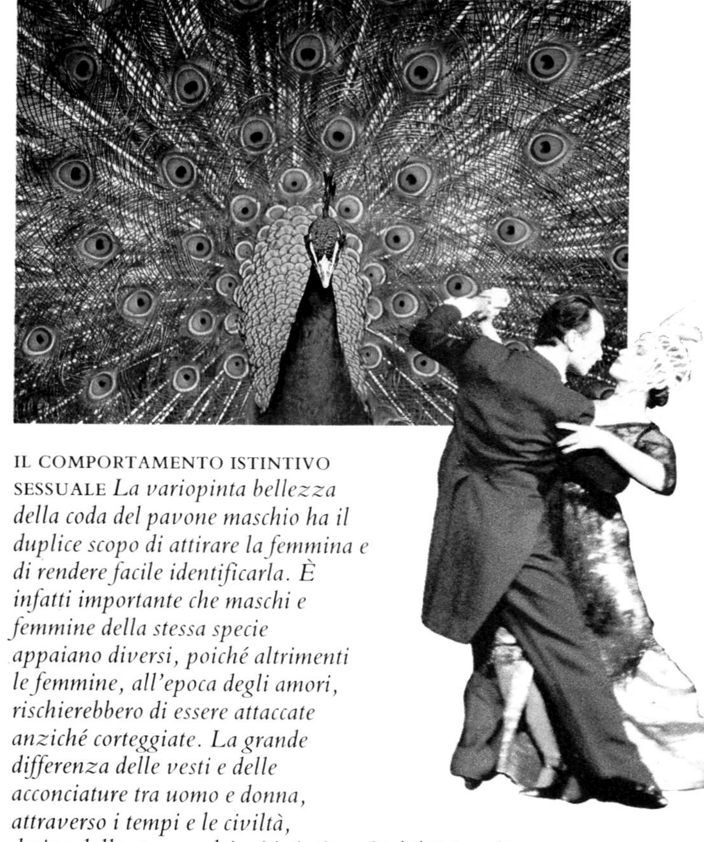

IL COMPORTAMENTO ISTINTIVO SESSUALE *La variopinta bellezza della coda del pavone maschio ha il duplice scopo di attirare la femmina e di rendere facile identificarla. È infatti importante che maschi e femmine della stessa specie appaiano diversi, poiché altrimenti le femmine, all'epoca degli amori, rischierebbero di essere attaccate anziché corteggiate. La grande differenza delle vesti e delle acconciature tra uomo e donna, attraverso i tempi e le civiltà, deriva dalle stesse pulsioni istintive. Stabiliti i ruoli, inizia il corteggiamento, di cui la danza è parte importante sia negli animali sia nell'uomo. Le danze rituali di corteggiamento, che esistono anche fra gli animali, sono frequenti nell'uomo in civiltà e popolazioni diverse. Qui vediamo due ballerini di tango: questa danza fu considerata sconveniente agli inizi del secolo proprio perché rappresenta le fasi alterne del corteggiamento.*

salvo nelle popolazioni che vivono tuttora in contatto con l'ambiente naturale.

Agli inizi di questo secolo, in Europa vi erano notevoli differenze di comportamento tra le popolazioni contadine e operaie e le classi borghesi. Le prime conservavano le abitudini piú antiche, legate a una cultura contadina per la quale l'istinto sessuale è del tutto naturale e non ha nulla di riprovevole; per le seconde prevalevano le ragioni del viver sociale: il matrimonio era visto come legame socioeconomico in cui l'attrazione reciproca tra i due coniugi non entrava per nulla, con comprensibili frustrazioni e deviazioni compensative dell'istinto sessuale, spesso in senso aggressivo.

Le diverse religioni ebbero grande influenza sui comportamenti sessuali e sulle regole imposte dalle diverse società. Nell'Europa del Nord il puritanesimo, che considerava la ricchezza come il segno del favore divino, contribuí in larga misura a condannare l'istinto sessuale come "animalesco", ovvero indegno dell'uomo, già nel XVIII secolo. In anni recenti la cosiddetta "rivoluzione sessuale" propugnò l'assoluta libertà sessuale come "naturale", sapendo poco o nulla dei comportamenti istintivi dell'uomo o degli altri animali.

Per esempio, non è vero che gli animali sono promiscui: alcuni, come i pinguini, sono monogami. Inoltre, tra gli animali che vivono nel loro ambiente naturale non avviene mai un nuovo accoppiamento fino a che i piccoli non siano divenuti autosufficienti: la difesa e l'allevamento della prole sono prioritari. È pur vero che nessun altro animale impiega tanto tempo a divenire autosufficiente quanto l'uomo, ma l'autosufficienza biologica è proporzionale alla durata della vita umana: un cane di un anno è un giovane adulto, ma a 15 anni sarà un vecchio cane, mentre un uomo sarà vecchio a 70 o 80 anni.

La pulsione sessuale, come tutte quelle dovute ai comportamenti istintivi, è fortissima e irrinunciabile perché è volta alla conservazione della specie e dell'individuo: non deve essere rimossa o considerata vergognosa, ma gli eccessi sono altrettanto dannosi sia per l'individuo sia per la specie. Cosí come l'aggressività deve essere volta alla difesa del proprio territorio e non alla distruzione dell'individuo o dell'ambiente, la sessualità deve favorire la sopravvivenza della specie e dell'individuo e non metterli a repentaglio.

Gli eccessi sessuali e la promiscuità nuocciono ad ambedue tanto quanto le repressioni: nel primo caso le energie mobilizzate dalla fase appetitiva vengono sprecate in inutili eccessi, nel secondo caso vengono represse e costrette a manifestarsi in comportamenti sostitutivi e anche questo rappresenta uno spreco energetico.

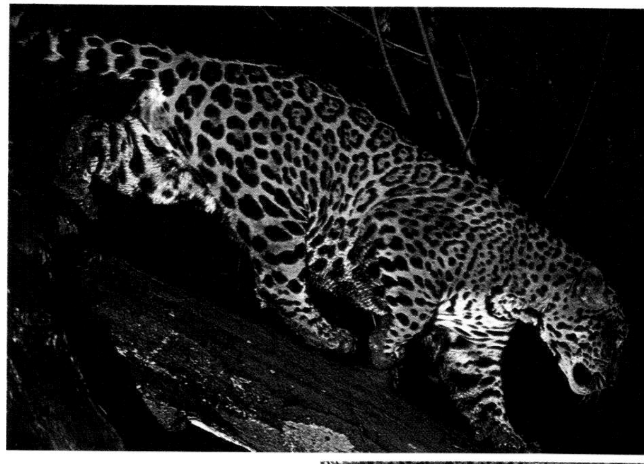

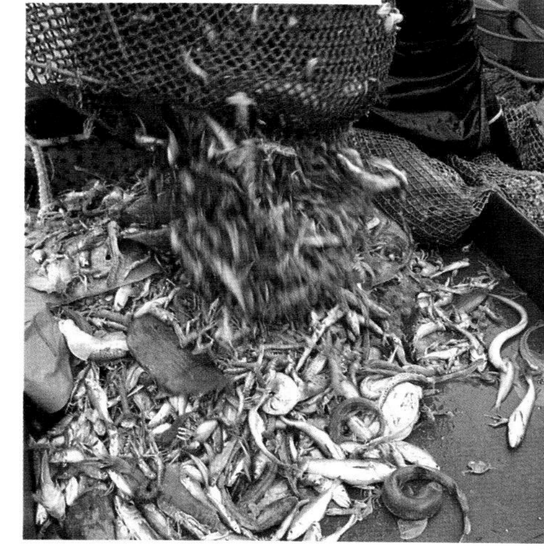

IL COMPORTAMENTO ISTINTIVO DI NUTRIZIONE
*Gli animali cacciano per conquistarsi il cibo o, come gli erbivori, difendono il territorio in cui si trova. L'uomo da migliaia di anni ha appreso a procurarsi il cibo necessario attraverso il lavoro, l'agricoltura, l'allevamento, la pesca. Ma in condizioni di necessità anche nell'uomo si risveglia l'istinto di caccia e di lotta per il cibo, istinto che può indurlo anche ad atti di estrema violenza.*

**Il comportamento istintivo di nutrizione.** Di questo, o meglio del perché gli animali devono nutrirsi per sopravvivere, parleremo nel capitolo relativo. Tutti sanno che la fame è un impulso irrefrenabile, tanto che l'animale affamato diviene pronto a uccidere chiunque si trovi sulla sua strada. L'uomo non fa eccezione: il mondo è stato sconvolto dalle notizie apparse nella stampa su alcuni casi di cannibalismo avvenuti in anni recenti, tra persone "civilizzate" rimaste senza cibo in condizioni di completo isolamento.

Le tribú cannibali che ancora esistono nel mondo vivono in ambienti naturali in cui scarseggia il cibo ricco di proteine, specialmente di proteine nobili ossia di provenienza animale, e praticano spesso solo quello che viene detto "cannibalismo rituale", mangiando esclusivamente alcune parti (il cuore e il fegato) di guerrieri morti o dei propri genitori, nella convinzione di assumere cosí anche lo spirito del defunto o le sue qualità.

In questi riti, che noi reputiamo selvaggi, si

*(segue a pag. 50)*

# Il sonno

Il sonno appare uno stato omogeneo caratterizzato dall'immobilità e dall'attenuazione dello stato di coscienza per cui la risposta agli stimoli esterni (luce, rumore, tatto) è attenuata, per ricomparire prontamente in coincidenza con il risveglio. Ma questa omogeneità del sonno è solo apparente: nel 1953 i ricercatori americani Aserinsky e Kleitman scoprirono che durante il sonno vi sono delle fasi ricorrenti di rapidi movimenti oculari (*rapid eye movements*, REM) che corrispondono al sognare. Continuando nelle ricerche e registrando l'elettroencefalogramma per tutta la durata del sonno, si sono identificati cinque diversi *stadi* di sonno, che ricorrono secondo dei *cicli*, e si è anche accertato che la *qualità* piuttosto che la durata del sonno ha una grande importanza biologica.

**I cinque stadi del sonno.** Lo stadio 1 rappresenta il passaggio tra la veglia e il sonno, durante il quale non si sa se si è svegli o addormentati e si hanno sensazioni "ipnagogiche" ossia che portano al sonno: di galleggiare, scivolare, vedere luci intermittenti. Lo stadio 2 è ancora ai confini tra il sonno e la veglia: è quella fase iniziale del sonno che sembra profondo e nel quale tuttavia si può essere svegliati molto facilmente, ancora con la sensazione di non aver dormito affatto. Nello stadio 3 cominciano ad apparire le onde elettroencefalografiche che indicano il riposo delle cellule nervose, ampie e lente, ma ancora frammiste a quelle indicanti un'attività cerebrale: si tratta perciò di uno stadio intermedio nel quale però il risveglio è piú difficile. Lo stadio 4 è lo stadio del sonno profondo: le onde cerebrali sono ampie e lente, indicando che non vi è praticamente nessuna attività mentale; il rilasciamento muscolare è completo, i parametri vitali (respiro, battito cardiaco) sono lenti e regolari, la coscienza è molto attutita rendendo piú difficile il risveglio.

Lo stadio REM inizia e termina bruscamente, mentre per gli altri stadi vi è un progressivo trasformarsi dall'uno all'altro: le onde cerebrali cambiano bruscamente indicando un improvviso insorgere di grande attività che si manifesta con vividi sogni e con un violento cambiamento nei parametri vitali. Dallo stadio REM si ritorna di solito allo stadio 2 ma talvolta vi è anche un breve risveglio del quale al mattino non si conserva memoria. Le registrazioni del sonno in persone diverse danno dei tracciati abbastanza differenti e noi stessi ci accorgiamo di non dormire sempre allo stesso modo anche senza cause apparenti: cosí come l'appetito anche il sonno si manifesta in modo variabile, secondo le stagioni (non si dice forse "aprile dolce dormire"?), gli stati d'animo, l'attività svolta nella giornata, ecc.

**I cicli del sonno.** Pur tenendo conto delle variabili individuali, la sequenza dei vari stadi e cicli di sonno è la seguente: dopo l'inizio del sonno, si procede abbastanza rapidamente fino allo stadio 4 che dura circa mezz'ora; indi si ha un alleggerimento che però non avviene in modo graduale e continuo, ma insorge bruscamente, di solito accompagnato da un grossolano cambiamento di posizione del dormiente. A questo alleggerimento segue immediatamente un periodo REM, di durata variabile tra i 20 e i 30 minuti. Quando esso ha termine si ha un progressivo approfondimento verso lo stadio 3 o 4, che dopo un certo periodo nuovamente si alleggerisce in concomitanza con un brusco movimento, per dare adito a un nuovo periodo REM. Questo ciclico variare si susségue per tutto il tempo di sonno, però nella prima parte della notte i periodi 3 e 4 durano piú a lungo ma lo stadio 4 non viene piú raggiunto dopo il secondo ciclo: di regola i cicli dopo il secondo arrivano solo allo stadio 2, dopo il quale ricomincia un periodo REM. Vediamo cosí che nella prima parte della notte i periodi di sonno profondo prevalgono e i cicli durano piú a lungo; nella seconda parte prevalgono le fasi REM e i cicli sono piú corti. Sia l'uno sia l'altro tipo di sonno hanno grande importanza biologica e la loro proporzione è importante: il sonno REM è circa il 50% del sonno totale nel neonato, il 35% a un anno, il 20-25% nell'età adulta, per declinare lentamente dopo i cinquant'anni.

**Le variazioni dei parametri vitali durante il sonno.** Durante i periodi non-REM si verifica una graduale transizione dall'assopimento al sonno profondo, con graduale aumento del rilasciamento muscolare, rallentamento della frequenza cardiaca e respiratoria con ritmi molto regolari, caduta della pressione del sangue e della temperatura e il ben noto diminuire della risposta agli stimoli esterni. Durante la seconda parte della notte, la pressione arteriosa comincia lentamente a risalire per tornare ai normali valori diurni al risveglio, mentre i ritmi cardiaco e respiratorio e i valori di temperatura variano a seconda dei vari stadi del sonno.

Queste variazioni dei parametri vitali risentono anche della concomitanza del sonno con le variazioni biologiche indotte dall'alternarsi notte-giorno che la cronobiologia chiama *ritmi circadiani*: infatti nelle prime ore dopo il tramonto i parametri vitali tendono gradualmente a diminuire, raggiungono i valori piú bassi tra l'una e le tre del mattino, per poi cominciare lentamente a risalire e tornare ai normali valori diurni nelle primissime ore dopo il sorgere del sole. È dimostrato che i due valori si sommano: infatti i cicli di sonno e le variazioni che li accompagnano sono risultati diversi in quelle persone che lavorano la notte e dormono durante il giorno. In questi casi il tempo di sonno profondo è inferiore, spesso lo stadio 4 non è mai raggiunto, le proporzioni di sonno REM sono piú elevate che nella norma; questo spiega molti disturbi cui va soggetto chi lavora di notte ed è grazie a questi studi che furono stabilite norme atte a regolamentare il lavoro notturno.

**Cosa avviene durante il sonno REM?** Durante i periodi REM, però, tutto sembra cambiare e le reazioni dell'intero organismo sono uniche, diverse sia da quelle del resto del sonno sia da quelle dello stato di veglia. Il sistema nervoso è stimolato piú che nella veglia, quasi come in uno stato di difesa-aggressione, eppure il soggetto appare profondamente addormentato e i muscoli sono completamente rilassati a eccezione di quelli coin-

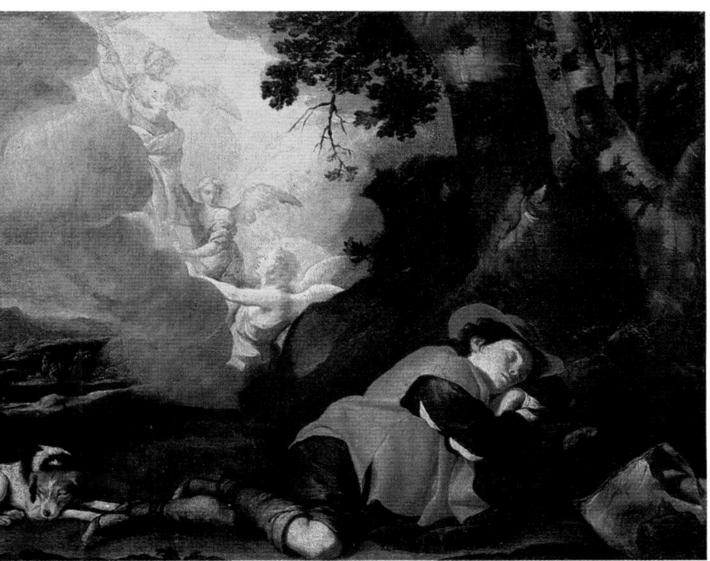

DORMIRE, SOGNARE *Il sonno e i sogni compaiono spesso nell'arte, nella storia, nelle leggende. Questo quadro del pittore seicentesco P. Testa rappresenta* Il sogno di Giacobbe, *biblico patriarca.*

volti nei movimenti oculari e di alcune fini contrazioni di piccoli gruppi di muscoli che danno l'impressione di leggeri brividi sottopelle. I parametri vitali sono assai irregolari e apparentemente non connessi tra loro come avviene normalmente in stato di veglia: la pressione arteriosa può avere delle brevi puntate ipertensive, anche molto alte, o può scendere improvvisamente, ma sempre per breve tempo; la frequenza cardiaca può aumentare o diminuire, mentre il ritmo respiratorio di solito aumenta lievemente; anche gli ormoni circolanti aumentano come avviene durante gli stress emotivi in stato di veglia.

Abbiamo detto che i periodi REM corrispondono ai sogni, eppure la maggior parte della gente asserisce di non sognare. Ebbene, svegliando un dormiente durante o subito dopo la fase REM, questi riferisce che stava sognando o che aveva sognato ed è in grado di raccontare il sogno con dovizia di particolari, ma al mattino non ricorda affatto o solo molto vagamente il sogno. Si pensa che coloro che ricordano i sogni si sveglino alla fine o durante la fase REM dell'ultimo ciclo di sonno. Infatti in ciascuna fase REM i sogni sono probabilmente quattro o cinque, intervallati da brevi pause poiché un sogno non dura mai piú di tre o quattro minuti. La maggior parte dei sonniferi e degli ipnotici causa una diminuzione del sonno REM, con notevoli conseguenze negative.

**La qualità del sonno.** Alcuni studenti di medicina si sottoposero a un esperimento durante il quale vennero svegliati all'inizio di ogni fase REM: già dopo la prima notte accusarono stanchezza e intontimento, dopo due o tre notti perdita di memoria, diminuita capacità di concentrazione e un calo della prontezza di riflessi. Rispetto a coloro che dormono 7-8 ore, i soggetti che dormono solo 5-6 ore sembrano avere minori possibilità di sopravvivere se soffrono di malattie cardiache o ischemiche, sono piú facilmente ansiosi e guariscono con maggior difficoltà in caso di malattie respiratorie, dell'apparato digerente e infettive: avevano ragione i medici di una volta che raccomandavano sonni prolungati come prima cura e che giudicavano un lungo sonno ristoratore nel corso di una malattia come indizio favorevole!

L'abbassamento della temperatura durante il sonno profondo indica che il consumo di energia diminuisce permettendo un riposo e una ricostruzione cellulare; ma in coloro che non dormono abbastanza questo non avviene e l'organismo salta le periodiche fasi ricostruttive dei tessuti di cui ha bisogno, invecchiando precocemente. L'alcool, il caffè, il fumo hanno azione dannosa sul sonno: benché si creda che un bicchierino di liquore alla sera lo favorisca, questo non è vero perché in realtà ne disturba i cicli diminuendo la fase REM. Per migliorare la qualità del sonno la cosa piú importante è uno stile di vita sano. Diminuire o abolire il fumo, bere alcool con moderazione specie alla sera, evitare bevande come tè, caffè, coca cola dopo le cinque del pomeriggio: anche se apparentemente non vi disturbano, in realtà il loro effetto negativo si manifesta col passar degli anni, rendendo piú lungo il periodo necessario ad addormentarsi e peggiorando la qualità del sonno; anche i fenomeni di ipertensione e di accelerazione del ritmo cardiaco della fase REM possono risultare molto piú accentuati.

**Come migliorare il sonno.** È importante coricarsi e alzarsi sempre alla stessa ora: un sonno regolare procura una sensazione di serenità e di efficienza durante la giornata. La pratica del rilassamento (*vedi il relativo Capitolo*) prima di addormentarsi è molto utile e migliora in special modo il sonno profondo; l'ascoltare musica, una breve lettura, una passeggiata o qualsiasi cosa atta a rasserenarci e distrarci dalle cure quotidiane favoriscono un buon sonno. Un felice rapporto sessuale è il miglior modo per prepararsi al sonno poiché porta a un ristoro e a un accumulo di energia, che si sommano a quelli propri del sonno; questo a sua volta ci fa trarre il maggior vantaggio dall'attività sessuale, per non dire della soddisfazione affettiva e della serenità di spirito che dovrebbero sempre accompagnarvisi.

Il bere una buona bevanda calda prima di andare a letto favorisce il sonno e facilita la digestione del pasto serale: nel capitolo *Le piante medicinali* troverete molte indicazioni di tisane adatte ai singoli casi e, per chi sta bene e vuole semplicemente dormire un buon sonno, le "tisane della buona notte". Se non avete di meglio, potete utilizzare gli aromi e i sapori che si usano normalmente in cucina: tre o quattro foglie di salvia fresca con l'aggiunta di una scorzetta d'arancio, le foglioline tenere di una cima di basilico con un poco di cannella (non la polvere ma la corteccia spezzettata), mentre d'inverno sarà sempre gradito un buon *vin brulé*, preparato come indicato a pag. 288: l'allegra fiammata, oltre a conferirgli il tipico gradevole sapore, brucerà l'alcool che potrebbe disturbare il sonno. Questi sono alcuni suggerimenti, ma secondo il vostro gusto potrete inventarne molti altri, o scoprire quelli che usavano le vostre nonne, cercando sempre di utilizzare piante ad azione distensiva, rilassante e digestiva.

esprime in realtà lo stesso rifiuto della morte e il desiderio di sopravvivenza insito nelle nostre credenze religiose, oltre all'istintivo riconoscimento delle sensazioni di maggior forza ed energia che indubbiamente seguono un pasto ricco di proteine. Qualunque ne sia la spiegazione, queste abitudini, in termini di bilancio della natura, evitano uno spreco laddove un elemento indispensabile alla sopravvivenza scarseggia.

**Il comportamento istintivo di sonno.** Il quarto e ultimo dei comportamenti istintivi è quello di sonno. Perché dormiamo? Corrisponde all'esperienza di ogni uomo il fatto che "il sonno ristora". Questo implica che quando siamo svegli consumiamo qualcosa che dobbiamo appunto "ristorare" o ripagare in stato di sonno. Di cosa si tratti esattamente i biologi ancora non lo sanno: ciò che si sa per certo è che le principali funzioni cerebrali, sia relative allo stato di coscienza come la memoria, la capacità associativa, il ragionamento, sia inconsce come i riflessi, sono danneggiate se non dormiamo per un periodo di tempo sufficientemente lungo, variabile da individuo a individuo, ma non di molto. Già se saltiamo una notte di sonno, il giorno dopo si misurano sensibili cali nella maggior parte di queste funzioni.

Il fisiologo italiano G. Moruzzi, alle cui geniali intuizioni e pazienti studi si deve molta dell'attuale conoscenza in questo campo, dice che se questo processo di ristoro avvenisse a mano a mano che se ne presenta il bisogno non saremmo mai completamente svegli né completamente addormentati. Il sonno permette che la spesa e il ristoro avvengano in momenti diversi, tuttavia non è possibile dilazionare il pagamento troppo a lungo: l'organismo non possiede riserve sufficienti.

Il sonno è una situazione tutt'altro che omogenea: si divide in fasi (REM e non-REM) e stadi, dal I al V, a seconda della profondità. Durante il sonno avvengono dei profondi cambiamenti non solo dello stato di coscienza ma anche delle funzioni vitali, quali i ritmi cardiaco e respiratorio, la temperatura, la pressione, la motilità viscerale, ecc.

Il perché sia necessario dormire non è stato ancora del tutto chiarito anche se è stato provato che animali o persone privati a lungo del sonno subiscono dapprima gravi danni al fisico e alla psiche, da ultimo muoiono. Il sonno è una grande medicina e di sonno parleremo per tutto il corso di questo libro, quando riterremo che sia il caso di raccomandarlo come terapia o come prevenzione.

Teniamo anche presente che i vecchi medici consigliavano prima di tutto un buon sonno ristoratore, sia ai malati gravi sia a quelli sofferenti piú per disturbi isolati che per delle malattie vere e proprie.

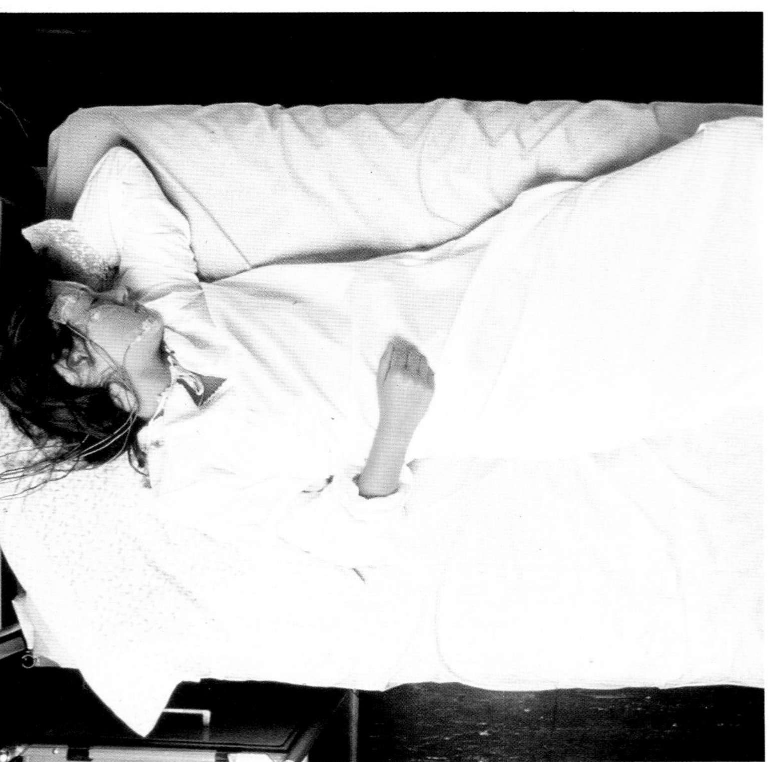

IL COMPORTAMENTO ISTINTIVO DI SONNO *Tutti gli animali dormono e sognano: per esempio, è stato dimostrato che anche i polli hanno le loro fasi di sonno REM. Attraverso le registrazioni compiute nei moderni laboratori del sonno, come quello qui illustrato, è stato possibile individuare i cicli normali di sonno nell'uomo e constatare i danni alla salute fisica e mentale provocati dai disturbi del sonno. Questi disturbi sono comuni all'uomo e agli animali.*

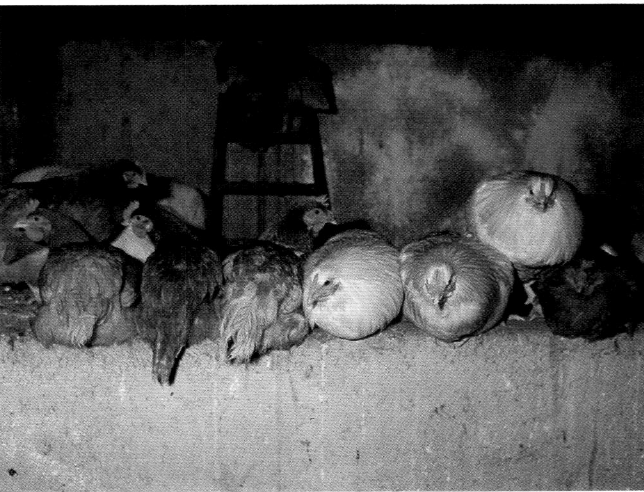

# L'uomo e l'universo

Secondo le medicine naturali, l'uomo è un piccolo mondo, o *microcosmo*, in se stesso completo, che tuttavia risponde alle leggi della natura, alle grandi leggi dell'universo, tanto che è solo attraverso l'osservazione e la conoscenza delle leggi naturali che possiamo arrivare a comprendere lo scorrere della vita dentro di noi. Questa visione dell'uomo come "essere naturale" è comune a tutte le medicine naturali, sia quelle moderne sia quelle tradizionali come la medicina cinese e indiana. Queste ultime, vecchie di millenni, sono arrivate a sviluppare le teorie dei rapporti dell'uomo con l'universo, seppur in modi diversi, con grande completezza, descrivendo non solo le situazioni normali ma anche i disturbi e le malattie causati dall'interagire dell'uomo con il mondo che lo circonda: per questo a esse ci rifaremo spesso nel corso della nostra trattazione.

L'uomo è inteso nella sua globalità: corpo e spirito, capacità fisiche e mentali (e perciò anche debolezze e malattie fisiche e mentali) non sono che differenti aspetti e manifestazioni di quell'unità inscindibile che è un uomo. Ma nello stesso tempo l'uomo, essendo parte della natura, non può essere considerato a sé, avulso e diviso dal mondo che lo circonda: tra il microcosmo "uomo" e l'universo in cui è immerso esistono incessanti e strettissime correlazioni e reciproche influenze. La natura influisce sull'uomo e l'uomo a sua volta influisce sulla natura. Non solo in senso distruttivo: inquinando, turbando gli equilibri ecologici, ecc., ma per il semplice fatto di vivere.

Sappiamo oggi che i componenti chimici "normali" dell'aria atmosferica, ossia le percentuali di azoto, ossigeno, anidride carbonica, sono in realtà influenzate dalla presenza degli esseri viventi e che in ère precedenti erano molto diverse. Vediamo cosí, che per il solo fatto di vivere e respirare, l'uomo ha influenza sulla natura. Ma pensate quali enormi cambiamenti ha portato sulla superficie terrestre l'agricoltura! Le acque sono state incanalate, deviate dal proprio corso, trattenute da dighe; le savane, le foreste e le grandi praterie sono state sostituite da campi coltivati, gli alberi da frutta hanno preso il posto di quelli spontanei, le colline e le montagne sono state spianate o tagliate in innumerevoli terrazze, grandi o piccole, per sfruttarne il terreno.

In molti film abbiamo visto il dramma recente degli Indiani d'America condannati a scomparire via via che le loro terre subivano questa trasformazione: i boschi, le foreste, le praterie scomparivano sotto le asce e gli aratri dei pionieri e con esse gli animali che vi trovavano il proprio habitat e costituivano il cibo di quei popoli cacciatori. Ma vi siete mai chiesti come era l'Italia 4 o 5 mila anni fa, prima che i popoli pre-Romani (i Sanniti, i Lucani, i Liguri, i Veneti, i Sicani, i Bruzii, ecc.) ne coltivassero la terra?

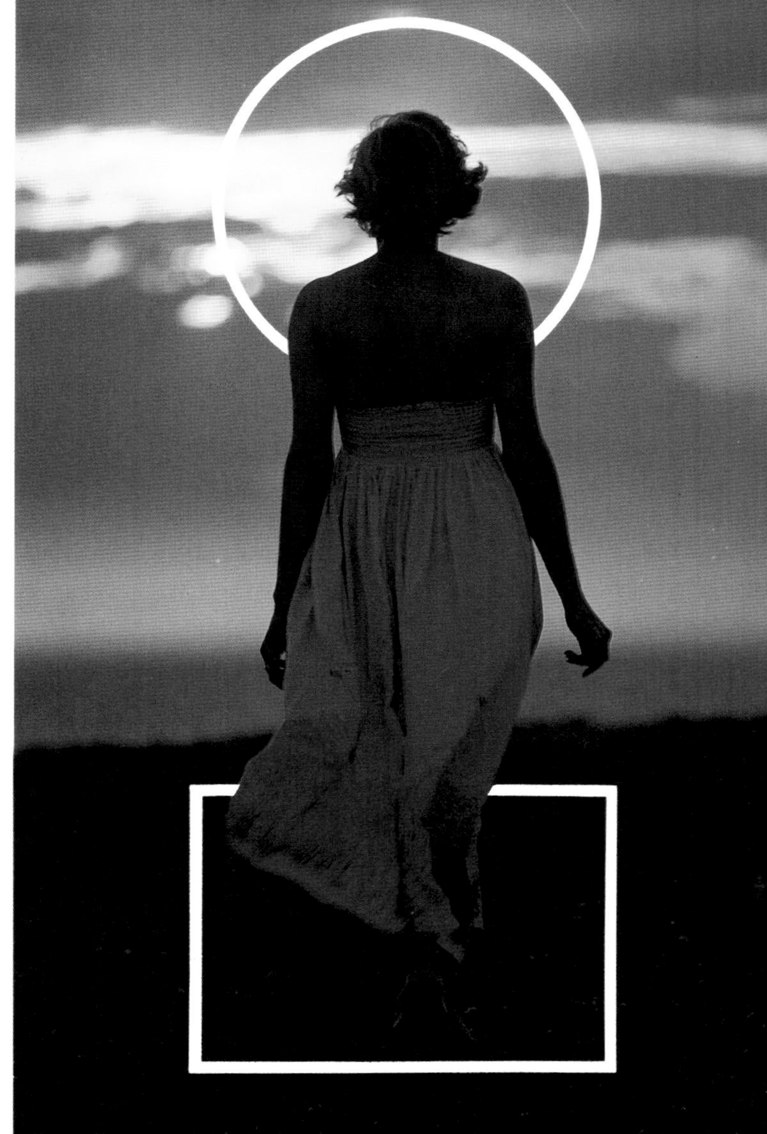

L'UOMO È PARTE DEL CIELO E DELLA TERRA *Secondo la tradizione cinese il cielo è rappresentato come un cerchio, la terra come un quadrato. L'uomo sta tra il cielo e la terra, partecipa dell'uno e dell'altra: dalla terra su cui poggia trae il nutrimento materiale, e in essa affonda le radici del proprio essere; ma la sua testa sale verso il cielo da cui attinge l'energia primordiale, quella stessa che informa di sé tutte le cose.*

Sapete, per esempio, che l'olivo, considerato l'albero piú caratteristico dei nostri paesaggi collinari con le sue foglie argentee e i suoi tronchi contorti, non esisteva, ma è stato diffuso nel Mediterraneo dai Fenici, antico popolo di navigatori, che lo importarono dall'Asia Minore? Anche il mandorlo proviene dall'Asia, mentre il pomodoro, che era coltivato in Messico e in Perú, è stato portato in Europa dai navigatori spagnoli dopo la scoperta dell'America; il gelso bianco arriva dalla Cina, quello nero dalla Persia!

La Germania, come la videro le legioni romane, era una terra di foreste e sterminati acquitrini laddove ora c'è la fertile valle del Reno; l'Inghilterra era coperta da grandi foreste di cui non è rimasto quasi nulla.

Questi e simili interventi, lenti e continui, dell'uomo per migliorare le proprie condizioni di vita, modificando il proprio habitat, sembrano atti coscienti, volontari. In realtà nessuno degli uomini che contendeva ai boschi, alle acque, alle ripide montagne un po' di terra per farsi un campicello pensava di influire, lui, piccolo essere, sull'infinito e ancora sconosciuto universo che lo circondava. Era convinto di subire le forze della natura: Madre e Matrigna che con la siccità, le inondazioni, i terremoti, le frane, la grandine poteva in poche ore o addirittura in pochi minuti distruggere i propri doni e il paziente lavoro di mesi o di anni, attentando alla sua stessa vita.

Oggi l'uomo sta acquistando coscienza della propria influenza sulla natura in modo quasi drammatico, a causa dei danni e dei disastri ecologici che vanno ripetendosi, ma sembra aver perduto la coscienza del fatto che contemporaneamente la natura influisce sull'uomo.

E se l'influenza dell'uomo sulla natura è importante per la sopravvivenza e la salute dei popoli e delle nazioni, per la salute di ogni singolo individuo, per conoscere meglio se stessi, è anche piú importante sapere come, a sua volta, la natura influisce sull'uomo.

Vi chiederete: come può l'universo influire su di me? Quali rapporti ci sono tra le forze e le leggi che regolano il moto dei pianeti, l'evolversi delle stagioni, i grandi fenomeni naturali e me, piccolo mondo a se stante, protetto dalle quattro pareti della mia casa, coperto da vesti calde, ben nutrito e tuttavia destinato a vita cosí breve in rapporto ai mondi e alle galassie che popolano l'universo?

Nei capitoli che seguono cercheremo di dar risposta a questa domanda indicando i rapporti dell'uomo con l'aria attraverso la respirazione e la circolazione, con i frutti della terra attraverso la nutrizione, con le temperature (il caldo e il freddo), con il clima e con i mutamenti stagionali, con le acque, sia bevendole sia utilizzandole per vari tipi di terapie, con la terra, l'argilla, i limi, i fanghi, i minerali e infine il mondo vegetale.

Comprendendo meglio i legami che ci legano alla natura, potremo anche utilizzare meglio tutte queste componenti naturali che hanno fornito all'uomo i primi rimedi e farmaci e ancora oggi sono un'inesauribile fonte di vita e di salute.

# Il cerchio della vita

Tutto in natura è ciclico: nasce, cresce, cala e muore. I mondi, le galassie, i soli, le stelle come gli alberi e i fiori, le stagioni e gli esseri viventi.

L'inizio della vita umana è come lo scoccare di una scintilla tra due poli opposti: nasce un impulso, un'energia che trasformerà la cellula uovo in un individuo completo. Questi crescerà fino a divenire uomo o donna, a loro volta capaci di trasmettere la vita ad altri uomini e donne che verranno dopo di loro. La crescita, raggiunto il proprio massimo, si arresta e si trasforma in lento declino fino all'evento finale: la morte. La natura conosce la rinascita primaverile dopo il sonno invernale. L'uomo, come i mondi, non rinasce uguale a sé stesso. Eppure insita profondamente nello spirito umano è la convinzione che morte non significhi annullamento bensí trasformazione e rinascita. Le foglie, i fiori, i fili d'erba che ricrescono a ogni primavera non sono gli stessi che erano morti nell'autunno, e tuttavia il ciclo delle stagioni si ripete nei millenni, sospinto da un'energia che segue una legge costante.

L'energia che chiamiamo vita si ricrea incessantemente in ogni nuovo nato, e tuttavia il trasmettere la vita attraverso la procreazione non ci appare come la logica continuazione o rinascita del nostro ciclo vitale individuale: da sempre l'uomo si è chiesto cosa avvenga dopo la morte e ha cercato risposta a questa domanda nella filosofia e nella religione, ossia attraverso il pensiero e la conoscenza o attraverso la fede, il misticismo, l'intuizione.

Lo studio della natura vede e registra solo i fenomeni naturali, tentando di comprendere le leggi che li governano: ciò che trascende la natura, quello che i nostri sensi non possono cogliere, esula dal suo campo di indagine. Quando il cerchio si chiude con la morte, là termina il ciclo naturale della vita umana e la nostra indagine cessa.

## L'evoluzione dell'individuo

L'evoluzione dell'essere umano inizia al momento del concepimento, quando l'individuo è composto di una sola cellula, e continua per tutto l'arco della crescita: la vita intrauterina, la prima e la seconda infanzia, l'età prepubere e pubere, la giovinezza fino alla completa maturità. L'età matura copre un lungo arco della vita umana in cui le tappe dell'evoluzione sono poco apparenti, indi inizia il lento decrescere delle attività vitali verso l'età anziana e poi la vecchiaia, sempre piú lunga nei Paesi che, come il nostro, godono i benefici di una ricca società industriale, con cibo abbondante e le migliori condizioni di vita che l'umanità abbia mai avuto prima di oggi.

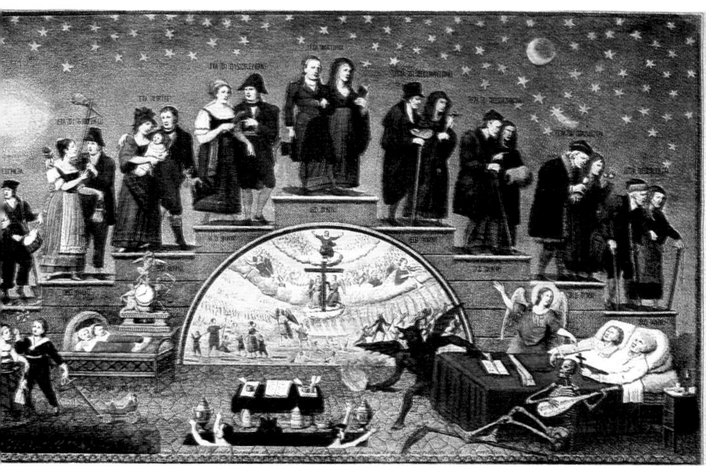

LA SCALA DELLA VITA *In questa stampa del secolo scorso vediamo rappresentato il corso della vita umana come una doppia scala, che culmina nell'età matura. La nascita e la morte sono sullo stesso piano e tuttavia separate dai simboli dell'aldilà.*

L'evoluzione dell'uomo e della donna è molto diversa a partire dall'età prepubere e la nostra esposizione ne terrà conto per quanto possibile, ma sarà nel capitolo dedicato ai rapporti tra i sessi, alla procreazione e alla maternità, che tratteremo in particolare delle differenze fondamentali dei sessi in rapporto alle varie età della vita.

## La vita intrauterina

Dal momento del concepimento fino alla nascita l'individuo passa attraverso enormi trasformazioni. Infatti una singola cellula iniziale darà origine alla molteplicità di cellule dell'organismo completo, molto diverse tra loro, specifiche per le diverse funzioni, che a loro volta si uniranno a formare tessuti completamente diversi per forma, struttura e funzione. Si formeranno inoltre tutte le componenti liquide dell'organismo: il sangue, la linfa, i liquidi interstiziali. Questi sono i liquidi che occupano gli interstizi tra una cellula e l'altra e tra i vari tessuti, ossia gli spazi in cui passano i vasi sanguigni, i linfatici e i nervi e che servono per gli scambi di nutrimento e di prodotti di rifiuto tra le cellule e l'esterno.

La trasformazione che avviene dal concepimento fino all'individuo completo è detta *ontogenesi*. Verso la fine del secolo scorso, quando il mondo scientifico, scosso dalla teoria dell'evoluzione della specie enunciata da Darwin, stava rivedendo, alla luce di questa, molte delle conoscenze e credenze di allora, un fisiologo tedesco, E. Haeckel, sottolineò le similitudini tra la linea evolutiva dell'uomo e degli animali superiori (*ontogenesi*) e quella della specie (*filogenesi*). La sua teoria è oggi accettata dalla maggior parte dei fisiologi e dei medici; infatti le tappe dell'ontogenesi e quelle della filogenesi sono tanto simili da poter dire che, nell'arco dei nove mesi della vita embrionale, il feto umano ripercorre i milioni di anni di evoluzione della vita animale sulla Terra, come se nel nostro codice genetico esistesse in una specie di stratificazione il ricordo di tutte le mutazioni genetiche precedenti fino all'oggi. Questa teoria è particolarmente utile per comprendere la formazione e le funzioni del sistema nervoso centrale, ossia del cervello (*vedi pp. 42-43*).

## La nascita e il primo anno di vita

Al momento della nascita avviene un drastico cambiamento nella fisiologia del bambino: il primo vagito è l'inizio della respirazione polmonare, il piccolo non è piú collegato alla circolazione materna attraverso la placenta e deve provvedere da sé all'assunzione di ossigeno e del nutrimento e all'eliminazione dei prodotti di scarto, prima di tutto dell'anidride carbonica. A questa trasformazione, che si manifesta in modo evidente per tutti, se ne accompagnano altre che concernono gli altri organi, specialmente il cuore e il fegato grazie al loro collegamento rispettivamente con la respirazione e con l'assimilazione, la trasformazione e l'assorbimento degli alimenti. Questo momento di passaggio rappresenta una fase particolarmente delicata per il nascituro, in cui bastano pochissimi minuti di ritardo nella trasformazione della funzione respiratoria per dar luogo a un'asfissia, che può provocare danni cerebrali con conseguenze molto gravi.

Il neonato mangia una quantità enorme di cibo in confronto al suo peso (se un adulto mangiasse altrettanto dovrebbe ingerire almeno quindici chili di alimenti al giorno) e dorme in proporzione, con dei lunghi periodi di sonno intercalati da brevi periodi di veglia. Dagli studi sulla fisiologia del sonno sappiamo che il neonato ha una percentuale molto alta di sonno REM (*vedi pag. 48*), ossia di quella fase del sonno in cui tutte le attività psicosomatiche tendono ad aumentare mentre i muscoli sono rilassati al massimo.

Ciò significa che durante il sonno il neonato ottiene il massimo risparmio energetico rispetto alle attività volontarie, impiegando queste risorse in un aumento consistente delle funzioni vegetative, con un aumento della capacità respiratoria e cardiaca, della circolazione e dell'attività cerebrale. Questo lo mette in grado di digerire e utilizzare l'enorme quantità di cibo ingerito; durante il primo anno di vita, infatti, il consumo calorico giornaliero per chilogrammo di peso è piú alto di quello di un atleta durante la piú impegnativa delle gare. Secondo i dati della FAO e dell'Organizzazione Mondiale della Sanità un neonato di Kg 7,3 consuma giornalmente 820 Kcalorie mentre un atleta in allenamento che pesi 75 Kg consuma in media 4.650 Kcal: in proporzione quasi la metà per ogni chilo di peso!

Se i ritmi sonno-veglia non sono normali, il bimbo non solo spreca energia, ma anche il tipo delle sue attività cerebrali viene disturbato con possibili danni allo sviluppo cerebrale che si compie solo all'epoca del secondo sviluppo, ossia intorno ai sei anni. Un ambiente sereno, degli orari regolari, e l'aiuto di qualche infuso di camomilla nei momenti di particolare irrequietezza, per esempio durante la dentizione, sono i presupposti per assicurare al piccolo il sonno di cui ha bisogno.

## Tra il primo e il secondo sviluppo: la seconda infanzia

Attorno all'anno avviene quello che chiamiamo il primo sviluppo. Il neonato si trasforma in bambino, inizia a camminare, a parlare, ad avere dei rapporti piú intensi col mondo esterno. Il sonno diminuisce e cosí pure la quantità di cibo, mentre è necessario abituarlo a mangiare cose diverse, variare via via la sua dieta in modo che gli fornisca tutte le sostanze nutritive di cui ha bisogno. Il variare l'alimentazione serve anche a sviluppargli il senso del gusto e dell'olfatto. Ricordiamoci che molte gravi malattie dell'età adulta hanno le loro origini in una cattiva nutrizione neonatale e dei primi anni di vita.

Ma mentre si seguono con attenzione le indicazioni del pediatra per la nutrizione prima dell'anno, da questo momento in poi la maggior parte dei bambini è nutrita in modo improprio, anche se abbondante. Si permette al piccolo di mangiare tutto e *solo* quello che vuole, in modo tale che la sua dieta risulta sbilanciata, spesso ipercalorica o troppo grassa pur mancando di taluni elementi nutritivi essenziali. Oggi si parla molto di "dieta mediterranea": si tratta molto semplicemente di mangiare seguendo i principi e le ricette che i nostri antenati avevano sperimentati come i migliori! E questo vale per tutti, anche per il bambino tra il primo e il secondo anno di vita, la cui dieta diviene sìmile a quella dell'adulto nei suoi componenti principali, ma le dosi saranno inferiori e gli alimenti saranno tritati o sminuzzati, né troppo molli né troppo secchi poiché non ha ancora i dentini.

Dopo il primo sviluppo il contatto con il mondo che lo circonda comincia ad assumere un'importanza sempre maggiore nella crescita del bambino, anche se la vita vegetativa rimane la sua attività principale dal punto di vista del consumo dell'energia. In questo periodo il cervello del bambino ha la massima possibilità di sviluppo, pertanto sia l'educazione sia le attività di gioco sia i contatti sociali sono della massima importanza.

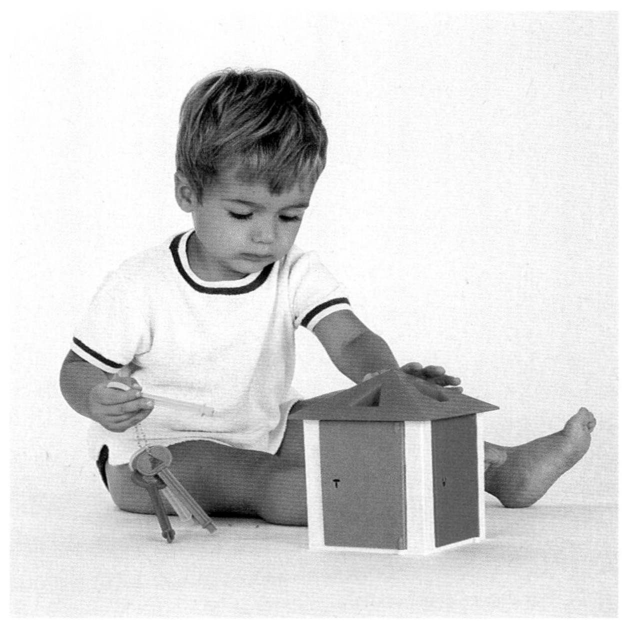

QUANDO IL CERVELLO STA ANCORA CRESCENDO *Il bambino, prima dei 6 anni, deve sviluppare il piú possibile le proprie abilità manuali, di osservazione, di concentrazione, di movimento. Il gioco e compiti via via piú impegnativi, nell'ambito della casa o all'esterno, serviranno a favorire lo sviluppo sia di particolari capacità e abilità, sia del carattere, del senso di responsabilità e della coscienza del territorio.*

## Il secondo sviluppo e la pubertà: le differenze tra i sessi

Il secondo sviluppo segna la fine della prima infanzia. Cadono i denti da latte e iniziano a crescere quelli definitivi; il fisicò diviene piú muscoloso mentre l'addome diminuisce di volume; anche il rapporto tra il volume del corpo e della testa cambia a favore del corpo, che in proporzione si ingrossa piú della testa, mentre il cervello ha raggiunto il proprio sviluppo tissutale definitivo.

Delle grandi trasformazioni che avvengono a quest'età e dei problemi connessi a un sereno svolgersi del meraviglioso processo che trasforma un bimbo o una bimba in due adulti, diversi tra loro, capaci di procreare parleremo nel capitolo *La riproduzione e la vita sessuale*. Qui basti dire che molte delle malattie che colpiscono gli adulti hanno la loro lontana origine proprio in quest'epoca di tumultuosi cambiamenti, in cui il fisico e il delicato equilibrio emotivo hanno bisogno di particolari cure.

Nei capitoli dedicati alle terapie troverete le indicazioni dell'alimentazione piú appropriata, dell'uso dei complementi alimentari indispensabili ad assicurare il miglior apporto di elementi necessari alla crescita, delle ginnastiche e degli sport piú adatti a favorire uno sviluppo armonioso. Non dimenticate che la costituzione individuale è importante e che un ragazzo longilineo non può essere grasso, mentre un linfatico necessita di attenzioni particolari perché va soggetto a malattie dell'apparato respiratorio e a disturbi dell'apparato digerente. Gli eccessi di peso sono dannosi: molti giovani oggi tendono a essere sovralimentati per l'abuso di dolciumi, bibite dolcificate, merendine, gelati ecc. Spesso sono i genitori che incoraggiano i figli a consumarli come ricompense o premi, o per evitare capricci: un castigo o una sculacciata sarebbero in questi casi doppiamente salutari, per il fisico e per il carattere!

## L'età adulta: l'evoluzione inapparente

Finita l'adolescenza, l'individuo è biologicamente adulto. E tuttavia le differenze tra un uomo o una donna di venti, di trenta, o di cinquant'anni sono bene evidenti, anche se sapremmo descriverle solo in termini di estetica. La cronobiologia e le ricerche promosse dai piani spaziali statunitense e sovietico ci hanno detto qualcosa di piú, ma si tratta soprattutto di dati riferiti a organi, sistemi o funzioni che rivestivano un particolare interesse pratico per i voli spaziali, dati per i quali non è stata ancora tentata un'interpretazione omogenea.

La medicina cinese sostiene che i ritmi biologici dell'uomo e della donna sono diversi e corrispondono al numero sette per la donna e otto per l'uomo. Queste cifre si riferiscono all'età di inizio della pubertà che, secondo dati raccolti dagli etnologi, è piú precoce nel maschio nelle società contadine, o comunque nei gruppi in cui l'attività manuale prevale su quella intellettuale, di quanto non lo sia nelle nostre società ad alta scolarizzazione in cui viene indicata attorno agli 11 anni. Tenendo conto di questo divario iniziale, le tappe seguenti corrispondono ai multipli di questi due numeri, per esempio la capacità di procreare corrisponde a 7 x 2 = 14 nella donna, 8 x 2 = 16 nell'uomo. Le successive fasi evolutive sono meno precise e marcate, con differenze individuali per le diverse abitudini di vita, ma la menopausa corrisponde all'incirca a 7 x 7 = 49, mentre la capacità di procreare per l'uomo diminuisce o cessa intorno a 8 x 8 = 64 anni. La

---

### MOTO, ATTIVITÀ, SONNO: I MIGLIORI RIMEDI PER VIVERE A LUNGO

Da studi recenti è emerso che le popolazioni piú longeve vivono a grandi altezze dove l'apporto di ossigeno è minore. Vi chiederete allora perché si insiste tanto su una corretta respirazione (vi dedichiamo un intero capitolo) e su una buona ossigenazione.

Secondo ricerche recenti, se l'ossigeno che viene assorbito dai tessuti non viene completamente utilizzato per produrre energia, vi rimane in forma di "radicali liberi" che, legandosi con altre molecole presenti all'interno delle cellule, formano dei composti i quali, con l'andar degli anni, provocano l'invecchiamento dei tessuti. Pare che la vitamina E, se assunta regolarmente per lungo tempo, si leghi a sua volta a questi composti e li rimuova dai tessuti.

Ma questo può essere un rimedio dopo che il danno è avvenuto: per invecchiare bene ed evitare i fenomeni della senescenza, è necessario prevenire il formarsi di radicali liberi. Poiché non possiamo andare tutti a vivere al di sopra dei mille metri di altezza, sarà necessario bruciare tutto l'ossigeno assunto, e la natura ci offre due modi per farlo. Il primo è il moto, l'attività fisica e mentale, costanti ed equilibrate. Molti oggi, specie se vivono in città, mentre di norma fanno vita sedentaria oppure compiono dei lavori manuali ripetitivi in posizioni obbligate, fanno poche ore o pochi giorni di esercizio fisico molto intenso una volta ogni tanto, durante le vacanze o i fine settimana, pensando cosí di prevenire i danni che il tipo di vita e di lavoro cui sono obbligati potrebbe arrecare loro. Niente di piú falso! Nei capitoli sulla ginnastica, gli sport e il rilassamento vi daremo alcune indicazioni sui tempi e i modi in cui l'esercizio fisico deve essere praticato per divenire parte della vostra vita quotidiana e assicurare un costante equilibrio tra le attività dell'organismo.

Il secondo, importantissimo, modo per assicurare ai tessuti una giusta ossigenazione è il sonno. Durante il sonno profondo alcuni parametri vitali rallentano: il cuore batte piú lentamente, il respiro rallenta e si approfonda, la quantità di sangue circolante diminuisce, molti capillari si chiudono cosicché i tessuti sono meno ossigenati, le onde elettriche del cervello divengono piú ampie e lente, mostrandoci cosí che anche le cellule cerebrali si "addormentano", ossia si ricaricano con un giusto riposo.

Avviene cosí che una quantità minore di ossigeno venga immessa nell'organismo attraverso la respirazione e che l'apporto di ossigeno ai tessuti sia inferiore, circolando meno sangue e circolando piú lentamente.

L'insieme di questi fenomeni permette alle cellule di bruciare l'ossigeno che abbiano eventualmente trattenuto sotto forma di radicali liberi e previene la formazione di composti nocivi. Possiamo constatare ancora una volta che la natura ci fornisce dei semplici mezzi per prevenire e curare anche quella malattia non necessaria che è la senescenza.

---

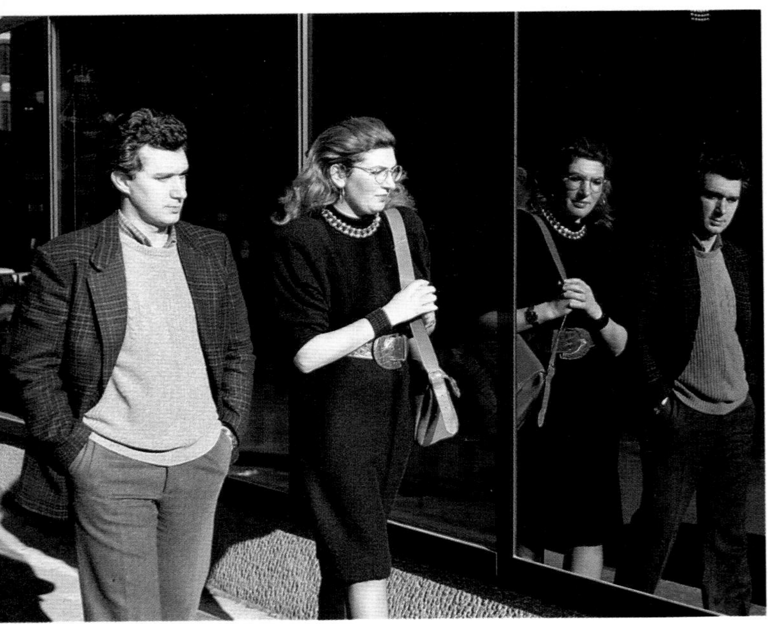

IMPARIAMO A OSSERVARCI *Non davanti a uno specchio, con occhio critico durante la toilette mattutina, ancora gonfi di sonno, né quando ci ammiriamo, in posa, con un abito nuovo. Osservarsi significa prendere consapevolezza della propria continua evoluzione, guardarsi vivere nella quotidianità. Il portamento, il modo di camminare, la gestualità e l'espressione del viso possono dirci molto su noi stessi, rendendoci accorti dei mutamenti, per poterli affrontare anziché subirli.*

pratica medica e specialmente le osservazioni degli psichiatri ci confermano che vi sono delle età di "crisi", di trasformazione anche del carattere e degli atteggiamenti verso la società e la vita stessa. Per esempio la maggior parte dei suicidi, indipendentemente dagli eventi esterni indicati dal suicida come cause del proprio atto, avviene prevalentemente in determinate fasce d'età, ma la coincidenza con i suddetti cicli di trasformazione non è mai stata controllata.

Gli scienziati americani incaricati di scegliere gli astronauti da inviare sulla Luna indicarono l'età attorno ai quarant'anni come quella in cui si verificava un equilibrio perfetto tra le capacità biologiche, ancora ben efficienti, e le capacità decisionali derivate da una sufficiente esperienza e maturità psichica. Secondo questi dati dovremmo concludere che, per un uomo, quest'età è il culmine della vita, il punto piú alto della curva vitale, dopo il quale inizia il lento declino. Dobbiamo però tener presente che la prontezza di riflessi e la resistenza fisica sono necessarie solo in un numero molto ridotto di attività umane, in tutte le altre l'esperienza ci insegna a risparmiare le forze, a ridurre la fatica, a utilizzare al meglio il tempo, tanto che si potrebbe rappresentare la curva della vita con una discesa molto piú dolce e lenta della crescita, sempre che l'uomo (e la donna!) fossero sufficientemente saggi. Gli antichi testi di medicina cinese precisavano che il sapiente può vivere oltre un ciclo (60 anni secondo il calendario cinese), il vero saggio fino a due cicli, ossia 120 anni, e colui che raggiunge il perfetto equilibrio sarà immortale. Volevano cosí indicare che la lunghezza della vita individuale è nelle nostre mani, purché sappiamo amministrarla saggiamente, senza sprechi e imprudenze.

La consapevolezza dei mutamenti che ciclicamente cambiano, seppur di poco, le nostre funzioni biologiche, e di conseguenza la nostra vita psichica, è importante per comprendere e accettare sé stessi e gli altri. Come dicevamo nell'introduzione, ciascuno è il primo medico di sé stesso in quanto esamina e comprende ogni cambiamento al primo sorgere. Se terremo un attento diario del nostro stato di salute, annotandovi anche le sensazioni e le intuizioni e non solo i malesseri o le malattie conclamate, saremo in grado di individuare il ritmo dei nostri cicli biologici e perciò di prevederli.

## La vecchiezza

"*Senectus ipsa est morbus*": "La vecchiaia stessa è una malattia", cosí diceva il poeta latino Terenzio in una famosa commedia, e per quasi duemila anni molti

### IL PENSIONAMENTO: UN MALE NECESSARIO?

Nel 1986 il Parlamento degli Stati Uniti d'America ha approvato una legge per cui in quasi tutti i rapporti di lavoro, fatta eccezione per i lavori manuali e quelli che richiedano un'eccezionale prestanza fisica, si vieta qualsiasi "discriminazione anagrafica". Questo significa che il dipendente non è piú costretto ad andare in pensione quando raggiunge una determinata età, ma può continuare a lavorare, semplicemente dimostrando di essere sempre "idoneo" allo svolgimento del suo incarico, piú o meno come avviene quando occorre rinnovare la patente di guida.

Gli specialisti di problemi del lavoro sottolineano che in questo modo si diminuisce l'altissimo costo del sistema pensionistico in una società che sta diventando sempre piú longeva, mentre contemporaneamente diminuiscono i giovani a causa del minor numero di nascite. La concomitanza di questi due fenomeni tende a invecchiare la società e, in un prossimo futuro, pochi giovani dovranno, con il proprio lavoro, pagare la pensione a molti anziani.

lo hanno ripetuto. Una asserzione simile meriterebbe un processo per diffamazione nel quale noi, confortati dalle conoscenze mediche piú moderne cosí come dalle antichissime teorie delle medicine cinese e indiana, agiremmo volentieri come difensori di parte civile, in difesa cioè di tutti quei vecchi che nell'arte, nella politica, nella scienza, nelle professioni o nell'ambito delle proprie famiglie tanto hanno dato o avrebbero potuto dare all'umanità senza le limitazioni e gli impedimenti che questa sciocca prevenzione ha loro arrecato.

"Senescenza" indica l'inizio e lo svolgersi di quei processi biologici, opposti a quelli della crescita e della maturazione, che conducono alla "senilità". Senescenza è sinonimo di "invecchiamento", senilità di "vecchiaia" ma nel linguaggio comune e anche in quello medico a senescenza e senilità si dà un significato patologico, per cui si dice di una persona che è "senescente" o "senile" intendendo che manifesta quei sintomi di invecchiamento purtroppo considerati normali, specie a carico del sistema nervoso centrale, come perdita di lucidità mentale, di memoria, di capacità intellettive, per cui questi termini assumono una connotazione quasi spregiativa.

L'invecchiamento, cosí come la vecchiaia, non è una malattia, e non conduce necessariamente alla morte. La morte è l'inevitabile fine della vita, ma si può morire a qualsiasi età, anche se è vero che muoiono piú vecchi che giovani. Ma non si muore "di vecchiaia", si muore di malattia o perché il nostro "orologio biologico" segna la fine della nostra traiettoria vitale. Questo è confermato dall'allungamento della vita media che si è verificato nei Paesi industrializzati nell'ultimo secolo. Mentre la vita media alla fine dell'Ottocento non raggiungeva i cinquant'anni, oggi possiamo aspettarci di vivere fino a ottanta. Questo è dovuto in gran parte alle migliori condizioni di igiene e di alimentazione, in parte minore alla sconfitta di quelle malattie che, come la tubercolosi, colpivano prevalentemente i giovani, e alla diminuzione della mortalità infantile. Ma poco o nulla si è fatto per sconfiggere la senescenza, di conseguenza è lecito chiedersi: vivremo piú a lungo, ma come? In un ospedale per vecchi? Tagliati fuori dalla vita attiva, costretti in un ghetto per anziani, non piú persone ma fardelli da sistemare in qualche modo, ai margini di una società che ci rifiuta?

Esistono nel mondo dei "paradisi dei vecchi", zone in cui vivono moltissimi ultracentenari, in perfetta salute ed efficienza fisica, e gli scienziati si stanno chiedendo le ragioni di questo eccezionale

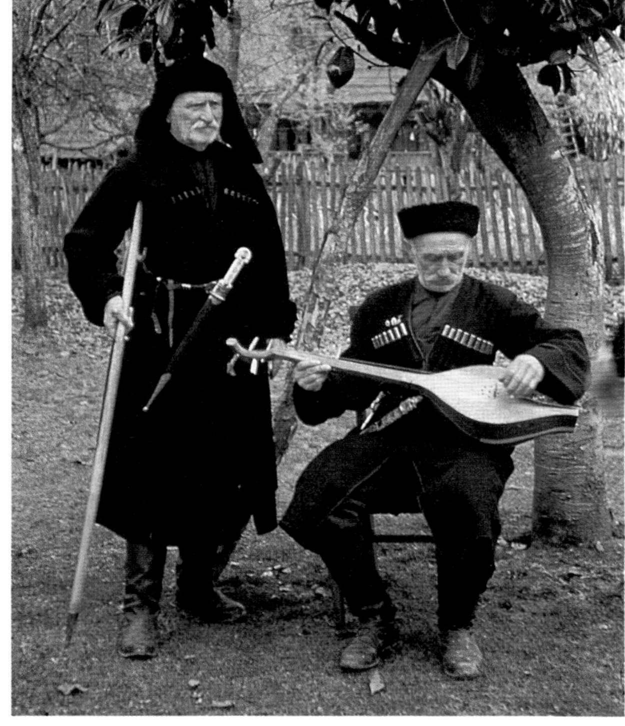

VIVERE BENE OLTRE I CENTO ANNI *Il Caucaso, come le Ande ecuadoriane, il Karakorum e certe zone dell'Himalaya, è considerato uno dei "paradisi dei vecchi", perché lí vivono moltissimi ultracentenari in perfetta salute ed efficienza fisica e mentale.*

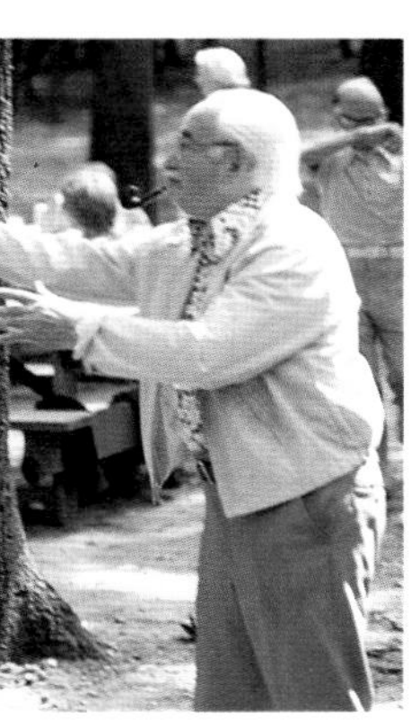

AI MARGINI DELLA VITA *Quanti di questi anziani avrebbero voluto continuare a vivere una vita attiva, anziché dover impiegare le proprie energie in futili giochi?*

Le statistiche mediche aggiungono che anche il costo dell'assistenza sanitaria aumenta a causa della patologia legata alla frustrazione di sentirsi esclusi dalla vita attiva quando ancora si è nel pieno delle proprie forze e capacità, e descrivono la cosí detta "sindrome da pensione" che scatena spesso malattie cardiache, ipertensioni, incidenti cerebro-vascolari, riducendo persone precedentemente in perfetta salute a individui parzialmente invalidi, con grave aumento dei costi umani e sociali.

Oltre a queste considerazioni generali, che hanno indubbiamente influito sui legislatori americani, esiste il problema umano, del singolo individuo, e chiunque abbia dovuto assistere al dolore e all'umiliazione di un proprio caro costretto a una forzata inattività, non potrà che augurarsi che anche la nostra società e le leggi del nostro Paese prendano atto di queste realtà umane e sociali.

fenomeno. Una ricerca effettuata congiuntamente da scienziati russi, americani e giapponesi si sta svolgendo nel villaggio di Soci, in Georgia, dove vivono ben 148 ultracentenari. Altri studi sono in atto nel villaggio di Vicabamba sulle Ande ecuadoriane, nel principato di Hunza nel Karakorum e in alcune regioni della Cina alle pendici dell'Himalaya. La prima constatazione è che tutte queste popolazioni estremamente longeve vivono ad alta quota (tra i mille e i millecinquecento metri) ossia in condizioni di ossigenazione minore che alle quote inferiori; hanno una dieta ridotta, che non supera le 1.000 calorie al giorno, anche se la composizione varia notevolmente da popolazione a popolazione: per esempio, gli ultracentenari di Soci iniziano la giornata con un buon bicchiere di vodka (fino a un quarto di litro!). Quello che appare molto rilevante ai ricercatori è che tutti sono parte attiva della società in cui vivono, nella quale ricoprono anche posti di responsabilità, e che possono vivere una vita affettiva e sessuale normale per l'assenza di tabú culturali.

Lo stesso avveniva nella Cina antica, dove gli ultracentenari erano numerosi, almeno tra i medici e gli uomini che ricoprivano posti di responsabilità, dei quali ci sono state tramandate le biografie. L'età anziana non era considerata un'epoca di decadenza ma, al contrario, l'averla raggiunta era segno di saggezza e di equilibrio interiore oltre che di un abbondante patrimonio energetico ereditario, per cui era motivo d'orgoglio per i figli l'avere un padre molto avanti con l'età e i matrimoni di donne molto giovani con anziani erano normali. La compagnia dei vecchi era ricercata, una famiglia che avesse un congiunto molto vecchio ne andava fiera e i giovani ritenevano un privilegio poter trascorrere con lui il proprio tempo. Questo è tuttora un modo di pensare comune tra il popolo cinese: l'atteggiamento deferente e le premure che i giovani dimostrano continuamente ai vecchi sono un tratto distintivo della società cinese che salta agli occhi anche del turista. In Cina, quando le persone che ricoprono posti di responsabilità, specie se si sono particolarmente distinte per doti ed esperienza, raggiungono l'età della pensione, lasciano la carica ufficiale a una persona piú giovane, ma non si ritirano: restano come consiglieri del loro successore o assumono piú ampie responsabilità in seno alle istituzioni, perché possano passare ai giovani il tesoro della propria esperienza che altrimenti andrebbe perduto. Gli Occidentali spesso si meravigliano sentendo che un funzionario o un tecnico andato in pensione in realtà continua a lavorare con compiti anche piú alti, sebbene, come precisano i Cinesi, "senza responsabilità", intendendo con questo che non hanno piú responsabilità decisionali bensí delicate mansioni di consulenza e di mediazione. Si salva cosí un patrimonio di conoscenze che la nostra società brucia con crudele indifferenza.

La vecchiaia dunque non è una malattia, tanto quanto non lo sono l'infanzia, l'adolescenza e tutte le altre età della vita, o persino l'essere maschio o femmina. Anche se tutte le età e le condizioni umane vanno soggette a malattie che sono loro proprie (un neonato si ammala in modo diverso da un bimbo o da un adulto, una donna da un uomo), non per questo possono dirsi malattie! Secondo i dottori americani Paul T. Costa e Robert R. Mac Crae

## I FARMACI E L'ETÀ ANZIANA: ATTENZIONE A DOSI E AD ABUSI

A proposito di età anziana vanno dette alcune parole di avvertimento sui dosaggi e sull'impiego dei farmaci. Spesso i parenti premurosi insistono perché il medico prescriva un farmaco per ogni singolo male o "acciacco" dei loro cari, talvolta commettendo il grave errore di non dire allo specialista quali altri farmaci il paziente prenda. Per esempio, se un paziente è in terapia antipertensiva o prende dei farmaci cardiaci, questo viene taciuto al reumatologo o all'urologo, perché "quella è la sua solita medicina, non c'entra", oppure "ma tanto quelle deve prenderle sempre, sono per il cuore".

Alcuni farmaci possono provocare degli effetti opposti a quelli desiderati, e comunque le dosi di farmaci richieste dopo una certa età sono inferiori a quelle che la stessa persona avrebbe sopportato a quarant'anni. Spesso i dosaggi indicati come "normali" sulle confezioni danno al paziente anziano reazioni negative molto gravi, provocando confusione mentale e irrequietezza che possono anche essere scambiate come segni di senescenza e, se non si corre immediatamente ai ripari, provocare un danno irreversibile. Questa maggior sensibilità alle terapie rende gli anziani, come i bambini, piú sensibili alle cure naturali, che possono essere loro di grande aiuto e non solo per i mali minori: non dimentichiamo l'effetto antipertensivo dell'aglio, quello diuretico della cipolla, gli apporti di sali e vitamine che forniscono i prodotti naturali, sia assunti come terapia sia somministrati nella dieta come complementi alimentari.

Esistono molte piante a effetto cardiotonico; la piú nota, la digitale, è stata usata per secoli e ancora oggi alcuni medici la preferiscono ai suoi derivati per gli effetti di protezione del muscolo cardiaco e per l'azione piú completa. Naturalmente solo un medico esperto può fare una simile prescrizione; ma altri e piú blandi rimedi possono essere assunti come auto-medicazione, nell'attesa che, ci auguriamo, anche tra i medici di oggi rinasca l'interesse per le piante medicinali e che presto la sparuta schiera dei fitoterapeuti esperti divenga piú numerosa.

"...la terza età è il periodo piú felice della vita". Con queste parole, infatti, si conclude la relazione finale di un loro studio sui problemi dell'invecchiamento, condotto a Baltimora e durato dodici anni. Nel corso di queste ricerche è emerso che non vi sono cambiamenti della personalità dovuti all'età e perciò se una persona anziana presenta dei mutamenti di comportamento è opportuno rivolgersi a un medico e non imputarli agli anni. Molti sostengono che gli anziani si preoccupano troppo della propria salute e che sono ansiosi, ma gli studiosi americani sostengono che ciò non è vero. Se si rivolgono piú spesso al medico è a causa di problemi reali e del maggior numero di disturbi che emergono via via che il tempo passa, ma fondamentalmente chi era ansioso da giovane rimane tale da vecchio, chi non lo era non lo diventa.

Anche molti disturbi spesso considerati fenomeni di senescenza sono in realtà dovuti a cause sociali, ovverosia a mutate abitudini o condizioni di vita. Non va dimenticato che la ridotta attività fisica, la mancanza di motivazioni psico-affettive, il dolore per la perdita di persone care, cui spesso sono soggetti gli anziani non per proprio volere, influirebbero negativamente sullo stato di salute in qualsiasi epoca della vita. Anche la vita sessuale non risente del passare degli anni e gli affetti si fanno piú profondi perché non piú distratti da doveri o emozioni tipici dell'età piú giovane: le ambizioni di far carriera, i bambini da crescere, i doveri sociali distraggono dalla vita affettiva, mentre quando si attenuano o si superano, il senso dei valori personali cambia e l'anziano diviene piú sereno ed equilibrato di quanto non fosse da giovane.

Questa smentita di tanti luoghi comuni su vecchiaia e invecchiamento, oggi detti con ipocrisia e inconscia crudeltà "terza età", ossia quell'epoca della vita che inizia col pensionamento e non ha nulla a che vedere con lo stato biologico reale dell'individuo, ci viene da un Paese, come gli Stati Uniti, in cui il problema dell'esclusione dell'anziano è piú vasto e dura da maggior tempo, a causa della diffusa industrializzazione. Infatti un tempo l'invecchiamento non portava a profondi turbamenti psichici, perché nella morale patriarcale della società contadina il vecchio era il depositario dei valori familiari, il simbolo vivente della continuità e della unità della famiglia, e anche della autorità indiscussa e indiscutibile che faceva fronte alla imprevedibilità degli eventi.

Non esisteva una scadenza di fine dell'attività operativa né dell'autorità della persona. Ora assistiamo al paradosso per cui, nelle opulente società industriali, mentre vi è il maggior numero di vecchi, sono stati distrutti i pilastri tradizionali che erano sostegno degli anni di declino. Il dramma degli anziani vi assume proporzioni rilevanti poiché prevale il lavoro dipendente che determina un immediato passaggio dalla vita lavorativa all'inattività della pensione.

Non possiamo chiudere questo paragrafo senza un ammonimento per i giovani: ricordate che, come scrisse Lorenzo il Magnifico circa cinquecento anni fa, "... quanto è bella giovinezza, che si fugge tuttavia...". La giovinezza è un'età breve, effimera, mentre la vita che si svolge davanti a voi è lunga, piú lunga di quanto avrebbero potuto sperare i giovani che vi hanno preceduti nei secoli passati. È in vostro potere renderla, oltre che lunga, sana e felice se saprete far tesoro delle risorse e degli insegnamenti che natura vi offre.

## Le costituzioni umane

Tutti possono osservare che esistono diversi "tipi" umani ben definiti e dissimili tra loro: quelli con arti lunghi, testa piccola, collo lungo, busto stretto, o *longilinei*; altri con arti corti, testa grande, collo corto, torace ampio, o *brevilinei*, per citare solo i due tipi piú facilmente differenziabili. I piú osservatori avranno notato che tra persone di fisico cosí diverso esistono anche delle differenze di carattere e di comportamento, ossia di quello che i medici chiamano *abitus psichico*: per esempio, buoni mangiatori e buongustai i brevilinei e indifferenti al cibo i longilinei; socievoli e amanti della compagnia gli uni, introversi e malinconici gli altri.

Anche nei confronti delle malattie esiste una netta differenza: gli individui che appartengono a un certo tipo fisico tenderanno ad ammalarsi delle stesse malattie, diverse da quelle piú frequenti nell'altro tipo. Oltre a questi due tipi estremi, ne esistono altri che hanno caratteri non decisamente dell'uno o dell'altro tipo, distinguibili in quanto piú o meno simili all'uno o all'altro, secondo una curva che ha la forma di un cappello da carabiniere ed è detta gaussiana, dal nome del matematico e astronomo tedesco Karl F. Gauss, che per primo la descrisse agli inizi dell'Ottocento. Se si misura un sufficiente numero di individui, si troverà che i longilinei sono molto pochi e occupano una estremità del "cappello da carabiniere", i brevilinei, anch'essi pochi, l'altra, mentre in mezzo stanno tutti gli altri tipi umani, con il tratto centrale in cui si trovano i tipi intermedi piú frequenti.

L'individuo "normale", ossia colui che ha una perfetta armonia tra tutte le parti del corpo e un *abitus psichico* del tutto equilibrato, nella realtà non esiste o è estremamente raro. La "norma" non è che

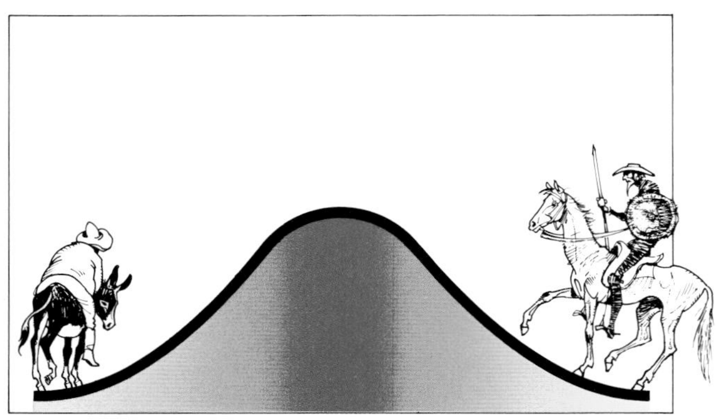

LA CURVA A CAPPELLO DA CARABINIERE *Se procediamo a misurare l'entità di un qualsiasi fenomeno naturale e perciò anche di quelli umani, e trasferiamo i dati delle misurazioni su un diagramma, ossia se li rappresentiamo graficamente, indicando con dei tratti piú o meno lunghi le misure ottenute, ne risulterà un'immagine simile a quella qui sopra. È detta "curva a cappello da carabiniere", o gaussiana, dal nome del matematico tedesco che la scoprí, K.F.Gauss. Ai due estremi della curva ritroviamo i fenomeni piú rari, nell'uno e nell'altro senso, e al centro quelli piú comuni. Nel caso delle costituzioni troviamo agli estremi quella longilinea e quella brevilinea (rappresentati dai tipi romanzeschi di Don Chisciotte e Sancio Panza). Nell'ampia parte centrale si troveranno tutti coloro che, pur tendendo verso l'una o l'altra costituzione estrema, si avvicinano di piú a quell'ideale di armonia che consideriamo "normale".*

un nostro concetto ideale, una necessità scientifica: in natura tutto si ripete ma nulla è mai identico.

## I temperamenti o crasi della medicina greca

Fin dai tempi antichissimi la medicina ha constatato l'esistenza di tipi umani diversi e ha cercato di classificarli a seconda delle proprie teorie e conoscenze. La medicina greca, e poi quella europea che fino al diciottesimo secolo ne aveva accolto i princípi, descrivono le costituzioni basandosi sui quattro *umori*. Ancora oggi noi usiamo dire di un individuo "è un flemmatico", oppure "è un bilioso" senza aver idea che ci stiamo riferendo alle *crasi* o ai *temperamenti*, termini con cui gli antichi greci indicavano quelle che noi oggi chiamiamo impropriamente costituzioni.

Ogni temperamento dipendeva dalla proporzione dei quattro umori (linfa, sangue, bile, atrabile) nel corpo: se essi erano tutti presenti in eguale e sufficiente misura, si parlava di temperamento *moderato*. Dalla prevalenza dell'uno o dell'altro umore derivavano i quattro temperamenti: *flemmatico* o *linfatico*, *sanguigno*, *bilioso*, *atrabiliare* o *melanconico*. Come si vede, a eccezione del temperamento atrabiliare, tutti gli altri fanno ancora parte del nostro linguaggio quotidiano, poiché indicano dei tipi umani e soprattutto dei comportamenti molto ben definiti, cui i medici si riferivano cosí spesso da renderli identificabili da chiunque. Già Ippocrate aveva criticato la teoria dei quattro umori, sostenendo che non poteva spiegare la molteplicità delle trasformazioni all'interno dell'individuo; tuttavia l'attenzione e la minuzia delle osservazioni su cui si basava la differenziazione dei temperamenti erano tali, che ancora oggi, anzi specialmente oggi alla luce delle piú recenti scoperte della fisiologia biochimica e umorale, esse appaiono sorprendentemente valide.

**Il temperamento linfatico o flemmatico.** È caratterizzato da corpo molle od obeso, non carnoso. La cute fredda al tatto, con piedi e mani freddissimi; la pelle molle e sottile, di colorito bianco. I peli morbidi e fini, radi in gioventú, i capelli dritti e, come tutta la

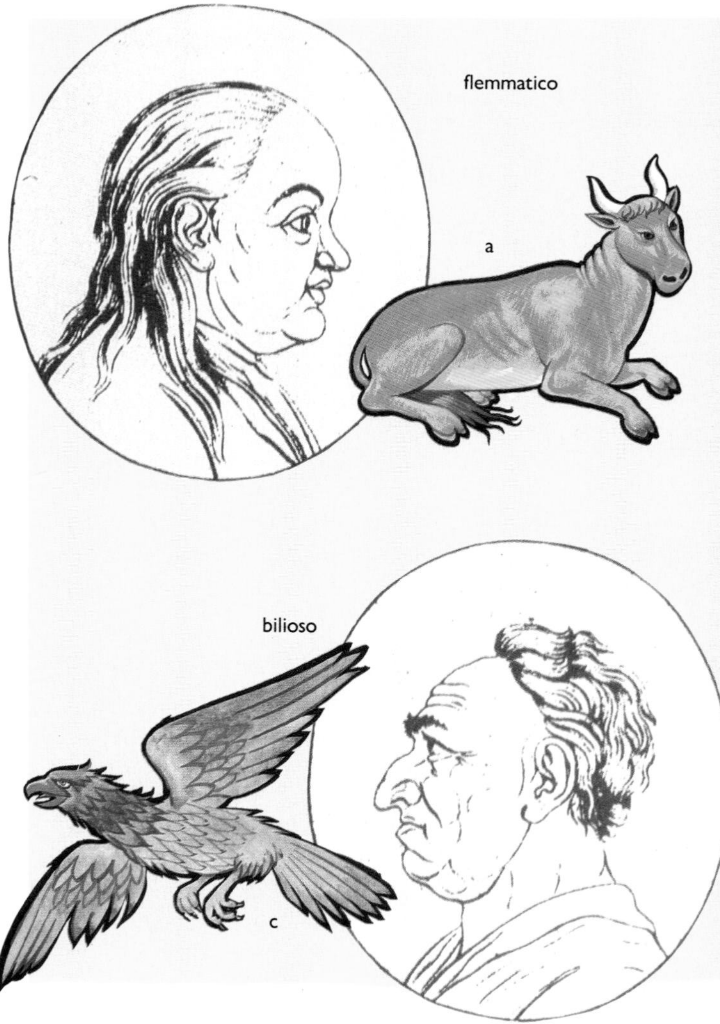

cute, non secchi, perché in questo temperamento nulla è secco. Per questo, dicevano gli antichi, essi vanno soggetti ad ascessi e favi o foruncoli in corrispondenza dei peli "vuoti", che si riempiono di "materie putride" a causa della mollezza propria di questo temperamento. I vasi sono piccoli e non si vedono le vene degli occhi. Il polso è lento, piccolo e molle. L'appetito è scarso, la sete poca per scarsità di sali. La pubertà è tardiva con scarsa sessualità. Faticano a mettersi in movimento ma hanno resistenza all'esercizio fisico; hanno grande propensione al sonno, mente tarda, sensi torpidi, scarsa memoria; non facili all'ira, sono presto placati.

Il linfatico non conosce l'impeto delle passioni: è apatico, contemplativo, riflessivo, perseverante, paziente. Si trova spesso nelle razze nordiche ed è frequente nell'infanzia. I bambini pallidi, di poco appetito, un po' sonnolenti, che hanno facilmente le ghiandole ingrossate, mali di gola, tonsilliti, mal di pancia senza causa apparente, sono bambini di temperamento linfatico, cui gioveranno il mare, il caldo, i medicamenti e i cibi salati (attenzione: non con molto sale da cucina ma ricchi di oligoelementi!) e caldi. Vanno soggetti a stipsi e a disturbi intestinali che possono diventare cronici se non ben curati, e a cistiti o infezioni delle vie urinarie. Le femminucce vanno particolarmente controllate perché possono avere delle leucorree e infiammazioni agli organi genitali in età prepubere. In passato questo temperamento era rappresentato simbolicamente con il bove.

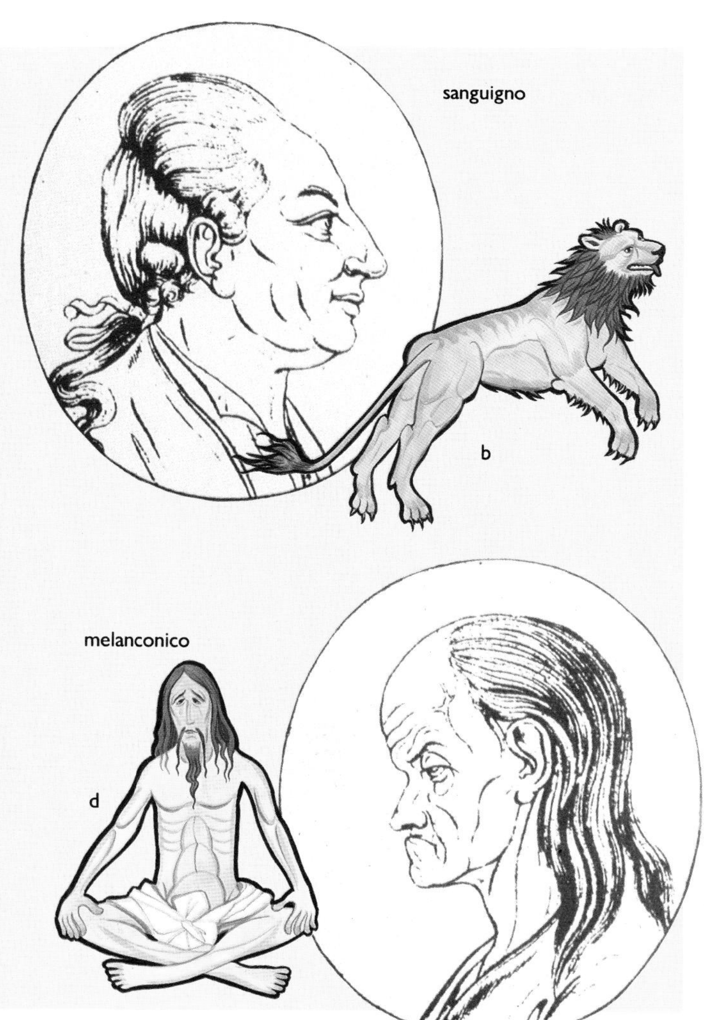


**Il temperamento sanguigno.** Al contrario, è carnoso e "ben compatto". La pelle è calda e morbida al tatto, il colorito roseo, il viso florido e rubizzo. I peli non sono molto folti, castani e di facile crescita. I vasi sono di ampiezza media, il polso grande, tardo, pieno. L'appetito e la sete mediocri, lo sviluppo sessuale normale; vanno soggetti a emorragie dal naso, alle emorroidi e le donne hanno mestruo abbondante. Si muovono moderatamente, hanno immaginazione e facile intuizione, gli piace il riso, il loro carattere è giocondo, l'eloquio facile e libero, amano con facilità. I loro sonni sono profondi, ma dormono meno dei flemmatici. Il sanguigno, comune nei Paesi latini, è gioviale ed espansivo, facile alle amicizie, amante della compagnia e del riso, e si ritrova spesso nei giovani. La figura simbolica con cui veniva rappresentato era il leone.

**Il temperamento bilioso.** Ha costituzione gracile e magra. La cute al tatto è secca, calda, dura e ruvida; il colorito pallido e olivastro; i capelli radi, biondastri o scuri, spesso crespi a causa della secchezza che "attorciglia i peli". I vasi sono grandi, le vene degli occhi evidenti, la sclera giallastra. Il polso è grande, frequente e duro. Inappetenti e difficili per il cibo che preferiscono freddo specie d'estate, hanno spesso sete e bevono molto quando fa caldo. Lo sviluppo sessuale è precoce e intenso. I sensi sono vivaci, lo sguardo acuto, l'udito fine specie nei climi secchi, l'intelletto e l'immaginazione pronti e pungenti. Le reazioni nervose sono brusche e vivaci, spesso violente specie nell'ira. L'ira, il

I TEMPERAMENTI DELLA MEDICINA GRECA *Descrivevano non solo la costituzione fisica dell'individuo, ma il generale atteggiamento psico-fisico, le tendenze e i comportamenti. Il tipo flemmatico (A), il cui aspetto fisico è così interpretato dal teologo e scrittore svizzero J.K. Lavater nelle* Fisiognomie *(1775-78), quanto ad atteggiamento psichico corrisponde al bue; il tipo sanguigno (B) corrisponde simbolicamente e nell'atteggiamento al leone; l'uomo bilioso (C) ha caratteristiche comuni all'aquila; l'atrabiliare o melanconico (D) è rappresentato simbolicamente dall'uomo a causa del suo carattere scettico ed egocentrico e della sua ingegnosità e astuzia. Infatti l'insieme di queste caratteristiche non si ritrova in nessun altro animale!*

furore, l'audacia, l'ambizione, la vendicatività, la gelosia: tutte fanno parte del carattere del temperamento bilioso. È un temperamento frequente nel Mezzogiorno ed è stato simbolizzato dall'aquila, capace di fissare gli occhi al sole e di volare al di sopra delle cime piú alte.

**Il temperamento atrabiliare o melanconico.** Ha fisico magro e gracile, cute fredda, secca, dura e ruvida; colorito del viso fosco, plumbeo o bronzino; capelli folti, duri, ruvidi, grassi, neri, che di rado incanutiscono. Le vene sono piccole, il polso tardo e duro. L'appetito è vorace, la sete scarsa perché i melanconici hanno molta saliva, sputano facilmente tanto che sono detti "sputatori". Soffrono di acidità di stomaco (rutti acidi) e di stipsi, lo sviluppo sessuale è tardo. Sono lenti, gravi e composti nei movimenti, i sensi sono torpidi, la mente è lenta nel percepire, la memoria fermissima. Hanno aspetto triste e aggrondato; il timore e la mestizia non hanno causa manifesta nei melanconici, che s'infiammano d'ira con difficoltà ma altrettanto difficilmente si placano. Sono inoltre astuti, cauti, prudenti, costanti, ingegnosi, ma se la melanconia è "bruciante" anche traditori. Questo carattere scettico, pessimista, egoista, sospettoso e vendicativo, frequente nelle razze medio-orientali, era rappresentato simbolicamente dall'uomo!

Queste descrizioni dei temperamenti, tratte da un testo di medicina pubblicato a Venezia nel 1680, possono sembrare solo delle curiosità ma abbiamo voluto riportarle per mostrare come la medicina fino al 1800 includesse nella costituzione gli atteggiamenti, i comportamenti, il carattere, le capacità intellettive. La medicina cinese descrive, già nel V sec. a.C., un numero maggiore di costituzioni, includendovi quelle che la medicina moderna chiama *diatesi* o costituzioni pre-patologiche, ossia quelle costituzioni di cui si può prevedere che evolveranno in vere e proprie malattie, come per esempio la *diatesi reumatica*. Tuttavia i quattro temperamenti della medicina greca corrispondono alle quattro costituzioni fondamentali, o meglio estreme, della medicina cinese quasi perfettamente, compresa la descrizione dei polsi, di cui la medicina occidentale non terrà piú conto dagli inizi dell'Ottocento mentre per la medicina cinese è tuttora una delle basi dell'esame del malato.

## Il costituzionalismo moderno

Dagli inizi del secolo scorso la scienza delle costituzioni fu relegata ai margini della medicina dal prevalente interesse per l'anatomia e la fisiologia e dalle brillanti scoperte della batteriologia. È merito di studiosi italiani e francesi l'averla di nuovo valorizzata, approfondendo le descrizioni morfologiche, ossia dei vari tipi fisici, umorali, ossia ormonali, e questo soprattutto a opera del prof. Nicola Pende. In campo morfologico classificazioni diverse sono state proposte dai vari ricercatori partendo dalle piú disparate misurazioni: la forma del cranio, la lunghezza degli arti in rapporto al tronco, i diametri del torace, ecc. Queste hanno interesse puramente scientifico mentre sul piano pratico ricoprono un interesse molto maggiore le *diatesi*, il cui studio permette di prevedere e prevenire le malattie cui una persona è predisposta.

## Debolezza e robustezza di costituzione

È indubbio che la malattia rappresenti in parte non trascurabile un'esagerazione di quelle debolezze proprie di ciascun individuo che sono la sua costituzione. Non che si possa dire che esistano delle costituzioni forti o deboli in senso assoluto; piuttosto per ogni costituzione vi sono delle resistenze o delle recettività aumentate o diminuite verso determinati tipi o gruppi di malattie.

La forza o debolezza dell'individuo in senso assoluto non dipende dall'essere alto o basso, longilineo o brevilineo, ma da quel *quantum* di energia genetica, ossia racchiusa nel suo codice genetico, dal momento stesso del concepimento, e dalle circostanze della vita che lo hanno indotto a spendere o risparmiare questo capitale iniziale che la natura gli ha fornito. Per questo, persone con costituzioni che appartengono allo stesso tipo possono essere piú o meno forti, ammalarsi in modo lieve o grave, pur nell'ambito di malattie consimili, dimostrando cioè di avere un grado maggiore o minore di energie attuali e di riserve energetiche. È vero, tuttavia, che la quantità di energia presente nel codice genetico determina la crescita organica e l'armonioso sviluppo di organi, sistemi e funzioni, per cui l'ereditarietà gioca in definitiva un ruolo importante sulla robustezza di ciascun individuo. Perciò se intendiamo la costituzione come l'insieme dei caratteri morfologici e funzionali di un individuo, troveremo che esistono delle costituzioni dette *steniche*, che comprendono individui dotati di maggior forza e capacità funzionale, in grado di resistere alla fatica, di pronta ripresa dopo una malattia; altre costituzioni, dette *asteniche*, che comprendono individui con scarsa capacità funzionale, cattiva resistenza alla fatica, poche energie di riserva e lenta ripresa dopo stress fisici o psichici. Spesso gli *astenici* hanno organi interni piccoli, anche se questo non significa che siano necessariamente piccoli di scheletro e magri.

Tra le due costituzioni esistono dei tipi intermedi che chiameremo *ipostenici*, con scarsa energia reat-

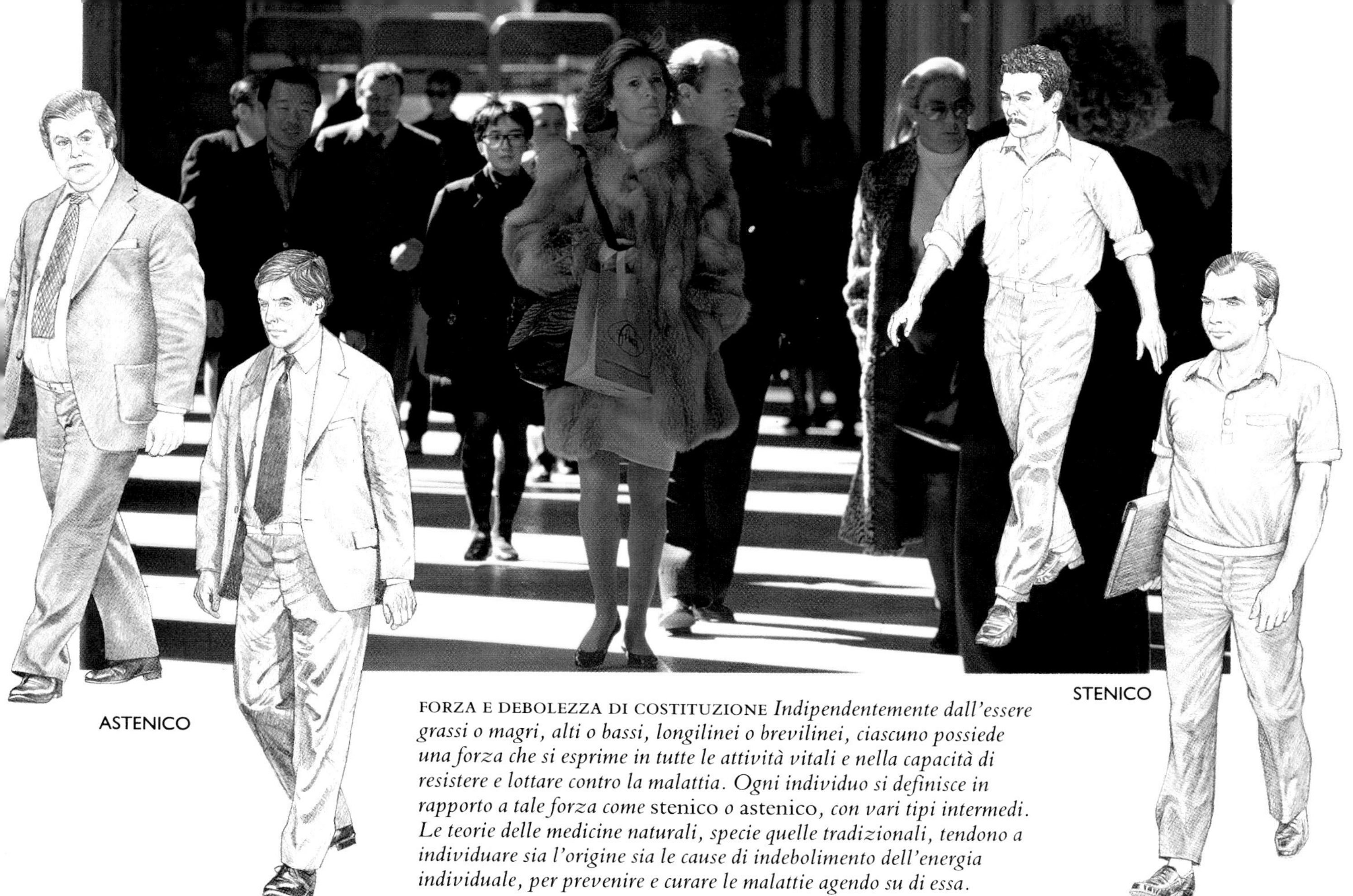


FORZA E DEBOLEZZA DI COSTITUZIONE *Indipendentemente dall'essere grassi o magri, alti o bassi, longilinei o brevilinei, ciascuno possiede una forza che si esprime in tutte le attività vitali e nella capacità di resistere e lottare contro la malattia. Ogni individuo si definisce in rapporto a tale forza come* stenico *o* astenico*, con vari tipi intermedi. Le teorie delle medicine naturali, specie quelle tradizionali, tendono a individuare sia l'origine sia le cause di indebolimento dell'energia individuale, per prevenire e curare le malattie agendo su di essa.*

tiva, e *normostenici*, che potremmo definire reattivi nella norma cioè né troppo né troppo poco. Spesso gli adolescenti passano periodi di astenia o di ipostenia, specie se studiano e fanno vita troppo sedentaria, provocati da un ritardo nella crescita degli organi interni in rapporto alla crescita scheletrica, per cui le capacità funzionali sono ridotte rispetto al consumo che sarebbe richiesto per nutrire e per muovere un corpo sproporzionatamente grande: un po' come avverrebbe se noi mettessimo il motore di una 1100 su un'auto di Formula Uno e pretendessimo di farla correre. Le costituzioni steniche e asteniche stanno ai lati estremi di una "curva a cappello di carabiniere" con cui rappresentiamo la forza o la debolezza delle costituzioni umane, sono cioè i due tipi che maggiormente si allontanano dalla norma in senso opposto e, quando sono esasperate, non possono piú considerarsi normali ma vere e proprie malattie.

Senza arrivare a questi estremi, è chiaro che un individuo tendenzialmente astenico si ammala piú facilmente di uno stenico, perciò dovrà esercitare prudenza e costanza per cercare di irrobustirsi. Questo è vero soprattutto per i giovani nell'epoca della crescita: se diventano pigri, sonnolenti specialmente dopo mangiato, incapaci di applicarsi nello studio, lamentano mali di testa, vertigini, stanchezza, cattiva digestione o inappetenza, si tratta di chiari sintomi di astenia, per i quali, consultato un medico per escludere che siano segni di qualche piú grave malattia, la miglior cura è un drastico cambiamento di vita. Cambiamento di clima, un periodo di lavoro manuale o di intensa vita sportiva che irrobustisca il fisico e stimoli l'appetito per i ragazzi che studiano, senza insistere nel mandarli a scuola: meglio perdere pochi mesi di scuola che rischiare un danno permanente al loro sviluppo. Per quelli che lavorano le soluzioni sono piú difficili poiché non è facile oggi cambiare lavoro e trovarne uno piú adatto a superare la crisi, magari cercando un'occupazione stagionale al mare, in montagna o in località climatiche o termali.

## Le diatesi

Lo studio delle diatesi, o costituzioni pre-patologiche, è complesso e spesso si scontra con alcune teorie avanzate in questi ultimi anni, specie sull'origine di certe malattie metaboliche, e con la tendenza prevalente in alcuni Paesi ad alta tecnologia a trascurare l'osservazione dei segni e dei sintomi clinici (semeiotica clinica) in favore dei dati di laboratorio, per cui l'osservazione del paziente "in toto" e specialmente di quelle debolezze che, non essendo ancora malattie conclamate, sono difficilmente rilevabili con gli strumenti di laboratorio, sfugge all'attenzione del medico o viene minimizzata. Per questo la sindrome pre-patologica non viene rilevata che a posteriori, quando ormai la malattia è manifesta. Lo studio delle diatesi è prevalentemente di interesse medico. Noi accenneremo solo a tre di esse: la *diatesi linfatica* nei due tipi, *stenica* e *astenica*; la *diatesi reumatica* e la *diatesi pletorica ipertensiva*, per l'interesse che hanno di possibile prevenzione o cura da parte dei soggetti interessati.

**La diatesi linfatica stenica e astenica.** Ha particolare interesse nell'infanzia. Infatti il tessuto linfatico, molto abbondante e attivo nei bambini, tende ad atrofizzarsi durante l'adolescenza tanto che nella maggior parte dei casi la diatesi linfatica nell'adulto tende a regredire. Il linfatico astenico corrisponde al temperamento linfatico dei Greci, è grassoccio, pallido, spesso con cute pastosa e pochi peli. A un basso tono nervoso, scarsa aggressività sessuale, scarso consumo energetico, corrisponde un appetito vorace con frequenti eccessi alimentari che provocano improvvisi disturbi gastro-intestinali da intossicazione alimentare. Questi conducono spesso ad appendiciti acute – anche nei vecchi! – e a infezioni intestinali. Infatti i linfatici sono soggetti a malattie infettive, che nel tipo astenico tendono ad avere decorso lento e a cronicizzarsi. Frequenti tutte le malattie del tessuto linfatico: tonsilliti, ipertrofie (ingrossamenti) delle adenoidi (*vedi pag.* 77), ingrossamenti delle linfoghiandole (linfoadeniti reattive) generalizzati o solo di certe regioni, per esempio della gola e del collo oppure dell'inguine, senza febbre o con febbre bassa e senza causa apparente. Ai linfatici astenici giovano il clima marino, il caldo, il sole (elioterapia), il trattamento iodico, oggi purtroppo caduto in disuso ma ancora praticato dagli omeopati.

I linfatici stenici, pur presentando un aumento del tessuto linfatico, differiscono dagli astenici sia per struttura fisica sia per la reattività alle malattie. Sono spesso longilinei, anche se di rado alti di statura, con pelle pallida ma sottile, di temperamento vivace, percezione pronta, irritabili ed emotivi; per contrasto hanno poco appetito, digeriscono male e assimilano poco per cui sono magri e poco muscolosi. Le reazioni alle infezioni e in generale i processi difensivi sono tumultuosi e rapidi: nel volgere di poche ore si ammalano di tonsillite – anche per cause minime: una corsa, un'emozione – e ne guariscono. La febbre compare rapidamente, raggiunge alte temperature e sparisce altrettanto in fretta. Vanno soggetti a manifestazioni orticarioidi (bolle, rossori) che scompaiono spontaneamente e a edemi improvvisi, localizzati spesso attorno alla bocca, che anch'essi scompaiono spontaneamente.

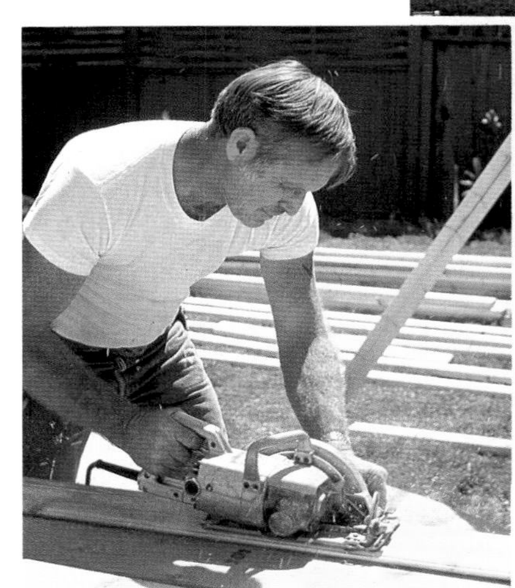

LE DIATESI: L'IMPORTANZA DELLA PREVENZIONE *Le diatesi non sono delle malattie conclamate; indicano piuttosto la tendenza ad ammalarsi di specifiche forme morbose: se individuate, comunque, la loro evoluzione patologica può essere prevenuta. Un soggetto pletorico-ipertensivo può trovare, per esempio, nelle attività manuali una forma di sfogo energetico sufficiente a prevenire le crisi; il bambino linfatico, per esempio, deve trascorrere molto tempo in giochi all'aria aperta. Nelle diatesi reumatiche è molto importante individuare caso per caso i fattori climatici responsabili: le medicine naturali, a questo proposito, servono da guida per la diagnosi oltre a essere fondamentale terapia.*

Sembra che in questi soggetti il sistema linfatico svolga la propria azione difensiva non in modo lento, torpido e spesso insufficiente come negli astenici, ma al contrario in modo eccessivo, violento, con rapida mobilitazione delle difese attive e rapida smobilitazione. A questi soggetti giovano il clima montano purché secco e non troppo ventoso, il calcio, l'arsenico, la vitamina D, le ginnastiche lente, ritmiche, non violente.

**La diatesi reumatica.** Implica una tendenza ad ammalarsi di quelle malattie genericamente chiamate reumatiche che, fatta eccezione per il reumatismo articolare acuto e il reumatismo cronico primario, hanno di solito manifestazioni dolorose molto fastidiose per chi ne soffre, ma non sono considerate come malattie clinicamente definite dalla scienza medica attuale. Il dolore non è fisso ma compare e scompare dopo periodi piú o meno lunghi e cambia localizzazione con l'andar del tempo, talvolta rapidamente, talvolta nel corso di anni. Si tratta di dolori articolari, muscolari, nevralgie, torcicolli, determinati da fattori climatici (freddo, vento, umidità) verso i quali i reumatici dimostrano una particolare sensibilità.

Dei fattori climatici come causa di malattia parle-

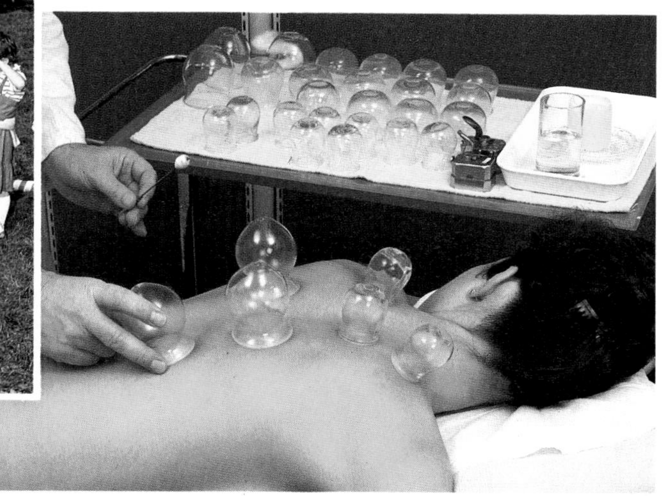

remo nel capitolo sui climi; qui è importante sottolineare che esistono dei soggetti che a questi fattori reagiscono con estrema facilità e con manifestazioni di tipo reumatico. Si tratta spesso di longilinei che facilmente presentano irritabilità nervosa e ipersensibilità al dolore. La malattia reumatica acuta compare piú facilmente nei bambini e nei giovani ed è indice di una diatesi reumatica di fondo, per cui chi ne ha sofferto dovrà cercare di prevenire le malattie reumatiche, non esponendosi troppo ai fattori climatici e mantenendo una costante attività fisica.

La poliartrite cronica primaria è una malattia che colpisce soprattutto le donne dopo la menopausa, ma che spesso è preceduta da sintomatologie reumatiche minori, per cui è anch'essa in parte prevenibile facendo ricorso alle medicine naturali. Queste, per la cura delle malattie reumatiche, hanno un valore inestimabile, sia quelle che tuttora fanno parte della medicina "ufficiale" come le terapie termali, i fanghi, le sabbiature, i bagni di fieno, le ginnastiche, le fisioterapie, sia le fitoterapie, l'agopuntura, l'omeopatia, ecc.

**La diatesi pletorica ipertensiva.** Corrisponde quasi esattamente al temperamento sanguigno: si tratta di persone solide, steniche, con il colorito roseo o acceso, la muscolatura ben sviluppata, con torace ampio. Il carattere è esuberante, spesso allegro: sono individui che non passano facilmente inosservati e richiamano su di sé l'attenzione, anche in numerose compagnie, grazie alla loro risata esplosiva, alla voce forte, all'eloquio facile. In situazioni di fatica o di emozione sudano facilmente, in special modo al viso e al capo, mentre il loro colorito diviene piú intenso, estendendosi a tutto il capo e al collo.

Contrariamente all'opinione generale per cui sono ritenuti dei buontemponi, immuni da quelle malattie comunemente considerate appannaggio dei tipi nervosi, vanno particolarmente soggetti alle malattie ipertensive, all'infarto miocardico e agli incidenti cerebrovascolari (emorragie o trombosi cerebrali). Questo non significa che debbano necessariamente averle, ma piú di altri dovranno usare tutti quegli accorgimenti utili a prevenirle. Il primo, e piú importante, è l'utilizzare la loro grande energia ed esuberanza in una vita fisicamente attiva: le situazioni di stress e di tensione, fattori inducenti e precipitanti delle malattie cui sono sensibili, si combattono con una intensa e frequente attività fisica. Ma attenzione! Non un esercizio fisico violento e occasionale come la mezz'ora di corsa la mattina, l'ora di tennis sotto il sole del mezzogiorno, i 40 chilometri in bicicletta nelle domeniche della bella stagione o altre attività simili. Le lunghe passeggiate in campagna o in montagna, senza voler raggiungere le alte vette, una buona nuotata quotidiana per chi ha la fortuna di vivere vicino al mare o a una piscina, la pratica quotidiana della ginnastica (*vedi* il capitolo *L'uomo e il movimento*), i lavori artigianali o le attività creative (la musica, il canto, la pittura) costituiscono una splendida valvola di sfogo.

I pletorici tendono a eccedere nel mangiare e nel bere: dovranno essere particolarmente attenti a seguire una dieta sana e a evitare quei cibi, come i grassi saturi (*vedi pag. 109*), che possono piú facilmente portare all'arteriosclerosi, limitando al massimo l'ingestione di alcool. Questo non significa che debbano privarsi del piacere di accompagnare il pasto con un buon bicchiere di vino, ma dovranno evitare gli amari, gli aperitivi e i superalcoolici. Il mondo vegetale è particolarmente ricco di rimedi atti a prevenire le malattie ipertensive e cardiovascolari, primo fra tutti il preziosissimo aglio. L'agopuntura tradizionale può costituire un valido aiuto anche da un punto di vista diagnostico: infatti, attraverso l'esame dei polsi e della lingua consente di diagnosticare precocemente quegli squilibri che costituiscono il momento iniziale di queste malattie. Ancora un consiglio: non dimenticate di controllare periodicamente la pressione e fatevi guidare nelle fitoterapie da un buon erborista o, meglio ancora, da un medico esperto.

Tra le molte diatesi e costituzioni descritte dai vari ricercatori, abbiamo parlato di quelle che rivestono un maggior interesse pratico per il lettore; le altre costituiscono oggetto di studio per il medico il quale, come scriveva il fisiologo francese Claude Bernard, padre della medicina sperimentale, "non è il medico degli esseri viventi in generale, e nemmeno del genere umano, bensí il medico dell'individuo umano, di piú: il medico di un individuo particolare per i propri tratti costituzionali".

# *L'uomo e l'aria: ogni cellula respira*

*L'aria che entra ed esce incessantemente dai polmoni, il cuore che batte, il sangue che circola: tutti sanno che si tratta di atti vitali indispensabili. Ma che cosa rappresenta in realtà inspirare una boccata di aria pura ed espirare altrettanta aria viziata? Attraverso il respiro e la circolazione ogni singola cellula dell'organismo viene rifornita di ossigeno che è il comburente indispensabile allo svolgersi di tutte le trasformazioni biochimiche vitali, mentre l'anidride carbonica, il "gas di scarico", ne viene allontanata.*

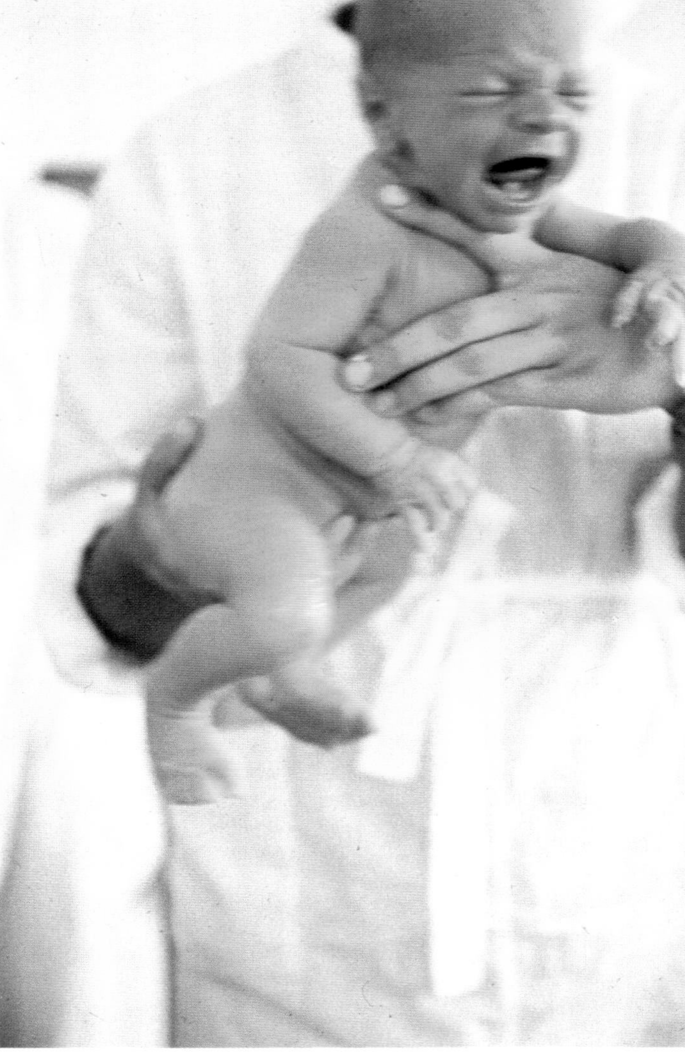

"Respiri profondamente!", "Faccia un bel respiro profondo!". Quante volte medici e infermieri devono ripetere queste frasi. Ma purtroppo, nella maggior parte dei casi, la persona a cui si dice di respirare profondamente esegue respirando con la parte alta del torace, o addirittura sollevando le spalle, e non sembra comprendere come compiere volontariamente i movimenti che tutti inconsciamente ripetiamo piú volte nella giornata, anche nel sonno, quando sospiriamo.

I sospiri, tanto frequenti nei bambini e in certi anziani, sono dei meccanismi naturali per compensare una respirazione scorretta, insufficiente. I bambini, quando si concentrano molto nei giochi o quando corrono molto, tendono a respirare superficialmente, usando appunto la parte alta del torace, e la natura compensa questi periodi con frequenti sospiri. Negli anziani si tratta di compensare la rigidezza del torace per la perdita di elasticità dei tessuti, ma spesso tale compensazione è resa necessaria da cattive abitudini respiratorie durate tutta la vita e rese piú evidenti dal degrado dovuto al passare degli anni. Il fatto che esista un meccanismo che ci costringe, almeno ogni tanto, a un'inspirazione profonda, basta di per sé a mostrarne l'importanza.

Ma vediamo meglio cosa possiamo ottenere respirando profondamente anche solo per pochi minuti: la muscolatura si rilassa, il corpo e la mente si distendono, il dolore si avverte meno, i riflessi sono piú pronti, i cinque sensi (udito, vista, gusto, tatto, olfatto) si acuiscono, gli organi addominali si rilasciano, la tensione, la paura e l'angoscia si allentano. Questi effetti saranno passeggeri, ma se prendiamo l'abitudine di respirare sempre in maniera corretta e di fare ogni tanto, nel corso della giornata, sei o sette respiri profondi e lenti consecutivi, questa situazione di benessere diverrà duratura e costante. Questi effetti sono dovuti in gran parte alla migliore ossigenazione dei tessuti e delle cellule, in particolare del cervello e del cuore, attraverso la quale il metabolismo diviene piú efficiente. Se miglioriamo la respirazione, dunque, possiamo influire positivamente sulle funzioni dell'intero organismo.

Quando avremo imparato a respirare profondamente, avremo fatto il primo e piú importante passo per sfruttare le risorse che la natura ci offre già solo attraverso questa attività, che fino a ora abbiamo eseguito senza porvi mente. Ma se immaginiamo di percorrere la lunga strada che compie l'aria dopo che è entrata nel nostro organismo, seguendo le trasformazioni cui va incontro e considerando i molti organi e tessuti che prendono parte al processo respiratorio, capiremo i cospicui benefici che si possono ottenere praticando altri e piú complessi esercizi

OGNI SINGOLA CELLULA RESPIRA *Il primo vagito è il primo atto vitale di un bimbo che nasce e segna l'inizio della respirazione polmonare. Ma respirare, in realtà, significa assorbire ossigeno ed eliminare anidride carbonica: ogni organismo vivente, dal piú piccolo come un paramecio o una ameba (visibili nella figura), alle singole cellule di un organismo pluricellulare (gli animali e l'uomo stesso, di cui vedete rappresentati una cellula nervosa, un globulo bianco e una cellula muscolare), ha bisogno di respirare incessantemente per poter sopravvivere. È grazie all'apporto di ossigeno che si produce l'energia necessaria ai complessi fenomeni vitali che si svolgono all'interno della cellula, di cui l'anidride carbonica è il prodotto di scarto che va eliminato.*

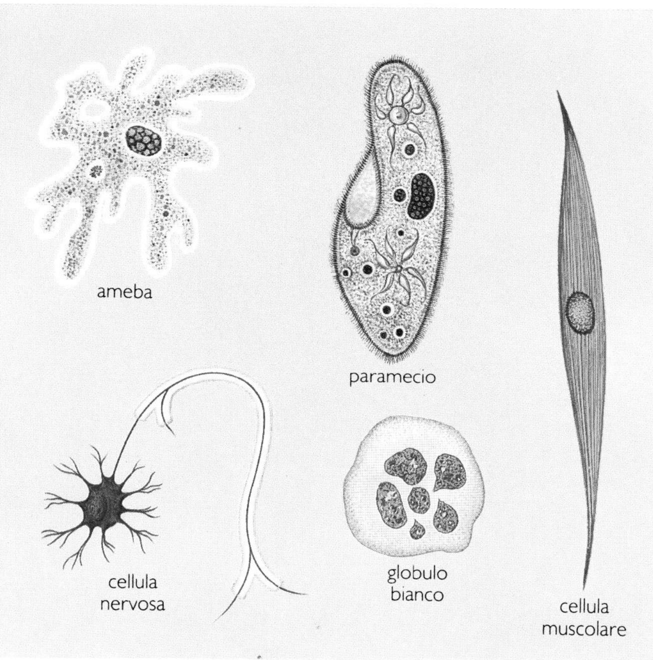


respiratori. La comprensione esatta di quello che succede e di ciò che si può ottenere con la pratica costante di ciascun esercizio ci renderà piú precisi nell'eseguirli e ci aiuterà a scegliere quelli piú adatti alla nostra costituzione psicofisica, alle esigenze del momento o ai disturbi che ci affliggono.

**L'omeostasi respiratoria: l'equilibrio ossigeno-anidride carbonica.** Per colui che studia il vivente (il biologo, il medico, ecc.), la parola respirazione ha un significato ben preciso e diverso da quello che le si attribuisce normalmente. Per l'uomo comune respirare significa introdurre aria nei polmoni; per il medico, invece, respirare vuol dire far giungere ossigeno, non solo al polmone, ma a ogni singola cellula e a tutti i tessuti dell'organismo.

I polmoni, le vie aeree, la cassa toracica, il diaframma e i muscoli del torace, con i centri di regolazione cerebrale, sono le strutture preposte all'introduzione dell'ossigeno nell'organismo e all'eliminazione dell'anidride carbonica. Saranno poi il cuore e il circolo a compiere il lavoro di distribuzione dell'ossigeno fino ai piú lontani tessuti e alla piú piccola cellula.

Delle omeostasi abbiamo già parlato nel capitolo *L'uomo come essere naturale*; omeostasi respiratoria significa che l'ossigeno è una delle componenti principali del nostro organismo ed è estremamente importante che un continuo, fresco apporto di ossigeno giunga a ogni cellula. L'ossigeno è il *comburente* indispensabile allo svolgersi di quelle incessanti trasformazioni biochimiche che producono l'energia necessaria al mantenimento della vita e delle sue funzioni. Non esiste il modo di conservare ossigeno di riserva all'interno dei tessuti: la sua natura è tale che si trasforma continuamente. L'ossigeno entra in tutti i composti organici e si lega all'idrogeno per formare acqua e al carbonio per formare anidride carbonica. Ogni volta che avviene una trasformazione chimica che produce energia, alla fine della reazione, come prodotti di scarto avremo acqua e anidride carbonica. L'acqua, come vedremo nel capitolo dedicato a questo tema, viene eliminata attraverso i reni, il sudore, ecc.; l'anidride carbonica, essendo un gas, attraverso la respirazione. L'ossigeno necessario alle trasformazioni energetiche deve arrivare incessantemente a ogni tessuto, ma specialmente al cuore e al cervello, che ne consumano piú degli altri organi e che, per primi, morrebbero se ne fossero privi.

Il viaggio dell'ossigeno verso le cellule è legato al viaggio inverso dell'anidride carbonica dalle cellule ai polmoni, poi all'esterno. Fa parte della meravigliosa economia della natura che gli stessi organi e sistemi compiano contemporaneamente piú funzioni: lo stesso meccanismo che fornisce l'ossigeno necessario alle trasformazioni energetiche ne allontana il principale prodotto di scarto. Ma l'anidride carbonica non è solo un sottoprodotto da eliminare: essa è la valvola regolatrice del nostro respiro. Inoltre durante il suo viaggio nel torrente ematico si trasforma temporaneamente in bicarbonati e serve a mantenere l'acidità del sangue a un livello costante: infatti, il grado di acidità è una delle omeostasi dell'organismo, e, se si altera, la vita non è piú possibile.

Per questa ragione è estremamente dannosa l'abitudine, che hanno alcuni, di prendere con frequenza dei bicarbonati per digerire: attraverso le pareti dello stomaco queste sostanze passano nel sangue e interferiscono con il *sistema tampone* (il meccanismo preposto a mantenere costante l'acidità del sangue) e con il trasporto dell'anidride carbonica, il che a lungo andare provoca dei danni irreversibili ai polmoni e ai reni.

# *La respirazione*

L'aria che inspiriamo entra attraverso le narici e, percorrendo le vie respiratorie, giunge ai polmoni. Qui all'aria viene sottratto ossigeno e contemporaneamente ceduta anidride carbonica da parte del sangue contenuto nei capillari polmonari. Da questo momento il cuore e il circolo, che da questo organo in gran parte dipende, diventano i responsabili della respirazione di ogni singola cellula. Anatomicamente il cuore è posto in mezzo ai polmoni che sembrano abbracciarlo, quasi a sottolineare l'unità funzionale del sistema cuore-polmone. Ciò significa, tra l'altro, che con la respirazione è possibile influire anche sulla funzionalità del cuore, non solo dei polmoni. Mentre il sangue porta via l'ossigeno, l'aria carica di anidride carbonica risale verso l'esterno e fuoriesce dal naso. Quali forze spingono l'aria dentro i polmoni e la fanno nuovamente uscire? La cassa toracica e il diaframma si comportano come un grande mantice, che espandendosi risucchia aria all'interno, contraendosi la espelle. Ma, al contrario dei mantici costruiti dall'uomo molti millenni fa proprio osservando questo meccanismo fisiologico, all'interno del torace esiste una pressione negativa che riporta il torace in posizione di espirazione, anche senza che i muscoli e le ossa che formano le pareti del mantice vengano compressi.

La parete della trachea è rinforzata da anelli cartilaginei che ne impediscono lo schiacciamento. I due bronchi principali portano ai due polmoni, destro e sinistro, e hanno una parete rigida ma non armata come quella della trachea. Si ramificano 15 volte in bronchi e bronchioli sempre piú piccoli fino al bronchiolo terminale, che sbocca in un grappolo di alveoli. Quando il medico "ausculta il torace" sente il rumore prodotto dall'aria che passa in trachea e nei condotti bronchiali. Se vi è muco in eccesso o catarro, sentirà dei rantoli provocati dal materiale che viene trascinato dall'aria rendendone il flusso difficile, mentre se i piccoli bronchi sono contratti, come nell'asma, sentirà dei fischi. L'orecchio esercitato può distinguere moltissimi rumori diversi dovuti a differenti situazioni patologiche.

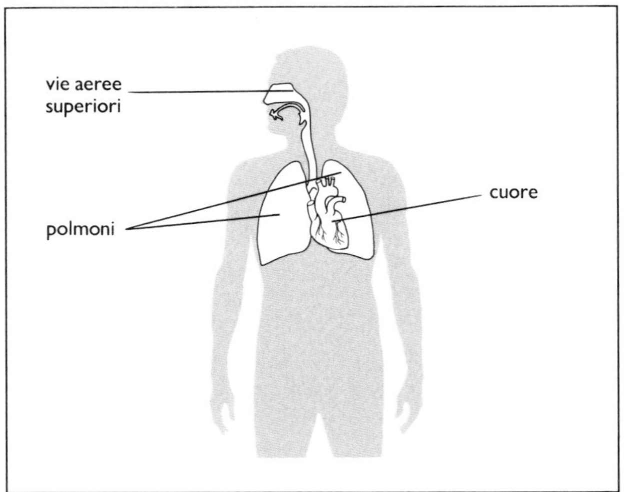


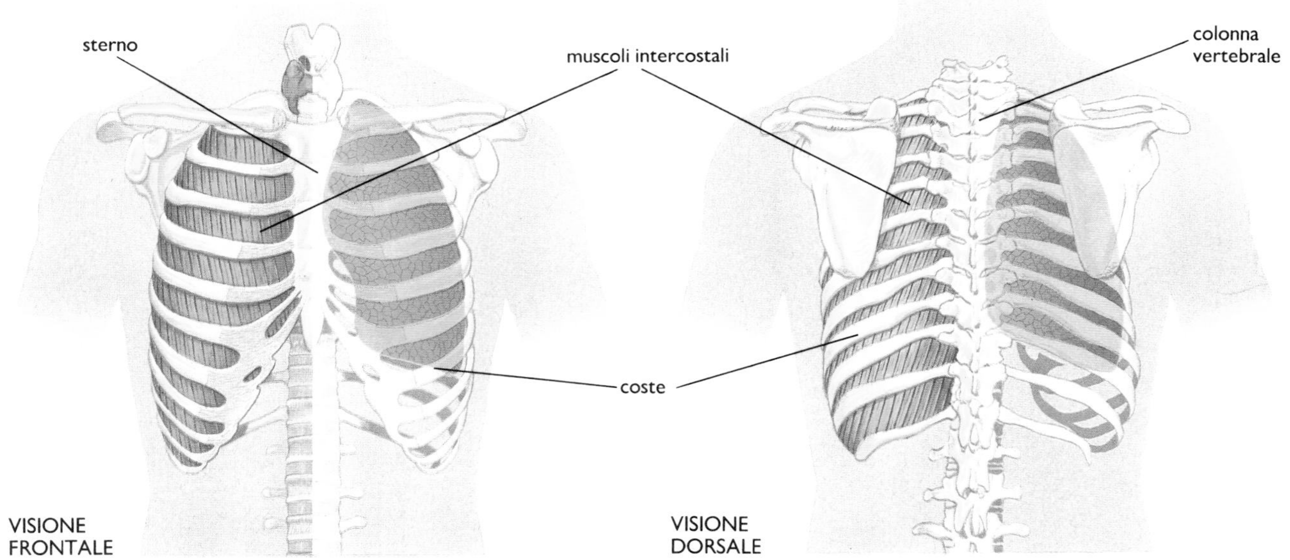


LE STRUTTURE ACCESSORIE DELLA RESPIRAZIONE *Le pareti della gabbia toracica sono formate dalle coste, dodici per lato, articolate posteriormente alla colonna vertebrale e anteriormente (dalla prima alla decima) allo sterno. Tra una costa e l'altra, ancorati ai bordi inferiore e superiore di ogni costa, si trovano i muscoli intercostali. Questi muscoli, contraendosi, si accorciano e tirano in avanti e in alto le coste, che possono muoversi facendo perno sulle vertebre: aumenta cosí sia il diametro antero-posteriore sia quello laterale della cassa toracica, come si vede negli schemi alle pagg. seguenti.*

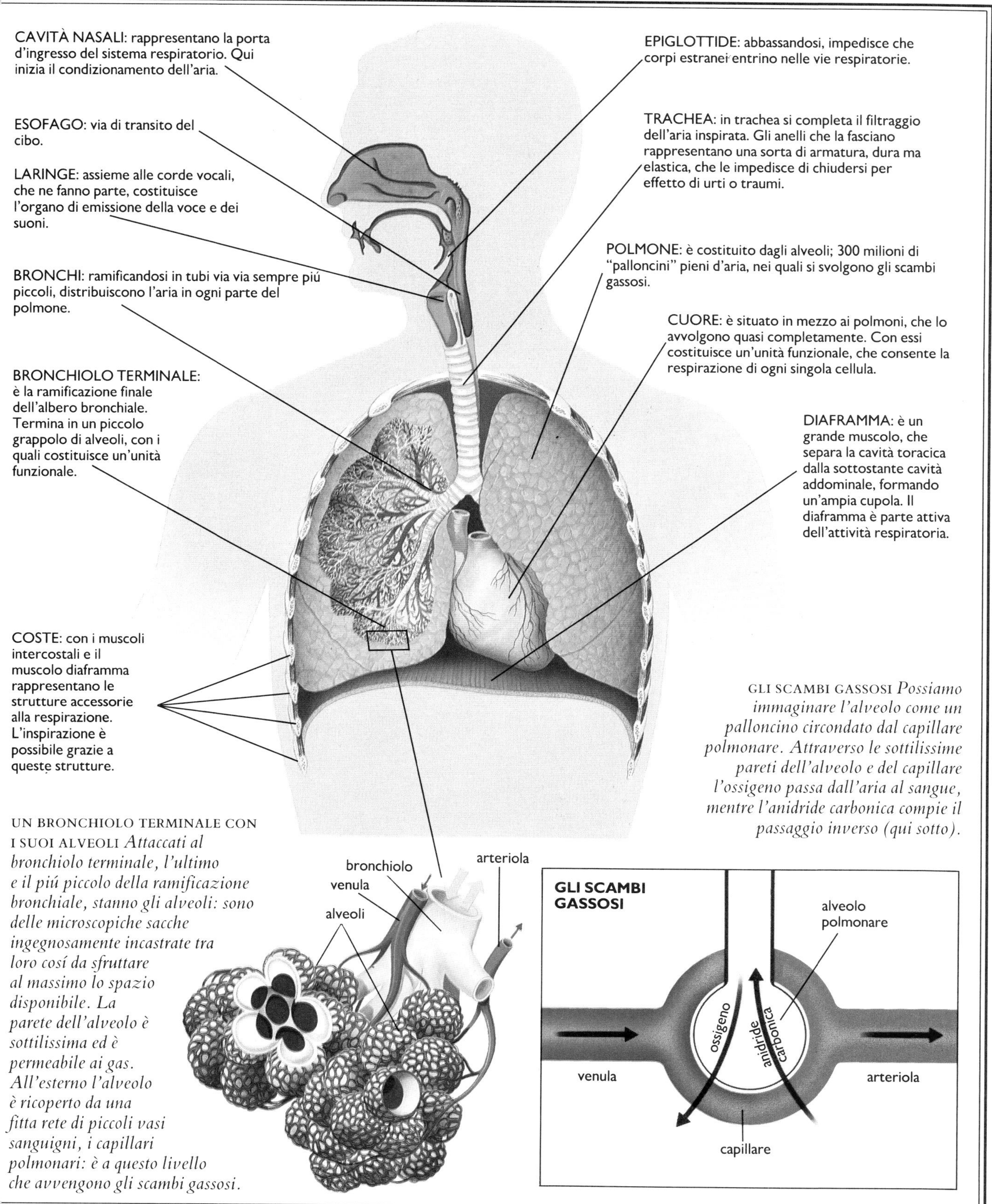


GLI SCAMBI GASSOSI *Possiamo immaginare l'alveolo come un palloncino circondato dal capillare polmonare. Attraverso le sottilissime pareti dell'alveolo e del capillare l'ossigeno passa dall'aria al sangue, mentre l'anidride carbonica compie il passaggio inverso (qui sotto).*

UN BRONCHIOLO TERMINALE CON I SUOI ALVEOLI *Attaccati al bronchiolo terminale, l'ultimo e il piú piccolo della ramificazione bronchiale, stanno gli alveoli: sono delle microscopiche sacche ingegnosamente incastrate tra loro cosí da sfruttare al massimo lo spazio disponibile. La parete dell'alveolo è sottilissima ed è permeabile ai gas. All'esterno l'alveolo è ricoperto da una fitta rete di piccoli vasi sanguigni, i capillari polmonari: è a questo livello che avvengono gli scambi gassosi.*

## Il lungo viaggio dell'ossigeno e dell'anidride carbonica

L'ossigeno raggiunge le cellule attraverso il cuore e il circolo: ciò significa che è trasportato dal sangue, piú precisamente dai globuli rossi, mentre l'anidride carbonica segue il percorso inverso. Perché ciò avvenga, esiste una vasta superficie di scambio altamente specializzata, ossia tale da consentire l'ingresso dell'ossigeno nel sangue e la fuoriuscita dell'anidride carbonica. Questa superficie si trova all'interno dei polmoni e comunica con l'esterno attraverso le *vie respiratorie* (naso, gola, trachea, bronchi).

**La meccanica respiratoria.** I polmoni sono situati nella gabbia toracica, che ha all'incirca la forma di un cilindro: le pareti sono formate dalle coste e dai muscoli intercostali, congiunte tra loro posteriormente dalla colonna vertebrale nel suo tratto toracico e anteriormente dallo sterno; il pavimento è costituito dal muscolo diaframma. Sia la superficie interna della gabbia toracica sia il polmone sono foderati da sottili membrane dette *pleure*; le divide un sottile strato di liquido lubrificante per permetterne lo scorrimento. L'aria giunge al polmone attraverso il naso, la trachea e i bronchi, risucchiata dall'espandersi del torace che funziona come un grande mantice. La forza di espansione del mantice è costituita dal lavoro dei muscoli intercostali e del diaframma. I primi, contraendosi, tirano le coste in avanti e in alto, usando le vertebre come perno di questa rotazione: aumenta cosí sia il diametro laterale sia quello antero-posteriore della cassa toracica. Ma ancora piú importante è il movimento del diaframma che, abbassandosi e appiattendosi, può aumentare di molto il volume intratoracico ossia lo spazio interno del torace. Contemporaneamente al diaframma si deve muovere anche la parete addominale, per fare spazio ai visceri spostati verso il basso dal movimento diaframmatico. Abbiamo cosí un sinergismo (potenziamento reciproco) di movimenti muscolari che possono avvenire tutti assieme o in sequenza, come vedremo nel corso degli esercizi alla fine di questo capitolo.

Quando abbiamo parlato di respiro profondo, intendevamo un respiro compiuto prevalentemente con il diaframma e i muscoli addominali; al contrario un respiro alto contrarrà i muscoli della parte alta del torace o addirittura delle spalle. Questo tipo di respiro si deve compiere solo durante uno sforzo fisico per il quale sia necessario impegnare gli altri muscoli del torace, come quando si solleva un grosso peso o durante il parto, oppure in certi stati di malattia, per esempio durante un attacco d'asma.

L'espirazione avviene di solito passivamente, come se la camera interna del mantice, invece che di pelle o di tela cerata, fosse fatta di gomma. Il

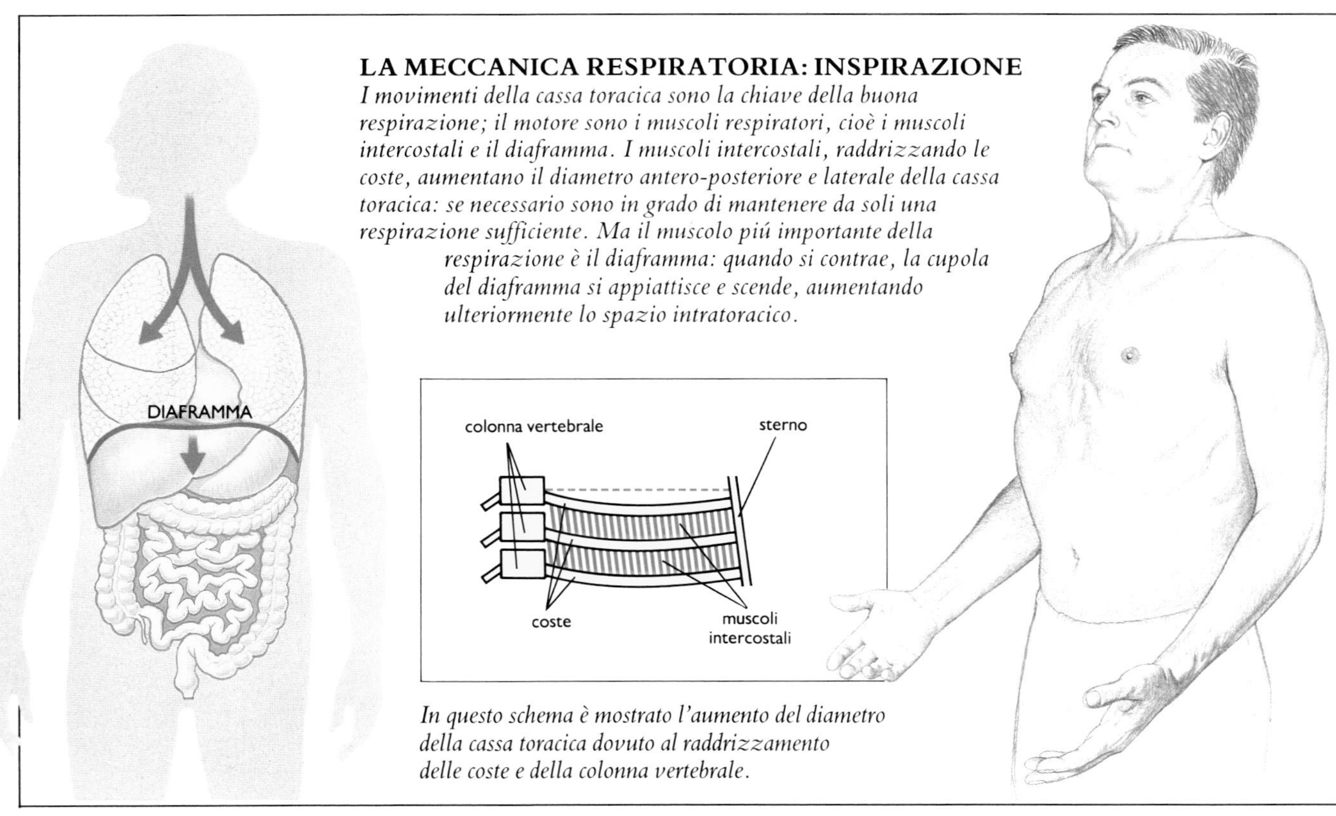


**LA MECCANICA RESPIRATORIA: INSPIRAZIONE**

*I movimenti della cassa toracica sono la chiave della buona respirazione; il motore sono i muscoli respiratori, cioè i muscoli intercostali e il diaframma. I muscoli intercostali, raddrizzando le coste, aumentano il diametro antero-posteriore e laterale della cassa toracica: se necessario sono in grado di mantenere da soli una respirazione sufficiente. Ma il muscolo piú importante della respirazione è il diaframma: quando si contrae, la cupola del diaframma si appiattisce e scende, aumentando ulteriormente lo spazio intratoracico.*

*In questo schema è mostrato l'aumento del diametro della cassa toracica dovuto al raddrizzamento delle coste e della colonna vertebrale.*

polmone, infatti, tende a svuotarsi spontaneamente; non del tutto però: al termine di una normale espirazione nei polmoni e nelle vie aeree rimane sempre una certa quantità di aria, detta *capacità funzionale residua*, pari a circa tre litri e mezzo, cosí che quando inspiriamo ed espiriamo in quest'aria si formano dei piccoli vortici, degli incessanti movimenti, che rinnovano l'aria contenuta in tutti gli alveoli.

È possibile aiutare l'espirazione contraendo i muscoli addominali in modo da far risalire il diaframma. Cosí la quantità di aria che normalmente rimane nei polmoni è inferiore; l'inspirazione seguente sarà di conseguenza piú ampia e il volume di aria inspirata maggiore. È intuitivo che, quanto piú grande sarà il volume di aria inspirata ed espirata, tanto maggiore sarà la quantità di gas che possono venire scambiati. Tuttavia, perché questo avvenga, si devono verificare delle altre condizioni favorenti la ventilazione vera e propria, a partire dalla stessa porta d'ingresso dell'aria nell'organismo, cioè il naso.

**Il controllo della respirazione.** Un fatto è evidente a tutti: non dobbiamo "decidere di respirare" in ogni momento. Infatti solitamente respiriamo senza saperlo, ma se ci pensiamo possiamo controllare la frequenza e la profondità del respiro e possiamo anche trattenerlo per breve tempo, fino a che un meccanismo piú forte della nostra volontà prende il comando obbligandoci a respirare di nuovo. Questo prova che il controllo del respiro è contemporaneamente *involontario* e *volontario*.

Il controllo involontario avviene tramite il sistema nervoso centrale: i muscoli respiratori si contraggono perché ricevono degli impulsi da un centro respiratorio situato nel cervello. Questo centro è posto nella porzione piú antica, dal punto di vista evoluzionistico, del sistema nervoso centrale: il tronco. Qui, insieme ad altri centri che controllano le funzioni vitali piú importanti, si trovano dei gruppi di cellule che possiedono una propria attività ritmica, emettono cioè impulsi a intervalli regolari. Questi agglomerati o nuclei di cellule nervose, coordinati tra loro, comandano i muscoli respiratori affinché si compia senza sosta l'avvicendarsi regolare di inspirazione ed espirazione, e variano il ritmo della ventilazione, accelerandolo o rallentandolo, in risposta alle necessità dell'organismo. In questa sua attività il centro del respiro risponde a vari stimoli, o informazioni, i piú importanti dei quali sono: le quantità di ossigeno e di anidride carbonica e l'acidità del sangue arterioso; la distensione della parete toracica; la pressione arteriosa e la frequenza cardiaca; comandi che provengono da altre parti del cervello.

**LA MECCANICA RESPIRATORIA: ESPIRAZIONE**

*L'espirazione è passiva: è sufficiente che il diaframma e i muscoli intercostali si rilassino perché la cassa toracica torni alla posizione di partenza e il polmone si svuoti. Solo nell'espirazione forzata, per esempio durante un faticoso esercizio, intervengono alcuni muscoli che aiutano la compressione della cassa toracica e la fuoriuscita dell'aria.*

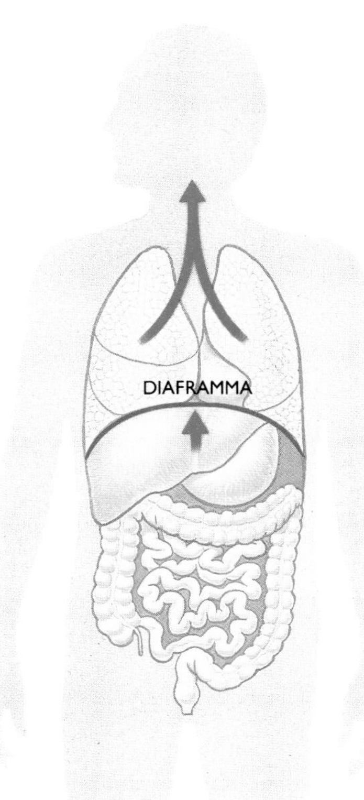


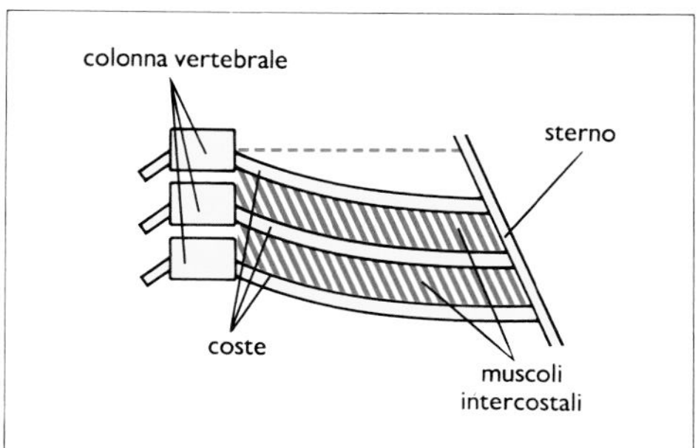


*In questo schema si nota il ritorno in posizione di rilasciamento, il che diminuisce il diametro della cassa toracica.*

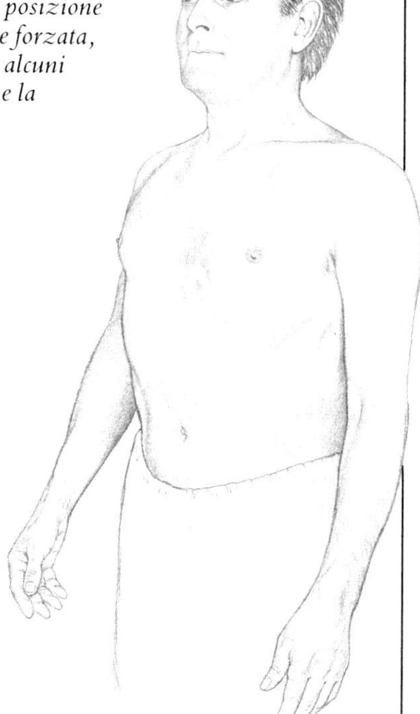

## COME L'ARIA VIENE CONDIZIONATA E FILTRATA

La parte esterna del naso, quella visibile, è molto piú piccola di quella interna, che si estende all'indietro e verso il basso fino alla bocca. Queste cavità interne sono ricoperte di mucosa, un sottile strato di cellule che tappezza tutte le cavità interne del nostro corpo, per esempio gli intestini, l'interno della bocca, l'interno delle palpebre, ecc. La mucosa è ricca di ghiandole ed è sempre umida. Quella del naso trasuda continuamente liquido; inoltre le sue ghiandole producono addirittura 1 litro di secreto al giorno. Sotto la mucosa c'è uno strato soffice formato da tanti piccoli vasi, arteriole e venule, quasi una spugna piena di sangue: è questo tessuto spugnoso che si congestiona quando siamo raffreddati, impedendoci di respirare. Sui suoi molteplici vasi agiscono sia i vasocostrittori chimici, sia i suffumigi o le applicazioni di neve in uso tra certe popolazioni nordiche (*vedi capitoli L'uomo e la temperatura, Le piante medicinali*). I vasi di questo tessuto sono responsabili delle perdite di sangue dal naso: anche in questo caso l'applicazione del freddo sarà utile.

Dalle pareti laterali delle cavità nasali sporgono delle piccole creste (i *turbinati*) che servono per l'appunto a far turbinare l'aria, ossia a dividerla in piccoli vortici di modo che tutta entri ripetutamente in contatto con la mucosa: grazie all'abbondante secreto delle sue ghiandole e al calore del sangue del tessuto spugnoso, l'aria si riscalderà e si umidificherà raggiungendo i 37° di temperatura e il 95% di umidità. Persino nelle foreste equatoriali l'aria raggiunge di rado queste condizioni di umidità e di temperatura!

Questo complesso sistema di condizionamento garantisce anche che naso, trachea e bronchi possano compiere efficientemente un'altra, importantissima funzione: quella di filtrare l'aria dalle impurità e dai germi che la inquinano. Ancor prima che inizino le cavità interne, i peli di cui sono provviste le narici formano una prima grossolana barriera contro le particelle piú grandi, ma quelle piú piccole, il pulviscolo, le impurità, i batteri e i virus andranno a depositarsi sulle mucose del naso, della trachea e dei bronchi. Come liberarsi di questi intrusi? La mucosa delle vie aeree superiori produce un liquido viscoso (il *muco*), in cui tutte queste particelle restano impigliate, come le mosche sul miele. Una volta che sono state catturate, bisogna eliminarle: allora vediamo entrare in azione un mirabile e delicatissimo meccanismo, le *ciglia*. Si tratta di sottilissimi filamenti che fanno parte delle cellule della mucosa stessa, e che la ricoprono di un fittissimo e invisibile tappeto, simile a un velluto formato da circa due milioni di ciglia per centimetro quadrato. Le ciglia si muovono tutte assieme, con un movimento ondulatorio, compiendo 10-15 movimenti al secondo, e formano una specie di *tapis roulant* che trasporta il muco con le particelle intrappolate verso la gola, da dove verrà inghiottito. Il movimento si svolge dall'alto verso il basso nel naso, in

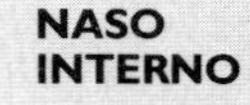


IL RISCALDAMENTO DELL'ARIA INSPIRATA *Il naso ha la capacità di riscaldare l'aria inspirata attraverso un ingegnoso sistema: il flusso d'aria, rotto in piccoli vortici dalle creste dei turbinati, allunga il proprio percorso ed entra in contatto con le pareti calde delle cavità nasali.*

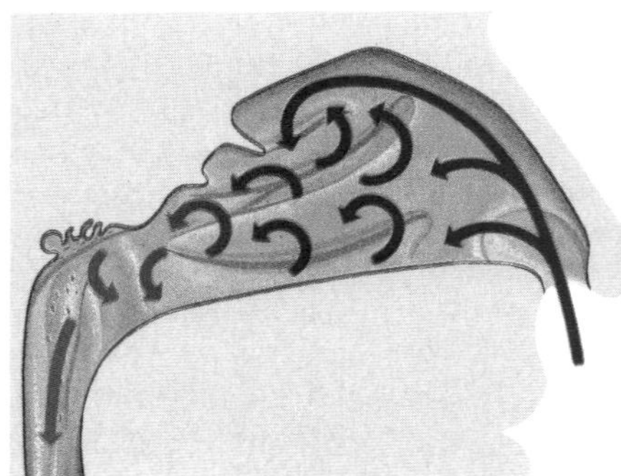

Il piú forte di questi stimoli è il livello di anidride carbonica nel sangue: quando questo comincia a salire oltre il normale, la ventilazione viene stimolata in misura notevole. In questo modo, nelle situazioni in cui i tessuti lavorano molto e quindi producono molta anidride carbonica, come nell'esercizio muscolare, il centro di controllo aumenta la ventilazione per eliminare l'anidride carbonica. Pure la carenza di ossigeno agisce aumentando la ventilazione, anche se a livelli estremi può bloccare i centri di controllo. Gli stimoli che provengono dalla periferia, e che portano informazioni sui livelli di ossigeno e di anidride carbonica e sulla pressione arteriosa, agiscono contemporaneamente su altri centri di controllo (quello della frequenza cardiaca e quello della pressione arteriosa), poiché respiro e circolo sono due sistemi coordinati e non compartimenti stagni indipendenti uno dall'altro.

Infine, quali sono i rapporti tra i centri respiratori e gli altri centri superiori? Tutti noi sappiamo per esperienza come la mente influenzi il respiro: non si dice forse "gli è mancato il fiato dallo spavento" o "è rimasto senza fiato", alludendo allo stupore? Nelle situazioni di pericolo il respiro diventa rapido e affannoso, il dolore fisico accelera la respirazione, l'ansia può causare iperventilazione con respiro superficiale e conseguente abbassamento del livello di anidride carbonica. Esistono anche delle situazioni fisiologiche generali che influiscono sulla respirazione: il respiro è piú superficiale nella donna che nell'uomo e diviene esclusivamente toracico durante la gravidanza; è piú rapido nel bambino

senso inverso nei bronchi e nella trachea. Perché questa importantissima funzione di difesa possa avvenire senza difficoltà, il muco non deve essere né troppo vischioso, poiché in questo caso bloccherebbe il movimento delle ciglia, né troppo liquido e nemmeno troppo abbondante, perché le ciglia non riuscirebbero a rimuoverlo. Inoltre le ciglia sono immobilizzate dal freddo e dal secco. Ed ecco che la funzione di condizionamento del naso ci appare in tutta la sua importanza: il secco rende il muco viscoso e paralizza le ciglia, il freddo può far secernere troppo muco e rallenta il moto delle ciglia, fino a bloccarle completamente quando la temperatura scende intorno ai 10°. Anche molti fattori di inquinamento, fumi, particelle irritanti e alcuni farmaci disturbano questo meccanismo, mentre il fumo di sigaretta causa la disorganizzazione o addirittura una diminuzione o la scomparsa delle ciglia.

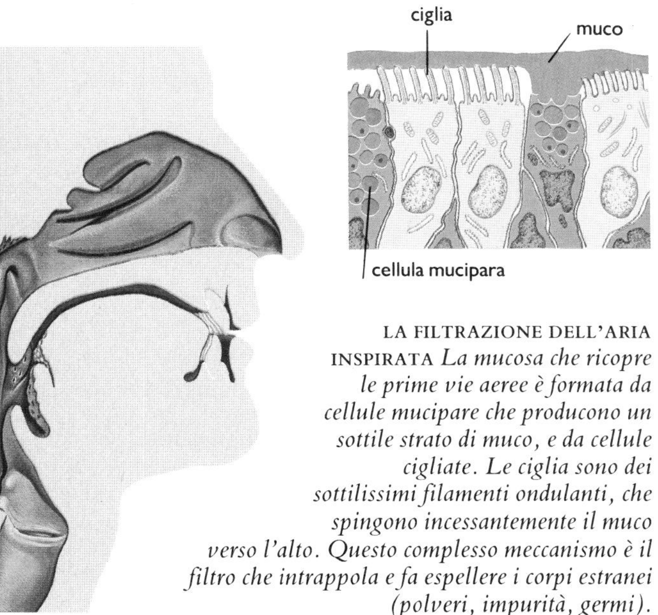


LA FILTRAZIONE DELL'ARIA INSPIRATA *La mucosa che ricopre le prime vie aeree è formata da cellule mucipare che producono un sottile strato di muco, e da cellule cigliate. Le ciglia sono dei sottilissimi filamenti ondulanti, che spingono incessantemente il muco verso l'alto. Questo complesso meccanismo è il filtro che intrappola e fa espellere i corpi estranei (polveri, impurità, germi).*

piccolo; rallenta durante il sonno profondo; diviene piú superficiale durante la digestione e nei climi caldi; piú lento e profondo quando fa freddo.

Talvolta l'effetto della mente sulla respirazione è negativo, ne limita l'efficacia, la vizia. Questo può e deve essere corretto: infatti, come insegnano le medicine orientali e lo Yoga, se la mente influenza la respirazione, il controllo della respirazione può a sua volta influenzare la mente in senso positivo.

## Le vie aeree superiori

L'ossigeno di cui abbiamo bisogno è una componente dell'aria ambientale, che ne contiene circa il 21%. Tuttavia, perché i polmoni possano assorbirlo e passarlo al sangue che lo distribuisca a tutto l'organismo, l'aria deve percorrere una lunga strada (le vie aeree) lungo la quale sarà opportunamente trattata o, per usare un termine piú specifico, "condizionata".

**Il naso, questo sconosciuto.** Tutti sanno di avere un naso, perché esteticamente è una parte importante del viso o perché durante un raffreddore diviene tanto scomodo e ingombrante; ma pochi sanno a cosa serve realmente il naso e perché sia cosí importante respirare col naso anziché con la bocca.

Ai bambini, agli atleti, a chi fa dello sport, viene sempre raccomandato di respirare col naso. Il neonato ha addirittura un'anatomia particolare grazie alla quale riesce a succhiare il latte mentre respira, per questo non può respirare con la bocca. Il pediatra, durante le periodiche visite di controllo, chiede ai genitori se il bambino respira con il naso, se dorme con la bocca aperta, se russa: perché tanto interesse? Perché proprio nel naso l'aria inspirata inizierà quella serie di trattamenti e modificazioni che renderanno possibile l'assorbimento polmonare dell'ossigeno. Inoltre non dobbiamo dimenticare che il naso è anche l'organo dell'olfatto.

Il naso ha tre compiti fondamentali: filtra l'aria inspirata dai corpi estranei e dalle impurità, diminuendo cosí il rischio di infezioni e di danni ai tessuti polmonari; la riscalda e umidifica, perché se l'aria raggiungesse i bronchi o i polmoni troppo fredda o troppo secca ne danneggerebbe i delicati meccanismi; recupera dall'aria proveniente dai polmoni, ossia dall'aria espirata, l'umidità e ne sfrutta la temperatura per scaldarsi, effettuando cosí un notevole risparmio energetico.

Se respiriamo con la bocca, l'aria fredda e secca va direttamente in trachea, costringendola a compiere le funzioni del naso. Ma la trachea non è adatta a compiere queste funzioni: per scaldare e umidificare l'aria, si raffredda e si secca, e la sua mucosa soffre, dando luogo a una tracheite. Se in una giornata fredda e secca inspirate profondamente dalla bocca, sentirete un acuto dolore al petto: è l'impatto dell'aria non condizionata sulla parte inferiore della trachea. Chi vive e lavora in un ambiente molto secco, ad esempio dove esistono impianti di condizionamento senza regolatori dell'umidità, se respira con la bocca si ammalerà in breve tempo di tracheite, o avrà tracheiti ricorrenti.

**Il naso nella medicina indiana.** Le medicine orientali hanno riconosciuto il valore delle tecniche respiratorie e a esse dedicano ampio spazio; ma la medicina che fra tutte queste ha dato maggior importanza al naso è senza dubbio quella indiana Ayurveda. Si pensi che in India si facevano importanti interventi di plastica ricostruttiva al naso già

## SINUSITI E OTITI: COME NASCONO E SI PROPAGANO

Le ossa che compongono il cranio e la faccia (i *seni frontale, mascellare, sfenoidale*; e le *cellule etmoidali*) non sono piene, ma presentano delle cavità di dimensioni molto variabili, ripiene d'aria e tappezzate della stessa mucosa che fodera il naso.

Tutte queste cavità comunicano tramite stretti passaggi con la cavità interna del naso, ma non sono in comunicazione tra loro. In gola, non lontano dalla zona delle cavità nasali dove si aprono i seni, sbocca anche un piccolo canale, la *tromba di Eustachio*, che arriva all'orecchio interno.

È attraverso questi canalicoli che un'infezione nasale o un raffreddore cronico con naso chiuso e catarro possono trasmettersi ai seni, annidarsi e proliferare anche dopo che il naso se ne è liberato. Quando le secrezioni della mucosa bloccano i sottili canali di comunicazione, i catarri si accumulano nei seni causando pesantezza e dolore, caratteristici della sinusite. In modo analogo un'infezione della gola può risalire lungo la tromba di Eustachio fino all'orecchio e si hanno cosí delle otiti acute.

Spesso, superata la fase acuta, il catarro si asciuga e diviene vischioso, ostruendo i canalicoli in permanenza, provocando perdite di udito, ronzii, sensazioni di orecchie tappate, otiti croniche o ricorrenti. Queste forme possono passare inosservate o quasi, salvo scatenare crisi di dolori acutissimi per sbalzi di pressione, per esempio durante un viaggio in aereo o un'escursione in montagna.

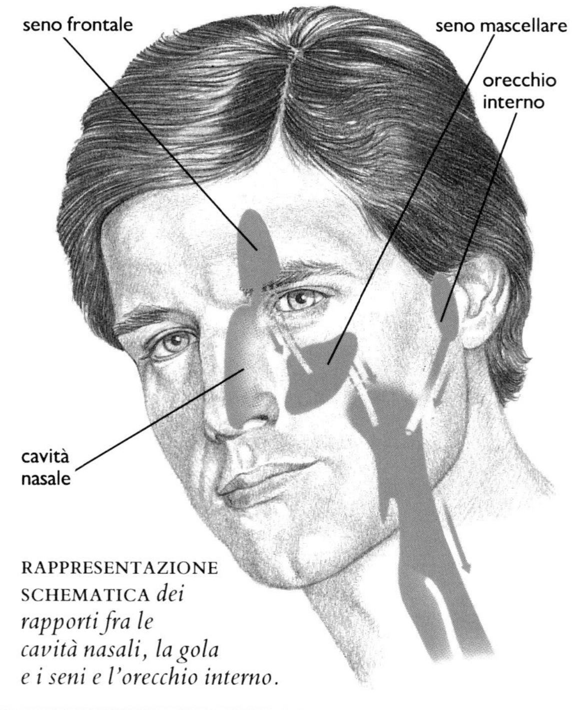


RAPPRESENTAZIONE SCHEMATICA *dei rapporti fra le cavità nasali, la gola e i seni e l'orecchio interno.*

prima dell'era cristiana. Questi interventi erano resi necessari dall'usanza, diffusa in tutto il mondo antico, di tagliare il naso con un colpo di spada, sia come pena giudiziale, sia come atto di spregio verso un nemico vinto.

Gli antichi medici indiani avevano notato un fatto trascurato dalla nostra medicina, cioè che noi non respiriamo sempre con entrambe le narici ma che, di norma, si respira prevalentemente con una sola, mentre nell'altra il tessuto spugnoso si gonfia. Durante la giornata, la narice usata cambia parecchie volte, cosí che le narici lavorano alternatamente. Oltre a registrare questo fenomeno, i medici indiani notarono una serie di correlazioni tra la narice utilizzata e diverse funzioni fisiologiche, e stesero una lista di indicazioni per respirar meglio: per esempio, usare la narice destra durante la digestione e quella sinistra per rilassarsi prima del sonno. Tra gli esercizi respiratori Yoga, sono importanti quelli per controllare il flusso dell'aria nel naso e per mantenere pervie ambedue le narici: l'energia inspirata segue un percorso diverso a seconda che entri dall'una o dall'altra narice, e solo assicurandoci la funzione di ambedue possiamo mantenere pervi tutti i condotti.

Naturalmente la cura e l'igiene delle cavità nasali assunsero una grande importanza e fa parte delle pratiche Yoga il lavaggio delle cavità nasali e dei seni, usando un piccolo recipiente appositamente studiato. In passato, uno strumento simile, in vetro, chiamato *ochetta*, era in commercio anche in Italia, ma negli ultimi anni è divenuto quasi introvabile. Il lavaggio dei seni nasali va eseguito inizialmente sotto la guida di un esperto che insegni la corretta posizione della testa, altrimenti l'acqua di lavaggio può rimanere nei seni o entrare nell'orecchio.

## Dal naso alla trachea: faringe e laringe

Tra il naso e le vie respiratorie vere e proprie (trachea, bronchi, polmoni), in quella che comunemente chiamiamo gola, sono situate le strutture che permettono di deglutire, di emettere suoni, di coordinare il flusso di cibo e di aria rispettivamente verso l'esofago e verso la trachea: stiamo parlando della faringe e della laringe.

La faringe si estende dal soffitto delle cavità nasali all'esofago ed è il punto in cui vie respiratorie e tratto digerente si incrociano: quando guardiamo in gola ne vediamo la parete posteriore. Nella faringe si trovano le tonsille, che funzionano da barriera di difesa.

La laringe, che non è visibile aprendo la bocca tanto che il medico deve compiere una manovra particolare tirando sulla lingua per esaminarla, è, potremmo dire, l'atrio d'ingresso delle vie respiratorie. Il passaggio dalla faringe alla laringe è costi-

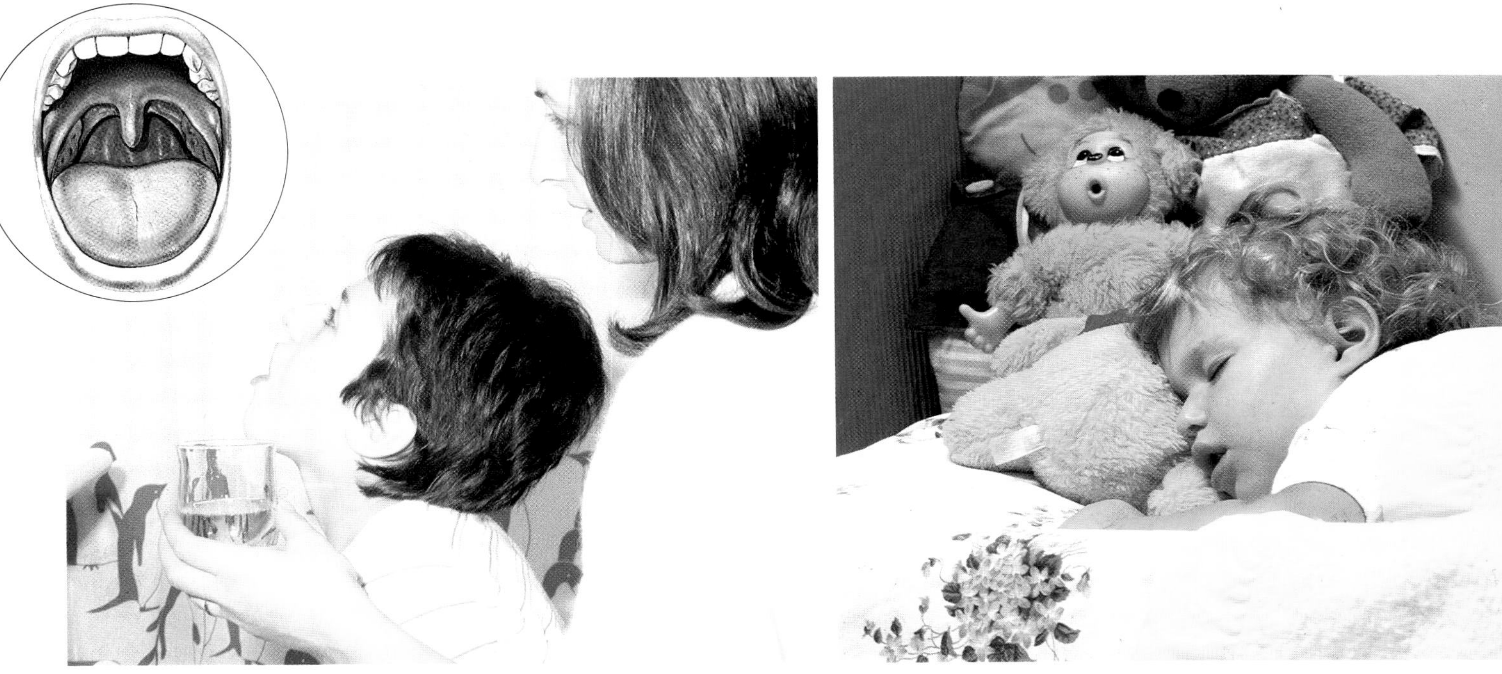

LE TONSILLE CHE CI DIFENDONO *Le due tonsille principali, che sono situate alla base della lingua e si vedono bene aprendo la bocca, sono quelle che si infiammano piú facilmente. Per prevenire le infiammazioni tonsillari è bene insegnare ai bambini a "lavarsi la gola". Le altre tonsille sono nella parete della faringe dove formano una specie di anello. Una di esse, detta* adenoidi, *si trova sulla parete posteriore e spesso s'ingrossa oltre misura. In questo caso il bambino fa fatica a respirare con il naso, tiene la bocca aperta e russa, assumendo dopo un po' un'espressione caratteristica, detta appunto con termine latino* facies adenoidea.

tuito da un anello muscolare ancorato a un osso (osso ioide) che tutti conosciamo con il nome di pomo d'Adamo, e che anteriormente ha una specie di coperchio a molla: l'anello è la glottide, il coperchietto l'epiglottide. Funziona come una sorta di valvola che si allarga o si restringe a seconda delle necessità, modulando il flusso dell'aria, oppure si chiude, anche se non completamente, per l'abbassamento dell'epiglottide, per permetterci di deglutire.

Nella laringe sono situate le corde vocali, ossia le strutture che vibrando emettono suoni, consentendoci di parlare, di cantare, di ridere e piangere, insomma permettendoci di esprimere tutti i nostri pensieri e sentimenti.

**Il sistema di difesa: le tonsille.** Parlando del naso, abbiamo descritto gli efficaci meccanismi per difendere questa via d'ingresso dell'organismo da agenti infettivi.

Anche la bocca è in rapporto con l'esterno ed è la strada d'ingresso per le sostanze piú varie: e non ci riferiamo solo ai cibi. Pensiamo alla facilità con cui i bambini mettono in bocca gli oggetti piú disparati, oltre alle proprie manine con cui hanno toccato dappertutto, anche per terra. Portiamo alla bocca le tazze e i bicchieri dei locali pubblici; le posate del ristorante, la penna o la matita quando non sappiamo che cosa scrivere; alcuni si mangiano le unghie, altri fumano la pipa. E che dire di quei frutti che vengono direttamente dalla campagna e non vengono neppure lavati: basta sfregarli un pochino, magari sulla manica? Quante miriadi di germi i piú svariati mettiamo quotidianamente in bocca! Se non avesse avuto un efficacissimo sistema di difesa, l'umanità sarebbe finita da un pezzo. La prima barriera è costituita dalla saliva stessa, che contiene un enzima disinfettante: non a caso gli animali si leccano le ferite e anche noi spesso facciamo, d'istinto, lo stesso.

Ma l'apparato principale di difesa è situato in gola ed è costituito da dei grappolini di tessuto linfatico, le *tonsille* (una, posteriore, è detta "adenoidi"), ricche di linfociti e di macrofagi che, come vedremo parlando dell'infiammazione, sono le cellule capaci di attaccare e "digerire" gli aggressori che tentano di penetrare nei tessuti.

Queste cellule fanno parte di quello che chiamiamo sistema immunitario; servono cioè a identificare e riconoscere gli aggressori stimolando la produzione di *anticorpi*. Se un bambino viene allevato in un ambiente troppo protetto, in modo da non venire in contatto con molti dei germi che convivono con noi, il suo sistema immunitario non saprà riconoscerli, cioè non avrà la capacità di produrre anticorpi contro di essi e il bimbo si ammalerà facilmente, anche per colpa di germi che normalmente vengono considerati innocui.

Le tonsille hanno la tendenza a infiammarsi, per-

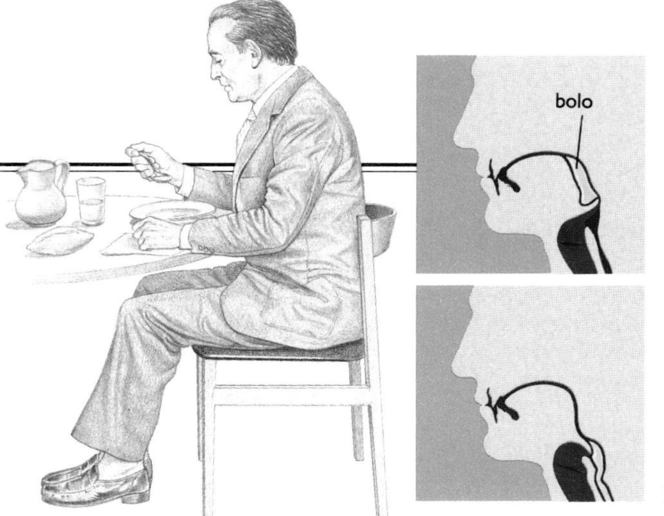


## LA GOLA: UN INCROCIO IMPORTANTE

La gola è il luogo dove si incrociano le due grandi strade di ingresso del nostro organismo: quella che dalla bocca porta verso l'esofago e il sistema digerente, e quella che dal naso va alla trachea e al sistema respiratorio. Dalla gola passa sia l'aria, che provvede al nostro fabbisogno di ossigeno, ossia del comburente, sia il cibo che provvede al nostro fabbisogno di acqua e sostanze nutritive, ossia del combustibile e della materia prima per il mantenimento della vita. Il neonato può contemporaneamente respirare e deglutire, ma dopo il primo sviluppo, che avviene intorno all'anno, l'anatomia della gola si modifica e le due funzioni di deglutire e respirare avvengono obbligatoriamente in tempi separati, grazie alla glottide che funziona come una grande valvola. Chiudendosi durante la deglutizione e aprendosi durante la respirazione, la glottide impedisce che particelle di cibo imbocchino la strada della trachea.

Quando il cibo ci "va di traverso" vuol dire che questo meccanismo non ha funzionato alla perfezione: non perché esso sia imperfetto, al contrario siamo stati noi che, con qualche movimento improprio, lo abbiamo forzato. Alcune regole della buona educazione, per esempio il fatto che non si debba parlare con la bocca piena, che non si debba bere con il cibo in bocca, che si debba sedere eretti mentre si mangia, non sono dettate solo da motivi estetici: seguendole si favorisce il normale funzionamento della glottide e si diminuisce il rischio che il cibo vada di traverso. Quando questo succede, si mette in moto uno dei meccanismi di difesa (*il riflesso della tosse*), che tende a respingere verso l'alto i corpi estranei che entrano in trachea o a far risalire il catarro che si può formare nei bronchi e nella trachea.

CIBO DI TRAVERSO: CHE COSA AVVIENE? *Quando il cibo masticato è pronto per essere inghiottito e scivola verso la gola (***1***), la glottide e la laringe spontaneamente si spostano in alto, oltre la traiettoria del cibo, che scorre cosí lungo i lati, verso l'esofago; allo stesso tempo l'epiglottide si piega e chiude come un coperchio l'imbocco della laringe (***2***). Il loro movimento è visibile dall'esterno osservando il pomo d'Adamo. Se qualcosa scivola inavvertitamente in gola, prima che sia scattato il meccanismo di protezione, può andare di traverso, cioè imboccare le vie aeree.*

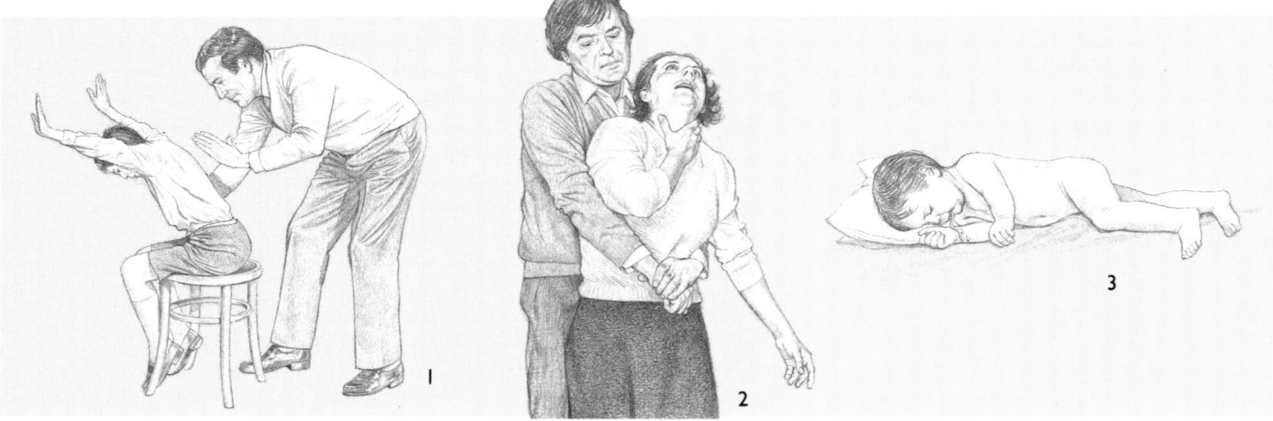


CHE FARE QUANDO IL CIBO VA DI TRAVERSO? *Quando entra in trachea una piccola briciola o una goccia d'acqua avvertiamo un senso di soffocamento dovuto allo spasmo dei muscoli della glottide. Battendo con un colpo secco la schiena, subito sopra il diaframma ossia tra le scapole (***1***), provochiamo l'apertura improvvisa della glottide contratta e favoriamo l'espirazione. Alzando le braccia e guardando in basso, dilatiamo il torace senza contrarre i muscoli respiratori e diminuiamo lo spasmo della glottide. Al contrario, guardando in alto, ossia iperestendendo il capo, li irrigidiamo in posizione di glottide aperta, cosicché se in gola vi è ancora del cibo o della saliva tenderà a scivolare in trachea, peggiorando la situazione. Se del cibo blocca l'epiglottide, ostruendo le vie aeree, non vi sarà riflesso della tosse: è una situazione di emergenza molto grave. In questo caso, strizzando e rilasciando bruscamente, con forza, l'addome sotto il diaframma, provochiamo la risalita del diaframma e perciò un'espirazione forzata molto forte, favorendo l'espulsione del cibo attraverso la bocca. Si tratta della* manovra di Heimlich *(***2***) dal nome del medico che la descrisse. In un lattante o un bambino molto piccolo, si aiuta il cibo a refluire verso la bocca sdraiandolo sul fianco (***3***): attenzione che sotto la faccia non abbia nulla che possa tappargli il naso o chiudergli la bocca!*

ciò bisogna insegnare ai bambini a "lavarsi la gola" ogni volta che si puliscono i denti, facendo dei gargarismi con poche gocce di estratti o essenze di piante ad azione disinfettante sulle mucose sciolte in mezzo bicchiere d'acqua, o con un collutorio alla propolis. Anche un semplice decotto di rosmarino avrà l'effetto desiderato, oltre che un gusto gradevole.

Oggi i bambini soffrono piú facilmente d'un tempo di tonsilliti per i grandi sbalzi di temperatura cui sono sottoposti, vivendo in case molto riscaldate, entrando e uscendo da ambienti con l'aria condizionata, e anche perché c'è l'abitudine di coprirli troppo.

Con il progredire dell'età, le tonsille tendono ad atrofizzarsi, le adenoidi scompaiono. Ma se tonsille e adenoidi fossero ammalate non si può attendere che si atrofizzino da sole: a quel punto i danni sarebbero già fatti e non potrebbero essere riparati. Le tonsille malate vanno curate subito ed eventualmente tolte chirurgicamente, secondo il consiglio di un otorinolaringoiatra infantile.

**La voce e la parola: le corde vocali.** Abbiamo detto che la glottide è una specie di grossa valvola, capace di contrarsi e di rilassarsi, favorendo od ostacolando il flusso dell'aria. Quando questa viene emessa dai polmoni, giunta all'altezza della glottide incontra quattro semilune di tessuto membranoso: sono le *corde vocali*, che vere corde proprio non sono, anche se, viste dall'alto, attraverso la bocca, ne ricordano l'aspetto. Si tratta di delicati strumenti i quali, quando vengono contratti i muscoli che li controllano, vibrano al passaggio dell'aria espirata dai polmoni, emettendo suoni.

Le corde di un violino, la superficie di uno strumento a percussione, la lamina di uno xilofono, emettono suoni su un'unica lunghezza d'onda, poiché non possono variare la propria natura. Al contrario, la voce umana può modulare una gamma molto vasta di suoni: può bisbigliare, urlare, essere in falsetto, monotona, ecc. E addirittura, quando la voce viene educata come nei cantanti, può produrre toni che spaziano in due ottave o anche di piú.

Le contrazioni della glottide e della laringe, che fa da cassa di risonanza, rendono i suoni gravi o acuti; i movimenti della bocca e della lingua li articolano, mentre l'intensità del suono dipende dal flusso d'aria, quindi dai muscoli della respirazione e in particolare dal diaframma.

Quando parliamo, cantiamo o comunque emettiamo dei suoni, l'aria espirata dai polmoni compie la stessa funzione di quella proveniente dal mantice di un organo o di una fisarmonica: nell'uomo, il "mantice" respiratorio è formato dal torace e dal

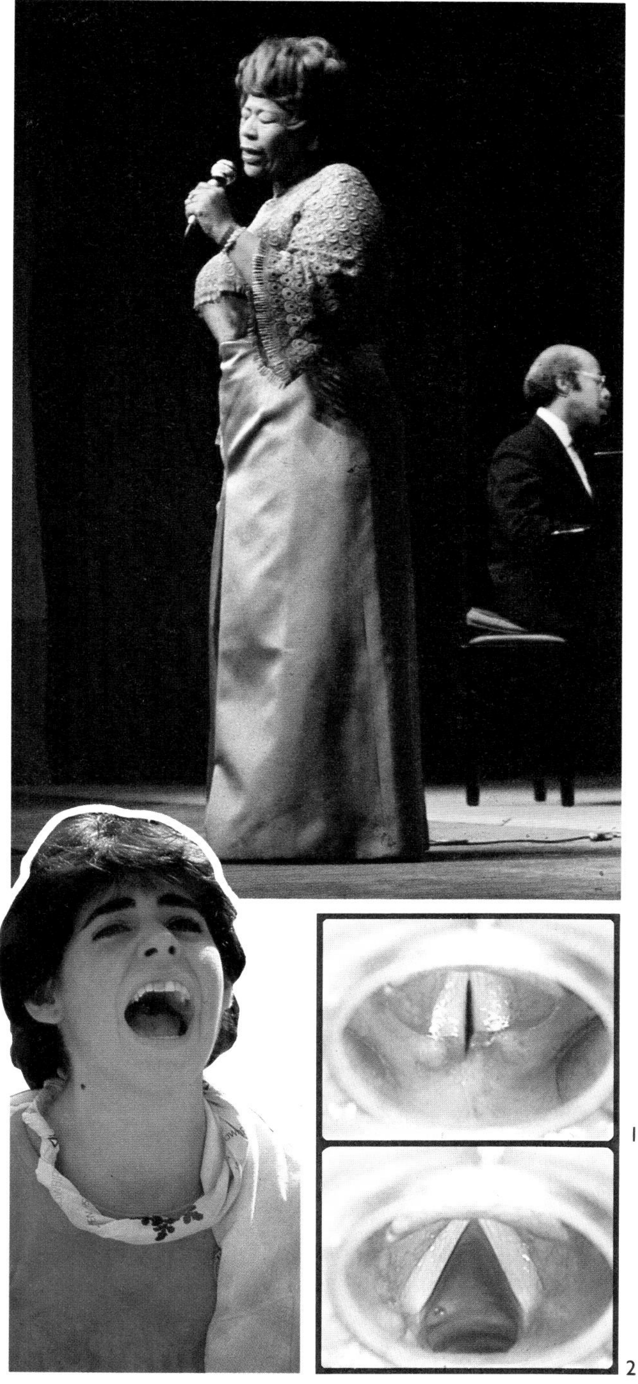


UN PERFETTO STRUMENTO MUSICALE *È grazie alla funzione di mantice, esplicata dal torace e dal diaframma durante l'espirazione, che le corde vocali vibrano per emettere i suoni: la parola, il canto, un grido (qui sopra). La fotografia della cantante Ella Fitzgerald mostra la tensione dei muscoli addominali e la perfetta posizione del busto con il capo eretto, mentre le spalle sono rilassate: tutto il corpo diviene cosí un ineguagliabile strumento musicale! Nel riquadro si vedono le corde vocali, che in tensione (**1**) vibrano per emettere il suono, rilassate (**2**) si aprono completamente per consentire l'inspirazione.*

diaframma, il cui lavoro ci consente anche di parlare. Se lo forziamo, anche la respirazione ne soffrirà: per esempio, se durante l'emissione della voce non facciamo pause che ci consentano di respirare abbastanza a fondo, forzeremo l'espirazione, diminuendo via via l'apporto di ossigeno e aumentando contemporaneamente l'eliminazione di anidride carbonica. Anche la posizione del busto è molto importante: bisogna mantenerlo eretto per permettere al diaframma di muoversi.

Ai cantanti lirici e agli attori viene insegnato quanto sia importante mantenere tutto il corpo in una posizione tale da permettere al diaframma di contrarsi e all'addome di espandersi e contrarsi con facilità. In tal modo la voce è piú sonora, ha dei toni piú puri, e soprattutto il parlare e il cantare non interferiscono con la respirazione, causando stanchezza e malesseri.

Chi parla troppo in fretta, senza respirare correttamente, ha spesso un brutto tono di voce, monotono, troppo "di gola" o "di naso", o addirittura in falsetto. Quando deve parlare a lungo si stanca e va soggetto a mal di testa o a disturbi digestivi. La voce diviene via via rauca, bassa, flebile e a lungo andare possono insorgere disturbi alle corde vocali (irritazioni, polipi).

Come si vede, parola e respiro sono due attività interdipendenti: si deve respirare parlando e parlare respirando. Tra gli esercizi respiratori delle pagine successive, troverete gli esercizi di base per una corretta emissione della voce e per coordinare discorso e respiro. È molto importante insegnare a tutti, e specialmente ai bambini, a parlare e a cantare col corpo in posizione eretta e mantenendo le giuste pause. In passato, di questo si prendevano particolare cura i maestri delle scuole elementari, come avviene tuttora nei Paesi dell'Estremo Oriente.

Durante un viaggio in Indonesia, in una piccola isola del West Irian (Nuova Guinea Indonesiana) ho avuto occasione di osservare bambini in età scolare, anche quelli piú grandicelli intorno ai 12-13 anni, che venivano fatti camminare cantando con ritmi e pause tali da costringerli a una corretta respirazione: ogni tanto, durante questa allegra marcia, si fermavano per eseguire degli esercizi di ginnastica favorenti la respirazione, sempre sul ritmo del canto. Anche in Cina, sia prima dell'inizio delle lezioni, sia negli intervalli, i bambini vengono condotti in cortili dove eseguono degli esercizi ritmati sul proprio canto: in questo modo il bambino apprende a coordinare respiro – emissione della voce – movimento in modo armonico e fluido, non in base a un insegnamento teorico ma attraverso l'abitudine, sfruttando l'istinto a seguire il ritmo, cosí che l'apprendimento diviene naturale.

Fino a non molti anni fa, era possibile vedere anche qui da noi le strade delle città e dei paesi popolate di bambini che giocavano cantando, dal girotondo dei piú piccini ai giochi ritmati dei piú grandi. Oggi, purtroppo, questa abitudine sembra andare scomparendo, ed è un peccato perché i bambini e gli adolescenti perdono cosí non solo un meraviglioso mondo di fantasia e un'occasione per iniziare la propria vita sociale in modo gioioso. Ma anche perché viene abbandonata quella cultura del movimento, del ritmo e dell'atteggiamento della persona, che fa parte della storia di ogni popolo e che ha la propria profonda radice nell'istinto che ha trasformato in consuetudini sociali attività riconosciute come utili alla salute e al benessere fisico.

## Il polmone: 300 milioni di palloncini

Attraversata la trachea, i bronchi e i bronchioli in tutte le loro ramificazioni sempre piú piccole, l'aria filtrata, scaldata e umidificata, giunge finalmente ai polmoni, o, piú esattamente, negli *alveoli* polmonari. I polmoni, infatti, sono costituiti da una miriade di piccolissimi palloncini (gli alveoli) appesi al bronchiolo terminale e incastrati fra loro in modo da occupare meno spazio possibile. Il polmone di un adulto ne contiene circa 300 milioni e si calcola che, se li potessimo distendere, coprirebbero una superficie di circa 80 $m^2$, quanto un confortevole appartamento.

Ogni alveolo è racchiuso in una rete formata da sottilissimi vasi sanguigni (i *capillari polmonari*), cosí piccoli che al loro interno i globuli rossi passano uno alla volta, in fila come le perle di una collana o tanti piccoli vagoncini: i globuli rossi arrivano carichi di anidride carbonica e al termine del passaggio escono carichi di ossigeno. Questo scambio può avvenire perché le pareti dell'alveolo e del capillare sono perfettamente sovrapposte e cosí sottili che i gas (ossigeno e anidride carbonica) possono attraversarle. Infatti i gas hanno la tendenza a diffondersi e possono attraversare anche pareti che sono impermeabili ai liquidi, a esempio all'acqua. In questo caso, mentre la parte liquida del sangue non può passare, altrimenti riempirebbe di liquido i polmoni con gravi conseguenze, i gas circolano nei due sensi.

L'aria è giunta fino agli alveoli grazie alla forza esercitata dal "mantice" toracico; ma per far passare l'ossigeno nel sangue e l'anidride carbonica nel polmone, occorre una forza diversa, che agisca contemporaneamente nei due sensi e in modo selettivo, che si eserciti, cioè, o solo sull'ossigeno o solo sull'anidride carbonica. È una forza che tutti abbiamo avuto modo di osservare, forse senza notarla: se guardiamo una bottiglia di acqua minerale o di una qualsiasi bibita gassata quando è tappata, il liquido che contiene è completamente trasparente senza bolle; ma appena la stappiamo e facciamo uscire il liquido, il gas si libera in una moltitudine di bollicine che tendono a salire alla superficie dove scoppiano, disperdendosi nell'aria. Questo fenomeno avviene perché il gas aggiunto alle bottiglie si diffonde nel liquido all'interno fino a saturazione, ossia fino a che non sia raggiunto un equilibrio tra il gas contenuto nello strato d'aria che resta nella bottiglia nel momento in cui viene tappata e il gas contenuto naturalmente nel liquido.

Se noi pensiamo al polmone come a un unico gigantesco palloncino avvolto da un lunghissimo capillare, possiamo immaginare che si crei la stessa situazione che c'è all'interno della bottiglia: anche qui abbiamo un liquido, ossia il sangue capillare, e dell'aria, che è quella contenuta nell'alveolo. Poiché nell'aria vi è poca anidride carbonica, questa passerà dal sangue, che ne è ricco per averla portata dalle cellule, all'aria. Al contrario nell'alveolo, ossia nell'aria alveolare vi è piú ossigeno che nel sangue, quindi l'ossigeno passerà dall'aria al sangue. In pochi secondi la composizione dell'aria all'interno dell'alveolo cambierà, divenendo povera di ossigeno e ricca di anidride carbonica. Contemporaneamente il sangue diventerà carico non piú di anidride carbonica ma di ossigeno.

Nel polmone sano il passaggio dei gas è praticamente istantaneo; ma se polmoni e bronchi non sono perfettamente sani, esso necessita di un certo tempo: ecco perché gli esercizi respiratori consigliano una pausa, piú o meno lunga, alla fine dell'inspirazione e prima dell'espirazione. Trattenendo l'aria negli alveoli per un tempo maggiore, si consente a una piú grande quantità di ossigeno di passare nel sangue: infatti con una respirazione normale, solo una piccola quantità dell'ossigeno contenuto nell'aria inspirata passa nel sangue. Quando si trattiene il fiato piú a lungo, come in un'immersione subacquea, l'ossigeno continua ancora a diffondersi quando l'anidride carbonica non può piú passare nell'alveolo isolato (cioè non piú in comunicazione con l'esterno), che ne è saturo. Se l'apnea si

## LA NOSTRA RESPIRAZIONE È VERAMENTE EFFICACE? IL RAPPORTO VENTILAZIONE PERFUSIONE

L'aria entra nel polmone grazie alla forza esercitata sul torace da alcuni muscoli. Il sangue che scorre nei capillari polmonari vi giunge direttamente dal cuore, spinto dalla forza pompante di quest'organo, compiendo un percorso breve in confronto a quello seguíto per raggiungere le altre parti del corpo, e tuttavia in condizioni particolari. Infatti, perché possano avvenire gli scambi gassosi, il sangue deve avere poca pressione. Accade cosí che all'interno dei polmoni il sangue fatichi a salire piú in alto del cuore; perciò i capillari che si trovano nella parte alta dei polmoni (gli *apici*), quando stiamo in piedi o seduti, sono in gran parte vuoti di sangue, ossia non *perfusi*. Quando ci sdraiamo ovviamente la situazione cambia, perché non sarà piú la parte alta dei polmoni a trovarsi al di sopra del cuore, ma a seconda della posizione assunta, l'uno o l'altro polmone, oppure la parte dorsale o quella anteriore di ambedue.

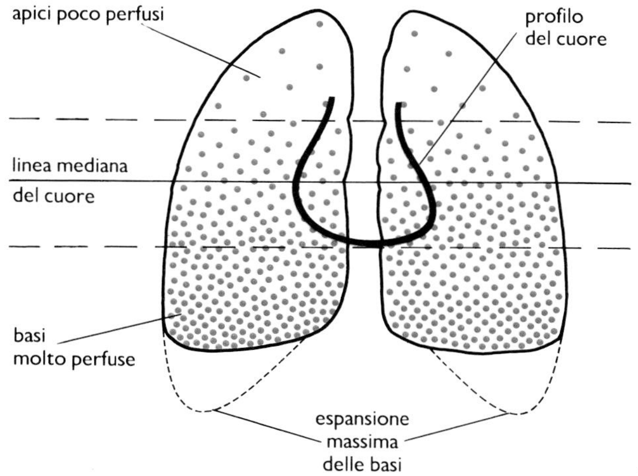


Invece l'aria risucchiata dall'aspirazione del "mantice" si diffonde negli alveoli man mano che li trova sulla propria strada, riempiendo innanzitutto quelli che stanno piú in alto, e raggiunge le basi polmonari solo grazie al movimento del diaframma.

Osservando la figura in questa pagina vediamo che la perfusione cambia gradualmente nel polmone diventando migliore via via che si scende. Questo significa che, per respirare in modo che gli scambi gassosi tra gli alveoli e i capillari siano ottimali, è necessario fare in modo che l'aria raggiunga le basi polmonari in quantità abbondante.

Vediamo cosí che la frase con cui abbiamo aperto questo capitolo ("Respiri profondamente!") ha un significato ben piú importante che quello di far dilatare maggiormente il volume toracico. Il respiro diaframmatico profondo porta a una respirazione molto piú efficace, con scambi gassosi maggiori, di quanto non possa fare un respiro solo toracico, anche se si possiede un torace possente. Una persona esile, con un torace non molto sviluppato, può in pratica respirare molto efficacemente, purché impari a utilizzare appropriatamente il diaframma.

prolunga, sarà l'accumulo di anidride carbonica, oltre alla mancanza di ossigeno, a provocare malessere causa di tante disgrazie tra chi pratica questo sport.

Attraverso la superficie di scambio alveolo-capillare passano in media, ogni giorno, 450 litri di ossigeno e 320 di anidride carbonica. Queste cifre sono variabili da individuo a individuo, e aumentano se si fa del moto o se si svolgono lavori pesanti, mentre diminuiscono in persone piú esili, e cosí via. Servono, tuttavia, a darci un'idea dell'enorme quantità di ossigeno di cui abbiamo bisogno: se dovessimo consumare delle quantità equivalenti di cibo, mangeremmo quanto un elefante adulto.

Effettuati gli scambi gassosi, il sangue va al cuore da dove sarà pompato in tutto l'organismo, mentre l'aria viene espirata. Poiché l'aria nel polmone ha conservato il calore e l'umidità, ha una temperatura di 37° e un'umidità relativa del 100%: passando attraverso il naso, ne scalderà e umidificherà le pareti, attuando cosí un notevole risparmio di energia.

## Il cuore e il circolo: la vita che pulsa dentro di noi

In ogni istante, tutte le cellule che compongono il nostro corpo ricevono l'ossigeno necessario a sopravvivere e a compiere il proprio incessante lavoro. Contemporaneamente l'anidride carbonica e le sostanze tossiche di scarto, prodotte nel corso delle attività cellulari, vengono allontanate per essere eliminate. Non dobbiamo dimenticare che esistono decine e decine di sostanze (per esempio, gli ormoni e i neurotrasmettitori) che hanno il compito di coordinare le varie funzioni di diversi organi e tessuti, o che sono prodotte da un organo e impiegate in un altro, o ancora che vengono recuperate dopo che hanno compiuto una certa funzione (per esempio il ferro dei globuli rossi che "muoiono"): tutte queste sostanze sono trasportate dal sangue in quello che in medicina si chiama, con una bella immagine, il *torrente ematico*.

Arterie, capillari e vene sono i canali in cui il sangue si muove incessantemente per far fronte a tutte queste necessità e il cuore è la pompa di questo sistema d'irrigazione dell'organismo: contraendosi fornisce la spinta che fa circolare il sangue, e variando la frequenza delle contrazioni ne varia il volume di flusso, ossia la quantità che arriva alle varie parti dell'organismo per far fronte alle più diverse necessità.

**Una pompa per due circolazioni.** Il cuore è la pompa che spinge incessantemente il sangue ai polmoni e a tutti i tessuti. Per compiere questa funzione, deve instancabilmente contrarsi e distendersi: infatti, è un muscolo, ed è cavo, ossia forma nel proprio interno delle cavità o camere. Il cuore è grande come il pugno: se posiamo la mano chiusa a pugno sul petto, possiamo avere la misura approssimativa del nostro cuore, che è posto nella cavità toracica, tra i polmoni, adagiato sul diaframma. Le camere del cuore sono quattro, due atrii e due ventricoli: quando le fibre muscolari si contraggono accorciandosi, lo spazio interno delle camere diminuisce e il sangue che contengono viene spinto fuori sotto pressione; al contrario, quando le fibre si rilasciano distendendosi, aspirano il sangue all'interno del cuore.

Gli atrii sono le camere di ingresso del cuore: sono siti nella parte alta, sopra i ventricoli, e sono piú piccoli di questi ultimi. Ciascun atrio riceve il sangue e lo passa al ventricolo sottostante. Le parti sinistra e destra del cuore non comunicano fra di loro, ma ciascun atrio comunica con il ventricolo situato dallo stesso lato attraverso una valvola che permette al sangue di passare dall'atrio al ventricolo, ma non in senso contrario.

Il sangue che arriva alla parte destra del cuore proviene dai tessuti e dagli organi: è sangue venoso, ossia povero di ossigeno e ricco di anidride carbonica. Il sangue che arriva alla parte sinistra del cuore proviene dai polmoni: è sangue ossigenato e non deve assolutamente mischiarsi con quello venoso. Ecco perché parliamo di cuore destro e di cuore sinistro come di due entità fisiologiche distinte.

Il ventricolo di destra manda il sangue ai polmoni, dove si trasformerà in sangue arterioso; il ventricolo di sinistra all'aorta che, attraverso le sue ramificazioni, lo distribuirà a tutto il sistema arterioso, fino alla piú lontana arteriola e infine ai capillari, dove avverrà nuovamente lo scambio di gas che lo ritrasformerà in sangue venoso, pronto a ritornare al cuore.

**Ogni secondo un battito.** Durante tutta la nostra vita ogni secondo è scandito dal pulsare del cuore. Se il cuore si ferma, anche solo per pochi secondi, l'organismo inizia a morire e dopo alcuni minuti la morte diventa irreversibile. Che cosa garantisce che il cuore continui a contrarsi con ritmo incessante, giorno dopo giorno, per 32 milioni di volte ogni anno?

Il cuore è l'unico organo in grado di ordinare a se stesso di funzionare. Pur essendo collegato al sistema nervoso centrale, ossia al cervello, come tutti gli altri organi del nostro corpo, il cuore batte anche se è isolato dal cervello. Questo interviene sulla funzione cardiaca, con opportuni messaggi elettrici e chimici, aumentandola o riducendola per adeguarla alle richieste funzionali dell'intero orga-

# Il cuore

Attraverso le due vene cave, superiore e inferiore, l'atrio destro raccoglie il sangue povero di ossigeno e ricco di anidride carbonica (*il cui flusso è indicato dalle frecce blu*) proveniente da organi e tessuti, e lo passa al ventricolo destro che lo pompa ai polmoni tramite l'arteria polmonare. L'arteria polmonare è un grosso vaso che si divide in due rami: un ramo per il polmone destro e l'altro ramo per il polmone sinistro. Dal polmone arrivano all'atrio sinistro le quattro vene polmonari le quali trasportano sangue ossigenato e depurato dell'anidride carbonica (*il cui flusso è indicato dalle frecce rosse*). L'atrio sinistro passa il sangue al rispettivo ventricolo, il quale lo pompa nell'aorta da dove, tramite le diverse arterie, raggiunge tutti gli organi e i tessuti.

### COME PULSA IL CUORE

La pulsazione del cuore consiste nel ritmico susseguirsi di contrazione e distensione delle pareti di atrii e ventricoli: si distinguono due fasi, diastole e sistole.
**Diastole:** mentre i due atrii si contraggono e il sangue fluisce a riempire i ventricoli, questi sono distesi. Le valvole atrio-ventricolari, mitrale e tricuspide, sono aperte per far passare il sangue, mentre le due a nido di rondine, aortica e polmonare, sono chiuse per impedire il reflusso di sangue dall'aorta e dall'arteria polmonare.
**Sistole:** i due ventricoli si contraggono, le valvole aortica e polmonare si aprono e il sangue viene spinto nell'arteria polmonare e nell'aorta, rispettivamente verso i polmoni e tutti gli organi e i tessuti. In questa fase le valvole tricuspide e mitrale si chiudono per impedire rigurgito di sangue proveniente dai polmoni e dalla periferia.

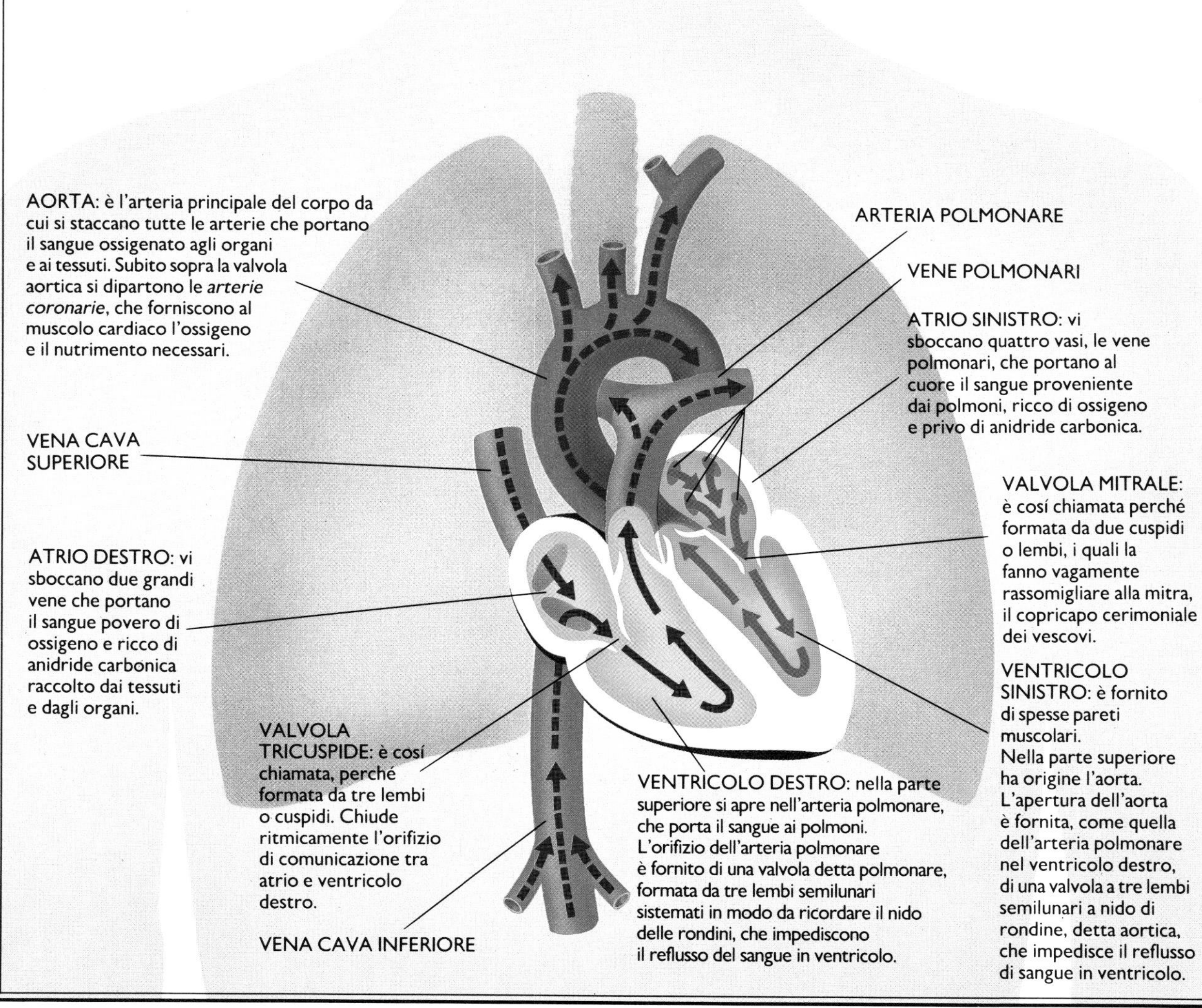

nismo. Nel cuore esiste un tessuto particolare, detto tessuto di eccitazione e conduzione, capace di produrre l'impulso elettrico che fa contrarre le fibre muscolari cardiache e di distribuirlo a tutto l'organo.

L'impulso elettrico ha origine in un gruppo di cellule, chiamate segnapassi o pacemaker, riunite in un nucleo posto nella parte alta dell'atrio destro: il *nodo del seno atriale*. Il nodo del seno è la stazione di partenza e funziona come interruttore di tutto il sistema elettrico del cuore. Ogni impulso prodotto percorre le strutture del tessuto di conduzione esattamente come la corrente viaggia lungo i cavi dell'impianto elettrico di una casa.

Dopo avere percorso gli atrii, il segnale elettrico attraversa il nodo atrioventricolare e, dopo un intervallo di tempo, arriva ai ventricoli: in questo modo l'impulso elettrico garantisce anche che gli atrii si contraggano sempre prima dei ventricoli.

I collegamenti che il cuore ha con il cervello servono invece per variare la frequenza delle contrazioni: nel cervello esiste un centro cardiomotore che registra i segnali che arrivano da tutto il corpo e aggiusta la frequenza cardiaca per favorire le funzioni vitali dell'organismo. Ogni minima variazione dell'equilibrio del corpo fa entrare in funzione questo centro, sia che si tratti dell'equilibrio fisico sia che si tratti di quello psichico. Aumento o caduta della pressione arteriosa; eccesso di anidride carbonica o diminuzione di ossigeno; aumento o calo della temperatura corporea; movimenti muscolari; processi digestivi, ma anche timore, ansia, paura, dolore, gioia, emozione, sono immediatamente avvertiti e il cuore è sollecitato ad adeguarsi a queste situazioni.

## Il ritmo cardiaco

In condizioni di riposo, di tranquillità psichica, durante lavoro sedentario o moderato esercizio fisico, il cuore batte da 60 a 100 volte al minuto. Piú di 160 battiti in un minuto sono definiti *tachicardia*; meno di 60 in un minuto, *bradicardia*.

Con l'aumentare dello sforzo fisico aumentano le richieste di nutrimento e ossigeno da parte del corpo; di conseguenza il cuore aumenta proporzionalmente il numero di contrazioni per pompare piú sangue, sino a 20 litri al minuto.

Anche tutte le situazioni di stress psichico, l'ansia e la paura, l'emozione o i dispiaceri, aumentano i battiti cardiaci. Di solito noi non avvertiamo le normali pulsazioni del cuore; quando però la sua frequenza aumenta, anche la forza delle contrazioni diventa piú energica e possiamo avvertirle come palpitazioni. Questo nella maggior parte dei casi è un evento normale che non deve preoccupare. Chi,

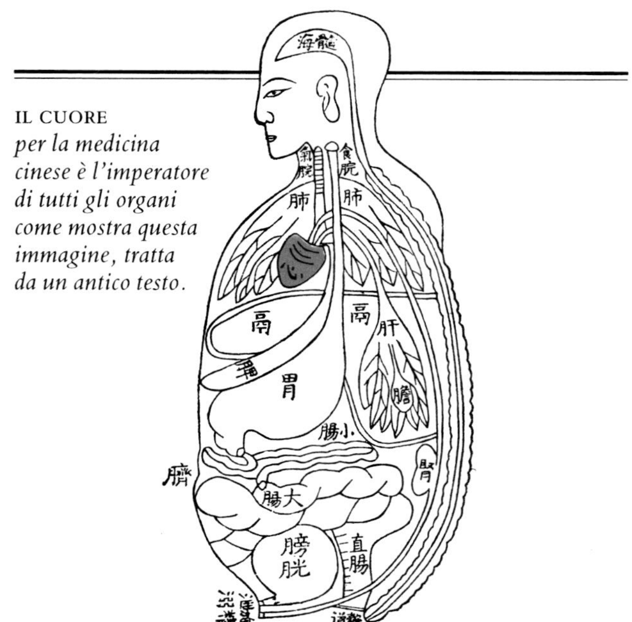

IL CUORE *per la medicina cinese è l'imperatore di tutti gli organi come mostra questa immagine, tratta da un antico testo.*

### "NEL CORE NASCONO TUTTE LE PERTURBAZIONI..."

L'importanza del cuore non è certo una scoperta recente: da sempre, in tutte le culture e per tutte le medicine il cessare dei battiti del cuore è sinonimo di morte. Per la medicina cinese il cuore è il coordinatore delle funzioni di tutti gli organi: è detto l'imperatore perché, come questi è responsabile della pace e del benessere dei suoi sudditi, cosí il cuore lo è per tutti gli altri organi.

Ogni secondo della nostra vita è scandito dal pulsare del cuore: i suoi battiti sottolineano i nostri sentimenti e le nostre emozioni col loro variare. Nel linguaggio comune e nelle parole di grandi poeti e scrittori ritroviamo continuamente citato il cuore: che "batte all'impazzata"; che "sembra fermarsi" o che "batte in gola" per l'emozione, la paura, l'attesa di un evento che ci coinvolge emotivamente; che "si stringe" dalla pena o addirittura "si schianta" o "si spezza" per un dolore cosí grande che pensiamo di non poter sopportare. Per contro il cuore può essere "gonfio" o "esplodere" anche per la gioia; si può sentire "un peso sul cuore" o avvertire "un tuffo al cuore"; o sentir "balzare il cuore in petto". Il coraggio ci fa sentire il cuore forte, un "cuor di leone"; il timore ci fa "mancare il cuore"... E cosí via, potremmo trovare innumerevoli esempi. Se ci pensiamo, ognuno di noi ha sperimentato queste sensazioni, sia che nella vita abbia dovuto sopportare grandi dolori o emozioni, sia che semplicemente abbia avvertito un gran batticuore o abbia sentito mancare improvvisamente un battito per la paura di un esame o di un colloquio di lavoro. Tutte queste sensazioni di cui abbiamo parlato non sono figure retoriche, ma si avvertono con chiarezza e forza ogni qualvolta un'emozione ci colpisce. Come ha scritto Lorenzo de' Medici: "nel core nascono tutte le perturbazioni d'allegrezza e di dolore, d'ira, di speranza e di timore e qualunque altra passione".

dopo una corsa, uno spavento o in uno stato di angoscia, non si sente "il cuore in gola"? I battiti del cuore in simili situazioni possono aumentare anche molto, fino a 140-160 al minuto. Bisogna anche ricordare che nei bambini sotto i 6 anni la frequenza del cuore è piú rapida che negli adulti: dopo i 6 anni diventa la stessa degli adulti.

Un aumento oltre i 100 battiti al minuto deve essere considerato sospetto solo se non è associato a fatti che lo giustifichino, come lo sforzo fisico, lo stress, le emozioni. In ogni caso prima di preoccuparsi è bene ricordare che anche il fumo, l'alcol, il caffè e il tè, la stanchezza fisica, la digestione di un pasto pesante, la febbre, aumentano la frequenza cardiaca: la febbre, per esempio, fa aumentare la frequenza di ben 10 battiti al minuto per ogni grado di temperatura corporea oltre i 37 °C. Nessuna meraviglia quindi se, dopo aver fumato molte sigarette o bevuto troppo alcol o caffè, il cuore batte piú velocemente: è solo il segnale che abbiamo esagerato e dobbiamo moderare le nostre abitudini.

Anche la riduzione dei battiti a meno di 60 in un minuto può essere normale. Durante il sonno profondo la frequenza cardiaca è piú lenta che nella

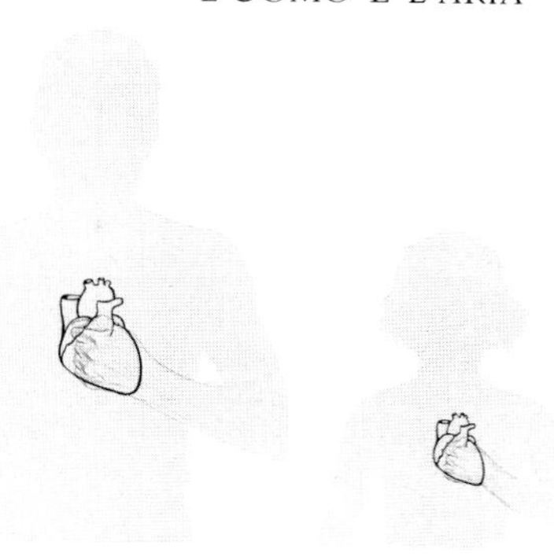

LA POSIZIONE E LA GRANDEZZA DEL CUORE *Poggiando il pugno sinistro in mezzo al petto potete vedere dove è il cuore e quanto è grande: ha la dimensione del pugno.*

veglia e può scendere fino a 40 battiti al minuto; gli sportivi, le persone fisicamente allenate o che svolgono d'abitudine lavori pesanti, spesso hanno in condizione di riposo frequenze inferiori a 60.

Le cellule pacemaker del nodo del seno non sono le sole capaci di generare impulsi elettrici: lungo tutto il tessuto di eccitazione e conduzione del cuore esistono altre cellule (pacemaker secondari) che hanno questa capacità.

In condizioni normali questi altri centri emettono delle scariche elettriche a una frequenza inferiore a quella del nodo del seno e quindi sono costantemente inattivi rispetto al centro principale. Tuttavia, le cellule del tessuto di eccitazione e conduzione sono

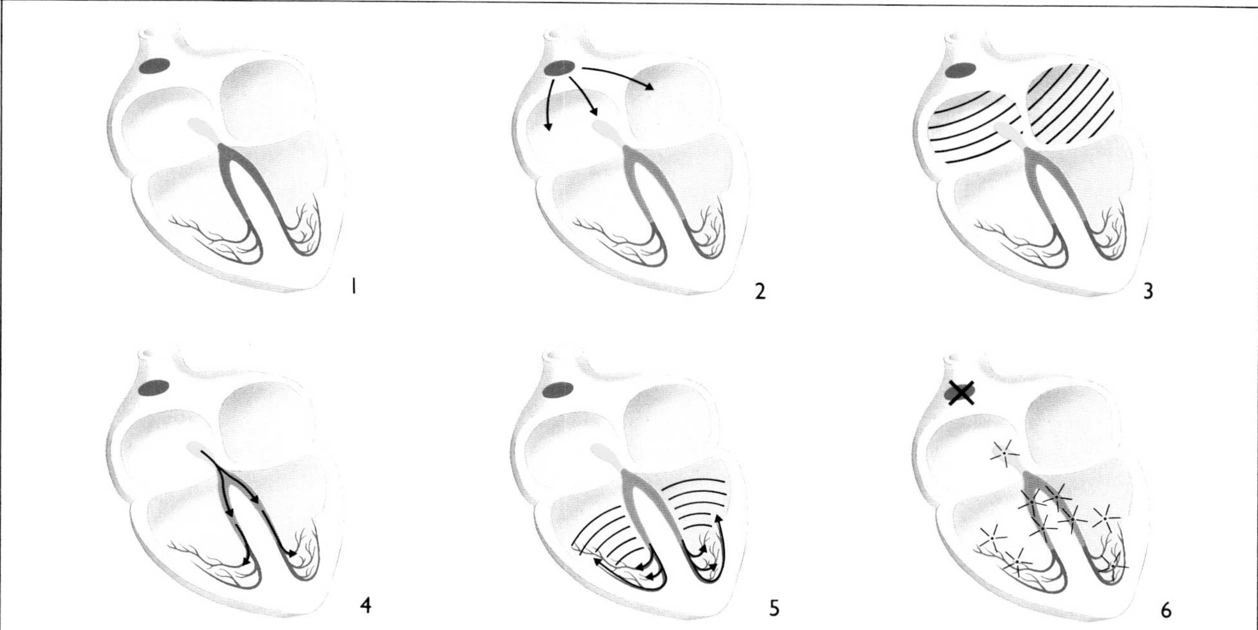


IMPULSI CARDIACI *Nella fig. 1 sono rappresentati il sistema elettrico del cuore e le vie di conduzione specifiche: nodo del seno (verde), nodo atrio-ventricolare (giallo), fascio di His diviso in branca destra e branca sinistra (rosso) che terminano nelle fibre del Purkinje (blu). In condizioni normali ogni contrazione del cuore è prodotta da un impulso elettrico generato dalle "cellule segnapassi" del nodo del seno (fig. 2). L'impulso elettrico attraversa gli atrii (fig. 3) e raggiunge il nodo atrio-ventricolare (fig. 4). Qui si diffonde a tutte le cellule dei ventricoli (fig. 5) che si contraggono. In molte malattie cardiache l'impulso elettrico può essere generato anche da altri "centri segnapassi" (stelline fig. 6) situati sia lungo le vie di conduzione sia nel tessuto muscolare del cuore: questi impulsi elettrici anormali danno origine alle extrasistoli e ad altre aritmie cardiache. Per fortuna solo raramente le aritmie cardiache sono da considerarsi pericolose e devono essere curate.*

molto sensibili: per operare correttamente, hanno bisogno di precise condizioni ambientali e possono essere disturbate anche da una minima variazione nella composizione chimica dei liquidi che le circondano. In tal modo i centri pacemaker secondari possono entrare in funzione e produrre impulsi elettrici, generando delle aritmie, cioè irregolarità nella ritmica sequenza di pulsazione del cuore.

Le forme di *aritmia* sono moltissime e non sempre avvertite soggettivamente. Però molte sensazioni strane e improvvise sono spesso causate da aritmie cardiache: una sensazione di vuoto nel petto che dura un istante, un "frullare di ali" nel torace, uno o piú leggeri colpi in gola, una serie di pulsazioni rapide delle tempie o sotto il capezzolo, talvolta irregolari, sono tutte possibili espressioni di aritmia.

In genere è bene non sottovalutare queste sensazioni, ma non è necessario drammatizzare. Con una semplice visita e pochi esami il medico potrà capire se l'aritmia rivela una malattia del cuore, delle arterie coronarie che lo nutrono o di altri organi come la tiroide, oppure se sono dovute non a una vera e propria malattia, ma a un turbamento passeggero. Dobbiamo tener presente che anche il fumo, il caffè, il tè, bevande tipo cola che contengono caffeina, lo stress psichico, la stanchezza fisica e alcuni farmaci, possono provocare aritmie e che basta, se possibile, eliminarli, per normalizzare in breve tempo il ritmo cardiaco.

Si è detto che il ritmo cardiaco, prodotto in modo autonomo dal cuore, è sottoposto al controllo del cervello attraverso connessioni nervose tra cuore e cervello. Talvolta anche il centro di controllo cerebrale, che ha la caratteristica di essere estremamente sensibile, può rispondere in modo eccessivo ai comandi e agli stimoli anche inconsci della mente: si hanno cosí le tachicardie e le aritmie di origine nervosa, da stress, ansia, aggressività. Per esempio, quando temiamo un attacco e ci prepariamo anche inconsciamente ad aggredire, il nostro cervello invia al resto del corpo una serie di comandi per preparare l'organismo a queste situazioni, tra i quali uno per accelerare il ritmo del cuore. Se questo stato di tensione o di timore si protrae, diventando permanente seppure in modo inconscio, anche il battito cardiaco diventerà costantemente tachicardico e spesso irregolare.

## La rete di irrigazione: arterie, vene, capillari

Il sistema cardiocircolatorio può essere paragonato a un sistema di irrigazione in cui il cuore rappresenta la pompa che spinge il sangue e i vasi (arterie e vene) le condutture che, via via sempre piú piccole,

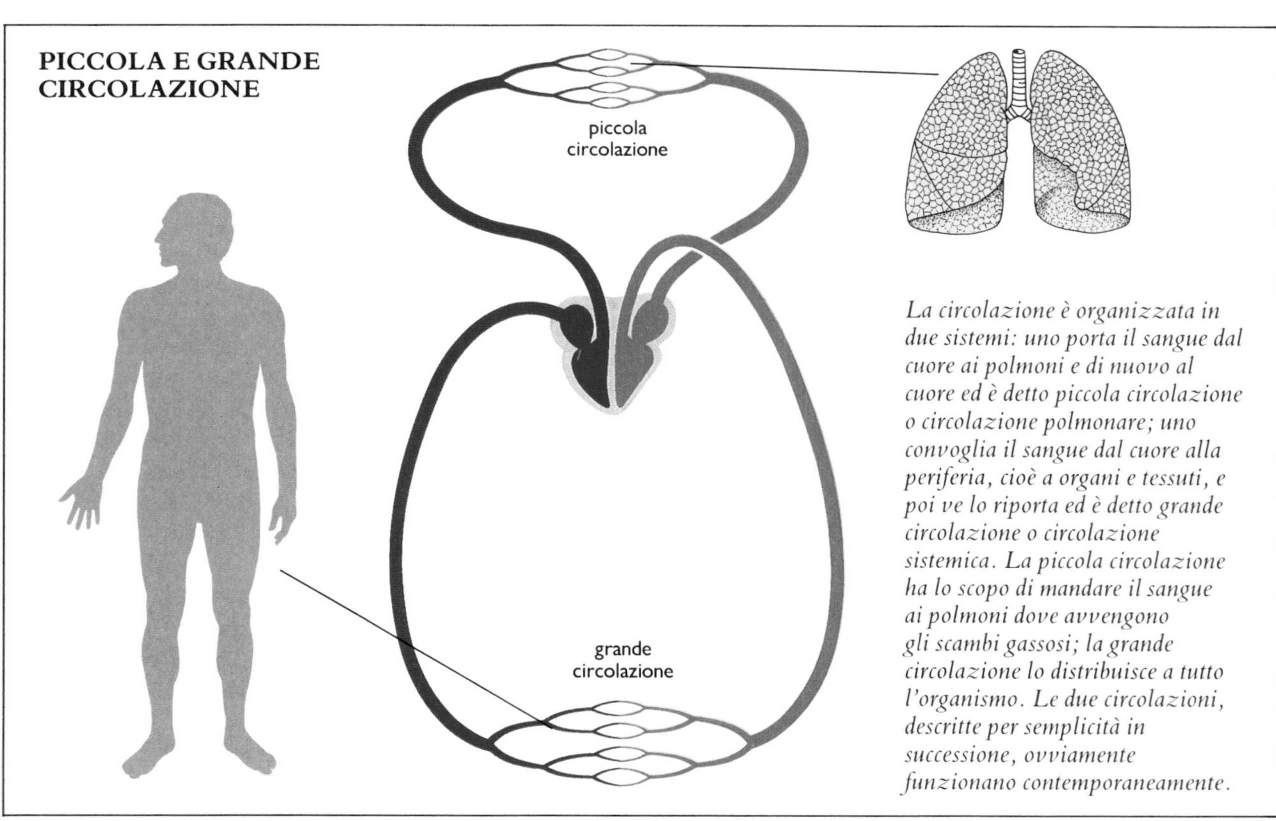


*La circolazione è organizzata in due sistemi: uno porta il sangue dal cuore ai polmoni e di nuovo al cuore ed è detto piccola circolazione o circolazione polmonare; uno convoglia il sangue dal cuore alla periferia, cioè a organi e tessuti, e poi ve lo riporta ed è detto grande circolazione o circolazione sistemica. La piccola circolazione ha lo scopo di mandare il sangue ai polmoni dove avvengono gli scambi gassosi; la grande circolazione lo distribuisce a tutto l'organismo. Le due circolazioni, descritte per semplicità in successione, ovviamente funzionano contemporaneamente.*

irrorano gli organi e i tessuti, arrivando a ogni cellula dell'organismo. Nei sistemi d'irrigazione costruiti dall'uomo, le condutture sono inerti e la forza di spinta viene fornita solo dalla pompa; non è cosí nella circolazione del sangue, dove i vasi contribuiscono alla spinta cardiaca che fa circolare il sangue, determinano la pressione arteriosa e influenzano il comportamento stesso del cuore.

Le arterie portano il sangue dal cuore alla periferia; al contrario le vene lo riportano dai tessuti al cuore, mentre i capillari formano il sistema di passaggio fra le une e le altre: sono vasi sottilissimi, piú di un capello, la cui parete è formata da un solo strato di cellule per permettere gli scambi con i tessuti. La parete delle arterie e delle vene è piú spessa, e ha una struttura diversa a seconda del calibro e delle caratteristiche funzionali dei diversi vasi.

**Le arterie.** Le grosse arterie, inclusa l'aorta, hanno una parete elastica: si distendono sotto pressione e quando questa si allenta tendono a tornare alla loro forma originale. La pressione esercitata dalla contrazione cardiaca (sistole) le fa distendere e allargare per riempirsi di sangue, formando un ingrossamento che funge da piccolo serbatoio; mentre nell'intervallo tra una gittata e l'altra della pompa, in cui il muscolo cardiaco si rilassa (diastole), esse ritornano alle loro dimensioni di partenza, spremendo in avanti il sangue. Il lavoro delle arterie di grosso calibro ha una grande importanza, non solo perché potenzia l'azione propulsiva del cuore, ma soprattutto perché assicura il fluire continuo del sangue anche durante la diastole: se non fosse cosí, il sangue arriverebbe ai tessuti a intermittenza, provocando dei danni irreparabili alle cellule e ai tessuti piú sensibili.

Via via che le arterie diventano piú piccole, perdono un po' della propria elasticità, pur senza mai divenire rigide: nella parete delle arterie piú piccole vi sono delle fibre muscolari, ossia dei sottilissimi muscoli, che contraendosi o rilasciandosi, ne variano il calibro, in modo da permettere un maggiore o minore afflusso di sangue ai singoli organi o tessuti a seconda delle necessità. Per esempio, durante la digestione si dilateranno le arteriole terminali che vanno allo stomaco, al fegato e agli altri organi dell'apparato digerente. Grazie a questa loro proprietà, esse possono determinare dei cambiamenti di pressione arteriosa e perciò giocano un ruolo importante nei meccanismi che provocano l'ipertensione.

La muscolatura delle piccole arterie e delle arteriole non può essere comandata volontariamente, ma risponde a comandi provenienti dai centri di controllo che coordinano le varie funzioni, di cui

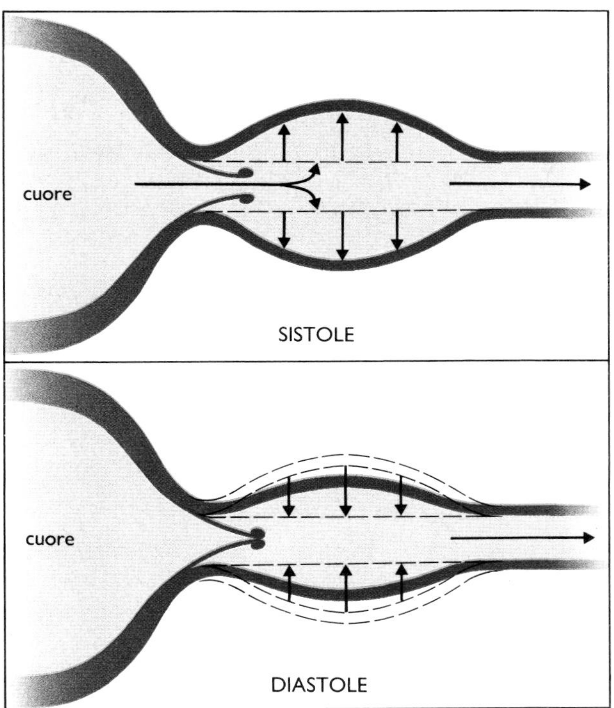


LA FORZA CHE FA CIRCOLARE IL SANGUE *Durante la sistole cardiaca la parete elastica delle grandi arterie si dilata, immagazzinando energia, come un elastico quando lo si tende. Durante la diastole quest'energia produce una spinta verso il lume del vaso, per effetto della quale il sangue viene spinto in avanti. Ciò provoca una nuova spinta sistolica sulla parete arteriosa piú a valle, cui seguirà una diastole, e cosí via.*

abbiamo già parlato a proposito della respirazione e del cuore; oppure è sollecitata dagli stimoli locali trasmessi da trasmettitori chimici prodotti in vicinanza dei vasi stessi. Le arteriole hanno anche la capacità di autoregolarsi per rispondere alle necessità degli organi che irrorano, specialmente il cervello, il rene, i muscoli.

**La microcircolazione: i capillari.** Le arterie si ramificano divenendo via via sempre piú piccole, fino a un'arteriola terminale che si sfiocca come un pennello, dividendosi in tanti vasi sottilissimi (i capillari) lunghi circa mezzo centimetro, che penetrano negli spazi intercellulari. All'altra estremità, i diversi capillari si riuniscono nuovamente in una venula. Le venule a loro volta confluiscono in vene piú grandi che, come in un albero rovesciato, formano via via tronchi venosi sempre piú grossi che ritornano verso il cuore.

Il passaggio del sangue nel capillare avviene dolcemente, poiché la forza di spinta, presente nell'arteriola, è stata divisa in tanti piccoli flussi. Osserviamo lo stesso fenomeno quando facciamo la doccia, oppure innaffiando una pianta: se togliamo la bocchetta traforata dell'innaffiatoio, il getto piú forte e concentrato piegherà i rami e potrà fare un buco nel terreno; al contrario, i sottili getti che escono dalla bocchetta traforata non danneggeranno il terreno né avranno la forza sufficiente per piegare i rami. Grazie a questo, lo scorrere del sangue capillare consente gli scambi con le cellule e con i liquidi interstiziali, ossia quelli che si trovano tra l'una e l'altra cellula. Come abbiamo già detto, questi scambi riguardano soprattutto ossigeno e anidride carbonica, i nutrienti, l'acqua e i prodotti di scarto del metabolismo.

La microcircolazione non è un insieme di rigidi tubicini sparsi tra le cellule, al contrario prende parte attivamente alla vita dei tessuti e degli organi: è contemporaneamente parte del tessuto e legame fra questo, il resto dell'organo e l'organismo in generale. Per adempiere alle proprie funzioni si modifica continuamente. L'arteriola può contrarsi, in tutto o in parte, per escludere i capillari che da essa dipendono: per esempio nei muscoli a riposo, la maggior parte dei capillari non è in funzione, ma quando il muscolo entra in esercizio ha bisogno di molto piú ossigeno e produce piú anidride carbonica: i capillari vengono aperti e un

## L'IPERTENSIONE: COME PREVENIRLA?

Che cos'è l'ipertensione? La pressione all'interno di ogni sistema costituito da una pompa e da un insieme di condutture – come quello formato dal cuore e dall'insieme di vene e arterie – dipende dalla gittata della pompa e dalla resistenza che le condutture oppongono al flusso. Semplificando, nel sistema cardiocircolatorio la pressione arteriosa dipende dalla gittata cardiaca e dalla resistenza opposta dalle piccole arterie e dalle arteriole a seconda del loro stato di contrazione. Poiché la gittata è massima durante la sistole e minore durante la diastole, anche la pressione varia a seconda del ciclo cardiaco: parleremo di *pressione sistolica*, o massima, quando la sistole imprime grande impulso al flusso di sangue, e di *pressione diastolica*, o minima, quando durante l'intervallo della diastole il flusso è assicurato praticamente solo dall'elasticità delle grosse arterie. Nell'arco della giornata, la pressione arteriosa varia da momento a momento a seconda dell'attività, delle funzioni fisiologiche in atto, dello stato emotivo, delle stimolazioni esterne: durante il sonno, per esempio, la pressione è sempre piuttosto bassa, mentre durante un attacco di collera si alza vertiginosamente. Prima di parlare di ipertensione come di una malattia, è necessario assicurarsi che il rialzo pressorio sia costante e non occasionale. La pressione aumenta con l'età ed è normale, nell'anziano, ritrovare valori un po' piú alti.

A che cosa è dovuta l'ipertensione e come si può evitarla? Non esiste un unico fattore responsabile: c'è una tendenza costituzionale, su cui agiscono diversi fattori ambientali in combinazione, che possiamo riassumere in due parole: alimentazione e stress. Alcuni popoli non soffrono di ipertensione, come molte tribú dell'Africa e gli Eschimesi, ed è stato studiando le loro abitudini alimentari che si è identificato il sodio come fattore responsabile dell'ipertensione; infatti essi non consumano sale da cucina (cloruro di sodio). Per gli ipertesi la riduzione del sale – sotto i 4 g di sodio al giorno – è parte importantissima del trattamento; e per chi non ne soffre? Non è necessario rovinarsi l'umore con una dieta insapore; è sufficiente non abusare di cibi ricchi di sodio, dei quali abbiamo parlato nel capitolo sulla nutrizione. Qui basti ricordare che il responsabile non è soltanto il sale da cucina, anzi si può dire che esso sia il meno colpevole degli indiziati! Le altre cause alimentari di ipertensione sono l'eccesso di peso, tanto che il calo ponderale fa scendere la pressione dell'iperteso, i grassi che aggiungiamo ai cibi, specie i grassi animali, e l'alcool.

L'altro grande responsabile dell'ipertensione è lo stress. Si parla tanto di stress ai nostri giorni, che a ogni difficoltà quotidiana si dà questo nome. Si sono identificate da un lato delle situazioni che sembrano particolarmente pericolose e dall'altro dei tipi di personalità piú suscettibili di altri a subirne i danni. Ciò avviene anche nei topi: per questi animali sono le situazioni in cui devono competere continuamente per la conquista del territorio, del cibo e del partner, sia maschio sia femmina. Non è facile stabilire un nesso altrettanto preciso per l'uomo, ma si sa che le personalità che tendono a reprimere l'aggressività, cariche di ostilità repressa, abbondano tra gli ipertesi. Per contro, le tecniche di rilassamento *(vedi il capitolo relativo)*, il qigong, lo yoga, il training autogeno si sono dimostrati di grande efficacia sia nella prevenzione sia nella terapia dell'ipertensione. Un altro importante mezzo di prevenzione e di terapia è l'esercizio fisico, come ginnastiche e come sport, purché scelti con cura. Evitate tutti gli sport che obblighino a sforzi violenti, rapide alternanze tra rilasciamento e sforzo e quelli che per la loro competitività mettono sotto stress e non permettono di decidere tempi e modi dell'esercizio. No quindi al sollevamento pesi, all'atletica, agli sport violenti; no al tennis, al jogging, all'aerobica. Sí alle lunghe camminate, alla bicicletta, al nuoto, allo sci da fondo, al golf, alle ginnastiche praticate come indicato nel capitolo sul movimento. Il mondo vegetale ci offre una serie di rimedi contro l'ipertensione, primo fra tutti l'aglio che ha effetto regolatore, e la cipolla che, grazie alle sue proprietà diuretiche e depurative, contribuisce notevolmente sia ad abbassare la pressione negli ipertesi sia a prevenire le ipertensioni. Oggi ambedue sono disponibili in capsule che ne rendono piú facile l'assunzione alle alte dosi giornaliere efficaci.

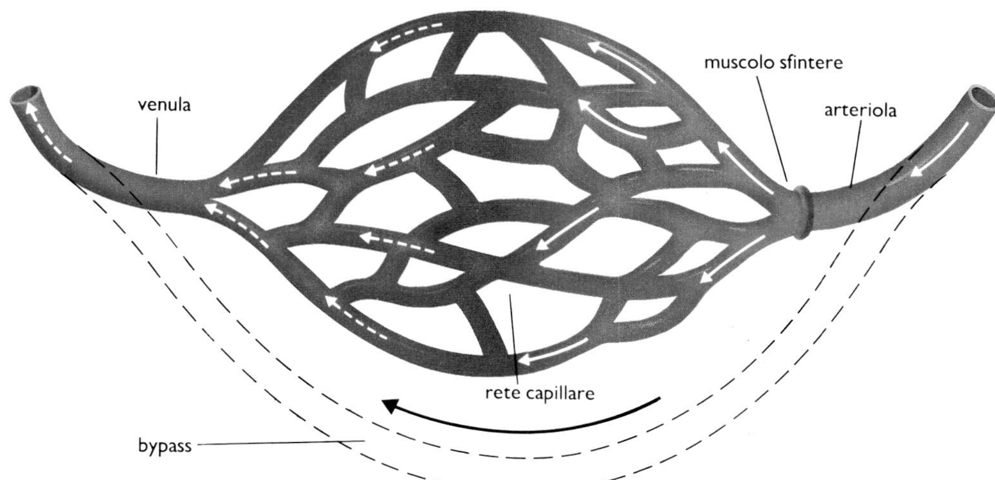


LA MICROCIRCOLAZIONE *È la parte della circolazione, costituita dai capillari e dalle piú piccole arteriole e venule. I capillari sono i piú sottili vasi dell'organismo: si staccano da una piccola arteriola fornita di uno sfintere muscolare che, contraendosi e rilasciandosi, regola il flusso di sangue nei capillari a seconda delle necessità. I capillari sfociano in venule che a loro volta confluiscono in vene piú grosse. La figura mostra, tratteggiato, anche un by-pass, anastomosi diretta tra arteriola e venula.*

flusso di sangue fresco irrora abbondantemente tutte le fibre muscolari (*vedi* paragrafo sul lavoro muscolare).

Un'altra particolarità del letto capillare è la presenza di *anastomosi artero-venose* o *bypass*, ossia di comunicazioni dirette fra l'arteriola e la venula, che permettono al sangue di passare velocemente, saltando la rete dei capillari. Questo sistema è particolarmente utile nella cute, in cui le anastomosi sono molto numerose e servono a far passare velocemente molto sangue in superficie per disperdere il calore interno quando la temperatura è troppo elevata. Il lungo percorso nei tortuosi capillari sarebbe troppo lento per raggiungere questo scopo, cosí la rete capillare viene temporaneamente saltata. Quando la temperatura ambientale è troppo fredda, la rete capillare può essere in parte chiusa per impedire che il sangue si raffreddi e ritorni verso il cuore a una temperatura troppo bassa: questo fenomeno si chiama vasocostrizione. Vediamo cosí che le particolarità della microcircolazione cutanea trovano una spiegazione se pensiamo alla necessità di mantenere la temperatura interna costante.

La microcircolazione cerebrale, all'opposto di quella muscolare e cutanea, deve essere sempre ricca e costante. Infatti, non vi è differenza fra le necessità di ossigeno e di nutrimento del cervello di chi è impegnato a risolvere una difficile equazione matematica e quelle di chi legge un romanzo, di un atleta durante una gara, o addirittura di chi fa un pisolino. Anche durante il sonno profondo la microcircolazione cerebrale resta quasi invariata.

Nel fegato e nella milza la microcircolazione è di un tipo particolare: le arteriole terminano in piccolissimi e sinuosi serbatoi in cui le cellule sono quasi immerse. Questi organi hanno in conseguenza la capacità di immagazzinare una grande quantità di sangue che verrà spinto in circolo quando è necessario.

Il sistema rappresentato da arteriole-capillari-venule, con le sue capacità di trasformarsi quasi istantaneamente per rispondere a tutte le esigenze, se è prezioso nella vita quotidiana, diviene indispensabile nelle situazioni di emergenza. Se, per esempio, si verifica un'emorragia e il volume del sangue diminuisce pericolosamente, la vasocostrizione esclude parzialmente i capillari dei tessuti piú resistenti (cute, muscoli, intestini e rene) per mantenere il flusso sanguigno al cervello e al cuore, che non possono mai farne a meno.

Anche quando il sangue e il circolo non sono direttamente colpiti, per esempio in tutte le situazioni di stress psicologico, il sistema del microcircolo gioca un ruolo importantissimo. Nella reazione di "lotta o fuga", quella serie di mutamenti fisiologici che preparano l'organismo a reagire appunto con la lotta o con la fuga di fronte a un'aggressione, la microcircolazione aumenta il flusso sanguigno nella muscolatura, per prepararla a una vigorosa risposta, necessaria sia per la lotta, sia per la fuga. Poiché nella realtà sociale in cui normalmente viviamo raramente si presenta l'occasione di mettere in pratica l'una o l'altra risposta, un meccanismo di questo tipo, cioè una vistosa preparazione allo sforzo fisico massimo, secondo le capacità dell'individuo (non dimentichiamo che si tratta di reazioni di sopravvivenza) senza che poi se ne faccia uso, può essere la causa di improvvisi svenimenti di fronte non a un pericolo reale, ma di fronte a situazioni di stress.

Gli unici modi che abbiamo per influire beneficamente sul microcircolo sono, attraverso il controllo respiratorio, le pratiche di rilasciamento muscolare e il dominio della mente e dei sentimenti. Con ciò non si intende un atteggiamento freddo e cinico, ma al contrario una partecipazione reale, attiva e cosciente allo scorrere della vita, attimo per attimo, nel presente. Nell'uno e nell'altro caso, con esercizi fisici o con il controllo psico-emotivo agiamo direttamente solo su una piccola parte di questa sterminata rete, ma agendo su una parte possiamo influire indirettamente sull'intero sistema.

**Gli scambi tra la microcircolazione e i tessuti.** Sia le cellule sia i vasi sono immersi in un liquido omogeneo che riempie tutti gli spazi tra loro: è il liquido interstiziale, che fa da mediatore tra sangue e cellule.

Gli scambi gassosi, che si verificano a livello dei tessuti, sono simili a quelli nel polmone (*vedi pag. 69*), solo avvengono in senso inverso: là il sangue si caricava di ossigeno, qui lo cede alle cellule e si carica di anidride carbonica per portarla verso l'esterno.

La parete capillare si può considerare come un finissimo setaccio: tra una cellula e l'altra vi sono degli spazi infinitesimali che lasciano passare, oltre ai gas, delle piccole molecole: cosí calcio, iodio, potassio e oligoelementi passano nel liquido interstiziale, mentre rimangono all'interno dei capillari i globuli rossi e quelli bianchi, le piastrine, le proteine del plasma e le altre grosse molecole.

Naturalmente anche l'acqua passa dentro e fuori dei capillari, spinta da forze contrastanti. Una di queste forze è quanto rimane, a livello dei capillari, della pressione arteriosa: questa forza spinge l'acqua fuori dai capillari verso il liquido interstiziale. La forza opposta, che richiama l'acqua dal liquido interstiziale verso l'interno del capillare, si chiama "pressione osmotica" ed è determinata dalla presenza delle proteine del plasma nel capillare, mentre nel liquido interstiziale esse sono assenti. L'equilibrio di queste due forze lungo il percorso del capillare fa sí che un po' d'acqua esca e poi rientri, di modo che i due ambienti restino in equilibrio. Se una delle due forze dovesse predominare, la situazione sarebbe diversa: se, per esempio, le proteine del plasma diminuiscono, viene a mancare la forza di risucchio e il liquido non rientra nei vasi, accumulandosi nello spazio interstiziale. Si può avere accumulo anche se aumenta la pressione che spinge l'acqua fuori dal capillare, per esempio se c'è un ostacolo al passaggio del capillare alla venula: il capillare continua a ricevere sangue senza contemporaneamente svuotarsi, vi è quindi ristagno e fuoriuscita di acqua. In ambedue questi casi l'accumulo di acqua nei tessuti viene chiamato *edema*. L'edema può anche essere causato da un danno ai capillari, per un trauma locale, e in questo caso rimane localizzato alla zona danneggiata: è cosí che una contusione o una caviglia slogata si gonfiano.

**Le vene.** Le vene portano il sangue dalla periferia al cuore. La loro estensione è maggiore di quella delle arterie: oltre alle vene profonde, che scorrono nei pressi delle arterie, esiste infatti anche una rete venosa superficiale. Complessivamente, la capacità delle vene di contenere sangue è di due-tre volte superiore a quella delle arterie.

Grazie a questa caratteristica, si comprende una delle principali funzioni delle vene: quella di costituire un serbatoio per il sangue. Si tratta di un serbatoio particolare, attivo, capace di modificare il proprio volume per far arrivare al cuore piú o meno sangue, a seconda delle necessità. La possibilità di ricevere piú sangue dal letto venoso è uno dei fattori che permette al cuore di pompare di piú in caso, per esempio, di esercizio fisico. Per svolgere questa funzione le vene di medio e di piccolo diametro hanno una parete muscolare che permette loro di dilatarsi e di contrarsi.

Le vene degli arti inferiori contribuiscono a pompare il sangue verso il cuore anche con un altro meccanismo. Durante la contrazione dei muscoli delle gambe, le fibre che li compongono si accorciano e gli spazi tra una fibra e l'altra si allargano: di conseguenza le vene che scorrono in questi spazi si distendono riempiendosi di sangue. Ma avendo una parete elastica, tendono a ritornare alle loro dimensioni originarie, spremendo cosí il sangue verso l'alto. Infatti, lungo tutto il decorso delle vene delle gambe sono presenti delle valvole che impediscono al sangue di refluire verso i piedi. L'effetto "pompa" lo spinge quindi sempre piú in su, dai piedi fino all'inguine, dall'una all'altra valvola.

Nel piede c'è una ricca rete venosa in corrispondenza della pianta: camminando, questa rete viene compressa a ogni passo e il ritmico distendersi e comprimersi spinge il sangue verso le vene della gamba. Qui, ogni volta che la caviglia si muove, il sangue viene aspirato. Lo stesso meccanismo si ripete ogni volta che il ginocchio viene flesso o esteso: il sangue viene pompato dalla muscolatura nelle vene superiori; e infine a ogni movimento della coscia la grande vena femorale si riempie e si svuota. Vediamo cosí che camminando si accelera la circolazione nelle gambe e il flusso del sangue verso il cuore, grazie al gioco coordinato del "movimento", dei muscoli, delle articolazioni, dell'elasticità delle vene e della funzione valvolare. Questo non sarebbe possibile se le vene non fossero elastiche e provviste di valvole.

Anche la posizione del corpo influenza il deflusso del sangue al cuore: se i grossi vasi a questo vicini vengono allungati e distesi, l'aspirazione verso il cuore aumenta; se sono rilasciati, diminuisce. In posizione raggomitolata quindi, l'afflusso di sangue al

## VENE E VALVOLE DEGLI ARTI INFERIORI

femorale
femorale
grande safena
piccola safena
vene superficiali della gamba
grande safena

*La circolazione venosa delle gambe risale verso il cuore. Per impedire che, a causa della forza di gravità, ricada verso il basso, in queste vene vi sono delle valvole, dette "a nido di rondine". Premendo sulla valvola, il sangue forma dei rigonfiamenti (*figura A*). Le valvole sono sempre poste prima dello sbocco delle vene piú piccole nella vena maggiore (*figura B*).*

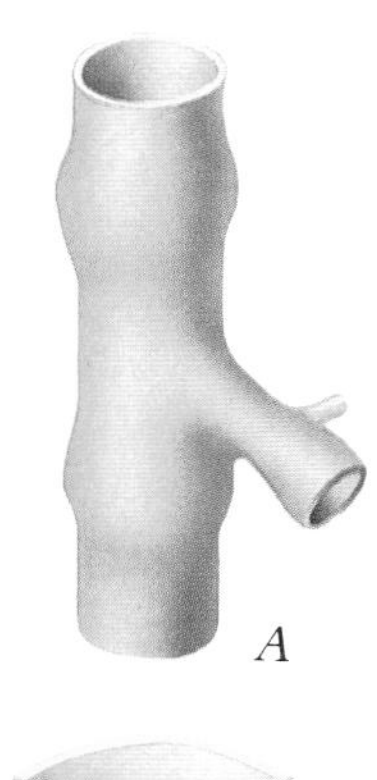


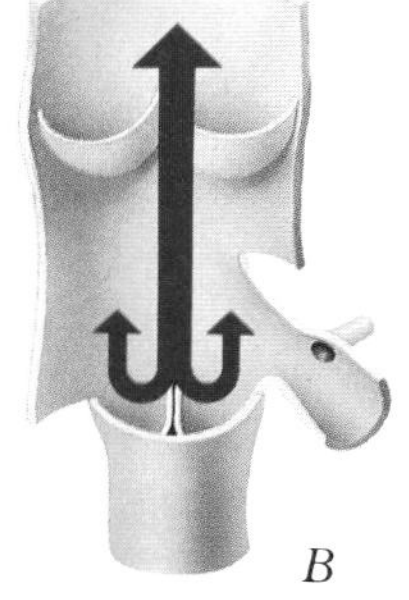


IL CIRCOLO VENOSO DEGLI ARTI INFERIORI *Anche nelle gambe esiste un circolo di vene profonde e uno di vene superficiali. Le vene safene costituiscono il circolo superficiale: all'altezza del ginocchio e dell'inguine si gettano nelle vene profonde. Se esiste un blocco, o un impedimento al normale deflusso delle vene profonde verso il cuore, attraverso le comunicazioni che esistono tra i due circoli, le vene superficiali ne soffrono.*

*L'impedimento può essere causato da un'ostruzione delle vene, come nel caso della tromboflebite, oppure da una compressione dall'esterno sulle vene della cavità addominale, come in gravidanza, oppure nelle persone obese. Anche l'aumento regolare della pressione all'interno dell'addome, come può avvenire nello sforzo della defecazione in chi soffre di stipsi, può costituire una pressione sulle vene.*

cuore è minore che in posizione allungata, con braccia e gambe distese e colonna vertebrale ben ritta.

È dunque evidente che certe abitudini stimolano la circolazione venosa, mentre altre la rallentano: stare a lungo in piedi senza mai camminare, come può capitare a chi lavora dietro un banco di vendita o al tavolo operatorio, obbliga le vene degli arti inferiori a sopportare il carico della forza di gravità e blocca il meccanismo di pompa. Chi sta seduto a lungo nella stessa posizione soffre dello stesso problema di rallentamento del circolo: se poi la posizione non è corretta, la sedia non adatta, la schiena ricurva, magari si tengono i piedi appoggiati troppo in alto o le ginocchia vicine al petto, si impedisce anche il flusso delle grosse vene. In tutti questi casi è importante interrompere ogni tanto il lavoro e camminare anche per pochi minuti, per rimettere in moto la pompa muscolare. Anche la mancanza di esercizio regolare fa male alla circolazione venosa: se i muscoli perdono tono, la pompa sarà meno efficace.

## Lo sforzo muscolare: un grande impegno per respiro e circolo

Quando compiamo uno sforzo muscolare violento o che duri abbastanza a lungo, per esempio una corsa al massimo delle nostre possibilità, la salita di una scalinata ripida a passo troppo veloce, una lunga gita in montagna, a un certo punto avremo la sensazione di non essere piú capaci di respirare a sufficienza o di essere forzati a dei respiri eccessivi, o comunque avvertiamo qualcosa di sgradevole durante la respirazione, che diviene accelerata e affannosa. Queste sensazioni, e le variazioni nella respirazione che le accompagnano, vanno sotto il nome di *dispnea*: in questo caso di *dispnea da sforzo*. Come mai la dispnea si accompagna cosí spesso a un esercizio fisico, quali sono le cause e il significato di questo fenomeno?

Il muscolo, per poter funzionare, utilizza una grande quantità di energia, consumando ossigeno e producendo, come prodotto di scarto, anidride carbonica. Poiché nei tessuti vi è pochissimo ossigeno di scorta, il flusso ematico muscolare deve aumentare quasi immediatamente per rimpiazzare l'ossigeno consumato: le arteriole si aprono facendo affluire molto sangue ai capillari, e questo afflusso deve essere continuo, per permettere all'esercizio di protrarsi. Oltre alla vasodilatazione locale, necessaria a un maggior apporto di sangue, il cervello contemporaneamente fa aumentare la gittata cardiaca, accelerando il ritmo del cuore, poiché è aumentata la necessità di ossigeno.

Rispondendo all'aumento della quantità di sangue pompata dal ventricolo destro, anche la circolazione all'interno del polmone si dilata e una parte di capillari polmonari non perfusi viene invasa dal sangue. A questo modo anche la parte sinistra del cuore riceverà piú sangue di ritorno dal circolo polmonare, rendendo possibile un aumento del volume di sangue immesso nel grande circolo. Quando si inizia uno sforzo muscolare, la ventilazione cresce proporzionalmente al maggior afflusso di sangue nel polmone, e questo permette un aumento di scambi gassosi alveolari sufficiente a riossigenare il sangue ed eliminare l'anidride carbonica.

Se il lavoro muscolare è lento e moderato, l'aumento della ventilazione consiste soprattutto in respiri piú ampi e profondi, ma se il muscolo è costretto a uno sforzo violento o comunque accelerato, sarà necessario che aumenti anche la frequenza respiratoria. Esiste una perfetta coincidenza tra le richieste cellulari di ossigeno e gli aumenti di ritmi e di potenza del cuore e della ventilazione, tale che le quantità di ossigeno, di anidride carbonica e l'acidità del sangue restano immutate e l'omeostasi è perfettamente conservata fino a che i livelli di lavoro muscolare sono moderati. Quando lo sforzo è eccessivo, ciò non sarà piú possibile e si avranno dei fenomeni localizzati o generali di acidosi, spesso accompagnati da dolore. Gli atleti conoscono bene i crampi e i dolori muscolari di questo tipo.

L'acidosi muscolare è dovuta a un accumulo di acido lattico che si forma quando il rifornimento di ossigeno non riesce a rimpiazzarne abbastanza velocemente il consumo, ossia quando lo sforzo supera un livello, variabile da persona a persona e anche per la stessa persona secondo differenti condizioni, detto *soglia dell'anaerobiosi*. Oltre tale soglia il muscolo non si ferma, ma continua a lavorare in situazione di emergenza, comunque per un tempo limitato, utilizzando unicamente dei composti presenti all'interno della cellula, il cui prodotto di scarto è l'acido lattico. L'acidosi conseguente viene tamponata dal bicarbonato presente nei liquidi dentro e fuori la cellula, producendo anidride carbonica. È evidente che si tratta di un meccanismo di emergenza di cui non si deve abusare, è anzi consigliabile non farvi ricorso. Quando questo avviene, si forma, come abbiamo detto, un eccesso di anidride carbonica che agisce sui meccanismi di controllo della respirazione, per provocare un aumento della ventilazione volto a eliminarla.

Cosí se i livelli di lavoro muscolare oltrepassano la soglia dell'anaerobiosi, si produce uno stimolo eccessivo sui meccanismi respiratori che provoca la dispnea. Questa sarà piú o meno grave e piú o meno fastidiosa, essendo legata sia all'entità e alla durata dello sforzo muscolare, sia alle condizioni cardiopolmonari e circolatorie dell'individuo.

Quando la dispnea avviene non in condizioni di grande sforzo, ma in situazioni per cui normalmente il respiro dovrebbe restare invariato, o solo un po' accelerato, significa che il cuore e il circolo, o i polmoni, non funzionano normalmente: bisogna rivolgersi *subito* a un medico. È importante ricordare che il sistema respiratorio è la finestra attraverso la quale possiamo osservare la funzione del sistema cardiovascolare: se qualcosa non va, possiamo accorgercene per tempo dalle variazioni della nostra capacità respiratoria. Inoltre è possibile diagnosticare molte malattie cardiocircolatorie attraverso lo studio della ventilazione e dello scambio dei gas durante lo sforzo muscolare, mediante prove non cruente e non rischiose per il paziente.

Il rapporto tra la ventilazione e lo sforzo muscolare va tenuto ben presente quando si praticano degli sport o degli esercizi di ginnastica. È basandosi su questo principio che furono definiti "aerobici" gli esercizi di ginnastica che si svolgono appunto senza superare mai il livello di anaerobiosi. Purtroppo la cosiddetta *ginnastica aerobica*, cosí come viene praticata nella maggior parte delle palestre, è fatta con ritmi troppo veloci e in maniera troppo violenta: si svolge in realtà in condizioni di ipo-ossigenazione muscolare, ottenendo esattamente il contrario dell'effetto desiderato. La piú antica e famosa delle ginnastiche aerobiche è la ginnastica cinese, che viene praticata da uomini e donne di tutte le età nei parchi, davanti alle fabbriche e per le strade delle città cinesi.

## Ventilare troppo o troppo poco: iperventilazione e ipoventilazione

Da quanto abbiamo detto fin qui, è facile capire che una respirazione inadeguata, tale da causare un'*ipoventilazione*, sarà certamente dannosa e provocherà dei sintomi, piú o meno evidenti, di mancanza di ossigeno e di eccesso di anidride carbonica. Anche una respirazione affannosa, tuttavia, non potrà non recar danno, poiché porta a un'*iperventilazione*, con conseguente diminuzione del livello di anidride carbonica *(vedi pag. 67)*.

Quando l'ipoventilazione è provocata da una malattia dei polmoni, causante ostruzione delle vie aeree, sarà evidente, talvolta grave, e potrà essere risolta solo curando la malattia di base, o comunque con l'aiuto del medico. Questi, in certi casi, prescriverà anche degli esercizi respiratori o della fisioterapia respiratoria. Alle volte, però, l'ipoventilazione dovuta a una respirazione scorretta non dà sintomi conclamati, ma solo un malessere generale o addirittura nessun segno, lavorando subdolamente nel corso di anni o addirittura di decenni. Il bersaglio di un insufficiente apporto di ossigeno, lieve ma continuo, è prima di tutto il cuore con il circolo.

Le popolazioni che vivono a grandi altitudini, a esempio in certe zone del Perú, nel Tibet, ecc., soffrono di ipertensione polmonare e hanno la parte destra del cuore ingrossata, a causa della minor pressione parziale di ossigeno nell'aria a quelle altitudini. Una delle cause dell'ingrossamento del cuore degli atleti, detto appunto "cuore d'atleta", sono i lunghi e ripetuti periodi di ipo-ossigenazione da eccessivo consumo. Tra le ipertensioni dette "essenziali", ossia senza causa apparente, alcune sono indubbiamente dovute a cattive abitudini respiratorie. Anche coloro che russano hanno deficit respiratori notturni o addirittura periodi di apnea notturna, il che può provocare sintomi di tipo cardiocircolatorio oppure del sistema nervoso, come mal di testa, stanchezza, vertigini, malumori, svogliatezza, sonnolenza e confusione.

L'iperventilazione non provoca mai malattie conclamate, poiché se fosse cosí continua e violenta si correrebbe subito ai ripari; ma può dare dei disturbi seri non facili da individuare. L'iperventilazione è dovuta sempre a una respirazione sbagliata, che può essere di due tipi. Quando si respira solo con la parte alta del torace, non vi è sufficiente passaggio di ossigeno nel sangue poiché, come abbiamo visto, questa zona è mal irrorata; i centri di controllo cerebrali registrano il diminuito apporto di ossigeno e provocano degli episodi di iperventilazione per porvi rimedio; ma frequenti episodi di respirazione accelerata disperdono troppa anidride carbonica provocando una *ipocapnia* che agisce soprattutto sul cervello e sull'acidità del sangue. Certi malesseri delle donne incinte, specie al 3°-4° mese di gravidanza, vengono dalla difficoltà ad adattarsi a un respiro esclusivamente toracico.

L'altra frequente causa di iperventilazione è l'abitudine a sospirare spesso, dovuta per lo piú a stress o a stati d'ansia. Questi provocano la sensazione di un'ostruzione respiratoria che si tenta di vincere con frequenti sospiri, provocando cosí un'iperventilazione con conseguente lieve *ipocapnia*.

I sintomi dell'iperventilazione possono essere molto vari e soggettivi: affaticabilità, debolezza, stanchezza, palpitazioni, tachicardie, giramenti di testa, testa vuota, disturbi della concentrazione o della vista, torpore o formicolii alle mani o ai piedi, contrazioni o crampi muscolari, tremori o rigidità, respiro corto, bocca secca, sbadigli, aerofagia, sensazione di groppo alla gola, dolori alla bocca dello stomaco, insonnia, incubi notturni, tensione, ansia. Di solito iniziano subdolamente, al principio sono passeggeri, ma si aggravano col tempo e con il peggiorare dell'ansia. Infatti spesso chi soffre di queste forme passa per un malato immaginario, poiché il difetto di respirazione è evidente solo se si osserva il paziente per lungo tempo e attentamente; il dubbio di non essere creduti, o di soffrire di un male misterioso, peggiora la situazione di chi ha già dei motivi di stress, anche se spesso inapparenti: si crea cosí un circolo vizioso in cui la malattia nutre se stessa. Il miglior rimedio è il controllo della respirazione attraverso esercizi ripetuti piú volte nella giornata e ponendo sempre attenzione a come si respira. Naturalmente anche l'ansia e lo stress vanno curati, con rimedi semplici se non sono gravi, oppure con psicofarmaci, ma sempre con l'aiuto e il controllo di un medico che abbia la pazienza e il desiderio di comprenderci e aiutarci. In questi come in altri casi simili di cui avremo occasione di parlare, non vi è bisogno di grandi specialisti, quanto di un buon medico generico: il prezioso, insostituibile, mai abbastanza lodato "medico di famiglia", ricco di esperienza, di umanità e di buon senso.

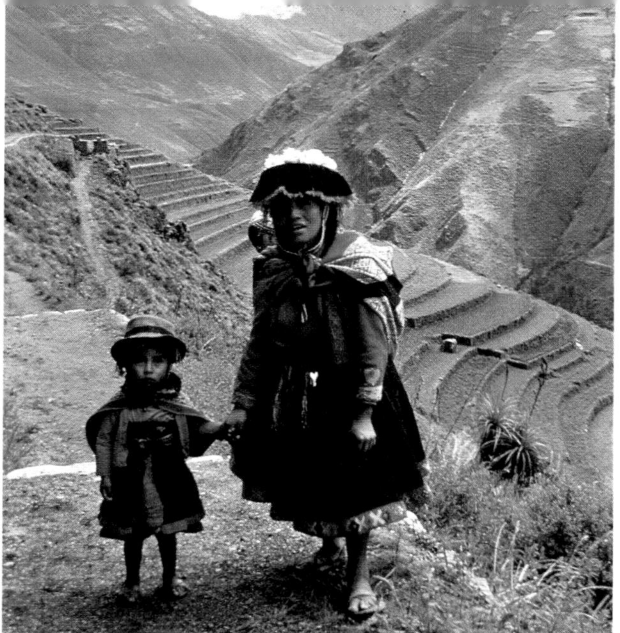

L'ALTITUDINE: UNO STRESS PER CUORE E POLMONI *La diminuzione dell'ossigeno atmosferico via via che aumenta l'altitudine causa delle modificazioni anatomiche, ossia un ingrossamento del cuore destro e ipertensione polmonare, nelle popolazioni che vivono in zone attorno ai 3.000 metri, come gli altipiani andini. Chi viaggia in queste zone senza un preventivo adattamento rischia gravi disturbi cardiopolmonari.*

# *Come respiriamo e come dovremmo respirare*

Prima di intraprendere un esercizio respiratorio, anche il piú semplice, bisogna osservarsi bene durante un certo numero di atti respiratori per individuare i propri difetti sia di posizione sia di esecuzione: dobbiamo prima vedere *come respiriamo* per comprendere *come dovremmo respirare*!

Innanzitutto si devono osservare la forma del torace e la colonna vertebrale: se questa, anziché essere dritta, presenta delle curve patologiche, oppure se si ha l'abitudine a stare curvi, la gabbia toracica non avrà piú la naturale forma cilindrica ma presenterà delle parti piú incavate e dei rigonfiamenti che influiranno sulla forma dei polmoni. Non solo, ma le coste, che dovrebbero far perno sulla colonna, saranno impedite nel loro movimento e tutto il torace sarà piú rigido. In questi casi gli esercizi respiratori sono preziosi, perché sono il modo migliore per esercitare una forza sulla colonna, procurando alla fine non solo il vantaggio di recuperare una capacità respiratoria in parte compromessa, ma anche quello di correggere, anche solo parzialmente, l'equilibrio dello scheletro (*v. capitolo L'uomo e il movimento*).

Osservate ora il respiro, sia normale sia al massimo delle vostre capacità, seguendo lo schema delle illustrazioni: attenzione a respirare col naso e a mantenere una posizione naturale. Contando lentamente, partendo quando inizia un'inspirazione normale, si controllano i *tempi di durata* delle varie fasi della respirazione. Di solito l'inspirazione dura un po' meno dell'espirazione, ma i tempi variano notevolmente a seconda di ciò che stiamo facendo, delle attività fisiologiche (il sonno, la digestione) e dello stato emotivo. Gli antichi medici cinesi contavano i battiti del polso dei pazienti sul proprio respiro: anche per questo uno dei primi assiomi della medicina tradizionale cinese è "il medico deve essere sano". Anche oggi i medici cinesi praticano quotidianamente esercizi respiratori appositamente studiati per poter avere di fronte ai pazienti la necessaria calma e serenità.

Il *ritmo respiratorio*, ossia quanti respiri compiamo al minuto, dipende dalla lunghezza di ogni respiro e perciò risente di tutte le influenze di cui abbiamo parlato sopra. Il controllo del ritmo non è semplice come può sembrare: infatti, se pensiamo di respirare, molto spesso modifichiamo sia il tipo sia i tempi di respiro. È facile, invece, controllare il ritmo durante gli esercizi e dovremo sempre farlo contando lentamente e mentalmente dentro di noi.

## COME RESPIRATE?

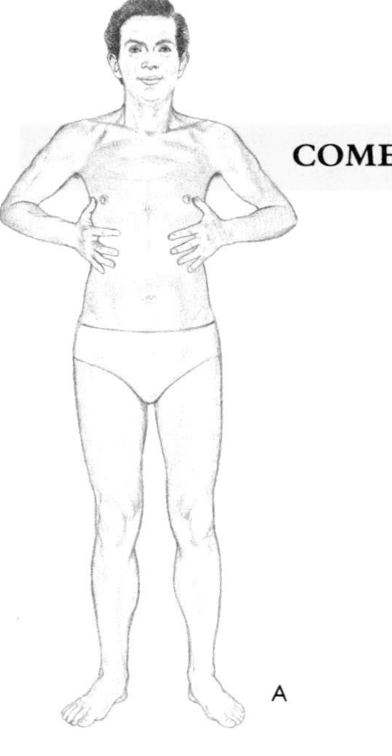


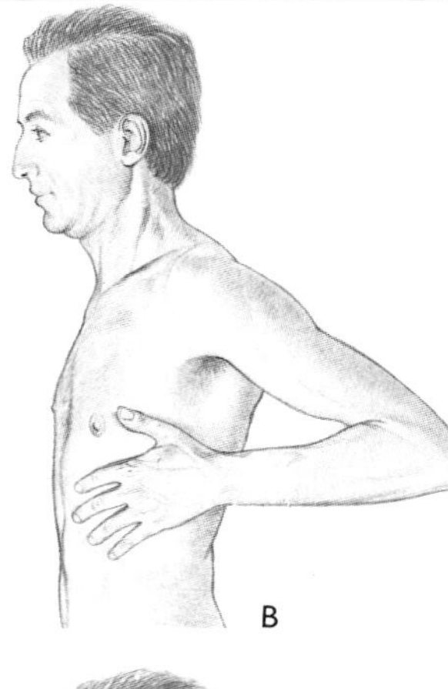


**1.** In piedi di fronte a uno specchio, in posizione naturale, appoggiate leggermente le mani sulle costole (A), con il palmo piatto e le dita in avanti, inclinate verso il basso come per seguire la direzione delle coste stesse (B). Se durante l'inspirazione vedete il torace dilatarsi e contemporaneamente sentite che le mani sono spinte in fuori, mentre le dita si portano un po' piú verso l'alto (C), vuol dire che la vostra respirazione è *toracica*.

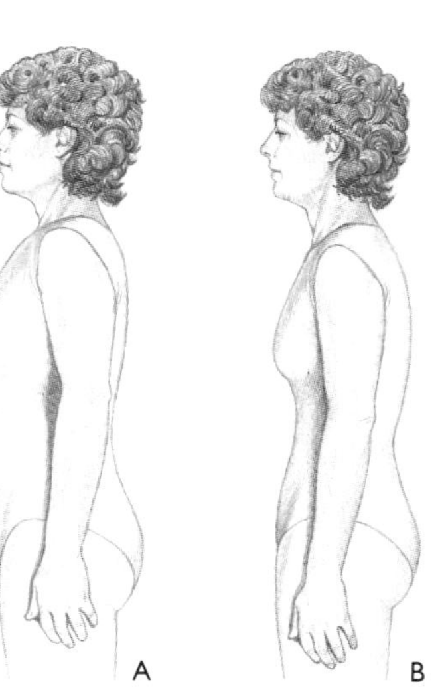


**4.** Provate ora a osservarvi mentre respirate profondamente, al massimo della vostra capacità: durante l'inspirazione le spalle devono rimanere ferme o quasi, e il torace deve dilatarsi molto di piú, mentre la colonna si raddrizza completamente come se fosse appoggiata contro un'asse (A). Contemporaneamente, o, meglio ancora con alcuni secondi di anticipo, l'addome deve dilatarsi al massimo, e non solo all'altezza dello stomaco ma anche sotto l'ombelico. Quando iniziate l'espirazione, si svuota prima il torace, e con alcuni secondi di ritardo si svuota l'addome fino a tornare alla posizione normale (B) nel momento in cui devono entrare in funzione i muscoli addominali per contrarre l'addome e far compiere la massima espirazione.

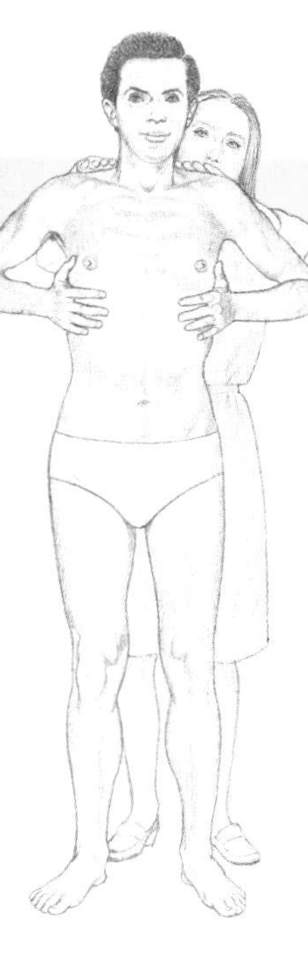

2. Controllate se le spalle si sollevano, magari chiedendo a qualcuno di aiutarvi, appoggiandovi leggermente le mani sulle spalle: queste devono restare praticamente immobili, poiché i muscoli della parte alta del torace e delle spalle devono essere impiegati solo in caso di sforzo muscolare che richieda il blocco del torace e del diaframma.

3. Voltatevi di profilo e guardatevi l'addome: durante la respirazione normale dovrà dilatarsi leggermente nell'inspirazione e rientrare durante l'espirazione; contemporaneamente il tratto toracico della schiena si raddrizzerà un poco quando inspirate e tornerà nella posizione di partenza quando espirate. Se tutti questi movimenti si svolgono in modo coordinato, cosí come li abbiamo descritti, vuol dire che normalmente utilizzate anche il diaframma.

5. Poiché i movimenti del torace e dell'addome non sono sempre facili da rilevare, specie in persone un po' corpulente, vi è un modo semplice per mettere in evidenza questi movimenti, che sarà utile imparare anche per controllare lo svolgimento degli esercizi respiratori le prime volte che si fanno. Tutti in casa hanno una scatola da scarpe vuota: stando sdraiati su un letto rigido o per terra su un tappeto, mettete il coperchio sul torace all'altezza dei capezzoli, e la scatola sull'addome all'altezza dell'ombelico. Durante la respirazione normale, il coperchio dovrà alzarsi un poco e la scatola un pochino di piú; durante la respirazione forzata la scatola dovrà alzarsi molto di piú, almeno cinque o sei centimetri, mentre il coperchio si alzerà solo un poco di piú che nel respiro normale, perché il torace aumenta il proprio diametro anche e soprattutto trasversalmente.

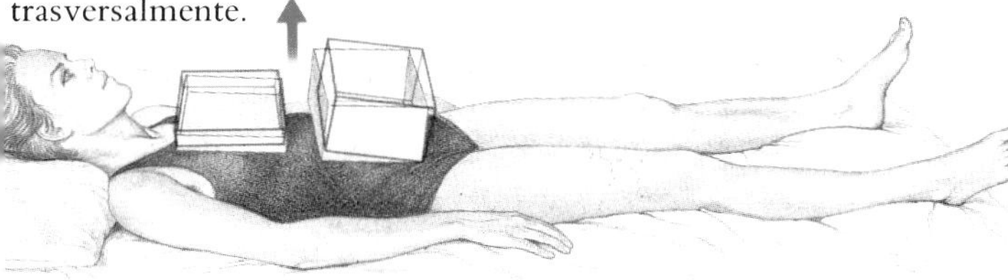

6. Stando sdraiati in posizione supina, controllate anche i muscoli addominali durante la respirazione, poggiando le due mani sull'addome, una all'altezza dello stomaco, l'altra sull'ombelico o un po' al di sotto. La parete dell'addome non deve mai essere assolutamente contratta, ma neppure troppo rilassata: dovete sentire i muscoli tonici ed elastici, che prendono parte alla respirazione senza ostacolarla.

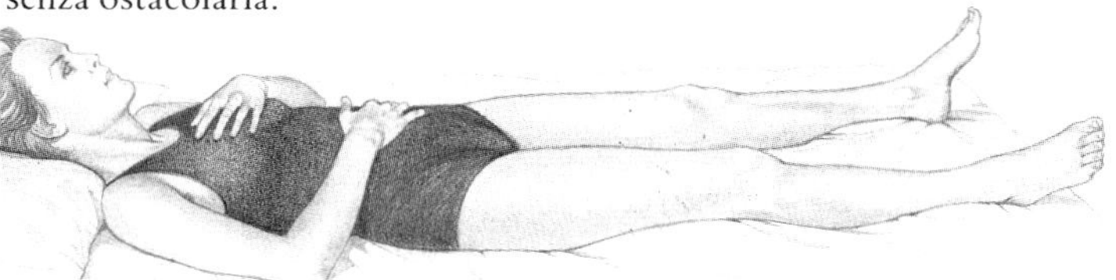

## ECCO LA RISPOSTA

Dopo aver compiuto tutte queste prove e questi controlli, potrete finalmente rispondere alla domanda: "Come respiro? Utilizzo al meglio le mie capacità respiratorie?". Ben pochi potranno rispondere positivamente a questa domanda, e anche a questi pochi raccomandiamo vivamente di imparare gli esercizi respiratori fondamentali e di praticarli piú volte nel corso della giornata. Tutti gli altri dovranno cercare di identificare con chiarezza i propri difetti per poterli correggere con l'aiuto degli esercizi appropriati.

Nonostante l'aiuto di questo schema alcuni troveranno difficile valutare i propri difetti, pur con la guida alle quattro situazioni scorrette riassunte qui di seguito, e continueranno a ripetersi: "In che cosa sbaglio?". Non scoraggiatevi: con un po' di esercizio si riesce sempre ad afferrare la meccanica dei movimenti, che ben presto si faranno quasi automaticamente. Infatti respirare bene è naturale, cosicché una volta trovati i movimenti che vincono i difetti causati da cattive abitudini, spesso sedimentate da anni, comincerete a respirare meglio senza accorgervene, e fare ogni tanto qualche respiro controllato diverrà una piacevole abitudine.

**Durante il respiro normale si muove il torace ma non l'addome**: respirazione toracica, in cui il diaframma non è utilizzato. Si deve perciò controllare il diaframma nell'inspirazione profonda: se l'addome si gonfia significa che è mobile ma normalmente non viene utilizzato; se rimane comunque bloccato spesso anche i muscoli addominali sono contratti, oppure l'addome è globoso, come una palla di consistenza dura e poco elastica. Iniziate con esercizi di rilassamento (*v. il relativo capitolo*) da praticarsi piú volte nella giornata, per poi passare agli esercizi respiratori veri e propri.

**Durante il respiro normale si muove l'addome ma non il torace**: respirazione diaframmatica, spesso dovuta a difetti o malattie della colonna vertebrale o della gabbia toracica. Se l'immobilità perdura anche durante l'inspirazione massima, prima di compiere gli esercizi respiratori è bene chiedere il consiglio del medico per identificare con esattezza l'eventuale difetto. Talvolta il blocco del torace è dovuto solo a tensione psichica, nel qual caso procedete come nel caso precedente.

**Durante il respiro normale le spalle si sollevano, il torace si dilata piú nella parte alta che in quella bassa, l'addome è immobile, le inspirazioni sono brevi e frequenti**: respiro superficiale e accelerato. Prima di compiere gli esercizi respiratori è meglio consultare un medico per accertarsi che non vi siano delle cause organiche che costringano a questo tipo di respirazione, nel qual caso gli esercizi vanno fatti con l'aiuto di un fisioterapista specializzato e sotto controllo medico. Se i polmoni e le vie aeree risultano sani, spesso questo tipo di respiro superficiale e accelerato è dovuto a situazioni di ansia e preoccupazione, che magari sono passate mentre si è instaurata permanentemente l'abitudine a respirare male. Oltre che con esercizi respiratori, è necessario curare la causa iniziale sia con esercizi di rilassamento sia facendo ricorso alla fitoterapia (*vedi il capitolo relativo*).

**Durante il respiro profondo si dilata il torace e si sollevano le spalle, mentre durante il respiro normale l'addome si muove**: in questo caso manca il controllo volontario del diaframma, che di per sé sarebbe mobile, ma non viene utilizzato per un malinteso, ossia per l'errata convinzione che il respiro migliore sia il piú alto e rigido possibile (come impone il comando marziale "pancia in dentro e petto in fuori"!). Al contrario, il respiro profondo deve essere morbido, elastico, lento, utilizzando il diaframma e i muscoli del torace, mai le spalle.

**Perché e quando compiere gli esercizi respiratori.** In questo lungo capitolo sulla respirazione, il cuore e il circolo, abbiamo sottolineato la grande importanza degli scambi gassosi, ossia della respirazione, per la sopravvivenza stessa di ogni singola cellula del nostro organismo. Perciò è logico che il controllo della respirazione e gli esercizi volti a migliorarla siano uno dei mezzi principali che la natura ci offre, per assicurarci una buona salute e per prevenire molte malattie. Tutti perciò dovrebbero compiere i semplici e basilari esercizi che sono illustrati in queste pagine.

Esistono altri e piú complessi esercizi, capaci di garantire delle azioni piú specifiche che devono essere fatti sotto il controllo e l'insegnamento di un esperto, dopo avere appreso alla perfezione quelli fondamentali che vi consigliamo.

Esistono però delle situazioni particolari per le quali alcuni esercizi sono piú indicati di altri. Ecco le principali.

Se nell'analizzare la vostra respirazione avete rilevato un difetto o una carenza particolare, insisterete nel praticare l'esercizio volto a correggerlo. Per esempio, *se il torace è rigido* insisterete sugli esercizi n. *4*, *5*, *6*.

Al contrario, *se il respiro diaframmatico è assente o scarso* insisterete sugli esercizi n. *1* e *3*. *Se l'addome è molle e poco elastico* gli esercizi piú importanti sono l'esercizio n. *3* e, in un secondo tempo, l'esercizio n. *2*.

*Chi tende ad avere un respiro superficiale e accelerato* dovrà insistere sull'esercizio n. *1* e solo in un secondo tempo compiere gli altri esercizi fino ad arrivare a praticare piú volte nella giornata una respirazione coordinata, lenta e profonda (esercizio n. *8*). Lo stesso è consigliabile per *tutti coloro che soffrono di ansie e tensioni emotive*.

*Dopo un parto*, gli esercizi respiratori saranno utilissimi per ripristinare la respirazione diaframmatica, che durante tutta la gravidanza è necessariamente sospesa.

Gli esercizi per rinforzare la muscolatura vanno praticati con costanza e il piú spesso possibile per ridare tono ai muscoli addominali; gli esercizi n. *5* e *6* servono anche a riportare la parte inferiore del torace, che si è dilatata negli ultimi mesi di gravidanza, quasi alla posizione iniziale. Con la pratica e la pazienza si otterrà anche un risultato estetico apprezzabile.

*I bambini e i ragazzi nell'età scolare*, oltre a ottenere una miglior ossigenazione, potranno prevenire le malformazioni ossee che spesso derivano da posizioni viziate durante lo studio. Sono perciò consigliabili gli esercizi n. *4*, *5*, *6*, volti ad aiutare il respiro toracico.

Lo stesso per *tutti coloro che per lavoro sono costretti a lungo in una posizione che comprime il torace o l'addome*, ad esempio chi lavora curvo su un banco, specie se deve prestare continua attenzione a quello che fa. Recentemente in Giappone sono stati riportati disturbi dovuti a cattiva respirazione nelle operaie che sono addette all'assemblaggio di microprocessori.

Agli stessi inconvenienti possono andare incontro gli operai che lavorano alle macchine per cucire, a quelle per maglieria, eccetera, e chi per lavoro passa molte ore alla macchina per scrivere. In tutti questi casi gli esercizi respiratori saranno preziosi anche per prevenire o correggere le cifosi dorsali (ingobbimenti) che spesso si accompagnano a una posizione costrittiva.

*Con il passare degli anni* le articolazioni tendono a irrigidirsi mentre i muscoli perdono forza e tono. Una buona respirazione, mantenendo i tessuti ben ossigenati, ne ritarda l'invecchiamento, mentre il movimento continuo mantiene efficienti la muscolatura e i tessuti periarticolari.

In generale *tutti coloro che fanno una vita sedentaria, che passano molte ore in un ambiente chiuso e in particolare i portatori di handicap motori*, attraverso gli esercizi respiratori non solo favoriranno la respirazione tissutale, ma potranno migliorare la propria situazione scheletrica con il minimo dispendio di energie in rapporto ai massimi vantaggi ottenuti.

# Gli esercizi respiratori

Gli esercizi respiratori possono essere semplici o complessi. Si deve sempre iniziare con i primi e non passare a quelli piú complessi fino a che i movimenti e i ritmi fondamentali sono divenuti del tutto naturali e si compiono anche involontariamente. Dopo aver praticato e appreso ciascun esercizio è bene controllare nuovamente la propria respirazione come è stato fatto all'inizio, per notare i cambiamenti sia nel respiro spontaneo sia in quello forzato.

*ATTENZIONE: se soffrite di una malattia respiratoria, consultate il vostro medico prima di praticare qualsiasi esercizio, anche i piú semplici. Sottoponeteli al suo giudizio e chiedete se potete praticarli da soli, senza il controllo di un fisioterapista della respirazione specializzato in questo campo.*

**La preparazione agli esercizi respiratori.** Gli esercizi respiratori si possono praticare stando sdraiati, seduti, o in piedi: con la schiena ben dritta, le spalle rilassate, la testa eretta. Quando state sdraiati, ricordate che gli esercizi respiratori e di rilassamento vanno sempre praticati su una superficie perfettamente piana, abbastanza rigida anche se non dura, con un cuscino basso sotto la testa. Se il vostro letto è corretto dal punto di vista igienico, ossia è il migliore possibile per la vostra salute, risponderà a questi requisiti, e il luogo e il momento migliore per imparare a respirare bene e per rinnovare la vostra provvista di ossigeno polmonare sarà a letto, la sera prima di addormentarvi e il mattino prima di alzarvi. Se però il vostro letto è troppo molle, procuratevi un materassino o usate una spessa coperta che appoggerete su un tappeto, ed eseguite gli esercizi per terra.

Iniziate con alcuni minuti di rilassamento muscolare e mentale (*vedi il relativo capitolo*): sgombrate la mente da ogni pensiero, cercate di vedere con gli "occhi della mente" un paesaggio rilassante e piacevole, reale o immaginario. Contemporaneamente rilassate la muscolatura, seguendo uno dei metodi indicati, ossia partendo dalla sommità della testa per arrivare fino alle punte dei piedi, oppure partendo dalle punte delle mani e dei piedi per arrivare alla testa, sempre passando per l'addome, il torace, le spalle. Sceglierete il metodo che vi riesce piú facile e potrete aiutarvi contando lentamente dentro di voi. Avrete raggiunto un buon grado di rilassamento quando sentirete che il vostro corpo è divenuto pesante e che la mente è sgombra da pensieri estranei.

## 1. Respirazione diaframmatica semplice

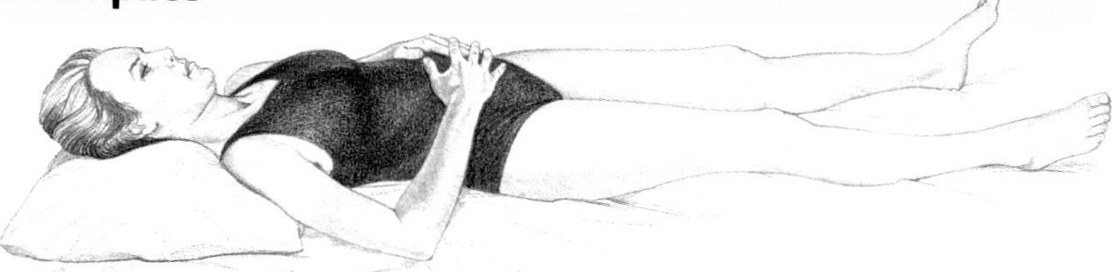

Questo esercizio è fondamentale per imparare a ventilare la parte di polmoni meglio irrorata dal sangue, ossia meglio perfusa (*vedi pag. 79*).

È opportuno impararlo stando sdraiati supini, poiché l'esecuzione risulta piú facile ed è meglio controllabile.

Quando vi sentite il corpo pesante e la mente sgombra, appoggiate, senza premere, una mano sull'addome, all'altezza dell'ombelico: i muscoli addominali devono essere rilassati, il ventre molle. Concentrate l'attenzione sulla mano, non sulla respirazione, e guardatela mentre inspirate lentamente col naso: dovete sforzarvi di farla salire verso l'alto per il tempo dell'inspirazione. Soffiate fuori il fiato con la bocca semiaperta: la mano dovrà ridiscendere lentamente fino alla posizione di partenza.

Per essere sicuri di eseguire l'esercizio correttamente e di non spingere il diaframma verso il basso durante l'espirazione invece che nell'inspirazione, ponetevi l'altra mano sul torace: le due mani dovranno sollevarsi contemporaneamente, anche se quella posta sull'addome dovrà salire molto di piú.

Ripetete l'esercizio per un certo numero di atti respiratori, finché lo eseguirete senza sforzo. Se il vostro diaframma è molto contratto o l'addome globoso, sarà difficile che riusciate a dominare i movimenti al primo tentativo: non scoraggiatevi, riprovate piú tardi nella giornata, appena vi si presenti l'occasione. Dopo alcuni tentativi il diaframma si sbloccherà e l'esercizio verrà da sé, quasi senza l'intervento della vostra volontà.

Quando avrete ben compreso la sequenza dei movimenti in posizione supina, provate a ripeterli in piedi davanti a uno specchio, quindi stando seduti. Potrete cosí approfittare di molti momenti della giornata per fare una serie di respiri profondi: sull'autobus o sul treno o sulla metropolitana, andando e tornando dal lavoro; quando l'auto è ferma a un semaforo; durante una breve pausa del lavoro; in cucina mentre rosolate l'arrosto o pulite le verdure.

Ricordate sempre che il respiro profondo va eseguito lentamente, altrimenti rischiate di espellere troppa anidride carbonica e di avere dei sintomi da ipocapnia, specialmente giramenti di testa, senso di mancamento, batticuore, formicolii, eccetera. Normalmente l'inspirazione dura circa un secondo e mezzo o due, l'espirazione due e mezzo o tre. Chi studia musica potrà facilmente controllare i tempi su un metronomo ed essere sicuro di seguirli alla perfezione.

## 2. Respiro diaframmatico con espirazione forzata

Nel corso dell'esercizio precedente, avete imparato a mantenere i muscoli addominali rilassati, permettendo all'addome di rispondere passivamente alla forza esercitata dal movimento diaframmatico. In un secondo tempo, non prima di essere ben sicuri di poter eseguire un respiro diaframmatico semplice con naturalezza e in qualsiasi posizione, cercherete di far partecipare anche i muscoli addominali all'atto respiratorio.

Dell'importanza del respiro diaframmatico abbiamo già parlato piú volte nel corso di questo capitolo, e abbiamo anche spiegato il valore dell'espirazione forzata, attraverso la quale possiamo diminuire la capacità funzionale residua e aumentare la quantità di aria immessa durante l'atto respiratorio successivo, pur non ricorrendo a un respiro forzato che richiede uno sforzo maggiore e perciò un piú alto consumo di energia.

Iniziate questo esercizio come il precedente, stando sdraiati oppure in piedi davanti a uno specchio. L'inspirazione è diaframmatica, uguale alla precedente. Ma nel corso dell'espirazione, invece di lasciare che l'addome torni nella posizione iniziale, tenterete di contrarlo, ossia di tirare in dentro la pancia e lo stomaco il piú possibile, inizialmente aiutandovi con la pressione delle mani (A). In questo modo l'espirazione dura piú a lungo per permetterci di contrarre l'addome e, naturalmente, anche la successiva inspirazione durerà di piú per consentire a una quantità maggiore di aria di entrare a riempire i polmoni (B).

Se i muscoli addominali non sono abbastanza sviluppati e lo sforzo espiratorio non ottiene i risultati descritti, ossia se vedete che cambia poco o nulla dalla respirazione diaframmatica semplice a quella con espirazione forzata, dovrete praticare degli esercizi appositi, descritti qui di seguito, che sviluppano i muscoli addominali, il diaframma e gli altri muscoli respiratori.

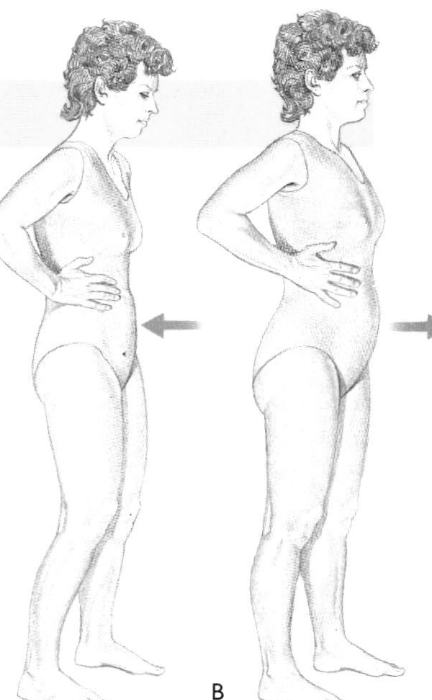


Si tratta di una respirazione parzialmente forzata, non di una vera iperventilazione come quella praticata dai sub prima dell'immersione, e tuttavia è una respirazione molto efficace per aumentare considerevolmente l'apporto di ossigeno e in generale gli scambi gassosi. Inoltre richiede un impegno energetico molto basso e, se eseguita con lentezza e correttamente, può essere praticata anche a lungo e sotto sforzo.

È particolarmente indicata per chi pratica sport, per curare o prevenire le sindromi da stress, per chi fa dei lavori che richiedono particolare concentrazione o per i ragazzi che, in fase di crescita e di sviluppo, si applicano con fatica allo studio.

## 3. Esercizi per rinforzare i muscoli respiratori

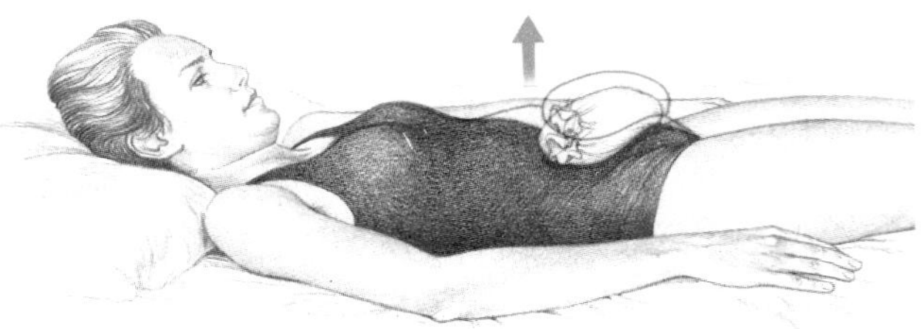

Procuratevi un chilo di riso e, se possibile, travasatelo in un sacchetto di tela (piú lungo della confezione di carta comunemente in commercio, cioè circa 30 cm, ma di larghezza quasi uguale) che chiuderete bene. Avrete cosí una specie di grosso salame, non completamente pieno e perciò meno rigido del sacchetto originale. Attenzione: se la persona che deve usarlo è un bambino o un adolescente longilineo, o una persona anziana con pochi muscoli, iniziate con mezzo chilo di riso, anziché un chilo.

Sdraiatevi come per iniziare l'esercizio n. *1*; ponete il sacchetto preparato di traverso sull'ombelico e compite alcune (*6-7*) respirazioni diaframmatiche tentando di sollevarlo. Poi spostatelo piú in alto, sullo stomaco, e ripetete l'esercizio per altrettanti atti respiratori.

Ripetete l'esercizio fino a che non fate piú alcuno sforzo a sollevare il peso, raggiungendo l'estensione massima dei muscoli addominali, ossia fino a che il vostro addome non si gonfia al massimo, senza fatica. Allora aumentate di circa mezzo chilo per volta la quantità di riso nel sacchetto e ricominciate gli esercizi.

Il peso massimo cui potete arrivare è proporzionale alla costituzione di ognuno: un giovanotto, un atleta maschio o femmina, una donna avvezza a lavori pesanti o un uomo robusto, possono arrivare facilmente a sollevare con gli addominali oltre dieci chili con poco sforzo. Tuttavia lo scopo dell'esercizio non è di sviluppare il volume e la potenza di questi muscoli al loro massimo, ma piuttosto di aumentarne l'elasticità e il tono: perciò il peso massimo consigliato va dai tre ai cinque chili, a seconda della costituzione. Per coloro che hanno iniziato con un peso di mezzo chilo, gli aumenti successivi saranno di 300 grammi per volta e il peso massimo consigliato non dovrà superare i due chili. Piuttosto che il peso è importante aumentare gradatamente il numero delle respirazioni e il tempo impiegato a compiere ogni atto respiratorio, rendendo il respiro sempre piú lento e profondo.

## 4. Aiutare o favorire il respiro toracico

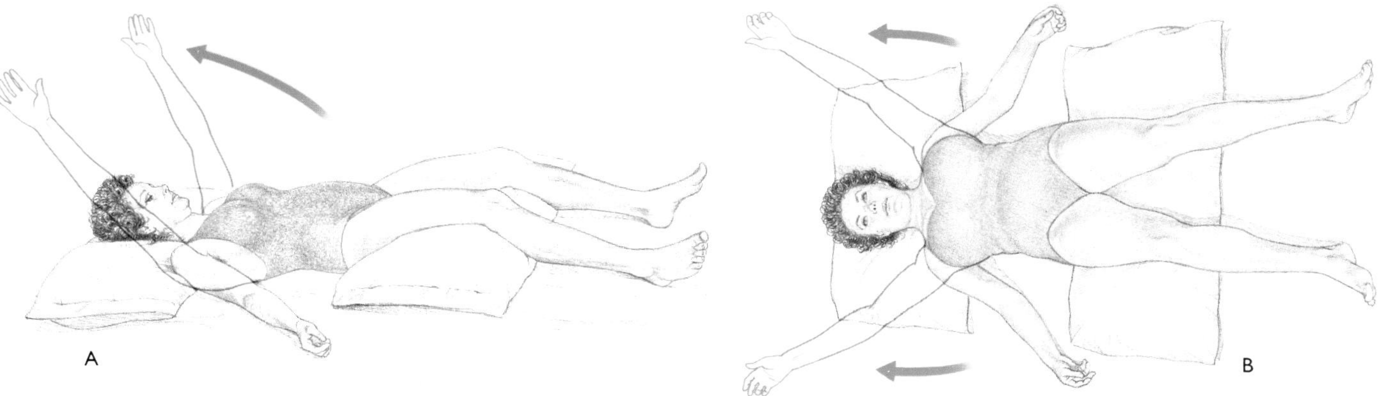


Questo esercizio è indispensabile per chi non utilizza normalmente il torace e per tutti coloro che, attraverso gli esercizi respiratori, tentano di correggere delle malposizioni della colonna vertebrale, dello sterno e del torace. La forza esercitata dai muscoli respiratori ha delle grandi possibilità nella rieducazione e nella riabilitazione della gabbia toracica, in tutte le sue parti. Ho visto dei giovani che, attraverso la pratica costante e intelligente di questi esercizi, sono riusciti a correggere delle scoliosi della colonna vertebrale, dei toraci a botte, degli sterni carenati o infossati, contro i quali la normale ginnastica nulla aveva potuto.

Veniamo a questo esercizio di base molto semplice, che ciascuno dovrà integrare secondo le proprie necessità individuali, seguendo dei semplici schemi che illustreremo agli esercizi n. *5, 6.*

Sdraiati supini, fate alcuni minuti di rilassamento mentale e muscolare, come indicato nei consigli generali a pag. 95. Quando avvertirete che il corpo è pesante e la mente sgombra da pensieri estranei, flettete le gambe, in modo da aderire bene con tutta la schiena al piano su cui siete sdraiati. Le persone anziane, specie se un po' grasse, possono far fatica a tenere le gambe in questa posizione: potranno quindi aiutarsi mettendo uno o due cuscini sotto le ginocchia. Mentre inspirate, alzate lentamente le braccia (*fig. A*) fino a sentire che le coste si raddrizzano. Riabbassate le braccia durante l'espirazione, che non dovete forzare in alcun modo. Ripetete piú volte l'esercizio, poi modificatelo (*fig. B*), ossia allargate le braccia il piú possibile mentre le alzate, per forzare anche la dilatazione laterale del torace.

Quando eseguirete bene l'esercizio e sentirete di esercitare una forza contro le pareti del torace, controllatene il movimento mettendovi le mani sulle costole come nell'esercizio 1. Se effettivamente sentite espandersi il torace, potete passare all'esercizio successivo, che ha lo scopo di rinforzare e rendere piú elastici i muscoli impiegati nella respirazione toracica.

## 5. Inspirazione toracica contro resistenza

Con le mani sui lati del torace, le dita volte in avanti, serrate il torace con forza e cercate di ostacolarne la dilatazione durante l'inspirazione, ossia forzatevi a inspirare vincendo la resistenza da voi stessi esercitata serrando il torace. Per vincere questa forza contraria, i muscoli saranno sottoposti a uno sforzo che, ripetuto piú volte, li rafforzerà. Vi chiederete perché dovete essere voi stessi a esercitare una forza: perché non utilizzare anche in questo caso il sacchetto di riso o farsi aiutare da un'altra persona?

I motivi sono molteplici: primo, la posizione forzata con le braccia larghe favorisce la dilatazione toracica, specie delle ultime coste; secondo, i due sforzi, di costrizione e di opposizione, saranno perfettamente equilibrati e proporzionali, come non potrebbe mai avvenire se a compierli fossero persone diverse; terzo e ultimo motivo, il compiere questo doppio sforzo chiamerà in causa un maggior numero di muscoli, rendendo l'esercizio piú completo.

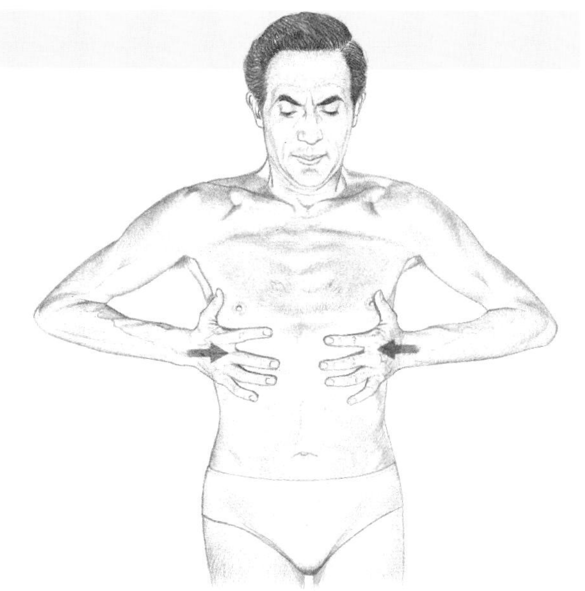

## 6. Espirazione toracica contro resistenza

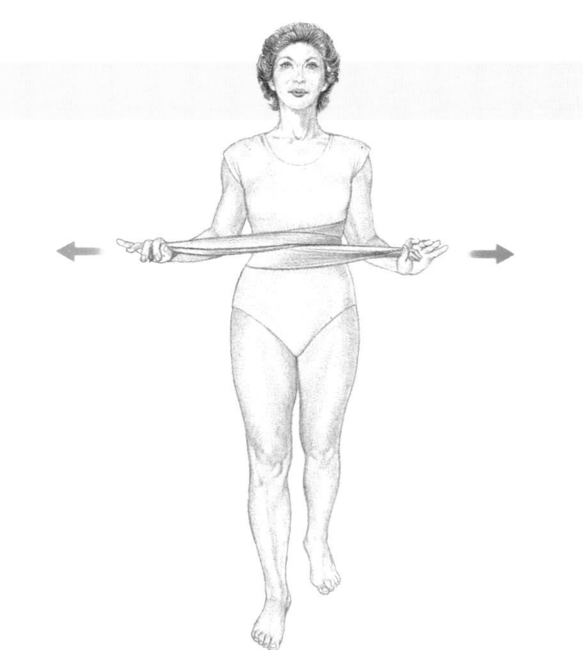

Prendete una striscia di elastico o di maglia, larga circa venti centimetri e abbastanza lunga da permettervi di assumere la posizione indicata nella figura a fianco. Potete usare una di quelle fasce morbide che adopera chi fa un lavoro che lo costringa molte ore col busto eretto, portando dei pesi, come i camerieri, o anche un bustino elastico da motociclista che serrerete con le mani anziché allacciarlo. *Attenzione: non usate una stoffa rigida perché potreste facilmente esercitare una pressione sbagliata, slogandovi o addirittura fratturandovi una costa.* Stando sdraiati supini, oppure in piedi davanti a uno specchio, lasciate molli i capi della striscia durante l'inspirazione e stringeteli gradatamente durante l'espirazione, accompagnando il movimento del torace. Per ritmare i tempi dell'inspirazione e dell'espirazione, potete compiere l'esercizio anche camminando lentamente per la stanza: un passo mentre inspirate, due mentre espirate! Questo esercizio è particolarmente utile dopo una gravidanza.

## 7. Respiro e parola: come coordinarli

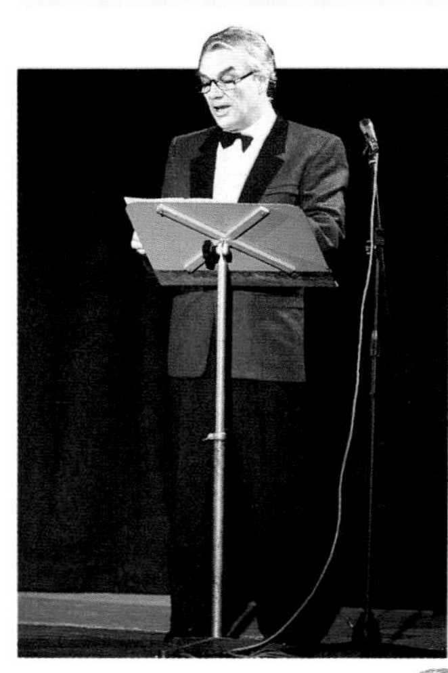

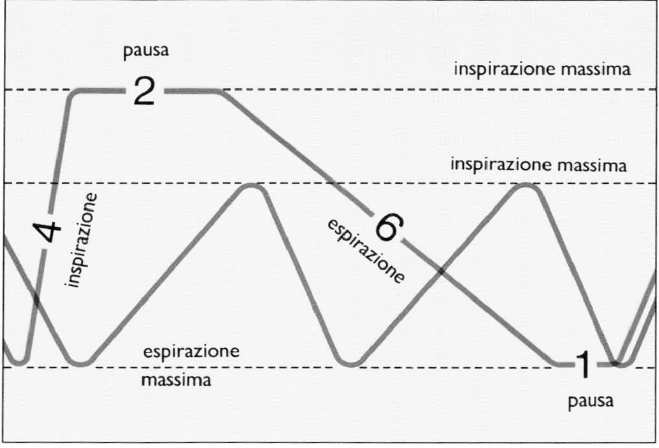


RESPIRO E PAROLA *Il grafico qui a fianco illustra la differenza fra un respiro normale e il respiro controllato, con pause inspiratoria ed espiratoria, e i tempi d'esecuzione. Osservate la perfetta posizione di Giorgio Albertazzi, durante un recital di poesia, confrontandola con lo schema sotto, a sinistra.*

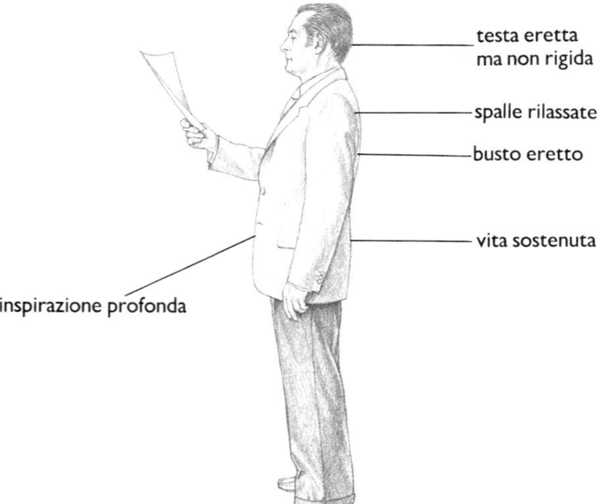


L'emissione della voce avviene durante la fase espiratoria della respirazione, come abbiamo spiegato parlando della laringe e delle corde vocali. È logico che per parlare con voce forte e chiara, senza stancarsi o forzare la gola, si deve innanzitutto imparare a respirare in modo appropriato. Quali caratteristiche sono necessarie per facilitare l'emissione della voce? Prima di tutto l'inspirazione dovrà essere abbastanza profonda da permettere una lunga espirazione, altrimenti parleremmo con frasi mozze, o troppo in fretta per riuscire a dire almeno alcune parole di fila. Inoltre per modulare la voce è necessario controllare il flusso dell'aria espirata, agendo sul diaframma oltre che sulla parte inferiore del torace. Tutti gli esercizi respiratori fin qui elencati, compresi quelli per rinforzare i muscoli respiratori, sono utili per aumentare la normale capacità inspiratoria e per controllare l'espirazione. Una volta acquisite queste funzioni, si dovranno imparare quei movimenti delle strutture respiratorie che consentono di dominare l'espirazione. Per emettere dei suoni articolati (parola, canto), è necessario anche alternare ai suoni delle pause, durante le quali si interrompe la respirazione. Queste pause hanno dei momenti obbligati, ossia non possiamo interrompere l'atto respiratorio in qualsiasi momento.

Compiendo una respirazione diaframmatica profonda, ossia spingendo il diaframma il piú in basso possibile, contate lentamente dentro di voi per controllare i tempi dell'inspirazione e dell'espirazione. Dovreste inspirare contando fino a 4 ed espirare contando fino a 6. Provate ora a trattenere il fiato alla fine dell'inspirazione e prima di espirare, quindi alla fine dell'espirazione prima di inspirare, con questo ritmo: contando 4 per l'inspirazione, 2 per la pausa, 6 per l'espirazione, 1 per la successiva pausa.

Durante la pausa inspiratoria iniziate a contrarre la parete addominale che dovrà accompagnare attivamente l'espirazione; durante la pausa espiratoria rilasciatela completamente. Se avete eseguito bene e praticato a sufficienza i primi sei esercizi, vi riuscirà molto facile; comunque all'inizio potrete aiutarvi, compiendo l'esercizio con il sacchetto di riso posto di traverso sull'addome all'altezza dell'ombelico.

Quando sarete padroni del movimento, provate a espirare facendo delle brevissime pause, ossia fermando per un attimo l'espirazione, bloccando il diaframma (muscoli addominali) e il torace.

Ponetevi ora davanti a uno specchio e iniziate un discorso imparato a memoria, oppure leggete un testo qualsiasi: il tempo dell'inspirazione, con la pausa che segue, serve a definire un paragrafo cioè deve corrispondere al punto o ai due punti, mentre le piccole soste nell'espirazione sono altrettante virgole. L'inspirazione non deve mai, per nessun motivo, essere interrotta. Al massimo, per non spezzare il discorso, si può inspirare un po' piú in fretta, ma non troppo, e accorciare la pausa seguente.

Un ottimo esercizio è ascoltare dischi o nastri registrati di testi di poesia o prosa declamati da attori e cercare di leggerli contemporaneamente. Purtroppo la maggior parte dei film italiani è doppiata, perciò non è possibile trarre vantaggio guardando parlare gli attori cinematografici. Ma gli annunciatori televisivi (alcuni bravissimi), molti uomini politici e gli attori di teatro saranno modelli preziosi da osservare.

Questi esercizi servono particolarmente a chi deve parlare a lungo (insegnanti, venditori, professionisti), ma sono utili a tutti, specie ai giovani che tendono spesso a parlare troppo in fretta, respirando male, a causa delle tensioni emotive connesse con l'inizio di una vita sociale piú intensa, al di fuori della cerchia familiare e della scuola.

Il parlare bene, con pause appropriate, dà forza e chiarezza ai nostri discorsi, ci permette di coordinarli meglio e di essere piú accurati nella scelta delle parole, rendendo piú facile la comunicazione con gli altri.

## 8. Respiro coordinato, lento, profondo

L'insieme di tutti questi esercizi, eseguiti uno per uno per periodi piú o meno lunghi a seconda dei problemi che avete individuato attraverso l'esame iniziale, vi consentirà di acquistare un perfetto controllo di tutti i meccanismi respiratori. Praticando i singoli esercizi, noterete che il vostro modo normale di respirare cambierà, talvolta anche di colpo, da un giorno all'altro, migliorando globalmente.

Se alla fine procedete nuovamente a esaminarvi, i risultati saranno migliori di quelli osservati inizialmente e, nella maggior parte dei casi, la vostra respirazione non avrà piú difetti. A questo punto vi chiederete che cosa fare: quale vantaggio trarreste dal continuare questi esercizi, volti particolarmente a correggere dei difetti o delle carenze? Mentre è comunque utile ripetere ogni tanto alcuni esercizi, come è spiegato nei paragrafi precedenti, questo è il momento di apprendere e praticare una respirazione che coordini tutti i movimenti che avete imparato singolarmente: un modo di respirare che vi permetta di ottenere i massimi benefici con il minimo sforzo.

Il respiro coordinato è un respiro che utilizza sia il torace sia il diaframma e i muscoli addominali in modo armonico. È un respiro lento per trarre il massimo beneficio da ogni atto respiratorio, permettendo scambi gassosi maggiori. È profondo per sfruttare al massimo la parte ben irrorata del polmone e per facilitare il flusso di sangue nel polmone. Ha inoltre un influsso benefico sulla mente e sulle emozioni e aiuta le normali funzioni fisiologiche oltre a migliorare la risposta allo stress e le prestazioni sportive.

Come per ogni nuovo esercizio, è bene impararlo stando sdraiati e dopo alcuni minuti di rilassamento. Ora iniziate un'inspirazione molto lenta e diaframmatica, mantenendo i muscoli addominali ben rilassati. Alla fine dell'inspirazione fate una breve pausa, senza sforzarvi di trattenere il fiato a lungo, ma semplicemente arrestate il movimento in modo naturale. Espirate lentamente e naturalmente, senza forzare i muscoli addominali e quelli toracici. La lunghezza dell'espirazione sarà proporzionale all'ampiezza dell'inspirazione, ossia durerà di piú quanto maggiore sarà la quantità d'aria immessa. Allungate proporzionalmente e a poco a poco i tempi di ciascun atto respiratorio, senza forzare. Arriverete cosí a fare dei respiri molto piú lenti e ampi del vostro respiro normale, che potrete ripetere piú volte nella giornata, nel corso delle normali attività.

La pratica assidua della respirazione lenta e ampia modificherà ulteriormente i vostri normali ritmi respiratori, migliorandoli. Essa ha inoltre un notevole effetto rilassante. Durante gli esercizi di rilassamento e nel prepararvi a quelli di ginnastica, questo è il tipo di respirazione che dovete praticare.

# *I frutti della terra: la nutrizione*

*La terra ci nutre con i suoi frutti; dal cibo traiamo tutti gli elementi indispensabili a compiere il nostro ciclo vitale, dal concepimento alla morte, e a svolgere tutte le attività umane, dal più semplice dei movimenti alla più alta delle acquisizioni scientifiche o artistiche. Per questo la nutrizione deve essere adattata al clima, al tipo di vita e alle esigenze di ciascuno.*

È nozione comune che l'uomo, come tutti gli altri animali, deve mangiare per vivere. Questa affermazione, tanto semplice, richiede tuttavia qualche spiegazione. Infatti pochi saprebbero rispondere se qualcuno chiedesse loro: perché mangiamo? Spesso si dice che mangiamo per produrre l'energia che il nostro organismo consuma, ma questo non è esatto. La fisica insegna che l'energia non può essere né prodotta né consumata ma solo trasformata: l'energia meccanica può trasformarsi in elettricità o in calore; questi a loro volta possono ritrasformarsi nell'energia meccanica che muove un treno o un filobus, e cosí via. Anche l'organismo umano, come tutti i sistemi biologici, deve sottostare a questa legge universale.

Teoricamente, si potrebbe utilizzare qualsiasi fonte di energia per soddisfare i bisogni energetici di un organismo vivente, ma, nella realtà, la "macchina" umana ha precise e irrinunciabili esigenze. Stare sdraiati al sole è estremamente piacevole, ma non serve a immagazzinare energia per sopravvivere; né, tanto meno, possiamo "ricaricarci" infilando le dita in una presa di corrente. Esiste una sola fonte di energia che gli animali e l'uomo sono in grado di utilizzare: questa fonte è l'energia chimica contenuta nei cibi.

L'uomo, a differenza della maggior parte degli animali, è onnivoro, ossia si ciba di sostanze che provengono sia dal regno vegetale sia da quello animale e, in parte molto minore, da quello minerale. Ha inoltre bisogno di ingerire quotidianamente una certa quantità d'acqua. Tutti questi alimenti sono composti da sostanze chimiche, per la maggior parte organiche, come proteine, zuccheri, grassi, ecc. Le particelle che compongono queste sostanze sono unite trà loro da legami energetici, molti dei quali sono di natura a noi nota, mentre alcuni ci sono tuttora sconosciuti. Le particelle, assorbite con la digestione e trasportate dal sangue, raggiungono le cellule dove vengono scisse: l'energia si libera e può venir utilizzata per i processi vitali dell'organismo.

Ma, poiché l'energia non si crea, da dove traggono i cibi la loro energia? Tutta l'energia alimentare deriva dalle piante, che la forniscono all'uomo direttamente quando si nutre di frutta, verdura, granaglie, e indirettamente, attraverso le carni di animali erbivori o granivori. I pesci ci trasmettono l'energia ricevuta dalle alghe e dal plancton, anch'essi appartenenti al regno vegetale. Le piante, a loro volta, utilizzano l'energia che catturano dalla luce solare, che trasformano e fissano negli zuccheri della frutta, nelle proteine dei legumi, nelle vitamine, nei grassi, ecc. È allora il sole, il dio sole adorato dagli Egizi e dagli Aztechi come fonte della vita, che produce l'energia necessaria alla sopravvivenza della vita sul nostro pianeta? No, nemmeno il sole è in grado di farlo, anch'esso trasforma e trasmette un'energia che ha ricevuto: l'"energia primordiale", da cui hanno avuto origine i mondi, le galassie, l'universo intero. Da dove provenga questa energia, come e quando si sia formata, oppure se

L'UOMO, LA SPECIE PIÚ ADATTABILE *La maggioranza degli animali è specializzata rispetto all'alimentazione: oltre agli erbivori come i bovini e ai carnivori come i grandi felini, esistono animali che si nutrono solo di insetti o solo di frutta. L'uomo, invece, è onnivoro, ossia è in grado di digerire e trasformare cibi di natura diversa: carne, frutta, verdura, pesce, cereali. Questa caratteristica ha permesso all'uomo di adattarsi ai piú diversi climi e ambienti, dai Poli all'Equatore.*

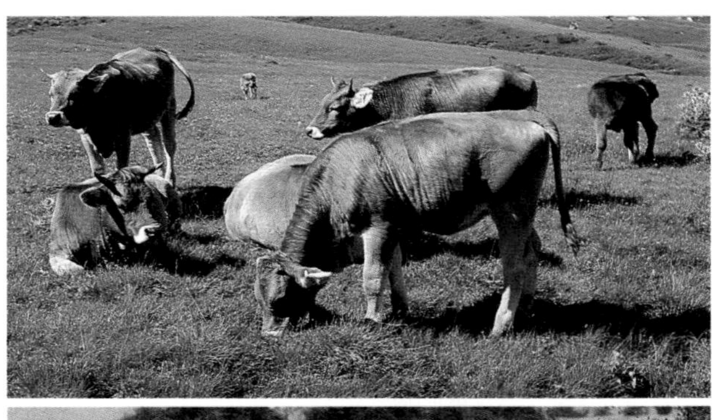

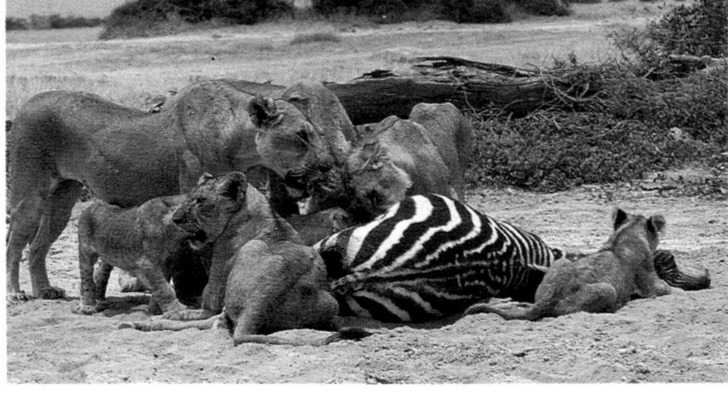

sia sempre esistita sono domande cui la scienza, oggi, non sa rispondere.

La cosa certa e importante è che esiste una *catena energetica* che lega l'uomo all'universo, catena attraverso la quale l'energia del cosmo arriva fino a noi, permettendoci di vivere, operare e riprodurci.

Apparentemente, l'uomo è l'ultimo anello della catena energetica che parte dall'energia primordiale, la quale nei passaggi intermedi viene continuamente trasformata: il sole converte l'energia primordiale in calore ed energia luminosa; le piante assorbono luce e calore e formano l'energia chimica che nutre gli uomini e gli animali; gli animali erbivori mangiano le piante e, a loro volta, trasferiscono l'energia all'uomo e ai carnivori che di essi si nutrono; l'uomo, attraverso la nutrizione, assume l'energia che utilizza per vivere, rigenerarsi, riprodursi e lavorare. L'energia impiegata per queste quattro funzioni viene poi convertita in calore e dispersa all'esterno. La scienza occidentale ritiene che queste quantità di calore siano troppo piccole per essere riutilizzate, mentre al contrario la medicina cinese ci insegna che esse entrano a far parte dell'energia globale in continua trasformazione di cui l'universo è composto, riutilizzate e riutilizzabili.

## Il mistero della bio-energia

La funzione del cibo è di fornire al nostro organismo l'energia necessaria per il suo funzionamento. L'energia che assumiamo con i cibi viene misurata e valutata come energia chimica, ma in realtà si tratta di *bio-energia* o energia biologica. Che cosa è la bio-energia? È l'energia che differenzia la materia vivente (e perciò anche i vegetali) da quella inanimata; ciò che in natura è capace di crescere e riprodursi da ciò che resta immutato. Ben poco sappiamo dell'energia biologica: è accertato che ne fanno parte l'energia chimica, l'elettricità, il calore, il magnetismo, la luce anche in forma di laser, ma ancora molto resta da sapere. Occorre ricordare, per esempio, che le forze che determinano la forma delle proteine, ossia di quei composti dai quali dipendono la nostra struttura e la sopravvivenza non solo degli individui ma delle specie perché formano il *codice genetico* che assicura la riproduzione, non sono ancora state individuate. Per questo, quando misuriamo il potere energetico degli alimenti in calorie, ossia in quantità di calore – una *caloria* (*cal*) o piú precisamente una *chilocaloria* (*Kcal*) è la quantità di calore che eleva di un grado la temperatura di un litro d'acqua – commettiamo una grossolana semplificazione. La moderna scienza alimentare sa bene che si tratta solo di una misura di comodo e che il *reale valore biologico* dei cibi è ben altro, come era stato detto piú di due millenni fa dalle medicine orientali le quali stabilirono un sistema di valutazione molto piú complesso. Non si può e non si deve valutare ciò che mangiamo solo in termini di calorie, ma esaminandone per quanto possibile il valore nutritivo tenendo conto di tutti i suoi componenti, e avendo sempre ben presente che non tutti sono noti, che tanti fattori essenziali alla sopravvivenza non sono ancora stati identificati e che il vero valore biologico degli alimenti è ben lontano dall'essere stato individuato.

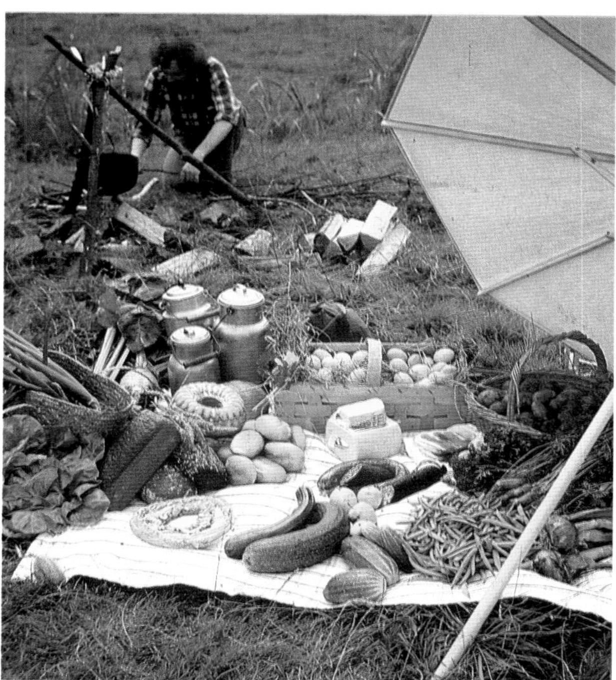

## Le nostre necessità energetiche

La necessità quotidiana di energia varia da individuo a individuo secondo il sesso, l'età, l'attività fisica, il clima ambientale e l'efficienza dell'organismo nell'utilizzarla. Idealmente, per rimanere sani e con un fisico perfettamente efficiente, bisognerebbe introdurre ogni giorno l'esatta quantità di energia che viene utilizzata e cioè mantenere una condizione di perfetto equilibrio energetico fra le "entrate" e le "uscite". Gli scienziati che si occupano dei problemi dell'alimentazione ipotizzano addirittura che se tutti potessero mantenere il loro bilancio energetico in perfetto equilibrio, la vita media aumenterebbe nel giro di due generazioni di ben 10 anni: tale risultato non potrebbe essere ottenuto neppure eliminando d'un colpo le malattie piú gravi che oggi ci affliggono.

Teoricamente, la vita umana può durare 115 anni o piú, ma quasi nessuno raggiunge questo traguardo: tra le cause che ci impediscono di raggiungere il nostro limite massimo di sopravvivenza, la scorretta alimentazione probabilmente ricopre il primo posto. È ormai assodato che un'alimentazione scorretta, anche se in apparenza non causa danni, provoca un invecchiamento accelerato dei tessuti e, in generale, dell'organismo. Nel tentativo di individuare le cause dell'elevato tasso di mortalità nei Paesi in via di sviluppo a confronto con quelli industrializzati, per tentare di porvi rimedio, l'Organizzazione Mondiale della Sanità ha raccolto e pubblicato in uno studio una grande massa di dati sulle cause di morte nei vari Paesi. Esaminandoli, si può costatare che l'espansione della popolazione e la diminuzione delle morti dovute a malattie infettive o a cause diverse corrispondono sempre a situazioni di miglioramento della nutrizione, addirittura a partire dalla prima rivoluzione agricola, che in Europa, India e Cina risale a circa diecimila anni fa.

Nel corso degli ultimi tre secoli, nei Paesi europei la nutrizione è migliorata sensibilmente e continuamente, sia grazie a metodi di coltivazione piú efficienti e via via piú moderni per l'introduzione di attrezzature e di concimi sempre piú sofisticati, sia grazie al miglioramento dei trasporti e perciò della distribuzione delle risorse alimentari; sia, infine, grazie ai progressi nei metodi di conservazione degli alimenti stessi. Contemporaneamente, la mortalità infantile, le morti per malattie respiratorie (bronchite, polmonite, influenza) e quelle provocate da malattie infantili (tosse canina, morbillo), sono andate diminuendo, e ciò indipendentemente dalla scoperta di vaccini e farmaci (come i sulfamidici e gli antibiotici) atti a combatterle.

L'Organizzazione Mondiale della Sanità conclude il suo studio, dicendo tra l'altro che un organismo debilitato non è in grado di difendersi: fino a ora "noi abbiamo dato troppa importanza al nemico e abbiamo sottovalutato le nostre difese. Oggi una dieta adeguata è il vaccino piú efficace contro la maggior parte delle infezioni".

Non è facile decidere il preciso fabbisogno energetico quotidiano di ciascun individuo, perché, come vedremo, moltissimi sono i fattori che concorrono a mutare le necessità di energia. Esistono specifiche tabelle espresse in calorie, da usare come guida generale per conoscere il proprio fabbisogno energetico. Ma l'indice piú semplice da seguire è il controllo del peso: l'organismo accumula l'energia che non consuma sotto forma di grasso, non avendo modo di smaltire altrimenti l'eccesso di calorie introdotte. Solo se interviene un periodo in cui l'apporto di energia sotto forma di cibo è inferiore al fabbisogno energetico ovvero al consumo, per cui l'organismo è costretto a "consumare sé stesso", il peso diminuisce. Questo meccanismo permette agli animali di immagazzinare calorie nei periodi in cui il cibo è abbondante, ossia durante la buona stagione, e di riutilizzarle "mobilizzando" i grassi durante l'inverno e, comunque, quando vi sia scarsità di cibo.

Oggi il cibo, grazie all'industrializzazione dei metodi di conservazione, di raccolta e di distribuzione, è sempre disponibile e quindi è piú difficile smaltire gli eccessi in modo naturale come avveniva un tempo. Di conseguenza capita spesso che l'energia introdotta in eccesso si trasformi in grasso e il peso aumenti.

*Attenzione*, però: si può aumentare di peso anche mangiando in giusta quantità o addirittura troppo poco! Infatti per digerire, assimilare e trasformare in energia utilizzabile il cibo, occorre una grande quantità di lavoro che impegna specialmente l'apparato digerente, il pancreas e il fegato. Questo lavoro, per essere compiuto, porta al consumo di energia: avviene cosí che, quando certe persone sono debilitate in conseguenza di una malattia, di stress fisici e psichici o anche per costituzione (*vedi pag. 59*), alcuni passaggi del processo di assimilazione siano saltati o non siano portati a termine, cosicché il cibo, anziché essere trasformato in energia, si trasforma direttamente in grasso.

Talvolta, invece, il peso aumenta perché l'equilibrio dei liquidi è disturbato e i tessuti si imbibiscono di acqua: questo capita spesso alle ragazze in età pubere perché gli ormoni che iniziano tempestosamente a fluire in questo periodo non sono ancora perfettamente equilibrati tra loro e, per un insieme di complessi meccanismi, provocano turbamenti nel metabolismo. In tutti questi casi, il diminuire la quantità di cibo ingerito può essere estremamente dannoso: sarà piuttosto la qualità della dieta che dovrà essere cambiata, meglio se con il consiglio di un medico esperto, diminuendo l'apporto calorico a favore dei valori biologici e nutrizionali degli alimenti, ma senza privare un organismo già provato di alcuno degli elementi nutritivi fondamentali.

I principali fattori che influenzano il fabbisogno energetico giornaliero sono numerosi. Primo tra essi è il consumo di ciascun organismo, legato alla costituzione individuale, necessario per svolgere le attività vegetative, cioè le normali attività funzionali di sopravvivenza: respirazione, circolazione, attività cardiaca, mantenimento della temperatura e della funzione renale, rigenerazione dei tessuti. Il consumo connesso al processo di nutrizione dipende da svariati fattori ed è ben difficilmente misurabile o anche solo prevedibile, per questo non è incluso in nessuna tabella. Invece, il consumo richiesto dalle attività vegetative, detto metabolismo basale, è misurabile, ma solo per quanto riguarda il fabbisogno calorico. Il metabolismo

## IL GIUSTO PESO: NÉ TROPPO NÉ TROPPO POCO

Un'alimentazione eccessiva, cioè ipercalorica, non solo è inutile ma può anche risultare dannosa. Se eccesso di peso e obesità fossero solo un problema estetico, potrebbero benissimo essere lasciati al gusto personale; in realtà hanno ripercussioni sul funzionamento dell'intero organismo.

Un corpo pesante sovraccarica il lavoro del cuore, ostacola la circolazione del sangue e rende difficoltosa la respirazione: chi "ha la pancia" non riesce ad abbassare sufficientemente il diaframma ed è costretto a usare prevalentemente la respirazione toracica, meno efficiente e utile (*vedi il capitolo L'uomo e l'aria*). Nelle persone in sovrappeso si instaura piú facilmente l'ipertensione e aumenta il contenuto di colesterolo e trigliceridi del sangue, tutti fattori che favoriscono l'aterosclerosi nelle arterie e aumentano il rischio di infarto e altre malattie cardiovascolari.

Nella situazione opposta, se si mangia meno del necessario, il nostro organismo è costretto ad attingere alle proprie riserve, inizialmente consumando il grasso di deposito e nei casi estremi la massa muscolare. Nei casi di improvviso digiuno, invece, il nostro organismo consuma per prima cosa i muscoli, perché ha bisogno di sostanze a elevato valore biologico. Perde anche grandi quantità d'acqua, con possibile danno sia all'intestino sia al rene per la perdita di minerali e oligominerali.

Attenzione, però, la perdita di peso non è costante e graduale come l'aumento: in risposta a un apporto calorico insufficiente l'organismo migliora la sua efficienza, assimilando di piú il poco cibo introdotto, sfruttando al massimo l'energia disponibile e riducendo i consumi. Progressivamente la diminuzione di peso tende a rallentare. Chi si sottopone inutilmente a diete esasperate o a digiuni prolungati può sviluppare una dannosa carenza di sostanze indispensabili (aminoacidi essenziali, vitamine, sali minerali, metalli), senza una evidente perdita di peso.

I sintomi di questa situazione possono essere all'inizio sfumati e poco evidenti. Gravi conseguenze possono però comparire improvvisamente: stanchezza, ridotta resistenza al lavoro, mal di testa, anemia, esaurimento fisico e psichico, facilità alle infezioni, sono i sintomi principali di questo stato.

E non è necessario arrivare a condizioni di drastica sottoalimentazione perché questo accada: una ricerca, per esempio, ha dimostrato che studenti nutriti con una dieta lievemente ipocalorica e povera di vitamina C dopo poche settimane mostravano già una ridotta capacità di concentrazione e una minore produttività negli studi.

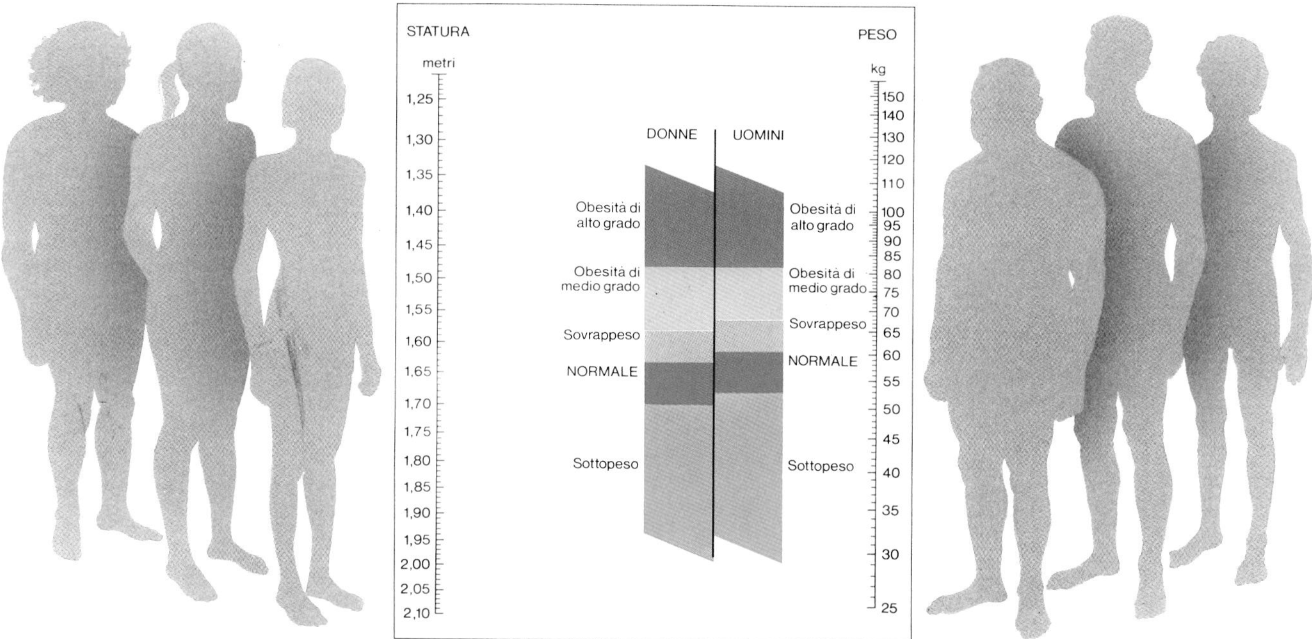


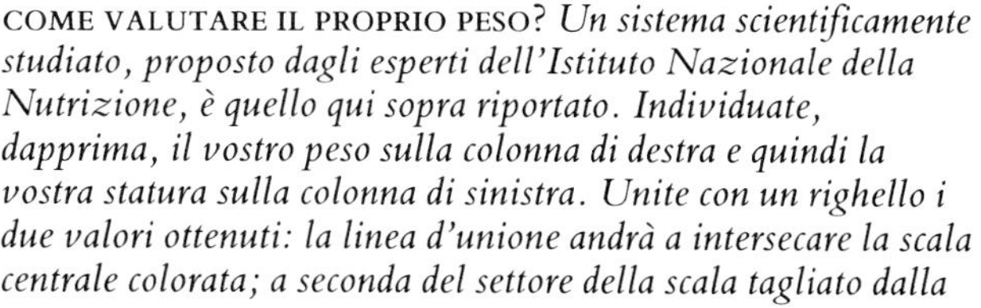

COME VALUTARE IL PROPRIO PESO? *Un sistema scientificamente studiato, proposto dagli esperti dell'Istituto Nazionale della Nutrizione, è quello qui sopra riportato. Individuate, dapprima, il vostro peso sulla colonna di destra e quindi la vostra statura sulla colonna di sinistra. Unite con un righello i due valori ottenuti: la linea d'unione andrà a intersecare la scala centrale colorata; a seconda del settore della scala tagliato dalla linea, otterrete la valutazione del vostro stato relativamente al problema peso. Se risultate al di sopra dei limiti normali di peso, vuol dire che state mangiando troppo oppure che la vostra utilizzazione dei nutrienti è errata: producete piú materia, che energia. Al contrario, se risultate al di sotto dei limiti normali, significa che mangiate troppo poco oppure che il vostro organismo non utilizza correttamente i nutrienti ingeriti.*

basale dipende dall'altezza, dal peso, varia con l'età e con il sesso. Le donne infatti, a parità di peso, di altezza e di età, consumano circa il 10% in meno degli uomini. I valori del metabolismo basale registrati in popolazioni diverse, che vivono in condizioni di vita e di alimentazione molto differenti, variano anche di molto. Sappiamo, per esempio, che le popolazioni piú longeve del mondo consumano solo circa 1.000 calorie al giorno pur vivendo in climi freddi e lavorando duramente. I valori rilevati nelle nostre popolazioni indicano un consumo medio di circa 1.500 calorie al giorno, valore che rappresenterebbe il minimo necessario alla sopravvivenza calcolato per un giovane di vent'anni alto 1,70 e del peso di 70 kg a completo riposo. Questo valore diminuisce progressivamente a circa 1.300 calorie al giorno a 70 anni d'età, per lo stesso soggetto.

Il secondo fattore che determina la richiesta giornaliera di energia è l'attività fisica, sotto qualsiasi forma: movimento, lavoro, sport. Lo stare semplicemente seduti su una sedia aumenta il fabbisogno calorico di circa 20 calorie l'ora a causa della tensione muscolare che richiede; una vigorosa pedalata in bicicletta farà consumare circa 400 calorie all'ora. In generale, una attività fisica pesante richiede parecchie centinaia di calorie, fino a 600, all'ora. Al contrario, l'attività intellettuale e lo studio non comportano un aumento del consumo calorico, ma richiedono un'alimentazione piú ricca di proteine nobili e di elementi nutritivi. Sappiamo per certo che molti minerali (macro e oligoelementi, *vedi pag. 114*) sono indispensabili all'attività cerebrale; ma i processi biochimici della trasmissione nervosa sono una scoperta molto recente della scienza medica e questi studi, iniziati con la scoperta dei primi neurotrasmettitori, sono ben lungi dall'essere compiuti. Si sa solo che tutti i neurotrasmettitori fino a ora individuati derivano dagli aminoacidi, ossia dai componenti semplici delle proteine (*vedi*).

Anche clima e temperatura esterna o ambientale influenzano il fabbisogno energetico in generale e calorico in particolare, e sono un chiaro esempio di come non si possa confondere l'energia nel suo complesso con il calore. Il controllo della temperatura è una delle omeostasi fondamentali dell'uomo: deve essere mantenuta costante, attorno ai 37 °C, perché l'uomo possa sopravvivere. Per mantenere questa temperatura, il fisico ha a disposizione diversi meccanismi (*vedi pag. 183*) che risparmiano o producono calore con dispendio di calorie: il *brivido*, per esempio, ne richiede fino a 300 all'ora. Per questo, nei climi freddi e nella stagione invernale bisogna mangiare cibi a piú alto contenuto calorico e aumentare moderatamente la quantità di grassi della dieta: anche il nostro corpo deve "investire" in riscaldamento. Teniamo presente tuttavia che se si vive in case riscaldate, si lavora in ambienti caldi, ci si sposta in automobile o con mezzi riscaldati, non si "bruceranno" certo le quantità di grasso che erano necessarie per vivere in ambienti scaldati solo con poche stufette o con gli scaldini, e per andare a piedi o in bicicletta (al massimo in carrozza!) coperti spesso solo da uno scialle o da un tabarro, come succedeva ai nostri nonni. Loro potevano mangiare polenta e lardo, la "cassœula", i cotechini, le salsicce, eccetera, bruciandoli immediatamente: per noi sarebbero dei veri e propri attentati alla salute!

Nei climi caldi e d'estate il problema è opposto: il fisico deve eliminare calore senza perdere energia. Ecco perché l'alimentazione deve essere meno calorica e piú facilmente digeribile, dato che il processo della digestione, richiedendo un alto apporto di sangue, ne richiama dalla superficie del corpo dove è necessario alla dispersione del calore (*vedi pag. 182*). Poiché con la sudorazione vengono persi anche sali minerali e *sostanze volatili* (aromi e altri elementi contenuti in alcuni cibi in piccole quantità), nei climi caldi è indicata un'alimentazione che ne sia ricca. Dato che non sempre è prudente mangiare frutta e verdura fresche per il pericolo di infezioni intestinali, è bene, con il clima caldo, mangiare cibi ricchi di erbe aromatiche, di spezie e molti semi (per esempio, semi di zucca, pistacchio o cumino), come fanno le popolazioni che vivono a queste latitudini.

## I nutrienti

Una giusta alimentazione non deve tenere solo conto delle calorie totali, ma anche della natura e della proporzione dei diversi fattori nutritivi ossia dei nutrienti: deve quindi essere varia e comprendere la gamma piú ampia possibile di cibi; deve essere infine bilanciata, cioè rispettare una proporzione ottimale tra i nutrienti assunti nelle ventiquattro ore. Tale proporzione è: 65% di carboidrati, 25% di grassi e 10% di proteine, oltre a vitamine e oligoelementi, sempre tenendo conto delle varianti individuali.

Dalle sostanze contenute nei cibi, infatti, non dobbiamo solo estrarre energia, cioè carburante per il nostro organismo. Anche noi siamo fatti di zuccheri, proteine, grassi come gli animali e le piante che mangiamo; queste sostanze entrano quindi anche direttamente nella struttura dei nostri tessuti e organi.

Normalmente, se la nostra alimentazione è corretta, i carboidrati servono soprattutto come calorie cioè sono fonti di energia; proteine e grassi, invece, sono prevalentemente usati come "materiale da costruzione" per crescere, rigenerare le cellule, formare le sostanze che il nostro corpo continuamente produce (enzimi, succhi digestivi, ormoni, mediatori nervosi, ecc.).

In teoria, alcune sostanze nutritive potrebbero anche non essere assunte con il cibo perché il nostro corpo è in grado di produrle: i carboidrati, per esempio, possono essere "fabbricati" usando grassi e proteine. È, però, sempre un errore costringere l'organismo a compiere queste trasformazioni perché sono inutilmente dispendiose e sprecano sostanze ben piú utili per altri compiti.

Altre sostanze nutritive, come vitamine e sali minerali, non forniscono assolutamente energia, ma vengono usate direttamente nei processi chimici e fisici dai quali dipende la nostra sopravvivenza. Non si può sostituire questi elementi con altri: possiamo procurarceli solo con il cibo perché il nostro organismo non è capace di sintetizzarli.

Bisogna tenere anche presente che le sostanze nutritive di uno stesso gruppo non sono tutte uguali: per esempio, tra i grassi alcuni sono estremamente utili se non addirittura indispensabili, altri potenzialmente dannosi.

## I carboidrati

Sono forse le sostanze che la gente crede, non sempre a ragione, di conoscere meglio: per molti, infatti, i carboidrati sono la pasta, il pane e lo zucchero.

La prima cosa da sapere, invece, è che essi sono contenuti in molti cibi e che questi cibi sono anche quelli piú ricchi di vitamine, sali minerali, grassi polinsaturi, fibre. In natura, i carboidrati sono presenti soprattutto nella frutta, nei cereali, nei legumi, nel riso, nelle patate; anche latte e miele ne sono ricchi. Tra i cibi confezionati, i carboidrati si trovano nelle farine, nel pane, nella pasta e, ovviamente, nello zucchero da tavola.

I carboidrati sono una grande famiglia e si dividono in monosaccaridi (formati da una sola molecola di zucchero, come il fruttosio del miele e della frutta), disaccaridi (formati da due molecole, come il saccarosio cioè lo zucchero da tavola e il lattosio cioè lo zucchero del latte) e polisaccaridi (lunghe catene di molecole di zucchero, come l'amido del riso e dei cereali).

Qualunque sia la lunghezza della loro catena, i carboidrati vengono spezzati durante la digestione e assorbiti come monosaccaridi. All'interno dell'organismo vengono poi tutti trasformati in glucosio, che è la fonte principale di energia delle cellule, soprattutto del cervello e del cuore.

A torto i carboidrati sono spesso ritenuti la causa dell'aumento di peso e guardati con sospetto; la gente crede che, per dimagrire, si debba eliminarli dalla dieta. Ciò è sbagliato e vediamone il perché.

Indipendentemente dal tipo e dall'origine, ogni

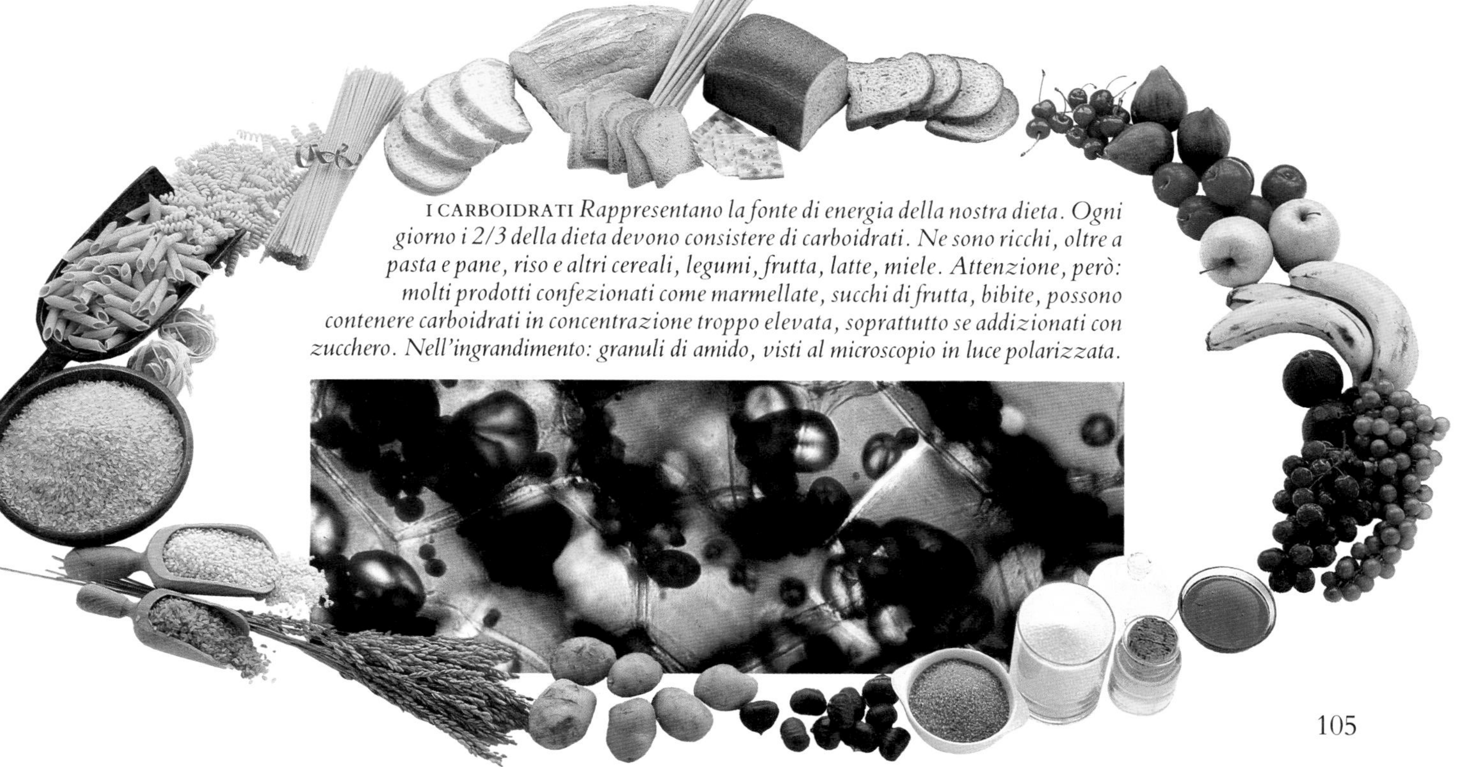

I CARBOIDRATI *Rappresentano la fonte di energia della nostra dieta. Ogni giorno i 2/3 della dieta devono consistere di carboidrati. Ne sono ricchi, oltre a pasta e pane, riso e altri cereali, legumi, frutta, latte, miele. Attenzione, però: molti prodotti confezionati come marmellate, succhi di frutta, bibite, possono contenere carboidrati in concentrazione troppo elevata, soprattutto se addizionati con zucchero. Nell'ingrandimento: granuli di amido, visti al microscopio in luce polarizzata.*

grammo di carboidrati produce 4 calorie, esattamente come le proteine ma meno dei grassi che producono 9 calorie per grammo.

Possiamo quindi dire che non esistono in natura nutrienti che forniscano meno energia con cui poter sostituire i carboidrati nell'alimentazione. Se riduciamo la quota di carboidrati, dobbiamo inevitabilmente aumentare i grassi e le proteine; questo però crea alcuni inconvenienti.

A parte la considerazione che i cibi ricchi di proteine e grassi sono piú costosi, se non assumiamo carboidrati il nostro organismo è costretto a consumare proteine e grassi per produrre glucosio ed energia con inutile spreco di sostanze indispensabili per altre funzioni e con un grosso lavoro a carico del fegato che brucia le proprie riserve per compierlo, e ciò talvolta provoca seri danni. Il secondo motivo che deve indurre a non eliminare del tutto i carboidrati dalla dieta è che la demolizione di proteine e grassi produce un eccesso di scorie potenzialmente dannose, come ammoniaca e chetoni, che devono essere eliminate dal fegato e dal rene con consumo di energia; i carboidrati, invece, vengono completamente utilizzati e non provocano scorie. I grassi, inoltre, sono sostanze a rischio: se introdotti in eccesso (piú del 20-25% ogni 100 calorie) portano a un aumento del colesterolo e dei trigliceridi nel sangue e di conseguenza aumentano i rischi di aterosclerosi (*vedi pag. 110*).

Gli alimenti ricchi di carboidrati, infine, hanno un alto valore nutritivo per il loro contenuto di vitamine, fibre, sali minerali; è perciò una grossa imprudenza eliminarli dalla dieta.

Si può dire, per concludere, che i cibi che forniscono carboidrati, se usati nella giusta proporzione, sono la fonte di energia piú economica, salutare e completa dal punto di vista nutrizionale. Questo è stato riconosciuto dall'Organizzazione Mondiale della Sanità che indica la dieta mediterranea, tanto ricca di carboidrati, come la migliore.

## Le proteine

Le proteine sono lunghe catene formate da tante piccole molecole unite fra loro, chiamate aminoacidi. In realtà il nostro organismo non ha bisogno delle proteine in sé stesse, ma degli aminoacidi che le compongono. In tutto gli aminoacidi sono 18; il nostro organismo è in grado di fabbricarne da solo la maggior parte, tranne 8 che sono definiti "essenziali" perché devono essere assunti con gli alimenti. Per i bambini gli aminoacidi essenziali sono 9.

LE PROTEINE *Le proteine rappresentano gli elementi strutturali del nostro organismo. Il loro valore energetico è equivalente a quello dei carboidrati. Ogni giorno il 10% della nostra alimentazione dovrebbe essere composto da proteine. Nell'ingrandimento: proteine di soia, viste al microscopio in luce polarizzata.*

Per capire l'importanza e la funzione delle proteine proviamo a paragonare il nostro corpo a una grande fabbrica, per esempio di automobili. In questo esempio, i carboidrati rappresentano l'energia elettrica che fa funzionare la fabbrica; i grassi svolgono alcune funzioni importanti ma particolari; le proteine sono tutto il resto: le materie prime (acciaio, gomma, vetro) che opportunamente lavorate diventeranno automobili, le catene di montaggio per la lavorazione e gli stessi operai che garantiscono la produzione.

La struttura di tutto il corpo e dei suoi tessuti è fatta di proteine: pelle, muscoli, ossa, capelli, vasi e organi interni hanno una impalcatura portante di proteine. La membrana e gli elementi interni di ogni cellula sono in gran parte fatti di proteine.

Anche le sostanze che regolano il funzionamento dell'organismo sono per lo piú proteine o loro derivati: gli ormoni, i succhi digestivi, gli anticorpi che ci difendono, l'emoglobina che trasporta l'ossigeno, gli enzimi che regolano i processi chimici. Le proteine sono indispensabili per la crescita dei tessuti, la riparazione delle cellule, la trasmissione dei caratteri ereditari ai figli.

| Aminoacidi essenziali |
|---|
| TRIPTOFANO |
| TREONINA |
| ISOLEUCINA |
| LEUCINA |
| LISINA |
| FENILALANINA TIROSINA |
| VALINA |
| METIONINA CISTEINA |
| ISTIDINA* |
| *Essenziale per i bambini |

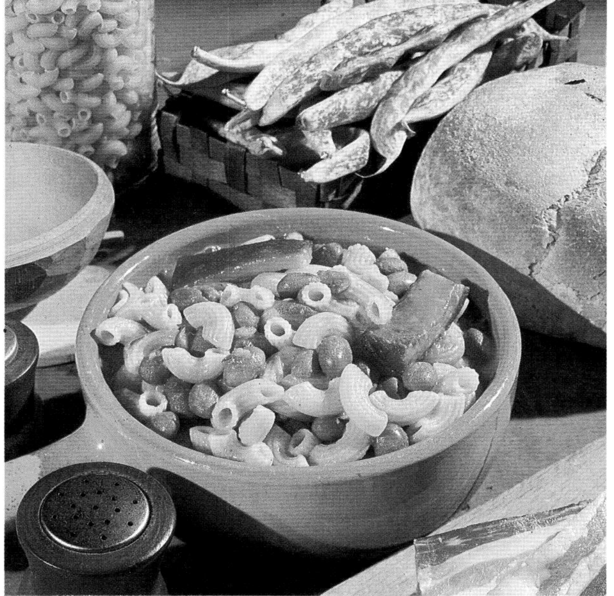

AMINOACIDI ESSENZIALI E VALORE BIOLOGICO DEGLI ALIMENTI
*Sono 8 (9 nel caso del bambino) gli aminoacidi essenziali che il nostro organismo non è in grado di sintetizzare: essi devono venir assunti con l'alimentazione. L'uovo intero, che è l'unico alimento in grado di fornire la giusta proporzione di aminoacidi, ha un valore biologico del 100%. Altri alimenti hanno un valore biologico variabile: combinando alimenti che contengono aminoacidi diversi, il valore biologico aumenta. Per questo, per esempio, un piatto semplice come pasta e fagioli è sempre stato giustamente definito "la carne dei poveri".*

| Valore biologico degli alimenti | |
|---|---|
| UOVO | = 100% |
| CARNE | = 80% |
| SOIA | = 80% |
| PESCE | = 80% |
| LATTE | = 40% |
| LEGUMI | = 30% |
| CEREALI | = 30% |
| 70% CEREALI + 30% SOIA | = 75% |
| 70% CEREALI + 30% LEGUMI | = 55% |
| CEREALI + LATTE + FRUTTA SECCA | = 60% |

Possiamo quindi dire che non esiste parte del nostro corpo o funzione legata alla nostra vita che possa fare a meno delle proteine. Possiamo eliminare dalla dieta quotidiana gli zuccheri e gran parte dei grassi, perché il nostro organismo è in grado di sintetizzarli, e possiamo sopravvivere seppure con molti inconvenienti spiacevoli. Se però eliminiamo le proteine, inevitabilmente il corpo deperisce e muore.

Ma allora, se sono cosí importanti, come mai è sufficiente introdurre solo il 10% di tutta l'energia sotto forma di proteine? Perché il nostro organismo, per prevenire possibili carenze, lavora senza sprechi. Il ciclo delle proteine è basato sul risparmio e sul recupero. Tutte le sostanze prodotte e tutte le cellule danneggiate o sostituite vengono demolite; le proteine sono recuperate e scisse in aminoacidi che sono riutilizzati per sintetizzare nuove proteine, proprio come succede quando si riciclano il vetro usato, la carta straccia o i metalli per produrre nuovi oggetti. Questo processo si chiama *turnover* delle proteine ed è molto efficiente: solo una piccola parte viene persa, ed è proprio questa quota che noi giornalmente dobbiamo rimpiazzare mangiando.

Utilizzare le proteine come fonte di calorie è un inutile spreco per almeno tre ragioni: i cibi (per esempio, la carne) contenenti proteine sono in genere piú costosi di quelli ricchi di carboidrati; sebbene 1 grammo di proteine contenga 5,4 calorie, il nostro organismo riesce a recuperarne solo 4 per grammo, come avviene per i carboidrati; infine, l'estrazione di energia dalle proteine produce scorie tossiche (ammoniaca), che devono essere eliminate con consumo di energia.

Come gli altri nutrienti, anche le proteine devono essere assunte in giusta proporzione; l'errore piú comune, dettato da credenze sbagliate, è quello di nutrirsi con un eccesso di proteine, anche se bisogna fare attenzione a rispettare la quota minima consigliata (10%), per non andare incontro a carenze. Come si è appena detto, una dieta iperproteica è del tutto inutile e può essere dannosa: le proteine in eccesso non possono essere utilizzate né immagazzinate come riserva. Come tutte le altre sostanze, anche le proteine in eccesso vengono trasformate in grasso, l'unica forma possibile di riserva energetica del nostro organismo. Dato che le proteine e i carboidrati forniscono la stessa quantità di calorie, nutrirsi con piú proteine non vuol dire avere piú energia; per lo stesso motivo sostituire i cibi ricchi di carboidrati con quelli ricchi di proteine non serve a dimagrire. Anzi, gli alimenti con molte proteine sono spesso anche ricchi di grassi e "riempiono" meno con il rischio di costringerci a mangiare troppo e ingrassare. Infine, una dieta iperproteica può sovraccaricare inutilmente il rene che deve eliminare, con le urine, tutta l'ammoniaca prodotta come scoria.

## PROTEINE ANIMALI O VEGETALI?

La maggior parte delle persone è convinta che solo la carne, il pesce e gli altri prodotti animali contengano proteine e che i vegetali ne siano praticamente privi.

In termini di quantità questo non è vero. Basti dire che in un etto di carne ci sono 16-25 grammi di proteine, secondo il tipo di animale; il pesce, salvo poche eccezioni, contiene da 10 a 18 grammi di proteine per etto. Ma la frutta secca ha tante proteine quante il pesce e i legumi sono ricchi di proteine quanto la carne, se non di piú. E la farina di soia è l'alimento piú proteico, perché contiene 35 grammi di proteine per etto.

Ma, parlando di proteine, il problema non è la quantità. Per il proprio fabbisogno il nostro organismo non usa le proteine intere, ma gli aminoacidi che le compongono; ha quindi bisogno di quantità diverse di ognuno dei 18 aminoacidi: per esempio, il fabbisogno di leucina è doppio di quello di tirosina. L'importante, quindi, è che un alimento possa fornire una miscela di aminoacidi in proporzioni il piú possibile simili a quelle necessarie al nostro corpo, e soprattutto che contenga gli aminoacidi essenziali che il nostro organismo non può sintetizzare.

Piú gli aminoacidi contenuti in un cibo si avvicinano alla proporzione ideale, maggiore è il "valore biologico" delle sue proteine. L'uovo è l'unico alimento naturale che ci fornisce tutti gli aminoacidi, compresi quelli essenziali, in misura e proporzioni adeguate. Anche le proteine della carne sono vicine al valore biologico ideale, ma il consumo di carne presenta alcuni inconvenienti.

Cereali e legumi, se considerati singolarmente, hanno un valore biologico nettamente inferiore, perché contengono scarse quantità di tre aminoacidi essenziali (lisina, metionina, cisteina). Lo stesso si può dire della frutta secca. Con opportune combinazioni fra questi alimenti è però possibile ottenere cibi ad alto valore biologico, simile a quello fornito dalla carne.

I piatti tradizionali che per secoli hanno permesso ai popoli del Mediterraneo di sopravvivere senza gravi carenze alimentari, le ricette della tradizione vegetariana orientale e quelle, piú recenti, create dai naturisti, sono tutte valide alternative alle proteine della carne. Pasta e fagioli, riso e piselli, torte di verdura fatte con farine integrali, frittate di legumi, misture di cereali, frutta fresca e secca con latte (muesli), stufati di cereali e soia, ecco solo alcuni degli esempi possibili.

Dopo gli eccessi degli anni '60, quando la gente mangiava carne rossa (la famosa bistecca) ogni giorno, spesso sia a pranzo sia a cena, oggi molti piú saggiamente variano il consumo di carni e l'alternano con altri alimenti. Infatti, il ruolo della carne nella nostra alimentazione deve essere rivisto; e per potere usare correttamente questo alimento sono necessarie alcune informazioni. La carne rossa e i suoi derivati, come i salumi, contengono un eccesso di grassi saturi, pericolosi per il cuore e le arterie. Una dieta ricca di carne rossa in quanto ricca di grassi è anche ipercalorica e fa aumentare di peso.

La carne, inoltre, si presta facilmente alle sofisticazioni, come l'aggiunta di nitriti e nitrati che, combinati con altre sostanze presenti nel nostro intestino, diventano potenzialmente cancerogeni. Nell'allevamento degli animali si utilizzano mangimi addizionati con ormoni e antibiotici: ingerite con la carne queste sostanze sono tossiche per il fegato e distruggono la flora batterica, indispensabile per il regolare funzionamento dell'intestino.

Un'alimentazione troppo ricca di carne favorisce la crescita di batteri intestinali putrefattivi, con flatulenza, irritazione della mucosa, malattie croniche dell'apparato digerente e produzione di sostanze potenzialmente cancerogene. Un eccesso di carne aumenta l'acido urico nel sangue, con rischio di calcoli renali e gotta.

Bisogna infine aggiungere che se la carne è cotta in modo sbagliato, per esempio a temperatura troppo alta, è facile denaturare le sue proteine, che diventano indigeribili e quindi inutili. In passato le carni non venivano di norma cucinate sulla fiamma bensí utilizzando il carbone di legna il cui calore è costante e mai troppo elevato, oppure in recipienti posti sulla piastra della stufa o della cucina economica; inoltre la rosolatura delle carni veniva fatta a freddo ossia senza immergerle nel grasso bollente e spesso proteggendole con l'impanatura, le pastelle, ecc.

Per tutte queste considerazioni gli alimentaristi consigliano di sostituire parte delle proteine della carne con legumi, cereali, frutta secca; per completare l'apporto di aminoacidi essenziali è utile l'aggiunta di alcuni altri prodotti di origine animale, come uova, latte, formaggi. Anche il pesce può validamente sostituire la carne, anzi ha un valore nutrizionale superiore, perché è piú ricco di acidi grassi polinsaturi, minerali e vitamine.

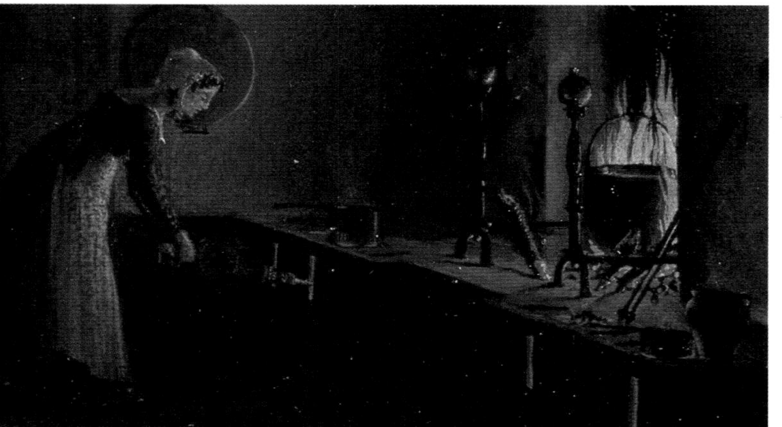

LA COTTURA IDEALE *Il dipinto mostra una cucina del secolo scorso: mentre la pentola bolle sulla fiamma viva, per la cottura delle carni si utilizza il calore irradiato dalla piastra della cucina economica o quello, piú dolce, della carbonella. In tal modo la rosolatura della carne avveniva piú dolcemente senza denaturare le proteine. La cottura al cartoccio, l'impanatura, le pastelle, in questo senso sono metodi di cottura ideale.*

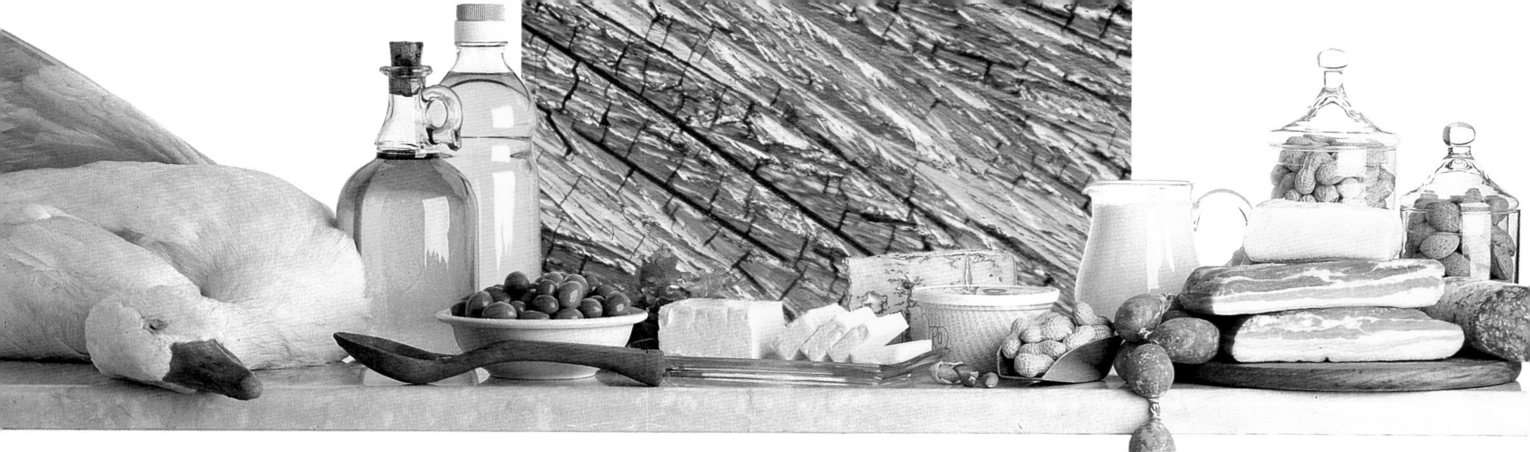

I GRASSI *I grassi rappresentano la piú ricca fonte di energia della nostra alimentazione, ma consumati in eccesso accrescono il rischio di malattie cardiovascolari. Devono essere utilizzati con moderazione (20-25% della dieta giornaliera), dando la preferenza a quelli di origine vegetale. L'ingrandimento mostra il colesterolo visto al microscopio in luce polarizzata.*

## I grassi

Per nessun altro nutriente come per i grassi è necessario fare chiarezza. Quasi tutti ormai sanno che i grassi sono sostanze "a rischio": un eccesso di grassi nell'alimentazione determina un aumento delle malattie cardiovascolari. È provato che le popolazioni che consumano troppi grassi muoiono di piú per infarto cardiaco e per altre malattie legate all'aterosclerosi delle arterie.

I grassi devono quindi essere eliminati dalla dieta? Certamente no. In natura non esiste nulla di assoluto: sia gli eccessi sia le carenze sono dannosi e il comportamento ideale sta sempre nel mezzo. Questo vale anche per l'alimentazione e per i grassi. Si può dire, però, che l'assunzione di grassi richiede particolare attenzione e moderazione. Ne è la prova il fatto che tutti gli esperti di alimentazione insistono, riguardo alle proteine e ai carboidrati, sui quantitativi minimi che devono essere presenti nella dieta; riguardo ai grassi, invece, sottolineano la quantità massima permessa.

Questo non toglie che i grassi siano una componente importante e irrinunciabile dell'alimentazione a qualsiasi età. I grassi sono presenti nelle membrane di tutte le cellule del nostro corpo e nelle guaine dei nervi; rivestono e proteggono alcuni organi interni come il rene e il cuore; sono i precursori di alcune sostanze prodotte dal nostro organismo (le prostaglandine) che regolano il normale svolgimento di molte funzioni fisiologiche fondamentali. Sono necessari al bambino per crescere: una carenza estrema di grassi, come nei lattanti nutriti con latte scremato, può determinare arresto dello sviluppo, danno ai reni e alterazioni mentali.

Nell'adulto la carenza di grassi si manifesta immediatamente con invecchiamento e sfaldamento della pelle, e con una profonda alterazione di tutti i processi biochimici dell'organismo.

I depositi principali di grasso corporeo sono localizzati sotto la cute, nell'addome e sulla parte superiore della schiena; nella donna anche nei fianchi e nel seno. Se il tessuto adiposo non è eccessivo, è estremamente utile. Il grasso è un potente isolante che ci protegge dalle variazioni della temperatura esterna e ci aiuta a mantenere costante la temperatura interna. È anche una riserva di energia facilmente utilizzabile in caso di necessità. Eccessivi depositi di grasso sono invece inutili e dannosi: appesantiscono il corpo, affaticano il cuore, rendono difficile la respirazione, ostacolano la circolazione del sangue e aumentano la pressione.

I grassi hanno una resa calorica superiore a quella delle proteine e dei carboidrati: forniscono 9 calorie per ogni grammo. Dobbiamo tenerne conto nel valutare la quantità di grassi alimentari che possiamo permetterci ogni giorno. Per fare un esempio, per fornire 500 calorie al nostro corpo sono necessari 125 grammi di proteine o carboidrati, ma bastano 55 grammi di grassi per ottenere lo stesso risultato. Il maggior contenuto energetico spiega come mai è piú facile aumentare di peso mangiando grassi che non proteine e carboidrati.

Inoltre, tutte le calorie alimentari introdotte in eccesso vengono trasformate in grasso che si deposita nel tessuto adiposo. Per queste ragioni, i grassi devono fornire non piú del 20-25% dell'energia complessivamente necessaria e introdotta ogni giorno con l'alimentazione.

In tutti i cibi, di origine sia animale sia vegetale, sono presenti i grassi, sia quelli semplici (trigliceridi), sia quelli complessi (colesterolo e fosfolipidi). Esiste però una profonda differenza. I vegetali, con l'eccezione della frutta secca (noci, nocciole, arachidi, ecc.), contengono meno grassi in assoluto (da 0,1 a 5 grammi per etto) e sono poveri di colesterolo. I prodotti animali contengono piú grassi totali (da 2 a 45 grammi per etto) e sono ricchi di colesterolo.

I grassi semplici di origine vegetale e animale sono profondamente diversi. Infatti i trigliceridi sono formati da una molecola di glicerolo unita a tre molecole di acidi grassi. Questi ultimi sono definiti saturi o insaturi secondo la loro struttura chimica. Sono proprio gli acidi grassi, e soprattutto quelli essenziali, che svolgono la maggior parte delle funzioni biologiche che dipendono dai grassi.

I cibi di origine animale, soprattutto la carne rossa, gli insaccati e alcuni formaggi, sono piú ricchi di acidi grassi saturi, che sono potenzialmente pericolosi perché aumentano i livelli di colesterolo nel sangue. Il nostro corpo è in grado di sintetizzare gli acidi grassi saturi, e di conseguenza non è indispensabile che siano presenti nell'alimentazione.

I cibi vegetali, invece, sono ricchi di acidi grassi insaturi, molto utili anche perché riducono i livelli di colesterolo nel sangue.

Due acidi grassi insaturi (linoleico e linolenico) sono definiti essenziali perché non possono essere prodotti dal nostro organismo, ma devono essere assunti con gli alimenti. I vegetali ne sono particolarmente ricchi, mentre i cibi animali ne contengono piccole quantità.

## PER CONDIRE: BURRO O OLIO?

Ogni giorno con i cibi che mangiamo introduciamo grassi in forma piú o meno evidente e visibile. Dobbiamo quindi tenere presente che le sostanze che usiamo per condire e cucinare aggiungono solo altri grassi. Tutti i condimenti hanno un altissimo contenuto di grasso (burro, margarine) o sono grassi puri (lardo, strutto, oli). Di conseguenza piú condimento adoperiamo, piú dobbiamo ridurre i grassi degli alimenti, scegliendo accuratamente quelli che ne contengono meno.

Facciamo un esempio semplice: un piatto di minestrone di riso contiene meno di 1 grammo di grasso e circa 180 calorie; se aggiungiamo 10 grammi di olio crudo per insaporirlo, i grassi diventano 11 grammi e le calorie risultano 270 circa.

Per i condimenti vale ciò che abbiamo detto per i cibi: se di origine animale contengono colesterolo e grassi saturi; se vegetali non contengono colesterolo e sono ricchi di acidi grassi insaturi.

Come condimento l'olio è dunque preferibile ai grassi animali, ma a difesa del burro naturale alcuni ricordano che contiene anche vitamine e piccole quantità di proteine e carboidrati del latte. Queste sostanze però possono essere recuperate con altri alimenti piú completi come il latte stesso e lo yogurt.

Quale olio scegliere? Esistono in commercio diversi tipi di oli di oliva e di semi. La pubblicità cerca di persuadere che esistono oli piú leggeri che non fanno ingrassare. Non è vero: qualsiasi olio è una miscela di grassi al 100% e quindi fornisce 9 calorie per grammo. La diversità fra un olio e l'altro è data soltanto dalla differente composizione in grassi.

L'olio ideale deve contenere la minor quantità possibile di grassi saturi e una giusta proporzione di acidi linoleico e oleico. L'acido linoleico ha la capacità di prevenire le malattie cardiovascolari, però assunto in quantità eccessive può avere l'effetto opposto. La presenza di acido oleico evita questo pericolo e gli restituisce le sue proprietà antiaterosclerosanti.

Sono quindi assolutamente da scartare l'olio di cocco e l'olio di palma che contengono altissime percentuali di grassi saturi, e sono pericolosi come i condimenti di origine animale. L'olio di colza non va usato perché è tossico. Anche gli oli definiti di semi vari non danno sufficienti garanzie sulla loro composizione e sulle proporzioni dei diversi grassi.

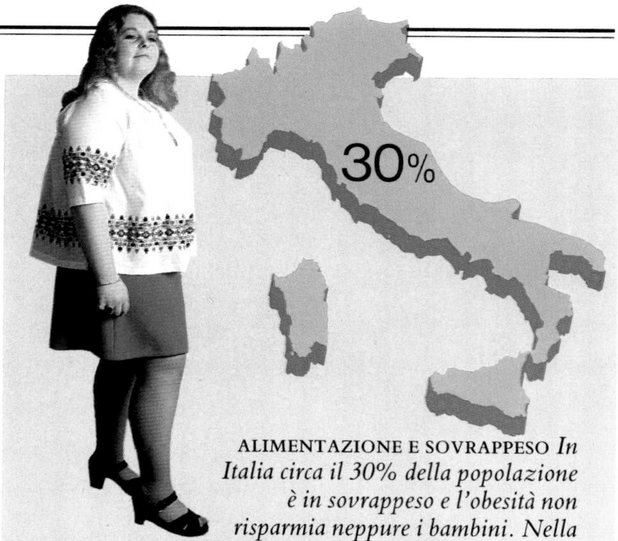

Gli oli che piú si avvicinano alle caratteristiche ideali sono l'olio d'oliva extravergine e l'olio di semi di girasole; accettabile è anche l'olio di semi di mais.

Sebbene costi piú caro, bisognerebbe usare solo olio extravergine d'oliva, ottenuto dalla spremitura delle olive senza alcuna manipolazione chimica, e garantito per legge ad acidità non superiore all'1%. Altrimenti la cosa migliore da fare è usare olio d'oliva extravergine per condire e per cucinare: ha il vantaggio di essere piú saporito e quindi ne bastano quantità minori. Gli oli di semi, invece, sono preferibili per friggere.

E le margarine? Le margarine sono ottenute dagli oli di semi vegetali; i grassi polinsaturi di questi oli, naturalmente liquidi a temperatura ambiente, vengono in parte saturati per solidificarli.

I vari tipi di margarina sono, di conseguenza, un prodotto inventato dall'industria e non offrono nessun vantaggio rispetto agli oli di semi. Anzi, contenendo grassi saturi, presentano parte degli inconvenienti dei condimenti di origine animale.

30%

ALIMENTAZIONE E SOVRAPPESO *In Italia circa il 30% della popolazione è in sovrappeso e l'obesità non risparmia neppure i bambini. Nella maggioranza dei casi questa dipende da un'alimentazione sbagliata, troppo abbondante e ricca di calorie e grassi, o disordinata (spuntini, merendine, bibite dolci, ecc).*

## Le fibre vegetali

Gli alimentaristi hanno paragonato la scoperta degli effetti benefici delle fibre vegetali a quella delle vitamine. Da alcuni anni, infatti, si stanno accumulando prove che gli errori nell'alimentazione sono in parte responsabili delle malattie e dei disturbi della salute caratteristici del nostro tempo (aterosclerosi, ipertensione, obesità). Tuttavia la nostra alimentazione è sempre stata tradizionalmente ricca di verdure, frutta e cereali, per cui molte delle malattie provocate da una dieta povera di fibre sono molto piú rare in Italia che nei Paesi del Nord Europa o negli Stati Uniti, dove viene seguito un regime alimentare con poca fibra.

Dopo le ricerche che hanno svelato i rapporti tra sale, colesterolo e malattie cardiovascolari, l'attenzione è ora puntata sulla carenza di fibre vegetali nella dieta moderna.

Le fibre sono sostanze gelatinose presenti nelle verdure, nella frutta, nei legumi e soprattutto nella crusca del riso e dei cereali, che appartengono al gruppo dei carboidrati a catena lunga (polisaccaridi). Le principali fibre vegetali sono la cellulosa, l'emicellulosa, la pectina, la lignina.

Il sistema digerente dell'uomo non possiede gli enzimi necessari per scindere queste sostanze, che quindi raggiungono intatte l'intestino crasso, dove trattengono acqua sino a 40 volte il loro peso (gli animali erbivori, al contrario, possono digerire le fibre e quindi utilizzarle come carboidrati). Nell'intestino le fibre sono aggredite dalla flora batterica che le demolisce, senza però alcun vantaggio nutritivo per l'organismo, perché a quel livello non sono piú assorbibili.

Per fortuna, molte persone oggi sanno che le fibre, rendendo soffici e pastose le feci, aiutano l'intestino, e di conseguenza il loro consumo sta aumentando. Pochi, però, sanno come usarle correttamente e quali altri vantaggi per la salute esse possono dare.

Un'alimentazione ricca di fibre aiuta prima di tutto a mantenere il giusto peso corporeo. Mangiare tanta fibra, infatti, vuole dire mangiare tanta frutta, verdure, legumi e cereali integrali e i loro derivati: tutti cibi che nutrono e saziano senza eccessivo sovraccarico di calorie, e forniscono altre sostanze utili come vitamine, sali minerali, grassi polinsaturi.

Le fibre aumentano la velocità di transito del cibo nell'intestino e quindi riducono l'assorbimento di colesterolo e altri grassi alimentari; in questo modo si riduce anche il contenuto di colesterolo e trigliceridi del sangue con minor rischio di malattie cardiovascolari. Per motivi non ancora del tutto chiariti, le fibre aumentano nel sangue il contenuto di HDL (lipoproteina ad alta densità), una sostanza che svolge una azione protettiva sul cuore e sulle arterie, bloccando il colesterolo prima che si depositi sulle pareti dei vasi. Di tutte le fibre quella che ha maggior effetto sui grassi è la pectina, contenuta soprattutto nelle mele e nella parte bianca della buccia delle arance. È il caso quindi di dire, secondo il vecchio adagio, che "una mela al giorno leva il medico di torno".

La presenza di fibre nell'intestino ritarda la digestione degli amidi e la loro trasformazione in glucosio; l'aumentata velocità di transito riduce l'assorbimento degli zuccheri. Perciò una dieta ricca di fibre è utile a chi soffre di diabete perché facilita il controllo del livello di glucosio nel sangue.

Alcuni sostengono che coloro che mangiano molta fibra sono meno esposti ai cancri all'intestino, forse perché la piú facile e rapida evacuazione riduce

LE FIBRE *Tutti i vegetali ne sono ricchi. Se la dieta prevede quotidianamente una giusta quantità di frutta e verdura, l'aggiunta di crusca o di altri complementi alimentari ricchi di fibre non è necessaria. Nell'ingrandimento: fibre di carota, viste al microscopio in luce polarizzata.*

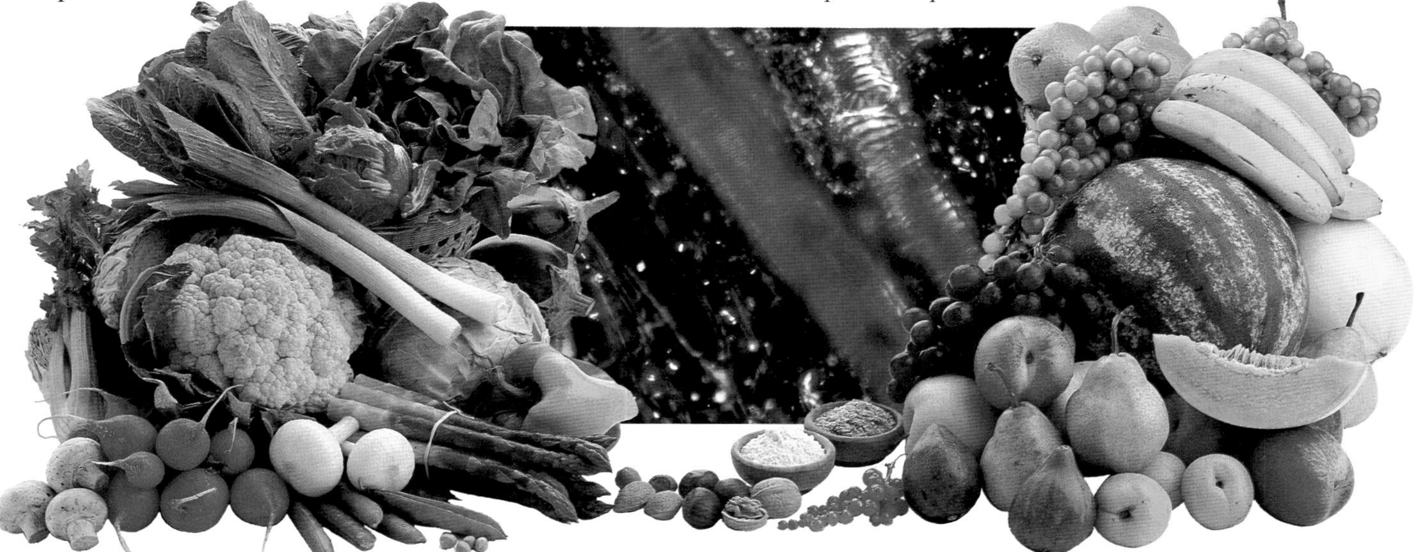

il ristagno e la pressione all'interno dell'intestino e quindi l'irritazione e lo sfiancamento delle sue pareti. Inoltre i cibi ricchi di fibre contengono due sostanze (acido fitico e ditialtione) che riducono la perossidazione dei grassi, un processo chimico che porta alla formazione di sostanze cancerogene. Infine la presenza di fibre impedisce la fermentazione dei sali biliari da cui derivano sostanze tossiche.

Non si deve, però, credere che le fibre siano la panacea di tutti i mali. Anche in questo caso esistono rischi e controindicazioni. Innanzitutto va precisata una cosa: gli effetti benefici delle fibre sono legati alla loro assunzione durante i pasti; è del tutto inutile mangiare scorrettamente e poi prendere crusca tra un pasto e l'altro.

Inoltre una dieta ricca di fibre comporta alcune attenzioni. I prodotti tossici (erbicidi, pesticidi) usati in agricoltura si fissano soprattutto nella crusca cioè sulla parte esterna; bisogna mangiare cibi integrali, per assicurarsi un consumo di fibre, solo se si è sicuri che questi prodotti provengono da coltivazioni biologiche garantite cioè da colture indenni da fertilizzanti e altre sostanze chimiche.

È meglio non usare prodotti a base di sola crusca secca perché hanno un contenuto in fibre eccessivo (44%): se mangiata in abbondanza, soprattutto a stomaco vuoto, la crusca invece di facilitare l'evacuazione delle feci può avere l'effetto opposto e intasare gli intestini; questo rischio è particolarmente alto per le persone anziane.

Bisogna anche ricordare che la flora batterica intestinale ha la capacità di demolire le fibre: se esse sono troppo abbondanti, fermentano e provocano disturbi come flatulenza, senso di gonfiore e dolori addominali, nausea. Inoltre le fibre lunghe mal masticate provocano dei pericolosi viluppi: meglio sempre tagliare finemente le insalate e tutte le verdure a fibre lunghe.

Anche nelle donne in gravidanza e negli anziani le fibre sono un valido aiuto contro la stitichezza. Ma bisogna fare attenzione agli eccessi: le fibre assorbono zinco e ferro, possono perciò aggravare situazioni di carenza di questi minerali, cui sono già tendenzialmente esposte queste categorie di individui.

Di conseguenza il modo migliore per consumare fibre vegetali è quello di mangiare tutti i giorni verdure, frutta fresca e talvolta secca, cibi integrali, in giusta proporzione: il contenuto in fibre di questi alimenti è sufficiente per garantirne gli effetti benefici evitando i rischi.

## Le vitamine

Le vitamine sono sostanze nutritive assolutamente indispensabili per il normale sviluppo del corpo, per il suo regolare funzionamento e in generale per il mantenimento della salute.

Esiste una profonda differenza tra questi elementi e gli altri nutrienti (carboidrati, grassi, proteine): diversamente da questi le vitamine non producono energia, non vengono scomposte e trasformate in altre sostanze nell'organismo e non entrano nella struttura dei tessuti e degli organi.

Sono un gruppo eterogeneo di sostanze chimicamente molto diverse tra loro; attualmente si conoscono 15 vitamine ma secondo gli scienziati ne esistono almeno il doppio.

Le vitamine sono prodotte solo nel regno vegetale; gli animali e l'uomo devono procurarsele mangiando i vegetali e gli animali erbivori.

Presenti nei cibi in piccole quantità, le vitamine sono assorbite nell'intestino e raggiungono i tessuti dove svolgono la funzione di coenzimi, cioè di elementi chiave nello svolgimento di molte reazioni chimiche del nostro organismo. Piccole quantità di alcune vitamine possono anche essere prodotte dai batteri intestinali.

Rispetto alla loro possibilità di sciogliersi nell'acqua o nel grasso si dividono in idrosolubili (C, $B_1$, $B_2$, $B_{12}$, PP, folacina, acido pantotenico, biotina) e liposolubili (A, D, E, K); le prime sono assorbite nell'intestino insieme ai carboidrati e alle proteine, le altre insieme ai grassi.

La diversa solubilità determina un'altra caratteristica fondamentale delle vitamine: quelle idrosolubili non si accumulano nei tessuti e sono eliminate rapidamente con le urine, quindi devono essere rimpiazzate quotidianamente. Le vitamine liposolubili, invece, possono accumularsi nei tessuti e negli organi e costituire delle piccole riserve; non è quindi indispensabile reintegrarle ogni giorno con l'alimentazione. Il rischio di intossicazione da vitamine è praticamente inesistente per quelle idrosolubili, perché non si accumulano e l'eccesso viene rapidamente eliminato; è un po' più facile invece per le vitamine liposolubili che si depositano nei tessuti del corpo.

Descrivere tutte le funzioni biologiche delle vitamine sarebbe complicato; inoltre le conoscenze attuali sono ancora incomplete e talvolta imprecise.

Alcune notizie semplici possono aiutare a capire quanto sia insostituibile il ruolo di queste sostanze.

La vitamina A, per esempio, entra nella struttura della parete delle cellule del nostro organismo mantenendole integre e ben funzionanti; in carenza di vitamina A si manifestano alterazioni delle cellule

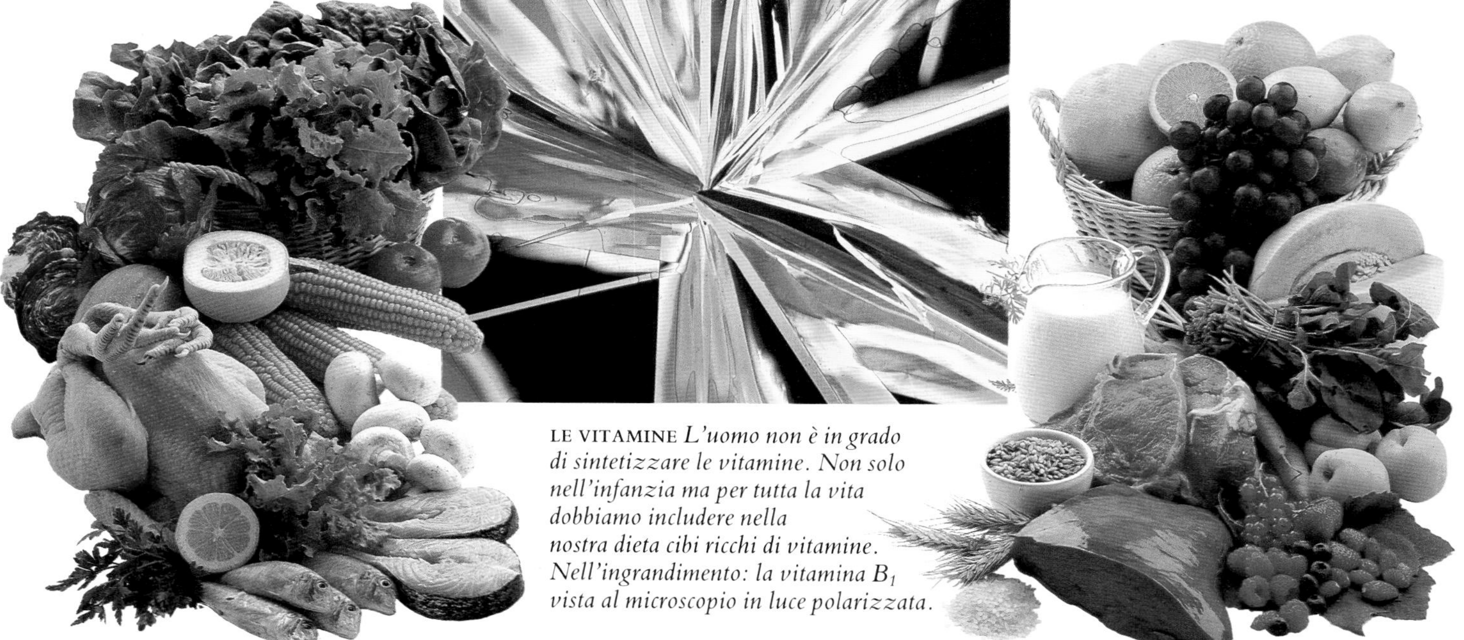

LE VITAMINE *L'uomo non è in grado di sintetizzare le vitamine. Non solo nell'infanzia ma per tutta la vita dobbiamo includere nella nostra dieta cibi ricchi di vitamine. Nell'ingrandimento: la vitamina $B_1$ vista al microscopio in luce polarizzata.*

della pelle e degli epiteli che rivestono le vie respiratorie e gli organi cavi dell'apparato digerente; anche l'integrità della cornea dell'occhio dipende da questa vitamina; senza vitamina A non potremmo infine adattare la nostra vista a condizioni di luce scarsa e non potremmo vedere durante le ore del crepuscolo.

Dalla vitamina D dipendono invece la formazione e lo sviluppo delle ossa; un insufficiente apporto di questa vitamina nei primi anni di vita causa il rachitismo, una grave malattia con diffuse malformazioni e ridotta resistenza dello scheletro infantile; nell'adulto si ha perdita di calcio e fosforo nelle ossa e conseguente osteoporosi. Anche i denti si indeboliscono e si alterano se c'è poca vitamina D.

La vitamina K controlla la normale produzione di sostanze per la coagulazione da parte del fegato.

Non meno indispensabile è la vitamina C che regola la sintesi del collageno, la struttura di sostegno di tutti i tessuti organici; in caso di deficit di vitamina C si hanno alterazioni delle ossa, dei denti ed emorragie nelle gengive, nella pelle e nell'intestino per ridotta resistenza dei vasi capillari. Anche le nostre capacità mentali e di concentrazione intellettuale sono danneggiate dalla riduzione di vitamina C. Il fabbisogno quotidiano reale di vitamine è per fortuna modesto e varia per le diverse sostanze da pochi microgrammi (1 microgrammo = 1 milionesimo di grammo) a 50 milligrammi.

La grave carenza di una o più vitamine (difficilmente la carenza riguarda solo una vitamina specifica) può dare origine a serie malattie: scòrbuto (carenza di vitamina C), beri-beri (carenza di vitamina $B_1$), pellagra (carenza di vitamina PP), anemia (carenza di acido folico o vitamina $B_{12}$), rachitismo (carenza di vitamina D). Un tempo abbastanza frequenti, queste malattie sono oggi confinate nelle aree del Terzo Mondo tra le popolazioni decisamente sottoalimentate. Le necessità quotidiane di vitamine sono infatti cosí piccole che la normale dieta media dei Paesi occidentali basta a soddisfarle: è quindi praticamente impossibile per una persona normale, che mangi regolarmente, soffrire di deficit di vitamine. È vero, però, che alcuni particolari gruppi di persone possono sviluppare carenza di vitamine, magari non cosí gravi da dare sintomi drammatici, ma sufficienti ad alterare seriamente i processi vitali del loro organismo e a danneggiare la loro salute. I gruppi piú esposti a questo rischio sono i vecchi e i malati gravi non autosufficienti che non sono assistiti adeguatamente; i bambini viziati o trascurati che non mangiano frutta o verdura; le persone che si sottopongono a diete estremamente sbilanciate o eccessivamente ipocaloriche (meno di 1.200 calorie al giorno); gli alcoolisti; le persone che per lunghi periodi assumono farmaci in grado di impedire l'assorbimento intestinale delle vitamine o di consumarne i depositi, come, per esempio, gli anticoncezionali e gli antibiotici.

Per curare questi casi è sufficiente aggiungere alla dieta i cibi particolarmente ricchi della vitamina mancante, senza ricorrere alle pillole di vitamine.

Anche se in Italia l'abitudine non è cosí diffusa come in Nord America, val la pena di ricordare che è preferibile evitare i cibi addizionati con vitamine. Se l'alimentazione è regolare e bilanciata, l'aggiunta di vitamine sintetiche è inutile; se è esagerata può creare disturbi da eccesso.

Negli ultimi anni molti ricercatori hanno osservato la potenziale capacità di alcune vitamine, soprattutto la A, la C e la E, di ridurre l'insorgenza e la crescita di tumori. Oggi non esistono ancora prove definitivamente certe che convalidino queste ipotesi. Non è però escluso che in un prossimo futuro le vitamine, opportunamente calibrate nell'alimentazione, possano aiutarci a combattere validamente anche queste malattie.

## I minerali

Pur nella loro semplicità, queste sostanze chimiche sono assolutamente indispensabili per lo sviluppo e l'equilibrio del nostro corpo.

Si dividono in macrominerali (calcio, fosforo, sodio, potassio, cloro, magnesio, zolfo), di cui abbiamo bisogno in discrete quantità ogni giorno (da 100 mg a 1-2 grammi), e in oligoelementi o metalli traccia (ferro, manganese, molibdeno, rame, iodio, zinco, cromo, fluoro, selenio e altri), le cui necessità sono estremamente variabili e, in genere, minori.

Le piante sono capaci di assorbire tutte le sostanze chimiche semplici, compresi i minerali e gli oligoelementi, direttamente dal terreno, dall'acqua e dall'aria: sfruttando la luce solare li fissano nei costituenti organici dei propri fluidi e tessuti. L'alimentazione, invece, è la sola fonte di approvvigionamento di minerali per l'uomo, che li recupera direttamente dai vegetali o indirettamente da altri animali.

Ma attenzione: non è importante solo la quantità totale di minerali introdotti, ma spesso anche le proporzioni fra i diversi minerali. Solo carenze ed eccessi gravi si manifestano con malattie specifiche e sintomi evidenti, localizzati in punti precisi del corpo. Squilibri di minore entità, pur non diventando palesi, alterano piú o meno profondamente i delicati processi vitali delle cellule, minando sottilmente il nostro stato di salute e l'efficienza del nostro organismo.

Calcolare precisamente le necessità quotidiane dei singoli minerali, alcune delle quali non sono neppure note con esattezza, e calibrare opportunamente i diversi elementi è un'impresa da non consigliare a nessuno. Nutrirsi a sufficienza, variando il piú possibile l'alimentazione; evitare, se non assolutamente necessarie, le diete restrittive, quelle a esclusione e i regimi alimentari monotoni; usare cibi freschi e naturali, sono le cose migliori da fare. In questo modo difficilmente si avrà carenza di minerali. Oltre tutto queste sostanze non sono alterabili con la cottura e con la luce. Solo lessando i prodotti animali e vegetali si verificano perdite di minerali nel brodo di cottura: utilizzando sempre il brodo come bevanda o come base per minestre e risotti, si evita questo inconveniente.

**Calcio e fosforo.** Sono indispensabili per la formazione delle ossa e dei denti. Per garantirne l'utilizzo e la conservazione ottimale devono essere assunti in quantità simili: un eccesso di fosforo può portare a demineralizzazione delle ossa. Il calcio serve anche per regolare la contrazione dei muscoli e del cuore, per la coagulazione, per la trasmissione degli impulsi nervosi. Il fosforo è indispensabile per la liberazione di energia chimica dagli alimenti e per la sintesi delle proteine. Gli alimenti piú ricchi di calcio e fosforo sono il latte, lo yogurt, i formaggi, il pesce, i legumi, le noci e la frutta secca.

**Magnesio.** Interviene principalmente nella regolazione della temperatura corporea, nel metaboli-

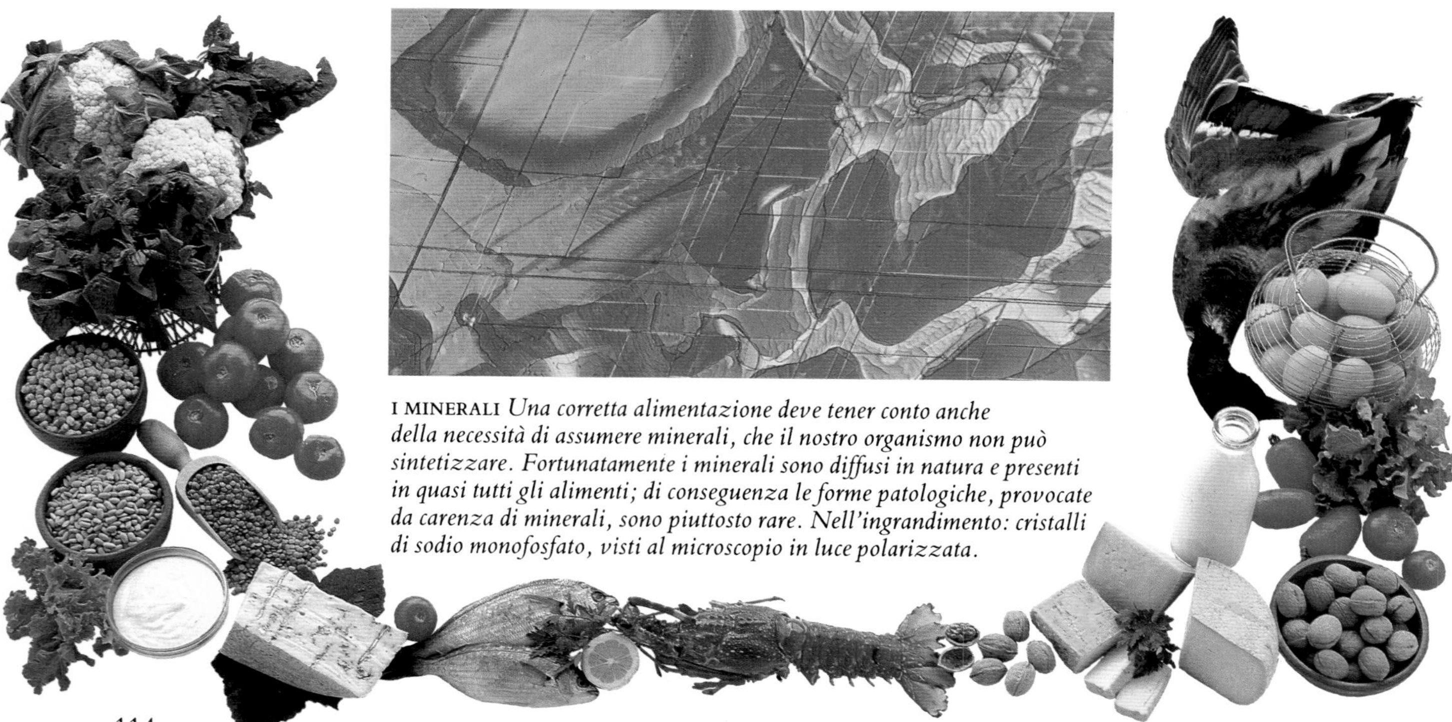

I MINERALI *Una corretta alimentazione deve tener conto anche della necessità di assumere minerali, che il nostro organismo non può sintetizzare. Fortunatamente i minerali sono diffusi in natura e presenti in quasi tutti gli alimenti; di conseguenza le forme patologiche, provocate da carenza di minerali, sono piuttosto rare. Nell'ingrandimento: cristalli di sodio monofosfato, visti al microscopio in luce polarizzata.*

smo dei grassi e nella sintesi delle proteine. È coinvolto anche nella formazione delle ossa e nella funzione nervosa e muscolare. Fonti principali di magnesio sono il latte, i cereali, il germe di grano, i legumi, il cacao, le noci.

**Sodio, potassio, cloro.** Sono diffusissimi in tutti i liquidi corporei sia intracellulari sia extracellulari. Regolano gli scambi di sostanze attraverso la membrana delle cellule e quindi condizionano la normale funzionalità di tutte le cellule del nostro organismo. La concentrazione di sodio nei liquidi organici è uno dei meccanismi di controllo del bilancio dell'acqua corporea (*vedi pag. 231*); il potassio interviene anche nella sintesi delle proteine e del glucosio; il cloro è indispensabile per la formazione di acido cloridrico e quindi per le funzioni digestive dello stomaco.

Sono presenti in tutti gli alimenti e perciò un deficit di questi minerali è impossibile in condizioni normali. Chi è in terapia prolungata con farmaci diuretici (per esempio, gli ipertesi) può avere carenza di potassio, e deve rimpiazzarne le perdite con una dieta ricca di questo minerale. Gli alimenti che ne contengono maggiori quantità sono: legumi, noci, frutta essiccata (prugne, fichi, albicocche), soia, funghi, cacao, spinaci, zucca, patate, prezzemolo, crescione e alcuni pesci (trota e sgombro).

Un discorso supplementare merita il sodio: una sua eccessiva assunzione può provocare l'aumento della pressione arteriosa. Sicuramente chi soffre di ipertensione deve limitare l'apporto di sodio.

La fonte alimentare principale del sodio è il sale da cucina (cloruro di sodio). Quindi prima regola per gli ipertesi è ridurre drasticamente l'uso del sale, eventualmente sostituendolo con sali misti (50% cloruro di sodio, 50% cloruro di potassio) in vendita in farmacia. Se si deve usare pochissimo sale si possono insaporire le pietanze con aromi naturali, usando misture di prezzemolo, basilico, rosmarino, salvia e alloro o altre essiccate e polverizzate. I sali misti e gli aromi hanno anche il vantaggio di contenere molto potassio: un aumento dell'assunzione di questo minerale, unito alla riduzione del sodio, facilita l'abbassamento dei valori di pressione arteriosa. Gli ipertesi devono fare anche attenzione ad altri alimenti ricchi di sodio: pesci sotto sale o essiccati, olive in salamoia, salumi e insaccati, grissini e crackers, molluschi e crostacei, polveri per acqua frizzante.

**Zolfo.** Presente in tutto l'organismo, soprattutto in alcuni aminoacidi essenziali e in alcune vitamine, lo zolfo svolge importanti funzioni in tutto il nostro corpo: è importante nella formazione dei peli, delle unghie e delle cartilagini, ed è indispensabile al fegato per disintossicare l'organismo. Le proteine dell'uovo, della carne, del pesce, del latte e quelle dei cereali e del germe di grano sono ottime fonti di questo minerale.

**Oligoelementi.** In generale, per quanto riguarda questa classe di minerali, è importante sapere che il ferro è indispensabile per la formazione dell'emoglobina che trasporta l'ossigeno e per molte reazioni enzimatiche, ossia quelle reazioni biologiche rese possibili e accelerate dalle migliaia di enzimi diversi che regolano i nostri processi vitali. Lo iodio controlla la regolare attività della tiroide. Lo zinco serve per l'accrescimento e il rinnovamento delle cellule: carenze di zinco portano a insufficiente accrescimento corporeo e a ridotto sviluppo delle ovaie e dei testicoli. Lo zinco favorisce anche la guarigione delle ferite e delle ulcere cutanee.

Normalmente le richieste di oligoelementi aumentano durante la gravidanza e l'allattamento. Bisogna quindi aumentare gli alimenti che ne sono ricchi; ma non è consigliabile, salvo in caso di carenze conclamate, assumere farmaci concentrati di minerali ed è comunque sempre indispensabile seguire il consiglio del medico. Iperassunzioni possono creare gravi conseguenze tossiche per l'organismo, soprattutto nei bambini, negli anziani, nelle donne gravide.

Un'alimentazione ricca di fibre vegetali aumenta l'eliminazione di ferro e zinco con le feci, riducendone l'assorbimento; chi è già carente di questi metalli, come coloro che soffrono di anemia da deficit di ferro, deve ridurre il consumo di fibre vegetali.

A partire dalla scoperta degli oligoelementi e della loro importanza per la vita, vi furono medici che ne tentarono l'impiego terapeutico. La carenza di oligoelementi solo raramente dà adito a malattie organiche conclamate, piú spesso sembra essere determinante per quegli stati pre-patologici che sono le diatesi (*vedi pag. 63*), ossia facilita il fatto che certi individui si ammalino di determinate malattie fino a divenire dei veri e propri ammalati cronici. Sia nella fase precedente, sia quando la malattia si è ormai instaurata, la terapia con oligoelementi (detta catalitica) può essere di grande aiuto e talvolta determinante; piú spesso deve essere ripetuta a intervalli, per lungo tempo, per evitare il ritorno dei sintomi.

La terapia catalitica, anche se spesso prescritta dagli omeopati, non è una terapia omeopatica: infatti le dosi impiegate sono di molto superiori a quelle omeopatiche. Essa deve essere intrapresa sotto la guida di un medico esperto. In assenza di una precisa prescrizione medica gli oligoelementi vanno assunti mangiando i frutti e le verdure che ne sono ricchi.

# L'apparato digerente

Per poterne utilizzare gli elementi nutritivi, il cibo deve essere trasformato, compito che spetta al sistema digerente nel suo complesso. La maggior parte degli elementi nutritivi che compongono i cibi non può venir assorbita e utilizzata cosí come si trova in natura, neppure dopo la cottura. Il sistema digerente spezzetta i cibi fino a ridurli a una sottile poltiglia, poi li scinde nei loro costituenti piú semplici, che possono essere assorbiti: le proteine in aminoacidi, gli zuccheri in monosaccaridi, i grassi in acidi grassi; inoltre, il sistema digerente estrae dal cibo le vitamine, i sali e gli oligoelementi in piccole quantità, e alla fine elimina i residui indigeriti attraverso le feci e l'urina. La funzione del sistema digerente comincia a tutti gli effetti in bocca, prosegue nel lungo tubo costituito da esofago, stomaco, intestino tenue e crasso, e termina con l'espulsione dei residui dallo sfintere anale. A questo processo partecipano organi e apparati, come il pancreas e il fegato, che forniscono succhi digestivi.

## La bocca e il senso del gusto

La porta d'ingresso del canale alimentare è la bocca, dove il cibo viene triturato dai denti mentre la lingua, con movimenti rotatori e laterali, lo mescola con la saliva, trasformandolo in un impasto morbido e omogeneo facile da deglutire: il *bolo alimentare*. Questo permette alla *ptialina*, un enzima della saliva, di mischiarsi al cibo e di iniziare la demolizione degli zuccheri. Masticare a bocca chiusa e senza parlare non è solo buona educazione, ma facilita e rende piú efficace il lavoro di denti e lingua poiché, come recita un antico detto, "la digestione comincia in bocca".

La lingua, organo del gusto, ha anche una estrema sensibilità tattile e termica che ci avverte se il cibo è troppo caldo. Le funzioni tattile e gustativa sono compiute grazie alle *papille* che ricoprono la superficie della lingua, rendendola ruvida. La punta della lingua è la parte dotata di maggior sensibilità, superiore anche a quella delle dita.

È possibile distinguere i sapori solo se le sostanze sono umide di saliva o, meglio ancora, disciolte, per entrare in contatto con i microscopici recettori gustativi presenti sulle papille, e ciò è facilitato da una leggera pressione e sfregamento della lingua sul palato: è un atto che compiamo istintivamente quando assaggiamo qualcosa e che talvolta esageriamo schioccando la lingua.

I sapori sono quattro: dolce, salato, acido, amaro. In realtà, quando mangiamo, il gusto e l'olfatto agiscono contemporaneamente e ci fanno sentire

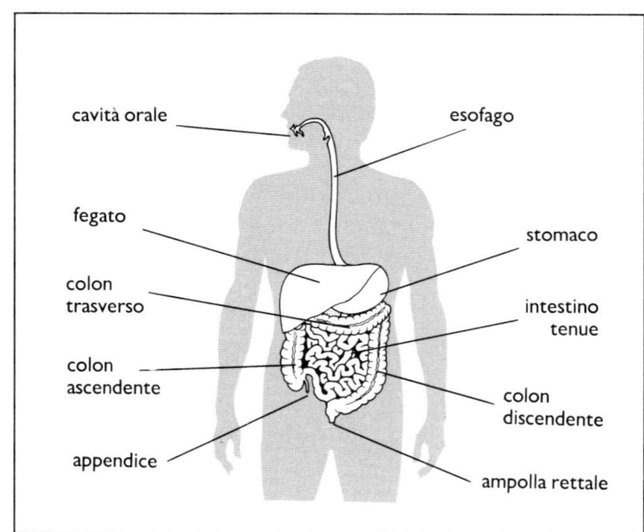


# La digestione

La digestione si svolge fondamentalmente per due azioni: una meccanica e una chimica. L'azione meccanica ha lo scopo di triturare e mescolare il cibo per ridurlo in parti cosí minute da prendere l'aspetto di una fine poltiglia detta "bolo"; inoltre sia in bocca sia nello stomaco, arricchendosi di una grande quantità di acqua (saliva e secrezione gastrica), il bolo diviene "chimo" il quale piú tardi, per effetto delle peristalsi, si trasformerà ulteriormente in "chilo". L'azione chimica viene compiuta dagli enzimi e dai succhi digestivi che sono secreti dalle ghiandole piú o meno grosse situate lungo tutto il tratto digerente ma specialmente nella parte alta, fino al duodeno. Queste ghiandole hanno il compito di agire sulle varie componenti del cibo per ridurle a molecole elementari che possano venire assimilate, e ciò contribuisce a trasformare il "chimo" in "chilo". L'assimilazione è in realtà una fase successiva alla digestione ma il loro legame è cosí stretto che essa di solito viene considerata come parte del processo digestivo. Nelle persone sane ciò che è digerito è automaticamente assimilato. La terza, e certo non meno importante componente della digestione e dell'assimilazione, è l'azione nervosa che distinguiamo in centrale e neurovegetativa o riflessa. Avviene attraverso impulsi primari e riflessi che partono dal sistema nervoso vegetativo o centrale e collegano fra loro le varie parti del tubo digerente per sincronizzarne sia i movimenti sia le attività secretive.

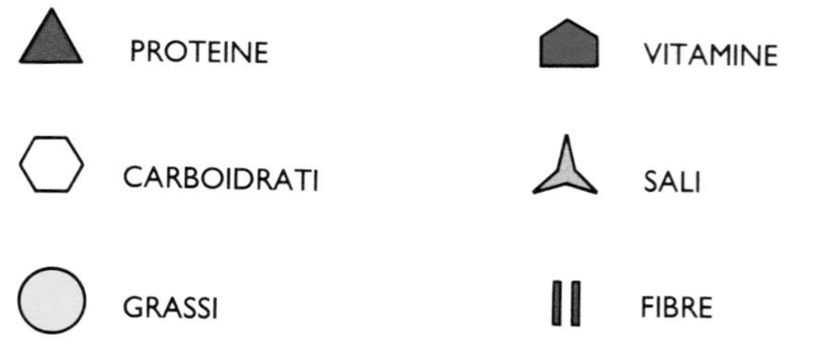

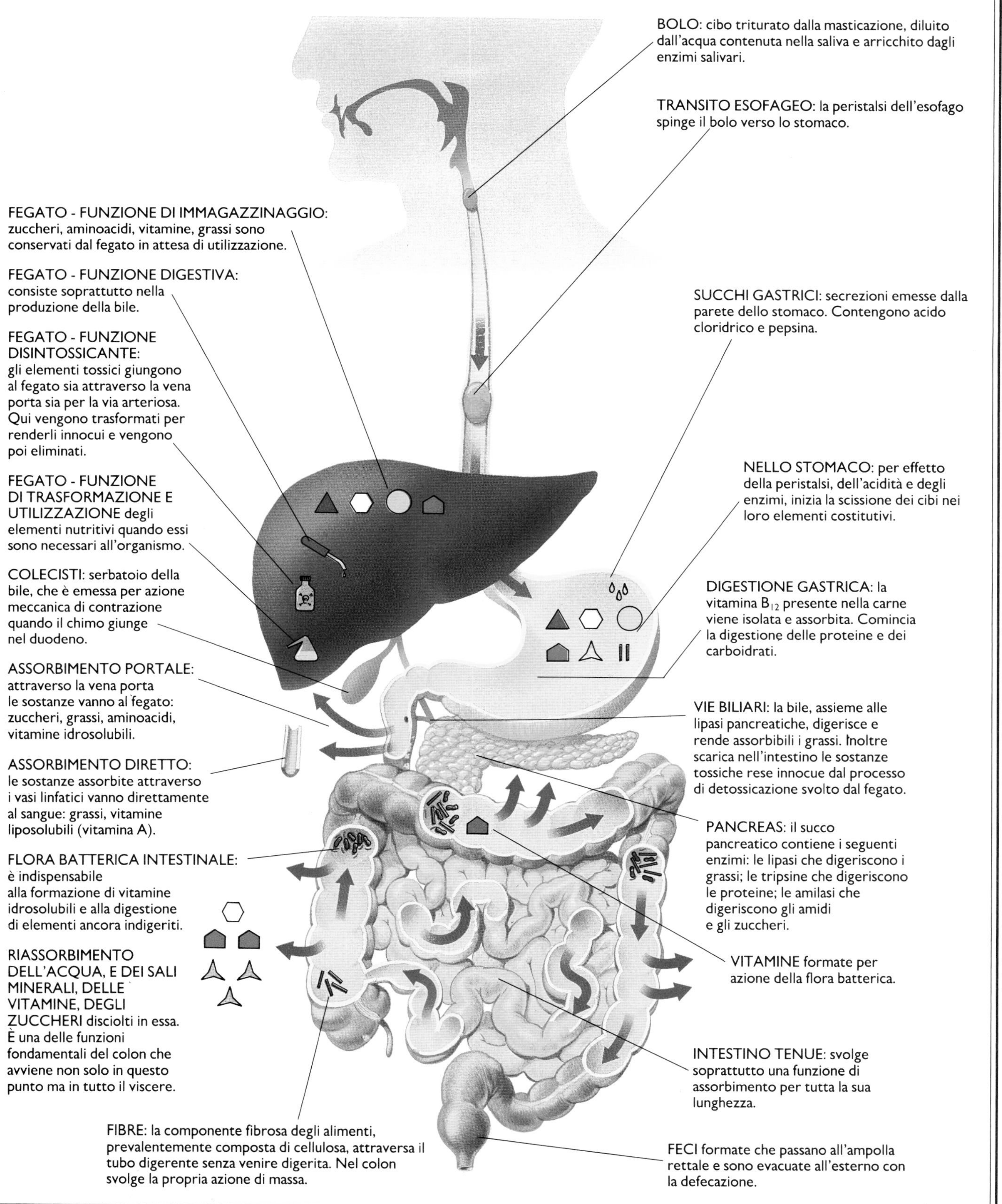
BOLO: cibo triturato dalla masticazione, diluito dall'acqua contenuta nella saliva e arricchito dagli enzimi salivari.
TRANSITO ESOFAGEO: la peristalsi dell'esofago spinge il bolo verso lo stomaco.
FEGATO - FUNZIONE DI IMMAGAZZINAGGIO: zuccheri, aminoacidi, vitamine, grassi sono conservati dal fegato in attesa di utilizzazione.
FEGATO - FUNZIONE DIGESTIVA: consiste soprattutto nella produzione della bile.
FEGATO - FUNZIONE DISINTOSSICANTE: gli elementi tossici giungono al fegato sia attraverso la vena porta sia per la via arteriosa. Qui vengono trasformati per renderli innocui e vengono poi eliminati.
SUCCHI GASTRICI: secrezioni emesse dalla parete dello stomaco. Contengono acido cloridrico e pepsina.
FEGATO - FUNZIONE DI TRASFORMAZIONE E UTILIZZAZIONE degli elementi nutritivi quando essi sono necessari all'organismo.
NELLO STOMACO: per effetto della peristalsi, dell'acidità e degli enzimi, inizia la scissione dei cibi nei loro elementi costitutivi.
COLECISTI: serbatoio della bile, che è emessa per azione meccanica di contrazione quando il chimo giunge nel duodeno.
DIGESTIONE GASTRICA: la vitamina $B_{12}$ presente nella carne viene isolata e assorbita. Comincia la digestione delle proteine e dei carboidrati.
ASSORBIMENTO PORTALE: attraverso la vena porta le sostanze vanno al fegato: zuccheri, grassi, aminoacidi, vitamine idrosolubili.
VIE BILIARI: la bile, assieme alle lipasi pancreatiche, digerisce e rende assorbibili i grassi. Inoltre scarica nell'intestino le sostanze tossiche rese innocue dal processo di detossicazione svolto dal fegato.
ASSORBIMENTO DIRETTO: le sostanze assorbite attraverso i vasi linfatici vanno direttamente al sangue: grassi, vitamine liposolubili (vitamina A).
PANCREAS: il succo pancreatico contiene i seguenti enzimi: le lipasi che digeriscono i grassi; le tripsine che digeriscono le proteine; le amilasi che digeriscono gli amidi e gli zuccheri.
FLORA BATTERICA INTESTINALE: è indispensabile alla formazione di vitamine idrosolubili e alla digestione di elementi ancora indigeriti.
RIASSORBIMENTO DELL'ACQUA, E DEI SALI MINERALI, DELLE VITAMINE, DEGLI ZUCCHERI disciolti in essa. È una delle funzioni fondamentali del colon che avviene non solo in questo punto ma in tutto il viscere.
VITAMINE formate per azione della flora batterica.
INTESTINO TENUE: svolge soprattutto una funzione di assorbimento per tutta la sua lunghezza.
FIBRE: la componente fibrosa degli alimenti, prevalentemente composta di cellulosa, attraversa il tubo digerente senza venire digerita. Nel colon svolge la propria azione di massa.
FECI formate che passano all'ampolla rettale e sono evacuate all'esterno con la defecazione.

## LA DIMINUZIONE DELLE CARIE DENTALI

COME PREVENIRE *La prevenzione della carie non sta nella scelta di dentifrici miracolosi, ma nell'uso regolare dello spazzolino da denti e del filo interdentale per asportare i residui di cibo intrappolati negli spazi interdentali e nelle sacche gengivali. Le popolazioni orientali e africane ottengono lo stesso risultato con teneri bastoncini con cui sfregano denti e gengive.*

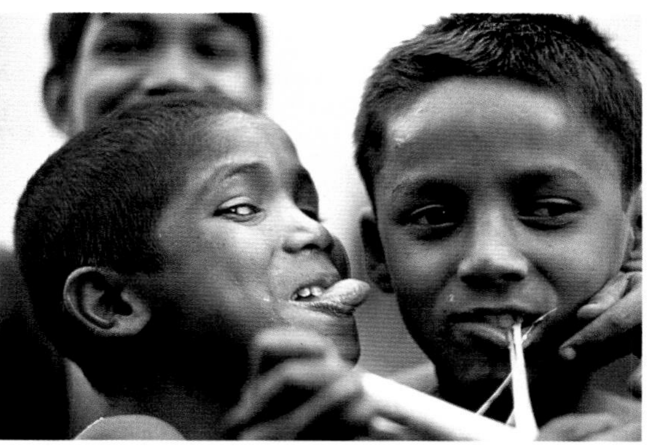

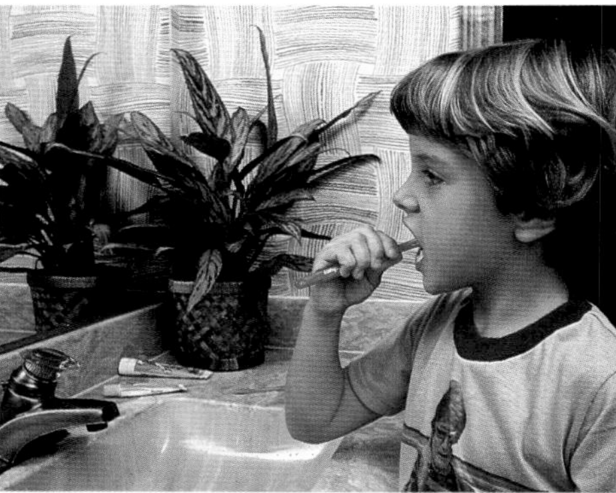

Per molti anni si sono cercate le cause della carie dentale, la piú diffusa delle malattie infettive, in fattori specifici, come la scarsità di fluoro nelle acque. Eppure, in certi Paesi come la Somalia o la Cina, le cui acque non sono certo particolarmente ricche di fluoro ma dove l'igiene della bocca e dei denti è consuetudine da millenni tra la popolazione, la carie è sempre stata molto meno diffusa che in Europa o negli Stati Uniti. In questa nazione si aggiunse fluoro alle acque degli acquedotti in quantità ottimali: il risultato fu che la carie diminuí ma non in misura maggiore che nei Paesi europei, dimostrando cosí che la carenza di fluoro non era certo l'unico né il principale responsabile del suo insorgere. Qual è allora la causa della sensibile diminuzione di questa malattia? Un numero sempre maggiore di persone, specialmente di bambini e di giovani, ha acquisito l'abitudine di pulirsi i denti la sera e la mattina e di sciacquarsi la bocca dopo mangiato, cosí come di lavarsi le mani prima dei pasti.

I Cinesi usavano sciacquarsi la bocca appena svegli e dopo i pasti con tè caldo e molto forte, sfruttandone le proprietà astringenti e batteriostatiche, e questa abitudine era diffusa tra tutta la popolazione. Anche l'essenza di chiodi di garofano, usata in Oriente, svolge una preziosa azione disinfettante e antidolorifica, ma deve essere usata con prudenza, con piccoli tocchi, sulle gengive malate o diluita per fare degli sciacqui. L'azione disinfettante e cicatrizzante della propolis ne rende l'impiego in collutori e dentifrici particolarmente utile per la cura e la prevenzione delle malattie sia dei denti sia delle gengive. La salvia è nota sin dall'antichità per la sua azione sbiancante sui denti oltre che come disinfettante. Si può prepararla con una semplice ricetta cosí composta: 1 cucchiaino di polvere di foglie di salvia essiccate all'ombra, 1 cucchiaino di sale fino, 3 cucchiaini di bicarbonato di sodio. Questo preparato serve sia per il massaggio delle gengive tutte le sere, sia per la pulizia dei denti ogni due o tre giorni, adoperandolo con lo spazzolino in alternativa al normale dentifricio.

## DIECI REGOLE PER UNA BOCCA SANA

**1.** Mangiare cibi accuratamente lavati per evitare di introdurre in bocca germi e sostanze tossiche e nocive, e non dimenticare mai di lavarsi le mani prima dei pasti.

**2.** Evitare piatti troppo caldi e fare particolare attenzione nell'assaggiare i cibi durante la cottura e nel mangiare quelli che si raffreddano all'esterno rimanendo bollenti all'interno, come le verdure cotte.

**3.** Alternare cibi morbidi a cibi duri: il massaggio che la masticazione esercita sull'apparato di contenzione del dente lo rafforza e rende la dentatura stabile e forte.

**4.** Masticare con movimenti lenti, regolari, vigorosi, ma non violenti, per evitare danno allo smalto: un sassolino accidentalmente rimasto nel riso può spezzare un dente, se premuto con forza.

**5.** Non usare malamente i denti, per rompere il guscio di noci e nocciole, svitare tappi resistenti, ecc.: anche lesioni minime allo smalto favoriscono la formazione della carie.

**6.** Non eccedere nel consumo degli zuccheri. Mangiare della frutta dopo il dolce: l'azione meccanica esercitata dalla masticazione e l'alto contenuto di acqua della frutta rimuovono le particelle di zucchero.

**7.** Lavare i denti dopo ogni pasto e soprattutto sciacquare bene la bocca dopo aver mangiato caramelle, cioccolatini, dolciumi.

**8.** Usare lo spazzolino con movimenti dall'alto in basso per raggiungere bene gli spazi tra i denti, e tra questi e le gengive. Almeno una volta al giorno far uso di filo di seta per pulire gli spazi interdentali. Usare le pastiglie, da sciogliere in bocca, che colorano la placca: non solo sono utili a mettere in evidenza la placca, ma anche per controllare se lo spazzolino è stato usato in modo corretto ed efficace.

**9.** Usare dentifrici di diverso tipo, alternando quelli che hanno azione curativa sulle gengive con quelli che servono a irrobustire lo smalto.

**10.** Sottoporsi a una visita di controllo del dentista almeno una volta all'anno e far curare immediatamente ogni carie, anche minima, per evitare che si diffonda.

non il semplice sapore dei cibi, bensí una combinazione di odore e sapore: *l'aroma*. Possiamo capire quanto l'olfatto partecipi alla percezione di ciò che chiamiamo "sapori" pensando a come i cibi ci sembrino scialbi, insipidi e le sensazioni gustative nette, non graduate, quasi metalliche, quando abbiamo il raffreddore.

La funzione principale del senso del gusto è di preparare alla digestione stimolando la secrezione di succhi gastrici. Quando annusiamo e assaggiamo un cibo dall'aroma gradevole, l'intero sistema digerente si mette in moto per prepararsi a digerirlo, producendo saliva e succhi digestivi. Ne consegue che una dieta leggera, facile da digerire, non deve essere scialba, insipida e punitiva; al contrario deve avere un aspetto appetitoso ed essere aromatizzata e saporita a sufficienza per mettere in moto i processi digestivi. Come sappiamo, i piatti piú gustosi ci fanno "venire l'acquolina in bocca": la vista e l'odore del cibo, il suo gusto, ma anche il solo pensare a un piatto gradito contribuiscono a stimolare la secrezione di saliva.

Fra tutti, i piú potenti stimolatori di saliva sono i cibi salati e quelli acidi. I primi perché il sodio contenuto nel sale deve essere diluito fino alla concentrazione fisiologica di tutti i liquidi corporei per evitare squilibri idrici (*vedi pag. 234*): si tratta dello stesso meccanismo che provoca la sete e quindi induce a bere dopo avere mangiato qualcosa di molto salato.

I cibi acidi stimolano un'abbondante secrezione di saliva non solo per attenuare la sensazione sgradevole che generalmente producono, ma anche per proteggere le mucose dall'azione potenzialmente lesiva che l'acido spesso comporta.

Ognuno sa quanto sia importante masticare bene il cibo e molti dicono che bisogna masticarlo il piú a lungo possibile. Anche in questo caso occorre usare il buon senso: è vero che si deve perdere la cattiva abitudine di trangugiare frettolosamente il cibo, magari parlando animatamente, ma è dannoso anche indugiare in una masticazione troppo laboriosa.

Come sempre le esigenze dell'organismo sono la migliore guida: una masticazione troppo rapida riduce l'azione digestiva della saliva sugli zuccheri e ostacola l'azione dello stomaco, motivo per cui molte sostanze arrivano all'intestino non abbastanza digerite. Una masticazione troppo lunga, invece, diluisce eccessivamente il bolo che, se molto liquido, passa troppo rapidamente attraverso lo stomaco senza lasciare tempo sufficiente per la demolizione. Anche riempirsi troppo la bocca può creare inconvenienti: la parte del boccone già masticata scivola indietro, provocando l'impulso alla deglutizione quando una porzione del cibo non è ancora masticata a sufficienza.

Quando la consistenza del boccone è ottimale, esso viene deglutito e, passando attraverso la faringe (*vedi pag. 76*) e l'esofago, raggiunge lo stomaco. Normalmente la discesa del bolo lungo l'esofago non procura nessuna sensazione, ma se il boccone deglutito è troppo grosso o particolarmente secco può aderire alle pareti dell'esofago causando una serie di contrazioni continue, a mitraglia, che lo sbloccano: in questo caso si avverte un acuto dolore in mezzo al petto che si risolve bevendo dell'acqua a piccoli sorsi.

## I fattori che influenzano la digestione

La vista, l'aroma e il pensiero del cibo influenzano la digestione in senso positivo se sono gradevoli, ma anche in senso negativo se sono sgradevoli. Anche le emozioni possono avere azione positiva o negativa su tutte le funzioni dell'apparato digerente. Una forte emozione, anche di gioia, può bloccare lo stomaco, influendo sia sui movimenti di peristalsi sia sulla secrezione dei succhi digestivi; uno stato di ansia può al contrario stimolarlo in maniera abnorme ed essere cosí la causa prima di gastriti e ulcere.

Il caldo e il freddo hanno notevole influenza sulla digestione. Il lavoro cui è sottoposto il tratto digerente, e in particolare lo stomaco, necessita di un grande apporto di energia e perciò di un aumento dell'afflusso di sangue che trasporta ossigeno e nutrienti. Il caldo fa affluire grandi quantità di sangue verso la superficie sottraendolo cosí agli organi digestivi. Il freddo, oltre ad alterare la circolazione intraddominale, ha effetto paralizzante sulle peristalsi. In ambedue i casi si ha una congestione, con blocco del cibo nello stomaco. I sintomi vanno da un senso di malessere con peso allo stomaco e una leggera nausea nei casi piú lievi, a malori che arrivano fino alla perdita della conoscenza nei casi gravi. Una delle situazioni per cui una congestione anche non grave può avere conseguenze drammatiche è quando questa si verifica per l'improvviso colpo di freddo provocato da un bagno di mare o nelle fredde acque di un fiume o di un lago: contrariamente a quanto si crede, non è l'immersione di per sé stessa a causare il malore, ma lo sbalzo di temperatura violento e totale cui l'organismo è sottoposto.

Un'altra situazione di rischio è costituita dall'ingerire bevande ghiacciate o mangiare voracemente un gelato due o tre ore dopo un pasto abbondante. Al contrario, terminare il pasto con un gelato (non troppo grosso!), favorisce la digestione stimolando le contrazioni della colecisti.

## Le peristalsi

La parete del tubo digerente è costituita da tre strati: il primo è la mucosa che lo ricopre internamente e nel cui spessore si trovano ghiandole e altre strutture atte a facilitare la digestione e l'assorbimento dei nutrienti; il secondo è uno strato muscolare, piú o meno spesso e complesso nelle diverse parti; infine una sottile membrana esterna (il peritoneo) gli permette di scorrere all'interno della cavità addominale, dilatandosi quando è pieno di cibo e riducendosi di volume quando è vuoto; inoltre lo tiene ancorato perché non cada in basso e non si ingarbugli avvolgendosi su sé stesso.

Durante la digestione lo strato muscolare compie continui movimenti per far procedere il cibo verso il basso, per mescolarlo, e infine per imprimergli la spinta necessaria a essere espulso all'esterno con la defecazione. Queste funzioni non sono svolte tutte contemporaneamente e allo stesso modo nei diversi tratti, cosicché la peristalsi dello stomaco, o gastrica, sarà diversa da quella dell'esofago, dell'intestino tenue e cosí via.

Molti dei disturbi della digestione, sia acuti come il vomito, sia cronici come certe forme di stitichezza, sono dovuti a disturbi della peristalsi. A disturbi della peristalsi sono anche dovuti quasi tutti i dolori addominali: ricordiamo che se l'avanzare del cibo ingerito è impedito, a monte dell'ostacolo il canale digerente si distende eccessivamente, provocando dolore. Anche tutte le coliche (cioè crisi dolorose) da calcolo od ostruzione sono dovute a questo meccanismo.

Nell'esofago la peristalsi è minima e ha solo il compito di far scivolare il bolo fino allo stomaco. Qui la peristalsi è caratteristica e importante: i ritmici movimenti che impartisce allo stomaco sono simili a quelli del mungitore che spinge il latte verso il basso premendo sulla mammella, con anelli concentrici che si susseguono ritmicamente, e serve a far scendere verso la parte inferiore il cibo che, boccone dopo boccone, si stratifica nello stomaco per esservi trasformato in chimo. Se mangiamo troppo in fretta, ingerendo uno dopo l'altro bocconi masticati male, la peristalsi tende a paralizzarsi o a divenire troppo forte perché invece del morbido chimo deve sospingere dei boli asciutti e non ancora digeriti dai succhi gastrici. Nell'uno o nell'altro caso si può avere un'inversione della peristalsi che ricaccia il cibo all'esterno, cioè avere vomito, oppure una malattia cronica dello stomaco che diviene incapace di funzionare normalmente. Molte sostanze naturali agiscono sulla peristalsi gastrica, a esempio la menta, che ha doppia azione antispastica e stimolante. Nei soggetti di costituzione anergica (*vedi pag. 63*), lo stomaco tende a essere lungo e a mancare di tono muscolare: la peristalsi sarà lenta e insufficiente, dovrà perciò essere favorita e stimolata, sia mangiando lentamente, a piccoli bocconi, sia con l'aiuto di sostanze naturali; anche l'agopuntura è un valido aiuto per questa come per le altre manifestazioni di anergia. A volte lo stomaco è bloccato dal duodeno: quando il chimo inizia a passarvi, se è troppo ricco di grassi la colecisti è stimolata violentemente e, in conseguenza, il duodeno invia un messaggio allo stomaco per rallentarne o, in casi estremi, bloccarne la peristalsi. Il messaggio parte anche se la colecisti non funziona bene o se il fegato non produce bile a sufficienza. La sensazione di gonfiore, pienezza, arresto della digestione che avvertiamo allo stomaco in questi casi, non è dovuta a malfunzione di quest'ultimo, ma – se non si tratta di un errore alimentare – a disturbi del fegato o delle vie biliari.

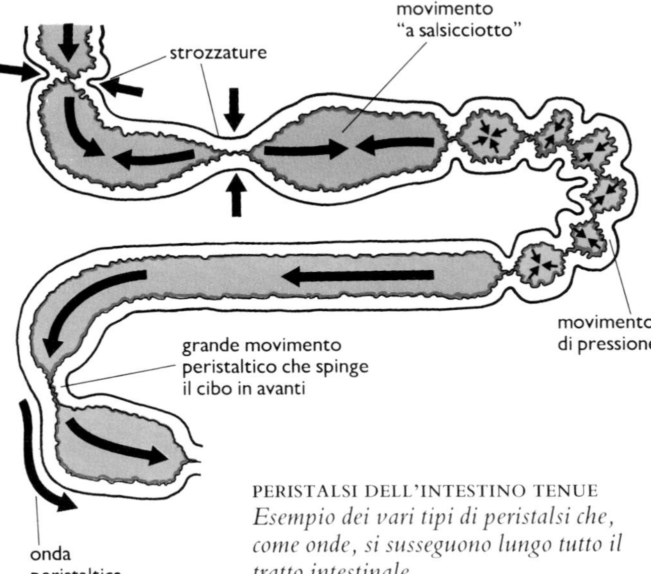


PERISTALSI DELL'INTESTINO TENUE
*Esempio dei vari tipi di peristalsi che, come onde, si susseguono lungo tutto il tratto intestinale.*

La peristalsi gastrica apre il piloro per far passare il chimo nel duodeno e invia messaggi a tutto il tubo digerente per avvertirlo che il cibo sta arrivando, avviando cosí i processi digestivi. Un particolare legame esiste tra lo stomaco e l'ultima parte dell'intestino crasso che viene stimolato a espellere le feci: i lattanti e i bambini spesso vanno di corpo appena mangiato o durante il pasto. In casi di stipsi, invece, l'intestino blocca lo stomaco che a sua volta agisce sui centri della fame: la voglia di mangiare passa anche se fino a pochi minuti prima si sentiva un grande appetito.

La peristalsi dell'intestino tenue si svolge in tre modi diversi. Il primo movimento è ad anelli concentrici che formano delle strozzature per cui il viscere assume l'aspetto di una catena di salsicciotti. Queste strozzature si rilasciano e si riformano, susseguendosi come delle onde. Il secondo movimento avviene per intere anse che si agitano a movimenti

### DISTURBI COMUNI MA FASTIDIOSI
**Meteorismo, flatulenza, distensione addominale**

Sia la parte superiore dello stomaco sia l'intero intestino, specialmente il crasso, devono contenere delle piccole quantità di aria e gas che, mischiandosi al cibo, lo rendono piú leggero. Inoltre queste quantità d'aria e gas impediscono ai visceri di scoppiare se si prende un colpo sulla pancia, formando appunto dei cuscinetti d'aria. Se, però, l'aria e i gas aumentano troppo, provocano fastidiosi disturbi. L'aria che può gonfiare lo stomaco è prevalentemente inghiottita respirando, mangiando e deglutendo saliva e ha quindi la stessa composizione dell'aria normale. Invece i gas presenti nell'intestino sono prodotti localmente e contengono anidride carbonica, idrogeno e talvolta metano. Come si formano questi gas? La flora batterica intestinale agisce sui carboidrati e sulle proteine quando questi arrivano inalterati, cioè non digeriti, nell'intestino, trasformandoli con produzione di gas.

Frutta, legumi e verdura sono particolarmente ricchi di carboidrati non digeribili che, decomposti, danno origine ad anidride carbonica. Dalla decomposizione di grano, avena, patate, granturco e cipolle, invece, viene prodotto idrogeno. Anche latte e latticini, fermentando, producono gas. Se questi gas vengono formati in piccole quantità, sono riassorbiti normalmente dalla mucosa intestinale e si mescolano alle feci. Ma un'eccessiva produzione di gas non viene smaltita e può ristagnare nel colon causando sintomi fastidiosi di distensione addominale. Distensione che, oltre a essere di per sé fastidiosa, altera la normale motilità dell'intestino impedendo l'evacuazione regolare delle feci: questo può manifestarsi sia come diarrea sia come stipsi, oppure con l'alternarsi dei due disturbi.

Come si può fare per ridurre questo disturbo? La prima cosa da fare è tentare di individuare gli alimenti che producono piú distensione e cercare di limitarne l'uso. Spesso tra i "colpevoli" compaiono legumi (ceci, lenticchie, fagioli), grassi specie se fritti, dolci a base di crema, formaggi fermentati, frutta secca; talvolta latte, frutta e verdura. Ma solitamente ciascuno ha un'intolleranza particolare solo per alcuni di questi alimenti e dovrà quindi identificare quali. Per avere una conferma, eliminate completamente per tre o quattro giorni dalla vostra dieta i cibi "sospetti": se ha luogo un netto miglioramento, saprete che in futuro dovete mangiarne con moderazione. Un suggerimento: tè o caffè, di per sé digeribilissimi, possono aumentare la distensione addominale con un meccanismo indiretto, perché inducono un aumento dell'acidità dell'intestino e ciò ne rallenta lo svuotamento, accompagnandosi a produzione di gas.

Talvolta chi soffre di questi disturbi ha una flora batterica squilibrata: in questi casi sono di aiuto sia i fermenti lattici sia lo yogurt, che deve però essere usato regolarmente per dimostrarsi efficace. Preziosa anche una serie di rimedi naturali della nostra tradizione erboristica e di quella orientale, come l'infuso di finocchio.

---

pendolari, come quelli di un campanaccio: in tal modo il contenuto delle anse rimane omogeneo, senza che si formino depositi. Il terzo è la peristalsi vera e propria, ossia il movimento che spinge avanti il contenuto. Nel tenue, contrariamente a quanto avviene nel resto del tubo digerente, non è il contenuto a essere sospinto, ma l'intestino che scorre all'indietro e ricopre il contenuto sovrastante, con un movimento simile a quello che facciamo per infilarci una calza dopo averla arrotolata: questo movimento è reso possibile dal formarsi di anelli che bloccano a monte il tubo, che scorre arretrando sopra il proprio contenuto.

Il crasso non è mai vuoto né deve esserlo. Uno dei danni indotti dall'uso di lassativi o dalle crisi diarroiche è proprio il fatto che l'intestino viene svuotato. Ciò danneggia la flora batterica intestinale, ferma i lunghi e delicati processi di fermentazione causando la produzione e il riassorbimento di sostanze nocive. Per questo la peristalsi di questo tratto è molto complessa e ha una particolarità: il contenuto anziché avanzare a boli o "a ruscello", come nell'ultima parte del tenue, avanza "a colonna", con dei grandi movimenti che muovono contemporaneamente un'intera colonna di contenuto, sia in avanti sia all'indietro, per permettere un perfetto riassorbimento. I movimenti per rimpastare e riassorbire il contenuto ancora semiliquido o molle della prima parte del crasso sono piú energici di quelli degli altri tratti grazie a un piú spesso strato muscolare, e sono assenti nell'ultimo tratto.

## La digestione gastrica

Dopo la deglutizione il bolo scende lungo l'esofago e raggiunge lo stomaco. Le pareti dello stomaco sono ricche di piccole ghiandole che secernono acidi ed enzimi i quali digeriscono, cioè sciolgono, le strutture proteiche. Se un pezzetto di bistecca è messo in un bicchiere di liquido estratto dallo stomaco, in poco tempo la carne si scioglie, digerita dall'acido cloridrico e dagli enzimi.

Come accade che lo stomaco non sciolga se stesso con un processo di autodigestione? La mucosa dello stomaco ha specifiche proprietà difensive, che di norma la proteggono, mentre la mucosa del duodeno, che segue immediatamente lo stomaco, le

## QUANDO L'INTESTINO FUNZIONA MALE
### Stipsi, diarrea, colon irritabile

La consistenza delle feci e la frequenza della defecazione indicano se l'alimentazione è corretta e se l'apparato digerente funziona regolarmente.

Le feci non sono formate solo, come comunemente si crede, dai residui alimentari indigeriti, ma anche da succhi digestivi, muco, cellule delle pareti intestinali e batteri: questi ultimi rappresentano da un terzo a metà della massa fecale. La consistenza ideale delle feci è quella di una massa pastosa e malleabile, né troppo dura né troppo liquida. La giusta consistenza assicura il facile transito lungo l'intestino crasso, senza irritare la parete e stimolare un'eccessiva attività contrattile. Feci troppo dure procedono con difficoltà, si frantumano lasciando residui negli anfratti del colon, irritano la parete intestinale e stimolano un'eccessiva peristalsi, necessaria per farle progredire: si hanno cosí crampi addominali, defecazione difficile, piccole abrasioni alla mucosa anale e, alla lunga, stipsi cronica e danni alla parete intestinale. Feci troppo molli e semiliquide sono un indice di cattivo funzionamento dell'intestino, di alterazioni della flora batterica o addirittura di uno stato di infiammazione locale.

Viene considerata normale una frequenza di defecazione da 1-2 volte al giorno a 1 volta ogni due giorni: si parla di diarrea se la frequenza è superiore o la consistenza delle feci è molle, semiliquida o liquida; di stipsi se la defecazione avviene ogni 2 o piú giorni o se le feci sono dure e secche.

La comparsa di diarrea acuta senza altri sintomi non deve allarmare: può dipendere semplicemente da un colpo di freddo o da un'intemperanza gastronomica. La prima cosa da fare è digiunare per un giorno, limitandosi a bere succo di limone fresco, tè e brodo di verdure. Nei giorni seguenti si può riprendere a mangiare con una dieta leggera: riso in bianco bollito in poca acqua (secondo la tradizione cinese, si può bere l'acqua di cottura come trattamento aggiuntivo), patate e carote lesse, carni bianche. Meglio usare solo un poco d'olio per condire. Il sale, invece, può essere usato in quantità discreta: ottimo è il sale non raffinato perché contiene anche potassio e altri minerali che vengono persi con la diarrea. Dopo un episodio di diarrea è utile anche aiutare la ricostruzione della flora batterica, mangiando molto yogurt o ricorrendo a fermenti lattici. Attenzione: se il disturbo dura piú di qualche giorno, se è particolarmente severo o accompagnato da febbre, forti dolori, vomito, è opportuno consultare un medico.

La stipsi è piú sovente un disturbo cronico: molte persone ne soffrono per lunghi periodi se non addirittura per tutta la vita. Nella maggior parte dei casi le ragioni della stipsi dipendono soprattutto da errori alimentari: le diete troppo ricche di alimenti di origine animale, di farine bianche e raffinate, e povere invece di frutta e verdura, tendono a produrre feci di scarso volume. Anche i cibi troppo salati favoriscono la formazione di feci scarse e dure: il sale, mentre viene assorbito, porta via con sé una grande quantità di acqua e i residui alimentari nell'intestino rimangono così eccessivamente asciutti. Una corretta alimentazione per tutti ma soprattutto per chi è stitico include una grande quantità di fibre vegetali non digeribili: pur senza abolire la carne, frutta, verdura e farinacei devono costituire il 60-70% del pasto. Meglio scegliere pane, pasta e riso integrali che, insieme a polenta, orzo, avena, legumi e frutta secca, contengono grandi quantità di scorie e di fibre vegetali. Le fibre, restando indigerite nel lume intestinale, trattengono acqua (fino a 20-40 volte il loro volume) e favoriscono la formazione di feci morbide, pastose e abbondanti, facili da eliminare.

Talvolta diarrea e stipsi si alternano senza causa apparente nella sindrome nota come colon irritabile, dovuta all'alterata motilità del colon. Sebbene le cause principali di questo disturbo siano lo stress e la tensione psichica, l'alimentazione ha un ruolo notevole nel migliorare o peggiorare i sintomi. L'uso eccessivo di alcool, insaccati, formaggi fermentati, cioccolato, tè, caffè, ha un effetto irritante sulla parete dell'intestino, ne altera la motilità e di conseguenza provoca ora diarrea ora stipsi. Anche gli alimenti industriali, elaborati chimicamente e addizionati con sostanze conservanti, antiossidanti e coloranti, sono causa di diarrea e stipsi, oltre ad avere altri effetti dannosi ben piú gravi. Infine anche come si mangia ha la sua importanza: troppo spesso c'è l'abitudine a consumare pasti asciutti, freddi, mangiando frettolosamente in piedi, parlando di lavoro tra un boccone e l'altro e por-

I NEMICI DELL'INTESTINO *Oltre alla scorretta alimentazione, anche lo stress e la sedentarietà sono presupposti di un'alterata funzione dell'intestino. I disturbi della motilità intestinale con tratti ipertonici alternati a tratti eccezionalmente dilatati (figura A) provocano stipsi, diarrea, o una vera e propria sindrome nota come colon irritabile. Nella figura B vediamo, per confronto, un'immagine del colon con i normali movimenti peristaltici descritti nelle pagine precedenti.*

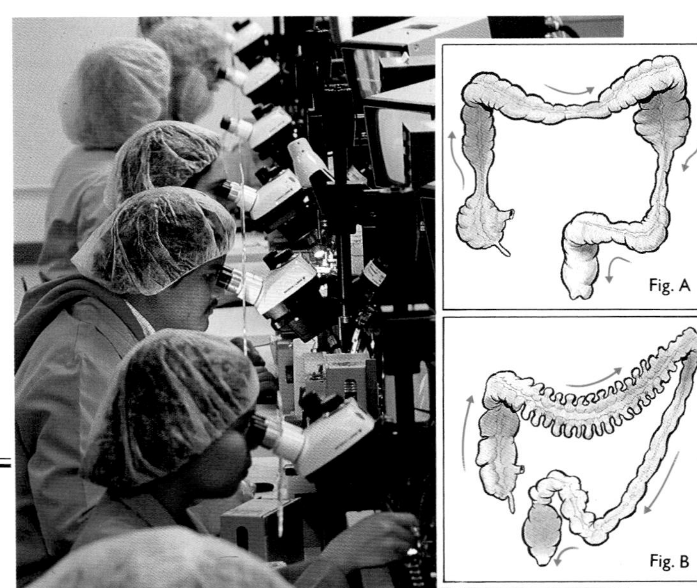

tandosi appresso tutte le ansie della giornata. Questo comportamento alimentare è nemico dell'intestino, non solo per la natura dei cibi consumati ma anche per l'atteggiamento psicologico che esso rivela e favorisce. Si deve, invece, cercare di consumare pasti caldi, mangiando comodamente e tranquillamente, utilizzando tutto il tempo a disposizione e possibilmente un po' di piú. Cosí l'alimentazione ritornerà a essere, come dovrebbe, un momento di pausa, di relax e di serena convivialità.

**Lassativi: un pericoloso aiuto**

Se tutte le soluzioni dietetiche adottate per risolvere la stipsi falliscono, spesso si è indotti a ricorrere ai lassativi. Diciamo subito che meno si usano meglio è.

Esistono due famiglie di lassativi. Nel primo gruppo troviamo i concentrati di fibre vegetali, la crusca, la *Plantago Psilium*, i sali di magnesio e il sodio fosfato. Agiscono richiamando acqua e sali nell'intestino o impedendone l'assorbimento: in questo modo aumenta il volume delle feci, che distendono le pareti dell'intestino ed eccitano i movimenti peristaltici che ne provocano l'espulsione. Questo tipo di lassativi è il piú innocuo anche se l'eccesso di fibre non è sempre privo di inconvenienti: la flora batterica intestinale fa fermentare le fibre vegetali e ciò può causare flatulenza e distensione.

Il secondo gruppo di lassativi agisce "irritando" le terminazioni nervose della parete intestinale: queste rispondono agli stimoli aumentando la motilità del crasso. Tra i lassativi di questo tipo esistono prodotti chimici di sintesi e prodotti naturali, come l'estratto di senna e di cascara, il rabarbaro, l'olio di ricino. Tutte queste sostanze non sono innocue come frequentemente si pensa, perché sono potenti e producono un effetto esagerato sulla peristalsi intestinale: a lungo andare possono provocare un effetto opposto a quello voluto cioè la colite spastica, un'irritazione cronica con eccesso di contrazioni intestinali. Esse inducono anche assuefazione: l'intestino "si abitua" alla loro azione e bisogna aumentarne continuamente le dosi per ottenere un effetto.

Le persone anziane, che spesso sono quelle piú sofferenti di stipsi, devono fare particolare attenzione a tutti i lassativi: il loro uso continuativo favorisce la perdita di calcio e di altri sali minerali; possono avere quindi decalcificazione delle ossa, aritmie e altre complicazioni piú gravi. Se la persona anziana non è del tutto autosufficiente, può inoltre non essere in grado di rimpiazzare con cibo e bevande l'eccessiva perdita di acqua che tutti i lassativi, anche quelli naturali, spesso producono: si instaura quindi una situazione di disidratazione con pericolose conseguenze sulla funzione di organi importanti come rene e cuore.

In conclusione i lassativi non devono essere usati, se non occasionalmente, di propria iniziativa ma solo sotto il controllo del medico. Una valida alternativa, in caso di stipsi cronica, è il ricorso all'agopuntura, che ristabilisce l'equilibrio dei fluidi corporei, quindi anche di quelli intestinali, regolarizzando i movimenti dell'intestino.

possiede in grado molto minore. Questo spiega come mai, quando queste difese si abbassano, siano molto piú frequenti le ulcere duodenali di quelle gastriche; l'ulcera, infatti, è una piccola erosione della parete dovuta ad autodigestione. Anche le gastriti, molto piú frequenti che non le ulcere, sono una conseguenza dell'abbassamento delle difese delle pareti dello stomaco, e anche se meno dolorose e fastidiose meritano tuttavia di essere curate con costanza e attenzione poiché possono facilmente aggravarsi in ulcere. L'uso di decotti di piante mucillaginose e con azione antiacida come la gramigna (*vedi pag. 297*) e di preparazioni di argilla per uso alimentare è utile in ambedue i casi.

L'acido presente nello stomaco, oltre a favorire la scissione della carne in proteine a opera degli enzimi gastrici, inizia la digestione del latte, cagliandolo. Nello stomaco continua anche la digestione degli amidi, iniziata in bocca per effetto della ptialina, che vengono trasformati in zuccheri. I succhi gastrici diluiscono ulteriormente il bolo alimentare sino a renderlo liquido, formando cosí il *chimo*. La peristalsi provvede a spingere verso il piloro i boli successivi via via che vengono trasformati in chimo. Se la masticazione non è buona e particelle di cibo non sufficientemente sminuzzate raggiungono lo stomaco, ne rallentano o talvolta addirittura bloccano la peristalsi e questa a un certo punto si inverte provocando il vomito. Da qui si comprende ancora una volta l'importanza di una buona masticazione. Mangiare lentamente, senza voracità, è importante.

## La digestione nell'intestino tenue

Tra lo stomaco e l'intestino tenue vi è uno sfintere, il piloro, che chiudendosi con forza trattiene il cibo nello stomaco finché la digestione gastrica non è completata, per lasciare poi fluire piccole quantità di chimo nel duodeno. Qui si riversano gli enzimi provenienti dal pancreas e dal fegato che, mescolandosi al chimo, completeranno la digestione. Sono le *lipasi* pancreatiche che sciolgono i grassi, le *amilasi* che completano la scissione degli zuccheri, le *proteasi* che finiscono di frantumare le proteine in aminoacidi. Il pancreas, inoltre, secerne dei bicarbonati per neutralizzare l'acidità dei succhi gastrici.

La presenza di grassi nel chimo fa contrarre la colecisti, che in tal modo riversa il proprio contenuto (bile) nel duodeno. I sali biliari emulsionano i grassi riducendoli a microscopiche goccioline di modo che le lipasi pancreatiche agiscano meglio; inoltre facilitano l'assorbimento degli acidi grassi ossia dei prodotti finali della scissione dei grassi. È chiara l'importanza del buon funzionamento di fegato e colecisti per la digestione dei grassi.

Durante il lungo tragitto nell'intestino tenue gli

enzimi pancreatici e il contenuto della bile continuano la digestione, mentre gli elementi nutritivi ridotti a dimensioni elementari (aminoacidi e zuccheri) vengono assorbiti e convogliati verso il fegato, dove saranno utilizzati subendo ulteriori trasformazioni prima di entrare nel torrente ematico che li porterà a ogni cellula dell'organismo. Gli acidi grassi, invece, entrano direttamente nel sangue, portando con sé le vitamine liposolubili. Questo spiega la pericolosità di mangiare anche un solo pasto molto grasso, ricco di grassi saturi; il giustificarsi col dire "ma poi salto un pasto", oppure "domani mangio magro", non serve a nulla. I grassi che abbiamo mangiato sono già nel sangue e hanno elevato la quantità di colesterolo anche a livelli doppi del normale e oltre.

## L'intestino crasso: digestione ed eliminazione delle scorie

L'intestino tenue sfocia nel crasso. Nel tragitto lungo il tenue il chimo si è trasformato in *chilo*: una poltiglia molto liquida, contenente ormai numerosi materiali di rifiuto frammisti a scarsi elementi nutritivi tra cui, molto importanti, le vitamine idrosolubili, i sali e gli oligoelementi disciolti nell'acqua.

Nell'intestino crasso è presente la *flora batterica intestinale*: colonie di diversi tipi di batteri, in equilibrio tra loro, che non sono dannosi ma al contrario hanno un effetto indispensabile sull'ultima parte della digestione. Essi provocano una fermentazione che decompone carboidrati e proteine giunti non ancora digeriti fino alla parte terminale dell'intestino, permettendone cosí l'assorbimento e l'utilizzazione.

Nell'intestino crasso avviene anche il riassorbimento dell'acqua per cui il chilo si trasforma progressivamente in feci solide; insieme all'acqua vengono assorbite tutte quelle sostanze nutritive che vi sono disciolte, per esempio le vitamine idrosolubili, gli zuccheri e gli aminoacidi derivati dalla fermentazione intestinale, i sali, gli oligoelementi. Nell'ultimo tratto dell'intestino viene secreta una sostanza mucillaginosa che fascia le feci, rendendole scorrevoli per poter essere eliminate senza provocare irritazioni dello sfintere anale, come avviene quando le feci sono troppo secche.

## La defecazione

Il controllo dell'evacuazione delle feci, l'ultimo atto dell'attività digestiva, è svolto dal retto: l'elasticità dell'ampolla rettale permette di immagazzinare e trattenere le feci che vi affluiscono in continuazione e di evacuarle volontariamente a intervalli.

Lo stimolo alla defecazione è rappresentato dalla distensione dell'ampolla rettale: la sua mucosa è anche in grado di distinguere se il contenuto è solido, liquido o gassoso. La defecazione è aiutata dalla contrazione della muscolatura addominale: la posizione migliore per la defecazione è quella "alla turca". In questa posizione l'addome è compresso dalle cosce e la contrazione addominale non viene dispersa all'esterno ma agisce tutta sull'intestino; l'angolo tra la parte terminale del colon e il retto diventa lineare e favorisce lo scorrimento delle feci; infine lo sfintere anale, non compresso tra i glutei, può rilasciarsi completamente. La posizione "alla turca" può essere riprodotta anche in un normale gabinetto moderno stando seduti sulla tazza, con le gambe appoggiate su un rialzo, per esempio una panchetta, con le braccia incrociate sulla pancia e il corpo leggermente piegato in avanti per comprimere l'addome.

Se le feci sono di consistenza morbida, la defecazione avviene quasi automaticamente, senza sforzi e necessità di spingere.

## Il fegato

Le cellule epatiche sono una fucina in continua attività. Le sostanze piú diverse (proteine, ormoni, zuccheri, grassi, vitamine) sono ininterrottamente prodotte, manipolate, immagazzinate, demolite ed eliminate dal fegato, paragonabile a una fabbrica con tante catene di montaggio.

Ogni altro organo del corpo, nelle 24 ore della giornata, ha momenti di riposo totale o almeno di funzione ridotta. Il fegato, invece, non conosce momenti di quiete.

L'entità delle diverse funzioni svolte dal fegato varia nella giornata, ma se una è rallentata altre sono all'apice dell'intensità. Un carico di lavoro cosí notevole richiede necessariamente una struttura particolare. In effetti il fegato è l'unico organo, insieme al polmone, che riceve una doppia circolazione: il sistema della vena porta e quello dell'arteria epatica.

Il primo raccoglie e invia al fegato il sangue che refluisce dallo stomaco, dall'intestino, dalla milza e dal pancreas: è ricco dei prodotti della digestione delle proteine, di zuccheri, vitamine idrosolubili, sali minerali. Il secondo sistema trasporta ossigeno, i derivati dei grassi, le vitamine liposolubili e le sostanze prodotte dal nostro organismo che devono essere eliminate. Data la grande quantità di scambi tra cellule e sangue che tutto questo richiede, ogni singola cellula del fegato è in diretto contatto con la parete di piccoli vasi sanguigni.

Le funzioni del fegato possono sommariamente essere divise in tre gruppi: quelle legate alla nutrizione, quelle correlate al sangue e quelle che regolano la disintossicazione dell'organismo. (Secondo la medicina cinese a quest'organo sono collegate anche altre funzioni, *vedi pag. 413*).

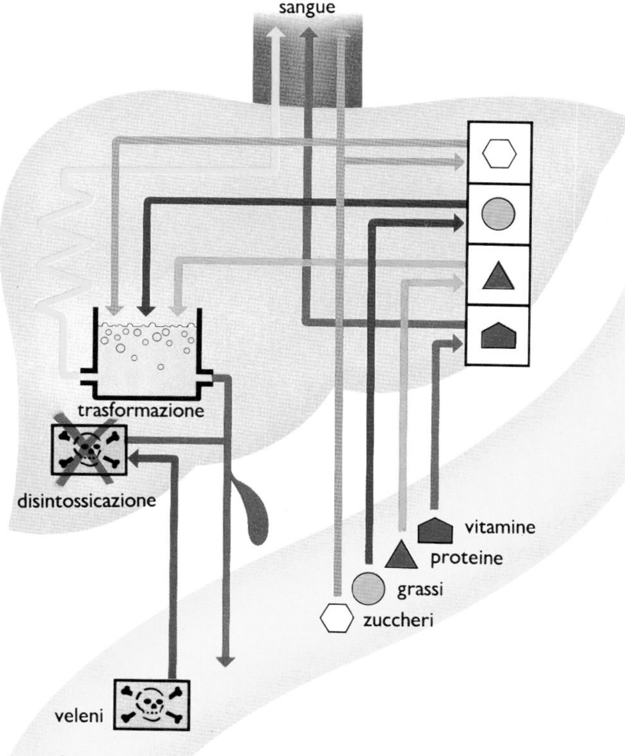


IL MIRABILE LAVORO DEL FEGATO *Il fegato assolve quattro funzioni fondamentali: immagazzina le vitamine, le proteine, i grassi e gli zuccheri che vengono assorbiti dal lume intestinale; trasforma i nutrienti in modo che possano venire utilizzati e li immette nel sangue; sintetizza i costituenti dei tessuti e di molte altre sostanze necessarie al mantenimento delle strutture corporee e modifica le sostanze tossiche in modo tale che possano essere eliminate con le feci, tramite la bile.*

Nel processo alimentare l'azione del fegato interessa sia gli zuccheri sia le proteine sia i grassi.

Molti degli zuccheri assorbiti vengono immagazzinati nel fegato sotto forma di glicogeno, che rappresenta la riserva energetica e nutrizionale del corpo: a questo deposito gli altri organi attingono in continuazione. Le cellule del corpo, però, non sono capaci di utilizzare direttamente il glicogeno; in risposta alle richieste funzionali il glicogeno deve essere trasformato in glucosio, lo zucchero circolante nel sangue. Solo il fegato possiede l'enzima necessario a questa operazione: la sua azione nel mantenere e ripristinare i livelli di glucosio è quindi insostituibile.

Altrettanto indispensabile è il ruolo del fegato nel ciclo metabolico delle proteine. Dalla loro demolizione deriva una sostanza, l'ammoniaca, che è tossica per gli organi, soprattutto per il cervello; deve perciò essere eliminata continuamente per evitare che si accumuli. L'unico modo possibile è quello di trasformarla in urea ed espellerla con le urine. Solo il fegato è in grado di compiere questo processo.

I grassi, infine, dipendono dal fegato sia per il loro assorbimento sia per il loro utilizzo. Senza i sali biliari prodotti dal fegato e immessi nell'intestino dalla cistifellea i grassi alimentari non potrebbero venir digeriti e assorbiti. Lo stesso vale per le proteine liposolubili: per queste il fegato serve anche da magazzino da dove esse vengono prelevate in caso di necessità. Tutti i grassi non utilizzati immediatamente vengono conservati come grassi di deposito negli strati sotto la pelle, nell'addome e sulla schiena. Durante i periodi di ridotta alimentazione, i grassi di deposito vengono liberati nel sangue e trasferiti al fegato perché li renda utilizzabili.

Anche il rapporto tra fegato e sangue è vitale per l'organismo. Questo rapporto inizia nella vita fetale quando fegato, rene e milza sono la sede di formazione dei globuli rossi. Dopo la nascita questa funzione viene svolta dal midollo osseo, ma non per questo l'azione del fegato diventa meno importante. Per tutto il resto della vita il fegato continua a produrre la maggior parte delle proteine del sangue; tra queste ci sono quelle che regolano la coagulazione, come il fibrinogeno e la protrombina. Quando il fegato è gravemente ammalato e le sue funzioni ridotte, oltre ad altre gravi conseguenze, si instaura una minore capacità di coagulazione con perdita di sangue dalle mucose interne del corpo.

Il fegato continua anche a sintetizzare sostanze indispensabili alla produzione dei globuli rossi e provvede alla eliminazione dei loro componenti quando sono distrutti perché vecchi. L'emoglobina, la sostanza presente nei globuli rossi per il trasporto dell'ossigeno, viene scomposta in due parti; una è riutilizzata mentre l'altra, chiamata eme, è trasformata in bilirubina di colore giallo. La bilirubina può essere eliminata solo dal fegato attraverso la bile. Se il fegato è danneggiato, la bilirubina non può essere smaltita; si accumula allora nella pelle e negli occhi dando il colorito giallastro dei malati di fegato.

Terza, ma non ultima per importanza, è l'azione disintossicante. Molte delle sostanze sintetizzate dal nostro organismo e molti dei prodotti di rifiuto dell'attività cellulare, come l'ammoniaca, per poter essere eliminati con la bile o con le urine devono prima essere elaborati dal fegato. Lo stesso vale per i medicinali e per altre sostanze chimiche ingerite.

Molti dei composti che il fegato deve smaltire possono danneggiare anche le sue cellule; in questo caso nessun altro organo è in grado di sostituirsi al fegato e di svolgere la sua funzione di disintossicazione. Ma la natura anche in questo caso ha inventato un mirabile meccanismo di protezione. Le cellule epatiche sono dotate di una notevole capacità di riproduzione: se danneggiate, sono rapidamente sostituite. L'esperienza chirurgica ha dimostrato che anche esportando 2/3 del fegato il residuo è in grado di generare nuove cellule, sino a ricostruire un organo di volume pari a quello originale.

# *L'alimentazione di tutti i giorni*

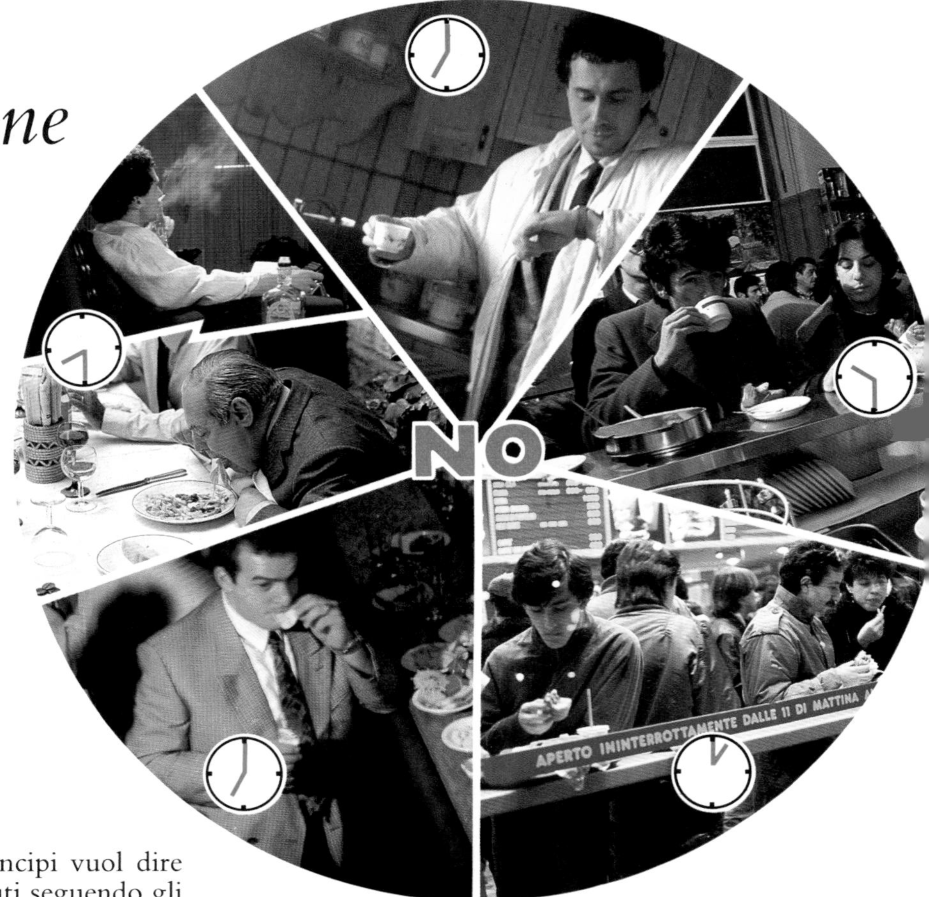


Può una normale persona regolare la propria alimentazione senza essere costretta a lunghi studi e senza seguire ferree regole monacali? La risposta è affermativa: con un po' di buona volontà, facendo attenzione a poche e semplici norme e, soprattutto, convincendosi fino in fondo che l'alimentazione è una cosa importante.

Quattro sono i principi indispensabili per preservare la nostra salute: alimentazione corretta; attività fisica non agonistica; grande moderazione nel consumo di sostanze tossiche come tabacco e alcool; attività lavorativa non stressante e intervallata da giusti periodi di riposo e svago.

Non rispettare uno di questi principi vuol dire vanificare molti dei vantaggi ottenuti seguendo gli altri. Per prima cosa, dunque, occorre dare alcuni consigli, forse ovvi, ma che val la pena di ricordare.

È meglio mangiare il piú spesso possibile a casa propria piuttosto che al ristorante: è piú facile controllare la quantità, la qualità e la composizione dei cibi; e sapendo quanto e cosa si è mangiato nei pasti precedenti, ci si può regolare meglio per i successivi. Gli alimenti e i condimenti usati nei ristoranti sono troppo spesso di qualità mediocre e i piatti troppo calorici, poiché è piú facile rendere appetibili i cibi usando molti grassi e condimenti.

Gli snack bar, i fast food, le tavole calde e le paninoteche sono preferibilmente da evitare: il tipo di alimentazione che offrono è il piú sbagliato e purtroppo il cibo proviene talvolta dalla piú scadente produzione dell'industria alimentare.

È bene dedicare all'alimentazione tutto il tempo necessario: è tempo speso bene, che ripaga in salute ed efficienza fisica. Un pasto corretto deve essere consumato in tranquillità e prevedere il tempo per la digestione. Bisogna perdere la pessima abitudine di fare spuntini veloci in piedi nella ressa dei bar o quella di occupare pranzi e cene con discussioni di lavoro: in questo modo non si sta attenti a quello che si mangia, e soprattutto si trasformano in una ennesima frenetica attività momenti che invece dovrebbero essere una vera pausa per riposare il corpo e la mente.

COME MANGIAMO E COME DOVREMMO MANGIARE *Un caffè sorbito in tutta fretta prima di uscir di casa per recarsi al lavoro; un secondo caffè con brioche a metà mattina; un panino, mangiato in piedi velocemente, a mezzogiorno; l'aperitivo della sera cioè alcoolici a stomaco vuoto, patatine fritte e salatini! E, infine, una cena abbondante e ricca proprio quando il sistema digerente entra nella sua fase di minore attività. Ecco come molti mangiano! Dobbiamo, invece, riuscire a conciliare un modo piú sano di alimentarci con i tempi e i ritmi che esige la vita moderna. Si cominci con una prima colazione ricca di elementi nutritivi per dare "carburante" a una giornata di attività. A mezza mattina una spremuta di frutta o un cappuccino, occasioni di pausa e relax; a mezzodí un nutriente piatto unico caldo. E infine il pasto serale: idealmente un pasto leggero se colazione e pranzo di mezzogiorno sono stati sufficienti; altrimenti un pasto nutriente e ben bilanciato.*

Tempo deve essere dedicato anche all'acquisto del cibo. Gli alimenti vanno scelti in base alle loro caratteristiche nutritive e non solo perché sono rapidi e semplici da preparare. Cucinare correttamente alimenti freschi può non essere veloce, ma solo cosí è possibile conservarne intatto il valore nutritivo. Se si vuole usare molta verdura, è bene sapere che la cucina dei vegetali richiede piú tempo sia per la pulizia accurata necessaria sia per elaborare e variare le ricette perché la dieta non diventi monotona e insoddisfacente.

Bisogna usare preferibilmente cibi freschi, sia animali sia vegetali, riducendo al minimo il consumo di quelli conservati, precotti, inscatolati, insaccati. La surgelazione è la sola tecnica di conservazione degli alimenti che non altera le loro caratteristiche nutritive e non richiede l'aggiunta di sostanze chimiche.

Buona regola è non fare mai pasti esclusivamente a base di cibi freddi, soprattutto quando il clima non è caldo; anche d'estate almeno uno dei piatti dovrebbe essere caldo. I cibi freddi sono piú difficilmente digeribili, soprattutto se contengono grassi; il freddo danneggia lo stomaco e ne rallenta le funzioni; soprattutto la sera i piatti freddi risultano pesanti e prolungano la digestione, disturbando il sonno. Se capita di fare un pasto interamente freddo, è preferibile accompagnarlo con bevande calde, per esempio un brodo leggero, magari vegetale, o tè.

## Quando mangiare?

Anche in Italia l'alimentazione della maggior parte della gente prevede una colazione modesta, un pranzo sostanzioso e una cena abbondante: è il modo piú scorretto di mangiare. Si dovrebbe fare esattamente l'opposto. Al mattino, dopo le ore della notte, lo stomaco è vuoto; il fegato ha smaltito tutte le sostanze assorbite a cena ed è al massimo della propria capacità di assimilazione; anche gli altri organi e ghiandole dell'apparato digerente sono riposati, "ricaricati" e sono ricchi di succhi ed enzimi digestivi; gli intestini hanno eliminato i residui alimentari e sono liberi; il nostro organismo è quindi in grado, proprio al mattino, di compiere nel modo migliore le attività di digestione e assimilazione. Tutti gli animali di grossa taglia, sia carnivori sia erbivori, e le popolazioni primitive si nutrono prevalentemente durante le prime ore del mattino.

La notte è il periodo piú lungo che intercorre tra due pasti e, anche se il consumo durante il sonno è ridotto al minimo, al mattino il nostro organismo ha bisogno di nuova energia; oltretutto, ci attende una nuova giornata di lavoro. È quindi la colazione del mattino il momento in cui possiamo e dobbiamo mangiare di piú.

La prima colazione deve contenere tutti gli elementi nutritivi essenziali: carboidrati, proteine e grassi. Latte, uova, yogurt, cereali, miele, frutta, pane – meglio se integrale – sono ottimi alimenti per il mattino e facilmente preparabili. Ideale una zuppa di cereali misti, frutta fresca e secca, con latte o yogurt. Se si ha l'accortezza di preparare i cibi alla sera per la mattina successiva, la colazione può essere ancora piú varia. Sono indicati frittate e torte di verdure, da riscaldare in forno, minestroni, stufati di verdura o legumi; in tutto il mondo contadino la minestra o la polenta spesso costituivano la colazione del mattino.

Chi vuole può mangiare anche prosciutto, bresaola, formaggio, da non usarsi però tutti i giorni; lo stesso vale per le uova, altrimenti aumenta troppo la quota di grassi e prodotti animali; e per lo stesso motivo il latte va alternato con tè e caffè, tisane.

L'entità del pasto di mezzogiorno è purtroppo molto condizionata dal tempo disponibile: non tutti hanno un lavoro che consente un lungo intervallo per il pasto. Molti, nelle grandi città, hanno a disposizione mezz'ora, un'ora al massimo. Bisogna tenere conto che il tempo a disposizione deve essere

### IL LATTE, NUTRIENTE E PREZIOSO

Il latte è destinato all'alimentazione dei mammiferi nei primi mesi di vita, perché è un alimento altamente nutritivo, in grado di fornire tutte le sostanze indispensabili all'organismo. Contiene, infatti, proteine, grassi, zuccheri, minerali, vitamine, enzimi, ormoni.

Le proteine (3,5% del totale) sono rappresentate principalmente dalla caseina, dalle albumine e dalle globuline. La caseina, però, è carente in aminoacidi solforati: quindi l'adulto deve integrare con alimenti che ne sono ricchi, come il pane.

Lo zucchero fornito dal latte (lattosio) viene scomposto nel nostro organismo nei due zuccheri semplici, glucosio e galattosio. Quando l'enzima (lattasi) responsabile di questa reazione è carente, come accade per esempio in adulti che per anni non hanno consumato latte o negli anziani, la digestione del latte è ostacolata. Si può ovviare in parte al problema bevendo latte Accadí, un tipo di latte in cui il lattosio è già stato scomposto nei due zuccheri semplici, oppure riabituandosi gradatamente, con piccole quantità, al latte normale, per stimolare nuovamente la sintesi dell'enzima carente.

Il latte vaccino contiene circa il 3,5% di grassi, di cui circa il 70% saturi e il 30% insaturi, assai facilmente digeribili. Le vitamine presenti sono le A, D, K, E, C e quelle del gruppo B. Tra i minerali, calcio e fosforo sono in rapporto ottimale per lo sviluppo e il mantenimento del tessuto osseo.

Il latte delle centrali municipalizzate è venduto al pubblico pastorizzato e omogeneizzato, ossia dopo aver subíto trattamenti termici che hanno eliminato eventuali microrganismi patogeni. Perciò va bollito poco, a differenza di quello ottenuto direttamente dagli animali, anche se la bollitura riduce il contenuto di vitamine e denatura parzialmente le proteine. Da evitare, invece, il latte a lunga conservazione, ottenuto con un trattamento ad altissime temperature, che ne altera sia le proteine sia gli zuccheri e le vitamine.

suddiviso tra quello dedicato al pranzo e quello per la digestione: è assolutamente errato riprendere a lavorare appena finito di mangiare. Meno tempo si ha, meno si deve mangiare. In ogni caso, anche per chi può tornare a casa, è meglio un pranzo composto da un solo piatto: un secondo piú contorno o un primo con insalata mista o verdure cotte per finire. Non è facile, ma è meglio evitare lo spuntino al bar; quando non è possibile, bisogna scegliere locali che offrono anche insalate miste, macedonie, piatti semplici come mozzarella e pomodoro, ecc. La pizza può costituire una valida alternativa al piatto unico. Chi ha poco tempo può portare da casa frutta, verdure crude o torte salate.

La mensa aziendale è spesso di qualità scadente; mangiando in mensa, si devono scegliere i piatti meno elaborati, che meno facilmente possano contenere alimenti artefatti. I cibi usati per i primi piatti in genere sono meno sofisticabili di quelli usati per i secondi. Anche in mensa è sempre possibile scegliere una dieta in bianco.

Un caffè a fine pasto aiuta la digestione, e dà quel poco di carica utile per riprendere a lavorare.

Se il pranzo è stato abbastanza sostanzioso, la cena deve essere leggera: è questa la situazione ideale. È comunque buona regola non consumare pasti completi due volte al giorno.

Si deve sempre tenere presente che la sera e la notte sono i momenti in cui il nostro organismo ha minori capacità digestive.

## Cosa mangiare?

Si è detto piú volte, parlando degli alimenti, che nulla è proibito né miracoloso per la salute. Tutti i

### LO YOGURT: UN ALIMENTO BENEFICO

Lo yogurt è uno degli alimenti piú antichi che si conoscano: con nomi diversi, infatti, compare nella tradizione alimentare di moltissimi popoli, specialmente orientali. Per le popolazioni nomadi il latte cagliato naturalmente era l'unica alternativa al latte fresco, che doveva essere utilizzato appena munto. Ancora oggi nei Paesi molto caldi si trova raramente il latte, difficile da conservare senza una tecnologia avanzata, mentre è diffusissimo lo yogurt.

Lo yogurt è latte coagulato a opera di due batteri (*Lactobacillus Bulgaricus* e *Streptococcus Thermophilus*), che vi si trovano vivi e attivi e continuano la loro azione anche dopo ingeriti: questo è uno dei fattori fondamentali delle benefiche proprietà dello yogurt.

I lactobacilli trasformano i costituenti nutritivi del latte in vario modo. Innanzitutto digeriscono il lattosio (lo zucchero del latte) producendo galattosio, un po' di glucosio e acido lattico: i primi due zuccheri sono piú facilmente digeribili e utilizzabili del lattosio da parte dell'organismo e quindi lo yogurt può essere consumato anche dalle persone affette da intolleranza al latte. Anzi, lo yogurt aumenta la digestione del lattosio nell'intestino e stimola la produzione dell'enzima lattasi.

L'acido lattico è la sostanza che dà allo yogurt il caratteristico sapore acidulo: è estremamente utile perché aumenta la digeribilità di grassi, proteine e minerali. I lactobacilli, inoltre, demoliscono le proteine e i grassi del latte in elementi piú semplici e piú facilmente assimilabili dall'organismo.

Infine i lactobacilli si integrano con la flora batterica intestinale, la potenziano, la difendono dalle aggressioni dei microbi esterni e la arricchiscono e rinnovano se impoverita. Grazie a questa azione di cooperazione con la flora batterica intestinale e alla produzione di sostanze nocive per certi microrganismi patogeni per l'uomo, lo yogurt è una vera e propria medicina naturale, da usare nel trattamento della dissenteria, nella colite, nella stipsi e nella convalescenza dopo intossicazione alimentare o dopo l'assunzione di antibiotici.

Lo yogurt può essere usato anche esternamente per accelerare la guarigione di varie affezioni della pelle, come escoriazioni o eczema.

1
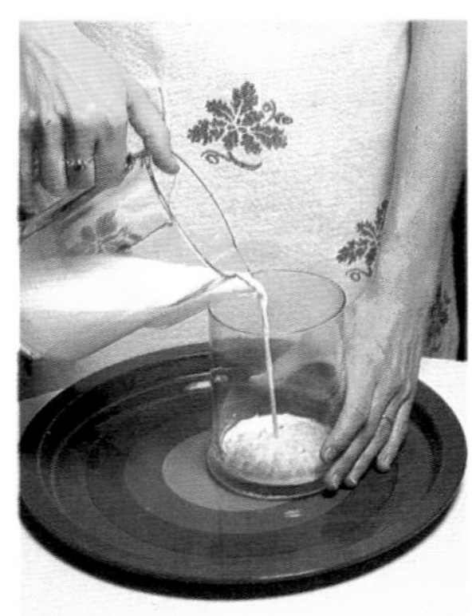

2
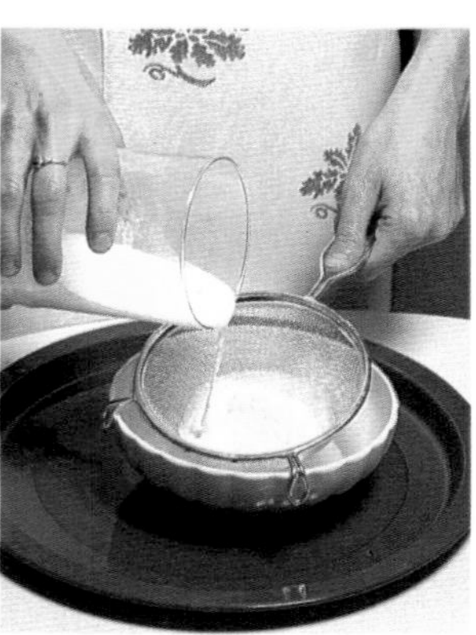

3
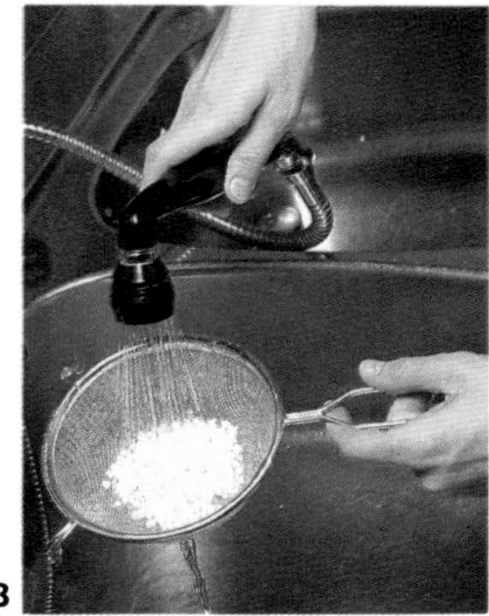

**1.** *Lo yogurt si può preparare in casa, aggiungendo al latte tiepido specifici batteri fermentativi (*Lactobacillus Bulgaricus *e* Streptococcus Thermophilus*) e lasciandoli agire una notte a temperatura costante, in ambiente tiepido e riparato.* **2.** *Si passi lo yogurt cosí ottenuto attraverso un colino.* **3.** *I batteri, separati e sciacquati, si riutilizzano, ma muoiono se lasciati a temperatura ambiente senza latte di cui nutrirsi.*

## COMPOSIZIONE DEGLI ALIMENTI
## CONTENUTO CALORICO
## RAPPORTO GRASSI SATURI E INSATURI PER 100 G DI PRODOTTO

| Alimento | Calorie (g) | Proteine (g) | Grassi Tot. (g) | Grassi Sat. % | Grassi Insat. % | Carboidrati (g) |
|---|---|---|---|---|---|---|
| AGNELLO | 100 | 20 | 3,5 | 60% | 40% | 0,3 |
| CAPRETTO | 120 | 20 | 5 | 55% | 45% | 0 |
| CONIGLIO | 140 | 22 | 5,3 | 35% | 65% | 0,5 |
| FARAONA | 110 | 22 | 1,5 | 30% | 70% | 0 |
| MAIALE MAGRO | 100 | 18 | 3 | 30% | 70% | 0 |
| POLLO | 130 | 20 | 6,5 | 30% | 70% | 0 |
| VITELLO | 90-160 | 21 | 1-10 | 50% | 50% | 0,5 |
| PESCE MAGRO | 50-80 | 11-20 | 0,5-2 | 35% | 65% | 2 |
| PESCE MEDIO | 80-150 | 10-20 | 2-7 | 30%-70% | 70%-30% | 2 |
| FORMAGGIO MAGRO | 250 | 20 | 15-20 | 60% | 40% | <7 |
| LATTE | 64 | 3,5 | 3,5 | 65% | 35% | 14 |
| CEREALI FARINE | 350 | 7-11 | 0,3-2,5 | 20% | 80% | 75-88 |
| LEGUMI | 330 | 25 | 1-5 | 20% | 80% | 50-60 |
| SOIA | 350 | 35 | 20 | 15% | 85% | 30 |
| ANATRA | 160-320 | 22 | 8-28 | 30% | 70% | 0 |
| GALLINA | 200-270 | 12-30 | 12-20 | 35% | 65% | 0,2 |
| MANZO | 215 | 18 | 15,5 | 40% | 60% | 0 |
| TACCHINO | 185 | 21 | 11 | 55% | 45% | 0,4 |
| MAIALE GRASSO | 270 | 17 | 22 | 30% | 70% | 0 |
| OCA | 200-380 | 16-27 | 12-34 | 40% | 60% | 0 |
| PESCE GRASSO | 170-250 | 16 | 11-20 | 80% | 20% | 2 |
| FORMAGGIO MEDIO | 320 | 22 | 25 | 60% | 40% | <7 |
| FORMAGGIO GRASSO | 360-450 | variabile | 30-35 | 60% | 40% | <7 |
| UOVO | 160 | 13 | 11 | 50% | 50% | 0 |
| NOCI | 550-650 | 10-30 | 50-60 | 20% | 80% | 2-5 |

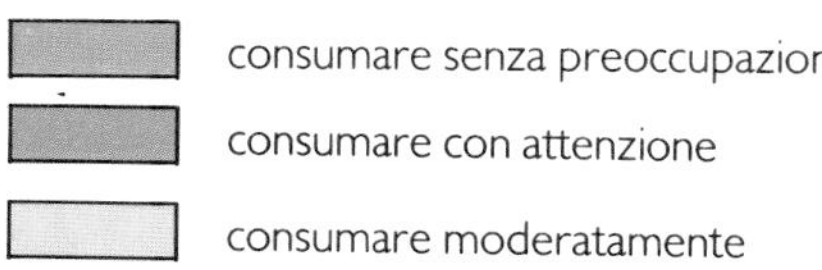

consumare senza preoccupazioni

consumare con attenzione

consumare moderatamente

**PESCE MAGRO** Aguglia, Aragosta, Calamaro, Cernia, Cozza, Gambero, Luccio, Mazzancolla, Merluzzo, Nasello, Orata, Ostrica, Palombo, Pesce Persico, Polipo, Razza, Rombo, San Pietro, Scorfano, Seppia, Sogliola, Spigola, Tinca.

**PESCE MEDIO** Acciuga, Barbo, Carpa, Cavedano, Cefalo, Dentice, Pesce Spada, Sarda, Storione, Tonno, Triglia, Trota, Vongola.

**PESCE GRASSO** Anguilla d'acqua dolce, Anguilla di mare, Capitone, Grongo, Sgombro.

**FORMAGGIO MAGRO** Crescenza, Dolceverde, Fior di latte, Mozzarella, Quartirolo, Ricotta, Scamorza.

**FORMAGGIO MEDIO** Caciotta, Camembert, Certosino, Fontina, Mozzarella di bufala, Stracchino, Taleggio.

**FORMAGGIO GRASSO** Caciocavallo, Emmenthal, Gorgonzola, Grana, Gruviera, Latteria, Mascarpone, Pecorino, Provolone.

*Gli alimenti possono essere divisi in tre gruppi a seconda del contenuto totale di grassi, della percentuale di grassi saturi e del valore calorico. Dal primo gruppo (verde) si può attingere liberamente; del secondo (marrone) è meglio non abusare. Un'alimentazione ricca di cibi del terzo gruppo (giallo) apporta troppi grassi, soprattutto saturi, e troppe calorie: questi alimenti devono essere consumati solo di tanto in tanto. Frutta e verdura fanno parte del primo gruppo, tranne l'avocado e il cocco, ricchi di grassi.*

cibi possono essere consumati; certamente alcuni sono sicuri, altri vanno usati con piú moderazione. Devono però essere rispettate in modo preciso le proporzioni tra le diverse sostanze nutritive e le quantità minime di alcune, in particolare di vitamine, aminoacidi essenziali, acidi grassi essenziali; per questi ultimi non c'è problema, perché sono talmente diffusi che il rischio semmai è di esagerare.

Se misuriamo il fabbisogno energetico in calorie, le calorie totali di una giornata devono essere fornite per il 65-70% da carboidrati, per il 20-25% da grassi e per il 10% da proteine.

Verdura, frutta, legumi, cereali e derivati (pane e pasta), riso, possono essere usati in tutta tranquillità e devono rappresentare almeno il 60% degli alimenti che introduciamo. La carne rossa, la carne grassa e gli insaccati devono essere consumati con moderazione, cosí come altri derivati animali (formaggio, uova, burro, lardo, pancetta). Le carni bianche e magre, il pesce, i formaggi magri si possono consumare piú abbondantemente. Lo yogurt, pur essendo un derivato del latte, ha tali vantaggi per la salute che è addirittura consigliabile utilizzarlo in buona quantità (300-500 grammi al giorno). Naturalmente, bisogna considerarne il contenuto in grassi per non eccedere. Per chi consuma molto yogurt è preferibile quello magro.

## Come utilizzare e preparare i vari alimenti

**Carne.** È un alimento di elevato valore biologico, inferiore solo all'uovo, perché ricco di proteine e aminoacidi essenziali. Non esistono differenze importanti nelle proteine della carne dei diversi animali commestibili.

Sebbene il contenuto totale in grassi vari da un animale all'altro, tutte le carni contengono colesterolo e una notevole percentuale di grassi saturi. Ovviamente carni a basso contenuto totale di grassi sono preferibili. In questo senso, le carni migliori sono il coniglio, la faraona, l'agnello e il capretto, il pollo, il vitello, il tacchino; gallina e anatra contengono grassi in quantità estremamente variabili; manzo e maiale sono in genere troppo grassi e vanno usati con moderazione; lo stesso vale per l'oca. È però reperibile un tipo di maiale, chiamato "maiale magro", che proviene da animali selezionati e contiene meno grassi. Per i Cinesi il maiale magro è, fra tutte le carni, quella a maggior valore energetico, particolarmente indicata per gli anziani.

La carne è poverissima di carboidrati (da 0 a 0,5 grammi per etto), contiene vitamine del gruppo B ed è praticamente priva di vitamine A e C. Tra i minerali ferro e fosforo sono presenti in buona quantità, mentre il calcio è scarso. Per la formazione ottimale delle ossa, calcio e fosforo devono essere assunti in uguale quantità; per questo motivo una dieta troppo ricca di carne, che contiene molto fosforo e poco calcio, non è indicata per i bambini.

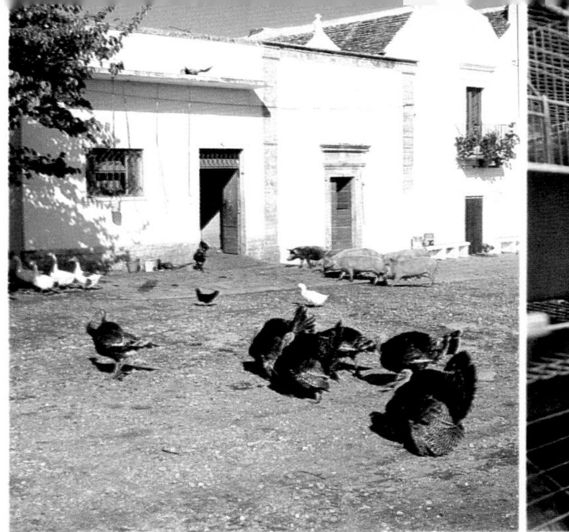

Purtroppo, oggi, gli animali da carne sono allevati con mangimi addizionati di ormoni e antibiotici, sostanze che si accumulano soprattutto nel fegato degli animali. Ciò riguarda specialmente l'allevamento di polli e vitelli, al punto che purtroppo è meglio rinunciare ai fegatini di pollo e al fegato di vitello quando non se ne conosca la provenienza.

La carne, per essere digeribile, deve essere consumata dopo un periodo di frollatura: se questa è giusta, la superficie della carne è liscia al tatto e il dito, premutovi sopra, lascia con facilità l'impronta.

La carne bovina cruda o molto al sangue è da preferirsi perché piú digeribile; inoltre in questo modo conserva inalterate tutte le sue proprietà nutritive. Si possono preparare ottimi piatti con carne cruda macinata "alla tartara", o in fettine al carpaccio, condendola con limone, olio, spezie, aromi e verdure.

Se si preferisce cuocere la carne, è meglio evitare i metodi di cottura a temperature troppo alte (rosolatura e grigliatura): le proteine si denaturano, diventando poco digeribili e nelle parti carbonizzate e nella crosta esterna degli arrosti si formano sostanze cancerogene: secondo alcuni alimentaristi una bella costata alla brace contiene tante sostanze cancerogene quanto 600 sigarette. Preferibili dal punto di vista della cottura sono il lesso, lo stracotto, lo stufato e il brasato; l'acqua o il liquido usati con questi metodi stabilizzano la temperatura intorno ai 100 °C impedendo la denaturazione delle proteine e la carbonizzazione.

Conviene anche limitare il piú possibile l'uso di carni conservate, salumi, insaccati: sono tutti prodotti troppo grassi e addizionati con nitrati e nitriti, che nell'intestino si combinano con le amine presenti nei cibi, formando nitrosamine dannose per il nostro organismo. I salumi cotti (prosciutti, mortadelle, würstel, salami cotti) e i salami freschi sono

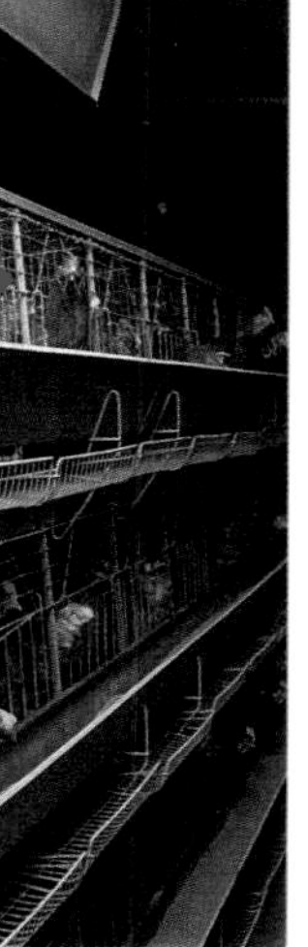

ANIMALI LIBERI, CIBO SANO *In passato gli animali da cortile razzolavano liberi, cercando il nutrimento piú adatto al loro organismo. Oggi, gran parte della carne che consumiamo proviene da animali allevati in batteria, cioè tenuti in ambienti chiusi e ristretti, nutriti con mangimi industriali addizionati con sostanze chimiche. La mancanza di movimento, gli estrogeni, gli antibiotici e le altre sostanze aggiunte al mangime, che passano direttamente nel nostro organismo quando ce ne cibiamo, rendono le loro carni particolarmente ricche di grassi e acqua ma povere di sostanze nutritive.*

piú pericolosi di quelli crudi e stagionati (prosciutto crudo, bresaola, coppa), perché con la maturazione il contenuto di nitriti tende spontaneamente a ridursi. Da ricordare anche che per preparare i salumi macinati vengono spesso usate anche le parti meno nobili degli animali, tendini, nervi, interiora e altri pezzi di scarto con minor valore nutritivo.

Nei prodotti inscatolati e già cotti, come spezzatini, trippe, salsicce e legumi, ecc., è ancora piú difficile valutare la qualità degli ingredienti. Un buon metodo di conservazione delle carni è l'affumicamento, usato soprattutto nel Nord Europa. Purtroppo, però, il metodo oggi usato non è piú quello naturale e tradizionale con fumo di legna, all'aperto o in ambienti ampi: dato che richiede troppo tempo, è stato sostituito con miscele di fumo ottenuto da diverse sostanze e condensato in serpentine. In questo modo gli alimenti affumicati risultano contaminati da percentuali troppo elevate di idrocarburi policiclici, altamente dannosi.

La carne congelata può essere consumata tranquillamente: non contiene nessuna sostanza tossica o dannosa. L'unico inconveniente è che, durante la congelazione, l'acqua solidifica in grossi cristalli, che rompono le membrane delle fibre. Durante lo scongelamento, dalle membrane danneggiate fuoriesce l'acqua con abbondanti quantità di proteine e sali minerali. Alcuni accorgimenti riducono le perdite di liquido: sgelare la carne lentamente, in uno o due giorni, trasferendola dal freezer al frigorifero. Durante la preparazione, cuocere immediatamente la superficie esterna del pezzo di carne, immergendo i lessi in acqua bollente, gli stufati e le bistecche nel condimento già sfrigolante. Inoltre, il liquido colato durante lo scongelamento va aggiunto in pentola, durante la cottura.

**Pesce.** Il pesce e gli altri prodotti della pesca (molluschi e crostacei) sono ottimi alimenti. Dovrebbero essere usati piú spesso come alternativa alla carne. In Italia, infatti, se ne consumano, mediamente, solo 8 kg pro-capite all'anno, contro un consumo medio pro-capite di 100 kg di carne.

Esistono pesci magri, poco grassi e grassi: anche questi ultimi contengono meno grassi della maggior parte dei tipi di carne; solo lo sgombro ha un contenuto di grasso pari a quello della carne di bue e l'anguilla un contenuto superiore.

Il pesce è un alimento molto indicato per tutti e, in particolare, per i bambini e gli anziani. È piú digeribile della carne, perché contiene meno connettivo (la struttura di sostegno dei tessuti animali) e piú acqua: per questo è piú facilmente aggredibile dai succhi gastrici, e rimane nello stomaco solo un'ora e mezzo-due ore, mentre la carne vi rimane tre-quattro ore.

Il valore calorico del pesce, dei molluschi e dei crostacei è minore, a parità di peso, di quello della carne, soprattutto per il minor contenuto in grassi: questi alimenti sono quindi adatti per chi deve nutrirsi riducendo l'apporto di calorie. Questo non significa che il valore energetico del pesce sia inferiore. Per i Cinesi, a esempio, il pesce di mare ha un alto significato energetico, maggiore di quello di molte carni e di quello dei pesci d'acqua dolce.

I prodotti della pesca contengono anche un po' meno proteine, in media 3/4 di quelle della carne, ma il loro valore biologico è identico, perché sono proteine nobili, con tutti gli aminoacidi essenziali nella giusta proporzione. Di contro la presenza di piú vitamine e sali minerali dà al pesce un valore nutritivo superiore a quello della carne; in particolare calcio e fosforo sono presenti in quantità uguali cioè nella proporzione ideale per la formazione e la conservazione delle ossa: questo rende il pesce ulteriormente vantaggioso nell'alimentazione dei bambini e degli anziani.

Può mangiare tranquillamente pesce anche chi deve ridurre il consumo di sale, perché soffre di ipertensione o scompenso di cuore. In questi casi, però, bisogna evitare molluschi e crostacei, che contengono molto sodio, e ovviamente il pesce conservato sotto sale o essiccato.

Il pesce, come tutti gli alimenti, dovrebbe essere consumato fresco. È però una frode comune vendere come fresco il pesce dissurgelato. Con un po' di esperienza si può riconoscere se il pesce è veramente fresco; nel dubbio è comunque preferibile acquistarlo direttamente surgelato.

La surgelazione del pesce, infatti, è un buon metodo di conservazione, meglio ancora della congelazione usata per la carne. Durante la surgelazione l'acqua solidifica rapidamente in microcristalli cosí piccoli che non rompono le membrane delle cellule. Se si ha l'accortezza di sgelare il pesce lentamente, passandolo dal freezer al frigorifero nell'arco di una giornata, si mantengono inalterate

## COME RICONOSCERE IL PESCE FRESCO

Fresco

ASPETTO GENERALE
*brillante*

OCCHIO
*brillante, in rilievo*

BRANCHIE
*rosse o rosee, umide*

ADDOME
*turgido, elastico, integro*

PELLE
*tesa, umida*

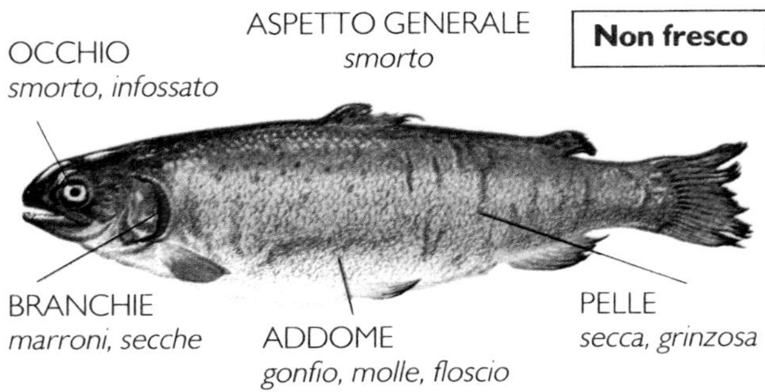


*Il pesce fresco si distingue per una serie di caratteristiche. Qui sopra vedete cosa osservare per non commettere errori al momento dell'acquisto. Bisogna anche tener presente l'odore: nel pesce fresco, se di mare, è tenue e salmastro, se di acqua dolce è caratteristico della specie; mentre l'odore del pesce non fresco è dolciastro, ammoniacale, fecaloide. Come consistenza, il prodotto integro è sodo ed elastico; si presenta, invece, molle e flaccido nel caso contrario.*

tutte le sue proprietà organolettiche e nutrizionali.

La surgelazione è indicata anche per la conservazione di molluschi e crostacei, e questi prodotti sono da preferire a quelli di cui non è certa la freschezza. In ogni caso è bene sapere che possono essere surgelati correttamente solo gli alimenti che hanno uno spessore non superiore a 10 cm; quindi i pesci di grandi dimensioni presentano gli stessi inconvenienti della carne congelata.

Vi sono molti modi, tutti gustosi, di cucinare il pesce: bollito, in umido, al forno, alla griglia. Anche gli ultimi due tipi di cottura non danno i problemi che si incontrano con la carne, perché la pelle del pesce viene scartata, eliminando cosí anche le parti carbonizzate che hanno effetto potenzialmente cancerogeno.

Mangiare molluschi richiede qualche attenzione: questi animali filtrano centinaia di litri di acqua al giorno, e se le acque non sono pulite diventano veri e propri depositi di sostanze chimiche inquinanti e di microrganismi. Non andrebbero quindi mai consumati crudi: la cottura per almeno 10-20 minuti distrugge i microrganismi, ma purtroppo non serve a eliminare gli inquinanti chimici. Neanche il limone, che abitualmente si aggiunge ai molluschi, ha la capacità di neutralizzare batteri e virus.

In ogni caso non si devono mai acquistare molluschi in conchiglia e crostacei se non sono vivi; e prima di cuocerli, bisogna lasciarli spurgare in acqua corrente. I molluschi vivi si presentano chiusi e fanno resistenza quando si cerca di forzarne la conchiglia, dopo la cottura bisogna scartare quelli che non si sono aperti.

**Verdura e frutta.** Sono alimenti ricchi soprattutto di carboidrati, vitamine e sali minerali; hanno quindi un elevato valore nutritivo.

La quantità dei singoli minerali varia da un vegetale all'altro, e per questo è consigliabile consumare la piú ampia varietà possibile di frutta e verdure. Con questa semplice regola si garantisce un apporto sufficiente per ognuno dei minerali. Inoltre chi si nutre con molta frutta e verdura non rischia sicuramente carenze di vitamine.

Consumare frutta e verdura è anche il modo migliore per assumere fibre vegetali, evitando gli inconvenienti dell'assunzione della crusca dei cereali (*vedi pag. 112*).

Un'alimentazione in buona parte costituita da frutta e verdura difficilmente fa ingrassare, poiché l'energia calorica che contiene non è mai eccessiva. Anche chi è a dieta trova nella frutta e nella verdura un valido aiuto: può soddisfare l'appetito con buone quantità di questi alimenti, riducendo i cibi piú calorici. È inoltre sicuro di introdurre vitamine e sali minerali a sufficienza pur rispettando la dieta.

Il contenuto di proteine nella frutta e nelle verdure è scarsissimo (meno del 2%) e di basso valore biologico, perché carenti di aminoacidi essenziali. Nelle verdure e negli ortaggi sono contenuti pochi grassi; nella frutta sono praticamente assenti. Fanno eccezione le noci, le nocciole, le mandorle, le arachidi, le olive e alcuni frutti esotici (avocado e cocco), che contengono molte sostanze grasse (fino al 50% della parte commestibile), soprattutto grassi insaturi e quindi meno pericolosi per la salute. Questi frutti sono anche molto ricchi di energia concentrata in poco volume e quindi utilizzabile con scarso dispendio.

La cottura delle verdure, specie la bollitura,

riduce il loro contenuto di vitamine, ne altera le proteine e discioglie una parte dei minerali nell'acqua. Bisogna quindi che circa la metà della quantità totale della verdura consumata sia mangiata cruda.

È comunque buona regola cuocere poco la verdura. Se la si desidera lessata, occorre immergerla in acqua bollente salata: si ha cosí una perdita minore di sostanze nutritive. Inoltre la verdura cotta un po' "al dente" è anche piú saporita e appetitosa. In generale la cottura a vapore è anche migliore della bollitura.

La verdura va lavata accuratamente in acqua corrente e, compatibilmente con le esigenze igieniche, lasciata a bagno il meno a lungo possibile, perché anche nell'acqua fredda si disperdono sostanze nutritive. Lavare e lessare la verdura a pezzi interi riduce le perdite: dalle superfici di taglio, infatti, si ha una vera e propria emorragia di sostanze nutritive: per esempio le patate vanno lavate e lessate con la buccia e solo in un secondo momento pelate.

È consigliabile anche scartare il meno possibile le parti esterne della verdura a foglie o recuperarle per aggiungerle ai minestroni: nelle foglie verdi piú coriacee è contenuta la maggior parte di vitamine e sali minerali. L'acqua di cottura delle verdure può servire per ottimi brodi vegetali o come base per le minestre. Bisogna però tener presente che purtroppo nell'agricoltura moderna vengono usate sostanze chimiche nocive per la salute, sostanze che si depositano soprattutto sulle parti esterne dei vegetali. Le bucce e le parti esterne, e di conseguenza l'acqua di cottura, possono rimanere contaminate, e non è consigliabile consumarle se non si è sicuri che i prodotti provengano da coltivazioni naturali, o dall'orto di casa.

ATTENZIONE: SPESSO LA BELLEZZA INGANNA *I prodotti chimici sono ampiamente utilizzati anche nell'agricoltura per incrementare la produzione e le dimensioni di frutta e ortaggi, oltre che per salvaguardarli dai parassiti e per conservarli a lungo. Frutta, verdura e ortaggi dall'aspetto migliore sono spesso i piú trattati: per esempio, una mela dall'apparenza meno invitante può essere, invece, quella piú naturale.*

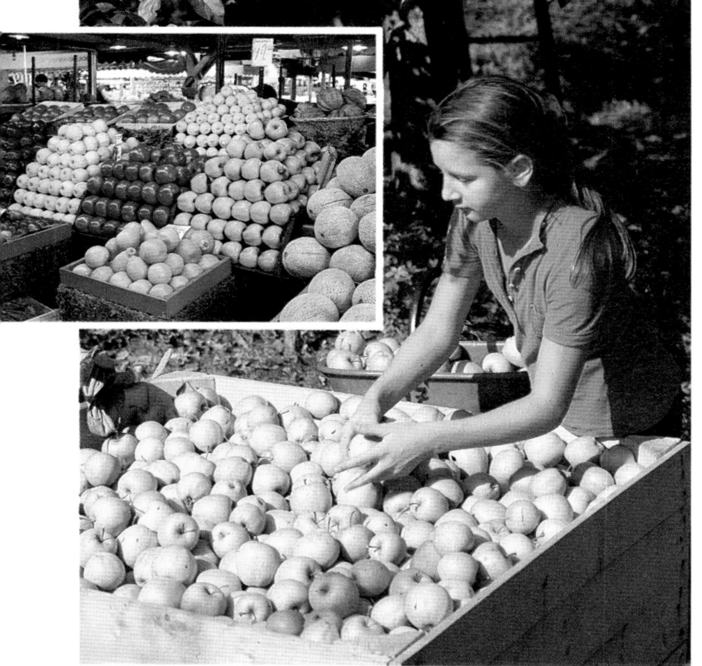

Lo stesso si può dire per la frutta, che inoltre viene spesso spruzzata e lucidata con cere sintetiche per conservarla e renderne brillanti i colori. È quindi meglio sbucciare la frutta prima di mangiarla, anche se non è possibile evitare del tutto i rischi di contaminazione, perché molti tipi di additivi e conservanti penetrano all'interno del frutto. Può sembrare assurdo, ma è meglio per la stessa ragione non comprare frutta e verdure di aspetto splendente. Una mela o una pera un po' piú "bruttine", magari con la buccia macchiata, hanno subíto sicuramente meno trattamenti conservanti, e sono quindi piú sane.

È una saggia regola comprare e mangiare sempre e solo frutta e verdura di stagione, senza farsi incantare dalle primizie: queste sono sempre prodotti di serra, gonfiati all'inverosimile e coltivati con grandi quantità di fertilizzanti e pesticidi chimici. In genere hanno poco sapore e scarso valore nutritivo, perché ricchi di acqua e poveri di sostanze nutritive; di contro costano molto e sono piú contaminati.

Lo stesso vale per i prodotti esotici: per poterne garantire il trasporto, frutti e verdure di Paesi lontani vengono raccolti molto acerbi e fatti maturare in celle frigorifere e magazzini senza luce solare. Pertanto questi prodotti sono sempre poveri della energia nutritiva che è fornita dal sole e di contro ricchi di conservanti.

Frutta e verdura si prestano bene a essere surgelate. Altri modi di conservazione accettabili sono l'essiccazione e la disidratazione, perché mantengono gran parte delle caratteristiche nutritive, anche se causano una riduzione delle vitamine idrosolubili, specialmente delle vitamine C e $B_1$. Invece, verdura e frutta in scatola, come marmellate, frutta sciroppata, ecc. sono sottoposte a sterilizzazione: questo metodo denatura oltre il 20% delle loro proteine e distrugge gran parte delle vitamine A, B e C.

Un ultimo consiglio: nonostante la diffusa abitudine di consumare la frutta alla fine dei pasti, è preferibile mangiarla tra un pasto e l'altro, perché gli zuccheri della frutta, come gli amidi della pasta, del riso e del pane, se in eccesso, fermentano nell'intestino e possono causare disturbi quali flatulenza, pesantezza addominale e un doloroso senso di gonfiore. Ingerendo la frutta lontano dai pasti si evitano piú facilmente questi problemi. Oltretutto la frutta mangiata tra un pasto e l'altro è un ottimo spuntino per calmare i languori della fame e dà energia immediatamente utilizzabile perché ricca di zuccheri.

**Cereali.** Circa 8.000-10.000 anni fa i nostri antenati, che fino a quell'epoca per sopravvivere cacciavano e raccoglievano vegetali a crescita spontanea, cominciarono a praticare l'agricoltura e l'allevamento di animali domestici. I primi prodotti che impararono a coltivare furono proprio i cereali. Da quel momento la storia dell'evoluzione dell'uomo e quella della coltivazione dei cereali sono sempre state intrecciate. Per secoli granturco, grano, avena e gli altri cereali sono stati la fonte principale di sostentamento per le popolazioni di tutto il mondo: l'abbondanza o la penuria dei raccolti condizionavano lo sviluppo di intere civiltà ed erano causa di grandi migrazioni e invasioni. E ancora oggi per miliardi di uomini in Africa, Asia e America Latina questi alimenti rappresentano il 90% del cibo quotidiano. Nei Paesi industrializzati, altri cibi piú ricchi (carne, pesce, frutta, verdura e formaggi) hanno oggi in gran parte sostituito i cereali come fonte di energia.

Frumento, mais, riso, miglio, sorgo, segale, orzo e avena contengono prevalentemente carboidrati (dal 75% all'88%), pochissimi grassi e una quantità di proteine quasi pari a quella del pesce. Forniscono quindi una buona quantità di energia senza sovraccaricare con grassi. Le loro proteine, però, sono carenti in alcuni aminoacidi essenziali, in particolare di lisina.

Un'informazione scorretta e la moda delle diete hanno convinto molti che i cereali e i loro derivati siano una delle cause principali dell'aumento di

## RISO: BIANCO O INTEGRALE?

Il riso è l'alimento di base delle popolazioni asiatiche. Compare spesso anche sulla nostra tavola, ma forse per le sue proprietà nutritive dovrebbe essere usato piú frequentemente.

La struttura di un chicco di riso è simile a quella del grano. La parte interna è un vero e proprio deposito di amido, rivestito da sei pellicole sovrapposte (crusca), ricche di proteine, sali minerali e fibre vegetali. Alla base del chicco, il germe contiene vitamine e acidi grassi.

Per ottenere il riso bianco, quello normalmente destinato alla nostra alimentazione, sono necessarie alcune operazioni che eliminano la crusca e il germe. Il prodotto cosí ottenuto contiene praticamente solo amido e ha perso tutti gli altri elementi nutritivi nobili. Inoltre, per evitare che si spappoli durante la cottura, il chicco viene brillato cioè lucidato con olio di vaselina e spruzzato di talco che gli dà il colore bianco.

Solo a questo punto il riso è pronto per la nostra tavola, ma cosa è diventato? Un alimento povero di calorie, che si riducono ulteriormente durante la cottura perché l'amido si scioglie nell'acqua. Un alimento di scarso valore nutritivo perché l'amido per essere assorbito e ossidato ha bisogno delle vitamine presenti nel germe precedentemente eliminate. Senza contare che i residui presenti nell'olio di vaselina e il talco, se ingeriti, sono cancerogeni: per questo è consigliabile lavare bene il riso bianco in acqua corrente prima della cottura.

Il valore nutritivo del riso bianco è talmente scarso che i bambini orientali, se nutriti solo con questo alimento, soffrono di una grave malattia da carenza di vitamina $B_1$, il beri-beri, malattia che potrebbe essere evitata con il riso integrale. Il riso bianco, inoltre, tra gli altri inconve-

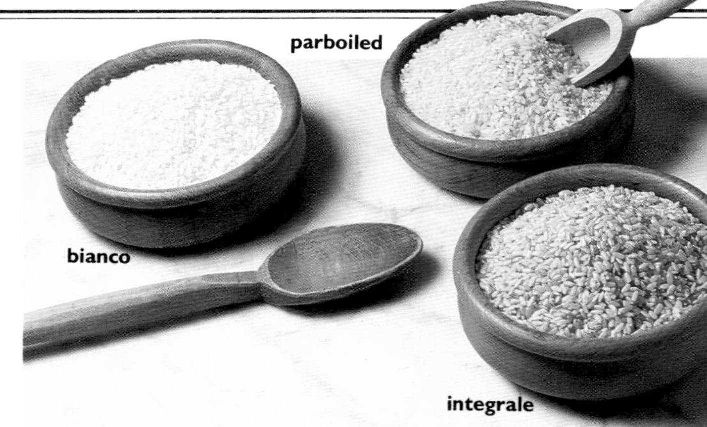


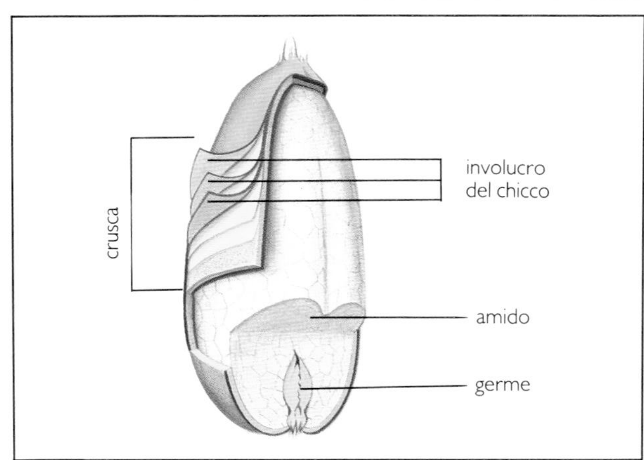


BIANCO È POCO NUTRIENTE *Il riso bianco ha scarsissimo valore nutritivo, in quanto è praticamente costituito soltanto da amido, privato degli elementi nutritivi derivati dalla crusca e dal germe.*

peso. Quasi tutte le diete dimagranti prevedono una drastica riduzione se non addirittura l'abolizione di alimenti come il pane, la pasta, il riso, la polenta. Questo è sbagliato. È vero che a parità di peso secco i cereali forniscono piú calorie della carne e del pesce, anche se meno di molti altri cibi come salumi e formaggi. È altresí vero che ne occorrono quantità minori per fare una porzione normale: per esempio, 80 grammi di pasta sono sufficienti per un buon piatto di spaghetti; difficilmente, invece, una porzione di carne o pesce è inferiore a 150-200 grammi. Soprattutto esiste una grande differenza tra i diversi prodotti a base di cereali: una semplice focaccia e una torta, con uova, burro e zucchero, sono entrambe fatte di farina, ma non sono assolutamente paragonabili tra loro come valore calorico totale o quantità di grassi forniti.

Un altro errore comune, suggerito dalla pubblicità, è credere che i crackers, i grissini e le fette biscottate siano meno calorici del pane comune. È vero, invece, il contrario: il pane ha una percentuale maggiore di acqua (30% contro 5%) e quindi contiene meno calorie.

I cereali vengono oggi macinati e consumati prevalentemente come prodotti delle farine: pane, pasta, polente, focacce, pizza, dolciumi, ecc. Ma durante la macinazione, come nella brillatura del riso, avviene la perdita di sostanze nutritive. Infatti il chicco viene separato dalle particelle che lo rivestono (crusca) e dal germe: si perde quindi un vero patrimonio naturale di vitamine, proteine, sali minerali e fibre vegetali; e di conseguenza il valore nutritivo delle farine si riduce.

Perciò è consigliabile non solo mantenere i cereali nella alimentazione quotidiana, ma anche consumarli, almeno in parte, come farine integrali o come semi non macinati: unendoli ai legumi, si possono preparare pietanze di buon valore biologico, simile a quello delle proteine animali. In questo senso sono appetitose non solo le minestre di legumi e pasta lavorata, ma anche le zuppe di orzo, avena, mais e semi di miglio.

**Legumi.** Insieme ai cereali sono gli alimenti che da sempre garantiscono la nostra sopravvivenza: tra i piú comuni, ci sono i fagioli, i ceci, le lenticchie, le fave, i piselli e la soia.

I legumi sono stati definiti "la carne dei poveri", perché il loro contenuto in proteine è elevato (intorno al 20-30%), pari al doppio della percentuale di proteine dei cereali e identico a quella della carne. Ma la composizione in aminoacidi essenziali delle proteine dei legumi è carente di metionina e cisteina, mentre la lisina è sufficiente. Si tratta della situazione opposta a quella dei cereali: per questa ragione dall'unione di cereali e legumi si ottengono pietanze con valore proteico paragonabile a quello degli alimenti animali.

Tutti i legumi e in particolare ceci, fave, soia, hanno la proprietà di ridurre i livelli di colesterolo del sangue. L'abbondanza di carboidrati (50%-60%), la presenza di vitamine del gruppo B, di sali minerali (calcio, fosforo, ferro, zinco, potassio) e lo scarso contenuto di grassi (per lo piú insaturi) rendono i legumi un alimento ideale. Hanno, però, alcuni inconvenienti, che bisogna conoscere per farne un uso corretto.

Le caratteristiche appena riferite sono quelle dei legumi secchi. Diverso è il discorso per i legumi freschi che contengono molta acqua (65-80%) e quindi nella scala del valore nutritivo degli alimenti si trovano a metà strada tra i vegetali e i cereali.

Oltre ai normali carboidrati, i legumi ne contengono alcuni (raffinosio, stachiosio, verbascosio) che non possono essere assorbiti perché i succhi dige-

---

nienti, è astringente, quindi peggiora la stipsi ed è controindicato nelle persone con difficoltà intestinali.

Rispetto a quello bianco i vantaggi del riso integrale, detto sbramato perché privato solo delle due pellicole piú esterne, sono evidenti: ha maggior potere calorico e nutritivo, perché contiene tutti gli elementi nobili; non perde amido durante la cottura; è ricco di fibre vegetali che combattono la stitichezza stimolando il movimento dell'intestino e l'evacuazione delle feci.

Non essendo lavorato il riso integrale costa anche meno, naturalmente se comprato direttamente dal produttore, evitando le speculazioni dei centri di alimentazione cosiddetta "alternativa".

Attenzione, però: esiste un rischio nel consumo dei cereali integrali. In agricoltura oggi si usano sostanze chimiche, insetticidi, diserbanti, altamente tossici per l'uomo e gli animali; queste sostanze sono assorbite dal chicco e si fissano soprattutto nella crusca. Perciò, se si vuole consumare prodotti integrali, è necessario essere sicuri che provengano da coltivazioni rigorosamente biologiche, garantite contro l'uso di sostanze chimiche; in caso contrario gli svantaggi potrebbero essere superiori ai vantaggi.

Un'altra valida alternativa al riso bianco è quello parboiled, una varietà facilmente reperibile in commercio. Riconoscibile per il colore ambrato, il parboiled tiene bene la cottura ed è piú facilmente appetibile per chi non è abituato al riso integrale.

Prima di essere raffinato, questo tipo di riso viene trattato a vapore: in questo modo una parte delle sostanze presenti nella crusca e nel germe migra all'interno del chicco che conserva cosí un maggior valore nutritivo. Inoltre, il riso parboiled non è lucidato con vaselina né addizionato con talco.

---

stivi non contengono gli enzimi adatti a digerirli. Questi carboidrati sono aggrediti dalla flora batterica intestinale che li fermenta: si formano quindi gas (azoto, idrogeno e anidride carbonica) che causano flatulenza e gonfiore intestinale. A questo inconveniente non c'è rimedio; perciò non è consigliabile consumare grandi quantità di legumi né usarli tutti i giorni.

I legumi contengono anche sostanze antidigestive (fattori antitriptici) che riducono la digestione delle proteine, e sostanze antinutrizionali (fitati) che legano alcuni minerali (calcio, ferro, zinco e fosforo), rendendoli indisponibili per l'organismo. Queste sostanze nocive fortunatamente si eliminano durante la preparazione. Ed ecco quindi l'importanza, prima della cottura, di lasciare i legumi in ammollo in acqua fredda per 12-24 ore. Attenzione, però, che le sostanze antinutrizionali passano dai semi nell'acqua, che quindi va sostituita 2 o 3 volte durante l'ammollo.

L'ammollo in acqua offre altri vantaggi: si riducono i tempi di cottura perché i semi si ammorbidiscono, la vitamina C si triplica e la vitamina $B_2$ raddoppia in 24 ore, l'amido diventa piú digeribile. Infine la cottura distrugge anche i fattori antidigestivi presenti nei legumi. È importante non aggiungere sale o sostanze acide (limone o aceto) se non alla fine della cottura, perché rallentano l'ammorbidimento delle bucce. Una punta di un cucchiaino di bicarbonato ha l'effetto opposto e può essere aggiunta in cottura come facevano una volta le nostre nonne.

Nello svezzamento dei lattanti e per i bambini molto piccoli sono piú indicati i passati e i puré di legumi, perché, eliminando le bucce, si riduce la quantità di fibre vegetali, evitando cosí un eccessivo aumento della peristalsi intestinale con eventuale diarrea.

**Bevande alcooliche.** Tutti gli alcooli derivano dalla fermentazione dei carboidrati. Le bevande alcooliche, che normalmente beviamo, si ottengono per fermentazione di liquidi a base di zucchero, chiamati mosto.

Secondo i prodotti di partenza le miscele contengono alcool etilico in proporzione diversa. Con la fermentazione del mosto di uva si produce il vino; la birra deriva dalla fermentazione dell'orzo germogliato (malto) e tostato, con aggiunta di luppolo per dare il caratteristico sapore amarognolo. Se i liquidi fermentati sono distillati, si ottengono le acquaviti, come la grappa, il cognac, il whisky, la vodka. Invece i liquori come gli amari, la crema di caffè, il maraschino, sono prodotti semplicemente aggiungendo alcool etilico a sciroppi acquosi, zuccherati, aromatizzati e colorati chimicamente.

Dal punto di vista nutrizionale tutte le bevande alcooliche sono assolutamente superflue; il loro valore nutritivo è dato solo dal contenuto in alcool, che fornisce circa 7 Kcal per grammo. Quindi, tranne piccole percentuali di minerali (potassio e magnesio) e una modesta quantità di vitamina B, le bevande alcooliche non contengono nient'altro di utile per l'organismo. Sono quindi considerate sostanze "a calorie nude", che forniscono solo energia calorica. Ma di calorie la nostra alimentazione non è sicuramente carente e quindi il consumo di bevande alcooliche non risulta affatto necessario al nostro organismo.

Il contenuto alcoolico delle bevande si misura in volumi: per esempio, la dicitura «12% Vol», posta sull'etichetta, indica che ogni litro di liquido contiene il 12%, cioè 120 millilitri, di alcool. La dicitura in volumi di alcool corrisponde ai gradi nel linguaggio corrente: di conseguenza, un vino di 11 gradi (11% Vol) contiene 110 ml di alcool al litro. Per fare un altro esempio, un whisky a 42 gradi (42% Vol) contiene 420 ml di alcool al litro. Per trasformare i ml di alcool in grammi basta moltiplicarli per 0,79.

Delle calorie introdotte con le bevande alcooliche bisogna ovviamente tenere conto per evitare di ingerirne in eccesso. Per fare un esempio, una persona che beve ogni giorno un litro di vino a 11 gradi introduce 610 calorie di solo alcool (11% Vol = 110 ml × 0,79 = 86,9 grammi di alcool; 86,9 g × 7 Kcal = 608 Kcal).

Oltre una certa misura l'alcool è sicuramente dannoso. Cirrosi epatica, danni cerebrali e ai nervi periferici, malattie del pancreas, ulcera gastrica, alterazione delle capacità mentali, sono le manifestazioni principali dell'abuso di alcool, senza contare l'eccessivo apporto di calorie e le carenze di vitamine, sali minerali e proteine che spesso si riscontrano nei forti bevitori.

Una dose di 70 ml di alcool etilico al giorno per gli uomini e di 50 ml per le donne (pari rispettivamente a 3/4 e a 1/2 litro di vino) sono le quantità giornaliere che possono essere considerate giuste, cioè tollerabili da un organismo sano. Chi beve di piú corre seri rischi di esporsi ai danni e disturbi di abuso di alcool di cui si diceva. Chi beve meno corre rischi minimi.

Le dosi di sicurezza sono quindi state calcolate su livelli un po' inferiori: 2/3 di bottiglia di vino (da 750 cc, non da litro) per gli uomini e 1/2 bottiglia per le donne. I superalcoolici, comunque, vanno limitati a un bicchierino bevuto saltuariamente.

A questi livelli le bevande alcooliche non solo non fanno male, ma prese durante i pasti aumentano l'appetito, stimolano la produzione di succhi gastrici e facilitano la digestione. È stato anche appurato che, a parità di altre condizioni, la malattia coronarica (angina e infarto) colpisce meno le persone che bevono moderatamente rispetto a quelle astemie.

Si può quindi concludere che uno o due bicchieri di vino al pasto e un bicchierino di whisky o di un altro superalcoolico ogni tanto non sono dannosi; anzi possono avere effetti utili e piacevoli. È bene, in ogni caso, non bere fuori dai pasti. È una cattiva abitudine che favorisce la dipendenza dall'alcool e porta ad aumentarne il consumo: a stomaco vuoto, inoltre, tutto l'alcool viene rapidamente assorbito in 15-20 minuti e piú facilmente crea ebbrezza perché l'organismo non ha il tempo di metabolizzarlo.

Bisogna anche ricordare che il vino è uno dei prodotti piú sofisticabili: le tristi vicende dell'antigelo per radiatore ritrovato in alcuni vini tedeschi e austriaci e del mortale metanolo usato per alcuni vini italiani sono solo gli esempi estremi di una pericolosissima frode alimentare.

Esistono in commercio molti vini di pessima qualità e alcuni che non derivano affatto dall'uva, ma sono solo il frutto di sintesi chimiche di laboratorio. L'ultima raccomandazione è quindi di usare solo vini acquistati da fornitori di fiducia o quelli a denominazione di origine controllata (quelli con la sigla DOC sull'etichetta): costano di piú ma sono garantiti per legge.

# La dieta ideale

Dopo aver acquisito le nozioni basilari riguardo alle caratteristiche dei vari alimenti, ci si può chiedere quale sia l'alimentazione piú corretta e come riuscire a metterla in pratica. In realtà non bisogna inventare nulla perché un modello di dieta ideale già esiste ed è quello mediterraneo creato e sperimentato per secoli dalle popolazioni dell'Italia Centro-Meridionale, della Spagna, delle Isole Greche, delle coste dell'Africa Settentrionale.

Questa dieta, antica quanto le genti che vivono sulle sponde del Mediterraneo, è rimasta invariata generazione dopo generazione fino a poco tempo fa. In queste regioni da sempre l'alimentazione è composta da elementi simili variamente combinati e cucinati: cereali, legumi, ortaggi, frutta, olio di oliva, vino, formano la struttura portante di questo modo di nutrirsi. I prodotti di origine animale come latte, uova, pesce, carne e formaggi, ne sono il complemento indispensabile, ma ne rappresentano soltanto una quota minore.

Gli alimentaristi di tutto il mondo hanno studiato, analizzato e confrontato la dieta mediterranea con quella di altri Paesi e di altre popolazioni, arrivando alla stessa conclusione: piú l'alimentazione mantiene le caratteristiche mediterranee e meno si riscontrano malattie degenerative (aterosclerosi, disturbi digestivi, obesità, diabete, ipertensione) tipiche delle società moderne; all'opposto se l'alimentazione si discosta dai principi della dieta mediterranea, privilegiando un tipo di alimentazione iperproteico e ipercalorico ricco di carne e altri prodotti animali, di zucchero e dolciumi, di cibi indu-

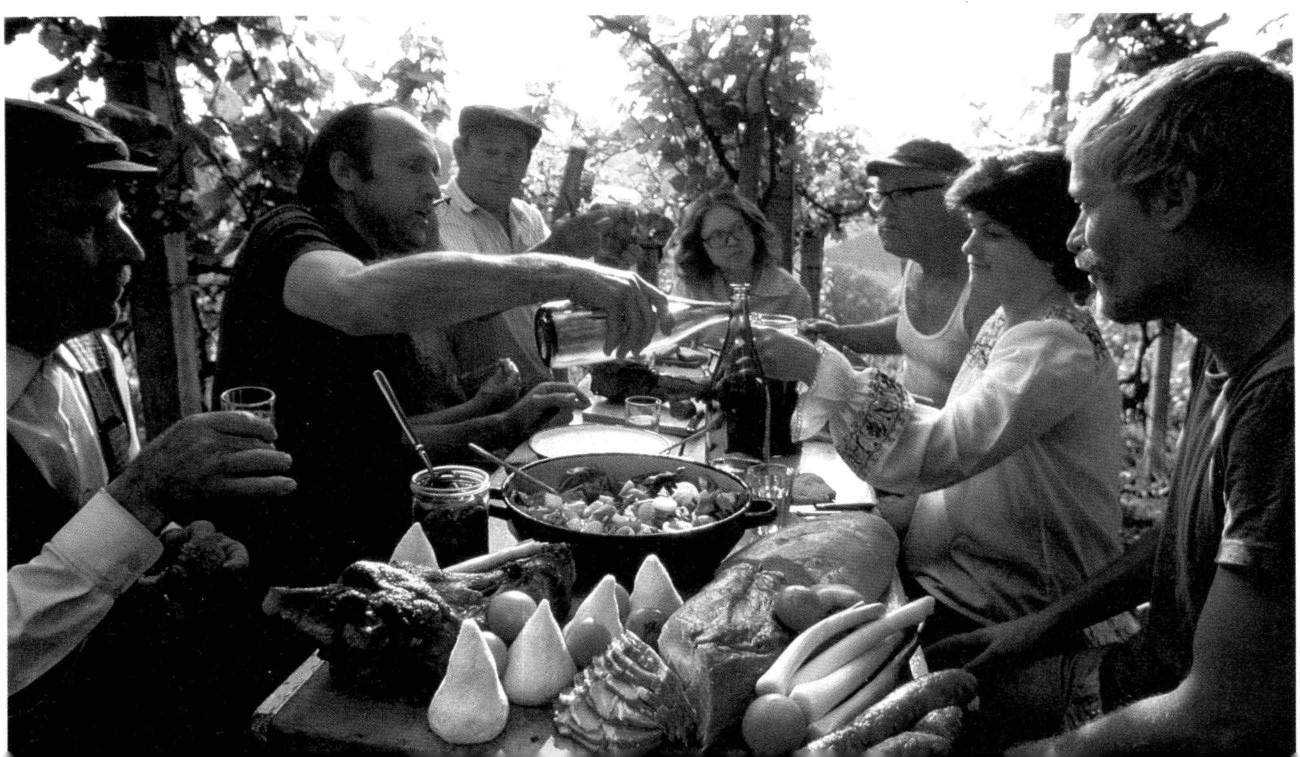

TAVOLA MEDITERRANEA *La dieta mediterranea è ormai universalmente riconosciuta come una delle piú equilibrate. La predominanza di verdura, frutta e cereali, conditi con olio d'oliva, è garanzia di salute se una volta al giorno si integrano questi alimenti con pesce e carne.*

striali, inevitabilmente aumenta l'incidenza di queste malattie.

Ma anche se la dieta mediterranea viene oggi proposta come l'esempio migliore di alimentazione, occorre fare attenzione: l'esperienza di altre popolazioni altrettanto sane e longeve, come quelle che vivono nelle regioni caucasiche, nel Kashmir e nella zona russa di Soci, ci insegna che bisogna sempre e soprattutto stare attenti alle quantità. Eccedere nel cibo e sbilanciare le quantità delle diverse sostanze nutrienti, pur seguendo la dieta mediterranea, può vanificarne tutti i vantaggi.

**CONSIGLI PRATICI**

Nutrirsi regolarmente secondo i criteri dell'alimentazione di tipo mediterraneo non presenta alcuna difficoltà, perché tutti gli ingredienti sono facilmente reperibili nel nostro Paese. Si possono aggiungere ai cibi tradizionali alcuni alimenti meno tipici ma altrettanto validi, come il riso, la polenta, il muesli.

Ecco qualche consiglio per regolarsi meglio:

- Mangiare soprattutto la mattina e a mezzogiorno, mantenendo leggera la cena.
- Usare alimenti freschi o surgelati, cercando di evitare quelli conservati, insaccati o inscatolati.
- Consumare con frequenza piatti unici: sono gustosi, saziano e aiutano a non esagerare in calorie. Le associazioni migliori di alimenti sono cereali e legumi; cereali, carne o pesce; cereali e frutta; legumi e verdure. Meno indicato è mangiare nello stesso pasto legumi, carne o pesce, perché facilmente si eccede in proteine.
- Evitare due prodotti di origine animale nello stesso pasto: carne, pesce, formaggi, devono essere consumati alternativamente.
- Nei ventun pasti consumati nella settimana mangiare la carne e il pesce circa 7 volte, privilegiando il pesce; i formaggi non piú di 2 o 3 volte alla settimana, scegliendo di norma quelli meno grassi; uova e frutta secca 1 o 2 volte alla settimana.
- La pasta deve essere cotta al dente, perché mantiene tutto il suo valore nutritivo, perdendo poche sostanze durante la bollitura.
- Evitare il piú possibile di cuocere i cibi alla griglia.
- Usare spesso cereali e riso integrali e anche non macinati (zuppe di orzo, avena, mais).
- Preferire il pane ai crackers e ai grissini; è ottimo anche il pane di farine miste (frumento, segale e mais).
- Variare il piú possibile la verdura e la frutta, scegliendole tra quelle di stagione.
- Mangiare la frutta soprattutto tra un pasto e l'altro piuttosto che alla fine dei pasti.
- Non bere mai latte durante i pasti.
- Usare spesso lo yogurt nella prima colazione.
- Ridurre al minimo il consumo di dolci, soprattutto di quelli non preparati in casa.
- Per condire e cucinare usare olio extravergine di oliva, riducendo al minimo il ricorso ai grassi animali (burro, lardo, strutto).
- Non eccedere con il vino: uno o due bicchieri a pasto vanno bene e aiutano la digestione, ma in dosi superiori possono farci correre dei rischi. La birra può sostituire validamente il vino.

# *L'alimentazione in gravidanza*

Anche nel periodo della gravidanza non è necessario seguire regole ferree nell'alimentazione. Basta qualche semplice attenzione e ricordare sempre che tutto quello che fa la madre riguarda anche il bambino che porta nel grembo. L'unica cosa obbligatoria è smettere di fumare e di bere alcoolici. Per quanto riguarda il resto le norme da seguire sono molto semplici.

Mangiando, la madre deve nutrire due persone: questo non vuol dire che deve mangiare il doppio, ma solo nutrirsi meglio. L'energia che una donna consuma per portare a termine la gravidanza corrisponde a circa 80.000 calorie: 300 calorie in piú al giorno. Come sempre, però, ragionare solo in termini di calorie può essere complicato e insufficiente: durante la gravidanza aumentano soprattutto le richieste di sostanze particolari, non solo quelle di energia.

Cresce la necessità di proteine, perché l'embrione deve costruire i propri organi e tessuti; aumenta molto il bisogno di calcio (circa il doppio) per la formazione delle ossa del bambino; serve piú ferro per i globuli rossi del feto, il quale deve fare anche scorta di ferro per i primi tempi dopo la nascita; aumentano infine le richieste di vitamine, soprattutto di acido folico e vitamina D, e di altri minerali come iodio e zinco. Un'alimentazione lievemente aumentata rispetto al normale e molto varia è in grado di fornire tutto il necessario.

Per sapere quanto mangiare, la cosa migliore,

anche in questo delicato momento, è di seguire il peso corporeo.

L'aumento ideale di peso, nel periodo dal concepimento al parto, è di 10-12 chili, di cui 1 Kg durante il primo trimestre, 3-4 Kg nel secondo, 7-8 Kg nel terzo. Molte donne, però, tendono a ingrassare di piú; qualche volta dipende dal fatto che si alimentano troppo e in modo sbagliato, con cibi eccessivamente calorici e poco nutrienti, ma spesso è un fatto indipendente dall'alimentazione.

Comunque non deve preoccupare piú di tanto e soprattutto in questo periodo delicato non bisogna iniziare diete senza consultare il proprio medico. La maggior parte degli ostetrici, infatti, preferisce accettare un peso un po' esagerato, piuttosto che sottoporre le donne in gravidanza a pericolose restrizioni di cibo.

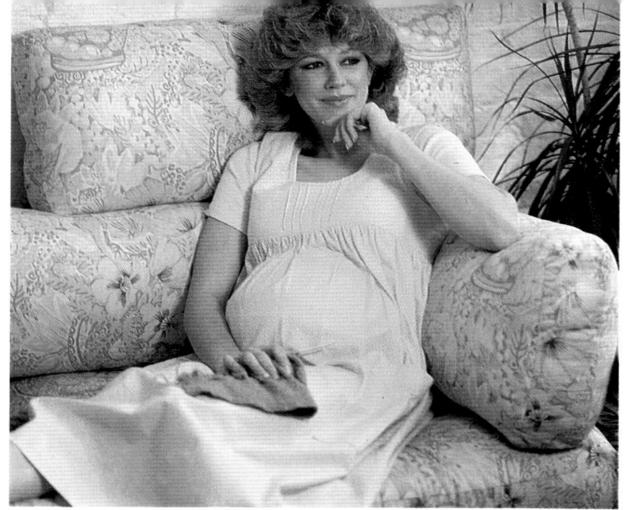

UN'ALIMENTAZIONE ATTENTA MA NON ECCESSIVA *Nel periodo della gravidanza, la donna ha bisogno solo di un 15% di calorie in piú al giorno. Questo significa che non deve mangiare molto oltre il normale, bensí scegliere accuratamente quegli alimenti che possano fornire tutti i minerali e tutte le vitamine necessari a un sano sviluppo del feto.*

## CONSIGLI PRATICI

Durante la gravidanza si può mangiare di tutto, ma bisogna scegliere frequentemente i cibi che contengono piú acido folico e quelli ricchi di calcio e ferro (*vedi tavola*). Per garantire la giusta quantità di vitamina D bastano frequenti esposizioni al sole.

- Le verdure e la frutta vanno consumate fresche e spesso crude: non sottoposte a cottura sono piú ricche di vitamine e sali minerali e aiutano anche a combattere la stipsi, un disturbo comune in gravidanza.
- Salvo espresso ordine del medico, non prendere assolutamente integratori vitaminici in pillole. Il sovradosaggio di vitamine può creare gravi problemi al feto, comprese malformazioni. Lo stesso vale se si assumono integratori di sali minerali, ferro e calcio. Se l'alimentazione è sufficientemente varia, basta a fornire tutto il necessario, evitando cosí eccessi potenzialmente dannosi.
- La nausea e il vomito possono costituire un serio problema durante la gravidanza. Purtroppo non c'è un rimedio risolutivo. Suddividere l'alimentazione quotidiana in molti piccoli pasti, anche 5 o 6, può essere d'aiuto, come anche scegliere cibi asciutti e densi. L'esperienza indicherà a ogni donna quali pietanze trattiene piú facilmente nello stomaco. Bisogna preferirle ad altre che magari sembrano piú digeribili: le due cose talvolta non coincidono. Anche bere poco durante i pasti può ridurre il vomito. Tra un pasto e l'altro, però, bisogna bere abbondantemente, almeno 1 litro e mezzo o 2 litri di liquidi, perché aiuta il lavoro del rene e serve contro la stipsi.
- Ridurre i cibi puramente calorici, come caramelle, dolciumi, confetture, grassi di condimento, per poter aumentare quelli che sono anche nutrienti, cioè ricchi di sostanze utili all'organismo della madre e al feto.
- Come comportarsi con le cosiddette "voglie"? La medicina oggi non sa bene come spiegarle, ma probabilmente rivelano necessità particolari dell'organismo, anche se spesso sono capricci dettati dall'umore. In ogni caso, se le "voglie" sono ragionevoli, si può tranquillamente soddisfarle. Se sono, invece, strane, bisogna non indulgervi troppo perché rischiano di rendere sbilanciata la dieta.

## CIBI CONSIGLIATI IN GRAVIDANZA

| **Forniscono acido folico:** | **Forniscono calcio:** | **Forniscono ferro:** |
|---|---|---|
| Cereali integrali | Acciughe | Caviale |
| Cervella | Calamari | Cuore, fegato |
| Fegato e rognone | Cicoria | Legumi secchi |
| Indivia | Crescione | Mandorle |
| Legumi | Fichi secchi | Pane di segale |
| Noci | Latte e formaggi | Prugne secche |
| Spinaci | Noci e mandorle | Radicchio verde |
| | Sardine | Rognone di bovino |
| | Sgombri | |

# *L'alimentazione nella terza età*

Le migliorate condizioni di lavoro, di vita e di alimentazione stanno sempre piú ritardando l'inizio della terza età (65-75 anni e oltre). È sempre piú facile trovare persone che, dopo i 65 anni, sono ancora attive e prestanti e che quindi non richiedono alcuna particolare dieta.

Le richieste energetiche di ogni individuo diminuiscono con il trascorrere degli anni. Nella terza età si smette di aumentare di peso e la massa corporea comincia a diminuire.

I tessuti magri, i muscoli e gli organi interni si riducono piú rapidamente dei tessuti grassi che si consumano meno degli altri, e questo spiega la riduzione delle richieste energetiche di base. Anche l'attività fisica tende a ridursi. Ma l'entità di questa riduzione varia moltissimo da persona a persona.

In questa fascia di età è possibile trovare le piú diverse situazioni. È ovvio che l'energia necessaria a una persona non piú attiva, magari con forti limitazioni di movimento a causa di malattie croniche, è diversa da quella necessaria a chi si mantiene sano, con frequenti occasioni di movimento fisico. Non è quindi facile fare un discorso unico valido per tutti. In ogni caso un'eccessiva riduzione dell'alimentazione è sconsigliabile negli anziani per diversi motivi che spiegheremo.

Come sempre le diete troppo restrittive in calorie rischiano di essere anche carenti in elementi indispensabili, come vitamine, aminoacidi essenziali, fibre e sali minerali (soprattutto calcio, fosforo e ferro), di cui gli anziani hanno particolare bisogno. L'insufficienza di questi elementi può instaurarsi rapidamente con conseguenze che limitano l'efficienza fisica e mentale e peggiorano la qualità della vita. Tra i pericoli principali: stipsi, anemia, decalcificazione delle ossa, carie e perdita dei denti, decadimento cerebrale e soprattutto accelerazione del processo di invecchiamento per insufficiente ricam-

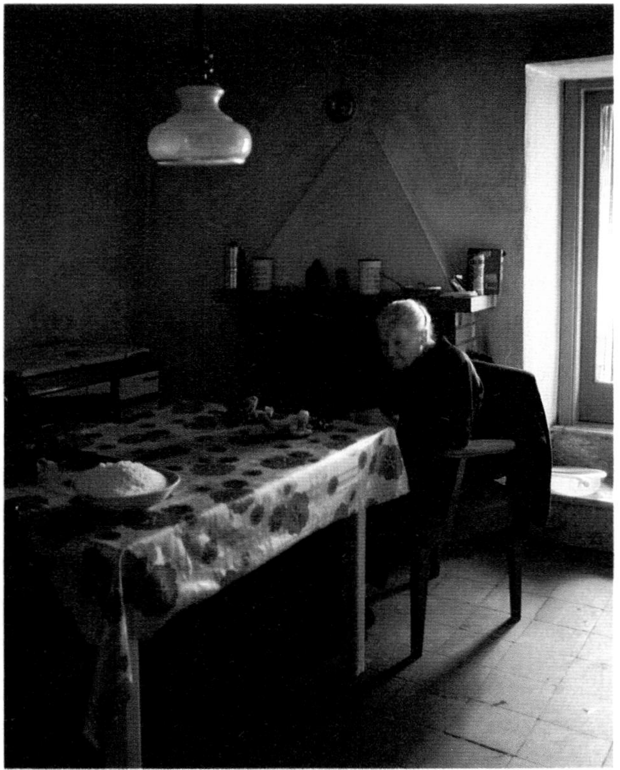

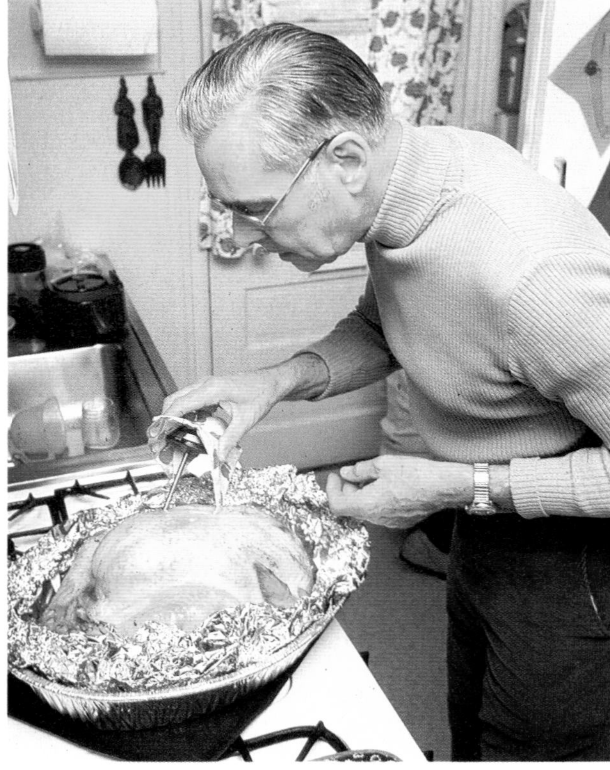

IL CIBO, UN PIACERE DA NON NEGARSI MAI *L'età anziana non implica necessariamente la rinuncia alla vita. Quando la cucina era affollata di bimbi che attendevano il rientro del papà dal lavoro, questa donna probabilmente passava gran parte della propria giornata a cucinare. Ora la solitudine le fa apparire inutile la preparazione del cibo solo per se stessa. Ma nutrirsi è uno dei comportamenti essenziali alla nostra sopravvivenza, essenziale non solo per il fisico ma anche per la psiche. Il trascorrere le lunghe ore, non piú affollate di doveri impellenti o di duro lavoro, dedicandosi alla preparazione del cibo significa continuare a vivere.*

**CONSIGLI PRATICI**

Ecco alcune raccomandazioni utili e semplici da seguire per adeguare l'alimentazione ai bisogni della terza età.

- Ridurre moderatamente e progressivamente l'alimentazione (un consiglio che è valido soprattutto per le persone non piú attive), cercando comunque di favorire sempre il consumo dell'energia che viene introdotta con i cibi facendo attività fisica piuttosto che restringendo eccessivamente la dieta quotidiana.
- Mantenere nella dieta quotidiana una quota di frutta e verdura sufficiente a garantire un apporto adeguato di vitamine e sali minerali. I vegetali a foglia verde scura, il radicchio e il prezzemolo contengono anche molto ferro, di cui spesso sussiste carenza. Le verdure, mangiate tutti i giorni, devono essere per lo piú cotte e tagliate sottili.
- Mangiare spesso cibi ricchi di calcio e fosforo nella giusta proporzione: pesce, piccole quantità di frutta secca, passati e puré di legumi (i legumi interi nell'anziano possono dare gli stessi inconvenienti che si hanno nei bambini piccoli).
- Bere, come minimo, 1 litro-1 litro e mezzo di liquidi al giorno per favorire le funzioni del rene e dell'intestino.
- Chi ha problemi di masticazione deve evitare alimenti duri e preferire altre preparazioni e pietanze: passati di verdura; puré di vegetali; carne macinata e pesci teneri lessati; crackers e biscotti che si sciolgano facilmente in bocca; formaggi cremosi; succhi e purea di frutta.

bio e riparazione dei tessuti danneggiati. Inoltre le funzioni di digestione, di assimilazione e di utilizzazione delle sostanze introdotte si alterano perdendo efficienza. Non è quindi affatto sicuro che tutto il cibo, calibrato esattamente sulle richieste energetiche teoriche della persona, venga effettivamente usato; e spesso è necessaria l'introduzione di un lieve eccesso di alimenti rispetto ai bisogni ideali.

Nella terza età possono anche comparire intolleranze alimentari non presenti in precedenza. È tipica delle persone anziane una ridotta capacità digestiva per il lattosio, lo zucchero presente nel latte e nei formaggi. E bisogna fare attenzione alla scelta dei cibi: quelli troppo duri, o eccessivamente elaborati, possono essere difficili da masticare o appesantire le funzioni digestive. Una digestione lunga e laboriosa dopo il pasto serale può disturbare il sonno, aggravando l'insonnia di cui spesso si soffre spontaneamente dopo i 65 anni.

Adeguare il fabbisogno energetico alla minore attività, caratteristica nella terza età, è corretto. Ma ancora piú importante è suggerire e fornire alle persone le occasioni sociali e culturali che le invoglino a continuare quelle attività fisiche indispensabili per mantenere sani i muscoli e le ossa e per migliorare l'efficienza psicofisica che tende a ridursi. Specialmente nell'età avanzata vale il famoso proverbio latino *mens sana in corpore sano*, che si traduce "mente sana in corpo sano".

Particolare attenzione deve fare l'anziano quando si trova a vivere in una famiglia piú ridotta, quando si rimane in due persone o soli. È possibile che in questi casi si perda interesse per il cibo e per la sua preparazione, finendo cosí per rendere l'alimentazione monotona. Di conseguenza si tende a mangiare meno e col tempo, mancando gli stimoli dell'apparato digerente, si instaurano carenze nutrizionali pericolose.

Bisogna infine tenere presente che, giunti a una certa età, l'alimentazione diventa un fattore di importanza non secondaria come socialità e convivialità, oltre che di soddisfazione compensatoria di desideri: è assolutamente scorretto mortificare questi momenti con regole e restrizioni inutilmente eccessive e frustranti.

# *Le diete dimagranti*

Un eccesso di peso, qualora non sia dovuto a uno stato morboso particolare per il quale solo un'attenta terapia medica è risolutiva, implica comunque un rallentamento del metabolismo e, di conseguenza, un accumulo di sostanze tossiche. Queste divengono a loro volta causa di disturbi vari e spesso di un ulteriore aumento di peso perché costituiscono un aggravio metabolico notevole. In queste condizioni il mettersi a dieta – ossia il limitare la quantità e, nella maggior parte delle diete dimagranti, la qualità degli alimenti ingeriti – spesso si rivela dannoso e insopportabile alla persona che d'istinto lo rifiuta.

Infatti il diminuito metabolismo fa sí che, benché la quantità di alimenti ingeriti sia grande, il reale apporto energetico sia scarso. Tutto ciò che si trasforma in grasso e in prodotti di scarto non è utilizzato né utilizzabile dall'organismo in termini di energia; infatti, il grasso serve solo per produrre calore in ben determinate situazioni di rigore climatico e non come fonte di energia.

Date queste premesse, una dieta che sia nel contempo utile e ben sopportata deve avere due aspetti fondamentali: primo, deve essere iperenergetica

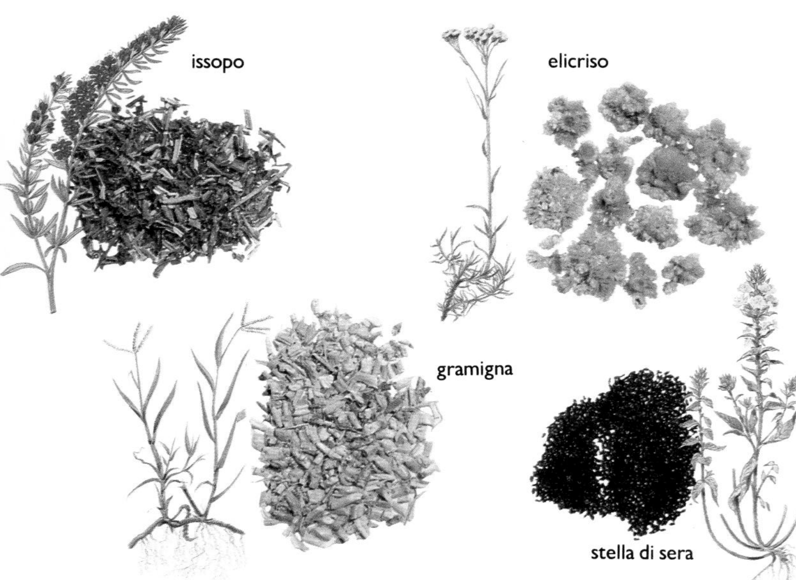


QUATTRO PREZIOSI AIUTI PER PERDERE PESO *L'elicriso e la stella di sera, che migliorano la funzione di fegato e rene, l'issopo e la gramigna che stimolano il ricambio e potenziano le azioni delle prime due, costituiscono un valido complemento alle diete per dimagrire.*

ossia fornire all'organismo l'energia necessaria a ripristinare i giusti processi metabolici e a bruciare il grasso in eccesso; secondo, non deve mancare di nessuno dei componenti fondamentali della nutrizione. Questo si ottiene con una dieta contenente molte proteine nobili (ad alto valore biologico), ricca di frutta e verdura che assicurino il giusto apporto di minerali e vitamine, povera di grassi animali ma con il giusto contenuto di grassi insaturi e con una quantità di carboidrati attentamente controllata.

Risultati eccellenti possono essere ottenuti con una dieta non troppo drastica e che conservi tutte le caratteristiche di una dieta equilibrata, integrandola con dei prodotti a base di erbe medicinali che migliorino il metabolismo, sia stimolandolo sia accelerando l'eliminazione dei prodotti di rifiuto.

Quali piante scegliere? *L'elicriso* – cui ha dedicato anni di studio e sperimentazione un medico toscano recentemente scomparso, il dr. Santini – ha un marcato effetto di stimolo del metabolismo e di rimozione di residui tossici dai vari tessuti, agendo sia sul funzionamento del fegato sia su quello del rene e in generale sul ricambio. L'uso di questa pianta dà una sensazione di forza e di benessere generale e contribuisce a far scomparire tutti quei piccoli o grandi acciacchi che inevitabilmente si accompagnano all'aumento di peso. Altre due piante, l'*issopo* e la *gramigna*, potenziano le proprietà dell'elicriso, specie l'effetto sul ricambio. Sono particolarmente indicate quando all'aumento di peso si accompagnano gonfiori alle estremità, senso di peso alle gambe e diuresi scarsa. La *stella di sera*, sperimentata e usata specialmente nei Paesi anglosassoni, ha la proprietà di migliorare la funzionalità epatica, anche in casi di cirrosi o di altre gravi malattie, e la funzionalità renale. Possiede, inoltre, la proprietà di impedire il depositarsi del grasso sulle pareti arteriose e persino di rimuoverne i depositi che si siano già formati. Per aiutare lo stomaco sono indicati l'ananas e la papaia, sia freschi sia nei preparati in commercio.

Durante le diete dimagranti si deve bere molto per aiutare l'eliminazione delle scorie e dei prodotti dell'aumentato metabolismo: ecco perché è consigliata l'assunzione regolare di un integratore salino.

Se perdete peso troppo in fretta o la perdita di peso non si arresta, è bene consultare il medico curante. Infatti durante il dimagrimento il fisico deve adattarsi a pesi via via inferiori accettandoli come "peso norma"; in caso contrario farà tutto il possibile per tornare al peso di partenza considerato come quello giusto. Perciò le perdite di peso devono avvenire nell'arco di molti mesi o addirittura di anni, se sono molto ampie. Naturalmente è utile abbinare alla dieta e alle cure anche un adeguato esercizio fisico.

Va ricordato, comunque, che spesso si ingrassa troppo perché si mangia male. Talvolta basta ridurre la quantità di grassi saturi e riequilibrare la composizione della dieta per ritornare al corretto utilizzo delle diverse fonti energetiche alimentari. Si riduce cosí l'accumulo di grasso senza dover ricorrere a diete dimagranti.

**Se vi sono troppi grassi nel sangue.** Normalmente il sangue contiene colesterolo e trigliceridi che, indipendentemente dal peso corporeo, talvolta possono aumentare, con rischio di infarti del miocardio e aterosclerosi. Oltre a eliminare i cibi che li contengono, attenendosi a una dieta rigorosa, la natura ci offre dei preziosi aiuti tra le piante medicinali: la stella di sera, di cui abbiamo detto sopra, il *Chrysantellum Americanum* (in tisana o meglio in estratto) che ha azione di protezione dei vasi oltre a migliorare il metabolismo lipidico. Se ne potenzi l'azione con la seguente tisana.

TISANA PER COLESTEROLO E TRIGLICERIDI

| | |
|---|---|
| *Ribes nero foglie t.t.* | *g 30* |
| *Frassino foglie t.t.* | *g 30* |
| *Orthossyphon foglie t.t.* | *g 20* |
| *Finocchio frutti* | *g 20* |

Fate un infuso, prendetene 2 tazze al dí dopo i pasti.

# Le diete vegetariane

Esistono tre regimi alimentari vegetariani: la dieta vegetariana stretta, o vegetaliana, che esclude rigorosamente l'uso di qualsiasi prodotto animale; la dieta latteo-vegetariana, che associa ai vegetali il latte e derivati; la dieta ovo-latteo-vegetariana, che ammette anche l'uso di uova.

Soprattutto il primo tipo di dieta espone chi la segue al rischio di deficienze nutritive, per esempio di aminoacidi essenziali e vitamina $B_{12}$. Infatti le proteine vegetali contengono tutti gli aminoacidi essenziali, ma ogni gruppo di vegetali può essere estremamente carente in uno o piú di questi aminoacidi. Con l'opportuna combinazione dei diversi alimenti vegetali si può ottenere una miscela di proteine il cui valore biologico aumenta, avvicinandosi a quello delle proteine animali. Questo, però, richiede profonde conoscenze in campo nutrizionale e il consumo di un volume di alimenti superiore al normale, il che può creare, soprattutto nei bambini, difficoltà digestive e disturbi intestinali dovuti alla fermentazione di un eccessivo carico di carboidrati e fibre vegetali. L'eccesso di fibre può determinare anche deficit di ferro e zinco.

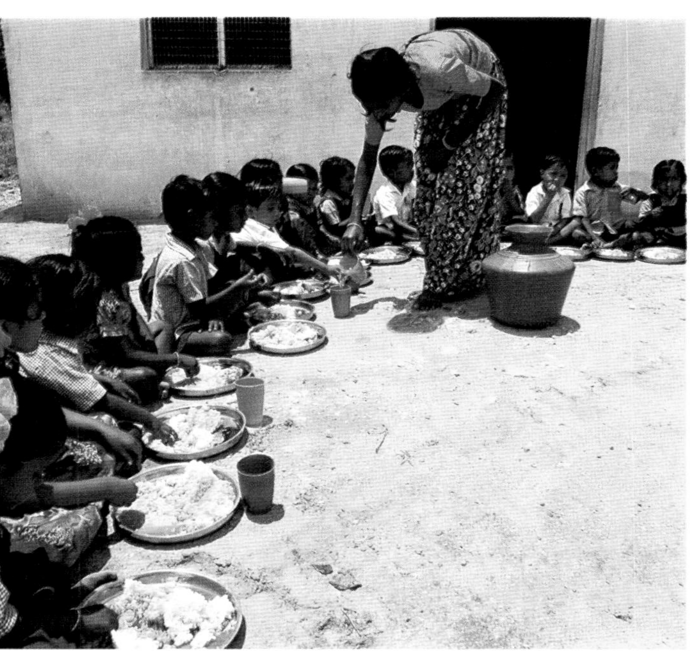

VEGETARIANA MA EQUILIBRATA *In India l'alimentazione è spesso vegetariana, associando verdure di vario genere, spezie, cereali e legumi. È la presenza costante di questi ultimi due gruppi di alimenti, sufficientemente ricchi di proteine e aminoacidi essenziali, che rende l'alimentazione vegetariana di questi popoli equilibrata, se viene assunta in quantità sufficiente.*

Con gli altri due tipi di dieta, quella latteo-vegetariana e quella ovo-latteo-vegetariana, è piú facile ottenere un apporto adeguato di tutti gli elementi nutritivi. Nei vegetariani di qualsiasi età, che consumano anche latte e derivati, non si riscontrano apparentemente particolari carenze o malattie.

Carenze alimentari e malattie nutrizionali sono state segnalate solo negli individui, soprattutto bambini, a dieta vegetariana stretta; in particolare, nei bambini minori ai due anni, è stata riscontrata una velocità di crescita ridotta rispetto al normale.

Va, comunque, precisato che queste osservazioni si riferiscono all'assenza di disturbi macroscopicamente evidenti, e non tengono conto di eventuali e piú fini alterazioni dei processi biochimici dell'organismo, che potrebbero essere importanti, per esempio, nel condizionare la velocità e il tipo di invecchiamento degli organi e dei tessuti del corpo. Inoltre non esiste alcuna prova che la dieta vegetariana garantisca una longevità e uno stato di salute superiori a quelli che vengono ottenuti grazie a un'alimentazione mista, vegetale e animale, bilanciata, proporzionata e con consumi controllati di grassi e proteine.

Infine oggi purtroppo non si può piú affermare che un'alimentazione vegetariana sia meno inquinata di quella mista: nella coltivazione e trasformazione dei vegetali si usano tante sostanze chimiche potenzialmente nocive quante quelle adoperate nell'allevamento degli animali e nella produzione dei cibi derivati.

Bisogna anche considerare che le discipline alimentari vegetariane sono prevalentemente di origine orientale (India, Nepal). Si sono dunque sviluppate in condizioni climatiche, sociali, economiche e culturali profondamente diverse dalle nostre e sono motivate spesso non solo da esigenze di igiene e salute ma anche da convinzioni filosofiche e religiose. Presso le popolazioni che seguono un'alimentazione vegetariana sono diffusi e praticati anche discipline mentali e corporee, meditazione, tecniche di massaggi e rilassamento, lo yoga, ecc, e a ciò probabilmente si devono attribuire molti dei meriti salutari riferiti invece alla dieta vegetariana. Anche nella nostra tradizione esiste un bagaglio di conoscenze e precetti igienico-sanitari da riscoprire, a cui far riferimento anche nell'alimentazione, per migliorare la salute del corpo e la qualità della vita. Rinunciare alla propria storia, per abbracciare superficialmente e acriticamente frammenti di tradizioni altrui, non è mai saggio. Bisogna, invece, partendo dalla propria cultura, cogliere suggerimenti e accettare conoscenze da tutte le altre culture per arrivare a una sintesi feconda del sapere umano.

# *I sapori nella medicina orientale*

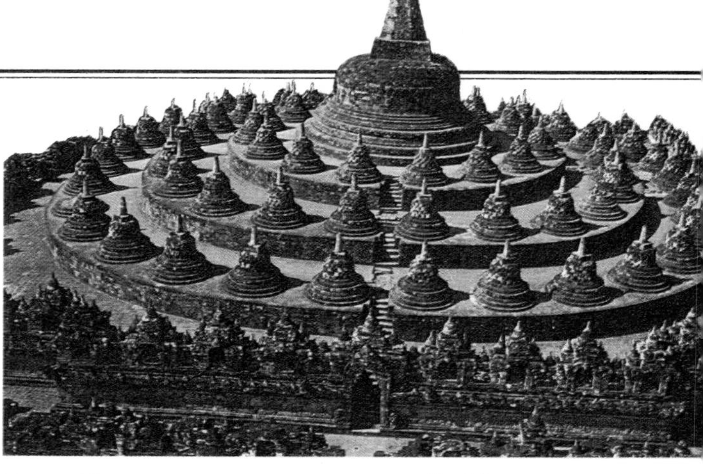

UNIVERSO DI SIMBOLI E CORRISPONDENZE *Cosí la conoscenza orientale si raffigura il mondo, attraverso lo stesso fascino concettuale che emana dalle teorie cinese e indiana sui sapori e sui loro rapporti con gli organi del corpo. E cosí appare il tempio-montagna di Borobudur, nell'isola di Giava, concreta visualizzazione architettonica dell'universo buddista circolare.*

Mentre la nostra medicina considera le sensazioni gustative provocate dalle varie sostanze come fenomeni fisico-chimici e ne giudica l'utilità solo in termini di apprendimento e di difesa dalle sostanze dannose, la medicina tradizionale orientale, sia quella cinese sia quella indiana, assegna al gusto e ai sapori una grande importanza nella fisiologia e nel trattamento delle malattie, ma soprattutto nella prevenzione e nel mantenimento della salute.

**La teoria cinese**

La medicina cinese indica cinque sapori fondamentali: *acido*, *amaro*, *dolce*, *piccante* e *salato*. Ogni sapore può a sua volta avere caratteristiche diverse: può essere caldo o freddo, *yin* o *yang* (tradotti in termini occidentali, lo yin indica le strutture dell'organismo, lo yang le sue funzioni), essere esterno, aggressivo, oppure profondo, nascosto. Secondo la teoria dei *cinque movimenti* dell'energia, a ciascun movimento corrisponde un sapore, alcuni organi e alcune funzioni. Avviene cosí che vi sia una particolare affinità fra ogni sapore e gli organi e le funzioni corrispondenti allo stesso movimento: il cibo con quel gusto sarà in grado di stimolarli se è assunto in giusta misura; ma se manca o predomina nell'alimentazione, gli stessi organi o funzioni ne verranno danneggiati.

L'acido, l'aspro ha affinità con il fegato, la colecisti, i muscoli, la vista, gli occhi, il sangue. L'amaro con il cuore, l'intestino tenue, le attività mentali, i vasi sanguigni, il senso del tatto, il sudore. Il dolce con lo stomaco, la milza, il pancreas, con la digestione, la distribuzione e la conservazione dell'energia assunta con il cibo, con il grasso e con tutti i tessuti di sostegno, con la bocca e il senso del gusto. Il piccante e in generale i sapori volatili hanno affinità con i polmoni, con l'intestino crasso, con la distribuzione dei liquidi ai tessuti, con il salire e scendere dell'energia, con il naso, l'odorato, l'emissione della voce, la pelle e i peli. Il salato ha affinità con i reni, la vescica, la formazione e l'escrezione delle urine, l'udito e le orecchie, la conservazione dell'energia ereditaria primigenia, la funzione sessuale, le ossa, il midollo, il cervello.

Una corretta nutrizione deve favorire un giusto equilibrio fra tutti i sapori: nessuno deve prevalere, nessuno deve mancare. I sapori non hanno solo valore di per se stessi, ma conta anche il risultato dei sapori che si mescolano nelle varie preparazioni. Un piatto di gusto equilibrato, che però non annoveri tra i suoi componenti un certo sapore, sarà comunque privo di quel sapore per quanto riguarda l'effetto energetico, mentre un sapore nascosto ma presente avrà comunque un effetto energetico. Per esempio, se si dolcifica un succo aspro, anche se non è piú avvertibile il sapore originale, tuttavia esso sarà presente e potrà esplicare il suo effetto, pur se in maniera attenuata.

Alcuni sapori hanno effetto *sinergico*, cioè si potenziano a vicenda, altri *contrastante*, ossia l'uno attenua o annulla l'effetto dell'altro. Questa azione reciproca dipende anche dalle caratteristiche secondarie dei sapori: due sapori caldi mescolati avranno effetto riscaldante maggiore; un sapore caldo mescolato con uno freddo avrà effetto minore o addirittura opposto qualora prevalga il freddo. Un sapore aspro volatile mescolato con uno aspro profondo avrà effetto sia sulle strutture e funzioni esterne sia su quelle interne; un sapore volatile da solo avrà effetto prevalente sulle parti piú esterne mentre uno profondo agirà sugli organi e sulle funzioni profonde; e cosí via.

In generale, combinando l'amaro con l'aspro prevarrà l'effetto del primo, e cosí combinando il dolce con l'amaro, il piccante con il dolce, il salato con il piccante, l'aspro con il salato. L'aspro toglie forza al piccante: se un cibo è troppo piccante potete attenuarlo con qualche goccia di limone. L'amaro toglie forza al salato e il piccante all'amaro (ecco perché a certe bevande, a base amara, si aggiungono una o due gocce di tabasco o un poco di paprica), il salato al dolce (le torte e i dolci, in generale, si devono salare pochissimo).

Per quanto riguarda le caratteristiche secondarie dei sapori, il dolce non è mai caldo né freddo ma intermedio, non può essere yang perchè il suo carattere yin è prevalente, non può essere superficiale né volatile e perciò esplica sempre azione profonda. L'aspro e il piccante sono sempre caldi e hanno caratteristiche di tipo yang, però possono essere piú o meno volatili. L'amaro, di per sé yang, può esserlo in gradi diversi, a seconda che sia un amaro caldo o freddo; di solito non è volatile né leggero, tende perciò ad agire sull'interno. Il salato può essere caldo o freddo, yin o yang, non è mai volatile né leggero e agisce sul profondo, anzi sulle funzioni e strutture piú essenziali.

Come si è detto, in termini occidentali lo yin corrisponde al profondo, alle strutture portanti dell'organismo; lo yang, invece, corrisponde all'attività, alla funzione, all'esteriorità dei fenomeni. Perciò il sapore dolce favorisce la costruzione delle strutture e arricchisce le riserve di energia calorica. L'aspro e il piccante migliorano il movimento, la funzione, l'esteriorizzazione delle energie anche psichiche, e forniscono gli stimoli necessari all'utilizzazione dell'energia accumulata con la nutrizione. L'amaro può agire nei due sensi, sia sulle strutture sia sulle funzioni. Il salato è l'indispensabile complemento di tutti i sapori poiché agisce sulle riserve e sulle funzioni dell'energia ereditaria primigenia (e senza questa forza nulla avviene e nulla si compie).

Le caratteristiche secondarie dei sapori sono molto importanti anche per armonizzare il cibo e le bevande con le stagioni: nei climi freddi dovranno prevalere i sapori che favoriscono l'accumulo di energia all'interno, come il dolce e il salato; nei climi caldi quelli che aiutano la dispersione all'esterno: il piccante se il caldo è umido, l'aspro se è secco.

Dei sapori si deve tener conto anche nella composizione delle tisane che, a esclusione delle molte qualità di tè, sono sempre preparate come decotto. Nella medicina cinese si fa molto uso anche di oli essenziali che sfruttano le qualità volatili delle sostanze e anche in questo caso le proprietà dei sapori devono essere rispettate. Le piú famose di queste preparazioni sono i balsami per uso esterno, come il *balsamo di tigre*, che esistono sia in pomata sia liquidi. I balsami per uso interno esplicano un'azione molto interessante sulle affezioni climatiche ma sono piú difficilmente reperibili.

## La teoria indiana

La medicina ayurvedica parla di sei sapori (*Rasa*): *dolce, salato, amaro, acido, piccante* e *astringente*. E per sapore non intende soltanto la sensazione gustativa che ogni sostanza produce quando viene a contatto con l'organo del gusto, ma una serie di caratteristiche attribuibili a quel sapore, che si traducono in precisi effetti sull'organismo. In altre parole la medicina ayurvedica dice a cosa servono i sapori. Ne indicheremo, in sintesi, le caratteristiche e gli effetti.

L'azione principale di ogni sapore si esplica sui tre *Dosha*, i componenti funzionali dell'organismo, cioè *Vayu* il motore, *Pitta* l'energia, *Kapha* la sostanza. Ogni sapore aumenta o diminuisce ciascuno dei tre Dosha. Quindi una alimentazione equilibrata non dovrebbe escludere nessuno dei sei sapori: una dieta in cui prevalgano uno o due di essi a danno degli altri può portare a uno squilibrio fra i Dosha e alla malattia. Secondo gli stessi principi le indicazioni dietetiche, che vengono date dalla medicina ayurvedica in caso di malattia, prescrivono di ridurre alcuni sapori e incrementarne altri a seconda della costituzione dell'individuo e del suo stato di salute – quindi di equilibrio relativo fra i tre Dosha – in quello specifico momento.

Per esempio, una persona di costituzione Kapha, che sia recentemente ingrassata, si senta pigra, infreddolita, soffra di nausea e sonnolenza, presenta segni di uno squilibrio fra i tre Dosha con eccesso di Kapha. Se questa persona si alimenta prevalentemente di cibi che a loro volta aumentano Kapha, cioè cibi dal sapore dolce come cereali, latticini, zuccheri, miele, la sua condizione peggiorerà. L'alimentazione di questa persona dovrà, invece, includere cibi di sapore piccante e amaro che hanno un'azione riducente su Kapha.

Per quanto riguarda le funzioni dei sapori, quello salato stimola tutti i processi digestivi, dalla secrezione di saliva alla digestione vera e propria, oltre a stimolare l'attività dei fluidi dell'organismo. Anche il sapore acido ha un'azione stimolante su tutta l'attività del sistema digerente. Un eccesso di cibi salati e acidi, però, provoca bruciori, indebolimento dei denti e dei capelli, infiammazioni. Il sapore astringente controlla le perdite di liquidi dall'organismo, quindi guarisce la diarrea, ma, se in eccesso, provoca secchezza, stipsi, sete e problemi della motilità. L'amaro migliora l'appetito, rafforza la muscolatura e mantiene asciutto il corpo. Il piccante stimola tutte le secrezioni, asciuga l'eccesso di fluidi, contrasta la stanchezza e l'obesità, inoltre guarisce le ulcere e migliora l'appetito. Ma ambedue i sapori, amaro e piccante, se presenti in eccesso nell'alimentazione, causano debolezza, svenimenti, vertigini, problemi agli occhi.

Il sapore cosí come è percepito in bocca non è l'unico attributo del cibo secondo la medicina ayurvedica: dopo la digestione alcune sostanze cambiano sapore cioè acquisiscono effetti diversi, anche opposti a quelli che ci saremmo immaginati. Il sapore successivo alla digestione viene chiamato con un nome differente, non piú Rasa, bensí *Vipaka*. Il miele, per esempio, indubbiamente dolce al palato, assume Vipaka piccante dopo la digestione; i semi di senape sono amarognoli, ma diventano anch'essi di Vipaka piccante. In genere, i sapori dolce e salato diventano dolci; quelli amari, piccanti e astringenti diventano piccanti mentre l'acido rimane tale, anche se le eccezioni sono molte.

In conclusione l'importanza dei sapori, prima e dopo la digestione, è tale nella medicina ayurvedica che non solo le indicazioni dietetiche ma l'intera farmacologia sono basate sulla loro presenza e sulla loro azione, e i farmaci vengono scelti anche in base al loro sapore dominante.

LA TEORIA DEI SAPORI NELLA MEDICINA CINESE *Seguendo la teoria dei cinque movimenti, ciascun sapore corrisponde a un organo, nel senso che una giusta quantità di acido gioverà al fegato, di amaro al cuore, ecc. Per contro, sia un eccesso sia una carenza di acido nuoceranno al fegato, di amaro al cuore, ecc.*

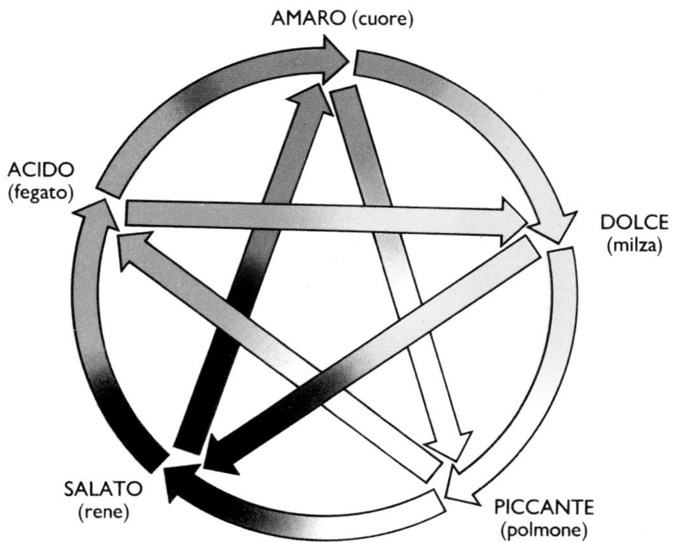

# *La riproduzione e la vita sessuale*

*Nell'unione sessuale l'uomo e la donna raggiungono la piú intensa espressione della loro vitalità: la possibilità di uno scambio cosí profondo di energie con un altro essere, e l'eventuale scoccare della scintilla vitale da cui originerà un figlio, costituiscono i momenti piú preziosi e irrinunciabili della vita di ogni essere umano.*

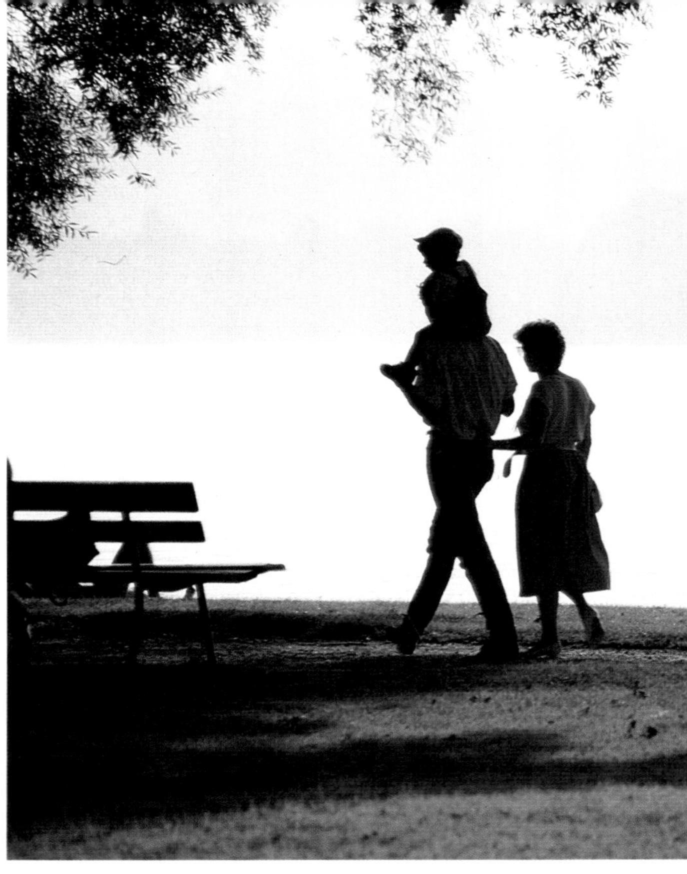

IL LEGAME DI COPPIA *Nelle diverse epoche e civiltà i costumi sociali sono molto diversi: monogamia o poligamia, matrimonio inscindibile o divorzio facile. Tuttavia, in ogni epoca e ovunque, l'unione tra l'uomo e la donna valica i confini del tempo e i tabú culturali, rinnovandosi a tutte le età.*

Nell'animale, il comportamento sessuale è un comportamento istintivo, legato all'istinto di conservazione della specie. Secondo la definizione di comportamento istintivo, esso dipende dal codice genetico dell'individuo e della specie cui questi appartiene; è un comportamento irrinunciabile ed essenziale alla sopravvivenza; è preceduto da un caratteristico comportamento appetitivo, ossia da una serie di atti ed emozioni che ne denunciano l'appetito o desiderio.

Nell'uomo, "animale culturale" secondo la definizione dell'etologo Danilo Mainardi, le sovrapposizioni socio-culturali hanno influito cosí profondamente e tanto a lungo sui comportamenti sessuali da condizionarne e trasformarne le manifestazioni istintive, cosí che queste oggi sono difficilmente individuabili.
Lo stabilire ciò che è istintivo e ciò che è frutto di tradizioni e credenze culturali, talvolta molto antiche, risulta difficile e dà adito a diverse o addirittura opposte interpretazioni. Ne sono nate accese discussioni e diatribe da parte degli studiosi nelle diverse discipline connesse al comportamento umano. Le convinzioni filosofiche, scientifiche e religiose del tempo o dei singoli scienziati hanno influito profondamente sulle teorie via via enunciate e sostenute, spesso contrastanti e talora totalmente opposte. Infatti, mentre nessuno ha mai negato che il desiderio di cibo cosí come la necessità di sonno esprimano dei bisogni fondamentali alla sopravvivenza, l'istinto di difesa-aggressione e quello sessuale sono stati piú volte negati o rinnegati, divenendo oggetto di giudizio morale piuttosto che essere serenamente accettati e valutati come componenti essenziali della natura umana.

Il comportamento sessuale è strettamente legato all'organizzazione della società, all'allevamento della prole, all'organizzazione della famiglia come nucleo primitivo e portante della vita associativa. La monogamia o la poligamia, la fedeltà all'interno della coppia, non riguardano solo il singolo individuo, ma influenzano l'intera comunità e, all'inverso, dipendono da molteplici situazioni esterne quali la disponibilità di risorse alimentari ed economiche, l'organizzazione politico-sociale della comunità, la natura del territorio, la scarsità o l'eccesso di popolazione, ecc. Da qui nascono norme morali e religiose, leggi e decreti che interferiscono con il comportamento individuale, talvolta per regolarlo e contenerlo nelle giuste proporzioni, ma altre volte soffocandolo o distorcendolo in maniera dannosa per la salute fisica e mentale.

Nelle società greca e romana le norme di comportamento sessuale erano volte soprattutto alla difesa della famiglia, ma la sessualità, sia maschile sia femminile, era riconosciuta come facente parte degli istinti naturali dell'umanità. Dal Medioevo fino all'Ottocento puritano, la sessualità fu vista come "animalesca", indegna dell'uomo, respinta e rinnegata, provocando profondi turbamenti e deviazioni di comportamento sia nei singoli individui sia in diversi gruppi sociali. Nel nostro secolo, l'avvento della psicanalisi di Freud e la piú recente "rivoluzione sessuale" hanno apparentemente spazzato via gli antichi pregiudizi. Tuttavia, da un

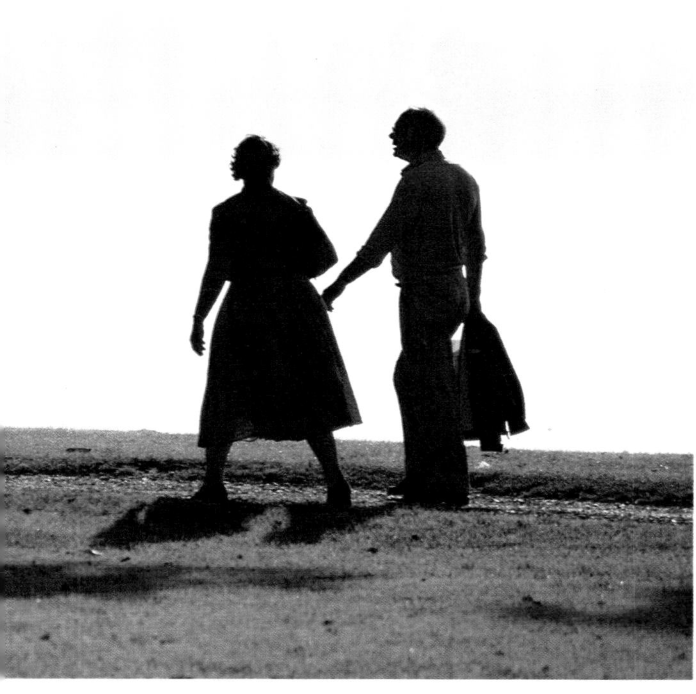

punto di vista medico, la promiscuità sessuale e gli eccessi sono altrettanto dannosi e portano con sé rischi concreti per la salute degli individui e della società; rischi uguali, se non maggiori, di quelli provocati dal rinnegare la sessualità.

**La sessuologia come scienza.** Dopo tanti secoli in cui di sesso si parlava ben poco e per condannarlo, oggi se ne occupano medici, psicologi, psicanalisti, sociologi, biologi, etologi, oltre naturalmente a filosofi e teologi. Tanto che, in anni recenti, nasce la *sessuologia*, ossia la scienza che studia il comportamento sessuale: scienza giovane che raccoglie in sé tutti i contrasti, ed è ancora lontana dall'enunciare teorie che soddisfino la maggior parte dei propri cultori. I quali, a loro volta, sono uomini e donne che non possono prescindere né dalle proprie convinzioni culturali né dalle proprie esperienze individuali.

Secondo un'antica definizione indiana, saggio è colui che ha tutto sperimentato e tutto superato: se applichiamo la stessa definizione alla scienza, questa sarà tanto piú vicina alla verità quante piú teorie avrà enunciate e sperimentate. Nel caso della sessuologia, trattandosi di una scienza tuttora in fase di sperimentazione e di discussione, non può offrirci certezze, ma spunti e stimoli alla ricerca di una verità individuale, la piú possibile scevra di idee preconcette e di sovrastrutture socio-culturali.

Anche in questo campo le medicine naturali, specie quelle tradizionali tanto piú antiche, ci offrono delle valide teorie; perciò può essere utile rivolgersi alla loro antica e sperimentata saggezza. Le medicine orientali, infatti, hanno studiato il comportamento sessuale sia in quanto parte indispensabile al mantenimento o al miglioramento della salute, sia come presupposto alla procreazione di individui forti e sani.

**Sessualità maschile e sessualità femminile.** Le differenze nel comportamento sessuale maschile e femminile sono reali, profonde, fisiologiche, oppure soprattutto culturali, apprese? Per rispondere meglio a questa domanda e per favorire la comprensione della natura stessa della sessualità è necessario addentrarsi un poco nell'argomento e considerare le profonde trasformazioni che differenziano il sesso femminile da quello maschile fin dall'infanzia, e che, in gran parte, determinano e spiegano il comportamento sessuale degli individui.

## La differenziazione tra i sessi

Durante i primi anni di vita, le differenze tra i sessi sono prevalentemente di tipo culturale, essendovi poche differenze nella fisiologia del maschio e della femmina. Tuttavia è importante tener presente che il maschio è piú fragile della femmina e che la mortalità infantile di conseguenza è piú alta nei maschi che nelle femmine. La grande differenza si stabilisce quando inizia la pubertà, la cui comparsa è piú precoce nella femmina che nel maschio.

È a quest'età, tra il settimo e il nono anno di vita, che la donna ha la prima, piccola crisi ormonale: da questo momento in poi, per tutta la durata della vita, la sua evoluzione fisica e psichica sarà diversa da quella del maschio. La bambina inizia a mostrare i primi segni di femminilità e il suo corpicino acquista delle curve diverse perché entra nell'età "matriarcale". Anche sul piano psichico le differenze tra i sessi divengono piú evidenti che nell'infanzia e i comportamenti cambiano in conseguenza.

È un momento delicato nella vita di una bimba, la quale improvvisamente diviene conscia delle proprie trasformazioni e della propria crescita, e necessita di molta attenzione e accortezza da parte dei genitori. Un maschietto coetaneo ha bisogno soprattutto di una vita sana e sportiva che favorisca il suo sviluppo corporeo e ne rinforzi la massa muscolare. È meno conscio di sé della femmina, perché sarà l'ingresso piú tardi nell'età pubere, ossia nell'adolescenza, a risvegliarne l'autocoscienza. Tuttavia anche la psiche maschile inizia a trasformarsi, assumendo un *habitus* proprio, e attraverso

*(segue a pag. 152)*

# *Apparato genitale femminile*

Gli organi dell'apparato genitale femminile hanno il compito di produrre le cellule uovo, di permetterne l'incontro con gli spermatozoi per la fecondazione, di accogliere il feto durante la gravidanza e di consentire il parto. Gli ormoni prodotti dalle ovaie stabiliscono le caratteristiche sessuali e fanno in modo che l'intero organismo riesca a far fronte alle esigenze e ai problemi della gravidanza.

**Genitali esterni.** Sono costituiti dalla *vulva*, un insieme di strutture cutanee e ghiandolari che racchiudono e proteggono l'ingresso ai genitali interni (*meato vaginale*) e il *meato uretrale*, ossia lo sbocco delle vie urinarie. Esternamente la vulva è formata dalle *grandi labbra*, che si continuano in alto con il *monte di Venere*, cuscinetto adiposo al di sopra del pube. Questo è diviso in mezzo da un'articolazione, *la sinfisi pubica*, che nella fase terminale della gravidanza si rilascia per facilitare il parto.

Le *piccole labbra*, piú interne, proteggono lateralmente il vestibolo della vagina. Prima della pubertà sono poco sviluppate cosicché le bambine vanno soggette a infezioni e infiammazioni vaginali da corpo estraneo (sabbia, terra o anche piccoli pezzi di giocattoli). All'interno del vestibolo della vagina è situato il *meato uretrale*. Tra le piccole labbra e l'imene si trovano gli orifizi del condotto delle *ghiandole di Bartolino* che, assieme ad altre strutture minori, favoriscono la lubrificazione della vagina con la loro secrezione mucosa.

L'*imene* (si vedano le figure nella pagina a fianco) è una sottile membrana mucosa che separa la vagina dal vestibolo: può variare nello spessore, nella dimensione e nella forma (anulare, sepimentata, cribrosa, ecc.). Dopo il rapporto sessuale e la gravidanza ne rimangono solo i resti.

**Genitali interni.** La *vagina* è un condotto rivestito di mucosa posto davanti al retto e dietro la vescica e l'uretra: grazie ai suoi muscoli di sostegno e al suo tessuto elastico è in grado di contrarsi e dilatarsi notevolmente. Il tessuto che tappezza la vagina subisce grandi modificazioni causate dalle diverse concentrazioni degli ormoni sessuali nel sangue durante il ciclo mestruale: nella gravidanza il tessuto vaginale si ispessisce e tende a diventare piú resistente, preparandosi al passaggio del bambino al momento del parto; con la menopausa, cioè con la cessazione della funzione ovarica e con la conseguente diminuzione della secrezione ormonale, diventa molto piú sottile.

L'*utero* è l'organo della gestazione, accoglie l'uovo fecondato e ne consente lo sviluppo dallo stadio embrionale a quello fetale: la muscolatura liscia delle sue pareti è molto sviluppata e contraendosi determina il parto. Lungo circa 8 cm e largo 5-6 cm, è situato nel piccolo bacino tra vescica e retto e ha una forma a pera in cui si riconoscono un corpo e un collo (cervice) rivolto verso la vagina. Di norma l'asse longitudinale dell'utero forma con la vagina un angolo aperto in avanti (anteversione fisiologica), ma le retroversioni uterine sono frequenti.

Le *trombe* (o *tube*) *uterine*, dette di *Falloppio*, sono due canali muscolari lunghi 12 cm circa, a forma di tromba, che partono dall'angolo superiore dell'utero e raggiungono l'ovaio: è qui che la cellula uovo viene fecondata dallo spermatozoo il quale vi arriva grazie alla propria struttura mobile. Successivamente le contrazioni della parete tubarica favoriscono la progressione verso il basso dell'uovo fecondato perché possa impiantarsi nell'utero.

Le *ovaie* sono due organi situati contro la parete laterale del piccolo bacino: hanno la forma di una grossa mandorla, producono le cellule uovo e gli ormoni sessuali femminili (gli *estrogeni* e il *progesterone*). Nel periodo fertile hanno una superficie irregolare per la presenza dei follicoli, ciascuno dei quali, durante il ciclo mestruale, evolve e si trasforma in cellula uovo che al momento dell'ovulazione viene espulsa nella tromba uterina. Questi processi di trasformazione sono sostenuti dagli ormoni prodotti dall'*ipofisi*, una ghiandola situata alla base del cervello.

Gli *ormoni ovarici* determinano modificazioni periodiche dell'apparato genitale femminile che costituiscono il ciclo mestruale. Un ciclo dura in media 28 giorni, a partire dal primo giorno del flusso. Vengono distinte due fasi successive: la *fase preovulatoria*, che corrisponde a un aumento di estrogeni nel sangue, è il periodo di rigenerazione, di sviluppo e ispessimento della mucosa uterina (endometrio) e dura 14 giorni fino all'ovulazione. L'alto tasso di estrogeni fa aumentare le contrazioni uterine: una mancata coordinazione nella contrazione uterina può causare dolore. Fa seguito la *fase postovulatoria* nella quale si ha un aumento del progesterone che permette lo sviluppo delle ghiandole e dei vasi sanguigni dell'endometrio. Verso il ventiseiesimo o il ventottesimo giorno del ciclo si hanno la regressione e la desquamazione dell'endometrio a causa della caduta del tasso ormonale, e quindi la mestruazione. La secrezione periodica di questi ormoni ovarici è regolata dall'ipofisi.

Gli estrogeni sono ormoni molto potenti, se si considera che si trovano a una concentrazione di milionesimi di grammo per millilitro di sangue: hanno enorme importanza non solo per l'ovulazione, ma anche per lo sviluppo fisico e sessuale dell'intero organismo e per il suo mantenimento. Il progressivo aumento di estrogeni durante l'adolescenza provoca anche un'accelerazione della crescita ossea; inoltre questi ormoni regolano la crescita dei peli e lo stato della pelle, aumentano la quantità di zuccheri nel sangue e la costruzione delle proteine nelle cellule, favoriscono la ritenzione dei liquidi corporei e influiscono sull'equilibrio idrosalino.

Durante la gravidanza si assiste a un aumento nella produzione di estrogeni e questi effetti sono ancora piú evidenti: il feto, per il suo nutrimento, attinge direttamente dalle riserve mobilizzate da questi ormoni nell'organismo materno che si prepara, anche nella sua struttura, a nutrire il feto, a tollerarlo per nove mesi e a partorirlo con il minimo rischio per la madre. Si ricordi, inoltre, che i cambiamenti psicologici ed emotivi che avvengono durante l'adolescenza e dopo la menopausa possono essere influenzati in una certa misura dalla secrezione di questi ormoni.

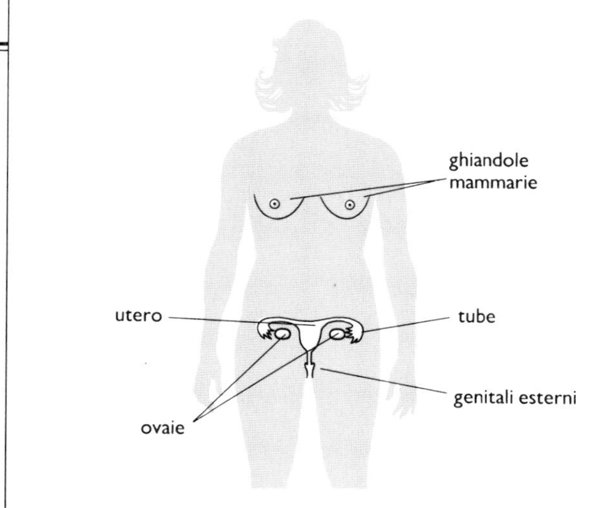


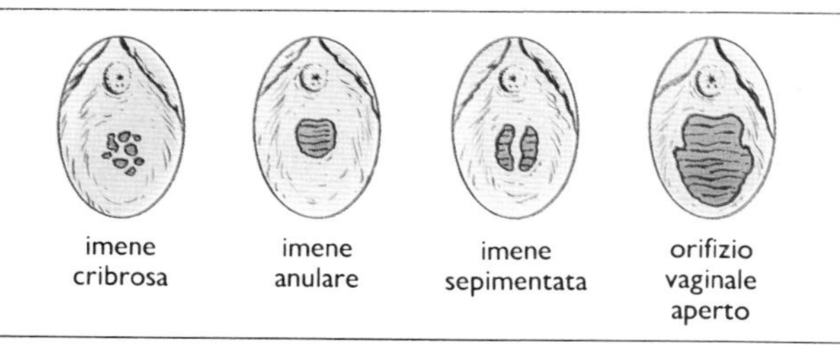


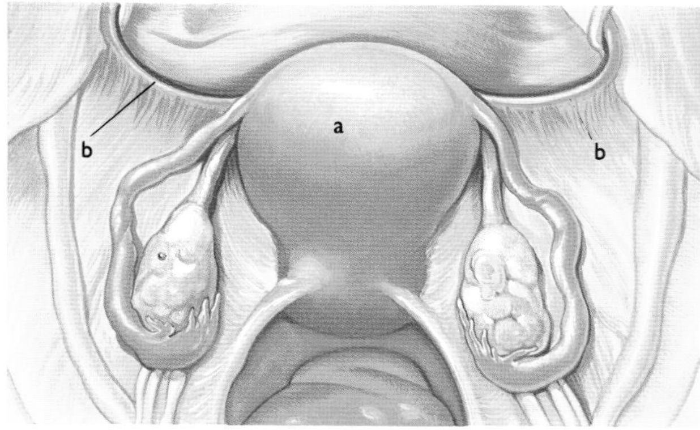


LE STRUTTURE GENITALI FEMMINILI VISTE DALL'INTERNO
*Il corpo dell'utero (a) è piegato in avanti, verso la vescica, a formare* l'anteversione fisiologica. *Sostenuto da grossi legamenti (b) che lo fissano pur garantendone la mobilità, è formato da spesso tessuto muscolare che assottigliandosi consente all'utero di aumentare molte volte il suo piccolo volume per contenere uno o più feti maturi. All'interno è ricoperto dall'*endometrio.

UTERO: consta di un *corpo* e un *collo* (cervice) rivolto verso la vagina: è lungo circa 8 cm e largo 5-6 cm. Lo sviluppo dell'utero precede di circa un anno il *menarca*, il primo flusso mestruale che rappresenta la maturità sessuale della femmina.

OVAIE: a forma di una grossa mandorla, sono lunghe da 2,5 a 5 cm, larghe da 1,5 a 3,5 cm. All'epoca della pubertà contengono circa 300.000 *cellule germinali*, di cui solo poche centinaia arrivano alla maturazione trasformandosi in *oocita* ossia cellula-uovo. Se l'uovo viene fecondato andrà ad impiantarsi nella parete uterina dove si sviluppa, altrimenti viene espulso. Le ovaie producono gli ormoni sessuali femminili: gli *estrogeni* e il *progesterone*.

TROMBE UTERINE (o *tube uterine* o di *Falloppio*): sono due sottili canali muscolari, lunghi circa 12 cm. che derivano il nome dalla loro forma. Si staccano dall'angolo superiore dell'utero e raggiungono l'ovaio, accanto a cui si aprono per accogliere l'uovo che ne fuoriesce. Le tube si contraggono per aiutare la discesa verso l'utero dell'uovo fecondato.

VESCICA URINARIA

SINFISI PUBICA

MONTE DI VENERE: regione triangolare del pube costituita da un cuscinetto adiposo ricoperto di peli ricciuti.

CLITORIDE: organo erettile cilindrico, si trova sotto il pube. È formato da due radici situate in profondità, dal corpo e dal glande. Esternamente è visibile solo il glande.

PICCOLE LABBRA: pieghe cutanee pigmentate, lateralmente circondano il vestibolo della vagina e anteriormente racchiudono il clitoride. Nella loro cute sono contenute delle ghiandole sebacee.

COLLO DELL'UTERO O CERVICE

MEATO URETRALE: è l'apertura esterna delle vie urinarie, situato all'interno del vestibolo della vagina, sotto il clitoride.

INTESTINO

VAGINA: costituita da tessuto molto elastico, rivestito di mucosa, si può contrarre o dilatare fino a lasciar passare il feto alla nascita. La sua superficie interna presenta numerosi rilievi e rughe.

GRANDI LABBRA: due grosse pieghe cutanee che delimitano un'apertura, la *rima vulvare*. Sono ricoperte di peli.

IMENE: sottile membrana mucosa che separa la vagina dal vestibolo.

# Apparato genitale maschile

L'apparato genitale maschile è costituito dai genitali esterni, dai testicoli, dalle vie spermatiche e dalle ghiandole annesse.

**Genitali esterni.** I *genitali esterni* sono il pene e lo scroto. Il *pene* è un organo erettile in cui si distingue una porzione fissa (*radice*), una porzione cilindrica mobile (*corpo*) e un'estremità ingrossata chiamata *glande*. Allo stato di flaccidità il glande è ricoperto da una piega cutanea (*prepuzio*). Nello spazio virtuale tra glande e prepuzio può accumularsi lo *smegma*, una sostanza contenente sebo e cellule epiteliali desquamate. Il pene è costituito da due *corpi cavernosi* e dal *corpo spongioso* dell'*uretra*, formazioni erettili capaci di aumentare il proprio volume e la propria consistenza in seguito a un iperafflusso dei loro vasi sanguigni: questo tessuto è paragonabile a una spugna solcata da lacune a forma irregolare.

Durante l'erezione il pene aumenta di lunghezza, volume e consistenza in maniera variabile da individuo a individuo e il glande risulta cosí privato del suo rivestimento cutaneo prepuziale.

Lo *scroto* è il sacco in cui sono contenuti i testicoli. È formato da cute e da un rivestimento interno situato sotto la parte centrale del pube (*sinfisi pubica*). Un setto mediano lo suddivide in una cavità destra e in una cavità sinistra, in ciascuna delle quali è contenuto il rispettivo testicolo. Lo scroto può variare nella forma e nelle dimensioni secondo l'età e altri fattori quali la temperatura, gli stati emotivi e le malattie: nel bambino è piuttosto consistente; nell'adulto si allunga, è piú mobile e piú molle; nel vecchio tende a diventare flaccido.

I *testicoli* sono organi di forma ovale situati nella borsa scrotale: in genere il testicolo sinistro è in una posizione leggermente piú bassa del destro. L'asse maggiore di questo organo è diretto in basso posteriormente e obliquamente e misura 3 cm circa. Ogni testicolo è formato dai *tubuli seminiferi contorti* circondati da gruppi di cellule (*cellule di Leydig*) che secernono ormoni, ed è avvolto da una capsula fibrosa denominata *tonaca albuginea*. I tubuli seminiferi contorti sono lunghi dai 30 ai 50 cm ed è nei tubuli che avviene la spermatogenesi, vale a dire lo sviluppo e la maturazione degli spermatozoi. Le cellule di Leydig, invece, producono l'ormone testosterone, da cui dipendono il modello comportamentale maschile e lo sviluppo delle caratteristiche sessuali secondarie quali la distribuzione dei peli, il tono della voce, la struttura delle masse muscolari, lo sviluppo del pannicolo adiposo, ecc.

**Vie spermatiche.** Nella parte centrale (*mediastino*) del testicolo, i *tubuli retti* rappresentano l'inizio delle vie spermatiche: essi si uniscono tra loro per formare la *rete del testicolo* da cui si dipartono dieci o quindici *condotti efferenti* attraverso cui gli spermatozoi raggiungono la testa dell'*epididimo*. L'epididimo è un canale tortuoso che, svolto, misura sei metri in lunghezza, compreso in un

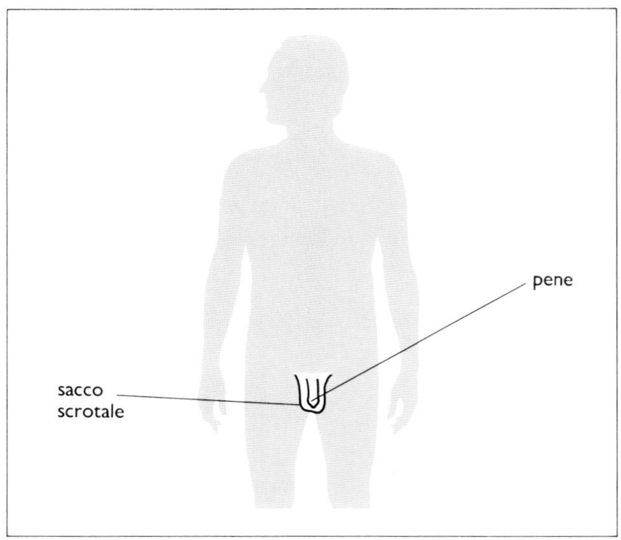


tessuto connettivo denso, che sormonta a mo' di cappuccio il testicolo stesso. Dalla coda dell'epididimo origina il *condotto deferente* che, dopo un lungo tragitto, raggiunge la base della prostata riunendosi con le vescichette seminali per formare il *condotto eiaculatore*.

**Ghiandole dell'apparato genitale maschile.** Le ghiandole che secernono il liquido seminale nel quale sono contenuti gli spermatozoi sono *la prostata*, le *vescichette seminali* e le *ghiandole bulbo-uretrali di Cowper*.

La *prostata* è un organo che pesa circa 20 g ed è situato al di sotto dell'orifizio della vescica urinaria, dietro la sinfisi pubica e davanti all'ampolla rettale. A forma di castagna, circonda l'uretra posteriormente: per questo qualsiasi ingrandimento della prostata può comportare un'ostruzione al flusso dell'urina. La secrezione prostatica costituisce la parte principale dello *sperma* che è un liquido lattiginoso contenente, tra l'altro, proteine, acido citrico, enzimi, colesterolo ed elettroliti.

Le *vescichette seminali*, a forma di sacco, sono localizzate dietro la parete posteriore della vescica e davanti al retto: partecipano alla secrezione del liquido seminale apportando fruttosio. Il condotto deferente e il condotto della vescichetta si uniscono nel *condotto eiaculatore* che entra nella prostata e che sfocia nell'uretra comune.

Le *ghiandole bulbo-uretrali di Cowper*, due piccoli corpi sferici di circa 1 cm, si trovano a livello del diaframma urogenitale, posteriormente all'uretra, e secernono durante l'eiaculazione un liquido ricco di glicoproteine. Il liquido seminale prodotto da queste ghiandole serve per veicolare, mantenere e attivare gli spermatozoi. La secrezione della prostata e delle vescichette seminali dipende dalla produzione di testosterone dei testicoli ed è sotto il controllo del sistema nervoso parasimpatico.

DOVE SI FORMANO GLI SPERMATOZOI *Nell'ingrandimento qui a fianco, nella pagina a fronte, si vede la sezione di un* tubulo seminifero *al cui interno si formano gli spermatozoi, staccandosi dalle* cellule germinali *giunte a maturazione.*

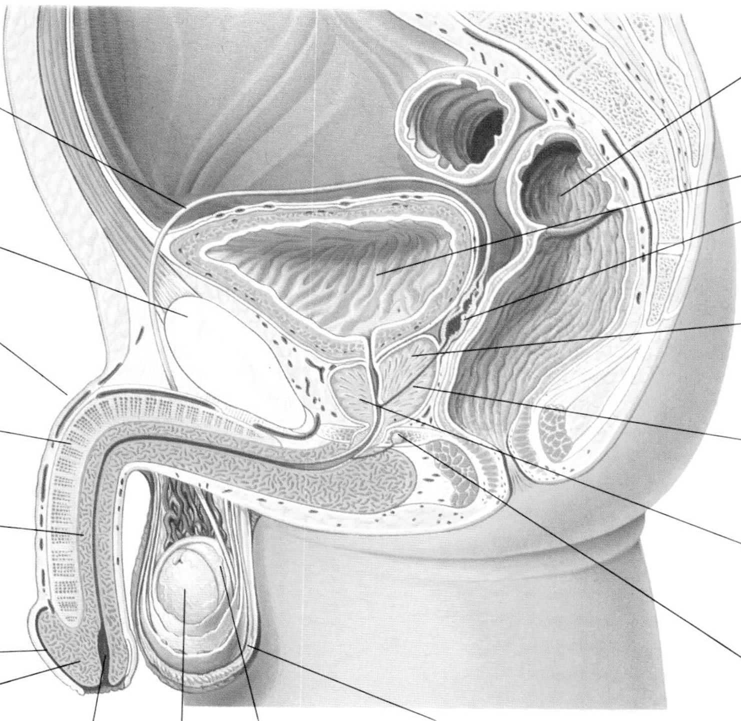

CONDOTTO DEFERENTE: inizia nella cavità scrotale, passa il pube e raggiunge la parte posteriore della vescica.

PUBE

PENE

CORPO CAVERNOSO: tessuto simile a una spugna che si riempie di sangue durante l'erezione.

CORPO SPONGIOSO DELL'URETRA: simile al corpo cavernoso per struttura e funzione, è però piú soffice, proteggendo e assicurando la pervietà dell'uretra.

PREPUZIO

GLANDE

MEATO URETRALE

TESTICOLO

EPIDIDIMO

SCROTO: formato da cute e da un rivestimento interno, è diviso in due parti da un setto. Contiene i testicoli.

INTESTINO

VESCICA URINARIA

VESCICHETTE SEMINALI: partecipano alla produzione del liquido seminale.

PROSTATA: grossa ghiandola la cui secrezione costituisce la parte principale del liquido seminale, è situata alla base della vescica e circonda l'uretra.

CONDOTTO EIACULATORE: dalle vescicole seminali attraversa la prostata e sbocca nell'uretra.

URETRA: dalla vescica termina alla punta del pene con il meato uretrale, passando attraverso la prostata.

GHIANDOLE DI COWPER: secernono una parte del liquido seminale.

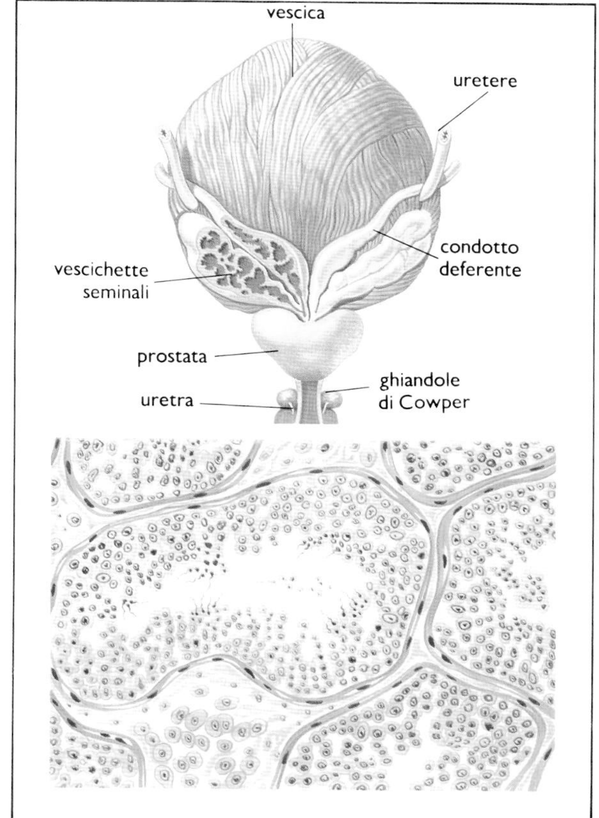


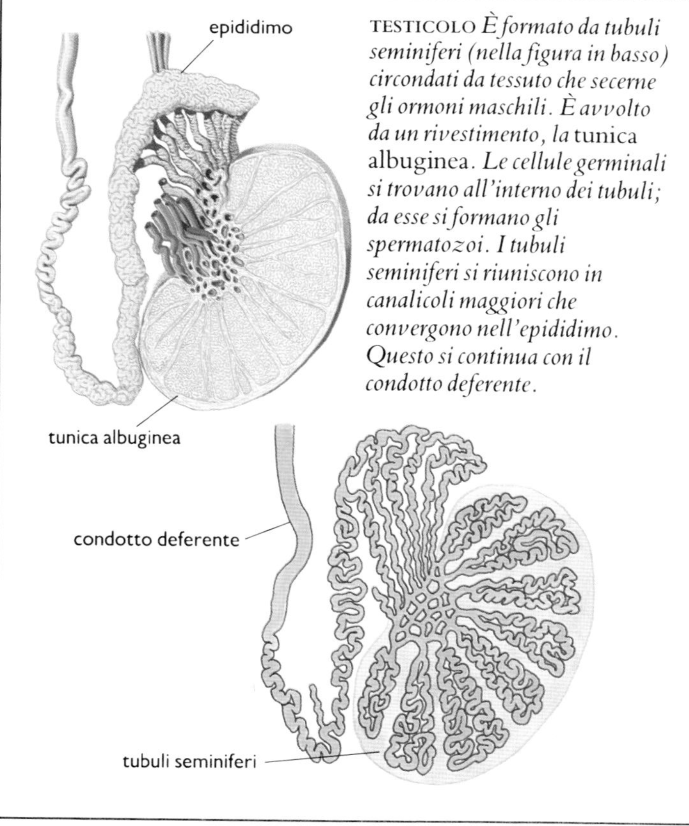


TESTICOLO *È formato da tubuli seminiferi (nella figura in basso) circondati da tessuto che secerne gli ormoni maschili. È avvolto da un rivestimento, la* tunica albuginea. *Le cellule germinali si trovano all'interno dei tubuli; da esse si formano gli spermatozoi. I tubuli seminiferi si riuniscono in canalicoli maggiori che convergono nell'epididimo. Questo si continua con il condotto deferente.*

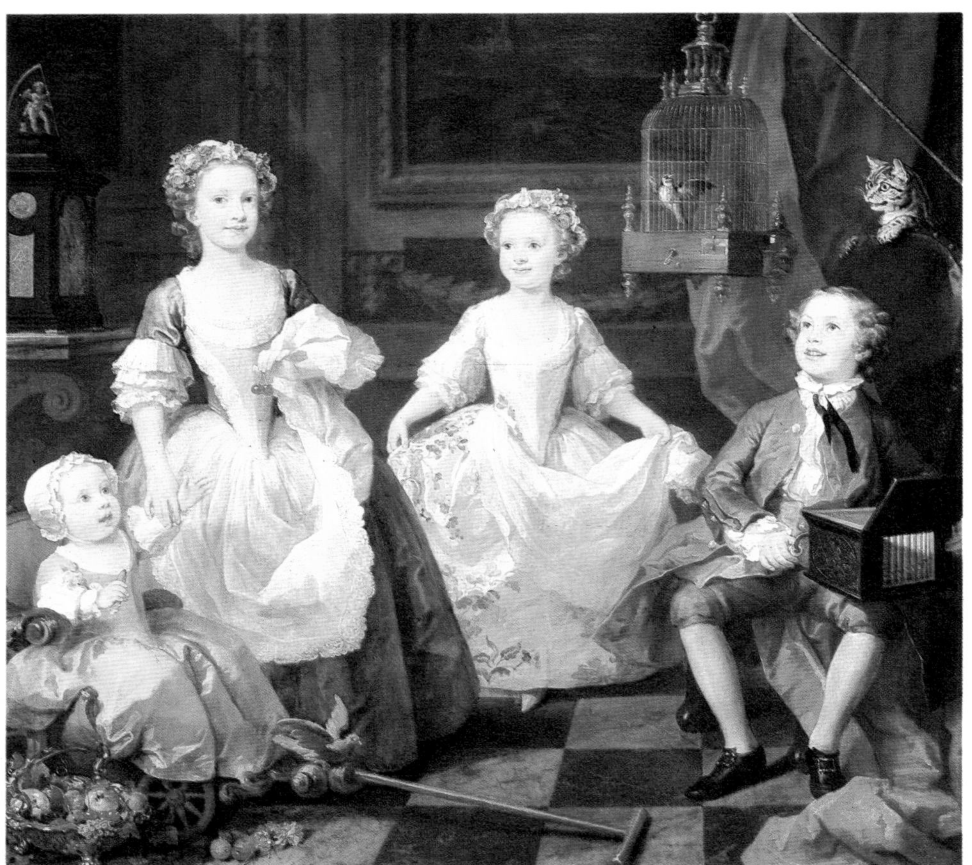

LE TRASFORMAZIONI DELLA PUBERTÀ *In questo ritratto del pittore Hogarth (1742), la sensibilità dell'artista ha colto l'essenza delle trasformazioni dell'età pubere. Mentre il maschietto è totalmente preso dalla felicità del gioco con la "scatola della musica", la bimba in età matriarcale ostenta la propria grazia femminile nel sorreggere la veste, mostrando vezzosamente il piedino. La giovinetta piú grande, anch'essa conscia di sé, si atteggia a mammina della piú piccola, a sua volta affascinata dal gattino e dalla giocosità del fratello.*

PREPARARSI ALLA VITA *Assegnate ai vostri bimbi compiti per loro impegnativi: l'abilità manuale, il controllo del corpo, la coscienza delle proprie capacità si sviluppano nella prima giovinezza o si rischia di perderli per sempre!*

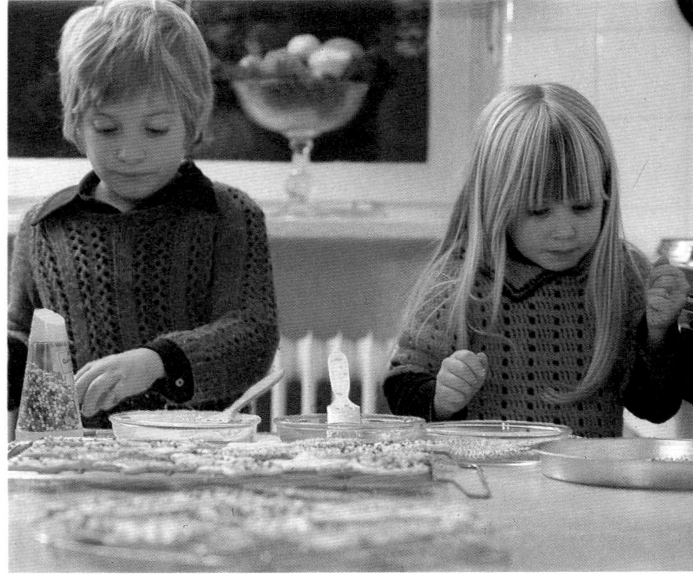

intensi contatti con i coetanei il bambino eserciterà e imparerà a controllare anche i suoi atteggiamenti aggressivi, come avviene tra gli animali: i giovani maschi lottano tra loro imitando gli adulti, ma senza ferirsi, per gioco. Le bambine, al contrario, soffrono per qualsiasi atteggiamento aggressivo, hanno bisogno di molta comprensione ma anche di molta fermezza per frenare le eccessive emotività.

A quest'età i bambini devono essere stimolati attraverso l'assegnazione di compiti e di responsabilità al di fuori di quelli scolastici, tenendo conto della diversa maturazione nei due sessi: è alla vita nel suo complesso che il bambino deve prepararsi, sviluppando tutte le proprie capacità naturali. Ricordiamo (*vedi pag. 42*) che a crescita avvenuta alcune e non poche zone del cervello, se non sono state stimolate nell'infanzia e nella giovinezza, restano per sempre isolate e silenti, ossia incapaci di funzionare. La perdita dovuta a una educazione sbagliata è altrettanto drastica e definitiva di quella operata dal bisturi.

In questa fase di grandi trasformazioni, il sonno è estremamente importante: purtroppo le abitudini di vita negli ultimi decenni, specie per la presenza del televisore in quasi tutte le case, hanno portato a una diminuzione delle ore di sonno dei bambini e dei giovani. Le vere e profonde conseguenze che questo calo può aver provocato saranno accertabili solo col passare degli anni; per ora possiamo solo constatare che un numero molto elevato di bambini presenta durante il giorno sonnolenza o irrequietezza, specie a scuola, segni evidenti di carenza di sonno. Una diminuzione del sonno profondo (*vedi pag. 48*) provoca anche l'arresto della secrezione degli ormoni della crescita, e probabilmente anche di quelli che inducono la pubertà. Poiché si tratta di un arresto reversibile, nel caso vi troviate ad affrontarlo sentite il parere del pediatra, ricordando che numerosi prodotti o terapie naturali, come l'agopuntura, possono essere molto utili.

## La pubertà

La pubertà è l'epoca in cui si verifica la maturazione sessuale. Profonde modificazioni, sia delle funzioni sia della struttura corporea e della personalità, avvengono in un periodo ben delimitato e trasformano il bambino in individuo adulto, uomo o donna che sia. Vi sono marcate differenze tra la pubertà maschile e quella femminile, differenze che erano già andate delineandosi nell'età prepubere e che ora si evidenziano ulteriormente.

La trasformazione puberale, con le sue manifestazioni, dipende dal sesso, che è determinato dalla presenza nelle cellule dei cromosomi xx per la femmina, e xy per il maschio. I cromosomi sono sempre accoppiati: uno, trasmesso dalla madre, si trova nella cellula uovo; l'altro, trasmesso dal padre, si trova nello spermatozoo. Il padre può passare al nascituro sia un cromosoma x sia un cromosoma y, mentre la madre passerà sempre e comunque un cromosoma x. Vediamo cosí che il sesso del nascituro dipende solo dall'eredità paterna.

Già prima della nascita, la presenza dei cromosomi sessuali determina lo sviluppo degli organi sessuali maschili o femminili. Durante i primi anni di vita gli organi sessuali restano praticamente immutati, ma a partire dai sette anni nella femmina e attorno agli undici nel maschio, inizia la produzione di ormoni detti *gonadostimoline* che, agendo sugli organi sessuali, li stimolano a produrre gli ormoni propri del sesso: androgeni nel maschio ed estrogeni nella femmina. Questi, a loro volta, influenzando diverse strutture, determineranno lo sviluppo e infine la maturazione sessuale, evidente e drammatica nella femmina con la comparsa del mestruo (*menarca*), piú lenta e meno appariscente nel maschio.

**La pubertà femminile.** Nella femmina l'inizio della pubertà è rappresentato dal matriarca, durante il quale le modificazioni evidenti nella struttura fisica sono piccole, mentre quelle psichiche possono essere notevoli. Le prime evidenti modificazioni nel corpo segnano l'ingresso nella pubertà vera e propria, anche se il passaggio avviene per gradi e la separazione delle fasi è utile solo al medico per controllare se lo sviluppo avviene in modo regolare.

Le ghiandole mammarie iniziano a crescere di volume, il seno diventa dolente: le compressioni o i colpi possono essere dolorosissimi. L'aumento del tessuto adiposo (grasso) determina l'aumento di volume del seno, mentre provvede alle ghiandole mammarie una specie di cuscinetto di protezione; inoltre, essendo tessuto morbido ed elastico, consentirà lo sviluppo del seno durante la gravidanza e l'allattamento. Il tessuto adiposo si deposita anche sui fianchi e sull'addome, dando luogo alle prime curve adolescenziali nella bambina. Durante la pubertà lo scheletro femminile si modifica vistosamente: aumentano i diametri trasversali del bacino, che ruota anche leggermente con un aumento della curva lordotica lombo-sacrale. Questo provvederà a creare lo spazio sufficiente ad alloggiare l'utero gravido e permetterà il passaggio del bambino al momento della nascita.

Dalla comparsa delle prime modificazioni strutturali al *menarca*, ossia alle prime mestruazioni che segnano l'avvenuta maturazione sessuale, passano circa due anni e qualche mese. L'età media del menarca è attorno ai dodici anni, con delle ampie variazioni individuali e tra i diversi gruppi etnici. In senso piú ampio possiamo dire che il menarca è normale tra i dieci e i quindici anni. La comparsa del mestruo non significa che la femmina sia feconda, perché spesso i primi cicli mestruali non sono ovulatori o lo è solo qualcuno. Le prime mestruazioni sono irregolari, sia per la durata sia per il ritmo e per la quantità, talvolta accompagnate da sintomi generali, piú o meno gravi, come malessere, dolori, nausea, debolezza, insonnia o sonno inquieto. È a quest'età che alcune adolescenti manifestano fenomeni di sonnambulismo o di visioni in stato di dormiveglia, con spavento delle famiglie: in passato simili stati venivano interpretati come possessioni degli spiriti risvegliando ataviche superstizioni. Ma si tratta per lo piú di manifestazioni dovute a inconsce paure, legate ai racconti di parti dolorosi, di maternità drammatiche, di femminilità offesa, in un periodo della vita di grande attività e reattività di tutte le funzioni vitali inconsce. Dei preparati officinali, come l'"acqua antisterica", una tisana o le gocce di luppolo composto (*vedi capitolo Le piante medicinali*) somministrate ogni sera, sono spesso sufficienti a risolvere questi problemi. Particolarmente indicati i rimedi dai fiori del dr. Bach, di cui parliamo nel capitolo *Le moderne medicine naturali*.

**La pubertà maschile.** Nel maschio l'inizio della pubertà è piú tardivo, attorno agli undici anni, ed è molto piú sfumato. Anche il raggiungimento della maturità sessuale non è ben definito, cosí come la capacità di procreare. La pubertà normale può essere compresa tra i dieci e i sedici anni: l'accelera-

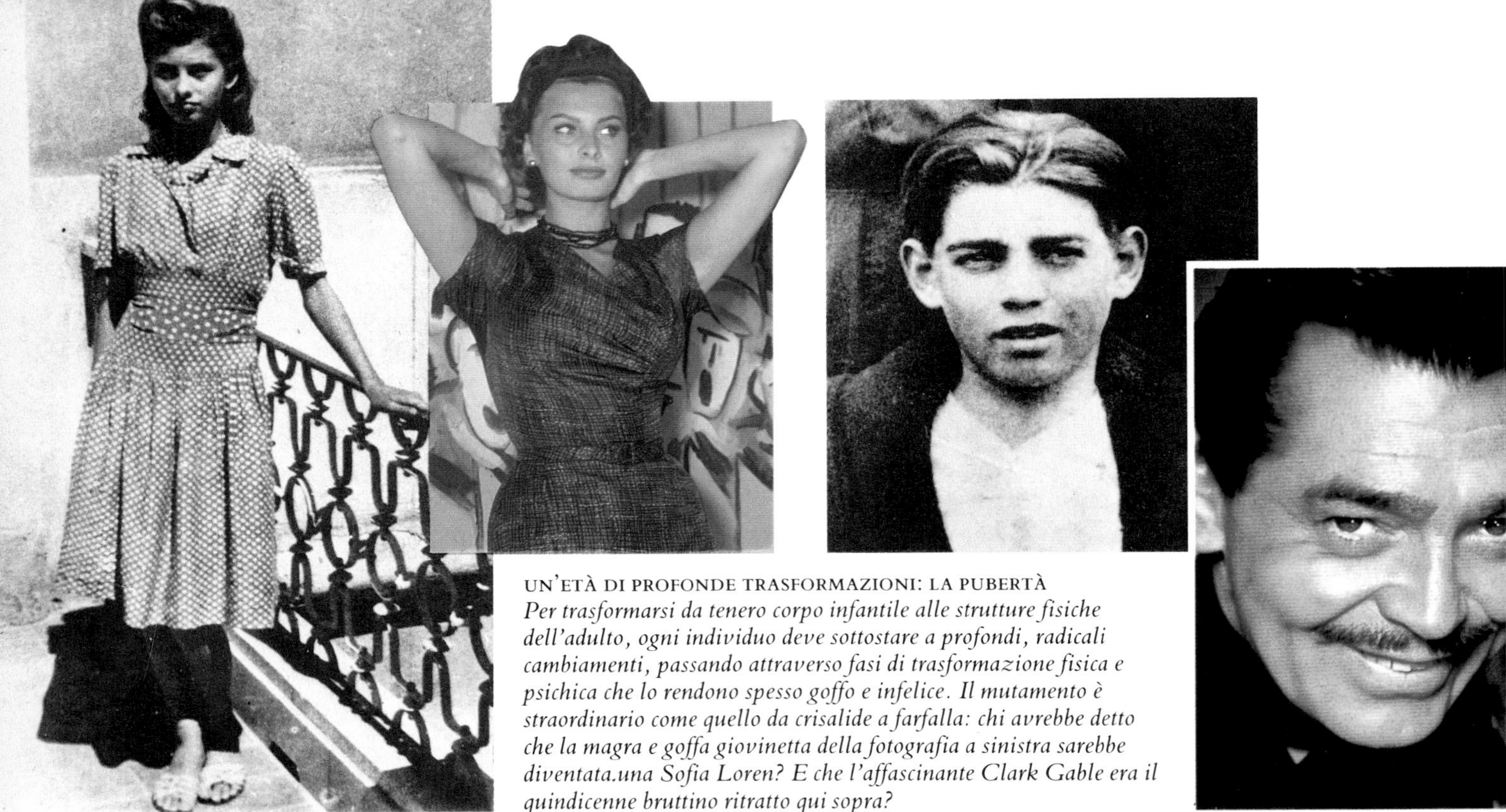

UN'ETÀ DI PROFONDE TRASFORMAZIONI: LA PUBERTÀ
*Per trasformarsi da tenero corpo infantile alle strutture fisiche dell'adulto, ogni individuo deve sottostare a profondi, radicali cambiamenti, passando attraverso fasi di trasformazione fisica e psichica che lo rendono spesso goffo e infelice. Il mutamento è straordinario come quello da crisalide a farfalla: chi avrebbe detto che la magra e goffa giovinetta della fotografia a sinistra sarebbe diventata.una Sofia Loren? E che l'affascinante Clark Gable era il quindicenne bruttino ritratto qui sopra?*

zione nella crescita e le altre trasformazioni connesse alla maturazione sessuale avvengono in questo lasso di tempo, ma variano molto da individuo a individuo.

Le modificazioni dello scheletro consistono soprattutto in un allargamento delle spalle, cui corrisponde un aumento del tessuto muscolare, prevalentemente negli arti. La statura aumenta piú velocemente che nella femmina e in tempi relativamente piú brevi. La pelle diviene untuosa per l'aumento delle ghiandole sebacee, specie sul viso e sul dorso, il che costituisce una delle cause dell'acne giovanile. Ciò avviene anche nella femmina, ma nel maschio è piú marcato e, sulle guance e sul mento, coincide con le modificazioni dei follicoli piliferi che porteranno alla crescita della barba e dei baffi. Anche l'aumento della sudorazione è piú marcato nel maschio che nella femmina: mentre il bambino piccolo suda soprattutto nel capo, durante la pubertà la sudorazione diviene ascellare e il sudore assume un odore molto forte e sgradevole, peggiorato dal contatto con il grasso della cute che se ne impregna. È molto importante insegnare ai ragazzi un'accurata igiene personale e fare attenzione che la osservino durante questo periodo, pur senza far loro continuamente notare che hanno cattivo odore, ma spiegando loro che questo fenomeno fa parte delle trasformazioni connesse alla pubertà e che si attenuerà col tempo, cosí come spunterà loro la barba, diventeranno grandi, l'orribile voce in falsetto (spesso scambiata per femminile, specie al telefono, con comprensibile avvilimento del ragazzo) si trasformerà nella voce "da uomo" cui egli tiene tanto. Sia per la seborrea sia per combattere i cattivi odori è molto efficace l'uso di saponi alla propolis e di buoni deodoranti a base di essenze naturali, specie se unito ai bagni con sale marino (*vedi capitolo Natura e bellezza*) o alle erbe.

Alcuni ragazzi crescono in altezza piú tardi di altri, con preoccupazioni per le famiglie e crucci per l'interessato. Benché esista oggi la possibilità di somministrare l'ormone della crescita, questo serve solo in casi limitati in cui ne sia provata la carenza. Si tratta di un farmaco controllato, che non si può acquistare semplicemente presentando una ricetta medica, ma attraverso una documentazione specialistica. Tra le medicine naturali, solo per l'agopuntura tradizionale cinese esiste un'adeguata documentazione scientifica che ne prova l'efficacia come stimolante della crescita e anche per arrestare la crescita eccessiva. Quest'ultimo è un evento patologico piú raro e tuttavia da prendersi in considerazione perché può essere segno di uno squilibrio ormonale.

## La fine dell'età fertile: il climaterio e la menopausa

La capacità di procreare, che ha inizio a seguito della trasformazione puberale, oltre una certa età subisce una trasformazione, e anche in questo caso le differenze tra i sessi sono evidenti: nella donna la capacità riproduttiva cessa e l'evento è conclamato dal termine dei flussi mestruali, o *menopausa*; nell'uomo diminuisce, ma tale diminuzione non è marcata da alcun fenomeno visibile e potrebbe essere dimostrata solo attraverso l'esame del liquido seminale. Anche nel caso che questo non contenga piú spermatozoi in quantità sufficiente e in condizioni di vitalità, il che rende impossibile la procreazione, non è detto che non si tratti di un fenomeno transitorio. Il termine *andropausa*, ossia la cessazione della fecondità maschile, è perciò improprio. In realtà l'andropausa non esiste, ma questo termine è entrato nell'uso comune per indicare una serie di trasformazioni nella fisiologia del maschio che possono essere correlabili con quelle che avvengono nella donna al momento della menopausa, ovvero i cambiamenti che sopravvengono con l'età nella mappa ormonale dell'individuo.

La menopausa marca il cessare dell'ovulazione: la donna giunta a una certa età non può piú avere figli per la ragione, comprensibile a tutti, che non avrebbe piú la forza necessaria per assicurare la crescita del feto e per portarlo in grembo senza gravi danni alla propria salute. La natura pone un limite atto a difendere sia l'individuo sia la specie. Il maschio, tuttavia, non ha questi gravosi compiti: la paternità quindi non ha limiti di età se non nella debolezza propria di ogni singolo individuo.

Secondo l'antica medicina greca, la vita umana era formata da gradini (in greco *climacteros*), che ogni sette anni segnavano una trasformazione, un mutamento nella fisiologia dell'individuo. Nella donna i ritmi settennali sono evidenti e sono stati almeno in parte confermati dall'endocrinologia moderna. Infatti il "matriarca", la prima trasformazione ormonale nella donna, ha inizio a sette anni; la pubertà avviene a quattordici; il *climaterio* (vocabolo che deriva appunto da *climacteros*), ossia la trasformazione ormonale che include la menopausa, a quarantanove anni.

Ma la cessazione dei cicli mestruali non coincide necessariamente con l'inizio del climaterio: attraverso grandi variazioni individuali, spesso di tipo familiare; per cui ricorre simile di madre in figlia, può avvenire in qualsiasi momento del ciclo settennale, ossia tra i quarantanove e i cinquantasei anni. Al nono ciclo, a sessantatré anni, inizia l'involuzione delle ghiandole sessuali femminili: questo era per i Greci l'anno climaterico, piú difficile da superare per il profondo cambiamento che produce sia nell'uomo sia nella donna alla soglia della senilità. È impressionante constatare come le osservazioni dei medici greci coincidano con quelle degli antichi medici cinesi per quanto riguarda la donna, con la differenza che questi ultimi scandivano i ritmi vitali del maschio sul numero otto anziché sette: le prime trasformazioni ormonali maschili avvengono dopo gli otto anni; quelle della pubertà a sedici, la diminuzione della capacità di procreare a sessantaquattro, e otto anni piú tardi cessa completamente anche la capacità sessuale, salvo rare eccezioni identificate con coloro che hanno saputo conservare la propria energia primigenia. Questi saranno capaci non solo di avere una felice vita sessuale ma di procreare figli sani anche oltre i cento anni!

Vediamo cosí che la cosiddetta andropausa è in realtà il climaterio maschile, ossia l'inizio di quelle trasformazioni ormonali che causano anche nell'uomo distruzione del tessuto osseo (seppure percentualmente meno che nella donna), disturbi nel sistema cardiocircolatorio che si manifestano spesso con innalzamento della pressione arteriosa, peggioramento di disturbi preesistenti sia del fisico sia della sfera psico-emotiva. Pertanto i suggerimenti e i consigli che daremo, per prevenire piuttosto che curare gli eventuali danni che si accompagnano al climaterio femminile, dovrebbero essere seguiti anche dagli uomini attorno ai sessant'anni.

**La menopausa.** La cessazione del flusso mestruale nella donna è il segno evidente che sono in atto quelle trasformazioni della fisiologia femminile che si dicono *climaterio*. Tuttavia nell'uso comune si adopera spesso il termine di menopausa intendendo climaterio, creando talvolta confusione. Questo

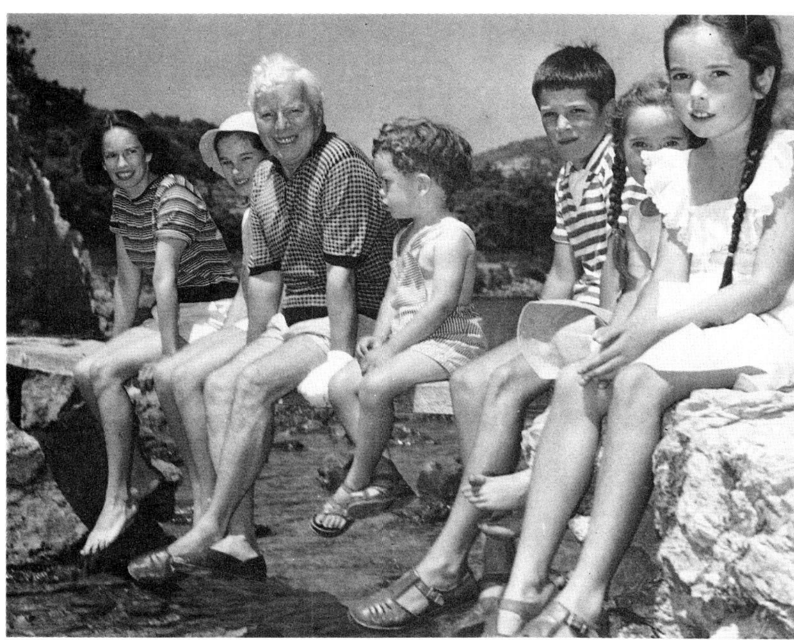

LA MENOPAUSA MASCHILE NON ESISTE *Al contrario di quanto avviene nella donna, l'uomo che si mantenga in perfetta salute sarà in grado di procreare a 70 anni ed oltre. Celebre esempio ne è stato Charlie Chaplin che ebbe numerosi figli in età anziana dalla giovane moglie Oona, come si vede in questo ritratto di famiglia.*

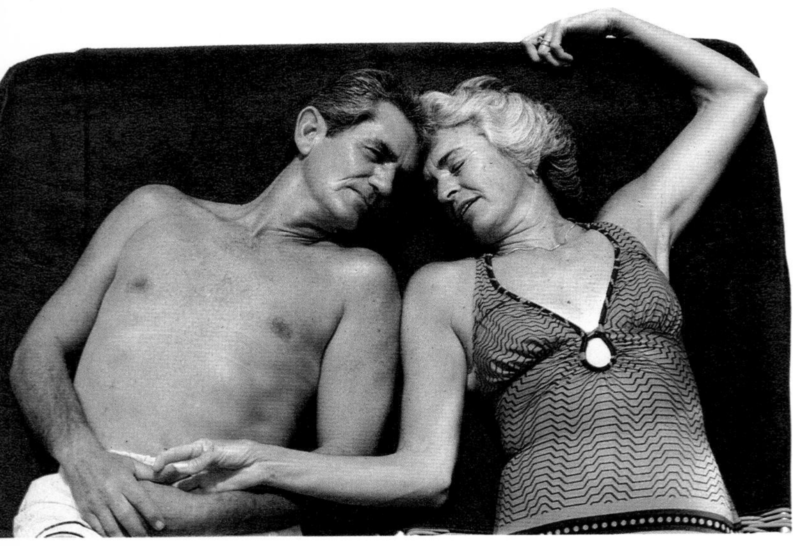

LA MENOPAUSA NON IMPEDISCE UNA FELICE VITA SESSUALE
*Menopausa significa semplicemente che la donna non è piú in grado di portare in sé e nutrire una nuova vita, ma questo non influenza la sua partecipazione e il suo desiderio sessuale.*

succede specialmente nei casi in cui il flusso mestruale cessa per motivi non fisiologici: per shock, spaventi, superlavoro e, sempre piú spesso, in seguito a somministrazione di farmaci. Il numero di farmaci che, da soli o quando vengono associati ad altri, possono provocare un arresto delle mestruazioni è molto piú numeroso di quanto non si creda: fra di essi i cortisonici, i chemioterapici, gli psicofarmaci (tra cui molti sonniferi e ansiolitici), gli anoressanti usati per diminuire l'appetito.

Avviene cosí che donne ancor giovani vedano cessare il mestruo e credano di aver raggiunto il climaterio, anche perché giustamente la diagnosi ginecologica sarà di "menopausa precoce". Quando in effetti raggiungeranno il climaterio, con tutti i fenomeni e le trasformazioni che questo comporta, non sapranno come giustificarli e si preoccuperanno pensando di avere chissà quale misteriosa malattia. In questi casi, quando il medico suggerisce loro che debba trattarsi dei normali fenomeni legati ai cambiamenti ormonali tipici dell'età, rifiutano la diagnosi, sostenendo di essere in menopausa ormai da anni e di non aver avuto allora nessun disturbo, o solo piccoli e passeggeri fastidi. Le conseguenze sono ben immaginabili: stati ansiosi, depressioni, lungo peregrinare da un medico all'altro e innumerevoli esami inutili, spesso potenzialmente dannosi, trascurando le cure mediche, naturali o farmacologiche, che potrebbero essere davvero di aiuto.

Infatti la menopausa e il climaterio necessitano di cure e di attento controllo medico. Pur sfrondando questi momenti da tutte le leggende sul crollo dell'appetenza sessuale – che non è vero – e sulle sofferenze molteplici per lo squilibrio ormonale, le quali in taluni casi sono effettive ma oggi curabilissime anche con le medicine naturali, restano periodi importanti, preoccupanti e in taluni casi, se non si prevede e provvede, catastrofici. L'indebolimento dello scheletro, la "fragilità" della tiroide, la mancata azione di difesa sull'apparato cardio-circolatorio che esercitavano gli ormoni tipici dell'età feconda: queste sono alcune delle piú gravi conseguenze della menopausa.

Come fare per prevenirle? Occorre prima di tutto ricordare che uno stile di vita sano e la regolarità delle abitudini rafforzano i cicli biologici e il climaterio è parte del ciclo biologico della donna. I danni del climaterio si prevengono fin dall'età pubere, con una corretta alimentazione, un giusto riposo dopo i parti e le gravidanze, una sana vita sessuale, una equilibrata quantità di esercizio fisico che sollevi dalla fatica e rinforzi il sistema muscolo-scheletrico. È particolarmente importante prendersi sempre attenta cura della funzionalità intestinale: un intestino cronicamente infiammato non assorbe i vari componenti alimentari in maniera corretta, ed è stato dimostrato che gli ioni minerali, che necessitano spesso di speciali "sistemi di trasporto" per essere assorbiti, sono i primi a risentirne. Per questo la somministrazione di minerali per bocca è spesso inutile, mentre quella per endovena, che sarebbe efficace, è in molti casi pericolosa. Nel capitolo sulle moderne medicine naturali parliamo di diverse tecniche di somministrazione di minerali, da impiegarsi soprattutto a scopo preventivo. Per ridurre al minimo le demineralizzazioni ossee che sempre si accompagnano al climaterio, a partire dai 45 anni o almeno ai primi accenni di irregolarità mestruali che spesso precedono la menopausa, si dovrebbero prendere regolarmente delle tavolette di polvere d'ossa assieme a preparati ricchi di vitamina D, come le perle di olio di fegato di merluzzo (o di altri grossi pesci come l'ippoglosso). La cura dovrebbe essere ripetuta per circa due mesi almeno due volte l'anno, meglio se in primavera e in autunno, e per tempi anche piú brevi ogni volta che si verifichino degli episodi diarroici. Attenzione a non usare regolarmente purganti, non importa se di tipo chimico o vegetale: ricorrete al consiglio di un medico e tenete presenti i consigli che troverete a pag. 127. Le tisane che non contengano drastici come la senna, l'uso regolare di germi di grano, di semi di lino, di frutta cotta, alternati fra di essi perché l'intestino tende ad abituarsi alle cure, risolvono la maggior parte dei casi di stipsi cronica, purché si abbia un po' di pazienza e un po' di attenzione.

Nel periodo immediatamente successivo alla menopausa, la perdita del tessuto osseo raggiunge quasi il 2 per cento l'anno. Anche se, col tempo, si assiste a una diminuzione di questo valore, la perdita è comunque di entità tale che, entro i settant'anni, circa il 40 per cento delle donne va incontro ad almeno una frattura spontanea. Il bilancio del calcio è quasi invariabilmente negativo nelle fasi precoci della menopausa, quando gli estrogeni iniziano a diminuire, probabilmente perché gli estrogeni inibiscono il riassorbimento osseo: in tal modo si ha un risparmio del calcio necessario a ricostruire questo tessuto, che viene a mancare non appena questi ormoni calano.

Sia per favorire il metabolismo osseo, sia per prevenire i disturbi a carico dell'apparato cardio-circolatorio e della tiroide, sono importanti il moto e la ginnastica. Mentre le attività convulse e gli eccessivi sforzi fisici sono da evitare in tutti i modi, la pratica di sport non violenti all'aria aperta e il regolare esercizio fisico, come quello che vi suggeriamo nel capitolo *L'uomo e il movimento*, sono aiuti preziosi. Poiché spesso si possono avere improvvisi sbalzi di pressione, evitate le gite in alta montagna e sottoponetevi a un attento controllo medico prima di affrontare lunghi viaggi aerei o altri stress da adattamento.

Per curare gli eventuali disturbi di tipo ormonale, come i fastidiosi sudori e le "caldane" ossia le vampate di calore al viso o a tutto il corpo, potete ricorrere a molte medicine naturali: le tisane (per esempio a base di fumaria), l'agopuntura, l'omeopatia, tutte ottengono spesso buoni risultati. Nel caso non fossero sufficienti il vostro ginecologo vi indicherà le cure ormonali adatte, delle quali è bene però non abusare, sottoponendosi a frequenti controlli poiché le ricerche mediche hanno evidenziato i rischi connessi a cure di questo tipo troppo prolungate nel tempo. Meglio sopportare con pazienza inconvenienti minori, certe che passeranno, piuttosto che mettere a repentaglio la propria salute.

## Il rapporto sessuale visto dalla medicina naturale

Le medicine naturali tradizionali hanno sempre considerato la sessualità come parte integrante dell'uomo e a essa hanno dedicato studi approfonditi, sottolineando tanto le differenze quanto le similitudini fra i due tipi di sessualità e insistendo sul fatto che la conoscenza e l'attenzione verso le naturali reazioni del proprio partner costituiscono la base indispensabile a un rapporto equilibrato e perciò benefico per entrambi i componenti della coppia.

取坎填離圖
取出坎中畫補離還復乾
純陽命本固靈砂性珠圓
克念全天理離塵合上禪
採鉛知下手三疊舞胎仙
坎象來填
離卦成乾
天地定位
返本還元
陽丹結在陰海中猶如坎裏一爻雄
擒來離内溫溫養此即神仙顛倒功


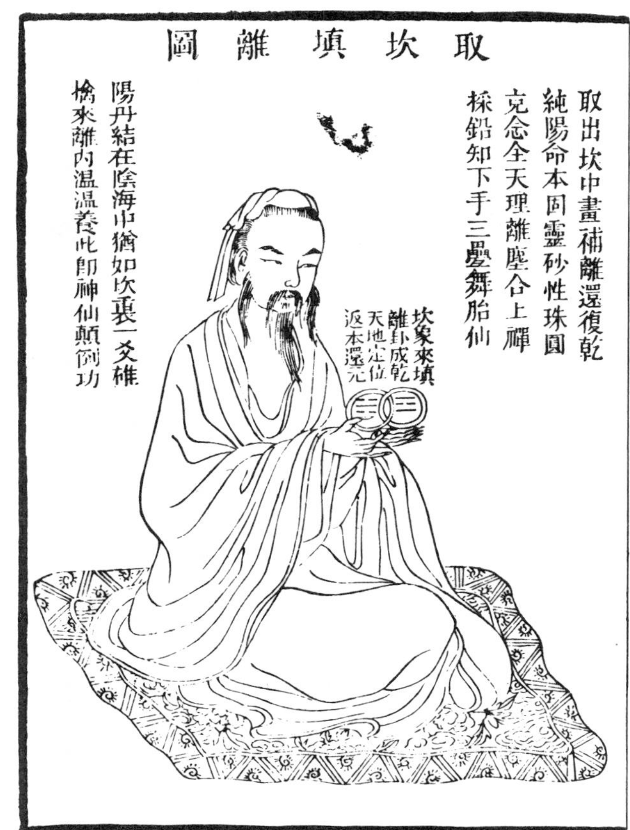

L'ESSENZA DELLA VIRILITÀ E DELLA FEMMINILITÀ *Il saggio regge due anelli intrecciati che contengono i trigrammi indicanti l'uomo e la donna: è l'antico simbolo cinese dell'unione sessuale. La donna (a sinistra) è indicata con due righe spezzate (lo yin, il tenero) che contengono all'interno una linea continua (lo yang, il duro). Per l'uomo il trigramma è, all'opposto, formato da due linee unite che racchiudono la linea spezzata: il duro è all'esterno e il tenero all'interno. In tal modo il Taoismo esprime l'essenza vera della femminilità e della virilità : la donna ha all'interno la radice della forza che le conferisce le tipiche qualità di sopportazione, di perseveranza e di pazienza. L'uomo ha all'interno la radice della tenerezza capace di trattenere e attenuare la durezza esteriore, conferendogli doti di pietà e affettività. Tale essenza profonda si esprime compiutamente nell'unione sessuale.*

L'igiene delle pratiche sessuali veniva quindi considerata alla stessa stregua di quella riguardante una corretta nutrizione, la respirazione, la pulizia personale. Quando nel secolo scorso i viaggiatori europei vennero a conoscenza degli antichi testi orientali che illustrano le pratiche sessuali, come il *Kama Sutra*, ne furono scandalizzati e li considerarono a torto pura pornografia.

Fino a oggi la moderna sessuologia non sembra aver preso nella debita considerazione le teorie mediche indiane e cinesi in questo campo e il preconcetto che queste antiche culture incoraggiassero costumi sessuali liberi o, peggio, libertini è tuttora diffuso, anche se non risponde assolutamente a verità. La medicina cinese e quella indiana mettono continuamente in guardia contro gli abusi sessuali e

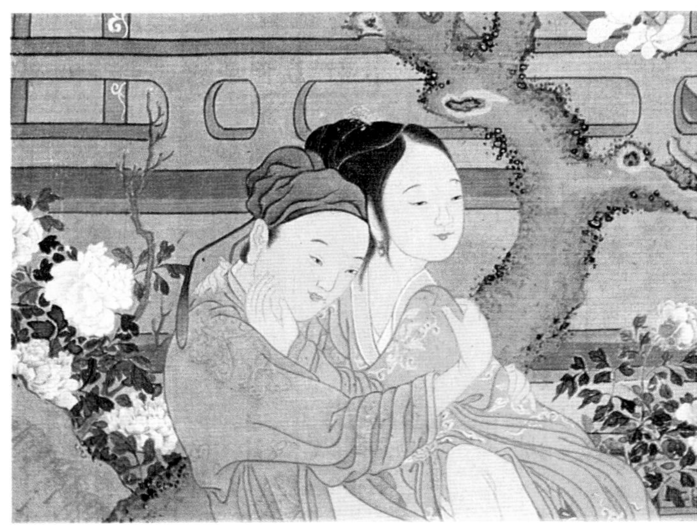

MANUALI ILLUSTRATI SUI RAPPORTI SESSUALI *Nell'antica Cina esistevano numerosi testi che insegnavano "l'arte della camera da letto". Lungi dall'essere libri pornografici, non erano nemmeno testi di medicina, ma guide pratiche per vivere a lungo e felicemente attraverso dei rapporti sessuali armoniosi.*

le deviazioni del comportamento sessuale, sottolineando i danni che possono provocare sia alla salute fisica e psichica dei singoli individui sia al tessuto sociale.

## Una corretta vita sessuale come fonte di salute

Le rimozioni del desiderio sessuale si manifestano con disturbi a carico degli altri comportamenti istintivi: quello di nutrizione (fino alla fame incoercibile o al rifiuto del cibo), quello di sonno (con sonni agitati, insonnie, ipersonnie), quello di difesa-aggressione (con aggressività o timidezza eccessive). All'inverso un'attività sessuale sana e ben equilibrata influirà positivamente sulla totalità dell'individuo.

Poiché un corretto comportamento sessuale è indispensabile alla salute dell'individuo, l'educazione sessuale dovrebbe essere parte importante dell'istruzione dei giovani, come avveniva in passato in India e in Cina. Nella cultura indiana, in cui la medicina era inscindibile dalla religione, l'educazione sessuale faceva parte dell'educazione religiosa piuttosto che di quella propriamente medica, anche se la medicina dedicava ampio spazio ai rapporti sessuali in quanto legati e sussidiari alla procreazione. Al contrario la medicina cinese considerava la vita sessuale soprattutto come fonte di salute o di malattia e le norme di igiene sessuale ricorrevano continuamente nei testi medici, per non dire dei numerosi volumi che trattavano specificamente di questo argomento.

Le moderne medicine naturali risentono dell'atteggiamento culturale dell'epoca in cui sono state formulate; e poiché per la maggior parte risalgono alla fine del secolo scorso e agli inizi di questo, epoca in cui di sesso era proibito parlare, non ne fanno quasi menzione, limitandosi a sottintendere l'argomento piuttosto che a includerlo apertamente nelle proprie enunciazioni. Per queste ragioni le teorie che vi riportiamo sono quelle della medicina tradizionale cinese, seppur viste alla luce delle moderne acquisizioni scientifiche.

**La teoria.** L'energia che imprime la spinta vitale alla cellula primigenia di ciascun individuo è la somma delle energie trasmesse dal padre e dalla madre al momento del concepimento. Questa energia ricevuta dai genitori, che con un termine non del tutto esatto chiameremo ereditaria, costituisce il nostro patrimonio energetico iniziale, patrimonio che a sua volta determina la nostra capacità vitale assoluta – in termini di forza vitale – e la nostra costituzione: è l'eredità che portiamo in noi e che trasmetteremo ai nostri figli. L'energia primigenia, nel corso della vita, non può essere accresciuta ma solo risparmiata o spesa, con un'unica eccezione: il rapporto sessuale. Quella che entra in gioco durante il rapporto sessuale è prima di tutto l'energia ereditaria: in tutte le altre attività della vita impieghiamo gli interessi del nostro capitale energetico individuale, ma nel rapporto sessuale è il capitale stesso che viene intaccato.

Già nella fase appetitiva sessuale viene mobiliz-

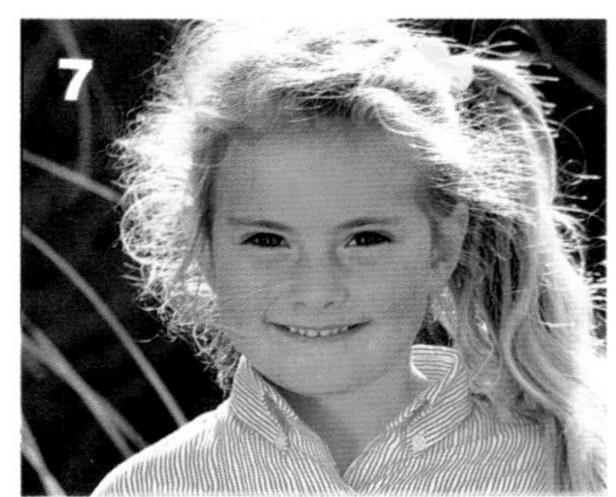


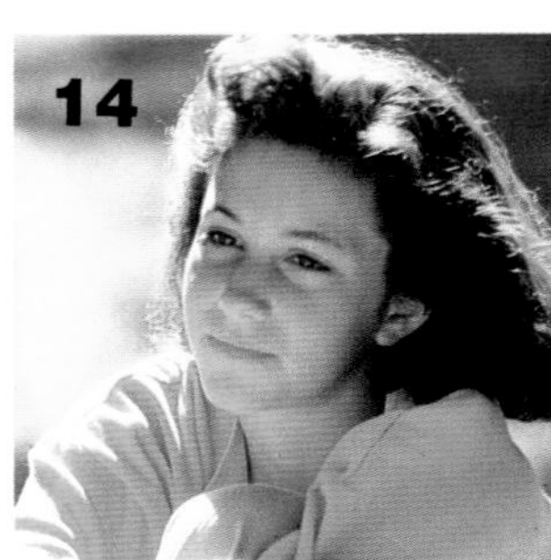


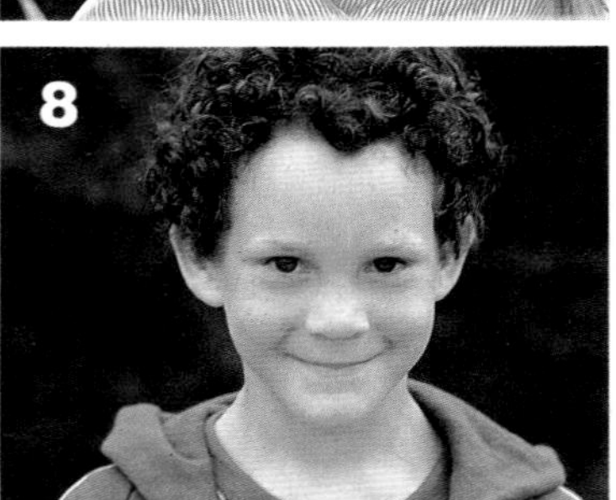


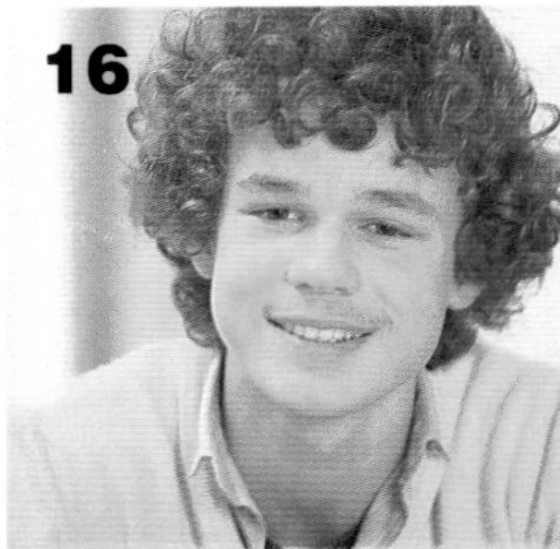

zata l'energia primigenia, preposta alla procreazione. Se non vi è procreazione o il rapporto non provoca un fluire di energie tra l'uomo e la donna, ossia un reciproco scambio, essa viene sprecata, causando in definitiva un accorciamento della vita. All'opposto, in un rapporto vero e profondo avverrà un passaggio di energie, per cui l'uomo riceverà l'energia vitale della donna e questa l'energia vitale dell'uomo. Poiché le energie maschili e femminili sono per natura diverse e complementari, capaci di nutrirsi e arricchirsi vicendevolmente, questo scambio provocherà un rinnovamento e un arricchimento del patrimonio energetico individuale dei due partner.

Il reciproco scambio di energia, che avviene durante un sano rapporto, rappresenta l'unico modo per rafforzare e rendere piú limpida e vivace l'energia ereditaria, in ultimo aumentando la capacità vitale di un essere umano. Al contrario, un comportamento sessuale superficiale ed egoista, senza una reale partecipazione di tutto l'essere, come può avvenire con un partner occasionale, ma purtroppo spesso anche nell'ambito della coppia, finisce per ritorcersi contro chi lo tiene. Solo un'autentica, generosa disponibilità, l'attenzione e la sensibilità nei confronti del compagno o della compagna renderanno la nostra vita piú lunga e piú sana.

Secondo la medicina cinese, che considera le cause prime delle malattie come squilibri energetici (*vedi pag. 415*), molte gravi malattie possono essere evitate attraverso una sana vita sessuale e molte malattie hanno la propria origine in una vita sessuale sregolata. Il desiderio soffocato o rimosso fa sí che le energie mobilizzate non trovino la giusta espressione: rimangono dentro di noi andando a interferire con le altre attività vitali, siano esse fisiche o psichiche, provocando squilibri che si trasformano in malattie piú o meno gravi, anche dopo molto tempo.

Il comportarsi in modo rozzo o egoista, cercando solo uno sfogo immediato al proprio desiderio sessuale, provoca una perdita dell'energia mobilizzata durante la fase appetitiva. Dopo un simile rapporto ci si sente svuotati, indeboliti, spesso preda di malesseri fisici come mal di testa, nausea, fame coercitiva, dolori o spasmi muscolari, che denunciano il brusco calo di energia vitale. Gli eccessi sessuali, i rapporti privi di scambi affettivi, quelli che hanno luogo in momenti di squilibrio, per esempio in stato di ubriachezza o di grande eccitazione nervosa, mobilizzano grandi quantità di energia vitale senza tuttavia la possibilità di scambiarla con il compagno o la compagna: il capitale energetico a cui si attinge cosí sconsideratamente diminuisce e si consuma. Spesso le vittime di queste situazioni continuano a cercare nuovi rapporti, spinte dal desiderio inconscio di ricevere l'energia perduta, senza tuttavia riuscire a stabilire quel giusto tipo di rapporto, generoso e sensibile, che solo potrebbe essere loro d'aiuto. Si comportano come l'affamato che si butta sul cibo e finisce col morire d'indigestione.

LE TABELLINE DEL 7 E DELL'8 *Il numero 7 e i suoi multipli segnano le tappe dell'evoluzione femminile, dal matriarca alla menopausa, all'anno climaterico e oltre. Il numero 8 e i suoi multipli denotano le tappe dalla meno apparente evoluzione maschile.*

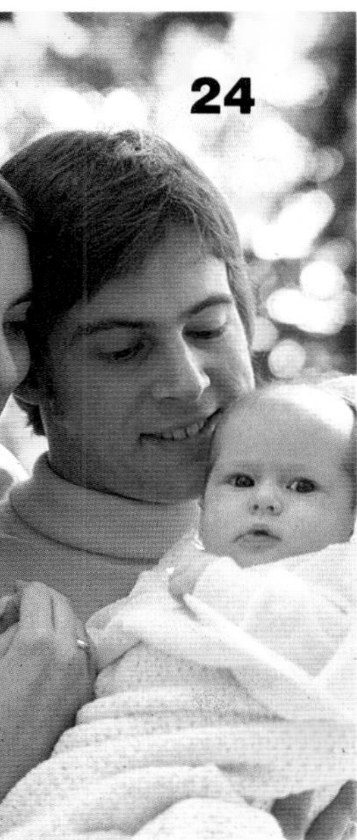


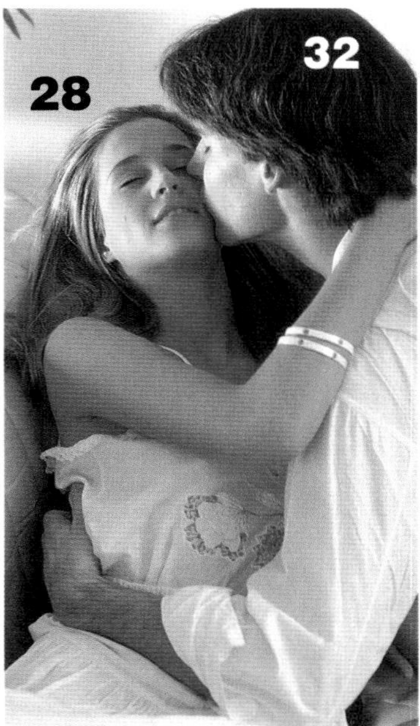


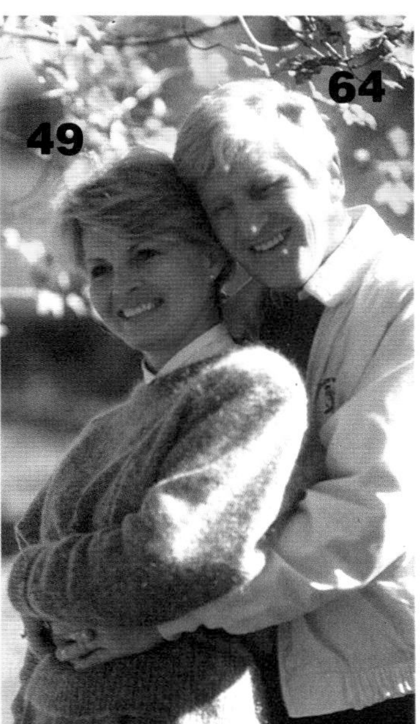


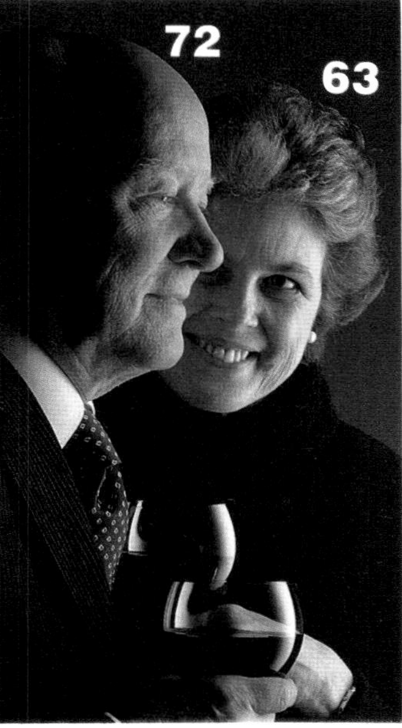

Tra le malattie che possono essere prevenute da una sana vita sessuale o, all'opposto, provocate da un comportamento sessuale scorretto, c'è primo fra tutte l'infarto miocardico, oltre all'ipertensione, alle psicosi maniaco-depressive, a molte malattie del fegato e persino ad alcuni tipi di cancro.

**Che cosa si intende per sano rapporto sessuale?**
Il rapporto sessuale deve coinvolgere l'individuo nella sua interezza e nelle sue parti migliori. Nelle culture piú avanzate, l'uomo cercava un'intesa culturale e spirituale persino nei rapporti mercenari: nella Cina antica vi furono cortigiane che divennero famose poetesse, musiciste e pittrici. Il rapporto sessuale è prima di tutto un rapporto umano, tra due persone che in esso investono la parte piú preziosa e profonda di sé stesse.

Il rapporto sessuale inizia con quello stato particolare che i biologi definiscono *fase appetitiva*, durante la quale si avvertono una serie di emozioni e si producono una serie di cambiamenti fisiologici che preparano alla seconda fase, *di consumo*. La fase appetitiva deve svolgersi nella sua interezza per permettere il compimento di tutte le trasformazioni bio-umorali necessarie al completo e soddisfacente compimento della seconda fase. La vicinanza fisica, il contatto, lo scambio di affettuosità, l'ambiente reso favorevole da suoni e profumi, da cibi appetitosi ma non pesanti, dovrebbero far parte di ogni normale rapporto di coppia e non rappresentare comportamenti messi in atto soltanto per la conquista di partner occasionali durante rare avventure. Spesso si tradisce il coniuge attratti da una persona a cui noi stessi abbiamo dato la possibilità di mostrare il meglio di sé, offrendo a nostra volta il meglio di noi stessi, possibilità che non abbiamo mai dato a chi trascorre l'intera vita con noi. Durante la fase appetitiva uguale attenzione, se non maggiore, va rivolta alle reazioni e ai cambiamenti del partner, per coglierne ogni sfumatura e per modulare su di esse le nostre reazioni. È proprio durante questa fase che si stabiliscono quell'intesa e quella simultaneità di emozioni che sole permetteranno un perfetto scambio di energie e la totale soddisfazione.

La fase appetitiva può durare molto a lungo o relativamente poco, ma non deve mai essere troppo breve né essere troncata di colpo. Nel primo caso ne soffrirà la successiva fase di consumo; nel secondo caso si produrrà un vero e proprio shock che blocca le trasformazioni fisiologiche in atto, ed è sempre e comunque dannoso. Se la fase appetitiva si svolge senza stabilire il giusto contatto, l'atto sessuale sarà vissuto da ciascun partner separatamente, secondo diversi ritmi e differenti intensità, rendendo impossibile lo scambio energetico, con conseguenti insoddisfazione e frustrazione per ambedue i partner.

Piú spesso è la donna, per il suo modo diverso e meno appariscente di manifestare la propria sessualità, a rimanere delusa e frustrata. Nella nostra cultura, molte volte l'uomo interpreta l'affettuosità della donna e il suo bisogno di carezze e di parole tenere come romanticismo, un sentimento staccato dal concreto rapporto. Al contrario per la donna tutto ciò fa parte del comportamento appetitivo sessuale e, se le viene a mancare, anche il rapporto ne sarà danneggiato o addirittura reso impossibile. Molte frigidità femminili sono in realtà l'espressione di questo tipo di frustrazioni ripetute, per cui meccanismi fisiologici che non possono esprimersi compiutamente finiscono col bloccarsi e rendere impossibile il passaggio dalla fase appetitiva a quella di consumo o addirittura il manifestarsi della fase iniziale di desiderio.

Ciò non vuol dire che l'uomo non avverta gli stessi bisogni della donna e che sia insensibile a un comportamento affettuoso: tutt'altro! Ma a causa dei pregiudizi della nostra società, spesso questo bisogno viene negato o respinto e le manifestazioni di affetto della donna vengono accolte con poca grazia, salvo avvertirne la mancanza se cessano. L'uomo occidentale ben di rado ammette anche con sé stesso di aver bisogno di tenerezza e di cercarla nel rapporto sessuale. E non si rende conto di trarre poca soddisfazione dalla propria vita sessuale perché è incapace di dare e ricevere tenerezza. La violenza e la forza hanno ben poco a che vedere con un sano rapporto sessuale: affettuosità, dolcezza, comprensione, tenerezza, consapevolezza dell'altro sono i presupposti per raggiungere la perfetta unione e la completa soddisfazione che ne deriva.

Nella donna, la fase appetitiva si manifesta in modo piú profondo e sottile che nell'uomo, e questi vi dovrà prestare particolare attenzione per non interromperne il fluire con un rapporto rozzo e affrettato. La donna partecipa all'atto sessuale con tutto il corpo, proprio per la complessità dei suoi flussi ormonali e per la molteplicità di organi e funzioni che vi sono coinvolti, anche a causa dello stretto rapporto tra sessualità e fisiologia della procreazione. Le variazioni del ritmo respiratorio, della temperatura e della consistenza della pelle, del colorito del viso, della salivazione, del volume e della consistenza dei seni, che accompagnano o precedono le manifestazioni a livello degli organi genitali, sono i segni piú evidenti delle trasformazioni fisiologiche in atto.

Durante la fase appetitiva inizia la secrezione delle ghiandole che fanno parte del sistema genitale maschile e femminile, la cui funzione è di facilitare il rapporto lubrificando i tessuti e rendendo fluido lo sperma. Tale secrezione varia di intensità nei diversi individui e non è necessariamente legata all'atto sessuale. La moda dei calzoni stretti, che esercitano una continua pressione di sfregamento sulle zone genitali, ha provocato molti disturbi della sfera sessuale sia nelle donne sia negli uomini proprio in quanto l'indumento stretto impartisce un continuo stimolo alla secrezione di alcune di queste ghiandole, le quali finiscono per irritarsi e non rispondere piú agli stimoli funzionali normali. Cosí i rapporti divengono dolorosi, talvolta impossibili. Queste forme sono accompagnate o precedute da sintomi fisici (stanchezza, affaticamento, disturbi dell'apparato genitale) e psico-affettivi (irritabilità, depressione, perdita di memoria e concentrazione), simili a quelli che compaiono in seguito a eccessi sessuali.

Nel maschio, durante la fase appetitiva avviene la tumescenza del pene che porta all'erezione. Fisiologicamente questo fenomeno, come la secrezione delle ghiandole vaginali nella femmina, viene considerato una fase successiva, detta dell'eccitazione, a quella appetitiva. In realtà il susseguirsi o la contemporaneità di questi eventi fisico-psichici sono del tutto soggettivi e cambiano anche da un rapporto all'altro, essendo legati a una moltitudine di fattori contingenti e non solo alla natura dell'individuo. Mentre nell'uomo la fase di consumo termina bruscamente con l'eiaculazione, nella donna non esiste un segno altrettanto evidente dell'allentamento della tensione sessuale. Solo la completezza e l'armonia del rapporto faranno sí che il suo compagno colga in lei i segni dell'avvenuta consumazione. Anche nel maschio, se il rapporto non è vissuto pienamente, spesso l'eiaculazione non controllata interviene troppo presto, prima che egli abbia potuto vivere appieno la fase consumatoria, lasciandolo insoddisfatto, teso, talvolta con senso di spossatezza e di esaurimento fisico.

**Gli eccessi e la promiscuità sessuali: la salute a repentaglio.** Gli eccessi sessuali nuociono alla salute fisica e all'equilibrio psichico della persona, ma di norma colpiscono piú duramente l'uomo per la perdita di forze che comportano eiaculazioni troppo ravvicinate. Ciò non significa che ci si debba astenere dai rapporti, ma come in tutte le attività fisiologiche, la pratica regolare e la giusta misura sono i presupposti per mantenere una buona salute. Non esistono regole valide per tutti, cosí come non tutti devono mangiare allo stesso modo in ugual quantità e dormire le stesse ore di sonno. In generale si può dire che per un uomo giovane è giusto avere rapporti sessuali piú frequenti, che tendono lentamente a diminuire nel corso degli anni. In

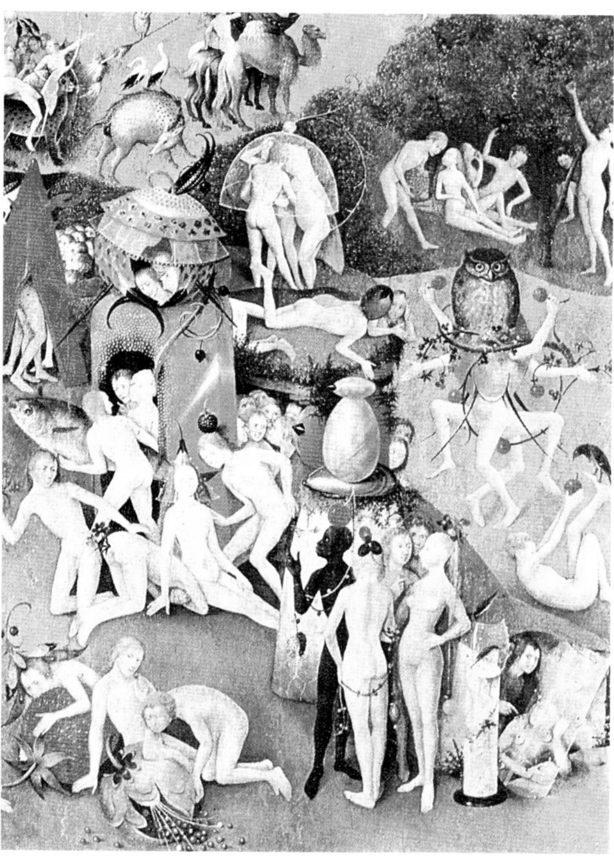

I DANNI PROVOCATI DAGLI ECCESSI SESSUALI *Fin dal Medio Evo, ma specialmente nel 1600, molti pittori rappresentavano in quadri allegorici le promiscuità, gli eccessi e le aberrazioni sessuali, condannandoli moralmente. Qui sopra è rappresentato un particolare dell'inquietante capolavoro (*Giardino delle delizie*) del fiammingo H. Bosch.*

compenso con la maturità i rapporti sono meno impetuosi e affrettati, piú profondi e duraturi: un giovane non riesce a trattenere l'eiaculazione che per breve tempo mentre un uomo maturo può ritardarla quasi a piacere. E ciò coincide con la maturazione sessuale femminile, poiché nella donna il massimo della risposta sessuale non si ha prima della completa maturità, di norma tra i 25 e i 35 anni.

Naturalmente queste evoluzioni del comportamento sessuale avvengono in condizioni di buona salute: se l'energia diminuisce, se preoccupazioni, angosce, stanchezza fisica e intellettuale minano le forze, ne risentirà prima di tutto il rapporto sessuale. Spesso uomini e donne in continua tensione tendono ad attribuire questi fallimenti sessuali alla noia di un rapporto matrimoniale, magari incolpando direttamente il coniuge, e sognano di ritrovare gli slanci della giovinezza con un nuovo compagno. Si tratta di illusioni dovute spesso al rifiuto di riconoscere una propria debolezza, vissuta come un fallimento. Ma se in precedenza il rapporto di coppia era autentico e profondo, basato su un affetto sincero, è vero piuttosto il contrario: il compagno o la compagna che ci conosce profondamente è la persona che meglio di ogni altra può aiutarci.

Se, invece, non esisteva in precedenza un rapporto profondo, il partner non potrà portare aiuto. Infatti, le frustrazioni sessuali spesso si esprimono con comportamenti aggressivi o di eccessiva difesa, fino a veri e propri complessi di persecuzione, a scapito del rapporto di coppia. Chi si sente aggredito o respinto dal proprio compagno ben difficilmente riesce a capire che si tratta in realtà di un comportamento sostitutivo: attribuisce il peggioramento o la mancanza di rapporti sessuali a una situazione affettiva anziché riconoscerli come la causa prima della crisi in atto.

Qualunque tipo di eccesso sessuale (rapporti troppo frequenti o rari, brevi o frettolosi) nuoce a entrambi. Ma altrettanto e forse piú dannose sono le promiscuità sessuali. Il rischio di contrarre malattie sessualmente trasmesse, maggiore per la donna che per l'uomo, oggi è di nuovo balzato all'attenzione di tutti con una nuova, terribile malattia: l'AIDS. Se ne parla molto ed è giusto preoccuparsene, ma non si deve per questo dimenticare che le malattie veneree del passato sono tutt'altro che sparite. Molte, anche la spaventosa sifilide, si possono curare con lunghe terapie antibiotiche, che tuttavia lasciano tracce e costituiscono esse stesse un rischio per la salute. Per non parlare della possibilità che la madre le trasmetta al figlio nel suo grembo o al momento della nascita, con tragiche conseguenze per queste vittime innocenti.

Negli anni piú recenti, in cui la promiscuità sessuale è divenuta un fatto di costume specie fra i giovani, si sono visti casi abbastanza numerosi di infezioni veneree contratte durante una gravidanza da compagni occasionali. Speriamo che le giovani donne divengano consce di questi pericoli, se non per sé stesse almeno per i piccoli che portano in grembo: passata l'ondata di ribellione contro costumi eccessivamente rigidi, è augurabile che si trovi finalmente un giusto equilibrio tra le libertà individuali e il rispetto della propria persona. Si tratta, in fondo, di pulizia, di igiene di vita e di rapporti, di rispetto di sé stesse, al di fuori di qualsiasi considerazione morale.

Ma il rischio di infezioni, per quanto terribile sia, non è l'unico inconveniente di una eccessiva libertà nei costumi sessuali. Per la donna esiste pur sempre il pericolo di una gravidanza non voluta, ma tutti, uomini e donne, sono minacciati da un altro, piú subdolo pericolo. I continui rapporti senza affetto e perciò senza una vera partecipazione, impediscono nella maggior parte dei casi la mobilizzazione e lo scambio di energie tra i partner e il verificarsi di quei profondi eventi fisiologici che si accompagnano al rapporto vissuto fino in fondo. Cosí avviene spesso che, a lungo andare, si perda la capacità di una risposta sessuale completa, anche qualora si incontri una persona a cui legarsi di sincero affetto. Si assiste a una sorta di inaridimento e di sclerosi delle risposte fisiologiche alla pulsione sessuale, che causano perenne frustrazione e un profondo senso di inadeguatezza. La vittima di queste situazioni si sente mutilata, incapace di dar corso alla pulsione profonda che tuttavia avverte. La terapia con l'agopuntura tradizionale, magari associata a sedute di psicoterapia, può essere di aiuto, anche se non sempre questi casi si risolvono definitivamente.

## I disturbi della sessualità

Le disfunzioni sessuali assumono forme diverse nell'uomo e nella donna, poiché l'anatomia e tutti gli eventi fisiologici che si accompagnano all'atto sessuale sono profondamente diversi nei due sessi. Nell'uomo i piú frequenti disturbi riguardano l'impotenza e l'eiaculazione precoce; nella donna sono la frigidità e i dolori durante il rapporto.

**L'impotenza e l'eiaculazione precoce.** L'impotenza dal punto di vista medico si distingue in impotenza a compiere l'atto sessuale (*impotentia coeundi*) e a generare figli (*impotentia generandi*). La seconda a stretto rigore non è un disturbo sessuale, ma spesso interferisce nei rapporti di coppia per i turbamenti psicologici che produce.

L'impotenza a compiere l'atto sessuale consiste nella mancata o insufficiente tumescenza del pene che rende impossibile l'erezione. Ciò non implica sempre una mancanza di desiderio, dato che i due fenomeni non sono necessariamente correlati. L'impotenza può essere primaria, di chi non è mai riuscito ad avere rapporti sessuali, o secondaria, ossia intervenire dopo un periodo piú o meno lungo di rapporti sessuali normali. Negli uomini che hanno superato una certa età può avere cause organiche, spesso disturbi del circolo locale che impediscono un normale afflusso di sangue, rendendo impossibile la tumescenza del pene. Tra le cause organiche sono importanti il diabete, l'assunzione abituale di certi farmaci (tra cui i sonniferi, che molti ritengono assolutamente innocui), il consumo di alcool e di droghe: contrariamente a ciò che molti credono attribuendo qualità "eccitanti" a queste sostanze, chi ne fa consumo abituale, cioè gli alcolisti e i drogati, diventa ben presto impotente.

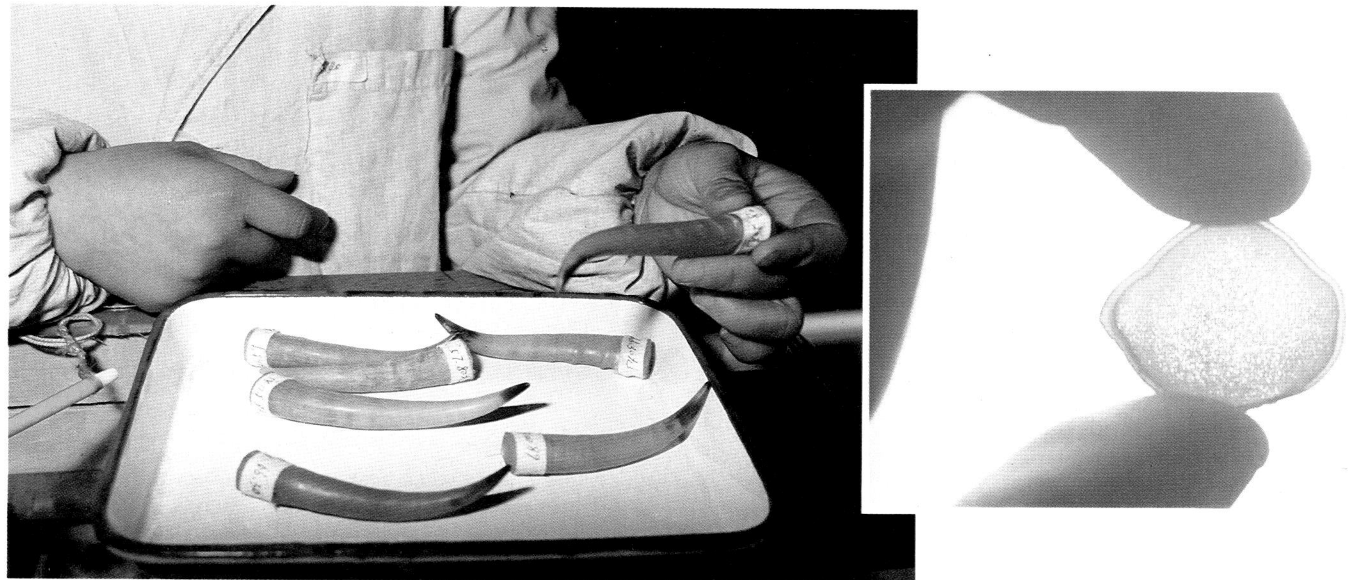

I RIMEDI CONTRO L'IMPOTENZA *Le corna di cervo sono un famoso rimedio tradizionale cinese contro l'impotenza sessuale. Si tratta di corna di animali giovani (a sinistra), la cui parte midollare viene affettata in fettine sottilissime (a destra) con le quali si preparano numerose ricette, utilizzandole in diverse maniere: polverizzate, per decotto, ecc. La farmacopea cinese elenca molti altri rimedi per l'impotenza, fra i quali è ben noto il ginseng.*

Dove non si trovino cause organiche, si presume che si tratti di impotenza psicologica.

Per le medicine naturali, che si fondano su diversi concetti di salute e di malattia, la diagnosi di impotenza è diversa e di conseguenza molti casi vengono curati con successo senza far ricorso a lunghe psicoterapie. Alcuni si possono far risalire a malposizioni vertebrali o a difetti nel sistema muscolo-scheletrico, spesso da causa traumatica, e si risolvono facendo ricorso alle terapie manipolative (vedi il capitolo sulle moderne medicine naturali); molti altri casi traggono giovamento dall'agopuntura tradizionale che individua la causa prima ricercandola non solo nella sfera psicologica, ma in squilibri di energia in altri organi o sistemi. L'agopuntura è in grado di curare con successo anche la maggior parte dei casi di impotenza a generare, come si può facilmente verificare attraverso regolari controlli del liquido seminale.

Si crede comunemente che gli afrodisiaci siano sostanze che agiscono sull'impotenza. Ciò è errato: queste sostanze agiscono (o dovrebbero agire!) aumentando il desiderio e l'eccitazione ma non possono nulla per l'erezione. Anche la somministrazione di ormoni maschili ha azione favorente il desiderio ma non la potenza sessuale.

La farmacologia cinese è ricca di sostanze indicate per la cura dell'impotenza, di cui la piú famosa è il corno di cervo. Oggi è molto raro e costoso, dato che è preparato da corna di cervo tagliate in primavera, ossia durante l'epoca degli accoppiamenti. E poiché questo significa sacrificare un giovane maschio, in molte province cinesi è stato proibito per proteggere la specie.

L'impotenza sessuale trae giovamento anche dalle terapie a base di *ginseng*; ma attenzione agli abusi, che possono essere pericolosi. L'*eleuterococco* ha azione simile ma meno intensa: non si conoscono danni da abuso di questa pianta, forse perché essendo meno nota al grande pubblico viene assunta ai dosaggi consigliati, anche se è bene usarla comunque con misura.

L'*eiaculazione precoce* è di piú difficile definizione, poiché implica un giudizio soggettivo: l'eiaculazione può essere piú precoce oggi di ieri, verificarsi prima che il soggetto lo desideri; o addirittura essere cosí incontrollabile da seguire immediatamente l'erezione e rendere impossibile la penetrazione. Anche nel caso dell'eiaculazione precoce la medicina usuale difficilmente riesce a risalire a una causa e perciò a prescrivere delle cure efficaci, ottenibili invece con le medicine naturali. Si tratta di cure simili o uguali a quelle menzionate per l'impotenza.

**La frigidità.** Recentemente si è detto che non esiste frigidità femminile ma solo uomini che non sanno comportarsi sessualmente. Anche se ciò è vero nella maggioranza dei casi, si deve aggiungere che esiste ancora nelle donne giovani e meno giovani una diffusa ignoranza della propria natura femminile. Ciò è dovuto in gran parte alla schiavitú imposta alla donna per secoli, durante i quali la si considerava solo una "fattrice", destinata esclusivamente alla riproduzione, e non già un essere umano completo. Inoltre molte religioni ritenevano la donna fonte di peccato ed essere "impuro" persino nel sublime momento della maternità. Di conseguenza le fanciulle si vergognavano della propria femminilità, ne nascondevano i segni sopportando in silenzio e quasi con vergogna i dolori mestruali e altri disturbi a essa legati: quante morti, tra atroci dolori, per tumori iniziati al seno o agli organi genitali femminili avrebbero potuto essere evitate da una tempestiva visita ginecologica, procrastinata invece a causa di questo atteggiamento di rassegnazione e di vergogna!

La negazione della sessualità femminile è tutt'altro che scomparsa in questa epoca di apparente liberalizzazione sessuale, per cui ancora oggi vi sono degli uomini che giudicano "poco seria", per non dire di peggio, una donna che avanzi delle giuste pretese di rapporti sessuali atti a soddisfarla; mentre molte madri insegnano ancora oggi alle figlie a rassegnarsi in partenza a non trovare nel matrimonio che umiliazioni e sacrificio anziché una giusta espressione della propria natura di donna.

La diffusa ignoranza dei modi stessi dell'espressione sessuale femminile sta all'origine del termine "frigidità", con cui si intendono tre diverse forme di disfunzione: la mancanza di desiderio; l'assenza delle trasformazioni fisiologiche che coincidono con l'eccitamento; l'anorgasmia cioè l'incapacità di raggiungere l'orgasmo e consumare l'atto sessuale. Poiché l'assenza di risposta da parte della donna non costituisce ostacolo alla procreazione, la presenza di uno o di tutti questi difetti di partecipazione da parte della donna all'atto sessuale era socialmente irrilevante, anzi spesso era considerato segno di moralità e garanzia della fedeltà muliebre. Solo in anni molto recenti la medicina ne ha fatto oggetto di studio, scoprendo che spesso alla base del mancato orgasmo femminile, o dell'assenza delle secrezioni vaginali che rendono possibile il rapporto, vi sono delle disfunzioni metaboliche, per esempio gli stati prediabetici, o alterazioni ormonali a livello ipofisario. Inoltre, molte donne non hanno una completa reazione allo stimolo sessuale prima di aver raggiunto la piena maturità, che coincide con il quarto settennio, ossia tra i ventotto e i trentacinque anni.

Le remore psicologiche spesso inconsce, derivate dai tabú culturali cui abbiamo fatto cenno, talvolta unite a rapporti deludenti ed egoistici, possono ritardare o addirittura inibire l'evolversi e il raggiungimento della maturazione sessuale della donna. Le culture orientali consideravano la completa espressione della sessualità femminile come indispensabile allo sviluppo della potenza sessuale del maschio, dalla quale dipendeva la procreazione di figli sani e la possibilità di pianificare la procreazione stessa. Che da padri con scarsa attività sessuale fossero generati figli deboli o addirittura malformati era considerato fatto certo sia dalla medicina cinese sia da quella indiana. Inoltre, solo l'accordo sessuale all'interno della coppia permette all'uomo di esercitare il controllo dell'eiaculazione per cui egli può decidere se l'amplesso debba o meno essere fertile.

**Le crisi dolorose che impediscono il rapporto: il vaginismo e la dispareunía.** Il vaginismo è uno spasmo del terzo inferiore della vagina che di fatto impedisce la penetrazione: il dolore insorge solo se si tenta di forzare il condotto vaginale. I traumi e le violenze sessuali, anche psichici, spesso provocano vaginismo come inconscia resistenza al rapporto, benché a livello cosciente la donna creda di desiderarlo. Talvolta l'episodio all'origine di questa reazione inconscia è stato completamente rimosso, come se non fosse mai avvenuto. Anche una rigida educazione e l'inconscia convinzione di commettere un atto proibito, o peccaminoso, possono esserne la causa nascosta.

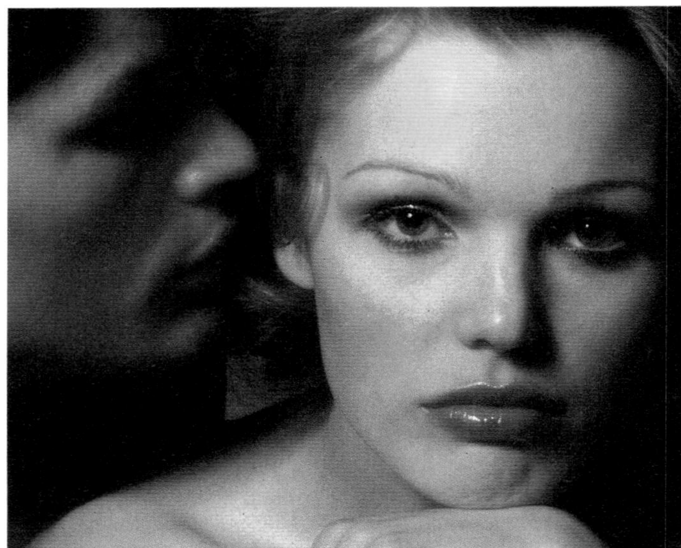

IL DOLORE DURANTE IL RAPPORTO *È più frequente nella donna che nell'uomo, nella quale si manifesta spesso sotto forma di vaginismo, ossia di uno spasmo doloroso che impedisce il rapporto. Esistono anche altre forme dolorose che insorgono durante il rapporto colpendo sia gli organi genitali sia il basso ventre. Le medicine naturali, antiche e moderne, sono particolarmente indicate per la cura di questi disturbi.*

Poiché di solito non vi sono difetti anatomici o funzionali rilevabili, viene considerato esclusivamente un fenomeno di origine psichica, mentre per la medicina cinese può essere dovuto anche a un disturbo fisico del canale che irrora i genitali esterni La causa è rilevabile con un'attenta visita medica e spesso bastano poche domande per accertarla. Quando non si tratta di un profondo turbamento psichico, che richieda lunghe cure e l'intervento di un esperto psichiatra, la terapia con agopuntura dà ottimi risultati. Inoltre, in questo caso come per l'impotenza maschile, talvolta l'origine sta in una malposizione della colonna o del bacino, e quindi il ricorso alle terapie manipolative può essere risolutivo.

Succede spesso che il ricorso alle medicine naturali sia l'ultimo in ordine di tempo, quando tutte le altre terapie, durate anche anni, hanno fallito. Sarebbe piú giusto procedere all'opposto e affidarsi alle medicine naturali per prima cosa, ma sempre sotto il controllo del proprio ginecologo di fiducia. Ecco un esempio clinico per chiarire meglio: se una giovane donna, già predisposta ad avere rapporti difficili per cause psichiche, subisce un trauma alla zona del bacino, ciò potrà scatenare il manifestarsi del vaginismo o peggiorarlo se è latente; la sola psicoterapia non sarà mai in grado di risolvere la situazione, a meno che all'inizio della terapia la componente locale, fisica venga risolta. Lo stesso può dirsi quando il medico agopuntore rileva un concomitante blocco, o impedimento, su un canale di flusso dell'energia: la psicoterapia da sola non sarà in grado di riparare il danno locale. Insomma, una terapia non esclude le altre e tanto piú accurata ed estesa sarà la ricerca delle cause, tanto migliori saranno i risultati terapeutici.

La dispareunía non è una condizione patologica esclusivamente femminile, perché talvolta, anche se raramente, colpisce l'uomo. Dispareunía significa cattivo rapporto, perciò andrebbe riferita a tutti quei casi in cui il rapporto provoca intensi dolori ai genitali, piú frequenti nelle donne. Nei casi piú gravi, anche la visita ginecologica, le normali pratiche igieniche e persino il contatto con gli indumenti possono essere dolorosi.

Spesso le cause sono organiche, anche se di difficile individuazione: per esempio, dispareuníe passeggere si hanno in seguito a interventi ginecologici, dopo i parti, per prolassi, o talvolta per contiguità di infiammazioni dell'ultimo tratto dell'intestino o della vescica. Anche in questi casi il diverso approccio delle medicine naturali è spesso risolutivo, e prima di sottoporsi ad altre terapie, subito dopo la visita ginecologica, conviene provare rimedi naturali.

# *Il corso vitale della donna*

Il corso vitale della donna è drammatico, con crisi grandi e piccole che lo scandiscono e lo differenziano profondamente dal fluire quasi uniforme della vita dell'uomo.

Già nell'età infantile la donna, fra i 7 e i 9 anni, ha la piccola crisi ormonale che ne plasma il corpicino con marcate differenze: è l'età femminile detta "matronale", cui fa seguito la pubertà completa (il "menarca") con mestruazioni mensili che segnano l'età feconda, fino alla grande crisi (la "menopausa"). Questa porta a profonde modificazioni metaboliche proprio perché quelle indotte dalle fasi ormonali che l'hanno preceduta non erano da meno. La complessità e la continua variabilità funzionale rendono la donna particolarmente aggredibile da talune malattie, non escluse le forme degenerative. Un'alta percentuale di tumori è localizzata nel sistema riproduttivo femminile, proprio a causa del continuo bombardamento di stimoli cui questi tessuti sono sottoposti.

La donna, ben piú dell'uomo, deve essere il primo medico di sé stessa, e imparare a osservarsi per conoscersi bene e per prevenire, attraverso continue cure e un'attenta igiene personale, le malattie grandi e piccole che possono colpirla. Ancora oggi, in epoca di libertà sessuale, giovani donne nascondono o tacciono al medico (anche se questi è una donna) le irregolarità mestruali, i mestrui dolorosi, troppo scarsi o troppo abbondanti, spesso pensando che si tratti di cosa normale: talvolta ciò è conseguenza dei falsi pudori della madre o del pediatra che avrebbe dovuto guidare il passaggio della fanciulla attraverso la pubertà, o è dovuto alla stessa ragazza che non osa parlarne. Nessuno insegna alla giovinetta a lavarsi con cura, specialmente durante il periodo mestruale: ancora oggi resiste il pregiudizio che durante il mestruo, proprio quando una corretta igiene è piú necessaria, non si debba toccare acqua! E piú tardi, quando inizia il rapporto sessuale, le abluzioni dovranno essere anche interne, per mezzo di piccole lavande vaginali.

L'abitudine al controllo ginecologico (non basta il prelievo per il Pap-test, occorre anche la visita specialistica) può evitare quei gravi problemi che rendono la vita della donna particolarmente gravosa o addirittura infelice. Il mestruo *non* deve essere doloroso, non deve contenere grumi né essere troppo scarso o troppo abbondante e deve durare circa cinque giorni (pur con delle differenze individuali) fino ai quarant'anni, dopo di che di solito diminuisce a tre. I troppi casi di "menopausa precoce", che vengono oggi diagnosticati, sono in realtà arresti del ciclo spesso provocati da farmaci (specialmente gli psicofarmaci possono interferire con il ciclo provocando disturbi) o dovuti ad altre cause.

Per tutti i problemi ginecologici le medicine naturali possono costituire un valido aiuto: prima di ricorrere a terapie ormonali o a drastici interventi cercate il consiglio di un medico agopuntore, di un fitoterapeuta, di un omeopata, o magari di tutti e tre. Soprattutto ricordate che molti, troppi interventi chirurgici o farmacologici mutilanti, drastici e infine dannosi sono stati fatti sulla donna, e continuano a

## ALCUNI SEMPLICI RIMEDI GINECOLOGICI

I disturbi ginecologici sono tanto frequenti che ben poche donne passano attraverso la propria vita feconda senza esserne colpite. La cura di sé, il lavarsi accuratamente mattina e sera, specie durante il mestruo, le regolari visite di controllo ginecologico sono indispensabili, anche se non sempre possono evitare questi disturbi. I consigli che vi diamo sono soprattutto volti a mantenervi in buona salute e a curare piccoli disturbi evitando le pericolose cronicizzazioni. Infatti un disturbo minore può divenire pericoloso se dura a lungo nel tempo.

**Le tisane per regolarizzare il mestruo.** Molte piante medicinali agiscono sul flusso mestruale, sia aumentandolo o favorendolo, sia diminuendolo.

TISANA PER FAVORIRE
IL FLUSSO MESTRUALE

| | |
|---|---|
| *Salice bianco corteccia t.t.* | *g 30* |
| *Calendula fiori t.t.* | *g 20* |
| *Origano sommità* | *g 20* |
| *Menta piperita foglie* | *g 20* |
| *Salvia foglie t.t.* | *g 10* |

Fate un infuso, bevetene 2 o 3 tazze al dí, al mattino a digiuno, al pomeriggio e alla sera.

TISANA PER RIDURRE UN FLUSSO
TROPPO ABBONDANTE O FREQUENTE

| | |
|---|---|
| *Achillea sommità* | *g 30* |
| *Calendula fiori t.t.* | *g 20* |
| *Vite rossa foglie t.t.* | *g 20* |
| *Borsa pastore sommità t.t.* | *g 20* |
| *Menta piperita foglie* | *g 10* |

Fate un infuso da prendere 2 o 3 volte al dí, mattino, pomeriggio e sera.

TISANA PER MESTRUO DOLOROSO,
DOLORI PREMESTRUALI, VENTRE GONFIO

| | |
|---|---|
| *Achillea sommità* | *g 30* |
| *Calendula fiori t.t.* | *g 25* |
| *Melissa foglie* | *g 20* |
| *Iperico sommità t.t.* | *g 15* |
| *Menta foglie* | *g 10* |

Fate un infuso, prendetene 2 tazze al dí tra un periodo mestruale e l'altro, aumentando a 3 o 4 tazze nei giorni precedenti il mestruo e fino a che sia terminato.

**Le tisane per lavande e irrigazioni.** Le lavande e le irrigazioni vaginali sono indicate in tutte le forme infiammatorie, anche dell'intestino e della vescica, e dopo i parti. Nelle farmacie e nei negozi di articoli sanitari troverete gli appositi apparecchi, uguali a quelli per clisteri salvo che nella cannula. Per garantire la risalita del liquido, sdraiatevi nella vasca da bagno con le spalle appoggiate al bordo inclinato, e regolate il flusso alzando o abbassando il recipiente, facendo attenzione che non sia troppo forte e troppo veloce, perché non avrebbe il tempo di svolgere la propria azione curativa. Le irrigazioni vanno fatte con quantità molto maggiori di liquido e con un flusso piú veloce e perciò piú forte. Per indicazioni particolari si possono fare anche lavande con acque termali (per esempio di Salsomaggiore) o con sali: sarà il medico a prescriverle. Vi consigliamo una tisana antinfiammatoria, calmante, blandamente disinfettante.

TISANA PER LAVANDE
E IRRIGAZIONI VAGINALI

| | |
|---|---|
| *Potentilla radice t.t.* | *g 30* |
| *Rose petali interi* | *g 30* |
| *Malva foglie t.t.* | *g 30* |
| *Lavanda fiori* | *g 10* |

Fate un decotto con un litro d'acqua, filtrandolo bene con un panno di tela o lino. Usate tiepido.

essere troppo spesso praticati! I casi in cui l'intervento chirurgico "totale", demolitore, è realmente necessario sono rarissimi, ma troppe sono le donne che li hanno subiti e continuano a subirli. Non sottoponetevi mai a un simile intervento senza aver chiesto il parere di un altro specialista e, soprattutto, senza aver prima consultato un medico di vostra fiducia, qualunque sia la sua specializzazione.

**I rischi connessi alla vita sessuale femminile.** Quando la donna diviene sessualmente attiva va incontro a due rischi: la gravidanza non voluta e le malattie trasmesse sessualmente. L'uso degli anticoncezionali sembra averla liberata del primo, ma le misure per prevenire gravidanze non volute non sono efficaci contro le malattie a trasmissione sessuale, tranne il preservativo purché usato correttamente. Il che spesso non avviene per ignoranza del maschio, non solo ignoranza sessuale, ma anche dei rischi e delle responsabilità verso sé stesso e verso la donna: spesso il maschio considera la licenza sessuale un proprio privilegio, senza remore e senza doveri.

Un malinteso "femminismo" ha spinto la donna non a pretendere rispetto, amore, generosità e senso di responsabilità da parte dell'uomo ma a rinunziare a tutto questo abbassando sé stessa allo stesso squallido livello di "libertà" o licenza. Ma ancora una volta la donna sta pagando di persona questo errore, mentre il maschio continua a ritenersi "non colpevole", o addirittura estraneo al problema.

I contraccettivi sono tutti dannosi per la salute della donna: certo meno di una gravidanza non voluta o di un'interruzione di gravidanza, ma la letteratura medica riporta casi mortali di trombosi da "pillola", di peritoniti da spirali, ecc; e la contraccezione maschile, di cui ogni tanto si parla, sembra ancora di là da venire, forse perché anche nella ricerca agisce come movente la piú o meno inconscia prevaricazione della donna e dei suoi diritti da parte dell'uomo.

"Esistono i contraccettivi, se non li usa peggio per lei, abortirà": sembra una frase impossibile, eppure quante volte è stata detta o almeno pensata? Per un malinteso senso di orgoglio, per una supposta libertà di decisione conquistata a cosí caro prezzo, molte donne hanno taciuto di fronte a un tale affronto, sobbarcandosi i rischi, la sofferenza fisica e morale e le conseguenze per la loro salute di un aborto, o decidendo di portare a termine la gravidanza e allevare il loro bambino in solitudine.

Libertà per la donna non è certo questo, ma dovrebbe essere la possibilità di chiedere al proprio compagno di prendersi la propria parte di responsabilità, evitando alla donna di mettere a repentaglio la sua salute e la vita stessa, demandando a lei sola la responsabilità della contraccezione.

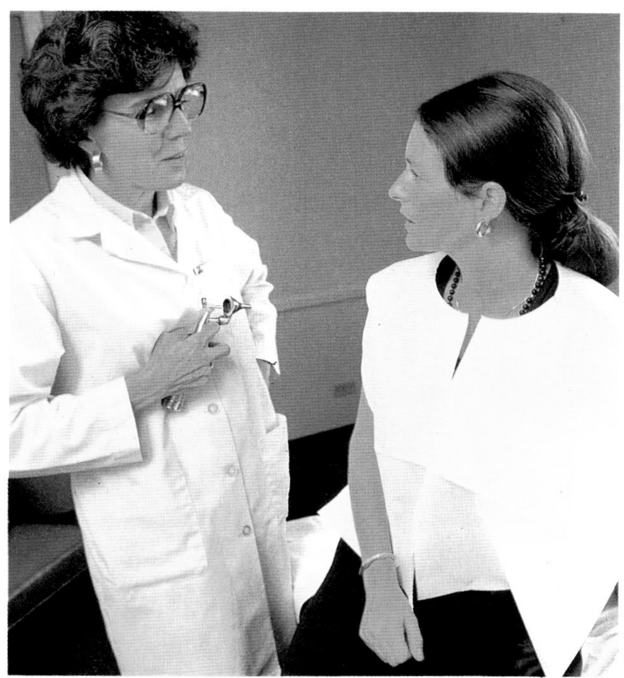

PARLATE AL VOSTRO MEDICO DEI PROBLEMI SESSUALI
*I problemi e i rischi connessi alla vita sessuale della donna sono molteplici. La donna spesso preferisce rivolgersi a un medico del suo stesso sesso. Ma anche gli uomini trovano maggior comprensione ai loro problemi da parte di un medico donna.*

Mentre in natura la donna non ha modo di evitare di rimanere incinta, l'uomo sessualmente sano e maturo è in grado di dominare e di guidare la propria attività sessuale per prevenire il rischio di gravidanze non volute, ritardando l'eiaculazione o addirittura evitandola nel corso di molti rapporti, sempre che lo voglia. Le tecniche indiane e cinesi, illustrate in testi come il *Kama Sutra*, lungi dall'essere "erotiche", fanno parte di una forma di educazione che insegna all'uomo a guidare e a trattenere la propria sessualità; ma anche senza insegnamenti particolari è possibile educare sé stessi in questo campo. Ma questo ripensamento dei ruoli sessuali, fondato sulla conoscenza e il rispetto di sé stessi, sul riconoscimento della propria natura di uomo e di donna, non avverrà fino a che non sarà la donna a pretenderlo, finalmente conscia della propria dignità e dei propri diritti naturali.

## Divenire mamma: la gravidanza

La gravidanza è il periodo piú intenso della vita femminile: l'organismo materno è totalmente finalizzato allo sviluppo della vita che porta in sé. Per

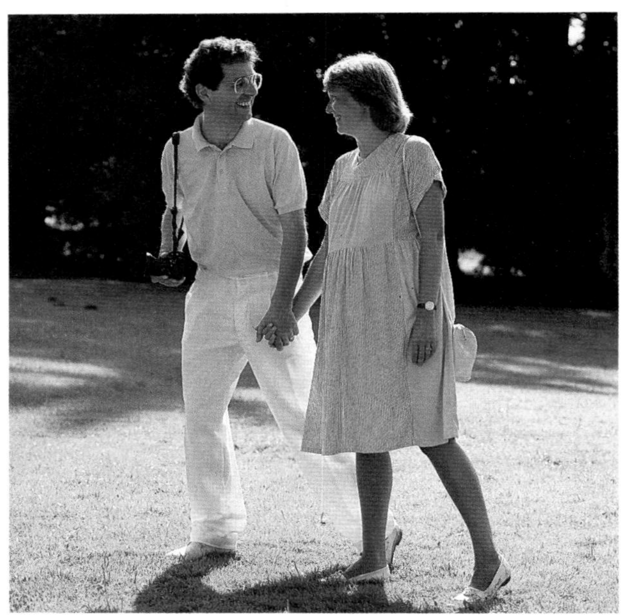

PROCREARE UNA NUOVA VITA *Solo quando la decisione di avere un figlio è voluta da ambedue i genitori, la futura mamma troverà nel suo compagno l'appoggio necessario per affrontare i rischi e le incognite che sempre si accompagnano alla maternità.*

questo è sottoposto a una serie di mutamenti volti soprattutto a far fronte alle eccezionali richieste di energia, a eliminare le scorie dell'aumentato metabolismo, a creare via via gli spazi necessari al feto e a sopportarne il peso crescente. Oltre un certo momento inizia anche la serie di trasformazioni preparatorie al parto. La cura di sé e del proprio equilibrio fisico-psichico rappresenta per la futura mamma un dovere nei confronti sia di sé sia del bimbo che deve nascere.

La prima raccomandazione da fare alle future mamme è di mantenere una corretta igiene di vita, badando all'alimentazione: cibi sani, variati, equilibrati in tutte le loro componenti, e facendo attenzione a non aumentare troppo di peso. Il sonno deve essere regolare e abbondante: in caso di insonnia non ricorrete mai a sonniferi o ad altri psicofarmaci ma alle piante medicinali, all'agopuntura tradizionale, alla medicina omeopatica. È importante anche una giusta quantità di moto nella giornata: lunghe passeggiate e, a partire dal quarto mese, quotidiani esercizi di ginnastica come quelli descritti qui di seguito.

Il moto è indispensabile per tutta la durata della gravidanza, durante la quale potrete dedicarvi alle vostre solite attività, a patto di non affaticarvi troppo, alternando al lavoro lunghe passeggiate quotidiane. Calzate scarpe comode con tacchi bassi, evitate lunghi viaggi in automobile e tutti gli sport violenti: l'ideale è il nuoto.

Non meno importante è la serenità dello spirito: cercate di non preoccuparvi né di arrabbiarvi: concentrate l'attenzione sulla vita che cresce dentro di voi, magari aiutandovi con gli esercizi di rilassamento e di concentrazione descritti nell'apposito capitolo.

La consapevolezza di quello che via via avviene dentro di voi e il sapere quali sensazioni e disturbi possano causare le trasformazioni dell'organismo durante la gravidanza, ed eventualmente come porvi rimedio, vi aiuterà a vivere con la necessaria serenità questo periodo eccezionale della vita femminile. L'influenza dello stato d'animo della madre sul bimbo che porta in grembo, negata da alcuni, sembra tuttavia certa. Anche per questo è errato cercare di avere un bimbo per tentare di salvare un rapporto matrimoniale difficile o in crisi, a parte la considerazione che le responsabilità e le fatiche che comporta l'avere un figlio tendono a mettere in risalto le differenze e le incomprensioni piuttosto che ad appianarle.

L'affrontare con serenità le incognite di una gravidanza presuppone innanzitutto maturità ed equilibrio da parte della futura mamma, ma anche affetto, comprensione e confidenza reciproca nella coppia. Per una donna, avere accanto un compagno con cui dividere la trepidazione e la gioia dell'attesa è il primo presupposto per una gravidanza felice. Infatti, in questo periodo piú che in qualsiasi altra occasione della vita, il futuro appare denso di incertezze, pieno di responsabilità e non privo di rischi. L'ansia per sé e per il nascituro, le incognite che si parano dinnanzi (sarà sano? sarò capace di allevarlo? di crescerlo? e di educarlo?), le mille altre domande che affiorano alla mente: se tutto ciò la donna gravida potrà comunicarlo e dividerlo con il futuro padre del bambino che porta in grembo, le verranno il conforto e la serenità necessaria a sé e al piccino.

Oggi l'assistenza medica specialistica garantisce una pronta e attenta diagnosi di eventuali malattie, ma non sempre si possono comunicare al ginecologo le mille paure o i piccoli disturbi che affliggono, e non tutte le donne hanno vicino la madre che conforta e consiglia. Vediamo brevemente quali sono gli inconvenienti piú frequenti e come affrontarli.

LA POSIZIONE DI RIPOSO DURANTE LA GRAVIDANZA *La posizione latero-prona permette di scaricare completamente la colonna e il bacino. Sdraiatevi spesso in questa posizione, specie se avete dolori di schiena.*

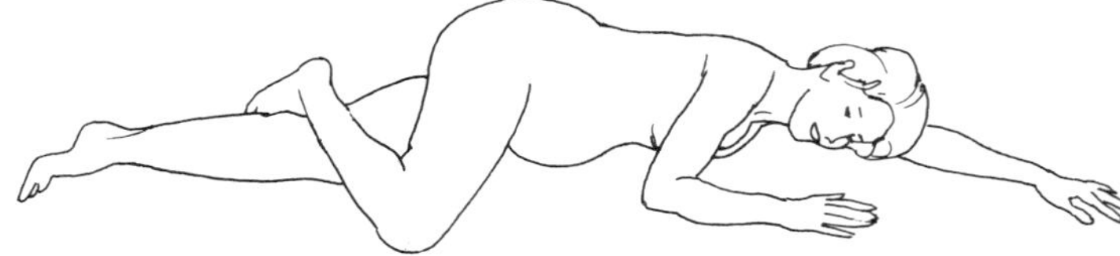

**I disturbi del I trimestre.** I primi e piú frequenti disturbi da gravidanza sono nausea e vomito, che però, di norma, scompaiono all'inizio del quarto mese. Si verificano soprattutto al risveglio e spesso sono provocati da odori particolari. Oltre a evitare i cibi e gli odori scatenanti, cercate di mangiare poco e spesso, tentando di individuare i cibi che digerite meglio, per quanto strani vi possano sembrare. Al mattino presto, prima di alzarvi, fate una colazione a base di proteine (prosciutto, uova, formaggi, yogurt) e frutta. Inoltre mangiate spesso cose dolci a rapido assorbimento, magari anche dei quadretti di zucchero, e molte proteine: infatti, spesso queste crisi sono scatenate da ipoglicemia. Vi potranno essere di aiuto dei leggeri massaggi addominali, descritti a pag. 399, e quelli dei punti dell'agopuntura indicati a pag. 426. Se il vomito è grave, oltre ai farmaci può aiutare un trattamento con agopuntura tradizionale (ma fate attenzione a rivolgervi a un medico qualificato, ché potrebbe altrimenti essere pericoloso) oppure con l'omeopatia.

Disturbi piú rari ma molto fastidiosi sono la *scialorrea* e lo *ptialismo*: si tratta, nel primo caso, di una difficoltà a deglutire la saliva; di un aumento massiccio della salivazione (fino a 1 litro al giorno!) nel secondo. Solo le medicine naturali possono aiutare a risolvere il problema, o almeno a renderlo meno drammatico.

Mentre la maggior parte delle donne ha difficoltà a nutrirsi nei primi mesi di gravidanza, alcune mangiano eccessivamente, convinte che l'appetito vorace di cui soffrono sia segno di buona salute: nulla di piú falso! Rivolgetevi subito a un medico che farà gli accertamenti necessari per scoprire eventuali disordini metabolici latenti, come un pre-diabete; ma contemporaneamente costringetevi a mangiare solo ai pasti e mantenete un rigoroso regime alimentare. Queste forme possono essere cosí violente da richiedere il drastico intervento dei familiari per aiutarvi: senza il loro controllo, vi potrete sorprendere davanti al frigorifero o alla dispensa nel bel mezzo della notte, intente a prendere ancora cibo. Anche in questi casi sono utili i massaggi addominali (praticati in senso antiorario anziché orario come il solito), fatti piú volte nella giornata e ogni qualvolta avvertite la fame. L'agopuntura è utile, ma soprattutto è importante ricordare che un eccesso di peso metterà a rischio la maternità, sarà difficile perderlo dopo il parto, e aumenterà a ogni successiva gravidanza condannandovi all'obesità per il resto della vita.

**I disturbi del II trimestre.** Si tratta del periodo piú felice della gravidanza: cessano le nausee e i disturbi alimentari, l'ansia diminuisce, la gioia di sentir muovere il piccolo rende coscienti della vita che cresce dentro di sé. Il peso dell'utero ingrossato non è ancora fastidioso e non impedisce il movimento. È il momento di iniziare i regolari esercizi di ginnastica che permettono di sviluppare la muscolatura che dovrà sostenerlo e quella che sarà impegnata durante il parto. La ginnastica aiuterà

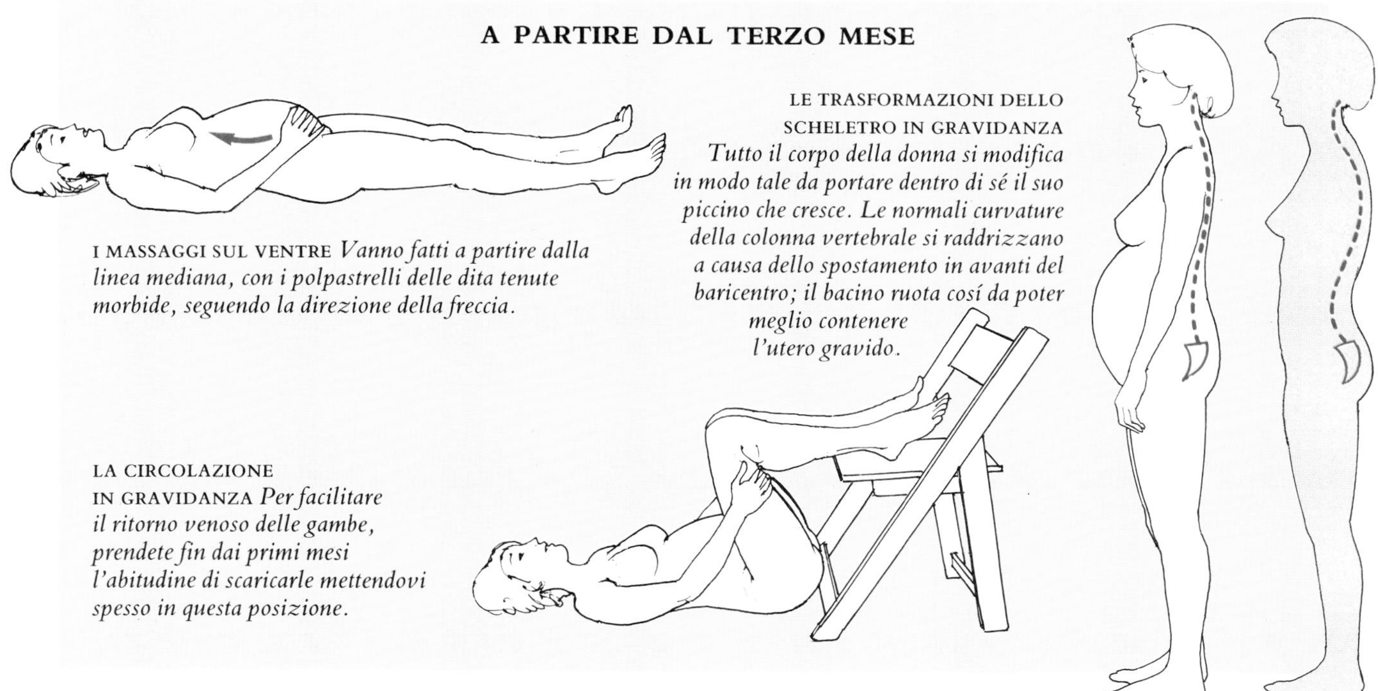

**A PARTIRE DAL TERZO MESE**

LE TRASFORMAZIONI DELLO SCHELETRO IN GRAVIDANZA *Tutto il corpo della donna si modifica in modo tale da portare dentro di sé il suo piccino che cresce. Le normali curvature della colonna vertebrale si raddrizzano a causa dello spostamento in avanti del baricentro; il bacino ruota cosí da poter meglio contenere l'utero gravido.*

I MASSAGGI SUL VENTRE *Vanno fatti a partire dalla linea mediana, con i polpastrelli delle dita tenute morbide, seguendo la direzione della freccia.*

LA CIRCOLAZIONE IN GRAVIDANZA *Per facilitare il ritorno venoso delle gambe, prendete fin dai primi mesi l'abitudine di scaricarle mettendovi spesso in questa posizione.*

## LA TERAPIA CON IGNIPUNTURA PER RADDRIZZARE IL FETO

Secondo gli antichi testi di agopuntura, quando un bambino si presenta in posizione sbagliata (podalica o trasversa), è sufficiente praticare l'ignipuntura con un bastoncello di artemisia, (simile a quelli illustrati nella figura di pagina 197), per una ventina di minuti ogni giorno su un determinato punto di agopuntura, perché il feto dopo pochi giorni si raddrizzi spontaneamente, senza alcun danno per la madre e per il piccolo.

Questa asserzione sembrava sbalorditiva, quasi incredibile, tanto che i medici cinesi hanno voluto recentemente verificarla. Le estese ricerche fatte in un gran numero di ospedali sparsi per tutta la Cina, su molte migliaia di donne, hanno confermato la straordinaria utilità di una terapia tanto semplice, innocua e indolore, e utilissima per diminuire il numero dei tagli cesarei. Il successo si è avuto in oltre il 90 per cento dei casi trattati. Negli altri esistevano delle condizioni anatomiche particolari che impedivano la mobilità del feto; oppure, dopo essersi girato, il piccolo era tornato nella posizione iniziale per l'eccessivo lassismo delle pareti addominali della madre.

In che cosa consiste esattamente questa cura? Si tratta semplicemente di comunicare calore a un punto ben preciso, situato presso l'unghia del quinto dito del piede. Però l'effetto si ottiene solo con questo tipo di calore e di somministrazione: i tentativi fatti con altre fonti di calore, anche di calore radiante come è quello dell'ignipuntura, o con metodologie diverse, hanno dato risultati nettamente inferiori, tanto da avvicinarsi alle percentuali di raddrizzamento spontaneo, che si avrebbe comunque. Risultati di molto inferiori e nel complesso insoddisfacenti si sono ottenuti anche usando questo tipo di stimolazione su altri punti di agopuntura, anche su quelli che sono noti per la loro azione sulla mobilità dell'utero. Anche gli esperimenti fatti sul ratto hanno confermato che la stimolazione con ignipuntura di questo punto aumenta la mobilità uterina.

L'applicazione va ripetuta ogni giorno per 10 volte, anche quando il feto si raddrizza già dopo le prime applicazioni, poiché se si interrompe spesso tende a ritornare nella posizione di partenza. Nelle primipare, specie se la parete addominale tende a essere contratta o troppo rilassata, è spesso necessario ripetere il ciclo dopo una decina di giorni di sospensione. Di solito la terapia si pratica tra la 30ª e la 38ª settimana di gestazione: se è applicata prima, il feto tende a girarsi nuovamente; se è applicata oltre la 38ª settimana, la percentuale di successi diminuisce. Durante l'applicazione o subito dopo, il bambino tende a muoversi di piú e spesso la madre avverte una sensazione di calore al ventre o ai reni. Di solito in questi casi il risultato è positivo, mentre se non si avverte nulla il risultato è incerto.

Data la facilità di applicazione e l'assoluta innocuità di questo metodo, vale comunque la pena di provarlo prima di decidere se affrontare il taglio cesareo.

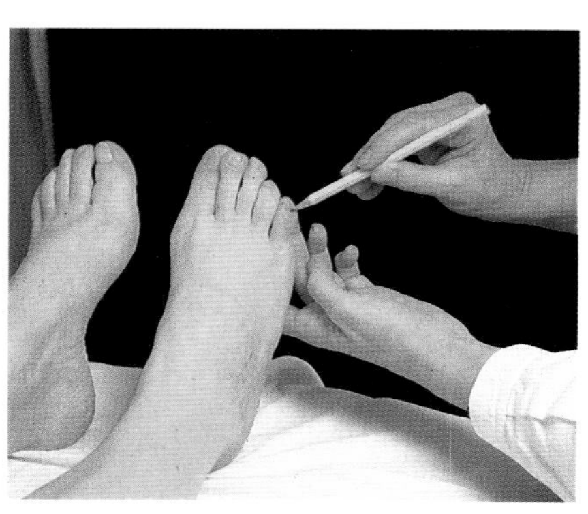

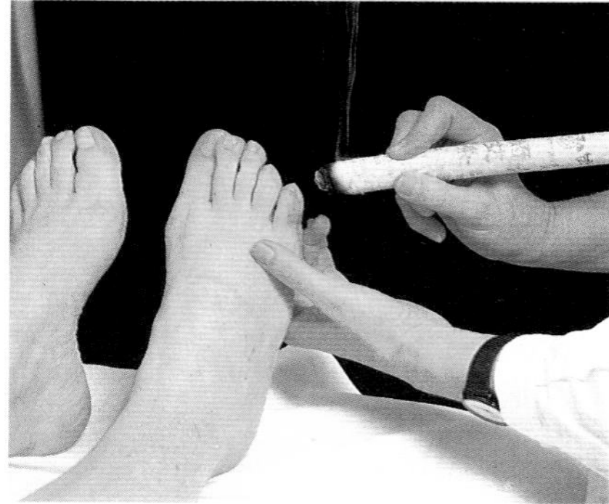

*Incendiato il bastoncello di artemisia, lo si avvicina al punto* zhiyin, *(a sinistra) sito sul quinto dito del piede, all'angolo esterno dell'unghia, a una distanza di circa 2 mm. Lo si tiene in questa posizione (a destra) fino a che la gestante avverte una sensazione di calore, poi si preme il punto col polpastrello del pollice per alcuni secondi. Si riavvicina la fonte di calore per circa due minuti o fino a suscitare sensazione di calore, e si preme col pollice. E cosí per 20 minuti, 10 applicazioni su ogni piede.*

anche a prevenire le smagliature e i disturbi del circolo venoso delle gambe. Questi si manifestano precocemente e traggono beneficio dal moto regolare, dalle lunghe camminate, dal salire e scendere le scale, dalla bicicletta. Meglio non trattarli con iniezioni sclerosanti o altro, limitandosi a indossare calze elastiche e a massaggiare quotidianamente le gambe come vi indichiamo a pag. 397 del capitolo dedicato ai massaggi.

Massaggi regolari per sfioramento dell'addome con i polpastrelli, a partire dalla linea mediana subito sopra il pube, a mani aperte e dita leggermente divaricate (*vedi figura a pag. 169*) e dirette obliquamente verso l'alto, aiutano a prevenire il formarsi di smagliature e rilassano la muscolatura della parete addominale, favorendo la crescita dell'utero. Tali massaggi andranno continuati per tutta la gravidanza e intensificati nei giorni precedenti il parto per evitare spasmi muscolari e dolorose contrazioni.

In questo periodo aumenta la pigmentazione della pelle, specie sull'addome e attorno ai capezzoli; alle volte in viso si forma quella che comunemente è detta "maschera della gravidanza". Scomparirà da sé dopo il parto, ma potrebbe peggiorare e lasciare delle antiestetiche macchie se vi esponete al sole senza un'adeguata protezione. Meglio non far conto sui normali prodotti solari e acquistare in farmacia delle creme a protezione totale, tenendo sempre il viso ombreggiato da un cappello.

Si possono avere dolori pelvici, di cui è opportuno riferire all'ostetrico. Se questi vi tranquillizza sulla loro natura, sono probabilmente dovuti al raddrizzamento della colonna e alla concomitante rotazione del bacino che avviene in questo periodo. La ginnastica e il moto vi aiuteranno ad adattare la muscolatura alla nuova situazione e a prevenire dolori peggiori nell'ultimo trimestre.

**I disturbi del III trimestre.** L'aumento del peso e del volume addominale causa una serie di disturbi, tra cui la scarsa resistenza alla fatica, le difficoltà respiratorie, i mali di schiena e specialmente il "mal di reni", le sciatalgie. Se non avrete controllato l'alimentazione durante i mesi precedenti, l'aumento di peso non sarà costituito solo da quello addominale e tutti i disturbi elencati saranno accentuati.

In quest'epoca, specie dall'ottavo mese in avanti, vi può essere anche un certo gonfiore alle gambe e alle caviglie, che tende a peggiorare ogni volta che state in piedi; se persiste e aumenta o è doloroso, meglio parlarne al medico; altrimenti cercate di intercalare le normali attività con pause di riposo nelle quali terrete i piedi leggermente sollevati per aiutare il drenaggio degli arti inferiori. Ogni volta che vi è possibile sdraiatevi in posizione lateroprona per alleviare il peso e dar sollievo al sistema muscolo-scheletrico, ed eseguite degli esercizi di rilassamento secondo gli schemi indicati nel relativo capitolo, facendo particolare attenzione a rilassare la zona del bacino e quella perineale. L'ideale sarebbe poter dedicare ogni giorno un po' di tempo al nuoto: i movimenti del nuoto, oltre a dar sollievo per quanto riguarda il peso, sono la miglior ginnastica pre-parto possibile, l'unica in grado di rilassare completamente le contratture e di ridare tono ai muscoli stirati.

Nell'impossibilità di fare nuoto, potrete praticarvi dei massaggi quotidiani seguendo lo schema generale di massaggio, insistendo particolarmente sulla schiena, sulla regione lombare, sulle gambe e aggiungendovi il massaggio addominale indicato sopra. Se vi stancate a praticare tutto il massaggio in un'unica sequenza, potete spezzarla in varie parti da eseguire nel corso della giornata, o chiedere al futuro padre di aiutarvi, raccomandandogli di essere leggero nei movimenti e di usare la massima gentilezza. Il massaggio addominale servirà egregiamente anche per dar sollievo al prurito che in alcuni casi è molto fastidioso.

## La ginnastica da praticare in gravidanza

Questi esercizi hanno lo scopo di rendere migliore la gravidanza prevenendo alcuni disturbi che possono insorgere, e di facilitare il parto e il recupero di una buona forma fisica dopo la nascita del piccolo. Non si tratta perciò di esercizi di preparazione al parto come quelli insegnati nei corsi che si svolgono presso appositi centri, che vi consigliamo comunque di seguire. Potrete eseguirli senza preoccupazioni, a partire dal quarto mese, se la gravidanza è normale; ma interrompeteli e chiedete il consiglio del medico o dell'ostetrica se dovesse insorgere qualsiasi problema; mentre già dal I trimestre potete eseguire degli esercizi di respirazione e di controllo del portamento, intercalati da posizioni di rilassamento.

Le trasformazioni indotte dalla gravidanza nel fisico della futura mamma sono enormi e richiedono un costante sforzo di adattamento naturale, prevenendo eventuali disturbi e per preparare il fisico ad affrontare il parto. Una delle principali trasformazioni è il raddrizzamento della colonna vertebrale e lo spostamento all'indietro del baricentro (*vedi pag. 169*) per reggere il peso del ventre. Questo avviene grazie a un generale allentarsi di tutti i legamenti che permetterà anche il formarsi del "canale di parto", ossia della via che il bimbo deve percorrere per venire alla luce. La funzione di sostegno del tessuto elastico, ossia dei muscoli, deve perciò supplire al diminuito lavoro dei tendini: ecco perché una buona muscolatura, forte ma elastica, è il miglior presupposto per una gravidanza priva di dolori e che non apporti danni permanenti al sistema osteo-articolare. In caso contrario, si hanno forti dolori alla schiena, sciatalgie, dolori e gonfiori alle gambe, che spesso non si risolvono con il parto bensí tendono a ripresentarsi in seguito, seppur attenuati, e ad aggravarsi con il passar degli anni. Molti mal di schiena, lombalgie, disturbi alle gambe hanno la loro lontana origine in una gravidanza. Per questo è importante praticare con regolarità ginnastica e moto sia durante sia dopo ogni gravidanza.

**Esercizi per gli arti inferiori.** Sedute a terra, le mani appoggiate vicino al bacino con i piedi a 90 gradi, flettete ed estendete alternativamente le dita dei piedi (*fig. 1*); flettete ed estendete alternativamente tutto il piede; fate un movimento a cerchio delle punte dei piedi dall'interno all'esterno e viceversa; ruotate i piedi all'interno e all'esterno. Infine ruotate le gambe all'interno e all'esterno: all'interno i piedi devono toccare il pavimento (*fig. 2*).

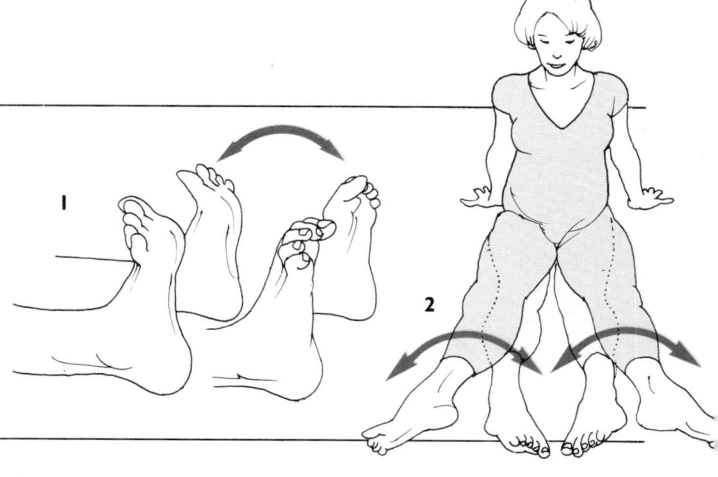


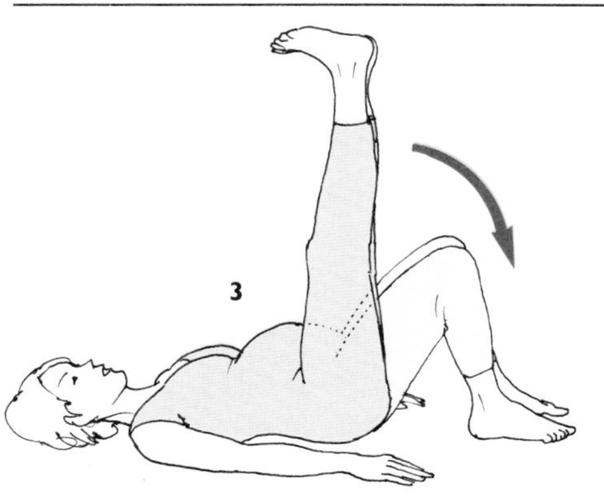


**Esercizi per i muscoli addominali.** Sdraiate a terra con le braccia lungo il corpo, le gambe unite e flesse, piegate le gambe; tendetele a 90 gradi (*fig. 3*) e piegatele ancora, quindi scivolate a terra (*fig. 4*). Nella stessa posizione iniziale, ripetete lo stesso esercizio ma con una gamba sola, lasciando l'altra distesa a terra, alternando le gambe (*fig. 5, 6*). Ancora come nella posizione iniziale, con gambe unite e flesse e piedi a terra: allargate le ginocchia il piú possibile, mantenendo i piedi uniti, chiudete e stendete le gambe. Ripetete per sei volte. Sdraiate a gambe unite e flesse, piedi a terra, sollevate la gamba destra e tenetela con le mani: fate una flessione, estensione e rotazione del piede. Ripetete per sei volte e cambiate gamba. L'esercizio è utilissimo anche per le vene varicose.

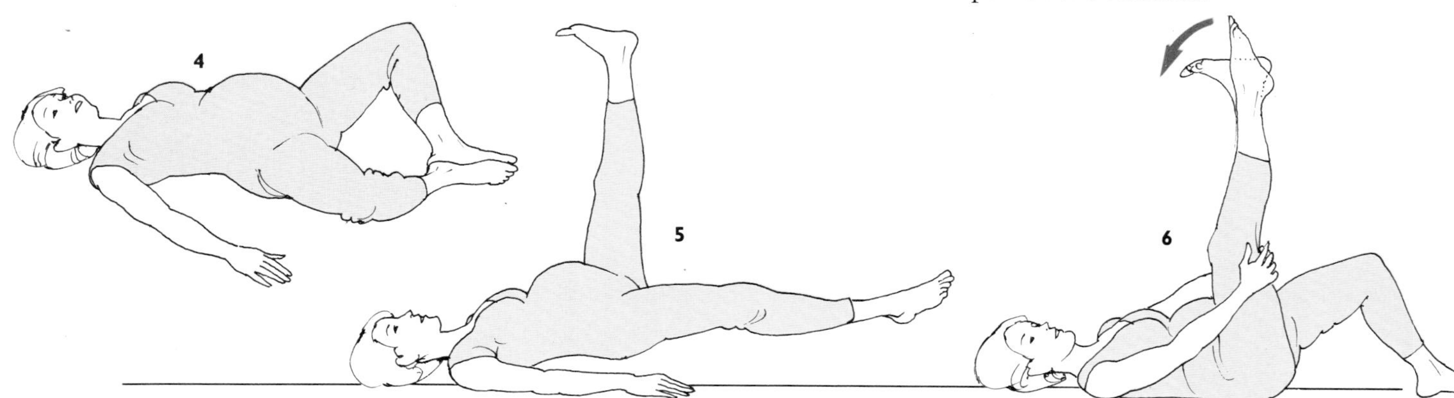


**Esercizi per i muscoli perineali.** Sdraiate, braccia lungo il corpo e gambe larghe flesse, piedi a terra, allargate le ginocchia esercitando una pressione verso l'esterno e verso l'interno delle stesse, contro l'opposizione delle mani di una seconda persona (*fig. 7*): fatelo per sei volte ritmicamente in ciascuna direzione. Sdraiate, braccia lungo il corpo, gambe flesse e unite, stringete i muscoli perineali e alzate, inspirando, il bacino da terra (*fig. 8*): espirando, ritornate lentamente alla posizione di partenza. Ripetete per sei volte. In piedi, a gambe divaricate con i talloni a terra: alternativamente piegate in fuori, flettendoli, il ginocchio destro e poi il sinistro, appoggiando tutto il peso del corpo sulla gamba flessa e lasciando l'altra tesa. Sempre in piedi (aiutandovi se è il caso con un sostegno), tenendo bene a terra i talloni, flettete le gambe abbassandovi lentamente (il busto bene eretto), fino a toccare con le natiche i polpacci, espirando; rimanete nella posizione respirando profondamente e tornate inspirando.

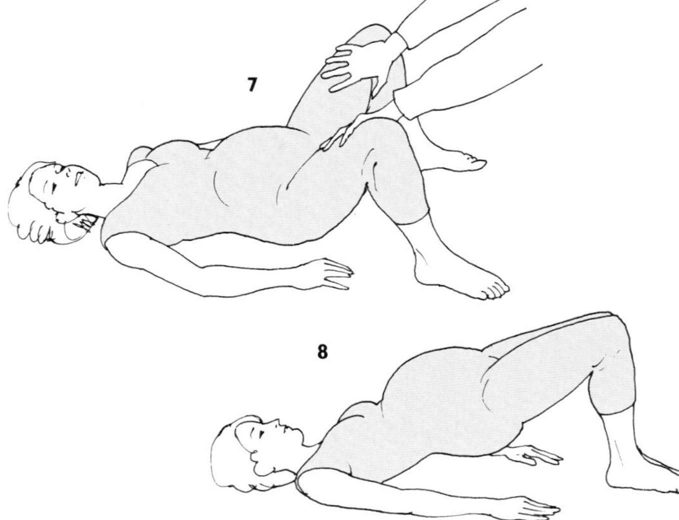

**La posizione accovacciata in movimento.** Questa posizione può essere anche eseguita durante le contrazioni iniziali del travaglio, inspirando ed espirando lentamente. In piedi, con le gambe divaricate da 60 a 90 cm, le punte dei piedi rivolte all'esterno, inspirate, contando da 1 a 5. Espirando, contando da 1 a 5, piegate le ginocchia a schiena dritta fino a toccar terra con la punta delle dita (*fig. 9*). Ripetete per sei volte. Partite da accovacciate poi, espirando, caricate il peso del corpo sul piede destro e allungate la gamba sinistra. Spostate il peso sul piede sinistro e quindi indietro, eseguendo un movimento continuo da destra a sinistra e viceversa (*fig. 10*). Ripetete, se possibile, la posizione di prima ma tenendo le mani congiunte sul plesso solare.

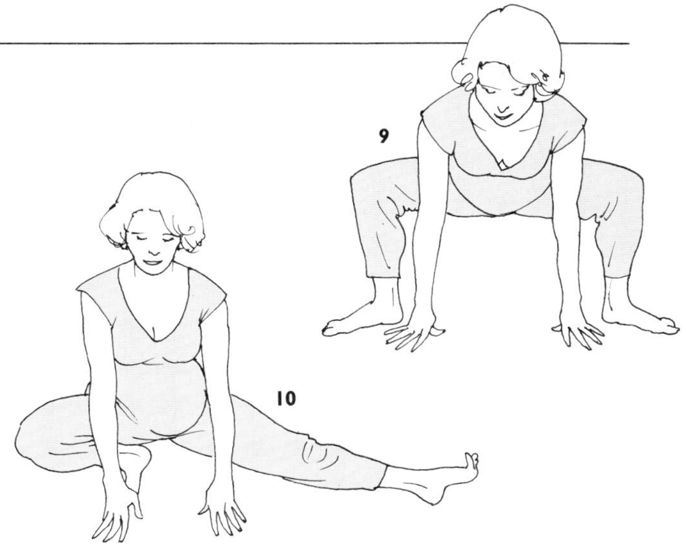


**Posizione della losanga e accovacciata in avanti.** Posizione della losanga. Sedute, con le piante dei piedi unite, le mani intrecciate sotto i piedi, inspirate contando da 1 a 5, contraendo gli organi interni verso l'alto e sollevando le ginocchia verso il tronco (*fig. 11*). Espirate contando fino a 5, rilassate gli organi interni e le anche e fate aderire le ginocchia al suolo, stirando la colonna verso l'alto. Inspirate, appoggiate la punta delle dita ed espirando caricate il peso in avanti sui piedi, spingendo le ginocchia all'esterno. Accovacciate in avanti, sedute come nella *losanga*, inspirate contando fino a 5, poi espirate con gli stessi tempi mentre stirate le gambe e la colonna vertebrale, allungandovi in avanti. Ripetete per sei volte. A stiramento in avanti, cercate di toccare con il capo il suolo in mezzo ai piedi e tornate alla posizione eretta. Partendo dalla *losanga*, espirando mentre contate fino a 5, arcuate la schiena in avanti, fino a toccare il suolo. Ritornate e ripetete per sei volte.

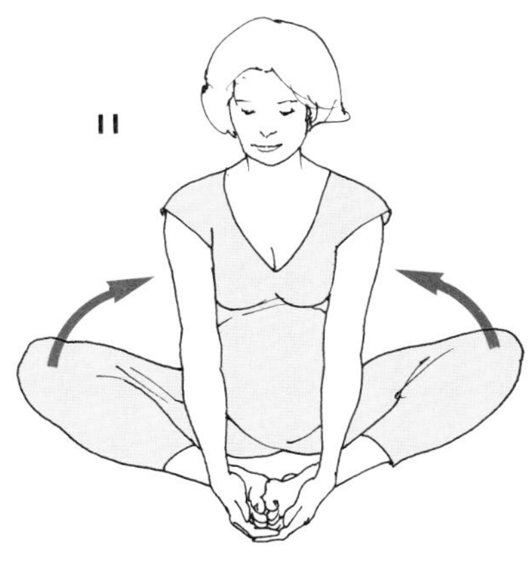


**Esercizi per il dorso.** Sedute a gambe incrociate, le mani sulle ginocchia, inspirate contando da 1 a 5, inarcate la schiena ed espirate profondamente contando fino a 10, contraendo la pancia e arrotondando la schiena (*fig. 12*). Fate lo stesso, sedute su una panchetta (*fig. 13*). Distese a terra con le gambe flesse e i piedi uniti: inspirate contando da 1 a 5 e inarcate la schiena (*fig. 14*); mentre espirate contando fino a 10, contraete i glutei e la pancia, aderendo a terra con tutta la schiena (*vedi "quadrante immaginario" a pag. 336*). Respirazione profonda: a carponi, inspirate contando fino a 5 inarcando la schiena, poi, mentre contate fino a 10, espirate contraendo i glutei, l'ano, la pancia e i muscoli del collo premendo il mento allo sterno (*fig. 15*). Rimanete in apnea fin che potete, poi rilassate.

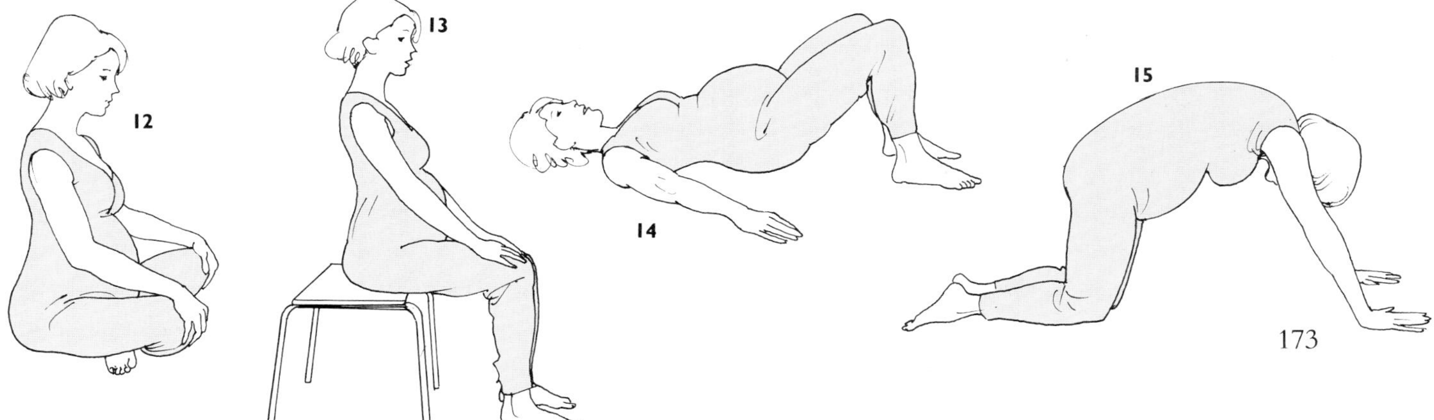

## Mamma, il primo medico

"Natura, primo medico": un'affermazione che si può interpretare in tanti modi, e noi lo stiamo facendo da un capitolo all'altro. Ma nessun modo è altrettanto vero e altrettanto poetico che "donna, primo medico". Il dolore del parto è appena finito, la donna inizia la conoscenza e la cura del suo frutto. Con modi già esperti lo tiene contro il seno; il neonato è ormai fuori eppure è ancora una parte di lei, tutt'uno con la madre. Se per natura intendiamo soprattutto l'umanità, se per medico intendiamo colui che previene le malattie e le cura, la donna è veramente natura, primo medico per il neonato.

Anche in seguito la donna, quale madre, diviene per i figli maestra di igiene, il tramite per trasmettere loro le conoscenze accumulate nei secoli, apprese a sua volta dalla madre o dalla nonna, o le recenti acquisizioni in materia di salute; in grado di consigliare la prudenza, i semplici rimedi che natura ci offre o i pronti interventi e le drastiche cure che la moderna scienza medica oggi consente.

Mentre nel mondo animale vi è una scadenza temporale del distacco madre-figlio, nel mondo umano non vi è scadenza. Fino a quando la figlia va sposa e fonda la nuova famiglia e, a sua volta, diviene madre; ma anche allora, anzi soprattutto allora la madre le sarà vicina e la guiderà nell'affrontarne le grandi responsabilità. Talvolta ciò non è possibile e la giovane mamma si trova sola di fronte al proprio piccino: un piccolo essere indifeso, esigente, parte di lei eppure sconosciuto. Si affidi allora con fiducia al proprio istinto naturale; faccia ricorso ai semplici, naturali rimedi di sempre, applicati con buon senso, certa che il suo piccino necessita prima di tutto di amore, di cure attente ma serene, di vita ordinata con regolari ritmi di sonno e di veglia, con pasti giustamente distanziati, di luce e di aria. Il bimbo assorbe dall'ambiente familiare il calore dell'affetto, la serenità e la gioia che gli permettono di sviluppare la parte piú profonda di sé, di crescere sano ed equilibrato.

I piccoli disturbi del neonato, le irrequietezze, i pianti non devono provocare ansie eccessive: guardatelo per rassicurarvi che non abbia motivo di lamentarsi, controllate se abbia caldo o freddo, se è troppo bagnato, se le vesti gli danno fastidio, se è avvolto nelle lenzuola o girato nel lettino malamente. Può essere che durante il giorno non sia andato di corpo, fategli allora una perettina (che avrete acquistato in farmacia nella misura adatta all'età del bimbo) con camomilla e olio d'oliva (circa un cucchiaio). Se, al contrario, ha avuto delle feci troppo liquide, può avere il sederino irritato e aver bisogno di un'applicazione di una buona pomata a base di olio di fegato di merluzzo, che troverete in farmacia e che vi consigliamo di usare regolarmente.

Dopo aver constatato che tutto va bene, non sollevatelo e non disturbatelo oltre misura, giratelo su un fianco e cercate di calmarlo con un tono basso e sereno di voce, senza dargli da mangiare se non sono passate le giuste ore dal pasto precedente, altrimenti rischiate di procurargli un'indigestione.

Spesso i piccoli piangono perché hanno dei dolo-

---

### L'IGIENE DEL NEONATO

L'igiene del neonato è particolarmente importante. A ogni cambio, mettete il bimbo sotto l'acqua corrente tiepida, insaponategli bene i genitali facendo attenzione ai residui che si depositano nelle pieghe di grasso. L'uso di spugnette o cotone sciacquati in un catino non permette una corretta pulizia, rischiando, specie nelle femmine, di far penetrare i germi che si trovano nelle feci in vagina o nelle vie urinarie, con gravissime conseguenze. Anche l'ombelico va pulito e asciugato regolarmente, seguendo attentamente le istruzioni del pediatra.

Spesso si dimentica di curare l'igiene della bocca, pensando che non sia necessario pulirla dato che il neonato non ha denti. Invece questi va soggetto a fastidiose e pericolose micosi (infezioni da miceti) comunemente dette "mughetto", che si presentano come placchette bianche sulle mucose all'interno della bocca. Vanno accuratamente lavate, con lo stesso metodo che userete ogni giorno per tener pulita la bocca: con acqua bollita con l'aggiunta di una punta di cucchiaino di bicarbonato di sodio ogni bicchiere d'acqua, usando una garzina sterile avvolta su un dito. Il bimbo tende a succhiarla; perciò bisogna tenergli la bocca bene aperta e, se vi sono placchette, fregare leggermente perché è difficile staccarle.

Ogni due o tre giorni controllate se sta inossando i dentini all'epoca giusta. Quando questo avviene, le gengive diventano dure, gonfie e rosse congeste, e al bimbo danno noia; trarrà sollievo sfregandogliele con una garzina imbevuta in un decotto di fiori di malva, o con un poco di miele rosato reperibile in farmacia o in una buona erboristeria.

Le orecchie vanno pulite ogni giorno, facendo attenzione a non spingere il cerume all'interno dell'orecchio e senza mai usare oggetti duri che potrebbero danneggiarlo. Il metodo migliore è quello di arrotolare un fazzoletto o una pezzuola di lino per farne un sottile cono. La pelle dietro le orecchie tende ad arrossarsi e a rompersi: tenetela ben pulita e unta con olio vegetale.

Gli occhietti, che osserverete per controllare che non lacrimino e non si arrossino, vanno asciugati bene dopo il bagnetto ed eventualmente puliti con cotone imbevuto in un decotto di fiordaliso o di fiori di malva, e ben strizzato.

---

retti di pancia, che si risolvono anche solo massaggiando loro un poco il pancino con la mano calda o battendoli con dei colpetti sulla schiena all'altezza delle reni. Se il pianto si ripete per due notti consecutive, avvertite il pediatra e domandategli se potete dare al piccino un poco di camomilla in un piccolo biberon o con un cucchiaino, prima dell'ultimo pasto della sera. Di solito ciò è sufficiente a calmarli, e basta ripeterlo per tre o quattro sere consecutive per risolvere il problema.

Cura particolare di ogni mamma sarà di compilare, anche su un semplice quaderno, il diario medico del proprio bambino, pregando il pediatra o i vari specialisti di stendere personalmente le annotazioni che richiedono un linguaggio particolare, come la diagnosi. Questo sarà un prezioso aiuto durante l'intera vita dei figli poiché certe notizie e informazioni nessun altro all'infuori della madre è in grado di sapere e di ricordare, a meno che ella stessa non le annoti.

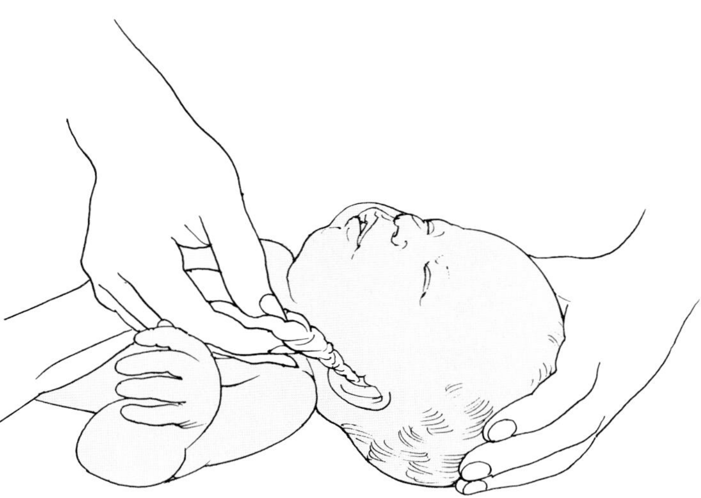

LE ORECCHIE *Esaminatele e pulitele regolarmente, con un sottile cono fatto con l'angolo di un fazzoletto o una pezzuola di lino, agendo con estrema leggerezza senza penetrare a fondo.*

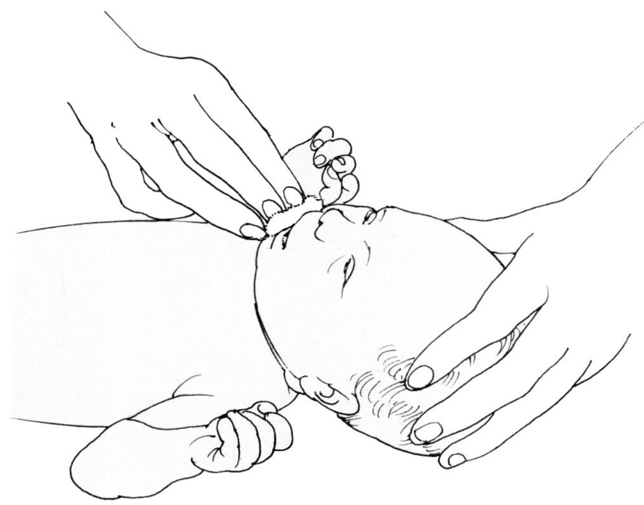

LA BOCCA *Va pulita regolarmente, perché spesso i neonati vanno soggetti a infezioni ("mughetto") con placchette bianche sulle mucose. Lavate l'interno della bocca con una garzina avvolta su un dito, imbevuta di acqua bollita in cui avrete sciolto del bicarbonato di sodio.*

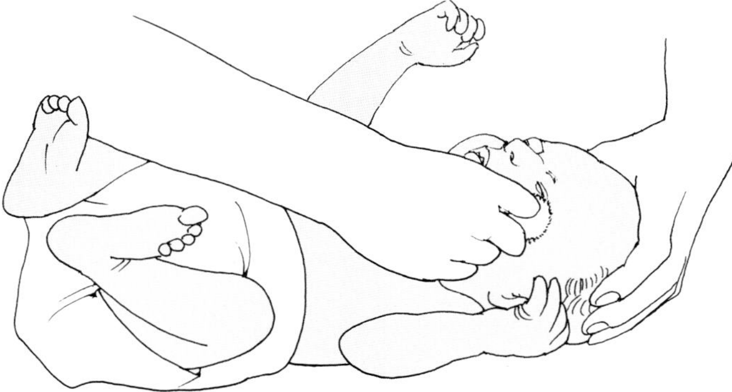

GLI OCCHI *Asciugateli bene dopo ogni bagnetto e se sono arrossati o cisposi puliteli con cotone imbevuto in un decotto di fiordaliso o malva.*

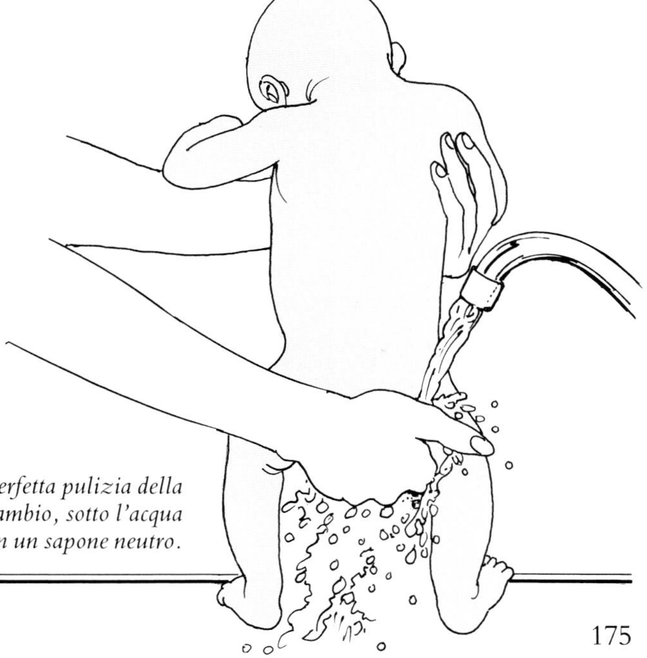

I GENITALI *Il modo migliore per ottenere una perfetta pulizia della delicata zona genitale è di lavarla, ad ogni cambio, sotto l'acqua corrente tiepida, insaponandola bene con un sapone neutro.*

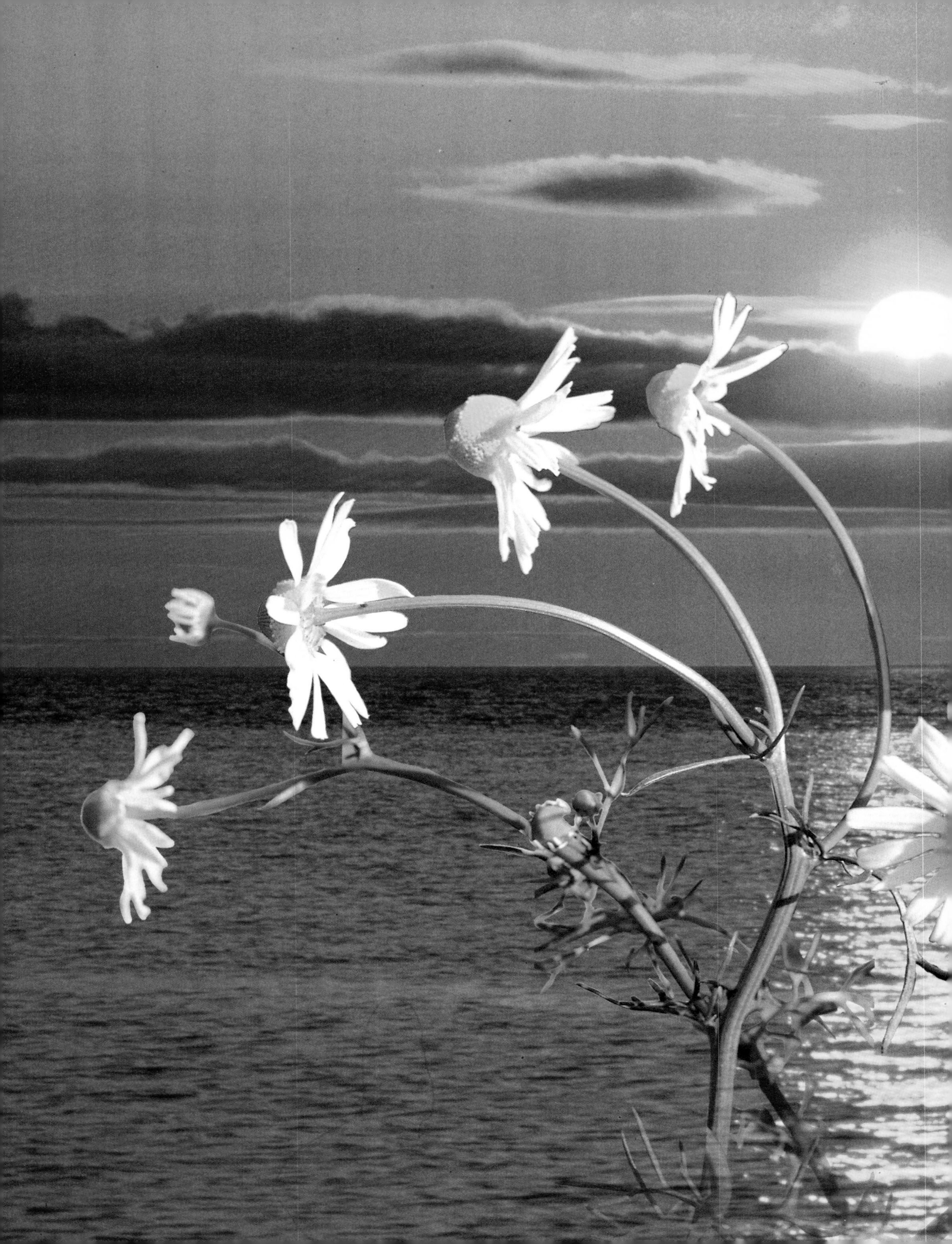

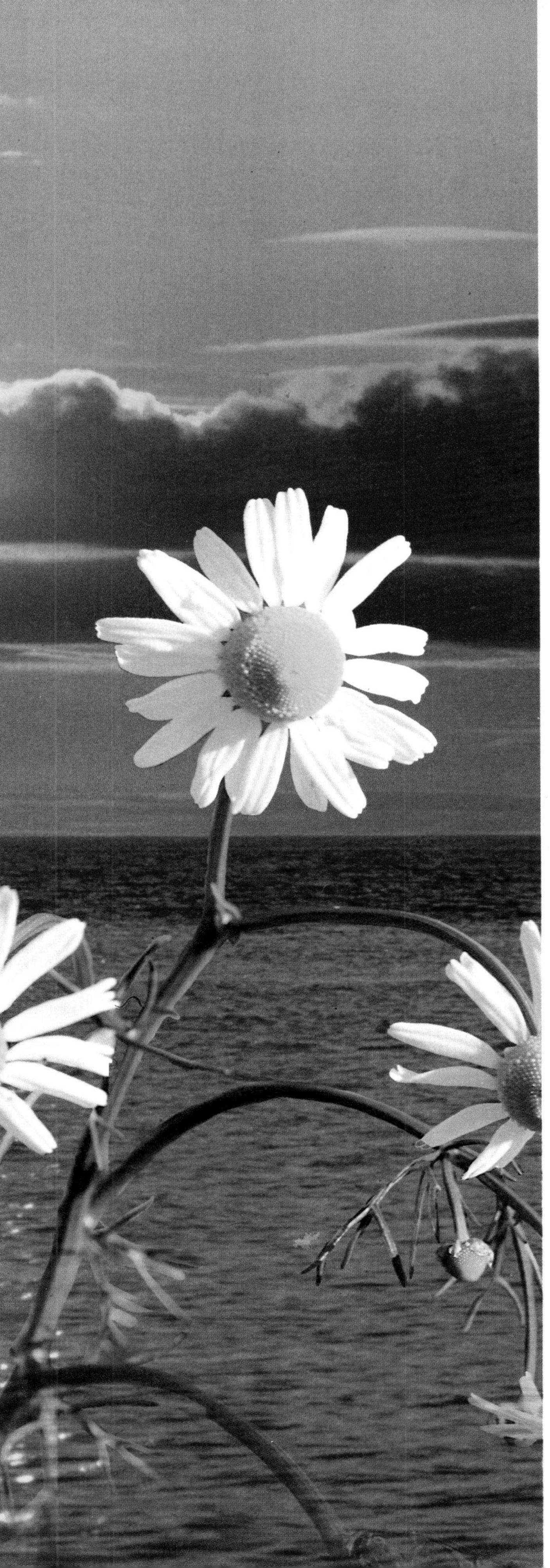

Seconda parte

# *L'uomo e l'ambiente naturale*

La razza umana è diffusa su tutta la superficie terrestre, adattandosi a condizioni di clima e di temperatura molto diverse tra loro. Le variazioni climatiche stagionali o dovute al trasferirsi da un clima all'altro, per periodi anche brevi, implicano delle profonde trasformazioni e perciò un notevole dispendio di energie a carico dell'organismo.

Il conoscere l'influenza del clima e della temperatura sui maggiori sistemi di adattamento e di difesa dell'organismo ci può essere d'aiuto non solo per prevenire gli eventuali danni prodotti da questi fattori, ma anche per ricorrervi laddove sia necessario stimolare o attenuare certe capacità reattive dell'organismo.

L'adattamento climatico è profondamente influenzato dalle acque superficiali e dalla vegetazione che ricopre il terreno, la cui presenza costituisce il presupposto indispensabile alla comparsa e al mantenimento della vita sul nostro pianeta.

Ma le acque e le piante costituiscono anche la prima e maggiore fonte di rimedi contro le malattie. A loro l'uomo si è rivolto per cercare il mezzo di mantenere o di riconquistare la salute fin dagli albori della propria esistenza, e a tutt'oggi costituiscono la piú importante risorsa terapeutica per la maggior parte degli uomini. Le antiche tradizioni del termalismo e della cura con "i semplici" non sono mai scomparse, e la scienza moderna ne sta ulteriormente confermando la validità attraverso l'impiego dei piú moderni mezzi di sperimentazione.

# *L'uomo e la temperatura*

*La capacità di mantenere costante la propria temperatura interna, elemento indispensabile allo svolgersi dei processi vitali, è un dono che l'uomo ha in comune con gli altri mammiferi. Ma conquista dell'intelligenza umana sono l'uso delle vesti e l'impiego del caldo e del freddo come metodi di cura.*

L'uomo, come tutti i mammiferi, è un animale a sangue caldo, a temperatura costante (*omeotermo*). Questo significa che i processi biologici necessari al mantenimento della vita, possono svolgersi solo a una temperatura interna che sia di poco superiore o inferiore ai 37 °C, definita "temperatura normale". Se la temperatura interna si abbassa al di sotto dei 35 °C o s'innalza al di sopra dei 40 °C, la stessa sopravvivenza dell'individuo è minacciata. In altre parole, l'uomo deve mantenere le parti interne del proprio corpo a una temperatura costante, qualunque sia la temperatura dell'ambiente in cui si trova.

Per ottenere questo, l'uomo produce, conserva o disperde calore a seconda delle necessità, usando la parte superficiale del proprio corpo come isolante e come mantello di protezione termica dell'interno, ossia delle cavità dove sono alloggiati gli organi vitali. La capacità di regolare la propria temperatura si dice *omeostasi termica*.

Per compiere questo lavoro ogni animale omeoterma consumerà incessantemente una certa quantità di energia per riscaldarsi quando l'ambiente è piú freddo del suo corpo, o per raffreddarsi quando l'ambiente è piú caldo. L'energia necessaria proviene da un *combustibile*, il cibo che ingeriamo, e da un *comburente*, l'ossigeno che respiriamo. Il combustibile, come il carbone o il petrolio in una stufa, è la sostanza che brucia sviluppando calore; il comburente è la sostanza che rende possibile e mantiene la combustione, ed è sempre l'ossigeno: anche un fuoco, o una caldaia, se viene a mancare l'aria, cioè l'ossigeno, "soffoca" e si spegne.

Un qualsiasi impianto di riscaldamento o di raffreddamento è composto non solo da una fonte di energia (la caldaia), ma anche da un sistema che porti a tutti gli ambienti il caldo o il freddo. Nell'uomo la situazione è molto piú complessa, perché il corpo è composto di tessuti diversi in cui si produce e si consuma incessantemente calore a causa dei processi biologici preposti al mantenimento della vita e delle funzioni (metabolismo). Pertanto il sistema di regolazione termica dovrà assolvere contemporaneamente alle funzioni generali di mantenimento della temperatura dell'individuo in confronto all'ambiente, e alle funzioni particolari per mantenere a un livello praticamente costante, con variazioni contenute entro i due o tre gradi, i singoli organi, i tessuti, le cellule, i liquidi dell'intero organismo.

**La termoregolazione.** La temperatura ambiente può variare in modo notevole con dei cambiamenti estremamente bruschi, come quando si passa da una stanza ben riscaldata a un ambiente molto freddo, o viceversa, e anche con grande frequenza; ma la temperatura individuale deve restare praticamente invariata. Ciò è reso possibile da un insieme estremamente complesso e sensibile di meccanismi che agiscono sia superficialmente, negli strati cutanei, sia in profondità.

L'insieme dei meccanismi di termoregolazione, infatti, è regolato da un sistema di *recettori termici* situati nella cute: questi funzionano come dei sensibilissimi termometri, collegati ai *centri cerebrali di regolazione termica*, ai quali giungono anche informazioni continue sulla temperatura del sangue. I centri cerebrali di regolazione termica si trovano nell'ipotalamo, ossia in una delle parti del cervello piú profonde e piú antiche, e sono in contatto con i centri regolatori della respirazione, del circolo e delle altre funzioni essenziali. I centri cerebrali di regolazione termica sono i termostati dell'organismo, stimolando e collegando tra loro tutte le azioni volte a mantenere la temperatura costante, di qualsiasi natura esse siano (meccaniche o metaboliche) e dovunque si svolgano o agiscano.

Mobilizzare le difese termiche e mantenerle rispetto a un ambiente a temperatura molto diversa da quella corporea implica un consumo di energia piú o meno grande in rapporto tanto all'ampiezza che alla frequenza delle escursioni termiche.

Le abitudini alimentari di molti popoli sono strettamente legate al clima in cui vivono, proprio per far fronte alle necessità di adattamento termico. Cosí i popoli nordici, vivendo in climi freddi, consumano molti grassi che forniscono riserve di calore. I popoli che vivono in climi caldi mangiano molta frutta secca, semi e bacche: cibi che vengono digeriti in fretta con poco dispendio e producono un'energia che può essere spesa velocemente per disperdere calore.

La necessità di adattamento termico spiega le sensazioni di debolezza e di affaticamento caratteristiche di chi cambia bruscamente clima, e di cui soffrono in specie i bambini, i giovani, gli individui molto anziani e le persone non in perfetta salute, quando, nelle mezze stagioni, la temperatura è molto variabile. Parlando dei ritmi biologici stagionali (*vedi pag. 208*), vedremo come anche i meccanismi di adattamento termico non siano sollecitati solo dalle situazioni esterne contingenti, ma dall'evolversi delle stagioni secondo il clima in cui siamo abituati a vivere o in cui siamo cresciuti. Anche le eccessive differenze di temperatura tra ambienti riscaldati, o condizionati, e l'esterno richiedono un forte dispendio di energia per il brusco adattamento, ed espongono a malattie delle vie respiratorie.

La struttura fondamentale preposta alla difesa termica è la pelle con le sue strutture di supporto, ossia lo strato sottocutaneo, benché numerosi sistemi concorrano alla termoregolazione. Spiegheremo brevemente attraverso quali meccanismi avvengano il risparmio o la perdita di calore.

**Come ci difendiamo dal freddo.** Quando sono esposti al freddo, gli animali hanno una prima protezione costituita dai peli o dalle piume che li ricoprono. Nel loro folto si formano delle specie di cellette piene d'aria, che si scalda con il calore corporeo dell'animale e gli forma attorno una sorta di cuscinetto protettivo. Le vesti hanno la stessa funzione: non producono calore ma trattengono quello emesso dal nostro corpo formando tra noi e l'esterno una protezione grazie all'aria trattenuta dai tessuti; perciò gli abiti non tengono caldo per il loro peso, ma per la loro morbidezza e spugnosità ossia per la quantità di aria che trattengono.

Anche lo strato adiposo sottocutaneo costituisce una protezione contro il freddo in quanto il grasso è un ottimo isolante. Se questo è troppo sottile, come in certi casi di magrezza eccessiva, si avranno delle anormali perdite di calore. Le diete dimagranti troppo drastiche, che impoveriscono lo strato sottocutaneo, producono lo stesso effetto e spesso le persone che vi si sottopongono diventano freddolose, non sanno più difendersi bene dal freddo e si ammalano di conseguenza.

Il primo segno di reazione al freddo esterno è la chiusura dei pori, accompagnata negli animali da pelliccia dal drizzarsi dei peli. Ciò nell'uomo corrisponde al fenomeno chiamato "pelle d'oca", ed è il primo segno visibile dell'esposizione al freddo. I vasi sanguigni che irrorano la cute hanno un ruolo importante nel trattenere il calore all'interno, attraverso un meccanismo di vasocostrizione superficiale. Anche la quantità di sangue circolante diminuisce. Tuttavia se l'esposizione al freddo è eccessiva e prolungata, questi meccanismi lasciano gli strati superficiali poco irrorati per un tempo troppo lungo cosicché le cellule muoiono per soffocamento, come avviene nei congelamenti.

Contemporaneamente a questi meccanismi che tendono a risparmiare calore impedendone la dispersione, vengono attivati dei meccanismi di tipo biochimico volti ad aumentarne la produzione. Questo si ottiene attraverso un aumento del metabolismo, specie del fegato e dei muscoli. Il metabolismo muscolare aumenta sia involontariamente sia volontariamente. La reazione involontaria è un aumento del tono muscolare (per cui si dice che i muscoli "si irrigidiscono" per il freddo). Il tono può essere maggiorato per mezzo di ritmiche con-

### I MECCANISMI DI DISPERSIONE DEL CALORE

Se scaldiamo in forno o sul fuoco un corpo solido, per esempio un mattone, fino a raggiungere una temperatura superiore a quella ambientale, e poi lo appoggiamo sulla terra fredda all'aperto, esposto all'aria, il mattone pian piano si raffredderà. Il suo calore si disperderà, passando in parte all'aria circostante e in parte alla terra su cui è appoggiato. E tanto più bassa sarà la temperatura dell'aria e della terra, tanto più rapidamente il mattone cederà calore. Per la stessa ragione, per far raffreddare d'inverno rapidamente il contenuto di una pentola appena tolta dal fuoco, la mettiamo fuori della finestra. D'estate è necessario più tempo per ottenere lo stesso risultato e, poiché la temperatura è più o meno la stessa in casa e fuori, non ci curiamo di mettere la nostra pentola all'esterno.

Ma per accelerare il raffreddamento del nostro mattone possiamo bagnarlo con acqua: questa, evaporando, aumenta la dispersione di calore (un litro di acqua, evaporando, disperde circa 600 calorie). È la ragione per cui d'estate si bagna il selciato davanti a casa per procurarsi un po' di frescura. Per lo stesso motivo nei Paesi tropicali, prima dell'avvento di moderni ventilatori e condizionatori, si usava bagnare delle stuoie e metterle davanti a porte e finestre.

Un corpo può emettere calore tramite onde elettromagnetiche, che si diffondono anche nel vuoto: questo fenomeno è definito irradiazione. Se quindi lanciassimo il nostro mattone nello spazio più profondo, dove non ci sono aria o superfici a cui cedere calore, né acqua per farlo disperdere, il mattone si raffredderebbe ugualmente, grazie all'emissione di lunghe onde che raggiungono spazi lontanissimi. È lo stesso modo in cui il Sole emette il proprio calore.

Importante è sottolineare che un corpo (come quello dell'uomo) che produce calore, lo perde sempre per irradiazione a meno che non sia avvolto in una superficie riflettente. Al contrario, un corpo riscaldato (come il nostro mattone) si raffredda fino a un certo punto, oltre al quale non emette più calore.

## COME CI DIFENDIAMO DAL FREDDO

**1.** L'immagine mostra le strutture superficiali (epidermide, derma sottocutaneo) interessate alla regolazione termica quando si è attaccati dal freddo o sottoposti a un brusco abbassamento di temperatura.

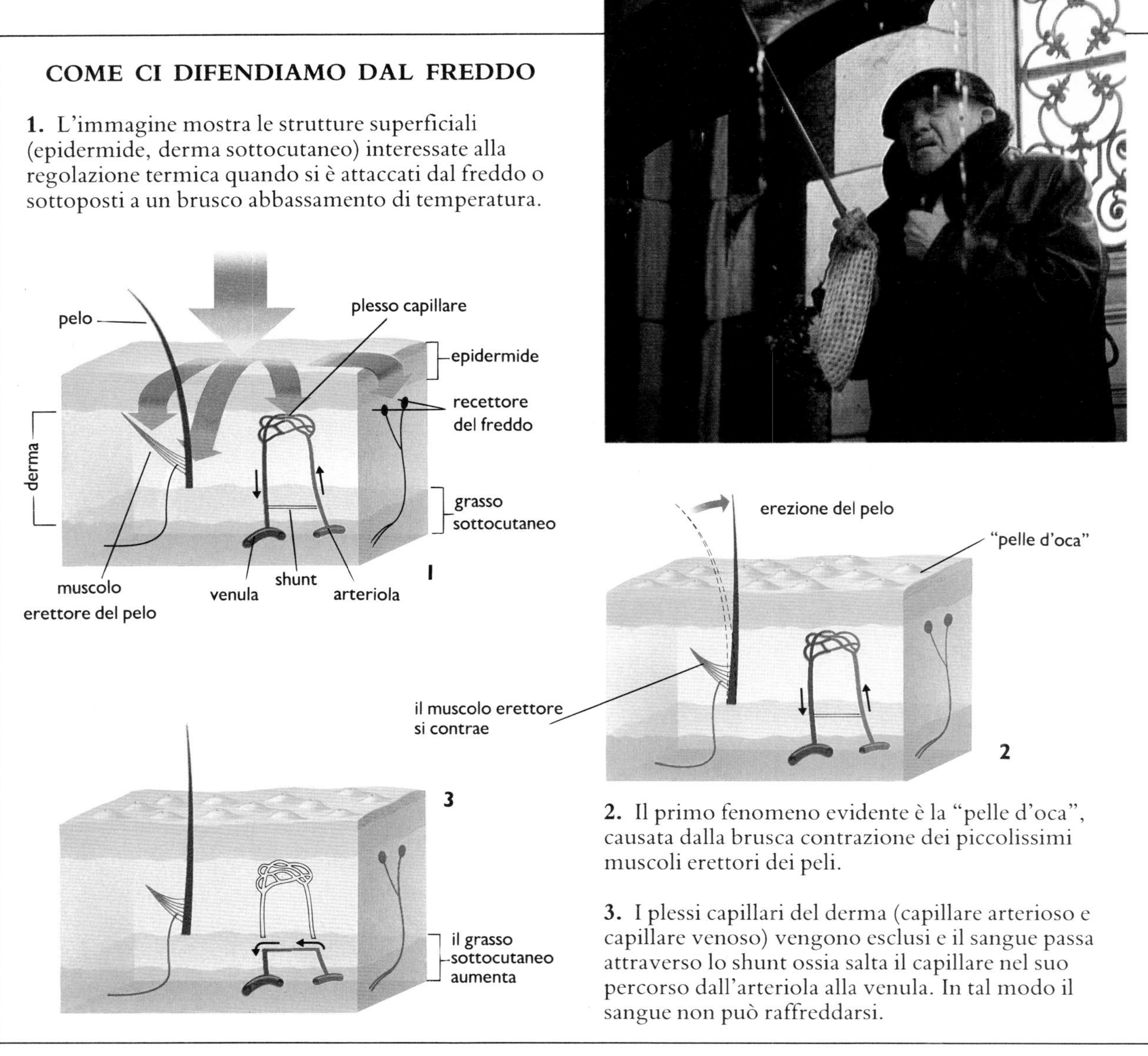


**2.** Il primo fenomeno evidente è la "pelle d'oca", causata dalla brusca contrazione dei piccolissimi muscoli erettori dei peli.

**3.** I plessi capillari del derma (capillare arterioso e capillare venoso) vengono esclusi e il sangue passa attraverso lo shunt ossia salta il capillare nel suo percorso dall'arteriola alla venula. In tal modo il sangue non può raffreddarsi.

trazioni, i *brividi*, che ci fanno tremare o battere i denti: è questa la seconda, evidente reazione al freddo. Volontariamente, invece, attiviamo il metabolismo muscolare attraverso il vigoroso esercizio fisico. Tutti sanno che il miglior modo per combattere il freddo è muoversi: correre, battere energicamente i piedi e le mani, fare della ginnastica o dello sport. Ma quasi tutti credono che questo serva solamente per scaldarsi quando si ha freddo, e non pensano che un regolare esercizio fisico aumenta globalmente e non solo momentaneamente la possibilità di resistenza al freddo.

È evidente che l'esercizio fisico deve essere accompagnato da un'adeguata alimentazione: nei climi freddi, in condizione di riposo, fino al 40% di quello che si mangia viene trasformato in calore, e perciò si deve mangiare di piú. Inoltre una dieta ricca di grassi aumenta notevolmente la resistenza al freddo. Un altro fattore importante è l'acido ascorbico (vitamina C): una dieta che ne sia ricca aumenta notevolmente la capacità di resistenza alle basse temperature. Si pensa che sia attraverso questa sua azione che la vitamina C possa aiutare nella cura e nella prevenzione delle malattie da freddo (raffreddori, influenze, bronchiti), come viene sostenuto da alcuni scienziati.

È attraverso il lavoro metabolico del fegato che una piú ricca e abbondante alimentazione si trasforma in calore; questo spiega perché coloro che hanno una insufficiente o comunque diminuita attività epatica (per esempio chi ha sofferto di epatite di qualsiasi origine: infettiva o da freddo o da intossicazione) sono piú freddolosi e nel contempo l'esposizione al freddo aggrava o rende manifesti i sintomi della minore funzionalità del fegato.

Secondo la medicina cinese i muscoli sono governati dal fegato per le loro funzioni e il loro metabolismo, per cui l'aumento di produzione di calore per difenderci dal freddo esterno è comunque dovuto all'attività del fegato e dipende esclusivamente dal buon funzionamento di quest'organo. Inoltre i cibi di sapore acido, quasi sempre ricchi di vitamina C, secondo la teoria dei sapori (*vedi pag. 145*) stimolano la funzione del fegato e nutrono i muscoli.

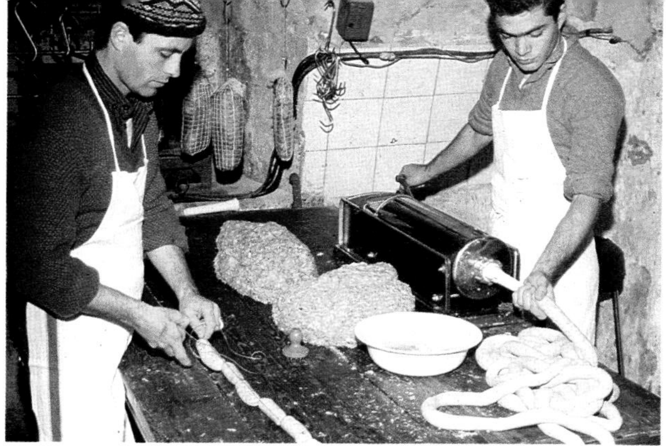

COME PRODUCIAMO CALORE *Per combattere il freddo è necessario mangiare di piú, scegliendo cibi ricchi di grassi. Tutti i derivati del maiale, salami, salsicce, lardo, strutto, che qui vedete preparati artigianalmente, sono cibi che aumentano la resistenza al freddo.*

**Come ci difendiamo dal caldo.** Al contrario di quanto avviene con il freddo, quando siamo esposti al calore dobbiamo aumentarne la dispersione e diminuirne la produzione. Il meccanismo principale di perdita di calore si svolge attraverso la superficie corporea e avviene per *convezione*, ossia trasferendo il calore all'aria che ricopre la pelle, sempre che questa abbia una temperatura piú bassa di quella corporea. Il secondo meccanismo attraverso cui cediamo calore è per *irradiazione*, ossia emettendo delle radiazioni elettromagnetiche. Il terzo è per *evaporazione*, sia del sudore sia dell'umidità che sempre ricopre la nostra pelle mantenendola elastica: questo tipo di cessione di calore è l'unico in grado di funzionare quando la temperatura esterna è maggiore di 37 °C. Si ha anche una leggera perdita di calore per consumo, ossia per scaldare i cibi e le bevande ingeriti, e attraverso la respirazione.

Gli animali che vivono in climi caldi hanno lo strato sottocutaneo povero di grasso e tendono a conservare i grassi di riserva accumulandoli in apposite strutture: le gobbe dei cammelli, dei dromedari, del bisonte e del bufalo ne sono gli esempi piú noti. Tra gli uomini, i popoli che vivono in questi climi tendono ad avere la pelle sottile, pigmentata, lucente ma non grassa, il sottocutaneo scarso, i muscoli lunghi e sottili. Anche i movimenti sono piú lenti e molto rilassati, caratteristica anche degli animali delle zone tropicali: si pensi, per esempio, alla maestosa grazia dei grandi felini, al lento incedere dell'elefante e degli altri pachidermi. La pelle sottile permette una miglior dispersione di calore, cosí come un sottocutaneo povero di grassi. I muscoli lunghi e sottili (anche negli atleti) implicano una minor produzione di calore attraverso il metabolismo muscolare.

Per effetto del caldo esterno, i vasi sanguigni superficiali sono dilatati e il volume totale del sangue circolante aumenta sí da portare piú sangue e perciò piú calore in superficie, affinché venga disperso. Poiché il metabolismo muscolare viene stimolato dal movimento e dalle contrazioni, si spiega cosí la tendenza a muoversi meno quando fa caldo, comunque con movimenti piú lenti e fluidi, movimenti che coinvolgano il minor numero possibile di muscoli.

Quando la temperatura esterna, anche se calda, è piú bassa di quella corporea, scoprendosi si ottiene una perdita di calore attraverso la cute; ma se la temperatura esterna è piú alta di quella corporea, ossia se supera i 37 °C, scoprendoci finiremmo per assorbire calore. Ecco perché le popolazioni che vivono in climi molto caldi, dove sono facilmente esposte anche al sole cocente, usano sempre ampie vesti che lasciano scoperte solo zone di pelle molto ridotte, e talvolta, come i beduini del Sahara, indossano abiti di lana: le vesti isolano dal calore grazie al "cuscinetto" d'aria che mantengono attorno al corpo, ossia per lo stesso meccanismo con cui proteggono dal freddo esterno.

Le ghiandole sudoripare, che si trovano numerose nel derma, secernono un liquido acquoso (il *sudore*) il quale, evaporando, raffredda la pelle e il sangue che vi scorre abbondante. Attraverso l'evaporazione del sudore si può abbassare notevolmente la temperatura corporea, talvolta anche eccessivamente: perciò bisogna fare attenzione che i bambini, i convalescenti e gli anziani non sudino troppo. Oltre al sudore evapora anche una certa quantità dell'acqua che mantiene umida la pelle: è la *perspiratio insensibilis*, definizione latina che indica la perspirazione di cui non ci si rende conto.

Una leggera ventilazione favorirà l'evaporazione, specialmente se l'aria è umida, contribuendo a dare un senso di frescura: farsi vento con il movimento delle mani è un gesto istintivo anche nei bambini e l'uso di ventagli, grandi e piccoli, risale alle epoche piú antiche, anche se oggi sono stati in parte sostituiti da ventilatori elettrici sia fissi sia portatili. Cosí, di recente, sono entrati nell'uso anche da noi quei grandi ventilatori, fissati al soffitto, che per molti anni hanno costituito l'unico mezzo di condi-

## COME DISPERDIAMO IL CALORE

**1.** La dispersione del calore avviene soprattutto attraverso la pelle grazie a tre meccanismi fondamentali: l'afflusso del sangue verso la superficie, la produzione di sudore, la *perspiratio insensibilis*. Contemporaneamente i recettori situati nella pelle inviano al cervello gli impulsi che metteranno in moto i meccanismi di difesa profondi.

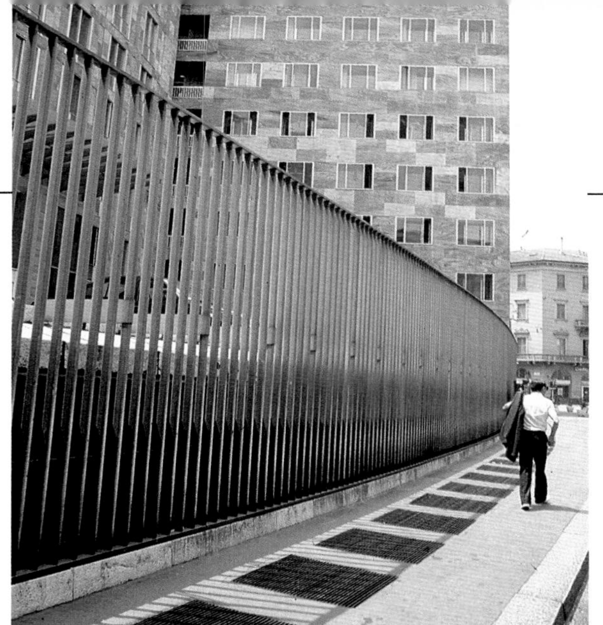

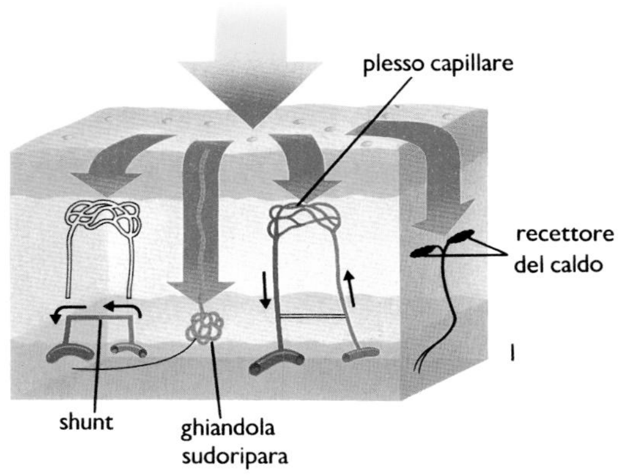


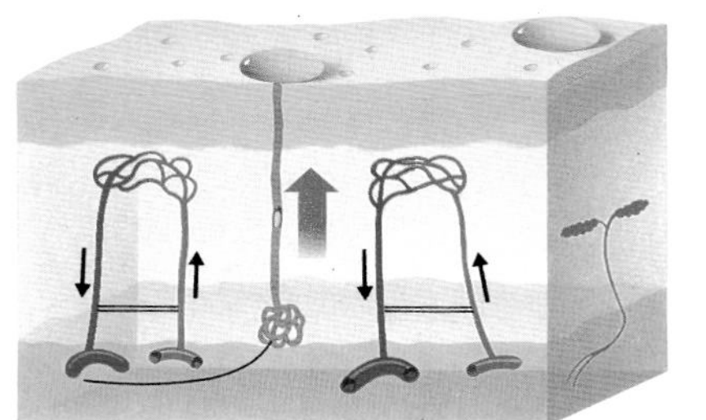


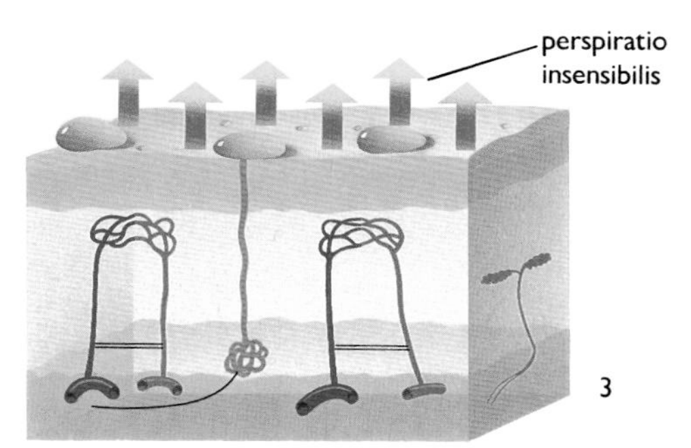


**2.** Tutti i capillari del derma si dilatano, gli shunt vengono saltati, la pelle si arrossa. In tal modo il calore del sangue si disperde all'esterno.

**3.** Le ghiandole sudoripare aumentano la produzione di sudore. L'evaporazione del sudore è uno dei piú efficaci mezzi di raffreddamento a nostra disposizione. Anche l'acqua che mantiene umida la pelle evapora in maggior quantità: si tratta della *perspiratio insensibilis* ossia della perspirazione di cui non ci rendiamo conto.

zionamento dell'aria nelle zone tropicali ed equatoriali, come si vede nei vecchi film di ambiente coloniale. E in effetti questo è l'unico mezzo per raffreddarsi quando la temperatura ambiente è piú elevata di quella corporea o particolarmente umida: tra tutte le forme di ventilazione, questa è anche la meno dannosa perché muove l'aria degli ambienti lentamente, continuamente e in modo uniforme, senza creare quelle pericolose correnti che, colpendo solo una parte del corpo, possono procurare torcicolli e altri blocchi muscolari acuti, o addirittura paralisi dei muscoli della faccia, bronchiti, pleuriti e altre malattie dovute solitamente al vento e al freddo. In Cina, dove il clima è continentale (d'estate, molto caldo e umido, salvo all'estremo Nord; d'inverno, freddo, secco e ventoso), i ventilatori elettrici da tavolo sono diffusissimi e usati ovunque: negli uffici, nei negozi, sui banchi degli artigiani, nelle abitazioni. Ebbene, nei mesi estivi le paralisi facciali da vento (*vedi il capitolo L'uomo e il clima*) sono una patologia talmente comune che nell'ambulatorio di agopuntura di un grande ospedale se ne vedono decine di casi ogni mattina!

Nei climi molto umidi, se non vi è ventilazione e il sudore non può evaporare, una certa quantità di calore può essere dispersa con il fiato, come fanno normalmente alcuni animali, per esempio i cani e i gatti che, non avendo ghiandole sudoripare e quindi essendo impossibilitati a sudare, disperdono il calore respirando affannosamente, a fauci spalancate, con la lingua penzoloni. Si ha cosí una forte evaporazione attraverso la bocca e le vie aeree superiori, con conseguente perdita di calore. Benché l'uomo non possa mantenere per lungo tempo un respiro altrettanto affannoso, che indurrebbe dei disturbi da iperventilazione (*vedi* il capitolo *L'uomo e l'aria*), tende tuttavia a respirare a bocca aperta, con respiri superficiali e un poco piú frequenti, anche se ciò può disturbare chi non vi è abituato. Un'alimentazione molto piccante aiuta a mantenere un respiro profondo: spesso chi vive nei climi caldi mastica un pezzetto di peperoncino, di zenzero o altri frutti e radici piccanti caratteristici dei vari Paesi. Quest'abitudine è spiegata dalla medicina cinese, secondo la quale i cibi con sapore piccante influiscono sulle funzioni respiratorie in senso stimolante. Esplicano un'azione simile anche sull'intestino crasso, oltre ad avere un effetto disinfettante atto a prevenire le diarree da calore (*vedi* il capitolo *L'uomo e il clima*).

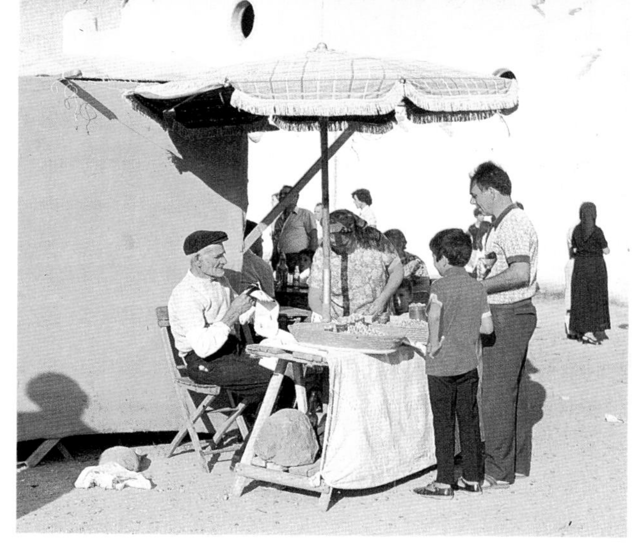

CIBI ADATTI AI CLIMI CALDI *In questi climi è bene non appesantire la digestione con pasti abbondanti. Le popolazioni del Sud hanno l'abitudine di mangiare durante la giornata dei semi seccati: alimenti ricchi di grassi insaturi e di proteine, ad alto valore nutritivo, ma molto facilmente digeribili per il loro piccolo volume.*

## IL CONTROLLO DELLA TEMPERATURA

Per regolare la propria temperatura l'uomo è fornito di un sistema di controllo complesso, che ricorda i piú sofisticati termostati dei moderni sistemi di riscaldamento. Proprio come in questi sistemi, esiste un centro di regolazione termica, situato in quel "quadro comandi" che è il nostro cervello e precisamente nell'ipotalamo, vicino ai centri di controllo della circolazione, della respirazione e di altre funzioni essenziali. A questo centro sono connessi una serie di sensori della temperatura e vari meccanismi per aumentarla o diminuirla. L'abbassamento della temperatura viene registrato da sensori situati alla periferia (speciali recettori nella cute) in grado di inviare le loro informazioni al centro di controllo: quando queste cominciano ad affluire, il centro di controllo mette in moto meccanismi di limitazione della dispersione di calore e nello stesso tempo incrementa la produzione di calore per rialzare la temperatura. Al contrario, l'innalzamento della temperatura corporea è registrato da speciali sensori situati nel centro stesso di regolazione: l'attività di questi sensori causa un aumento della dispersione di calore che fa diminuire la temperatura.

Normalmente il centro di regolazione funziona in modo da mantenere la temperatura profonda del corpo a un livello costante, tra i 36 °C e i 37 °C circa, con una fluttuazione nell'arco della giornata che segna il minimo alla mattina presto e il massimo alla sera. Durante il sonno la temperatura è un po' piú bassa, mentre si alza con l'esercizio. Nella donna la temperatura segue anche un ciclo mensile: si alza in corrispondenza dell'ovulazione e rimane piú elevata per tutta la seconda metà del ciclo mestruale. È comune credenza che i neonati non abbiano un centro di controllo della temperatura ben sviluppato, ma ciò non è vero; la maggiore sensibilità del neonato alle variazioni di temperatura ambientale, e specialmente al freddo, dipende dai suoi meccanismi di produzione, conservazione e dispersione del calore.

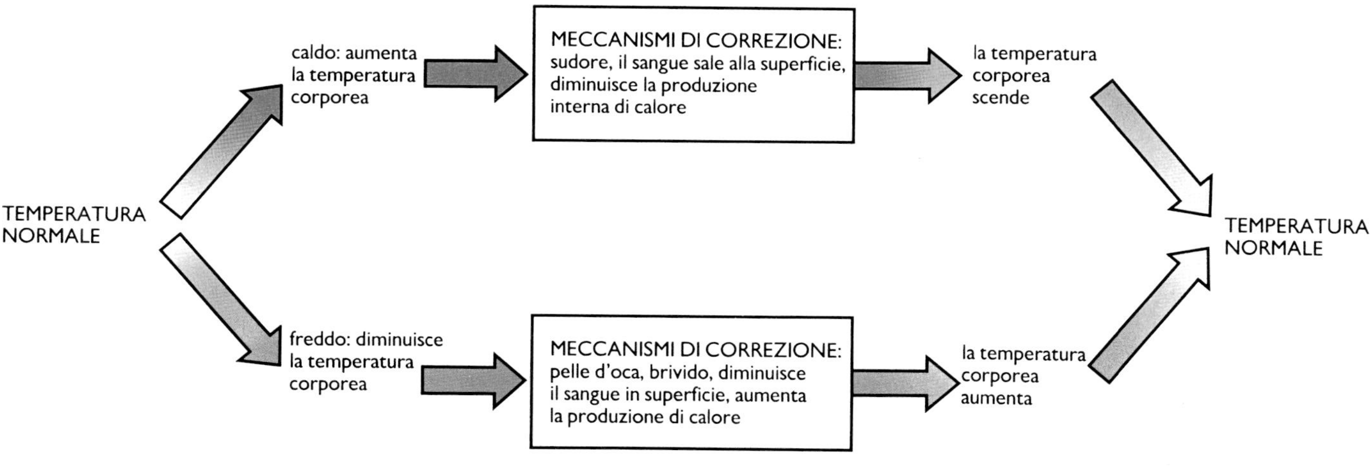

## LA TERMOREGOLAZIONE NEL NEONATO

Rispetto all'adulto, il neonato è piú sensibile in generale agli sbalzi di temperatura e in particolare al freddo: infatti, una diminuzione della temperatura esterna non suscita un'immediata e sufficiente reazione difensiva nel neonato.

Il neonato, rispetto all'adulto, ha la testa grande e il corpo piccolo per cui disperde calore anche dalla testa; inoltre, ha una grande superficie esterna rispetto al proprio peso, ossia una grande possibilità di dispersione rispetto a una piccola capacità di produrre calore, ed è anche fornito di poco grasso sottocutaneo, quindi possiede meno tessuto isolante.

Per questo i meccanismi di termoregolazione del neonato sono diversi da quelli dell'adulto: disperde calore attraverso la vasodilatazione periferica ma suda meno e principalmente nel capo. Di conseguenza risulta che, se la temperatura esterna è molto alta, il neonato è privo di un efficace mezzo di difesa.

Viceversa, per produrre calore manca del meccanismo di emergenza dell'adulto, ossia del brivido: il neonato non trema per il freddo! In compenso ha un tessuto speciale, il *grasso bruno*, localizzato attorno ai reni, tra le scapole, all'inguine e sotto le ascelle (tessuto di cui sono provvisti anche gli animali che vanno in letargo per mantenere la propria temperatura corporea), "bruciando" il quale può produrre immediatamente calore.

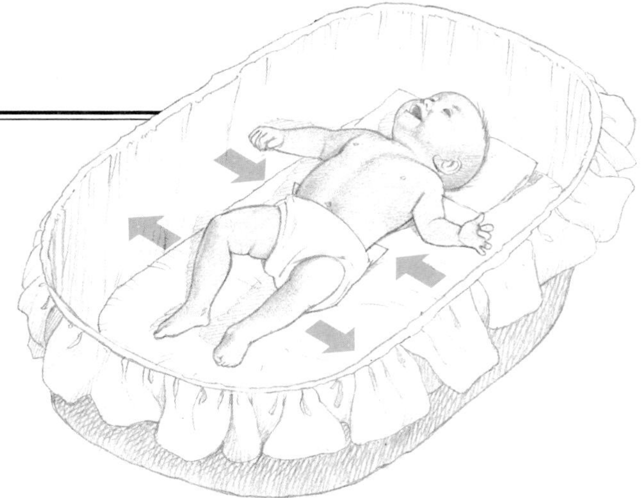

COME MANTENERE CALDI I NEONATI *Una culla di giusta misura, con pareti alte e imbottite o ricoperte di tessuto, impedisce la dispersione di calore.*

Poiché il neonato disperde calore soprattutto per irradiazione, ossia emettendo onde elettromagnetiche, è un errore credere di mantenerlo caldo, quando è nudo, tenendolo in un ambiente caldo o sotto un getto di aria calda: bisogna sempre proteggerlo con delle superfici riflettenti, che impediscano l'irradiazione.

**L'acclimatazione termica.** I vari meccanismi di risparmio o dispersione di calore sono utili soltanto a breve termine e alla lunga non potrebbero funzionare: per esempio, i brividi impediscono l'attività muscolare, il sudore causa dei danni per la perdita di acqua e di sali, e cosí via. Quando la permanenza in clima caldo o freddo si prolunga, l'organismo si adatta a questa nuova condizione e i meccanismi di compensazione funzionano rispetto alla temperatura cui l'organismo si è adattato.

Quando una persona abituata a vivere in un certo clima si trasferisce in un altro totalmente diverso, si ha dapprima il fenomeno dell'acclimatazione che dura sette-dieci giorni, e in tempi piú lunghi quello dell'adattamento stagionale.

L'acclimatazione avviene, come si è detto, in circa sette giorni per persone sane di età media, ma può richiedere tempi molto piú lunghi e un grosso dispendio energetico ai bambini, agli anziani, ai convalescenti o a persone fisicamente debilitate. Il tempo necessario ad acclimatarsi spiega perché brevi viaggi in zone a clima molto diverso da quello di provenienza possono essere fastidiosi o addirittura dannosi per la salute: il fisico non ha il tempo di completare l'acclimatazione prima di venir sottoposto a un nuovo cambiamento, con ripetute e continue richieste di energia. Di conseguenza il fisico subisce dei continui *stress*.

Nel prossimo capitolo parleremo dell'adattamento stagionale caratteristico delle popolazioni che vivono in climi temperati, come quello europeo, in cui vi sono quattro stagioni e perciò quattro fasi di acclimatazione termica, di mutamenti stagionali, ai quali, tuttavia, l'organismo si prepara in anticipo grazie a profondi meccanismi di adattamento. L'acclimatazione e l'adattamento stagionale avvengono anche, seppur in modo diverso, per i climi estremi, molto caldi o molto freddi.

Le popolazioni che vivono in Paesi caldi producono meno calore di quelle che vivono in Paesi freddi, anche se appartengono alla stessa etnia o se hanno vissuto in precedenza in un altro clima. Lo stesso avviene per coloro che si trasferiscono a vivere in Paesi freddi: il fisico produce piú calore, lo strato di grasso sottocutaneo aumenta, le abitudini alimentari cambiano adeguandosi a quelle delle popolazioni locali. Però questo adattamento richiede tempo e non è prudente sottoporre l'organismo a sforzi fisici o a violente emozioni prima di avergli concesso il tempo di adeguarsi alle nuove condizioni climatiche.

L'adattamento al caldo provoca inizialmente dei fenomeni di ipotensione i quali danno quelle sensazioni di debolezza e di malessere tipiche dei primi caldi, ma che vengono compensate col tempo da un aumento della quantità totale dell'acqua corporea. Le ghiandole sudoripare diventano piú efficienti e risparmiano sali pur emettendo molta acqua: infatti d'estate il sudore è molto liquido, inodore ed evapora molto in fretta. Dapprima l'appetito diminuisce, poi si tende a mangiare poco e spesso e comunque cibi che producono poco calore.

L'adattamento al freddo si manifesta con il progressivo trasformarsi del movimento, per cui l'iniziale rigidità muscolare e le frequenti crisi di brividi lentamente si risolvono, permettendo dei movimenti veloci, bruschi, frequenti. Si produce piú calore cosicché l'appetito aumenta e viene data preferenza ai cibi grassi, dolci, caldi. La pelle diviene piú spessa, i pori si chiudono, il sudore è scarso anche dopo uno sforzo fisico.

I meccanismi di adattamento alle variazioni di temperatura divengono meno efficienti con la vecchiaia e questo spiega perché le persone anziane vadano soggette sia alle malattie da freddo sia a quelle da calore. L'indurimento delle arteriole superficiali rende meno efficace sia la vasocostrizione superficiale volta a risparmiare calore sia la vasodilatazione volta a disperderlo. Inoltre, il rallentamento metabolico proprio dell'età anziana diminuisce la produzione di calore, rendendo anche piú indifesi rispetto agli abbassamenti di temperatura di quanto non lo siano agli innalzamenti. Anche la risposta alle terapie dminuisce per l'età.

## Le variazioni normali di temperatura: le ipertermie e le ipotermie

L'uomo è un animale a temperatura costante. Questo significa che la temperatura interna del corpo deve essere sempre contenuta entro dei valori ( tra i 35 °C e i 40 °C) che non possono variare perché la vita stessa ne sarebbe minacciata. Gli innalzamenti della temperatura sono detti comunemente *ipertermie*, gli abbassamenti *ipotermie*. Fa eccezione la febbre, in cui l'alta temperatura si accompagna a una serie di fenomeni caratteristici di reazione e difesa.

Nel misurare la temperatura si deve tener conto che le varie parti del corpo non hanno tutte la stessa temperatura ma quelle interne sono piú calde di quelle esterne: in media la temperatura esterna, misurata mettendo il termometro sotto l'ascella o nella piega inguinale, è di circa 6 decimi di grado piú bassa di quella interna. Cosí a una temperatura di 36,6 °C corrisponderà una temperatura interna di 37,2 °C. Questa è considerata la "temperatura normale", anche se in realtà varia a seconda dell'individuo e di alcune circostanze, come vedremo.

In generale, sappiamo che in condizioni di grande freddo la temperatura interna può scendere fino a 35 °C prima che si abbiano i sintomi di assideramento, mentre può salire anche fino a 40 °C durante un grande sforzo fisico: in tutti i casi queste variazioni di temperatura mettono in moto le normali reazioni di difesa termica di cui abbiamo parlato.

Nell'arco della giornata, la temperatura è piú bassa nelle ore della notte dopo l'una, si alza leggermente al mattino e raggiunge i valori piú elevati verso le 16 pomeridiane: in alcuni individui la differenza è tanto grande da indurli a credere di avere la febbre, mentre in realtà si tratta di una normale variazione ciclica giornaliera. Vi sono anche delle situazioni in cui la temperatura è naturalmente piú alta o piú bassa del normale: per esempio, nei vecchi è inferiore che nei giovani. Sono comunque piú frequenti i casi di ipertermia fisiologica di quelli di ipotermia ed esistono numerose variazioni individuali a seconda della costituzione: la temperatura tende a essere piú bassa negli ipotesi, negli astenici e specialmente nei linfatici astenici o ipostenici; al contrario, tende a essere alta nei linfatici stenici o reattivi e nei pletorici. L'esercizio fisico dà ipertermia, e durante e dopo un esercizio molto faticoso la temperatura può raggiungere anche i 40 °C. Nei fanciulli e nelle persone emotivamente labili le emozioni provocano dei rialzi termici fino a 38 °C. Nelle donne durante l'ovulazione e nel periodo premestruale, ossia dopo la metà del ciclo mestruale, la temperatura tende a salire.

Esistono, infine, varie malattie che provocano innalzamenti o diminuzioni della temperatura, ma in questi casi altri sintomi si accompagnano alle variazioni termiche e sarà compito del medico diagnosticarli e suggerire la cura adatta.

**La febbre.** Si tratta di una reazione dell'organismo alla malattia, reazione che si manifesta con l'innalzamento della temperatura interna senza che contemporaneamente si mettano in moto i meccanismi naturali per la dispersione di calore. Le malattie che comunemente provocano reazione febbrile sono piú spesso di origine esterna: le infezioni da batteri o da virus, le intossicazioni alimentari, da certi agenti chimici o da farmaci, alcune allergie e i traumi specie se provocano emorragia cerebrale.

La febbre e l'infiammazione (di cui si parlerà piú avanti) sono le due grandi risposte acute dell'organismo di fronte a un'aggressione: la febbre è una reazione generale e generalizzata; mentre l'infiammazione è una reazione locale e contenuta benché coinvolga anche alcuni grandi sistemi difensivi.

L'aggressione di un agente esterno mette in moto i sistemi di difesa in contatto con l'esterno; questi a loro volta inducono alcuni tessuti a produrre una sostanza, detta *pirogeno endogeno*, capace di agire sui

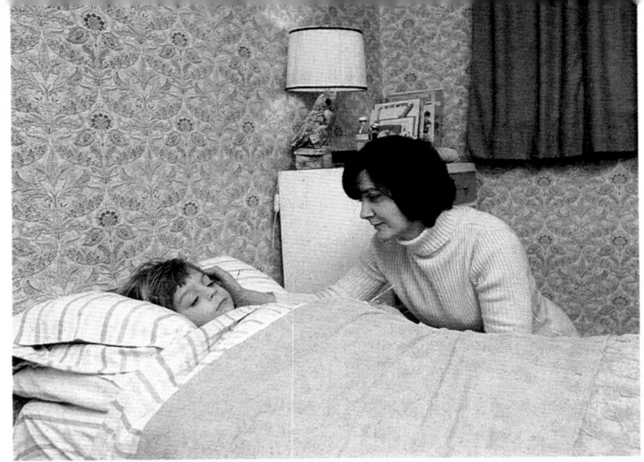

IL GRAFICO DELLA FEBBRE *In caso di febbre, annotate con cura tutti i sintomi (dolori, fotofobia, sete) e compilate un grafico, segnando l'andamento della temperatura, come vedete nella figura, su un foglio di carta a quadretti. Misurate la temperatura tre volte al giorno (mattino, pomeriggio e sera): se è superiore a 38 °C anche al mattino, o se sale oltre i 39 °C, chiamate subito il medico. Se la curva della febbre segue un andamento benigno, tendendo a diminuire, sarà sufficiente consultare il medico solo in un secondo tempo.*

ANDAMENTO PREOCCUPANTE

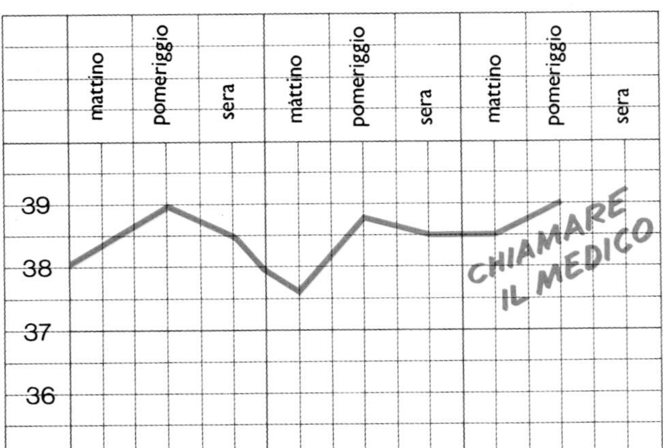


ANDAMENTO BENIGNO

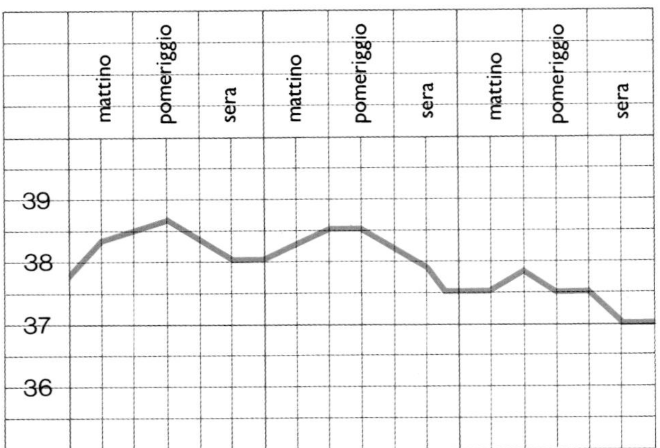


centri cerebrali di regolazione termica, provocando l'innalzamento febbrile e bloccando di conseguenza i meccanismi di dispersione del calore. Contemporaneamente, questa sostanza aumenta la risposta immunitaria e la produzione di anticorpi specifici contro l'agente esterno; mobilizza i globuli bianchi responsabili della reazione di difesa locale dove l'agente è penetrato o agisce selettivamente, come diremo parlando di infiammazione; contribuisce a mettere in moto e a rendere piú efficaci i meccanismi specifici di difesa antimicrobica; sottrae aminoacidi ai tessuti proteici (muscoli) per provvedere all'aumentata nutrizione delle cellule che fanno parte dei meccanismi difensivi sottoposte a superlavoro; infine, induce la produzione di sostanze che, come il collagene, servono ai processi riparativi ossia a ricostruire i tessuti danneggiati dall'aggressione. Questo ci dimostra come la febbre abbia un ruolo estremamente importante nel far funzionare i processi di difesa e di riparazione indotti dalle aggressioni esterne, specialmente nelle infezioni e nelle infiammazioni. Ma nello stesso tempo la febbre provoca un insieme di sintomi sgradevoli e talvolta dannosi, specie se si prolunga o se raggiunge delle temperature troppo alte. Particolarmente fastidiosi sono i dolori muscolari e la perdita di peso che si accompagnano agli stati febbrili, dovuti all'utilizzo di tessuto muscolare per ricavarne aminoacidi: gli antifebbrili, che alleviano il dolore ai muscoli (per esempio i salicilati), bloccano questo e altri meccanismi di difesa dell'organismo.

Fin dai tempi piú antichi la febbre è stata considerata il segno evidente della reazione dell'organismo e perciò considerata non dannosa, purché contenuta entro certi limiti. Oggi la tendenza a usare farmaci antifebbrili è purtroppo diffusa fino all'abuso: si priva cosí l'organismo di tutta una serie di possibilità di difesa che dalla febbre dipendono. Inoltre, al medico viene a mancare uno dei segni diagnostici e prognostici fondamentali per individuare molte malattie: la curva o andamento della febbre. Spesso il malato prende un farmaco per abbassare la febbre prima ancora di chiamare il medico, e quando questi è consultato si trova di fronte a sintomi resi confusi dalle reazioni indotte dal farmaco assunto e può non essere in grado di diagnosticare con sufficiente prontezza una malattia grave per la quale è importante instaurare subito la giusta terapia: si ha cosí una perdita di tempo prezioso, che in certi casi può anche rivelarsi fatale.

Come comportarsi in caso di febbre? È ovvio che se la febbre è alta, specie nei bambini, si deve immediatamente chiamare il medico. Ma se l'aumento di temperatura è contenuto al di sotto dei 39 °C ed è chiaramente dovuto a una malattia stagionale (mal di gola, influenza, raffreddore) o non è accompagnato da altri sintomi di malattia, la cosa migliore è di provare innanzitutto i vecchi metodi: una buona tisana o un *vin brulè* (*vedi pag. 288*), riposo a letto, al riparo dagli sbalzi di temperatura e possibilmente un buon sonno ristoratore. Se i meccanismi di dispersione del calore e prima di tutto la sudorazione si rimettono in moto, questo significa che la lotta contro la malattia è a buon punto; se, invece, la febbre perdura o peggio aumenta, accompagnata da brividi, da delirio o confusione mentale, e se compaiono altri sintomi, si ricorrerà al medico, avendo cura di mostrargli un accurato grafico della febbre compilato come nella figura nella pagina a fianco.

**L'infiammazione.** L'infiammazione, o flogosi, è di solito la reazione locale e circoscritta dell'organismo di fronte a un'aggressione esterna (ma può essere anche generalizzata e avere origine interna) sia essa dovuta ad agenti fisici, chimici o biologici. Tra i primi sono compresi i traumi, la penetrazione di corpi estranei (schegge, spine, frammenti ossei, ecc.), i tagli, le ferite, le radiazioni, il caldo e il freddo; tra i secondi il contatto casuale con prodotti chimici e le iniezioni di farmaci non tollerati; tra i terzi i parassiti e i batteri che penetrano attraverso la pelle o che si instaurano in una ferita infetta.

I fenomeni caratteristici dell'infiammazione cosí come si vedono dall'esterno sono: rossore, gonfiore, calore, dolore, cui gli antichi aggiungevano la cosiddetta *functio laesa*, ossia il conseguente impedimento funzionale. L'infiammazione con tutti i fenomeni che le sono caratteristici può avvenire anche internamente, nelle mucose e nei tessuti di sostegno degli organi interni. Quel meraviglioso e provvidenziale campanello di allarme che è il dolore, nella maggior parte dei casi è legato all'infiammazione. Quando l'infiammazione è estesa e generalizzata, è accompagnata da febbre, talvolta molto alta, poiché tutti i sistemi di difesa dell'organismo vengono eccitati per far fronte a una simile emergenza. Se è localizzata, l'innalzamento termico rimane circoscritto cosicché gli effetti di stimolo del sistema di difesa legati a una piú alta temperatura si esplicano solo nel punto dell'aggressione: la natura tende sempre a ottenere il massimo effetto benefico con il minimo spreco.

Quando l'organismo avverte l'aggressione di un corpo estraneo, mette in moto un insieme di eventi mirabilmente coordinati per raggiungere due grandi finalità: la difesa e la ricostruzione. Infatti, a un danneggiamento iniziale dei tessuti segue una serie di eventi tutti concatenati e dipendenti l'uno dall'altro, perfettamente coordinati, che hanno lo scopo di isolare e difendere i tessuti sani circostanti, di distruggere la causa iniziale del danno, di riparare i tessuti danneggiati.

LA DIAPEDESI E LA FAGOCITOSI *Durante il processo infiammatorio, ossia nella reazione locale all'invasione di un corpo estraneo (qui rappresentato da batteri), avviene la fuoriuscita dai capillari di proteine, globuli rossi e granulociti. Questi ultimi, a causa del loro maggior volume, possono passare attraverso gli interstizi fra le cellule che compongono la parete del capillare per* diapedesi, *ossia modificando la propria forma. Come si vede nella sequenza 1-2-3, i granulociti estroflettono una parte del proprio corpo a formare una sorta di piedino che infilano nella fessura. Una volta penetrati nel tessuto, proteine, globuli rossi e granulociti prendono parte ai fenomeni dell'infiammazione. In particolare si vede illustrata la* fagocitosi *(sequenza 4-5-6), ossia la serie di movimenti che il granulocita compie per inglobare il corpo estraneo. Questo verrà poi distrutto da sostanze prodotte all'interno del granulocita.*

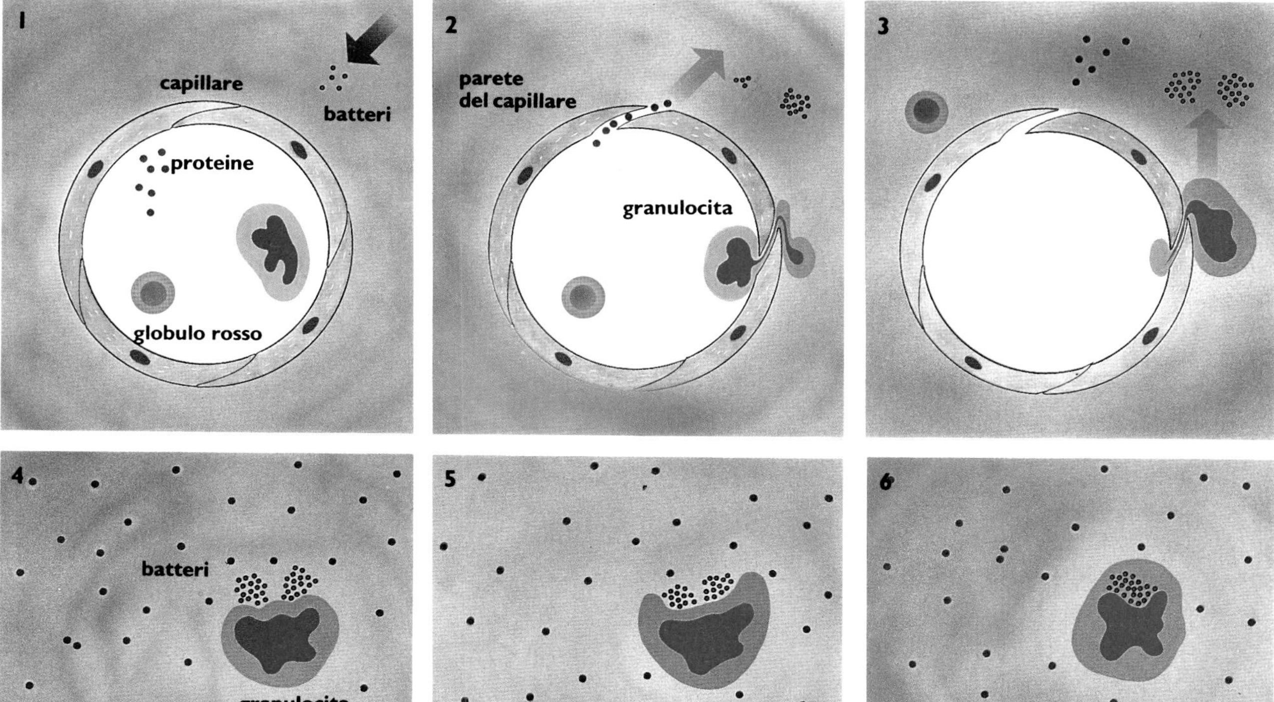

Cerchiamo di immaginare un pezzettino di tessuto, percorso dai suoi vasi capillari e da ramuscoli nervosi, in cui gruppetti di cellule ben ravvicinati si alternano a spazi ricchi di liquido e di fibre diverse. In questo piccolo mondo operoso, in cui ciascun elemento compie incessantemente il proprio lavoro, avviene un improvviso cataclisma: un trauma lacera e danneggia i tessuti, oppure penetrano dei germi che secernono dei terribili veleni (le tossine) o ancora il microcircolo è danneggiato e le cellule muoiono per asfissia: i danni possono essere di natura molteplice. Dove prima c'era un mondo ordinato ed efficiente, giacciono ora cellule colpite a morte, detriti, veleni: un mucchio di macerie che minaccia la sopravvivenza del tessuto sano circostante per i tossici che contiene e che si formano al suo interno; che impedisce la libera circolazione del sangue e dei liquidi e la nutrizione reciproca tra tessuti vicini l'uno all'altro. Allora le difese si mettono in moto: i capillari si dilatano, le loro pareti diventano porose cosí da lasciar passare all'esterno una serie di sostanze chimiche che distruggono le cellule morte e formano una specie di barriera tra il tessuto colpito e quello circostante, bloccando il passaggio del sangue dalla parte malata a quella sana.

Osservando una zona infiammata (una ferita, una bruciatura, un foruncolo), si nota facilmente una zona di passaggio che circonda la parte infiammata, come una specie di anello biancastro, talvolta duro e spesso: si tratta appunto del muro di difesa che divide la parte malata da quella sana. Contemporaneamente un gran numero di globuli bianchi viene richiamato sul luogo: sono i linfociti che producono gli anticorpi contro eventuali germi, e i granulociti, i cosiddetti spazzini dell'organismo capaci di "fagocitare", ossia ingerire, detriti di ogni genere. Queste meravigliose cellule, quando giungono in un capillare dilatato, non continuano a scorrere con i globuli rossi ma si fermano accostandosi alle pareti capillari; poi, con una serie di contorcimenti detti *movimenti ameboidi*, passano all'esterno e si portano verso le zone colpite, circondando da ogni lato le macerie o i corpi estranei che devono essere eliminati (*vedi figura*). Quivi giunti, avvolgono i germi, i detriti di tessuto danneggiato, eccetera, e li incamerano al proprio interno, come se li inghiottissero, per distruggerli. Il caldo favorisce i movimenti dei globuli bianchi e l'azione delle varie sostanze chimiche che prendono parte a questo processo; inoltre, è solo grazie a un innalzamento locale della temperatura che possono mettersi in moto i processi riparativi, cioè di ricostruzione dei tessuti danneggiati.

Può avvenire che l'offesa sia maggiore della difesa o che l'agente che ha aggredito l'organismo sia particolarmente difficile da combattere. Avremo cosí due possibilità: o la malattia si estende a tutto l'organismo e allora i processi di difesa saranno diversi, come abbiamo visto parlando della febbre, o rimane localizzata nel punto in cui aveva colpito, cronicizzandosi. In questi casi si forma un *granuloma* oppure una piccola *sacca*, colma di liquido. Un'infiammazione localizzata nel tessuto connettivo si dice *flemmone*.

**I colpi di calore: come riconoscerli, come curarli.** I colpi di calore si manifestano quasi esclusivamente quando la temperatura è molto alta e non c'è ventilazione, soprattutto in seguito a una prolungata esposizione al sole; per la permanenza in locali chiusi e mal aerati; quando il passaggio da un clima piú mite è stato troppo brusco (per esempio dopo un lungo viaggio aereo): nella maggior parte dei casi necessitano di un pronto intervento medico o addirittura di un ricovero ospedaliero.

Quali ne sono i primi sintomi e i segni di gravità? Le forme leggere si manifestano con sudore eccessivo (mentre spesso le mani e i piedi sono freddi), con sete, respiro corto, debolezza quasi a sentirsi svenire, talvolta vomito. In questi casi bisogna intervenire immediatamente cercando di trasportare il sofferente in luogo fresco (attenzione: non freddo, come succede in ambiente con l'aria condizionata, ché l'improvviso colpo di freddo può avere gravi conseguenze!) e possibilmente ben aerato; bisogna inoltre tenerlo sdraiato con la testa appena sollevata, come su un normale cuscino, e i piedi e le gambe rialzati di almeno 20-30 cm; fargli bere abbondanti bevande non gelate a piccoli sorsi; applicargli pezze fredde sulla fronte e sui polsi. In mancanza di acqua, delle leggere frizioni sui polsi, sul petto, sul collo con un liquido alcolico – acqua di colonia o profumo, ma anche un liquore fortemente alcolico possono andar bene – hanno un'azione benefica perché l'alcol, evaporando, disperde il calore della pelle. Se possibile, è importante somministrargli al piú presto un preparato a base di sali del tipo che usano gli sportivi e gli atleti, acquistabile in farmacia, per ripristinare i sali persi con il sudore, ma non sale da cucina; in mancanza di meglio, dell'estratto di carne o vegetale, sciolto in acqua tiepida, può essere alternato alle altre bevande, preferibilmente spremute o succhi di frutta. Quando il sudore cessa e il malato riesce a urinare normalmente, non vi è piú pericolo di aggravamenti: il calore è stato eliminato e in poche ore il ritorno alla normalità sarà quasi completo, salvo un comprensibile senso di stanchezza. Tuttavia non bisogna dimenticare che le difese contro il calore sono diminuite ed è necessario essere molto prudenti nell'esporsi al sole o alle alte temperature.

I COLPI DI CALORE: PRIMI SOCCORSI **1.** *Trasportate la persona in luogo fresco ma non freddo e ben aerato. Sdraiatela con i piedi sollevati di almeno 20-30 cm e apritele le vesti.* **2.** *Applicatele sulla fronte e sui polsi delle pezze umide o intrise di acqua di colonia, e cercate di farle bere liquidi non gelati. Nelle ore successive continuate a somministrarle bevande tiepide ricche di sali, come brodi di verdure o di estratto di carne, e succhi di frutta.*

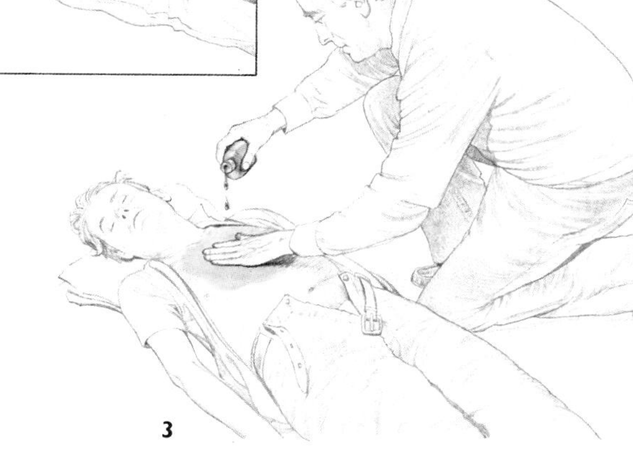

**3.** *Se la persona non suda, è confusa o addirittura senza conoscenza, cospargetene il petto, il collo e i polsi con acqua di colonia o, in mancanza d'altro, con grappa o cognac. Non cercate di farla bere.*

Le forme gravi di colpo di calore o di colpo di sole si manifestano con febbre alta, brividi, pelle arrossata e secca, irrequietezza, talvolta stato confusionale o delirio o perdita di conoscenza. Vi può essere vomito e persino perdita di feci. In questi casi, mentre si aspetta l'intervento del medico, si può agire come detto sopra trasportando al piú presto il sofferente in luogo fresco e ben ventilato, applicandogli delle pezze fredde o facendogli delle frizioni d'alcool sulla fronte, sui polsi, sul petto, sul collo. Non è bene invece tentare di indurlo a bere, mentre, se ha perso conoscenza, è consigliabile girargli la testa su un fianco per evitare che la lingua, cadendo all'indietro, gli renda la respirazione difficile.

Se il clima oltre che caldo è anche molto umido, o se il malessere è causato dalla permanenza in ambiente caldo-umido (cucine, ambienti di lavoro particolari), i primi sintomi di un colpo di calore possono essere: mal di testa con senso di pesantezza o di oppressione come se la testa fosse avvolta da una fasciatura stretta, nausea, diarrea improvvisa, debolezza. Il rimedio è, come sempre, l'allontanamento dall'ambiente caldo-umido, una buona ventilazione e tutte le altre operazioni riferite sopra.

## I danni locali del caldo

**Le ustioni.** Le ustioni o scottature sono la conseguenza dell'esposizione di una parte piú o meno grande del nostro corpo a un calore eccessivo. Vanno dalle piccole scottature (provocate dal contatto con il ferro da stiro, con una pentola bollente, con il vapore o un liquido bollente) alle grandi ustioni dovute per lo piú a incidenti di vario tipo (automobilistici, industriali, incendi, ecc). Le ustioni gravi ed estese richiedono l'immediato ricovero in ospedale, meglio se in un centro specializzato; quelle piú lievi e localizzate possono essere curate personalmente con buon successo, anche adottando metodi naturali.

La gravità delle ustioni dipende sia dal tipo di calore che le ha provocate, sia dal tempo di esposizione: è logico che se la fonte di calore agisce per un tempo brevissimo la quantità totale di calore assorbita dai tessuti sarà minore. Il riflesso che istintivamente ci fa balzare indietro o ritrarre il braccio o la gamba casualmente entrati in contatto con una fonte di calore, prima ancora di aver avvertito chiaramente il dolore, è dovuto a speciali recettori in grado, come piccoli ma sensibilissimi termostati, di registrare immediatamente le variazioni di temperatura sulla pelle. Inoltre, il calore umido è assorbito in maggior quantità e piú profondamente: avviene cosí che un getto di vapore a 100 °C produca maggiori danni che uno d'aria secca a 400 °C!

Nelle ustioni piú lievi (I grado) si riscontrano tutti i fenomeni tipici del processo infiammatorio; ma in quelle piú gravi il quadro è piú complesso perché all'infiammazione si aggiungono i danni provocati dalla distruzione del tessuto che può risultare "cotto" o addirittura carbonizzato.

Nell'ustione di I grado, che solitamente guarisce in pochi giorni senza lasciare cicatrice – anche se la pigmentazione della pelle può alterarsi –, il calore causa una dilatazione dei capillari, da cui dipende il rossore che caratterizza una leggera bruciatura; la parte lesa può anche gonfiarsi un po' ed è solitamente dolente.

Se viene danneggiato lo strato piú superficiale della cute si forma una vescicola piena di liquido, plasma che esce dai capillari locali e si accumula nella zona danneggiata. Se il danno è un po' piú

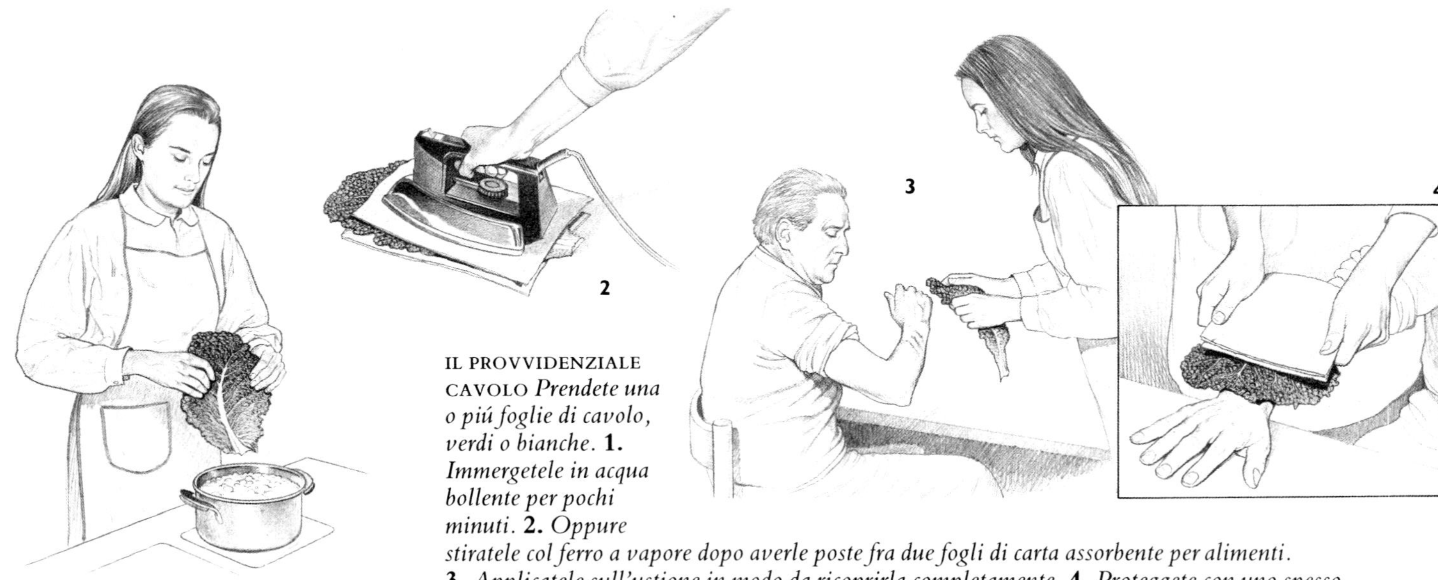


IL PROVVIDENZIALE CAVOLO *Prendete una o piú foglie di cavolo, verdi o bianche.* **1.** *Immergetele in acqua bollente per pochi minuti.* **2.** *Oppure stiratele col ferro a vapore dopo averle poste fra due fogli di carta assorbente per alimenti.* **3.** *Applicatele sull'ustione in modo da ricoprirla completamente.* **4.** *Proteggete con uno spesso strato di garza e fasciate bene, senza aprire l'impacco per almeno 24 ore.*

profondo l'ustione può causare la formazione di un coagulo, che si secca trasformandosi in una specie di crosta o *escara*: questa cade spontaneamente dopo una decina di giorni rivelando la cute rigenerata. In ambedue questi casi si parla di ustione di II grado: può essere molto dolorosa e va trattata accuratamente per evitare che si infetti. Solitamente viene pulita con liquido detergente sterile e tenuta coperta con speciali garze a loro volta coperte da abbondanti garze sterili. Il metodo, descritto piú oltre, di ricoprire le scottature con una o piú foglie di cavolo, è utilissimo anche in questo tipo di scottature.

Se viene danneggiato anche lo strato germinativo della cute, come avviene nelle ustioni piú gravi (di III grado), la cute sottostante l'escara non è in grado di rigenerarsi e la crosta non si stacca spontaneamente entro alcuni giorni perché sotto di essa si sta formando, molto lentamente, una cicatrice.

La gravità di un'ustione viene valutata non solo dalla sua profondità ma anche dalla sua estensione: una vasta ustione di II grado è grave quanto una piú limitata di III grado.

Nelle ustioni molto piccole la cute può rigenerarsi dai margini, ma in quelle piú estese l'area ustionata viene rimpiazzata da tessuto cicatriziale: è per questo che le ustioni profonde di grandi dimensioni vengono trattate con trapianti di cute. Anche se non molto estese, le ustioni sulle articolazioni (polsi, gomiti, ginocchia), sulle mani e sul viso vanno trattate con particolare attenzione perché il tessuto cicatriziale può ostacolare il movimento o provocare delle deformità stirando i tessuti sani circostanti.

I tessuti danneggiati dal calore perdono la capacità di trattenere i liquidi e una considerevole quantità di "acqua corporea" (*vedi pag. 229*) viene persa nelle prime 12-24 ore dopo il danno. Per questo ustioni anche superficiali ma estese (un intero braccio, gran parte di una gamba) vanno trattate da specialisti che provvedono anche a somministrare fluidi per rimpiazzare le perdite.

La prima cosa da fare in caso di ustione è raffreddare la parte colpita, sia per diminuire il danno riportando subito la parte lesa a una bassa temperatura, sia per impedire l'estendersi dell'ustione a causa del passaggio di calore alle parti circostanti. Il modo migliore e piú veloce di raffreddare si ottiene immergendo subito la bruciatura in acqua fredda o mettendola sotto acqua corrente per parecchi minuti. L'uso comune in tutta Italia di cospargere le bruciature con olio d'oliva o, come nei Paesi nordici, con lardo o sugna, non ha alcuna immediata utilità e può anche essere dannoso impedendo il raffreddamento che si avrebbe per contatto con l'aria. È, invece, utile soffiare sulla parte ustionata se non si ha a portata di mano dell'acqua in cui immergerla. Se le vesti sono impregnate del liquido o della sostanza bollente, strappatevele di dosso al piú presto; allo stesso modo rimuovete energicamente dalle parti scoperte la sostanza ustionante che può esservi rimasta appiccicata.

Tra le ustioni piú drammatiche e piú frequenti, quelle provocate da incidenti domestici stanno al primo posto e colpiscono specialmente i bambini. Le conseguenze piú gravi si hanno quando un bambino si rovescia addosso una pentola contenente alimenti densi e appiccicosi: salse di pomodoro, polenta, passati di verdura, ecc. In questi casi si deve avere il coraggio di pulire tutta la parte ustionata con un panno, con un movimento rapido e deciso, anche se assieme alla sostanza ustionante si staccherà la pelle. Istintivamente gli adulti presenti si precipitano sul bambino e gli puliscono il viso, pensando solo in un secondo tempo a strappargli le vesti; vediamo cosí di frequente bambini e adulti ricoverati in ospedale con gravi ustioni deturpanti del corpo e degli arti, mentre il viso conserva solo delle discolorazioni a ricordo dell'ustione subita. In tali frangenti anche i secondi sono preziosi e sarebbe necessario l'intervento di piú di un soccorritore per provvedere a tutto velocemente. Se siete soli, ricordate la sequenza degli interventi da svolgere con la massima rapidità possibile: primo, pulizia delle parti scoperte con un panno, facendo speciale attenzione agli occhi; secondo, togliere le vesti, anche se a prima vista non vi sembrano sporche: spesso le sostanze ustionanti dense e appiccicose si annidano nelle pieghe, entrano nelle scollature, nelle tasche, ecc.; terzo, immersione in acqua fredda o in acqua corrente (se è possibile, perché di rado si ha la fortuna di avere vicino una vasca d'acqua fredda!). La seconda e terza operazione vanno svolte insieme.

Dopo i primi soccorsi, se la scottatura non è profonda o tanto estesa da richiedere l'immediata attenzione del medico, cosa ci offre la natura per curarla? Innanzitutto si proceda a un'accurata sterilizzazione ed è meglio ricorrere a un buon disinfettante chirurgico, acquistato in farmacia, che si dovrebbe sempre tenere a portata di mano. Poi, si copra la ferita con una o piú foglie di cavolo ben lavate sotto l'acqua corrente e ammorbidite immergendole nell'acqua bollente oppure passandole con il ferro da stiro dopo averle messe tra due fogli di carta da pane o altra carta assorbente per alimenti. Infine si copra il tutto con abbondante garza sterile e lo si fasci, in modo che l'impacco resti ben fermo. Dopo aver lasciato la ferita coperta per 48 ore, si ripeta l'operazione rinnovando le foglie di cavolo. In ogni caso dopo le prime 24 ore si eviti l'applicazione del freddo che ostacola i processi riparativi e di cicatrizzazione.

Un altro prodotto naturale prezioso nella cura delle ustioni è lo zafferano, impiegato anche dall'industria farmaceutica; in passato venivano sciolti dei fili di zafferano in olio d'oliva, con il quale si cospargevano le parti ustionate. Molte vecchie formule magistrali contro le scottature sono a base di zafferano. La medicina cinese è ricca di ricette a base naturale (piante medicinali, prodotti animali e minerali) contro le ustioni, alcune delle quali sono state sperimentate recentemente su ustionati gravi con risultati insperati: ustioni di II e III grado molto estese, giudicate letali dalla nostra medicina, sono guarite perfettamente, senza trapianti di pelle e senza alcun danno alle articolazioni. Per ora queste sperimentazioni non sono state riprese in Occidente e forse dovranno passare ancora degli anni prima che anche la nostra medicina possa beneficiare di queste conoscenze.

## I danni da freddo

I danni da freddo possono essere generali, e sono gli *assideramenti*, in cui la temperatura interna si abbassa sotto i limiti di sicurezza (35 °C) danneggiando gli organi e le funzioni vitali cosí da interferire con la stessa sopravvivenza; o essere locali, cioè *congelamenti* di gravità diversa, comunque non pericolosi per la vita del paziente, che colpiscono prevalentemente le parti piú periferiche, sottoposte a intensa vasocostrizione: mani, piedi, viso, soprattutto naso e orecchi.

**Gli assideramenti.** Gli assideramenti sono meno rari di quanto si possa pensare, specie da quando molte persone vanno in alta montagna o in barca sia d'estate sia d'inverno. Infatti i due tipi piú frequenti di assideramento sono quelli dovuti all'esposizione a un clima molto freddo e quelli, ben piú temibili per la velocità con cui agiscono, provocati da immersione in acqua fredda.

I primi segni di assideramento sono senso di fatica, debolezza muscolare, diminuzione della sensibilità e pigrizia mentale; poi sonnolenza fino al torpore, diminuzione della sensibilità al dolore fino a completa analgesia, bradicardia, bradipnea (rallentamento della respirazione), morte apparente. Poiché uno dei sintomi iniziali di abbassamento termico interno profondo è il torpore mentale, è evidente che l'essere immersi in acqua rappresenta un grave svantaggio e la morte per annegamento può cogliere anche un forte nuotatore. A un osservatore i segni esterni piú evidenti di assideramento sono: estremo pallore fino al livore, cute fredda e rigidità muscolare. Questi segni, uniti allo stato di coma e all'estrema lentezza e debolezza del respiro e del battito cardiaco, fanno sembrare l'assiderato morto, mentre in realtà si tratta solo di morte apparente: si deve perciò sempre fare di tutto per rianimare un assiderato, anche quando le funzioni vitali sembrano completamente assenti, fino a che questi non può essere ricoverato in ospedale.

**Il primo soccorso dell'assiderato.** Se l'assideramento è lieve e la persona è cosciente, occorre somministrarle bevande calde ma non alcoliche. La fiaschetta di brandy, tradizionalmente appesa al collare dei cani San Bernardo impiegati nei soccorsi alpini, serviva solo a dare una momentanea e passeggera sensazione di calore in modo che la persona dispersa ritrovasse la forza per chiamare i soccorritori, aiutando cosí il suo ritrovamento. Infatti la vasodilatazione dei capillari periferici, indotta dall'alcool, provoca una sensazione di benefico calore dovuta al fatto che le sensazioni di caldo o di freddo dipendono dalla temperatura della cute. Ma se l'ambiente

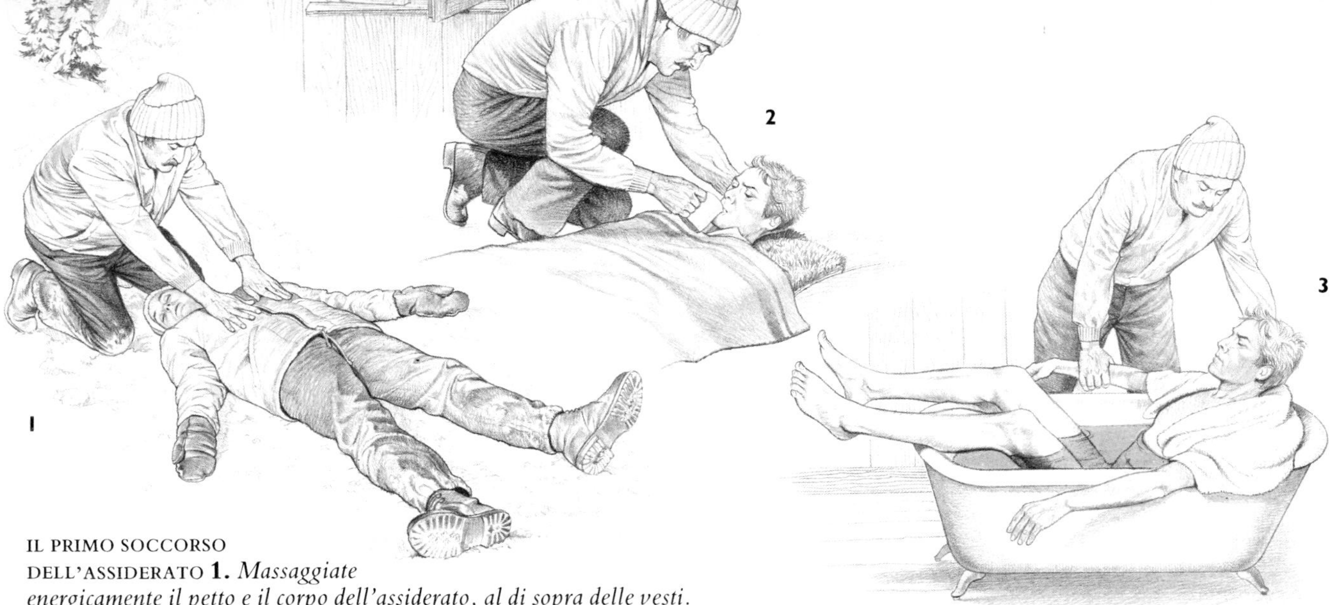


IL PRIMO SOCCORSO DELL'ASSIDERATO **1.** *Massaggiate energicamente il petto e il corpo dell'assiderato, al di sopra delle vesti.* **2.** *Trasportate la persona al riparo, ma non in ambiente riscaldato. Appena possibile somministratele bevande calde, non alcoliche.* **3.** *Immergetela poi in una vasca di acqua tra i 15 °C e i 25 °C, con i piedi all'esterno per evitare un collasso, fino a che la temperatura interna sia ritornata normale.*

non è caldo, la vasodilatazione periferica provoca una dispersione di calore (*vedi pag. 182*) e di conseguenza la temperatura corporea interna si abbassa.

Bisogna, inoltre, frizionare tutto il corpo dell'assiderato, al di sopra delle vesti, per favorire la circolazione, e se necessario bisogna praticargli la respirazione artificiale.

Quindi trasportate l'assiderato al riparo ma non in ambiente riscaldato poiché un brusco passaggio al caldo potrebbe causargli uno shock da riscaldamento (collasso cardio-circolatorio). Quando il malato inizia a riprendersi, respira in modo normale anche se debolmente e si nota una ripresa della circolazione (il pallore è meno intenso), se non è possibile trasportarlo in ospedale, è indicato immergerlo in un bagno di acqua fredda, tra i 15 °C e i 20 °C, che verrà lentamente riscaldata fino a 30 °C nel corso di alcune ore. Ciò si ottiene aggiungendo, con estrema prudenza, pentole di acqua calda, non bollente. Ricordate che l'acqua alla temperatura attorno ai 30 °C risulta appena tiepida immergendovi il polso o la piega del gomito, parti particolarmente sensibili alle sensazioni termiche. Questa immersione durerà per parecchie ore, per dar modo alla temperatura interna della persona colpita da assideramento di risalire fino a 37 °C.

Qualora non sia possibile immergere l'infortunato in acqua, se le vesti sono bagnate sarà bene rovèsciarvi sopra dei secchi d'acqua a 30 °C, ripetendo la manovra ogni mezz'ora circa. Se le vesti sono asciutte, è bene spogliarlo (le vesti troppo aderenti e con cinture costringono) per avvolgerlo in coperte o infilarlo in un sacco a pelo, praticando poi leggere e costanti frizioni sul corpo e non sugli arti. Infatti non è opportuno richiamare sangue alla periferia, ossia verso le mani e i piedi, ma si deve cercare di migliorare la circolazione profonda.

**Il primo soccorso dell'assiderato per immersione in acqua fredda.** L'assideramento in acqua fredda avviene molto rapidamente a una temperatura inferiore ai 4 °C, ma può avvenire anche per immersione prolungata a temperature molto piú alte, persino superiori ai 15 °C. L'immersione in acqua molto fredda, attorno allo zero, provoca una iperventilazione che impedisce i movimenti coordinati: anche i migliori nuotatori, che riescano a superare inizialmente questo ostacolo, non sono in grado di nuotare per piú di 15-20 minuti.

Nell'acqua, la cute equilibra rapidamente la sua temperatura con quella dell'acqua e perciò non funziona piú come isolante (solo il grasso sottocutaneo continua a compiere questa funzione). Per questo i soggetti magri sono svantaggiati, cosí come gli uomini, piú poveri di adipe, rispetto alle donne. In caso di immersione i vestiti proteggono perché tra loro e la cute si forma uno strato di acqua che si riscalda per effetto della temperatura corporea e funge da isolante. Su questo principio si basano anche le tute subacquee. Il muoversi vigorosamente non serve, anzi è controproducente: in immersione il calore prodotto dal movimento muscolare si disperde piú rapidamente di quanto non si formi; meglio perciò rimanere immobili, specie se si è vestiti, per non smuovere l'acqua trattenuta dalle vesti. Inoltre il movimento spreme fuori dai muscoli sangue freddo e lo rimette in circolo, spingendolo al cuore, peggiorando la situazione.

Soccorrendo un assiderato per immersione, si deve prima di tutto tener conto che spesso ai danni da freddo si aggiungono i sintomi da annegamento: perciò si dovrà praticare la respirazione artificiale o tutte le altre manovre consigliate in caso di annegamento. In caso di assideramento vero e proprio, per prima cosa si rovesci dell'acqua, a temperatura tra i

SOCCORRENDO UN ASSIDERATO IN ACQUA **1.** *Prima fate espellere l'acqua che può essere penetrata nelle vie aeree praticando le manovre usuali in caso di annegamento.* **2.** *Poi riscaldate la vittima lentamente, versando ogni mezz'ora secchi d'acqua a circa 30 °C sopra le sue vesti.*

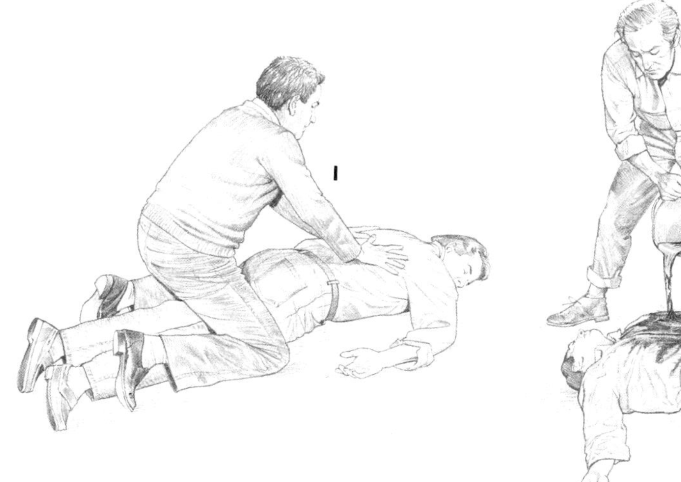

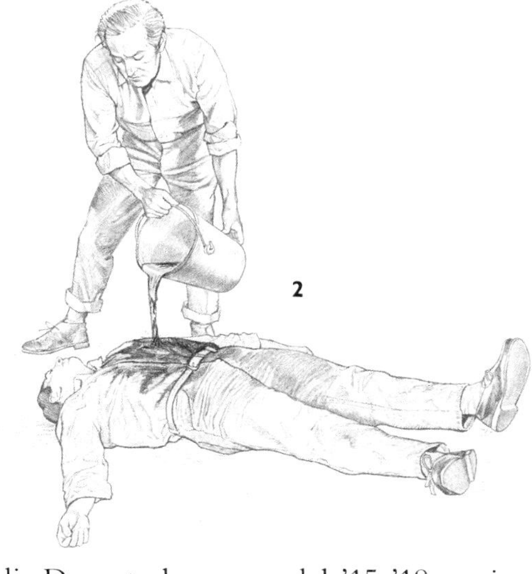

30 °C e i 37 °C, sui vestiti dell'infortunato, ripetendo di frequente la manovra, fino a che la temperatura corporea si innalzi. Di solito occorrono alcune ore, dopo di che, se ve ne è la possibilità, bisogna procedere con l'innalzamento termico per immersione in un bagno a circa 30 °C, meglio tenendo le gambe dell'infortunato fuori dell'acqua per non richiamare troppo sangue alle estremità onde evitare i pericoli di uno shock da riscaldamento. Se non è possibile immergerlo in un bagno, anche di fortuna, spogliate l'assiderato e avvolgetelo in coperte o in un sacco a pelo, tenendolo in ambiente non riscaldato per almeno 24 ore.

**I congelamenti.** Le lesioni locali da freddo, note come congelamenti, ben raramente arrivano al congelamento vero e proprio, ossia alla formazione di ghiaccioli all'interno dei tessuti. Sarebbe piú giusto parlare di *perfrigeramenti*, comprendendo con questo termine tutte quelle forme che vanno dai comuni *geloni* alle *gangrene da freddo*.

Fino a non molti anni fa queste forme erano tristemente frequenti soprattutto in guerra. Già lo storico greco Senofonte, nell'*Anabasi* (401 a.C.), descrive le sofferenze e le ingenti perdite subite dal suo esercito durante la ritirata attraverso le montagne dei Curdi. Durante la guerra del '15-'18 ogni esercito subí ingenti perdite di uomini colpiti da congelamento ai piedi, sicché si formò la denominazione *piede da trincea*. Secondo un rapporto del Comando Supremo, "per il piede da trincea, vera piaga degli eserciti, anche nella stagione estiva, reparti di truppe operanti in prima linea inviano agli ospedali il 50% dei loro combattenti". È nota la tragedia dell'ARMIR nella Campagna di Russia (1942), in cui i pochi sopravvissuti riportarono imponenti mutilazioni in seguito ai congelamenti; anche l'esercito americano e le truppe dell'ONU, nella guerra di Corea (1950-53), dovettero fronteggiare lo stesso problema.

I tre fattori, causa principale di congelamento, sono *freddo, umido, immobilità*. Le zone piú colpite sono le mani, i piedi e le gambe, il naso, le orecchie e i seni delle donne.

Nelle lesioni da freddo, contrariamente a quanto avviene per le piccole ustioni la cui gravità dipende solo dalla quantità di calore assorbito, i fattori individuali che influiscono sul tipo e la gravità del danno sono molteplici. I fattori esterni comprendono: l'umidità, la durata dell'azione perfrigerante, il vento, la stagione. Quelli interni possono essere temporanei o costituzionali ed ereditari: lo stato di

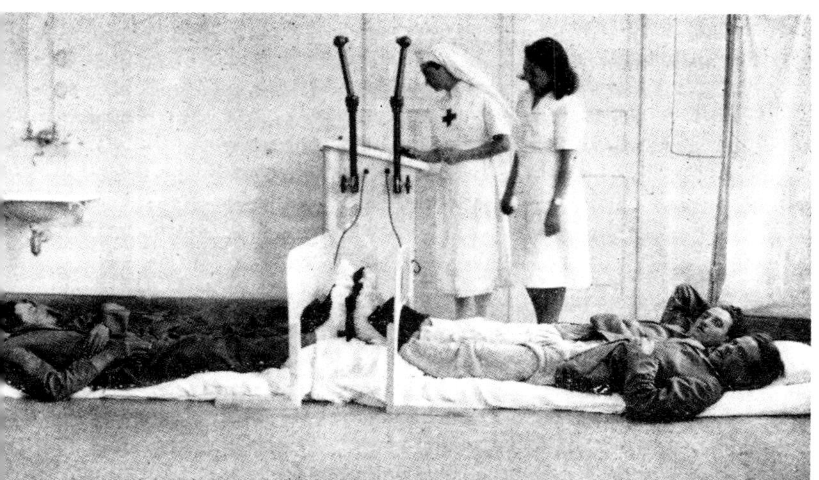

LA TERAPIA DEI CONGELAMENTI *L'alta frequenza (le cosiddette onde corte o marconiterapia) è in grado di riportare alla vita i tessuti profondi danneggiati dal congelamento. Qui vediamo degli alpini reduci dalla Campagna di Russia (1942) che, sorvegliati da crocerossine, si sottopongono a questa terapia, messa a punto dal prof. P.Cignolini.*

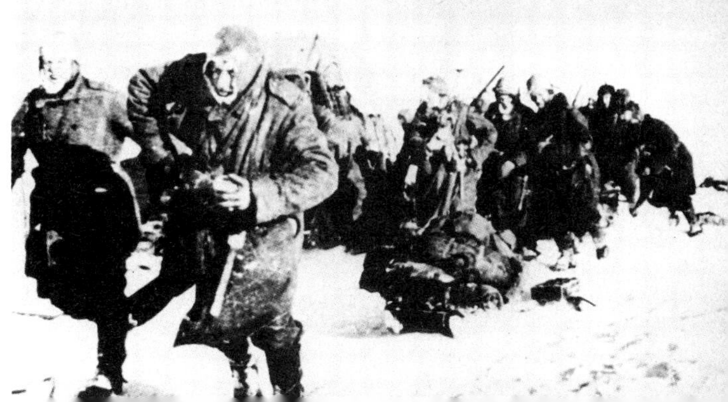

**GIUSTO O SBAGLIATO?**

- *In caso di freddo intenso o di assideramento, bisogna bere un bicchierino di brandy o di grappa?*
  NO. L'alcool causa vasodilatazione dei capillari periferici, il che provoca una sensazione di calore. Ma se ci si trova all'aperto, in un ambiente non riscaldato, la vasodilatazione causa ulteriore dispersione di calore e la temperatura corporea si abbassa, peggiorando la situazione.
- *In caso di congelamento di una mano o di un piede, bisogna immergere la parte colpita in acqua tiepida?*
  SÍ. L'acqua è piú indicata dell'aria per riscaldare una parte congelata perché la sua temperatura è piú facilmente regolabile e il calore penetra meglio.
- *Bisogna sfregare la parte congelata con la neve?*
  NO. O farlo solo con grande prudenza poiché la parte congelata è insensibile e lo sfregamento può causare danni ai tessuti già offesi dal freddo, senza che la vittima e il soccorritore se ne accorgano.
- *In caso di colpo di calore, bisogna ricoprire completamente la vittima con ghiaccio o immergerla in una vasca d'acqua gelata?*
  NO. Il ghiaccio, o l'acqua gelata, a contatto della cute causano vasocostrizioni dei capillari superficiali, il che contrasta con uno dei meccanismi attraverso i quali avviene dispersione di calore. La cute deve essere tenuta bagnata con acqua fredda e ventilata continuamente con aria fresca per facilitare l'evaporazione. Si può applicare ghiaccio solo in corrispondenza dei grossi vasi sanguigni, all'inguine, alle ascelle e al collo, badando di non causare danno ai tessuti.
- *In zone a clima molto caldo è opportuno indossare canottiere e calzoncini corti?*
  NO. La pelle esposta al sole e all'aria calda (se la temperatura è superiore ai 37 °C) assorbe calore. Meglio indossare abiti leggeri che siano ampi ma ricoprano il corpo. In questo modo uno strato d'aria viene trattenuto tra gli abiti e la cute, formando una sorta di "cuscinetto" isolante.
- *In caso si debba abbandonare una nave o una barca, in mare aperto e freddo, bisogna togliersi gli indumenti prima di buttarsi in acqua?*
  NO. I vestiti servono a mantenere uno strato d'acqua, che si scalda con il calore del corpo e funge da barriera protettiva.
- *In caso di scottatura, bisogna tenere la parte sotto l'acqua fredda corrente?*
  SÍ. Ciò impedisce al calore di penetrare ulteriormente nei tessuti, approfondendo la scottatura.

nutrizione, le predisposizioni circolatorie, lo stato del sistema nervoso vegetativo, le alterazioni del ricambio (diabete, gotta, ecc.), l'assuefazione e la sensibilizzazione. Questo fa sí che persone esposte alle stesse intemperie ne riportino danni molto diversi; che un'esposizione a temperature non troppo basse ma in condizioni di umidità risulti piú grave di un'esposizione a temperature molto inferiori ma in clima secco; e cosí via.

Il freddo colpisce particolarmente la funzione circolatoria e il distretto vasale. Ciò significa che le prime strutture anatomiche a essere danneggiate dall'esposizione al freddo sono i capillari e i piccoli vasi, poi anche le arterie e le vene distrettuali. Una breve esposizione al freddo determina una contrazione dei capillari e delle arterie con conseguente diminuzione dell'afflusso di sangue: la pelle diviene pallida e si possono avere delle sensazioni dolorose. Particolarmente interessati sono le orecchie, il naso, le guance, le mani e i piedi. Se il freddo cessa o se ci si scalda con il movimento, i capillari si dilatano e il sangue torna ad affluire; ma se il freddo perdura, le piccole vene si paralizzano e, per reazione, intorno alla zona colpita si hanno dei fenomeni infiammatori (*eritema reattivo*). In seguito a queste lesioni da freddo, si crea un danno permanente alla circolazione che ritornerà a manifestarsi a ogni successiva esposizione al freddo: si tratta dei comuni geloni, fastidiosi e dolorosi. Le sensazioni di dolore e intenso prurito, che si avvertono quando si riscalda una parte colpita dai geloni, sono dovute all'infiammazione eritematosa che si risveglia quando i vasi danneggiati sono sottoposti allo stimolo di vasodilatazione, poiché avviene in modo anormale.

Nelle forme piú gravi sia i danni vasali sia i fenomeni infiammatori diventano piú intensi e piú profondi, andando ,via via a colpire i muscoli e giungendo fino all'osso.

Le forme di congelamento lievi, in cui è colpita solo la pelle, sono classificate di I grado; quelle in cui sono colpiti i muscoli sono definite di II e di III grado a seconda della profondità; quelle in cui è colpito l'osso di IV grado.

**Cosa fare in caso di congelamento.** Il primo soccorso, nei congelamenti acuti di I grado, consiste in massaggi con neve o con panni bagnati d'acqua fresca: si strofina la parte lesa sino a che la pelle, da cerea e insensibile, ritorna rosea e sensibile. Ma attenzione: la perdita di sensibilità può far sí che si provochi un danno ai tessuti, anche grave, senza accorgersene. È necessario procedere con cautela e massaggiare molto superficialmente fino a che non si noti una ripresa del circolo e della sensibilità.

Nei congelamenti di II e III grado, il massaggio

verrà praticato sopra le vesti o i guanti se sono interessate le mani, o coprendo la parte lesa con coperte, cosí da essere certi di non danneggiare i tessuti, e possibilmente dopo aver trasportato l'infortunato in ambiente riparato ma non riscaldato. È importante non esporre mai le parti congelate al calore diretto (stufa, fuoco, termosifone) che causerebbe dei danni irreversibili al sistema circolatorio e in generale ai tessuti colpiti, persino nei casi piú lievi. Spesso i geloni sono la conseguenza dell'esposizione della parte colpita al calore e non della lesione da freddo in sé stessa.

Se l'esposizione al freddo che ha determinato il congelamento è terminata e non si può ripetere, il miglior modo per riscaldare una parte congelata è di immergerla in acqua dapprima fredda (15-18 °C) per alcune ore, riscaldandola poi lentamente fino alla temperatura di 37 °C circa.

La terapia dei congelamenti è esclusivamente di pertinenza medica: la persona colpita deve essere portata in centri specializzati e nell'attesa bisogna solo proteggere dal freddo le parti colpite, con garze sterili se necessario e avvolgendole in panni morbidi. È consigliabile l'esposizione all'aria non appena la temperatura lo consenta.

Fino alla scoperta e all'applicazione clinica dell'alta frequenza (onde corte o marconiterapia) l'amputazione delle parti gangrenose era il triste destino che attendeva i congelati. Infatti nessun metodo di riscaldamento, tra i tanti provati, era in grado di riportare in vita i tessuti danneggiati dal freddo: i liquidi organici e le parti esterne si riscaldavano ma l'interno delle cellule rimaneva freddo anche applicando alle parti colpite temperature elevate che, oltretutto, finivano con il provocare nuovi danni. Al contrario, l'alta frequenza è in grado di aumentare il calore all'interno e all'esterno delle cellule in modo omogeneo, senza riscaldare indebitamente i liquidi che circondano le cellule o che scorrono nei vasi sanguigni e linfatici. Si riesce cosí a ridare vitalità e funzionalità ai tessuti colpiti.

I primi esperimenti furono compiuti su cavie nel 1937. Questo metodo terapeutico fu anche applicato ai soldati congelati della Campagna di Russia del 1942-43 con risultati ottimi. Purtroppo pochi erano ancora i centri specializzati per l'applicazione di questa terapia, e molti dovettero subire amputazioni e menomazioni permanenti.

# *Le applicazioni di caldo e freddo a scopi curativi*

Il caldo e il freddo, fino alle loro forme estreme (fuoco e ghiaccio), furono usati come terapia fin dai tempi piú antichi, e la loro applicazione nelle piú svariate forme fa parte di tutte le medicine tradizionali. È esperienza comune per i medici che lavorano nei Paesi africani l'osservazione di segni di numerose bruciature in varie parti del corpo, dovute all'applicazione di oggetti incandescenti (punte di lance, tizzoni, sterco secco ed erbe compresse incendiati) sulle zone malate.

Anche negli ospedali cinesi si applica tuttora l'ignitoterapia con erbe poste direttamente sulla pelle, fino a causare la vescicola che poi si trasformerà in escara e lascerà una piccola cicatrice quando cadrà. Invece l'applicazione di ghiaccio, l'immersione in acqua ghiacciata, ecc., sono di uso comune nei Paesi nordici, specie fra gli Eschimesi.

Anche in Europa le terapie con il caldo e il freddo sono adoperate da millenni: fanno parte del normale bagaglio medico sia nelle loro forme piú antiche (fanghi, bagni, sabbiature, ecc. di cui parleremo nel capitolo *L'uomo e l'acqua*), sia in quelle modernissime che vedono l'impiego di vari tipi di radiazioni e di bisturi particolari (elettrocoagulazione e criobisturi). L'utilizzo di quest'ultimo è impropriamente detto crioterapia (dal vocabolo greco *krýos*, "freddo", "gelo") anziché criochirurgia.

Negli ultimi anni le applicazioni locali di calore in medicina avvengono esclusivamente attraverso l'impiego di radiazioni (ultrasuoni, onde corte), mentre fino a pochi anni fa l'uso di impiastri, bagni e stufe era comune anche negli ospedali. È giustificato l'abbandono di certe piú semplici forme di terapia? Riteniamo di no. Infatti prima di rivolgersi a mezzi piú sofisticati, potenti e costosi, di esclusivo uso ospedaliero (o comunque impiegabili solo da parte di personale specializzato), molti malati potrebbero avvalersi di terapie piú semplici, che si possono eseguire nella propria casa, e spesso utili anche per fare una corretta diagnosi del malanno sulla base di ciò che giova. Non bisogna trascurare neppure la possibilità di impiego del calore e del freddo come primo soccorso, in attesa del medico o di assistenza specializzata; molte volte, infatti, si è in grado di risolvere cosí una situazione acuta (coliche, dolori, piccoli traumi), in breve tempo e senza essere costretti a rivolgersi a un pronto soccorso o addirittura a sostenere un ricovero ospedaliero.

In passato, le donne (la mamma e la nonna) erano veramente il *primo medico* della famiglia e applicavano impacchi, impiastri, borse di ghiaccio, ventose, nelle situazioni di emergenza e per tutte quelle malattie minori o di facile diagnosi (per esempio, le forme stagionali come il raffreddore, la tosse, i piccoli colpi di calore, oppure le malattie infantili e le indigestioni) per le quali non si chiamava il medico ma si provvedeva direttamente da sé sul momento.

Di solito, con l'eccezione dei popoli che vivono tra i ghiacci come gli Eschimesi, si applica molto piú spesso il calore del freddo, perché evidentemente è piú facile riscaldare che congelare in qualsiasi circostanza e situazione. È anche vero che in anni molto recenti, con la diffusione dei frigoriferi in tutte le case, il freddo è divenuto alla portata di tutti. Può sempre capitare, però, che ci si trovi lontano dalla propria casa o da luoghi forniti di energia elettrica (in vacanza, durante una gita, ecc.) e in questi casi è quasi sempre possibile scaldare una pietra o un indumento con l'aiuto di un piccolo fuoco, mentre risulta molto piú difficile, o addirittura impossibile, procurarsi del ghiaccio.

Per questo si tende ad applicare il calore anche quando l'azione curativa è dovuta non ai fenomeni biologici tipici del caldo (diversi o addirittura opposti a quelli indotti dal freddo) ma a *shock termico*, ossia a una forte stimolazione e a uno "sblocco" di tutte quelle complesse funzioni su cui influiscono le variazioni di temperatura come, per esempio, la motilità vasale (vasocostrizione e vasodilatazione), la risposta infiammatoria, alcune attività del sistema nervoso centrale, la respirazione, il ritmo cardiaco, il tono muscolare, ecc.

**Gli effetti biologici del calore.** Si è già parlato, all'inizio del capitolo, degli effetti, a livello organico, dell'esposizione al calore e dei danni provocati da scottature e ustioni. Ma le applicazioni di calore inducono delle reazioni, sia locali sia generali, che possono avere anche un effetto curativo. Gli effetti, però, cambiano a seconda della temperatura, dei tempi di applicazione e di esposizione, del tipo di calore (secco oppure umido, radiante o da correnti d'aria). Vediamo cosa succede, e quali sono i meccanismi biologici attraverso cui il calore esplica la sua azione.

Il calore provoca vasodilatazione, quindi un maggior apporto di sangue verso la cute e in generale verso i tessuti che vengono riscaldati e si arrossano. Il sangue scorre piú velocemente perché anche le venule si dilatano, quindi si mette in moto anche un meccanismo di maggiore drenaggio dei tessuti. Contemporaneamente aumenta la sudorazione, ossia la fuoriuscita di acqua dai tessuti. Quando il calore è di tipo secco o viene applicato per tempi troppo lunghi, la perdita di acqua rende il sangue piú denso. Cosí il vantaggio iniziale di un aumentato ricambio locale si trasforma in danno per l'instaurarsi del meccanismo opposto: il sangue arriva abbondante ma diviene piú denso e perciò tende a scorrere piú lentamente e a rimanere nella zona, causando un ingorgo che provoca senso di pienezza, di peso, di dolore.

Con le applicazioni di caldo i muscoli tendono a rilassarsi, ma se il calore è troppo intenso il fenomeno si inverte e si instaura uno spasmo muscolare. Cosí in caso di dolori da spasmo muscolare, come nei crampi e nelle coliche, il caldo umido si deve preferire a quello secco, anche perché la nostra sensibilità al caldo umido è piú alta (un panno bagnato a 40 °C posto sulla pelle ci sembra piú caldo di un getto d'aria a 50 °C, di una borsa d'acqua calda o di un termoforo a 45 °C). Inoltre il caldo umido penetra in profondità in modo piú omogeneo e piú lento, favorendo non solo la circolazione del sangue ma anche quella dei liquidi all'interno dei tessuti, e dentro e fuori dalle cellule. Per questi e altri piú complessi fenomeni indotti, il caldo umido ha anche un effetto antidolorifico, maggiore di quello del caldo secco. Comunque il calore ha sempre un effetto analgesico e distensivo generale.

Il caldo di media intensità favorisce i fenomeni di difesa locale, sia generale sia antibatterica, come si è detto parlando dell'infiammazione. Ma anche in questi casi è da preferirsi il caldo umido. Il calore molto intenso svolge un'azione antibatterica: il fuoco, ossia la cauterizzazione, è stato il primo mezzo impiegato dall'uomo per fermare le infezioni locali, per disinfettare ferite, ascessi e suppurazioni. Oggi, con la scoperta degli antibiotici, dei disinfettanti chirurgici e di altre sostanze antibatteriche che non danneggiano i tessuti, non si ricorre piú a questi mezzi. Tuttavia si usano ancora applicazioni molto calde per fare maturare ascessi e flemmoni, poiché la reazione infiammatoria, che sopravviene in questi casi, tende a isolare il tessuto infetto ed è tanto forte che i farmaci che scorrono nel sangue non possono raggiungere la zona malata in quantità sufficienti per essere efficaci. Inoltre il caldo non molto intenso ha un'azione tale da favorire i processi di rigenerazione e di cicatrizzazione di piaghe e ferite; sono da preferirsi un leggero calore radiante o anche una esposizione all'aria appena calda.

Oltre a queste conseguenze biologiche dell'esposizione al calore, vi sono due fenomeni particolari, la cui conoscenza è molto importante se si vuole

## IL CALDO E IL FREDDO TRA POPOLI LONTANI

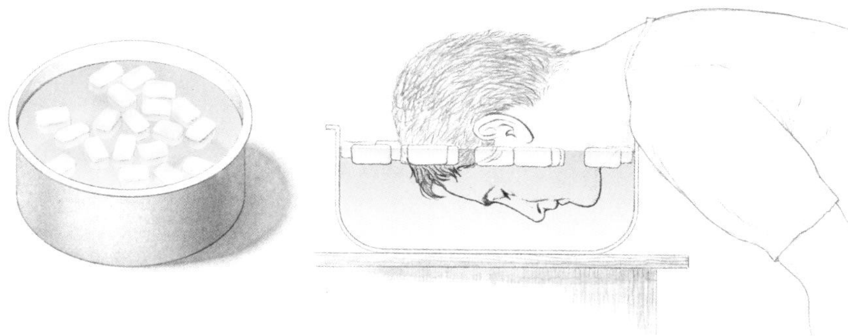

IL RIMEDIO ESCHIMESE PER IL RAFFREDDORE *Mettete in un catino della neve, aspettate che si sciolga parzialmente, poi immergetevi il viso e la fronte, fino a mezza testa, trattenendo il fiato il piú a lungo possibile. Ripetete l'operazione per tre volte consecutive. In mancanza di neve, potete usare acqua e ghiaccio.*

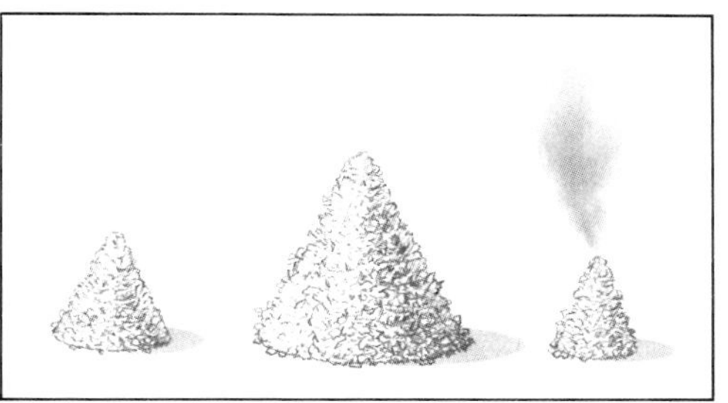

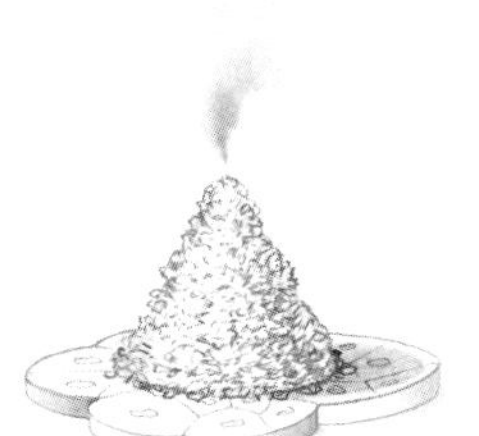

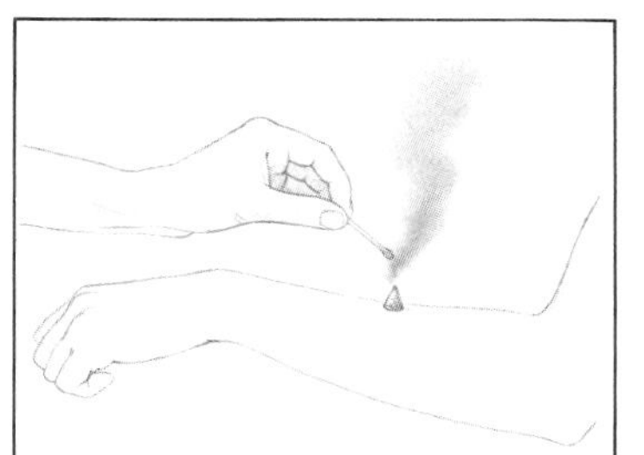

L'IGNIPUNTURA *Una pianta particolare, l'artemisia, fatta seccare per almeno tre anni, si trasforma in una specie di lana. Se ne formano dei coni di misure diverse, da quella di un chicco di riso a quella di un cece, che si possono applicare direttamente sulla pelle (ignipuntura diretta) o interponendovi una fettina di aglio o di zenzero fresco (ignipuntura indiretta). Si dà fuoco al cono, che brucia lentamente trasmettendo all'interno un intenso calore.*

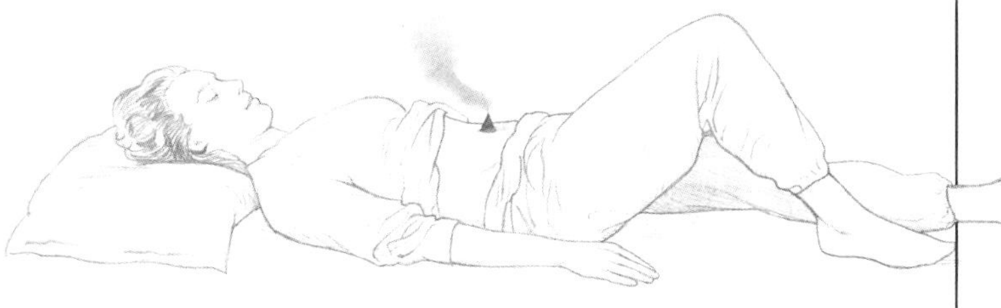

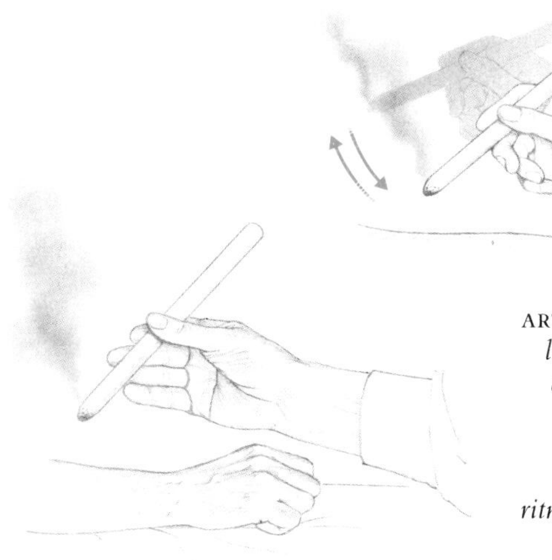

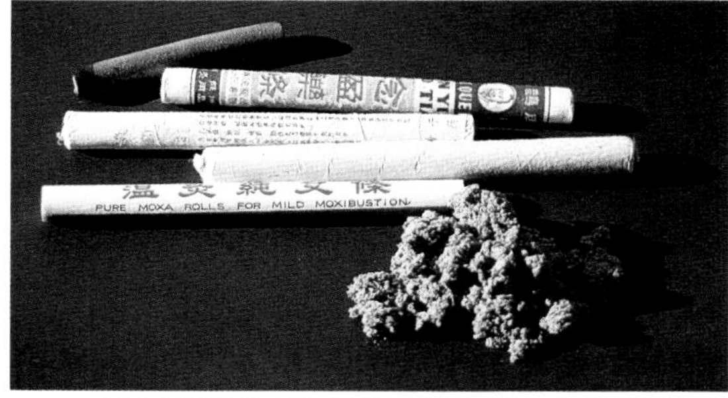


ARTEMISIA IN BASTONCINI *Con la lana di artemisia si confezionano anche delle specie di grossi sigari che si avvicinano alla pelle in corrispondenza dei punti di agopuntura, allontanandoli ritmicamente. Il sigaro di artemisia deve essere spento per soffocamento, mai bagnandolo.*

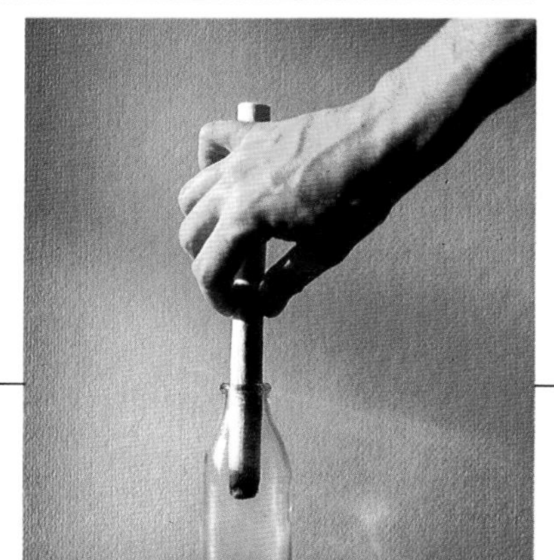

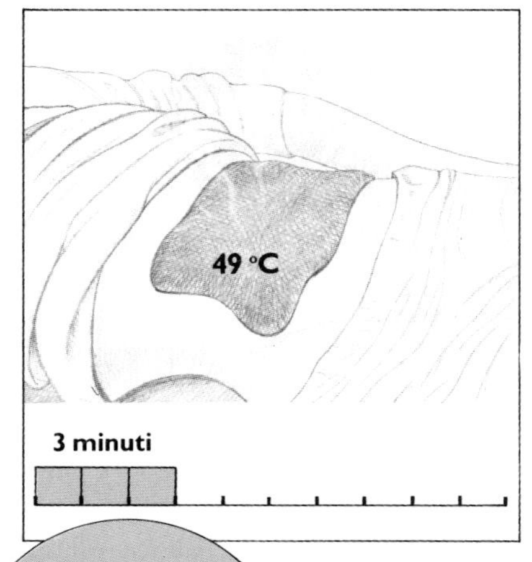


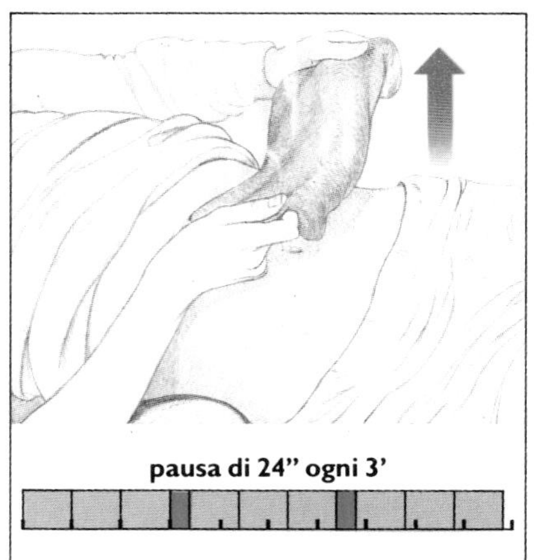


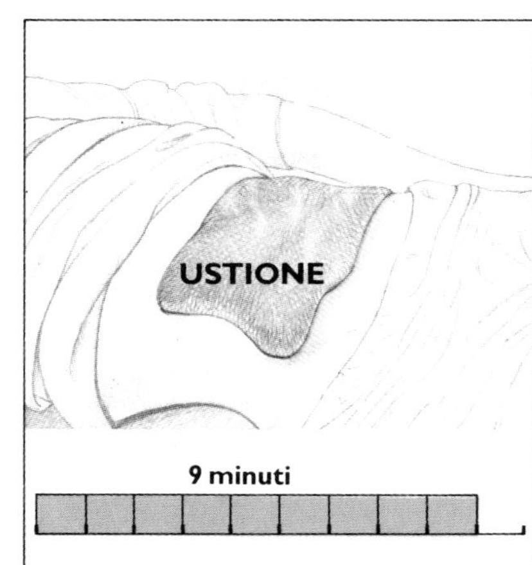


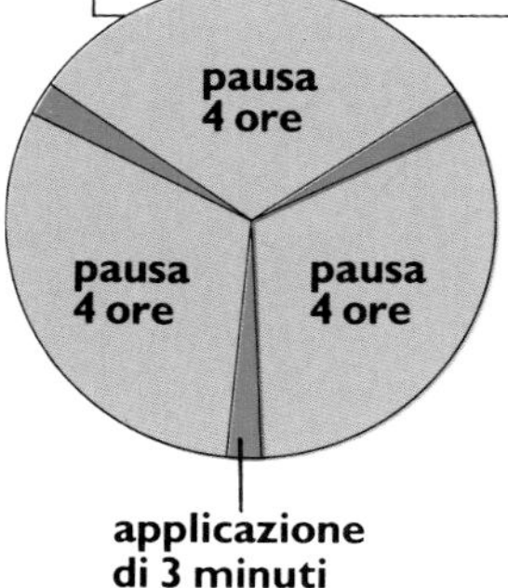


L'EFFETTO DI SOGLIA TERMICA *A causa di questo fenomeno biologico, le applicazioni di caldo e di freddo devono essere fatte seguendo delle regole precise. Supponiamo, per esempio, di voler applicare un impacco o un cataplasma a 49 °C di temperatura per 9 minuti. Se dopo 3 minuti solleviamo l'impacco per pochi secondi (meno di 24), poi lo applichiamo nuovamente per 3 minuti e facciamo una nuova pausa, e cosí via, l'applicazione sarà perfettamente sicura: la pelle diverrà calda e rossa ma senza scottarsi. Se tuttavia dovessimo prolungare la pausa per piú di 24 secondi, bisognerà lasciar passare almeno 4 ore fino alla prossima applicazione di 3 minuti, altrimenti provocheremmo un'ustione. Se addirittura lasciassimo l'impacco sulla pelle per 8 o 9 minuti consecutivi, provocheremmo un'ustione di III grado. Le ustioni si verificano indipendentemente dalla sensazione di calore avvertita, che può essere piú che sopportabile. Per prudenza è bene attenersi a tempi inferiori: applicazioni di 2 minuti (magari servendosi di un contaminuti da cucina), pause del tempo necessario per contare fino a 20.*

sfruttare il caldo a scopo terapeutico: l'effetto di soglia termica e l'effetto consensuale.

La conoscenza del fenomeno biologico, detto di *soglia termica* o di *lesione latente*, sarà di grande aiuto nelle applicazioni curative del calore. Quando applichiamo sulla cute del calore, di qualsiasi tipo, esiste una soglia nella nostra capacità di avvertire la differenza tra il calore e la bruciatura, soglia che varia da individuo a individuo e a seconda delle diverse parti del corpo: tutti sanno che alcune zone, specie quelle in cui la pelle è piú bianca e sottile, sono piú sensibili al calore. Ora, se applichiamo del calore, per esempio a 49 °C, la sensazione risulterà alla maggior parte delle persone di calore intenso ma sopportabile per alcuni minuti (fino a 3) e la cute apparirà arrossata ma senza segni di bruciatura. Se, però, continuassimo l'applicazione termica per 8 o 9 minuti, anche su parti del corpo meno sensibili o senza che il soggetto senta scottare, provocheremmo un'ustione di III grado con necrosi dei tessuti. Tuttavia, se allontaniamo la fonte di calore per pochi secondi (meno di 24) e poi la riavviciniamo, con un movimento ritmico, potremo raggiungere un'esposizione totale di 9 minuti senza alcun danno. Allo stesso modo, se tra un'applicazione e l'altra di calore lasciamo passare piú di 4 ore, non vi sarà danno tissutale ma solo arrossamento, sudorazione intensa e innalzamento della temperatura locale. Ne consegue che nelle applicazioni di calore intenso, per evitare bruciature, non è sufficiente fidarsi della sensibilità del soggetto: come si è appena detto, o si applica il calore per 1 o 2 minuti alla volta a intervalli di pochi secondi o si lasciano passare piú di 4 ore tra due successive applicazioni. Quest'ultimo è il metodo piú usato se si tratta di applicare cataplasmi, preparazioni pastose che si mettono direttamente sulla pelle. L'altro metodo va seguito per le applicazioni di aria calda o per irraggiamento (radiazioni o fonti dirette di calore).

L'*effetto consensuale* delle applicazioni locali di calore è un fenomeno biologico di grande interesse, già osservato dai Cinesi agli albori della loro medicina, ed è provocato non solo dagli sbalzi termici ma anche da altri stimoli. Grazie a questo fenomeno, se scaldiamo, per esempio, un piede anche l'altro piede (parte controlaterale) si scalderà, ma solo se avremo provocato un aumento di calore abbastanza forte e causato una forte vasodilatazione nel piede sottoposto all'applicazione. Anche la sudorazione interesserà la parte controlaterale sempre per effetto consensuale. Ma i medici cinesi osservarono che si ha effetto consensuale non solo nella parte controlaterale, ma anche come corrispondenza tra diverse parti del corpo: tra i piedi e la testa, tra le mani e i piedi, tra l'addome e il dorso, tra il torso e le estremità degli arti, e viceversa. Per esempio, scaldando la parte posteriore del torace, innalzeremo anche la temperatura del petto e in

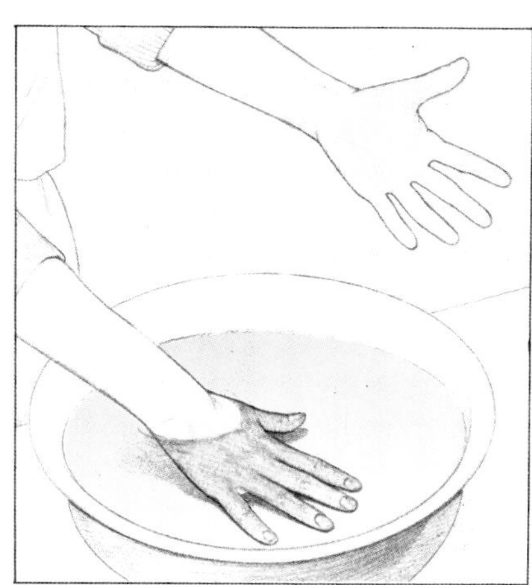

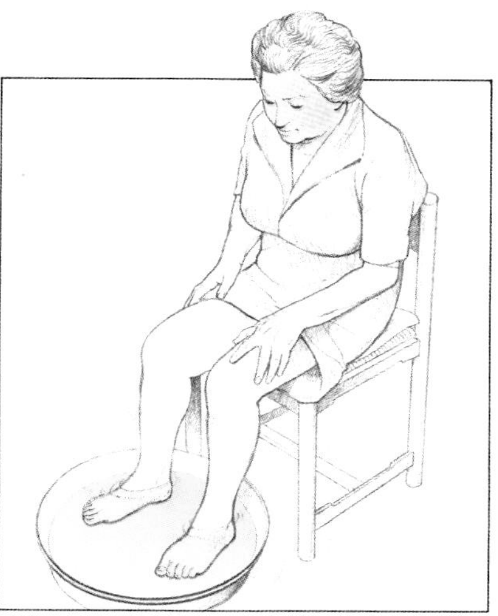

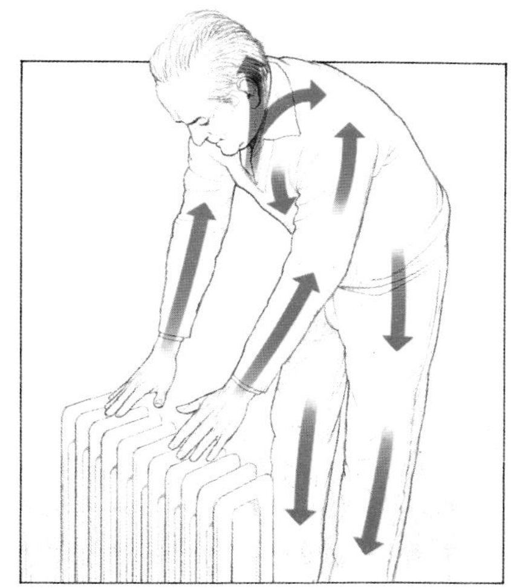

L'EFFETTO CONSENSUALE *Scaldando o raffreddando una parte del corpo, l'effetto termico si avvertirà anche da altre parti. Per esempio, se scaldiamo una mano in acqua calda, anche l'altra diverrà calda, rossa e sudata; se facciamo un pediluvio caldo si scalderà la testa; se appoggiamo le mani sul calorifero, il calore interesserà anche altre parti, e cosí via. Lo stesso effetto consensuale, osservato per la prima volta dagli antichi medici cinesi, viene provocato raffreddando una parte del corpo.*

questa zona osserveremo il verificarsi di tutti i fenomeni biologici da calore.

C'è da aggiungere, infine, che l'effetto consensuale non è spiegabile alla luce delle odierne conoscenze mediche: esso, come la sindrome dell'"arto fantasma" (la sensazione di possedere ancora un arto dopo l'amputazione), appartiene a quella classe di fenomeni che fino a ora si spiegano solo con le teorie dell'agopuntura cinese.

**Gli effetti biologici del freddo.** Il freddo ha effetto vasocostrittore: restringe, o esclude, i capillari e avvia il sangue arterioso direttamente verso le venule grazie agli *shunt*, scorciatoie di cui si è parlato a proposito della circolazione capillare (*vedi pag. 87*), e le venule di conseguenza si dilatano dando un arrossamento della pelle. Questo avviene specialmente nei tessuti cutanei superficiali, ma si verifica anche negli altri tessuti e specialmente nei muscoli quando sono colpiti dal freddo.

Se il freddo è intenso o la sua applicazione prolungata, l'effetto di vasocostrizione si espande e si estende a zone sempre piú lontane da quella dell'applicazione, interessando anche vene e arterie via via sempre piú grosse, mentre il rossore si trasforma in un colorito violaceo a macchie che è il segno di una stasi circolatoria. Per questo le applicazioni terapeutiche di freddo devono essere limitate nel tempo fino a quando compare il caratteristico rossore cutaneo, e soprattutto devono essere circoscritte a zone molto piccole, salvo che siano eseguite sotto il controllo del medico.

Il freddo arresta i processi infiammatori, impedendo la fuoriuscita dei liquidi dai capillari e il passaggio dei globuli bianchi attraverso i tessuti. Perciò dobbiamo impiegarlo con prudenza e buon senso: infatti il processo infiammatorio è, come la febbre, un meccanismo difensivo dell'organismo che va contenuto ma non bloccato. Se il freddo è molto intenso e danneggia i tessuti, attorno alla zona danneggiata si verificheranno dei fenomeni infiammatori, come abbiamo visto a proposito dei congelamenti. Avviene cosí che, mentre il freddo moderato blocca l'infiammazione, il freddo troppo intenso la scatena. Questo fenomeno dell'inversione degli effetti avviene molto spesso in biologia: una piccola stimolazione o una piccola dose di un farmaco hanno l'effetto opposto di quello provocato da forti stimolazioni o dosi elevate.

L'effetto analgesico (antidolorifico) e quello anestetico (annullamento di tutte le sensazioni) dovuti al freddo sono particolarmente evidenti a livello della pelle e dei tessuti piú superficiali. Essi vengono sfruttati anche nella piccola chirurgia. Per effetto di un freddo moderato e applicato per breve tempo, la muscolatura aumenta il proprio tono e diviene piú eccitabile; al contrario, il freddo prolungato o troppo intenso ha effetto paralizzante.

Anche il freddo scatena l'effetto consensuale, benché sia piú difficile valutarlo. Per quanto riguarda l'effetto soglia, questo, a causa dell'insensibilità provocata dal freddo, è molto piú evidente ma piú difficile da valutare, e perciò piú pericoloso, rispetto a quanto accade nelle applicazioni calde.

## Le applicazioni locali di calore

Quali sono le principali situazioni in cui può giovare l'applicazione locale del calore e quando sce-

## RIMEDI DI IERI E DI OGGI

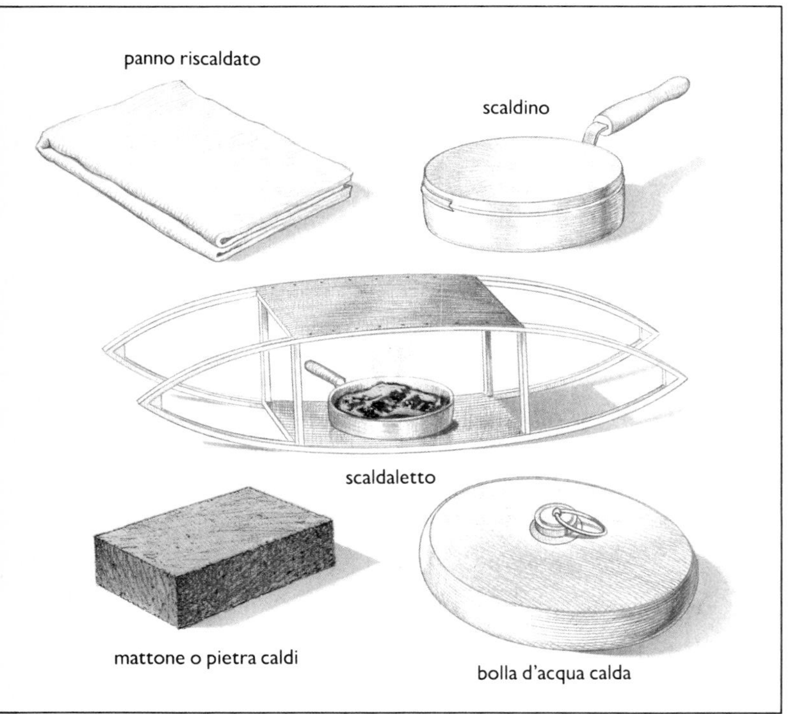


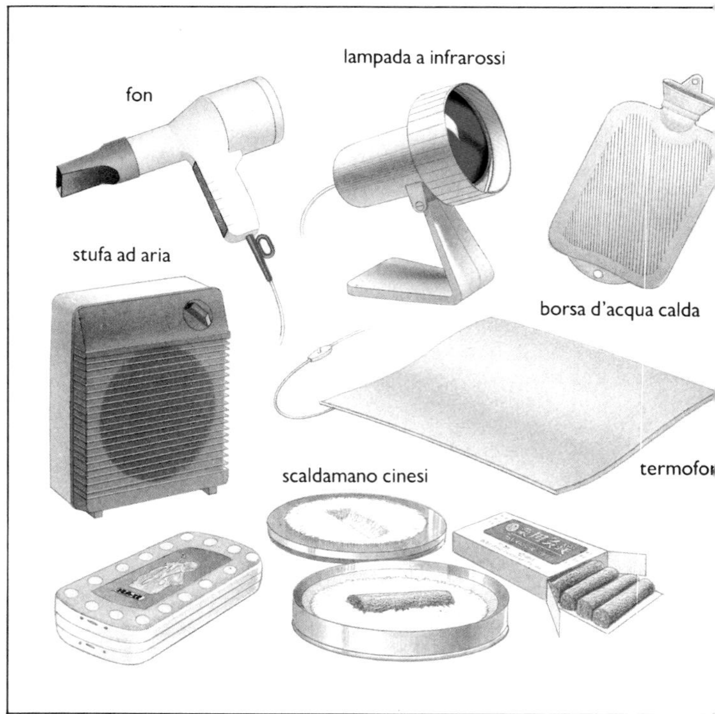


gliere il caldo umido o il caldo secco? Nel corso dei secoli queste scelte venivano fatte seguendo delle conoscenze tramandate di madre in figlia, perché era la donna di casa che di solito provvedeva a queste cure. Anche la medicina per secoli si è lasciata guidare dall'esperienza pratica e solo da quando sono stati introdotti i mezzi piú moderni di produzione di calore (elettricità, onde corte, ecc.) si è fatto ricorso ai metodi moderni di sperimentazione. Questi, nella maggior parte dei casi, non hanno fatto che confermare quanto si era già constatato con la pratica.

In generale il calore si deve applicare ogni volta che si vuole stimolare il metabolismo, l'apporto di sostanze energetiche, la circolazione e il drenaggio linfatico, in quasi tutte le forme dolorose, specie negli spasmi (coliche e crampi). Negli stati infiammatori acuti il calore va applicato con moderazione.

**Il caldo secco: panni caldi, aria calda, mattone o pietra scaldati, borsa dell'acqua calda, termoforo, scaldini a olio, lampade a raggi infrarossi o ultravioletti.** Quando, in conseguenza di una frattura o comunque di una forzata immobilità, i muscoli diventano atrofici, le articolazioni si irrigidiscono, il sistema digerente si impigrisce, possono essere indicate le applicazioni di calore sia locali sia generali.

Le applicazioni di caldo secco sono consigliate in tutti quei casi in cui è indicata un'azione del calore piú superficiale e piú violenta. La sensibilità cutanea al caldo secco è inferiore a quella al caldo umido. Basti pensare che, se un getto di vapore a 100 °C provoca delle ustioni estese e profonde, una fiammata anche a 400 °C e che dia fuoco a ciglia e sopracciglia può non provocare ustioni.

L'uso dei panni caldi, del mattone scaldato o delle pietre calde, oggi è molto piú raro che in passato e comunemente è stato sostituito dalla borsa dell'acqua calda, dal termoforo e dai moderni scaldini a olio. A causa dell'effetto soglia, l'uso di questi mezzi di applicazione del calore può essere pericoloso e può provocare ustioni estese e profonde, per non parlare delle frequenti scottature causate dalla fuoriuscita di acqua bollente da borse difettose o chiuse male. Perciò bisogna stare molto attenti a usarli specie con i bambini, le persone anziane o debilitate le quali hanno una diminuita sensibilità al calore. Gli scaldini a olio, inoltre, hanno l'inconveniente che presentavano le pietre o i mattoni usati una volta, cioè una forma rigida che non si adatta alla parte da trattare, oltre al fatto di essere pesanti cosicché non possono essere usati sulle zone del corpo piú sensibili.

L'aria calda, una volta largamente impiegata negli ospedali per applicazioni locali e generali, può essere usata in casa utilizzando un normale asciugacapelli. A parte un suo impiego ovvio quando si voglia contemporaneamente riscaldarsi e asciugarsi dopo un acquazzone, l'aria calda può essere diretta su un muscolo contratto dolente, per esempio a causa di un torcicollo. Dà, infatti, un'immediata sensazione di sollievo e di solito ha effetto maggiore che un'applicazione di caldo umido. Se possibile, tuttavia, in questi casi è meglio ricorrere al calore radiante come quello emesso da una lampada a raggi infrarossi. C'è da dire che l'uso casalingo di lampade a raggi infrarossi e ultravioletti, molto diffuso nell'ultimo decennio, tende oggi a scomparire per i molti incidenti causati da impieghi impropri. Oltre alle ustioni provocate da una troppo prolungata esposizione, sono purtroppo numerosi le congiuntiviti e i piú gravi danni alla parte interna dell'occhio, che possono ledere la vista in modo permanente, causati dall'esposizione ai raggi ultravioletti senza le adatte protezioni.

**Il caldo umido: impacchi, cataplasmi, semicupi, maniluvi, pediluvi.** L'impiego degli impacchi caldi è molto diffuso. Il calore umido, infatti, ha la proprietà di estendersi in profondità in maniera molto omogenea e per questo è senz'altro da preferirsi in tutti quei casi in cui si deve agire sugli organi interni, nelle sindromi dolorose e negli spasmi. Gli impacchi caldi sono particolarmente indicati anche nelle distorsioni, nelle contusioni, nelle flebiti, nelle nevriti, quando vi è ritenzione urinaria, nelle coliche renali e della colecisti, nei dolori mestruali.

Gli impacchi caldi possono essere fatti immergendo un panno (asciugamano di lino o di spugna sottile; ùn pezzo di lenzuolo vecchio o, in alcuni casi, anche un intero lenzuolo se bisogna fasciare una zona piú ampia) in un secchio di acqua calda. All'acqua si può aggiungere sale marino oppure si possono preparare decotti, per esempio di camomilla, di fiori di sambuco, di fiori di malva (*vedi cap. 275*). L'impacco va sostituito di frequente in modo che non si raffreddi ed è opportuno isolarlo con una tela cerata e poi avvolgerlo in coperte per mantenerlo caldo il piú a lungo possibile.

I cataplasmi, o impiastri, possono essere applicati direttamente sulla pelle oppure avvolgendo l'impiastro in molti strati di garza. A nostro avviso il modo piú semplice e piú pratico di applicare un cataplasma è quello di versare il preparato al momento dell'uso in un sacchetto di flanella attraverso un'apertura che verrà quindi ripiegata e fissata, meglio se cucita con alcuni punti. Questi sacchetti possono essere lavati e riutilizzati, e sarebbe bene tenerne alcuni di misure diverse sempre pronti. Prima di applicare il cataplasma, che sarà di diversa grandezza a seconda della parte da ricoprire, bisogna

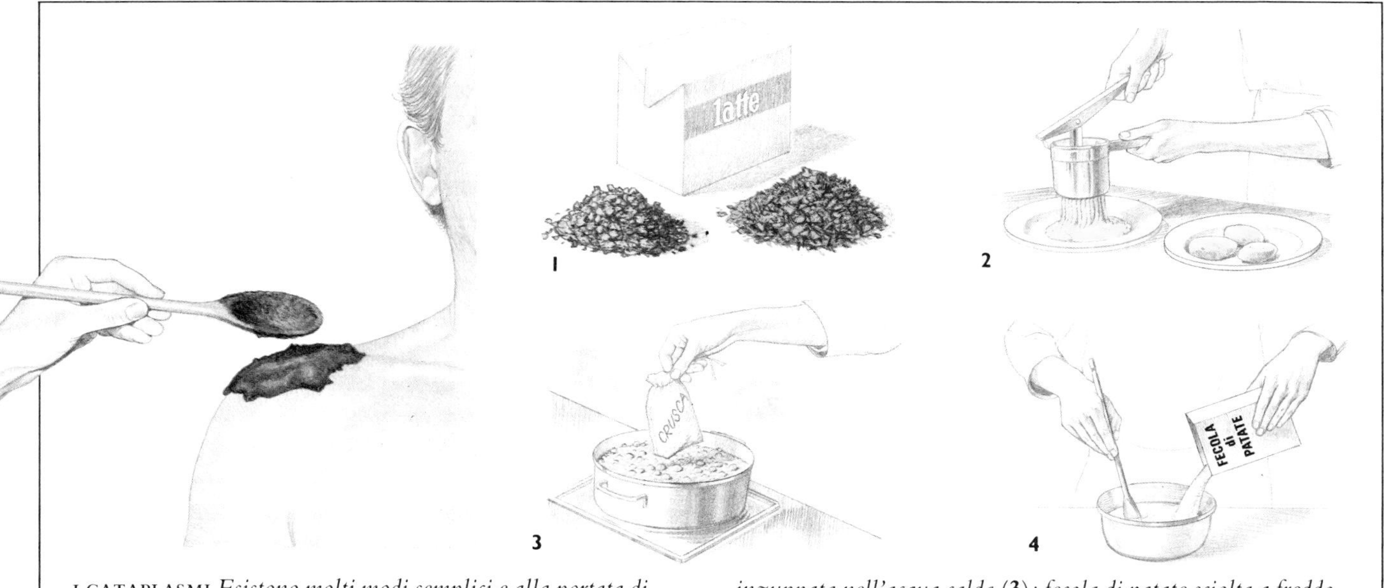


I CATAPLASMI *Esistono molti modi semplici e alla portata di tutti per preparare un cataplasma utilizzando ingredienti di uso comune. Ne illustriamo alcuni: malva o sambuco in polvere sciolti nel latte caldo* (**1**); *patate bollite schiacciate calde come nella preparazione del puré* (**2**); *crusca chiusa in un sacchetto e inzuppata nell'acqua calda* (**3**); *fecola di patate sciolta a freddo e poi intiepidita sul fornello fino a che inizi a addensarsi* (**4**). *Naturalmente si può ricorrere anche all'argilla, applicata calda o fredda. Questi cataplasmi, non troppo caldi, si applicano direttamente sulla pelle.*

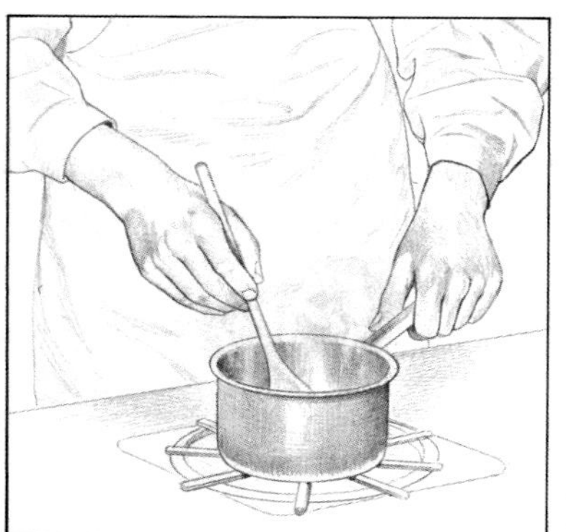
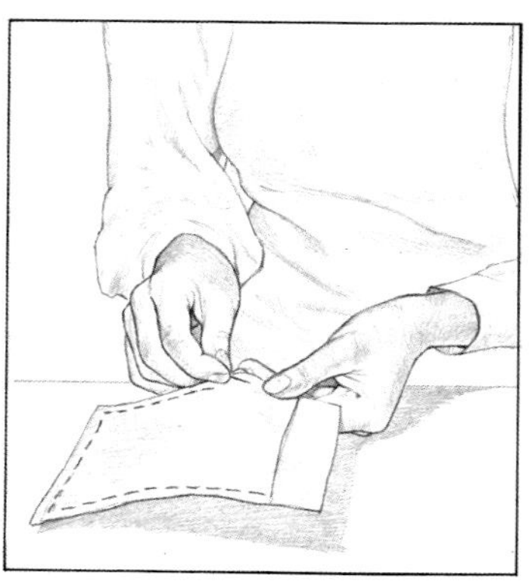
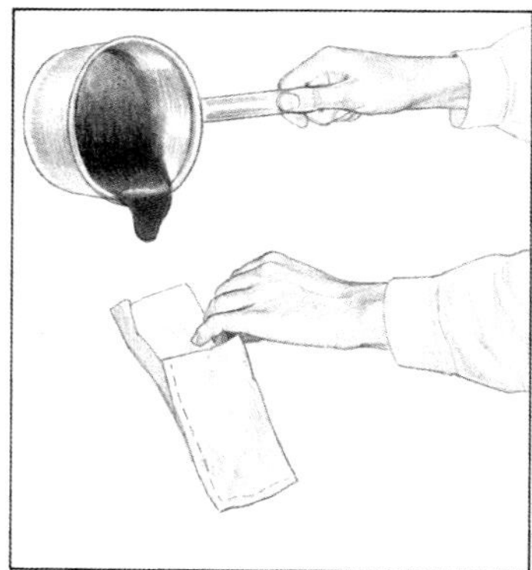
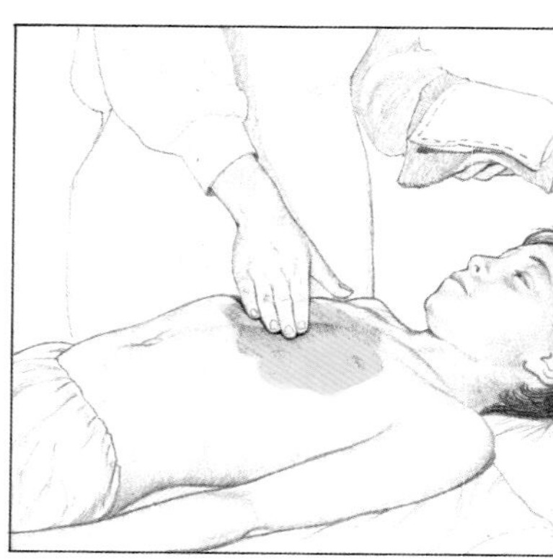

LE "POLENTINE" DI SEMI DI LINO *Stemperate circa 20 g di farina di semi di lino in mezzo litro d'acqua bollita in precedenza, portatela a bollore mescolando continuamente fino a che abbia la consistenza di una polentina. Per l'applicazione potete avvolgere l'impiastro in parecchi strati di garza, ma il miglior metodo è quello suggerito dal Dr. H. Leclerc, medico fitoterapeuta di vasta esperienza. Questo metodo consiste nell'utilizzare una flanella, preparata in modo da formare un sacchetto rettangolare della misura voluta e cucito su tre lati, con un bordo piú lungo di 4 o 5 cm sul lato aperto che ripiegherete quando il sacchetto è riempito con l'impiastro. La flanella ha il vantaggio di lasciar passare il calore piú dolcemente e di favorire il passaggio dell'umidità. Se all'inizio il cataplasma è ancora troppo caldo, interponete fra questo e la pelle una maglia di lana: le nostre nonne usavano vecchie maglie da pelle per non sciupare quelle nuove e anche perché rese piú morbide dall'uso. È bene ungere la pelle delicata dei bambini con un po' d'olio d'oliva prima dell'applicazione.*

saggiarne la temperatura per non provocare scottature. È bene anche ungere con un po' di olio di oliva la parte su cui dovrà essere applicato. Se l'impiastro è molto caldo, conviene applicarlo non continuativamente ma sollevandolo a intervalli.

Il piú noto e piú classico dei cataplasmi è quello di semi di lino. La farina di lino macinata di fresco (ci si accorge che è vecchia se non unge la carta) viene diluita in parti uguali con acqua fredda, meglio se bollita, e quindi posta in un pentolino sul fuoco basso, mescolandola continuamente finché diventa pastosa come una polentina. Questo impiastro si deve usare una volta sola e non si deve in nessun caso riscaldare per riutilizzarlo. Si possono fare dei cataplasmi anche con altre sostanze: foglie di sambuco o di malva bollite nel latte; mollica di pane lasciata a bagno in acqua calda fino a che diventi ben gonfia, quindi spremuta e lavorata fino a farne una pasta che verrà bagnata con un po' di acqua bollente al momento dell'uso; patate lessate e schiacciate; crusca racchiusa in un sacchetto e poi inzuppata in acqua bollente; argilla (*vedi pag. 278*). Si possono usare anche amido o fecola di patate, sciolti in acqua fredda (100 grammi di amido o di fecola per ½ litro di

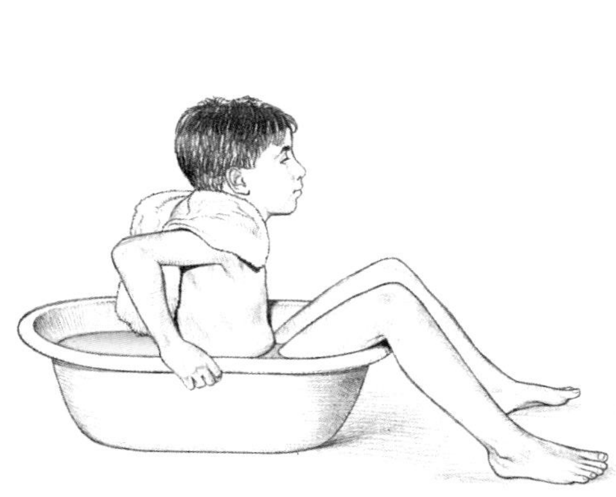
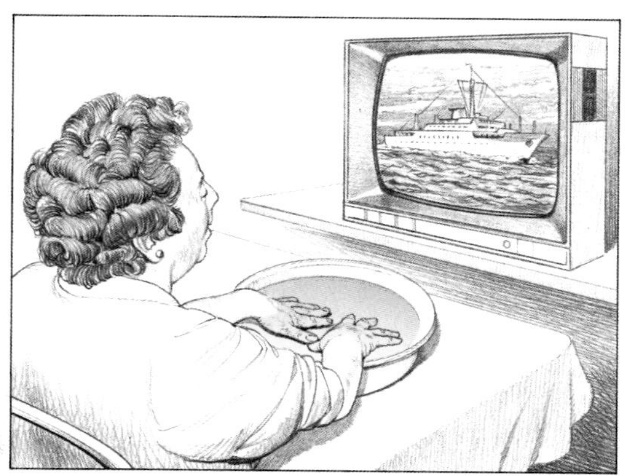
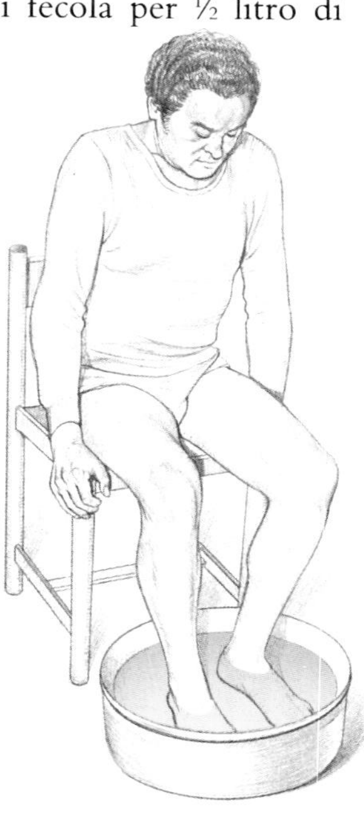
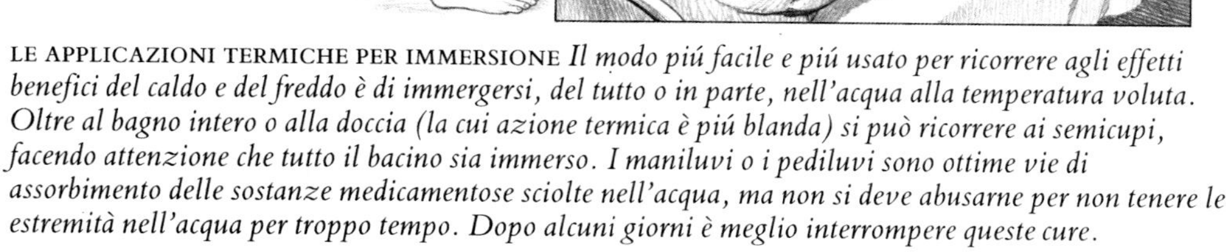

LE APPLICAZIONI TERMICHE PER IMMERSIONE *Il modo piú facile e piú usato per ricorrere agli effetti benefici del caldo e del freddo è di immergersi, del tutto o in parte, nell'acqua alla temperatura voluta. Oltre al bagno intero o alla doccia (la cui azione termica è piú blanda) si può ricorrere ai semicupi, facendo attenzione che tutto il bacino sia immerso. I maniluvi o i pediluvi sono ottime vie di assorbimento delle sostanze medicamentose sciolte nell'acqua, ma non si deve abusarne per non tenere le estremità nell'acqua per troppo tempo. Dopo alcuni giorni è meglio interrompere queste cure.*

acqua) e portati poi a bollore sino a che raggiungano una consistenza gelatinosa. Questo cataplasma si applica tiepido direttamente sulla pelle, ricoprendolo con un foglio di guttaperca o con una falda di cotone idrofilo perché non secchi troppo presto.

L'uso piú comune dei cataplasmi o "polentine" di semi di lino è nelle forme bronchiali, nelle tossi, nei catarri. In particolare i cataplasmi sono indicati nelle forme infiammatorie superficiali e profonde, come gli ascessi e i flemmoni, che "fanno maturare", e in generale hanno le stesse indicazioni degli impacchi. I cataplasmi spalmati direttamente sulla pelle hanno un'indicazione particolare in quanto aiutano a distaccare o a far uscire spine, schegge e altri piccoli corpi estranei dalle ferite, purché vengano applicati subito, prima che si formi la reazione infiammatoria. In questi casi l'impiastro va ricoperto con un foglio di garza e staccato con molta attenzione in modo da asportare i corpi estranei assieme all'impiastro. Se la reazione infiammatoria è già iniziata, si veda a pag. 299 per le applicazioni del caso.

I semicupi caldi sono particolarmente indicati nelle malattie ginecologiche (coliche uterine, amenorree, stati infiammatori cronici dell'utero e dei suoi annessi), dell'apparato urinario (cistiti, coliche e spasmi degli ureteri), della parte terminale dell'intestino e della regione anale (emorroidi, ragadi anali, proctiti e alcuni tipi di stitichezza). Per gli spasmi, le forme dolorose e la stipsi i semicupi saranno di acqua molto calda, e la persona dovrà fare attenzione a immergersi fino al bacino. In caso di emorroidi, di ragadi anali o prurito anale il semicupio si farà con un decotto di castagna d'India, cipresso e hamamelis impiegati in parti uguali, calcolandone una quantità di 5 cucchiai da tavola per ogni litro d'acqua e facendo bollire per 20 minuti circa. In generale, i semicupi devono durare dai 15 ai 30 minuti; possono protrarsi anche per un'ora

## CALDO SECCO O CALDO UMIDO?

Immaginate di trovarvi in questa situazione: in casa, una donna (può essere la madre di famiglia o la nonna) è colpita da crisi di dolore addominale nel quadrante destro, in alto (nella zona del fegato e del colon ascendente). Lei sa già il perché: soffre di calcoli biliari. Voi siete presenti. La casa si trova in campagna, un medico non è immediatamente rintracciabile. Per intervenire, ricorrete alle applicazioni di caldo. Mettete a contatto dell'addome dell'ammalata un panno di flanella, ponendovi sopra una borsa di acqua caldissima.

Ma la crisi peggiora. Un tempo, quando le borse dell'acqua, fatte di gomma, erano meno diffuse, si gettavano sui carboni accesi manciate di fiori di camomilla e vi si lasciavano scaldare sopra pezze di lana che, cosí scottanti e profumate dall'ardente fumo di camomilla, venivano poste sull'addome del malato. Ma anche in questo modo le cose non miglioravano: anzi, i dolori si "arrabbiavano" ancor di piú. Ma un soccorritore piú esperto avrebbe preso un secchio di acqua calda, lo avrebbe portato vicino al letto dell'ammalata e vi avrebbe immerso un panno: quindi avrebbe posto il panno sull'addome dell'ammalata, rinnovando di sovente l'applicazione. In questo modo il dolore sarebbe diminuito o cessato del tutto e la crisi sarebbe stata superata.

Sia nel primo sia nel secondo caso è stata usata l'applicazione del caldo. Ma perché questa differenza di risultati? Tenete in mente l'esperimento e la spiegazione perché valgono anche in altre mutate circostanze. Il caldo trasmesso dalle lane scaldate sui fumi del fuoco o dalla borsa di acqua, posta sull'addome dopo essere stata avvolta in uno strato di stoffa asciutta, è *caldo secco*. Provate a toccare un oggetto riscaldato a 50 °C: la sensazione sarà sgradevole ma sopportabile. Immergete, invece, la mano in acqua calda a 50 °C: il dolore immediato vi farà ritrarre subito la mano. Nel secondo esempio, il *caldo umido* viene percepito già a una temperatura meno alta e i riflessi che suscita sono a un tale grado di stimolo termico da attivare la circolazione e rilassare la muscolatura. Al contrario il caldo secco lascia penetrare nel derma elevazioni termiche maggiori.

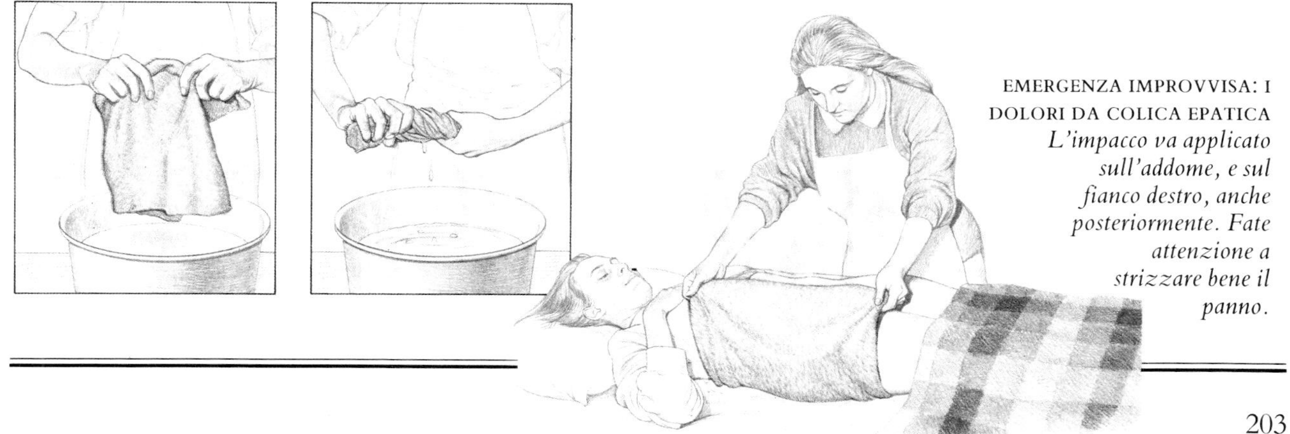

EMERGENZA IMPROVVISA: I DOLORI DA COLICA EPATICA *L'impacco va applicato sull'addome, e sul fianco destro, anche posteriormente. Fate attenzione a strizzare bene il panno.*

con l'avvertenza di aggiungere via via dell'acqua bollente per mantenere inalterata la temperatura.

L'effetto principale del maniluvio e del pediluvio caldo consiste nella vasodilatazione locale e nell'azione consensuale da essi esplicata sia sugli organi interni sia sul capo, grazie alla quale è possibile indurre gli effetti biologici del calore a distanza. Perciò i maniluvi e i pediluvi possono essere impiegati con successo nell'emicrania, nella dismenorrea e negli spasmi addominali in genere. Anche i pediluvi e i maniluvi, oltre che in acqua semplice, possono essere fatti con infusi o decotti di erbe, con aggiunta di sale marino oppure bicarbonato di sodio all'acqua. Per la scelta delle piante da utilizzare si veda il capitolo *Le piante medicinali*.

## Le applicazioni locali di freddo

Le applicazioni locali fredde, pur costituendo dei mezzi di cura molto importanti, sono meno usate in ambito casalingo. Solo nei Paesi ove ghiaccio e neve ricoprono la terra per la maggior parte dell'anno, esse sono molto comuni. Per esempio, nel Canada del Nord per curare il raffreddore con sintomi quali naso chiuso, bruciori agli occhi e mal di capo, si usa un antico rimedio eschimese: si immerge la testa e il viso in un catino di acqua mista a ghiaccio, tenendoveli immersi finché si riesce a trattenere il respiro. Si ripete l'immersione per tre volte e poi ci si asciuga con energiche frizioni. Benché il metodo funzioni ottimamente a quelle latitudini, non crediamo che molti tra coloro che vivono altrove vorranno farvi ricorso. Un altro esempio: in Svezia e in Norvegia ci si rotola nella neve dopo aver fatto la sauna, mentre energiche frizioni con la neve sono praticate di norma come primo soccorso in caso di contusioni e distorsioni.

Nelle contusioni e nelle distorsioni, in verità, l'effetto terapeutico è provocato dallo shock termico, e quindi giovano ugualmente sia le applicazioni di impacchi molto caldi sia le applicazioni fredde. Ma mentre le prime possono essere lasciate sulla parte e trattenute con una fasciatura piuttosto stretta anche per parecchie ore, le applicazioni fredde devono durare al massimo 5 o 6 minuti altrimenti la vasocostrizione locale può portare a fenomeni di congelamento, specie trattandosi di tessuti già sofferenti.

**Il freddo secco: le borse del ghiaccio.** Nelle applicazioni di freddo secco si utilizzano le borse del ghiaccio impiegate sia per traumi quali contusioni e distorsioni, sia applicate sul capo in caso di febbre alta e di insolazione, e sull'addome nei casi di appendicite acuta e di peritonite. È consigliabile frapporre un panno di lana o di flanella fra la borsa del ghiaccio e la pelle per evitare un'azione del freddo troppo diretta che sarebbe dannosa.

### LE AZIONI TERMICHE FORTI

Quando applichiamo un calore elevato (al di sopra dei 40 °C), un freddo intenso (al di sotto dei 15 °C) o alterniamo rapidamente il caldo e il freddo anche entro i limiti indicati, provochiamo delle azioni termiche forti, di cui è bene non abusare, impiegandole soprattutto come rimedi di emergenza (slogature e contusioni) o nelle forme acute (ascessi, malattie da raffreddamento, febbre, ecc.).

Le persone anziane o deboli dovranno limitarle al massimo, per esempio usando spugnature anziché maniluvi o pediluvi. Ricordate che, grazie all'effetto consensuale, le applicazioni termiche alle mani e ai piedi agiscono anche sugli organi interni e sul capo; perciò alternare in successione l'applicazione di freddo e caldo intensi può essere un rimedio di emergenza in alcuni tipi di mal di testa. La borsa del ghiaccio è sempre un'azione forte: interponete tra questa e la pelle un panno di lana o di flanella per addolcirne o mitigarne l'azione. Sarà bene tenere presente anche il fenomeno di soglia termica e sollevare il panno ogni 2 o 3 minuti.

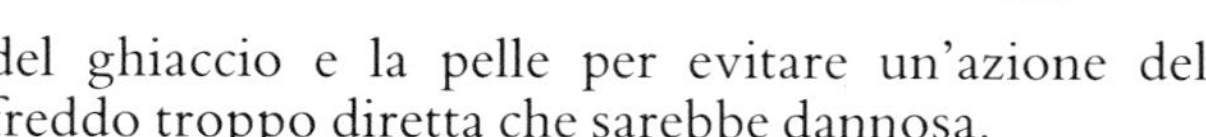

**Il freddo umido: impacchi, spugnature, docce, semicupi, maniluvi, pediluvi.** Gli impacchi freddi specie ai polsi, sotto le ascelle, all'inguine, sul collo e sulla fronte, sono utili nei casi di febbre alta, soprattutto se il malato è inquieto, col viso arrossato e la pelle secca.

Negli ospedali si prescrivono anche dei bagni freddi interi o delle applicazioni fredde con lenzuola bagnate poste su tutto il corpo. Ma sarebbe una grave imprudenza farli in casa, perché può sopravvenire uno shock termico generalizzato con crollo della pressione e del respiro, che necessita di un immediato intervento medico.

In passato per abbassare la febbre e per calmare le persone in stati ansiosi, in cui l'agitazione si accompagna a polso accelerato e talvolta alla sensazione di sentire il cuore battere molto forte o in modo disordinato nel petto e in gola (cardiopalmo), veniva impiegato comunemente lo spirito canforato. Si applicava soprattutto sui polsi, sulla piega del gomito, sui palmi delle mani e sulla pianta dei piedi: per l'effetto congiunto dell'evaporazione dell'alcol e

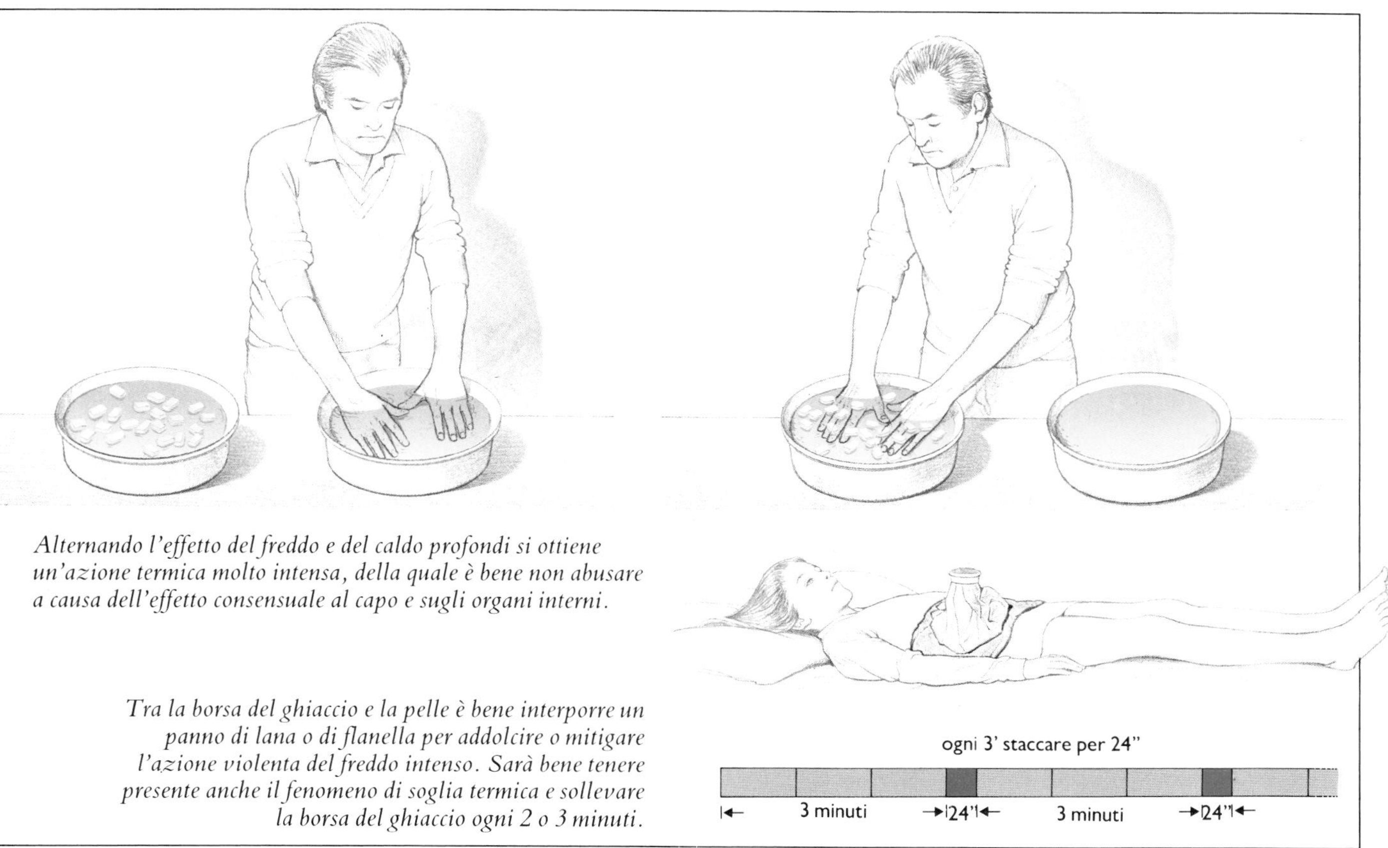


*Alternando l'effetto del freddo e del caldo profondi si ottiene un'azione termica molto intensa, della quale è bene non abusare a causa dell'effetto consensuale al capo e sugli organi interni.*

*Tra la borsa del ghiaccio e la pelle è bene interporre un panno di lana o di flanella per addolcire o mitigare l'azione violenta del freddo intenso. Sarà bene tenere presente anche il fenomeno di soglia termica e sollevare la borsa del ghiaccio ogni 2 o 3 minuti.*

della canfora la sensazione di frescura era immediata e durava, attenuandosi, anche per alcune ore. E benché l'effetto di questo tipo di applicazioni sulla febbre sia minimo, tuttavia il sollievo procurato al malato può essere importante.

Le spugnature fredde, con acqua semplice o con l'aggiunta di una terza parte di alcool puro (non denaturato perché potrebbe irritare la pelle), sono utili nei casi di febbre alta e nei colpi di calore. Vanno fatte specialmente sul petto, sulle spalle, sulla schiena e sugli arti, ma è meglio evitare l'addome per non provocare un blocco delle peristalsi.

Le docce fredde locali, con getto molto forte, hanno un effetto tonificante sui muscoli, effetto che aumenta alternando getti molto freddi con getti caldi. Non sono indicate nei crampi e in generale su muscoli contratti e dolorosi, in cui è meglio ricorrere all'azione antispastica e sedativa del calore.

Le docce fredde, applicate per breve tempo, hanno un effetto di vasocostrizione cui segue immediatamente una vasodilatazione reattiva, e perciò sono utili per aumentare la produzione di calore interna ai tessuti, per stimolare la funzionalità di muscoli e articolazioni. Inoltre, grazie all'effetto consensuale, applicandole sugli arti si ottiene un aumento della circolazione anche negli organi interni e nella testa, e per questo si sono dimostrate utili anche in certi casi di emicrania, nelle ipotensioni e in alcuni casi di shock emotivo. Le applicazioni alternate di docce fredde e calde vanno bene per alleviare la stanchezza muscolare, nei casi di sonnolenza e di iporeattività psichica.

I semicupi freddi vanno praticati comunque con molta prudenza, poiché per effetto del freddo si possono provocare spasmi e coliche dannosi e dolorosi a carico degli organi interni. Non sono mai indicati per le infiammazioni della zona perianale e per le emorroidi, nei quali casi bisogna ricorrere invece a semicupi caldi.

I maniluvi e i pediluvi freddi sono indicati per la loro azione consensuale ossia per l'effetto a distanza sugli organi addominali e sul capo. Tuttavia è sempre meglio farli solo su indicazione del medico e con estrema prudenza. Possono essere alternati con i maniluvi e i pediluvi caldi per provocare delle azioni termiche forti. È sempre bene tener presente che in generale le applicazioni fredde e in particolare quelle per immersione devono essere brevi (massimo 5 minuti) e che provocano delle reazioni piú violente delle applicazioni calde.

# L'uomo e il clima

*Non diversamente dalle piante e dagli animali, l'uomo risponde ai grandi cicli della natura, primo fra tutti quello che determina le evoluzioni climatiche stagionali. Le variazioni normali di clima stimolano il nostro ciclo vitale che a esse si adatta naturalmente, mentre quelle anomale possono essere causa di molte malattie.*

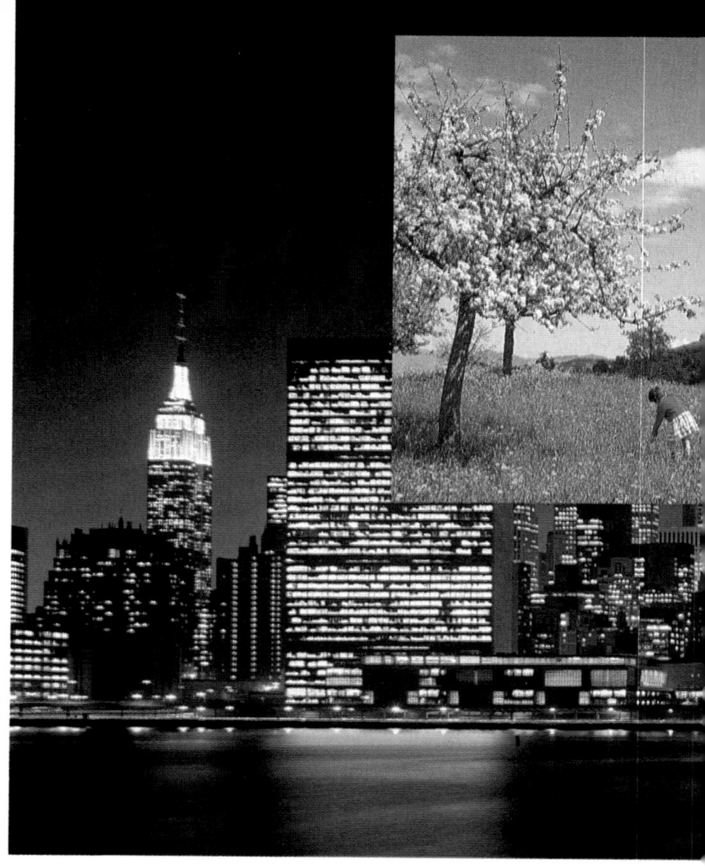

L'alternarsi delle stagioni e il loro ciclico ritornare hanno scandito da sempre la vita dell'uomo: sia perché dalle stagioni dipende la sua possibilità di sostentamento, tanto che l'uomo cacciatore, pastore o agricoltore ha dovuto regolare su di esse le proprie attività; sia perché anche l'uomo, come tutti gli esseri viventi (animali o vegetali), ritma i propri cicli biologici sulla natura, anche se in maniera molto meno evidente, grazie alle sue capacità di dominarla a proprio vantaggio.

Nel 1° capitolo dedicato all'uomo e alla natura, abbiamo voluto sottolineare due importanti concetti: la ciclicità di tutti i fenomeni naturali e l'universalità di certe leggi della natura. Quanto a quest'ultimo aspetto, si è detto che la forza, l'energia universale, comunque vogliamo chiamarla – energia primordiale, seguendo le teorie piú moderne; *tao*, come i filosofi-scienziati cinesi; *vis naturae*, come gli antichi; *archeo* come la definí il famoso medico e naturalista svizzero Paracelso (1493-1541) – si manifesta appunto seguendo leggi universali, che regolano sia i grandi fenomeni, come la vita dei mondi, delle stelle e delle galassie, sia quelli piccolissimi, come la nascita di un fiore, di un filo d'erba, di un moscerino o di un uomo. Nel corso di queste incessanti trasformazioni, l'energia primordiale produce altra energia, ma anche questo avviene non in maniera disordinata e imprevedibile, bensí secondo una legge universale che possiamo individuare in tutti i fenomeni naturali e alla quale anche noi siamo soggetti.

I cicli stagionali, le evoluzioni climatiche e i cicli biologici di tutti gli esseri viventi, compreso l'uomo, sono manifestazioni delle trasformazioni dell'energia primigenia, che, pur manifestandosi come energia fisica, o chimica, o atomica, o biologica, è sempre la stessa energia: possiamo intuirla, immaginarla, ma non conoscerla. Se idealmente queste trasformazioni potessero svolgersi in perfetto equilibrio, l'armonia che ne deriverebbe renderebbe sempre uguali e perfettamente ripetibili tutti i fenomeni naturali, anche quelli umani, e di conseguenza non potrebbe esservi che la perfetta salute. In realtà il moto dell'energia avviene grazie a spinte di segno diverso: talvolta opposte e contrastanti, talaltra uguali e che tendono a potenziarsi vicendevolmente.

Il fenomeno cosí come noi lo vediamo è il risultato di un gran numero di spinte e trasformazioni, per cui non può essere sempre uguale in tutti i particolari; è uguale solo nel risultato finale. Per fare un esempio, il ciclo dell'evoluzione umana (nascita, crescita, sviluppo, maturità, declino e morte), comune a tutti gli uomini di tutti i tempi, è la grande legge entro cui ogni singolo uomo vive di fatto una vita individuale diversa da ogni altra, un'esistenza unica nella molteplicità dei fenomeni che la caratterizzano, eppure identica a ogni altra vita umana per le ineluttabili forze che ne costituiscono il *primum movens* cioè il motore iniziale. Lo stesso avviene per le stagioni.

## Le stagioni

Le stagioni scorrono davanti ai nostri occhi un anno dopo l'altro come le pagine di un grande libro illustrato e, solo che vogliamo osservarle, esse ci rivelano piú chiaramente di ogni altro fenomeno naturale la molteplicità delle forze che agiscono in natura e la diversità delle manifestazioni a cui queste danno luogo.

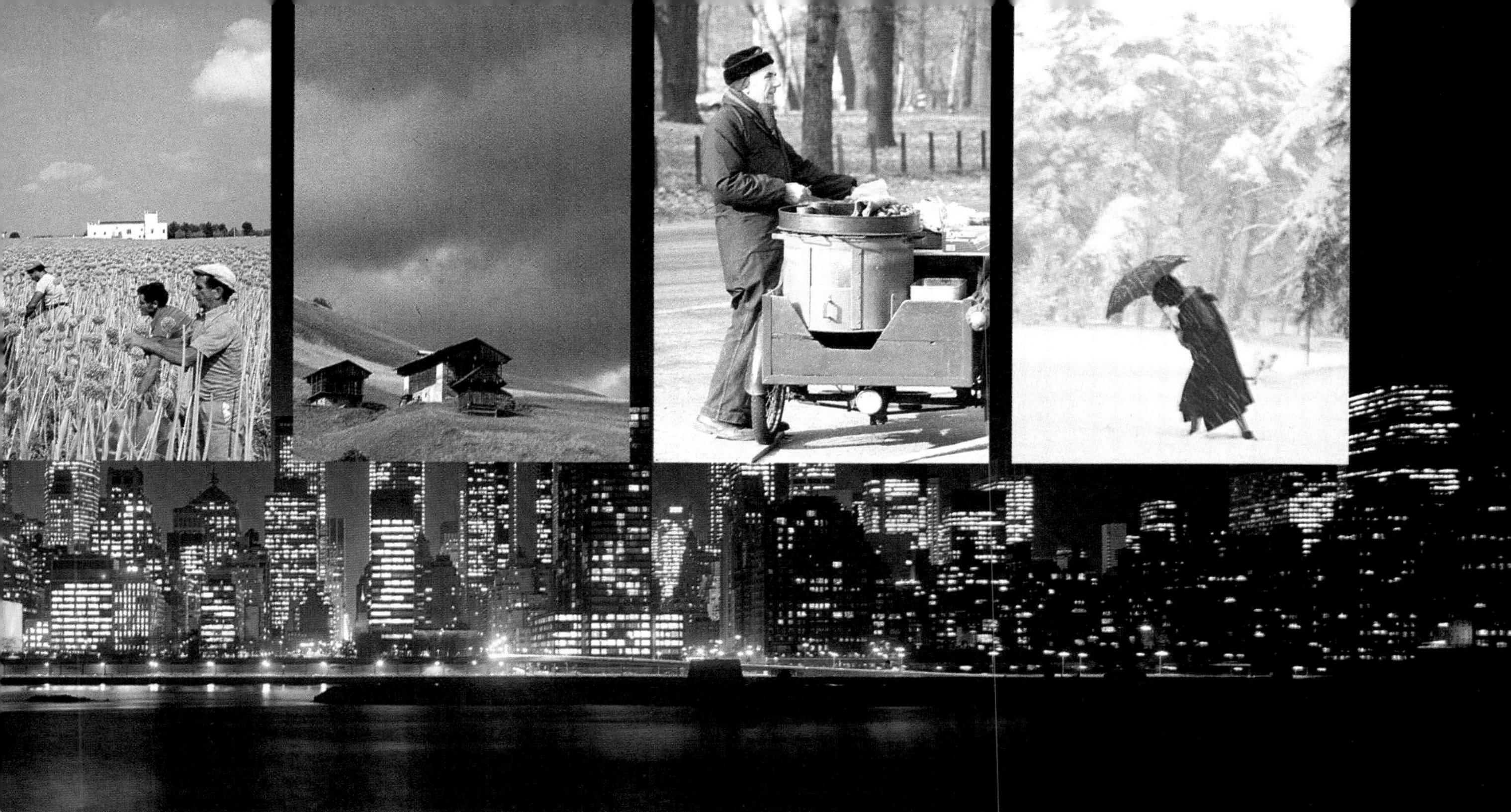

L'UOMO E LE STAGIONI *Nelle grandi città, in ambienti riscaldati e condizionati, spesso dimentichiamo che la nostra vita è ritmata sulle stagioni. In primavera la nàtura si risveglia e anche noi avvertiamo il desiderio di rinnovare qualcosa nella nostra vita. In estate la natura è al massimo rigoglio, gli animi sono lieti, il fisico è tutto volto a godere il caldo. Quando l'estate finisce la natura sembra sospesa per un momento tra il caldo e il freddo, e anche l'animo umano ha bisogno di una pausa di meditazione. Durante il malinconico autunno, la natura si spoglia quasi a prepararsi al freddo invernale e l'animo è pervaso di tristezza. D'inverno avvertiamo il desiderio di calore e di luce per vincere le ataviche paure del freddo e del buio.*

I cicli stagionali si ripetono puntualmente ogni anno e, tuttavia, ben raramente sono uguali a sé stessi. Cosí gli inverni possono essere piú o meno lunghi e piú o meno freddi, ma a un certo punto qualcosa nell'aria cambierà: spunteranno le prime gemme, i primi fili d'erba, e anche noi avvertiremo quell'indefinibile cambiamento dentro di noi che ci farà esclamare "è arrivata la primavera!". Tutto questo avverrà anche se il clima è ancora freddo, se il tepore che dovrebbe accompagnarsi al risveglio della natura non è registrato dalla colonnina di mercurio dei nostri termometri: qualcosa di indefinibile e piú forte è ormai intervenuto.

All'opposto, se in inverno fa eccezionalmente caldo, spunteranno timide gemme fuori stagione, ma saranno poi bruciate dal freddo che ritorna o dai primi venti di primavera. In queste situazioni, molti avvertono che nell'aria c'è qualcosa di strano, di anormale, benché pochi riescano a capire di che cosa si tratti. Ma ciò non dovrebbe stupire, se si pensa che l'uomo, in quanto parte della natura, interreagisce con essa, e il clima e le stagioni (cosí come il moto del Sole e della Luna, la natura del suolo, l'atmosfera, le acque) influiscono sulla nostra salute e sul nostro benessere.

Nelle situazioni climatiche anomale ci si ammala molto piú facilmente, e spesso scoppiano delle strane "epidemie", per cui malattie o disturbi di solito rari diventano improvvisamente frequenti, per poi scomparire di nuovo, o quasi. Ma anche quando le stagioni sono piú simili a quella che consideriamo la norma, è comunque possibile individuare un legame tra certe malattie e il clima, sia che si tratti di malattie ricorrenti, come le gastriti o le ulcere gastroduodenali, sia che si tratti di malattie stagionali come le congiuntiviti primaverili, i raffreddori invernali, le epidemie d'influenza.

L'unica medicina che ha studiato a fondo l'influenza del clima e delle stagioni sull'uomo, sia in condizioni normali sia come causa di malattia, è la medicina tradizionale cinese. Le teorie, i rimedi e i metodi di prevenzione che essa suggerisce sono semplici e facilmente comprensibili, rivestendo perciò una grande utilità pratica. Ecco perché nell'esaminare l'influenza delle stagioni e del clima su di noi e sulla nostra salute ci rifaremo principalmente alle conoscenze della medicina cinese, non trascurando tuttavia i rimedi e le cure che fanno parte della nostra tradizione.

## L'evolversi delle stagioni e i fenomeni che le caratterizzano

Per poter comprendere come il clima e le stagioni possano influire su di noi e divenire anche causa di specifiche malattie, è necessario prima di tutto sapere che cosa provoca e caratterizza questi fenomeni naturali. La spinta iniziale che determina il susseguirsi dei cicli stagionali è, in origine, l'energia primigenia, per azione della quale si mettono in atto le spinte e le forze proprie di ciascuna stagione, di cui il clima è una delle manifestazioni. Il ciclo stagionale, con tutte le trasformazioni che induce nel mondo animale e vegetale e in noi stessi, non è che l'effetto evidente di un gioco di forze in continua evoluzione. Osservando attentamente la natura, potremo capire a quali forze siamo esposti e cosa avviene in noi, onde favorire i meccanismi di adattamento e di difesa che sono all'opera per salvaguardare la nostra salute. Infatti anche l'uomo, come tutto in natura, risponde ai flussi e alle manifestazioni dell'energia primigenia, dai quali dipendono la sua salute, il suo equilibrio, la sua stessa sopravvivenza.

Per noi occidentali le stagioni sono solo quattro, secondo un modello ereditato dagli antichi Egizi che si basa esclusivamente sul ciclo solare e che tiene conto solo della lunghezza delle giornate, ossia degli equinozi e dei solstizi. I Cinesi, invece, nel costruire i propri calendari, tenevano conto anche delle lune e del clima, cosicché il loro calendario comprende una quinta stagione inserita tra l'estate e l'autunno, chiamata appunto fine estate, che includiamo nella nostra descrizione dell'evoluzione stagionale.

**La primavera.** In primavera la natura si risveglia, il freddo invernale diminuisce e il caldo, che raggiungerà il suo massimo in estate, inizia a manifestarsi. Tutto si riscuote dal torpore dell'inverno: le gemme spuntano sugli alberi, l'erba cresce dal terreno, i fiori riempiono il mondo di colori, gli animali si svegliano dal letargo, mutano la pelle, il pelo o le penne e si preparano all'accoppiamento. In questo risveglio di attività si manifesta una forza espansiva che raggiungerà il massimo dell'espressione al colmo dell'estate. Anche gli uomini vi partecipano, anche se con fenomeni meno appariscenti: i bambini crescono di piú, una maggior quantità di sangue affluisce verso le parti piú esterne del corpo (muscoli, cute) quasi a preparare il fisico a difendersi dal caldo che verrà (*v. pag. 181*), il respiro diviene piú ampio e la cute piú elastica, i movimenti si fanno piú scattanti, si ha un maggior bisogno di sonno e di nutrimento. Anche psicologicamente "sentiamo la primavera", avvertendo un non ben definito desiderio di muoverci, di guardarci attorno, di rinnovare in qualche modo la nostra vita. Questa spinta al rinnovamento e l'esigenza di adattarci ai cambiamenti di pressione e di temperatura e al clima ventoso di questa stagione provocano le riacutizzazioni di molte malattie stagionali: le ulcere gastroduodenali, certe forme reumatiche, le infiammazioni oculari, le asme e le riniti, ecc.

**L'estate.** In estate il caldo raggiunge il massimo: da questo momento potrà solo diminuire, perché la sua spinta a crescere si è completamente espressa. Le giornate sono piú lunghe delle notti: la luce domina sul buio. Lo stesso avviene per tutti i fenomeni naturali iniziati in primavera e che in estate arrivano al loro culmine: le messi giungono a maturazione, il verde è al massimo del proprio rigoglio, i piccoli degli animali sono già nati e in alcune specie hanno addirittura raggiunto lo sviluppo dell'individuo adulto. Negli esseri umani, il sangue scorre abbondante in superficie, il polso è piú forte, i pori sono dilatati, gli animi sono inclini alla gioia: sia che si tratti delle feste per i raccolti sia delle tanto sospirate ferie – o magari di ambedue per chi ritorna ai paesi di origine a trascorrere le vacanze – tutte le occasioni sono buone per esprimere questo sentimento di allegria, quasi che anche noi dovessimo esternare ciò che è maturato dopo un lungo inverno di letargo e di isolamento e dopo la spinta primaverile. Il fisico è tutto volto a godere del caldo esterno; ma le malattie dovute a un improvviso freddo o a un colpo d'aria, se prese in questa stagione, non si risolvono facilmente, anzi spesso si trascinano per tutto l'inverno seguente e guariscono solo nella successiva primavera.

**La fine estate.** Quando l'estate finisce, iniziano le piogge di fine estate, le serate e le notti sono umide, le giornate si accorciano, la luce e i colori diventano piú tenui, dolci e cristallini, come lavati dalla pioggia. Le frutta che maturano in questa stagione, avendo assorbito tutto il caldo sole estivo, sono dolci e zuccherine come l'uva e i fichi: in questo periodo la natura sembra godersi pigramente la propria opulenza. Coloro che possono trascorrere questa felice stagione in contatto con la natura ne avvertiranno tutta la serena dolcezza e il pigro scorrere; sentiranno il desiderio di sedere all'aperto, senza il bisogno di fuggire il sole troppo caldo dell'estate o il vento della primavera. Ma attenti all'umidità della sera! La pelle, ancora calda di sole, non ha difese: lascerà penetrare l'umidità insidiosamente e profondamente verso le articolazioni e le ossa, dove resterà silente fino ai primi freddi invernali, quando si risveglierà provocando reumatismi e artrosi. Come il clima, il nostro fisico sembra avvertire il bisogno di fermarsi un poco in equilibrio tra le due opposte stagioni, l'estate e l'inverno. In quest'epoca, infatti, le funzioni dell'organismo sono quasi coincidenti con i valori medi ideali: il polso, il respiro, la quantità di sonno e la sua profondità, il sangue circolante, l'appetito, le risposte affettive e le attività intellettuali, tutto tende a restare nel "giusto mezzo".

**L'autunno.** In autunno il freddo sembra sostituirsi bruscamente al dolce clima di fine estate, anche se qualche bella giornata o la breve "estate di San Martino" ci riportano un po' di tepore. È la situazione inversa a quella primaverile: là il caldo cresceva anche se il freddo invernale non era del tutto sconfitto e il vento sembrava voler spazzare il basso cielo dell'inverno; qui il freddo subentra al caldo, l'aria è ferma, la natura inizia a immobilizzarsi nella morsa del gelo. Gli alberi e i boschi si vestono dei fiammeggianti colori dell'autunno: è l'ultima espressione del calore che hanno accumulato nell'estate, prima di spogliarsi completamente nel sonno invernale.

Anche gli animali si preparano ad affrontare l'inverno: alcuni vanno in letargo, altri infoltiscono le proprie pellicce, altri ancora cambiano colore. Alcuni hanno accumulato nelle proprie tane le provviste per l'inverno, proprio come l'uomo che ha riposto le messi nei silos, il fieno nei fienili, le frutta al riparo dal freddo in locali dove giungeranno lentamente a maturazione, e ha seccato o affumicato i pesci e le carni, mentre il vino ribolle nei tini. È vero che nei Paesi industrializzati esistono congelatori, frigoriferi, appositi forni per la maturazione delle frutta e altri sistemi di conservazione dei cibi, mentre il bestiame è nutrito con mangimi preparati industrialmente. Ma non dobbiamo dimenticare che oltre due terzi della popolazione della Terra devono ancora ricorrere ai metodi naturali di conservazione usati dai nostri antenati per millenni.

Anche se la vita moderna è apparentemente cosí lontana dai compiti a cui si attendeva un tempo per prepararsi all'inverno e l'unica preoccupazione che ci rimane è l'approntare l'impianto di riscaldamento o acquistare delle vesti pesanti, il nostro fisico si prepara anch'esso all'inverno, come il resto della natura: il sangue scorre piú profondo e anche il polso si approfondisce e diviene meno forte, quasi nascondesse la sua forza; i pori della pelle si chiudono; tendiamo un poco a ingrassare, avvertiamo una certa stanchezza e il bisogno di coricarci piú presto la sera. L'umore è facilmente malinconico, senza una precisa ragione, o persino triste: quanti poeti hanno scritto sulla malinconia dell'autunno! Gli sbalzi di clima tipici di questa stagione di passaggio costringono il fisico a continui sforzi di adattamento, adattamento non solo ai cambiamenti di temperatura, ma anche a quelli di pressione. Perciò in questa stagione molte malattie croniche peggiorano o hanno delle riacutizzazioni.

**L'inverno.** L'inverno inizia con le giornate piú corte dell'anno, le notti sono lunghe e molto piú scure di quelle estive. La natura dorme, presa dalla morsa del freddo o sepolta sotto la neve. La vita sembra essersi annidata profondamente nella terra, dove i semi sono accolti, le radici protette, gli animali addormentati nelle loro tane. Ma l'uomo non dorme: anche per il contadino o per il pescatore le lunghe sere d'inverno erano dedicate al lavoro. Si riparavano gli arnesi, si preparavano le reti, si intrecciavano i vimini; le donne filavano, tessevano, rammendavano. L'animale-uomo non conosce sosta nel proprio lavoro; tuttavia, anche per lui l'inverno è una stagione in cui la forza e l'energia sembrano rifugiarsi nel profondo e tutte le funzioni vitali tendono a rallentare. Il cuore batte piú lentamente, il respiro è piú lento e superficiale, il sonno piú profondo. L'istinto di tornare alla propria casa, al calore e al rifugio delle mura domestiche si fa piú forte, anche se in realtà ormai pochi lavorano al freddo esterno, essendo le attività umane concentrate in fabbriche e uffici riscaldati. Forse è vero che in ognuno di noi sopravvive l'atavica paura del buio e del freddo, che risale all'epoca in cui Prometeo non aveva ancora donato il divino fuoco agli uomini; comunque sia, in inverno timori e paure sembrano ingigantirsi e i bambini e le persone piú deboli li avvertono particolarmente.

## Le malattie stagionali: fattori climatici e anomalie del clima

Le caratteristiche fondamentali del ciclo stagionale e le sue influenze sull'uomo, sia fisiche sia psichiche, sono facilmente osservabili e rilevabili, anche se le stagioni non sono quasi mai assolutamente "normali" nel loro svolgersi. Ma per fare questo è necessario riunire le osservazioni fatte per periodi lunghi (molti anni) in condizioni climatiche diverse (zone temperate, a clima continentale, subtropicale, ecc), su una società abbastanza omogenea quanto a condizioni economico-sociali e di nutrizione, prima di poter addivenire a delle conclusioni generali.

La medicina greca aveva studiato a fondo le malattie causate dalle evoluzioni del clima: negli scritti sulla medicina di Aristotele una parte preponderante è dedicata all'esame delle diverse patologie che sono in relazione con le varie anomalie del clima stagionale (per esempio, quelle che si verificano quando a

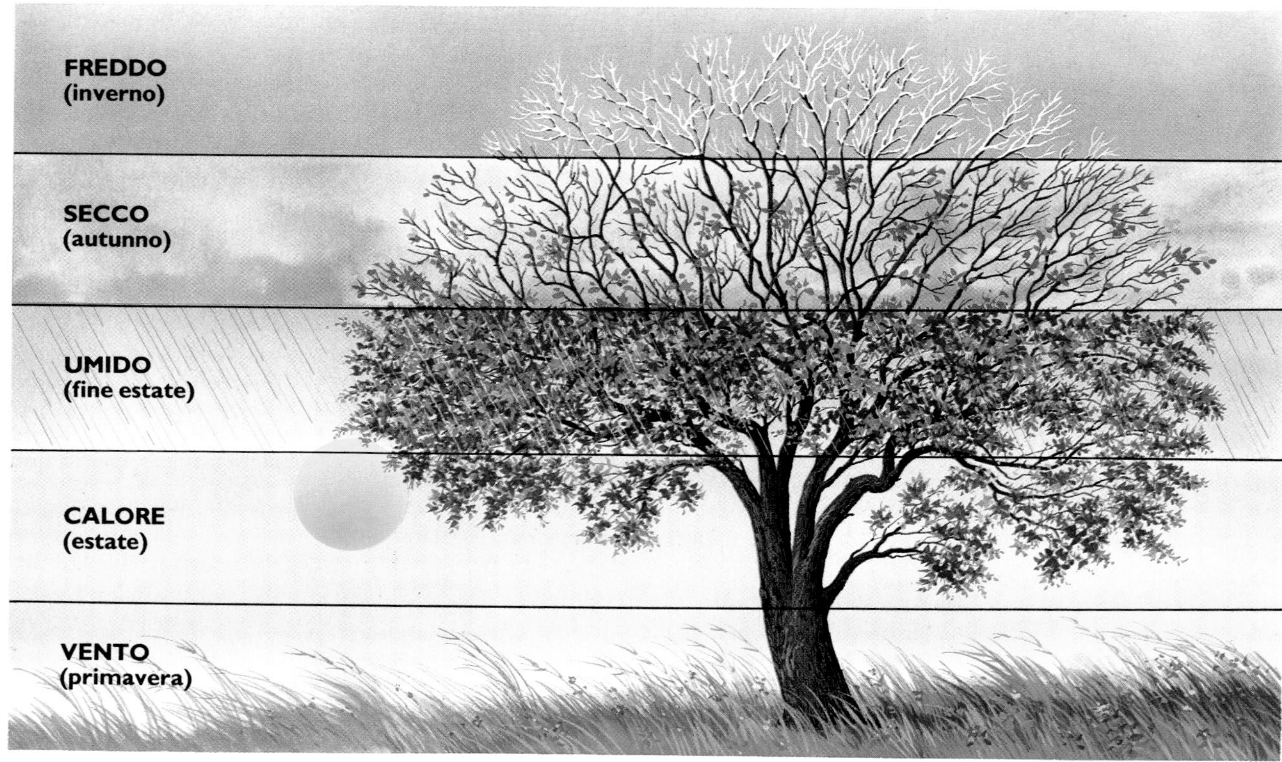


I FATTORI CLIMATICI *In ogni stagione predomina un fattore climatico diverso: il vento in primavera, in estate il calore che si trasformerà in solleone al culmine della stagione, l'umidità dopo i temporali di metà agosto e prima dell'autunno, stagione in cui predomina il secco; e infine il freddo è il fattore climatico dominante in inverno. L'adattamento stagionale talvolta non è sufficiente a difenderci dalle aggressioni di questi fattori e ci ammaliamo di malattie diverse a seconda del fattore aggressivo.*

un inverno freddo e ventoso segue una primavera umida, e cosí via), senza tuttavia arrivare a spiegare la concatenazione dei fatti osservati o a suggerire terapie particolari per ciascun caso.

Nell'antica Cina, gli astronomi di corte compilavano ogni anno un calendario in cui erano indicati molto accuratamente tutti i dati astronomici dell'anno successivo e anche le previsioni sul tempo derivate da attenti studi meteorologici che servivano da guida per l'agricoltura. Questi calendari furono la base delle osservazioni mediche che, raccolte e registrate accuratamente su un territorio vastissimo ma socialmente omogeneo come quello dell'Impero Cinese, vennero poi organizzate in una teoria completa, teoria che tiene conto sia delle situazioni climatiche normali sia di quelle anomale, in rapporto alle varie età e costituzioni individuali e rispetto alle differenti latitudini.

La moderna medicina occidentale, tutta volta a ricercare le cause di malattia all'interno dell'individuo, ha trascurato questo capitolo della patologia fino al recente avvento della cronobiologia. È questa una scienza nuova, ancora sperimentale e perciò difficile da utilizzare come guida pratica, per comprendere le cause delle malattie e individuare i comportamenti che servano a prevenirle. Al contrario, dalle complesse teorie della medicina cinese si possono ricavare delle spiegazioni semplici e pratiche che saranno utilissime per prevenire e curare le molte malattie legate ai ritmi stagionali e ai cambiamenti di clima.

Questo è possibile tenendo conto di tre elementi fondamentali:

**1.** i fattori climatici stagionali: vento, calore, umidità, secco, freddo, ai quali si aggiunge il grande caldo o "solleone" del culmine dell'estate;

**2.** le anomalie di clima che possono manifestarsi in ogni stagione;

**3.** le diverse predisposizioni ad ammalarsi a seconda delle debolezze individuali, sia costituzionali, sia a causa di malattie passate, sia per situazioni predisponenti momentanee.

**Che cosa sono i fattori climatici stagionali?**
Ognuna delle cinque stagioni di cui si è parlato fin qui ha un fattore climatico dominante: in primavera prevale il *vento*, in estate il *calore*, in fine estate l'*umidità*, in autunno il *secco*, in inverno il *freddo*.

Abbiamo visto che la stessa forza che induce i cambiamenti stagionali influenza tutta la vita sulla Terra e perciò anche l'uomo. Il nostro fisico si mette all'unisono con la stagione e si prepara ad affrontare il fattore climatico dominante; perciò, idealmente, non dovremmo ammalarci per il freddo in inverno, il caldo in estate, ecc. In realtà le nostre difese non sono sempre sufficienti, e dovrebbero essere rafforzate da un comportamento adeguato, sintetizzabile in una semplice regola: evitare di esporsi alla forza di questi elementi dominanti. Cosí, se ci scopriamo al primo tepore primaverile, il vento ci aggredirà superando le nostre difese; se d'estate staremo sotto il sole cocente, i nostri sistemi di regolazione termica "salteranno" e avremo febbre, spesso accompagnata da brividi e dagli altri sintomi di un colpo di calore. I disturbi piú o meno gravi indotti dall'esposizione ai fattori climatici sono caratteristici per ciascuno di essi e facilmente riconoscibili, come vedremo piú oltre descrivendoli in dettaglio e indicando, in questo capitolo e nei prossimi capitoli, anche i piú comuni rimedi naturali ai quali si può ricorrere per curarli.

**Le manifestazioni anomale del clima.** Quando il clima non evolve normalmente, ossia quando i fattori climatici non si manifestano ciascuno nella propria stagione ma in modo anomalo, la natura tutta ne risentirà. Anche l'uomo si troverà a dover affrontare un clima cui non è preparato. Infatti, le variazioni stagionali delle funzioni non avvengono *dopo* che il clima è cambiato, ma indipendentemente dal fatto che esso cambi e si manifesti normalmente. Questo è comprensibile osservando, per esempio, il comportamento delle piante in primavera: normalmente l'apparire dei primi germogli e delle fioriture precoci coincide con le prime giornate tiepide e ventose; ma quando la stagione è eccessivamente fredda e l'inverno sembra non voler finire, le piante inizieranno ugualmente a gettare,

---

## LE AGGRESSIONI CLIMATICHE: DIFESE E DEBOLEZZE INDIVIDUALI

Numerosi sono gli aspetti del clima che possono influire sullo stato di salute individuale: dai normali fattori climatici stagionali a cui tutti ci troviamo esposti (vento, freddo, umidità, ecc.) alle anomalie del tempo atmosferico, che, quasi esso si divertisse a fare le bizze, intervengono talvolta a sconvolgere il normale corso delle stagioni.

A ciò si deve però aggiungere una terza variabile fondamentale: la diversa predisposizione di ciascun individuo alla malattia. È questo un fattore particolarmente complesso, in quanto legato non solo alle caratteristiche fisiche individuali, ma anche a una molteplicità di situazioni contingenti della vita di ognuno. Entrano cosí in gioco elementi come l'età, la costituzione individuale, la storia clinica (ossia le malattie contratte in passato), gli stress, i dispiaceri, le durezze della vita trascorsa e le condizioni di quella presente, il tipo di lavoro che si svolge, il tipo di alimentazione, gli sforzi fisici o intellettuali cui si è sottoposti, le situazioni emotive e affettive. Dalla somma di tutti questi fattori dipendono le nostre difese individuali sia di fronte alle aggressioni climatiche sia di fronte a una qualsiasi malattia.

Fin dall'antichità i medici piú accorti si sono chiesti perché alcuni individui siano piú esposti di altri alle malattie indotte dal clima. Ecco che la risposta a questa domanda appare possibile attraverso una migliore conoscenza della natura dell'uomo e ancor piú attraverso una maggiore conoscenza di sé stessi e della propria storia.

Proponendosi di fornire le basi per una migliore conoscenza della natura umana, lo scopo di questo libro è dunque, in parte, quello di aiutare ciascuno a trovare questa risposta. Non solo: usando il libro come traccia, a tutti sarà inoltre possibile ricostruire la propria storia clinica. Non come un medico quando compila una cartella clinica: il medico cerca altre cose, deve arrivare alla diagnosi di una malattia presente, mentre qui si tratta di imparare a conoscersi per prevenire le malattie future e per vivere meglio. Ogni storia individuale dovrà apparire come un filo ininterrotto, fatto di tutta la vita passata: non solo, quindi, di disturbi e malattie ma di gioie e dolori, del lavoro che si svolge, dei viaggi che si compiono, di come si mangia, si dorme e si respira, partendo dal paese o dalla città natale, con il suo clima e le sue abitudini di vita, tenendo conto degli eventi importanti e dei piccoli fatti di tutti i giorni. Tutti i particolari che torneranno alla mente potranno essere interpretati in questa chiave, fino a comprendere quale significato possono avere per la salute presente e futura di ciascuno.

In generale, si deve tener presente che le età in cui si è piú indifesi sono quelle evolutive: per esempio, i bambini impiegano enormi risorse energetiche per crescere. I giovanetti passano attraverso le tempeste ormonali della pubertà; il loro fisico attraversa momenti anche lunghi di relativa debolezza perché deve impiegare tutte le proprie forze nel trasformarsi da neonato in individuo adulto sia fisicamente sia intellettualmente e psicologicamente: e la crescita fisica non è certo la piú faticosa.

I ragazzi che studiano attraversano spesso dei periodi di indebolimento fisico maggiori dei loro coetanei che lavorano magari anche duramente. Anche la vecchiaia rende piú deboli, specialmente di fronte al freddo, e la diminuzione con l'età della quantità e dell'intensità di esercizio fisico, dovuta a cause piú psichiche che fisiche, peggiora spesso questa tendenza. L'aumento delle malattie, anche di quelle di tipo stagionale, dopo il pensionamento è ormai un fatto provato.

anche se meno rigogliosamente e con qualche ritardo, e le gemme non gelate dal freddo si apriranno poi nelle prime tenere foglie. La natura sembra agire spinta da una forza che non segue il cambiamento del clima, ma è indipendente da esso.

Lo stesso avviene per l'uomo: tutti quei cambiamenti nei nostri ritmi funzionali che avvengono in primavera non dipendono dal clima; ma, quando esso non corrisponde alle aspettative del nostro fisico, l'adattarsi a un clima anomalo richiede piú energia e uno sforzo molto maggiore di quanto non richiederebbe se comparisse nella giusta stagione. Vediamo, per esempio, il comportamento di un fisico sano sempre nel caso di una primavera troppo fredda. Abbiamo detto che in questa stagione una maggior quantità di sangue affluisce verso i muscoli e la cute, che i pori sono piú dilatati rispetto all'inverno. Come si spiega nel capitolo relativo alla termoregolazione, questi fenomeni si presentano sempre e in modo molto evidente quando il fisico deve adattarsi a un aumento di temperatura relativamente brusco, ma in primavera essi avvengono comunque, in maniera lenta e perciò piú difficilmente rilevabile, anche se il clima non cambia e rimane freddo. Avviene cosí che le nostre difese naturali non sono piú preparate ad affrontare i rigori del clima come in inverno e le malattie da freddo ci colpiranno con maggiore facilità e con maggior violenza.

Le conseguenze saranno diverse a seconda del tipo di variazioni climatiche, specie perché spesso le stagioni anomale si susseguono l'una all'altra: per esempio, se una primavera fredda e piovosa segue a un inverno molto rigido, il fisico sarà già indebolito dai rigori della stagione precedente e avrà meno risorse per combattere nuove aggressioni. In tali casi è facile veder comparire improvvisamente delle patologie che normalmente si incontrano di rado: vere e proprie epidemie di torcicollo e dolori muscolari in autunno, dolori addominali e diarree accompagnati da nausea e inappetenza, di norma dovuti al caldo, che colpiscono grandi e piccini nelle mezze stagioni; talvolta si hanno anche improvvise esplosioni di patologie gravi come polmoniti, epatiti non virali, coliche renali non da calcoli, ecc. Tutte queste piccole "epidemie" sono in realtà dovute alle anomalie o agli eccessi climatici, anche se spesso virus e batteri approfittano della nostra debolezza per installarsi nelle parti colpite, specie se si tratta del sistema respiratorio.

Sempre piú spesso i medici aspettano saggiamente a prescrivere farmaci potenzialmente dannosi e osservano il decorso della malattia, consigliando di ricorrere prima ai "rimedi della nonna", ossia a quelle terapie naturali che per millenni hanno aiutato l'umanità. È ovvio che, se necessari, benediremo i farmaci, specie gli anti-infettivi (antibiotici e sulfamidici), che sono stati la vera grande scoperta della medicina occidentale e grazie ai quali è stato possibile salvare tante vite. Ma attenzione: questi farmaci conservano tutta la loro forza e la loro benefica potenzialità solo se non se ne abusa, altrimenti i germi diventano resistenti oppure i pazienti diventano ipersensibili, o allergici, a molti di questi preparati. Il dramma di vedere oggi morire un bimbo d'infezione, perché il germe che ne era la causa resiste a tutti gli antibiotici, è una terribile esperienza di fronte alla quale la follia dell'abuso di questi farmaci appare in tutta la sua gravità. È dunque indispensabile impiegarli con molta cautela, evitando di insistere perché il medico li prescriva subito pensando di guarire piú in fretta: la malattia, come tutti gli eventi naturali, deve seguire il suo corso e non i frenetici ritmi della vita moderna. Non c'è dubbio che una serena osservazione di sé, attenta a cogliere e interpretare sia i segni di miglioramento sia quelli di peggioramento, aiuterà il medico a formulare una giusta diagnosi e favorirà la guarigione.

## I fattori climatici come causa di malattia

### Il vento

La stagione del vento è la primavera. Questo non vuol dire che nelle altre stagioni non ci sia vento o che non ci si possa ammalare a causa del vento. Anzi, il vento o l'esposizione a una corrente d'aria in un'altra stagione ci troveranno piú indifesi e perciò predisposti ad ammalarci. Il vento, per sua natura, colpisce prevalentemente i muscoli, gli occhi e in generale la parte alta del corpo, al di sopra della vita. I disturbi da vento si spostano facilmente all'interno dell'organismo, con manifestazioni dolorose migranti, ossia che cambiano facilmente localizzazione: il dolore sembra fortissimo al collo; poi, dopo poche ore o pochi giorni, è alla schiena, o al braccio, o dal lato opposto, spesso difficile da localizzare con precisione. Le malattie da vento sono piú spesso acute che croniche: vengono improvvisamente e altrettanto improvvisamente si risolvono. Talvolta però accade che si cronicizzino, specialmente in persone che hanno una particolare facilità a essere aggredite dal vento. Tra queste persone si trovano soprattutto coloro che hanno un fegato o una colecisti deboli, anche se non ammalati. Dal fegato dipendono il tono e la nutrizione del tessuto muscolare, le scorte energetiche, la capacità di mobilizzare l'energia: il tipo bilioso della medicina greca (*vedi pag. 61*) è un buon esempio della vivacità di temperamento di chi ha un fegato iperfunzionante; naturalmente chi ha un temperamento di questo tipo non teme il vento, anzi lo ama e sta meglio nei climi ventosi. Anche chi soffre di malattie della colecisti è particolarmente sensibile al vento, in parte per le strette connessioni tra questo viscere e il fegato. Una muscolatura povera, iposviluppata, priva di tono sia per mancanza di esercizio, sia come conseguenza di una malattia o di cattiva nutrizione, espone alle malattie da vento, tanto che spesso queste persone sono tormentate da dolori continui, godendo solo di brevi e rari periodi di tregua.

Il vento ha anche la particolarità di fare da veicolo alla penetrazione nell'organismo degli altri fattori climatici. Un vecchio proverbio dice: "Sole di vetro e aria di fessura portano dritti alla sepoltura". La conclusione è un po' drastica, ma esprime bene la pericolosità dell'esporsi alle correnti d'aria. Infatti, il vento supera facilmente le barriere di difesa grazie alla propria penetrabilità all'interno dell'organismo e trascina con sé – o apre loro una porta – il freddo, il calore, l'umidità, che a loro volta diventano causa di malattia. L'esposizione al vento causa improvvisi blocchi muscolari dolorosi, come i torcicollo, le lombalgie (popolarmente dette "colpo della strega"), le dorsalgie; riniti violente, spesso accompagnate da mal di testa e occhi rossi e brucianti, o vere e proprie congiuntiviti (dette appunto 'primaverili'); malattie febbrili legate a mal di gola o tosse stizzosa; e, talvolta, ma fortunatamente di rado, polmoniti o pleuriti. Anche le paralisi facciali da vento sono frequenti, spesso dovute a esposizione a correnti d'aria fredda, ma talvolta anche a correnti calde. I crampi muscolari, le crisi vertiginose, le orticarie a grosse bolle, le artriti migranti spesso sono dovute al vento. Queste forme, come tutte le malattie causate dal vento, insorgono improvvisamente: stiamo benissimo ed ecco che, in pochi minuti o in poche ore, ci sentiamo malissimo e non riusciamo a capire cosa mai ci sia capitato.

Cosa si deve fare se si è aggrediti da una malattia da vento? Chiaramente se la forma è grave, con febbre alta, dolori profondi e senso di grave malessere ci si deve rivolgere al medico di fiducia. Se si ha l'abitudine di curarsi con l'agopuntura, si saprà che spesso queste affezioni si risolvono o migliorano notevolmente anche con una sola seduta, a patto che la malattia sia insorta da poco. Per le terapie delle malattie da vento utilizzando la fitoterapia, troverete suggerimenti e consigli nel capitolo *Le piante medicinali*. In generale, le forme muscolari traggono giovamento dal calore, e nel capitolo relativo troverete alcuni utili suggerimenti terapeutici. Le congiuntiviti possono essere alleviate da numerosi rimedi naturali, specie da impacchi e bagni oculari con decotti calmanti e da massaggi (come indicato nel capitolo relativo), mentre le riniti si curano con suffumigi, tisane e compresse calde. Importante resta comunque la prevenzione, che non consiste solo nel coprirsi bene e non esporsi alle correnti: molte medicine naturali, come l'agopuntura, l'omeopatia, la terapia con gli oligoelementi, prevedono infatti interventi preventivi sulle diatesi, ossia su quegli stati fisici prepatologici che rendono alcuni individui piú aggredibili di altri dal vento.

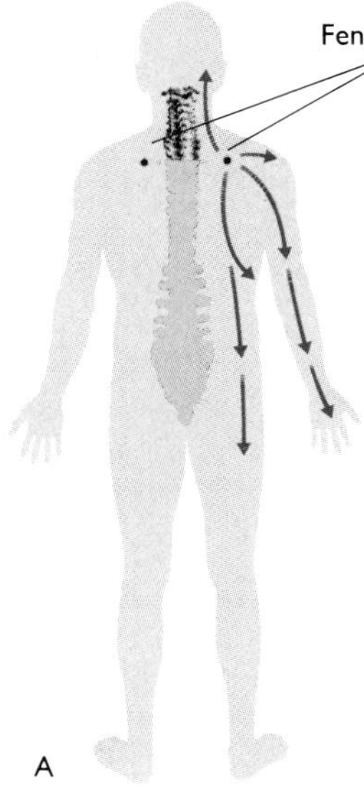

Fengmen: le porte del vento

LE VIE DI PENETRAZIONE DEL VENTO Secondo l'agopuntura tradizionale il vento penetra nei muscoli attraverso i punti Fengmen; da qui si sposta verso la nuca e la testa, le spalle e le braccia o, piú raramente, verso il basso, come è qui illustrato (A). Quando il vento entra con l'aria inspirata, aggredisce le vie respiratorie, e talvolta anche i polmoni (B). Anche gli occhi sono particolarmente sensibili al vento, che è causa delle congiuntiviti primaverili.

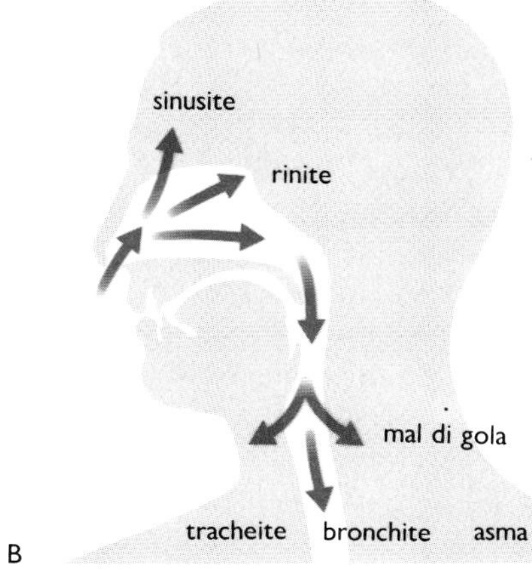

A

sinusite
rinite
mal di gola
tracheite
bronchite
asma

B

## Il calore

Esistono diversi gradi di calore: da un tepore ben difficilmente patogeno al grande caldo dell'estate, definito con ragione solleone, che può essere causa di gravissimi colpi di calore o colpi di sole. Tuttavia anche una temperatura tutt'altro che calda, se si manifesta fuori stagione, può essere causa di malattie anche gravi. Il nostro organismo possiede contro il freddo e il calore le difese particolari di cui abbiamo parlato nel capitolo dedicato alla termoregolazione ma, come per tutti i sistemi di difesa, la loro efficacia dipende da due fattori: la gravità dell'aggressione e lo stato dell'organismo, ossia la sua capacità di mettere in moto in modo sufficiente, coordinato e pronto tutti i meccanismi coinvolti. Ogni azione di difesa presuppone un dispendio di energia, tanto maggiore quanto meno l'organismo è preparato all'aggressione: cosí un clima caldo nella tarda primavera o in estate ci troverà preparati, mentre un'ondata di calore nelle altre stagioni, essendosi il fisico ormai equipaggiato per affrontare un freddo piú o meno intenso, ci coglierà del tutto indifesi, anzi addirittura sbilanciati in senso opposto. Basta solo un passeggero stato di debolezza perché il dispendio energetico, di cui non siamo affatto consci, richiesto dall'adattamento termico, sia sufficiente per provocare una malattia, piú o meno grave.

Il peggior danno che il calore può causare è la dispersione o l'impoverimento dell'acqua interna all'organismo. L'acqua è il principale componente dell'organismo: è il suo continuo spostarsi e scorrere dentro e fuori dai tessuti e dalle singole cellule che ne assicura la nutrizione e ne garantisce le funzioni. L'acqua permette al sangue di scorrere, al cibo di essere digerito e assorbito, ai prodotti tossici del metabolismo di essere allontanati; senza acqua non vi sarebbe respirazione, la temperatura non potrebbe essere controllata, il cuore non batterebbe. Tutte le funzioni, dalla piú evidente alla piú piccola e nascosta, dipendono prima di tutto da un perfetto equilibrio idrico, ossia dal continuo rinnovarsi dell'acqua mantenendone intatto il volume totale. Lo spostamento dei liquidi corporei e la loro dispersione all'esterno, che rende necessari adeguati introiti, sono parte fondamentale dei meccanismi di difesa contro il calore. Un'aggressione da calore, sia modesta sia, a maggior ragione, massiccia, può compromettere l'equilibrio o addirittura la quantità globale dei liquidi corporei, provocando un danno che si manifesterà in modi diversi a seconda dei punti di maggior debolezza dell'organismo (funzioni, organi o tessuti) o della gravità del danno stesso.

Le malattie da calore possono essere molteplici e manifestarsi in maniera del tutto individuale, salvo in alcuni casi: i colpi di calore e le malattie che colpiscono l'apparato digerente, particolarmente pericolose nei lattanti e nei bambini o nei climi molto caldi. Dei colpi di calore abbiamo parlato nel capitolo sulla termoregolazione. Ricordiamo qui, tuttavia, che sono frequenti e pericolosi dopo un brusco passaggio da un clima piú freddo a uno caldo, per esempio durante un viaggio in Paesi caldi in inverno o in primavera, perché il nostro fisico non è predisposto ad affrontare lo sbalzo di temperatura.

LE MALATTIE DA CALORE DELL'APPARATO DIGERENTE

Il calore aggredisce particolarmente l'apparato digerente: la digestione rallenta, si hanno inappetenza e spesso congestioni anche dopo un pasto normale o per l'ingestione di cibi e bevande freddi; il cibo fermenta nell'intestino provocando diarree o stitichezza. In questo caso si deve bere molto, preferendo bevande tiepide o a temperatura ambiente. Quando il caldo appare fuori stagione, la bocca, le gengive e la gola si infiammano facilmente, provocando le dolorose stomatiti.

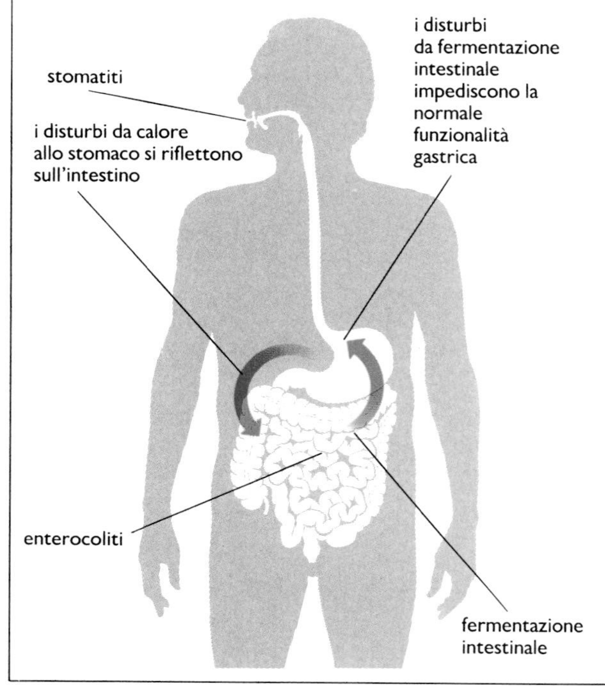


**Il calore e le malattie dell'apparato digerente.** Le malattie da calore dell'apparato digerente assumono principalmente due forme: le *enterocoliti*, ossia le infiammazioni del tubo digerente che coinvolgono sia l'intestino tenue sia il crasso e hanno come sintomo principale la diarrea; e le *stomatiti*, cioè le infiammazioni della bocca e della faringe, talvolta anche dell'esofago e dello stomaco, che si manifestano con lesioni locali della mucosa. Le enterocoliti sono particolarmente pericolose nei bambini e nelle persone debilitate che non hanno sufficienti riserve di acqua e di sali. In questi soggetti, le forti perdite, causate sia dal calore che brucia i liquidi sia dalle scariche diarroiche, non riescono a essere reintegrate e la malattia è mortale se non si ricorre in tempo alla terapia con fleboclisi, ossia ripristinando l'acqua e i sali direttamente in vena.

La prevenzione è fondamentale e si basa su tre principi. Il primo è costituito da severe misure igieniche, il secondo da una dieta appropriata, il terzo dal limitare al massimo l'esposizione al calore. Con un clima caldo i germi tendono a svilupparsi molto di piú e piú in fretta che col freddo e il cibo si inquina molto facilmente; inoltre la diminuita difesa dovuta alla debolezza che questo clima provoca indirettamente, rallentando le reazioni energetiche al fine di produrre meno calore, fa sí che le infezioni intestinali siano piú difficili da combattere. Anche l'aumento della fermentazione intestinale provocato dall'ingestione di molte verdure, frutta e latticini favorisce il sorgere di infezioni perché danneggia la flora batterica intestinale, favorendo la crescita di germi patogeni. Una volta che l'infezione si è instaurata, il caldo la rende piú virulenta e piú difficile da combattere. Ecco perché un'igiene molto accurata, sia nella preparazione del cibo sia quando si mangia, facendo particolare attenzione a che i bambini abbiano le mani pulite e non mettano in bocca nulla che non sia stato accuratamente lavato o bollito, rappresenta la prima delle misure preventive contro le enterocoliti estive.

Le infezioni, tuttavia, non sono l'unica causa scatenante di queste malattie: anche una dieta sbagliata, l'ingestione di bevande gelate, l'esposizione a un violento sbalzo di temperatura ne sono responsabili per la loro azione dannosa sui processi digestivi. Sia un brusco arresto della digestione provocato dal freddo (bevande o ambienti con aria condizionata molto fredda), sia il danno meno violento provocato dal mangiare quasi esclusivamente cibi crudi e freddi, contenenti troppe fibre o troppi zuccheri, spesso disordinatamente (quante volte si sentono le mamme ripetere "con questo caldo non mangia nulla, cosí gli lascio mangiare quello che vuole e quando vuole!"), provocano fermentazioni del cibo nel tratto digerente, infiammazione delle mucose, spasmi della muscolatura intestinale. Tutti questi fenomeni sono ingigantiti e peggiorati dal caldo, dalle perdite di sali provocate dal sudore, dalla debolezza, e ben presto in una situazione di difese tanto danneggiate anche le infezioni trovano un prospero terreno per installarsi. Dare la preferenza ai cibi cotti; limitare l'ingestione di fibre al necessario, preferendo i succhi o i centrifugati freschi di frutta e di verdura, ricchi di acqua, sali, vitamine, tutti preziosissimi nei climi caldi; consumare abbondante yogurt naturale, che arricchisce la flora batterica intestinale; integrare la dieta quotidiana con cibi piccanti (non pepati!), che hanno azione disinfettante e stimolante sull'intestino; limitare l'ingestione di latte e latticini freschi, perché il caldo facilmente riduce la produzione di lattasi, l'enzima che li digerisce: questi sono consigli dietetici fondamentali. Potrete completarli voi stessi, tenendo conto di come mangiano i popoli che vivono nei Paesi caldi, nell'Italia del Sud, nel bacino del Mediterraneo, in Estremo Oriente: bevono di preferenza tè o altre bevande tiepide, preparate con acqua bollita, o ad alto valore energetico e basso lavoro digestivo come il latte di mandorle, tanto diffuso nel nostro Sud; fanno largo uso di droghe piccanti come il peperoncino, la cusbarra, lo zenzero, il cardamomo e molte altre; consumano molto yogurt o formaggi cotti ma pochissimo latte e niente burro, anche nel cucinare; mangiano molta frutta secca che aggiungono volentieri alle loro pietanze, molti farinacei, molti dolci, preferendo numerosi piccoli spuntini durante le ore calde, molto ricchi in valore nutritivo e facili da digerire, riservando il pasto piú sostanzioso per le ore fresche della tarda sera.

L'evitare l'esposizione al sole, il lavoro muscolare nelle ore piú calde, la permanenza in ambienti poco aerati, specie per i bambini, è misura preventiva comune per tutte le malattie da calore. I numerosi malesseri anche gravi, e persino mortali, provocati dalle lunghe code sulle strade delle vacanze, in cui bambini e anziani sono rinchiusi nel ristretto spazio di un'automobile, caldissimo, sono un drammatico esempio di come si possa provocare un grave danno tentando di fare cosa buona; il rimandare di qualche giorno la partenza, il fare una sosta, anche sotto una tenda ma in un luogo fresco, eviterà l'esposizione a inutili rischi.

Le forme di stomatite, ossia di infiammazione della bocca e della parte alta dell'apparato digerente, non sono provocate, come le precedenti, dal gran calore dell'estate, ma da una dieta scorretta o dagli improvvisi sbalzi di temperatura (per esempio, esposizione al freddo quando il clima è già tiepido, come in primavera, o al caldo quando compare fuori stagione, come in autunno). I nostri vecchi parlavano di cibi che riscaldano, e definivano con ragione queste forme "malattie da riscaldamento", mettendole in stretto rapporto con l'ingestione eccessiva di cibi come il cioccolato, i grassi, l'alcol, quando il clima non è tale da disperdere il calore generato da questi alimenti. La bocca si riempie di vescicole, di placchette bianche, talvolta di piccole piaghe, le gengive si gonfiano, sono dure, rosse, e spesso si ritirano scoprendo il colletto dei denti. Anche le labbra si gonfiano, si arrossano e si screpolano, la gola è gonfia e dolente; spesso lo stomaco brucia, si urina poco, e l'intestino si blocca, perché le feci sono troppo asciutte. Anche se non grave, è una forma molto dolorosa e, se non guarisce bene, i denti ne saranno danneggiati.

Nei casi descritti i farmaci servono a poco, mentre le medicine naturali sono di valido aiuto sia come cura sia per alleviare le sofferenze. Sciacqui e gargarismi con un decotto emolliente e rinfrescante di fiori e foglie di malva piú volte al giorno, eventualmente alternandolo con un buon collutorio alla propolis; una tisana rinfrescante e leggermente diuretica bevuta spesso nella giornata, sono i primi rimedi. È importante massaggiare piú volte al giorno le gengive, continuando fino a che queste non siano completamente guarite e i denti di nuovo ricoperti; i massaggi dovranno essere dapprima delicati, poi via via piú energici, usando una polvere composta da 1 cucchiaino di sale marino ben pestato, 4 cucchiaini di bicarbonato di sodio, 10 foglie di salvia fatte seccare e polverizzate, cui si potranno aggiungere al momento dell'uso, su un pizzico del preparato posto sul palmo della mano, una o due gocce di estratto di propolis o di olio essenziale di chiodi di garofano diluito al 30%, in modo da formare una specie di pasta. Particolarmente indicata l'agopuntura per la rapidità con cui agisce e, specie per affrettare la convalescenza, la terapia con oligoelementi, o comunque la somministrazione di integratori salini. Troverete altri consigli e ricette per impiegare le piante medicinali nella prevenzione e nella terapia delle malattie da calore, nelle pagine del relativo capitolo.

## L'umidità

Al contrario del calore e del vento, l'umidità non provoca mai malattie improvvise e violente, ma subdole e croniche. Le piú diffuse malattie da umidità nel nostro Paese sono le malattie reumatiche, specie le artrosi e alcune forme artritiche. Anche certi mali di testa che spesso si accompagnano alla malattia reumatica sono dovuti all'umidità. In persone di particolare costituzione, l'umidità provoca diarree croniche o ricorrenti, che possono durare anche molti anni.

I sintomi caratteristici provocati dall'umidità sono la pesantezza, il torpore, la fissità del dolore, i catarri. Si manifestano in tutto il corpo ma specialmente nelle zone colpite: la testa è pesante e sembra che sia avvolta da una fasciatura troppo stretta, il corpo è pesante, i muscoli non vogliono muoversi, le articolazioni sono bloccate e rigide, anche la mente sembra intorpidita. Nelle forme diarroiche l'addome è pesante, pieno e gonfio, anche se chi soffre di queste forme è spesso magro, pallido, con la pelle molle e sottile: il senso di peso e di pienezza impedisce di mangiare, contribuendo a peggiorare la debolezza e la magrezza.

Spesso le malattie da umidità sono accompagnate da senso di nausea, talvolta con vomito, da bocca impastata e dolciastra. I catarri sono frequenti e abbondanti, localizzati sia nei bronchi sia in tutte le secrezioni: nelle feci, nell'urina che è spesso torbida, nel vomito. Le donne soffrono di perdite bianche o mucose (leucorree) e di disturbi mestruali, spesso con mestruazioni dolorose. Ai sintomi di umidità

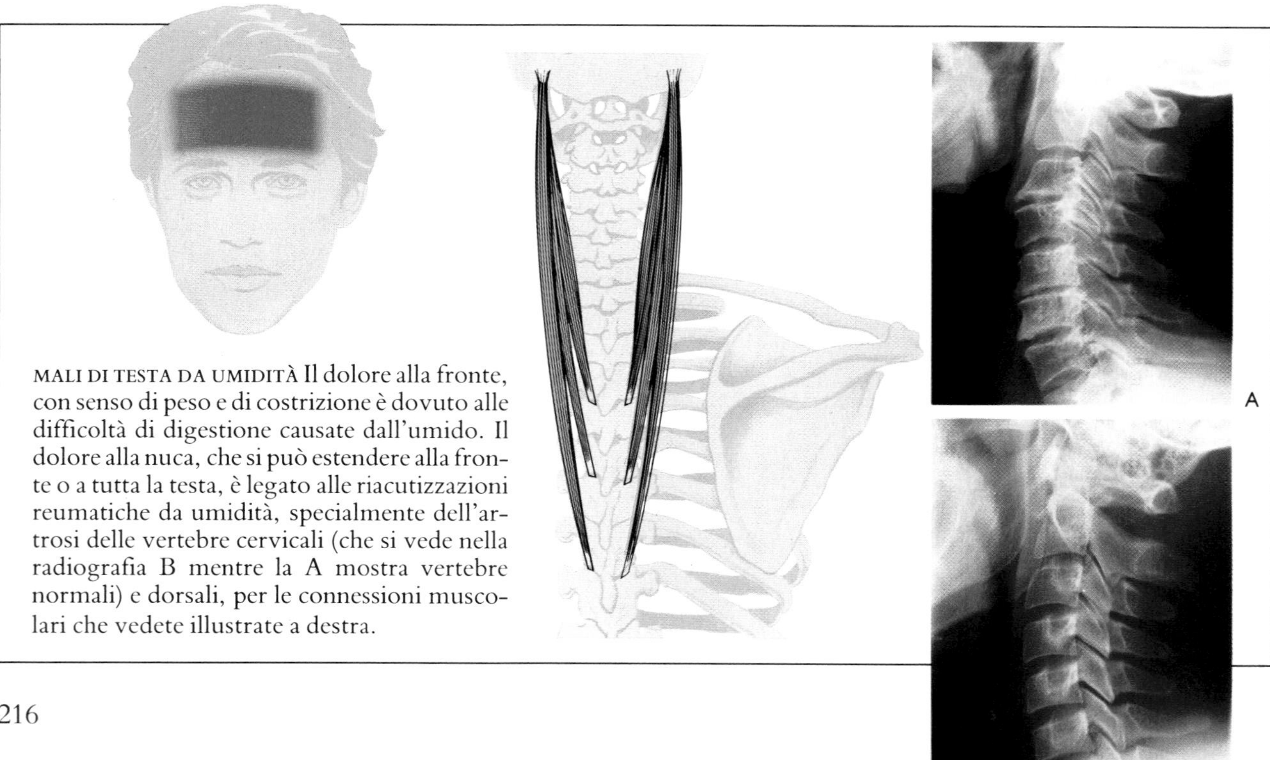


MALI DI TESTA DA UMIDITÀ Il dolore alla fronte, con senso di peso e di costrizione è dovuto alle difficoltà di digestione causate dall'umido. Il dolore alla nuca, che si può estendere alla fronte o a tutta la testa, è legato alle riacutizzazioni reumatiche da umidità, specialmente dell'artrosi delle vertebre cervicali (che si vede nella radiografia B mentre la A mostra vertebre normali) e dorsali, per le connessioni muscolari che vedete illustrate a destra.

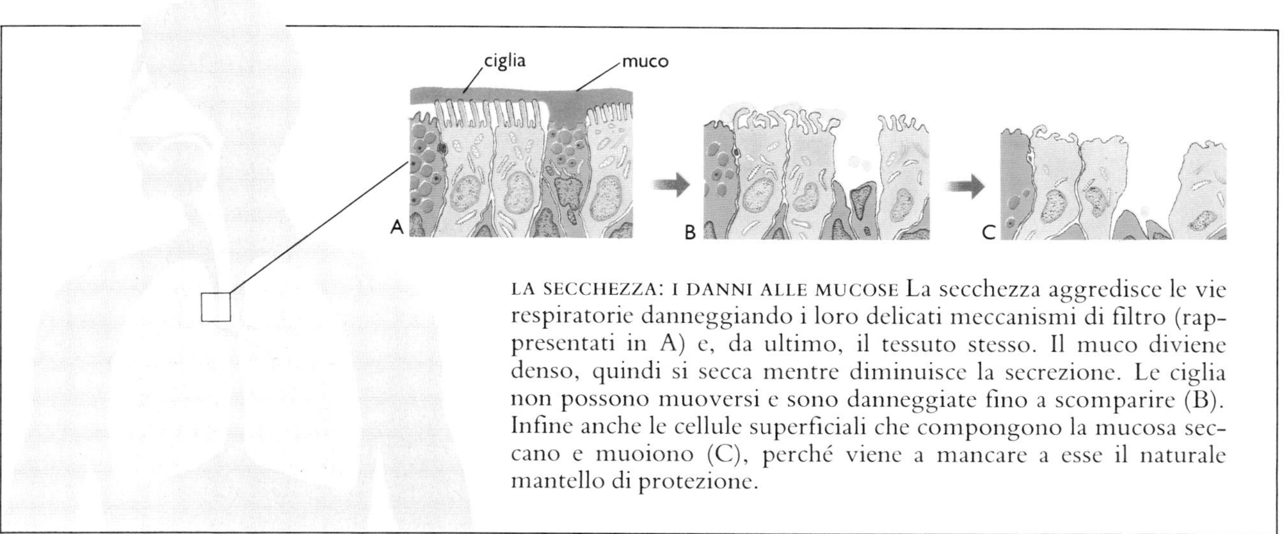


LA SECCHEZZA: I DANNI ALLE MUCOSE La secchezza aggredisce le vie respiratorie danneggiando i loro delicati meccanismi di filtro (rappresentati in A) e, da ultimo, il tessuto stesso. Il muco diviene denso, quindi si secca mentre diminuisce la secrezione. Le ciglia non possono muoversi e sono danneggiate fino a scomparire (B). Infine anche le cellule superficiali che compongono la mucosa seccano e muoiono (C), perché viene a mancare a esse il naturale mantello di protezione.

spesso si uniscono gonfiori ed edemi (accumuli di liquidi all'interno dei tessuti) di colorito bianco o a macchie rosse scure a seconda se anche la circolazione è coinvolta, dette *flegmasie*, spesso dolenti alla pressione. Molte di quelle forme di stasi e di ingrossamenti agli arti inferiori che erroneamente vengono etichettate come "cellulite", malattia invero rarissima (*vedi il capitolo Natura e bellezza*), sono in realtà dovute ad accumulo e ristagno di umidità. La cura delle forme da umidità è lunga e richiede molta pazienza, come sempre avviene per le malattie croniche. Esse traggono giovamento dal calore, dal movimento, da un'appropriata alimentazione, da frequenti soggiorni in climi asciutti e ben ventilati ma non troppo ventosi, che hanno un effetto tonificante, dalla talassoterapia, dai bagni termali, dalle sabbiature, dalle saune.

Ma attenzione ai fanghi! Cosí come sono praticati adesso, in ambienti chiusi e saturi di vapore, potranno facilmente peggiorare le forme da umidità, qualunque sia il principio attivo dell'acqua impiegata, anche se di per sé benefico. Il moto, la ginnastica, i massaggi, anche se richiedono sforzo per vincere il torpore e la pesantezza iniziali, danno grande giovamento e sono l'unico modo per prevenire riacutizzazioni della malattia dopo una cura, di qualsiasi tipo questa possa essere. Anche dopo la terapia con agopuntura tradizionale – che fino a ora si è dimostrata l'unica cura risolutiva nelle artrosi e nelle cefalee da umidità, purché la cura sia seguita per un tempo sufficiente, a cicli successivi – solo il praticare con costanza un'adeguata attività fisica assicura il mantenimento dei risultati raggiunti. Naturalmente il trasferirsi a vivere in un clima migliore sarebbe indicato, ma ben raramente è possibile; a questo proposito va detto che, una volta che l'umidità è penetrata profondamente nei tessuti, un cambiamento di clima non accompagnato da cure adeguate non è sufficiente per risolvere il problema.

## La secchezza

Le malattie da secchezza si presentano di rado e sono frequenti solo in climi molto particolari, ossia nei climi desertici, e dovranno pensare a prevenirle solo coloro che si accingono a viaggiare o a soggiornare in questi climi.

Normalmente la sintomatologia da secco si presenta associata a quella da freddo o a quella da calore; tuttavia, è diventata molto piú comune da quando il riscaldamento degli edifici è divenuto un fatto generale e anche gli impianti di condizionamento sono sempre piú frequenti, specie perché spesso si impiegano sistemi che seccano troppo l'aria ambiente.

Se insorge come complicanza delle malattie da calore, è un temibile segno di aggravamento: la pelle è secca, ruvida, screpolata; la bocca, le labbra, il naso, la gola sono secchi e dolenti, si hanno brevi accessi di tosse secca. In questi casi, come abbiamo detto, la miglior terapia è quella di iniettare per via endovenosa soluzioni saline in adeguata quantità, cosa che solo un medico può fare.

In situazioni di emergenza, si deve cercare in tutti i modi di ripristinare i liquidi e i sali, facendo bere al malato continuamente cucchiaiate di acqua tiepida con integratori salini, brodi di verdura, succhi di frutta; se possibile, bisogna immergerlo in un bagno tiepido o avvolgerlo in panni umidi per diminuire la perdita di vapore che insensibilmente avviene di continuo attraverso la pelle e che si può vedere sotto forma di alone di vapore in certe condizioni di clima molto freddo.

Ripetiamo che è importante cercare adeguata assistenza medica appena possibile. Le malattie da secco-freddo colpiscono in prevalenza le alte vie respiratorie, talvolta anche i polmoni, e sono frequenti nei climi d'alta montagna. Di queste malattie ci occuperemo trattando specificamente del freddo, essendo il freddo piú importante nel determinarne la sintomatologia e le cure. Qui affronteremo, invece, le malattie da secco delle vie aeree, diventate frequenti d'inverno da quando le case sono riscaldate con metodi che seccano troppo l'aria dell'ambiente, ma che colpiscono anche d'estate, se si vive in ambienti ad aria condizionata.

Spesso le malattie da secco aprono la porta alle malattie da freddo dell'apparato respiratorio. Iniziano con sensazione di siccità di tutte le mucose delle prime vie aeree (naso, gola, trachea e bronchi) accompagnata da tosse secca, talvolta senso di bruciore che si estende agli occhi, senza catarro o muco. Questa situazione di siccità delle mucose danneggia le ciglia della mucosa del naso, della trachea e dei bronchi e diminuisce la secrezione mucosa, impedendo lo svolgersi di quei processi di difesa delle vie aeree descritti alle pag. 71-72. In tal modo l'apparato respiratorio è esposto alle infezioni e ai danni da polveri e da particelle inquinanti che si trovano nell'aria atmosferica, e le malattie delle vie aeree diventano frequenti, contribuendo a indebolire le difese locali, tanto che vi è una tendenza ad ammalarsi di forme sempre piú gravi: dai semplici raffreddori si passa ai mali di gola, alle frequenti afonie, poi alle tracheiti e infine alle vere e proprie bronchiti, oppure alle sinusiti e alle otiti.

L'unico rimedio valido per prevenire le malattie da secchezza è cercare di umidificare l'aria ambiente, specie durante la notte, impiegando grossi umidificatori che vaporizzino almeno cinque litri d'acqua o, per chi può, installando impianti che vaporizzino l'intero ambiente, sia esso l'abitazione o il luogo di lavoro. All'acqua del vaporizzatore, oppure nei contenitori predisposti in questi apparecchi, vanno aggiunte essenze a effetto balsamico, che offrono anche il vantaggio di avere un alto potere disinfettante o antibatterico, e costituiscono un validissimo aiuto per diminuire l'incidenza di complicanze infettive.

Tra queste essenze, le piú note sono quelle di pino, di mugo o mugolio, di ginepro, di eucalipto, di canfora e di cannella, mentre quella di rosmarino ha un elevato potere disinfettante ma minor effetto balsamico. La procedura migliore è di mischiare alcune essenze, almeno due o tre, poiché i loro effetti terapeutici sono un poco diversi e, se sommati, danno risultati migliori. L'umidificare, disinfettare e rendere balsamica l'aria delle stanze in cui vivono di preferenza e in cui dormono è particolarmente utile per coloro che sono piú esposti a questo tipo di malattie, come i bambini, e in particolar modo quelli di costituzione linfatica (*v. pag. 64*). Le inalazioni, per mezzo di appositi apparecchi in commercio, di vapore acqueo con l'aggiunta di essenze balsamiche e di una punta di cucchiaino di bicarbonato di sodio, sono indicate nelle forme conclamate per integrare l'effetto della vaporizzazione dell'ambiente.

Anche le inalazioni del vapore d'una pentola in ebollizione sono utili; tuttavia hanno un effetto piú blando. Attenzione a non usare gli apparecchi per aerosol: questi inviano le sostanze curative vaporizzate con un getto d'aria fredda e secca, che in questi casi è particolarmente controindicata.

Un'altra conseguenza del secco è la fragilità e la secchezza dei capelli, che si curerà, oltre che con l'umidificazione dell'ambiente, anche con l'applicazione locale di impacchi di erbe o di oli essenziali a effetto emolliente.

**Il freddo**

Il freddo è il fattore climatico tipico dell'inverno, ma può colpirci in ogni stagione, specie se si unisce al vento: tutti sanno quanto possano essere pericolose le correnti d'aria fredda. Quando fa freddo il nostro organismo mette in moto tutti quei meccanismi di difesa che abbiamo descritti nel capitolo precedente e che hanno principalmente lo scopo di mantenere l'omeostasi termica, ossia di impedire che la temperatura interna del nostro corpo si raffreddi, il che sarebbe incompatibile con la vita.

Per difenderci dal freddo consumiamo calore, e una violenta aggressione da parte del freddo mette in moto tutti i meccanismi di produzione del calore, prima di tutto il brivido, con grande dispendio di energia. Nei climi freddi o quando siamo stati esposti al freddo è importante una nutrizione abbondante e ricca di cibi ad alto contenuto calorico, bevande calde e riscaldanti, come le cioccolate, i *vin brulé*, le grolle alla valdostana, i tè forti, aromatici e ben zuccherati in uso nelle regioni fredde, ecc., facendo però attenzione a non abusare di alcol, che è pur sempre dannoso anche se lí per lí sembra avere esclusivamente un piacevole e benefico effetto riscaldante.

Il freddo causa malattie articolari, piú spesso alle piccole articolazioni (mani, piedi, polsi, caviglie) o alle ginocchia, con dolori di tipo artritico, violenti e che bloccano completamente l'articolazione colpita, ma anche generalizzate a tutte le articolazioni, le quali diventano dolenti e rigide. In questo caso gli attacchi si accompagnano a mal di testa con pesantezza al capo, ma senza quel senso di costrizione che caratterizza le forme da umido.

Chi va soggetto a queste forme raramente ne soffre una sola volta: gli attacchi si ripresentano a ogni stagione fredda, sia durante l'inverno sia nelle altre stagioni se il clima è piú freddo del normale.

Il freddo può provocare anche delle malattie generalizzate che negli ultimi anni sono state sempre etichettate come "influenza", anche se non hanno nulla in comune con la malattia epidemica da virus influenzale, ben nota da molti secoli e descritta accuratamente in tutti i trattati di medicina. Ora tutte quelle forme che fino a pochi anni fa tutti, medici compresi, chiamavano colpi di freddo o malattie da freddo, vengono chiamate malattie virali o "influenze", forse per l'unico motivo che non rispondono alla terapia con antibiotici, quasi si dimenticasse che non tutte le malattie e le infiammazioni sono di origine infettiva, ma che molte ve ne sono che hanno cause diverse. Poiché le malattie da freddo spesso provocano reazioni febbrili, si confondono piú delle altre con le malattie infettive, con la conseguenza che spesso vengono curate in maniera sbagliata.

La tipica malattia da freddo inizia con sensazione di freddo, brividi, febbre piú o meno alta a seconda delle capacità reattive dell'individuo e della sua costituzione: per esempio, un linfatico stenico reagirà a un'aggressione qualsiasi, e perciò anche da freddo, con febbre alta a rapida insorgenza, che tuttavia tenderà a risolversi in fretta, mentre un linfatico astenico avrà febbre bassa ma la malattia tenderà a durare piú a lungo (*v. pag. 64*). Altri sintomi sono: mani e piedi freddi, pallore a meno che non vi sia febbre alta, dolori diffusi in tutto il corpo, mal di testa o testa pesante; a questi sintomi, che possono anche essere lievi, ne seguiranno altri, che variano a seconda dell'individuo, del tipo di esposizione al freddo e che sono caratteristici di certe stagioni, secondo la descrizione molto accurata che ne dà Aristotele nei suoi scritti.

Si possono avere delle forme prevalentemente addominali con diarrea e dolori di pancia che sembrano migliorare dopo ogni scarica, per riprendere dopo poco tempo, talvolta con vomito o nausea; oppure può essere colpito l'apparato respiratorio, con rinite, mal di testa con senso di peso, spesso localizzato profondamente nella regione tra gli occhi e la fronte, mal di gola, bronchite e tracheite accompagnate da tosse violenta con poco catarro, dolori e senso di peso, di costrizione, di bruciore al petto. I sintomi suddetti possono essere piú o meno violenti, ma comuni a tutte queste forme sono le sensazioni di blocco, di peso, di dolore e di freddo.

All'inizio della stagione fredda sono molto frequenti anche le congestioni, che determinano blocco della digestione gastrica, spesso seguito da vomito violento. Ovviamente tutte le forme da freddo traggono beneficio dal calore, somministrato sotto qualsiasi forma: per mezzo di applicazioni locali, come le vecchie e mai abbastanza lodate pappine di semi di lino, gli impiastri e le pomate revulsivanti; inoltre sono utili le tisane, gli enoliti, i bagni caldi alle mani e ai piedi; i massaggi, le frizioni e tutte le altre forme di terapia col calore di cui abbiamo parlato nel precedente capitolo.

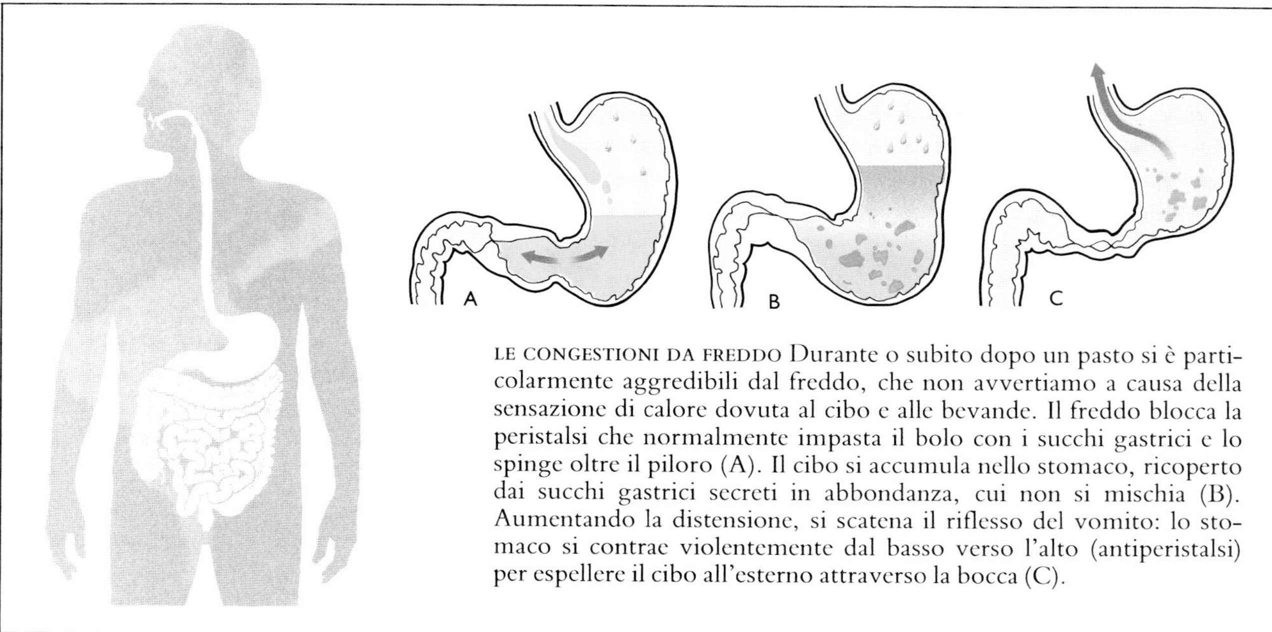


LE CONGESTIONI DA FREDDO Durante o subito dopo un pasto si è particolarmente aggredibili dal freddo, che non avvertiamo a causa della sensazione di calore dovuta al cibo e alle bevande. Il freddo blocca la peristalsi che normalmente impasta il bolo con i succhi gastrici e lo spinge oltre il piloro (A). Il cibo si accumula nello stomaco, ricoperto dai succhi gastrici secreti in abbondanza, cui non si mischia (B). Aumentando la distensione, si scatena il riflesso del vomito: lo stomaco si contrae violentemente dal basso verso l'alto (antiperistalsi) per espellere il cibo all'esterno attraverso la bocca (C).

# *I viaggi aerei e i bruschi cambiamenti di latitudine e longitudine*

Un problema tipico del nostro tempo è quello rappresentato dall'influenza sulla salute degli improvvisi trasferimenti da un Paese a un altro a clima totalmente diverso. Già in passato i medici se ne erano interessati, osservando particolari patologie che si manifestavano durante o subito dopo lunghi viaggi per mare con passaggio da un clima a un altro molto differente, specie quando si passava da un emisfero all'altro. I medici inglesi, a cavallo del secolo, pubblicarono interessanti dati riguardanti le patologie che colpivano i funzionari governativi demandati a ricoprire posti nelle piú disparate regioni del vasto impero inglese, sia nei lunghi viaggi di trasferimento, specie verso i Paesi tropicali, sia quando ritornavano a casa in licenza.

Oggi gli effetti patologici dei bruschi cambiamenti di clima interessano un vasto numero di persone per la facilità con cui si intraprendono viaggi nelle zone piú disparate, mentre inizialmente era considerato solo un problema di medicina del lavoro riguardante il personale viaggiante degli aerei o chi per ragioni di lavoro deve compiere frequenti viaggi intercontinentali. I controlli medici, la preparazione individuale sugli effetti nocivi cui si poteva andare incontro, rendeva facile la prevenzione e l'individuazione precoce di eventuali danni in questi ristretti gruppi a rischio professionale, ma ben difficilmente i turisti che si imbarcano a frotte per le piú disparate destinazioni sanno a cosa vanno o possono andare incontro. Il primo e maggior rischio è quello di infezioni per le quali il nostro organismo non possiede anticorpi specifici, o malattie da parassiti a noi sconosciuti o quasi e da cui non sappiamo difenderci. Oltre alle vaccinazioni consigliate dall'ufficio d'igiene, cui è sempre bene rivolgersi per chiedere informazioni sulla zona in cui si intende recarsi, vi sono alcuni accorgimenti generali cui attenersi.

Quando il viaggio comporta un notevole cambiamento di fuso orario, saranno necessari alcuni giorni prima che l'organismo riprenda normali ritmi di sonno-veglia, appetito e reattività agli stimoli esterni. In tali condizioni è pericoloso guidare per lunghi tratti, specie in Paesi stranieri di cui non si conoscono le strade, magari su una macchina presa a nolo, manovrare un'imbarcazione o svolgere altri compiti che implichino attenzione pronta e buoni riflessi, soprattutto tenendo conto che una improvvisa e invincibile sonnolenza può sempre colpire. Anche al rientro a casa si presenteranno gli stessi fenomeni: vanno previsti almeno due giorni di riadattamento prima di riprendere la vita normale. Se la permanenza alla nuova longitudine è troppo breve o se il viaggio comporta ulteriori spostamenti di fuso orario, l'adattamento sarà insufficiente e la serie dei cambiamenti troppo brusca: tutti ne risentiranno con stanchezza e diminuzione delle difese per un tempo piú o meno breve; ma per coloro che hanno disturbi del sonno o un temperamento astenico il danno può divenire permanente ed essere causa di malattie anche gravi.

Vale sempre la pena di informarsi bene sul clima e sulla temperatura del Paese in cui si intende recarsi, facendo ricorso a fonti attendibili e tenendo presente che le immagini della pubblicità possono anche ingannare. Va ricordato che l'umidità rende piú sensibili sia al caldo sia al freddo, il vento richiede vesti particolari che non gli permettano di arrivare al cuscino d'aria che ci protegge sia dal caldo sia dal freddo, le piogge tropicali sono tanto violente da sconfiggere qualsiasi tipo di protezione: dato che ombrelli e impermeabili servono a ben poco, è sempre meglio evitare le stagioni delle piogge o i Paesi comunque piovosi, a meno che non si possa contare su un'ottima salute e un fisico preparato. È opportuno tener

PROBLEMI DI ADATTAMENTO *La carta geografica mostra il globo terrestre con la differenziazione delle zone polari, di quelle a clima temperato, delle fasce tropicali ed equatoriali, oltre alle diversità di fuso orario fra le varie parti del mondo. Durante un viaggio, sia i diversi climi sia le differenze di orario richiedono uno sforzo di adattamento notevole da parte del fisico, sforzo che andrà attentamente valutato.*

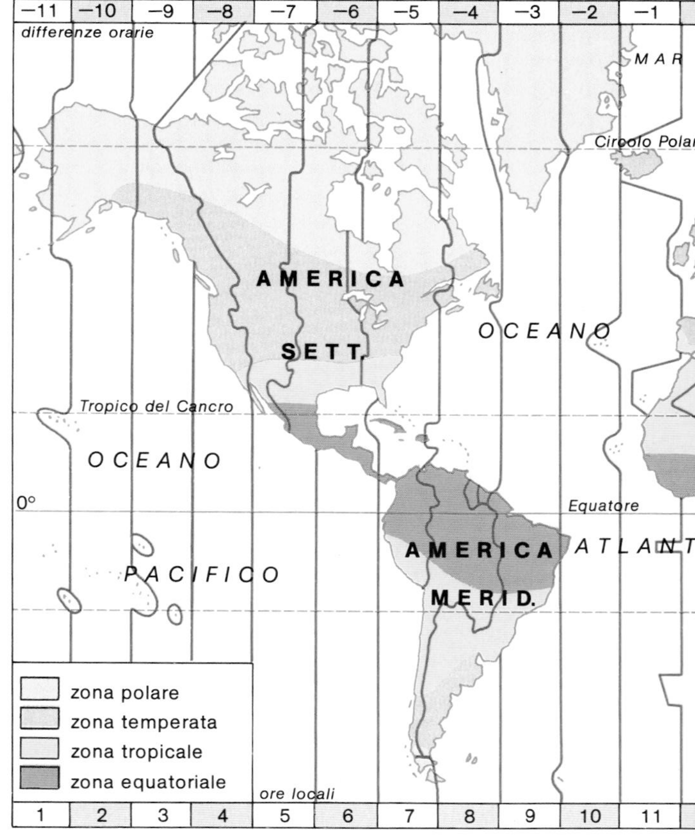

conto non solo del clima in cui ci si reca, ma anche della differenza rispetto a quello di partenza: un viaggio alle Maldive, ai Caraibi o in Indonesia in estate implica una differenza climatica relativa per il viaggiatore proveniente dall'Italia, ma lo stesso viaggio in gennaio richiederà un adattamento climatico notevole.

### Il decalogo del viaggiatore

**1.** La durata di un viaggio che porti in un clima molto diverso o con parecchi fusi orari di differenza deve essere non inferiore a 15 giorni, altrimenti lo shock dei ripetuti adattamenti è molto grande e la vacanza si trasformerà in un eccesso di fatica fisica.

**2.** Bevete molto: la stanchezza, lo stress, i cambiamenti di alimentazione richiedono un'aumentata ingestione di liquidi anche nei climi freddi. Bevete sempre e solo acqua bollita, meglio se calda o tiepida: tè e caffè lungo sono le migliori bevande in qualsiasi clima.

**3.** Non bevete mai bevande ghiacciate o alcolici con molto ghiaccio: le congestioni da stanchezza, per cambiamento di alimentazione e di clima, sono molto frequenti e possono avere drammatiche conseguenze.

**4.** Attenzione all'aria condizionata: se viaggiate in Paesi caldi portate sempre con voi un golf o uno scialle di lana leggero per coprirvi entrando negli alberghi e negli aeroporti. Anche la climatizzazione degli aerei è spesso troppo fredda in rapporto al clima del Paese dove vi siete imbarcati o in cui atterrerete, e questo può esporvi a malattie dell'apparato respiratorio o a colpi d'aria.

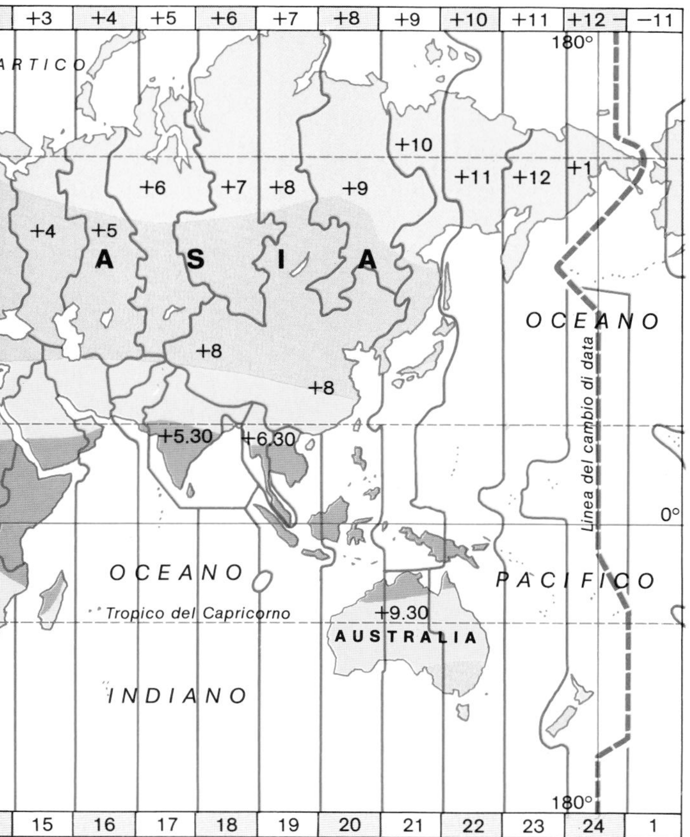


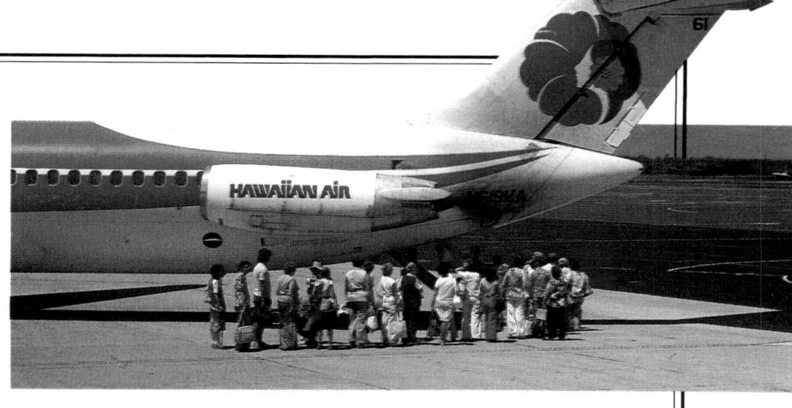


VIAGGI AEREI *I viaggi che prevedono spostamenti troppi rapidi, come quelli aerei, non consentono l'acclimatazione. Questa non avviene prima di 8-10 giorni nelle persone normali, ma richiede tempi molto maggiori ai soggetti piú deboli come i bambini, gli anziani, le persone stanche e affaticate.*

**5.** Evitate cibi grassi e pesanti nei climi caldi, e in generale cibi in scatola e conservati, cercando di nutrirvi in modo simile alle popolazioni locali: l'uso ha selezionato i cibi piú adatti a un determinato ambiente di vita e spesso entrano nelle cucine locali droghe e spezie che hanno preziose virtú curative o preventive rispetto alle malattie piú frequenti in una determinata regione.

**6.** Evitate la frutta non sbucciata da voi e le verdure crude, i cibi acquistati sulle bancarelle, le trattorie o i ristoranti economici, specie se in prossimità di porti: le infezioni alimentari sono una delle piú frequenti cause di malattie e anche di morte per i viaggiatori incauti.

**7.** Non immergetevi mai e non bagnate neppure le mani nelle acque di fiumi, di laghi o di qualsiasi corso d'acqua, e non fatelo anche se vedete le popolazioni locali bagnarvisi, e soprattutto non bevete mai tali acque nemmeno in alta montagna: vi può sempre essere un villaggio o una stalla piú a monte, probabili fonti di inquinamento.

**8.** Informatevi con esattezza, non fidandovi esclusivamente dell'agenzia turistica, sul clima della regione in cui intendete recarvi, nell'epoca prevista per il vostro viaggio.

**9.** Copritevi la testa e i piedi con ogni clima e tempo: freddo, colpi d'aria e colpi di sole sono eventi molto frequenti. Nei climi caldi, specie nei Paesi tropicali o equatoriali, copritevi sempre le braccia e le gambe. Usate calzature comode e robuste, evitando i sandaletti, i tacchi alti, le ciabatte di plastica, anche al mare: insetti nocivi, strade dissestate, pietre aguzze o taglienti coralli sono frequenti. Meglio adottare scarpe chiuse, anche se di tela, per evitare ferite, infezioni e storte alle caviglie; devono essere scarpe alte e ben stringate se dovete camminare, specie nelle savane e in foresta.

**10.** Portatevi una piccola provvista dei farmaci abituali, chiedendo al medico se dovete aggiungere qualche rimedio particolare dato il tipo di viaggio che intendete compiere. Non dimenticate che ogni viaggio comporta uno stress, e un preparato a base di sali minerali e vitamine del tipo usato dagli sportivi vi sarà comunque prezioso. Ricordate che nei diversi climi e regioni le patologie possono essere diverse, i sintomi ingannatori: meglio consultare un medico locale piuttosto che prendere farmaci offerti dai compagni di viaggio o da occasionali conoscenze, farmaci sempre potenzialmente dannosi.

# La climatologia medica

Lo studio dei vari fattori climatici e del clima, come risultante dell'influenza di questi e del territorio sull'individuo, è stato intrapreso dalla medicina non solo per determinarne le influenze patologiche, ossia per identificare le malattie che può produrre, ma anche per scoprirne gli effetti benefici in rapporto alle costituzioni, all'età, alle malattie passate e presenti. Le cure climatiche, i soggiorni in località scelte per le loro favorevoli condizioni in rapporto a un particolare individuo, hanno avuto grande favore fino a pochi anni fa, integrate da terapie come la cura del sole o delle acque che spesso si accompagnavano a questi soggiorni salutari.

Ora la scelta della località dove trascorrere le vacanze, o le ferie, si fa piuttosto in base alle possibilità di divertimento che questa località offre, o al favore di cui pare godere secondo la moda del momento, e solo pochi si preoccupano di consultare il proprio medico prima di decidere se trascorrere le vacanze al mare, in montagna o al lago; e forse, chissà, un medico molto giovane non saprebbe bene cosa rispondere.

È bene ricordare che sia per i bambini e per i ragazzi nell'età pubere, sia per gli anziani o per tutti coloro che, giunti alla soglia dei 55 anni, temono il passaggio dalla forza dell'età matura ai primi acciacchi dell'invecchiamento e intendono prevenirli, il profittare di una vacanza nel clima piú indicato e salubre per la propria costituzione è un validissimo metodo di prevenzione e cura, atto a irrobustire il fisico e ad arrestare molti processi patologici. Cercheremo di illustrare ora i principi fondamentali della climatologia medica per aiutare nella scelta di un soggiorno non solo piacevole ma anche salutare.

I fattori che influenzano il clima di una certa regione o di un luogo in particolare (in questo caso è detto microclima) sono molteplici e si possono dividere in fattori dipendenti dalla natura del territorio o dalle situazioni atmosferiche. I primi sono: la natura del terreno, la sua inclinazione e altezza sul livello del mare, la vegetazione, le acque. I secondi: i fattori climatici elencati fino a ora (vento, freddo, calore, umidità, secchezza), le radiazioni solari, la frequenza e quantità delle piogge o nevicate, la composizione dell'aria, la luminosità, la pressione, l'elettricità, la ionizzazione e la radioattività atmosferiche. Come è facile capire la molteplicità di questi fattori rende molto difficile determinare con esattezza il clima di un posto preciso: ci accontenteremo perciò di definire in generale le principali caratteristiche dei climi di mare, di montagna, di lago, di foresta o boschivo.



**Il clima marino.** Il clima marino "oceanico", ossia quello al largo delle coste come può essere durante un viaggio per mare, è considerato il prototipo del clima marino, quello che ne ha tutti gli effetti biologici caratteristici e che è detto anche clima marino "forte". È soprattutto tonico-stimolante, per effetto dei venti pressoché costanti del largo, della luminosità intensa, della ionizzazione dell'aria (ricca di iodio e di altri ioni), molto ossigenata e ricca di ozono. L'effetto stimolante si esplica sull'apparato circolatorio, con diminuzione del numero delle pulsazioni e talvolta un leggero aumento di pressione; su quello respiratorio con respiri piú lenti, ampi e profondi; sul numero dei globuli rossi che aumenta; sulle urine che divengono piú chiare e abbondanti ed eliminano meglio gli acidi urici; sulla respirazione cutanea; sulla potenza muscolare. Il metabolismo aumenta, e infatti salgono quasi tutti gli indici degli scambi energetici, con conseguente accelerazione dell'assimilazione e dell'eliminazione delle scorie; di conseguenza aumenta l'appetito e la digestione è migliore. È pertanto un clima particolarmente indicato per i linfatici, gli astenici, gli anemici, i biliosi (che tendono ad avere polso e respiro troppo accelerati), nelle forme di astenia della pubertà e della menopausa, nelle convalescenze. Per coloro che soffrono di malattie da umidità, come i

**IL CLIMA MONTANO. Si ha alle altitudini comprese fra i 1.000 e i 1.800 metri, ma anche oltre. È un clima forte, stimolante ed eccitante, ricco di radiazioni, caratterizzato dagli alti sbalzi di temperatura tra il giorno e la notte e dalla bassa percentuale di ossigeno.**

**IL CLIMA DI FORESTA. È calmante e sedativo senza essere deprimente. L'aria è particolarmente pulita, asciutta, senza vento o grandi sbalzi di temperatura. I boschi di conifere (pini, abeti ecc) producono aria balsamica benefica per chi soffre di debolezza o malattie dei polmoni.**

**IL CLIMA DI LAGO. Sedativo e calmante, cambia a seconda dell'altitudine e della massa d'acqua. I grandi laghi prealpini (Garda, Como, Maggiore) hanno un clima adatto agli ipertesi, agli ipertiroidei e in generale agli iperattivi, anche se può essere un clima depressivo.**

**IL CLIMA MARINO. Può essere forte o debole. Quello forte, tonificante e stimolante, particolarmente indicato per i linfatici, gli astenici, gli anemici, i biliosi, si ha durante un viaggio per mare, nelle piccole isole del Mediterraneo, nelle ventose spiagge del Nord. Il clima marino debole, con effetti piú blandi, è quello delle spiagge riparate dai venti, leggermente umide.**

reumatici, questo clima va associato all'elioterapia, cioè alla cura del sole (praticata con saggezza e moderazione) e ai bagni di mare. Sarà controindicato per le persone troppo nervose, iperreattive, insonni, agli ipertesi, ad alcuni soggetti di tipo pletorico-ipertensivo, alle persone magre con scarso appetito, agli artritici, a coloro che vanno soggetti a nevralgie.

Il clima marino forte, oltre che in alto mare, si ha anche nelle piccole isole lontane dal continente, nelle località costiere esposte al vento fresco di mare e protette dal vento di terra, come quelle dell'Europa del Nord durante l'estate e del Mediterraneo d'inverno.

Il clima marino debole, meno eccitante, anzi talora sedativo ma egualmente tonificante, si avrà nelle spiagge protette, temperate e calde, con scarsi venti, non troppo umide ma non secche. Anche il clima marino moderatamente umido e fresco ha gli stessi effetti.

Il clima marino fortemente umido e caldo (Canarie, Azzorre, Madera nella stagione estiva) è opprimente, depressivo e mal sopportato dai piú, e provoca spesso inappetenza e disturbi digestivi; quello umido e freddo può avere effetto sedativo ma piú spesso è anch'esso depressivo.

In generale, i climi marini costieri e delle grandi isole del Mediterraneo sono climi marini deboli in estate e forti in inverno; quelli del Nord Europa, dell'Inghilterra, dell'Irlanda, sono climi marini forti in estate, troppo freddi, ventosi o umidi in inverno per avere un effetto benefico; i sud-oceanici, come quelli caraibici, sono climi marini deboli; quelli delle coste africane dipendono molto dalla natura del suolo e dall'andamento dei venti (se questi spirano da terra si avrà clima continentale e non marino).

Degli effetti dei bagni di mare e dell'importanza della talassoterapia, o terapia con acque marine, parleremo nel capitolo *L'uomo e l'acqua*. Non dimentichiamo che l'azione dei bagni di mare praticati non in uno stabilimento termale ma quando siamo in vacanza, per nostro piacere, ha comunque una serie di effetti che dipendono sia dalla natura dell'acqua sia dalla sua temperatura. Di quest'ultima abbiamo detto estesamente a proposito della termoregolazione.

**Il clima montano.** Per clima montano, o clima alpino, si intende quello che si ha a un'altitudine compresa tra i 1.000 e i 1.800 metri al massimo, anche se molti studi e osservazioni sono stati fatti ad altitudini molto maggiori e a tutte le possibili latitudini.

Il clima montano è un clima forte, assai stimo-

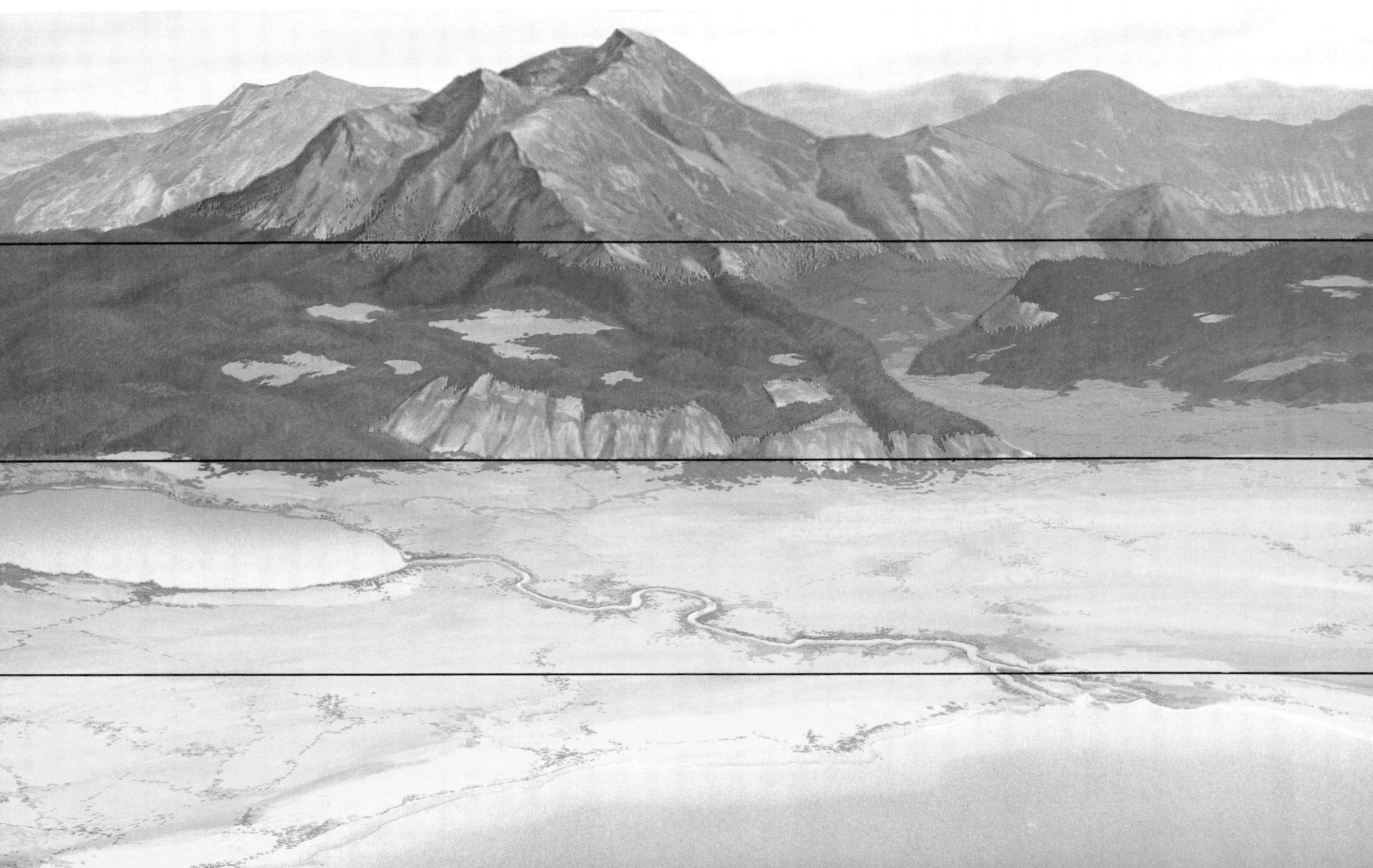

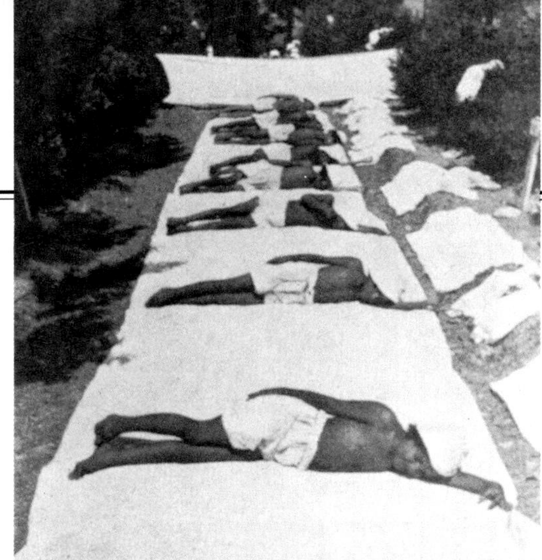

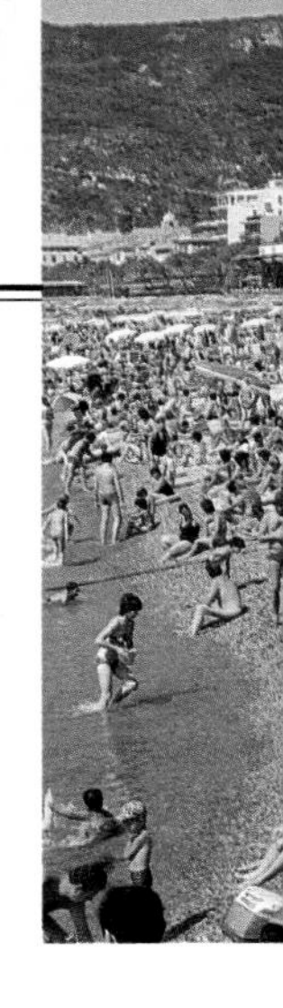

## IL SOLE, LA NOSTRA STELLA BENEFICA

L'energia cosmica primigenia giunge fino a noi dopo essere stata trasformata dal Sole, che quindi è l'unica fonte di energia per la Terra. L'energia liberata all'interno del Sole si propaga nello spazio sotto forma di radiazioni elettromagnetiche: quelle finora scoperte comprendono i raggi gamma, i raggi X, il vento solare, i raggi ultravioletti, la luce visibile, le radiazioni infrarosse e le onde radio. Di tutte queste radiazioni i nostri sensi colgono solo gli effetti luminosi e calorici.

Le radiazioni solari prima di giungere alla Terra devono attraversare l'atmosfera che fa da filtro e permette il passaggio solo ad alcune di esse: per esempio, le radiazioni infrarosse (i raggi calorici), al di sopra di una certa lunghezza d'onda, vengono assorbite dal vapore acqueo, e questo fa sí che la Terra non venga bruciata da un eccessivo calore. Un altro effetto del passaggio delle radiazioni solari attraverso l'atmosfera è la formazione di radioattività che raggiunge lo spazio abitato dagli organismi viventi. Senza tale radioattività naturale la vita non sarebbe possibile. Le radiazioni elettromagnetiche e la radioattività producono degli effetti chimici, fisici e biologici dovuti al fatto che la materia, sia inerte sia vivente, le assorbe trasformandole in fonti di energia.

L'uomo, fin dai tempi antichissimi, ha compreso l'azione benefica e sanatrice del Sole e perciò ne ha esaltato gli attributi divini e mitici: i Paesi nordici, che soffrono della lunga notte invernale, sono ricchi di leggende e fiabe in cui si invoca il Sole; nelle civiltà primitive il Sole era adorato come il primo di tutti gli dèi. Nel Medioevo e all'inizio della civiltà industriale la maggior parte della popolazione era costretta a vivere in bui tuguri, in cui la luce solare filtrava ben di rado o non giungeva affatto. Molte delle malattie che a quei tempi avevano effetti devastanti sulla popolazione colpendo specialmente i bambini, come la tubercolosi e il rachitismo, erano dovute in tutto o in parte a questa situazione.

**L'elioterapia.** L'elioterapia, ossia l'esposizione al sole come cura, già praticata dai Romani, si è diffusa largamente all'inizio del nostro secolo. Mentre nei secoli passati si ambiva ad avere una pelle candida e chi poteva si riparava in ogni modo dall'azione dei raggi solari, oggi l'abbronzatura, sia naturale sia provocata da lampade a raggi ultravioletti, è diventata di gran moda. Per questo, oggi piú che in passato è indispensabile conoscere gli effetti delle radiazioni solari sull'organismo in generale e in specie sulla pelle. Tali nozioni sono necessarie per poter fare dell'elioterapia nell'ambito della climatoterapia, e per esporsi al sole sulle spiagge, in montagna, facendo sport ecc. (Si rimanda al capitolo *Natura e bellezza* il discorso piú specifico sull'abbronzatura e su come proteggere la pelle dalle radiazioni solari).

Tra i raggi luminosi, gli *infrarossi* e gli *ultravioletti* sono quelli il cui effetto biologico è stato meglio studiato. I primi sono calorici ossia formano la componente calore della radiazione solare; i secondi sono i responsabili della reazione pigmentosa della pelle e penetrano all'interno delle cellule agendo anche sul loro nucleo, ossia sul patrimonio genetico cellulare. Questo spiega perché un'eccessiva e prolungata esposizione al sole può provocare dei tumori della pelle.

L'immediato effetto dell'assorbimento di raggi infrarossi è la produzione di calore che tende a diffondersi verso gli strati piú profondi, provocando le stesse reazioni descritte a pag. 196 a proposito delle applicazioni di calore. È evidente che quando ci si espone al sole sdraiati su una spiaggia calda, ossia in condizioni di ricevere calore non solo dai raggi solari ma anche per irraggiamento dalla sabbia o dal suolo, la temperatura in cui ci si verrà a trovare potrà superare anche di molti gradi la temperatura dell'ambiente: in questi casi, i rischi di esporsi a un colpo di calore sussistono anche a temperature ambientali inferiori ai 30°. Ma questa situazione particolare può essere utilizzata, purché si eserciti la necessaria prudenza (ripararsi la testa con cappelli o comunque tenendola all'ombra; limitare i tempi di esposizione; non

---

lante, che richiede all'organismo notevole capacità di reazione. Soprattutto a causa della diminuita pressione parziale dell'ossigeno, stimola la produzione dei globuli rossi, mentre il sangue diviene meno viscoso; per questo è indicato per le persone che soffrono di lievi anemie o che hanno tendenza ad anemizzarsi, come avviene piú spesso nell'età giovanile, particolarmente alle giovani donne, dopo un parto o in convalescenza.

In montagna la respirazione diviene piú frequente e profonda, l'attività cardiaca aumenta, il sangue scorre piú veloce, la circolazione cutanea migliora. L'insieme di tutti questi fenomeni provoca in alcuni soggetti una diminuzione della pressione arteriosa; tuttavia, se l'ipertensione è dovuta a una tendenza all'ipertonia (esagerazione del tono muscolare e nervoso), in soggetti molto reattivi l'effetto può essere opposto.

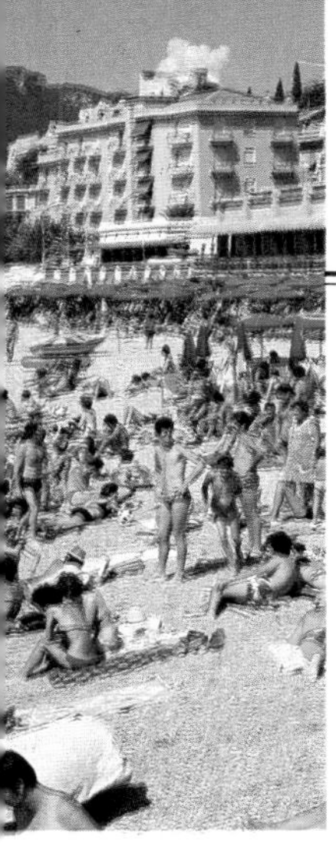

IL SOLE COME CURA *Le radiazioni solari portano alla terra l'energia che permette il sorgere e il perpetuarsi della vita e sono prodighe di benefici effetti, purché le si usi con equilibrio e con moderazione. Quindi sí all'elioterapia (all'estrema sinistra la tradizionale cura del rachitismo) e no alla "consumistica" abbronzatura intensiva.*

esporre tutta la superficie del corpo), per la cura di malattie della pelle, per esempio la psoriasi, o di quelle forme che traggono vantaggio dall'elioterapia come le artrosi delle grandi e delle piccole articolazioni, il reumatismo cronico, il reumatismo muscolare. Inoltre, in questo caso è possibile sfruttare anche l'effetto consensuale di reazione biologica alla temperatura (*vedi pag. 198*), esponendo al sole le estremità per ottenere un effetto curativo anche sugli organi interni.

Gli effetti biologici dei raggi ultravioletti consistono prima di tutto nel provocare una reazione eritematosa, ossia una particolare reazione infiammatoria della cute simile a quella causata dalle scottature. Dopo circa quattro giorni la pigmentazione sostituisce l'eritema, ossia cominciamo ad abbronzarci. Verso il quindicesimo giorno si ha una desquamazione degli strati superficiali della pelle. Se l'esposizione al sole è molto prudente e si fa uso di appropriati schermi, l'eritema non compare o è ridotto al minimo; al contrario, se l'esposizione è troppo violenta, si ha una vera e propria bruciatura con flittene (piccole vesciche), gonfiore e dolore. Le azioni biologiche profonde dei raggi ultravioletti si esplicano specialmente sul sistema circolatorio e sul sangue. Il polso si fa piú frequente e la pressione arteriosa tende ad abbassarsi lievemente; negli anemici si ha un aumento dei globuli rossi, della quantità di emoglobina e dei globuli bianchi, mentre nelle persone normali il sangue resta immutato. Allo stesso modo i minerali tendono ad aumentare nei soggetti che ne siano carenti, per esempio crescono il calcio e il fosforo nei rachitici. La diuresi (la quantità di urina evacuata nelle 24 ore) tende a crescere, il che dimostra un incremento del ricambio e del metabolismo, confermato da un migliore appetito e da un aumento del sonno. Se le esposizioni al sole sono prudenti e ben dosate, esplicano anche un'azione equilibratrice sul sistema nervoso.

Va menzionato il grande potere battericida dei raggi ultravioletti, che rende preziosa l'elioterapia nelle infezioni recidivanti della pelle, per esempio l'acne giovanile.

**Consigli pratici.** L'esposizione al sole deve essere diretta, mai attraverso schermi di vetro o altri materiali.

Il capo deve essere sempre coperto e gli occhi riparati da occhiali scuri.

Si deve scegliere un luogo riparato dal vento ma ben aerato, né troppo caldo né troppo freddo.

L'ora migliore per esporsi al sole è dalle 9 alle 12 del mattino. In climi molto caldi è meglio anticipare l'esposizione; se la temperatura è bassa, occorre posticipare.

Non si devono mai passare molte ore esposti al sole. L'esposizione deve essere graduale, iniziando con 10-15 minuti per arrivare fino al massimo di 1 ora. I tempi cambiano a seconda dei risultati che si vogliono ottenere e delle condizioni della persona che vi si sottopone.

I bambini al di sotto dei 2 anni, per il loro particolare sistema di adattamento termico, rischiano di perdere calore anche se esposti al sole, a meno che non si proteggano con delle superfici radianti poste ai lati del corpo.

**Quando è consigliata l'elioterapia.** Il bagno di sole primaverile, con una temperatura esterna non molto calda, ha un'azione nettamente stimolante ed è indicato per i linfatici, per gli anemici, per tutti coloro che vadano soggetti a malattie ricorrenti delle vie respiratorie e per coloro che soffrono di labilità psicoemotiva. Il bagno di sole estivo è indicato per tutti coloro che soffrono di malattie articolari, sia nelle artrosi sia nelle artriti, per molte malattie della pelle, per il rachitismo e in generale per migliorare il ricambio e il metabolismo. Quando fa molto caldo, il bagno di sole estivo provoca anche un'abbondante sudorazione, e quindi è particolarmente indicato nelle forme reumatiche: ma attenzione ai colpi di calore e agli shock, che possono colpire specialmente gli anziani. Se la temperatura è molto elevata, è meglio esporre al sole solo le parti malate, e rinfrescarsi spesso il viso, il collo, le ascelle con acqua fresca. Il sole in alta montagna potenzia l'azione climatica tonificante, in particolare sul sangue e sul sistema circolatorio.

Il forte clima montano è caratterizzato da ampi sbalzi di temperatura tra il giorno e la notte; è ventoso, secco con frequenti precipitazioni (pioggia o neve), bassa pressione, forte irradiazione solare: per questo è un clima molto eccitante e stimolante specie del sistema vegetativo. Il metabolismo aumenta, cosí come l'appetito, la vitalità, la forza muscolare, le capacità di digestione, assimilazione e secrezione. Naturalmente gli iperergici, gli iperreattivi, e in generale tutti coloro che tendono ad avere delle reazioni violente e aumentate agli stimoli esterni, potranno risentire del clima di montagna in senso negativo, divenendo ancora piú irrequieti, insonni, inappetenti, talvolta con palpitazioni o tachicardie notturne.

**Il clima di lago.** La dolcezza del clima di lago è ben nota, e tanti scrittori e poeti l'hanno descritta sin

## LA COMPOSIZIONE DELL'ARIA ATMOSFERICA

L'aria atmosferica, ossia l'aria che respiriamo e in cui siamo immersi, è costituita dal 21% di ossigeno, dal 78% di azoto e dallo 0,03-0,04% di anidride carbonica. Inoltre i gas rari (argon, elio, cripto, neon, xeno) vi sono presenti in tracce minime. L'ozono, detto anche ossigeno nascente poiché si forma quando l'ossigeno viene sviluppato nel corso di una reazione chimica, è presente in piccolissime quantità sia al mare sia in montagna, ma è completamente assente nelle città, forse per effetto dei fumi e degli scarichi inquinanti; la sua percentuale varia con le stagioni (è massima in primavera e minima in autunno) e con la latitudine (all'equatore è, infatti, minima). L'ozono ha potere disinfettante, battericida, deodorante e ossidante. Sui suoi possibili effetti biologici si è detto molto, ma poco è stato provato: è certo che le maggiori percentuali di ozono atmosferico coincidono con i climi piú stimolanti, ma non è altrettanto sicuro che proprio l'ozono contribuisca a renderli tali.

Nell'aria di mare si trovano sospesi in microscopiche particelle sali come il cloruro di sodio, bromo e silicio, spesso ionizzati. Anche la natura del suolo influenza la composizione dell'aria, ma le sostanze in sospensione sono difficilmente identificabili a causa delle microscopiche quantità in cui sono presenti.

Il pulviscolo atmosferico, ossia le particelle che si vedono brillare sospese nell'aria attraversata da un raggio di sole, è una componente normale dell'aria; tuttavia se è troppo abbondante è dannoso, sia perché depositandosi nelle vie aeree superiori ne irrita le mucose e provoca una secrezione di muco superiore al normale, sia perché trasporta germi e virus: uno dei fattori da cui dipende la salubrità dell'aria, è appunto la scarsità o l'assenza di pulviscolo.

Purtroppo oggi l'aria contiene anche grandi quantità di sostanze inquinanti di vario tipo, dalle quali non è facile difendersi. Una parte di queste sostanze inquinanti industriali si accumula nelle nuvole e ricade al suolo, con la pioggia: le piogge divengono cosí acide e causano la morte della vegetazione, anche delle grandi foreste del Nord America e dei boschi dell'Europa Nord-Orientale. Persino i licheni delle zone polari ne sono danneggiati, tanto da far temere la scomparsa delle renne che se ne nutrono e che, a loro volta, costituiscono il nutrimento di base di Lapponi ed Eschimesi, uniche popolazioni in grado di sopravvivere in questi climi.

---

dall'antichità. Già al tempo dell'antica Roma erano famosi alcuni luoghi di villeggiatura sui laghi: Sirmione sul lago di Garda, il lago di Bracciano, quello di Bolsena. Ma il popolo che forse piú di qualunque altro ne ha apprezzato la bellezza e gli effetti salutari è quello cinese: innumerevoli dipinti, poesie e leggende ne cantano le lodi, tanto che alcuni luoghi, come il famoso lago di Hangchiow (descritto anche da Marco Polo), sono noti in tutto il mondo.

L'acqua di lago è viva e salubre, pur non scorrendo veloce come quella di fiume. È questa caratteristica che consente agli specchi d'acqua di svolgere un ruolo di regolazione della temperatura (assorbendo il calore delle radiazioni solari e cedendolo quando l'atmosfera si raffredda impediscono grandi escursioni giornaliere o stagionali) e di umidificazione dell'aria, che costituiscono le principali caratteristiche di questo tipo di clima.

Il clima di lago cambia a seconda dell'altitudine e della latitudine: un grande lago prealpino come il Garda, e un piccolo laghetto montano, a esempio quello di Moena, avranno un clima ben diverso. Tuttavia l'influsso di una grande massa d'acqua sul clima e sullo spirito è fondamentalmente sempre lo stesso e induce lo stesso tipo di modificazioni. Vedremo cosí che una vallata montana in cui vi è un lago ha clima piú dolce di una vicina che ne è priva, minori differenze di temperatura tra il giorno e la notte, clima piú umido e meno ventoso. Ne consegue che quanto detto a proposito della forza del clima montano viene in parte mitigato dalla presenza di un bacino lacustre, e anche una persona che di norma non lo sopporta riesce a ben tollerarlo; questo è particolarmente vero per chi tende ad avere la pressione alta, per chi soffre d'insonnia o ha un carattere troppo eccitabile. Talvolta in una famiglia un membro mal sopporta il clima montano, che può essere per contro giovevole agli altri: allora la scelta di una località montana sulle rive di un lago può conciliare le esigenze di tutti e permettere una vacanza salutare all'intera famiglia.

Le zone dei grandi laghi prealpini hanno climi con qualità sedative e calmanti, favorevoli agli insonni, agli ipertiroidei, ai convalescenti: ma l'alto tasso di umidità li rende poco adatti ai reumatici, sia stenici sia astenici, ai linfatici e ai malinconici.

Nelle Ande peruviane e nelle zone himalayane vi sono grandi laghi ad altitudini elevate, combinazione che sembra rendere il clima di quelle zone molto salubre, tanto che le popolazioni che vi abitano sono particolarmente longeve; tuttavia le loro condizioni di vita e di alimentazione appaiono molto dure e tutt'altro che desiderabili a chi è abituato agli agi del mondo occidentale.

**Il clima di foresta.** Una folta vegetazione arborea influisce sulle condizioni climatiche in diversi modi, sia cambiando la costituzione dell'atmosfera, sia modificando le condizioni di temperatura, di umidità e di aerazione. L'aria di una foresta, specie se con fitto fogliame, è particolarmente pulita: infatti il pulviscolo, con i germi che trasporta, viene

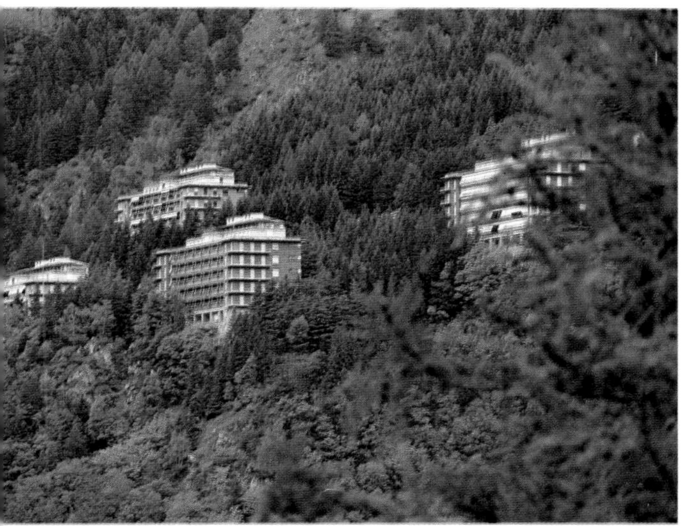

CURARE CON IL CLIMA *Località montane con grandi boschi di conifere e particolarmente riparate dai venti dall'inizio del secolo furono ricercate per costruirvi grandi sanatori per la cura delle malattie polmonari e in particolare della tubercolosi. Un esempio è Sondalo, in Valtellina, rappresentato nella figura. Il clima balsamico, asciutto di questa località, senza grandi sbalzi di temperatura, le forti radiazioni solari che consentono l'elioterapia, la purezza dell'aria sono stati per molti anni gli unici mezzi per curare le malattie polmonari le quali, dall'inizio dell'era industriale e per molti decenni seguenti, costituirono una delle maggiori cause di morte.*

trattenuto come da un filtro e i germi si fanno sempre piú rari via via che ci si inoltra tra gli alberi. La funzione respiratoria degli alberi arricchisce l'atmosfera di ossigeno e la impoverisce di acido carbonico; anche l'ozono è abbondante e l'aria è fortemente ionizzata. Queste due caratteristiche sembra abbiano effetto salutare: secondo alcune teorie perché contribuiscono a migliorare il metabolismo, favorendo le trasformazioni chimiche; secondo altre attraverso un effetto catalizzatore che agisce sulle capacità di scambio dell'organismo sia con l'ambiente sia all'interno di sé stesso. Gli elementi volatili che entrano nella composizione di molte piante e fiori, e che noi cogliamo come profumi od odori, hanno spesso proprietà medicinali: per esempio le essenze balsamiche dei pini e di altre conifere, degli eucalipti, o del timo.

La foresta, inoltre, costituisce un regolatore termico proprio come le grandi distese d'acqua, ma attraverso un meccanismo differente. Il suolo di una foresta e lo strato d'aria che lo ricopre sono piú freddi di quelli dei terreni circostanti; contemporaneamente, gli strati d'aria piú alti, a circa quattro o cinque metri dal suolo, sono piú caldi. Ciò crea un cuscino d'aria simile a quello che abbiamo descritto parlando della protezione contro il freddo o il caldo offerta dalle vesti, e grazie a tale cuscino d'aria gli sbalzi di temperatura tra il giorno e la notte e tra l'inverno e l'estate sono meno forti che nelle zone esposte della stessa regione; tale effetto è possibile anche perché gli alberi fanno da barriera ai venti. È facile notare che, d'estate, entrando nel folto di un bosco, si avverte un senso di frescura o addirittura di freddo, non dovuto alla mancata irradiazione solare dal momento che tale sensazione permane anche nelle giornate nuvolose, mentre nelle giornate fredde d'inverno i boschi sono piú caldi e offrono un riparo ai rigori del clima.

I boschi hanno notevole effetto anche sull'umidità: benché in generale l'atmosfera sia sempre piuttosto umida, tuttavia l'assorbimento d'acqua in profondità da parte delle radici delle piante tende continuamente ad asciugare il suolo con un movimento di drenaggio, che risulta piú evidente nei boschi di pini e di conifere. Questo fenomeno fa sí che l'umidità non sia stagnante, anzi talvolta rende l'atmosfera dei boschi piú asciutta di quella della zona circostante, specie nelle regioni nebbiose.

Questo insieme di fattori meteorologici rende il clima di foresta particolarmente calmante e sedativo ma non deprimente, favorevole specialmente agli anemici, ai convalescenti, alle persone anziane; a questi effetti benefici i boschi di pini e di conifere aggiungono i vantaggi di una moderata altitudine (attorno ai 1.000 metri) e della balsamicità dell'aria. Ciò li rende consigliabili a tutti coloro che vanno soggetti a bronchiti o ad altre malattie del sistema respiratorio, ma particolarmente a chi abbia sofferto di polmoniti o altre affezioni polmonari. Non dimentichiamo che lunghi soggiorni in queste località spesso riuscivano a curare i tubercolotici, quando ancora questa malattia mieteva innumerevoli vittime, semplicemente aumentando le difese dell'organismo e favorendo la funzionalità del sistema respiratorio. La possibilità di curare le malattie polmonari con gli antibiotici e gli altri farmaci oggi disponibili non ci esime dal chiederci perché, per quale debolezza delle sue difese generali o di uno specifico organo o sistema, una certa persona si sia ammalata proprio di polmonite o di bronchite, e soprattutto non ci dispensa dall'aiutarla, se possibile, a fortificarsi e a prevenire per il futuro le recidive. Sappiamo infatti che chi ha avuto una polmonite ha molte piú probabilità di riammalarsi di questa malattia della media delle altre persone e che una bronchite può trasformarsi in una malattia cronica con grande facilità. Perciò, sia nell'immediata convalescenza sia negli anni subito successivi, il trascorrere i periodi di vacanza in località che abbiano le caratteristiche descritte sopra costituisce una valida misura preventiva.

# L'uomo e l'acqua

*La vita è nata nell'acqua, questo prezioso elemento indispensabile alla nostra sopravvivenza. Ma sin dai primordi l'uomo ha compreso le virtú terapeutiche di certe acque, in particolare del mare, delle acque minerali, delle sorgenti termali, ancora oggi una preziosa fonte di salute.*

"Laudato sii, mi Signore, per sora Aqua, la quale è molto utile e umile e preziosa e casta" (San Francesco d'Assisi).

"Utile e umile" quest'acqua, per i mille servizi che ci rende: con essa cuciniamo, laviamo, annaffiamo l'orto. E tuttavia "preziosa e casta": senza di essa la vita sarebbe impossibile, né sarebbe mai nata. La purezza dell'acqua sorgiva, la distesa infinita del mare, la raccolta, come una gemma, di un lago, l'impeto di un torrente o il moto maestoso di un fiume che scorre nel piano: tutto questo è acqua, l'acqua cantata dai poeti, ricercata e tesaurizzata dall'uomo che l'ha domata e difesa con dighe, canali, bacini, che ovunque rappresentano le sue prime opere. Prima che a costruirsi una casa o a tessere le sue vesti, l'uomo ha appreso ad aver cura delle acque, specie della sorgente o del limpido rivo accanto a cui sorsero i primi agglomerati umani all'alba della civiltà.

## Il mare primigenio e la nascita della vita

La vita, cosí come si è sviluppata sul nostro pianeta, può esistere solo in un mezzo liquido: nei gas le molecole si muovono troppo velocemente per legarsi in modo sufficientemente stabile e complesso da formare un organismo, mentre nei solidi i legami sono troppo stabili per permettere quei dinamici scambi che sono propri della vita.

È ormai accertato che la vita è nata nell'acqua o meglio nel mare dove, 3 miliardi e mezzo di anni fa, sono comparsi i primi organismi, formati da una sola cellula. Piú di 2 miliardi di anni dopo, varie cellule si sono aggregate tra loro a formare organismi piú complessi e, piú tardi, intorno a questi si è formata una membrana di protezione allo scopo di mantenere costanti ed equivalenti le condizioni di vita di tutte le loro parti, proteggendoli nel contempo dalle variazioni esterne.

Si pensa che questa membrana abbia "intrappolato" al suo interno una minuscola frazione del mezzo in cui erano immersi: il mare di quei tempi lontani. Cosí ora, innumerevoli passi piú avanti nella storia dell'evoluzione, noi continuiamo a portarci appresso il mare primigenio in cui si sviluppò la vita: è il liquido *interstiziale*, in cui tutte le cellule del nostro organismo sono immerse, che le avvolge, le bagna e agisce da mezzo di scambio, da intermediario, tra esse e il sangue; nel liquido interstiziale si debbono sciogliere tutti i nutrimenti per poter essere assorbiti e interagire con le componenti cellulari.

L'acqua, con la sua particolare struttura chimico-fisica, è parte indispensabile della materia vivente, sia essa animale o vegetale, semplice o complessa, e ne rimane tuttora la componente principale: la valutazione dell'acqua "biosferica", cioè il contenuto idrico di ogni forma vitale, da quelle microscopiche, al regno vegetale, ai piccoli e grandi mammiferi, all'uomo stesso, corrisponde a quasi un centesimo della massa d'acqua terrestre, il che non è poco, tenuto conto dell'enorme quantità di quest'ultima!

E non potrebbe essere altrimenti, vista la partecipazione obbligatoria dell'acqua a qualunque processo biologico: risale agli albori della scienza

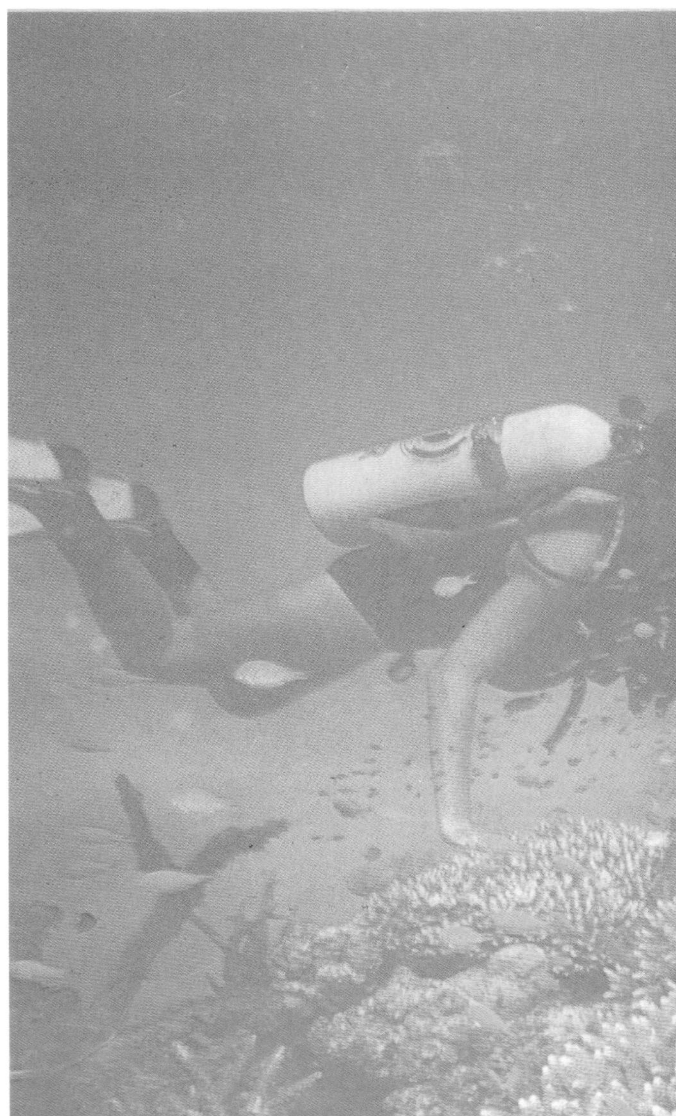

medica la sentenza *corpora non agunt nisi soluta*, che tradotta significa: i corpi non interagiscono se non sono sciolti in acqua. Nella solita magnifica sintesi della lingua latina questa sentenza indica una condizione biologica fondamentale, confermata dalle recenti esperienze di fisica atomica, sebbene queste abbiano sottolineato il ruolo indispensabile allo svolgersi dei fenomeni vitali primari delle radiazioni di altissima energia, quali quelle cosmiche, che continuamente ci investono, come abbiamo detto parlando di elioterapia (*vedi* il capitolo *L'uomo e il clima*). Possiamo sintetizzare dicendo che l'acqua è componente indispensabile della materia vivente, mentre le radiazioni sono la forza, la scintilla che produce le continue trasformazioni che caratterizzano il fenomeno che chiamiamo "vita".

## L'acqua dentro di noi

Quasi a comprovare la nostra lontana origine acquatica anche noi, come tutti gli altri esseri viventi, siamo costituiti prevalentemente d'acqua. Con alcune variazioni, circa il 60% del nostro peso è rappresentato da acqua: in un normale maschio adulto che pesi 70 kg questo significa circa 42 litri! Quasi due terzi di tutta quest'acqua, cioè all'incirca 27 litri, sono contenuti all'interno delle cellule (liquido *intracellulare*) e formano l'ambiente dove avvengono i processi metabolici, dove l'ossigeno viene bruciato e i nutrienti trasformati per produrre energia e le strutture materiali di cui siamo composti. 11 litri sono dispersi tra le cellule (liquido *interstiziale*) e altri 2,5 litri costituiscono la parte liquida del sangue detta *plasma*, e sono quindi all'interno del sistema circolatorio.

Ai primordi della vita gli organismi monocellulari vivevano in un "ambiente esterno" (il mare), da cui i primi microscopici organismi attingevano nutrienti e in cui eliminavano i prodotti di scarto. Ora negli organismi complessi, o *pluricellulari*, è il liquido interstiziale che svolge questa funzione di ambiente, non piú esterno ma "interno", agendo da mediatore tra le cellule e il sangue. È infatti il san-

### LA COMPOSIZIONE CHIMICO-FISICA DELL'ACQUA

**L'acqua allo stato liquido è composta da due atomi di idrogeno e uno di ossigeno; ma questi atomi in realtà si legano tra loro a formare delle lunghe catene, in cui vi saranno, per esempio, 180 atomi di idrogeno e 90 di ossigeno. Questo spiega la straordinaria proprietà dell'acqua di legarsi a un gran numero di composti diversi e la sua capacità di sciogliere numerosissime sostanze.**

**Alcuni degli atomi di idrogeno, che si trovano nell'acqua comune, sono un poco diversi dagli altri e sono radioattivi: si tratta di una scarsa emissione di radiazioni, in quantità percentuale minima. Ma parlando della microradioattività dell'acqua (le rocce e anche le forme viventi emettono quantità similari di radiazioni), si deve riflettere sulla parte che queste energie, unite a quelle delle radiazioni che arrivano dal cosmo e dal sole, hanno nel mantenimento della vita. Lo abbiamo accennato parlando delle radiazioni solari, lo ripetiamo parlando dell'acqua: anche dall'acqua comune, anche dall'acqua degli oceani provengono radiazioni che contribuiscono al ciclo di vita sul nostro pianeta.**

**Ma la composizione chimico-fisica dell'acqua non è tutto. Infatti in natura è impossibile trovare acqua che non presenti disciolti elementi chimici diversi. Quelli contenuti nell'acqua sorgiva, naturalmente potabile, ne determinano l'utilità per ogni forma di vita, per l'industria e l'agricoltura (*vedi tabella qui sotto*). Si tenga presente che alcuni degli elementi presenti in tracce si sono dimostrati indispensabili per la conservazione del normale stato di salute; tanto da far pensare che altri elementi, finora considerati non influenti sulla vita animale e vegetale, forse in futuro si dimostreranno normalmente utilizzati per qualche funzione o qualche costruzione organica.**

***I costituenti inorganici (minerali) disciolti nelle acque sotterranee***

***Costituenti principali* (piú di 5 mg/l)**
**Acido carbonico - Bicarbonato - Calcio - Cloro - Magnesio - Silicone - Sodio - Solfato**

***Costituenti minori* (0,01-10,0 mg/l)**
**Boro - Carbonato - Ferro - Fluoruro - Nitrato - Potassio - Stronzio**

***Costituenti traccia* (meno di 0,1 mg/l)**
**Alluminio - Antimonio - Argento - Arsenico - Bario - Berillio - Bismuto - Bromuro - Cadmio - Cerio - Cesio - Cobalto - Cromo - Gallio - Germanio - Oro - Indio - Ioduro - Itterbio - Ittrio - Lantanio - Piombo - Litio - Manganese - Molibdeno - Nichelio - Niobio - Fosfato - Platino - Radio - Rame - Rubidio - Rutenio - Scandio - Selenio - Tallio - Torio - Stagno - Titanio - Tungsteno - Uranio - Vanadio - Zinco - Zirconio**

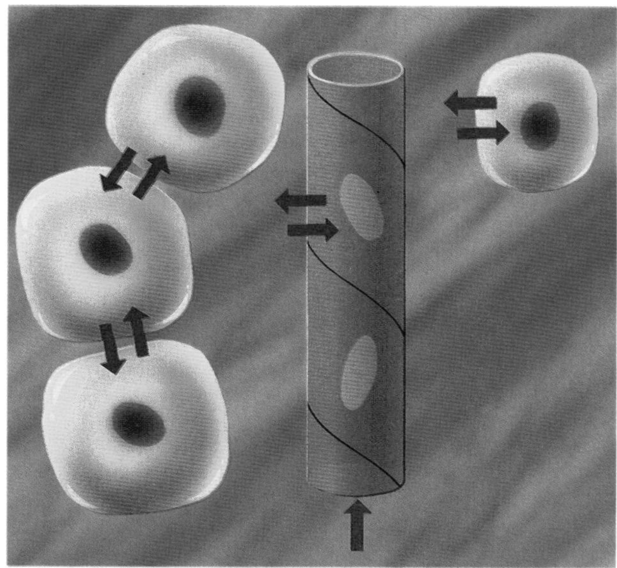

L'INCESSANTE MOVIMENTO DEI LIQUIDI ORGANICI *L'acqua scorre senza sosta dall'interno dei vasi capillari agli spazi interstiziali, dall'interno all'esterno di ciascuna cellula, dall'uno all'altro tessuto. Avvengono cosí gli scambi nutrizionali e l'eliminazione delle scorie: infatti, sia le sostanze nutritive sia queste ultime sono disciolte in acqua.*

gue che trasporta a tutti i tessuti gli elementi necessari alla vita e porta via i rifiuti perché possano essere eliminati all'esterno.

Per rendere possibili questi scambi, il liquido interstiziale e il plasma hanno una composizione molto simile. Cosa intendiamo parlando di composizione di questi liquidi, non si tratta forse di acqua come abbiamo detto fin qui? In realtà, allo stato naturale l'acqua raramente è pura come l'acqua distillata, e quella corporea non fa eccezione. Essa contiene in soluzione varie sostanze: sali, minerali, proteine, ecc, presenti in diverse quantità a seconda del compartimento e del tessuto in cui si trova. All'interno della cellula, per esempio (compartimento intracellulare), predominano potassio, magnesio, solfati, fosfati e proteine, in quantità variabile a seconda delle funzioni e dello specifico tessuto di cui la cellula fa parte. Nel liquido interstiziale prevalgono, invece, sodio, cloro e bicarbonati. Il plasma è molto simile al liquido interstiziale, ma è molto ricco di proteine, che in quello mancano quasi del tutto.

Non solo i vari tessuti e organi sono caratterizzati da concentrazioni diverse di sostanze in soluzione nell'acqua, ma hanno anche differenti quantità d'ac-

## CHE COSA CONTIENE IL SANGUE?

Il sangue è un fluido rosso abbastanza viscoso: lo si può considerare il sistema di trasporto dell'organismo. Il sangue, infatti, trasporta gas (ossigeno e anidride carbonica), nutrienti, prodotti di scarto, ormoni, mediatori chimici, ossia sostanze che convogliano "messaggi" per i diversi organi, ed è inoltre importante nel mantenimento della temperatura corporea.

Il sangue è composto da una *parte corpuscolata*, costituita dai globuli rossi e bianchi e dalle piastrine, e da una *parte liquida* detta plasma.

*Globuli rossi:* sono 5 milioni/mm$^3$, a forma di disco biconcavo piuttosto sottile; contengono l'emoglobina che trasporta l'ossigeno. Nascono nel midollo osseo al ritmo di 200.000 milioni al giorno e vivono circa 120 giorni prima di esaurire la loro funzione ed essere distrutti.

*Globuli bianchi:* sono 8000/mm$^3$, in realtà non sono bianchi ma semplicemente incolori e costituiscono una grande famiglia composta da tipi diversi. Hanno la capacità di muoversi e uscire dai capillari per infiltrarsi nei tessuti. Sono composti per il 70% da granulociti, cosiddetti perché contengono dei granuli, e per il 25% da linfociti. I granulociti costituiscono la prima linea nel sistema di difesa dell'organismo: accorrendo sul luogo di un'infezione attaccano e divorano gli organismi estranei e pericolosi, e formano il pus, costituito da granulociti e batteri morti. I linfociti si dividono in linfociti B e T: i linfociti B producono gli anticorpi (immunoglobuline) che sono le armi di difesa specifiche dell'organismo; i linfociti T sono specializzati nell'identificazione delle sostanze estranee (di qualsiasi natura) e sono regolatori dell'attività dei linfociti B.

*Piastrine:* sono 250.000/mm$^3$, corpuscoli di piccolissime dimensioni, molto piú piccoli dei globuli rossi e bianchi, hanno una funzione importantissima nel processo della coagulazione. Si radunano nei punti in cui i vasi sono danneggiati e formano un tappo, secernendo allo stesso tempo una sostanza che causa vasocostrizione, dando inizio alla coagulazione del sangue.

*Plasma:* quando globuli rossi, globuli bianchi e piastrine sono stati tolti dal sangue, quello che resta è il plasma. Si tratta per piú del 90% di acqua in cui sono disciolti sali; il resto è formato da varie proteine.

*Proteine del plasma:* fibrinogeno e protrombina prendono parte al processo della coagulazione; albumina e globuline trasportano varie sostanze ai loro siti d'azione, per esempio vitamine ($B_{12}$, A, D, K), insulina, ferro. Un gruppo di globuline (gammaglobuline) è formato dagli anticorpi fabbricati dai linfociti, uno degli strumenti di difesa dell'organismo contro l'invasione di corpi estranei. Tutte le proteine del plasma, eccetto le globuline, sono fabbricate dal fegato.

qua. Alcuni, come i reni, sono piú ricchi della media; altri, come per esempio le ossa, ne contengono relativamente poca, e meno ancora il tessuto adiposo. È proprio lo scarso contenuto d'acqua del grasso (10%) a far sí che, a parità di peso, la donna "contenga" meno acqua dell'uomo: per la sua struttura corporea, infatti, la donna possiede piú tessuto adiposo dell'uomo, anche se è magra e non lo si vede!

Il bambino piccolo, fatte le debite proporzioni ponderali, "contiene" piú acqua dell'adulto: moltissima alla nascita, anche se poi decresce rapidamente nel primo anno di vita e va aggiustandosi negli anni seguenti verso i valori dell'adulto. L'acqua in eccesso del bambino è tutta al di fuori delle cellule e questa è una delle ragioni per cui i bambini piccoli perdono acqua (si disidratano) piú facilmente dell'adulto e necessitano di bere molto e spesso, specie se perdono liquidi, come può avvenire col vomito o la diarrea. Nel caso di diarrea forte il bere può non essere sufficiente; allora sarà necessario reintrodurre liquidi per via endovenosa, con delle fleboclisi. Per mantenere il suo alto contenuto d'acqua il neonato beve tre volte piú dell'adulto rispetto al proprio peso; ma anche un bambino piú grande, a 4-5 anni, sui 20 kg di peso, fatte le debite proporzioni beve circa il doppio dell'adulto.

## L'equilibrio idrico

Abbiamo parlato di assumere liquidi e di perderne: il grande volume d'acqua che ci compone, infatti, è tenuto in equilibrio da "entrate" e "uscite", proprio come un conto bancario. Dalla parte delle uscite, alcune sono obbligatorie nel senso che esiste un minimo obbligato, che può aumentare considerevolmente in circostanze speciali, come in una bolletta in cui la parte rappresentata dal canone è fissa e la parte costituita dal consumo è variabile.

Per mantenere costante il nostro volume d'acqua durante la giornata, le uscite vanno compensate introducendo liquidi sotto forma di bevande e di cibi. Infatti il nostro corpo fabbrica un po' d'acqua, ma è veramente poca e la gran parte delle entrate proviene dall'esterno.

Come avviene con un conto bancario, se le uscite sono poche, le entrate possono essere a loro volta ridotte; ma se le uscite aumentano è necessario introdurre di piú per rimanere in pareggio. Le uscite minime obbligatorie sono costituite dall'acqua persa con la respirazione per umidificare l'aria inspirata (*vedi* il capitolo *L'uomo e l'aria*): nonostante il naso sia in grado di ricatturare l'umidità dell'aria espirata e di riciclarla, non è efficiente al 100% e vengono persi circa 400 ml d'acqua nelle 24 ore. Altra acqua, circa 1 litro ogni 24 ore, viene persa dalla pelle per evaporazione. Questo non include il sudore, che ovviamente aumenta le perdite in proporzione all'entità della sudorazione.

Infine il tubo digerente, come abbiamo visto nel capitolo *I frutti della Terra: la nutrizione*, secerne una gran quantità di succhi digestivi, che vengono in massima parte riassorbiti durante il passaggio intestinale: solo 200 ml vengono eliminati con le feci e quindi, rispetto al bilancio delle entrate e delle uscite, sono considerati come "persi". Inoltre, come vedremo a pag. 234, il rene non può mai smettere di funzionare e deve produrre un minimo di urine al giorno.

Tutte queste perdite minime obbligate possono aumentare in condizioni particolari. D'estate, in una giornata molto calda e secca, la sudorazione aumenta e in caso di esercizio pesante può far perdere letteralmente litri d'acqua: è necessario non solo bere in abbondanza ma anche ripristinare i sali per far passare il senso di debolezza e di malessere che vi si accompagna. Anche il contenuto liquido delle feci può aumentare drammaticamente in caso di diarrea, fino ad alcuni litri al giorno se questa è particolarmente violenta, come può capitare nei climi caldi o nei Paesi tropicali. Come abbiamo detto, il bambino piccolo è particolarmente indifeso di fronte alla perdita di acqua corporea e una diarrea con parecchie scariche al giorno impone un immediato intervento medico.

A differenza delle uscite, le entrate sono soggette alla nostra volontà e quindi variabili da zero a

*(segue a pag. 234)*

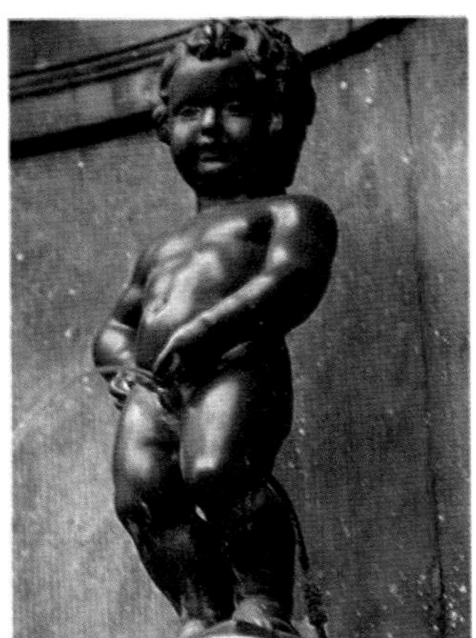

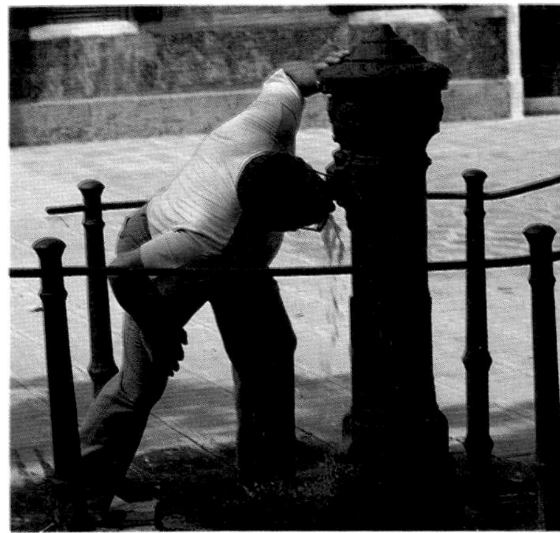

LE ENTRATE E LE USCITE *L'acqua dentro di noi (circa il 60 per cento del nostro peso è rappresentato da acqua) va mantenuta a un livello costante; perciò dobbiamo continuamente compensare quella eliminata con le urine e attraverso il sudore, la respirazione, l'evaporazione della pelle. È estremamente importante bere molto e spesso.*

# L'acqua che crea la vita

Acqua: $H_2O$, cioè due atomi di idrogeno e uno di ossigeno, legati a formare una molecola che in natura si ritrova allo stato liquido, gassoso come vapor acqueo o solido come ghiaccio. In una o l'altra delle sue forme l'acqua è dappertutto: fascia la terra con i suoi vapori, la impregna e ricopre con i grandi oceani, i mari, i fiumi e i laghi. Senza arresto, senza fine, circola fra oceani, atmosfera, continenti, poli. E senza arresto, senza fine, crea la vita, infinite forme di vita. Questo *ciclo idrologico*, di cui viviamo e di cui noi stessi, animali e piante, siamo una componente, merita di essere descritto, pur sommariamente, per capire la differenza tra le diverse acque e il loro valore curativo.

L'acqua dei mari, degli oceani, dei fiumi, e tutta quella che inapparente impregna gli strati superficiali del terreno, evapora continuamente nell'atmosfera e sale verso l'alto, cosí come fa il vapore di una pentola che bolle. Quando raggiunge gli strati piú alti dove la temperatura si raffredda, si addensa in nubi che a loro volta si disciolgono in pioggia che ricade sulla terra. Qui una parte di acqua rimane in superficie e rievapora, mentre una parte penetra in profondità.

Questi fenomeni dipendono dalla natura del suolo e soprattutto dalla vegetazione: dove la vegetazione è fitta, se vi sono boschi e piante ad alto fusto, questa mantiene l'umidità del terreno e lo rende piú soffice, favorendo il passaggio delle acque alle falde sotterranee. Nei deserti o nelle praterie le rare piogge dilavano il terreno e spariscono in profondità, lungo delle specie di invisibili crepe del terreno, senza aver avuto il tempo di impregnare il suolo. Dalle falde sotterranee sgorgano sorgenti, si formano laghi e fiumi che sono arricchiti sia dalle acque piovane sia dallo sciogliersi delle nevi d'alta montagna. I fiumi scorrono verso il mare, dalla cui vasta superficie si ha la maggiore percentuale di evaporazione; il vapore si ricondensa in nubi che ricadono sulla terra sotto forma di pioggia. E cosí via, in un ciclo che non ha fine.

Ma anche i vegetali, gli animali e l'uomo stesso fanno parte del ciclo idrologico: anch'essi cedono continuamente acqua attraverso l'evaporazione della pelle e l'espirazione, tanto che una percentuale, seppur piccola, della pioggia che ricade su di noi proviene da esseri viventi. Inoltre molte delle qualità che differenziano le acque tra di loro sono di origine organica.

## Gli oceani sotterranei

Siamo andati sulla Luna e teniamo sotto controllo visivo nebulose distanti molti anni-luce, ma poco sappiamo dei depositi di acque profonde e dei grandi mari o oceani sotterranei di cui si presume l'esistenza: eppure l'acqua, molto piú dello spazio stellare, è elemento indispensabile alla nostra sopravvivenza! Che cosa sono e come si sono formati i grandi oceani sotterranei?

Quando gli attuali immensi deserti del Sahara e d'Arabia erano coperti da grandi foreste e i ghiacciai della calotta polare ricoprivano l'Europa, e quando in seguito, mentre lo strato glaciale si spostava verso Nord e la spinta dei continenti faceva esplodere sulla crosta terrestre catene montuose, interi continenti si staccavano o confluivano, allora, nelle profondità, si formavano dei bacini in cui si raccoglievano come dei grandiosi mari sotterranei, che si sono conservati fino ai nostri giorni.

Talvolta la spinta degli strati rocciosi fa salire verso l'alto rivoli d'acqua che sboccano in sorgenti esterne e per un gioco di pressioni tra strati di acqua proveniente da mari o da ghiacciai o da infiltrazioni fluviali, si completa e si approfondisce il ciclo idrologico-geologico. In profondità, il sistema di flusso delle acque sotterranee prende parte alle migrazioni e agli accumuli del petrolio; prende parte al formarsi dei depositi di minerali; interferisce sulla distribuzione e sugli eventi geotermici, fino alle esplosioni vulcaniche.

Per merito delle approfondite ricerche della sezione di idrologia dell'Unesco possiamo avere una idea del bilancio dell'acqua della Terra. Sommando da un lato i volumi degli oceani, piú le calotte polari, piú i ghiacciai dei rilievi montuosi, risulta un totale di 1400 × 10.000.000 km³ di acqua che si rinnova in circa 4.000 anni. Dall'altro lato mettiamo le acque sotterranee pro-

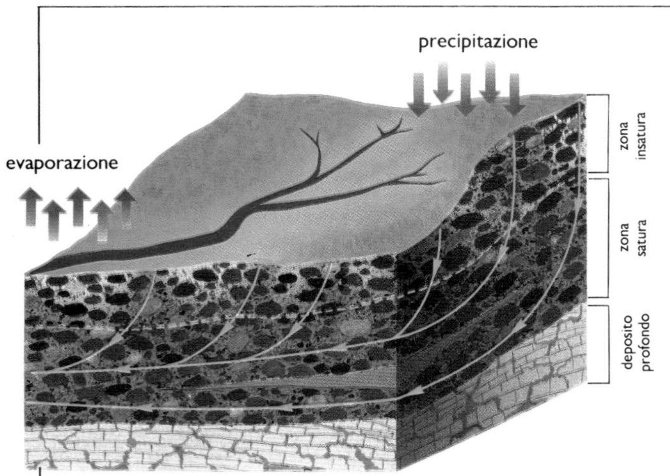


IL CICLO IDROLOGICO *L'infinita circolazione di acqua fra oceano, atmosfera e terra è chiamata* ciclo idrologico. *È qui illustrata la parte del ciclo che si svolge in superficie e a media profondità in una singola falda, mettendo in evidenza la porzione di acqua che passa dalle falde superficiali verso i depositi di acque profonde da cui provengono le acque minerali. L'acqua giunge sulla terra per precipitazione (piogge, neve) e ritorna all'atmosfera per evaporazione. Fluisce sulla superficie e lungo canali sotterranei (in azzurro nel disegno). Al di sotto della superficie esiste una "zona satura", separata dalla parte superficiale da uno strato di terra che si asciuga di continuo per evaporazione("zona insatura") e da una falda d'acqua che la protegge come un involucro liquido. Al di sotto della zona satura, a diverse profondità a seconda della differente natura del suolo, esistono le falde o depositi profondi, dove l'acqua è giunta e si è depositata in migliaia di anni.*

fonde: sono, allo stato attuale delle conoscenze, valutate a 60 x 10.000.000 $km^3$. Il rinnovo dei depositi profondi varia enormemente, da poche settimane a 10.000 anni, ma di solito si avvicina di piú a quest'ultima cifra.

**L'acqua dolce: un bene inestinguibile?**

Quanta ve ne è sulla terra, di questa preziosissima acqua? È meno facile dirlo di quanto possa credersi, perché mancano dati certi sulla consistenza dei depositi profondi. Si ritiene che in totale l'acqua sotterranea sia circa il 4% del bilancio idrologico. Si vede perciò che il recente allarme sulla deplezione delle acque profonde, che vengono impiegate per uso industriale, è giustificato, specie se si tiene conto che questi depositi di acque si sono formati in molte migliaia di anni, mentre vengono consumati con ritmi di milioni di metri cubi all'anno. Inoltre le acque profonde costituiscono una parte fondamentale del ciclo idrologico e l'attingere eccessivamente a queste risorse rappresenta un rischio reale per la sopravvivenza della vita sul pianeta. Infatti il turbamento del ciclo idrologico può provocare dei notevoli sconvolgimenti climatici, e l'impoverimento delle risorse profonde rende necessariamente povere anche le acque in superficie, inaridendo sorgenti, ruscelli, laghi e persino grandi fiumi, e cambiando la superficie dei ghiacciai.

Un'altra minaccia alle risorse di acqua disponibili è costituita dalla contaminazione delle acque sia superficiali sia profonde. La preoccupazione per la contaminazione dell'ambiente si va diffondendo rapidamente in tutto il mondo. Drammatiche alterazioni dell'acqua potabile di larghe zone abitate hanno palesato che, fra i pericoli della contaminazione, uno dei piú importanti sta divenendo la violazione della idrosfera sotterranea: le acque profonde stanno ricevendo il velenoso assalto di un numero sempre crescente di sostanze chimiche solubili.

Il problema della degradazione della qualità dei fiumi e dei laghi è evidente già da lungo tempo. Per risolverlo occorre un'adeguata legislazione che faccia cessare l'immissione di sostanze contaminanti; ma mentre questo appare fattibile quando un fiume, o un lago, scorre o riceve le proprie acque in un unico Stato, il problema diviene gravissimo quando si tratta di fiumi che attraversano nazioni diverse, come per esempio il Reno.

Perché sia possibile fare delle leggi contro l'inquinamento delle acque, è necessario fissare degli standard di qualità e di purezza sia per le acque superficiali sia per quelle sotterranee. Compito tutt'altro che semplice: infatti con l'evoluzione dell'industria chimica si producono nuove sostanze, altre se ne formano come prodotti intermedi della lavorazione industriale che vengono scaricate con le acque di scolo. Alcune si trovano nelle acque perché usate estesamente, come i casi tristemente famosi del DDT e dei pesticidi. Il problema riguarda naturalmente prima di tutto le acque potabili, che nella maggior parte dei casi provengono da falde piú o meno superficiali. Va aggiunto anche che, purtroppo, gli standard fissati per i limiti di concentrazione delle sostanze contaminanti nell'acqua potabile vengono lentamente ma costantemente aumentati, via via che diviene piú difficile reperire delle acque ad alto grado di purezza.

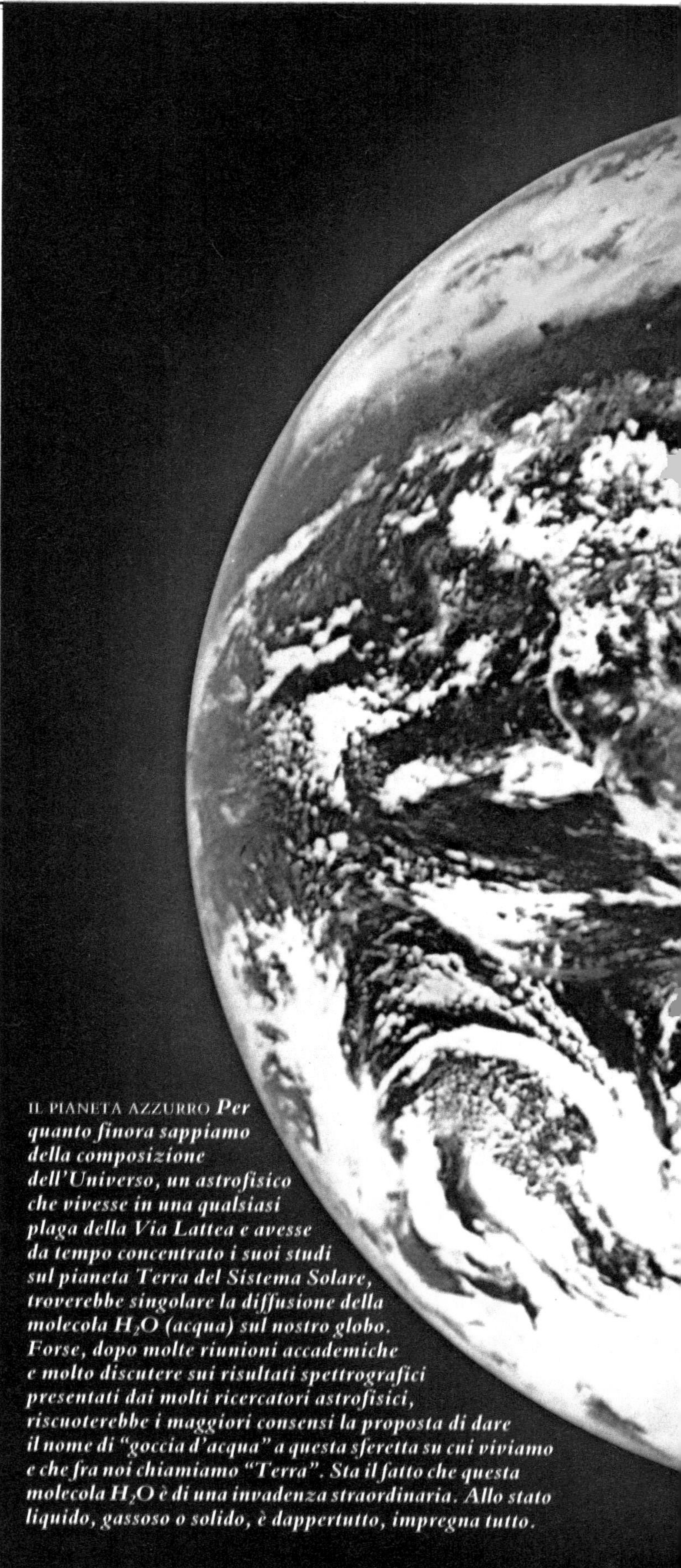

IL PIANETA AZZURRO *Per quanto finora sappiamo della composizione dell'Universo, un astrofisico che vivesse in una qualsiasi plaga della Via Lattea e avesse da tempo concentrato i suoi studi sul pianeta Terra del Sistema Solare, troverebbe singolare la diffusione della molecola $H_2O$ (acqua) sul nostro globo. Forse, dopo molte riunioni accademiche e molto discutere sui risultati spettrografici presentati dai molti ricercatori astrofisici, riscuoterebbe i maggiori consensi la proposta di dare il nome di "goccia d'acqua" a questa sferetta su cui viviamo e che fra noi chiamiamo "Terra". Sta il fatto che questa molecola $H_2O$ è di una invadenza straordinaria. Allo stato liquido, gassoso o solido, è dappertutto, impregna tutto.*

parecchi litri. Mediamente un adulto ingerisce poco piú di 1 litro d'acqua mangiando cibi solidi – tutto in natura contiene acqua! – e quasi il doppio sotto forma di bevande. Queste proporzioni possono variare: se mangiate un'anguria, ricchissima d'acqua, avrete meno bisogno di bevande; se invece il vostro pasto consiste di pane o altri cibi secchi, vi verrà istintivo bere di piú. Alla fine della giornata il bilancio delle entrate e delle uscite è, normalmente, in pareggio. Esiste quindi un meccanismo di controllo che regola il nostro comportamento e le nostre funzioni fisiologiche cosí da mantenere in pareggio il bilancio dell'acqua in modo abbastanza accurato.

Il meccanismo di regolazione agisce in due modi: per controllo delle entrate, segnalando all'organismo la necessità di aumentare l'apporto di liquidi, ed è la sete; per controllo delle uscite, aumentando o diminuendo l'eliminazione di liquidi e correggendo le nostre eventuali intemperanze, ed è il rene stesso. La sete è il campanello d'allarme che ci comunica che il nostro corpo ha bisogno d'acqua, mentre il rene è l'organo in grado di smaltire l'eventuale eccesso di liquidi o di limitarne le uscite.

**Cosa accadrebbe se un perfetto equilibrio idrico non fosse mantenuto?** Per comprendere bene il funzionamento dei meccanismi di controllo di cui abbiamo parlato sopra, è necessario capire che cosa accadrebbe se l'equilibrio tra entrate e uscite si spezzasse e se, in conseguenza, l'acqua corporea aumentasse o diminuisse anche di pochi litri rispetto ai valori fisiologici.

La giusta quantità di acqua corporea per ciascun

## *Il rene e l'apparato escretore*

**Come funziona il rene.** Il sangue arterioso, arrivando al rene, si suddivide nei vari nefroni, entra nella rete capillare del glomerulo, la attraversa tutta e ne esce per andare a gettarsi nella rete capillare che circonda strettamente il tubulo. Durante il passaggio nella rete del glomerulo molti costituenti del sangue passano attraverso i pori della parete capillare e si accumulano nel contenitore della capsula. Le pareti del capillare si comportano proprio come un setaccio, o meglio come un colino: trattengono all'interno del sistema circolatorio tutte quelle componenti del sangue dette *corpuscolari* (globuli rossi e bianchi, piastrine, proteine del plasma), troppo grosse per passare dai pori, e lasciano andare tutto il resto, inclusi acqua e sali. Durante questa operazione di filtraggio insieme a una grande quantità d'acqua, oltre ai prodotti di scarto, passano anche sostanze utili che non andrebbero eliminate, ma il rene recupererà ciò che è utile all'organismo nel passaggio successivo.

Il filtrato dalla capsula si avvia nel tubulo che conduce all'uretere e poi alla vescica: durante il percorso gran parte viene riassorbita e torna al sangue, cosí che il volume del liquido di scarto diminuisce. In un giorno il filtro del glomerulo lascia passare nel tubulo 180 litri d'acqua; ma 178,5-179 litri vengono rimandati al circolo e solo 1-1,5 litri sono eliminati come urine. La quota di acqua e di sali che dal tubulo torna al sangue può essere regolata.

Anche la funzione del rene di controllare le uscite è coordinata dal "quadro comandi" del cervello: quando qui arriva l'informazione che l'acqua corporea scarseggia rispetto agli elettroliti in essa disciolti, viene inviato al rene il segnale di trattenere l'acqua. Di conseguenza il rene sposta un maggior volume d'acqua dal tubulo, che la sta portando all'esterno, al capillare: il volume di urine diminuisce per un po' di tempo, l'acqua corporea aumenta e i soluti tornano alla giusta concentrazione. In questi casi le urine sono scarse e di colore giallo scuro: se si beve dell'acqua, in breve tempo il rene potrà normalizzare il riassorbimento dell'acqua e le urine torneranno abbondanti e di colore chiaro. Il caso inverso si verifica quando beviamo piú del necessario, non per sete ma per gusto o golosità: per esempio, dopo un paio di lattine di birra la diuresi aumenta e le urine diventano abbondanti e molto chiare, quasi trasparenti, perché il rene sta eliminando l'acqua superflua. Il "messaggero" che porta questi comandi al rene è oggi conosciuto: si tratta di una sostanza chiamata "ormone antidiuretico".

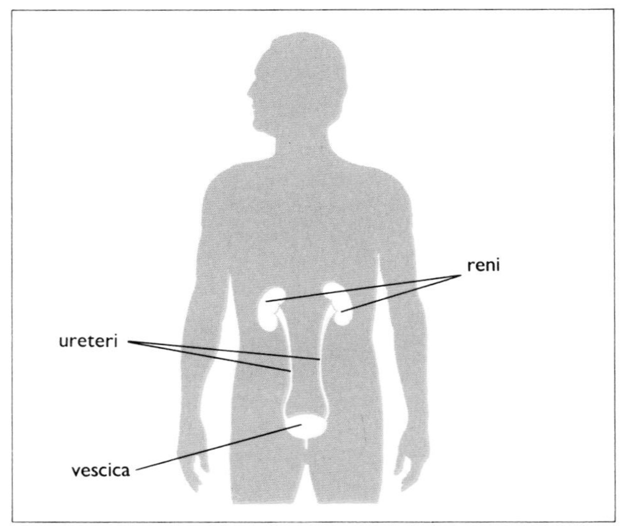


STRUTTURA DEL RENE *Ogni rene è formato da piú di un milione di unità funzionali, dette nefroni, analogamente al polmone formato da tanti alveoli. Ogni nefrone è composto da una struttura filtrante (glomerulo) e da una struttura di riassorbimento (tubulo).*

essere vivente è quella che mantiene le sostanze in essa disciolte nella concentrazione piú idonea al funzionamento dell'organismo nelle sue singole parti. Le cellule di cui siamo composti, infatti, hanno bisogno di un ambiente adatto per sopravvivere e compiere le proprie funzioni, e tale ambiente è determinato dalla concentrazione delle sostanze disciolte nei liquidi corporei, soprattutto degli ioni minerali. Al di sopra o al di sotto di certi valori-limite le cellule cominciano a non svolgere piú le proprie funzioni, quindi la loro struttura subisce dei danni e i tessuti ne soffrono progressivamente fino alla morte.

La concentrazione del potassio, per fare un esempio, è importante per il funzionamento delle cellule muscolari, incluse quelle del cuore: troppo o troppo poco potassio nei liquidi circolanti causa disturbi di funzionamento che arrivano alla paralisi dei muscoli e, nel caso del cuore, all'arresto cardiaco. Il cuore necessita non solo della giusta concentrazione di potassio, ma anche di calcio; il calcio, inoltre, è fondamentale per il corretto funzionamento delle fibre nervose e anche per il processo della coagulazione.

Il sodio, invece, è essenziale per l'integrità di funzionamento della membrana di protezione delle cellule ed è l'elemento piú importante nel determinare gli spostamenti di acqua da un compartimento corporeo all'altro.

Infatti, se nel liquido interstiziale che circonda le cellule è presente molto sodio, dell'acqua passerà dall'interno delle cellule all'ambiente circostante per diluirlo e ricondurlo alla giusta concentrazione; le cellule impoverite d'acqua, cioè disidratate, sof-

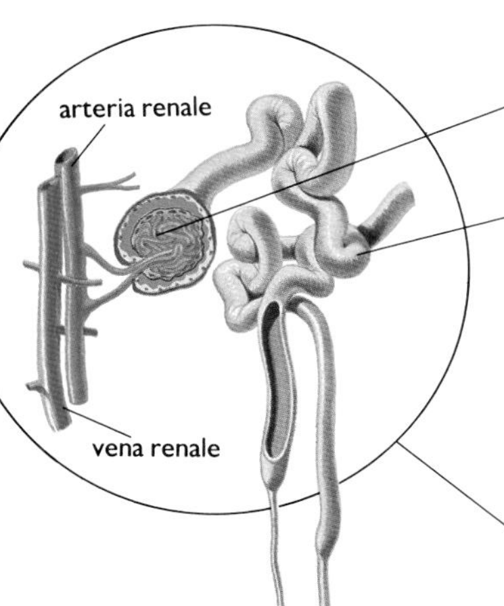


GLOMERULO: è formato da un gomitolo di capillari sanguigni avvolti da una capsula che lascia un po' di spazio interno, una sorta di contenitore dove il filtrato si accumula. Nei capillari del glomerulo sono presenti dei pori attraverso cui le sostanze di piccola e media grandezza possono passare, uscendo cosí dal capillare.

TUBULO: è un sottilissimo canale che ha inizio nella capsula del glomerulo e va a confluire in dotti piú grossi che sboccano infine nell'uretere. Il tubulo è molto lungo, in alcuni punti attorcigliato in anse, e tutt'intorno è avvolto da una rete di capillari. Le pareti del tubulo lasciano passare acqua, minerali e altre sostanze in quantità che sono regolabili.

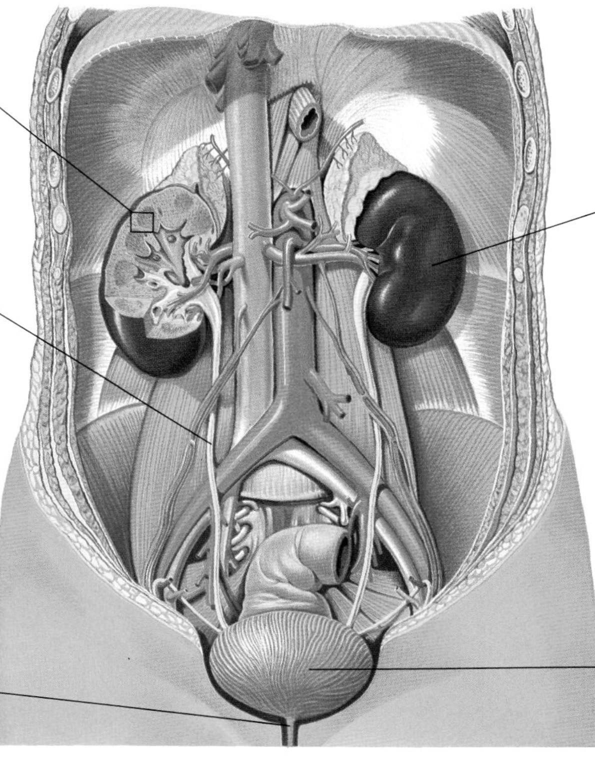

RENI: sono due organi a forma di fagiolo, lunghi circa 11 cm. Stanno appoggiati alla parete posteriore dell'addome, dietro al tubo digerente, col polo superiore all'altezza della 12ª costa.

URETERE: condotto sottile, lungo circa 25 cm, che convoglia l'urina dal rene alla vescica. Se un calcolo rimane incastrato nell'uretere, causa contrazioni dolorose, chiamate erroneamente "colica renale".

URETRA: è il condotto che convoglia l'urina dalla vescica all'esterno, lungo 20 cm nell'uomo e 4 cm nella donna. Tra vescica e uretra sta un doppio sfintere interno ed esterno, in parte volontario e in parte involontario, che regola la minzione. Nella donna il primo è meno sviluppato che nell'uomo.

VESCICA: è un organo cavo, deputato a immagazzinare l'urina e a scaricarla a intervalli. È posta nella parte piú bassa della cavità addominale, detta cavo pelvico. Può contenere fino a 1 litro, ma già 250 ml generalmente causano una fastidiosa sensazione e provocano lo stimolo a urinare.

frono gravemente. Se d'altra parte il sodio è scarso nel plasma, dell'acqua muoverà fuori dal sistema circolatorio per aumentare la concentrazione plasmatica: ma la diminuzione di volume del sangue provocherà abbassamenti di pressione, svenimenti, ecc, e può essere inoltre la prima causa di crampi muscolari.

In conclusione: l'acqua corporea, pur muovendosi incessantemente da un compartimento all'altro dell'organismo, deve rimanere costante per mantenere la giusta concentrazione di sostanze nei vari compartimenti ed evitare gravi turbamenti fisiologici. I meccanismi di regolazione dell'acqua corporea hanno proprio questo compito: non a caso entrano in azione prontamente quando registrano che l'acqua è troppa o troppo poca rispetto alle sostanze in essa disciolte, ma non agiscono se registrano un semplice mutamento del volume totale dell'acqua.

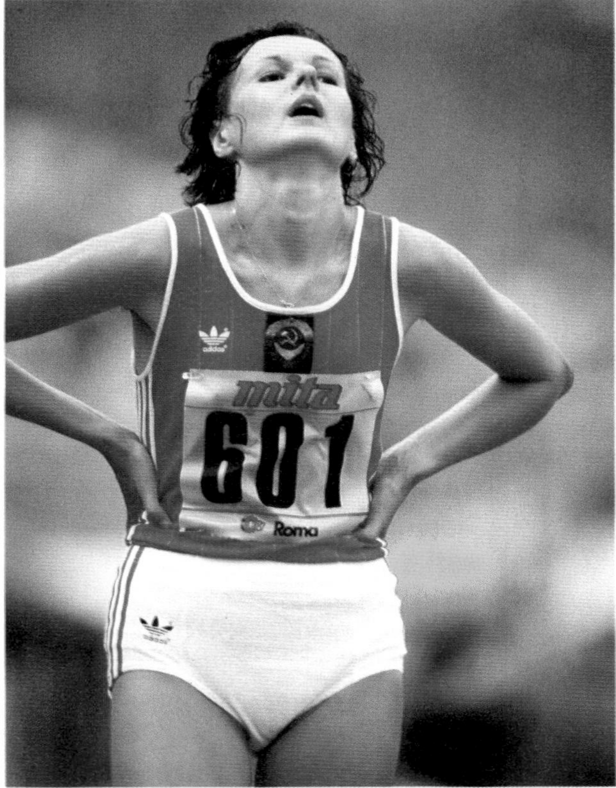


L'EQUILIBRIO IDRICO *Il conservare un perfetto equilibrio idrico è indispensabile non solo alla salute ma addirittura alla sopravvivenza. Una eccessiva sudorazione può portare a forme acute di disidratazione, come è successo a questa atleta al termine di una marcia agonistica sui 10 km. In casi come questi la perdita d'acqua, e quindi di sostanze minerali essenziali come potassio, calcio e sodio, provoca una crisi soprattutto ai livelli circolatorio e muscolare.*

**Il controllo delle entrate: la sete.** La sete è l'impulso che ci spinge a bere regolando cosí le entrate. Nel sistema nervoso centrale – il nostro "quadro comandi" – è sistemato anche un "centro della sete": si tratta di un gruppo di cellule specializzate a ricevere informazioni sul volume di acqua corporea e sul rapporto acqua-sostanze in essa disciolte; se tali sostanze sono troppo concentrate, questo centro invia i comandi che ci spingono a bere.

Il meccanismo scatta per perdita di acqua rispetto alle sostanze presenti, o aumento di queste rispetto a un volume d'acqua invariato. Il primo caso si verifica ogni volta che sudiamo molto, che siamo esposti al vento e al sole, nei climi molto secchi.

Un caso esemplare si verifica quando un naufrago è abbandonato in mezzo al mare su una zattera, senz'acqua ed esposto al sole e al vento: perde acqua dal sistema respiratorio, suda, magari ha delle abrasioni da cui perde liquido, è tormentato dalla sete ma non può bere. Infatti, se bevesse acqua di mare, ad alta concentrazione di sali, aumenterebbe ulteriormente la quantità di sostanze disciolte in rapporto al volume di acqua e peggiorerebbe la propria situazione. Che cosa avviene, per esempio, se facciamo una merenda o uno spuntino con acciughe sotto sale o prosciutto saporito? Mangiando cosí non si perde certo acqua, ma si acquisiscono sali, ed essendo aumentata la concentrazione di cloruro di sodio (sale da cucina) nell'organismo, sarà necessario bere per diluirlo e riportarlo ai suoi normali livelli: ecco perché certi cibi fanno venire sete.

**Il controllo delle uscite: il rene.** Il rene solitamente viene considerato come l'organo che, insieme all'intestino, elimina dall'organismo i prodotti di scarto, ma non è la sua unica funzione: il rene ha anche il compito importantissimo di regolare il volume e la composizione dei liquidi corporei.

L'esecuzione simultanea di queste due funzioni è possibile grazie alla particolare struttura del rene: questa permette a esso in primo luogo di filtrare il sangue, come un setaccio o un colino, estraendone e separandone i rifiuti e le sostanze non necessarie, che successivamente invierà all'esterno con le urine. In secondo luogo, la sua struttura gli consente di reintrodurre nel sangue cosí ripulito sia acqua sia varie sostanze, a seconda delle necessità del momento. Ovviamente il rene non può eliminare i rifiuti sotto forma solida e deve diluirli in acqua: c'è quindi una certa quantità di acqua che il rene deve obbligatoriamente cedere all'esterno per poter assolvere tale funzione. Questo volume minimo, sotto il quale il rene si blocca e si danneggia, è di 300 ml al giorno, mentre normalmente il volume di urine è di 1500-2000 ml nelle 24 ore.

# *L'impiego delle acque per curarsi*

L'uomo ha scoperto ben presto che l'acqua non solo è indispensabile alla sua sopravvivenza, ma anche che le acque del mare o di talune sorgenti hanno effetti curativi. Tra i primitivi l'acqua entra spesso a far parte dei riti religiosi e innumerevoli leggende di tutti i Paesi narrano di spiriti benefici che vivevano nelle sorgenti, nei laghi, nei limpidi rivi.

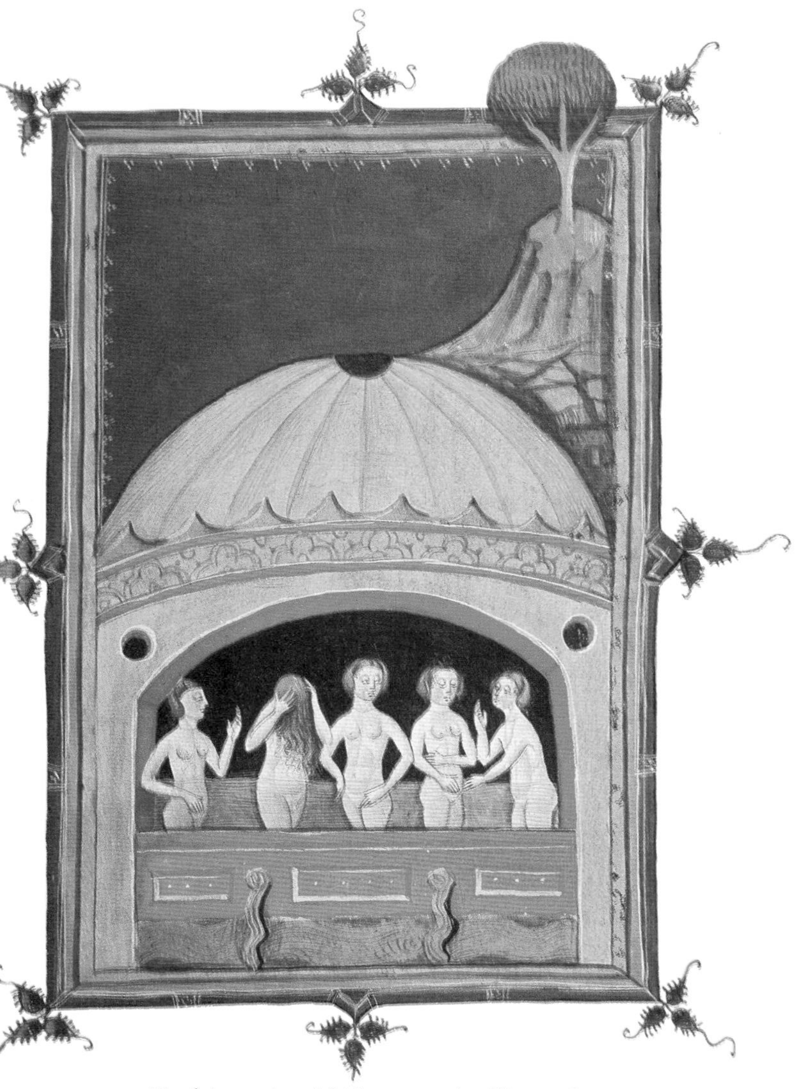

IL BAGNO *Fin dai tempi antichi immergersi nell'acqua ha sempre significato l'aspirazione a purificare il corpo dalla sporcizia e dalle malattie, come illustra questa stampa* Donne al bagno di Pozzuoli, *del sec. XIV.*

## La storia del bagno

L'idea di lavarsi per rimuovere dalla pelle batteri portatori di malattie non poteva venire in mente prima che la teoria delle malattie da germi fosse accolta, quasi alla fine del secolo scorso. Terribile e strano che una osservazione cosí semplice sia stata rilevata con tanto ritardo! Nel nostro tempo ci si lava soprattutto per igiene, ma lo stesso avvenne nella storia presso i popoli di alta civilizzazione e anche in popolazioni molto primitive. Le tribú dell'interno della Nuova Guinea hanno a questo scopo, presso ogni villaggio, una fonte o un rivo che mantengono scrupolosamente puliti, spesso con cascatelle e pozze che permettono sia l'immersione sia la doccia; nei villaggi piú popolosi ve ne sono addirittura due, per gli uomini e per le donne.

Bisogna ricordare anche che all'inizio della civiltà i lavacri facevano parte dei riti religiosi. Ma un terzo motivo per ricercare l'acqua, oltre all'igiene e alla religione, fu molto presto nella storia dell'uomo la fiducia nelle sue azioni salutifere.

Non molto si sa sui bagni e in generale sull'uso delle acque presso i Sumeri, gli Assiri, i Babilonesi e gli Egizi, mentre sappiamo della grande importanza data dalla medicina indiana a tutte le forme di abluzioni, e di leggende cinesi antichissime che vantavano gli effetti terapeutici di sorgenti e grotte. Il primo popolo a praticare bagni termali nel bacino del Mediterraneo furono i Fenici, quegli straordinari navigatori che fondarono Troia e Cartagine e che ebbero a Creta e nella Sicilia occidentale colonie della cui civiltà testimoniano resti imponenti. Proprio a Creta sono stati ritrovati degli edifici termali del 1350 a. C., che dimostrano la diffusione e l'importanza dell'uso dei bagni nella civiltà micenea.

Nei poemi omerici, agli albori della civiltà greca, si cantano le gioie del bagno freddo nei fiumi e nei mari e del bagno caldo nella propria casa, seguito da massaggi e unzioni. I Greci, cultori entusiasti dell'educazione fisica, vantarono soprattutto i bagni in acqua fredda e il nuoto. Ma videro nell'uso del bagno caldo segno di mollezza, adatto ai vecchi e alle donne, tanto che le antiche leggi ateniesi proibivano che all'interno della città si costruissero stabilimenti di bagni. L'uomo che non si cimentava con il nuoto nel mare era un buono a nulla, era nel colmo dell'ignoranza: vigeva il detto dispregiativo "*egli non sa né leggere né nuotare*". Tuttavia Ippocrate parla dell'azione curativa delle pratiche balneari e, piú tardi, si diffuse in Grecia l'uso di lavarsi le parti inferiori del corpo o di farsi delle docce stando accovacciati in una tinozza. Col tempo le cose andarono mutando rispetto a questa severità di costumi e quando Atene, ai tempi di Socrate, aveva nelle terme pubbliche luoghi di ritrovo molto frequentati, non ci si scandalizzava piú.

Erodoto, il grande storico dell'antica Grecia, narra che gli Sciiti (un popolo che viveva in un'area geografica corrispondente all'attuale Ucraina) usa-

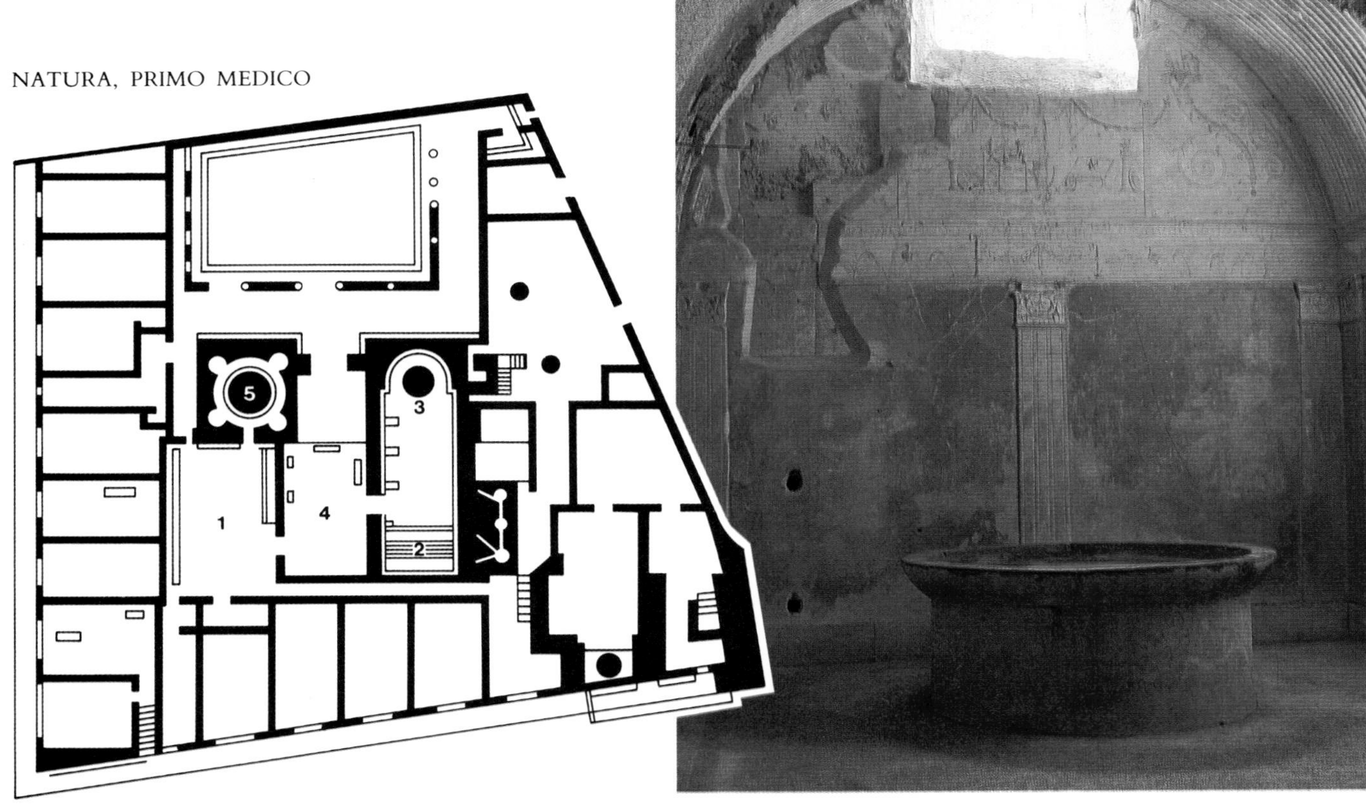


LE TERME ROMANE *I locali termali erano circondati da palestre, stadi, portici destinati al passeggio e ai giochi ginnici; vi si accedeva per l'*Apodyterium (**1.**), *locale che fungeva da spogliatoio (sopra, la piantina delle Terme stabiane di Pompei del II sec. a.c. e, a destra, il Tepidarium). Si iniziava il trattamento termale richiamando calore alla superficie del corpo ed eccitando la sudorazione con esercizi fisici come la lotta, il gioco a palla, i manubri, o con il bagno di sole e con un massaggio preliminare, spesso violento. I piú giovani usavano percuotersi il corpo con dei* flagelli *(salviette arrotolate o fronde). Si passava poi nel* Calidarium (**2.**), *locale in cui la temperatura era di circa 80 °C, dove si prendeva un bagno di acqua caldissima immergendosi in una piccola piscina o stando sotto le docce. Dopo di questo si accedeva al* Laconicum (**3.**) *per il bagno di sudore. Dopo 20-40 minuti, a sudorazione completata, ci si trasferiva nel* Tepidarium (**4.**), *che aveva lo scopo di impedire un troppo brusco passaggio da una temperatura caldissima a una fredda. E infine c'era il* Frigidarium (**5.**) *con una piscina per nuotare, qualche volta anche all'aperto; l'acqua era freddissima, talvolta raffreddata con la neve. Il bagno freddo serviva per rinserrare i pori e dare tonicità alla cute e ai muscoli. Si diceva che, come il ferro si tempra passando dal calore del fuoco al freddo dell'acqua, cosí il corpo umano si fortifica immergendosi nell'acqua fredda quando è in pieno calore. Alla fine del bagno ci si sottoponeva a un massaggio prolungato con unguenti e con oli profumati.*

vano, oltre ai bagni caldissimi, anche quelli di vapore, insomma la sauna. Nella tenda che fungeva da "terme", vi era il cumulo di pietre portate al color rosso, sulle quali si andava versando acqua per sviluppare vapore. E si sono raccolte notizie di un tipo simile di bagno di vapore in uso presso gli Indiani del Nord America. Si ritiene che i bagni di vapore dei Russi e dei Finlandesi derivino dagli usi sciiti anche se da tempo non si impiegano piú tende ma costruzioni fisse, talora grandi. I bagnanti usavano flagellarsi con fronde o altro, per provocare una piú viva circolazione cutanea; raggiunto il massimo grado di attivazione sanguigna, si gettavano sotto una corrente d'acqua fredda, l'antenata della nostra doccia.

**Il bagno romano.** Ma fu presso i Romani che l'uso del bagno ebbe la sua massima diffusione, raggiungendo delle tecniche complesse e raffinate atte a portare i maggiori benefici e una grande sensazione di benessere. Mentre nei tempi della Roma primitiva il bagno caldo si faceva solo nella propria casa in un apposito piccolo locale (detto "latrina", abbreviazione di "lavatrina") situato vicino alla cucina per sfruttarne la caldaia, quando i Romani vennero in contatto con le piú raffinate civiltà del Medio Oriente ne adottarono, e via via perfezionarono, i piú sofisticati metodi di bagno sia ad acqua sia a vapore. Nelle case piú ricche i locali dedicati ai bagni diventano ampi ed estesi, come vediamo in numerose ville di Pompei.

Ma per i molti che non potevano costruirsi questi complessi bagni nella propria abitazione, sorgono sempre piú numerosi i bagni pubblici. Le *Thermae* erano civiche istituzioni, gratuite per i vecchi e i bambini e spesso per tutti, aperte da mezzogiorno al tramonto, con sezioni separate per uomini e donne, salvo che per la parte riservata al nuoto, nella quale i bagnanti indossavano dei costumi da bagno. Famose sono le illustrazioni di donne in bikini ritrovate nei mosaici di Pompei. Vi erano inoltre, dei raffinati bagni privati, corrispondenti agli odierni club, a cui poteva accedere solo una ristretta clientela pagante. Le terme erano non solo luoghi dedicati all'esercizio fisico e alla pratica balneare, ma luoghi di ritrovo: verso la metà del pomeriggio, gran parte dei Romani dopo le occupazioni della giornata e prima della cena, andava alle terme dove, oltre a concedersi la gioia del bagno, scambiava chiacchiere con gli amici.

Seneca ci ha lasciato una descrizione famosa della colorita vita che si svolgeva nelle terme romane: "Abito proprio sopra un bagno, immaginati un vocío, un gridare in tutti i toni che ti fa desiderare d'esser sordo; sento il mugolio di coloro che si esercitano coi manubri; emetton sibili e respirano affannosamente. Se qualcuno se ne sta buono buono a farsi fare il massaggio sento il picchio della mano sulla spalla, e un suono diverso a seconda che il colpo è dato con la mano piatta o incavata. Quando poi viene un di quelli che non può giocare a palla, se non grida e incomincia a contare i colpi ad alta voce, è finita. E c'è anche l'attaccabrighe, il ladro colto sul fatto, il chiacchierone che, quando parla, sta a sentire il suono della sua voce, e quelli che fanno il tuffo nella vasca per nuotare, mentre l'acqua spruzza rumorosamente da tutte le parti. Ma per lo meno questi metton fuori una voce che è la loro. Pensa al depilatore che ogni poco fa un verso in falsetto per offrirti i suoi servigi; e non sta zitto che quando strappa i peli a qualcuno; ma allora strilla chi gli sta sotto. Senza contare l'urlio dei venditori di bibite, di salsicce, di pasticcini, e degli inservienti delle bettole che vanno in giro, offrendo la loro merce, ciascuno con una speciale modulazione di voce".

Vitruvio, in una sua opera famosa, ancor oggi citata nei testi di idrologia, fissa le regole delle costruzioni balneari. Gli elementi essenziali del bagno romano erano: il *Frigidarium*, il *Tepidarium*, il *Calidarium*, il *Laconicum* e le *Sudationes* ossia una grande sala su cui si aprivano dei cubicoli con le cuccette su cui sdraiarsi durante la reazione sudorifica. Le diverse temperature delle aule erano mantenute da correnti di aria calda che scorrevano sotto i pavimenti e lungo le pareti.

Dopo la caduta dell'Impero Romano d'Occidente (V sec.) l'uso del bagno in Europa decadde, e non solo del bagno termale ma anche dei semplici bagni di pulizia. Per sette secoli, insomma, di bagni non si parla piú o quasi, né di sorgenti, di fiumi o di mare, né di dame, regine delle case che, come Penelope nell'accogliere l'ospite, ne curavano esse stesse il riposante bagno, o ne affidavano il compito alle loro premurose ancelle.

Nei castelli, nei palazzi e persino nelle regge mancano i locali dedicati al bagno: la splendida corte di Francia ai tempi del Re Sole era famosa non solo per i suoi splendori ma anche per la sporcizia e i parassiti che si nascondevano sotto i broccati. Si dovrà giungere al Rinascimento italiano per vedere riprendere quest'usanza con la costruzione di splendidi bagni privati nei palazzi e nelle regge. Assieme alla cultura rinascimentale anche l'uso del bagno si diffuse in tutte le maggiori corti europee, tanto che in Inghilterra, nel 1600, continuava ad essere usata la parola italiana "bagno".

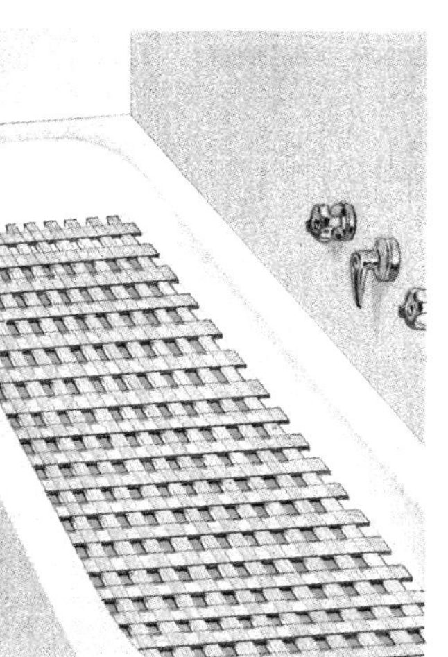
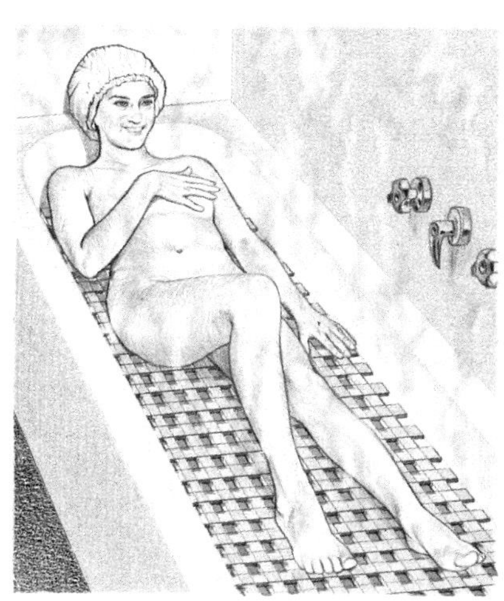
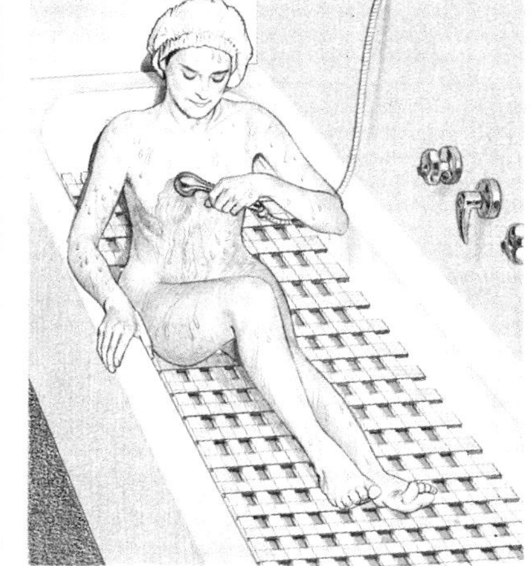
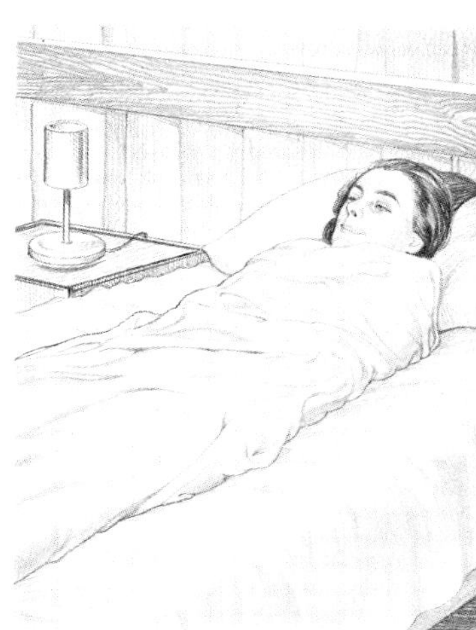

IL BAGNO RUSSO *Si tratta di un bagno di vapore, forse derivato dal bagno turco: che potete fare a casa vostra. Mettete nella vasca da bagno un robusto graticcio di legno che vi si incastri in modo da restare sollevato dal fondo della vasca di circa 50 cm. Riscaldate bene la stanza, poi riempite la vasca al di sotto del graticcio con acqua molto calda, cui potete aggiungere essenze o altre preparazioni di erbe medicinali. Sdraiandovi sul graticcio, potrete cosí fare un bagno di vapore medicato della durata di 10-15 minuti. Poi, fatta una energica doccia fredda, sdraiatevi sul letto, avvolti in un accappatoio caldo.*

**Il bagno arabo-turco.** Contemporaneamente, nel vicino Oriente sopravvivono le pratiche balneari romane che vengono adottate dagli Arabi e dai Turchi, seppure impoverite. Rimane l'uso del bagno di aria calda e delle docce, mentre le piscine per il nuoto scompaiono quasi completamente. La sala del bagno è riscaldata all'uso romano, per mezzo di condotte di aria e vapore, fino a una temperatura di 50 °C, mentre la stanza dedicata al bagno sudatorio ha una temperatura ancora piú calda. Il raffreddamento avviene spruzzandosi con l'acqua delle numerose fontanelle che circondano la sala del massaggio o con delle spugnature. Assieme al massaggio l'inserviente provvede all'insaponatura cui fa seguito un lavaggio in acqua tiepida. Segue un periodo di riposo durante il quale i clienti, avvolti in lenzuola, si seggono a chiacchierare e a bere caffè in una sala non riscaldata.

Anche nell'Oriente mussulmano il bagno, che durava da due a tre ore, costituisce occasione di incontri ed è uno dei passatempi preferiti della popolazione; i numerosi bagni pubblici erano costruiti dai regnanti o da ricchi benefattori come forma di beneficenza. Questo tipo di bagni fu diffuso dagli Arabi in tutto il bacino del Mediterraneo, come testimoniano gli imponenti resti di edifici balneari in Spagna, in Egitto, in Siria, ecc.

**Il bagno russo.** Ha origine forse dagli antichi usi sciiti, forse dal bagno turco. È una forma di bagno di vapore che, leggermente modificata, si può fare anche a casa propria, utilizzando la comune vasca da bagno e un robusto graticcio di legno sul quale sdraiarsi. Come tutte le forme di bagno di vapore esso è indicato per tutti coloro che soffrono di reumatismi articolari o muscolari cronici, nella gotta, nell'obesità e per coloro che tendono a un'eccessiva ritenzione idrica. È molto utile per stroncare all'inizio le malattie da raffreddamento (raffreddori, tonsilliti, influenze) e quelle da vento che colpiscono la muscolatura (torcicolli, lombaggini, dolori improvvisi), ma è controindicato ai malati di reni e agli ipertesi. Se di norma il caldo estivo vi infastidisce, è meglio evitare tutte le forme di bagno caldo, compreso il normale bagno di pulizia immersi nella vasca, al quale preferirete una buona doccia.

## Idroterapia, crenoterapia, talassoterapia

Oggi si parla di *idroterapia, crenoterapia, talassoterapia*. Come molte parole usate nel linguaggio scientifico, sono tutti vocaboli di radice greca: utili per definire e per far corrispondere un'idea precisa alla parola, purché se ne intenda il significato originale, altri-

### LA SAUNA

La sauna finlandese deriva dalle antiche tradizioni balneari di cui abbiamo fin qui parlato e, tra tutte le pratiche idroterapiche moderne, è quella che maggiormente si avvicina al bagno romano. In Finlandia è diffusissima l'abitudine di fare la sauna sia in piccole installazioni casalinghe, sia negli istituti sanitari, sportivi, militari. Si tratta di una forma di applicazione del calore a secco e a vapore, alternata da docce o bagni freddi e completata da un periodo di riposo su un lettino, spesso con massaggio.

È bene far precedere l'ingresso nella sauna da una doccia calda di pulizia, che contemporaneamente rilassa la pelle e dà l'avvio alla reazione termica della cute. Si entra quindi nella sauna scaldata a calore secco tra i 60 °C e gli 80 °C. Il calore secco provoca abbondante sudorazione che può essere aumentata da massaggi con panno ruvido o con guanto di crine: la tradizione originale finlandese è di flagellarsi all'uso romano o di sfregarsi con delle foglie di betulla. La temperatura del corpo tende ad aumentare, il polso accelera e la frequenza respiratoria aumenta.

Quando la reazione giunge al massimo senza provocare fastidio, la seduta si trasforma in bagno di vapore, gettando dell'acqua, con eventuale aggiunta di essenze o altri preparati di piante medicinali, sopra le pietre della stufa. L'effetto di questo "colpo di vapore" diminuisce bruscamente il processo di evaporazione del sudore, aumentando cosí la temperatura interna. Quest'aumento dura solo pochi minuti: il vapore, assorbito dalla secchezza dell'ambiente e dal legno della costruzione, presto scompare, provocando un violento aumento reattivo della sudorazione.

Sembra che il senso di benessere e di leggerezza determinato da queste improvvise immissioni di vapore sia dovuto soprattutto al fatto che le particelle di vapore sono caricate elettronegativamente (come le particelle che si formano nell'atmosfera durante i temporali), motivo per cui si attribuiscono a esse delle spiccate proprietà biologiche.

Contrariamente all'uso romano, secondo il quale il passaggio dall'ambiente caldissimo all'immersione in acqua fredda non avveniva direttamente ma dopo il bagno di sudore e una sosta nel *Tepidarium*, nella sauna questo passaggio è immediato. Per effetto del brusco cambiamento di temperatura e della sferzata dell'acqua fredda sulla pelle, si ha un subitaneo abbassamento della temperatura cutanea, abbassamento che tuttavia, per la sua breve durata, non diminuisce in proporzione la temperatura interna.

Le ripetute e violente stimolazioni sui meccanismi di controllo della temperatura ne aumentano la reattività e stimolano il metabolismo in modo tale da rendere la pratica della sauna particolarmente consigliabile nei climi molto freddi, specie per coloro che trascorrono molto tempo all'aperto o in locali non riscaldati. La sudorazione cosí abbondante provoca una perdita di liquidi che vanno reintegrati bevendo succhi di frutta o preparati salini del

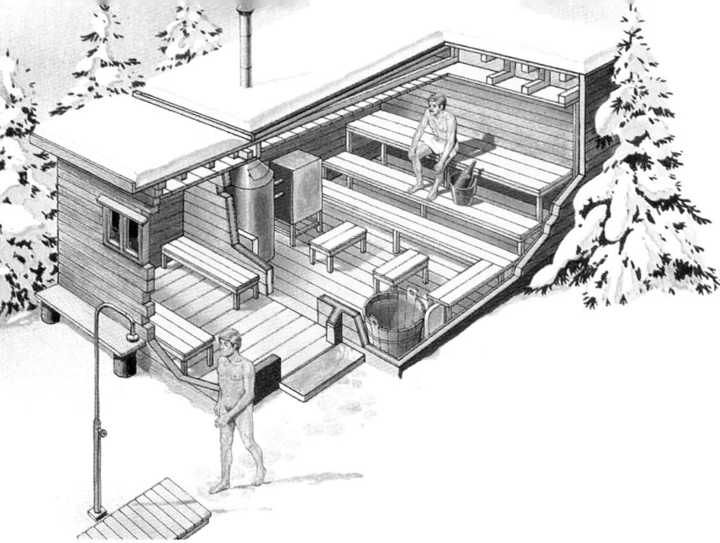

DOVE, COME, PERCHÉ *La cabina, di legno, è arredata con lettini anch'essi in legno: infatti è consigliabile stare sdraiati o seduti con le gambe in posizione orizzontale; la temperatura è piú alta nelle panche superiori. La stufa, un tempo costituita da un mucchio di pietre di granito con la legna che ardeva all'interno, negli impianti moderni è di materiale refrattario, sempre ricoperta da alcuni strati di pietre. Su queste viene versata dell'acqua a piccole quantità (200-300 ml) per provocare i "colpi di vapore". La temperatura di partenza deve essere attorno ai 60 °C ma non deve mai superare gli 80 °C poiché il vapore la innalza periodicamente di 10°-15 °C. La durata della sauna non deve superare i 15 minuti, ma è bene iniziare con tempi molto piú brevi (5-8 minuti): qualora si avverta un senso di fastidio o di oppressione, bisogna uscire immediatamente. La doccia fredda, dal getto abbondante e forte, va passata su tutta la superficie corporea fino a non avvertire piú calore; se possibile, sostituirla con un tuffo in piscina e una buona nuotata. Il riposo e l'eventuale massaggio devono avvenire in un ambiente caldo, coprendosi solamente con un accappatoio o un lenzuolo, lasciando che l'acqua evapori dal corpo senza asciugarsi, il tutto per almeno un'ora. Può accadere che durante il periodo di riposo si riprenda un poco a sudare, ma deve comunque essere una sudorazione minima. Non si deve provocare un aumento del calore in questa fase, poiché alla doccia fredda segue una diminuzione della forza e della reattività psichica, che sarebbe aggravata e prolungata da una ripresa del sudore e della vasodilatazione cutanea che l'accompagna. In tal modo l'effetto della sauna diventerebbe negativo. Le persone allenate possono rientrare nella sauna dopo il riposo e ripetere tutta l'operazione. La sauna si può praticare una o al massimo due volte alla settimana ed è sconsigliabile durante la stagione calda.*

tipo consigliato agli sportivi; nonostante questo, per alcuni giorni dopo la sauna la quantità di urine tende a diminuire, per cui questa pratica è sconsigliata a coloro che soffrono di calcolosi renali o di altri disturbi al rene, mentre è controindicata anche ai cardiopatici, agli ipertesi e nel corso di infezioni acute.

Al contrario, la sauna giova a coloro che soffrono di disturbi circolatori periferici, di gotta, di ritenzioni idriche localizzate e nelle malattie croniche della pelle (psoriasi, acne, foruncolosi). Ed è anche una pratica utile per stroncare all'inizio le malattie da raffreddamento e quelle muscolari da colpo d'aria.

menti servono solo a confondere e a dare ai termini medici quel suono misterioso e minaccioso che tanto spesso intimidisce e spaventa, magari quando non sarebbe proprio il caso. *Idroterapia* vuol dire cura con acque (dal greco údor = acqua). *Crenoterapia* è la cura con sorgenti naturali di qualunque specie (dal greco kréne = sorgente). *Talassoterapia* è cura con il mare (dal greco thálassa = mare).

Perciò l'idroterapia, cioè servirsi dell'acqua genericamente per esercitare una azione curativa, può essere praticata con qualunque acqua, di mare o di sorgente, di pozzo o di acquedotto. Come impiegarla (calda, fredda, a doccia, a semicupio, a getto in pressione, come bagno in vasca o in piscina o in mare, ecc) è un problema successivo.

È chiaro, invece, che la talassoterapia può farsi soltanto con l'acqua di mare, in vari modi, climi, ecc.; e la crenoterapia si fa presso una sorgente di qualunque tipo, ma in ogni caso in sua prossimità, cosí da sfruttare le virtú originarie acquisite dall'acqua finché è sotterranea. Perciò non saremmo nel giusto dicendo che facciamo del termalismo, cioè della crenoterapia, se mettiamo nella vasca da bagno dei sali di Salsomaggiore: questo è ben diverso dall'immergersi in una vasca riempita con le acque di Salsomaggiore nel luogo e nel momento in cui sboccano.

In un certo modo possiamo dire che facciamo dell'idroterapia anche semplicemente immergendoci nella vasca da bagno di casa nostra: nel corso di questo e di altri capitoli vi daremo alcuni suggerimenti su come utilizzare i comuni impianti domestici anche per curarvi con le acque. Ma le proprietà terapeutiche del mare e delle acque sorgive offrono ben di piú: millenni di tradizione e gli studi e le ricerche degli anni piú recenti sono ricchi di indicazioni per le cure termali.

Quando e come scegliere un soggiorno termale per trarne il maggior beneficio, a parte il piacere di recarsi in un luogo che offre possibilità di svago, ottimo vitto e bellezze naturali? Vanno meglio i fanghi o le sabbiature? E, in caso di fanghi, andremo ad Acqui o ad Abano? Se ci serve una cura diuretica per calcolosi renale o altre affezioni urinarie, andremo a Fiuggi o a Lurisia? E per le affezioni ginecologiche è preferibile recarsi a Salsomaggiore oppure alle Terme di Ischia? Se la ragazza è pallida, anemica, disappetente, sono piú indicati il mare o la montagna, le cure di acque ferruginose arsenicali in altitudine, come a Vetriolo, oppure il riposo in vallata, come a Roncegno?

Le possibilità e i singoli casi sono troppi per poterli prendere tutti in esame; ma prima di tutto dobbiamo essere convinti che un soggiorno termale possa farci bene e avere chiari alcuni semplici concetti generali che possano indirizzarci nella giusta scelta e guidarci nei primi passi della nostra esperienza termale. La decisione finale dipenderà dal consiglio del medico e da letture piú approfondite, anche di quelle pubblicazioni illustrative ottenibili facilmente dalle Terme dove s'intende recarsi.

## Le cure termali

Le cure termali fanno parte del grande capitolo dell'idrologia medica; esse si intendono fatte utilizzando acque che abbiano particolare valore terapeutico come le acque minerali e l'acqua di mare; tuttavia, come abbiamo visto, quando si utilizza l'acqua di mare parleremo in particolare di *talassoterapia*.

L'effetto terapeutico delle acque minerali dipende solo in parte, seppur in grande parte, dalla loro composizione chimico-fisica. Cosí come per le erbe e gli altri farmaci naturali, anche nel caso delle acque si è parlato di *vitalità*: è certo, infatti, che il potere terapeutico delle acque minerali appena sgorgate dalla sorgente è maggiore di quello ottenibile dopo periodi anche brevi di imbottigliamento. Le indicazioni all'uso delle acque minerali sono rimaste immutate per secoli, talvolta confermate ma mai smentite dalle moderne ricerche chimico-fisiche. Sono per lo piú *acque vergini* che originano da zone profonde: calde se si tratta di zone vulcaniche e allora si parla di acqua o sorgenti *termali*; piú raramente fredde, specie se oligominerali.

Le acque minerali sono utilizzate sia per essere bevute sia per usi esterni (bagni, fangature, inalazioni, vaporizzazioni, lavande vaginali, clisteri, semicupi, ecc.). In generale l'uso esterno piú comune, per il quale vengono date le indicazioni, è il bagno. Parlandovi delle diverse acque accenneremo, anche se per sommi capi, alle indicazioni principali considerando l'uso per bibita unitamente a quello per bagno. La trattazione può essere soltanto molto parziale, poiché il mondo termale è nella società moderna enorme, anche se si vuol tenere distinta la *crenoterapia*, cioè la cura con acqua di sorgenti (calde o fredde) dalla *talassoterapia*, cioè il godimento del mare anche con l'intento specifico di correggere qualche nostra disfunzione o malattia. Parleremo del mare come "primo medico" e avremo occasione di citare anche l'uso di questa sterminata distesa d'acqua minerale come bibita, a dimostrazione che tutte le acque sono utilizzabili sia per bagno sia per bibita.

## Le acque minerali

L'acqua, evaporata dagli oceani, dai ghiacciai, ecc., ricade incessantemente sotto forma di pioggia, neve e grandine, penetrando nel terreno. Questo tipo di acqua ha proprietà fisico-chimiche diverse da quelle dell'acqua chimicamente pura; soprattutto ha una capacità di scambio molto intensa con le rocce, le sabbie, le argille tra cui circola, arricchendosi cosí di nuovi elementi per cui, quando ritorna in superficie sgorgando dalle fonti, è sempre piú o meno mineralizzata. Inoltre le acque che sgorgano dai giacimenti piú profondi, siccome sono rimaste nelle viscere della Terra anche decine di migliaia di anni, hanno proprietà particolari derivate dal contatto con le rocce di quegli strati in particolari condizioni di altissime pressioni e temperature.

Queste ultime sono dette acque *vergini* o *primitive*. La maggior parte delle acque sorgive sono dette *acque comuni* o *indifferenti* perché non hanno particolari proprietà curative, mentre si chiamano *acque minerali* quelle dotate di proprietà farmacologiche che possono essere usate in terapia. Il nostro Paese è particolarmente ricco di acque minerali, molte delle quali già note e sfruttate nell'antichità sia dai Romani sia dai popoli che abitavano l'Italia ancora prima, come gli Etruschi.

Le acque minerali si dividono in: *acque oligominerali* che, evaporando a 180 °C, lasciano un residuo minerale minimo, ossia inferiore a 0,2 g per litro; *acque mediominerali* con un residuo tra 0,2 g e 1 g per litro; *acque minerali propriamente dette* con un residuo superiore a 1 g per litro. Alcune di queste acque contengono delle emanazioni radioattive (*acque radioattive*), altre dei gas (*acque carboniche*). Naturalmente il residuo deve essere formato di sali e oligoelementi diversi dai sali di calcio e di magnesio che abbondano nelle acque comuni dure. A questa classificazione si aggiungono i fanghi e le grotte naturali, in quanto la loro azione curativa dipende dalle componenti chimico-fisiche delle loro acque.

In un'acqua minerale ha importanza lo stato fisico del costituente "acqua": crediamo che quanto si è detto finora sia sufficiente a rendere chiara la complessità delle azioni biologiche che l'acqua, come costituente, genera. Però in un'acqua minerale vi è altro e cioè gli elettroliti, quelle sostanze minerali che in soluzione diventano *ioni*, ossia atomi che hanno delle particolari proprietà elettriche, chimiche e talvolta radioattive. Le teorie moderne sugli elettroliti rendono molto arduo l'addentrarsi in esami e valutazioni per le acque minerali. Tuttavia lo studio dei loro meccanismi di azione ha portato ad analisi estremamente complesse che, almeno in parte, ne spiegano gli effetti biologici e le applicazioni curative.

## Le acque oligominerali

Le acque dette comunemente *leggere* nell'idrologia medica sono classificate come *oligominerali*, cioè con pochi minerali.

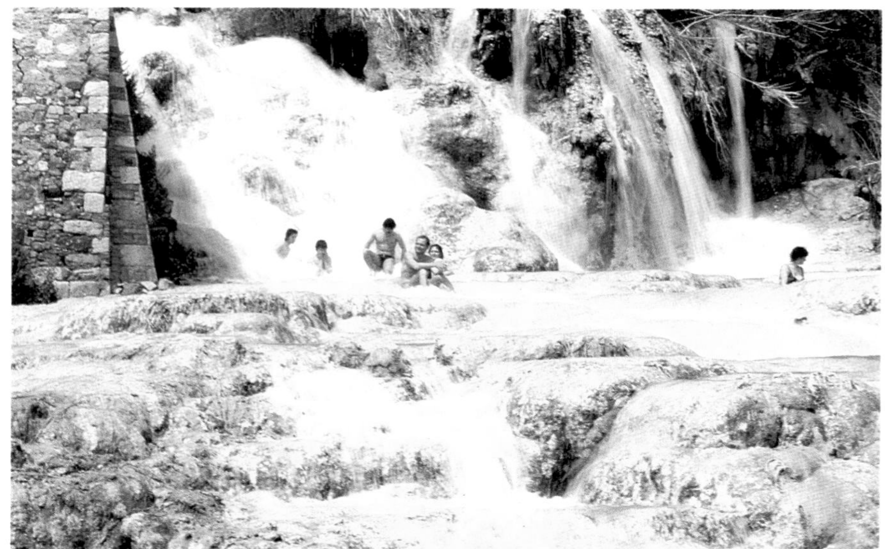

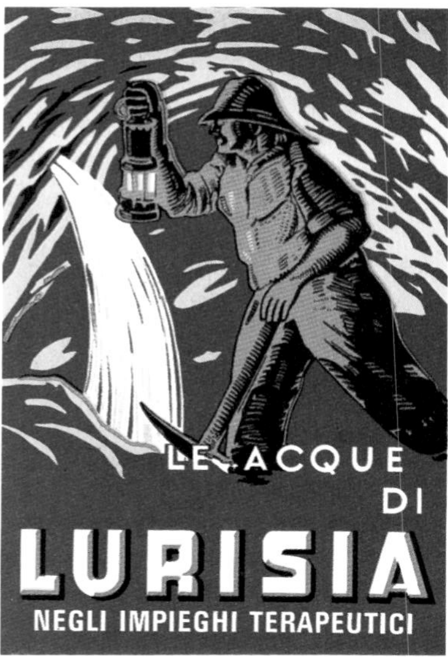


LA VITALITÀ DELLE ACQUE MINERALI *La scienza non è ancora riuscita a identificare che cosa impartisca alle acque curative questa caratteristica, che tuttavia è colta dalla nostra sensibilità. Sia che si tratti di sorgenti calde (qui sopra Saturnia) o fredde come quella di Lurisia che sgorga profonda in una miniera, la sensazione di acqua viva è fortissima e inebriante.*

## LA DUREZZA DELL'ACQUA

La durezza dell'acqua è definita come il suo contenuto di ioni metallici, particolarmente in calcio e magnesio, e viene espressa in milligrammi di residuo per litro. Quell'acqua, che abbia dei valori di durezza inferiori a 60 mg/l, viene definita acqua leggera. Quando la durezza è superiore e 80-100 mg/l, l'acqua lascerà dei depositi calcarei notevoli nelle caldaie e nei tubi e sarebbe conveniente ammorbidirla. Per valori superiori a 150 mg/l l'acqua viene definita molto dura.

Si deve fare attenzione a non confondere le acque minerali, ossia ricche di ioni minerali ma particolarmente povere di sali di calcio, con le acque dure. Per il fatto che le acque minerali sono per definizione acque sorgive mentre la maggior parte delle acque potabili proviene da dei depositi sotterranei non molto profondi, potremmo definire le prime come acque *vive* e le seconde come acque *inerti*. Molti altri caratteri sia fisici sia chimici differenziano le acque minerali dalle comuni acque potabili.

Le acque dure venivano considerate dannose per la salute già in tempi molto antichi: Ippocrate sosteneva addirittura che nella donna inducono disturbi mestruali e ginecologici fino alla sterilità. Negli ultimi anni si sono fatte delle ricerche per stabilire i rapporti fra la durezza dell'acqua e alcune malattie particolarmente diffuse, come quelle cardiache, le osteoporosi specie nella donna, la carie dentaria e altri disturbi. Ma fino a ora non si è potuto trovare nessun rapporto evidente fra la durezza delle acque e queste malattie.

Sono diuretiche, perché vengono assorbite piú rapidamente e quindi piú rapidamente secrete dai reni. Questa è di certo una causa dell'effetto diuretico, ma non è certo l'unica, altrimenti la regina delle acque diuretiche sarebbe l'acqua distillata, e questo non è assolutamente vero. L'azione diuretica è principalmente effetto della ricchezza in *ioni*, dovuta alle energie radianti assorbite durante lo scorrimento fra le rocce profonde. Questo accade a tutte le acque sorgive, ma in misura maggiore a quelle con scarsa mineralizzazione. Quando le acque leggere hanno attraversato rocce uranifere e radifere portano in soluzione il gas radon; questo scarica energia con una serie di radiazioni, le quali trasformano molecole e atomi neutri in ioni. È quanto accade nelle acque radioattive.

L'assorbimento dell'acqua è scarso nello stomaco, aumenta nell'ileo, diviene massimo nel colon. Ricordiamo che nella economia della nutrizione questo processo ha, fra le sue massime funzioni, quella del recupero dei liquidi che nei tratti superiori hanno reso possibili i processi di digestione e assorbimento. Qui le acque oligominerali vengono assorbite assai piú rapidamente che non le altre acque, purché l'ingestione avvenga lentamente (circa 250 cc in mezz'ora) per non creare dei meccanismi di pressione contraria che ne impedirebbero addirittura il riassorbimento: in questo caso l'acqua ristagna nell'intestino e può provocare delle scariche diarroiche.

Naturalmente l'aumento della diuresi non significa solo l'eliminazione di una maggiore quantità di acqua ma anche di elettroliti (ioni minerali). Questi provengono dal metabolismo interno dei tessuti, nei quali cosí si vivacizza l'interscambio tra il comparto intracellulare, quello tissutale e il plasma, con conse-

### LA BIBITA: ATTENZIONE A NON "MANGIARE" L'ACQUA ANZICHÉ BERLA!

Una cosa cosí semplice come il bere acqua può complicare l'andamento della cura cosiddetta idropinica. Dunque la cura di acqua per bibita merita un richiamo tecnico: di qualunque acqua si tratti, il modo di bere deve essere corretto. Se per bere un bicchiere d'acqua, la si "mangia" insieme ad aria, per questo solo errore ci si lamenterà che quella sorgente "gonfia lo stomaco", è pesante, indigeribile. Il che corrisponde al vero: pur ignorandone la vera natura, questo è quanto succede con due, tre, quattro bicchieri bevuti in una mattina. Perché con quel litro circa di acqua si è ingerita anche altrettanta aria, e forse di piú!

Ogni sorso va succhiato senza aria, cioè tenendo il labbro superiore immerso sotto la superficie dell'acqua. Se invece lo si "mangia", introducendo in bocca liquido ed aria come taluni fanno nel bere dal bicchiere e dal cucchiaio, si cade nell'errore che certo avrete sentito nominare: aerofagia, parola che vuol dire letteralmente "mangiare aria".

Ma badate, vi è una grossa differenza fra i liquidi e l'aria che arrivano insieme nello stomaco, quando si è in posizione eretta o seduti. I liquidi scendono nella parte bassa dello stomaco (antro), e appena si apre il piloro passano nell'intestino. L'aria, invece, sta al di sopra del materiale liquido e solido ingerito, dilatando la parte superiore dello stomaco (il cosiddetto "fondo" gastrico, che fa come un palloncino sotto la cupola del diaframma sinistro). I mangiatori di aria con acqua, per esempio durante una mattina di cura con acqua leggerissima e radioattiva scelta per provocare diuresi in grande quantità, dilavare le vie urinarie e far scivolare i calcoli, arrivano a bere anche 4-5 litri di acqua stando seduti o passeggiando. Cosí, poco a poco il loro stomaco si trasformerà in un pallone teso fino a dolere.

**La cura idropinica.** È cosí chiamata l'assunzione per bibita di acque minerali. A causa delle alte dosi di acqua che si devono ingerire nelle cure con acque oligominerali, è bene attenersi scrupolosamente alle norme consigliate, per ottenere i migliori risultati senza inconvenienti. Iniziate con 2-3 boccali da 250 cc bevuti lentamente: un bicchiere ogni mezz'ora o piú, al mattino a digiuno. Se non sopportate il digiuno, fate una piccola colazione al mattino presto (un tè leggero con una fetta di pane tostato e marmellata o miele) e cominciate la cura due ore dopo; oppure mangiate qualche biscotto o un panino tra il primo e il secondo bicchiere, lasciando un intervallo di mezz'ora circa tra l'uno e l'altro. Aumentate gradatamente la dose mattutina, di un bicchiere ogni uno o due o tre giorni, sino ad arrivare ai 2-3 litri di acqua nella mattinata. Alcuni arrivano a prendere 6 o 7 litri di acqua al giorno, bevendone anche nel pomeriggio, ma ciò è assolutamente sconsigliabile.

---

guente eliminazione di sostanze come il cloruro di sodio, l'acido ossalico e l'acido urico. Insomma l'azione delle acque oligominerali può essere considerata come un microlavaggio interno, piú intenso quando le acque oligominerali sono radioattive.

Poiché i calcoli renali sono formati dalle sostanze cosí rimosse, appare spiegata l'azione preventiva di queste acque sulla formazione dei calcoli. Inoltre lo stimolo diuretico che inducono è cosí forte che in realtà la quantità di acqua eliminata è superiore anche del 50% a quella bevuta: si ottiene cosí un vero e proprio lavaggio delle vie urinarie che asporta il materiale che le ingombra come piccoli calcoli, sabbia, detriti e anche pus e germi. Ma la capacità di rimuovere calcoli anche grossi delle vie urinarie, che hanno alcune di queste acque (specie quelle di Fiuggi e di Lurisia bevute alla fonte), non è semplicemente dovuta all'aumento del passaggio di acqua nelle vie urinarie. Si è dimostrato sperimentalmente che dei calcoli di acido urico e di ossalato di calcio immersi in queste acque si sgretolano, mentre se l'acqua è stata prima bollita rimangono intatti. È evidente che la bollitura priva l'acqua di quella "vitalità" che, nonostante i progressi recenti della fisica e della chimica, non siamo ancora riusciti a definire scientificamente ma che possiamo solo osservare nelle sue molteplici azioni idrologiche.

Le acque oligominerali, oltre che per bibita, si usano anche per bagno, irrigazioni vaginali o intestinali, per emanazione ecc. Queste ultime indicazioni sono piú importanti per le acque radioattive. Le controindicazioni alla terapia per bibita sono soprattutto alcune gravi malattie renali o le malformazioni anatomiche delle vie urinarie che possono ostacolare il passaggio delle urine. In genere, poi, queste acque sono sconsigliate in tutti i casi in cui vi sono dei difetti circolatori che possono influire sul rene, in certe malattie del fegato e nei casi di atonia del tubo digerente, che non sarebbe in grado di sopportare l'ingestione di una grossa quantità di acqua. Il vostro medico o il medico delle terme sapranno consigliarvi sia sull'opportunità della cura sia sulle quantità di acqua che dovrete ingerire ogni giorno.

## Le acque mediominerali

Sono dette acque mediominerali quelle che hanno un residuo secco superiore a 0,2 g per litro ma inferiore a 1 g per litro. Da un punto di vista medico, quelle con un residuo di poco superiore a 0,2 g hanno un'azione terapeutica molto simile a quella delle acque oligominerali; altrimenti possono rientrare a tutti gli effetti tra le acque minerali propriamente dette.

Spesso, accanto ad acque minerali con piú alte percentuali di oligoelementi, esistono delle fonti mediominerali con composizione simile ma azione relativamente piú blanda o un po' differente, consigliate per iniziare le cure o comunque a quei soggetti che mal tollererebbero le azioni piú violente delle altre fonti.

## Le acque minerali propriamente dette

Le indicazioni e le applicazioni terapeutiche delle acque minerali propriamente dette dipendono dal loro contenuto in minerali. Questo, naturalmente, è diverso per ogni acqua, ma alcuni minerali sono presenti in quantità maggiore, altri in quantità decrescenti fino a non essere quasi misurabili. Da un punto di vista medico si usa dividere le acque minerali in gruppi principali e sottogruppi (*vedi tabella*), tenendo conto dei minerali presenti in percentuali maggiori, che ne determinano le azioni terapeutiche.

**I diversi tipi di acque minerali**

- *Salse o cloruro-sodiche*: salse propriamente dette, salso-iodiche e salso-bromo-iodiche.
- *Sulfuree*: sulfuree propriamente dette, sulfuree, salso-bromo-iodiche.
- *Arsenicali-ferruginose*: arsenicali, ferruginose, arsenicali-ferruginose.
- *Carboniche o acidule semplici*.
- *Bicarbonate*: bicarbonato-alcaline, bicarbonato-alcalino-terrose.
- *Solfate*: solfate propriamente dette.
- *Solfato-alcaline*: solfato-alcalino-terrose, bicarbonato-solfato-alcaline, bicarbonato-solfato-alcalino-terrose.

**Le acque salse o cloruro-sodiche.** Hanno in generale una composizione che si avvicina piú di tutte le altre acque minerali a quella dei liquidi del nostro organismo, specialmente per la presenza del cloruro di sodio. A seconda delle altre componenti minerali queste acque possono essere: salse, salso-solfate, salso-bromo-iodiche; calde (termali) o fredde e piú o meno radioattive. Vengono usate per bibita e per bagno. Tra le piú famose quelle di Casamicciola, Ischia, Montecatini Terme. Tradizionalmente talune sono usate preferibilmente per bibita, altre come acque da bagno.

L'effetto della cura idropinica (assunzione per bibita) è ben rappresentato dalle sorgenti di Montecatini che vanno dalla piú leggera, "Rinfresco", alla "Leopoldina" che ha un residuo di 18 g. L'azione di queste acque si svolge soprattutto sull'apparato digerente: catartica (lassativa) sull'intestino, favorente le secrezioni dello stomaco e dell'intestino, favorente le funzioni pancreatica ed epatica. Quest'ultima azione si esplica anche sulla cellula epatica proteggendola, oltre che favorendone le funzioni di detossicazione, metabolismo dei grassi, trasformazione e immagazzinaggio degli zuccheri.

Le acque salso-bromo-iodiche sono impiegate in terapia solo dai primi del 1800: molto poco se si pensa che altre acque minerali erano già note centinaia di anni prima di Cristo. Le prime a essere utilizzate furono quelle di Salsomaggiore, cui ben presto fecero seguito numerose altre di differenti stazioni termali. Le acque dell'isola d'Ischia sono in parte salso-bromo-iodiche ma vengono utilizzate soprattutto per la loro radioattività; quelle di Abano sono piú note per i fanghi con esse preparati.

Tali acque sono dette fossili in quanto provengono da antichi mari e di solito sono fortemente mineralizzate (180 g/litro), tanto che per alcune applicazioni termali debbono essere diluite. Al con-

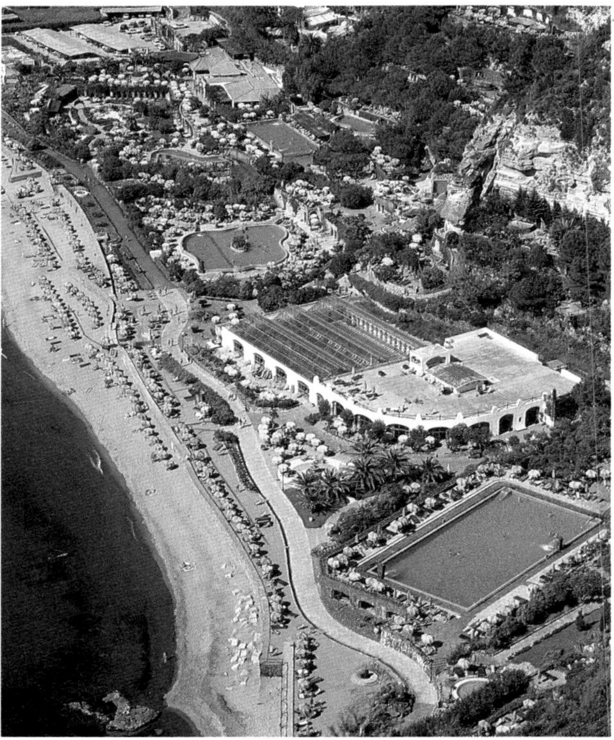

ACQUE DALLE MOLTEPLICI VIRTÚ *Giustamente famose, le molte sorgenti dell'isola d'Ischia sono sfruttate sia per la loro radioattività, sia in quanto acque calde, sia infine perché salso-bromo-iodiche. Le numerose piscine termali contengono acque a diversa temperatura e concentrazione di sali che permettono di adattare la terapia a una grande varietà di casi.*

trario vengono concentrate per ottenere le "acque madri", in cui vi è meno cloruro di sodio rispetto alle altre componenti. Le principali applicazioni terapeutiche delle acque salso-bromo-iodiche sono quelle ginecologiche, grazie alla loro azione antinfiammatoria e decongestionante unita a quella di stimolo sull'ovaio, tanto che spesso inducono la ricomparsa dei flussi mestruali in donne in menopausa recente. Sono anche efficaci sull'apparato respiratorio, solitamente per nebulizzazione: anche in questo caso l'effetto antinfiammatorio e decongestionante è importante, ma particolarmente favorevole è la stimolazione sulle mucose atrofiche e secche dove inducono la vasodilatazione e la produzione di muco. Tali acque possono risultare dannose agli asmatici ma sono consigliabili in tutti i casi di linfatismo, specie nei bambini, sia come terapia sia come prevenzione. I bagni giovano in molte forme reumatiche e artritiche, anche se non in tutte. Per molti anni furono un ausilio prezioso nella cura delle tubercolosi croniche, divenute piú rare dopo l'avvento degli antibiotici, ma non scomparse.

**Le acque sulfuree.** Le acque sulfuree rappresentano forse le acque minerali di piú antica tradizione e molte delle fonti oggi sfruttate erano già note e utilizzate ai tempi di Roma antica. Queste acque devono essere consumate per bibita solo presso le sorgenti poiché non è possibile imbottigliarle. A seconda del tipo di composti di zolfo che contengono in prevalenza possono essere piú indicate per terapie inalatorie, come quelle di Tabiano o di Sirmione, oppure per bagno, come quelle di Porretta, Salice Terme, Saturnia, o applicazioni locali, fanghi, ecc. I bagni sono fatti in vasca o in piscine naturali calde (dai 20 °C ai 30 °C) fornite talvolta di docce naturali; la durata del bagno va da un minimo di 10 a un massimo di 30 minuti. Le diverse stazioni termali, a causa della differente composizione delle acque, del clima e della natura dei luoghi, sono specializzate nel trattamento di una forma piuttosto che di un'altra fra le malattie curabili con queste acque.

Le loro azioni sono molteplici e alcune, come per esempio quelle sulla funzionalità epatica, è stato dimostrato sperimentalmente che sono anche maggiori di quanto tradizionalmente si riteneva. Il miglioramento del ricambio avviene per regolarizzazione del tono del sistema nervoso vegetativo a cui si può attribuire in parte anche l'azione antitossica. Riguardo al fegato agiscono favorendo sia la motilità delle vie biliari sia la funzionalità epatica vera e propria, migliorando la produzione di glicogeno, ossia la riserva energetica dell'organismo. Migliorano inoltre il metabolismo dei grassi rimuovendoli dal fegato, e lo stesso avviene per molti tossici che agi-

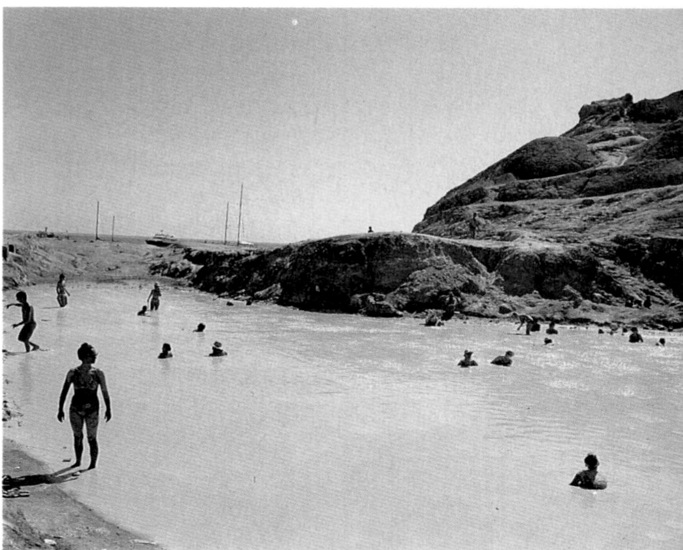

scono su questo organo, come l'arsenico, il piombo, il mercurio, il fosforo, il tetracloruro di carbonio e altri veleni di origine chimica. L'insieme di tutte queste azioni e la capacità della cellula epatica di utilizzare i composti solforati hanno indotto molti a ritenere lo zolfo un composto fondamentale per la funzionalità della cellula epatica; anche il pancreas, le ghiandole surrenali, i muscoli e i tessuti che circondano le articolazioni ossee attirano elettivamente lo zolfo. Si spiega cosí l'azione terapeutica delle acque sulfuree nelle malattie di questi organi e in tutte le forme muscolari e articolari.

Il polmone e le mucose delle vie aeree si comportano allo stesso modo: per questo le azioni terapeutiche sull'apparato respiratorio, sulle vie aeree e sulle strutture che vi sono collegate – l'orecchio interno attraverso la tromba di Eustachio, le cavità dei seni frontali e paranasali, gli organi della fonazione – sono particolarmente favorevoli. Le acque sulfuree hanno ottimo effetto anche sulle malattie della cute, benché i meccanismi con cui agiscono restino ancora per la maggior parte sconosciuti. Quest'uso era già ben noto agli antichi Romani che le utilizzavano nella cura degli eczemi, dell'acne, degli eritemi, delle psoriasi e in genere di tutte le malattie croniche della cute.

**Le acque arsenicali-ferruginose.** Contengono come componenti principali l'arsenico e il ferro in proporzioni variabili. Fondamentalmente si dividono in due tipi: quelle nettamente acide e quelle bicarbonato-ferrose, neutre o alcaline, prive di arsenico. Sgorgano per lo piú in media e alta montagna, permettendo cosí di unire l'azione climatica a quella idroterapica specialmente per l'effetto emopoietico (di stimolo alla formazione di globuli rossi) indotto

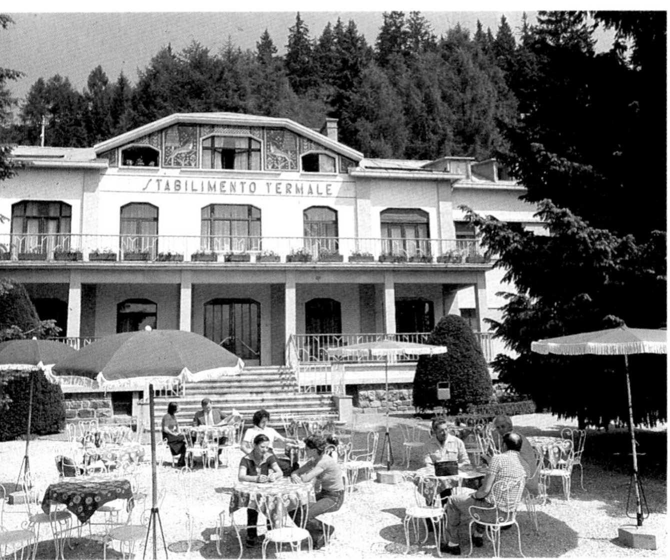


QUANDO LE ACQUE E IL CLIMA AGISCONO ASSIEME: LE ACQUE SULFUREE E LE ACQUE ARSENICALI-FERRUGINOSE *Il nostro Paese è particolarmente ricco di sorgenti sulfuree, che sgorgano numerose specie nelle piccole isole vulcaniche come le Eolie (a sinistra). Le acque arsenicali-ferruginose, invece, sgorgano in montagna (qui sopra lo stabilimento di Vetriolo Terme). In ambedue i casi l'effetto climatico si somma a quello idroterapico.*

sia dal clima (*vedi pag. 224*) sia da questo tipo di acque. Infatti il ferro, indispensabile alla formazione dell'emoglobina, viene assorbito molto bene con la cura idropinica, spesso anche da parte di persone che non riescono a utilizzarlo se somministrato con farmaci per bocca. Inoltre questo tipo di assorbimento stimola l'utilizzazione del ferro stesso all'interno dell'organismo, migliorando cosí il metabolismo di questo prezioso oligoelemento. Per questo una delle principali indicazioni delle acque ferruginose è nelle anemie con carenza di ferro.

Va notato che le acque ricche anche di arsenico, oltre che di ferro, vengono somministrate a cucchiaini diluiti in acqua potabile. L'arsenico in piccole quantità favorisce la crescita degli organismi, ben inteso se l'alimentazione è abbastanza ricca di proteine. Le acque arsenicali-ferruginose hanno effetto frenante sulla tiroide quando vengono somministrate per bagno, tanto da essere preziose anche in casi gravi di ipertiroidismo.

Questa azione viene utilizzata inoltre nella cura dei linfatici iperstenici (*vedi pag. 64*): ai bambini gracili, nervosi, tendenti all'anemia, tali acque possono essere somministrate per nebulizzazioni. Le acque acide sono importanti in molte malattie della pelle nelle quali il bagno provoca una vasocostrizione diretta mentre l'arsenico migliora il metabolismo delle cellule ammalate.

All'estero, specialmente in Francia, gli impieghi di queste acque sono stati largamente sviluppati, mentre cosí non è in Italia, benché le loro proprietà terapeutiche meritino una maggiore attenzione.

Le principali sorgenti di questo tipo sono a Vetriolo (1500 m di altitudine). Da qui le stesse acque vengono trasportate anche a Levico (500 m di altitudine) dove esiste uno stabilimento termale per coloro che, come gli ipertiroidei, potrebbero non sopportare un'altitudine maggiore. Da ricordare anche le fonti di Roncegno e Vanzone.

**Le acque carboniche.** Le acque carboniche hanno un contenuto notevole di anidride carbonica ($CO_2$). Si distinguono in leggere (fra 300 e 500 cc di $CO_2$ libera), medie (fra 500 e 1000 cc di $CO_2$ libera) e ipergassate (oltre 1000 cc di $CO_2$ libera). In realtà l'importanza e il valore curativo di una sorgente carbonica sta in una proprietà fisico-chimica dell'anidride carbonica, quella di aumentare grandemente la solubilità di molti minerali, come ferro, calcio, zolfo, arsenico, iodio, bromo, bicarbonati. Cosí, numerose sorgenti e stazioni termali, sotto la comune denominazione di "acque carboniche", hanno indicazioni ed effetti diversi a seconda dei minerali che contengono.

L'Italia è particolarmente ricca di questo tipo di sorgenti, piú di qualsiasi altro Paese. Ci limiteremo a citare: le acque carboniche medio-sulfuree di Riolo Bagni; quelle carboniche medio-arsenicali-ferruginose di Peio e Santa Caterina Valfurva; quelle carboniche medio-bicarbonate di Recoaro; quelle carboniche salso-solfate di Torre Annunziata; quelle carboniche salso-bromo-iodiche di Agnano; quelle carboniche sulfuree di Castroreale e Acque Albule; quelle carboniche, sulfuree salso-bromo-iodiche di Castellammare di Stabia; quelle carboniche-arsenicali di Bagnoli e Valli del Pasubio; quelle carboniche-bicarbonato-alcaline di Agnano, Sangemini, Sciacca e Uliveto; quelle carboniche-bicarbonato-solfate di Chianciano, Bagni di Casciana, Bognanco e Saint-Vincent.

L'uso curativo delle acque carboniche avviene attraverso i bagni o bevendole. L'indicazione dei bagni è riferita principalmente all'anidride carbonica. Questa ha influenza sulla respirazione e sul sistema cardiocircolatorio ed esercita stimoli cutanei, diuretici, digestivi, ecc.: infatti, l'anidride carbonica eccita le terminazioni nervose vascolari, nel senso di aumentare il calibro dei capillari e la velocità del sangue in essi circolante.

Per praticare i bagni con acque carboniche è necessaria qualche avvertenza. Poiché l'anidride carbonica è piú pesante dell'aria, ha tendenza ad accumularsi presso la superficie dell'acqua: se viene inspirata provoca facilmente cefalee e altri effetti indesiderati. È quindi indicato fare il bagno restando seduti, con la testa che sporga ben al di sopra della vasca; nel caso di acqua ipergassata è consigliabile coprire la superficie della vasca con un telo gommato, attraverso il quale far sporgere la testa. Anche la temperatura del bagno è importante: fra i 32 °C e i 36 °C ha effetto ipotensivo (abbassa la pressione arteriosa) e temperature di poco piú alte (37 °C-38 °C) accentuano tale effetto; al contrario il bagno freddo (al di sotto dei 28 °C) ha prevalente azione ipertensiva ossia innalza la pressione arteriosa. La durata del bagno è fra i 5 e i 15 minuti e non deve superare i 20 minuti; il successivo riposo sarà di circa un'ora.

Dobbiamo dire qualcosa anche a proposito dei *bagni carbonici artificiali*, intendendo con questo termine quelli che vengono arricchiti di anidride carbonica immettendo nell'acqua il gas da una bombola a pressione, e anche quelli ottenuti con mezzi chimici (per questi ultimi in genere si ricorre al bicarbonato di sodio che libera anidride carbonica quando vi si aggiunge un acido forte).

Esistono inoltre preparazioni commerciali che facilitano questo uso casalingo del bagno carbonico. Il problema è se ci si può attendere da questi bagni a casa propria oppure in uno stabilimento privato cittadino vantaggi eguali o almeno analoghi a quelli ottenibili alle terme. Mentre non si può negare che il bagno carbonico artificiale dia dei benefici (*sempre che sia fatto con la dovuta assistenza di persone esperte*), tuttavia è da escludere che possa eguagliare un bagno termale alla sorgente. In questo caso l'acqua è mineralizzata con varie percentuali di diversi minerali "nascenti" con l'acqua e con l'anidride carbonica, resi piú attivi dalla presenza di quest'ultima: questa iperattività, associata a gradi maggiori o minori di radioattività, non è riproducibile artificialmente.

Di conseguenza qualche vantaggio può aversi negli istituti privati di fisioterapia che offrono (con personale specializzato disponibile) idroterapia balneare minerale dei diversi tipi fisico-chimici formati artificialmente. Ma è cosa diversa e nettamente inferiore dal fare la cura alla sorgente. E abbiamo insistito sulla *necessità di effettuare il bagno carbonico artificiale sotto sorveglianza di personale specializzato*, non solo per i rischi che può presentare, ma anche perché l'azione curativa si esplica particolarmente sulla pressione arteriosa, con la possibilità di agire in senso sia ipotensivo sia ipertensivo semplicemente variando la temperatura del bagno.

**Le acque bicarbonate.** Comprendono le acque bicarbonato-alcaline e quelle bicarbonato-alcalino-

### SPUMANTE O ACQUA GASSATA? MA IN FONDO È LA STESSA COSA!

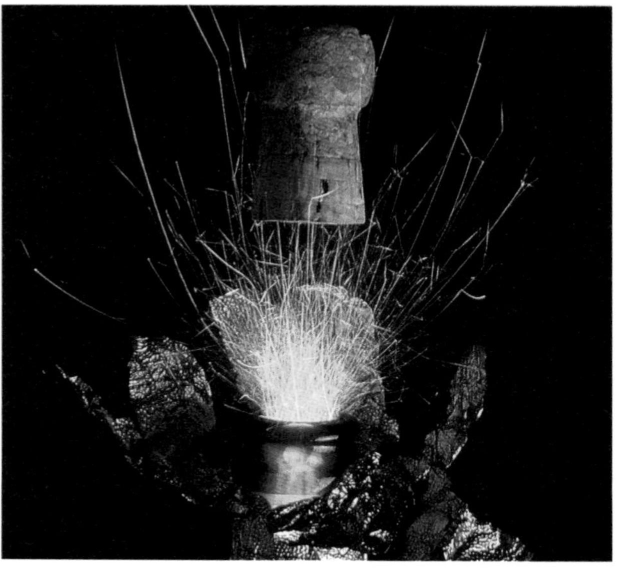

Quel botto pieno di significati augurali e festosi, quando salta il tappo della bottiglia di champagne, è prodotto dall'anidride carbonica. Ed è sempre l'anidride carbonica ($CO_2$) che rende frizzanti il vino e l'acqua o una qualsiasi bibita, sia che vi sia aggiunta artificialmente sia che si sprigioni per effetto di fermentazione naturale.

Nello champagne, come in ogni vino e in ogni acqua, l'anidride carbonica si scioglie abbastanza facilmente. La solubilità cambia con la temperatura e la pressione, e aumenta a temperature piú basse e a pressioni maggiori. Avviene cosí che, se stappiamo una bottiglia di acqua minerale carbonica oppure gassata artificialmente con gas carbonico, quando è fredda di frigorifero perderà meno gas che non alla temperatura di 20 °C.

Bevendo acqua gassata fredda, appena stappata, ingeriamo la maggior quantità di gas disciolto: cosa avviene in questo caso? Il sorso d'acqua in bocca dà una piacevole sensazione frizzante, con una minima tendenza all'acido. Poi il liquido giunge nello stomaco dove trova una temperatura di 37 °C o poco piú: la solubilità dell'anidride carbonica in tali condizioni scende notevolmente e il gas si libera. Una persona sofferente di gastrite o di altre malattie a questo punto può eliminare l'aria contenente anidride carbonica con un rutto; altrimenti l'anidride carbonica viene assorbita, in parte già nello stomaco, la restante parte nell'intestino, provocando quell'aumento della circolazione capillare di cui abbiamo detto parlando delle acque minerali carboniche. L'anidride carbonica ha anche effetto sui capillari arteriosi renali per cui provoca un aumento della quantità di urine e lo stimolo quasi immediato a urinare, come avviene dopo qualche bicchiere di spumante.

terrose. Queste ultime hanno indicazioni molto simili, che si esplicano soprattutto sullo stomaco con un'azione protettiva della mucosa ed eccitante della peristalsi gastrica, cosicché sono consigliabili nelle gastriti croniche, specie se ipotoniche, nelle duodeniti, in alcune forme di diarrea. Agiscono inoltre sul fegato nel senso che fluidificano la bile e favoriscono lo svuotamento delle vie biliari; ciò a sua volta migliora in generale la funzionalità epatica, rendendo queste acque indicate nelle epatiti semplici, nelle congestioni epatiche e naturalmente nelle calcolosi della colecisti.

In genere è bene non bere queste acque durante i pasti, salvo diverse indicazioni mediche. Fanno eccezione le acque bicarbonato-calciche come la Sangemini.

**Le acque solfate.** Esistono diversi tipi di acque solfate le cui indicazioni variano a seconda della concentrazione di zolfo e degli altri componenti. In generale si tratta di acque amare ad azione soprattutto purgativa; si usano quasi esclusivamente per via interna; vanno bevute al mattino, a digiuno, in piccole quantità e a piccoli sorsi, generalmente calde. I cicli di cura sono generalmente brevi ma variano secondo la composizione dell'acqua.

Le acque solfato-bicarbonate sono usate sia per bibita sia per bagno, a scopo lassativo, diuretico e antiurico. Hanno indicazioni simili alle acque bicarbonate rispetto alle malattie del fegato e delle vie biliari. Per applicazioni esterne giovano in molte malattie cutanee croniche e nelle forme nevritiche. In generale le acque solfate sono controindicate in tutte le malattie irritative intestinali e in tutte quelle patologie e condizioni in cui sono sconsigliati i purganti salini: individui ipotesi, persone debilitate, portatori di malattie ulcerative del tubo digerente.

## Le acque radioattive

Dopo la scoperta dei corpi radioattivi si manifestò la tendenza ad attribuire alla radioattività il merito della virtú terapeutica di molte sorgenti naturali. Però con l'accrescersi delle esperienze si accertò che quasi tutte le sorgenti naturali sono in grado minimo radioattive e fu possibile constatare che la quasi onnipresenza della radioattività non riguarda soltanto le acque sorgive, ma anche quasi tutta la crosta terrestre: le acque dei mari, le rocce, organismi vegetali e animali. È pur vero che proprio a questa minima radioattività si deve attribuire una parte delle proprietà biologiche delle sorgenti naturali e della loro iperattività chimico-fisica, senza tuttavia che si possa parlare di acque radioattive.

Se, invece, il contenuto in radioemanazione, per litro d'acqua, raggiunge valori assoluti importanti, si è autorizzati a dire che si tratta di una *sorgente radioattiva*, in quanto alle eventuali proprietà chimiche si affiancano le proprietà fisiche proprie della radioattività e a esse si debbono, in tutto o in parte, le proprietà terapeutiche di quella sorgente. Le acque naturali con radioattività superiore a tali valori sono relativamente poche, e accade spesso che in una stessa regione, ricca di sorgenti minerali, soltanto una o due fonti presentino radioattività di quest'ordine.

Le acque radioattive impiegate in terapia possono essere oligominerali (Fiuggi, Lurisia), mediominerali o minerali propriamente dette e vengono sottoclassificate a seconda della loro composizione chimica e della temperatura. Il limite oltre il quale si può parlare di acque radioattive è stato stabilito in 1 millimicrocurie per litro: quelle a bassa radioattività hanno meno di 10 millimicrocurie, quelle fortemente radioattive ne hanno piú di 150. Questi valori si intendono naturalmente misurati alla sorgente poiché la radioattività viene piú o meno rapidamente perduta per radioemanazione.

Le acque radioattive possono essere assunte per bibita, per bagno o per emanazione. L'indicazione classica alla cura per bibita riguarda la gotta e le malattie uricemiche, con o senza calcolosi renale. Infatti queste acque aumentano la diuresi e l'eliminazione dell'acido urico; stimolano gli scambi respiratori e in generale l'attività delle ghiandole endocrine; provocano vasodilatazione e hanno effetto ipotensivo oltre che antispastico e sedativo; aumentano anche la capacità digestiva dei succhi gastrici. Naturalmente anche la composizione dell'acqua influisce sulle sue attività terapeutiche.

In seguito all'ingestione di acqua a forte radioattività non è infrequente osservare la tumultuosa comparsa di crisi reattive gravi dopo 4 o 5 giorni dall'inizio di somministrazioni anche relativamente modeste; per questo è necessario iniziare la cura con acqua di sorgenti di bassa radioattività, per esempio quelle di Fiuggi o la fonte Santa Barbara di Lurisia. Dopo un primo periodo di cura con queste acque oligominerali poco radioattive, si può passare gradualmente alle acque di forte radioattività, fino a sostituire del tutto con queste l'acqua poco radioattiva, che è stata utile nel periodo preparativo.

Per bagno, fangature e altre applicazioni esterne, si usano piú spesso le acque ad alta radioattività. Le indicazioni principali riguardano nevralgie, dolori muscolari o articolari anche cronici, allergie, dermatosi e sterilità dovuta a insufficienze funzionali delle ghiandole genitali o a processi infiammatori degli organi genitali. Per quest'ultima patologia sono particolarmente indicate le acque della sorgente di Lacco Ameno di Ischia.

Anche in questo ramo dell'idrotermalismo, cioè nella terapia con acque radioattive, l'Italia occupa ormai, dopo la valorizzazione di Lurisia, Merano, Ischia, Bormio, un posto di primissimo ordine.

## I fanghi o peloidi

Parlando di fanghi entriamo in pieno nell'uso ultramillenario del caldo-umido per curare disturbi o malattie, per il benessere di una parte o dell'intero corpo. In greco "pelos" significa fanghiglia, sicché in medicina vi è l'uso internazionale di adoperare il termine "peloidi" per intendere "fanghi".

Le applicazioni termali di fango agiscono sull'uomo per due fattori distinti: la composizione del fango e il caldo-umido, differenziabile a seconda della temperatura corporea fra il tiepido e il caldo, e del tempo di applicazione che varia dall'appoggio rapidissimo sulla parte dello strato di fango apportante caldo fumante, al rinnovo a lunghi intervalli dello strato caldo-umido tenuto per molte ore. Non è certo facile valutare i risultati di una cura dando i meriti agli effetti del caldo-umido in sé o agli effetti della componente organica o inorganica (salina) dell'impacco e del fango. Tuttavia le sperimentazioni e l'esperienza sono molto vaste e cercheremo di riassumere le piú importanti per aiutarvi nella scelta eventuale di questo tipo di cura.

Delle applicazioni del caldo-umido abbiamo parlato nel capitolo *L'uomo e la temperatura* partendo dall'uso, consacrato dalla tradizione, del semplice impacco, come avveniva un tempo quando la nonna o la mamma prendevano in mano la situazione e, obbligato il malato a letto ben coperto, gli andavano sostituendo sul petto, di mezz'ora in mezz'ora, dei panni imbevuti d'acqua calda: rimedio contro la tosse insistente, il catarro e quei segni che lei, la donna che reggeva la casa e la salute dei

### SUDARE PER GUARIRE

Come abbiamo detto nel capitolo *L'uomo e la temperatura*, quando il caldo è eccessivo entra in azione, tra gli altri, quel potente mezzo di termoregolazione che è il sudore. I meccanismi di termoregolazione della pelle sono le radiazioni termiche – determinate principalmente dalle proprietà fisiche del calore e dai cambiamenti di circolazione sanguigna – e la secrezione di sudore. Qui trattiamo particolarmente della sudorazione, vista da sempre come un mezzo naturale per curarsi.

Quando fa caldo, i vasi sanguigni si dilatano, spingendo verso la superficie cutanea una maggior quantità di sangue. Aumenta cosí la temperatura della pelle, quindi cresce la perdita di calore per radiazione, convenzione e conduzione. Contemporaneamente vengono attivate la secrezione e la escrezione dei liquidi costituenti il sudore: la loro espulsione e la loro evaporazione sottraggono calore al corpo.

Le ghiandole sudoripare sono i piccoli organi preposti alla sudorazione; ma anche le ghiandole sebacee vi prendono parte, con la loro secrezione oleosa (*sebo*) che mantiene morbido lo strato epidermico e i peli. Questa secrezione non è regolata da una innervazione specifica, ma è stata dimostrata scientificamente l'antica ipotesi che dipenda dagli ormoni sessuali, come gli androgeni e il progesterone. L'aumento della temperatura della pelle porta all'incremento della quantità di sebo, lo rende piú fluido e favorisce il flusso dei grassi per i dotti ghiandolari; contemporaneamente la grande quantità di sudore si mischia al sebo, facendolo defluire meglio e detergendo allo stesso tempo i dotti ghiandolari.

Le ghiandole sudoripare funzionano sempre, anche a bassa temperatura seppur in modo inapparente (la cosiddetta "perspirazione insensibile"); ma alla temperatura ambientale di circa 30°-31 °C vi è comparsa di sudore su tutto il corpo. La secrezione di sudore serve non solo a perdere calore, ma anche a regolare il bilancio dei fluidi e degli elettroliti. È una aggiunta alla funzione renale e a quella respiratoria, non tale però da poterle compensare se sono insufficienti.

Il sudore, in un certo modo, deriva dal plasma sanguigno: la proporzione delle sostanze nel sudore, però, è diversa da quella nel plasma a causa dell'attività depurativa (emuntoria) delle ghiandole del sudore, simile a quella dei reni. Le concentrazioni di sodio e cloro sono sempre inferiori nel sudore rispetto al plasma; invece, l'acido lattico è relativamente piú concentrato e contribuisce all'acidità del sudore. Questo contiene, inoltre, prodotti di scarto del metabolismo (taluni in proporzione anche doppia rispetto al plasma), minerali come calcio, potassio, fosfati, solfati, magnesio, composti idrosolubili della vitamina C e del gruppo B e in minime quantità glucosio.

La presenza di prodotti metabolici di scarto giustifica la convinzione che niente abbia potere purificante quanto una buona sudata; la presenza di acido lattico, d'altra parte, conferma che sudare rende i muscoli piú sciolti e riposati. Ma la presenza di sali, vitamine e anche un poco di zucchero, oltre all'acqua stessa che può essere persa in quantità enormi (fino a 8 l nelle 24 ore), deve indurre alla prudenza: esagerare non è mai benefico, mentre sudare troppo può essere veramente dannoso. Per questo tutte le terapie che fanno sudare, come molto spesso avviene per le cure termali, devono essere fatte con prudenza, sotto controllo medico e senza mai esagerare.

familiari, interpretava con autorità: "bronchite!". E poteva accadere che all'azione del caldo-umido dell'impacco fosse sostituito un intervento anche emolliente e penetrante medicamentoso, come un cataplasma di semi di lino, di crusca e farina, cosparso eventualmente di gocce inalatorie, laudano e molte altre sostanze virtuose (tra le quali ci fu per secoli anche lo sterco di vacca, raccolto con queste buone intenzioni, riscaldato e applicato, con effetto di caldo-umido mediante materia organica).

Le cure con i fanghi sono antiche ed erano già ampiamente praticate in epoca romana. Di tutti i fanghi i piú celebri del mondo sono quelli millenari di Acqui, Abano, Agnano, Casamicciola. Molto noti e anch'essi di grande tradizione sono quelli di Sciacca, Porto d'Ischia, Viterbo, Sirmione, Salsomaggiore, Montecatini. Fra i principali all'estero dobbiamo menzionare i fanghi di Pistany, Dax, Saint Amand, Bath.

Ogni anno molte centinaia di malati e non malati fanno almeno un ciclo di cura con fanghi, e la tendenza è all'aumento. Grazie alla visita medica obbligatoria prima dell'inizio delle cure, chi ha delle controindicazioni gravi verrà sconsigliato o decisamente rifiutato. Resta a vedere quali sono i casi nei quali ci si attende per legittima esperienza un risultato curativo piú o meno completo; e come accade che si abbia tale beneficio. In altre parole, quali sono le indicazioni curative e con quale meccanismo si avvera l'effetto benefico?

Prima ancora, però, occorre definire meglio il termine generale "fanghi". Possono essere sorgivi o di giacimento: la loro componente solida è essenzialmente argillosa, mentre la componente liquida è sempre un'acqua termale. Quando la componente solida è prevalentemente argillosa ma molto piú ricca di materie organiche e la componente liquida è di solito un'acqua salina, si parla tecnicamente di *limo*, originato da giacimenti marini, lacustri o fluviali. Si differenziano per componente solida prevalentemente o solamente organica le *torbe*, che hanno origine palustre, e le *muffe*, le quali originano da bacini termali e dai loro canali di afflusso e di deflusso: la loro componente solida è algacea e la componente liquida è sempre un'acqua sulfurea calda.

Nell'impiego termale tutte le varietà di fanghi hanno temperatura che varia dai 42 °C ai 48 °C nell'uso a impacco e dai 38 °C ai 42 °C nel tipo da bagno. La temperatura elevata indica di per sé che si tratta di prescrizioni squisitamente mediche, poiché è chiaro che il grado di caldo-umido e la durata di applicazione possono far correre rischi locali e generali (scottature cutanee, colpo di calore) se la temperatura è troppo alta e il tempo troppo lungo; o all'inverso può mancare ogni effetto se temperatura e tempo sono insufficienti. Il medico termale e il "fanghino", la persona che ha diretta responsabilità nell'applicazione, debbono conoscere bene le caratteristiche del fango, del limo, della torba o muffa, caratteristiche che influiscono sull'indice di riscaldamento e di raffreddamento. Questo è sempre piú basso di quello dell'acqua; però varia secondo la composizione, la capacità termica e il contenuto in acqua, fra loro assai correlate.

Con il variare della loro componente solida e soprattutto della componente liquida si hanno diversi tipi di fanghi: sulfurei, clorurati, ferruginoso-arsenicali, bicarbonati. I fanghi che si usano nei maggiori centri di cura sono quelli sulfurei e clorurati. La preparazione differisce secondo le stazioni termali: basti pensare che in taluni casi avviene per impastamento estemporaneo con l'acqua termale; in altri casi (Acqui, Abano, Agnano, ecc.) per maturazione e termalizzazione in cratere. La maturazione dura in media non meno di sei mesi, dato che tale tempo minimo è necessario perché l'argilla vergine, proveniente dal giacimento, mischiata alle acque minerali raggiunga una completa transmineralizzazione, e si completino i processi fisico-chimici e biologici che ne determineranno gli effetti terapeutici.

L'applicazione dei fanghi può essere fatta "a tutto il corpo" (fanghi generali). Si applica uno strato di 5-10 cm di fango su tutto il corpo tranne la testa e la regione anteriore del collo e del torace. Nelle applicazioni "a mezza vita" (o "a mezzo corpo") il fango è spalmato attorno agli arti di un lato e sotto la regione dorso-lombare, oppure attorno ai due arti inferiori e sotto i lombi. Altre varietà sono i fanghi "a uno o due arti", e quelli "in cassetta" che coprono con un grosso strato di fango la parte malata, posta dentro ad apparecchi chiamati appunto "cassette". Se si tratta di piedi e mani, essi sono immersi in un "mastello" pieno di fango. Le applicazioni di fango sull'addome per le malattie degli organi interni, per esempio quelle della colecisti o quelle ginecologiche, vanno fatte sotto stretta sorveglianza medica.

La durata della fangatura è in genere di 20-30 minuti; segue il lavaggio in bagno caldo o sotto la doccia; quindi è necessaria una reazione sudatoria abbondante, stesi in un letto ben riscaldato. Le fangature di solito si fanno a digiuno; se però sono limitate a piede o mano possono farsi anche dopo il pasto. Regola generale è di non fare piú di una fangatura al giorno, con pausa di un giorno ogni quattro applicazioni. La durata del ciclo di cura varia fra i 12 e i 20 giorni secondo i casi.

Quando ci si sottopone a una applicazione di

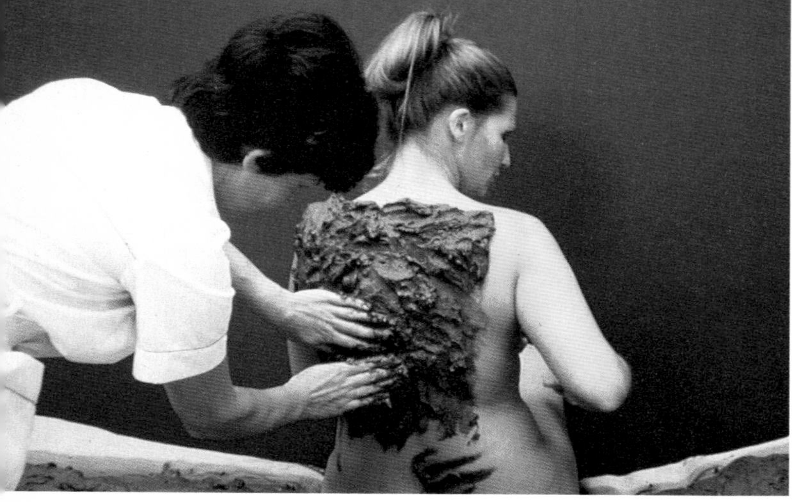

COME CURARSI CON I FANGHI *I* fanghi *sono composti, ipertermali o ipertermalizzati, di materiale geologico o fittologico e acqua termale o salina (di mare, di laguna, di lago salato). Vengono usati sotto forma di impacchi o di bagno poltiglioso. Possono essere sorgivi o di giacimento, con componente solida essenzialmente argillosa e componente liquida di acqua termale. In base all'origine o alla qualità della componente solida i fanghi sono di sorgente, di "salse", vulcanici, paleomarini, paleolacustri, morenici, eolici. Nei disegni qui a fianco sono indicati i principali tipi di applicazione curativa con fanghi.*

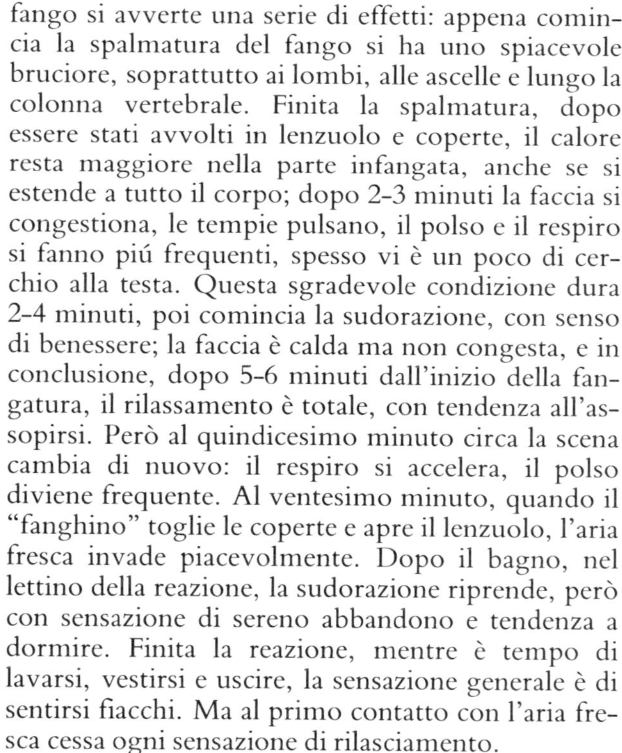

fango si avverte una serie di effetti: appena comincia la spalmatura del fango si ha uno spiacevole bruciore, soprattutto ai lombi, alle ascelle e lungo la colonna vertebrale. Finita la spalmatura, dopo essere stati avvolti in lenzuolo e coperte, il calore resta maggiore nella parte infangata, anche se si estende a tutto il corpo; dopo 2-3 minuti la faccia si congestiona, le tempie pulsano, il polso e il respiro si fanno piú frequenti, spesso vi è un poco di cerchio alla testa. Questa sgradevole condizione dura 2-4 minuti, poi comincia la sudorazione, con senso di benessere; la faccia è calda ma non congesta, e in conclusione, dopo 5-6 minuti dall'inizio della fangatura, il rilassamento è totale, con tendenza all'assopirsi. Però al quindicesimo minuto circa la scena cambia di nuovo: il respiro si accelera, il polso diviene frequente. Al ventesimo minuto, quando il "fanghino" toglie le coperte e apre il lenzuolo, l'aria fresca invade piacevolmente. Dopo il bagno, nel lettino della reazione, la sudorazione riprende, però con sensazione di sereno abbandono e tendenza a dormire. Finita la reazione, mentre è tempo di lavarsi, vestirsi e uscire, la sensazione generale è di sentirsi fiacchi. Ma al primo contatto con l'aria fresca cessa ogni sensazione di rilasciamento.

La lieve reazione termale dei primi giorni consiste in una accentuazione delle molestie della parte corporea in cura: questa reazione ad andamento non critico tende a scomparire. Diversa è la crisi termale, che frequentemente compare nei pazienti: verso la metà del periodo di cura compaiono in modo critico, rapido, dei fenomeni generali ma piú spesso solo

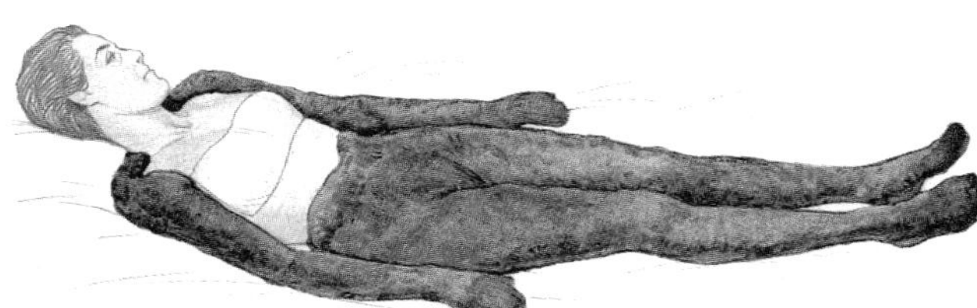

A tutto il corpo

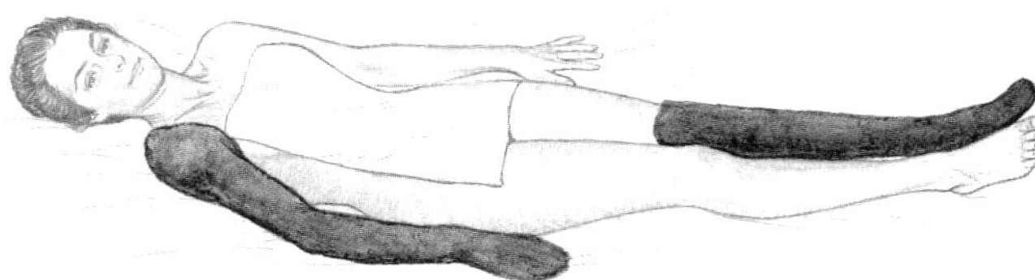

A uno o due arti

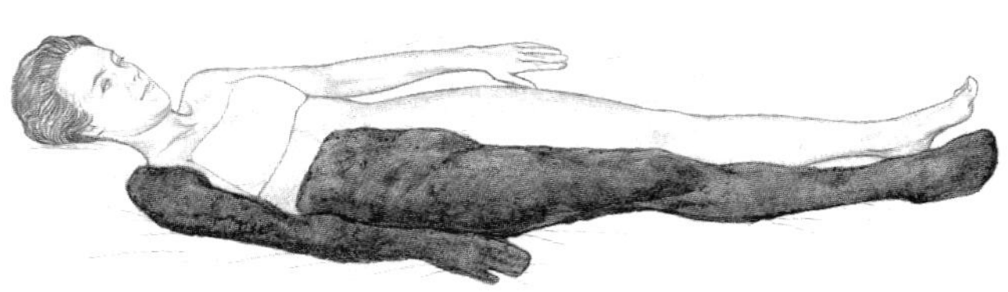

A mezzo corpo longitudinale

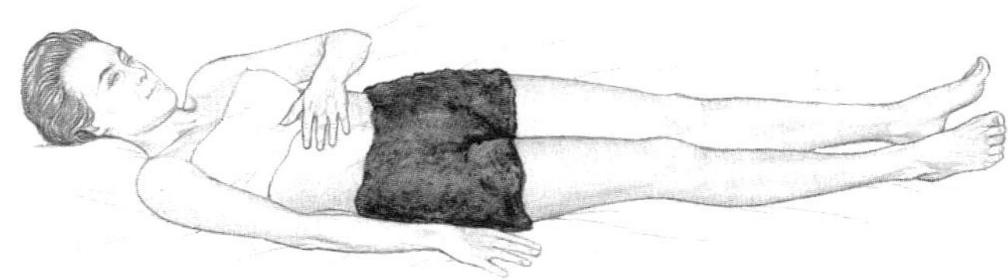

Sull'addome

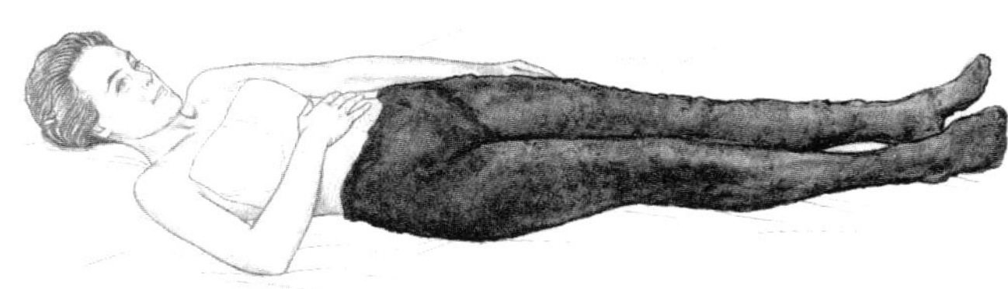

A mezzo corpo trasversale

locali. Tipica la crisi termale dei gottosi che può far provare al paziente le sofferenze acute di un attacco della malattia, per esempio la podagra. In genere la crisi termale scompare in poche ore; soltanto in alcuni casi induce a sospendere per uno o due giorni la cura. Nei poliartritici reumatici la crisi termale può raggiungere una discreta gravità, in rapporto alla pluralità di sedi di reazione; sarà prudente non riprendere i fanghi finché non sia certa la scomparsa dei fenomeni congestizio-infiammatori reattivi.

Le ricerche sugli effetti obiettivi delle cure con fanghi sono estesissime. Ci limitiamo, come esemplificazione, a citare il tasso di acido urico nel sudore, che, nel sudore provocato genericamente è del 2 per mille, mentre nel sudore raccolto durante i primi giorni di fangatura sale a ben 12-13 per mille; poi decresce gradualmente, ma può aumentare anche a 15 mg per millilitro di sudore e mantenersi a tale livello anche dopo il dodicesimo fango.

L'azione dei fanghi cambia a seconda dell'acqua minerale con cui sono composti. Vi rimandiamo perciò a quanto detto a proposito dei vari tipi di acqua. A queste azioni si unisce quella del caldo-umido di cui abbiamo parlato nel capitolo *L'uomo e la temperatura*. In linea di massima si può dire che la piú grossa indicazione alla fangoterapia è nella prevenzione della malattia reumatica, specialmente in coloro che vi hanno predisposizione (*vedi pag. 64*), mentre i risultati ottenuti nelle forme acute sono tuttora molto discussi.

**I limi.** I limi possono originare da giacimenti marini, lacustri o fluviali: limi marini (di laguna aperta); limani (di laguna chiusa); di lago dolce o salato; di fiume. Hanno componente solida somigliante ai fanghi in quanto in prevalenza argillosa, ma assai piú ricca di materie organiche; la loro componente liquida è di solito un'acqua salina. In un mondo che dedica tanta passione ai viaggi turistici, anche con il pretesto delle cure, molti vorranno provare i limani (Crimea, Odessa, Saky, Azof), formati dalle molte lagune del Mar Nero. Variano molto per salsedine e componenti organiche e perciò anche per indicazioni. Maggiori informazioni si possono ottenere attraverso gli uffici turistici.

**Le torbe.** I peloidi organici si distinguono in muffe e in torbe, e queste si differenziano in torbe di stagni, torbe vascolari, torbe terrose. Le torbe, di origine palustre, hanno componente solida organica e componente liquida di acqua termale. Le muffe si formano in bacini termali e nei loro canali di afflusso e deflusso: la componente solida è algacea, quella liquida di acqua sulfurea calda.

Le torbe sono piú famose in stazioni estere. Invero l'Italia è ricchissima anche di giacimenti di torbe, che sarebbero perfettamente adatte all'impiego termale; ma il confronto con i fanghi di cui vi è tanta varietà nella nostra penisola rende trascurabile il ricorso alle torbe. Nel Centro Europa le torbe hanno fatto nascere stazioni di grande fama, come Franzesbad, Marienbad, Karlsbad, tutti nomi che ricordano l'epoca d'oro dell'Impero Austro-Ungarico. Le torbe piú apprezzate sono quelle solforose, quelle saline o quelle ferruginose.

Le indicazioni dei limi e delle torbe sono le medesime dei fanghi e cosí pure le controindicazioni: mestruazioni e gravidanza; malattie emorragiche in genere, varici e tromboflebiti; età anziana con manifestazioni arteriosclerotiche; malattie dei reni. È anche necessario usare prudenza nelle malattie del sistema nervoso centrale da valutare caso per caso.

## Le grotte naturali

Le cure sudatorie nelle grotte naturali calde sono probabilmente iniziate in tempi molto remoti, forse quando l'uomo, vivendo nelle caverne, ebbe occasione di constatare come molte malattie traessero giovamento dalle imponenti sudorazioni provocate dalla permanenza in grotte calde o caldo-umide. È probabile che l'uso del bagno di vapore in epoca greco-romana sia derivato dalla conoscenza delle grotte termali naturali, anche la sauna finlandese, il bagno russo, il bagno turco derivano direttamente o

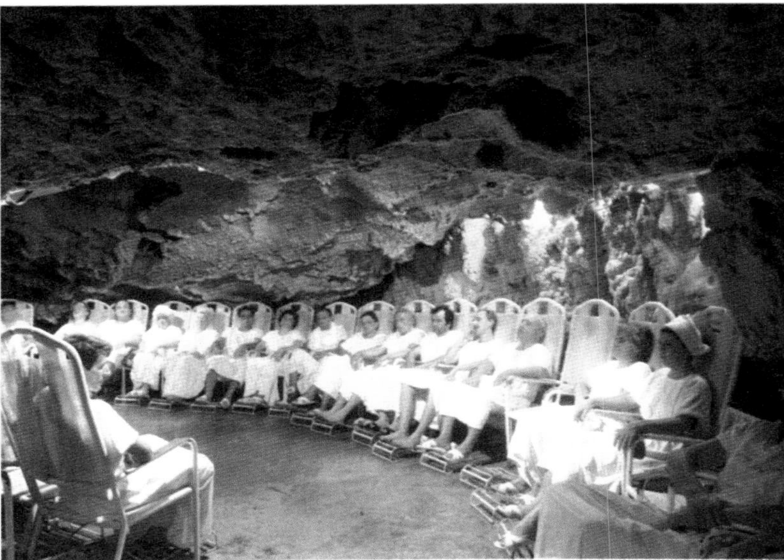

LE GROTTE NATURALI *Le particolari cure sudatorie che possono essere fatte nelle grotte naturali umide o secche sono probabilmente il piú antico metodo di terapia sudatoria adottato dall'uomo, la cui storia è vecchia di migliaia di anni. Se ne possono avvantaggiare soprattutto coloro che soffrono di obesità, diatesi pletoriche, diabete. Nella foto, la grotta sudatoria di Monsummano.*

indirettamente dalle grotte naturali. Va detto però che l'effetto è diverso.

Le grotte naturali, dette anche stufe, sono grotte sotterranee naturali in cui la temperatura è elevata in modo tale da provocare un'abbondante sudorazione. Possono essere umide (molto numerose in Italia, famosa quella di Monsummano) o secche (piú rare, la piú nota è quella di Agnano). All'interno delle grotte naturali umide scaturiscono delle sorgenti termali di acqua calda che saturano l'ambiente di vapori. La temperatura di questi bagni a vapore può variare tra i 26 °C e i 70 °C. All'interno della grotta la temperatura cambia a seconda che ci si avvicini o ci si allontani dalla sorgente calda; di solito si cerca una temperatura che non superi i 42 °C: infatti, già a 45 °C il bagno di vapore diventa mal sopportabile nel giro di pochi minuti.

Nelle grotte naturali secche, invece, in cui non vi è sorgente termale e perciò non vi è presenza di vapore acqueo, le temperature possono raggiungere anche i 100 °C, ma quelle piú adatte sono fra i 50 °C e i 70 °C. La secchezza dell'aria, oltre a permettere l'utilizzazione di temperature elevate, facilita un'abbondante sudorazione (come abbiamo detto a pag. 181, l'evaporazione del sudore è tanto minore quanto piú umida è l'aria ambiente). Esistono anche delle grotte artificiali, come i cosiddetti *vaporari* costruiti sopra a sorgenti calde con una tecnica simile a quella del *Calidarium* dei bagni romani, che hanno indicazioni simili a quelle delle grotte naturali umide.

Gli effetti del bagno a vapore naturale sono in parte dovuti all'aumentata eliminazione, assieme al sudore, di acqua e di scarti metabolici con conseguente disintossicazione generale. In particolare l'eliminazione dei cloruri fa diminuire l'acidità gastrica e l'acido urico viene rimosso dai tessuti favorendone cosí l'eliminazione attraverso le urine. Il ricambio aumenta; il sistema nervoso vegetativo viene eccitato e la vasodilatazione cutanea provoca delle modificazioni della pressione arteriosa; durante il bagno il tono muscolare diminuisce con una sensazione di sonnolenza alla quale però fa seguito un periodo di irritabilità. Naturalmente l'azione terapeutica varia a seconda della composizione dell'acqua termale che si vaporizza nelle grotte.

L'aumento della sudorazione non basta a giustificare le azioni benefiche delle cure con vapore naturale: queste provocano delle modificazioni dei tessuti infiammati, rigidi, dolenti, che fanno pensare a un'aumento totale degli scambi e in generale del metabolismo, aumento superiore a quello provocato normalmente dal calore e dalla sudorazione. È ovvio che l'applicazione locale di caldo, come si può ottenere con le fangature, è piú indicata per un disturbo localizzato, per esempio a una singola articolazione; ma per la diatesi reumatica, la gotta e altre affezioni multiple, il bagno a vapore è certamente piú efficace. Si può dire che è bene seguire l'antica tradizione empirica, per cui questa cura vale piú per influire sul terreno costituzionale, sulle forme di squilibrio metabolico e umorale, quali le obesità, le diatesi pletoriche, il diabete.

Il bagno a vapore naturale va eseguito almeno quattro o cinque ore dopo i pasti. Dopo essersi spogliati completamente, i pazienti indossano una cappa di tela ed entrano nella grotta passando dagli ambienti meno caldi a quelli piú riscaldati; uscendo faranno l'inverso, passando in ambienti a temperatura via via meno alta. Il medico termale fisserà in ciascun caso la temperatura massima cui si può arrivare e la durata della permanenza nella grotta, che varia da 10 minuti a piú di un'ora. Poiché, come abbiamo detto, il soggiorno nella grotta genera sonnolenza e debolezza muscolare, che di norma sono graditi per la sensazione di rilassamento che inducono, all'uscita è bene fare una doccia a getto violento, dapprima calda e poi gradatamente raffreddata, per ridare tono ai muscoli.

In alcune grotte, come quella di Agnano, vi sono numerosi ambienti simili a quelli delle terme romane, compresi il *Laconicum*, le sale di riposo, di massaggio e di bagno. Prima dell'ingresso è consigliato un bagno o una doccia di pulizia possibilmente

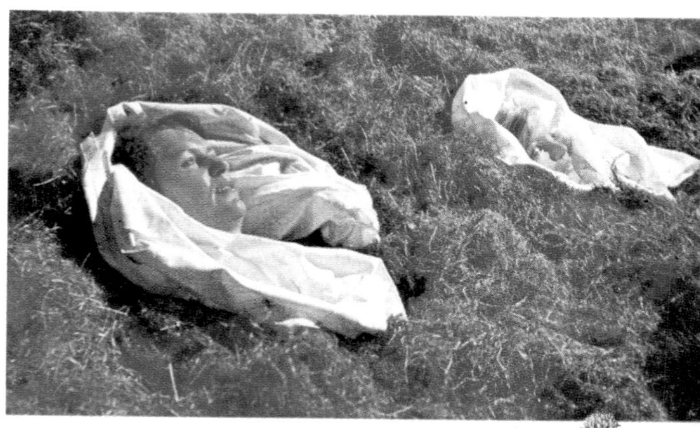

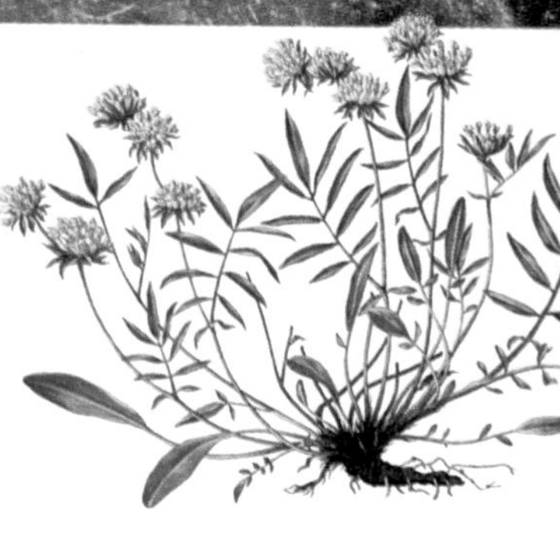

vulneraria

I BAGNI DI FIENO *I "bagni" nel fieno di alcune zone alto-atesine sono indicati, tra gli altri, per chi è affetto da dolori reumatici o post-traumatici: dall'erba in fermentazione e dalle piante medicinali in essa contenute (qui sono rappresentate alcune varietà) si sprigiona il calore benefico.*

con energico sfregamento della cute, il che favorirà le reazioni di aumento della circolazione periferica e di sudorazione, come usavano i Romani. È anche bene tenere presente che le grotte sono un mezzo di cura termale molto energico tale da causare sul fisico un notevole shock: ciò da una parte ne giustifica e potenzia gli effetti benefici. D'altra parte chi si sottopone a questa cura diviene particolarmente sensibile ai fattori atmosferici (vento, caldo, freddo, ecc), agli strapazzi sia fisici sia intellettuali, alla mancanza di sonno, agli eccessi nel mangiare e nel bere: di conseguenza durante la cura e nel periodo immediatamente seguente si deve condurre una vita tranquilla e regolata, tenersi ben coperti ed evitare per quanto possibile stress ed emozioni.

Le controindicazioni alle grotte naturali sono le stesse generiche che valgono per le cure termali, cui possiamo aggiungere le gastriti con diminuita acidità dei succhi gastrici e in generale gli stati ipotonici. Data l'azione intensa di questa terapia, è bene comunque consigliarsi con il proprio medico curante e sottoporsi a una visita cardiologica, ancora prima della visita medica termale.

## I bagni di fieno

Questi bagni consistono nell'immersione dell'intero corpo nudo, a esclusione della testa, in un particolare tipo di fieno in fermentazione. Si tratta di un'antichissima pratica terapeutica trentina e sudtirolese, inizialmente fatta su basi puramente empiriche, ma dalla fine del secolo scorso oggetto di studi e di controlli da parte sia di medici sia delle autorità sanitarie. Il fieno adatto a quest'uso è presente solo in alcune zone molto limitate di queste regioni, tutte site a grande altitudine (dai 1500 metri del Monte Bondone agli oltre 2500 metri dello Sciliar); le stazioni termali per queste cure, in passato molto numerose, oggi si limitano a Fié allo Sciliar, Occlini e a quelle del Bondone.

Gli effetti del bagno di fieno sono dovuti al calore emanato dal fieno in fermentazione, all'azione delle sostanze medicamentose che si sprigionano dalle piante medicinali di cui è in gran parte composto, ai fattori climatici particolarmente favorevoli di queste zone montane, che hanno un clima asciutto e non particolarmente ventoso.

La speciale fermentazione di questo fieno è dovuta sia a certi particolari batteri, sia alla sua umidità costante anche nella stagione estiva, oltre che all'insieme di sostanze contenute nelle erbe che lo compongono. Il calore umido che sprigiona è uniforme e varia tra i 40 °C e i 60 °C: ciò crea una sudorazione profusa e generalizzata che continua anche durante la reazione. La fermentazione sprigiona, inoltre, grandi quantità di anidride carbonica, il cui effetto, già descritto parlando delle acque carboniche, particolarmente intenso sul cuore e sulla circolazione, si viene a sommare agli altri effetti indotti dal bagno. Le piante medicinali di cui è composto sono dotate di azioni rubefacente, diaforetica e analgesica: tra di esse ricordiamo l'arnica montana, l'origano, il timo, la brionia, la vulneraria, l'aconito e la bardana.

La fienoterapia per immersione totale, capo escluso, nel fieno, inizialmente dura 10-15 minuti, progressivamente è aumentata fino a 20-30 minuti circa, a seconda della tolleranza individuale e delle condizioni fisiche generali. Il ciclo di cura dura 12-20 giorni, con un giorno di riposo fra il 4° e il 5° bagno. Negli anni successivi al primo si possono ottenere i medesimi risultati abbreviando il ciclo. Al bagno segue un periodo di reazione in letto caldo ed eventualmente un massaggio. Particolare cura viene data alla dieta da seguire durante la terapia: si sconsigliano soprattutto i grassi cotti, gli aromi forti, le sostanze piccanti e gli alimenti conservati, mentre le bevande alcoliche vanno limitate.

Le principali indicazioni della fienoterapia sono quelle osteo-articolari, reumatiche, nevralgiche, i dolori post-traumatici, le malattie del ricambio e l'obesità. Le controindicazioni sono le stesse dei fanghi, mentre in tutte le forme articolari questa terapia è sconsigliata durante le fasi acute.

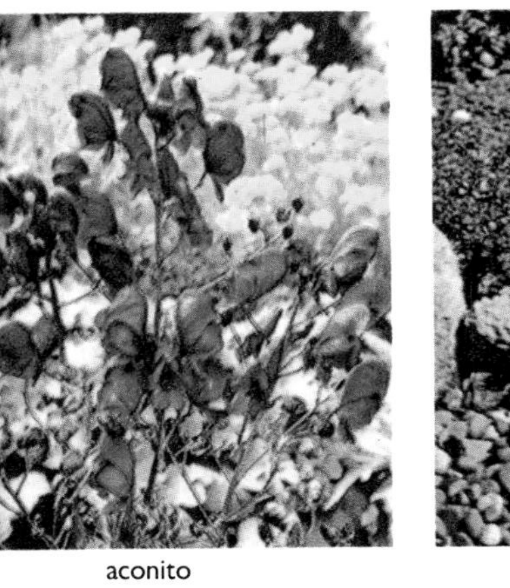
aconito

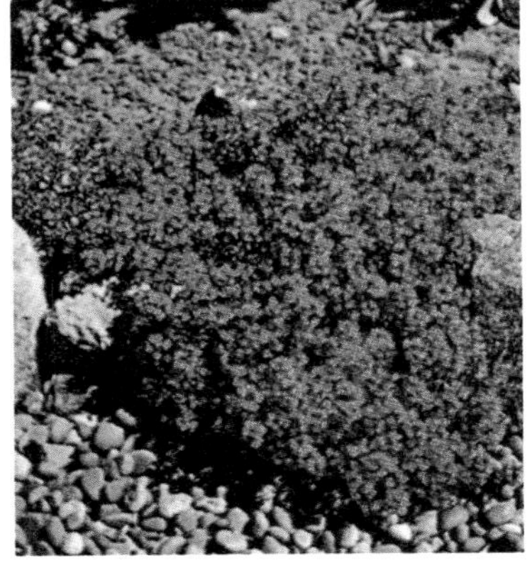
timo

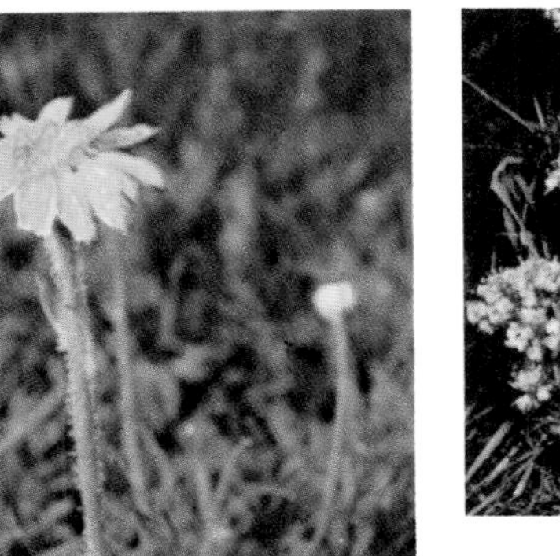
arnica

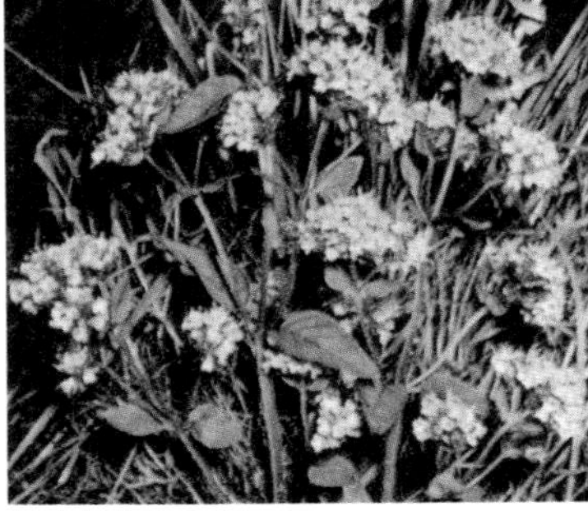
origano

# Il mare

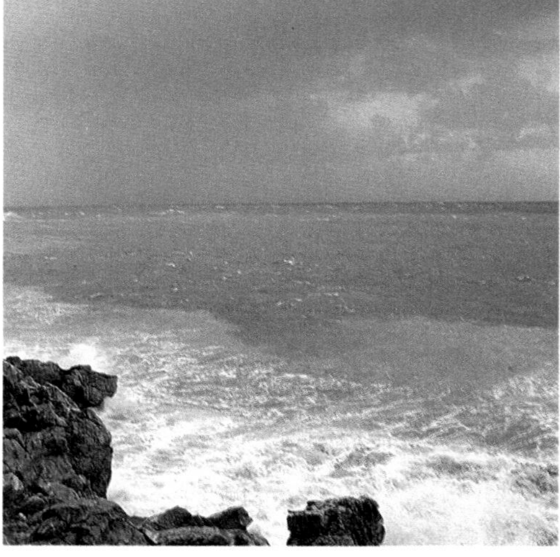

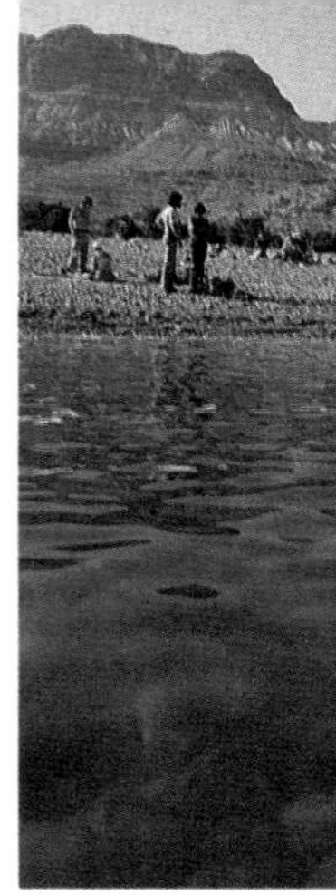

Il mare: fonte di vita! E non solo perché la vita è nata nel mare, ma anche perché tuttora le grandi masse degli oceani, che ricoprono circa i due terzi della superficie del globo, assorbono l'energia solare e la riemettono sotto forma di radiazioni e di ioni minerali indispensabili al mantenimento della vita sulla Terra e alla salute fisica dell'uomo.

Le grandi civiltà della storia sono nate sulle rive del mare: il bacino del Mediterraneo, questo mare straordinario non solo per bellezza ma anche per le virtú del suo clima e delle sue acque, è stato la culla della civiltà micenea, di quella greco-romana, del Rinascimento italiano. La civiltà cinese ha avuto origine lungo la costa del Mar della Cina. Già Ippocrate, nel V secolo a.C., descriveva il carattere delle popolazioni che vivono lungo le coste o nelle isole come tipico per vivacità di moti e di impulsi sia fisici sia mentali.

Il mare è anche fonte di nutrimento ineguagliabile per gli apporti nutritivi: popolazioni come gli Eschimesi e gli Islandesi, che vivono in climi eccezionalmente rigidi dove il mare ha un tenore di salinità bassissimo a causa dello sciogliersi dei ghiacci polari, ricevono dai pesci gli apporti salini necessari a prevenire quelle malattie, come il gozzismo e il cretinismo, cui vanno soggette tante popolazioni delle zone di montagna con climi rigidi. I Giapponesi hanno dimostrato di recente che un'alimentazione ricca di alcune alghe è stata in grado di diminuire o addirittura di prevenire le gravi malattie degenerative conseguenti alle irradiazioni delle esplosioni atomiche di Hiroshima e Nagasaki.

Nell'antichità il mare era amato e temuto: portava la vita ma anche la morte per coloro che lo affrontavano su piccole e fragili imbarcazioni. Il mare era regno di dèi e divinità potenzialmente pericolose pur con il loro fascino, come le Sirene, il cui dolcissimo canto perdeva i naviganti. Queste mitiche abitatrici del mare esprimono simbolicamente il sentimento degli antichi abitatori del Mediterraneo per il loro bellissimo mare: ne erano affascinati e attratti al punto da affidarsi ai suoi flutti, ma contemporaneamente ne avevano paura, infatti non tutti tornavano e molti perivano per le sue furie improvvise. Si viveva vicino al mare e del mare, ma pochi vi si bagnavano, preferendo per il nuoto le piscine delle terme.

In altre civiltà, presso altri popoli, il mare è parte della vita quotidiana: in certe popolazioni della Melanesia i bambini imparano a nuotare prima che a camminare! Ma nella nostra civiltà si deve arrivare ai primi anni di questo secolo perché il mare entri a far parte della nostra quotidianità e delle nostre consuetudini, dapprima per pochi, ancora coperti di costumi da bagno accollati come vesti, e poi come abitudine prorompente per tutti, uomini e donne – dai primi anni di vita alla vecchiaia – che espongono il piú possibile del proprio corpo ai benefici dei liberi bagni di mare. Le spiagge di tutti i Paesi industrializzati a clima temperato o caldo si sono sovraffollate. Tutti sanno nuotare e sempre piú si diffonde anche la vita umana subacquea, per gioire degli stupendi paesaggi della vita vegetale e animale entro il mare.

## Ma che cos'è il mare?

Prima di tutto, anche per i mari come per le acque possiamo dire che non ve ne sono due uguali: basti pensare alle differenze dovute all'evaporazione per le condizioni di insolazione e di temperatura ambiente, a quelle dovute all'apporto di acqua dolce per piogge piú o meno abbondanti, per portata d'acqua dei fiumi, per gli scambi indotti dalle correnti calde e fredde degli oceani. Tutti questi fattori determinano la prima grande differenza dovuta al diverso tasso di salinità e di composizione.

Nel Mar Morto vi è la piú forte concentrazione di cloruro sodico: l'acqua è cosí salata che i pesci non possono vivervi, da qui il suo nome. Nell'America del Nord il Lago Salato ha anch'esso salinità fortissima. In acque cosí mineralizzate la densità è tale che i bagnanti non possono tuffarsi: flottano come pezzi di sughero sull'acqua. Il Mediterraneo ha una salinità elevata – con salinità piú bassa nell'alto Adriatico – a causa dello scarso apporto di acqua dolce da piogge e da fiumi mentre l'evaporazione è accentuata per la mitezza del clima. I mari del Nord sono meno salati e la salinità diminuisce via via che ci si avvicina al circolo polare artico per lo scioglimento dei ghiacci. Potremmo menzionare anche altri esempi di mari iposalini alle foci dei grandi fiumi. Da questi esempi si vede la dipendenza della salinità – in varia composizione qualitativa – dalla evaporazione, dall'apporto fluviale e pluviale di acqua dolce, dal gioco di quegli enormi fiumi entro il mare che sono le grandi correnti marine.

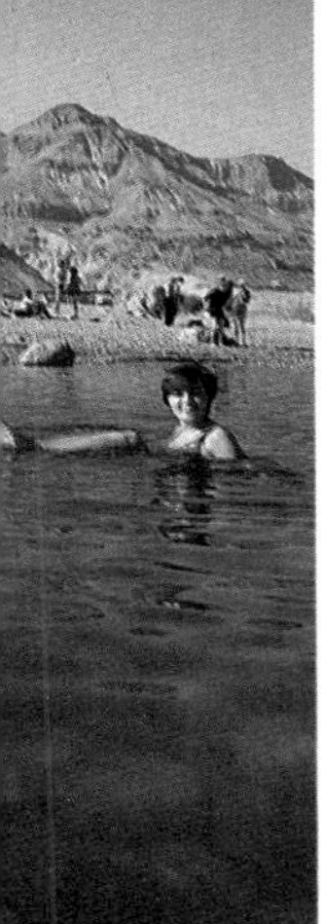
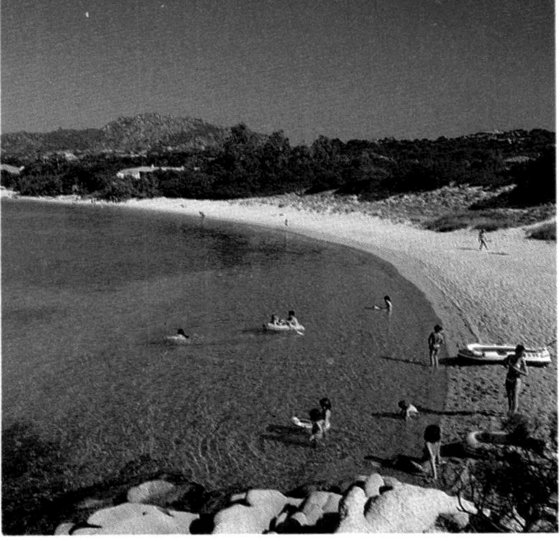

LA TALASSOTERAPIA *Una parola che viene dal greco e significa "cura con il mare". Ma non è esatto parlare di mare: sarebbe piú giusto dire "i mari". La differenza tra mari diversi, in climi diversi, risulta evidente anche a un profano e i fattori che l'organismo affronta con quel semplicissimo atto che è un bagno in mare variano notevolmente da mare a mare.*

### LO IODIO

Il mare è una medicina naturale anche per il suo contenuto in iodio; ma non soltanto per questo, come si è erroneamente pensato dopo la scoperta dell'influsso di questo ione sull'attività della ghiandola tiroide. La salinità del mare influisce sulle caratteristiche psicosomatiche delle popolazioni rivierasche, quando esse siano stanziate lí da molte generazioni. Le isole sorgenti in mari caldi e ventilati e le penisole che li attorniano, come l'arcipelago greco, la Sicilia e quella che fu la Magna Grecia – non conosciamo a sufficienza intelligenza, carattere, comportamento delle popolazioni delle isole caraibiche o polinesiane per citare anche queste come esempio – ospitano individui vivaci e reattivi sia nel fisico sia nello spirito, fantasiosi e intraprendenti.

Pur avendo ancora molta strada da percorrere per comprendere appieno le differenze genetiche, ne sappiamo abbastanza per rifiutare la semplificazione che motore primo di questi campioni umani eccezionali sia il rapporto fra ricchezza di ricambio di iodio e l'attività tiroidea. Pensiamo piuttosto che i loro caratteri genetici siano la risultanza dell'azione delle radiazioni e della composizione di ioni minerali nell'aria rimescolata dai venti costieri: sicuramente lo iodio è importante, ma non piú dell'insieme degli altri elementi minerali. Questi popoli beneficiano di tale apporto e stimolo minerale anche quando, come storicamente è noto per la Sicilia, si succedono periodi di deficienza di altri fattori alimentari. Altri popoli, quali gli Eschimesi, compensano con il nutrirsi di pesci la rigidità del loro clima e il basso tenore di salinità del loro mare, a causa dei quali si troverebbero altrimenti in deficit sia di iodio sia degli altri minerali di cui sono ricchi i mari del Sud. Il nutrirsi di pesci salva, per esempio, gli Islandesi dalla degradazione psicosomatica (gozzismo e cretinismo) cui andarono incontro in passato le popolazioni alpine (Val d'Aosta, Valli bergamasche, ecc.) per deficit ioideo e salino.

In generale possiamo considerare l'acqua del mare come un'acqua minerale appartenente alla classe delle acque clorurato-sodiche. La sperimentazione dimostra che non solo l'acqua di mare offre gli stessi benefici di queste ultime, ma è ben tollerata anche da persone ipersensibili, per esempio gli asmatici, per i quali le terapie con acque salse sono controindicate. Il mare ha anche un elevato contenuto di iodio al quale vennero attribuite molte delle sue proprietà curative.

Ma gli effetti terapeutici che il mare è in grado di esercitare sull'uomo dipendono da molteplici fattori: il clima (l'atmosfera e i venti), il sole, i bagni. Di tutti questi fattori dobbiamo tenere conto quando parliamo di talassoterapia.

## La talassoterapia

*Thálassa* in greco significa mare, perciò talassoterapia vuol dire cura con il mare. Sembra strano che le terapie con acqua di mare e i benefici effetti del clima marino siano stati scoperti solo in epoca relativamente recente.

La prima menzione risale al 1750, nel libro del medico inglese Roussel *Sulla tubercolosi ghiandolare, ossia sull'uso dell'acqua di mare*, tesi che si può riassumere cosí: "Bisogna bere l'acqua di mare, bagnarvisi, e mangiare tutte le cose marine, nelle quali le virtú del mare sono concentrate". Da allora sono passati molti decenni prima che fossero fatti studi estesi sui benefici della cura marina, fino al sorgere nei Paesi nordici di stazioni e stabilimenti talassoterapici. In essi si praticano cure con acqua di mare come con qualsiasi altra acqua minerale: mescita di acqua da bere, bagni termali (caldi), piscine riscaldate, bagni di vapore, fangature, eccetera.

Sul Mediterraneo questo tipo di stabilimenti è praticamente inesistente: è dunque necessario recarsi sui mari del Nord per praticare della talassoterapia? Diciamo piuttosto che nei climi nordici, ove il mare ha bassa salinità e i venti freddi e le piogge sono frequenti in tutte le stagioni, gli stabilimenti termali appaiono una necessità perché anche fisici piú deboli e non del tutto sani (per non parlare dei malati!) possano giovarsi delle cure di mare. Nei climi piú caldi, specie sulle rive di questo stupendo mare che è il Mediterraneo, gli effetti benefici del bagno di mare si completano con le situazioni favorevoli del clima e con l'elioterapia.

L'Italia, distesa fra mari mediterranei, con la favorevole disposizione delle catene montuose e dei fiumi, con le sue isole, ha tutto quanto si può desiderare per favorire la pratica della talassoterapia in ogni stagione: è tutto graduato dal Sud a Nord, sicché si può chiedere alla natura di aiutarci a conservare una buona, lieta salute durante l'intero arco dell'anno.

I primi benefici della talassoterapia vengono dal moto all'aria aperta, dallo stimolo climatico – le variazioni termiche, il vento, il sole – e dal nuoto libero nell'acqua fredda e ondosa. Come abbiamo detto a pag. 222 parlando del clima marino, le condizioni climatiche sono piú sferzanti nelle stagioni fredde o sulle spiagge nordiche: qui provocano stimolazioni estreme (simili a quella del rotolarsi nella neve dopo una sauna) ricercate proprio per la durezza della prova con cui devono misurarsi le nostre difese abituali.

Si spiega cosí la fama di spiagge come Quiberon in Bretagna o di Sylt al confine tra Germania e Danimarca, di Scheveningen in Olanda o di Ostenda in Belgio, battute dai freddi venti del Nord. In questi mari è poco il sale che agisce creando uno strato irritativo sulla pelle del bagnante; vi è poco sole, molto vento. E la talassoterapia ha la sua efficacia salutare soprattutto come stimolante ipotermico, sia durante il nuoto nell'acqua quasi sempre agitata e molto fredda, sia quando si è sulla spiaggia, all'aria aperta che quasi costringe agli esercizi ginnici. Ma, come abbiamo detto, è una terapia per fisici forti e sani.

Il mare dunque è una scoperta recente, benché fin

MARE, VENTO, FREDDO: L'ESTREMA STIMOLAZIONE DEI MARI DEL NORD *L'aria fredda e il vento delle spiagge dei mari del Nord costringono i bagnanti a ripararsi in capanni di vimini, avvolti in spessi accappatoi* (qui sotto). *All'interno di questa specie di bozzolo l'aria si surriscalda fino a provocare la sudorazione, che viene interrotta ogni volta dalla corsa per tuffarsi nell'acqua gelida. Si crea cosí una situazione di estrema stimolazione termica, simile a quella della sauna finlandese: il mare a queste latitudini è inteso come estremo cimento, cosí lontano dalla pigra e gioiosa vita che si svolge sulle spiagge dei mari caldi.*

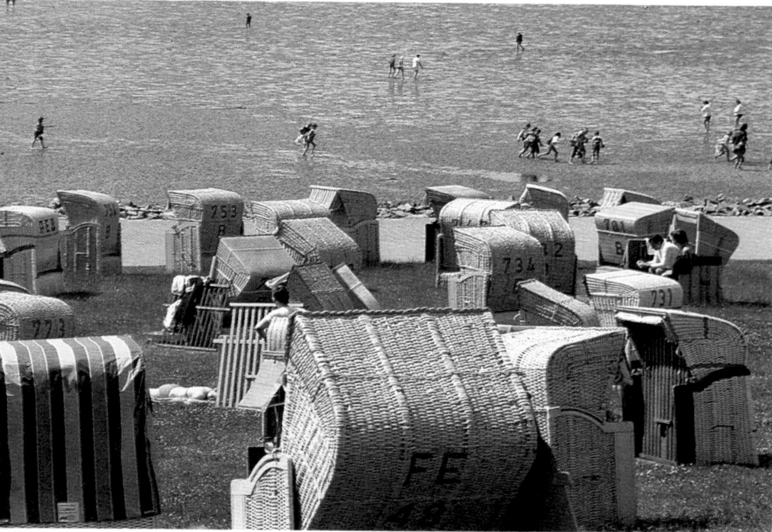

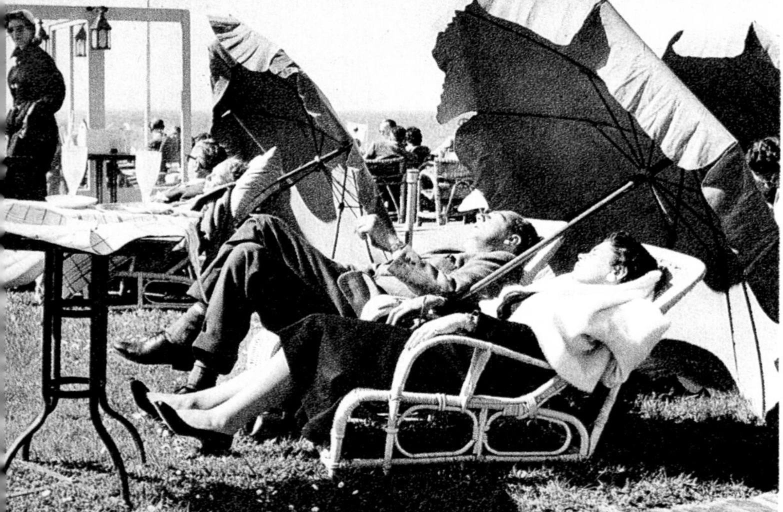

MARE, SALE, SOLE: LA CURA DEL MAR MORTO *All'estremo opposto delle condizioni estreme del Nord, ecco la talassoterapia in condizioni di ipersalinità e ipertermia climatica: le due proprietà, congiunte e al massimo grado, le troviamo nel Mar Morto* (qui sotto), *detto cosí perché la sua altissima salinità non permette che vi vivano pesci. Le indicazioni terapeutiche delle sue acque sono quelle delle acque salso-bromo-iodiche, cui si sommano l'effetto climatico caldo-secco e quello dell'elioterapia. Sono indicate, quindi, per malattie della pelle quali la psoriasi, i linfatismi, il reumatismo articolare. L'ipersalinità consiglia prudenza nelle forme ginecologiche.*

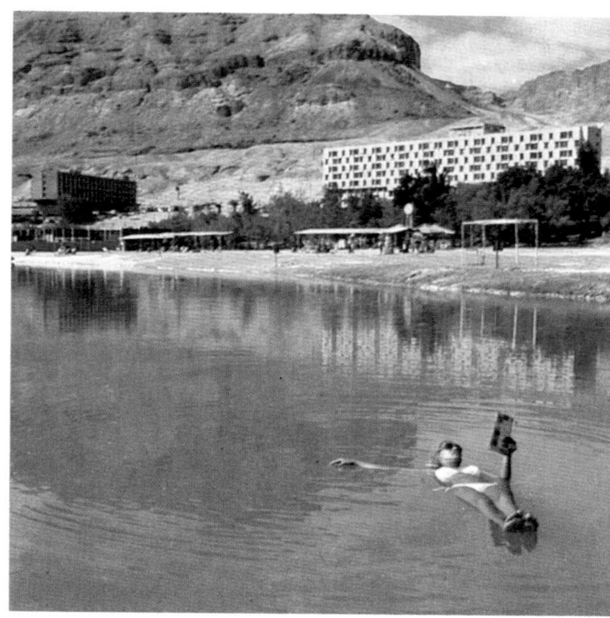

IL MARE DA BERE *Potete girare in lungo e in largo le coste del Mediterraneo – le spiagge dell'Italia, dell'Asia Minore e della Grecia, della Spagna e del Nord Africa – ma non troverete una mescita o un ristorante che vi offrano da bere l'acqua di mare: con salsa di pomodori o sugo di sedano e altre mescolanze, ma pur sempre acqua di mare, come negli stabilimenti di talassoterapia e in talune stazioni balneari del Nord Europa* (qui a lato lo stabilimento di Scheveningen). *L'acqua di mare al palato è piuttosto disgustosa, ma ai popoli nordici piace perché inconsciamente sanno di doversi arricchire di sali.*

dai tempi mitologici se ne intuissero le misteriose e quasi divine proprietà: Venere, la dea della bellezza e dell'amore, emerge dalla schiuma del mare; Achille, l'eroe ideale dell'uomo coraggioso, forte, campione di virilità, è reso invulnerabile come un dio per l'immersione nei flutti marini. Eppure devono passare millenni prima che la gente, tutti, dai grandi ai piccini, si immergano nelle sue acque, apprendano il nuoto, godano dell'aria salsa e del sole. Ma forse proprio perché è una conquista recente, quante imprudenze! E quanto poco sappiamo utilizzare il mare, in tutta la sua forza vitale, per la nostra salute. Spesso vediamo che sulle spiagge, mentre i giovani godono dell'acqua e del sole, gli anziani, le nonne e i nonni, siedono vestiti all'ombra con l'aria di subire un cimento. Non pensano o non sanno che mare, sole, sabbia, accortamente usati, senza abusarne, curerebbero le articolazioni artrosiche, le mani e i piedi che vanno deformandosi per i lunghi anni di lavoro, le atrofie e le ulcere varicose; ritarderebbero l'invecchiamento e l'irrigidimento dei tessuti; e ridarebbero forza e stimolo al fisico, il tutto per meglio affrontare un nuovo lungo inverno. Quali i metodi migliori per approfittare di questi benefici? Di come esporsi al sole abbiamo parlato a pag. 224; vediamo ora quali sono le azioni proprie dell'acqua marina.

## Le azioni biologiche del bagno di mare

Gli effetti biologici del bagno marino sono dovuti a tre fattori principali: il fattore chimico della salinità dell'acqua, diversa per ogni mare; il fattore fisico della temperatura, inferiore a quella della cute; e il fattore anch'esso fisico del movimento, sia quello volontario del bagnante – piú o meno intenso a seconda delle sue capacità natatorie – sia quello involontario provocato dal mare per i movimenti delle sue acque.

**Le azioni della composizione chimica dell'acqua.** L'acqua marina non può essere considerata soltanto alla stregua di un'acqua minerale: essa è una soluzione di una complessità infinita che possiede qualcosa di essenzialmente vivente, superiore a tutte le altre acque minerali. Molti spiegano la sua unicità di azioni con il fatto che il mare rappresenta il prodotto di lavaggio dell'intera crosta terrestre e che quindi contiene a dosi piú o meno grandi particelle di tutti gli elementi che compongono il globo terrestre. Altri insistono sul fatto che le sue componenti si presentino sotto la forma piú assimilabile per l'essere vivente.

Quale ne sia la causa, gli esperimenti che ne confermano le straordinarie azioni biologiche sono impressionanti, ma molto vi è ancora da scoprire. È indubbio che le azioni chimiche dell'acqua marina sono favorite per la migliore penetrazione indotta dai fattori fisici e dall'effetto irritativo-stimolante della permanenza della salinità sulla pelle, unita all'azione del sole.

**Le azioni fisiche.** Non si può considerare l'azione di stimolo della temperatura senza tener conto anche delle azioni dovute al movimento.

I movimenti involontari sono dovuti alla reazione del bagnante che tende a mantenersi in equilibrio nonostante il moto ondoso delle acque: perciò anche chi non sa nuotare e appoggia i piedi sul fondo, compirà una serie di movimenti coordinati seppur involontari che rappresentano uno stimolo sulla muscolatura. Questi movimenti, compiuti nell'acqua, sono necessariamente diversi, piú armoniosi e completi di qualsiasi ginnastica o altro movimento.

I movimenti volontari, eseguiti sia per mantenersi a galla sia per la pratica del nuoto, costituiscono un'ottima ginnastica che coinvolge l'intero apparato muscolo-scheletrico.

I movimenti dell'acqua marina, efficaci agli effetti terapeutici, sono il moto ondoso e le correnti, oltre all'azione del vento sui flutti. Le onde che si frangono sulla spiaggia, quando il mare è agitato operano un energico massaggio a doccia, particolarmente efficace agli effetti terapeutici.

Il bagno di mare è un bagno freddo (comunque non deve essere inferiore ai 15 °C!), ma da questo differisce per la concomitanza delle situazioni climatiche (vento) e di movimento (moto ondoso). Le reazioni dell'organismo al bagno di mare sono proporzionali all'intensità sia di questi fattori sia della differenza termica tra la parte esterna del corpo e la temperatura dell'acqua.

L'immersione provoca una sensazione di freddo che induce una vasocostrizione superficiale e una vasodilatazione negli organi profondi, cui si accompagnano contrazione spastica dei muscoli (primo brivido), aumento della pressione arteriosa, rallentamento del polso e inspirazioni piú intense e piú profonde. La perdita di calore (vasocostrizione) è in relazione alla temperatura dell'acqua e al movimento del vento. Se l'acqua è molto fredda, si può avere una sensazione quasi di dolore superficiale e l'afflusso di sangue in profondità può essere cosí intenso da provocare pericolosi disturbi circolatori e respiratori.

Dopo pochi secondi dall'immersione il senso di freddo scompare ed è di solito seguito da una piacevole sensazione di calore e di totale rilasciamento muscolare con aumentata scioltezza articolare; ma ricompare piú intenso quando cessa l'aumento della termogenesi compensatoria. L'intenso movimento muscolare, producendo calore, ritarda questo momento, segnato da un secondo brivido, piú o meno intenso.

Dopo un bagno non troppo prolungato compare la reazione circolatoria, con vasodilatazione superficiale, e la reazione generale e nervosa, con effetto dinamogeno, aumento dell'appetito, senso generale di benessere.

L'insieme di questi fenomeni, uniti a quelli dovuti alle stimolazioni proprie dell'aria marina – aumentati per l'effetto della respirazione di aria particolarmente ricca in ioni e radiazioni quale si può avere sulla superficie dell'acqua – e a quelli indotti dalla reazione termica che segue il bagno, quest'ultima favorita dalle radiazioni solari, induce una serie di reazioni nell'organismo, che si possono complessivamente definire come stimolanti del metabolismo e del ricambio a tutti i livelli, dal piú superficiale (la pelle e i tegumenti) al piú profondo.

Lo stimolo funzionale su organi e sistemi, quale quello respiratorio e circolatorio, assicura il perdurare nel tempo di questi effetti e la diffusione di essi a ciascun organo o tessuto. Lo stimolo circolatorio aumenta la funzionalità renale, con aumento della diuresi e maggior escrezione di metaboliti; lo stimolo muscolare, per un complesso sistema di interazioni, favorisce la motilità intestinale e quindi l'evacuazione delle feci, con conseguente effetto depurativo.

## Il bagno di mare

Data la forza e la molteplicità di azioni del bagno di mare sull'organismo, è necessario praticarlo nel miglior modo non solo per trarne il maggior giovamento, ma anche per evitare possibili rischi o effetti negativi. Esistono delle regole da seguire prima, durante e dopo il bagno, e delle norme generali per trarre i maggiori benefici da un soggiorno marino.

Per quanto riguarda queste ultime, nei primi giorni di acclimatazione si possono avere, specie nei bambini e negli anziani, reazioni piú o meno intense con insonnia, irritabilità, talvolta inappetenza. In questi casi bisogna procedere con prudenza, evitando per qualche giorno il bagno e contenendo al minimo la permanenza sulla spiaggia, che verrà aumentata giorno per giorno. Per gli anziani e per i bambini è sempre buona norma recarsi alla spiaggia nelle ore piú fresche del mattino e del tardo pomeriggio, intercalando alla permanenza sulla spiaggia periodi di riposo o di gioco in luoghi ombrosi ricchi di vegetazione. Per tutti va curata l'alimentazione, che deve essere sana, con pasti non troppo abbondanti, specie quello di mezzogiorno, evitando bevande troppo fredde e cibi grassi.

Le ore migliori per il bagno sono fra le dieci del mattino e le cinque del pomeriggio. Il costume da bagno deve essere quanto piú possibile ridotto; soprattutto lo stomaco e il ventre devono poter ricevere il massaggio dell'acqua marina con la conseguente reazione muscolare che regolarizza il tono dei muscoli addominali, tonificandoli e decontraendoli al tempo stesso. Questo è particolarmente evidente in chi soffre di malattie dell'apparato gastroenterico (i gastritici, i colitici), nelle donne soggette a disturbi ginecologici e dopo i parti. Anche la schiena deve essere libera, specie la regione lombare. Ragioni estetiche, di pudore o di moda, inducono spesso a privarsi di questi benefici e possono addirittura rendere dannoso il bagno; poiché diviene sempre piú difficile trovare luoghi appartati o poco frequentati in cui nuotare in maggiore libertà, sarà necessario qualche piccolo accorgimento come recarsi fino al bordo dell'acqua coperti da un accappatoio o altro.

Prima di tuffarsi è bene riscaldarsi al sole o attraverso l'esercizio fisico che intensifica la circolazione e aumenta la produzione di calore; ma è prudente non tuffarsi se si è molto sudati o accaldati e non bagnarsi se l'acqua ha temperatura inferiore ai 15 °C. È norma importantissima quella di immergersi rapidamente in acqua con tutto il corpo o meglio ancora di tuffarsi: in tal modo si rende il primo brivido meno intenso, piú breve e perciò meno fastidioso. Appena in acqua muovetevi intensamente, anche in modo disordinato se non sapete nuotare. I bimbi piú piccoli non vanno immersi nell'acqua con la forza poiché si provocherebbero reazioni dannose: meglio abituarli a prendere confidenza con il mare attraverso il gioco, attraverso l'esempio e l'emulazione dei bimbi piú grandi.

La durata del bagno dipende da situazioni esterne – sarà minore se c'è vento e se la temperatura è bassa – e individuali in rapporto all'età e alla robustezza fisica di ognuno. In ogni caso non si deve mai attendere che ritorni il senso di freddo, cioè il secondo brivido, a meno che la temperatura esterna sia molto alta: non appena si avverte un senso di brivido bisogna uscire subito dall'acqua, ricoprirsi con un accappatoio e togliersi il costume bagnato. Infatti il primo brivido all'immersione segna l'inizio delle reazioni termiche, mentre il secondo brivido segnala la fine della termogenesi compensatoria e l'avvenuta perdita di calore, per cui sarebbe dannoso prolungare ulteriormente il bagno.

Uscite dal bagno rapidamente, come vi siete entrati. Quando la temperatura è calda, senza vento con il sole vivo, è bene asciugarsi al sole permettendo alla salinità di aderire alla pelle e di penetrarvi; altrimenti asciugatevi, strofinandovi energicamente con un asciugamano ruvido. Subito dopo

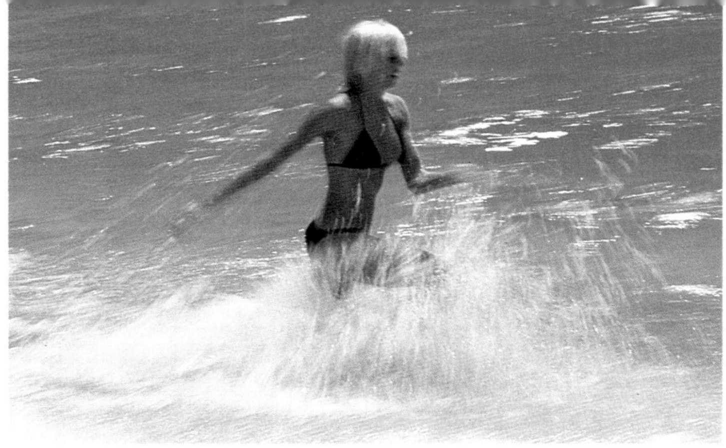

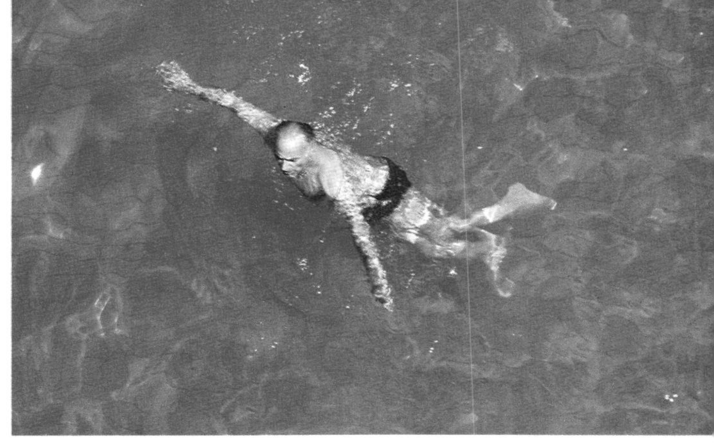

MARE UGUALE SALUTE, PERÒ CON QUALCHE ACCORTEZZA *Un tuffo, una passeggiata sulla spiaggia sono comunque un'attività salutare? Sí, a patto di seguire alcune semplici regole: anche se non siete dei grandi nuotatori, bagnatevi di colpo e nell'acqua muovetevi energicamente. Le ore migliori per bagnarsi sono tra le 10 e le 17, scaldandosi al sole prima e dopo. Sia durante il bagno sia sulla spiaggia i costumi che coprono l'addome e i lombi sono potenzialmente dannosi e impediscono gli effetti salutari del massaggio dell'acqua e del bagno di sole. Qui a lato vedete come anche le persone non piú giovanissime possono seguire questa regola senza per questo essere antiestetiche. I bambini e gli anziani non devono stare in spiaggia nelle ore calde del mezzodí; l'ora migliore per il bagno dei piú piccini è tra le 10.30 e le 11.30.*

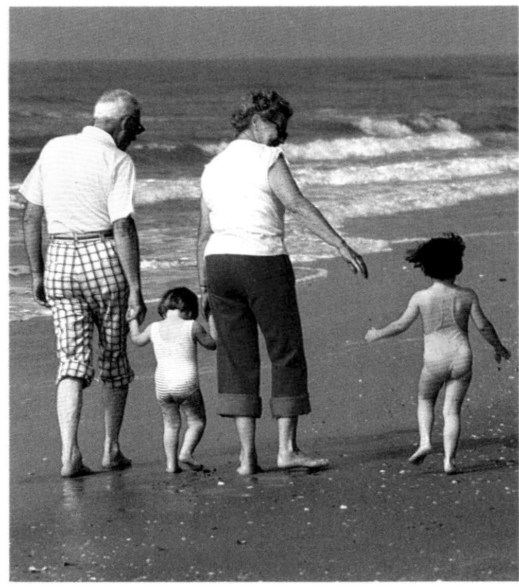

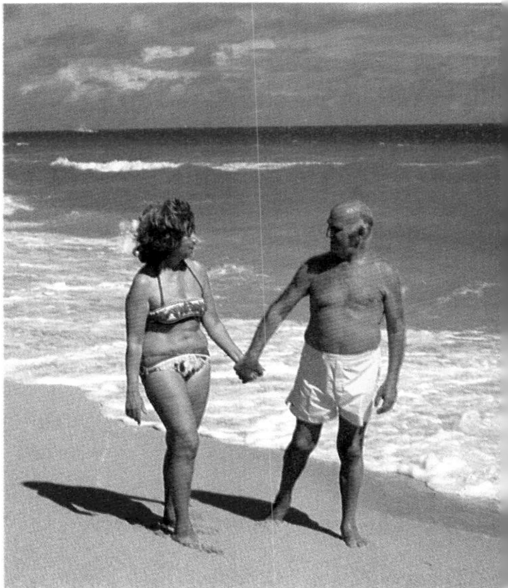

il bagno sono particolarmente giovevoli gli esercizi respiratori, adatti a tutti, e il moto o la ginnastica purché non violenti. Se il mare è pulito, è assolutamente irrazionale intercalare i bagni con docce di acqua dolce; anzi per tutto il periodo balneare si dovrebbero evitare anche i bagni di pulizia, per permettere alla salinità di agire continuamente sulla pelle. Il sale marino rinforza i capelli e ne ravviva il colore; perciò è bene lavarli in acqua di mare, utilizzando eventualmente uno shampoo fra quelli speciali per acque salse che esistono in commercio, senza sciacquarli con acqua dolce.

Dopo il bagno evitate le bevande ghiacciate, preferite piuttosto bevande calde come tè, caffè o una tisana profumata (verbena odorosa, camomilla, karcadé) adatta ai piú piccini.

A conclusione puntualizziamo alcune norme particolari, che non escludono quelle precedentemente esposte ma si sommano a esse, norme indicate per le persone che devono usare maggior prudenza nella pratica del bagno di mare: i bambini, i soggetti fragili, debilitati, convalescenti, freddolosi, i reumatici, gli anziani. Non immergersi mai nell'acqua se si ha senso di freddo o se la temperatura dell'aria o dell'acqua appare troppo fredda; prima dell'immersione scaldarsi bene al sole, esponendo specialmente le parti dolenti, artrosiche, atrofiche.

Come abbiamo detto, il costume deve essere quanto piú possibile ridotto; l'immersione deve essere rapida e seguita da immediato movimento: non si deve mai stare fermi nell'acqua calma. Il bagno deve essere breve, e bisogna uscire dall'acqua quando si è invasi ancora dalla sensazione di tepore e di rilassamento muscolare. Asciugatevi con frizioni energiche, specie sulle parti colpite da affezioni reumatiche e toglietevi immediatamente il costume bagnato sostituendolo con un altro asciutto, esponendovi al sole fino ad avvertirne il calore che penetra all'interno ma tenendo la testa riparata. Se i capelli sono bagnati, esponete al sole la nuca e il collo fino a che siano ben asciutti per evitare riacutizzazioni o l'insorgenza di fatti artrosici della colonna cervicale.

Come abbiamo detto parlando di elioterapia, l'esposizione al sole non deve essere troppo prolungata: la cosa migliore è di alternare brevi bagni con periodi di esposizione al sole di 20-30 minuti al massimo, limitandosi alle ore del mattino tra le 10 e le 13. Di prima mattina o nel pomeriggio dopo le ore piú calde, una passeggiata sulla spiaggia a piedi scalzi unirà ai vantaggi del moto quello di promuovere la circolazione venosa e linfatica degli arti inferiori, attraverso un'azione di stimolo della pompa venosa del piede (*vedi pag. 89*). I bambini devono restare quanto piú possibile a piedi scalzi per rinforzare la struttura del piede e del ginocchio, e per stimolare e rafforzare il sistema elastico profondo che sorregge la colonna vertebrale, anche su spiagge sassose e non di sabbia fine (queste anzi, avranno effetto migliore): in tal modo si risolvono o si evitano molti problemi, come il piede piatto, i varismi e i valgismi del piede e del ginocchio, le iperlordosi della colonna (*vedi pag. 329*).

**Inconvenienti durante il bagno di mare.** Le persone piú deboli, se restano troppo a lungo nell'acqua, possono avere una *crisi ipotermica* con senso di freddo, brividi, pallore e cianosi delle labbra e delle unghie, facilmente curabili con frizioni energiche e somministrazione di bevande calde ed eventualmente anche attraverso un bagno caldo in vasca. I *crampi* sono provocati nei giovani da un eccesso di fatica muscolare dovuta al nuoto, e nei piú anziani anche da difetti o carenze circolatorie locali: tutti, però, si risolvono con un energico massaggio sia generale sia dei punti di agopuntura (*vedi pag. 425*) o battendo con forza il tallone a terra, su una superficie rigida.

Incidenti ben piú gravi sono le *lipotimie* e le *sincopi* dovute a improvvisi squilibri della dinamica circolatoria, per esempio durante la digestione. È necessario procedere subito con la respirazione artificiale, mantenendola fino a che non arrivino soccorsi qualificati. L'energica stimolazione del punto di agopuntura sito tra il naso e la bocca (*vedi pag. 426*), premendovi forte con l'unghia, può essere un metodo di rianimazione molto potente, superiore a molti farmaci.

La flora e la fauna marine sono spesso causa di piccoli incidenti: le meduse provocano orticaria che si calma applicandovi una pastella di farina e latte; gli aculei del riccio di mare penetrano nella cute, si spezzano e vi rimangono infissi: vanno tolti con una pinzetta o con un ago sterilizzato sulla fiamma fino a che la punta diventi incandescente, disinfettando poi bene la parte.

Gli aculei del pesce ragno, che si nasconde nella sabbia, penetrano profondamente nella pianta del piede scalzo, provocando un dolore acutissimo che può durare anche per un'ora o piú, gonfiore del piede e anche di tutta la gamba e un malessere generale con nausea e vomito, causati dal veleno che viene iniettato all'atto della puntura. In questo caso praticate subito un pediluvio in acqua bollente con sale o aceto o un cucchiaino di ammoniaca per circa 2 litri d'acqua, seguendo le istruzioni a pag. 204; giovano anche gli impacchi freddi prolungati con acqua vegeto-minerale.

I coralli, ormai purtroppo scarsi nei nostri mari, le rocce sommerse, pezzi di metallo o altri detriti, possono provocare tagli e ferite anche profondi senza che ci si accorga a motivo dell'azione analgesica dell'acqua fredda. Se urtate contro qualcosa, controllate subito di non esservi tagliati o feriti: l'acqua di mare, se non è inquinata, ha effetto antimicrobico, tanto che, fino a una certa percentuale di inquinamento, riesce a essere disinfettante e in passato era consigliata per la cura di piaghe e ferite di cui favoriva anche la cicatrizzazione; ma purtroppo oggi è meglio non fidarsi e provvedere a disinfettare e proteggere la ferita. Un altro rischio è rappresentato dalla perdita di sangue da tagli profondi inavvertiti, perdita che nell'acqua può essere maggiore di quanto non si immagini.

## Il mare come bibita

L'acqua di mare, benché chimicamente possa essere paragonata alle acque cloruro-sodiche, biologicamente è diversa da tutte le acque minerali in quanto in essa vive una moltitudine di esseri: da quelli piccolissimi come il plancton ai piú grossi mammiferi viventi come le balene. Di conseguenza l'acqua di mare contiene anche delle materie organiche.

L'uso dell'acqua di mare come bibita era già suggerito ai tempi di Ippocrate, e a quel periodo risale una nota ricetta: ⅓ di acqua di mare, ⅓ di acqua piovana, ⅓ di neve. Gli abitanti delle coste l'hanno usata da sempre come purgante, che i Veneziani chiamavano "el sal de canal" (sale di canale), nome dato ancor oggi al solfato di magnesio che costituisce la componente purgativa dell'acqua di mare, dal caratteristico sapore amaro. È ovvio che non si può certo raccomandare di bere l'acqua di mare presa in superficie e vicino alle coste, nemmeno in zone poco abitate e apparentemente prive di inquinamento: di norma, per essere bevuta, l'acqua di mare deve essere attinta a 50-60 km al largo delle coste, lontano dalle rotte delle linee di navigazione e a una profondità superiore ai 15 m. Si tratta allora di acqua completamente sterile, purissima, cristallina, simile a quella di una sorgente montana.

In queste condizioni l'acqua può essere bevuta senza alcun procedimento di sterilizzazione, che la priverebbe delle sue qualità biologiche riducendola a una semplice soluzione salina. Va bevuta a dosi molto piccole, diluendola con acqua dolce oppure con piccole quantità di succo di limone, prima dei pasti. Alcuni medici la consigliarono in moltissime malattie, attribuendole addirittura delle virtú che hanno del miracoloso. In generale viene indicata come ricostituente, come stimolante delle secrezioni gastriche e intestinali, come rimineralizzante capace di attivare il metabolismo minerale alterato e di ristabilire l'equilibrio ionico.

Va detto tuttavia che, a causa delle difficoltà nell'ottenere quotidianamente acqua di mare fresca (*viva*), questi risultati non hanno potuto essere confermati da ricerche piú estese.

Oggi esiste in commercio, in Francia e in altri Paesi, dell'acqua di mare sterilizzata a freddo, detta "plasma di Quinton", dal nome del medico che per primo la usò per via endovenosa, in anni in cui la preparazione di soluzioni che potessero essere iniettate endovena era ancora ai primordi. Il plasma di Quinton, opportunamente diluito, viene consigliato nei casi di disidratazione, specie nei bambini, come rimineralizzante soprattutto per la sua ricchezza in magnesio, un minerale recentemente riconosciuto come indispensabile a molti processi energetici dell'organismo e in particolare del sistema nervoso centrale.

Ma come abbiamo detto fin qui, sia parlando di acque minerali in genere, sia del mare in particolare, l'acqua marina cosí preparata perde la propria vitalità e non può paragonarsi per azioni curative a quella appena raccolta. Si spiega cosí la diffidenza di molti medici rispetto alle sue vantate proprietà.

## La sabbia

La sabbia delle spiagge marine è un mezzo curativo specialmente per le artrosi, cioè quei disturbi scheletrici che piú spesso iniziano con qualche dolore e poi progrediscono fino a deformazioni articolari estese alle ossa. Sono cure naturali vecchie quanto il mondo, che modernamente si sono nobilitate con il nome di *psammoterapia*.

Come si fa la cura con la sabbia? Questa deve essere a temperatura molto alta, ma attenti a sottoporvici con gradualità. Si può seppellire nella sabbia soltanto un arto, per esempio un ginocchio o un polso, oppure tutto il corpo. L'azione iniziale sarà di caldo secco; poi il sudore forma uno strato caldo umido, e cosí si giunge a fine applicazione, applicazione che è consigliabile non prolungare (specialmente per il bagno di sabbia totale) oltre i 15 minuti. Ma anche questo limite può essere eccessivo per gli anziani, per i quali è necessario il controllo continuato, con sorveglianza della frequenza del polso.

Anche i bambini e i ragazzi vanno tenuti sotto costante controllo, sia per la loro fragilità, sia perché magari non si rendono conto se una applicazione è troppo calda.

Un complesso di informazioni interessanti sulla cura di bagni di sabbia ci viene dall'Ospedale al Mare del Lido di Venezia, istituzione fra le piú antiche e autorevoli d'Europa. Prendendo in esame dodici anni, dal 1951 al 1962, in questo periodo sono stati curati con il bagno di sabbia 4800 artrosici. Le donne sono state il 20% in piú, con un picco di massima prevalenza fra i 50 e i 60 anni, cioè nella età della piena menopausa femminile, mentre all'infuori di tale decennio la patologia poliartrosica si equivale nei due sessi. L'immersione in sabbia calda è generalmente ben sopportata, salvo i casi con specifiche controindicazioni. I risultati sono stati percentualmente equivalenti nei due sessi con effetti buoni in genere.

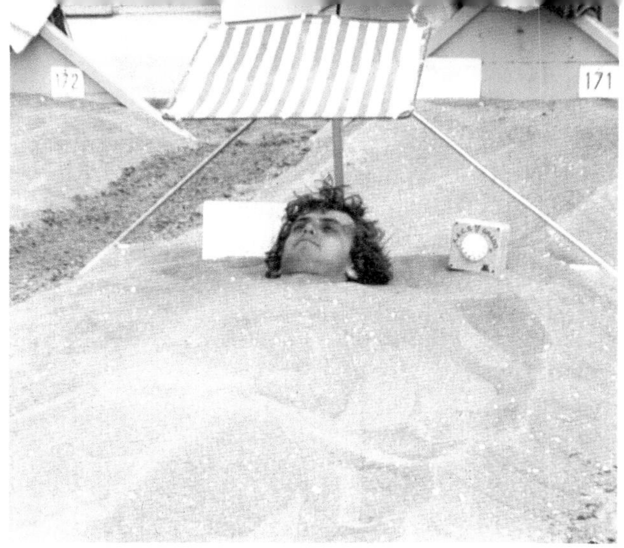

LE SABBIATURE *La cura con la sabbia, o* psammoterapia, *giova soprattutto nelle forme reumatiche, nella psoriasi, ecc. Ma attenzione! Le applicazioni non devono essere troppo lunghe ed è bene compierle sotto stretta sorveglianza.*

Ci si domanda: i buoni risultati sono dovuti a qualità specifiche della sabbia delle spiagge marine? In realtà vi è poco di "specifico" nelle sabbie marine; l'azione è prevalentemente dovuta alla differenza termica agente sulla circolazione sanguigna. Bisogna ragionare sempre cosí: questa azione esterna è tale da modificare il circolo profondo migliorando l'apporto sanguigno arterioso, quindi anzitutto il ricambio di ossigeno e poi gli altri ricambi, le "omeostasi" fisiologiche dalle quali dipende la normale vita dei nostri tessuti? La risposta a questi quesiti fondamentali è positiva, considerando l'azione della sabbia calda e asciutta di per se stessa. Ma le probabilità di un miglioramento durevole crescono se la spiaggia, oltre che calda, è anche moderatamente ventilata, e se il mare, agitato da favorevoli correnti, con il frangere delle onde arricchisce l'aria di componenti marine (abbondantemente salsoiodate). E se alle sabbiature si aggiungono il bagno di mare e il movimento attivo (passeggiate , pratica di sport, giochi e ginnastica) o passivo (massaggi e frizioni) il risultato sarà ancora migliore.

# Le piante medicinali

*"Fu il Signore a far crescere le piante medicinali dalla terra e l'uomo saggio non le disprezza"* (Ecclesiaste 38,4). *Anche oggi l'impiego dei "semplici", ossia delle piante medicinali, rimane prezioso e insostituibile. La ricchezza dei costituenti di ciascuna pianta fa sí che le sue azioni benefiche, anche se meno pronte, siano tuttavia piú ampie e piú complesse di quelle esplicate dalle sostanze chimiche.*

Che cosa è una pianta medicinale? Sin dall'inizio della sua storia l'uomo ha utilizzato le piante per curarsi. In qualunque civiltà e in ogni parte del mondo le piante rappresentano tuttora la fonte piú importante di medicamenti. Anche la moderna farmacologia è basata in larga parte sulla ricerca e sulla estrazione dei princípi attivi delle piante.

Come si distinguono le virtú terapeutiche di una pianta medicinale? Le virtú e proprietà curative delle piante sono state scoperte attraverso l'esperienza e in tutte le civiltà primitive la loro conoscenza è stata tramandata come una preziosa eredità. Dall'inizio della medicina, i medici hanno raccolto innumerevoli osservazioni sugli effetti di ciascuna pianta e le hanno fatte oggetto di studi e di esperimenti, fino a quando, con la scoperta della chimica, si è cercato di estrarre dalle varie piante i princípi attivi, ossia quelle componenti che hanno una specifica azione terapeutica. Ma le piante hanno un valore e un effetto curativo che le parti chimicamente estratte non possono avere. L'esperienza ci mostra che "i semplici" (cosí sono dette le piante medicinali), benché spesso abbiano un effetto meno immediato e violento dei propri componenti chimici, hanno delle proprietà e delle azioni generali sull'organismo che li rendono preziosi e insostituibili. Le varie componenti dei prodotti naturali interagiscono tra loro, talvolta si potenziano a vicenda (sinergismo di azione) talaltra cambiano o attenuano gli effetti dell'una o dell'altra componente. Avviene cosí che impiegando la pianta, si prevengono e controbattono i cosiddetti "effetti collaterali indesiderati" cioè quelle azioni dannose o lesive che sono indotte dai farmaci. Facciamo un esempio: in natura esistono moltissime erbe diuretiche che venivano usate senza danni, anche se prese per lunghi periodi. Quando vennero introdotti in medicina i primi diuretici chimici (sia di sintesi, ossia composti da molecole create in laboratorio, sia prodotti per isolamento dei princípi attivi delle piante ad azione diuretica), i malati ebbero ben presto dei sintomi anche molto gravi provocati dalla perdita di sali e specialmente di potassio. Come mai questo non avveniva somministrando le piante da cui questi stessi composti chimici erano stati estratti? La risposta è semplice: tutte le erbe diuretiche hanno un alto contenuto di potassio e di altri sali, che vengono assorbiti contemporaneamente alla componente diuretica, compensandone cosí automaticamente le perdite di sali.

## Le droghe vegetali

La parola droga viene dal vocabolo olandese *droog* che significa "secco". Inizialmente con il termine "droghe" si intendevano le preziose spezie: quelle esotiche sostanze vegetali importate dal lontano Oriente, come il pepe, la vaniglia, la cannella, la noce moscata, il garofano, ecc., tanto ricercate e preziose che per alcuni secoli il pepe venne usato come moneta al posto dell'oro. Anche oggi le spezie che vengono adoperate per insaporire i cibi e contemporaneamente per eccitare le funzioni digestive, sono dette "droghe di cucina" e da esse prende nome colui che le vende, il *droghiere*, e il negozio in cui sono vendute, la *drogheria*. Fino al '700 non esistevano le farmacie e i farmacisti ma lo speziale o droghiere dispensava sia le droghe di

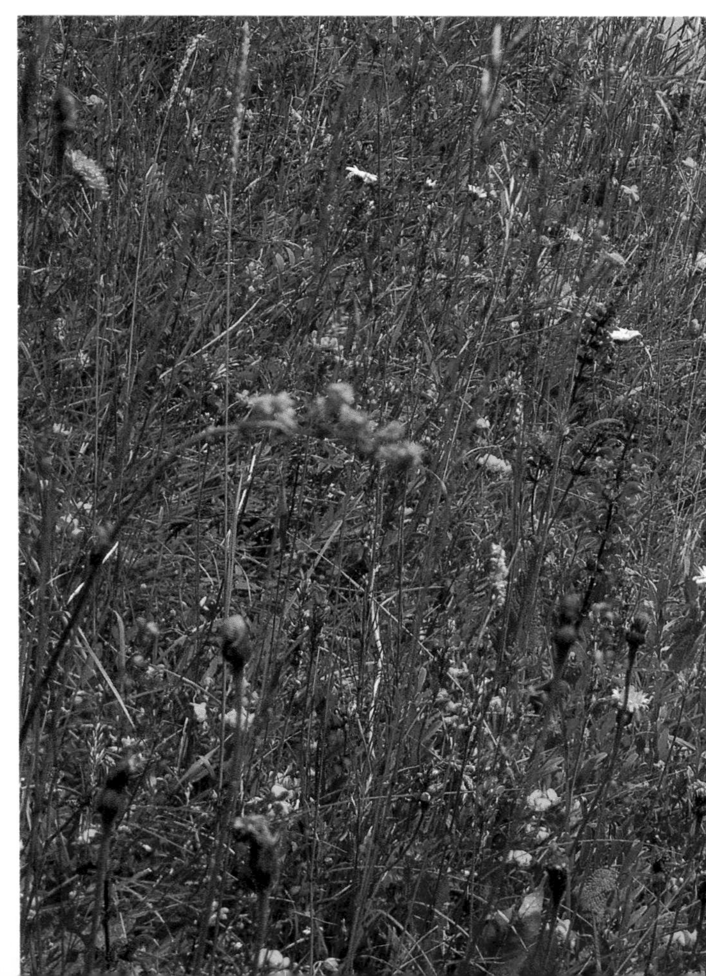

cucina sia i medicamenti. La separazione, infatti, era molto meno evidente di quanto possa apparire oggi, poiché le droghe che anche noi usiamo comunemente per insaporire i cibi sono parte o fondamento di molte preparazioni farmaceutiche.

Nella medicina il termine *droga* significa una sostanza di origine naturale (vegetale, animale o minerale), che ha azione medicamentosa. In particolare "droga vegetale" indica quella parte o quelle parti di una pianta che hanno un uso terapeutico, consacrato soprattutto dall'abitudine o dall'esperienza, tanto che popoli diversi usano spesso parti differenti della stessa pianta. Di una pianta possono anche essere impiegate piú parti con scopi diversi, in quanto possiedono differenti proprietà. Inoltre, si chiamano "droghe vegetali" tutte le preparazioni di piante medicinali per uso terapeutico, delle quali parleremo estesamente piú oltre, e la stessa pianta fresca quando ne sia indicato l'impiego.

La droga può essere composta sia dalla pianta intera sia di una o piú parti di essa, ad esempio fiori e foglie, radice e fusto, e cosí via. Le droghe vegetali rientrano nelle Farmacopee ossia in quei trattati che elencano tutti i farmaci e la maniera migliore di prepararli e somministrarli. Negli ultimi secoli, in molti Paesi viene compilata e pubblicata una Farmacopea Ufficiale, periodicamente aggiornata, che indica le norme standard per le preparazioni farmaceutiche ed elenca le droghe comunemente in uso in quel dato Paese.

Oggi purtroppo la parola *droga* è diventata di uso comune come sinonimo di "stupefacente" con cui si intende una sostanza eccitante che dà assuefazione.

## Come si raccolgono le piante medicinali

Sino a pochi anni fa l'erborista era colui che raccoglieva le erbe medicinali e provvedeva a essiccarle, a separare la parte impiegata in terapia da quelle inutilizzate. Spesso l'erborista faceva anche la parte del terapeuta e consigliava quali piante utilizzare e in quali forme, per tutte le affezioni piú semplici. Le piante piú comuni la cui azione terapeutica era universalmente nota, come la camomilla, la verbena odorosa, la mentuccia oltre naturalmente alla salvia, il rosmarino, la maggiorana, il basilico, l'alloro e altre erbe di cucina utilizzate anche a scopo medicinale, venivano coltivate negli orti, nei giardini o

LA GRANDE FARMACIA DELLA NATURA *I prati, i boschi, le foreste tropicali, le savane sono ricchi di farmaci o "droghe" vegetali. I "semplici": cosí vengono chiamati questi umili rimedi, che tuttavia per millenni sono stati le preziose armi dell'uomo nella lotta alle malattie.*

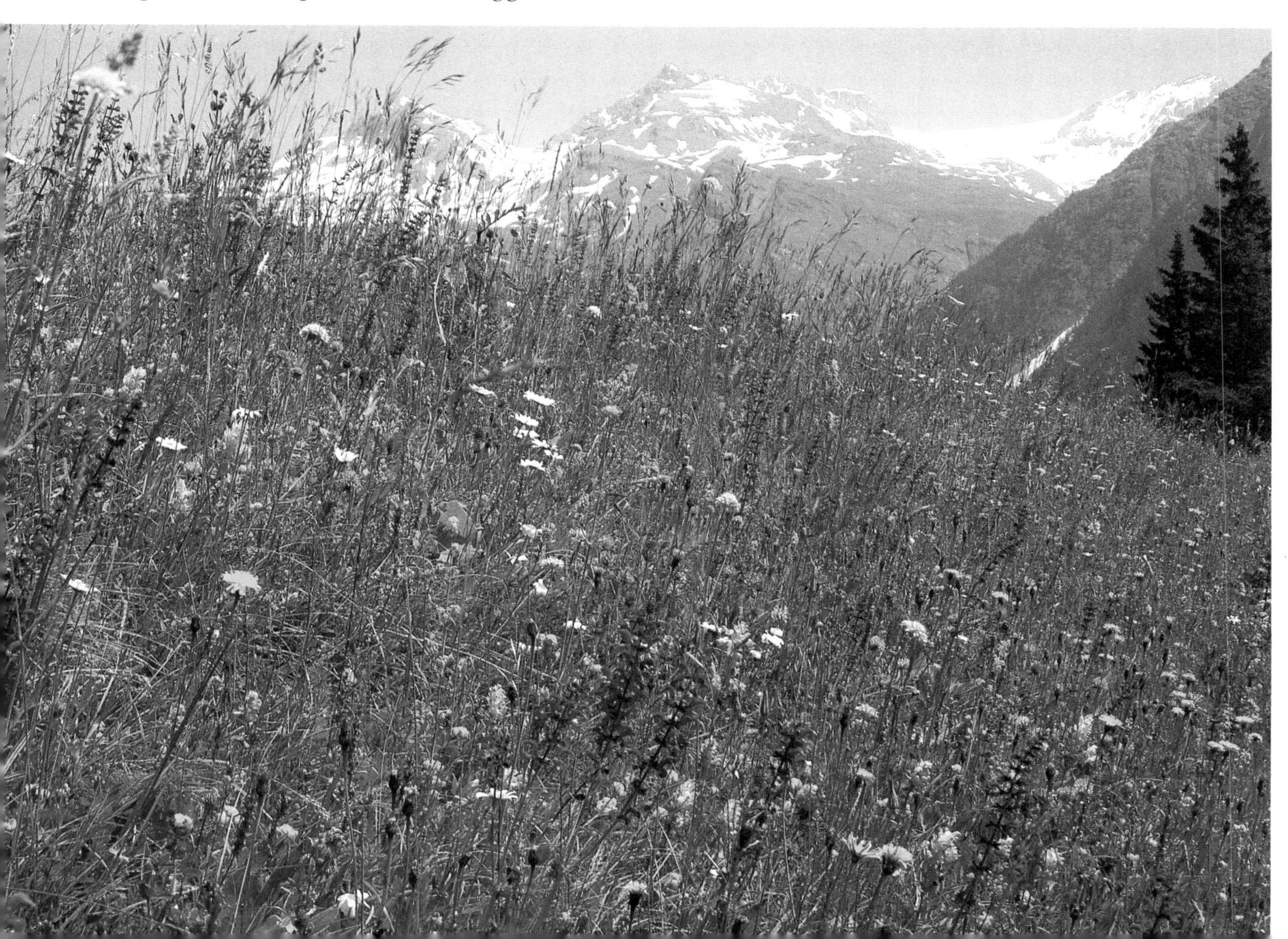

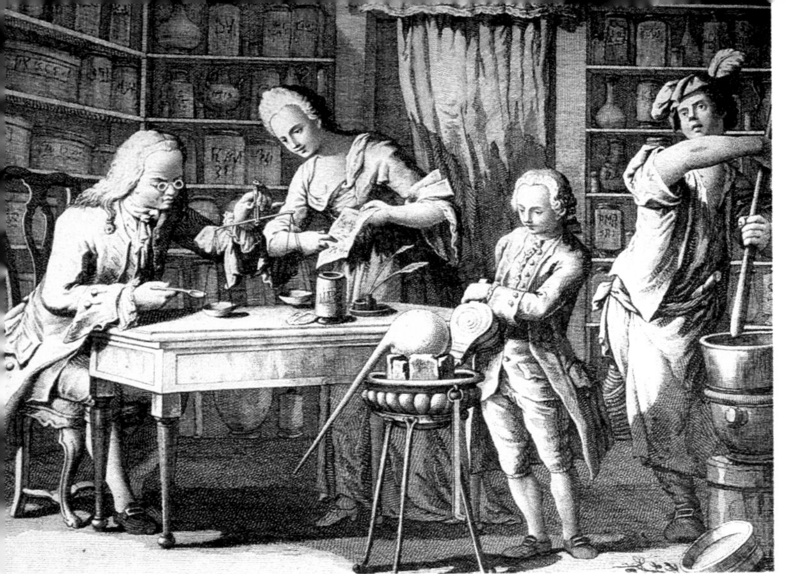

LA BOTTEGA DEL DROGHIERE *Il droghiere o speziale, l'equivalente dell'odierno farmacista, eseguiva nel retro della propria bottega le preparazioni farmaceutiche, coadiuvato da numerosi aiutanti, come vediamo in questa stampa che riproduce una farmacia del XVIII sec.*

sui balconi, e formavano la base dell'armamentario farmaceutico di ogni famiglia.

Oggi gli erboristi raccoglitori sono pochissimi e in alcune zone piú industrializzate questa tradizione si va perdendo. A tutti coloro che desiderano cercare e raccogliere le piante per il proprio uso personale consigliamo di essere molto prudenti, di non fidarsi mai delle illustrazioni e delle descrizioni di un libro per il sicuro riconoscimento delle piante, neppure le piú comuni, perché il rischio di raccogliere una pianta simile ma velenosa è altrettanto grande, o forse maggiore, che per la raccolta dei funghi. Se non potete avere la guida di un vecchio e conosciuto raccoglitore di erbe, vi consigliamo di seguire uno dei corsi per erboristi e raccoglitori istituiti dalle Regioni, dai Comuni o dalle Università e comunque di mostrare le piante che raccogliete a persona esperta mentre sono fresche, almeno fino a che non abbiate raggiunto una sufficiente esperienza.

## Come si comprano le piante medicinali

Per la maggior parte di noi, che non abbiamo la possibilità di cercare, raccogliere ed essiccare personalmente le piante medicinali, è giocoforza rivolgersi al farmacista o all'erborista per acquistarle. Ma anche per acquistare le piante già essiccate con cui fare le tisane e, come vedremo piú avanti in questo stesso capitolo, i numerosi preparati che sono fondamentali per sfruttare al meglio le proprietà curative del mondo vegetale, è necessario tenere presenti alcune buone norme.

Diciamo prima di tutto che esiste una normativa che fissa, per gli alimenti e per le piante medicinali poste in commercio, i limiti di tolleranza dell'inquinamento sia da pesticidi e da altri inquinanti chimici sia da radiazioni. I controlli vengono fatti al momento dell'importazione e presso i produttori e i grossisti, cosicché tutti i prodotti naturali che giungono sul banco della farmacia o dell'erboristeria sono sicuramente non inquinati.

Sarebbe errato pensare di acquistare le piante officinali o le preparazioni naturali come i farmaci chimici: questi ultimi sono prodotti industriali, composti secondo formule chimiche precise, esattamente ripetibili; i prodotti erboristici, invece, sono prodotti naturali e pertanto soggetti a molte variazioni a seconda delle provenienze, dei tipi, delle stagioni di raccolta e, come il buon vino, variano da un anno all'altro anche quando provengono dalla stessa coltivazione. Tali prodotti naturali, inoltre, devono essere preparati nel modo migliore per l'uso che vogliamo farne.

Le piante, sia spontanee sia coltivate, devono essere raccolte al momento piú opportuno, quando cioè le varie parti della pianta sono piú ricche in princípi attivi. Questo momento si chiama *tempo balsamico*.

Una volta raccolte, le piante vanno essiccate al sole o al calore artificiale, a temperature attentamente regolate, quindi vanno stagionate per ottenere un essiccamento uniforme, per ridurre al minimo le fermentazioni e le alterazioni del colore. Le droghe, ossia le piante essiccate, hanno subito delle modificazioni: l'odore si attenua, il colore può cambiare, le radici e i rizomi si raggrinzano, le foglie divengono spesso sottili e fragili.

I nemici delle droghe vegetali sono la luce, l'umidità, gli insetti. La luce le decolora e provoca alterazione dei princípi attivi; l'umidità ne altera l'aspetto, il sapore e i princípi attivi favorendo lo sviluppo di muffe; gli insetti attaccano specialmente le droghe ricche di amido e di zuccheri. Ecco perché vanno conservate in sacchetti di carta non trasparente, in locali asciutti, non a contatto con il pavimento, e vanno spesso controllate.

Bisogna anche ricordare che dopo un certo tempo, diverso da droga a droga, l'invecchiamento ne modifica la natura stessa alterando i princípi attivi, tanto da renderle inutilizzabili. Questo periodo varia per le diverse droghe ma in genere si può calcolare tra uno e due anni.

Come valutare le piante medicinali che si trovano in commercio già essiccate e preparate? Prima di tutto grazie ai loro *caratteri organolettici*, ossia a quelle caratteristiche che possiamo cogliere con gli organi di senso: l'aspetto e il colore, l'odore, il gusto, il tatto. Dai caratteri organolettici si deducono la freschezza, la qualità e la provenienza dei prodotti naturali.

## I CARATTERI ORGANOLETTICI

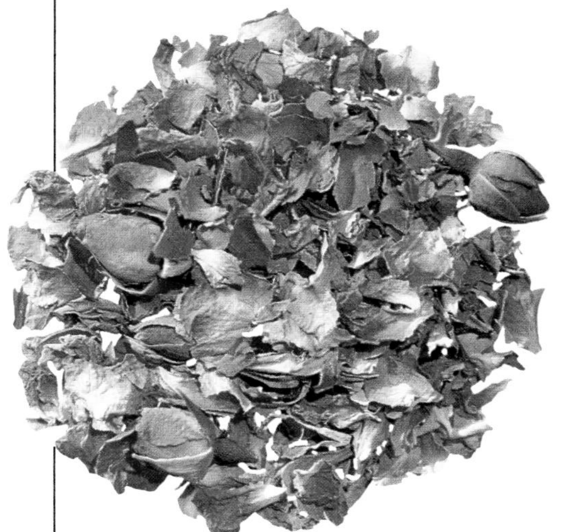

rosa moscata, petali e boccioli

**Aspetto e colore.** La parte della pianta deve essere ben riconoscibile e il colore deve essere vivo.

Se si tratta di foglie, dobbiamo osservarne lo spessore e il taglio. Le foglie fragili, per esempio quelle della menta, devono essere vendute intere, mentre nelle tisane devono essere sminuzzate a mano con estrema delicatezza per non ridurle in polvere. Al contrario, le foglie spesse e resistenti, come quelle dell'uva ursina, devono essere tagliate con speciali macchine che non le schiaccino, e presenteranno perciò un taglio netto. Acquistatele di preferenza tagliate, nella misura detta *taglio tisana* (è il taglio piú comune indicato sulle ricette con l'abbreviazione *t.t.*), perché a causa della loro consistenza, se sono intere cedono piú difficilmente i loro princípi attivi e la loro efficacia risulta minore. Il colore delle foglie varia secondo la qualità e il tipo, e non deve comunque essere tutto uguale e grigiastro: se si presentano cosí, significa che sono preparazioni seccate da molto tempo (piú di un anno) o in maniera scorretta.

Se si tratta di fiori, dobbiamo osservarne i colori e le forme. Talvolta vediamo il fiore per intero, come nell'elicriso che ha piccoli fiori sferici riuniti in minuscoli grappoli di un bel colore giallo; altre volte vediamo solo i petali delicatamente colorati, come nelle numerose qualità di rosa.

**Odore.** Un elemento importantissimo è l'odore. Le erbe seccate di fresco e in modo corretto hanno un profumo intenso e particolare, che si avverte subito quando si entra in una buona erboristeria. Migliore è la qualità, piú intenso sarà l'odore caratteristico di ciascuna pianta. Le erbe non devono mai avere odore di polvere o di muffa. Invecchiando o stando chiuse in recipienti inadatti, esse perdono il loro profumo che si trasforma in un odore di erba secca simile a quello del fieno.

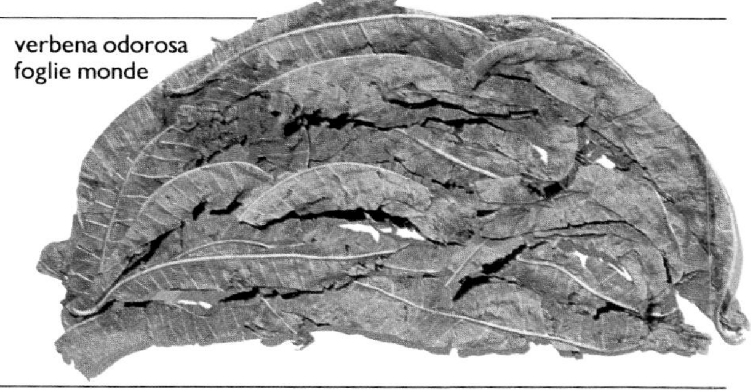

verbena odorosa
foglie monde

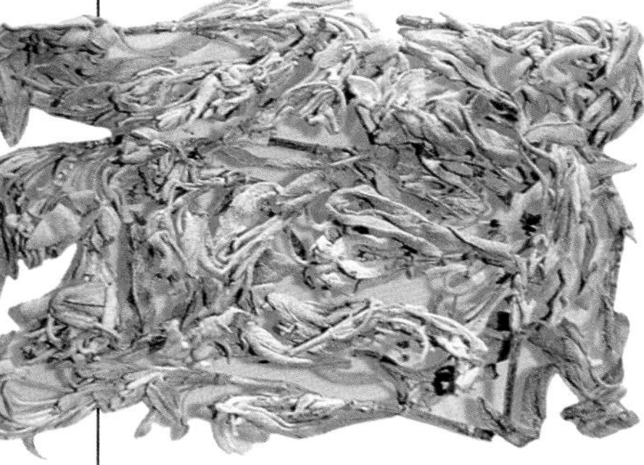

salvia officinale, foglie intere

**Gusto.** È facile apprezzare il gusto di una tisana, per esempio di foglie di salvia, poiché tutti ne conosciamo il sapore caratteristico e saremo perciò in grado di apprezzarne sia l'intensità sia la bontà. E ci sarà facile anche riconoscere immediatamente il gusto di erba secca o il vago sentore di muffa di una droga vecchia o mal conservata. Ma fra le piante di cui non conosciamo l'aroma orientarsi è piú difficile e richiede un po' di attenzione: le droghe vecchie, già riconoscibili dall'aspetto e dall'odore, hanno un gusto come di fieno o di erba secca; quelle mal essiccate o che abbiano preso dell'umidità hanno gusto di muffa o marciscente. Inoltre il gusto deve essere spiccato e ben identificabile per le diverse droghe.

**Tatto.** Identificare la qualità di una droga al tatto richiede un esperto: solo l'attenzione, il lungo uso e la conoscenza delle singole droghe lo rendono possibile. L'acquirente potrà riconoscere solo le caratteristiche piú grossolane, per esempio sentire se vi è umidità, che è piú evidente nelle foglie fragili, come la menta.

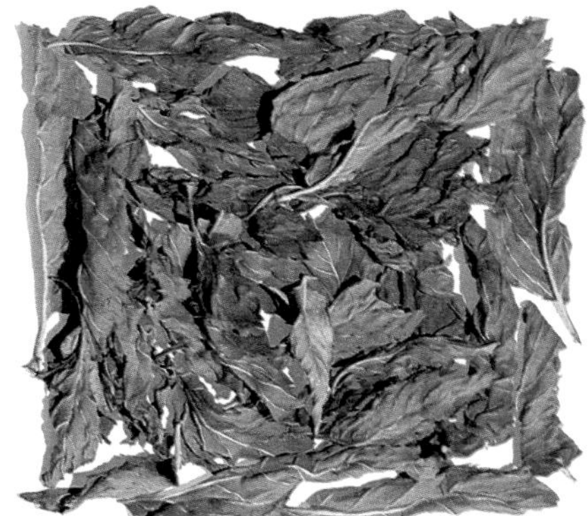

menta piperita, foglie monde

# Le preparazioni

Le preparazioni a base vegetale si dividono in *estemporanee*, ossia quelle che si possono eseguire direttamente al momento dell'uso, e in *officinali*, o *farmaceutiche*, ossia quelle che vanno preparate in una officina farmaceutica da parte di un farmacista "esperto nell'arte", come si diceva una volta. Per officina farmaceutica si intende sia il retro di una farmacia opportunamente attrezzato, sia le piccole e grandi industrie farmaceutiche. Le preparazioni saranno diverse a seconda dell'uso interno o esterno, dell'azione che vogliamo ottenere e della parte del corpo su cui desideriamo agire.

## Le preparazioni estemporanee

Le principali preparazioni estemporanee sono le *tisane*, che si dividono in *infusi* e *decotti*. Questi sono impiegati sia per uso interno, cioè bevuti caldi o freddi, sia per uso esterno, ossia per preparare impacchi, bagni oculari, semicupi, ecc, come vedremo piú avanti.

**L'infusione.** L'infuso si fa versando dell'acqua a bollore sulla droga predisposta in un recipiente adatto, che non deve essere tale da influire sul gusto, sul colore o sulle proprietà dell'infusione; sono da preferire la porcellana, il vetro da fuoco, la ceramica smaltata, il metallo smaltato. Il recipiente va tenuto accuratamente coperto durante l'infusione per non disperdere gli elementi volatili che si sprigionano, oltre che per mantenerlo ben caldo.

Dopo un tempo variabile ma che di solito è di circa 15', si cola il liquido attraverso un comune colino da tè. Solo nel caso in cui l'infuso debba essere utilizzato assolutamente privo di residui o impurità, come per esempio per i bagni oculari, sarà necessario filtrarlo attraverso un setaccio fine o meglio un panno di tela o di cotone, strizzando bene il residuo per estrarne tutte le parti attive.

L'infusione è un metodo largamente impiegato in Occidente mentre le farmacopee orientali consigliano di preferenza la decozione. L'infusione deve comunque essere impiegata quando si tratta di droghe che contengano dei princípi attivi alterabili al calore, specialmente i prodotti volatili, ossia quei componenti che si disperdono nell'aria, identificabili specialmente per l'odore intenso e pungente, simile a quello di cui è ricca, per esempio, la menta, e in generale per tutte quelle piante da cui si estraggono gli oli essenziali.

**La decozione.** Il decotto si prepara facendo bollire la droga nell'acqua per un determinato tempo; anche qui è necessario far attenzione alla scelta del recipiente che, come già detto per gli infusi, non deve alterare la preparazione: i recipienti consigliati sono gli stessi indicati a proposito degli infusi. La quantità di acqua impiegata per preparare un decotto deve essere superiore di circa un terzo alla quantità di liquido che desideriamo ottenere a decozione ultimata: per esempio, per ottenere una tazza di decotto metteremo a bollire una tazza e mezza di acqua. Il tempo di decozione varia a seconda del tipo di droga e deve essere piú lungo quando si tratti di materiali di natura particolarmente compatta, che di conseguenza cedono difficilmente i princípi attivi che contengono, come i legni, le cortecce, le radici, i semi, i frutti.

In questi casi è anche opportuno lasciare prima le droghe immerse nell'acqua a macerare per alcune ore, da 2 o 3 fino a 12, aggiungendo eventualmente le droghe piú delicate solo al momento dell'ebollizione che durerà dai 15' ai 20'. Il decotto va colato caldo perché altrimenti una parte di sostanze medi-

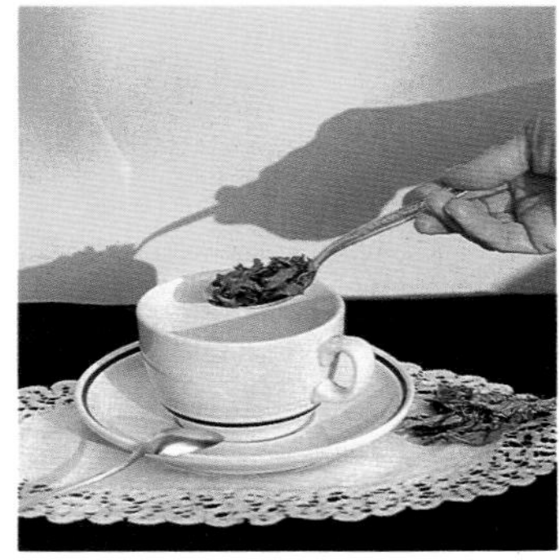

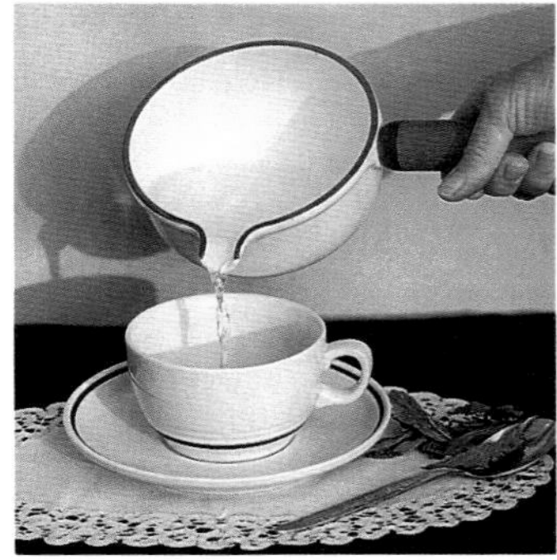

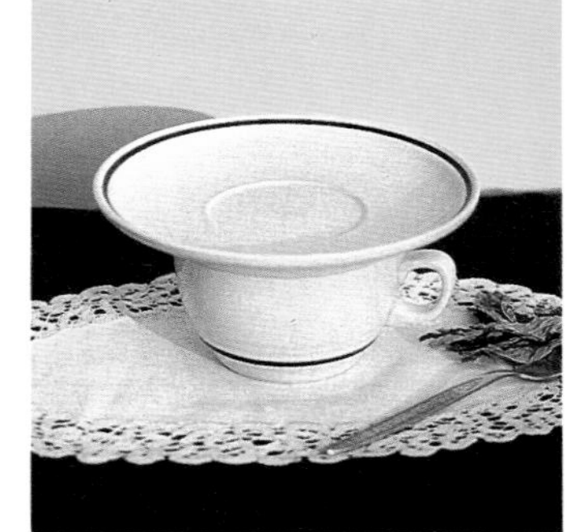

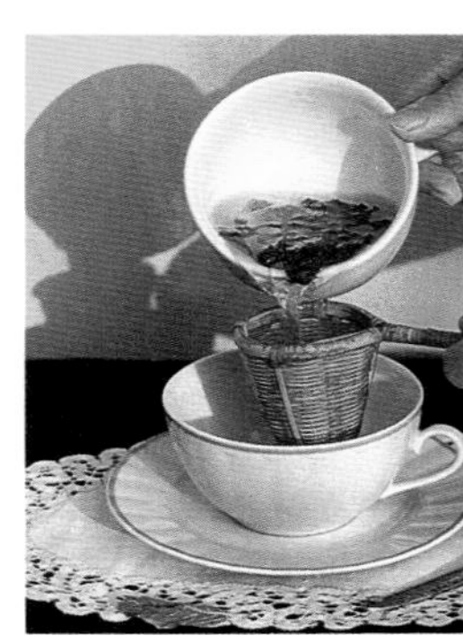

COME SI PREPARA UN INFUSO *Ponete la droga vegetale o la miscela per tisana in una tazza o in una teiera o in altro contenitore di porcellana o di vetro o di ceramica, nella dose di 1 cucchiaio da tavola per ogni tazza, oppure 5 cucchiai per 1 litro, e versatevi sopra l'acqua che bolle. Lasciate in infusione ben coperto per 15', poi colate con un colino, se possibile non di metallo. Bevete caldo, non riscaldate mai sul fuoco ma preferibilmente preparate ogni volta al momento dell'uso.*

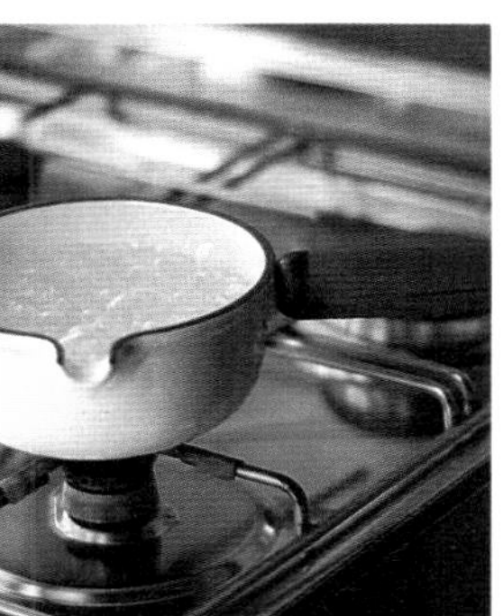
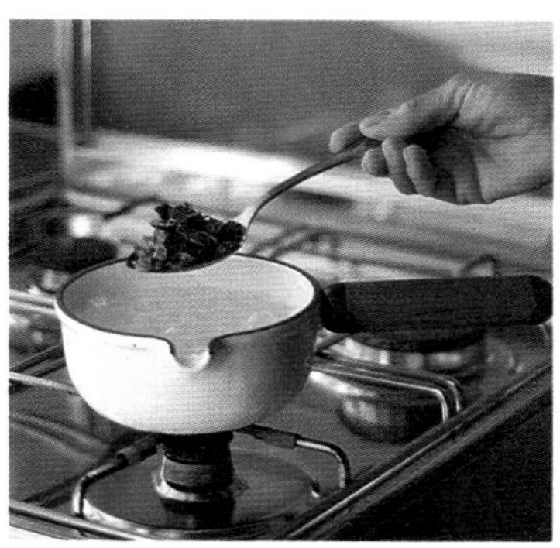
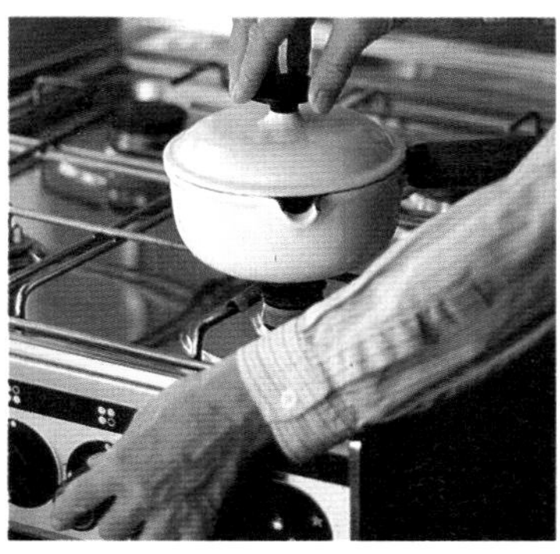
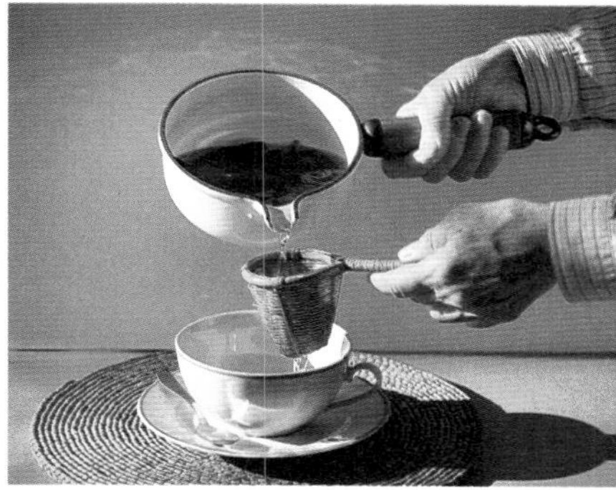
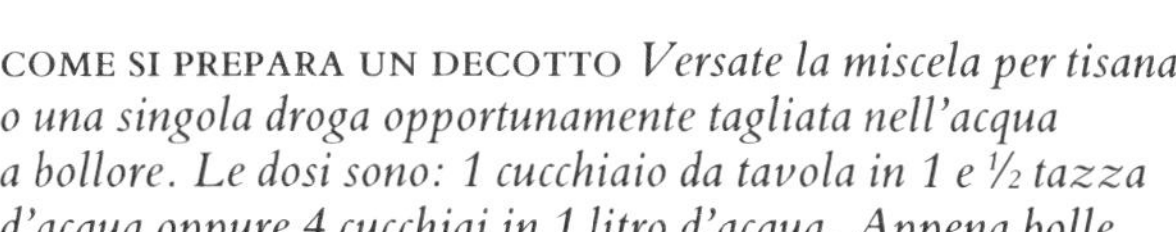

COME SI PREPARA UN DECOTTO *Versate la miscela per tisana o una singola droga opportunamente tagliata nell'acqua a bollore. Le dosi sono: 1 cucchiaio da tavola in 1 e ½ tazza d'acqua oppure 4 cucchiai in 1 litro d'acqua. Appena bolle abbassate il fuoco, coprite bene e fate bollire per 15'. Colate con un colino da tè, bevete caldo. Se non potete preparare un decotto fresco ogni volta, riscaldate quello già pronto a bagnomaria. Non adoperate mai recipienti di metallo non smaltato.*

camentose può precipitare e rimanere mischiata al residuo. Il modo migliore di filtrare il decotto è attraverso una tela o un panno di cotone sottile, provvedendo a spremere bene il residuo, oppure attraverso un colino o un setaccio a maglia larga se si tratta di droghe mucillaginose.

## Le preparazioni officinali

**I tagli, lo sminuzzamento, le polverizzazioni.** Le piante medicinali, seccate e conservate ad arte, prima dell'uso estemporaneo, come abbiamo detto, devono essere tagliate o sminuzzate o polverizzate. Queste operazioni sono di norma officinali, poiché vanno compiute con particolari accorgimenti e strumenti adatti.

I tagli sono necessari per poter miscelare piante e parti di piante diverse, per esempio radici con foglie e fiori, in modo che quando prendiamo un cucchiaio di miscela per fare una tisana la proporzione delle piante in essa contenute sia uguale a quella della ricetta.

Come abbiamo detto, il taglio piú comune è detto *taglio tisana*. I fiori di norma non si tagliano, a meno che non siano troppo grossi, e in una tisana devono essere ben distinguibili per forma oltre che per colore. Le radici, che a causa della loro compattezza cedono piú difficilmente i princípi attivi, sono tagliate in pezzi piuttosto piccoli, diversi da radice a radice. Le foglie fragili, come la menta e la verbena odorosa non si devono tagliare, perché si polverizzerebbero, ma sminuzzare cioè frantumare delicatamente con le mani al momento in cui si mischiano nella tisana. L'aspetto di una mistura per tisana deve essere omogeneo, con la pezzatura di tutte le componenti pressapoco uguale, i fiori ben evidenti, senza polvere.

Le polveri possono essere piú o meno fini, a seconda della droga e dell'impiego che se ne deve fare. Acquistando una droga in polvere ricordate che la polverizzazione non deve alterare i caratteri organolettici della pianta, per cui il colore e soprattutto il profumo non devono essere troppo diversi da quelli della droga intera.

Una radice bianca non potrà divenire grigiastra; una droga aromatica come la cannella, una volta polverizzata dovrà conservare intatto il suo profumo, anzi se è polverizzata di fresco il profumo dovrà essere molto piú intenso di quello della droga intera: si pensi per esempio all'intenso profumo del caffè appena macinato!

Le polveri servono per essere ingerite nei cachets e nelle cialde, disciolte estemporaneamente in acqua o in altri liquidi o aggiunte alle tisane al momento dell'uso. Le polveri compresse, con l'aggiunta di un legante, servono per fare le compresse.

**Le tinture.** Si chiamano tinture quei preparati farmaceutici che si ottengono sciogliendo in vari liquidi (acqua, alcool, etere, vino, aceto) le sostanze medicamentose contenute nelle droghe medicinali. A seconda del liquido impiegato parleremo di tinture acquose, alcoliche, eteree, vinose (dette anche enoliti o vini medicamentosi) e acetiche che spesso vanno sotto il nome di aceti aromatici. La maggior parte delle tinture sono preparati officinali ma alcune, specie gli enoliti e gli aceti aromatici, potrete prepararli da soli senza bisogno di speciali apparecchiature. Fino a pochi anni fa in molte famiglie si preparavano anche gli *elisir*, che sono in pratica delle tinture alcooliche zuccherine. Oltre agli elisir di china, di camomilla, di menta e altri elisir semplici che si preparavano in casa, erano famosi quelli composti, preparati nelle officine farmaceutiche di molti conventi.

**Gli oli medicati.** Si ottengono usando l'olio come solvente. Oggigiorno, soprattutto in cosmetica, si impiegano oli di molti tipi diversi sia animali sia vegetali; ma per gli oli medicati il migliore rimane sempre l'olio d'oliva purissimo, come indicato dalla Farmacopea Ufficiale, che si conserva a lungo senza alterarsi.

**Gli estratti.** Si ottengono facendo evaporare sia i succhi vegetali sia le tinture; infatti per la preparazione di un estratto è necessario che prima i princìpi attivi contenuti nella sostanza vegetale siano disciolti. Gli estratti si dividono in *secchi, molli* e *fluidi*. I metodi farmaceutici per ottenere un estratto sono molteplici, ma quelli casalinghi sono fon-

**LE ERBE: GUARDATELE BENE PRIMA DI ACQUISTARLE!**

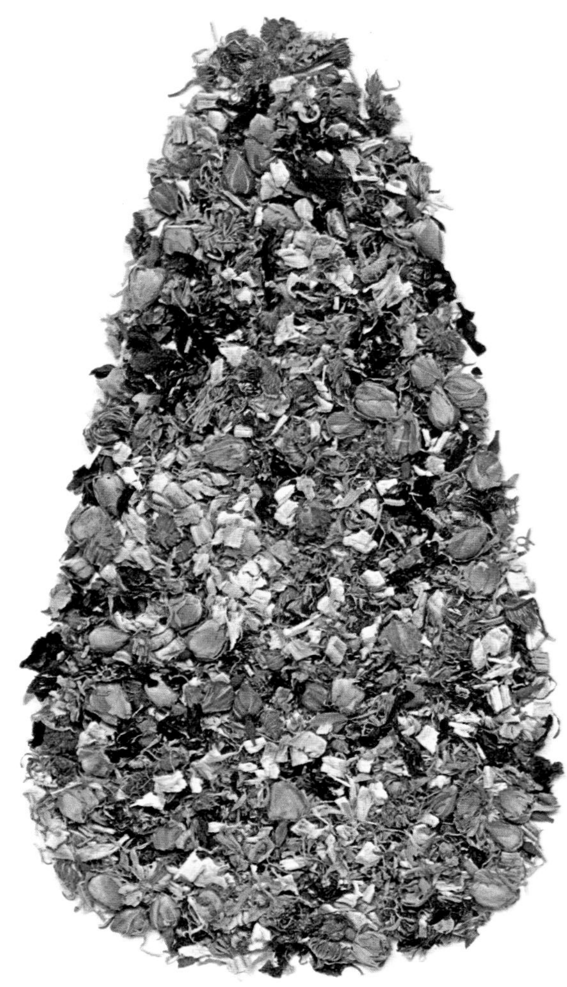

MISCELA PER TISANA *Una tisana, acquistata o preparata da noi, deve avere un aspetto simile a questo. Notate che la misura delle foglie e delle radici è uniforme: infatti sono state preparate con il "taglio tisana", a eccezione delle foglie fragili sminuzzate a mano. I fiori, invece, sono interi e ben distinguibili quando sono piccoli, mentre i piú grossi sono tagliati. La miscelatura è perfetta e non vi è polvere. Tale risultato si ottiene mischiando le erbe delicatamente con le mani.*

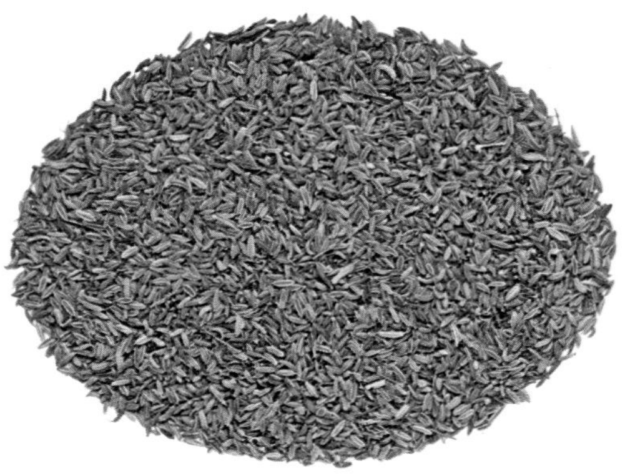

FINOCCHIO, FRUTTI (Foeniculum vulgare M. Fam: Umbellifere) *I frutti di finocchio, erroneamente chiamati semi, possono essere di diversa provenienza e qualità. Si distinguono per il profumo, la grandezza e il colore, che non deve essere troppo verde. Scegliete sempre i frutti piú piccoli, perché sono di qualità migliore. Nelle vecchie ricette, a causa delle possibili differenze di misura, essi erano indicati in numero e non in peso.*

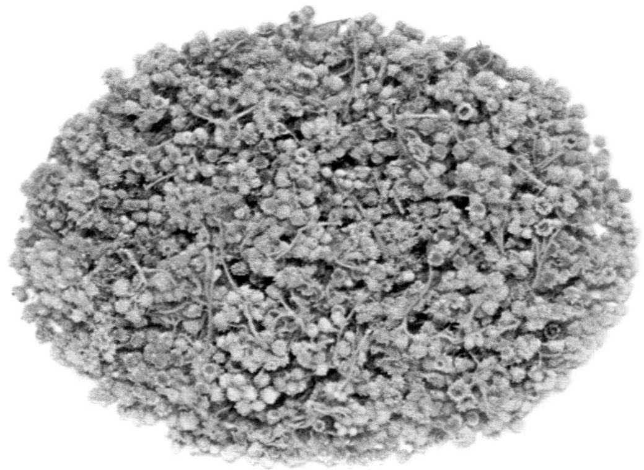

ELICRISO, FIORI (Helichrysum Italicum G. Don. - Fam.: Composite) *Si distinguono per il colore, che deve essere giallo vivo e non pallido né tendente all'arancio, e per la forma, che deve essere sferica, piena e consistente. L'odore è aromatico, un pò amaro, come il gusto. Il suo uso è prevalentemente interno, in tisana o in capsule.*

damentalmente due: essiccazione e ebollizione.

Il primo è l'essiccazione o concentrazione per effetto del calore solare, metodo usato in passato e consigliabile solo per la frutta o per medicamenti da usare per uso esterno: infatti le sostanze esposte al sole e all'aria possono facilmente essere inquinate da polvere, muffe e batteri. Il secondo metodo casalingo è quello per ebollizione sia a fuoco diretto sia a bagnomaria.

La farmacopea cinese prescrive che la maggior parte delle preparazioni estemporanee siano in realtà piuttosto degli estratti che dei decotti. Infatti l'ebollizione deve durare tanto a lungo da ridurre il liquido di cottura della metà e piú; dopo la colatura,

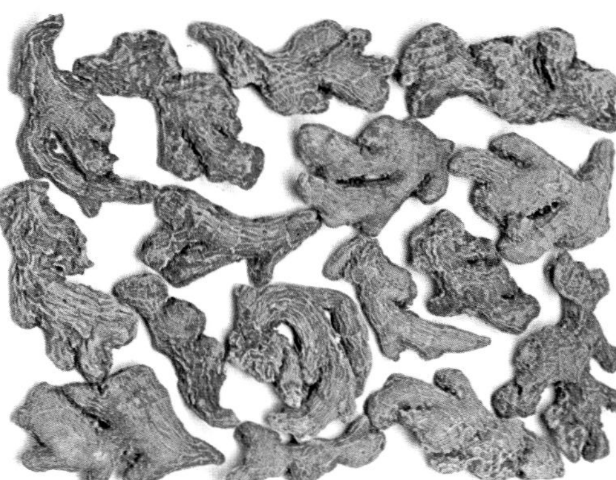

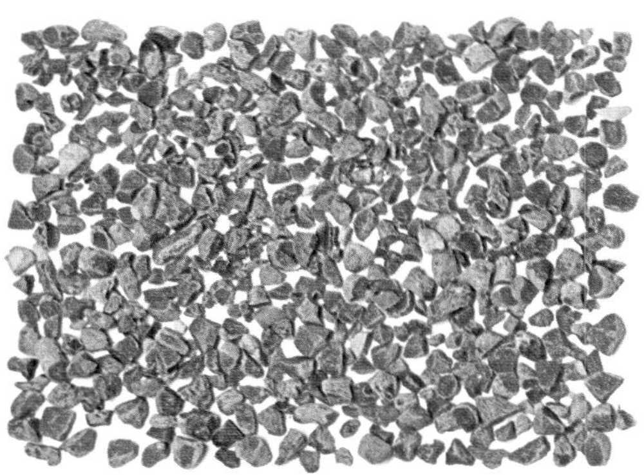

ZENZERO, RIZOMA (Zingiber officinale Roscoe. - Fam.: Zinziberacee) *Il rizoma, impropriamente detto "radice", tenuto in gran conto in tutte le medicine dell'Estremo e del Medio Oriente e conosciuto anche dai Romani, si usa sia fresco sia essiccato. Intero (al centro) ha forme caratteristiche, è coperto da una pellicina sottile, conserva l'odore forte e aromatico tipico di questa pianta. Il rizoma essiccato intero ha un uso molto limitato: viene aggiunto a taluni liquori come aromatizzante e per le sue virtú medicinali. Per l'impiego in tisane, per le estrazioni o la preparazione di vini medicati, lo si acquista tagliato (a destra). Per aggiungerlo ai cibi o alle tisane al momento dell'uso è meglio utilizzare la polvere (a sinistra).*

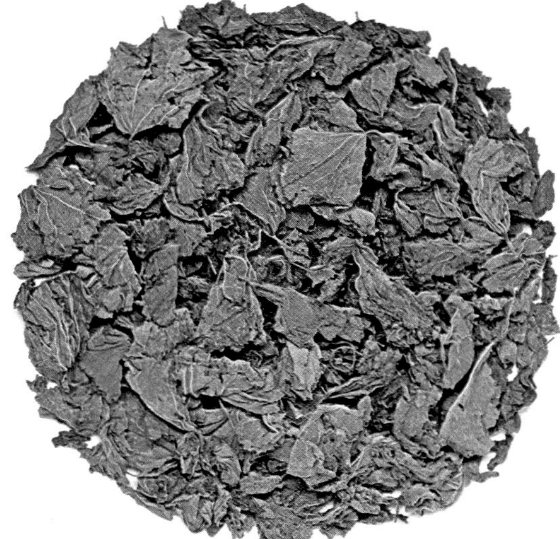

MALVA, FOGLIE (Malva silvestris L. - Fam.: Malvacee) *Le foglie di malva hanno proprietà terapeutiche molto simili a quelle dei fiori; il loro impiego è però piú diffuso, specie per uso interno, anche perché costano meno. Sono praticamente inodori e un po' appiccicose al tatto: se sono vecchie perdono tale caratteristica.*

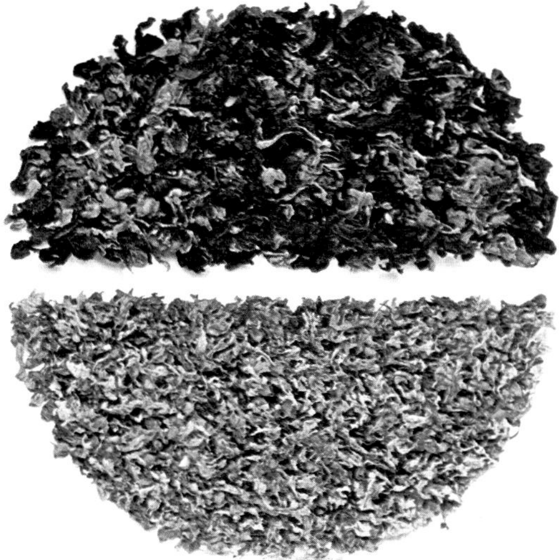

MALVA, FIORI (Malva silvestris L. - Fam.: Malvacee) *I fiori di malva normalmente in commercio sono di due qualità: varietà* Mauritiana *(in alto) e varietà comune (in basso). Hanno uguali proprietà e possono essere usate indifferentemente. Le virtú terapeutiche dei fiori di malva sono molto simili a quelle delle foglie: i fiori, tuttavia, sono usati di preferenza per le applicazioni esterne (impacchi, bagni oculari, ecc.).*

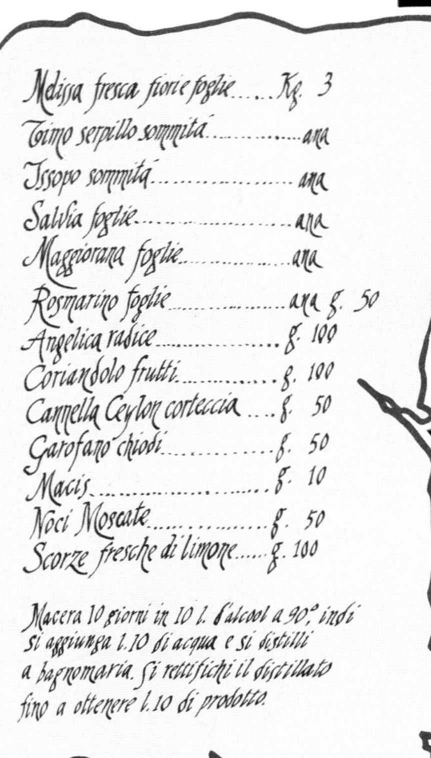
Melissa fresca fiori foglie ..... Kg. 3
Timo serpillo sommità ........... ana
Issopo sommità ........... ana
Salvia foglie ........... ana
Maggiorana foglie ........... ana
Rosmarino foglie ........... ana g. 50
Angelica radice ........... g. 100
Coriandolo frutti ........... g. 100
Cannella Ceylon corteccia .... g. 50
Garofano chiodi ........... g. 50
Macis ........... g. 10
Noci Moscate ........... g. 50
Scorze fresche di limone ..... g. 100

Macera 10 giorni in 10 l. d'alcool a 90°, indi si aggiunga l. 10 di acqua e si distilli a bagnomaria. Si rettifichi il distillato fino a ottenere l. 10 di prodotto.

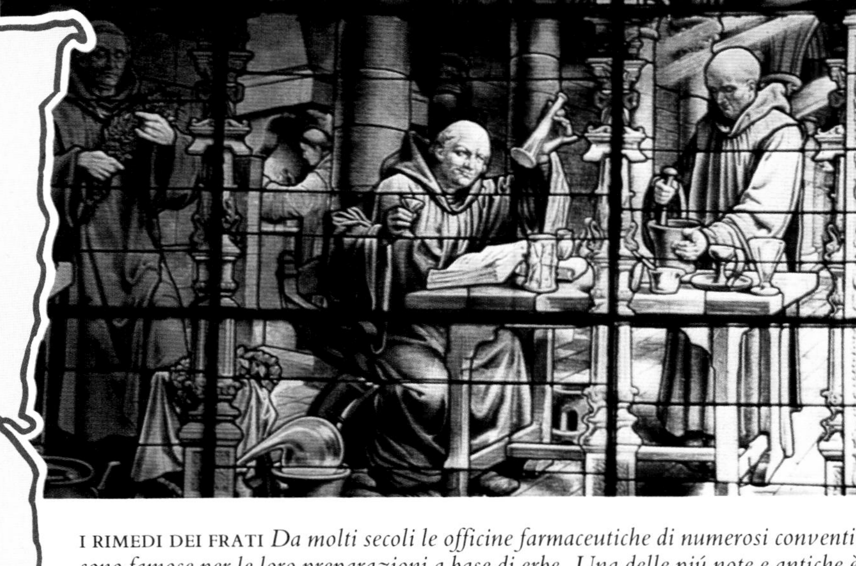

I RIMEDI DEI FRATI *Da molti secoli le officine farmaceutiche di numerosi conventi sono famose per le loro preparazioni a base di erbe. Una delle piú note e antiche è* l'Acqua di Melissa *dei Carmelitani Scalzi, indicata in tutti i disturbi provocati dall'ansia e dall'emotività: mancamenti, dolori improvvisi (coliche e spasmi, mal di capo, indigestioni), improvvisa scomparsa delle mestruazioni. Innumerevoli generazioni di studenti l'hanno utilizzata per combattere l'ansia e la paura degli esami. Se ne prendono poche gocce su una zolletta di zucchero, o un cucchiaino da caffè in una tazza d'acqua calda. Si può usare anche per inalazioni o frizionandola sul viso o sullo stomaco.*

si aggiungerà nuova acqua sulla droga e si rifarà bollire fino a ridurre il volume del liquido come la prima volta; si procederà poi a colare unendo i due liquidi di decozione e mescolandoli bene; questo metodo di preparazione è, secondo la nostra farmacopea, il metodo raccomandato per la preparazione degli estratti fluidi.

La maggior parte delle preparazioni che si acquistano nelle farmacie cinesi sotto forma di pillole, sono estratti molli ricoperti da speciali cere per mantenerli morbidi. Prima dell'uso l'involucro ceroso deve venire tolto e la pillola, del diametro di circa 1 cm, viene spezzata a piccoli morsi o con le mani, e non certo inghiottita intera come erroneamente credono molti occidentali.

Gli estratti secchi vengono polverizzati: il loro contenuto in sostanze attive è diverso da quello della droga polverizzata senza essere stata disciolta, e si usano al posto di questa specialmente quando si tratta di droghe che contengono in grande quantità sostanze che non hanno azione medicamentosa, per esempio le parti legnose delle cortecce e delle radici, o addirittura per eliminare delle sostanze che potrebbero essere dannose o contrarie all'azione desiderata.

Gli estratti hanno anche il vantaggio di concentrare i princípi attivi in un piccolo volume e di renderli piú facilmente dosabili con precisione; perciò si usano preferibilmente in farmacia e per le sostanze vegetali che hanno azioni potenzialmente dannose oltre che benefiche, come la digitale, la belladonna e il colchico.

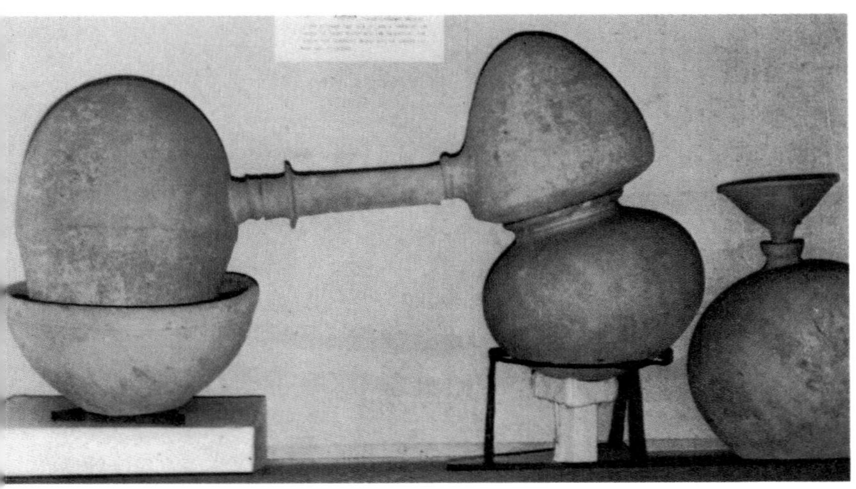

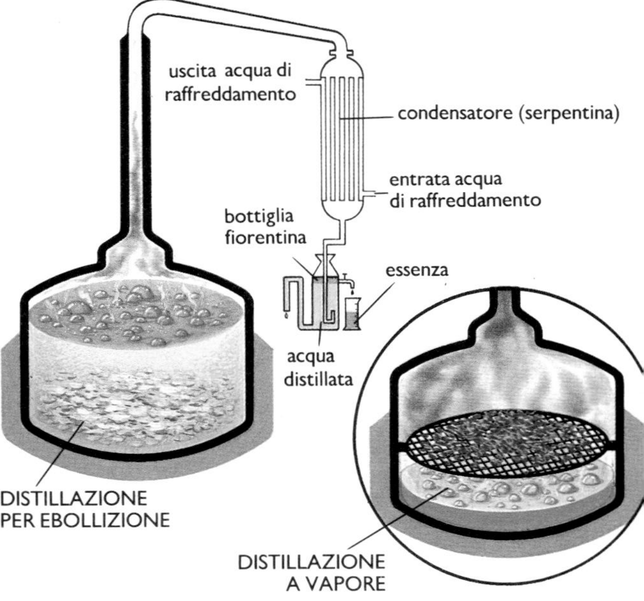

**Le acque distillate.** Le acque distillate o acque aromatiche si ottengono, come indica il loro nome, per distillazione. Questa è una delle piú antiche e diffuse preparazioni farmaceutiche, attraverso la quale si raccolgono quelle sostanze, dette volatili, capaci di vaporizzare per azione del calore. Il piú antico strumento di distillazione, la cui forma è pressoché uguale in tutto il mondo e da millenni, è l'alambicco. Questo apparecchio serve per raccogliere il vapore che si sprigiona dall'acqua contenente la droga che viene portata a lenta ebollizione: le sostanze medicamentose che si sono volatilizzate insieme al vapore vengono condensate in acqua scendendo lungo la serpentina e raccolte in un apposito recipiente. Al termine della distillazione, quando tutta l'acqua sarà evaporata, sul fondo della cucurbita assieme alle impurità dell'acqua si troveranno le parti di droga non volatili. La distillazione si può ottenere anche a vapore, ossia senza immergere il vegetale nell'acqua: questo metodo è preferibile per la raccolta delle essenze. Le acque distillate vanno conservate in bottiglie di vetro scuro per ripararle dalla luce.

**Le essenze.** Al termine della distillazione l'acqua che esce dall'alambicco non è limpida come si potrebbe pensare ma torbida: questo è dovuto alle essenze che contiene. Le essenze oleose piú leggere dell'acqua tendono a galleggiare, altre cadono sul fondo. Per separare le essenze dall'acqua distillata esiste uno speciale apparecchio detto boccia o bottiglia fiorentina.

Le essenze generalmente sono incolori o giallognole ma qualche volta possono essere intensamente colorate, verdi, azzurre o rossicce. Hanno odore molto intenso; anche il sapore deve essere tanto forte che, aggiungendo a mezzo litro d'acqua una sola goccia di essenza mescolata con un po' di zucchero, deve essere ancora avvertibile. Oltre che per distillazione le essenze si ottengono usando speciali solventi o per spremitura delle piante fresche. Quest'ultimo metodo è usato specialmente nella farmacopea indiana, molto ricca di oli essenziali ottenuti per spremitura a freddo di frutti e bacche. Oltre che in farmacia gli Indiani usano da molti secoli queste essenze preziose nella cosmesi: famosi sono gli oli per la cura dei capelli e per il trucco degli occhi. Nella nuova erboristeria medica le essenze sono impiegate nella aromaterapia, che si è rivelata particolarmente preziosa per le sue azioni germicide e antinfettive.

Esistono oggi in commercio dei piccoli alambicchi per uso familiare con i quali è possibile prepararsi da sé essenze e distillati.

**Le acque aromatiche.** Comunemente si crede che le acque aromatiche siano distillati vegetali; in realtà si tratta di essenze disciolte in acqua distillata, spesso con l'aggiunta di alcool che serve a impedire che l'essenza si separi dall'acqua, sia galleggiando sia precipitando sul fondo. Mentre le acque distillate vegetali possono essere ottime anche se non sono del tutto limpide e contengono qualche impurità, le acque aromatiche perdono le loro proprietà se la parte essenziale si separa dall'acqua in cui è disciolta. Inoltre le acque aromatiche col tempo tendono a inattivarsi perché le essenze evaporano; al contrario le acque distillate conservano molti dei loro princípi attivi anche per lungo tempo. Anche le acque aromatiche vanno tenute al riparo dalla luce, in bottiglie di vetro scuro.

**Gli sciroppi.** Gli sciroppi si ottengono aggiungendo zucchero alle tinture sia acquose sia alcooliche, oppure mescolando le essenze con lo sciroppo di zucchero già preparato. Per gli usi di cucina gli

ANTICHI E MODERNI ALAMBICCHI *L'alambicco è composto fondamentalmente di tre parti: la* cucurbita *(dal latino "zucca", di cui riprende la forma) è la parte che appoggia sul fornello e che contiene la droga e l'acqua potabile; il* cappello, *una specie di cupola che ricopre la cucurbita, da cui parte un tubo cilindrico che scende verso la serpentina; la* serpentina, *lungo tubo a spirale che termina con un beccuccio o un rubinetto dal quale esce l'acqua distillata. Negli alambicchi moderni la serpentina è sostituita dal condensatore, nei due principali processi di distillazione, per ebollizione e a vapore (a sinistra). Le diverse parti sono riconoscibili nell'alambicco indiano nel III secolo A.C. (a sinistra) e negli schemi di alambicchi moderni. Il distillato, raccolto nella bottiglia fiorentina, viene diviso in acqua distillata e nelle colorate e profumate essenze (a destra). Sia queste sia le acque distillate vanno conservate in bottiglie scure.*

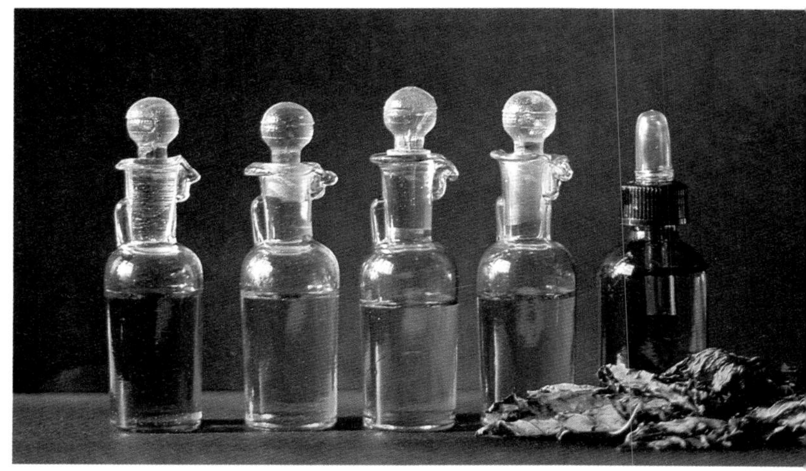

sciroppi si preparano semplicemente calcolando il peso di zucchero e il peso dell'acqua in cui dovrà essere disciolto, e di norma si preparano alla fiamma, mentre in farmaceutica se ne controlla la densità con speciali apparecchi e la preparazione avviene preferibilmente a bagnomaria e a temperatura controllata (105°). Ciò non significa che uno sciroppo casalingo non abbia le proprietà medicinali che noi desideriamo: sarà solo meno limpido, con qualche precipitato e si conserverà per minor tempo.

**Pillole, pastiglie, compresse, capsule.** Tutti i vegetali possono essere trattati in modo da presentarsi sotto forma di pillole, pastiglie, compresse, capsule. Queste vanno confezionate secondo i dettami della Farmacopea Ufficiale da un farmacista o da una officina farmaceutica autorizzata. I vegetali di norma non perdono le loro proprietà medicinali quando vengono preparati in tal modo, ma talvolta il medico consiglierà di assumerli sotto forma di tisana specie se devono agire sull'apparato urinario, sul rene, sugli intestini. Non dobbiamo, infatti, dimenticare che la materia intereagisce solo quando è disciolta e i materiali essiccati, compressi o densi contenuti in queste preparazioni, prima di potere esplicare la propria azione devono disciogliersi nell'acqua contenuta nel tubo digerente, cosicché il loro assorbimento può essere migliore quando li ingeriamo già disciolti. Il vantaggio di queste preparazioni sta in una maggior precisione nel dosaggio e nel poter assumere delle dosi piú alte di medicamento in una sola volta; oltre naturalmente alla maggior comodità rappresentata dal fatto di poter evitare la preparazione.

### La prescrizione: le preparazioni galeniche e magistrali

Secondo la Farmacopea Ufficiale, i *galenici* sono medicamenti di carattere vegetale o animale di natura complessa e variamente mescolati, ossia in cui la pianta medicinale, trattata nei vari modi che abbiamo visto, viene opportunamente mescolata con altre piante, con droghe naturali diverse (minerali, droghe animali). I medicamenti galenici si distinguono in officinali e magistrali.

I medicamenti *officinali* sono preparati secondo formule fisse, in genere stabilite dalle Farmacopee Ufficiali dei vari Paesi, e si possono (o si potevano) trovare pronti nell'*officina* ossia nella farmacia. I medicamenti *magistrali* sono preparati volta per volta dal farmacista su prescrizione del medico, che nella ricetta indicherà le varie sostanze che compongono la medicina nelle rispettive dosi. Di norma queste sono precedute dalla sigla *R.* o *Pr.* che significa *Recipe* (dal latino) o *Prendi.* Alla formula il medico aggiunge anche le istruzioni per l'ammalato sull'uso della medicina e sulle quantità che vanno prese nella giornata; anche questa parte della ricetta è preceduta da una sigla, *S.* (dal latino *Signare:* "imprimere"), sigla che sta a indicare che le istruzioni per l'uso di un farmaco sono rigide quanto le parole impresse nel bronzo.

Anche quando trattasi di droghe vegetali, e perciò anche per una semplice tisana, la prescrizione deve seguire delle regole precise, a meno che non si tratti di una prescrizione semplice, ossia di un solo componente, per esempio: "malva foglie", "elicriso fiore", ecc.

Di norma ogni prescrizione comprende almeno tre parti:

La *base* costituita dai medicamenti principali o piú attivi. Di solito si tratta di tre o al massimo quattro piante ad azione simile che si integrano e potenziano a vicenda.

Il *coadiuvante*, ossia una o piú piante capaci di accrescere l'azione della base o talvolta di attenuarne degli effetti non desiderati.

Il *correttivo*, ossia delle piante che correggano il sapore e l'odore della medicina o che servano a meglio legare le altre componenti.

Nella medicina cinese e indiana non esiste il correttivo nel significato che noi gli attribuiamo; infatti, per queste medicine il sapore e l'odore sono componenti importanti che determinano l'azione terapeutica stessa. In luogo del correttivo la terza parte di una ricetta cinese comprende delle piante (di solito tre) che hanno azione equilibratrice rispetto alle altre componenti o che attenuano la qualità Yin o Yang, calda o fredda, di una ricetta (*vedi capitolo sulla medicina cinese*).

## Come si utilizzano le piante medicinali

Le piante medicinali possono essere impiegate per uso interno, o generale, e per uso esterno, o topico, ossia possono essere ingerite oppure applicate in vari modi alla superficie esterna del corpo. La scelta dipende sia dall'effetto terapeutico che si vuole ottenere, sia dal tipo di droga che si desidera impiegare. Infatti vi sono piante che esplicano meglio le proprie azioni terapeutiche se sono ingerite, altre quando sono applicate all'esterno; certe droghe non possono essere ingerite perché sarebbero dannose mentre per applicazione esterna hanno azioni preziose. Inoltre il tipo di preparazione deve essere il piú adatto all'uso che intendiamo farne.

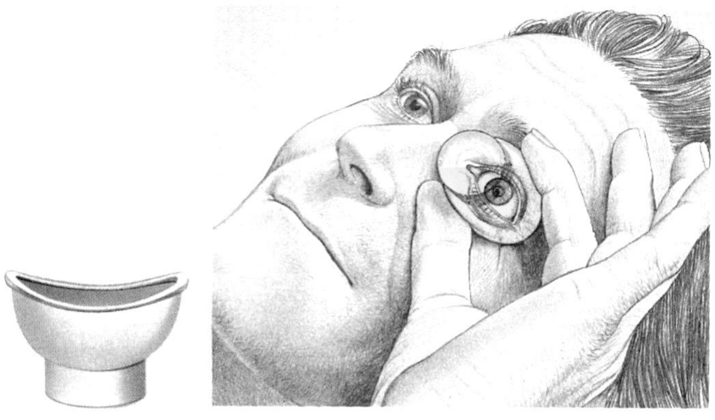

I BAGNI OCULARI *Riempite con il liquido prescelto, meglio se bollito e accuratamente filtrato, l'apposita vaschetta. Applicatela con fermezza attorno all'occhio tenendo la testa bassa; poi rovesciate il capo all'indietro, tenendo l'occhio bene aperto. Ripetete il movimento alcune volte, chiudendo l'occhio quando abbassate il capo e riaprendolo quando lo rovesciate. Bollite la vaschetta dopo l'uso e lavatevi bene le mani prima di compiere tutte le operazioni.*

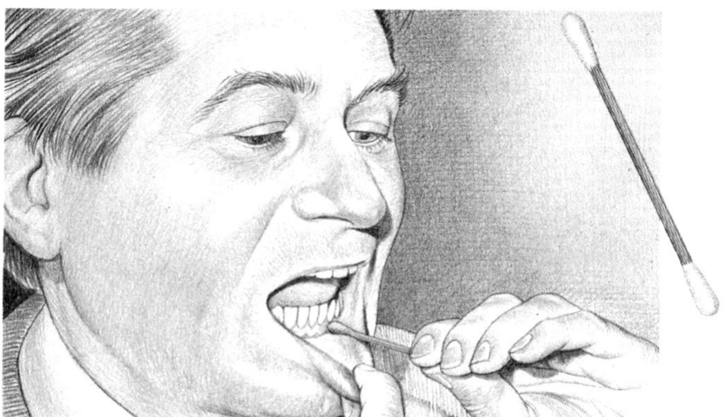

LE TOCCATURE IN BOCCA *Con le mani ben lavate, immergete nel liquido prescelto un bastoncello con cotone avvolto alle estremità, che potrete preparare voi stessi con cotone idrofilo sterile e uno stuzzicadenti; poi toccate delicatamente e ripetutamente le parti malate (infiammazioni, ascessi, afte, ecc.), come vedete nella figura. Fate attenzione a non reimmergere il cotone nel liquido dopo le toccature per non infettarlo o inquinarlo.*

## Uso interno

Tutte le preparazioni di cui abbiamo parlato (tisane, tinture, pillole, ecc.) possono essere ingerite per poter agire sugli organi e sulle funzioni interne. L'unica limitazione all'uso interno riguarda le droghe che potrebbero essere dannose se ingerite, come, per esempio, i vescicanti. Naturalmente vi sono droghe vegetali che non sono affatto innocue: alcuni dei piú potenti veleni che si conoscono sono vegetali! Perciò non si devono ingerire con leggerezza preparati a base di piante medicinali che non siano stati acquistati in farmacia o in una buona erboristeria e si deve fare particolare attenzione se si utilizzano piante fresche. Accertatevi sempre di conoscere bene la pianta che usate e preferite quelle coltivate di sicuro uso commestibile. Come abbiamo detto a proposito della raccolta, riconoscere le piante è tutt'altro che semplice: occorrono una grande esperienza e delle conoscenze specifiche.

## Uso esterno

La maggior parte delle preparazioni vegetali, a esclusione delle capsule, delle pillole e delle compresse, può essere impiegata per uso esterno (topico) con diversi scopi.

**I collutori e le tinture.** I collutori servono per gargarismi e sciacqui del cavo orale; le tinture per toccature sulle gengive e sulle mucose della bocca.

**I bagni oculari, gli impacchi oculari.** I bagni oculari o gli impacchi oculari si fanno preferibilmente con decotti (ben filtrati per toglierne tutte le impurità) perché l'ebollizione assicura la sterilità del liquido impiegato. Per i bagni si impiega un'apposita vaschetta che sarà prudente far bollire dopo l'uso; il cotone o le garze impiegati per gli impacchi saranno sterili, acquistati in farmacia, e si farà attenzione di lavarsi bene le mani prima di procedere ad applicarli.

**Le docce e i lavaggi nasali.** Il liquido impiegato per le docce o i lavaggi nasali deve essere isotonico, ossia deve contenere dei sali disciolti in una percentuale il piú possibile vicina a quella del plasma, come quella della soluzione fisiologica usata in medicina. In questo caso, poiché la soluzione fisiologica acquistabile in farmacia è molto costosa essendo per uso iniettabile, sarà sufficiente salare l'acqua con comune sale marino, fino a che raggiunga un gusto un po' salato come quello dell'acqua di cottura della pasta; la droga deve essere aggiunta all'acqua cosí preparata.

**I fomenti, gli impacchi e gli impiastri.** Si tratta di applicazioni su zone piú o meno ampie della pelle. La parola fomento deriva dal verbo latino *fovere*, che significa riscaldare. I fomenti possono essere caldo-umidi, nel qual caso sono uguali agli impacchi e agli impiastri, oppure caldo-secchi. Questi ultimi, oggi meno usati, erano molto popolari in passato: si preparavano buttando due o tre manciate di erbe essiccate su un braciere o sul fuoco, fino a soffocare le fiamme, il che sprigionava il fumo denso e dall'odore acre dell'erba bruciata su cui si passavano dei panni di lana che se ne impregnavano, riscaldandosi. I panni cosí scaldati si applicavano sulle zone da trattare. Le piante usate erano di solito piante ricche di essenze e intensamente profumate: la camomilla, le piante resinose come aghi di pino, cortecce di mugo, ecc. Le affezioni curate erano soprattutto i dolori muscolari,

IL BAGNO ALLE ERBE *Mettete la giusta quantità di miscela per tisana in un sacchetto di tela. Qui a fianco vedete quello dalla caratteristica forma a punta detto* sacchetto di Ippocrate*, un tempo di uso comune. Immergetelo in una pentola a bollore contenente 3 o piú litri d'acqua; lasciate bollire per mezz'ora. Rovesciate il tutto nell'acqua del bagno addolcita con un cucchiaio di bicarbonato di sodio. Durante il bagno dovete premere il sacchetto contro il corpo per sfruttare al massimo i principi curativi delle erbe.*

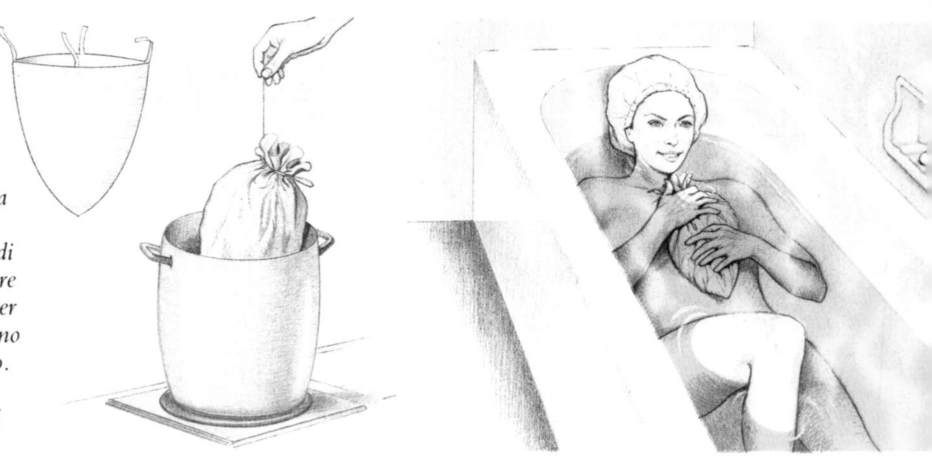

torcicolli, strappi, dolori articolari, coliche addominali; per i dolori da parto i panni scaldati venivano applicati sotto le reni. Oltre che per la difficoltà di attuazione in assenza di un braciere o di un fuoco, queste pratiche terapeutiche sono cadute in disuso anche perché il caldo secco trova molto minor impiego e utilità del caldo umido.

Gli impacchi si fanno con panni bagnati, di solito immergendoli in tisane, ma talvolta anche con tinture o altre preparazioni farmaceutiche liquide; mentre negli impiastri si applica la droga stessa, opportunamente trattata, direttamente sulla pelle o interponendovi un panno o una flanella. Gli impiastri, oltre che con prodotti vegetali, si possono fare usando fanghi, limi o argille, talvolta addizionati o disciolti in droghe o preparazioni vegetali. Per esempio, si può diluire l'argilla comunemente in commercio per uso esterno in una tisana, in acqua distillata medicamentosa, in acque aromatiche o addizionarla con essenze opportunamente diluite.

**I bagni.** I bagni medicati sono bagni nella cui acqua si trovano disciolti i princípi attivi delle piante medicinali. Questo si ottiene utilizzando le droghe in polvere che si sciolgano nel bagno stesso o delle preparazioni farmaceutiche (essenze, tinture, estratti) aggiunte all'acqua calda o fredda al momento o preparando un decotto in abbondante acqua, almeno due o tre litri. È buona norma immergere le erbe, preparate come per tisana, racchiuse in un sacchetto di garza spessa o di tela sottile e non direttamente nell'acqua. Dopo una bollitura di almeno 20' si aggiunga all'acqua del bagno (dolcificata con un cucchiaio di bicarbonato di sodio) sia il liquido del decotto sia il sacchetto delle erbe, che si avrà cura di agitare e spremere sulla pelle per tutta la durata del bagno.

**Le inalazioni e le fumigazioni o suffumigi.** I suffumigi e le inalazioni di vapore hanno lo scopo di far pervenire le sostanze medicamentose nelle vie respiratorie; a rigore non si possono considerare topici poiché le vie respiratorie sono indubbiamente interne, ma la maggior parte dei trattati di clinica e terapia le includono tra le tecniche di trattamento esterno poiché non vi è ingestione di sostanze attraverso la via digerente. I suffumigi, benché comunemente questo termine venga impiegato per indicare la respirazione del vapore emesso da una pentola in ebollizione, indicano in realtà una particolare forma di inalazione dei fumi derivati dalla combustione di droghe vegetali, come per esempio fumando sigarette antiasmatiche, una volta molto usate. Questo particolare tipo di somministrazione delle sostanze medicamentose è ancora molto popolare in India e in altri Paesi orientali, in cui le sostanze medicamentose vengono bruciate nel fornello di apposite pipe, simili a quelle utilizzate per fumare l'oppio. Queste ultime divennero tristemente famose a causa delle fumerie d'oppio introdotte dagli Inglesi in Cina all'epoca della Guerra dell'Oppio (1840), che segnarono l'inizio del diffondersi in tutto il mondo dell'uso di sostanze stupefacenti come eccitanti e non a scopo medicinale. Fino ad allora questo uso era limitato a ristrette popolazioni e faceva parte piú spesso di rituali religiosi. Anche il tabacco, quando in Europa era ancora sconosciuto, veniva fumato dagli Indiani d'America solo in particolari pipe (kalumet) dagli anziani o dai capi, in speciali occasioni.

Le inalazioni possono essere fatte inalando direttamente i vapori di una sostanza volatile, per esempio un'essenza o una mistura di essenze o un aceto aromatico: si tratterà di inalazioni a freddo. Oppure respirando del vapor d'acqua in cui sostanze medicamentose sono state disciolte e in questo caso si tratterà di inalazioni caldo-umide. Il mezzo piú semplice per questo tipo di inalazione consiste nel respirare i vapori che salgono da una pentola in ebollizione, coprendosi la testa con un asciugamano o con un panno; meglio ancora adattando al recipiente un imbuto di cartone, tagliato in punta, in modo che il vapore non vada sugli occhi durante l'inalazione.

Il modo migliore per ottenere una inalazione a vapore, sicuri di utilizzare tutte le sostanze medica-

## RESPIRIAMO I VAPORI BENEFICI!

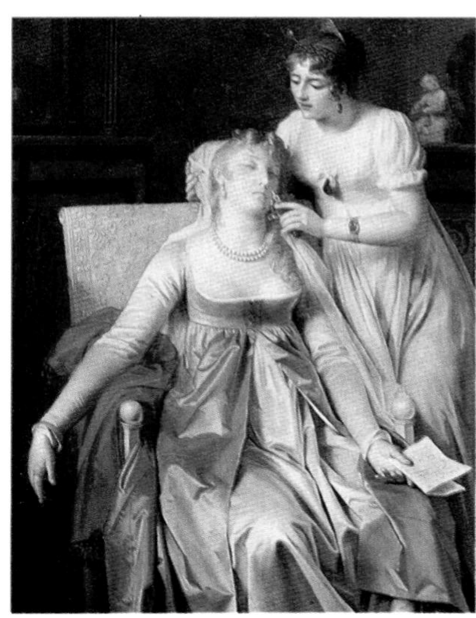

I "SALI" AROMATICI *I famosi "sali" che si usavano nel secolo scorso e ancora agli inizi di questo in caso di svenimento, erano in realtà aceti aromatici. Inalandoli, l'odore pungente irritava le mucose nasali provocando violenta vasocostrizione ed eccitando i centri nervosi.*

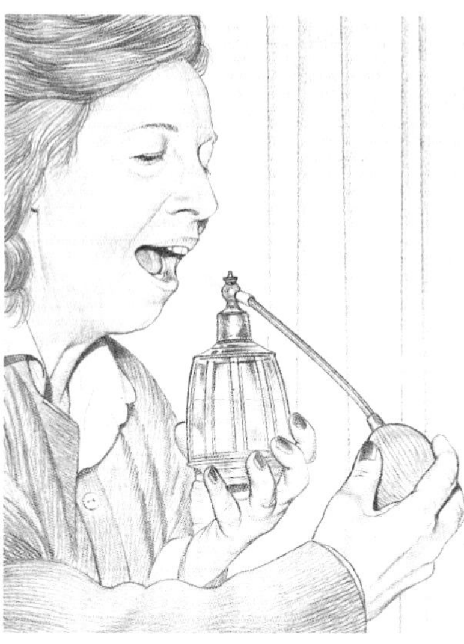

LA VAPORIZZAZIONE A FREDDO *Utilizzando un normale spruzzatore da profumi, si possono vaporizzare a freddo sostanze medicamentose sciolte in acqua, per esempio acque dentifricie, acque distillate, essenze, tinture alla propolis o altre preparazioni.*

LE INALAZIONI A CALDO *Il metodo più semplice per inalare vapori medicamentosi caldi è di respirare i vapori emessi da una pentola che bolle (fig. 1) meglio se utilizzando un semplice imbuto di cartone come nella fig. 2. Tuttavia il metodo migliore per utilizzare le sostanze medicamentose ad alta concentrazione è l'impiego di un apparecchio per inalazioni come quello della fig. 3.*

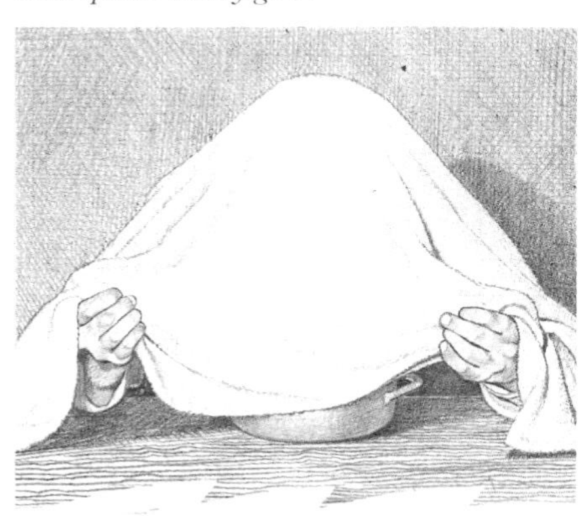

1

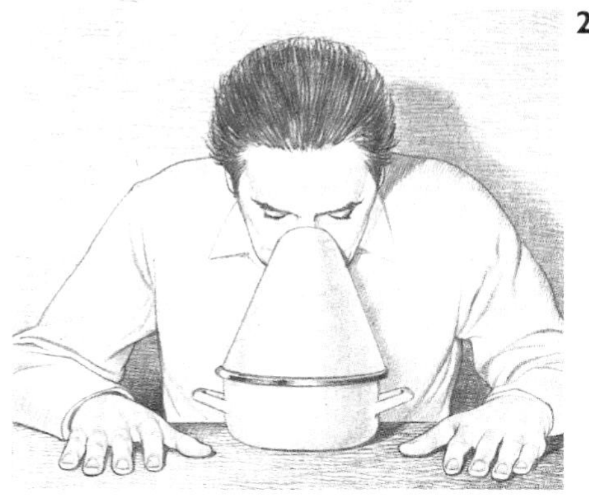

2

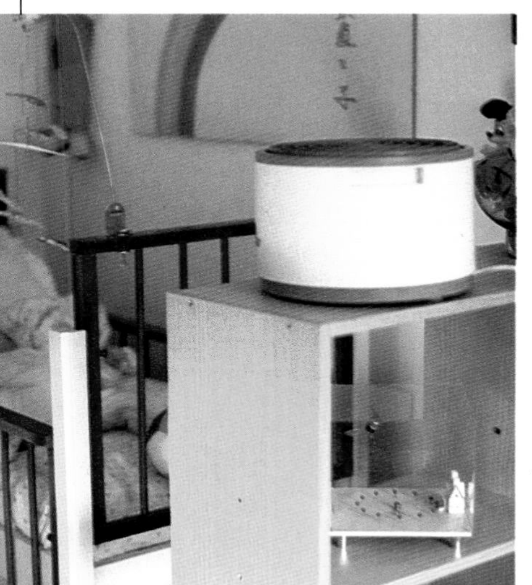

LA VAPORIZZAZIONE NELL'AMBIENTE *Le sostanze medicamentose si possono vaporizzare nell'ambiente, impiegando un vaporizzatore che vaporizzi nell'ambiente almeno 5 litri d'acqua in 5-6 ore: in tal modo le sostanze medicamentose verranno assorbite continuamente, specie durante il sonno. Scegliendo le essenze adatte si potrà così mantenere balsamica l'aria dell'ambiente e, sfruttando l'azione disinfettante di molti oli essenziali, evitare che una eventuale infezione delle vie respiratorie si propaghi agli altri membri della famiglia, specie se questi dormono nella stessa stanza.*

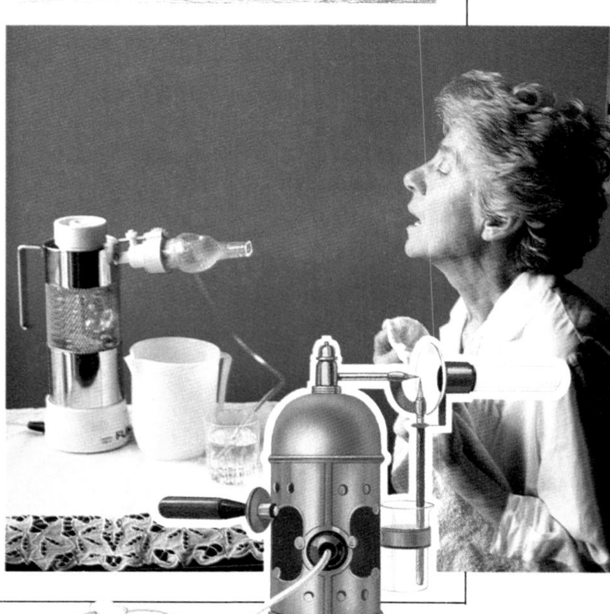

3

VECCHIA E NUOVA VERSIONE DI INALATORE DI SIEGLE *Una piccola caldaia piena d'acqua, che in origine veniva riscaldata con una lampada ad alcool, poi elettricamente, termina con un tubicino dalla cui sottile apertura fuoriesce una forte corrente di vapore. Per azione di questa corrente viene aspirato, attraverso un tubo disposto ad angolo retto con quello precedente, il liquido in cui è contenuta la soluzione medicamentosa posta nel bicchierino o in una bottiglia. Il vapore fuoriesce attraverso un cilindro di vetro orizzontale, di fronte al quale, a una distanza di circa 20 cm o meno nei tipi moderni, si pone il malato che respirerà profondamente con la bocca bene aperta. Il liquido che si accumula in bocca va sputato e non deglutito.*

mentose disciolte a una buona concentrazione, è l'impiego di un inalatore. Ne esistono in commercio di vari tipi ma fondamentalmente tutti si rifanno a quello inventato dall'otoiatra francese Siegle alla fine del secolo scorso. Essi consentono di aggiungere all'azione dei medicamenti impiegati quella del vapore acqueo, caldo-umido. Esistono anche vari tipi di vaporizzatori a freddo, oggi in larga parte soppiantati dall'uso dei vaporizzatori a pressione di gas; ma anche un semplice spruzzatore da profumi può servire bene per vaporizzare a freddo una sostanza medicamentosa.

**Gli aerosoli.** È una tecnica di recente introduzione che consiste nel polverizzare molto finemente dei medicamenti in aria o ossigeno. Il diametro molto

## L'ARGILLA

L'argilla a rigore non appartiene al regno vegetale, ma la sua azione e il suo impiego sono strettamente collegati alle piante medicinali. Fin dall'antichità se ne riconobbero le grandi proprietà, confermate dalla moderna sperimentazione medica. Il grande favore che l'argilla ebbe tra i rimedi del passato la rese cosí popolare da darle la fama di panacea universale e una grande popolarità che alla fine rese sospettosi e scettici i medici piú seri. In realtà l'argilla non è il rimedio di tutti i mali, ché il farmaco miracoloso non esiste, ma esplica delle ben definite azioni medicamentose, preziose se utilizzate con buon senso e secondo le giuste indicazioni.

Le principali azioni dell'argilla sono: *antitossica, assorbente, vulneraria, drenante, antisettica, battericida, calmante, antinfiammatoria*. Sembra che il potere da sempre attribuito all'argilla di riequilibrare e rigenerare i tessuti o il fisico in generale e di prevenire l'invecchiamento sia dovuto alla sua capacità di legare l'ossigeno libero nel sangue e nei tessuti, i cosiddetti "radicali liberi" cui oggi vengono imputati tanti dei fenomeni degenerativi propri dell'invecchiamento.

Per usi medicamentosi l'argilla può essere impiegata per applicazioni esterne, di solito sotto forma di cataplasmi caldi o freddi, o ingerita. È stato detto che l'argilla non possiede proprietà medicinali se prima non è stata esposta al sole e alla luce: questo non risponde a verità poiché l'argilla appena estratta dal suolo, o che si trova all'interno di caverne sotterranee, possiede già tutte le proprie capacità di azione.

L'argilla ha molteplici impieghi per uso domestico, soprattutto grazie alle sue proprietà antisettiche e assorbenti anche dei cattivi odori: si userà per disinfettare e deodorare recipienti, bagni, gabinetti, ecc. o anche per la biancheria di un malato, secondo un antico uso dei lavandai romani. L'acqua da bere, se viene lasciata a decantare con argilla per qualche ora, verrà purificata dal cloro e dagli altri inquinanti chimici che purtroppo oggi, specie nelle grandi città, essa contiene in quantità piú o meno grandi, e dolcificata perché i sali di calcio e di magnesio che contiene precipitano legandosi chimicamente all'argilla. In campeggio o durante i viaggi in località ove l'acqua non sia sicuramente potabile, vi si può aggiungere un po' di argilla per sfruttarne le virtú disinfettanti.

Se intraprendete una cura con l'argilla sappiate che non è prudente interromperla anche se all'inizio può dare delle reazioni abbastanza forti: in questo caso si dovrà diminuire il numero, il tempo o le dosi dei trattamenti, ma non interromperli. In caso di bisogno l'argilla può anche essere usata estemporaneamente: per esempio, se qualcuno ingerisce una sostanza velenosa o potenzialmente dannosa il miglior rimedio, in attesa di sottoporre la vittima all'attenzione di un medico o di un centro antiveleni, è di farle bere immediatamente dell'argilla disciolta in acqua. Il suo potere assorbente fa sí che essa riesca a incamerare e neutralizzare delle grandi quantità di sostanze anche oleose, acide, ecc.: ma le sue proprietà antitossiche non sono semplicemente dovute a questa azione, anche se il meccanismo con cui si esplicano non è stato ancora spiegato.

Poiché sembra che l'argilla agisca piú come una specie di catalizzatore biologico che non perché le sostanze che essa contiene vadano ad aggiungersi a quelle del corpo, ne sono sufficienti quantità molto piccole: anzi, molti ricercatori testimoniano dell'azione medicamentosa della sola acqua di decantazione, nella quale indubbiamente si trovano disciolti dei minerali in forma ionica, che tuttavia non sembrerebbero sufficienti di per sé a giustificarne le azioni terapeutiche. Le quantità di argilla ingerite devono comunque essere molto piccole (un cucchiaino da caffè al giorno) ché altrimenti si possono avere degli inconvenienti, soprattutto per un rallentamento delle funzioni intestinali; coloro che soffrono di stitichezza possono avere un peggioramento di questo disturbo, nel qual caso è bene prendere contemporaneamente una tisana lassativa blanda. Per uso interno se ne sfruttano soprattutto le proprietà assorbenti dei gas intestinali e dei cattivi odori in caso di alitosi; disinfettanti, specialmente nel tubo digerente; antitossiche sia per intossicazioni da ingestione di tossici (anche nell'alcoolismo cronico), sia per autointossicazioni; cicatrizzanti nel caso di ulcere del tubo digerente; riequilibranti e rigeneranti in alcune forme di esaurimento, stanchezza, convalescenza. Il potere rimineralizzante dell'argilla è prezioso nei periodi della crescita, della menopausa e nell'età anziana, in cui tuttavia bisogna fare particolarmente attenzione che non provochi delle stitichezze come detto sopra.

L'argilla rossa, ricca di ferro, è particolarmente indicata nelle anemie, in cui l'azione rigeneratrice aiuta il riprodursi dei globuli rossi e la miglior utilizzazione del minerale introdotto. È bene disciogliere l'argilla per uso interno in acqua bollita, onde evitare che i sali di calcio presenti nell'acqua la inattivino parzialmente, formando

piccolo di queste microgocce fa sí che esse possano raggiungere i bronchioli piú piccoli e persino gli alveoli. Per questo gli aerosoli hanno delle indicazioni terapeutiche ben precise e abbastanza limitate, e devono comunque essere fatti solo su precise indicazioni di un medico specialista. Bisogna anche tenere presente che attraverso gli aerosoli inaliamo una corrente d'aria fredda e secca che tende a essiccare le mucose delle prime vie aeree, della trachea e dei bronchi, con possibile danno per il delicato apparato cigliare che ne ricopre le mucose (*vedi pag. 74*).

Esistono dei complessi apparecchi per uso ospedaliero, o termale, in cui questo inconveniente viene evitato nebulizzando dell'acqua distillata o dell'acqua termale insieme alle sostanze medicinali. *Attenzione che le sostanze inalate sotto forma di aerosoli*

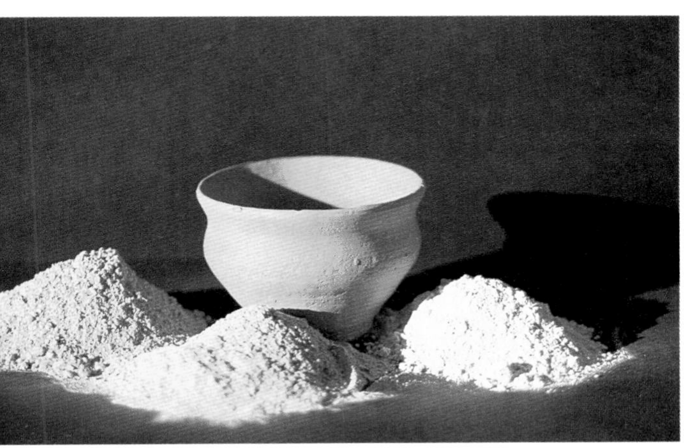

LE MOLTEPLICI PROPRIETÀ E AZIONI DELL'ARGILLA *Anche per l'argilla come per le piante medicinali, l'analisi dei suoi componenti e delle sue notevoli proprietà fisiche non è sufficiente a spiegare la ricchezza delle sue azioni, pur tenendo conto delle moderne scoperte sulle azioni biologiche dei minerali. Se componiamo in laboratorio un preparato che contenga le stesse proporzioni di sali minerali di un'argilla naturale, questo non avrà le stesse proprietà, e anche l'ipotesi che esse siano dovute alla radioattività naturale non è stata confermata: allo stato presente delle ricerche biologiche le azioni medicamentose dell'argilla non trovano spiegazione. Le argille naturali cambiano leggermente di composizione a seconda del colore: l'argilla verde ha un piú alto contenuto di rame, quella rossa di ferro, ecc. L'argilla che noi utilizziamo in medicina è la stessa usata dai vasai, dagli scultori e per innumerevoli usi industriali. Se la utilizzate per uso esterno, potete procurarvela presso un commerciante di argille da modellare, purché sia sicuramente argilla vergine, senza aggiunte o trattamenti. Per uso interno è piú prudente acquistarla in erboristeria o in farmacia. È conveniente tenere sempre in casa un po' dell'una e un po' dell'altra per averle sottomano al momento del bisogno.*

dei precipitati insieme ai minerali in essa contenuti.

Nell'uso esterno ne sfrutteremo soprattutto le proprietà vulnerarie, drenanti, assorbenti, antisettiche. I cataplasmi, che possono essere utilizzati freddi, tiepidi o caldi, si fanno con una pasta di argilla preparata aggiungendo acqua all'argilla in polvere fino a ottenere una pasta densa, non colante. Questa operazione non va fatta in recipienti di metallo o di plastica: utilizzate il vetro, il legno, la maiolica, la porcellana. Per scaldarla non va mai messa direttamente sul fuoco: si scalda a bagnomaria o si scaldano gli impiastri già preparati su una flanella o una garza spessa, ponendoli sopra il coperchio di una pentola che bolle. Molti consigliano di non utilizzare la pasta di argilla appena fatta, ma di lasciarla riposare per qualche ora. Anziché gli impiastri si possono fare degli impacchi immergendo un panno in acqua argillosa, piú adatti per le parti sensibili (addome, basso ventre, regione epatica), o per i casi di dolore acuto, per le prime applicazioni.

Gli impacchi, o gli impiastri, vanno tenuti sulla parte per alcune ore o anche per tutta la notte, ma si devono subito allontanare se sopravviene una sensazione di freddo o di dolore; se si tratta di applicazioni calde vanno tolte quando iniziano a raffreddarsi e sostituite; anche le applicazioni su zone infette o purulente vanno spesso cambiate. Un opportuno bendaggio tratterrà la medicazione in modo che non si muova.

I bagni di argilla sostituiscono i bagni termali di fango, sempre tenendo conto che un soggiorno in una località termale aggiunge i benefici del clima a quelli della cura termale in se stessa. Si faranno in una grande tinozza, o vasca, che permetta il recupero dell'argilla: ciò non è possibile in una normale vasca da bagno senza intasare gli scarichi. Si metta sul fondo della tinozza un abbondante strato di argilla, la si ricopra con acqua bollente e la si lasci freddare fino alla temperatura desiderata. È bene aggiungere all'acqua del sale marino che aggiungerà i propri benefici effetti a quelli dell'argilla. I bagni in acqua con l'aggiunta di sale marino non possono essere confrontati con quelli ottenuti con la talassoterapia descritti nel capitolo *L'uomo e l'acqua*. Tuttavia hanno azione tonificante e contribuiscono a rendere la cute piú elastica e ne aumentano la possibilità di scambi, facilitanto l'azione degli ioni minerali contenuti sia nel sale stesso sia nell'argilla. L'argilla dei bagni può essere utilizzata piú di una volta, gettando l'acqua fredda e sostituendola con nuova acqua calda salata. Per le forme articolari che colpiscono le mani o i piedi si possono fare dei pediluvi o maniluvi, ma non contemporaneamente: quando sia le mani sia i piedi sono colpiti, occorre fare maniluvi e pediluvi a giorni alterni.

*Attenzione: non fare mai applicazioni di argilla durante le mestruazioni o in caso di emorragie in atto.* Gettare sempre l'argilla già utilizzata, a eccezione che per i bagni. Non fare mai piú di un impiastro o di un impacco contemporaneamente.

*vengono assorbite rapidamente dall'amplissima superficie respiratoria, che, come abbiamo detto a pag. 80, è di ben 80 mq, e passano nel sangue esercitando un'azione altrettanto forte e immediata di quella che si ottiene con una iniezione endovenosa.*

**I semicupi.** I semicupi si fanno sia disciogliendo in acqua possibilmente bollita preparazioni farmaceutiche non alcooliche, sia piú spesso, utilizzando delle tisane. I decotti saranno preparati come per i bagni, ossia racchiudendo le droghe in un sacchetto di tela sottile o di garza fitta che sarà immerso nell'acqua per la bollitura e che può restare nell'acqua del semicupio a cui continuerà a cedere princípi attivi. I semicupi possono essere caldi o freddi a seconda dell'azione terapeutica desiderata.

**Le lavande vaginali, i clisteri, le perette.** Le droghe vegetali possono essere impiegate anche per lavande vaginali, clisteri e perette, facendo attenzione a non trascurare le precauzioni normali connesse a queste pratiche terapeutiche: il liquido impiegato deve sempre essere bollito, i recipienti accuratamente puliti, le droghe non devono avere azione irritante sulle delicate mucose interne. Si usino di preferenza decotti ad azione calmante ed emolliente; nell'acqua dei clisteri si aggiunga sempre un po' di olio d'oliva (2-3 cucchiai su 1 litro d'acqua), emulsionandola bene; soprattutto state molto attenti alla temperatura dell'acqua: la sensibilità termica delle mucose è piú alta di quella della pelle per cui l'acqua che appare calda immergendovi una mano scotterà e potrà provocare delle ustioni a contatto dei tessuti interni. La temperatura andrà saggiata su parti sensibili della pelle, come il polso o la piega del gomito.

**I linimenti.** I linimenti sono delle preparazioni oleose di solito composte da macerati di piante o da oli essenziali, ad azione revulsivante lieve, rubefaciente, vasodilatatoria locale o miorilassante, disciolti in olio d'oliva o altro olio medicamentoso. Si applicano frizionando sulla parte malata, e sono specialmente usati nella cura delle forme muscolari e articolari, oltre che dagli sportivi prima e dopo l'attività. Se l'azione revulsivante è forte, si avrà inizialmente una sensazione di freddo sulla pelle per l'intensa dispersione di calore indotta dalla violenta vasodilatazione superficiale; quindi una sensazione di calore profondo dovuta al maggior afflusso di sangue anche nei distretti muscolari. Per alcune persone particolarmente sensibili al freddo o costituzionalmente ipotese o deboli, la sensazione di freddo può essere mal tollerata o durare molto a lungo; perciò è meglio usare linimenti a prevalente azione miorilassante e riscaldante attraverso una vasodilatazione piú profonda anche se piú lenta, dovuta alla loro maggior penetrazione.

**I cerotti medicati.** I cerotti medicati sono preparazioni officinali in cui la droga, di solito sotto forma di estratto molle, mescolata a delle speciali gomme indicate dalla farmacopea, è spalmata su delle strisce di tessuto di cotone per formare appunto dei cerotti. Questi vengono tagliati in diverse forme, rotondi, quadrati o rettangolari, e in varia misura, dai pochi centimetri di lato fino anche a 20 o 30 cm, a seconda del tipo di azione che devono compiere o della zona su cui vanno applicati. I cerotti medicati sono molto usati nella medicina tradizionale cinese e in genere nei Paesi orientali, con indicazioni molto varie: per esempio, vi sono cerotti indicati per le malattie della pelle, altri che vanno applicati sui punti di agopuntura. La farmacopea inglese ha adottato molte di queste preparazioni che in Inghilterra sono divenute assai popolari.

Fino a pochi anni fa si impiegavano spesso in terapia i cerotti vescicanti, a base di sostanze ustionanti che provocano sulla cute delle vesciche uguali a quelle causate appunto da un'ustione; tuttavia oggi sono caduti in disuso. La maggior parte di queste preparazioni, che si trovano comunemente in commercio in Italia, hanno soprattutto effetto

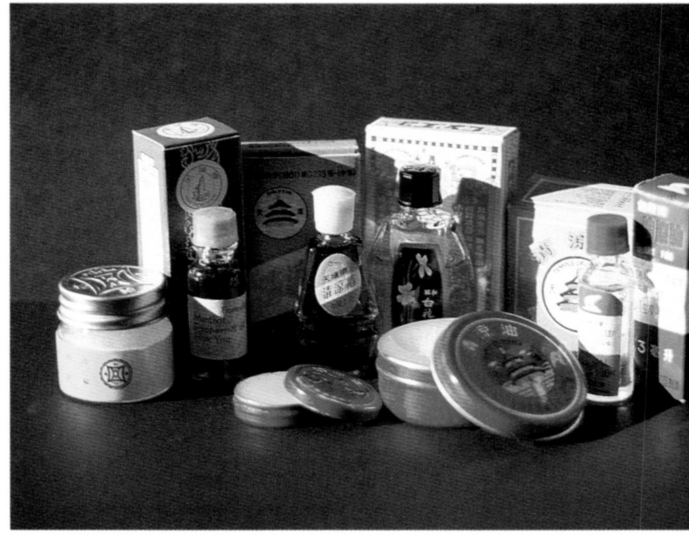

BALSAMI ED ESSENZE DALL'ORIENTE *In Oriente le essenze per uso topico, diversamente mescolate fra loro per ottenere una molteplicità di azioni, non sono disciolte in olio non essenziale, ma sono messe in vendita e impiegate pure,* liquide *o sotto forma di* balsami *per la prevalenza di essenze che tendono a solidificare a temperatura ambiente.*

**LE PRINCIPALI AZIONI TERAPEUTICHE DELLE DROGHE VEGETALI**

ANALGESICHE: calmano il dolore
ANIDROTICHE: diminuiscono o bloccano la sudorazione
ANTICATARTICHE: *v.* ANTIDIARROICHE
ANTIDIARROICHE: combattono le diarree
ANTIDISPNOICHE: alleviano le difficoltà respiratorie
ANTIELMINTICHE: *v.* VERMIFUGHE
ANTIEMORRAGICHE: prevengono, rallentano, bloccano le emorragie
ANTIMENORRAGICHE: regolano le mestruazioni abbondanti o frequenti
ANTIMETRORRAGICHE: combattono le emorragie uterine non mestruali
ANTINFIAMMATORIE: combattono le infiammazioni
ANTISETTICHE: combattono le infezioni
ANTISPASMODICHE: combattono gli spasmi
APERITIVE: migliorano l'appetito
ASTRINGENTI: riducono le secrezioni
BALSAMICHE: decongestionano le vie respiratorie
BECHICHE: calmano la tosse
CARDIOSEDATIVE: calmano il cuore
CARDIOSTIMOLANTI: stimolano la funzione cardiaca
CARDIOTONICHE: rafforzano la funzionalità del cuore
CARMINATIVE: combattono la formazione di gas nel tubo digerente
CATARTICHE: promuovono l'evacuazione intestinale
CHERATOLITICHE: sciolgono le formazioni cornee o callosità
CICATRIZZANTI: favoriscono la cicatrizzazione
COLAGOGHE: fanno spremere la colecisti
COLERETICHE: promuovono la secrezione della bile da parte del fegato
DIAFORETICHE: favoriscono la sudorazione
DIGESTIVE: promuovono la digestione
EMETICHE: promuovono il vomito
EMMENAGOGHE: promuovono le mestruazioni scarse o assenti
EMOLLIENTI: *v.* BALSAMICHE
EPATOBILIARI: agiscono sul fegato e sulle vie biliari
ESPETTORANTI: facilitano l'eliminazione delle secrezioni bronchiali
GENGIVARIE: agiscono sulle gengive
IPNOTICHE: favoriscono il sonno
IPOGLICEMIZZANTI: abbassano la quantità di zucchero nel sangue e nelle urine (azione antidiabetica)
LASSATIVE: favoriscono la funzione intestinale
MIORILASSANTI: rilassano la muscolatura
PETTORALI: agiscono sul sistema respiratorio
PURGANTI DRASTICHE: provocano una violenta evacuazione intestinale
REVULSIVE: provocano vasodilatazione capillare
SEDATIVE: calmano il sistema nervoso
STIMOLANTI: stimolano il sistema nervoso
STOMACHICHE: promuovono la funzionalità dello stomaco
STOMATICHE: agiscono sulla cavità boccale
TOPICHE: hanno azione locale, per uso esterno
VASOCOSTRITTRICI: fanno contrarre i vasi e quindi hanno azione ipertensiva
VASODILATATORIE: dilatano i vasi e quindi hanno azione ipotensiva
VERMIFUGHE: favoriscono l'evacuazione dei vermi dall'intestino
VULNERARIE: curano piaghe e ferite e ne favoriscono inoltre la cicatrizzazione

revulsivante, ossia danno una reazione di vasodilatazione superficiale e di blanda irritazione della pelle, che ha l'effetto di migliorare il ricambio della zona malata, e sono indicate nelle forme reumatiche, gli strappi, le contusioni; alcune sono esclusivamente a base vegetale; altre, invece, contengono dei farmaci chimici e anche del cortisone.

# Come si classificano le piante medicinali

Per tutti gli appartenenti al regno vegetale esiste una classificazione botanica che distingue le piante a seconda della specie a cui appartengono. Ogni singola pianta ha un nome latino, con il quale è conosciuta in tutto il mondo, che ci permette di individuarla con esattezza, e uno o piú nomi volgari, ossia nomi con cui è comunemente conosciuta nei vari Paesi o nelle diverse regioni. Quando si indica una pianta medicinale è corretto usarne il nome latino per evitare confusioni; tuttavia oggi anche nelle ricette si usa spesso il nome volgare. In parte questo è dovuto al fatto che vanno sotto lo stesso nome volgare piante appartenenti a specie diverse ma di aspetto molto simile e che hanno proprietà medicinali praticamente identiche, tanto che agli effetti della cura è indifferente usare l'una piuttosto che l'altra. Per indicare alcuni degli esempi piú comuni: esistono specie diverse di menta, di timo, di melissa, che variano poco tra di loro pur avendo nomi botanici diversi. Sarà cura del farmacista o dell'erborista usare la specie migliore, quella che ha le piú alte percentuali in princípi attivi, o anche quella di migliore qualità che, in un dato momento, si trova sul mercato. Infatti non dobbiamo mai dimenticare che le piante sono prodotti biologici e pertanto non sono mai esattamente riproducibili né sempre reperibili in ugual misura: cambiano con la stagione, l'annata, la provenienza, la preparazione. Nonostante questo è buona norma indicare sempre il nome latino della pianta. Esso è composto di due parti, che sono un poco come il cognome e il nome della pianta stessa: il primo indica il genere, il secondo la specie. A questi segue una lettera maiuscola, o una sillaba puntata, indicante l'iniziale del nome del primo scienziato che ha classificato la pianta, usando per primo i nomi suddetti. Naturalmente si tratta della classificazione occidentale: i Cinesi e gli Indiani classificarono le piante e specie quelle medicinali molti secoli o addirittura millenni prima di Linneo (Carolus Linneus 1707-1778), il naturalista svedese che fu il primo grande classificatore occidentale. Ma i nomi adottati dai Cinesi e dagli Indiani e le loro classificazioni rimasero ignoti all'Occidente e fino a oggi non sono compresi nelle piú recenti nomenclature pubblicate.

Le piante cosí definite sono assolutamente inconfondibili. Se diciamo, per esempio, che il timo può essere *Thymus serpillum* L. o *Thymus vulgaris* L., intendiamo che due piante del genere *Thymus*, una della specie *serpillum* e l'altra della specie *vulgaris*, ambedue classificate da Linneo che diede loro questi nomi, sono note con il nome volgare di timo.

## La classificazione farmacologica

Le piante medicinali vengono classificate dalle diverse farmacopee a seconda della loro azione principale piú nota o piú generalmente accettata. Tuttavia bisogna ricordare che le azioni delle piante medicinali si esplicano sempre in maniera piú ampia e piú complessa rispetto ai princípi attivi isolati o alle molecole di sintesi, e per questo una stessa pianta può entrare a far parte di piú di una categoria farmacologica.

Le classificazioni possono essere molto vaste riferendosi a numerosissime azioni. Noi indicheremo le categorie farmacologiche principali, riferendoci ai diversi apparati nello stesso ordine in cui li abbiamo, seppur brevemente, descritti nei capitoli precedenti, di modo che il lettore possa richiamarsi alla descrizione anatomo-fisiologica per intendere meglio l'azione terapeutica delle droghe vegetali.

**Le azioni delle piante sull'apparato respiratorio.** Le piante che agiscono sul sistema respiratorio (*vedi il capitolo L'uomo e l'aria*) vengono indicate con il nome di *pettorali* e, a seconda della specifica azione che svolgono, si dividono in vari tipi. *Antisettiche* ossia disinfettanti delle vie aeree, che spesso somministreremo localmente con suffumugi, fumigazioni, gargarismi, inalazioni o instillazioni nasali. *Emollienti* o *balsamiche*, che agiscono sulle delicate mucose delle vie respiratorie con azioni addolcenti, antinfiammatorie, decongestionanti cosí da diminuire la secrezione di catarro, la tosse, il bruciore e la congestione; sono spesso piante ricche di mucillagini che aderiscono alle mucose e aiutano la mobilità delle ciglia o addirittura il loro riformarsi. *Espettoranti*, che fluidificano le secrezioni bronchiali e ne facilitano l'eliminazione; è bene ricordare che quando il catarro diviene fluido e si stacca facilmente, si deve fare particolare attenzione a eliminarlo all'esterno sia sputandolo sia soffiando bene il naso (specie ai bambini) senza ingoiarlo. *Bechiche* ossia calmanti della tosse, antispasmodiche; la tosse può essere dovuta a cause diverse: i bechici uniti agli emollienti e agli espettoranti si useranno per le tossi di origine respiratoria; quando la causa sia dubbia è importante rivolgersi a un medico per una precisa diagnosi. *Antidispnoiche*, che agiscono sulla difficoltà a respirare non importa quale ne sia la causa o la gravità; perciò le impiegheremo, assieme alle terapie indicate nei singoli casi, per alleviare la dispnea di origine cardiaca, l'asma allergica, la dispnea nervosa, ecc. *Topiche* (applicate all'esterno) *emollienti*: cataplasmi (semi di lino, amido di patate, argilla) e piante fresche. *Topiche revulsive*: impiastri e senapismi.

**Le azioni delle piante sul cuore e sulla circolazione.** Le droghe che agiscono sul sistema cardiovascolare (*vedi il capitolo L'uomo e l'aria*) sono molte e dalla piú nota, la *Digitalis purpurea* L., sono stati estratti i princípi attivi che costituiscono i migliori e piú usati cardiotonici prodotti dall'industria farmaceutica. Sia i *cardiotonici*, sia i *cardiostimolanti*, sia i *cardiosedativi* possono essere prescritti solo da un medico esperto e non vanno mai presi solo su consiglio di un erborista o di un farmacista. È bene sapere che il regno vegetale è ricco di piante che esplicano queste azioni in modo eccellente anche grazie all'effetto regolatore e integrativo esplicato dai costituenti cosiddetti "inerti", che in ogni droga vegetale si accompagnano ai princípi attivi. Azione indiretta sul cuore e sul circolo hanno anche tutte le droghe ad azione diuretica e in quasi tutti i casi in cui viene prescritto un diuretico di sintesi, questo potrebbe essere sostituito da uno o piú diuretici vegetali, molti dei quali hanno contemporaneamente azioni specifiche coadiuvanti sul circolo o sul cuore o sul sistema nervoso centrale. I medicamenti vascolari possono essere: *vasocostrittori* che hanno azione ipertensiva, tra i quali ricordiamo il caffè e il tè; *antiemorragici* sia interni sia topici; *vasodilatatori* che, in quanto tali, sono ipotensivi o talvolta, come l'aglio, regolatori della pressione a seconda del distretto su cui esercitano la propria azione (arterie, centri nervosi, circolo periferico, muscoli) e delle altre azioni che la droga esplica contemporaneamente. Negli ipertesi piú gravi è bene associare fra loro ipotensivi che agiscano in diversi modi e su diversi distretti. Molte droghe vegetali hanno azione benefica sul circolo venoso, sia per uso locale (impacchi, semicupi, impiastri) sia per uso generale. Le azioni che esplicano sono sia di tonificazione delle pareti vasali e della forza circolatoria, attraverso azioni dirette sulle mucose della parete vasale e indirette sui muscoli e sul circolo capillare; sia decongestionanti, antinfiammatorie e antisettiche. Anche la viscosità del sangue può essere modificata da droghe vegetali innocue, rendendo piú facile la circolazione.

**Le azioni delle piante sull'apparato digerente.** Le droghe vegetali che agiscono sull'apparato digerente (*vedi il capitolo I frutti della terra: la nutrizione*), esplicano la propria azione sulle secrezioni ghiandolari, sia delle piccole ghiandole site nelle mucose di tutto il tubo digerente sia delle grandi ghiandole che vi sono annesse come il fegato e il pancreas, o sulla motilità ossia sulle peristalsi, oppure direttamente sulle mucose, con effetto antinfiammatorio, cicatrizzante ed emolliente. Possono avere inoltre proprietà antisettiche e di regolazione della flora batterica intestinale ed esercitare azioni di freno o di stimolo sul riassorbimento dell'acqua, responsabile di tante forme di stipsi. A seconda della loro specifica azione, o azioni, si dividono in vari tipi. *Stomatiche* che agiscono sulla cavità buccale, di cui fanno parte i colluttori e le tinture per uso topico (toccature gengivali), di solito a effetto disinfiammante e antisettico. *Aperitive* che migliorano l'appetito e *digestive* che favoriscono le funzioni digestive. Di queste fanno parte le droghe *stomachiche*, o *stomaciche*, che agiscono sullo stomaco, promuovendone le peristalsi e le funzioni di digestione. *Epatobiliari* che favoriscono la secrezione della bile da parte del fegato (*coleretiche*) e la spremitura della colecisti (*colagoghe*): come abbiamo visto nel capitolo sulla nutrizione, la bile agisce sulle funzioni intestinali e sulle evacuazioni, perciò l'impiego degli epatobiliari deve essere attentamente valutato per non disturbare le funzioni intestinali quando queste sono normali o, all'opposto, queste droghe vegetali sono le piú indicate in presenza di stitichezza di origine epatica. *Catartiche*, che comprendono i *lassativi* e i *purganti drastici*, sono quelle droghe capaci di favorire la funzione intestinale o, nel secondo caso, di provocare una massiccia e spesso violenta eva-

## LA TISANA DELLA BUONA NOTTE

Uno dei piú bei ricordi della mia fanciullezza è il vassoio con le tazze e il bricco fumante e odoroso di tisana che faceva la sua apparizione alla sera dopo cena: un decotto di scorza di limone a cui la nonna aggiungeva qualche goccia del succo dei profumati limoni di una volta (che con un po' di pazienza si possono trovare anche oggi e non solo al Sud) e un cucchiaino di zucchero.

In passato c'era la tradizione di usare piante diverse a seconda delle regioni o delle famiglie: ve ne suggeriamo una per ogni stagione, ma la scelta può essere amplissima a seconda dei gusti e del clima in cui si vive.

In primavera un infuso di cinorroidi (frutti) di *Rosa Canina*: acidulo e piacevole al gusto, ricchissimo di vitamine, digestivo, regolatore dell'intestino, disinfiammante e sedativo, può essere usato anche per i lattanti e per i bambini.

In estate l' infuso di *Verbena Odorosa* o *Citronella* o *Erba Luisa*. Nei giardini di una volta non mancavano quasi mai queste piante odorose e, se siete tanto fortunati da averne una, potrete prepararvi l'infuso con le foglie fresche; altrimenti utilizzate quelle secche facendo attenzione quando le acquistate che siano intere e senza polvere, trattandosi di foglie fragili. La sua azione tonificante e nel contempo sedativa del sistema nervoso vi aiuterà ad affrontare il caldo estivo; quella carminativa blanda favorirà la digestione. In questa stagione si può anche usare la tisana rinfrescante, digestiva, corroborante e vitaminica suggerita dal Dott. Chiereghin:

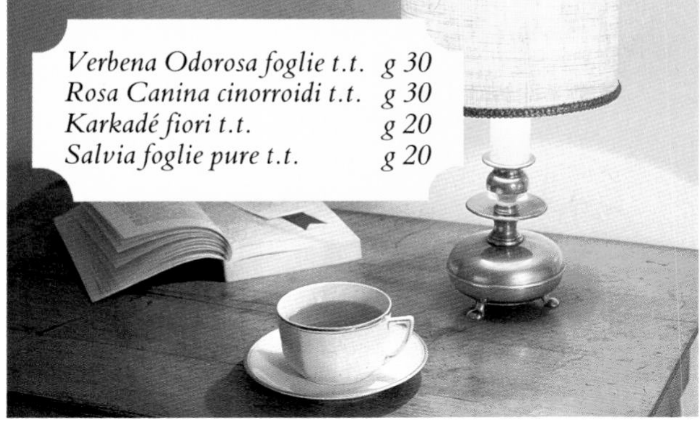

| | |
|---|---|
| *Verbena Odorosa foglie t.t.* | *g 30* |
| *Rosa Canina cinorroidi t.t.* | *g 30* |
| *Karkadé fiori t.t.* | *g 20* |
| *Salvia foglie pure t.t.* | *g 20* |

In autunno un infuso di foglie di *Menta*, che alle azioni sul tubo digerente contemporaneamente tonica e antispasmodica, carminativa e antisettica, atte a favorire la digestione e l'assimilazione, aggiunge un prezioso effetto tonico ma non eccitante, salvo ad altissime dosi, sul sistema nervoso sia centrale sia periferico, mentre le azioni sedative e antisettiche si esercitano anche sull'apparato respiratorio e sono particolarmente indicate per combattere le malattie respiratorie proprie di questa stagione.

In inverno un infuso di sommità fiorite di *Achillea Millefoglie:* è un tonico leggermente amaro, stomachico, digestivo e antispasmodico che ha particolari indicazioni negli spasmi, specie del basso ventre, provocati dal freddo. È anche particolarmente indicato per i temperamenti linfatici, sia stenici sia astenici, che nella stagione fredda vanno piú soggetti di altri a malattie.

## I RINFRESCANTI E I DEPURATIVI

Nei testi di medicina cercheremmo invano dei farmaci ad azione rinfrescante o depurativa: eppure è nell'uso comune parlare di "riscaldamento" e i vecchi farmacisti o i medici di una volta erano abituati a sentirsi chiedere un rinfrescante o un depurativo, e li prescrivevano di frequente. Spesso la gente prendeva una purga per "rinfrescarsi", quando cambiava il clima, specie in primavera, ai primi caldi o dopo un viaggio. Era normale dare ai bambini una leggera purga quando andavano in campagna, quando mettevano i denti o se avevano dei segni di infiammazione interna o della pelle. Preferita era la mannite, il cui effetto rinfrescante era accettato da tutti, anche dai medici, che non si vergognavano di usare le parole di uso comune consacrate dal buonsenso popolare. Ma, a parte le purghe che non ci sentiremmo certo di consigliarvi specie nel caso di *purganti drastici,* cosa sono e a cosa servono i rinfrescanti e i depurativi?

Le azioni dei rinfrescanti e dei depurativi, come sono comunemente intese e come le descrivono i vecchi testi di fitoterapia, sono dello stesso tipo; ma i primi hanno azione immediata, di breve durata e di portata relativamente limitata e servono nelle forme acute; i secondi hanno azioni piú lente e profonde, coinvolgono quelle complesse funzioni che vanno sotto il nome generico di "ricambio", si impiegano nelle forme croniche o come prevenzione in alcune diatesi (pletorica, reumatica, ecc.).

I *rinfrescanti* sono indicati nelle forme di "riscaldamento", ignorate dalla medicina moderna ma ben descritte dalla medicina cinese come entità gnoseologiche (malattie a sé stanti di cui si conoscano i sintomi e le cause). I sintomi possono essere lievi, con una indefinita e fastidiosa sensazione di calore interno, per cui si avverte di avere l'alito caldo, la bocca calda, le urine calde o un vago bruciore all'uretra, caldo nello stomaco e negli intestini, ecc... Oppure di gravità crescente con sintomi anche molto dolorosi, che di solito coinvolgono "i 7 orifizi" della medicina cinese: gli occhi, con bruciori, arrossamenti, cispe o secrezioni purulente (blefaro-congiuntiviti), orzaioli; le orecchie, con dolori, cerume abbondante o veri e propri spurghi, pustole del condotto uditivo o sul timpano, ascessi; la bocca, con infiammazioni delle gengive fino alle forme purulente, afte, stomatiti, mal di denti senza che vi siano carie; l'uretra, con bruciori, minzione difficile e dolorosa, urine calde, scure, dense; l'ano, con bruciori, pruriti, pustole o ascessi, ragadi, dolore alla defecazione con la sensazione di feci asciutte. Come si vede, i sintomi possono essere lievi o molto fastidiosi, possono coinvolgere una o piú

PER PREVENIRE E ALLEVIARE *il senso generale di calore interno, eccovi una vecchia ricetta cara alle nostre nonne, pur con qualche piccola variante da famiglia a famiglia o nelle varie regioni.*

**Il decotto della nonna**

| | |
|---|---|
| *Tamarindo frutto* | g 30 |
| *Cassia in canna* | g 25 |
| *Malva foglie* | g 15 |
| *Manna cannoli* | g 10 |
| *Gramigna rizoma* | g 10 |
| *Menta foglie* | g 10 |
| *Acqua* | l 2 |

Fate un decotto, conservate al fresco e bevete piú volte nella giornata, anche come bibita. Ciascuna delle droghe contenute in questa tisana ha proprietà rinfrescanti.

cuazione. I *lassativi* agiscono sia favorendo la peristalsi sia facilitando lo scorrimento delle feci all'interno del lume intestinale o rendendole piú morbide o piú ricche di acqua o aumentandone la massa; i *purganti* agiscono irritando la mucosa intestinale: in tal modo aumenta la secrezione ghiandolare, le feci divengono liquide e abbondanti e la peristalsi si rinforza fino a provocare delle vere e proprie coliche dolorose. I lassativi vegetali possono essere associati tra loro e si possono impiegare per lungo tempo senza provocare danno. I purganti drastici vanno usati solo in casi di vera necessità e non se ne deve mai abusare: infatti danneggiano l'intestino e favoriscono il riassorbimento di materie fecali disciolte nelle feci troppo liquide, portando a delle vere e proprie autointossicazioni molto dannose. *Anticatartiche*, o *antidiarroiche*, ad azione astringente e disinfettante, a cui è bene associare anche dei medicamenti o dei complementi alimentari (fermenti lattici, yogurt naturale, crauti crudi) che aumentino la flora batterica intestinale, sempre sofferente nei casi di diarrea, sia acuta sia cronica. *Carminative* ad azione specifica sull'eccesso di gas nel tubo digerente, sia nello stomaco sia nell'intestino: si tratta di piante aromatiche che hanno blanda anche azione antisettica e antiputrida.

I *vermifughi*, o *antielmintici*, vanno usati con prudenza perché spesso quelli indicati dalla tradizione popolare possono essere tossici; meglio chiedere il consiglio di un medico fitoterapista o di un erborista esperto. Gli *ipoglicemizzanti,* che fanno scomparire lo zucchero dalle urine e abbassano la glicemia attraverso diversi meccanismi d'azione, sono numerosi in tutte le farmacopee. Anche parecchie verdure, come il cavolo, la cipolla e il crescione, hanno blanda azione ipoglicemizzante e dovreb-

localizzazioni contemporaneamente o in successione, di solito iniziando nelle parti alte (occhi, orecchie, bocca) per poi scendere all'uretra e all'ano. Per alleviare i vari sintomi, soprattutto con lo scopo di togliere l'infiammazione e prevenire le infezioni che sono complicanza quasi inevitabile di queste forme se trascurate, potete utilizzare i rimedi indicati alle pagine seguenti, ma per prevenirle vi consigliamo il "decotto della nonna".

In Sicilia c'è l'antica usanza di bere in abbondanza un decotto di fiori seccati di ficodindia (*Cactus ficus indica* L.) considerato il migliore dei rinfrescanti oltre che efficacissimo nelle calcolosi renali. Rinfrescante piú blando, molto usato come bibita in tutta l'Italia del Sud è anche il "latte di mandorle": è una bibita fatta sciogliendo in acqua di fonte una pasta preparata in precedenza pestando in un mortaio mandorle e zucchero, fino a ridurle a una poltiglia quasi liscia. Si dice "latte" di mandorle perché nell'uso popolare la consistenza e il colore come di latte indicano le giuste proporzioni tra acqua e pasta di mandorle; le dosi indicate dalla Farmacopea Ufficiale sono: 10 parti di mandorle dolci mondate, 7 parti di zucchero, 83 parti di acqua di fonte, ossia portare al litro.

I *depurativi*, nel significato popolare, servono a depurare il sangue in tutte le pletore, ossia sono intesi per eliminare quelle sostanze che causano malattie quali il reumatismo, la gotta, le obesità e anche la stanchezza eccessiva, i dolori muscolari. Potremmo definirle malattie del ricambio o conseguenze di un'alimentazione eccessiva o errata, ma spesso si riferiscono a delle forme non di vera e propria malattia ma alle diatesi: disturbi e malesseri che alle malattie preludono e portano quasi inesorabilmente. Le piú note piante ad azione depurativa furono: la salsapariglia (*Smilax Officinalis H.B.K.*); il dulcamara (*Solanum Dulcamara* L.), tanto che da questo prese il nome il Dottor Dulcamara dell'opera *L'elisir d'amore* di Donizetti; la bardana (*Arctium Lappa* L.) e il

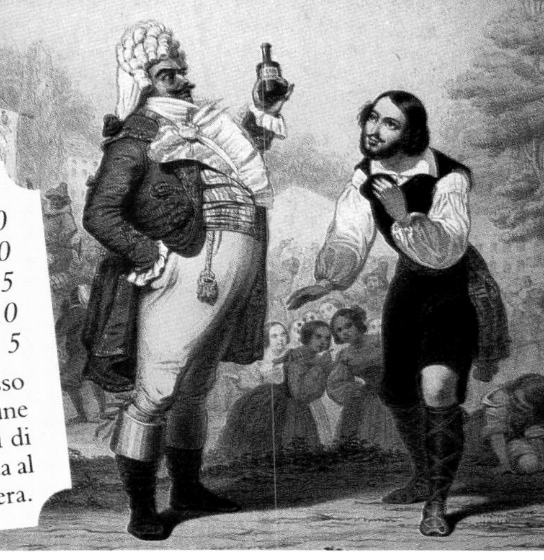

**Decotto depurativo**
*Gramigna radice t.t.* g 40
*Bardana radice t.t.* g 30
*Salsapariglia radice t.t.* g 15
*Tarassaco radice t.t.* g 10
*Dulcamara stipiti t.t.* g 5
Fate un decotto dopo aver messo a macerare la miscela per alcune ore nell'acqua, poiché trattasi di radici o legni. Bevete una tazza al mattino a digiuno e una alla sera.


DECOTTO DEPURATIVO *Questa ricetta, particolarmente consigliabile nei cambi di stagione ai pletorici e ai forti mangiatori, è del dott. Cagnola che fu per molti anni farmacista a Cannobio, sul Lago Maggiore. Dal dulcamara prese nome il personaggio dell'*Elisir d'amore *di Donizetti, da cui è tratta quest'immagine.*

sassofrasso (*Sassafras Officinalis*). Fra i depurativi officinali erano famosi quello dei Monaci di San Simone e il Depurativo Richelet, ma medici e farmacisti usavano spesso delle ricette personali, alcune delle quali erano localmente famose. Specie in primavera per prevenire i disturbi da calore estivo, e in generale nei cambi di stagione, la gente al mattino passava in farmacia a prendere un cucchiaio o un bicchierino di depurativo; qui spesso incontrava il medico che si recava dal farmacista prima di iniziare le visite della giornata: riceveva i messaggi, spesso passava direttamente al farmacista le ricette e con questi concertava le terapie. I depurativi favoriscono tutte le secrezioni: aumentano il sudore, le secrezioni nasali, tracheali e bronchiali e quelle dell'apparato digerente, hanno azione diuretica piú o meno forte e, talvolta, irritano leggermente le mucose dell'intestino cosí da favorire le evacuazioni, anche se questa azione non è determinante per l'effetto depurativo.

bero essere consumate in grandi quantità dai diabetici.

**Le azioni delle piante sull'acqua e sui liquidi organici.** Tutto l'equilibrio idrico dell'organismo (*vedi il capitolo L'uomo e l'acqua*) è molto sensibile all'azione delle piante medicinali, moltissime delle quali, pur avendo differenti indicazioni principali, hanno anche azione seppur minima sull'equilibrio idro-salino. Noi crediamo che questo sia dovuto in parte al fatto che, essendo esse stesse formate per larghissima parte di acqua, le loro molecole e le loro strutture chimico-fisiche hanno necessariamente capacità di assorbimento e di regolazione del flusso dell'acqua. Inoltre le droghe vegetali vengono molto spesso diluite in acqua (infusi, decotti) o comunque andrebbero seguite dall'ingestione di un bicchiere d'acqua bollita, come suggerisce la farmacopea cinese, di gran lunga la piú ricca di droghe vegetali di tutto il mondo. Le azioni specifiche sul sudore sono: *diaforetica* che favorisce la sudorazione, e *anidrotica* che la diminuisce. Le droghe diaforetiche si assumono sotto forma di bevande calde poiché in tal modo si aggiunge l'azione sudatoria dell'ingestione di acqua molto calda; gli anidrotici si assumono sotto forma di polveri, di tinture o estratti, oppure di vini medicati i quali hanno anche azione tonica nei casi in cui la sudorazione profusa sia dovuta a debolezza, come nei convalescenti o nei deboli di petto; se si preferisce una tisana la si lascerà intiepidire prima di berla. Le droghe che agiscono sulle vie urinarie possono avere azione diuretica, antisettica e antiinfiammatoria. I *diuretici* possono agire sia direttamente sul rene e sulla sua funzionalità, sia indirettamente migliorando la circolazione sanguigna e il tono cardiaco e richiamando acqua dai tessuti. Alcuni diuretici facilitano l'eliminazione dell'acido urico e perciò sono particolarmente indicati nella cura dei reumatismi, dell'artritismo e della gotta; altri favoriscono l'eliminazione di azoto e perciò sono piú indicati nei casi in cui vi sia azotemia; altri ancora hanno azione batteriostatica, cioè impediscono la crescita dei batteri, o antisettica, e li useremo specialmente nelle forme infiammatorie, nelle cistiti recidivanti, nelle infezioni delle vie urinarie. Esistono anche delle droghe vegetali che hanno solo azione antisettica e antiinfiammatoria senza avere azione diuretica, ma sono di piú rara indicazione. Infatti, anche quando un'infezione delle vie urinarie è accompagnata da urine abbondanti, o piú comunemente da quel fenomeno detto "polliachiuria" cioè da minzioni frequenti e urgenti ma scarse benché diano al malato l'impressione di urinare molto, l'azione diuretica della pianta (somministrata in almeno 1 o 2 litri di tisana nelle 24 ore o accompagnata da abbondante e frequente ingestione di liquidi), ha un effetto dilavante delle vie urinarie e non permette all'urina di trattenersi in vescica per il tempo sufficiente ai germi per moltiplicarsi.

**Le azioni delle piante sugli organi della riproduzione.** Le piante medicinali agiscono sia sull'apparato genitale femminile sia su quello maschile. Le prime si distinguono in: *antimetrorragici*, dal termine "metrorragie" con cui si indicano le emorragie uterine che avvengono al di fuori del ciclo mestruale; e *antimenorragici*, dal termine "menorragie" con cui si indicano le mestruazioni troppo abbondanti sia per quantità sia per durata. Il piú noto dei medicamenti vegetali che esercita un'azione di vasocostrizione e di contrazione della muscolatura uterina è la segale cornuta, impiegata da millenni dopo i parti per arrestare le emorragie e ridare tono all'utero; per le mestruazioni troppo abbondanti sono invece indicati medicamenti che abbiano piuttosto un'azione regolarizzatrice, aumentando il tono muscolare dell'utero ma senza causare congestioni locali o vasocostrizioni in altri organi o distretti.

Gli *emmenagoghi* provocano o facilitano le mestruazioni sia agendo sulla circolazione del basso ventre e dell'utero in particolare, sia decongestionando le ovaie e gli annessi; queste droghe hanno anche ottima azione antidolorifica e antispastica nei casi di mestruo doloroso. Gli emmenagoghi provocano il mestruo solo se le cause dell'assenza o del ritardo mestruale sono locali, ossia se funziona il complesso ciclo ormonale che culmina con questo fenomeno. Nei casi di infiammazioni degli organi genitali femminili, in presenza di perdite, dolori, pruriti, senso di pesantezza, infezioni vaginali, sono molto utili le *lavande vaginali* con piante ad azione *antinfiammatoria, astringente, antisettica*; queste sono spesso da preferirsi ai preparati chimici che danno piú facilmente intolleranze e che, come abbiamo avuto occasione di dire, mancano di quegli elementi regolarizzatori che ne addolciscano l'azione. Le affezioni dell'apparato genitale maschile che si curano con le piante sono soprattutto le infiammazioni dei genitali esterni da trattarsi impiegando topici come pomate, impiastri e applicazioni di foglie di cavolo o con semicupi e bagni. Anche l'impotenza sessuale e l'ipertrofia prostatica si possono curare con le piante medicinali.

**Le azioni delle piante sul sistema nervoso.** Le piante medicinali che agiscono sul sistema nervoso si dividono grosso modo in *stimolanti* e *sedativi*. Gli *stimolanti* esercitano la loro azione non solo sul sistema nervoso centrale ma anche su quello periferico, per esempio sul muscolo cardiaco, sui muscoli scheletrici, sul tono vasale, cosicché andranno scelti con cura a seconda dei casi. I *sedativi* esercitano azioni diverse: *calmanti, ipnotiche, antispasmodiche, analgesiche*. Di solito una droga vegetale ad azione sedativa possiede in maggiore o minor modo tutte queste qualità e in questo la natura si rivela ancora una volta provvida. Non vi è caso di insonnia che non sia accompagnato o preceduto da tensioni ed eccesso di eccitabilità nervosa; dove vi è dolore i sonni non sono tranquilli e ristoratori; gli spasmi sono spesso dolorosi e provocano ansie e tensioni qualora non siano invece conseguenza di tali stati. Fra le droghe vegetali indicate per insonnia, ansie, eccitabilità nervosa, ecc., possiamo sceglierne molte che hanno il grande vantaggio di non dare assuefazioni, di agire in generale anche sui sintomi meno evidenti ma non per questo meno importanti, e soprattutto di non avere effetti depressivi.

**Le azioni delle piante sulla pelle e sui tegumenti.** I *topici*, ossia le droghe vegetali che agiscono sulla pelle e sulle sue strutture di sostegno (*vedi il capitolo Natura e bellezza*) e in generale sui rivestimenti per applicazione diretta, si dividono, a seconda dell'azione farmacologica in: *vulnerari, antisettici, sedativi, emollienti, cheratolitici, revulsivi, tonici*. *Vulnerari* significa capaci di curare le ferite e le piaghe in genere; spesso sono detti erroneamente "cicatrizzanti" con un termine che si adatta a taluni farmaci di sintesi ma è improprio trattandosi di droghe vegetali. Queste, infatti, oltre all'azione cicatrizzante hanno anche effetto antiputrido, antisettico, talvolta antisecretivo e talaltra vasodilatatore, cosí da poter essere efficaci prima per curare la piaga, poi per favorire i processi di cicatrizzazione. Degli altri tipi di topici parleremo piú estesamente nel capitolo *Natura e bellezza*, a proposito delle cure della pelle.

# *Le piante medicinali per affrontare le piccole emergenze*

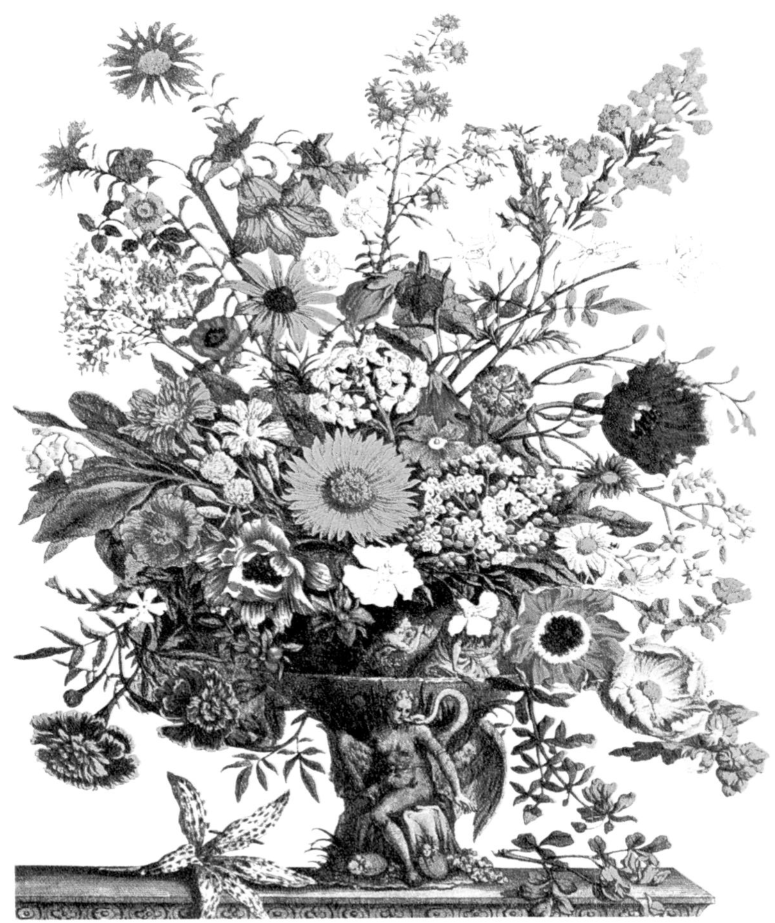

Per curarvi con i semplici vi rivolgerete a un buon erborista o a un farmacista esperto che sarà in grado di approntarvi anche le preparazioni officinali e di eseguire le ricette magistrali prescritte dal medico fitoterapeuta, il quale solo può prescrivere nel caso di malattie piú gravi o di piante potenzialmente pericolose. Tuttavia le piccole emergenze, i dolori improvvisi, le malattie stagionali possono essere affrontati senza l'intervento del medico o dell'esperto, facendo ricorso alla vostra farmacia familiare. Avrete naturalmente l'accortezza di tenere sempre sottomano i rimedi che possono fare al caso vostro: chi va soggetto a coliche renali la tisana piú adatta, chi soffre di mal d'orecchi l'olio d'iperico, ecc. Tenete anche in casa già preparata le miscele di tisana per la tosse e per il raffreddore e l'influenza appena iniziano i primi freddi; una miscela di tisana rinfrescante in estate; le specie carminative, gli stomachici, i digestivi, tutto l'anno. Alla vostra cura, alla vostra previdenza e al vostro buon senso farete ricorso per essere pronti a ogni evenienza: noi vi suggeriamo come comportarvi nelle evenienze piú comuni e in tutti quei casi in cui il male insorge improvviso e dovete affrontarlo con le vostre risorse personali.

## Le malattie climatiche e stagionali

Qualunque sia il tipo di vita, la costituzione o l'età, tutti siamo soggetti alle malattie causate dagli elementi climatici, ossia dal freddo, dal calore, dal secco, dal vento, dall'umidità (*vedi il capitolo L'uomo e il clima*). Queste spesso si manifestano con le forme definite epidemiche dalla medicina moderna perché colpiscono molte persone contemporaneamente, anche se alla loro origine sta prima di tutto una debolezza dovuta alla difficoltà dell'organismo ad adattarsi ai cambiamenti o ai rigori del clima. La prevenzione o il pronto intervento saranno particolarmente preziosi per evitare le molte complicazioni caratteristiche di queste malattie; perciò i semplici rimedi che vi suggeriamo possono essere un aiuto prezioso, lasciando l'intervento delle medicine "eroiche", come vengono definite per la loro azione violenta che va sempre e comunque controllata dal medico, ai casi piú gravi e alla malattia conclamata. Come abbiamo già detto a proposito della febbre, non è mai consigliabile ingerire farmaci al primo accenno di malessere: in questo modo si mascherano i sintomi che potrebbero portare a una tempestiva diagnosi di malattie gravi che, curate prontamente, possono essere altrettanto prontamente debellate, se, al contrario, vengono individuate troppo tardi, possono divenire anche mortali. Il malcostume cosí diffuso, per cui si chiede al medico di prescrivere subito un farmaco che attenui o cancelli i sintomi piú fastidiosi, impedendogli di esercitare con serenità la difficile arte della diagnosi, si rivolta inevitabilmente contro il paziente. Questi, impedendo alla natura del male di manifestarsi, mette a repentaglio la propria vita.

I "semplici" attenuano i sintomi piú fastidiosi, pur permettendo al fisico di mettere in atto quelle reazioni di difesa che, come la febbre, sono preziose per individuare immediatamente i segni di aggravamento o la vera natura del male.

## Le malattie da freddo

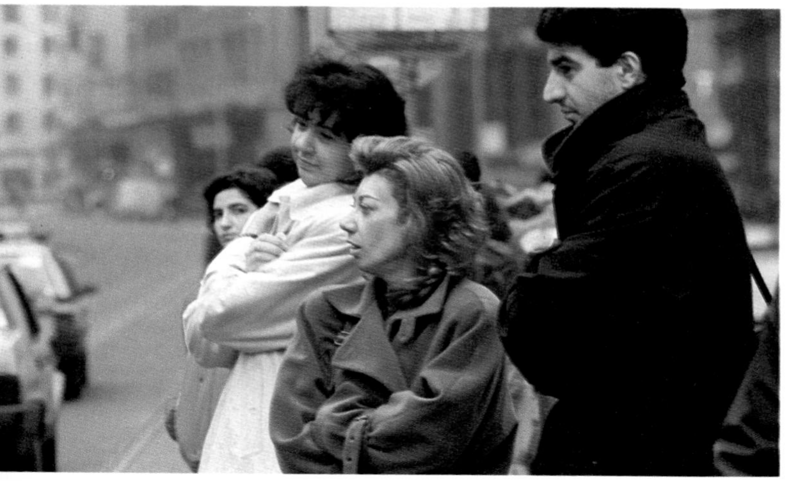

Per prevenire le malattie da freddo, sia quando iniziamo a sentirci meno difesi verso le sue aggressioni, sia quando avvertiamo i primi sintomi di malessere, o ancora se ci sono in giro delle epidemie di raffreddori e influenze, meglio fare opera di prevenzione con una buona tisana:

TISANA DELL'INVERNO

| | |
|---|---|
| *Echinacea radice t.t.* | *g 30* |
| *Sambuco fiori* | *g 30* |
| *Tiglio fiori* | *g 30* |
| *Menta piperita foglie* | *g 10* |

Fate un decotto, bollendo per 15' un cucchiaio di tisana per una tazza e mezza d'acqua oppure 4 cucchiai per un litro d'acqua. Bevetene 4 tazze nella giornata lontano dai pasti.

L'*echinacea* aumenta le difese dell'organismo; i *fiori di sambuco* hanno azione emolliente e diaforetica; i *fiori di tiglio* aggiungono a un'azione miorilassante particolarmente indicata per la rigidità muscolare che il freddo induce, quella fluidificante del sangue che ne favorisce la circolazione soprattutto nei piccoli vasi. La *menta* in questo caso è soprattutto il correttivo, ma il vapore ricco del suo olio essenziale esercita una benefica azione sulle mucose respiratorie: una tisana da annusare oltre che da bere!

Sia a scopo preventivo sia per disinfettare e rendere balsamica l'aria della casa o del posto di lavoro, mettete poche gocce di questa miscela di essenze in un grosso umidificatore (5 o piú litri d'acqua) o nell'acqua che terrete sui caloriferi:

ESSENZE BALSAMICHE PER L'AMBIENTE

| | |
|---|---|
| *Olio essenziale di pino* | *g 20* |
| *Olio essenziale di lavanda* | *g 20* |
| *Olio essenziale di rosmarino* | *g 20* |
| *Olio essenziale di timo* | *g 10* |
| *Olio essenziale di menta* | *g 10* |
| *Olio essenziale di cannella* | *g 10* |
| *Olio essenziale di garofano* | *g 10* |

USO ESTERNO

Potete aggiungerne anche qualche goccia all'acqua del bagno per ottenere un bagno balsamico, o nel bagno russo (*vedi il capitolo L'uomo e l'acqua*).

**Colpo di freddo.** Se il clima si raffredda improvvisamente o se avete preso freddo, meglio correre subito ai ripari prevenendo gli eventuali danni: che cosa è meglio di un buon *vin brulé*, tanto caro ai nostri nonni? A una tazza e mezza di vino rosso, corposo o anche frizzantino, aggiungete una mistura delle seguenti spezie:

VIN BRULÉ CASALINGO

*Noce moscata grattugiata,*
*Chiodi di garofano,*
*Cardamomo semi frantumati,*
*Cannella sminuzzata,*
*Zenzero fresco tagliato a fettine,*
*1 foglia d'alloro o 1 scorzetta di limone*
*Zucchero a piacere*

Portate a bollore e, appena bolle, incendiate il vino con un fiammifero: la bevanda assumerà il caratteristico sapore di vino bruciato cui deve il proprio nome.

Se volete essere sicuri delle proporzioni, tenete in casa gli aromi preparati secondo la formula:

VIN BRULÉ OFFICINALE

| | |
|---|---|
| *Garofano chiodi* | *g 35* |
| *Cannella scorza t.t.* | *g 25* |
| *Noce moscata polvere* | *g 20* |
| *Cardamomo semi franti* | *g 10* |
| *Zenzero radice t.t.* | *g 10* |

Portate a bollore, poi incendiate con un fiammifero.

Per i bambini usate l'acqua anziché il vino, fate bollire 5', sostituite lo zucchero con un buon cucchiaio di miele. Anche il latte caldo col cognac e il miele ha un'azione indicata in questi casi, ma attenzione a non prenderlo se soffrite di disturbi di stomaco, di fegato o delle vie biliari. Bevete queste bevande caldissime, prima di andare a letto sotto molte coperte, ricordando che in questi casi i vecchi medici raccomandavano specialmente di coprirsi con la lana la testa e i piedi, sia di giorno sia durante la notte. Indossate perciò un berretto di lana e calzerotti anche a letto. Questo dovrebbe essere sufficiente per provocare un'abbondante sudorazione e una gradevole sensazione di calore in tutto il corpo. Questo ricorso alla ipertermia naturale (bevande calde, letto caldo) nel caso di indeterminato inizio di malessere si potrebbe chiamare "cura naturale con ipertermia provocata acutamente". Può essere utile anche negli attacchi acuti di asma.

**Raffreddore.** Sia che si tratti di una forma con abbondanti starnuti o di una con il naso chiuso e la testa pesante, in caso di raffreddore la terapia dovrà essere sia interna sia esterna: al vin brulé o alla tisana suggerita sopra aggiungeremo delle inalazioni di oli essenziali. Vi suggeriamo la seguente ricetta:

ESSENZE DA INALARE

| | |
|---|---|
| *Eucaliptus* | *g 40* |
| *Lavanda* | *g 30* |
| *Timo* | *g 30* |

USO ESTERNO

Aspirate direttamente mettendo poche gocce sul fazzoletto e sul cuscino quando andate a dormire, oppure inalate i vapori caldi, diluendo 20-30 gocce in una pentola d'acqua a bollore o meglio nel bicchierino dell'inalatore. Fate piú inalazioni nella giornata.

Potete impiegare questa ricetta, invece di quella consigliata sopra con le essenze balsamiche, anche per disinfettare l'aria ambiente (in casa o dove lavorate). Naturalmente ricordatevi di tenere sempre la testa coperta con un berretto e i piedi caldi con un paio di calzerotti di lana.

**Mal di gola.** Particolarmente indicata la *tisana dell'inverno* riportata sopra, da bere piú volte nella giornata, fino a che passi il mal di gola.

Fate anche dei gargarismi frequenti con una tintura alla *propolis*, oppure con un decotto di *Altea radice t.t.*, cui aggiungerete un pizzico di sale marino. Tenete la gola disinfettata e combattete l'infiammazione anche succhiando durante la giornata delle *gomme balsamiche alla propolis*.

**Afonia.** Anche in questo caso sono indicati i gargarismi sopra citati, ma soprattutto una tisana a base di *Erisimo*, detto appunto *Erba dei cantanti*:

TISANA DEI CANTANTI

| | |
|---|---|
| *Erisimo sommità t.t.* | *g 60* |
| *Altea radice t.t.* | *g 40* |

Fate un infuso, bevete 2 o 3 tazze al dí, oppure quando dovete forzare la voce.

**Bronchite, tosse, catarro.** Per tutte le infiammazioni della trachea e dei bronchi il rimedio piú vecchio e piú diffuso sono gli impiastri di *farina di semi di lino*. Questa preziosa droga, utilizzabile anche per uso interno, è ricca di una mucillagine che, assorbendo molta acqua, si gonfia divenendo capace di trattenere a lungo il calore e di cederlo in maniera costante e uniforme: si tratta naturalmente di caldo umido. La farina di semi di lino deve essere macinata di fresco, altrimenti gli oli essenziali contenuti nel seme irrancidiscono e possono irritare la pelle; al momento dell'acquisto annusatela per assicurarvi che non sappia di rancido e conservatela in vasi di vetro o in scatole di latta ben chiuse, rinnovandola di frequente. È opportuno preparare gli impiastri con acqua previamente bollita per evitare la presenza dei sali calcarei.

Se il sintomo piú fastidioso è la tosse, prendete contemporaneamente piú volte nella giornata, una tisana bechica come questa che vi suggeriamo:

TISANA DEI CINQUE FIORI

| | |
|---|---|
| *Malva fiori* | *g 30* |
| *Violetta fiori* | *g 20* |
| *Verbasco fiori* | *g 20* |
| *Farfara fiori* | *g 20* |
| *Papavero fiori* | *g 10* |

Fate un infuso che berrete molto caldo.

Per il catarro dovrete usare delle piante fluidificanti, espettoranti, emollienti:

TISANA EMOLLIENTE

| | |
|---|---|
| *Altea radice t.t.* | *g 30* |
| *Lichene islandico tallo t.t.* | *g 30* |
| *Piantaggine foglie t.t.* | *g 20* |
| *Timo serpillo sommità t.t.* | *g 10* |
| *Anice frutti* | *g 10* |

Fate un infuso da bere caldo.

Naturalmente in caso di tosse e catarro le due tisane possono essere alternate nel corso della giornata, avendo l'accortezza di prendere la tisana bechica alla sera prima di dormire per calmare le tossi notturne. Se gli accessi si ripetono durante la notte svegliandovi, continuerete a bere un po' della tisana che avrete avuto l'accortezza di preparare e di conservare in un termos per mantenerla calda. In tutte le forme irritative delle prime vie aeree è importante bere molto. E anche il calore ha un'azione terapeutica: molte tisane calde nella giornata uniranno tutte queste azioni benefiche.

**Influenza.** L'influenza andrebbe prevenuta o stroncata al suo primo apparire, ma molto spesso attribuiamo al lavoro o allo stress quei malesseri che annunciano la malattia: stanchezza, torpore fisico e psichico, svogliatezza, difficoltà a concentrarsi, sensazione di un corpo troppo pesante, mal di testa, occhi stanchi, ecc. La *tisana dell'inverno* è indicata per combatterli e, se presa per tempo, può ridurre una brutta influenza a pochi giorni di malessere. Anche il *vin brulé* e una buona sudata possono attenuare o risolvere un'inizio di influenza. La farmacopea cinese, oltre a molte droghe che non sono in commercio in Europa, per le malattie febbrili da freddo indica la *cannella* che ha la proprietà di far espellere il freddo penetrato dall'esterno. Si usa in decotto (preparato in realtà come un estratto come spiegato a pag. 270), oppure diluendo l'essenza in una tazzina d'acqua bollente, 5 o 6 gocce per volta, e bevendone molte volte nella giornata. La cannella entra nelle formule di molte preparazioni magistrali dovute a medici famosi, le piú antiche delle quali risalgono a piú di duemila anni fa. Della nostra galenica fa parte la *Pozione di Todd*, composta di tintura di cannella, alcoolato di melissa, vino rosso e sciroppo di zucchero, ad azione tonificante e rilassante, consigliata nelle malattie croniche febbrili e nelle convalescenze, ma anche per prevenire e combattere le malattie da freddo e in particolare l'influenza. L'influenza si può combattere anche con i cibi, per esempio con questa minestra-decotto:

MINESTRA ANTINFLUENZALE

| | |
|---|---|
| *Patate* | *g 60* |
| *Carote* | *g 45* |
| *Porri* | *g 45* |
| *Rape* | *g 45* |
| *Orzo mondo* | *g 10* |
| *Fagioli secchi* | *g 6* |

Si facciano bollire le verdure in 1 litro d'acqua per 4 ore. Si coli e si riporti a 1 litro con acqua bollente, si aggiungano 5 g di sale.

**Congestione da freddo.** Spesso un colpo di freddo, in qualunque stagione, può provocare una congestione che blocca l'apparato digerente. Le forme piú lievi arrestano la peristalsi gastrica, provocando senso di gonfiore e imbarazzo di stomaco; talvolta si ha inversione della peristalsi e vomito anche ripetuto e violento. Le forme piú gravi danno delle vere e proprie coliche della colecisti, intestinali, del basso ventre o coinvolgono l'intero apparato digerente con una violenta sintomatologia, che a sua volta influisce sulla pressione, sul circolo, sul cuore e sul respiro: possono cosí essere causa di ben piú gravi malattie, specie negli individui pletorici, nelle persone anziane, in coloro che hanno già disturbi di questi organi e sistemi. Non dimentichiamoci, infatti, che una congestione gastrica può essere l'evento scatenante di un infarto miocardico! In estate o in climi caldi le congestioni sono spesso provocate dalla cattiva abitudine di bere bevande ghiacciate.

Per le piccole congestioni l'uso antico è di preparare una bevanda la quale, qualora non riesca a ripristinare una corretta peristalsi gastrica, induca il vomito (effetto *emetico*). Può trattarsi di un decotto di foglie di *alloro* o, con effetto emetico piú forte, di una *limonata calda* preparata aggiungendo al succo di un limone un po' di acqua e una scorza di limone, portandola a bollore: bevetela calda, non zuccherata per non attenuarne l'acidità. Azione stomachica ed emetica hanno anche in generale tutte le sostanze amare, in specie l'amarissimo assenzio, con cui potrete fare questa tisana:

TISANA EMETICA STOMACHICA

| | |
|---|---|
| *Assenzio sommità fiorite t.t.* | *g 60* |
| *Menta piperita foglie monde* | *g 40* |

Fate un infuso, bevete ben caldo al bisogno.

Anche l'*Achillea Millefoglie* ha una potente azione stomachica: ne farete un infuso il cui sapore amaro ha una forte azione digestiva, anche se ha un minor effetto emetico dell'assenzio. In caso di dolori di tipo colitico sono preziose le applicazioni di caldo umido come consigliato *nel capitolo L'uomo e la temperatura*. Ma se i sintomi sono generalizzati e i dolori tendono a risalire al torace, è prudente chiamare immediatamente un medico.

**Diarree da freddo.** Piú frequenti nei bambini, negli anziani o nelle persone delicate d'intestino, le diarree sono provocate da freddo preso di notte se non si è ben coperti o se la temperatura si abbassa improvvisamente, oppure da freddo-umido ai piedi. Fate particolare attenzione ai bambini che a scuola restano con le scarpe bagnate per lunghe ore o che giocano su terreni umidi o bagnati con le scarpe da tennis o con i sandaletti estivi, ecc. In questo caso giova il caldo moderato per applicazioni esterne, sia sull'addome sia sulla zona lombare o, come piú comunemente si dice, "sui reni"; particolarmente indicate le applicazioni di *foglie di cavolo*, preferendo quello comunemente detto di Milano o cavolo verza. Le tisane calde non sono indicate in caso di diarrea: si deve bere molto, ma preferendo bevande tiepide a piccoli sorsi, ricche di sali e vitamine che vanno persi con le scariche diarroiche. Le droghe vegetali in questi casi sono somministrate soprattutto in polvere e dosate da un farmacista; nei casi piú lievi potete utilizzare un decotto di *bistorta* (*Polygonum bistorta* L. rizoma), oppure di *potentilla* (*Potentilla erecta* L. radice), facendo bollire per 15' e somministrandone due tazze abbondanti durante la giornata, sempre a piccoli sorsi.

Per i bambini si adopera la classica *marmellata* o *sciroppo di mele cotogne*, che un tempo venivano preparati a questo scopo in molte famiglie. Preziose, grazie alla loro azione regolatrice, le carote grattugiate o il succo di carota con l'aggiunta di qualche goccia di limone, specie per i piú piccini perché all'effetto antidiarroico non segua, come spesso avviene, un periodo di stitichezza: le carote infatti non sono astringenti, come molti credono erroneamente, ma esercitano un'azione di regolazione che le rende adatte in casi sia di diarrea sia di stipsi. Un tempo era molto usata, specie per le diarree dei lattanti, la *farina di semi di carrubo* (*Ceratonia Siliqua*): spesso trascurata dai ricercatori moderni, meriterebbe certo maggior fortuna. Preziosissimo il *mirtillo*: di questa bacca, ricca di vitamine e dalle azioni molteplici, si potrebbe dire molto. Nel caso particolare le azioni che rendono il mirtillo specialmente indicato sono quella astringente e nel contempo regolatrice dell'intestino (simile a quella della carota), antiputrida e antisettica per cui è indicato anche per prevenire o curare complicanze di tipo infettivo. Se ne può prendere il succo sia fresco sia conservato (facendo attenzione agli additivi chimici, meglio preferire un prodotto biologico), lo sciroppo, le gelatine o le marmellate, l'estratto fluido o la tintura, o prepararsi un decotto di bacche. Nelle diarree improvvise meglio preferire preparazioni non dolcificate come il succo, prendendone 2 o 3 bicchierini al dí; in quelle croniche potrete anche far uso di marmellate o di gelatine in grande quantità; l'estratto fluido va preso prima dei pasti, diluito in poca acqua, nella dose di 2 cucchiaini al dí.

Secondo la farmacopea indiana, la curcuma possiede azione antidiarroica e disinfettante intestinale, ed è antispasmodica delle vie biliari: tutte azioni confermate dalla recente sperimentazione. Nelle diarree da freddo, specie se vi è anche dolore nella zona colecistica (nell'addome, a destra, un poco sopra la vita), prendete due o tre piatti al giorno di *minestra di riso e curcuma* che preparerete cosí:

MINESTRA DI RISO E CURCUMA

| | |
|---|---|
| *Riso semigrezzo* | *1 tazza* |
| *Curcuma (polvere)* | *1 cucchiaino* |
| *Sale* | *q.b.* |

Mettete il riso in una pentola di coccio o di pirofila, copritelo con 4 tazze d'acqua fredda, aggiungete la curcuma in polvere e un pizzico di sale. Fate bollire ben coperto a fuoco lento senza mescolare, fino a che l'acqua si sia asciugata e il riso sia ben cotto; aggiungete una cucchiaiata di formaggio parmigiano e servite.

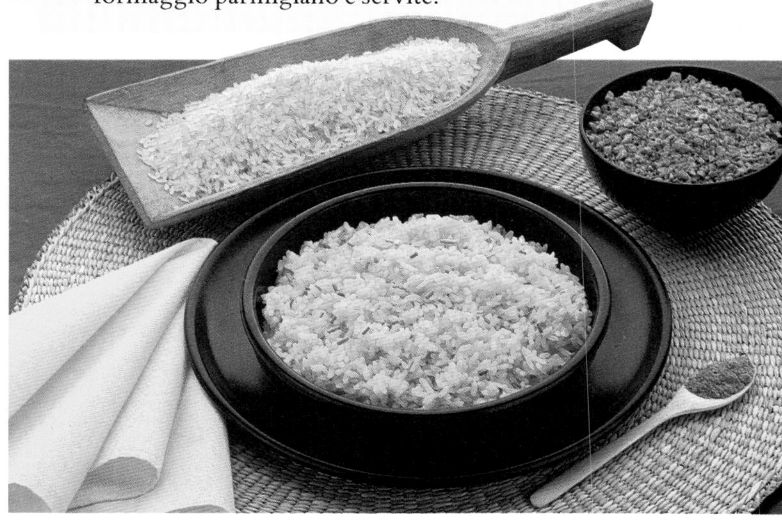

**Disturbi da freddo dell'apparato urinario: cistiti, uretriti, oligurie.** Il freddo colpisce molto spesso l'apparato urinario e gli stessi reni; se questi sono coinvolti e la sintomatologia è grave, si deve immediatamente cercare l'assistenza di un medico; ma per tutti i piccoli o grandi fastidi, spesso ricorrenti nella stagione fredda, possiamo rivolgerci ai semplici con speranza e fiducia. Quando le urine sono scarse, a gocce, senza forza, spesso frequenti anche se qualche volta, al contrario, manca del tutto lo stimolo a urinare, sono indicate delle applicazioni esterne caldo-umide, inizialmente brevi e ben calde (*vedi il capitolo L'uomo e la temperatura*); quando la sintomatologia migliora, le applicazioni saranno piú prolungate e a temperatura inferiore. Bevete anche molte tazze al giorno della seguente tisana:

TISANA DIURETICA

| | |
|---|---|
| *Fagiolo baccelli t.t.* | *g 40* |
| *Orthosyphon foglie t.t.* | *g 20* |
| *Coda cavallina t.t.* | *g 20* |
| *Malva foglie t.t.* | *g 20* |

Fate un infuso con 5 cucchiai di miscela in 1 l d'acqua. Bevete a grandi sorsi, una tazza calda alla volta, da 6 a 8 tazze al dí.

Quando vi è bruciore, senso di peso al basso ventre, mal di reni, urine scure, brucianti o addirittura con tracce di sangue, irritabilità, stanchezza o spossatezza specie alle gambe, tutti sintomi che stanno a indicare che vi è infiammazione della vescica (cistite) e/o dell'uretra (uretrite), si possono fare delle brevissime applicazioni di calore sulla zona che corrisponde ai reni, utilizzando i cilindri di artemisia per *ignipuntura* (*vedi pag. 197*) o dei piccoli impiastri di argilla che avvolgerete tra le garze in modo da poterli posare sulla parte ben caldi, sollevandoli appena sentite bruciare. Tuttavia, se non avete chi vi aiuti ad applicare gli impiastri, basta che teniate l'addome e i lombi ben coperti, bevendo la seguente tisana:

TISANA PER LA CISTITE

| | |
|---|---|
| *Malva foglie t.t.* | *g 50* |
| *Uva ursina foglie t.t.* | *g 20* |
| *Calendula fiori t.t.* | *g 10* |
| *Solidago sommità t.t.* | *g 10* |
| *Gramigna rizoma t.t.* | *g 10* |

Fate un infuso, bevetene circa 2 litri al giorno per 3 giorni, poi diminuite gradualmente la dose fino ad arrivare a 3 tazze al dí.

Se la sintomatologia era forte e se è durata per parecchi giorni o se andate soggetti a queste forme, vi consigliamo di continuare a prendere questa tisana per molto tempo, anche alcuni mesi, e di riprenderla a scopo preventivo nelle mezze stagioni o se fa molto freddo. In questo modo si possono curare efficacemente le frequenti cistiti croniche recidivanti anche e soprattutto se l'urinocoltura è positiva. Infatti il potere batteriostatico e disinfettante delle vie urinarie di questa tisana la rende efficace quanto una terapia antibiotica, con il vantaggio di poter essere prolungata a lungo nel tempo senza danno.

## Le malattie da umido

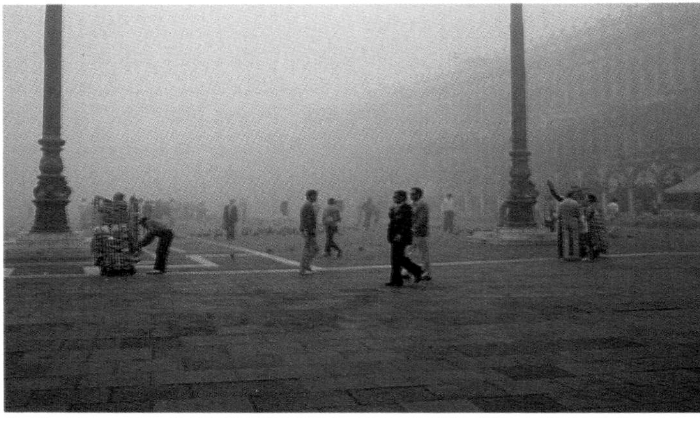

L'umidità è in agguato a ogni passaggio di stagione ma specialmente in quell'epoca dell'anno in cui l'estate si rompe: ai temporali d'agosto succedono i primi freddi dell'autunno incipiente, anche se le foglie sono ancora verdi e nei prati fioriscono i colchici, i fiori che preannunziano le nebbie basse che all'alba e al tramonto ricoprono i campi della pianura padana e i prati delle regioni montane. A mezzodí il clima è ancora caldo, ma appena il sole se ne va ecco l'umidità in agguato che colpisce prima di tutto i temperamenti reumatici, che aggredisce le articolazioni indebolite da traumi precedenti o forzate da lavori che costringono in posizioni forzosamente viziate. Anche la digestione può risentire dell'umidità, specie se non sappiamo subito adattare la nostra dieta al cambiamento di clima e continuiamo a mangiare troppi cibi crudi e freddi come in piena estate. Per prevenire i danni da umido eccovi una tisana del Dr. H. Leclerc, da prendere non appena avvertite l'umidità nell'aria. Ma se soffrite di artrosi e di reumatismo cronico è bene non aspettare e prenderla comunque prima dei cambi di stagione anche per un mese a fila:

TISANA DI FINE ESTATE

| | |
|---|---|
| *Ribes nero foglie t.t.* | *g 40* |
| *Frassino foglie t.t.* | *g 30* |
| *Spirea ulmaria sommità fiorite* | *g 30* |

Fate un infuso, bevete 2 o 3 tazze calde al dí.

Il *ribes nero foglie* ha azione depurativa e antireumatica, il *frassino foglie* ha azione simile mentre la *spirea ulmaria*, o *regina dei prati*, è ricca di salicilati e ha azione antifebbrile, antidolorifica, antiinfiammatoria e antireumatica simili a quelle dell'aspirina senza averne gli effetti negativi sulla mucosa gastrica e con molto minor effetto sulla coagulabilità del sangue. Alle dosi indicate può essere presa senza danno anche dalle persone che hanno intolleranze per l'acido salicilico.

**Artrosi, dolori reumatici diffusi o localizzati, mal di testa con senso di peso.** Quando i dolori sono conclamati e un attacco di reumatismi è in atto, alla tisana precedente sostituite la seguente:

TISANA ANTIARTROSICA

| | |
|---|---|
| *Spirea ulmaria sommità fiorite t.t.* | *g 30* |
| *Salice corteccia t.t.* | *g 20* |
| *Ribes nero foglie t.t.* | *g 20* |
| *Alburno di tiglio t.t.* | *g 20* |
| *Ononide radice t.t.* | *g 10* |

Fate un infuso, bevetene fino a 4 tazze ben calde al dí: mattino, pomeriggio e specialmente alla sera prima di andare a letto.

Alla *spirea ulmaria*, che in questa ricetta è la droga principale, al *ribes nero* e al *salice*, la cui azione è simile a quella della *spirea* di cui abbiamo detto a proposito della tisana precedente, si aggiunge l'azione diuretica dell'*alburno di tiglio* e quella diuretica e depurativa dell'*onoide*.

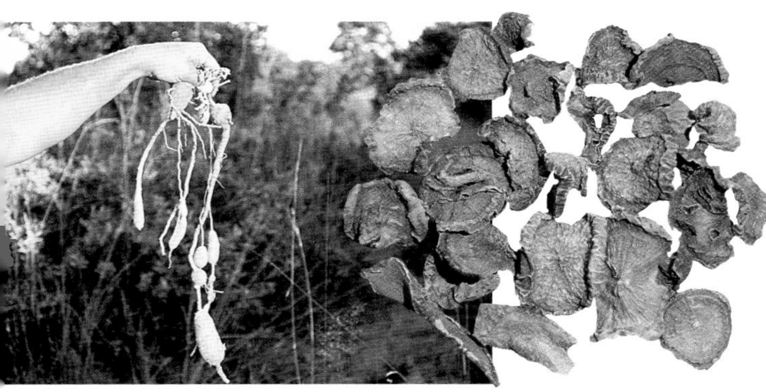

L'ARTIGLIO DEL DIAVOLO *Solo la radice primaria (a sinistra) contiene i princípi attivi e non le radici secondarie, piú grosse e numerose, che pertanto non dovrebbero essere utilizzate.*

La radice di *artiglio del diavolo* (*Harpagophytum Procumbens* DC), pianta che cresce in Sud-Africa ed è stata recentemente introdotta in Europa, è considerata dagli indigeni dei territori in cui cresce come una panacea universale atta a curare e prevenire tutti i mali. È una pianta amara, eupeptica (favorisce la digestione gastrica e stimola l'appetito), coleretica e a forti dosi ha effetto lassativo; è usata come antifebbrile, depurativo del sangue, è considerata un efficacissimo antinfiammatorio e si impiega anche per alleviare i dolori da parto e nella cura delle emicranie, dei reumatismi, delle malattie articolari. Per uso esterno, sotto forma di unguento, è utilizzata per la cura di piccole ferite, di piaghe e ulcere. Le sue azioni antinfiammatoria e analgesica sono state provate sperimentalmente, cosí come la sua proprietà di aumentare le difese antistress tanto da meritarle l'inserimento nella farmacopea francese. Molte delle azioni che la tradizione popolare attribuisce all'*artiglio del diavolo* sono cosí giustificate, di altre la scienza non si è interessata, ma ciò non significa che non siano altrettanto vere: anche in questo caso, come per molti semplici, la scienza moderna è ancora troppo giovane perché si possa pensare che abbia tutto sperimentato. Utilizzerete la radice di *artiglio del diavolo*, facendo attenzione alle sofisticazioni frequenti per l'alto costo di questa droga, o sotto forma di tè alle dosi usuali di 1 cucchiaio di droga per una tazza di acqua a bollore, o utilizzando una delle preparazioni in commercio: compresse, capsule, perle e pastiglie contenenti estratto secco della droga, elisir.

I bagni medicati, antireumatici e stimolanti il circolo periferico, alleviano il senso di fatica e di dolenzia diffusa che spesso si accompagna alle crisi reumatiche, anche per l'azione del bagno caldo.

BAGNO ANTIREUMATICO

| | |
|---|---|
| *Centella asiatica sommità t.t.* | *g 100* |
| *Betulla foglie t.t.* | *g 120* |
| *Ginepro bacche* | *g 80* |

Dose per un bagno, preparate come indicato a pag. 276.

Per agire sulle articolazioni dolenti potrete ricorrere ad applicazioni di impiastri di argilla, foglie di cavolo, cerotti medicati, a bagni e massaggi, balsami e unguenti: fra i numerosi suggerimenti offerti in questo volume ciascuno troverà quelli piú adatti a dar sollievo alla propria malattia, a seconda della natura di questa e delle proprie reazioni, della costituzione, del tipo di vita, della attività lavorativa, della situazione ambientale. I fattori che influiscono sui dolori reumatici e articolari sono molteplici e solo voi stessi, sperimentando con pazienza e attenzione, potrete scoprire quali sono i rimedi adatti al caso vostro. Perciò non scoraggiatevi se i primi rimedi tentati sembrano sortire poco effetto: solo provando e riprovando troverete quelli per voi.

**Disturbi dell'apparato digerente dovuti all'umidità.** Digestione lenta e pesante, eruttazioni, borborigmi, gonfiori addominali, stitichezze e diarree spesso alternate, feci maleodoranti e mal digerite, contenenti muco e catarro: questi sono i principali disturbi dell'apparato digerente dovuti all'umido, accompagnati quasi sempre da senso di peso e di tensione e a volte da stanchezza generale, ansie e pessimismo. Questo tipo di disturbi si accompagna spesso agli attacchi di reumatismo e alle riacutizzazioni dei dolori artrosici, ma talvolta si presenta isolato. Questi disturbi tendono a diventare cronici specie in chi vive in climi umidi. Talvolta iniziano in seguito al soggiorno in un clima umido o per un incidente che espone all'umido per molte ore o piú giorni e perdurano dopo che l'evento che li aveva provocati è passato, magari da anni: spesso chi ne soffre non ha mai messo in relazione quegli eventi lontani con i propri disturbi. Se sono gravi e cronici sarà necessario l'intervento di un medico; altrimenti vi suggeriamo la seguente tisana particolarmente indicata per la digestione lenta e difficile:

TISANA STOMACHICA

| | |
|---|---|
| *Achillea millefoglie sommità fiorite t.t.* | *g 30* |
| *Rabarbaro radici t.t.* | *g 20* |
| *Camomilla fiori* | *g 20* |
| *Carvi frutti* | *g 20* |
| *Mandarino scorze* | *g 10* |

Fate un infuso, bevetene una tazza dopo ogni pasto o quando avvertite di non aver digerito.

Se i sintomi piú gravi sono gonfiori addominali, eruttazioni, emissioni d'aria, sarà piú indicata la seguente:

TISANA CARMINATIVA

| | |
|---|---|
| *Anice frutti* | *g 20* |
| *Finocchio frutti* | *g 20* |
| *Carvi frutti* | *g 20* |
| *Coriandolo frutti* | *g 15* |
| *Timo Serpillo sommità fiorite t.t.* | *g 15* |
| *Salvia foglie t.t.* | *g 10* |

Fate un infuso che prenderete prima di ogni pasto, compresa la colazione del mattino, o piú volte nella giornata nei casi cronici o nelle forme piú gravi.

Nei casi in cui siano presenti sia i sintomi di gonfiore e di disturbi intestinali sia quelli di peso e imbarazzo gastrico, potrete prendere la tisana carminativa prima dei pasti e quella stomachica subito dopo; oppure la tisana stomachica prima del pasto e quella carminativa nel corso della giornata, sorseggiandola tiepida come una bibita dal piacevole aroma.

## Le malattie da vento

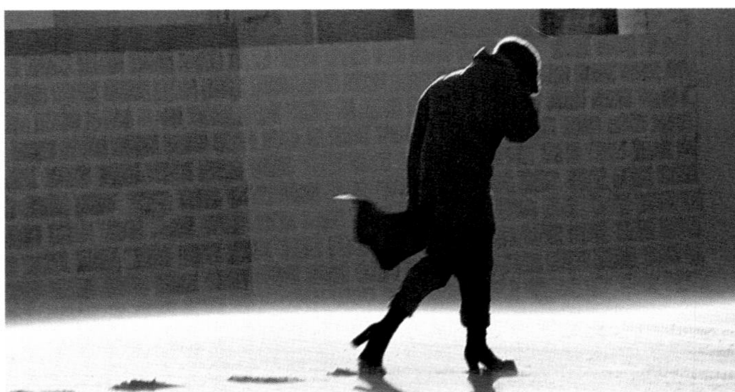

Quando parliamo di malattie da vento non intendiamo solo quelle che vengono durante una stagione o in un clima molto ventosi, ma tutte quelle forme dovute a un colpo d'aria o a una corrente, cui certe persone sono particolarmente sensibili. Secondo la medicina cinese si tratta soprattutto di coloro che hanno il fegato o la colecisti (vescichetta biliare) non perfettamente funzionanti, anche se non necessariamente malati; spesso si tratta di una debolezza costituzionale o ereditaria, come ci è stato confermato da molti anni di esperienza clinica. I colecistectomizzati, ossia coloro cui è stata asportata la colecisti, chi ha calcoli, chi ha avuto un'epatite, chi soffre di malattie che indicano una imperfetta funzione del fegato come le ipercolesterolemie familiari, sarà particolarmente aggredibile dal vento. Eccovi questa buona *tisana della primavera* da prendere soprattutto all'arrivo dei primi venti primaverili, quando si è esposti a climi ventosi, dopo un viaggio che comporta inevitabilmente correnti d'aria, o se dovete stare in ambienti con aria condizionata o ventilata:

TISANA DELLA PRIMAVERA

| | |
|---|---|
| *Elicriso fiori t.t.* | *g 40* |
| *Ononide radice t.t.* | *g 20* |
| *Combreto foglie t.t.* | *g 20* |
| *Cannella corteccia t.t.* | *g 10* |
| *Zenzero rizoma t.t.* | *g 10* |

Fate un infuso, bevete piú volte nella giornata, di preferenza dopo i pasti e alla sera prima di andare a letto.

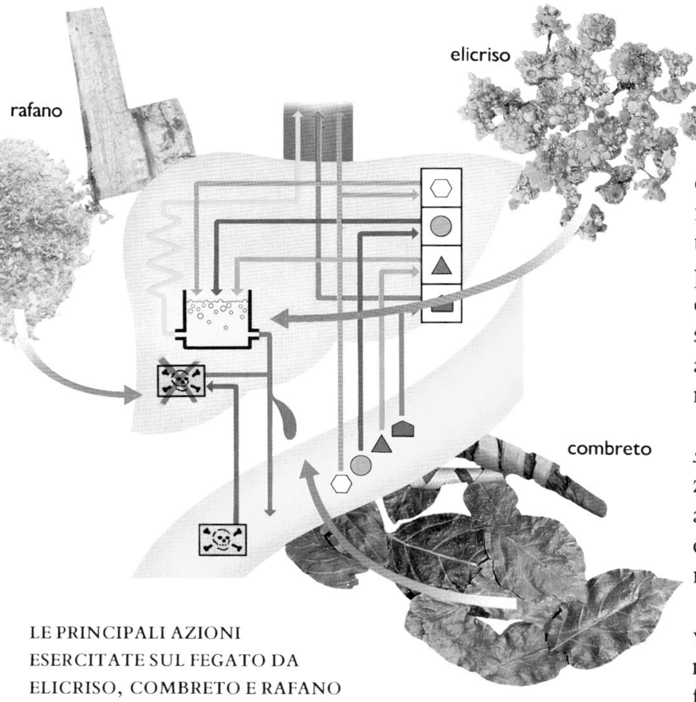


LE PRINCIPALI AZIONI ESERCITATE SUL FEGATO DA ELICRISO, COMBRETO E RAFANO
L'elicriso *agisce aumentando il metabolismo epatico, i cui disturbi nel caso di piccola insufficienza sono evidenti soprattutto per l'azione sull'organismo dei prodotti tossici che non vengono opportunamente trasformati ed eliminati. Migliorando questa funzione l'elicriso agisce sui sintomi di molte malattie e contemporaneamente, attraverso un'azione positiva sulla trasformazione e conservazione dei nutrienti, ripristina le forze e contribuisce a dare un senso generale di benessere. L'aumento del flusso biliare, a sua volta, migliorando le funzioni digestive, facilita tutte le altre azioni benefiche di questa pianta. Il* combreto *fu scoperto da un missionario che ne osservò l'azione sugli indigeni in Africa. Importato di recente in Europa, è stato sperimentato scientificamente e le sue straordinarie azioni sulla composizione della bile e sulle vie biliari sono state confermate. Il* rafano *agisce aiutando lo svuotamento del fegato: così la circolazione intraepatica viene stimolata e le funzioni di depurazione del sangue sono favorite. Per le funzioni del fegato si* veda a pag. 125.

I *fiori di elicriso* (*Elicrysum Italicum*), pianta tipicamente italiana come dice il nome, hanno una molteplice e interessante azione terapeutica che si esplica soprattutto sulle attività metaboliche del fegato. Il mondo vegetale è ricco di droghe che agiscono sulla funzionalità epatica, favorendo in particolare l'una o l'altra delle molteplici funzioni di questo organo. Alcune droghe hanno azione coleretica e colagoga; altre, come l'*elicriso*, agiscono promuovendone le funzioni metaboliche e particolarmente quelle di detossicazione, per cui questa droga è consigliata in molte malattie della pelle e nel reumatismo cronico.

Il succo concentrato di *rafano* (*Raphanus sativus* L.) agisce sulla cellula epatica stimolandola; inoltre, essendo molto ricco di zolfo, mantiene l'elasticità dei vasi e agisce specialmente favorendo il flusso del sangue all'interno del fegato. La sua azione è perciò particolarmente indicata nei casi in cui l'insufficienza epatica si manifesti con senso di peso e fastidio locale, quando il fegato è pigro nello svolgimento delle proprie funzioni. In commercio si trova il succo di rafano concentrato in fialoidi da prendere per bocca prima dei pasti, meglio non diluiti; lo zolfo conferisce al preparato un caratteristico odore di uova marce simile a quello delle acque sorgive solforose, ma il gusto è pungente e non sgradevole.

I depurativi, come l'*ononide*, la *salsapariglia* e il *sassofrasso*, di norma agiscono stimolando le funzioni del fegato, ma in caso di insufficienza la loro azione può essere troppo energica: li preferiranno i dispeptici pletorici e buoni mangiatori cui gioveranno anche per tutte le altre loro caratteristiche.

Il *combreto* o *kinkelibah* (*Combretum Raimbaultii*) viene dall'Africa ed è entrato solo di recente nel nostro uso terapeutico. Ha un'azione unica in confronto alle erbe nostrane: fluidificando la bile, previene le calcolosi della colecisti e delle vie biliari (che comunemente sono dette "calcoli al fegato") e aiuta a sciogliere le sabbie e i piccoli calcoli. Prendendo delle alte dosi di combreto (estratto) assieme a una terapia con agopuntura di tipo particolare, si riescono a eliminare calcoli del diametro di 1 cm e oltre, senza dolori, evitando cosí l'intervento chirurgico.

**Dolori e blocchi muscolari da vento.** Torcicolli, cervicalgie, mal di testa che partono dalla nuca, blocchi muscolari improvvisi specialmente del dorso e delle spalle, crampi muscolari agli arti inferiori, sono i sintomi piú frequenti di un'esposizione al vento o alle correnti d'aria. Il primo e piú importante intervento è locale: massaggiare, come indicato nel capitolo relativo, la parte dolente usando un olio che penetri bene nella muscolatura e la riscaldi o un balsamo. Particolarmente indicati i balsami e gli oli orientali, preferibilmente quelli che contengono cannella, riconoscibili per il colore scuro e il caratteristico profumo. Si può usare un *olio di zenzero composto*:

OLIO DI ZENZERO

| | |
|---|---|
| *Zenzero olio essenziale* | *g 2* |
| *Ginepro olio essenziale* | *g 2* |
| *Melissa olio essenziale* | *g 1* |
| *Olio d'oliva* | *g 100* |

USO ESTERNO TOPICO

È preferibile farlo preparare da un esperto perché la dosatura degli oli essenziali deve essere esatta e ciò richiede pratica, una bilancia molto precisa e contenitori adatti scrupolosamente puliti.

Impacchi caldo-umidi, impiastri di argilla, applicazioni di foglie di cavolo, cerotti medicati: tra questi efficaci rimedi potete scegliere quello o quelli che piú vi convengono. Per gli impacchi utilizzate questa tisana che è efficace anche per uso interno:

TISANA MIORILASSANTE

| | |
|---|---|
| *Petasites foglie t.t.* | *g 40* |
| *Biancospino fiori mondi* | *g 25* |
| *Basilico foglie t.t.* | *g 20* |
| *Menta foglie monde* | *g 15* |

Fate un infuso che berrete piú volte nella giornata e utilizzerete ben caldo per impacchi sulla muscolatura dolente.

L'azione miorilassante e analgesica della *petasites* e del *basilico*, unita a quella antispasmodica della *menta* e del *biancospino*, rende questa tisana indicata per tutti i dolori muscolari e per le coliche addominali in genere.

Se i dolori sono generalizzati e se vi è anche una componente articolare, come succede in coloro che soffrono abitualmente di forme reumatiche o che hanno dell'artrosi alle articolazioni vicine ai muscoli colpiti, vi consigliamo di bere la seguente tisana, ottima anche per impacchi e bagni. In questo caso, le dosi vanno raddoppiate e la preparazione è uguale a quella descritta a pag. 276.

TISANA ANTIREUMATICA

| | |
|---|---|
| *Artiglio del diavolo radice t.t.* | *g 40* |
| *Spirea ulmaria sommità t.t.* | *g 30* |
| *Tiglio fiori* | *g 20* |
| *Frassino foglie t.t.* | *g 10* |

Fate un infuso da prendere piú volte nella giornata.

**Le congiuntiviti da vento.** I colpi d'aria causano facilmente bruciori e infiammazioni agli occhi oppure vere e proprie congiuntiviti o blefariti (infiammazioni della congiuntiva e della palpebra), particolarmente frequenti in primavera, stagione in cui il vento è di casa.

Per i bagni o gli impacchi oculari (*vedi pag. 275*) preparate un decotto di *malva foglie* e *fiori* e *fiordaliso fiori* in parti uguali cui aggiungerete un pizzico di sale marino. La quantità di sale deve essere all'incirca uguale a quella consigliata dalla Farmacopea Ufficiale per la soluzione fisiologica, ossia del 9%. Poiché la pesatura sarebbe complessa e nel caso di applicazioni esterne non è necessaria una grande precisione, potrete regolarvi calcolando la quantità di sale come se doveste fare una minestrina un po' salata o con una salatura uguale a quella dell'acqua in cui cuocete la pasta. Se andate soggetti a queste forme è bene che, specie all'inizio della primavera ma anche piú volte durante l'anno, facciate una cura di succo concentrato di *rafano* o di *fiori di elicriso*, come vi abbiamo consigliato piú sopra, o anche con entrambi, per almeno uno o due mesi.

## Le malattie da calore

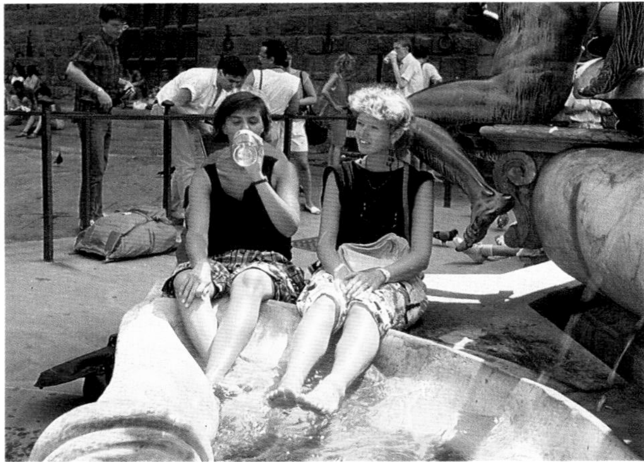

Delle malattie da calore abbiamo parlato a lungo nei capitoli dedicati alla temperatura e ai climi sia per illustrarne i meccanismi fisiopatologici, sia per raccomandare gli interventi adatti a un primo soccorso in attesa di intervento medico nei casi piú gravi. Le piante medicinali e specialmente le tisane bevute tiepide o fredde possono essere un valido aiuto nella prevenzione dei disturbi o delle malattie causate dal caldo: meglio bere un bicchiere di fresca e piacevole tisana piuttosto che qualsiasi altra bevanda! Il *decotto della nonna*, di cui vi abbiamo fornito la ricetta parlando di rinfrescanti, è una gradevole bibita alla quale potete alternare la seguente:

TISANA DELL'ESTATE

| | |
|---|---|
| *Bardana radici t.t.* | *g 40* |
| *Finocchio frutti* | *g 20* |
| *Malva foglie t.t.* | *g 20* |
| *Gramigna foglie t.t.* | *g 20* |

Fate un decotto da bere tiepido.

La *radice di bardana* ha un effetto depurativo che si esplica soprattutto sulla pelle, aumentando in tal modo le reazioni di dispersione del calore che avvengono soprattutto a questo livello; è anche leggermente diuretica e antisettica. Assieme al *finocchio*, alla *malva* e alla *gramigna* che ne potenziano le proprietà rinfrescante, diuretica, antisettica e antiputrida, esplica anche un'azione di prevenzione dei disturbi da calore dell'intestino e dei reni.

**Malattie da calore dell'apparato digerente.** Il calore colpisce particolarmente le funzioni intestinali, sia perché favorisce la crescita di microorganismi patogeni (batteri e virus) sia perché disturba il metabolismo dell'acqua nel senso di riassorbirne troppa dall'interno dell'intestino provocando cosí delle stipsi, sia perché provoca facilmente dei fenomeni di fermentazione che al contrario trattengono l'acqua in eccesso e favoriscono la crescita dei germi patogeni. Tutte queste azioni sono strettamente concatenate e spesso si svolgono contemporaneamente o si alternano nel giro di qualche ora o di qualche giorno, dando cosí delle sindromi quali stitichezza e diarrea alternate, ventre gonfio, produzione di gas intestinali, coliche addominali diffuse, con dolori specie attorno all'ombelico. A questi disturbi spesso si accompagnano gengive gonfie e dolenti, spasmi e bruciori all'ano, infiammazioni delle emorroidi, bruciori e fastidio all'atto di urinare e, in caso di diarrea, urine scarse, scure e brucianti. Particolarmente pericolose le diarree nei lattanti e nei bambini al di sotto dei 6 anni, di fronte alle quali è sempre opportuno consigliarsi con il pediatra. I rimedi a base di piante medicinali per adulti e bambini sono gli stessi consigliati per le diarree da freddo. Trattandosi di diarree da calore sarà anche piú importante aumentare l'assunzione di liquidi: consigliabile è il *tè verde cinese* usato nelle regioni asiatiche a clima caldo-umido dove questa malattia è frequente, eventualmente preparato con acqua di cui avrete fatto bollire per alcuni minuti 2 *chiodi di garofano*, 2 o 3 *semi di cardamomo* frantumati, una decina di *frutti di finocchio* o *anice* a seconda del gusto, una scorza di *cannella t.t.*. Nei casi di stipsi, la *gramigna* è ottima per richiamare acqua nel lume intestinale e ha anche azione rinfrescante; utilizzatela da sola in decotto o in questa *tisana lassativa e rinfrescante*, contenente delle piante ad azione piú generale sull'apparato digerente:

TISANA LASSATIVA E RINFRESCANTE

| | |
|---|---|
| *Elicriso fiori t.t.* | *g 30* |
| *Tarassaco radici t.t.* | *g 20* |
| *Gramigna rizoma t.t.* | *g 20* |
| *Salvia foglie t.t.* | *g 20* |
| *Frangola cort. t.t.* | *g 10* |

Fate un infuso, bevete 3 o 4 tazze nella giornata.

Questa tisana è particolarmente indicata anche per le manifestazioni di calore in bocca, per i bruciori anali e delle basse vie urinarie, sempre che non vi siano manifestazioni diarroiche. Nei casi di ventre gonfio e di eccessiva produzione di gas intestinale è indicata la tisana carminativa di pag. 294. Per le infiammazioni della bocca, oltre alla tisana sopra riportata, vi consigliamo degli sciacqui con una tintura glicerica alla *propolis*. Per le infiammazioni anali e delle basse vie urinarie sono indicati dei semicupi tiepidi, o moderatamente caldi, ancora con decotto di *malva foglie* e *fiori* o, in presenza di emorroidi, con la seguente tisana specifica:

TISANA ANTIEMORROIDARIA

| | |
|---|---|
| *Malva fiori* | *g 40* |
| *Ippocastano frutti t.t.* | *g 30* |
| *Achillea sommità* | *g 20* |
| *Zenzero t.t.* | *g 10* |

Fate un infuso, mettendo la miscela in un sacchetto di tela leggera che trasferirete nell'acqua del semicupio e che potrete applicare direttamente sulla parte dolente e infiammata. Tenete presente che la quantità di acqua deve essere di alcuni litri e la quantità di miscela varierà in proporzione. Preparata a infuso alle dosi consuete, può essere presa contemporaneamente anche per bocca, 2-3 volte al dí.

# I dolori improvvisi

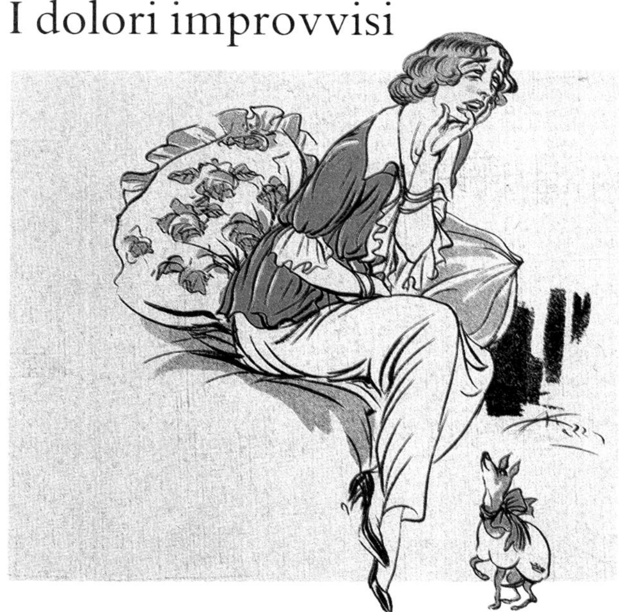

I dolori improvvisi sono le piú frequenti emergenze familiari che insorgono piú facilmente di notte quando le difese e la resistenza al dolore sono piú basse. Spesso accade che un senso di fastidio o di malessere avvertito durante la giornata si scateni in una colica dolorosa a letto o durante il sonno. In questi casi le piante medicinali costituiscono un primo intervento, talvolta risolutivo, altre volte solo di aiuto in attesa di una piú qualificata assistenza. Vi daremo alcune indicazioni per le emergenze piú frequenti, sempre utilizzando le piante che dovrebbero far parte della vostra farmacia familiare.

**Mal di denti.** Fate degli sciacqui, trattenendo a lungo l'acqua sulla parte dolente, o delle toccature con essenza di *chiodi di garofano* usata dai dentisti come analgesico e disinfettante. Usatene poche gocce in due dita di acqua tiepida, poiché sia il freddo sia il caldo potrebbero esacerbare il dolore.

**Gengiviti e infiammazioni della bocca.** Le infiammazioni della bocca si accompagnano alle malattie da calore. Talvolta, però, le gengive e le mucose del cavo orale diventano dolenti e sanguinano senza causa apparente; tuttavia è bene ricordare che queste patologie sono collegate a disturbi dello stomaco e dell'intestino. Ricercatene perciò la causa prima e curatela. Localmente userete la seguente:

ACQUA DENTIFRICIA

| | |
|---|---|
| *Olio essenziale di cannella di Ceylon* | *g 1* |
| *Olio essenziale di garofano chiodi* | *g 2* |
| *Olio essenziale di anice stellato* | *g 2* |
| *Olio essenziale di anice verde* | *g 3* |
| *Olio essenziale di menta piperita* | *g 10* |
| *Tintura di mirra* | *g 60* |
| *Acqua di rose* | *g 20* |
| *Alcool 90° q.b.* | *a l 1* |

Si usi per sciacqui nella dose di due o tre gocce in un bicchiere di acqua tiepida.

Per i massaggi gengivali, da farsi piú volte nella giornata in fase acuta e almeno una volta alla settimana a scopo preventivo, per rinforzare le gengive, userete:

POLVERE GENGIVARIA

| | |
|---|---|
| *Ratania radice polvere* | *g 25* |
| *Salvia foglie polvere* | *g 25* |
| *Agrimonia sommità polvere* | *g 25* |
| *Tormentilla radice polvere* | *g 25* |

PER USO TOPICO

Questa polvere è particolarmente indicata anche nei casi di piorrea alveolare, sia come curativo sia come preventivo, consigliabile nei casi in cui altri membri della famiglia soffrano della stessa malattia.

**Mal d'orecchie.** Sia nelle otiti infantili, sia nei mal d'orecchie frequenti dopo una giornata di bagni e di tuffi al mare o in piscina, è sempre efficace il vecchio rimedio: scaldate in un cucchiaino un po' di olio d'oliva e, facendo bene attenzione che non scotti, fatelo colare pian piano dentro l'orecchio. Applicate poi un batuffolo di cotone perché l'olio non coli all'esterno; se il dolore continua, ripetete l'applicazione piú volte. Si può usare anche l'*olio essenziale di cayeput* (*melaleuca*) o le seguenti:

GOCCE OTOLOGICHE

| | |
|---|---|
| *Olio essenziale di cayeput* | *g 10* |
| *Olio essenziale di garofano* | *g 10* |
| *Olio essenziale di ginepro* | *g 10* |
| *Etere* | *g 70* |

USO ESTERNO

Per la presenza dell'etere il preparato tende a evaporare facilmente, quindi si dovrà aver cura di tenerlo ben chiuso. È prudente portarlo con sé nei viaggi aerei in cui, a causa degli sbalzi di pressione, gli improvvisi e acuti dolori alle orecchie sono frequenti, e ogni volta che si viaggi con bambini, che vanno particolarmente soggetti a otiti improvvise.

**Male agli occhi.** Come per le congiuntiviti primaverili (*vedi pag. 296*) sono utili gli impacchi con *malva fiori* e *foglie* e *fiordaliso fiori* con un pizzico di sale.
Applicate sugli occhi delle falde di cotone idrofilo

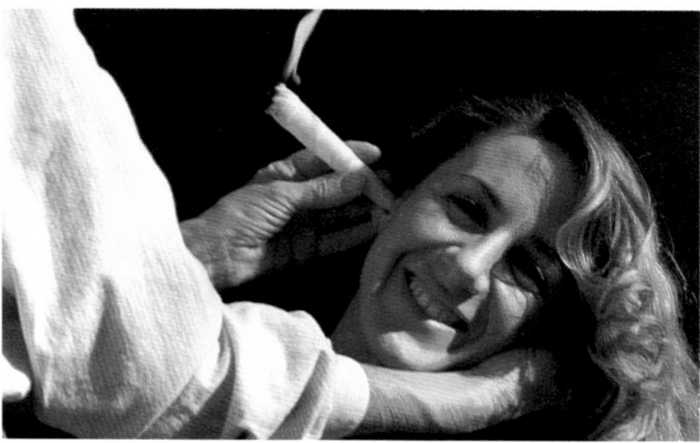

PER ELIMINARE I TAPPI DI CERUME *Il piú antico rimedio, in uso in tutto l'Oriente e in alcune regioni italiane, consiste in un cono sottile di lino incerato con cera d'api, la cui estremità si incendia dopo avere sistemato la punta all'interno del condotto uditivo. Per effetto del calore, il tappo di cerume viene ammorbidito e aspirato senza traumi né dolore. È possibile acquistare i coni già pronti.*

sterile imbevuto nel decotto che avrete lasciato intiepidire o freddare; non strizzatele e tenetele sugli occhi a lungo, anche dopo aver trovato sollievo dal dolore. Lavatevi bene le mani prima di fare queste operazioni.

**Scottature.** Dei primi soccorsi in caso di ustioni e scottature abbiamo parlato a pag. 190. Le scottature sono gli incidenti che capitano piú di frequente alle donne di casa che maneggiano continuamente oggetti bollenti come pentole, fornelli e ferri da stiro. È bene perciò avere sempre a portata di mano un rimedio come l'*olio di iperico* noto fin dall'antichità per le sue azioni vulnerarie. A questa pianta venivano attribuite molte virtú; fra l'altro, grazie all'odore simile a quello dell'incenso, si riteneva che avesse il potere di scacciare i demoni. Per le scottature da sole o quelle da vapore che, oltre a essere estese sono anche molto dolorose, è particolarmente indicato il seguente:

LINIMENTO OLEO-CALCARE

| | |
|---|---|
| *Acqua di calce* | *g 100* |
| *Olio di oliva* | *g 100* |

USO ESTERNO

Emulsionare, agitando fortemente in bottiglia ben tappata, prima dell'uso.

**Slogature, contusioni.** Il piú semplice rimedio per le "botte", o contusioni, e le slogature, in tutti quei casi in cui il primo segno che si accompagna al dolore è il gonfiore improvviso spesso con travasi di sangue, è l'applicazione di impacchi di acqua e aceto in parti uguali. Pur consacrato dall'uso comune, non si può dire che si tratti del rimedio migliore: è senz'altro piú indicata la *tintura acquosa di arnica*, preparata mettendo dei fiori freschi di arnica in una bottiglia riempita di acqua di fonte, ben tappata e lasciata per molti giorni in pieno sole. È molto usata in tutte le zone montuose dove questa pianta cresce in abbondanza. La tintura di arnica officinale può risultare troppo forte, meglio prepararla secondo questa ricetta:

IMPACCO PER SLOGATURE E CONTUSIONI

| | |
|---|---|
| *Tintura di arnica* | *g 20* |
| *Glicerina* | *g 50* |
| *Acqua* | *g 60* |

USO ESTERNO

Anche gli impacchi di argilla sono utili in questi casi, ma l'azione migliore si otterrà unendo i due rimedi, ossia sciogliendo l'*argilla* nella *tintura di arnica* opportunamente diluita e poi applicandola come spiegato a pag. 278.

**Spine, giraditi.** Quando piccole schegge, spine o altri minuscoli corpi estranei penetrano sotto la pelle, inizia un processo di infiammazione che tende a isolare il corpo estraneo, attorno al quale si creerà ben presto quella zona gonfia, dura, arrossata e dolente tipica dell'infiammazione localizzata (*vedi pag. 187*). In questi casi è importante cercare di fare espellere il corpo estraneo, facendo maturare il piccolo ascesso. I giraditi sono processi molto simili, dovuti probabilmente all'ingresso di una piccola infezione in quei punti attorno alla radice dell'unghia in cui la pelle tende a rompersi. Dei piccoli impiastri di *farina di semi di lino* oppure degli impiastri con *polvere di semi di fieno greco* sciolta con poche gocce di acqua calda bollita, tenuti a lungo sul dito ben fasciato, servono egregiamente allo scopo. Sempre indicata la vecchia pomata all'*ittiolo*, oppure l'*Unguento Benedettino* preparato secondo l'antica ricetta officinale di questi frati.

**Punture d'insetti.** Per tenere lontani gli insetti molesti e contro le punture di zanzara, nell'isola di Ceylon, si usa l'*olio essenziale di verbena odorosa* (o *erba citrina* o *citronella*). Serve egregiamente per sostituire i repellenti chimici, con il vantaggio di avere un odore fresco e gradevole e di mantenere la pelle morbida e lucente. Per togliere la fastidiosa sensazione di prurito e l'infiammazione delle punture di insetti, fate delle toccature con il seguente:

OLIO CALMANTE ANTIPRURIGINOSO

| | |
|---|---|
| *Olio essenziale di lavanda* | *58%* |
| *Olio essenziale di limone* | *40%* |
| *Canfora naturale* | *2%* |

USO ESTERNO

**Ingestione di corpi estranei.** I bambini piccoli, nonostante l'attenta sorveglianza degli adulti, riescono spesso a ingerire i piú disparati piccoli oggetti che si portano continuamente alla bocca. Se si tratta di oggetti pungenti o taglienti (chiodi, pezzi di vetro, ecc.) è bene rivolgersi al medico o a un pronto soccorso ospedaliero; negli altri casi date da mangiare al bambino delle minestre di *semolino* un po' denso e cercate di tenerlo sdraiato sul fianco destro per alcune ore. Il semolino forma uno strato mucillaginoso protettivo attorno alle pareti dello stomaco e tende a inglobare i corpi estranei favorendone lo scorrimento attraverso il tubo digerente; stando sdraiati sul fianco destro si favorisce il passaggio del corpo estraneo verso l'intestino, impedendo che l'oggetto ristagni nel fondo dello stomaco dove potrebbe danneggiare le mucose. Osservate le feci del bambino per controllare che l'oggetto sia stato espulso, di solito non prima di 12 ore ed entro 2 giorni. Se ciò non dovesse avvenire è bene consultare il medico.

## Le coliche

Le coliche improvvise possono essere provocate dal freddo oppure, nelle persone predisposte, da un blocco per un'improvvisa emozione, per uno stress prolungato, per stanchezza. Il primo intervento è uguale qualunque ne sia la causa contingente o la condizione predisponente, che può essere anche la presenza di calcoli della colecisti o renali (il calcolo scatena la colica quando si verifica una delle cause che abbiamo ricordato sopra, altrimenti può restare silente anche per anni). Nelle coliche generalizzate o di cui non individuate bene la causa, applicate sulla zona dolente degli impacchi caldo-umidi, utilizzando un decotto di *camomilla* e *verbena odorosa* in parti uguali e cambiando di frequente gli impacchi perché mantengano il calore, la cui azione rilassante deve penetrare in profondità e diffondersi dolcemente.

**Coliche epatiche.** Se non sono accompagnate da vomito bevete a piccoli sorsi, ben calda, la seguente:

| TISANA ANTISPASTICA | |
|---|---|
| *Papavero fiori* | *g 40* |
| *Menta foglie* | *g 30* |
| *Camomilla fiori* | *g 30* |

Fate un infuso.

Questa tisana può essere utilizzata anche per gli impacchi: grazie all'azione analgesica e rilassante del *papavero* ha infatti azione piú specifica e piú marcata del decotto di *camomilla* e *verbena odorosa*. Se la nausea è forte con urti di vomito, è piú adatta una tisana come questa:

| TISANA RILASSANTE E STOMACHICA | |
|---|---|
| *Iperico fiori t.t.* | *g 20* |
| *Assenzio sommità* | *g 20* |
| *Lichene islandico tallo t.t.* | *g 20* |
| *Finocchio frutti* | *g 15* |
| *Valeriana radice t.t.* | *g 15* |
| *Colombo radice t.t.* | *g 10* |

Fate un infuso da bere al bisogno, ben caldo e a piccoli sorsi.

**Coliche renali.** Nelle coliche renali ricordate che dovete bere molto, sia per impedire all'infiammazione di risalire verso il rene, sia per aiutare l'espulsione del calcolo. Anche in questo caso utilizzerete la stessa tisana per gli impacchi e da bere:

| TISANA PER COLICHE RENALI | |
|---|---|
| *Parietaria foglie t.t.* | *g 50* |
| *Uva ursina foglie t.t.* | *g 20* |
| *Gramigna rizoma t.t.* | *g 20* |
| *Menta foglie monde* | *g 10* |

Fate un decotto e bevetene almeno 2 litri nelle 24 ore.

**Coliche del basso ventre.** Le coliche del basso ventre colpiscono particolarmente le donne e i bambini. Anche in questo caso utilizzerete la stessa tisana per gli impacchi e da bere:

| TISANA PER COLICHE DEL BASSO VENTRE | |
|---|---|
| *Achillea sommità t.t.* | *g 30* |
| *Iperico fiori* | *g 30* |
| *Calendula fiori t.t.* | *g 20* |
| *Menta fiori t.t.* | *g 10* |
| *Melissa foglie t.t.* | *g 10* |

Fate un infuso e bevetene 2 o 3 tazze nella giornata a piccoli sorsi.

## Lo stress

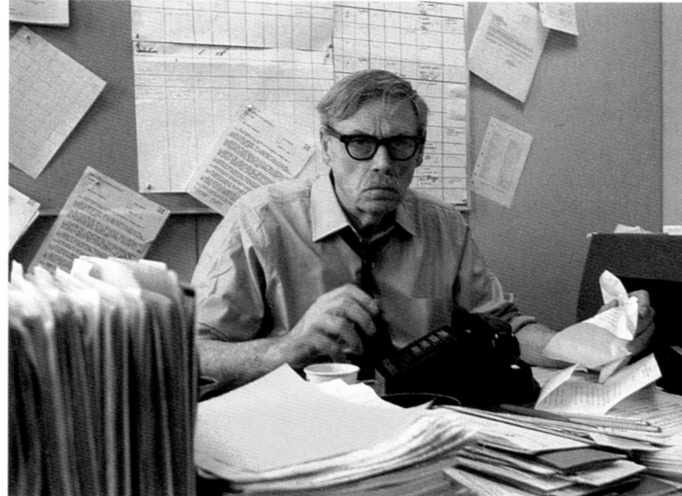

"Stress" è una parola inglese entrata di recente nel nostro vocabolario. Deriva dal latino *strictus* (stretto, costretto) e indica una forza o una pressione esercitata su un corpo con tale intensità che tende a deformarlo. In medicina sta a indicare tutte quelle situazioni esterne ma vicine, che esercitano sulla persona delle pressioni sia fisiche sia mentali o emotive, tali da modificarne le normali funzioni fisiologiche e i comportamenti. In passato si usava indicare le patologie provocate da pressioni esterne come "esaurimento" fisico o psichico. Lo stress può essere di varia natura: da stanchezza o da eccesso di lavoro sia fisico sia intellettuale, da cambio di stagione, da emotività, da dispiaceri. La natura ci offre molti rimedi atti sia a prevenire i danni da stress sia a curarli. Per la prevenzione, vi consigliamo un buon bagno tonificante:

BAGNO ANTISTRESS

| | |
|---|---|
| *Eleutherococco di Russia radice t.t.* | *g 120* |
| *Rose moscate boccioli* | *g 90* |
| *Calendula fiori* | *g 90* |

Dose per un bagno. Preparate come a pag. 276

**Stress da stanchezza fisica o intellettuale.** In questi casi sono particolarmente indicati i *complementi alimentari*, meglio se sotto forma di capsule o di preparati officinali per poterne prendere dosi maggiori e controllate. Molto indicati la *lecitina di soia* e il *polline* (che si possono trovare anche riuniti in un unico preparato), la *pappa reale*, eventualmente nelle preparazioni in cui è unita al *gin-seng*. Le quantità di gin-seng devono essere piccole, a meno che non sia espressamente prescritto da un medico: quantità eccessive di questa droga possono portare a delle stimolazioni troppo forti dei sistemi reattivi, tali da essere controindicate. È preferibile sostituire il gin-seng con una pianta dalle proprietà molto simili, l'*eleutherococco* o *wuchia-seng*, che proviene dalle stesse regioni (Nord-Est della Cina, Russia asiatica, alcune regioni del Nordamerica). La qualità piú pregiata proviene dalle montagne della Manciuria, la vasta regione asiatica in parte russa e in parte cinese.

Questa preziosa pianta possiede tutte le proprietà terapeutiche del gin-seng senza tuttavia averne gli effetti negativi in caso di dosi eccessive o di terapie prolungate, come dimostrato nel corso di estese sperimentazioni fatte in Cina. Si trova in varie preparazioni, di solito in forma di estratto; comunque è meglio preferire le confezioni che ne indicano la provenienza.

Fino a pochi anni fa, oltre a un'alimentazione ricca di elementi nutritivi ma talvolta non sempre facilmente digeribili, si usavano tonici ed elisir sia officinali sia preparati in casa. Tra gli elisir officinali, molto noto l'*Elisir di Garus* di cui vi diamo la ricetta anche se di non facile preparazione. Qualcuno sarà indubbiamente invogliato a cimentarsi, altrimenti potrete rivolgervi al farmacista.

ELISIR DI GARUS

| | |
|---|---|
| *Aloe succo* | *g 0,5* |
| *Mirra* | *g 0,2* |
| *Zafferano stigmi* | *g 0,75* |
| *Cannella di Ceylon* | *g 2* |
| *Garofano chiodi* | *g 0,5* |
| *Noci moscate* | *g 1* |
| *Vaniglia silique* | *g 0,5* |
| *Alcool 80°* | *g 500* |
| *Acqua aromatica di fiori d'arancio* | *g 20* |
| *Sciroppo di capelvenere* | *g 500* |

Contundi le droghe. Macera per 15 gg e filtra. A colato di g. 520 aggiungi lo sciroppo di capelvenere. Lascia a sé per qualche giorno indi filtra.

Per rilassare la muscolatura e tonificarla, è un ottimo rimedio il bagno agli oli essenziali, caldo o tiepido a seconda della stagione, della durata di 10 minuti a cui aggiungerete:

BAGNO RILASSANTE E TONIFICANTE

| | |
|---|---|
| *Olio essenziale di basilico* | *g 40* |
| *Olio essenziale di santoreggia* | *g 30* |
| *Olio essenziale di rosmarino* | *g 30* |

1 cucchiaino nell'acqua del bagno al momento di immergervisi.

L'azione calmante e tonificante di queste essenze si esplica sia sulla pelle sia attraverso la respirazione dei vapori e si unisce a quella distensiva e miorilassante del bagno caldo. Se la tensione predomina fra i sintomi, con sonni agitati o insonnia, prendete alla sera una tazza della tisana rilassante o qualche goccia di *luppolo composto*, indicate per lo stress da emotività.

**Stress da cambio di stagione.** Gli anziani, i bambini, i ragazzi di età scolare sono particolarmente esposti a questo tipo di stress, ma tutti possono risentirne in momenti di difese abbassate, come si è detto nel capitolo dedicato ai climi. Ci sarà di aiuto una tisana che aumenti le reazioni di difesa dell'organismo, senza tuttavia avere azione eccitante, come questa:

| TISANA DEL CAMBIO DI STAGIONE | |
|---|---|
| *Iperico fiori t.t.* | *g 40* |
| *Arancio amaro scorze t.t.* | *g 20* |
| *Lavanda fiori t.t.* | *g 20* |
| *Menta foglie monde* | *g 10* |
| *Melissa foglie monde* | *g 10* |

Fate un infuso, bevete due o tre tazze al dí.

Anche in questo caso sono consigliabili i *complementi alimentari* indicati sopra.

**Stress da tensioni emotive.** I rapporti umani, sia nell'ambito della famiglia e degli affetti sia nell'ambito del lavoro, influiscono profondamente sul nostro benessere fisico. Se sono motivo di tensioni che durano nel tempo, ci sottopongono a una pressione emotiva piú o meno facilmente dominabile a seconda della nostra costituzione e reattività, ma anche della nostra storia clinica. Infatti le passate malattie hanno lasciato un segno, un'impronta, una cicatrice inapparente negli organi o nei sistemi che sono stati colpiti, cosicché essi diventano meno reattivi e perdono in parte le proprie capacità di adattamento e di difesa.

Chi ha sofferto di malattie gravi o di lunga durata, le donne che hanno avuto gravidanze e parti multipli o difficili, quando si trovano in situazioni di stress emotivo tenderanno ad avere dei sintomi collegati agli organi o ai sistemi che a suo tempo hanno sofferto e dovranno perciò provare le cure adatte caso per caso. In generale, e soprattutto a scopo preventivo, nelle situazioni di tensione emotiva è indicata questa tisana:

| TISANA CALMANTE E DISTENSIVA | |
|---|---|
| *Biancospino fiori mondi* | *g 70* |
| *Melissa foglie monde* | *g 20* |
| *Finocchio frutti* | *g 10* |

Fate un infuso, bevete al mattino e alla sera o anche piú volte nella giornata.

In caso di sonni agitati, di insonnia o se la sola tisana non è sufficiente a calmarvi, prendete 20 *gocce di luppolo composto*, in una tazzina d'acqua o aggiungendole nella tisana:

| GOCCE DI LUPPOLO COMPOSTO | |
|---|---|
| *Luppolo estratto fluido* | *g 30* |
| *Melissa estratto fluido* | *g 30* |
| *Passiflora estratto fluido* | *g 25* |
| *Valeriana estratto fluido* | *g 15* |

Prendete da 20 a 30 gocce in una tazzina d'acqua, meglio se calda o bollita, alla sera prima di dormire, o due-tre volte nella giornata prima dei pasti.

Se la tensione è accompagnata dalla sensazione dell'energia che sale alla testa, con calore, viso arrossato, mal di capo e talvolta vertigini, sono indicati dei pediluvi freddi con acqua e sale marino, o alternando acqua fredda e molto calda, in modo tale da sfruttare l'effetto consensuale, quell'effetto di cui abbiamo già parlato a proposito delle cure con il caldo e il freddo (*vedi il capitolo L'uomo e la temperatura*).

**Stress da dispiacere.** I dolori e i dispiaceri ci colpiscono piú profondamente di qualunque altra situazione emotiva. Secondo la medicina cinese un grande dolore va dritto al cuore ma coinvolge anche tutti gli altri organi nella loro funzione fondamentale di accumulare e proteggere la nostra energia vitale profonda ed essenziale. In questi casi solo la vicinanza di affetti, il conforto di convinzioni profonde, la fede nella forza vitale che ci spinge innanzi possono rappresentare la cura che nel tempo attenuerà le ferite.

La medicina può solo essere un aiuto che tenda a riequilibrare e ristabilire le forze. L'alimentazione, arricchita dai *complementi alimentari*, è fondamentale in tutte queste situazioni di stress. L'appetito va aiutato con tonici amari, come l'*elisir di china*, o la *tisana stomachica* che favorisce anche la digestione. La seguente tisana che vi consigliamo ha effetto equilibratore, tonificante e insieme calmante del sistema nervoso centrale:

| TISANA ANTIDEPRESSIVA | |
|---|---|
| *Petasites foglie t.t.* | *g 40* |
| *Biancospino fiori mondi* | *g 30* |
| *Melissa foglie monde* | *g 20* |
| *Cannella corteccia t.t.* | *g 10* |

Fate un infuso. Bevete alla sera o piú volte nella giornata.

# I complementi alimentari

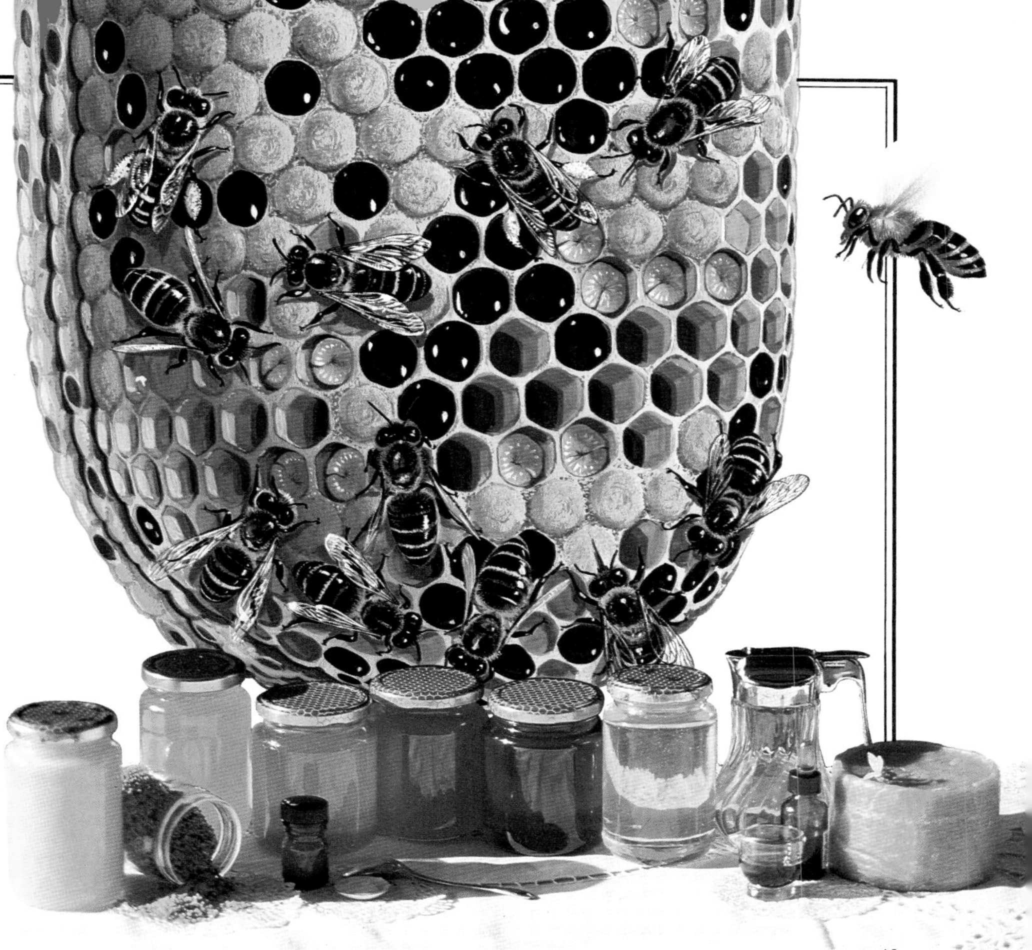

Si chiamano *complementi alimentari* quelle sostanze d'origine vegetale, minerale o animale, destinate ad integrare l'alimentazione abituale. Si trovano in commercio sotto forma di diverse preparazioni officinali (succhi, compresse, confetti, sciroppi, capsule, fiale, ecc.) e hanno due importanti funzioni: compensano le carenze dovute a un'alimentazione sbagliata o a base di prodotti denaturati dai processi di conservazione o inquinati dai diserbanti e dagli altri mezzi usati nell'agricoltura intensiva, fornendo vitamine, minerali, oligoelementi; facilitano l'eliminazione delle tossine e potenziano l'autodifesa dell'organismo. Per assolvere a questi compiti, la natura ci riserva un gran numero di prodotti vegetali che non hanno la caratteristica delle medicine e non sostituiscono una cura medica ma piuttosto favoriscono il buon funzionamento del nostro organismo, ci mantengono in salute e aiutano a guarire. Le confezioni in compresse, fiale, sciroppi ecc., ne consentono un uso facile, senza dover ingerire grandi quantità di cibi biologici, spesso non facilmente reperibili a casa e anche durante i viaggi e gli spostamenti tanto frequenti nella convulsa vita moderna.

I complementi alimentari sono preziosi per mantenerci in buona salute, per combattere lo stress di qualsiasi natura, per correggere le carenze indotte dalla costituzione o da una particolare diatesi. Possiamo considerare complementi alimentari molti prodotti a base di droghe vegetali, specie di quelle ad alto contenuto vitaminico e di quelle che, come il gin-seng e l'eleuterococco, hanno soprattutto un'azione di stimolo e riequilibrio generale su tutto l'organismo (piante "adattogene"). Particolari proprietà hanno i prodotti delle api, che riuniscono in sé caratteristiche biologiche e attività terapeutiche del mondo vegetale e dei prodotti animali.

## LA PROPOLIS

La propolis è una resina-mastice prodotta dalle api, che va acquistando sempre maggior importanza nella medicina naturalistica. Le sue virtú terapeutiche e le sue proprietà erano già note in gran parte nell'antichità e nel corso dei secoli il suo impiego nella medicina popolare non è mai scomparso.

La propolis difende le api e gli alveari sia dalle infezioni sia dagli intrusi. Le api vivono in gran numero (da 50.000 a 90.000) in uno spazio ristretto; inoltre volano su delle vaste zone posandosi spesso e sono perciò esposte al pericolo di infezioni ed epidemie dalle quali si difendono rivestendo tutto l'alveare e il loro stesso corpo con un sottile strato di propolis. Questo nome fu dato a questa sostanza dagli antichi Greci proprio per indicarne la funzione: "pro-polis" in greco significa "a favore della collettività".

**Che cosa è la propolis?** La resina viene raccolta dalle api dalle gemme resinose degli alberi: pioppi, betulle, salici, abeti rossi, abeti bianchi o comuni, pini selvatici, castagni, ecc. La resina raccolta viene trasformata in resina mastice (propolis) con parti di cera, oli essenziali (eterei) e ingredienti che sono contenuti anche nel polline e nel miele. La composizione varia a seconda dell'origine e della zona di raccolta, ma le proprietà rimangono costanti: è comunque utile a proteggere dalle infezioni. In genere ha un colore che varia dal bruno chiaro al color caffè ma può anche essere bruno-verdastra. Di solito ha un aroma gradevole che proviene dagli oli essenziali, dalla resina, dal miele e dal polline che contiene. Se la propolis viene bruciata, si sente un profumo di resina aromatico e i suoi fumi hanno grande valore terapeutico.

**Le sostanze contenute.** Analizzando la propolis si sono trovati il 55% di resine e di balsami, il 30% di cera, il 10% di oli essenziali (eterei), il 5% di polline e inoltre vitamine, minerali, in particolare ferro, alluminio, e oligoelementi come vanadio, stronzio, manganese e silicio. Le resine e i balsami contengono fra l'altro alcool di cannella e materie concianti in quantità variabili.

**L'impiego terapeutico della propolis.** Il famoso medico e filosofo persiano Abu Ali Ibn Sina, noto col nome di Avicenna, scrisse: "La propolis ha la proprietà di togliere le punte delle frecce e delle spine: infatti raffina la pelle, la pulisce dolcemente e la ammorbidisce in modo efficace". L'azione vulneraria e disinfettante fu nota a molti altri popoli, e durante la Seconda Guerra Mondiale in Russia e in Germania vennero usati preparati a base di propolis per curare le ferite. È stata anche largamente impiegata con successo nelle malattie della pelle, nell'acne, nelle scottature, nelle ulcere e verruche. Alcune medicine popolari impiegavano ampiamente la propolis: per esempio, veniva applicata sull'ombelico dei neonati e ne venivano spalmati i giocattoli dei bambini, segno evidente che ne era nota la proprietà disinfettante. Queste proprietà vennero confermate in anni recenti da estese ricerche cliniche con cui si poté provare l'efficacia della propolis in molte malattie infettive, sia virali come l'influenza e il raffreddore, sia batteriche anche gravi come la tubercolosi, la difterite, ecc. In particolare le infiammazioni e le infezioni della bocca e della faringe sono state curate con molto successo. In commercio la propolis esiste in forma di granuli da masticare, tenendoli a lungo in bocca e sputando il residuo ceroso che rimane; come pastiglie da far sciogliere lentamente in bocca; in gocce particolarmente consigliabili per i bambini piú piccoli, e in numerosi preparati per applicazioni locali come unguenti, creme, tintura glicerica per toccature gengivali. Esistono anche preparazioni in cui la propolis è unita ad altri prodotti delle api, per esempio il polline, con il quale esiste un sinergismo di azione, ossia le proprietà del polline e della propolis hanno la caratteristica di potenziarsi a vicenda. La propolis, oltre a un'azione antibatterica specifica, ha la proprietà di rafforzare le difese dell'organismo senza distruggere quei germi che naturalmente convivono con noi (flora batterica intestinale, saprofiti della pelle) e che sono indispensabili al nostro benessere: perciò può essere impiegata con successo a scopo preventivo, specialmente nelle persone che vanno piú soggette alle malattie infettive come i bambini, i convalescenti, gli anziani.

Sulla propolis e sulle sue azioni benefiche resta ancora molto da sapere: la natura è ben piú complessa nelle sue azioni di quanto ci sia riuscito fino a ora di indagare. In molti Paesi sono in corso esperimenti e studi dai quali speriamo potranno derivare nuove conoscenze.

## IL POLLINE

Il polline è l'elemento maschile del fiore. Si presenta come una polvere finissima, di colore dal giallo al bruno a seconda della provenienza, di sapore leggermente amaro. I pollini si dividono in due gruppi: anemofili e entomofili. I primi, leggerissimi, sono trasportati dal vento, e le piante con polline anemofilo, come le conifere, non possono contare che su quest'elemento per realizzare la fecondazione. Il polline entomofilo, piú vischioso, viene raccolto direttamente dalle api, umettato con il secreto di una speciale ghiandola e riposto nelle anfrattuosità delle loro zampette per essere piú facilmente trasportato nell'alveare. Il polline costituisce l'alimento delle api, il materiale plastico da cui derivano tutte le sostanze che formano il corpo delle api stesse.

**La composizione del polline.** Il polline visto al microscopio elettronico si presenta in granelli di forma sferica; è composto, con piccole variazioni a seconda della provenienza, dal 35% di sostanze proteiche (riportiamo qui sotto una *tabella* di comparazione del polline con altri alimenti, dove il contenuto proteico è espresso in quantità di aminoacidi), da zuccheri (interessante la presenza di lattosio), vitamine, rutina. Contiene inoltre dei princípi nutritivi, detti "sostanze vitali", di cui però non conosciamo ancora l'esatta composizione. Pochi i grassi, circa il 5% del totale.

**I contenuti di amminoacidi essenziali del polline rispetto ai principali alimenti**

| Alimenti | Isoleucina | Leucina | Lisina | Metionina | Fenilalanina | Treonina | Triptofano | Valina |
|---|---|---|---|---|---|---|---|---|
| Carne di bue | 0,93 | 1,28 | 1,45 | 0,42 | 0,66 | 0,81 | 0,20 | 0,91 |
| Uova | 0,85 | 1,17 | 0,93 | 0,39 | 0,69 | 0,67 | 0,20 | 0,90 |
| Formaggio | 1,74 | 2,63 | 2,34 | 0,80 | 1,41 | 1,38 | 0,34 | 2,05 |
| Polline misto | 4,5 | 6,7 | 5,7 | 1,8 | 3,9 | 4,00 | 1,3 | 5,7 |

**Le azioni terapeutiche.** L'azione piú nota del polline è quella eutrofizzante, antidepressiva e riequilibrante. È utile dunque nelle astenie degli adulti e dei ragazzi specie nel periodo scolastico. In geriatria trova valida applicazione nei disturbi propri dell'età matura. Responsabile di questa azione favorevole è, almeno in parte, l'alto contenuto in rutina (14%-17%) per l'azione che esplica sulle pareti dei vasi capillari e in generale sulla microcircolazione. Dalla tabella riportata vediamo come gli aminoacidi essenziali sono presenti nel polline in grande quantità e l'alto contenuto in leucina ne giustifica l'azione detossicante. Le azioni del polline e la sua capacità di equilibrare il potenziale energetico dell'organismo sono sinergizzate (aumentate reciprocamente) dall'unione con alcune piante medicinali: lo troviamo in composti assieme all'arnica, al biancospino, al tarassaco, al vischio, al gin-seng e con il germe di grano.

**Quale polline scegliere?** Il polline, perché contenga le sostanze che a noi interessano, deve essere quello elaborato dalle api proveniente dall'alveare. Ci sono purtroppo in commercio dei pollini anemofili, cioè quelli portati dal vento, che vengono estratti direttamente dai fiori, ma son ben diversi da quelli d'api e non ne possiedono le proprietà. Tuttavia, il polline d'api comune dà spesso intolleranze digestive. Per esempio un colitico, dopo circa un'ora dall'assunzione, può lamentare dolore alla regione sottocostale destra: l'inconveniente deriva dal fatto che il polline viene trattato per garantirne la conservazione. Infatti al momento del prelievo dall'alveare contiene circa il 20%-25% di acqua, che deve essere eliminata. Per questo viene scaldato, ma il calore danneggia il polline distruggendo le sostanze vitali grazie alle quali esplica le proprie benefiche azioni, e provoca un eccessivo indurimento dello strato esterno resinoso. Di recente è stato scoperto un procedimento biologico grazie al quale ciò non avviene e le sostanze preziose in esso contenute vengono conservate integralmente, mentre il polline, cosí "aperto", risulta facilmente digeribile.

## LA PAPPA REALE

La pappa reale, o *gelée royale*, è la sostanza, elaborata dalle ghiandole faringee delle api operaie, che serve come alimento esclusivamente a quelle larve che sono destinate a diventare le api regine. L'ape regina è l'unica dell'alveare destinata alla riproduzione, ha una crescita molto piú rapida delle altre api e la durata della sua vita è 40 volte superiore a quella delle api normali. La pappa reale è un alimento altamente energetico, ricchissimo in sostanze vitali. È una sostanza completamente diversa dal miele: ha aspetto cremoso, colore bianco grigiastro, sapore acidulo e possiede eccezionali proprietà nutritive. La pappa reale ha una bassa percentuale di umidità (circa del 66%), contiene proteine e acidi nucleici nella proporzione del 12-13% circa, il 5% di grassi, il 12% di zuccheri e poco meno dell'1% di sali minerali; contiene anche il 2,83% di altre sostanze non tutte identificate, tra cui vitamine del gruppo B, buona quantità di vitamina C, mentre è assente completamente la vitamina E. Tra le sostanze non ancora ben identificate ve ne sono alcune che hanno azione antibiotica nei confronti sia di batteri sia di funghi.

**Le indicazioni.** Grazie alle sue proprietà, la pappa reale trova impiego quale alimento pregiato negli stati di denutrizione, nei deficit di accrescimento e nella senescenza. La pappa reale viene usata allo stato puro, che è il metodo piú antico, e presa in piccolissime quantità, in genere corrispondenti a quella contenuta sul *tige*, un piccolo cucchiaino di plastica che contiene 50 mg di prodotto, annesso ai flaconi nei quali è venduta.

## IL MIELE

Il miele è una sostanza zuccherina, di consistenza vischiosa e di colore biondo, costituita dal nettare dei fiori elaborato dalle api e rigurgitato nelle cellule del favo. Il miele può essere vergine, centrifugato e torchiato.

Il miele naturale è il prodotto della elaborazione del nettare dei fiori o di altri succhi zuccherini che le api operaie succhiano durante i viaggi di raccolta e immagazzinano, rielaborandoli chimicamente e concentrandoli. L'acqua di cui è ricco il nettare viene eliminata in parte prima di entrare nell'alveare, e in massima parte per l'evaporazione provocata dall'elevata temperatura che c'è in genere nell'alveare stesso. L'elaborazione chimica del nettare consiste essenzialmente nella inversione del saccarosio, per opera di un fermento (*invertasi*), secreto dall'intestino delle api. Il saccarosio viene trasformato in glucosio che cristallizza in grandi agglomerati bianchi, compatti, e caratteristici nel miele grezzo, quindi in fruttosio e in uno zucchero levogiro liquido non cristallizzabile, il melloposio.

**La composizione del miele.** Con delle piccole variazioni a seconda dei tipi, il miele contiene dal 25% al 45% di glucosio (zucchero comune) e perciò non è indicato ai diabetici) dal 35% al 45% di fruttosio e circa il 20% di acqua. Altri componenti sono degli acidi organici; una sostanza colorante gialla, molto simile alla cera; dei carboidrati non zuccherini; tracce di sostanze minerali, di sostanze azotate e di residui di granellini di polline. Il miele è quasi sempre profumato da sostanze aromatiche provenienti dai fiori, secondo la predominanza dell'una o dell'altra specie di fiori nelle vicinanze dell'alveare. Il miele, quando si prende dall'alveare, è di consistenza liquida, ma lentamente col tempo diventa solido secondo un processo naturale. Quello che rimane piú a lungo liquido è il miele di acacia. Tutti i tipi disponibili in commercio (miele di timo, miele di lavanda, miele di biancospino, ecc.) sono per lo piú liquidi. Tuttavia non sono mieli puri o naturali: di solito sono diluiti con aggiunta di glucosio, o talvolta di acqua, per renderli piú liquidi e il gusto viene variato con l'aggiunta di oli essenziali, cosí che di naturale rimane ben poco. Inoltre molti sono pastorizzati, operazione che si fa portandoli ad alta temperatura: poiché il miele e tutti i prodotti delle api conservano le proprie qualità biologiche solo se non vengono mai scaldati al di sopra dei 30°, è evidente che la pastorizzazione ne annulla qualsiasi effetto benefico e rimangono solo dei dolcificanti.

**Le proprietà del miele.** Il miele è sostanzialmente un emolliente, rinfrescante, depurativo e un blando lassativo; può servire per la preparazione di collutori come edulcorante ed eccipiente. È un ottimo veicolante degli altri prodotti delle api come il polline e la pappa reale, e nei complementi dell'alimentazione è ideale per correggere il sapore.

**Il miele rosato.** È costituito da un miscuglio di miele con un infuso di petali di rosa, dal profumo gradevolissimo e, proprio per la presenza dei petali di rosa, la sua colorazione è rosso-bruna. Viene impiegato per calmare e sfiammare le gengive dei bambini durante la dentizione.

**I melliti.** Sono delle preparazioni a base di miele disciolto e mescolato con infusi, decotti, tinture, essenze solubili, succhi di droghe officinali. Il campo di applicazione di questi preparati è vastissimo e si possono ottenere dei melliti semplici, a base di una sola pianta, oppure dei melliti composti, a base di piú farmaci, cioè di una o piú droghe vegetali. I melliti si possono preparare molto bene con gli estratti fluidi, regolandosi con un dosaggio di circa il 5%-8% di estratto rispetto al miele. Per esempio, se volete potenziare le qualità rinfrescanti e depurative del miele, potete preparare un mellito aggiungendo a 100 g di miele 5 g di estratto fluido di gramigna.

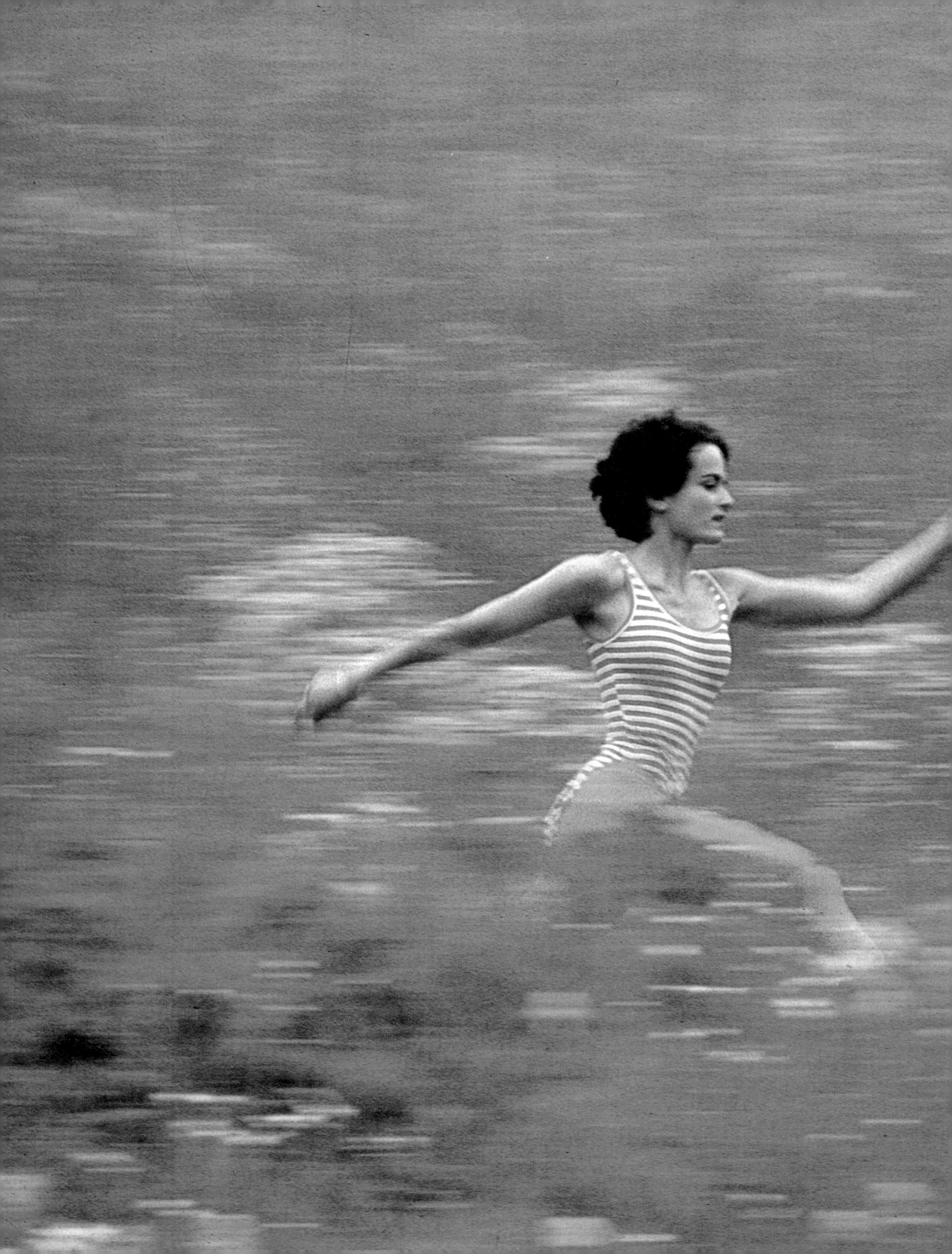

## Terza parte

# *Il rapporto dell'uomo con sé stesso*

La salute è prima di tutto armonia: dello svolgersi delle funzioni fisiologiche, armonia del movimento dell'intero corpo, armonia della psiche che si riflette nel corpo, e viceversa. La conquista della salute intesa cosí rappresenta un impegno quotidiano, una consapevolezza e una cura di sé che diventano parte di noi stessi in ogni momento. La gioia e la sicurezza di sé, che derivano dall'essere capaci di sentire la vita che scorre in ogni piú piccola parte del nostro corpo, costituiscono una ricompensa piú che adeguata al piccolo sacrificio di dedicare poche decine di minuti nella giornata al movimento, al massaggio, al rilassamento. Ma ogni attività quotidiana può essere occasione di salutare esercizio, purché la si svolga con consapevolezza di sé: la posizione in cui lavoriamo o studiamo, il nostro modo di camminare, di stare seduti, di riposare, tutto è potenzialmente nocivo o, all'opposto, benefico; dipende solo dal modo in cui vien fatto.

I presupposti indispensabili alla conquista dell'armonia del fisico e della psiche sono: la capacità di raggiungere un perfetto rilassamento, per divenire coscienti del proprio corpo e di conquistare la serenità dello spirito, e la pratica dell'auto-osservazione. Le tecniche di rilassamento e di concentrazione non sono difficili, ma vanno eseguite alla perfezione e con costanza, costituendo i primi passi di una strada che può portare a sublimi capacità fisiche e psichiche. L'auto-osservazione si basa anch'essa su tecniche facili per tutti, ma sarà proficua solo se impareremo a osservarci continuamente e non solo quando ci accingiamo agli esercizi.

# *L'uomo e il movimento*

*Muoversi armoniosamente è attributo indispensabile alla bellezza: è il movimento che plasma il corpo, ne determina lo sviluppo e la crescita. Ma anche lo sviluppo psichico, il senso dello spazio e del tempo dipendono da un corretto e costante esercizio di muscoli, tendini e articolazioni.*

Gli arti e le parti del corpo che contengono gli organi interni (capo, torace, bacino) sono le strutture del movimento e nel loro insieme formano l'*apparato locomotore*, detto anche *apparato muscolo-scheletrico* in quanto è formato principalmente dallo scheletro e dai muscoli. Cosí come gli organi, i sistemi e gli apparati interni sono indissolubilmente legati tra loro e dipendono l'uno dall'altro per lo svolgimento delle proprie funzioni, allo stesso modo le strutture di movimento e di sostegno formano un insieme funzionale unico e armonico, in cui ogni parte è legata alle altre e tutte sono legate agli organi interni, da cui dipendono per essere nutrite, per respirare, per essere coordinate. E tutte concorrono a nutrire lo spirito e la mente da cui sono guidate. Perciò, se la buona salute degli organi interni è indispensabile al funzionamento delle strutture di movimento, queste a loro volta influenzano gli organi interni e la vita spirituale. Vediamo cosí che, se è vero che il movimento non è funzione indispensabile alla nostra sopravvivenza, è pur vero che lo è perché la vita possa svolgersi normalmente e per assicurarci una buona salute.

Avete mai provato a dover restare anche solo con un mignolo fasciato e immobile? Quante cose non si riescono piú a fare! O con una gamba ingessata? E un improvviso mal di schiena? È solo in queste situazioni che ci rendiamo conto, anche se solo parzialmente, di come parti del nostro corpo che ritenevamo ben poco utili, come un dito mignolo, o che pensavamo del tutto slegate tra loro, come le gambe e le spalle, siano in realtà parte di un grande, unico sistema che ci consente i mille e mille movimenti consci o inconsci di cui è fatta la nostra vita.

## Il movimento

Secondo un'antica definizione, mai smentita dai progressi delle scienze, "la vita è movimento". Un bimbo non ancora nato nel grembo materno compie già una serie di movimenti sia delle singole parti sia di tutto il corpo, e dalla nascita in poi istintivamente associamo l'idea di salute con quella di movimento: se un bimbo si muove poco, la mamma subito pensa che sia malato, lo stesso se non riesce a star fermo. In effetti il movimento è una funzione indispensabile alla crescita, altrettanto della nutrizione, della respirazione, del ricambio, del sonno. Il movimento agisce direttamente sullo sviluppo delle ossa, delle articolazioni, dei muscoli e dei tendini; promuove la funzione motoria in tutte le sue com-

IL CORPO: UNA UNITÀ DINAMICA *Quando compiamo un movimento, anche il piú comune e quotidiano, questo dovrebbe essere sciolto e armonioso e coinvolgere l'intero corpo. In questa bellissima sequenza fotografica del fotografo americano Muybridge (1830-1904) si può osservare come in ogni istante il corpo del corridore carichi in tutte le sue parti: il tono, la forza, l'elasticità di ogni struttura si modificano cosí da impartire la spinta ottimale con il minore sforzo.*

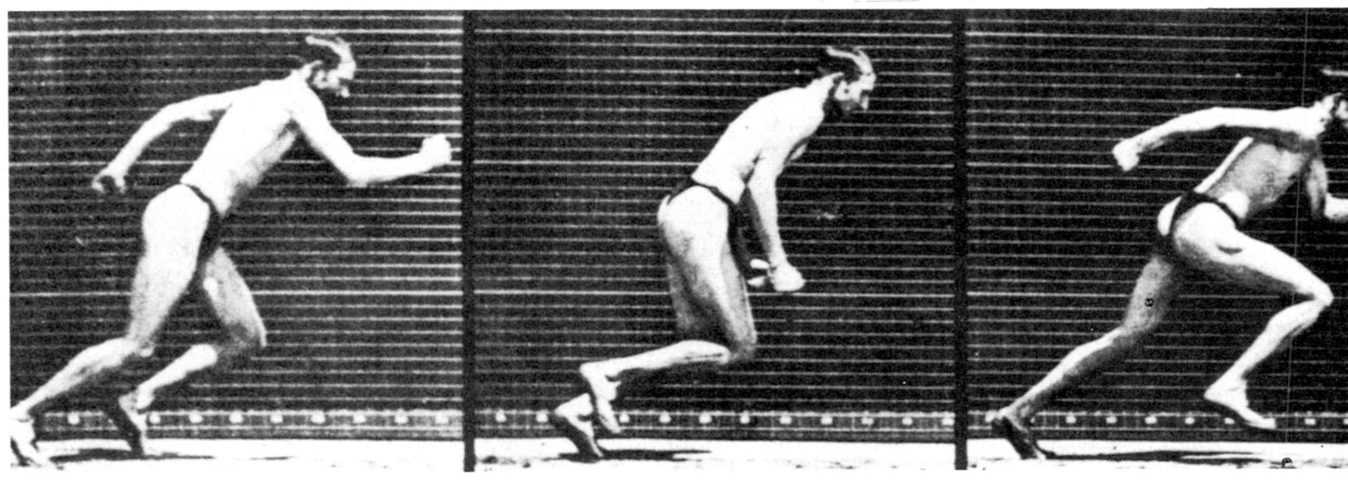

ponenti (nervosa, psichica, muscolare); agisce sulla funzione cardio-circolatoria e respiratoria, su quella digestiva e di assimilazione e sul ricambio e l'eliminazione delle scorie.

## Lo sviluppo osseo

Lo scheletro è tanto piú malleabile quanto meno è ossificato, ossia quanto piú giovane è una persona. Tutte le deformazioni ossee hanno origine prima dei 20 anni, di solito tra i 7 e i 14 anni, fatta eccezione per i danni derivati da traumi, da malattie infettive e da senilità. Sembrano dati impressionanti, anche perché la maggior parte di coloro che hanno delle deformazioni ossee – specie della colonna vertebrale ma anche di altre parti del corpo, come arti piú corti, setto nasale deviato e altre meno visibili – di solito le ignora fino a che queste hanno causato squilibri e danni capaci di provocare dolore o inabilità. Tutte queste persone sostengono di aver avuto una perfetta salute ben oltre i 25 o 30 anni e non riescono a credere che i loro guai attuali risalgano tanto lontano nel tempo.

Nell'età pubere, ossia tra i 7 e i 15 anni, si definisce la "forma" dell'individuo e la struttura e l'atteggiamento dello scheletro si fissano per l'avvenire. Ma allo stesso tempo è l'età in cui tutti gli atteggiamenti errati e tutte le deformazioni possono ancora essere corretti, rimodellati fino alla normalità. Ecco perché a queste età i ragazzi vanno osservati con attenzione e continuamente, e si deve insistere per far loro praticare esercizi fisici, sotto forma di ginnastica e di sport formativi – primo fra tutti il nuoto – o di ginnastiche fisioterapiche se necessario, senza scoraggiarsi e senza desistere.

Anche sullo scheletro adulto si può ancora agire notevolmente: qualora non sia possibile rimodellare le ossa in sé stesse, si agirà correggendo, compensando, equilibrando le articolazioni, i muscoli e i tendini attraverso il movimento.

**Ossificazione e crescita.** Il neonato ha uno scheletro soprattutto cartilagineo che si trasforma gradatamente in tessuto osseo via via che si completa il processo di crescita. Il tessuto cartilagineo, infatti, permette la crescita dello scheletro e tende a diminuire progressivamente; nell'individuo adulto permangono solo le cartilagini articolari che a loro volta tendono a scomparire nella vecchiaia.

Il processo di ossificazione avviene in tempi diversi per le varie parti scheletriche: le coste si ossificano precocemente, ma restano mobili grazie alle cartilagini con cui si articolano allo sterno, cartilagini molto estese anche nell'età adulta; esse consentono la grande mobilità del torace durante gli atti respiratori, come illustrato alle pagg. 68-69.

Il piede si ossifica piú rapidamente della mano; per questo motivo i difetti del piede nel bambino – piede piatto, piede varo o valgo – devono essere curati precocemente e seguiti attentamente fino a che la crescita è in corso.

I tratti delle ossa lunghe – delle braccia e delle gambe – in cui ha luogo l'allungamento osseo, dette *epifisi fertili*, situate in prossimità del ginocchio, della spalla e del polso, non devono ossificarsi troppo presto altrimenti si ha un arresto della crescita in altezza. Il bacino è interamente ossificato entro i 20 anni.

I corpi vertebrali crescono fino a 25 anni, consentendo un modesto aumento di struttura anche dopo la completa ossificazione delle ossa lunghe.

Gli ultimi due punti dello scheletro che si ossificano completamente sono la clavicola nel maschio e la sinfisi pubica nella donna (26-27 anni); per questo l'attività fisica favorisce l'allargarsi delle spalle nel maschio e le gravidanze e i parti inducono un aumento del diametro del bacino nella donna se avvengono prima di questa età.

*(segue a pag. 312)*

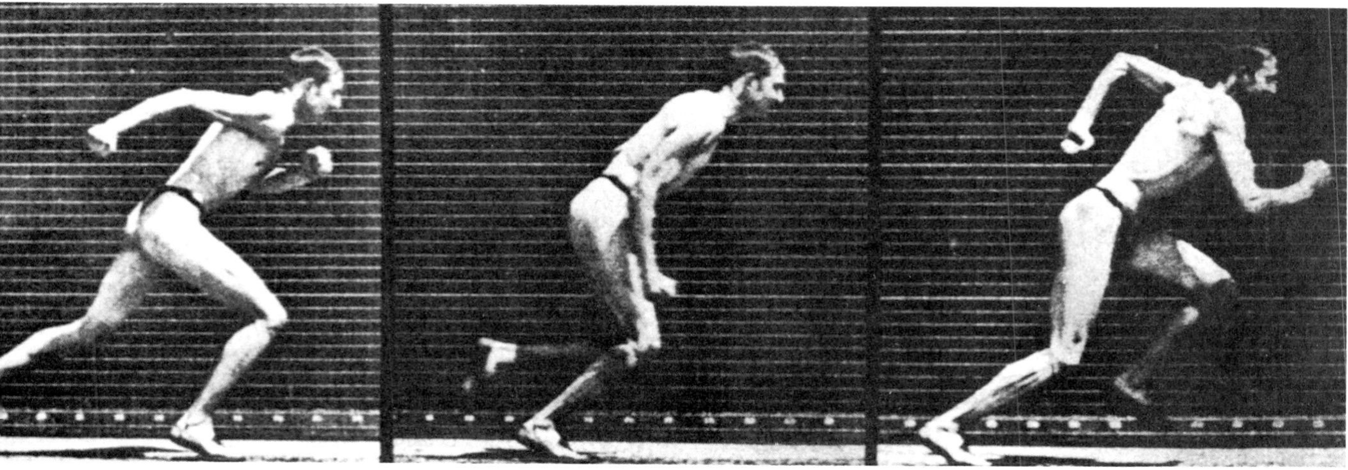

# Lo scheletro

Subito dopo il sangue, le cui cellule (globuli bianchi e globuli rossi) hanno vita breve e si rinnovano molto in fretta, il tessuto che piú di ogni altro cambia e si trasforma è il tessuto osseo. Se cosí non fosse, una banale frattura ci immobilizzerebbe per tempi lunghissimi e non per un mese o poco piú. Si calcola che 1/5 dello scheletro, calcolato in peso, si rinnovi completamente ogni sei mesi: questo significa che ogni due anni e mezzo le nostre ossa sono completamente rinnovate!

Lo scheletro si divide in due parti: la prima, detta *scheletro assile*, è quella che forma l'asse portante del corpo, di cui fanno parte la colonna vertebrale, lo sterno, le coste e le ossa del capo; la seconda, detta *scheletro appendicolare*, è formata dagli arti superiori (le braccia) e da quelli inferiori (le gambe). Le ossa, a seconda della loro posizione nel corpo e della loro funzione, assumono forme diverse. Grosso modo si distinguono in *ossa lunghe* che formano gli arti (omero, radio e ulna le braccia; femore, tibia e perone le gambe), *ossa piatte* come la scapola, le coste, le ossa del bacino, e *ossa brevi* di cui le vertebre sono di gran lunga le piú importanti.

Il tessuto osseo non è tutto uguale, ma varia nei diversi tipi di ossa: talvolta è piú compatto e duro, talvolta spugnoso e in altre ossa forma delle lamelle o strati sovrapposti. In corrispondenza delle articolazioni, ossia laddove delle superfici ossee si fronteggiano per permetterci il movimento, il tessuto osseo si trasforma in cartilagine.

Le cartilagini formano una parte notevole dello scheletro del neonato, permettendo cosí i movimenti plastici di allungamento delle ossa, che raggiungono l'ossificazione definitiva attorno ai 26 anni, età oltre la quale non è piú possibile crescere. Dopo quest'età le cartilagini rimangono solo in corrispondenza delle articolazioni: sono molto estese quelle tra lo sterno e le coste, le quali, oltre a rendere il torace elastico e resistente agli urti, facilitano i movimenti respiratori. Nell'età anziana le cartilagini articolari tendono a scomparire, rendendo piú difficile il movimento.

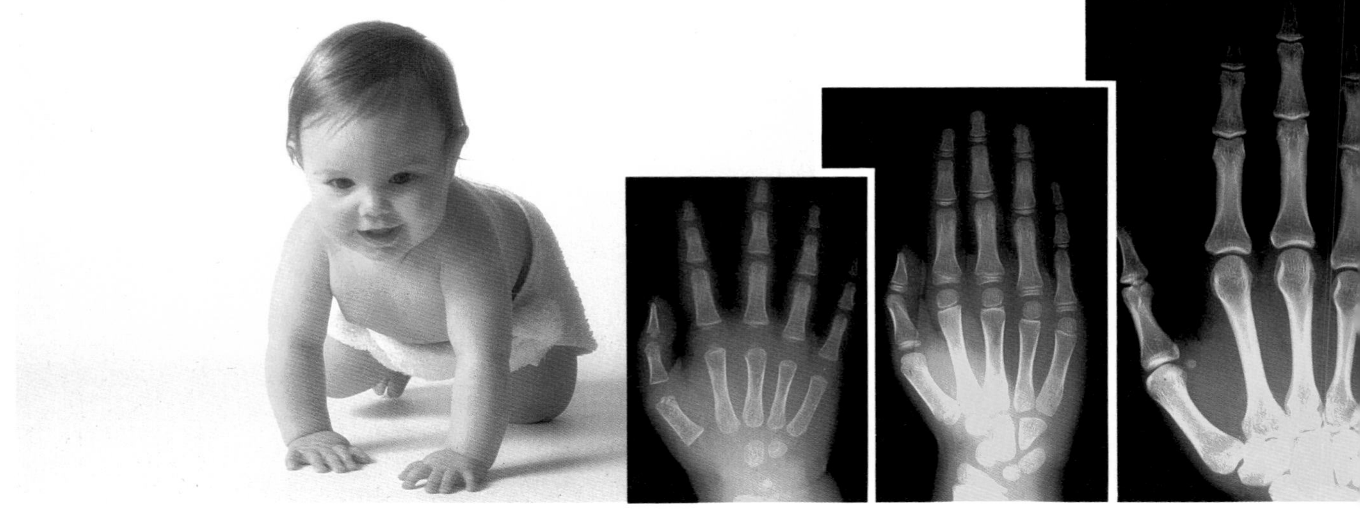

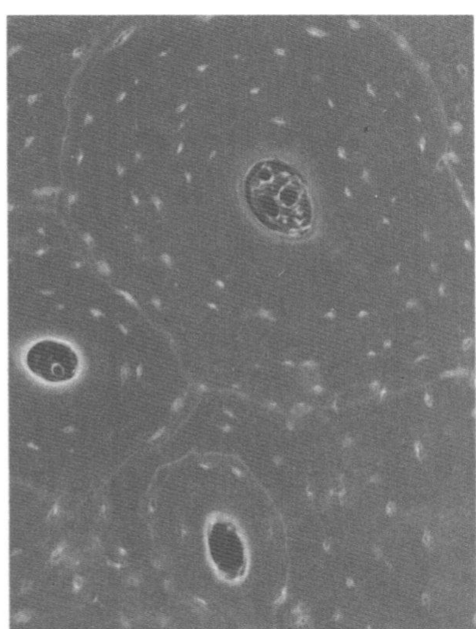

A

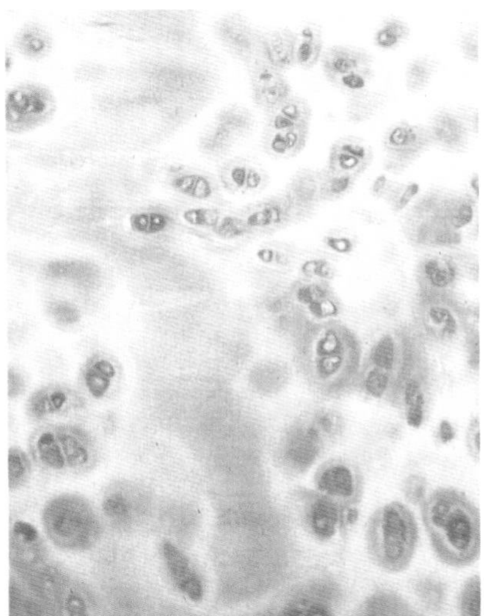

B

LO SCHELETRO *Le tre radiografie della mano (qui sopra) mostrano la differenza nella proporzione fra ossa e cartilagine a 2, 6 e a 20 anni. La prevalenza di tessuto cartilagineo in età infantile è tale per consentire la crescita. Infatti, come vedete nelle figure a sinistra, l'osso e la cartilagine si presentano in modo completamente diverso: il tessuto osseo (A) è duro e compatto e le sue cellule hanno piccoli nuclei; il tessuto cartilagineo (B) è piú morbido ed elastico e i nuclei cellulari sono grandi. La differente misura del nucleo sta ad indicare la maggiore attività riproduttiva delle cellule cartilaginee, attraverso la quale avviene la crescita del tessuto.*

TESTA *Le ossa della testa si dividono in ossa del cranio, le cui articolazioni sono praticamente fisse, e ossa della faccia, con la complessa articolazione della mandibola. Il capo poggia sulla colonna vertebrale: si articola con la 1ª e la 2ª vertebra cervicale che formano una sorta di perno su cui il capo può ruotare e flettersi da ogni lato.*

TRONCO E DORSO *Il tronco è formato dalla gabbia toracica, dove sono contenuti i polmoni, che fa parte delle strutture respiratorie secondarie. È formata dalle vertebre toraciche, dalle coste e dallo sterno. Le scapole (poste posteriormente) sono necessarie ai movimenti delle braccia e delle spalle; le clavicole costituiscono una sorta di asse che sostiene il torace anteriormente.*

BACINO *Il bacino è formato dalle vertebre lombari, dall'osso sacro e da due grandi ali (le ossa iliache) che, assieme all'ischio e al pube, formano una sorta di imbuto, piú largo nella donna per poter contenere l'utero gravido. Il collo dell'imbuto si allarga per lasciar passare il bambino al momento del parto.*

ARTI INFERIORI *Sono costituiti dalle due ossa piú lunghe di tutto il corpo umano: i femori. Queste ossa terminano superiormente con una struttura rotonda (testa) che si articola con il bacino. La testa termina con un collo piú sottile che forma un angolo con il resto dell'osso e che può fratturarsi con una certa facilità negli anziani. Il punto piú esterno del fianco è costituito da una sporgenza del femore, il grande trocantere. Sull'articolazione del ginocchio si trova un osso a forma di piramide, con la punta verso l'articolazione: è la rotula, mantenuta al suo posto da un complesso sistema di legamenti, e che scorre su delle borse contenenti piccole quantità di liquido.*

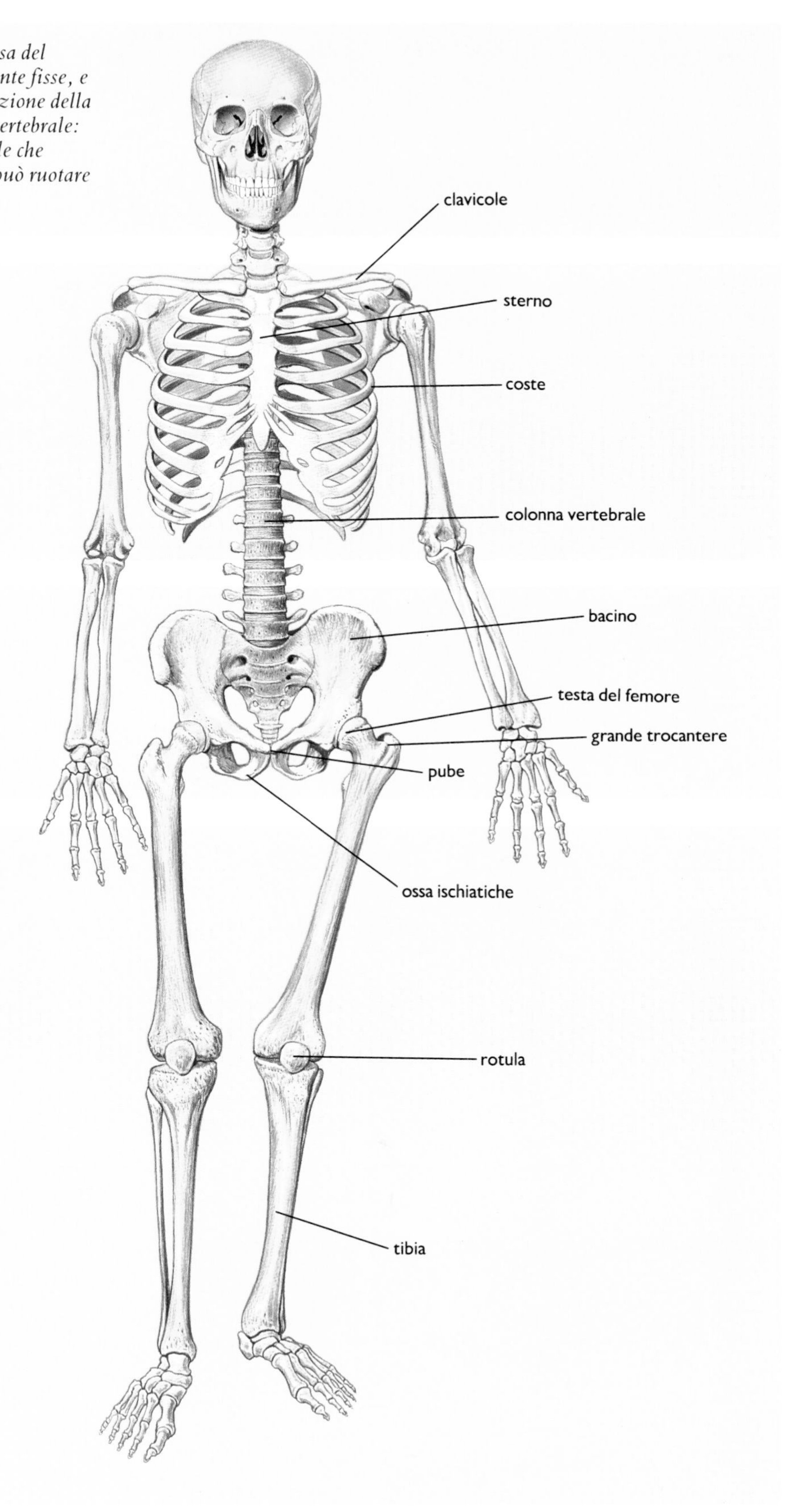

La crescita non avviene in modo costante ma per spinte successive e alternate: la crescita in altezza si alterna a quella in larghezza; la crescita delle gambe si alterna a quella delle braccia, un lato cresce alternativamente piú dell'altro.

Questo è evidente specialmente nelle gambe e causa dei passeggeri squilibri del bacino e della colonna vertebrale, presto compensati. Tuttavia se la crescita si arresta in un momento di squilibrio, tali scompensi possono divenire pericolosi ed essere causa di scoliosi soprattutto nei ragazzi che sono cresciuti molto in fretta.

## Il movimento e la crescita

Il movimento favorisce la crescita ossea sia in lunghezza sia in larghezza, inoltre il tessuto osseo prodotto è piú resistente: grazie al movimento, i muscoli sono piú forti, le ossa piú grandi e resistenti. Quando un arto rimane paralizzato, per esempio per una lesione da parto o a seguito di una poliomielite (paralisi infantile), prima che la crescita abbia termine, non solo si arresta lo sviluppo muscolare (atrofia dei muscoli) ma anche la crescita ossea (atrofia scheletrica) cosicché l'arto rimane piú corto, sottile e fragile benché la malattia non lo abbia colpito direttamente.

**Le articolazioni.** Il movimento modella le superfici articolari, o addirittura le crea: nell'articolazione dell'anca (coxofemorale), la cavità articolare si forma solo grazie al movimento della testa del femore: se questa non è al suo posto, come avviene nelle lussazioni dell'anca, la cavità non si forma. Lo sgambettare del neonato favorisce il formarsi di questa cavità articolare.

Le articolazioni immobilizzate si anchilosano, le superfici articolari scompaiono: il danno è proporzionale alla limitazione del movimento, ossia se l'immobilizzazione è parziale anche l'anchilosi sarà parziale. Ogni articolazione che non venga usata sfruttando completamente tutte le sue possibilità di movimento tenderà a perdere la mobilità e la struttura articolare in sé stessa: i sedentari hanno delle rigidità della colonna vertebrale o addirittura la scomparsa di talune articolazioni.

Riassumendo, possiamo dire che movimenti e atteggiamenti sbagliati causano articolazioni anormali. La ripresa del movimento normale riuscirà a riportare le articolazioni alla normalità nei giovani e a migliorarle dopo i 20-25 anni in proporzione alle capacità metaboliche di ciascuno. Se una persona unisce al movimento una appropriata igiene di vita (sonno, alimentazione, respirazione, vita all'aria aperta, equilibrio psicoemotivo), le sue capacità di recupero saranno migliori e spesso i risultati potranno apparire "miracolosi", pur tenendo conto delle differenze individuali di costituzione.

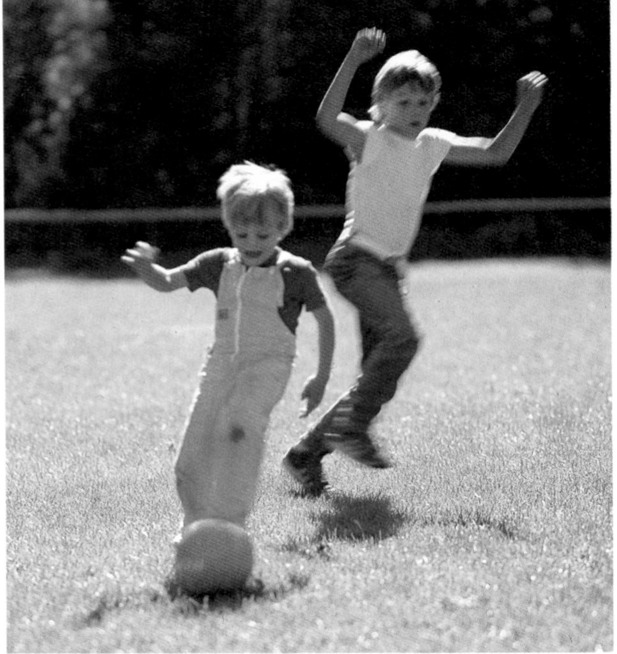

GRAZIE AL MOVIMENTO DIVERRANNO ALTI E ROBUSTI *Il movimento è indispensabile alla crescita, sia in altezza, sia in robustezza. Quando i bimbi corrono, saltano, si rotolano, si flettono, favoriscono l'allungarsi e l'irrobustirsi delle ossa, lo sviluppo di muscoli e tendini. Talvolta i genitori tendono a limitare il movimento dei bambini, per paura che sudino o che si stanchino troppo, o perché costretti dalle limitazioni di spazio di un appartamento cittadino. Questo costituisce un danno per lo sviluppo, danno che oltre una certa età diviene irreversibile.*

**La struttura muscolo-tendinea.** Parlando dei muscoli vedremo come il movimento possa modificarli nella forma, nella struttura e nella forza. I tendini si formano grazie alla trazione esercitata dai muscoli in un'unica direzione costante. Quando due segmenti ossei o le diverse parti del tronco hanno una posizione viziata, i muscoli che li collegano sono obbligati a esercitare delle pressioni in direzioni diverse per compensare gli squilibri che vengono a crearsi o per rendere possibile il movimento. In questo modo viene a mancare quella forza di trazione costante che favorisce lo sviluppo e la conservazione dei tendini e questi finiscono con l'atrofizzarsi progressivamente.

Quanto abbiamo detto prova che una qualsiasi "deformazione" – di posizione, di atteggiamento, di portamento – provoca un adattamento dell'intero sistema motorio, innescando un processo patologico che tende a nutrire sé stesso. Tutte le componenti del sistema (ossa, articolazioni, tendini, muscoli, sistema nervoso) finiscono col prendere parte alla deformazione. Il sistema motorio, cosí deformato, influenza a sua volta in senso negativo tutte le funzioni vitali.

Le attitudini scorrette nel camminare, nello stare seduti, in tutte le attività della vita quotidiana tendono, prima o poi, a portare dei danni molto gravi agli stessi tessuti di sostegno dell'organismo: ogni volta che un osso è costretto in una posizione anomala finisce col deformarsi e divenire cosí, a sua volta, anormale, tendendo a fissare e a peggiorare la posizione viziata e coinvolgendo altre ossa e strutture (articolazioni, muscoli, tendini).

Le ossa del piede, che sostengono l'intero peso del corpo, tendono facilmente sia a deformarsi sia a divenire a loro volta causa di deformazioni di tutto lo scheletro.

## Il controllo del movimento

Negli ultimi decenni anche la medicina occidentale ha cambiato notevolmente il proprio modo di interpretare il movimento, avvicinandosi molto ai concetti delle medicine orientali. In precedenza il movimento era visto e interpretato in senso prevalentemente anatomico, basandosi sulle strutture che intervenivano nei singoli atti motori, visti come eventi separati. Si parlava perciò di *movimenti riflessi*, che non coinvolgono i centri nervosi superiori, dovuti soprattutto alle risposte agli stimoli superficiali di allarme, i cosiddetti stimoli "nocicettivi" (ricettivi di ciò che nuoce). Per esempio, se veniamo in contatto con un corpo caldo o con una sorgente di calore come la fiamma di un cerino, il movimento per allontanarcene è immediato e si compie prima di essere coscienti del fatto che ci si sta scottando. Lo stesso avviene quando ci pungiamo o ci schiacciamo un dito o un piede: in tutti i casi si tratta appunto di movimenti riflessi. I *movimenti automatici* avvengono senza l'intervento dei centri superiori, benché partano dalla corteccia cerebrale, ossia "li compiamo senza pensarli", come avviene quando avanziamo le gambe nel camminare; i *movimenti volontari* coinvolgono tutte le strutture preposte al movimento, comprese la coscienza e la decisione. Oggi questa definizione del movimento appare superata grazie al concetto molto piú ampio di *psico-motricità*, che considera il movimento nella sua totalità e non semplicemente tenendo conto delle strutture anatomo-funzionali coinvolte.

**La psico-motricità.** La nozione di psico-motricità ha aperto nuovi e piú ampi orizzonti alla terapia di molte malattie, anche gravi, che coinvolgono il

I DIVERSI TIPI DI MOVIMENTO *Basandosi sulle strutture anatomiche coinvolte, specialmente sulle vie e centri nervosi che vi prendono parte, i singoli atti motori si possono dividere in tre tipi, illustrati nelle fotografie. Il dito che si ritrae dalla fiamma si muove molto velocemente senza che lo vogliamo e prima che riusciamo a rendercene conto: si tratta di un movimento "riflesso". Le dita di un grande pianista si muovono altrettanto velocemente, ma egli ne decide, conosce e calibra ogni attimo e ogni sfumatura: si tratta di movimenti "coscienti". Al contrario, tutte le persone nella terza immagine hanno deciso di camminare, ossia hanno impartito un ordine volontario al proprio corpo, ma non sanno quali parti di esso si muovono, quali muscoli o articolazioni: stanno compiendo un movimento "automatico".*

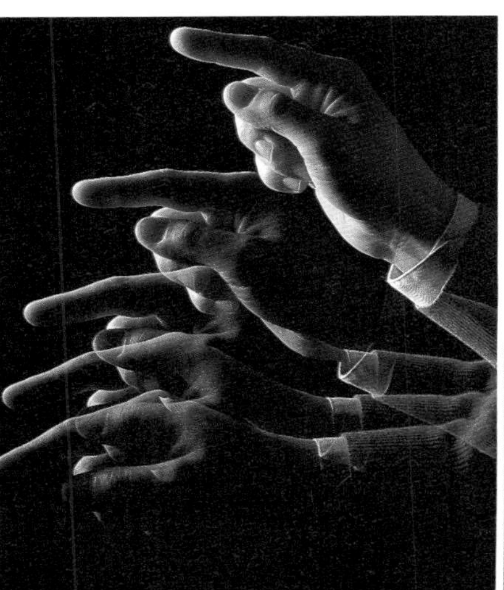

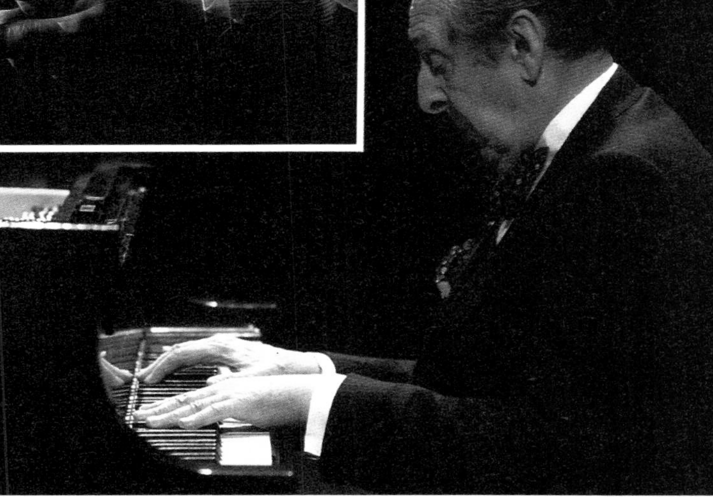

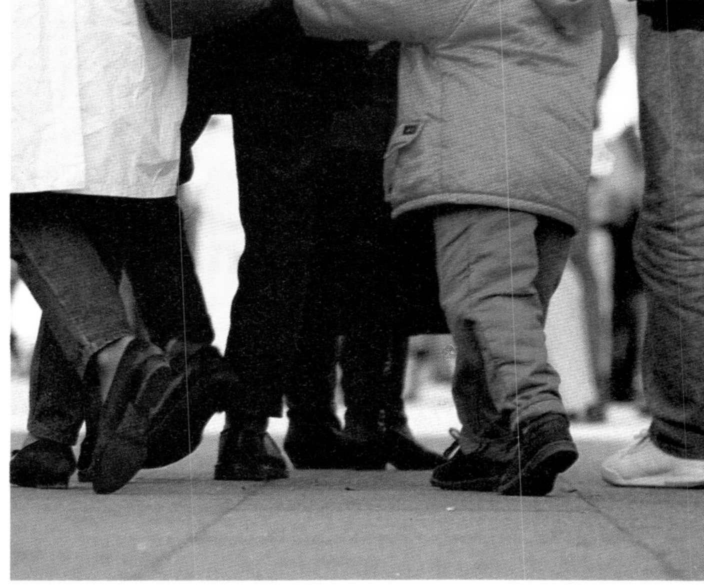

movimento: malattie non solo dell'apparato muscolo-scheletrico ma, in senso piú generale, che coinvolgono l'uomo nella sua interezza di corpo e psiche. Secondo questa visione, il movimento – tutti i movimenti! – sono indissociabili dalla psiche che li produce e coinvolgono l'intera personalità dell'individuo. Tra il corpo – in cui il movimento si manifesta – e la psiche, che lo determina, non può esservi separazione o dualismo ma deve necessariamente esservi identità. Il movimento è, infatti, una manifestazione psichica non diversamente dalla parola e da tutti quegli altri comportamenti, come l'espressione del volto, il riso o il pianto, che comunemente vengono associati alle situazioni psicoemotive. All'inverso, il movimento influisce sulla psiche, in senso sia positivo sia negativo, e tutto ciò che danneggia il movimento avrà un influsso negativo, piú o meno grande, anche sulla psiche.

Queste teorie sono molto vicine a quelle dell'uomo inteso come individuo totale, sostenute dalle medicine naturali. Sono soprattutto molto simili alle teorie che stanno alla base dell'agopuntura cinese e dello *Hatayoga* indiano: la prima si fonda sulla constatazione di una continua e reciproca azione delle strutture esterne sugli organi interni e del corpo sulla psiche; la seconda sostiene che attraverso il controllo del corpo e del movimento si può raggiungere il controllo della mente e la liberazione delle forze insite nell'individuo considerato nella propria totalità.

Le tecniche orientali di ginnastica, di rilasciamento e di massaggio sono basate su questo principio fondamentale di unicità e di reciprocità assoluta, mentre in Occidente esistono ancora contraddizioni e contrasti. Le semplici tecniche e sequenze di esercizi che troverete in questo volume si attengono al grande principio unificatore delle medicine naturali: esse hanno lo scopo di aiutarvi a raggiungere una coscienza e un miglior controllo del corpo, necessari per la conquista di quel benessere totale che solo può considerarsi salute.

**La coscienza di sé e il controllo mentale del movimento.** Per eseguire un gesto anche minimo o assumere una posizione è necessario che nel cervello preesista una rappresentazione di quest'atto. Il cervello deve avere la possibilità di mettere in moto una serie di immagini, susseguentisi come in un film, in cui tutti i piú piccoli eventi che coinvolgono i muscoli, le articolazioni, le ossa, l'equilibrio, i nervi, vengono rappresentati: solo cosí il movimento si può svolgere in modo armonioso, giusto in tutte le sue parti.

Perché ciò possa avvenire, è necessaria l'esistenza di una memoria dalla quale trarre le immagini: una specie di archivio, costruito nel corso degli anni, ma specialmente durante l'infanzia e la prima giovinezza. Questo archivio si forma ed è arricchito di dati attraverso la memoria visiva (l'osservazione di sé e degli altri), la memoria tattile (avete mai osservato come i bambini piccoli tocchino tutto ciò che si muove, anche i propri arti, la bocca di chi parla, ecc.?), la memoria "labirintica" ossia la memoria degli impulsi che, partendo dall'orecchio interno, ci comunicano le sensazioni riguardanti l'equilibrio, e infine la memoria cinestesica.

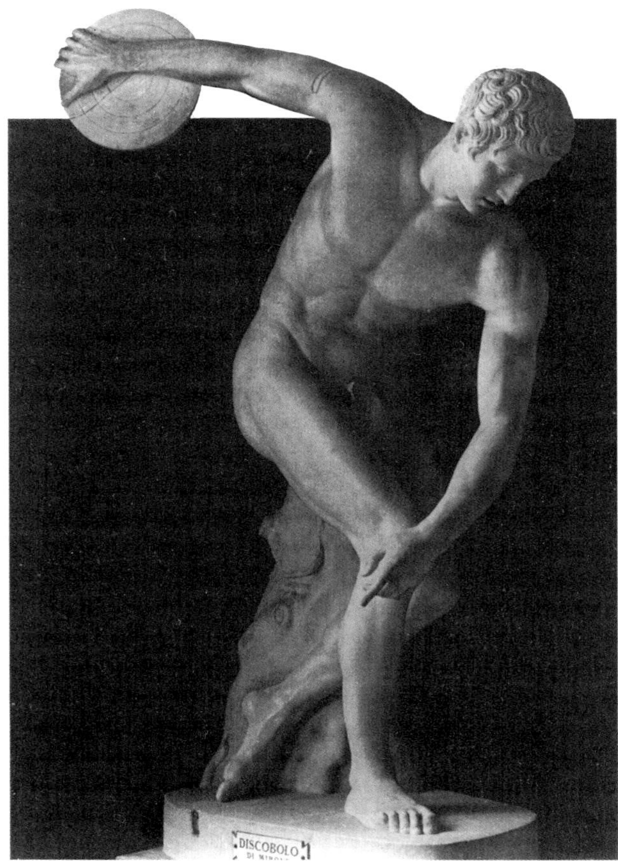


LA COSCIENZA DI SÉ: UN ESEMPIO DI PERFEZIONE *Nella famosa statua dello scultore greco Mirone (V sec. a.C.), rappresentante un discobolo nell'atto di lanciare il disco, vediamo realizzato un perfetto esempio di coordinazione dei movimenti di ogni parte del corpo: osservate, per esempio, le dita della mano e dei piedi. Questa coordinazione implica una perfetta coscienza di sé.*

**La cinestesi.** Noi sappiamo di possedere la vista, il tatto, l'udito, l'olfatto, il gusto e pensiamo che la nostra conoscenza diretta di ciò che ci circonda, e in gran parte anche di noi stessi, dipenda soprattutto dai cinque sensi: ciò non è esatto. La maggior parte di noi ignora di possedere una *cinestesi* grazie alla quale siamo coscienti della tridimensionalità della realtà materiale, quella nostra e quella esterna a noi, e dello scorrere del tempo.

Dai muscoli, dalle articolazioni, dalle ossa, dai

tendini e dagli organi interni partono degli impulsi nervosi che, arrivati al cervello, producono quello che viene detto "schema corporeo". Si tratta di una rappresentazione estremamente precisa della posizione normale o fisiologica di ciascuna parte del nostro corpo, anche la piú piccola.

Ognuno di noi ha dentro di sé una rappresentazione di sé stesso che il suo cervello considera "normale", con la quale confronta le immagini dinamiche che via via gli giungono. Quando ho gli occhi chiusi, le orecchie tappate e non posso toccare nulla, come posso sapere se ho la schiena un po' storta, una mano piú avanti dell'altra anche di poco, i piedi perfettamente paralleli? Se il mio schema corporeo è giusto e non è stato modificato da difetti o da cattive abitudini, le informazioni cinestesiche raccolte dal mio cervello saranno precise al decimo o persino al centesimo di millimetro, e io potrò "vedere" dentro di me la mia posizione con assoluta precisione, attraverso il confronto tra lo schema normale e le informazioni che si confrontano con esso attimo per attimo. Se, al contrario, il mio schema corporeo è viziato o distorto, la posizione che vedo rappresentata dentro di me non corrisponde piú alla realtà. Potrà succedere che io consideri "normale" – e perciò diritta! – una schiena storta e "anormale" la posizione assunta per raddrizzarla.

Il peso, lo sviluppo e la forza muscolare fanno parte dello schema corporeo cosí come la posizione. Quando ci si allontana dallo schema corporeo, per esempio mettendosi in una posizione abnorme o anche dimagrendo di colpo, scatta una serie di meccanismi collegati l'uno all'altro che tendono a riportarci verso l'immagine custodita nella nostra memoria. Lo schema corporeo inizia a formarsi grazie ai movimenti prenatali, viene enormemente arricchito dalle sensazioni e dai movimenti dei primissimi anni di vita e deve essere molto velocemente modificato durante la crescita e gli straordinari mutamenti dell'età pubere. È proprio in quest'epoca che prende forma lo schema corporeo adulto, che dovrà accompagnarci per tutto il resto della vita, pur modificandosi continuamente.

I difetti di posizione, cosí frequenti nei ragazzi al momento della crescita, sono in parte dovuti alla difficoltà di adeguamento dello schema corporeo rispetto ai bruschi cambiamenti del fisico, per cui la rappresentazione profonda del "normale" rimane confusa; contemporaneamente le posizioni viziate provocano delle modificazioni dello schema corporeo, che finisce col riconoscerle come normali. Questo avviene a tutte le età ogniqualvolta manteniamo il fisico in una data situazione per tempi abbastanza lunghi.

Se l'immagine custodita nella nostra memoria è patologica, o in ogni caso sbagliata, il nostro fisico

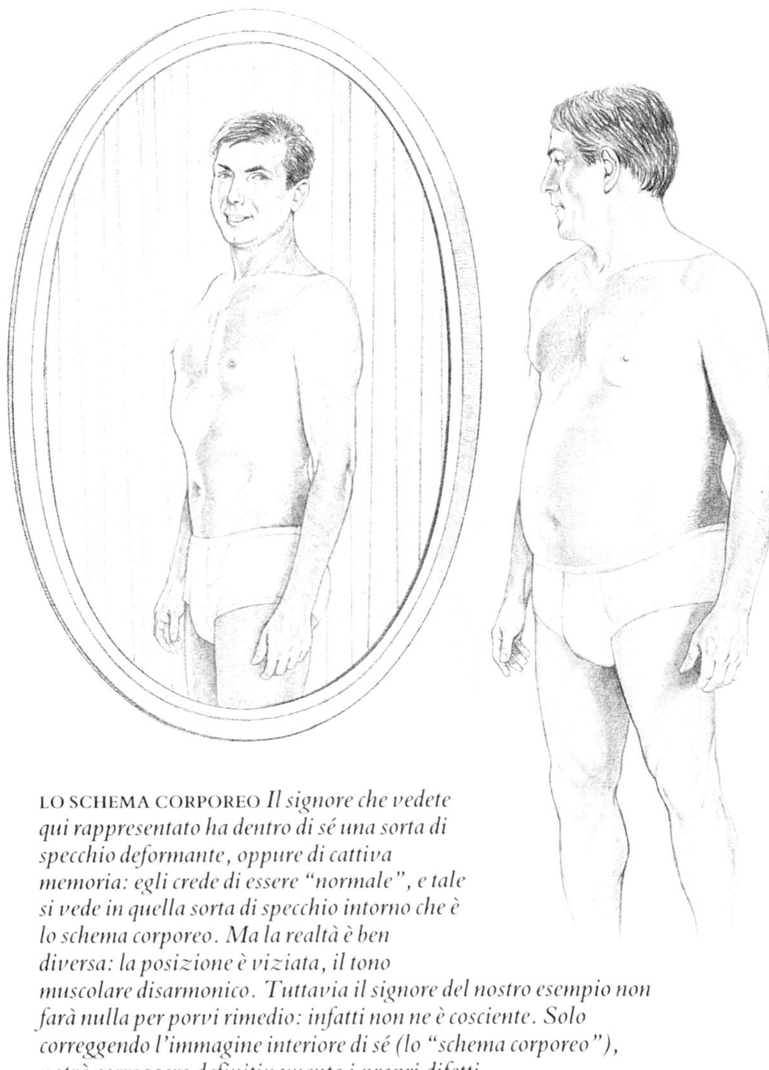

LO SCHEMA CORPOREO *Il signore che vedete qui rappresentato ha dentro di sé una sorta di specchio deformante, oppure di cattiva memoria: egli crede di essere "normale", e tale si vede in quella sorta di specchio intorno che è lo schema corporeo. Ma la realtà è ben diversa: la posizione è viziata, il tono muscolare disarmonico. Tuttavia il signore del nostro esempio non farà nulla per porvi rimedio: infatti non ne è cosciente. Solo correggendo l'immagine interiore di sé (lo "schema corporeo"), potrà correggere definitivamente i propri difetti.*

tenderà *comunque* a ritornarvi, fino a che, esercitando un controllo cosciente e volontario per tempi sufficientemente lunghi, non gli avremo dato il tempo di correggerla. Quando invece il cambiamento avviene troppo velocemente, o in modo violento e traumatico, si generano dei conflitti o dei profondi turbamenti che possono portare anche alla perdita della cinestesi per quei particolari valori.

Facciamo due esempi, uno piú comune, l'altro fortunatamente raro: quando si segue una dieta troppo drastica con perdita di peso (e perciò di volume e di struttura corporea) in tempi brevi, l'organismo tenderà in tutti i modi a riguadagnare il peso perduto; seguendo questo tipo di dieta piú volte in pochi anni, si sottopone il fisico a stress violenti e ripetuti che possono provocare degli squilibri psicofisici profondi. Il secondo esempio è legato a gravi traumi o malattie che costringono alla immobilizzazione prolungata nel tempo di tutto o di una parte del corpo, in posizioni diverse dal normale. Può avvenire che, sulla via della guarigione, si abbia una resistenza alla ripresa del movimento e della posizione normale con una sofferenza altrettanto psichica che fisica: senza che l'individuo ne sia cosciente, il fisico si oppone ad allontanarsi dallo schema corporeo che si è formato durante la lunga immobilizzazione e soffre tanto quanto soffrirebbe un individuo sano imprigionato in un medievale strumento di tortura!

**Sensazione e percezione.** Lo schema corporeo si forma a partire dalla primissima infanzia, epoca in cui si acquisiscono le nozioni di spazio e di tempo, che sono indispensabili allo sviluppo dell'intelligenza. Esso dipende dalle *sensazioni* e dalle *percezioni*. Le *sensazioni*, che riceviamo dall'esterno, sono quelle funzioni e vie del sistema nervoso che dalla periferia – ossia dalle parti del nostro corpo in comunicazione diretta con l'esterno – portano al cervello. Le *percezioni* costituiscono la capacità della nostra personalità psicoaffettiva di interpretare le sensazioni, orientandole nello spazio e nel tempo. Le sensazioni non possono essere educate, le percezioni sí. Per esempio: un miope avrà una sensazione visiva diminuita ma la percepirà in maniera corretta e il suo orientamento spaziale sarà giusto; al contrario, una persona nata cieca dovrà essere educata a percepire lo spazio che non può vedere.

LA PERCEZIONE DELLO SPAZIO *Un miope ha sensazione visiva ridotta, tuttavia la sua percezione dello spazio è normale e può orientarsi perfettamente perché "vede" dentro di sé lo spazio in cui si trova. Al contrario, una persona nata cieca deve essere educata a percepire lo spazio attraverso gli altri sensi: attraverso il tatto, impiegando il sottile bastone che funge da prolungamento della mano, e attraverso l'udito, che riconosce il suono prodotto dal bastone quando urta contro oggetti diversi.*

Come si possono correggere le percezioni sbagliate, specie per quanto riguarda lo schema corporeo? Il primo indispensabile passo per educare le percezioni, migliorarle, acuirle ed eventualmente correggerle, è rappresentato dal controllo volontario di tutte le parti del corpo e dalla presa di coscienza del proprio schema corporeo.

Ciò, a sua volta, può essere ottenuto attraverso la pratica corretta, continua e costante di adeguati esercizi fisici, di rilassamento, di automassaggio, dei quali vi esporremo i principi fondamentali in questo e nei prossimi capitoli.

## I muscoli

Il movimento, sia volontario sia involontario, può compiersi solo grazie ai muscoli, che rappresentano il vero e proprio organo motore dell'organismo. Le proprietà essenziali del muscolo sono il tono, l'elasticità, la contrattilità. Le ultime due dipendono dal primo, cioè dal tono. Infatti, se il tono di un muscolo è alterato, questi perderà in tutto o in parte la sua capacità elastica e contrattile. Il tono, l'elasticità e la contrattilità dei muscoli variano in rapporto alla loro forma e alla loro funzione: il tessuto muscolare è dotato di una grande plasticità e si adatta alla funzione che deve compiere, trasformandosi anche nella forma, allungandosi o accorciandosi, aumentando e diminuendo di volume.

**Il tono muscolare.** Tutti i muscoli, senza distinzione, sia in riposo sia durante la loro attività di movimento o posturale, sono in uno stato di leggera tensione, che chiamiamo *tono muscolare*.

Questa tensione è diversa per ogni muscolo e varia continuamente allo scopo di armonizzare il

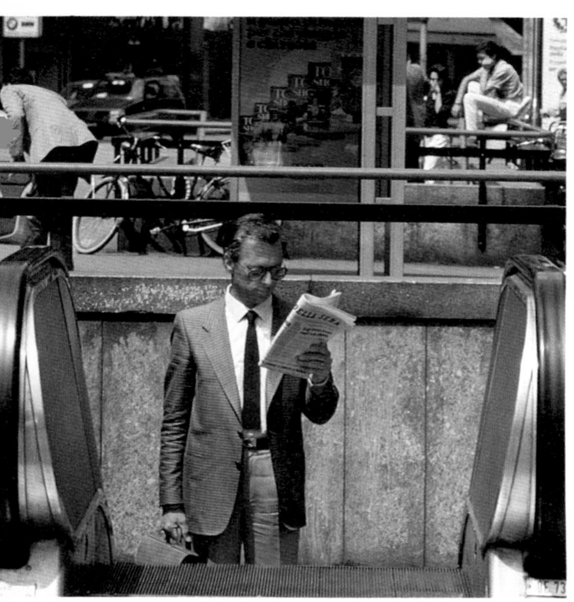

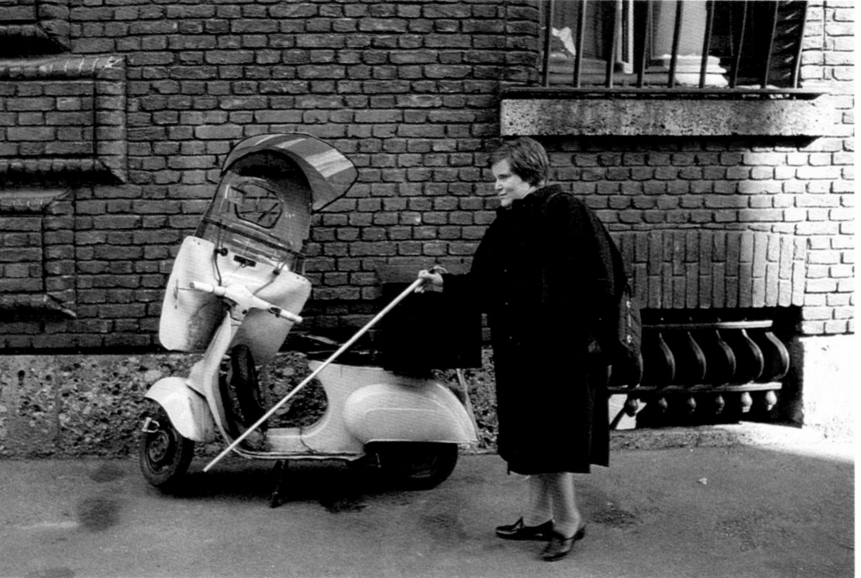

tono di ogni muscolo con quello di tutti gli altri muscoli, in funzione sia della statica (posizione, distribuzione del peso ed equilibrio) sia della dinamica (movimento) dell'individuo nella sua totalità e in ciascun momento.

La regolazione automatica del tono nel suo complesso forma la trama di fondo di tutte le attività muscolari, sia di quelle preposte a mantenerci in una determinata posizione (attività posturali) sia di quelle di movimento (attività cinetiche). Il tono varia d'intensità secondo tre momenti fondamentali: tono di riposo, tono di postura, tono di sostegno alle attività di movimento. Il *tono di riposo* rappresenta la condizione di massimo rilasciamento muscolare: il muscolo in riposo deve essere morbido ma non lasso, conservando il minimo di contrazione e di elasticità. Il *tono di postura* è, all'opposto, una situazione in cui il muscolo conserva una contrazione di media intensità per lungo tempo, con minor elasticità. Il *tono di sostegno alle attività di movimento* rappresenta una situazione di minima contrazione e di massima elasticità.

La coordinazione delle variazioni di tono nei vari muscoli avviene grazie a una complessa serie di meccanismi, detti *propriocettivi*, che fanno parte del sistema neuro-motore; questo, a sua volta, fa parte del piú complesso sistema psico-motorio, che coinvolge l'individuo nella sua complessità di essere dotato di vita psicoaffettiva oltre che vegetativa. Grazie ai meccanismi propriocettivi, giunge in ogni momento al cervello una serie di informazioni sullo stato di ogni singolo muscolo o, meglio ancora, di piccole parti di ogni muscolo.

Ma prima ancora di raggiungere il cervello, queste informazioni mettono in moto una serie di *mec-*

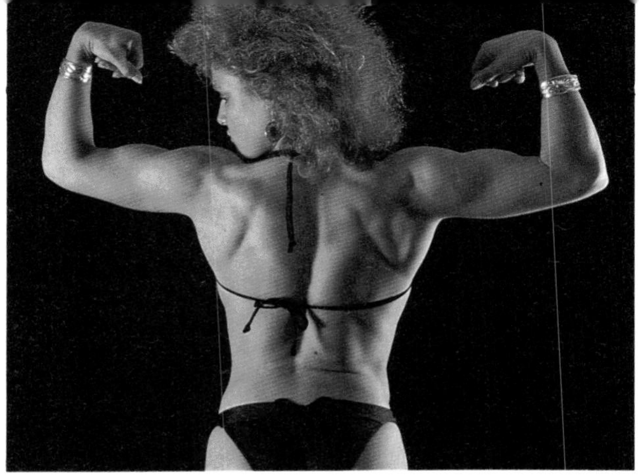

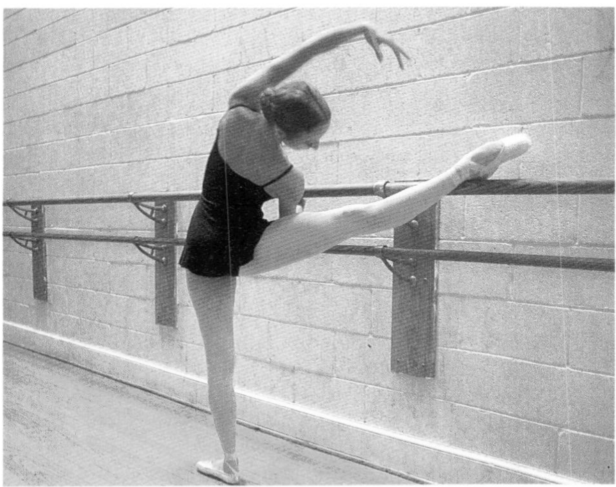

LE PROPRIETÀ ESSENZIALI DEI MUSCOLI *L'elasticità e la capacità di contrarsi dei muscoli non solo non sono migliorate da un aumento della massa muscolare, ma piú facilmente ne vengono danneggiate. La ballerina, che in lunghe ore di esercizio alla sbarra aumenta l'elasticità e la contrattilità di muscoli sottili, proporzionati alla sua costituzione, avrà senz'altro delle possibilità di movimento di gran lunga superiori a quelle della giovane che si dedica al* body building. *Questa, al contrario, riuscirebbe meglio in attività in cui lo sforzo muscolare prevale sul movimento, per esempio nel sollevamento pesi.*

## I MUSCOLI

I muscoli si attaccano alle ossa direttamente oppure attraverso i tendini. Possono essere uniti a due ossa, uno per ciascuna estremità del muscolo, oppure anche a piú ossa.

Possiamo distinguere i muscoli a seconda del movimento che fanno compiere a una parte del corpo: avremo cosí i muscoli *flessori* che contraendosi provocano una flessione, per esempio del braccio; *estensori* che determinano una estensione; *adduttori* che portano verso (ossia avvicinano) un arto al corpo; *abduttori* che allontanano un arto dal corpo; *rotatori* che fanno ruotare una parte del corpo, per esempio la testa, il busto o un arto.

È evidente che per ogni muscolo ne debba esistere un altro con funzione uguale e contraria. Infatti, se contraendo il muscolo bicipite fletto un braccio, dovrà necessariamente esistere un altro muscolo, in questo caso il tricipite, che mi permetta di estenderlo nuovamente; se ruoto la testa da un lato, dovrà esservi un muscolo rotatore dal lato opposto che mi permetta di riportarla alla posizione iniziale, e cosí via. Questo significa che per ogni muscolo ne esiste un altro con funzione uguale e contraria detto suo *antagonista*.

Quando un muscolo deve compiere dei movimenti particolarmente complessi, dovrà essere aiutato da altri muscoli che lo rinforzino o che ne armonizzino il movimento: tali muscoli sono detti *sinergici*, significando che la loro forza si va a sommare a quella del muscolo che determina l'azione.

I muscoli brevi che uniscono fra loro delle ossa che, come le vertebre, devono sopportare il peso del corpo, sono detti *fissatori*.

*canismi di risposta e di adattamento* prima locale, poi via via piú generale. È attraverso questi meccanismi che alla contrazione di un muscolo corrisponde immediatamente una decontrazione uguale e contraria del suo antagonista: a un movimento che tende a spostare il peso, per esempio in avanti, corrisponde un aumento della contrattura e del tono muscolare di tutti i muscoli che ci impediscono di cadere seguendo il peso; e cosí via.

La regolazione del tono e la sua armonizzazione nei vari muscoli sono, come abbiamo detto, automatiche. Tuttavia sul tono si può intervenire con la volontà e con appositi esercizi che costituiscono la base indispensabile a qualsiasi tipo di educazione del fisico. Infatti dal tono dipendono sia l'elasticità sia la contrattilità, perciò in definitiva la capacità del muscolo a svolgere tutte le proprie funzioni.

Le ginnastiche, le tecniche di rilasciamento e le tecniche di base del massaggio sia cinesi sia indiane, cosí come lo *Yoga* e il *Qigong*, sono volti prima di tutto a regolare e armonizzare il tono muscolare. Per l'Occidente, invece, l'importanza di queste funzioni basilari del movimento è acquisizione abbastanza recente e purtroppo, ancora oggi, non sempre costituisce come dovrebbe la base della pratica sportiva e dell'insegnamento della ginnastica.

Le pratiche ginniche violente tendono a squilibrare il tono muscolare e spesso procurano dei danni permanenti che sono alla base di malattie muscolo-scheletriche dell'età anziana. Anche le ginnastiche volte a sviluppare eccessivamente la muscolatura (*body building*) disturbano l'armonia del tono muscolare influendo negativamente su elasticità e contrattilità.

**I muscoli di sostegno e i muscoli di movimento.** In generale possiamo dividere i muscoli in due tipi: quelli destinati soprattutto a mantenere la stazione eretta e quelli piú specificamente incaricati di produrre il movimento. Possiamo chiamare i primi "muscoli di sostegno" e i secondi "muscoli di movimento". Questo non significa che i muscoli che hanno soprattutto una funzione statica non partecipino attivamente al movimento e viceversa: si tratta di adattamento all'una o all'altra funzione da parte di un'unica struttura. I muscoli preposti soprattutto al movimento ricevono dal sistema neuro-motorio degli impulsi veloci, ad alta frequenza, mentre quelli di sostegno ricevono impulsi lenti, a bassa frequenza.

In effetti ogni muscolo è composto sia di fibre ad alta frequenza sia di fibre a bassa frequenza, mescolate fra loro in diversa proporzione a seconda della sua funzione principale. La percentuale dei due tipi di fibre può variare con l'educazione motoria: si spiega cosí perché con un costante e appropriato esercizio sia possibile influire tanto profondamente sulla funzione muscolare.

I *muscoli di movimento* possiedono le seguenti caratteristiche: hanno tono basso, sono molto ela-

COME IL MOVIMENTO PUÒ TRASFORMARE I MUSCOLI *Quando un'articolazione è limitata nel suo movimento per un tempo abbastanza lungo, il muscolo non piú utilizzato completamente tende ad accorciarsi nella stessa misura in cui l'articolazione è limitata. Nella figura vediamo l'articolazione del gomito bloccata in modo che il braccio non si può estendere completamente: il muscolo si accorcerà in proporzione.*

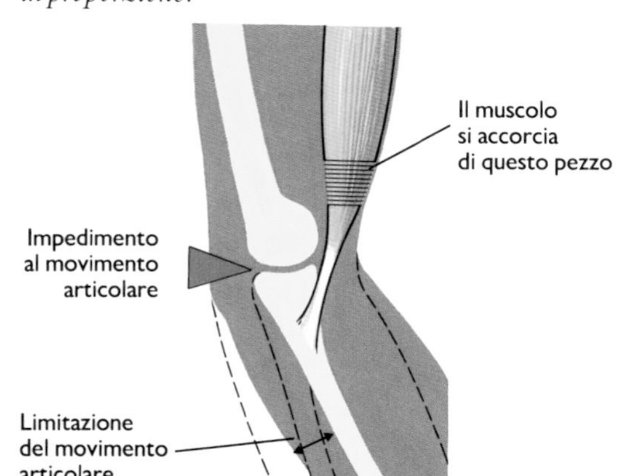


NON SI CAMMINA SOLO CON I PIEDI! *I lunghi muscoli della coscia e della gamba interessati alla marcia (flessione ed estensione delle articolazioni del ginocchio e del piede) possono compiere bene la propria funzione solo se aiutati da quelli del bacino e dell'addome. In primo luogo, i muscoli addominali e i glutei devono far basculare il bacino all'indietro ed estendere la coscia: l'insieme di questi due movimenti provoca la contrazione del muscolo anteriore della coscia, che, a sua volta, fa contrarre il polpaccio. Se questa concatenazione di movimenti avviene correttamente, i muscoli saranno sottili nel terzo inferiore della gamba e ben sviluppati e tonici nella coscia; altrimenti le caviglie tenderanno a ingrossare e le cosce a divenire o troppo "magre" o flaccide (cellulite).*

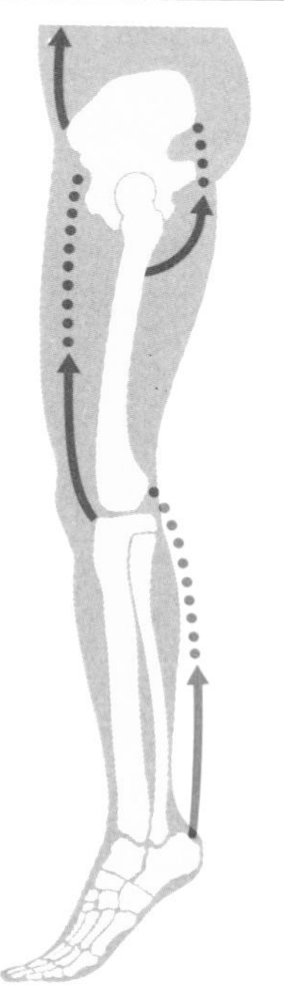

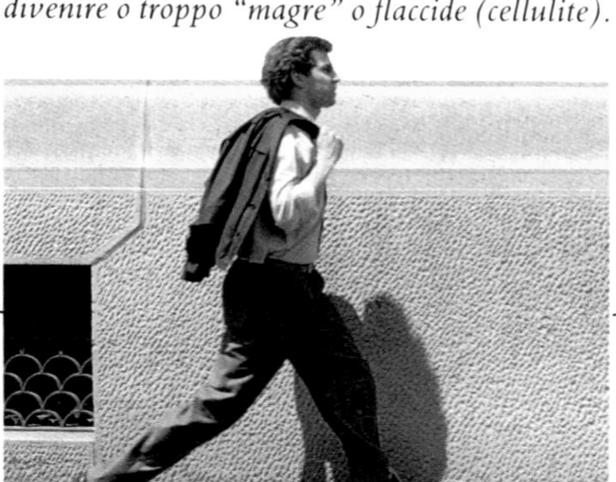

stici e molto contrattili, hanno colore pallido e sono generalmente lunghi e sottili, con un lungo ventre e dei tendini corti. Hanno poca resistenza alla fatica: sono capaci di movimenti rapidi, di grande ampiezza, ma di scarsa intensità e durata. A questo tipo appartengono i muscoli motori delle braccia e delle gambe.

I *muscoli di sostegno* hanno un tono molto forte, sono poco contrattili e poco elastici, il loro colore è rosso intenso, sono spessi e corti. Hanno grande resistenza alla fatica: i loro movimenti sono lenti, di piccola ampiezza ma di grande intensità. Si tratta di tutti i muscoli destinati a mantenerci ritti nonostante le spinte della forza di gravità, e di quelli destinati a sostenere il peso del corpo, soprattutto quelli che uniscono tra loro le vertebre, i muscoli addominali e quelli che, disposti trasversalmente, ci permettono il movimento di rotazione della vita. L'atteggiamento generale del corpo, il portamento, sono dovuti alla tonicità di questi muscoli.

**I muscoli e il movimento.** Poiché i muscoli hanno caratteristiche diverse a seconda della loro funzione, l'esercizio fisico deve tendere a sviluppare sia la capacità di movimento dovuta all'elasticità sia la forza di sostegno dovuta alla tonicità. Tuttavia è impossibile sviluppare nello stesso muscolo contemporaneamente l'elasticità e la tonicità, ma attraverso l'esercizio si deve favorire l'accomodazione di ogni muscolo alla propria funzione.

I muscoli a predominanza statica saranno rinforzati mantenendo delle posizioni che li pongano in contrazione fino ad avvertire una sensazione locale di fatica, mentre quelli a predominanza dinamica (muscoli di movimento) traggono giovamento dall'ampiezza e dalla velocità del movimento, che tuttavia non deve arrivare a dare la sensazione locale di fatica. Si può dire che la fatica rinforza i muscoli di sostegno ma nuoce a quelli di movimento poiché ne diminuisce l'elasticità. Se pratichiamo degli esercizi fisici allo scopo di migliorare in generale la nostra capacità fisica, sarà perciò necessario alternare delle posizioni statiche, che cercheremo di mantenere a lungo, a dei movimenti dinamici, veloci e ampi, eseguiti in tempi brevi.

La limitazione nel movimento, se mantenuta a lungo, danneggia il muscolo facendolo regredire in modo proporzionale alla limitazione stessa. Diminuendo l'ampiezza di un movimento di 2 cm, per esempio bloccando un'articolazione, dopo un certo tempo il muscolo si accorcerà della stessa misura, cioè di 2 cm. Se l'articolazione si sblocca, occorrerà un lungo esercizio per provocare e favorire il riallungamento del muscolo.

Lo stesso avviene anche quando un'articolazione non è mai utilizzata al massimo: oltre alla modificazione e alla regressione delle superfici articolari di cui abbiamo già detto, anche i muscoli regrediscono accorciandosi. L'articolazione che risente piú spesso degli inconvenienti provocati da mancato esercizio è quella dell'anca: non assumendo mai la posizione accovacciata o seduti a terra e non praticando ginnastiche o sport particolari, non si flette mai completamente questa articolazione, che viene limitata anche nei movimenti di rotazione laterale. Si provocano cosí danni alle superfici articolari, che sono una importante causa delle frequenti artrosi dell'anca, oltre alle serie limitazioni di movimento dovute agli accorciamenti muscolari conseguenti all'inattività, presenti nella maggior parte delle persone adulte.

## I legamenti

Oltre a costituire la parte terminale dei muscoli, i legamenti sono una delle componenti piú importanti delle articolazioni. È grazie alle strutture legamentose che le diverse parti articolari delle ossa sono mantenute nella posizione richiesta dal movimento. La lassezza maggiore o minore dei legamenti rappresenta una delle differenze individuali importanti nella pratica della ginnastica e degli sport. Tutti conosciamo persone che sono capaci di rivoltare le dita delle mani fino a toccare il polso; altre, per contro, hanno le articolazioni della mano, e specialmente delle dita, cosí dure che a stento riescono a inarcarle posteriormente.

La flessibilità articolare è una qualità che differenzia i sessi: infatti, le donne hanno i legamenti piú lassi. Anche le diverse razze umane e le varie età, oltre che i singoli individui, presentano diversi gradi di flessibilità articolare.

Quando la flessibilità delle articolazioni è molto spinta, può essere causa di facili lussazioni, che colpiscono specialmente i giovani che praticano sport o le persone che hanno caviglie sottili o peso eccessivo. In un certo senso può essere considerata patologica poiché chi ha i legamenti iperestensibili ha minor controllo e coordinazione dei movimenti. Per contro, vi sono persone come i danzatori, gli acrobati, i ginnasti, in cui le due qualità – estensibilità e forza dei legamenti – sono magnificamente associate, permettendo gli straordinari movimenti della danza e degli sport acrobatici.

Che posto occupa la pratica degli esercizi fisici per coloro che hanno i legamenti troppo lassi o troppo rigidi? Quando il lassismo o la rigidità sono limitati ai legamenti delle articolazioni delle gambe e delle braccia, l'esercizio costante, anche senza la guida di una persona esperta, sarà certamente di grande utilità e spesso risolutivo: per il lassismo si faranno di preferenza tutti quegli esercizi di mante-

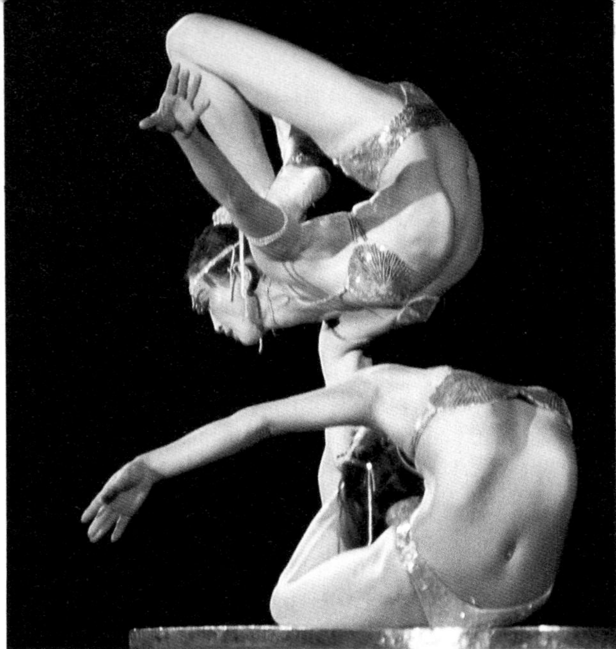

FLESSIBILITÀ PIÙ FORZA: DOTI INNATE O FRUTTO DI LUNGO ESERCIZIO? *Alcuni individui e alcune razze hanno tendini molto flessibili e forti. Altri, al contrario, possono aumentarne la flessibilità e la forza solo attraverso una dura e continua pratica, da iniziarsi in età infantile. Infatti è nell'età prepubere e pubere che i tendini perdono l'elasticità dell'infanzia.*

nimento di posizione fino alla fatica atti ad aumentare il tono e la forza; per la rigidità, al contrario, si preferiranno i movimenti elastici in iperestensione.

Ma se il lassismo coinvolge i legamenti della colonna vertebrale, sarà bene iniziare la ginnastica sotto la guida e l'osservazione di una persona esperta, la quale indichi via via i movimenti da compiere piú volte nella giornata e corregga costantemente le posizioni, per evitare il rischio di lussazioni o dell'assunzione prolungata di posizioni scorrette.

## La dinamica del movimento

I movimenti avvengono grazie alle forze esercitate dai muscoli quando si contraggono.

I movimenti piú semplici avvengono grazie all'azione di un unico muscolo su un'unica articolazione, per esempio quando flettiamo o estendiamo l'articolazione del gomito. Quelli piú complessi coinvolgono piú articolazioni e diversi muscoli oppure un muscolo connesso a piú articolazioni: l'estensione della gamba, quando camminiamo, è un tipico esempio di movimento complesso, durante il quale numerosi muscoli si devono contrarre e decontrarre in modo coordinato.

**Il peso e la forza di gravità.** Il peso del corpo e la forza di gravità che lo determina sono componenti fondamentali del movimento e dell'atteggiamento. Il corpo umano, è continuamente sottoposto all'azione di questa forza che si esercita sempre verticalmente, dall'alto in basso. Se stiamo in piedi perfettamente dritti, l'azione della forza di gravità si eserciterà su tutte le parti dello scheletro in modo fisiologico ed equilibrato. In realtà ben raramente una persona si trova in questa perfetta situazione di equilibrio: basta il piú piccolo movimento per spostare il peso e perciò l'azione della forza di gravità sull'una o sull'altra parte del corpo.

La forza di gravità è responsabile della maggior parte degli atteggiamenti scorretti i quali, a loro volta, sono causa di deformazioni ossee e articolari, specie della colonna vertebrale. Ogni movimento che compiamo, in modo naturale o durante la pratica ginnica, deve vincere la forza esercitata dal peso, oppure mantenerci in equilibrio opponendosi alla forza di gravità. Per poter mantenere un atteggiamento rilassato e favorire l'armonia del tono muscolare dell'organismo, è necessario tener conto di queste forze e porsi in una posizione tale che esse si esercitino in modo equilibrato sullo scheletro, qualunque sia l'azione che stiamo compiendo.

Sia parlando delle posizioni da assumere durante gli esercizi fisici, sia nella parte dedicata al rilassamento, indicheremo gli atteggiamenti piú appropriati per mantenere il baricentro, o centro di gravità, in posizione fisiologica.

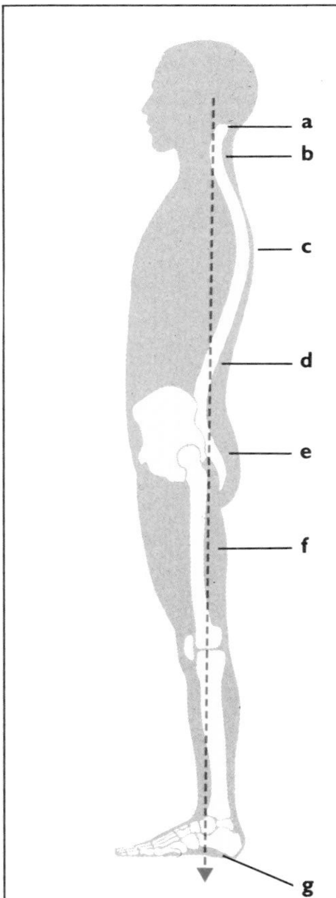


LA LINEA DI GRAVITÀ DEL CORPO UMANO *Partendo dalla base del cranio (a), sfiora il tratto cervicale della colonna vertebrale (b), se ne distanzia anteriormente nel tratto toracico (c), la incrocia all'altezza della vita in corrispondenza della seconda vertebra lombare (d) portandosi posteriormente. Coincide o quasi con il sacro, con delle variazioni da individuo a individuo, e poi con il femore (e, f). Si sposta anteriormente all'altezza del ginocchio e cade in corrispondenza dell'arco plantare del piede (g). In questo modo il peso grava egualmente sia sui calcagni sia sulla parte anteriore del piede ed è distribuito fisiologicamente su tutto lo scheletro.*

# L'esercizio fisico

La scienza che studia il movimento umano si chiama *cinesiologia* e dalla stessa parola greca (*cinesi*), che significa appunto movimento, è formata la parola *cinesiterapia*, che vuol dire: "cura con il movimento". Ma parlar di cura presuppone una malattia: forse che la ginnastica si deve fare solo se si è malati? Al contrario, la ginnastica, l'educazione fisica o meglio del fisico, deve essere parte della nostra vita fin dalla nascita. Non vi è differenza fra ginnastica dei sani e dei malati: i principi sono gli stessi, cambia solo l'intensità dell'esercizio ma non mutano le modalità fondamentali.

Possiamo dire che la ginnastica diviene cinesiterapia in tutti coloro che hanno delle lesioni o malformazioni (anche solo di posizione): **1.** dello scheletro e specialmente della colonna vertebrale; **2.** dei muscoli e dei legamenti; **3.** delle articolazioni; **4.** degli organi interni; **5.** del sistema nervoso sia centrale sia periferico. Infatti il movimento, da solo o unito ad altre terapie, costituisce una parte fondamentale della cura nella maggior parte delle affezioni.

Avvicinatevi perciò alla ginnastica con fiducia, qualunque sia la vostra età e il vostro tipo di vita, certi che non potrà farvi che bene, anche se soffrite di qualche disturbo o malattia. Sarà sufficiente iniziare pian piano, senza sforzi ed eventualmente consultare un medico oppure un fisioterapista o un buon insegnante di ginnastica che vi consigli.

Chi non ha mai fatto ginnastica o un buon esercizio fisico non ne conosce i vantaggi per esperienza diretta e stenta a intenderne le indicazioni. Avviene cosí che ci si avvicini alla ginnastica per ragioni estetiche, o per motivi di cura, o magari anche solo per curiosità. Tra i motivi piú semplici, che si adattano a molti e che piú spesso dovrebbero indurci a praticare regolari esercizi ginnici, vi sono: il vantaggio per lo stato di salute in generale che deriva dal correggere i difetti di portamento, di deambulazione e di statismo; il benessere che deriva dall'avere una colonna vertebrale sana e attiva, giunture elastiche, muscoli non grossi o strappati da esercizi troppo violenti ma allungati e dinamici e infine una respirazione perfettamente controllata.

La ginnastica è preparazione a qualsiasi tipo di sport, in particolare a quelli che richiedono riflessi pronti, corpo flessibile, muscoli forti e scattanti, nervi d'acciaio e massima concentrazione.

La ginnastica ci offre anche un aiuto per affrontare lo stress, allontanando le tensioni muscolari, gli squilibri organici, le perturbazioni psichiche che troppo spesso accompagnano il nostro vivere quotidiano. E, non ultima, la ragione estetica: attraverso la ginnastica si può avere un corpo snello e dinamico, privo di antiestetici squilibri tra accumuli di adipe e zone inflaccidite, o eccessivamente magre, o povere di sottocutaneo.

Quali che siano le motivazioni che spingono ad avvicinarsi alla "educazione del fisico", prima di iniziare si deve cercare una risposta ad alcune domande. Ve ne sono di carattere pratico: dove fare ginnastica? Da soli o sotto la guida di un insegnante, di un maestro o di un *guru*? A che età incominciare? Siamo forse troppo giovani o troppo vecchi? E quando smettere? A molte di esse e ad altre, piú approfondite, domande (cosa voglio ottenere? quanto posso aspettarmi? è vero il detto: *mens sana in corpore sano* cioè *mente sana in corpo sano*? e che cosa veramente significa?) ognuno di voi può dare una risposta sulla base di quanto detto fino a ora a proposito del movimento. Ricordate, comunque, che è bene educare il fisico cominciando dall'"abc", proprio come per educare la mente si inizia imparando a leggere e scrivere.

Dalla piú tenera età, agli albori della vita, senza un termine finale, l'esercizio fisico ci porta verso uno sviluppo armonioso, verso la conservazione o la ricerca della giovinezza, intesa come stato di maturità e di pienezza fisica e psichica, per tutta la durata dell'esistenza. Infatti, come dice un antico testo indiano, "l'essere umano è una unità inscindibile in ogni sua parte: fisica, morale, intellettuale, e in queste si integra". Pertanto nessuna forma di educazione dovrebbe essere parziale e quella fisica, quindi, non va intesa come semplice sviluppo di muscoli e allenamento del corpo, ma deve partecipare alla formazione del carattere e dell'intelletto.

**Dove fare ginnastica?** La ginnastica può e deve essere praticata quotidianamente, anche piú volte al giorno, a casa, sul posto di lavoro o, se possibile, all'aperto. In Cina tutti fanno ginnastica all'aperto, nei parchi o nelle strade cittadine, sia che pratichino il *Taichiquan* o il *Qigong*, sia che si allenino alle arti marziali. Noi non abbiamo questa abitudine e probabilmente ci vergogneremmo a iniziare da soli: forse, se riuscissimo a convincere un piccolo gruppo di amici, vicini di casa, o colleghi di lavoro, potremmo farci promotori di una bella e salutare iniziativa la quale, chissà!, potrebbe divenire molto popolare.

Se si frequenta una palestra, deve trattarsi di uno spazio fresco e luminoso, bene attrezzato. A casa sceglieremo uno spazio sufficiente, se possibile davanti a uno specchio, ben aerato. Se avete un lungo corridoio, vi servirà egregiamente per esercitare l'andatura, come tutti dovrebbero fare – e non solo per ragioni estetiche, anche se un bel portamento è una parte tanto importante dell'aspetto

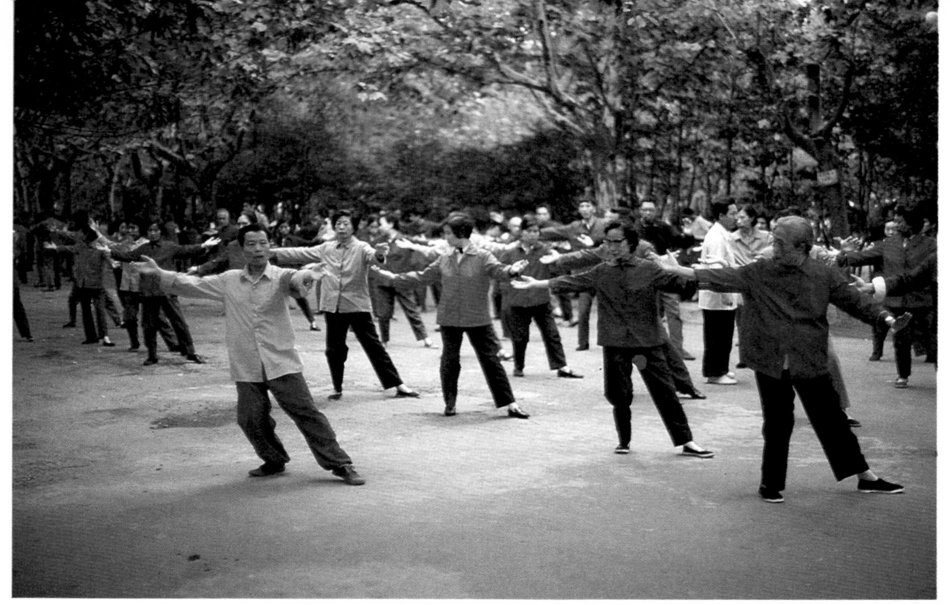

LA GINNASTICA ALL'APERTO
*In tutta la Cina, all'alba e al tramonto per chi lavora, durante tutta la giornata per i pensionati, la pratica delle diverse ginnastiche è un'attività importante. Non sempre si tratta di classi o di gruppi organizzati: una persona abile nella pratica di una ginnastica, per esempio del* Taichiquan *come il giovane che vedete in primo piano, inizia i propri esercizi quotidiani ed ecco che molti non altrettanto bravi gli si mettono dietro, prendendolo a modello.*

esteriore – ma perché il camminare correttamente è il migliore e il piú frequente di tutti gli esercizi fisici che pratichiamo quotidianamente.

**Quale ginnastica conviene praticare?** La scelta deve cadere su una ginnastica non violenta, tradizionale e rassicurante, seppur aperta a tutte le correnti innovative. Ma attenzione alle mode! Ginnastiche, come la cosiddetta "aerobica" o lo *jogging*, hanno fatto molti danni, anche gravi, alla salute di chi vi si è buttato, prima che i medici mettessero in guardia contro i rischi connessi a tali pratiche.

La ginnastica deve essere estetica, correttiva, ritmica, meglio se accompagnata da musica per cadenzare il tempo e coordinare gli esercizi. Deve essere basata sulla progressione dello sforzo fisico, attraverso movimenti sciolti e armonici secondo le esigenze naturali del corpo.

Deve avere caratteristiche di fissità per rassodare le zone muscolari flaccide, e mobilità per detendere quelle contratte, con l'obiettivo di raggiungere l'ideale flessibilità della colonna vertebrale, il potenziamento e la regolarizzazione dell'attività respiratoria. Ogni esercizio non dovrà mai essere fine a sé stesso ma rientrare in un insieme che deve mirare a un unico scopo: il benessere e il controllo di sé nella propria interezza di corpo e psiche.

**A che età è bene iniziare l'esercizio fisico e la ginnastica?** La risposta è: dai primi anni di vita, anzi dai primi mesi (vedremo una serie di esercizi anche per i neonati) senza alcun limite cronologico: se non avete mai fatto ginnastica ricordate che non è mai troppo tardi per cominciare. Come abbiamo detto parlando del ciclo vitale nel primo capitolo, l'età anagrafica significa ben poco per valutare la capacità vitale di un individuo: vi sono persone che riescono a mantenere i propri processi metabolici fondamentali, e di conseguenza l'efficienza dei tessuti, molto al di sotto della media in relazione all'età anagrafica; altre persone che, al contrario, invecchiano precocemente.

In realtà per ciascun individuo possiamo parlare di due età, quella anagrafica e quella fisiologica, che procedono all'incirca parallelamente fino ai 25-26 anni, età in cui le capacità fisiche sono molto alte. Ma già a partire dall'adolescenza le differenze individuali possono essere molto marcate e segnare l'evoluzione futura dell'individuo in maniera duratura: molte delle nostre capacità o limitazioni fisiche e psichiche hanno origine in quei tempi lontani. Dopo i 25 anni, quando la crescita ha termine, la parabola vitale differisce notevolmente da persona a persona: chi si mantiene in buona efficienza vedrà le proprie capacità totali aumentare anziché diminuire con il passare degli anni: secondo le civiltà orientali la pienezza della vita inizia a 50 anni, quando esperienza e ragione sono maturate al punto di saper distinguere e scegliere il meglio di quello che la vita ci offre, mentre il fisico mantiene ancora molta della propria potenzialità.

In pratica vediamo che tra l'età anagrafica e quella fisiologica vi è un divario di circa 30 anni: c'è chi a 50 anni ha l'aspetto esteriore e l'efficienza fisica di un trentacinquenne e chi, al contrario, ha quelli di un sessantacinquenne. Questo enorme divario dipende in gran parte da noi stessi, da come viviamo la nostra vita, perché anche ereditarietà e condizioni psicoaffettive si possono cambiare con costanza e volontà. Bisogna porsi per traguardo il secolo di vita (molti lo hanno raggiunto e sorpassato), sicuri che l'organismo dispone di prodigiose capacità di recupero: solo cosí potremo conseguire e mantenere attraverso gli anni la piena maturità fisica e psichica. Ogni funzione del nostro corpo è "intelligente", anche la piú umile: il segreto della longevità sta nella conoscenza di queste funzioni per potenziarle al massimo.

# *Impariamo a osservarci*

L'atteggiamento e le posizioni che assumiamo inconsciamente nello stare in piedi, nel camminare, quando ci sediamo su una sedia, sdraiati sul letto e per prendere sonno sono doppiamente importanti: da un lato assicurano l'efficienza e la salute del nostro fisico; dall'altro è solo osservandoli attentamente e scoprendo anche il piú piccolo difetto che potremo correggerli, curando e prevenendo squilibri, malformazioni e le malattie che ne conseguono. Inoltre gli atteggiamenti inconsci di riposo rivelano lo schema corporeo e ci permettono di capire se una posizione scorretta è già entrata a farne parte o non è ancora stata accettata come "normale", nel qual caso sarà piú facile correggerla.

L'osservazione di sé deve divenire un'abitudine costante: sia quando ci muoviamo sia quando restiamo a lungo nella stessa posizione, dobbiamo sempre cercare di essere coscienti di ogni parte del nostro corpo. Specialmente la distribuzione del peso, il portamento della testa, la posizione della colonna vertebrale e del bacino, la posizione dei piedi, le tensioni muscolari devono essere oggetto della nostra attenzione.

Periodicamente, specialmente se prendiamo l'abitudine di praticare quotidianamente degli esercizi di ginnastica e di rilassamento, sarà bene procedere a un esame piú particolareggiato, come quello che vi suggeriamo qui sotto.

## Il corpo

**1.** Ponetevi davanti a uno specchio in cui potervi osservare bene a figura intera, completamente svestiti e a piedi nudi. Muovete qualche passo senza osservarvi, in modo da assumere una posizione la piú naturale possibile; poi voltatevi verso lo specchio e immaginate di conversare con la vostra immagine, come fareste con un amico incontrato per strada.

Osservate ora la vostra posizione: automaticamente tenderete ad appoggiare il peso su l'una o l'altra gamba (chi non abbia educato il proprio fisico è difficile che resti fermo in piedi appoggiandosi egualmente sulle due gambe). La vostra posizione sarà come quella qui sotto a sinistra.

Lo squilibrio del peso che si ha nella posizione precedente provoca una serie di cambiamenti che, risalendo dall'anca, possono arrivare fino alla testa. Controllate se le anche sono allo stesso livello orizzontale, con quella del lato su cui poggiate il peso ruotata un poco in avanti. Ora, senza cambiare posizione, portate le mani sui fianchi, come qui sotto a destra.

Notate se i muscoli sono piú rigidi da un lato rispetto all'altro e controllate nello stesso tempo il livello delle spalle, la tensione dei muscoli del collo e la posizione della testa.

Se, pur con il peso spostato, non avvertite particolari tensioni muscolari e le anche, le spalle e la

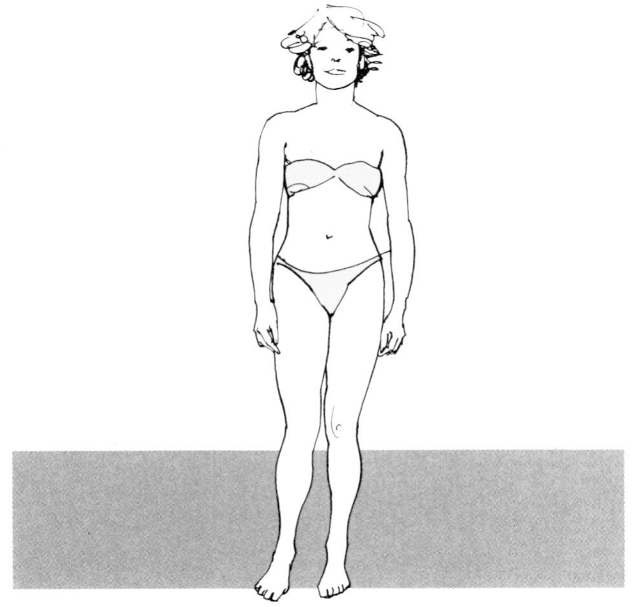

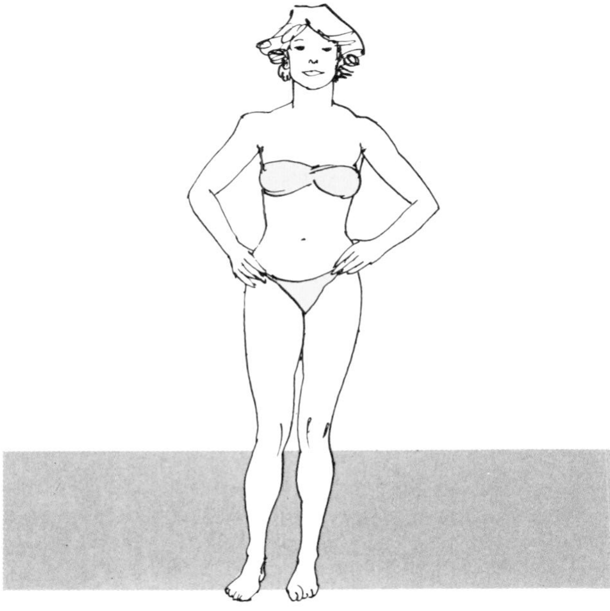

testa sono dritte, questo significa che tutto il lavoro di compensazione viene svolto dai muscoli posturali della schiena, ossia in modo corretto. Tuttavia, se ogni volta che state fermi in piedi, poggiate il peso sempre sulla stessa gamba, finirete col danneggiare la colonna vertebrale nella parte sottoposta a maggior sforzo, ossia nella zona lombare.

Se anche altre parti del corpo sono squilibrate, vuol dire che la colonna vertebrale con la propria muscolatura non è in grado di compensare lo spostamento del peso, o perché i muscoli posturali non sono sufficientemente forti, oppure perché esiste un vizio di posizione della colonna (scoliosi, iperlordosi, ecc).

In tal caso il danno provocato da questa posizione può essere maggiore, ed è necessario che vi esercitiate con attenzione e con costanza ad assumere e mantenere una posizione eretta corretta, come indicato nella preparazione agli esercizi.

**2.** Mettetevi ora diritti davanti allo specchio, con le gambe leggermente divaricate, i piedi paralleli, posti a una distanza uguale alla larghezza delle spalle, le braccia abbandonate lungo il corpo in posizione naturale. In pratica quella qui a fianco deve essere la vostra immagine riflessa dallo specchio.

Dopo due o tre respirazioni lente e naturali, chiudete gli occhi e restate fermi per il tempo di altre tre respirazioni. Poi, sempre con gli occhi chiusi, cercate di immaginare la vostra posizione, domandandovi: ho la testa eretta? Ho le spalle alla stessa altezza? E i fianchi? I miei piedi sono perfettamente paralleli? E le mani? Quando avrete risposto “sí” a tutte queste domande, riaprite gli occhi e controllate nello specchio se ciò corrisponde a verità, notando accuratamente anche le piú piccole differenze tra l’uno e l’altro lato.

Ora ripetete quanto sopra mettendovi nelle posizioni indicate qui sotto.

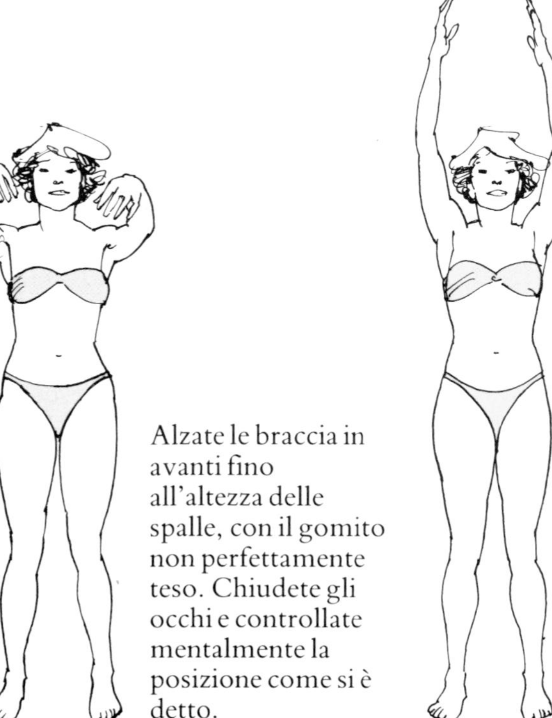

Alzate le braccia in avanti fino all’altezza delle spalle, con il gomito non perfettamente teso. Chiudete gli occhi e controllate mentalmente la posizione come si è detto.

Alzate le braccia in alto, i palmi che si guardano, i gomiti e le mani morbidi in atteggiamento naturale, sempre mantenendo i piedi paralleli, divaricati come la larghezza delle spalle. Chiudete gli occhi e procedete come sopra.

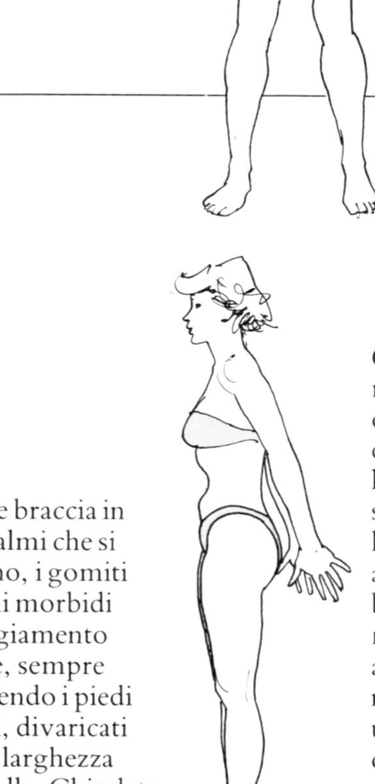

Giratevi di fianco, mettetevi ancora con i piedi paralleli e divaricati quanto la larghezza delle spalle, e portate leggermente all’indietro le braccia, sempre mantenendole in atteggiamento naturale. Ancora una volta controllate mentalmente la posizione ad occhi chiusi.

Se ogni volta che riaprite gli occhi, dopo aver assunto ciascuna posizione, troverete che la vostra immagine riflessa nello specchio risponde perfettamente alla relativa immagine mentale mentre tenevate gli occhi chiusi, il vostro atteggiamento corrisponde esattamente al vostro schema corporeo.

Al contrario, qualunque differenza anche minima significa che il vostro equilibrio muscolo-scheletrico è viziato e, attraverso il costante e appropriato esercizio fisico, dovrete cercare di correggerlo, prevenendo cosí le inevitabili conseguenze negative sulla struttura delle ossa, delle articolazioni e dei muscoli.

Continuate l'esame osservando in particolare ogni parte del corpo e i movimenti principali. Considerate soprattutto il lassismo o la rigidezza generale dei tendini e delle articolazioni, molto importanti sia per valutare la postura delle diverse parti del corpo, sia per la scelta della ginnastica o degli sport da praticare.

## I piedi

Le malformazioni dei piedi sono frequenti e importanti poiché essi costituiscono la base dell'"edificio umano".

Procuratevi un foglio di cartoncino nero e del borotalco. Cospargete di borotalco un qualsiasi foglio di carta di grandezza sufficiente, steso a terra, e posategli a fianco il cartoncino nero. Appoggiate un piede sul borotalco, con tutto il peso del corpo, poi posatelo sul cartoncino nero, sempre appoggiando il peso ma facendo attenzione a non ondeggiare. Ripetete la stessa operazione con l'altro piede: avrete cosí le impronte dei vostri piedi.

Se il piede è normale, si appoggerà sul calcagno, sull'alluce e sul lato esterno, presentando una zona vuota in corrispondenza dell'arco plantare. Se il piede è "piatto", esso appoggerà anche sulla parte interna per l'appiattimento dell'arco plantare, che scende fino ad appoggiarsi a terra. Se il piede è valgo, sarà spostata la direzione delle dita rispetto al calcagno, ossia l'asse longitudinale del piede, che nell'impronta risulterà spostato verso l'alluce. Per controllare se i vostri piedi hanno o meno delle malformazioni, confrontatene le impronte con le immagini qui a fianco (*1*, *2*, *3*).

C'è un altro modo per scoprire eventuali malformazioni del piede. Mettetevi davanti allo specchio con i piedi paralleli, alla distanza di circa 10 cm l'uno dall'altro. Se il piede è normale, il calcagno sarà completamente nascosto dalle sporgenze dei due malleoli, interno ed esterno; se al contrario la linea del calcagno sporgerà nella parte interna del piede, vorrà dire che la linea di carico del peso, invece di cadere al centro del calcagno, cadrà piú all'esterno: il calcagno è varo. Se il calcagno sporgerà verso la parte esterna, vorrà dire che la linea di carico cade internamente al centro del calcagno: il calcagno è valgo. Visivamente la situazione si presenterà in uno dei modi illustrati qui a fianco (*4*, *5*, *6*).

Il valgismo del calcagno, che si accompagna al piede piatto, indica dunque una "caduta" delle articolazioni del piede verso l'interno: chi ha un valgismo tende a camminare con i piedi aperti verso l'esterno. Il varismo, invece, si accompagna al piede iperarcuato: chi ha il piede varo cammina volgendolo verso l'interno.

Passiamo all'ultimo, definitivo controllo. Guardandovi posteriormente, o chiedendo a qualcuno di farlo per voi, potrete verificare meglio e misurare con esattezza il varismo e il valgismo del piede, e quindi usare questa misura per controllare i miglioramenti dopo aver eseguito gli esercizi per un tempo sufficientemente lungo. Le tre possibili situazioni, di cui le ultime due patologiche, sono raffigurate qui sotto (*7*, *8*, *9*).

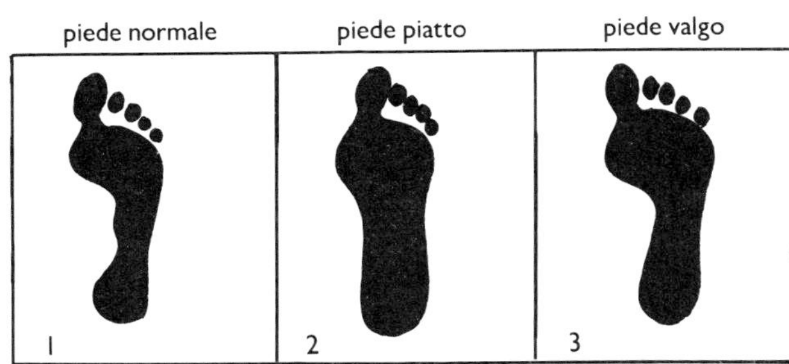


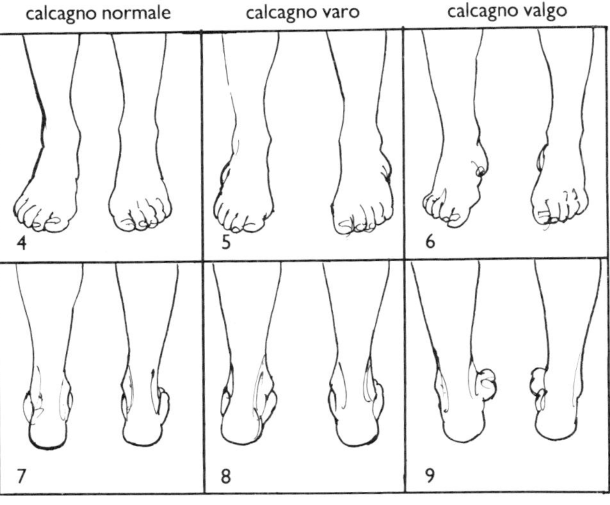

## Le ginocchia

Anche l'asse della gamba può presentare delle deformazioni, evidenziate principalmente al livello delle ginocchia. Se la situazione è normale, ponendosi in piedi di fronte allo specchio con i talloni e i malleoli uniti, le punte dei piedi si presenteranno leggermente divaricate e le ginocchia si toccheranno, come nella figura 1.

Invece, se le ginocchia non si toccano perché le gambe sono curve verso l'esterno ("gambe da cavallerizzo"), il ginocchio è varo e la situazione si presenta come nella figura 2.

Se toccandosi le ginocchia, i piedi restano divisi e le gambe si incurvano verso l'interno ("gambe a x"), il ginocchio è valgo come nella figura 3.

Controllare allo specchio l'asse delle gambe permette di individuare altre malformazioni. Per esempio, i due malleoli e le articolazioni del ginocchio devono essere perfettamente alla stessa altezza; in caso contrario può esservi una grave scoliosi della colonna che costringe il bacino in posizione viziata (rotazione) oppure una gamba è piú lunga dell'altra.

Voltatevi ora di profilo, assumendo sempre la stessa posizione delle gambe: nella figura 4 vedete come dovrebbero apparire. Se non riuscite a estendere completamente l'articolazione del ginocchio, che tende a sporgere in avanti (figura 5), il tono dei legamenti articolari e quello dei muscoli della coscia sono discordanti, come succede spesso nelle persone asteniche e troppo sedentarie. Se il ginocchio si inarca all'indietro in iperestensione (figura 6) vi è un lassismo dei legamenti, che può essere sia locale (di origine traumatica, infettiva o congenita) sia generale.

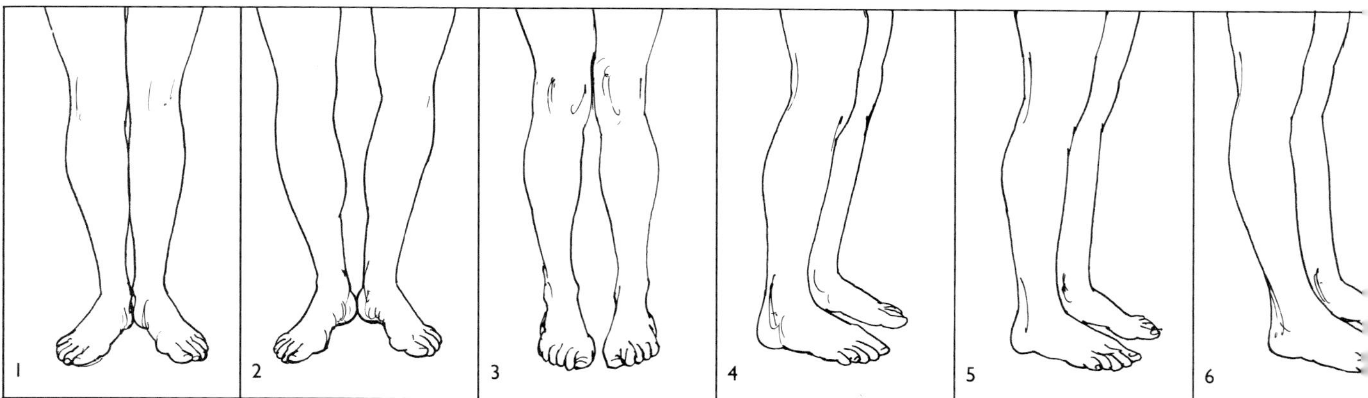


## Il bacino, la colonna vertebrale e le spalle

Il bacino, la colonna vertebrale e le spalle determinano, nella grande maggioranza dei casi, l'atteggiamento generale della persona.

Se immaginiamo di unire con delle linee i punti salienti della figura in modo da ottenere una rappresentazione geometrica, ci sarà piú facile valutare e misurare gli eventuali difetti. Con una Polaroid vi sarà possibile effettuare tale misurazione su una fotografia che scatterete alla vostra immagine riflessa nello specchio, avendo cura di mantenere la giusta posizione; altrimenti dovrete usare un po' di fantasia e di spirito di osservazione.

I punti salienti da collegare sono: il sommo della testa, i punti piú alti delle spalle, il punto sul fianco (linea ascellare) subito al di sotto delle coste, il punto piú sporgente dell'anca che troverete facilmente flettendo leggermente la coscia (grande trocantere), il punto in cui i talloni si toccano quando state ritti con le punte dei piedi leggermente divaricate. Se non vi siete fotografati, unite questi punti con una linea immaginaria, aiutandovi con qualche oggetto che vi serva da riferimento: mettendovi, per esempio, contro un tavolino o la spalliera dritta di una sedia vi sarà piú facile controllare se la linea del bacino è dritta. Se invece vi siete fotografati, segnate l'immagine come nel nostro esempio in alto a sinistra, nella pagina seguente. Le tre linee che uniscono i punti salienti della spalla, quelli sotto le coste e le anche devono essere perfettamente parallele; il punto dei talloni e quello del sommo della testa perfettamente perpendicolari tra loro, come uniti da un filo a piombo.

Mettetevi ora contro un muro con i talloni uniti ben appoggiati alla parete: i punti di contatto, in posizione normale, devono essere quelli segnati sul

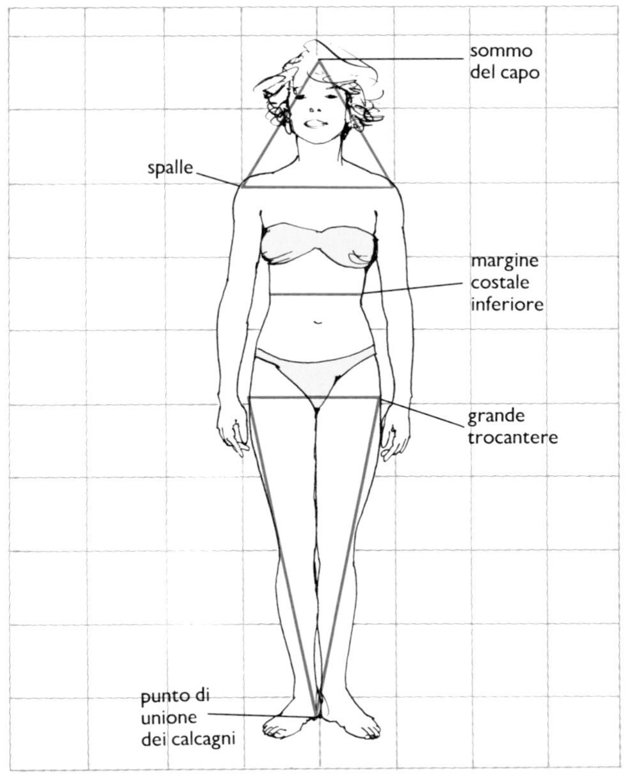


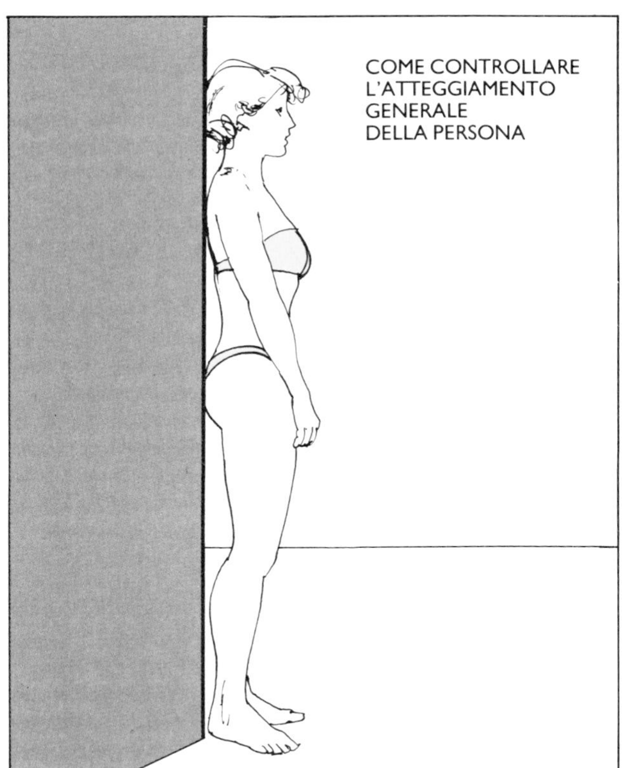


disegno del nostro esempio in alto a destra corrispondenti alle normali curvature della colonna vertebrale.

Per valutare la mobilità della colonna e il tono dei legamenti, provate a flettervi in avanti con le gambe tese, leggermente divaricate: dovreste riuscire a toccarvi la punta dei piedi, altrimenti controllate a quale distanza da terra riuscite ad arrivare.

Osservandovi di profilo nello specchio mentre vi flettete in avanti, controllate che la curva della colonna sia armoniosa e che anche il bacino si fletta in avanti, come nella figura qui a fianco.

Se invece notate dei tratti dritti e degli angoli, è segno che la mobilità dei tratti vertebrali non è costante, con dei segmenti rigidi che si alternano a dei tratti con le articolazioni lasse come compensazione. Questo tipo di squilibrio della mobilità della colonna può portare facilmente dolori, blocchi improvvisi, sciatalgie, mal di testa e disturbi simili.

Sempre in posizione laterale sedetevi a terra a gambe incrociate (*vedi* figura a destra), cercando di mantenere la colonna dritta e il ventre piatto, incrociate le mani dietro la nuca e sollevate i gomiti verso l'alto il piú possibile mentre flettete la testa all'indietro. Nel compiere il movimento, non dovete sentire fastidio o dolore o irrigidimento alle anche e alla schiena, e il tratto cervicale della colonna deve curvarsi bene all'indietro come nella figura.

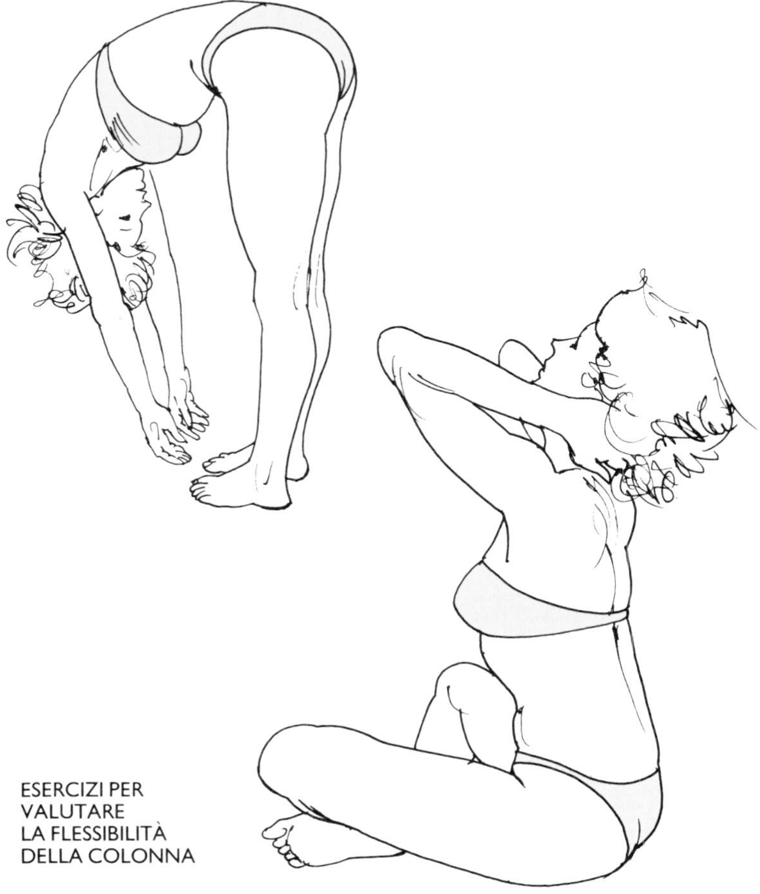

ESERCIZI PER VALUTARE LA FLESSIBILITÀ DELLA COLONNA

# La colonna vertebrale

La colonna vertebrale ha una importanza grandissima nel sostenere la stazione eretta. Tutti gli animali superiori camminano a quattro zampe: solo l'uomo ha conquistato nei millenni la capacità di muoversi stando eretto, per potere utilizzare gli arti superiori non per reggere il proprio peso, ma per le molteplici attività che lo rendono diverso da tutti gli altri animali. Questa conquista è avvenuta grazie alle modificazioni e allo straordinario sforzo sostenuto dalla colonna vertebrale.

L'insieme delle ossa, dei muscoli, dei tendini e dei tessuti articolari che la compongono, insieme mirabile per la sua semplicità e nel contempo per la sua complessità, forma a tutti gli effetti un unico importantissimo organo di sostegno e di movimento. Ogni deformazione della colonna sarà necessariamente causa di disturbi che coinvolgono l'organismo nel suo complesso, non solo il sistema muscolo-scheletrico ma anche le funzioni vitali e gli organi interni oltre che la stessa vita psico-affettiva.

La colonna vertebrale normale non è diritta ma segue delle curve, formando una specie di doppia "esse". Queste curve sono necessarie a sorreggere il peso del corpo, compresi gli organi interni, e a permettere i molti e complessi movimenti che la colonna compie. La curvatura può essere a convessità posteriore (*cifosi*) o anteriore (*lordosi*), parleremo perciò di cifosi o di lordosi fisiologica.

Per sostenere il peso del corpo è fondamentale il lavoro dei brevi muscoli profondi di sostegno che uniscono tra loro le vertebre e i diversi segmenti della colonna; il movimento si compie soprattutto grazie ai muscoli piú superficiali e lunghi che ne collegano i segmenti e la percorrono tutta da cima a fondo.

Ogni articolazione intervertebrale è sostenuta da legamenti e da altre complesse strutture periarticolari (che circondano le articolazioni). Vi sono quattro punti, o cerniere, che permettono e controllano i grandi movimenti della colonna: la cerniera lombo-sacrale, la cerniera dorso-lombare, la cerniera dorso-cervicale e la cerniera cervico-craniale. Quando una delle cerniere non funziona normalmente, una o tutte le altre dovranno lavorare eccessivamente o in modo anormale per compensare il deficit. Di solito le anomalie della cerniera lombo-sacrale sono compensate principalmente da quelle cervico-craniale e dorso-cervicale, e viceversa: spesso i dolori della regione cervicale dipendono da un difetto della cerniera lombo-sacrale.

**Le deformazioni ossee della colonna vertebrale**
Quando l'equilibrio della colonna vertebrale è disturbato, questa si flette in modo anomalo e la flessione può avvenire a convessità posteriore (*cifosi*), anteriore (*lordosi*) o laterale (*scoliosi*); si tratterà naturalmente di cifosi o lordosi anormali o patologiche.

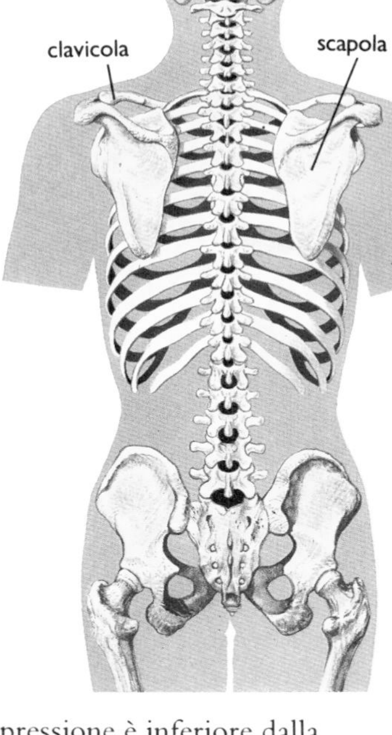


Quando la colonna presenta delle curvature diverse da quelle fisiologiche, ogni vertebra è soggetta alla considerevole pressione costituita dal peso del corpo che le sta sopra. Nella colonna normale, questa pressione è distribuita in modo uniforme sulle due facce dei corpi vertebrali. In caso di curvature anormali, invece, la pressione è inferiore dalla parte della convessità e maggiore da quella della concavità, ossia è minore sul lato esterno o lungo della curva e maggiore su quello interno o breve, cosicché le vertebre tendono a deformarsi. Il lato su cui si esercita una pressione inferiore può crescere di piú e avremo cosí una vertebra "cuneiforme" cioè a forma di cuneo; oppure il lato su cui si esercita una pressione maggiore cresce meno e avremo delle vertebre "romboidali". Dal momento in cui avvengono queste deformazioni dei corpi vertebrali, la curvatura anomala della colonna si trasforma in deformazione ossea.

ATTENZIONE ALLE CADUTE! *Qualsiasi caduta, anche non grave, può danneggiare il delicato equilibrio delle vertebre e dare origine a gravi inconvenienti, specie quelle dei tipi illustrati qui sotto. Dopo una caduta o un incidente è bene sottoporsi alla visita di un buon osteopata, di un chiropratico o di un agopuntore esperto in massaggi e manipolazioni.*

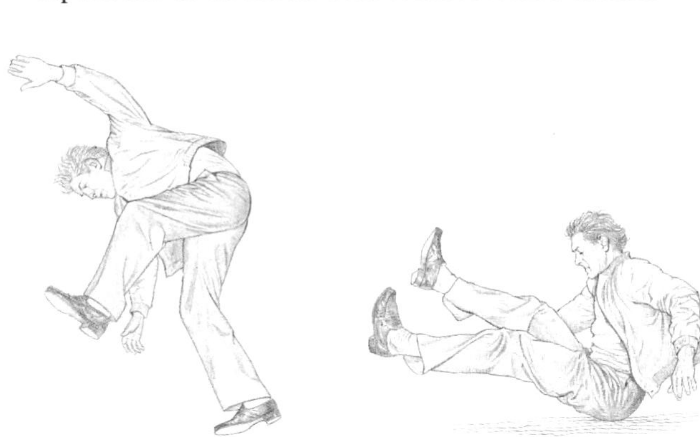

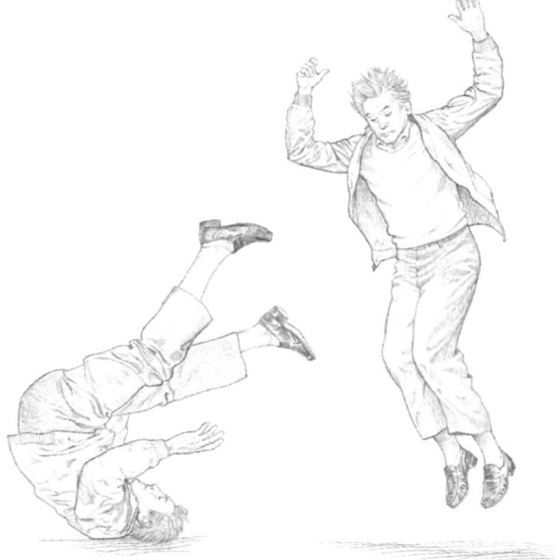

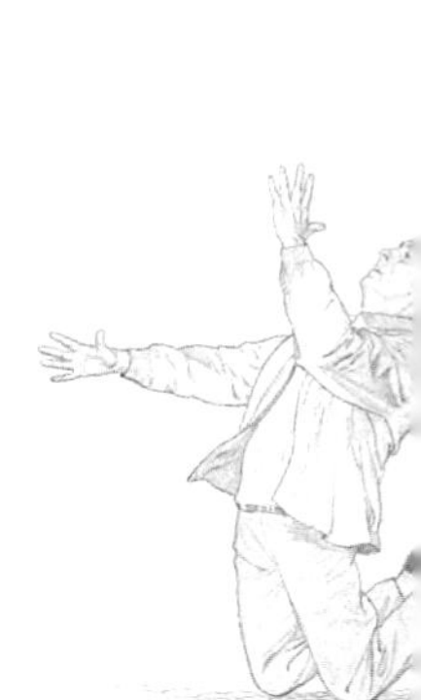

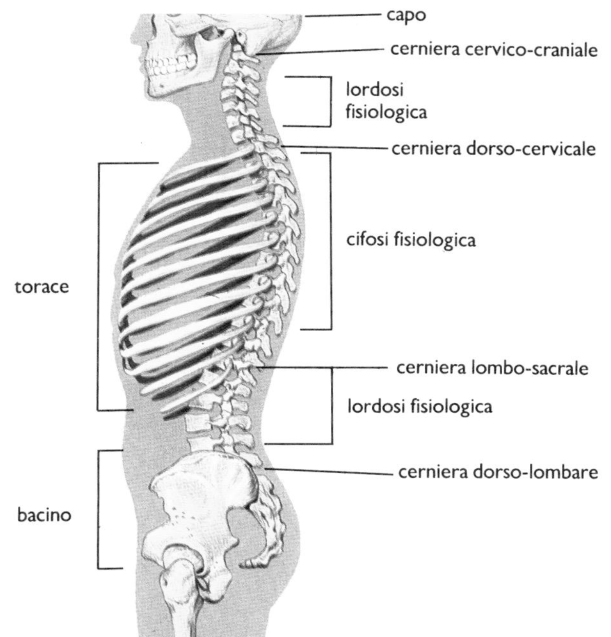


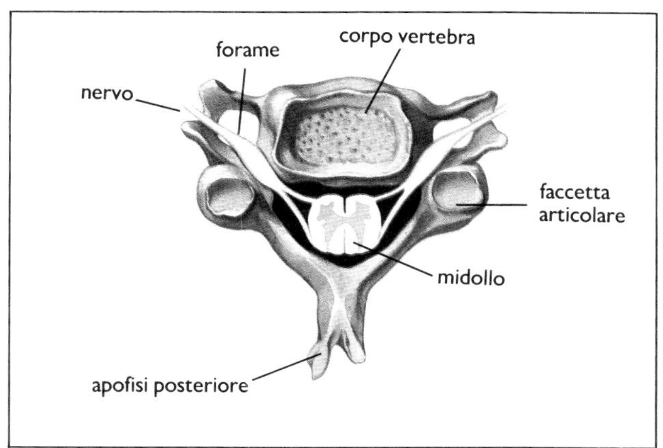


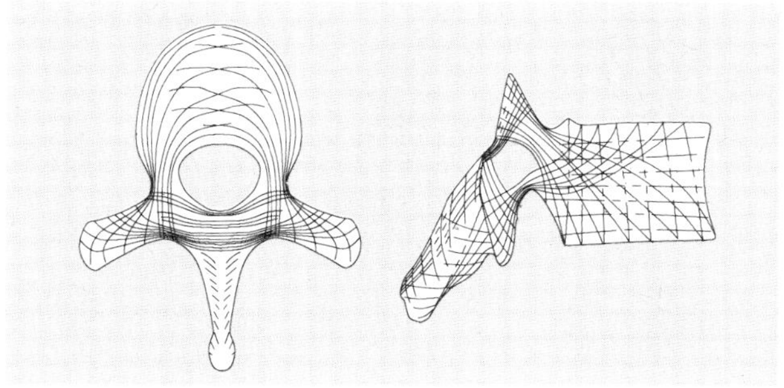

Le modificazioni della colonna non sono fisse e irriducibili: l'ossificazione dei corpi vertebrali avviene molto tardi e la componente elastica che sostiene la colonna (muscoli, tendini) ne è una parte fisiologicamente altrettanto importante che la componente ossea. La pratica continua di appropriati esercizi fisici, inducendo la modifica, lenta e costante, della distribuzione del peso e il recupero della funzionalità muscolo-tendinea, può ridurre la deformazione ossea o, nel peggiore dei casi, arrestarla. Senza esercizio fisico le curvature vertebrali tendono a peggiorare poiché sono piú cedevoli nella direzione che le aggrava piuttosto che nel senso che le corregge.

LE VERTEBRE *Sono dotate di un corpo e di sporgenze dette apofisi. I corpi poggiano l'uno sull'altro, non direttamente ma articolandosi per mezzo di una specie di cuscinetto duro elastico: il disco intervertebrale. Anche le apofisi hanno delle piccole superfici (faccette articolari), per mezzo delle quali si appoggiano alle vertebre soprastanti e sottostanti. La struttura ossea e l'architettura delle vertebre formano delle linee di forza (disegno qui sopra) tali da renderle capaci di sostenere il peso del corpo senza deformarsi.*

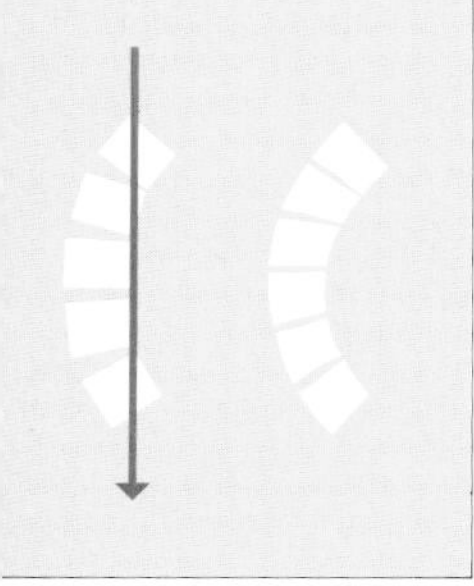

LE DEFORMAZIONI DEI CORPI VERTEBRALI *Se la forza di gravità si esercita su una colonna a curvatura anomala, ne risulta una serie di deformazioni dei corpi vertebrali dovuta alle pressioni che li "colpiscono" non nel loro centro di resistenza elastica ma al di fuori.*

LE MODIFICAZIONI DI CURVATURA DELLA COLONNA E LE LORO POSSIBILI CAUSE *Oltre ai traumi e alle cadute, la spina dorsale può modificarsi per cause congenite o costituzionali: per sviluppo difettoso della scapola o di altre ossa della spalla (1), quando le gambe non sono della stessa lunghezza (2, 3), oppure per difetti di posizione e atteggiamento. Oltre a quelli illustrati nella pagina seguente, vedete illustrate (4, 5, 6) le posizioni scorrette che si prendono al tavolo di studio o seduti alla scrivania dell'ufficio, posizioni che, specie nei giovani e nei giovanissimi, possono avere disastrose conseguenze.*

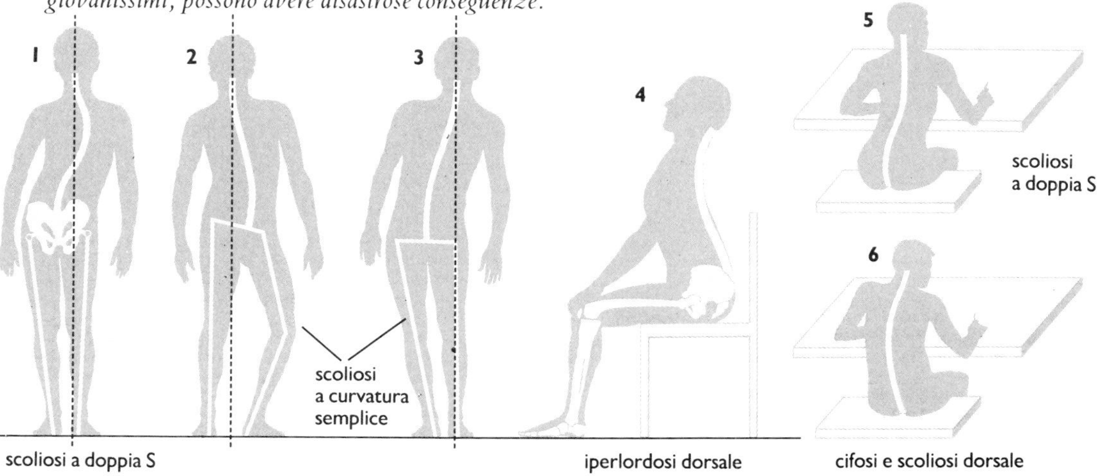

## GLI ATTEGGIAMENTI SCORRETTI DELLA POSTURA

Gli atteggiamenti scorretti illustrati qui sotto sono quelli che si vedono piú di frequente: talvolta sono dovuti a malformazioni o difetti osteoarticolari, piú spesso sono solo atteggiamenti posturali dovuti a mode, a errato senso di ciò che è "bello" o elegante, a imitazioni degli adulti che risalgono all'età della crescita, a pratica di sport o ginnastiche non adatti alla costituzione fisica. Oltre che esteticamente brutti, gli atteggiamenti scorretti sono pericolosi poiché con l'andar del tempo modificano irreversibilmente l'apparato muscolo-scheletrico con inevitabili conseguenze patologiche.

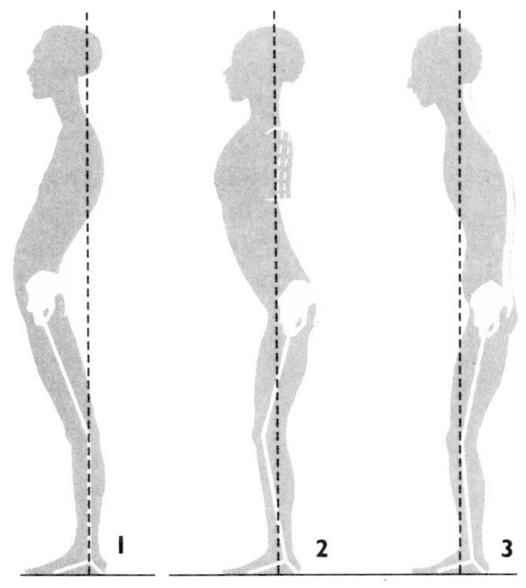


RETROVERSIONI DEL BACINO *Nella fig. 1, alla rotazione posteriore del bacino si unisce una spinta in avanti (antepulsione) con aumento della cifosi dorsale. Nelle fig. 2 e 3 la pulsione è, all'opposto, posteriore, compensata dalle gambe semiflesse e dai due opposti atteggiamenti: nella 2 la normale curva dorsale si raddrizza, nella 3 aumenta. In ambedue sparisce la lordosi lombare.*

ANTEVERSIONI DEL BACINO *Nella fig. 4, alla rotazione in avanti del bacino si unisce una spinta in avanti (antepulsione). Nella fig. 5, alla rotazione si accompagna una spinta posteriore con conseguente caduta in avanti (opposta alla precedente) della parte superiore del corpo. In entrambi gli esempi abbiamo una iperlordosi lombare.*

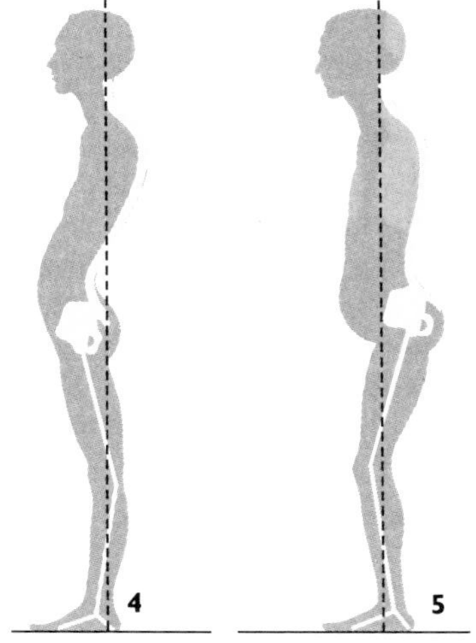


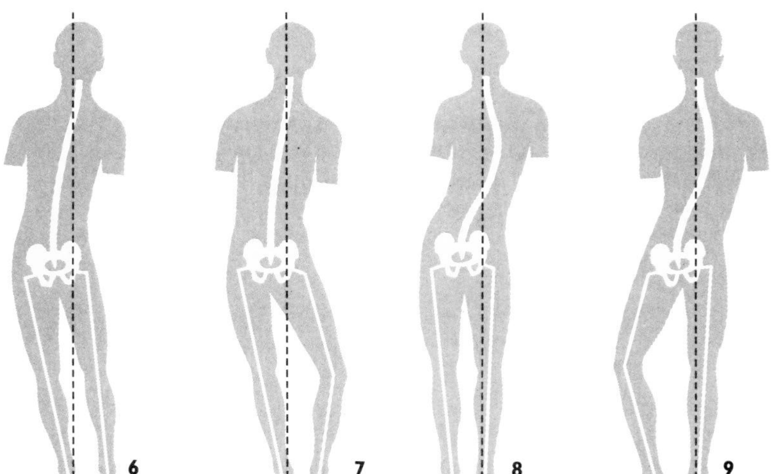


DIVERSI TIPI DI ATTEGGIAMENTO SCOLIOTICO *Nella fig. 6 vediamo il bacino spinto di lato mentre il peso appoggia prevalentemente sulla gamba dallo stesso lato: la scoliosi di compenso ha una sola curva. Nella 7 lo spostamento dell'equilibrio è uguale, ma la gamba destra è addirittura flessa, ossia completamente scarica. Nella 8 il bacino è spostato di lato, ma il peso si sposta verso quello opposto (bacino a sinistra, peso sulla destra), in conseguenza la scoliosi di compenso forma una S. Lo stesso avviene nella 9, solo piú marcatamente per lo scarico della gamba sinistra flessa.*

ATTEGGIAMENTO DELLA TESTA IN CIFOSI *Nell'atteggiamento in cifosi della colonna, anche la testa cambia posizione, spostandosi in avanti (fig. 10), rispetto alla posizione normale (fig. 11). Per guardare dritto davanti a sé si devono forzare i muscoli oculari, il che a lungo andare danneggia la vista.*

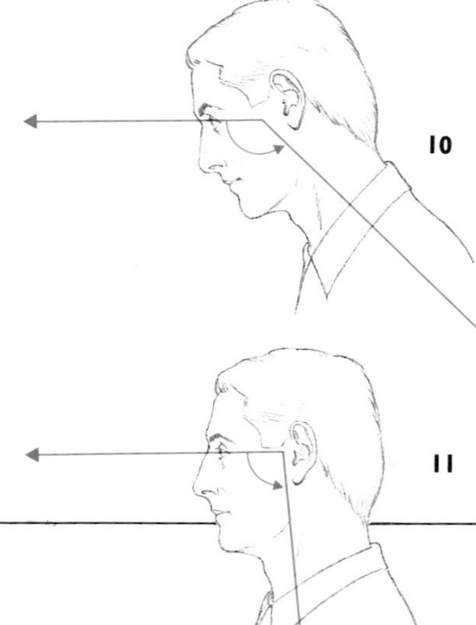

# Educare il fisico

L'esercizio fisico influisce su tutte le funzioni vitali dalle quali, nello stesso tempo, dipende: la corretta ossigenazione dei tessuti, l'espulsione dell'anidride carbonica, una dieta sana che favorisca il metabolismo e l'eliminazione delle scorie, sono tutti fattori indispensabili al benessere dell'apparato muscolo-scheletrico. Inoltre è necessario prendere coscienza della propria struttura fisica, in modo da realizzare una perfetta armonia tra le diverse parti e funzioni del corpo.

Anche per chi frequenta una palestra specializzata, l'esercizio fisico deve divenire una pratica quotidiana, poiché le due o tre ore settimanali trascorse in una palestra non sono sufficienti a compensare la mancanza di attività o le posizioni obbligate, spesso scorrette, cui siamo continuamente sottoposti. È bene iniziare la giornata con 10 o 20 minuti di esercizi, che potranno prolungarsi fino a 50 minuti nei giorni festivi oppure ogniqualvolta se ne abbia la possibilità. Gli stessi esercizi possono essere ripetuti anche alla sera, purché non si sia troppo stanchi. Terminati gli esercizi, ci si deve sentire carichi di energia: non stanchi, contratti o indolenziti, ma in perfetta armonia con sé stessi e con l'ambiente.

## Come prepararsi agli esercizi

Il momento migliore per la pratica degli esercizi è il mattino prima di iniziare le consuete attività, o alla sera dopo un periodo di pausa che permetta di distaccarsi dalle cure della giornata. Non bisogna mai praticare sport o altri esercizi fisici appena mangiato, specie dopo un pasto abbondante o pesante, perché si disturberebbero la digestione e l'assimilazione dei cibi. Evitate le attività fisiche anche se siete stanchi. In questo caso limitatevi alla pratica di esercizi di rilassamento (*vedi il relativo capitolo*) atti a riposare il corpo e a distendere lo spirito. È comunque sempre bene concedersi alcuni minuti di rilassamento e di concentrazione prima di iniziare un ciclo di esercizi e dopo averlo terminato.

Gli esercizi andranno eseguiti in un ambiente caldo e ben arieggiato, su un tappeto o materassino di fibre non sintetiche (l'ideale è il cotone) al riparo dalle correnti d'aria. Le vesti non devono essere di tessuto sintetico e non devono stringere in alcun punto: è bene eliminare elastici e cinture. I piedi devono essere nudi.

Come attrezzi saranno sufficienti una pallina da tennis, un bastone (può essere utile anche un comune manico da scopa), un piccolo cuscino duro.

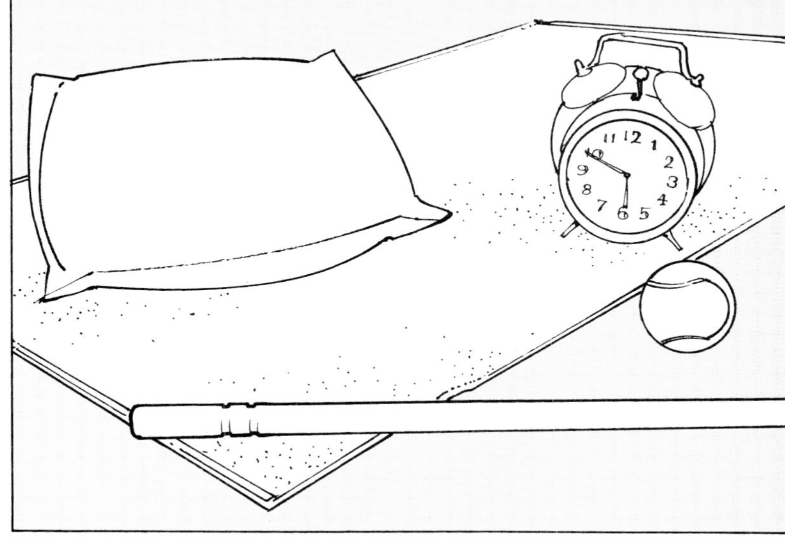

GLI ATTREZZI PER GLI ESERCIZI *Sono sufficienti un tappetino di fibre naturali, un cuscinetto duro, un bastone, una pallina da tennis e un orologio per controllare i tempi.*

L'atteggiamento generale del corpo durante l'esecuzione degli esercizi è estremamente importante. Sarà necessario attenersi con attenzione ai punti fondamentali elencati e descritti nel box alla pagina seguente, che permetteranno di rispettare la fisiologia dell'intero corpo.

## Le quattro posizioni fondamentali o posizioni di riposo

Qualunque sia il movimento che vogliamo compiere, sia esso di ginnastica o una normale attività della vita quotidiana, partiremo sempre da una posizione di riposo. Inoltre, la maggior parte delle attività lavorative che non implicano il movimento dell'intero corpo si svolgono stando seduti o fermi in piedi. Perciò le posizioni, che nella ginnastica costituiscono l'inizio e la fine di ogni esercizio, possono considerarsi di per sé stesse esercizi che chiamiamo "posturali". L'imparare ad assumere una corretta posizione, in modo tale che ci divenga spontanea, è il modo migliore per correggere gli atteggiamenti posturali, per mantenere tonici i muscoli che li determinano, evitando o correggendo le malposizioni della colonna vertebrale. Queste stanno divenendo sempre piú frequenti a causa della mancanza di esercizio fisico favorita dalla vita moderna: ci si muove in automobile, si lavora stando seduti o in piedi di fronte a delle macchine. Le posizioni di riposo dipendono dall'atteggiamento posturale e lo determinano.

Durante l'esecuzione degli esercizi di ginnastica, le quattro posizioni fondamentali ne rappresentano le diverse posizioni di partenza, di conseguenza si devono assumere correttamente e si deve imparare a valutarle attentamente. Esse sono: a) in piedi; b) seduti, a terra o su una sedia; c) sdraiati in posizione prona (a pancia in giú) o supini (a pancia in su); d) sdraiati sul fianco.

## DURANTE LA PRATICA

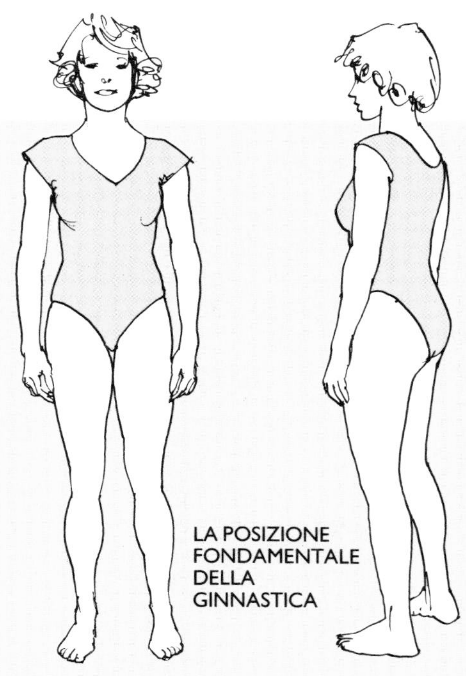


Quando ci si muove lentamente, il cervello è in riposo. L'esecuzione lenta dei movimenti permette di concedere una pausa al cervello affaticato.

– La posizione della testa deve sempre essere dritta e naturale, in modo da rilassare il collo, senza mantenerlo in una posizione fissa, per favorire la circolazione del sangue nel capo e la respirazione attraverso il naso.

– Lo sguardo deve essere rivolto a un punto immaginario di un orizzonte lontano: immaginate di essere in riva al mare o di avere davanti un bosco. In tal modo i muscoli oculari potranno completamente rilassarsi e, riposando gli occhi e la vista, lo spirito si rasserenerà e i movimenti diverranno piú fluidi e armoniosi.

– La bocca deve essere chiusa ma non serrata. La respirazione deve sempre avvenire attraverso il naso, favorendo cosí l'abitudine a questo tipo di respiro.

– La lingua deve essere appoggiata con fermezza contro il palato, favorendo il flusso della saliva che umidifica la gola e favorisce la digestione.

– Le spalle devono essere rilassate e basse, il petto piatto in modo da facilitare la respirazione toracica e diaframmatica. Ciò a sua volta esercita delle pressioni alternate sugli organi addominali, favorendone le funzioni (digestione, metabolismo ed escrezione).

– La colonna vertebrale segue le curve fisiologiche e le scapole devono essere ben aperte, facilitando la respirazione e il ritorno del sangue venoso al cuore.

– La vita, il bacino e le anche devono essere morbidi e ben decontratti. In tal modo si potranno avvertire anche i piú piccoli movimenti. I movimenti della vita favoriscono non solo la funzione degli organi addominali, specie del fegato e degli intestini, ma anche la funzionalità renale.

– Il bacino deve essere ben equilibrato, con le anche poste alla stessa altezza. Questo aiuta a mantenere la colonna in una posizione corretta e favorisce le funzioni del midollo spinale.

– I gomiti e le ginocchia non devono mai essere completamente tesi, ossia le braccia e le gambe non devono formare una linea retta, salvo che negli esercizi in cui venga esplicitamente indicato allo scopo di

In ogni posizione si dovrà equilibrare il tono muscolare, il peso e il centro di equilibrio. Sarà cosí possibile localizzare e valutare esattamente l'effetto dell'esercizio intrapreso.

**La stazione eretta o posizione in piedi.** È la posizione che maggiormente denuncia un portamento scorretto e le abitudini sbagliate sia di atteggiamento sia di movimento. Il portamento è il risultato di tutte le nostre abitudini: è corretto quando lo scheletro è tenuto da un gioco muscolare armonioso, con una perfetta simmetria delle due parti del corpo, destra e sinistra, con una parete addominale perfettamente tonica, le curve vertebrali corrette, il bacino equilibrato, il peso egualmente distribuito sui due piedi.

Gli atteggiamenti della colonna vertebrale in scoliosi, in lordosi o in cifosi portano a uno squilibrio generale di tutto l'assetto del corpo con conseguenze dannose non solo estetiche (spalle cadenti, cassa toracica poco sviluppata, scapole alate, anche slivellate, ginocchia e piedi valghi o vari) ma anche a carico del buon funzionamento degli organi interni (stomaco, fegato, intestino, ecc). Come tenersi dritti e ottenere una posizione corretta che sfrutti nel migliore dei modi le curve vertebrali e tenga conto della forza di gravità che ci attira verso il basso? Per avere un portamento corretto, bisognerà tenere la testa ben dritta (non inclinata a destra o a sinistra, né avanti, né indietro), il mento portato leggermente all'indietro, la curva lombare media, l'addome elastico. I piedi devono essere paralleli, a una distanza un poco inferiore a quella della larghezza delle spalle. Viste di fronte, clavicole, spalle e anche debbono essere simmetriche e alla stessa altezza. Da dietro la nuca deve essere distesa e le scapole non sporgenti. Il peso del corpo deve essere uniformemente distribuito su tutta la pianta del piede. Il centro della testa deve corrispondere alla linea verticale che rappresenta l'asse del corpo.

Per migliorare il portamento mettetevi in piedi, con i piedi paralleli a circa 10 cm di distanza fra loro, la colonna ben dritta, le spalle sciolte e rilas-

distendere al massimo i muscoli degli arti. Solo mantenendo queste articolazioni flesse in modo naturale e molto morbide sarà possibile rilasciare le spalle e la vita e raddrizzare la colonna vertebrale seguendone le curve fisiologiche.

– I piedi, quando non diversamente indicato, sono paralleli l'uno all'altro. La distanza fra i due piedi deve essere tale che il bordo esterno del piede sia all'incirca sulla stessa verticale della spalla. Cosí il peso risulta equamente distribuito sulla pianta del piede.

– Prima di essere eseguito, ogni movimento va immaginato mentalmente, cosí da favorirne l'esecuzione. Attraverso la pratica diverrà possibile ordinare a ciascun muscolo di rilassarsi o di contrarsi con la sola forza di queste immagini.

– Al termine di ogni singolo esercizio, ritornate nella posizione di riposo, cercando di notare in che cosa l'esecuzione abbia influito sull'atteggiamento di ogni singola parte del corpo: sul tono dei muscoli, sulla posizione dei segmenti ossei, e cosí via.

– La respirazione deve essere esclusivamente nasale, ritmica e lenta. In linea generale si deve inspirare in posizione di riposo o durante le pause ed espirare durante il movimento; oppure espirare aprendo le braccia e inspirare riportandole vicino al corpo; inspirare alzando le braccia ed espirare abbassandole fino all'altezza delle spalle, poi inspirare di nuovo. In tal modo daremo un ritmo lento e costante a ciascun esercizio o a ogni singolo movimento.

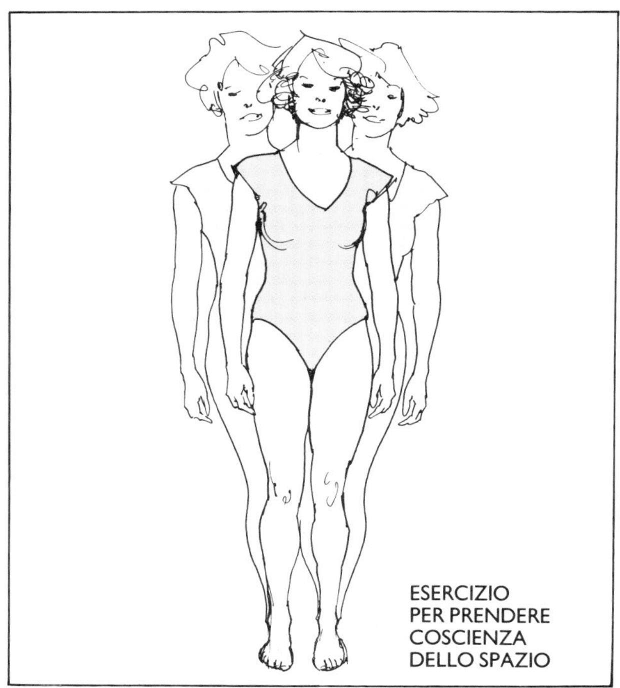


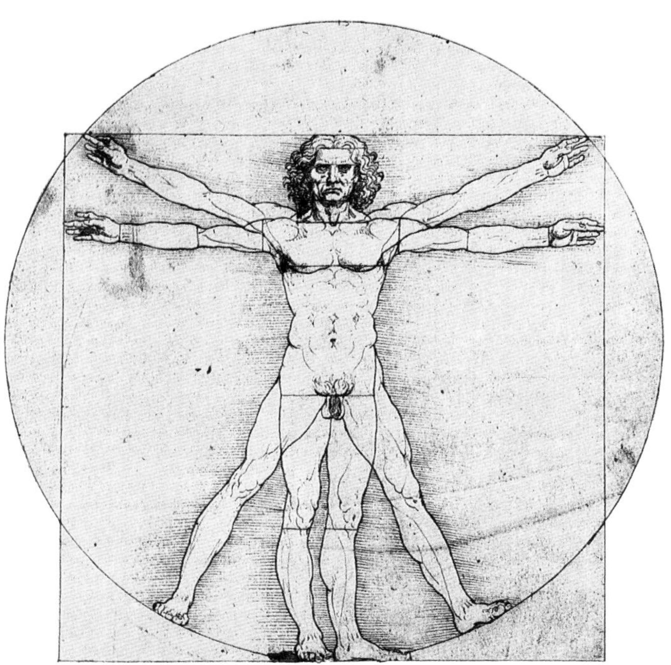

IL CENTRO DELL'EQUILIBRIO *In questo celebre studio di Leonardo da Vinci sulle proporzioni del corpo umano l'artista pone il centro del cerchio sull'ombelico, quello del quadrato sul pube. Il centro dell'equilibrio, appunto, si trova a metà fra i due.*

sate, il ventre tonico, e immaginate che il corpo sia come un albero: i piedi mettono le radici in terra, dalla vita in giú si è ancorati al suolo come il tronco e dalla vita in su si tende verso l'alto come i rami. Ottenute queste sensazioni, prendete coscienza dello spazio circostante facendo ondeggiare il corpo, come un albero mosso dal vento, da destra a sinistra, pur mantenendo i piedi ben saldi a terra come nella figura qui a fianco, a sinistra. Ondeggiate poi avanti e indietro, e infine disegnando dei cerchi con la sommità della testa. Per fare quest'ultimo esercizio basterà restare con i piedi aderenti al suolo e spostare il peso del corpo dal tallone destro a quello sinistro, poi alla parte anteriore del piede sinistro e a quella del destro, e cosí di seguito. Con questo semplice esercizio si otterrà una sensazione di estrema leggerezza e di padronanza dello spazio. Quando avrete imparato a eseguirlo bene, potrete ripeterlo anche a occhi chiusi.

**Il centro dell'equilibrio.** Poiché è praticamente impossibile determinare il centro di gravità di un corpo formato sia di parti rigide sia di parti molli e in continuo movimento quale è il corpo umano, la ricerca del punto centrale di equilibrio ha costituito da sempre uno studio appassionante. Famosi sono gli studi di Leonardo da Vinci: egli pose la figura umana all'interno delle due strutture geometriche perfette, il quadrato e il cerchio, con il centro situato rispettivamente sul pube e sull'ombelico. Di conseguenza, il centro dell'equilibrio verrebbe a trovarsi sull'addome circa a metà tra l'ombelico e l'osso del pube, sul piano che divide il corpo a metà in senso anteroposteriore. Questo punto coincide con il *Dantian* dei Cinesi e con uno dei *Chakra* principali degli Indiani, ossia con il centro della vitalità secondo le medicine cinese e indiana. Quando assumiamo la stazione eretta dobbiamo ricordarne l'importanza e averne presente la localizzazione per potere centrare su di esso il peso del corpo. L'impressione di grande stabilità ed equilibrio, che si ha osservando coloro che praticano lo Yoga e il Qigong, è dovuta in gran parte alla loro capacità di concentrare in questo punto tutte le energie.

Concludendo, per avere un corretto portamento non ci si deve irrigidire con la nuca e il collo tesi e il mento sporto, come molti pensano! Bisogna avvertire che il corpo riposa sulla terra, i piedi mettono radici verso il basso, la testa si allunga verso l'alto: il corpo deve essere padrone dello spazio che occupa.

**La posizione seduta su una sedia.** Ogniqualvolta si sta seduti sopra una sedia, anche e soprattutto durante il lavoro, si deve assumere la seguente posizione: gambe e piedi ben paralleli con i piedi alla stessa distanza delle spalle, la colonna dritta, il torace rilassato cosí da muoversi liberamente durante la respirazione, la testa eretta sulle spalle naturalmente rilassate. Il peso deve gravare sulle ossa ischiatiche, che si trovano oscillando da una coscia all'altra e tastando con le mani le ossa che affiorano al di sotto delle natiche. Fate attenzione a non scivolare in avanti sulla sedia, a non arrotondare la schiena, né ad appoggiarvi troppo indietro per evitare di inarcarla.

Ecco come assumere una corretta posizione da seduti: inspirate (mentre contate lentamente da 1 a 5), allungate la schiena, immaginando che tutte le vertebre siano impilate una sull'altra, dall'osso sacro al sommo della testa; espirando (contando lentamente da 1 a 8) contraete le cosce e la parete addominale, avvicinando le ossa ischiatiche ma senza muovere lo scheletro. Osserverete che la schiena si distende, la zona perineale (ano, uretere e vagina) risale, i muscoli addominali si contraggono. Questo piccolo ma efficace esercizio può essere eseguito in qualsiasi circostanza: in ufficio, in macchina o in una sala d'attesa, e sarà utile per ridare tono ai muscoli e correggere la posizione ogni volta che dobbiamo stare seduti a lungo. I disegni 1 e 2 indicano quali siano i piú comuni modi scorretti di sedere, mentre il disegno piú grande mostra la posizione corretta.

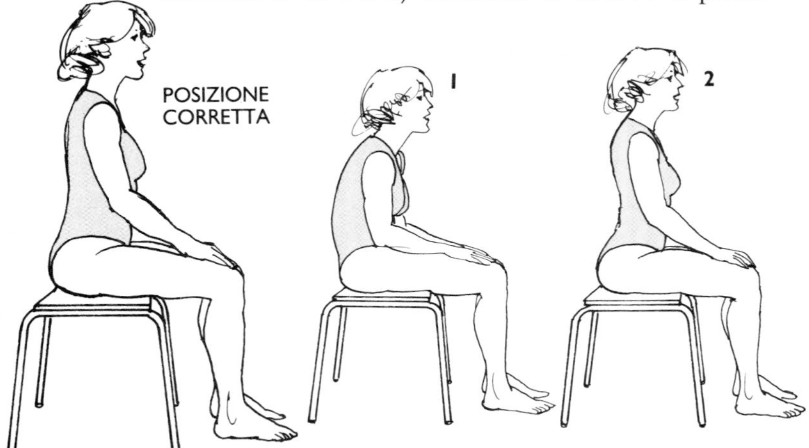


Per rialzarvi dalla sedia adottate il seguente movimento di distensione che, ripetuto in ogni occasione nell'arco della giornata, eliminerà ogni tipo di stanchezza: a schiena dritta fate un movimento di oscillazione in avanti, piegando l'inguine e portando il peso del corpo sui piedi mediante la contrazione dei muscoli della coscia, e sollevatevi spingendo la nuca. Per sedervi, effettuate il movimento inverso.

Eccovi due piccoli esercizi che potrete fare ogni volta che siete seduti su una sedia, esercizi utili a migliorare il tono e l'estetica delle cosce: tenendo la nuca e il dorso dritti, contraete e rilassate le cosce

## PER UN CORRETTO MODO DI CAMMINARE

Gli Indiani affermano che si può capire la natura di un uomo dalla sua andatura: chi trascina i piedi, con la testa incassata tra le spalle curve, è sicuramente un depresso, con scarsa fiducia in sé stesso; chi, al contrario, assume un portamento impettito, tipo militaresco, con pancia in dentro e petto in fuori, è sicuramente un vanitoso e prepotente.

Per camminare con passo sciolto e andatura armoniosa, basterà attenersi a queste semplici regole:

1. piegare bene le dita dei piedi;
2. il ginocchio deve essere teso quando il corpo si spinge in avanti e piegarsi solo quando la gamba ha toccato il suolo;
3. il suolo si respinge con la punta del piede;
4. il tallone appoggia per primo e per ultima la parte anteriore del piede.

Ecco un esercizio per migliorare l'andatura. In piedi, si fa un passo avanti con la gamba destra e si respinge il suolo con il piede sinistro. La gamba resta tesa. Avanzando il corpo, la gamba sinistra si distende, il ginocchio si flette e il piede sinistro si appoggia in avanti. Poi con la gamba destra: il tallone destro si solleva, seguito dalla pianta e dalle dita. La gamba destra si distende solo una volta che le dita abbiano impresso la loro spinta; il ginocchio si spinge in avanti, il piede segue il movimento, e cosí di seguito. Il peso del corpo è cosí portato da una gamba all'altra.

per facilitare la circolazione dei liquidi nei tessuti; potete farlo anche in posizione eretta. Tenendo le mani poggiate sulle ginocchia, flettetevi in avanti con la schiena drittissima (immaginate, per esempio, di avere ingoiato un ombrello), espirando e respingendo al tempo stesso il pavimento con i piedi. Rialzatevi inspirando. Ripetete la sequenza almeno una decina di volte.

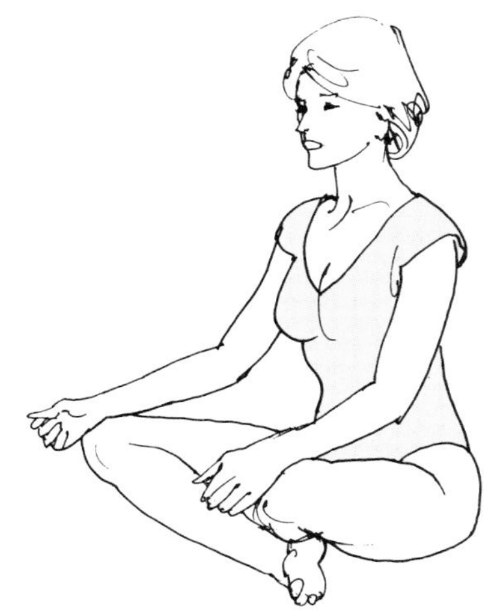

**La posizione seduta a terra.** Per assumere la posizione di riposo stando seduti a terra, incrociate e flettete le gambe, controllando che le ginocchia divaricate abbiano la stessa distanza dal suolo e che bacino, schiena e spalle siano dritti ma non contratti. Per controllare l'esattezza della posizione, osservate la figura qui a destra.

Questa posizione può essere faticosa per coloro che hanno rigidità delle anche, difetti di curvatura della parte inferiore della colonna o bacino slivellato. Tuttavia è proprio in questi casi che potrà essere utile. Sarà bene assumere questa posizione di frequente, controllando e correggendo davanti allo specchio la simmetria delle gambe e del bacino e mantenendola il piú a lungo possibile, fino a sentire stanchezza.

Gli esercizi eseguiti partendo dalla posizione seduta a terra richiedono un maggiore sforzo per tenere le reni e la schiena dritti.

## COME SBLOCCARE IL TORSO

Ecco un semplice esercizio da effettuarsi seduti a terra, per sbloccare il bacino, le spalle e la schiena. Assumete la posizione della *figura 1*: piegate all'indietro la gamba sinistra, in modo che il lato interno del piede sia contro il suolo. Piegate in avanti la gamba destra in modo che il polpaccio tocchi il suolo e la pianta del piede destro tocchi la coscia sinistra al di sopra del ginocchio. Appoggiate a terra il palmo della mano destra con le dita rivolte all'indietro. Alzate il braccio sinistro davanti agli occhi, con la mano morbida, abbandonata, e il gomito flesso. Assunta tale posizione, giratevi verso destra, spostando la mano sinistra orizzontalmente e seguendo il movimento con gli occhi, la testa e il torso. Tornate al centro nella posizione di partenza, poi ripetete, concentrandovi sulle anche da cui parte il movimento: mentre vi girate a destra, l'anca sinistra si solleva dal suolo. A ogni torsione il corpo ruota di piú.

Ripetete l'esercizio verso sinistra, cambiando la disposizione delle gambe (*figura 2*). Una variante all'esercizio sarà quella di ruotare la testa nel verso opposto del dorso: iniziando dalla prima posizione di partenza (*figura 1*), portate il busto e il braccio sinistro verso destra, mentre gli occhi e la testa gireranno verso sinistra (*figura 3*). Ripetete varie volte questo movimento della testa e cambiate posizione per effettuarlo sull'altro lato (*figura 4*).

Prima di eseguire questi esercizi e alla fine di ciascuno, sdraiatevi a terra a occhi chiusi e sentite le parti del corpo a contatto con il suolo, controllando se tutte le vertebre lombari sono aderenti e se il punto-vita dista tanto o poco dal suolo; verificate se la respirazione è fluida. Noterete che dopo ogni esercizio il peso del corpo aumenta, gli arti si allungano, il respiro si regolarizza.

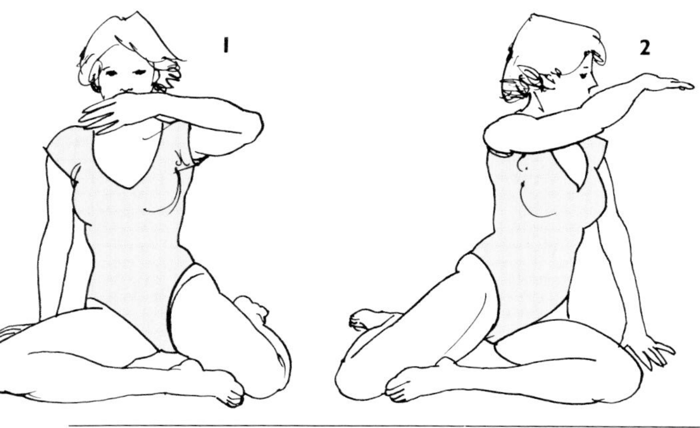


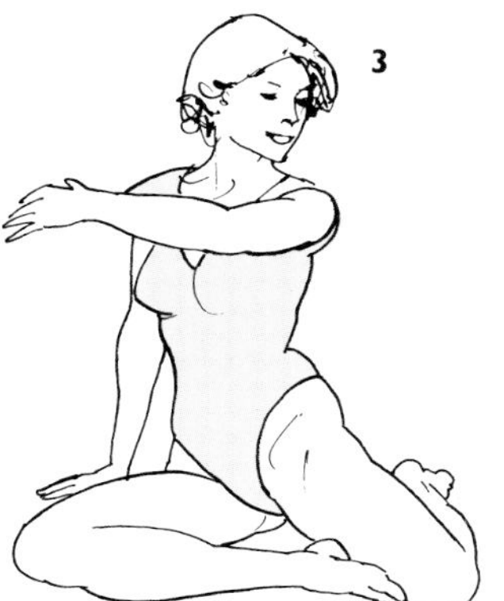


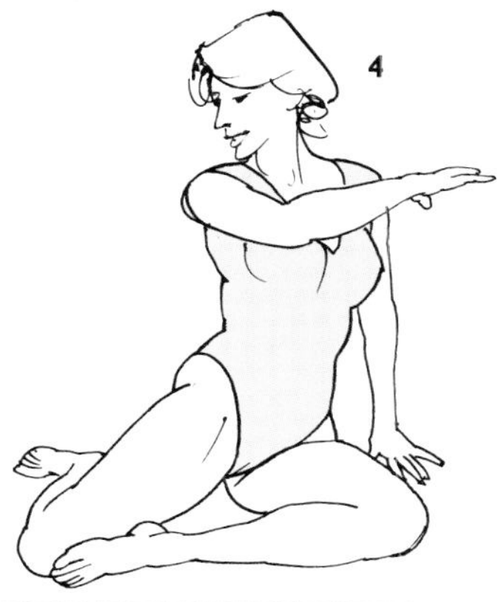

**"IL QUADRANTE IMMAGINARIO"**

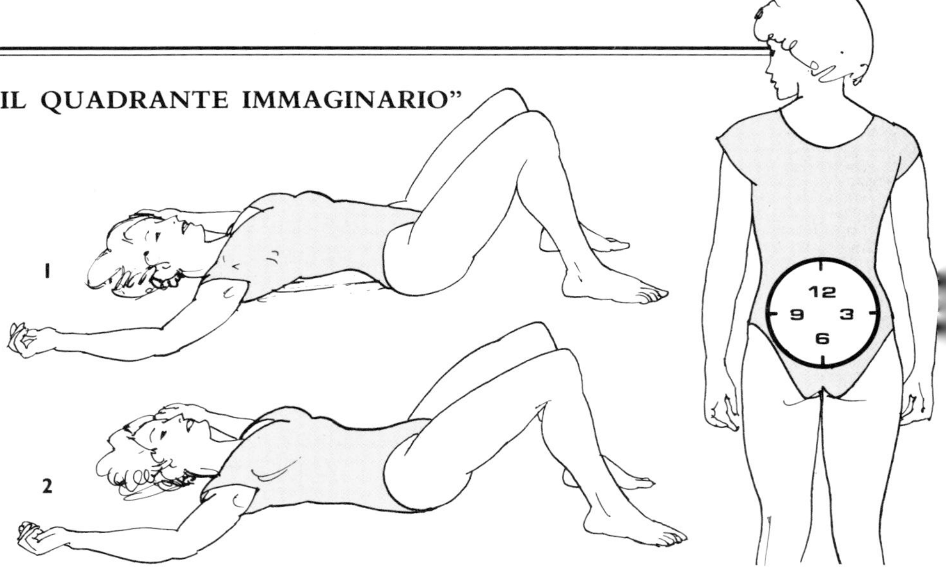


Coricatevi sul dorso, con le gambe piegate, i piedi e le braccia a terra con i palmi delle mani rivolti al soffitto: immaginate che il bacino sia il quadrante di un orologio come nella figura all'estrema destra: le ore 6 sono sul coccige, le 12 sono al punto-vita (la terza vertebra lombare), le 3 all'articolazione destra delle anche, le 9 all'articolazione sinistra.

Premendo il bacino in corrispondenza delle 6, inarcate la schiena (*fig. 1*); spostando il peso sulle 12 contraete il ventre e i glutei: il coccige si solleverà da terra (*fig. 2*). Inspirando, andate sulle 6 ed espirando tornate alle 12, contraendo il ventre. Quindi cambiate il movimento del bacino, spostandovi dalle 3 (anca destra) alle 9 (anca sinistra) sempre respirando.

Rilassatevi e prendete coscienza della vostra esatta posizione, del tono muscolare, del peso. Infine fate il giro del quadrante senza interruzioni. Dalla posizione di contrazione (bacino sulle 12 come nella figura 2) partirà ogni esercizio addominale effettuato a terra.

**La posizione distesa a terra.** È questa la posizione che dovrete assumere all'inizio e alla fine di ogni esercizio per constatare i cambiamenti che questo ha apportato nelle diverse parti del corpo. Ciò aiuterà a raggiungere quella coscienza del proprio corpo e delle sue capacità funzionali che rappresenta una tappa fondamentale nella crescita e nell'evoluzione di ciascun individuo.

Sdraiatevi supini, le gambe leggermente divaricate (piedi distanti quanto le spalle), braccia distese e leggermente divaricate, palme all'insú. Il corpo deve essere completamente rilassato, pesante, ben aderente al suolo.

I piedi devono essere abbandonati e leggermente flessi all'indietro. In medicina si dice che il piede è flesso quando si trova nella posizione "a ballerina"; mentre quando la punta è sollevata verso l'alto si dice che è iperesteso, all'opposto di quanto vale nell'uso comune. Per facilitare la comprensione, nell'illustrare gli esercizi ci atterremo alla dizione comune.

# Il programma quotidiano di esercizi

Dopo queste premesse generali affrontate il programma di movimento quotidiano, da eseguirsi preferibilmente al mattino, per iniziare il nuovo giorno pieni di energia, con i muscoli tonici e la mente serena. Come già premesso all'inizio, dividerete la pratica, a seconda del tempo disponibile, in programmi da 10, 20 e 50 minuti, quest'ultimo per i giorni festivi oppure, per chi avesse piú tempo a disposizione, anche da praticarsi nei giorni feriali. Ciascuno di questi programmi conterrà sia esercizi di ginnastica e posizioni di preparazione allo Yoga, sia esercizi di respirazione e tecniche di rilassamento. Infatti la pratica conferma la teoria e insegna che si trae maggior giovamento abbinando alla tradizionale ginnastica tecniche diverse: con la ginnastica si acquisiscono lo scatto e l'allungamento muscolare; con le altre tecniche si sviluppa l'elasticità di muscoli e tendini, si rinforza il tono posturale della muscolatura e della colonna vertebrale, si ottengono il controllo del respiro, la padronanza e l'equilibrio della personalità.

Oltre al tappeto di fibre non sintetiche, al bastone, alla pallina da tennis, procuratevi (e perché no!) un po' di musica: cercate di scegliere delle musiche ritmiche, non troppo veloci, in maniera tale che il tempo degli esercizi sia cadenzato da una melodia che vi sia gradita. Per il rilassamento sono molto indicate musiche classiche, specialmente quelle del '700, per esempio di Vivaldi o Albinoni. La musica vi sarà utile per ritmare i tempi dei vari movimenti che spesso dovrete eseguire lentamente, contando dentro di voi, o ripetere a ritmi via via piú veloci. Di norma i ritmi sono a decrescere: 8-4-2-1.

## Programma da 10 minuti

All'inizio ponete, stando in piedi, la pallina da tennis sotto il piede destro e massaggiate con energia la pianta del piede, finché non la sentite ben calda e formicolante. Saranno sufficienti due minuti circa. Potete ora affrontare il primo esercizio.

***Primo esercizio.*** Con una musica in sottofondo eseguite qualche movimento per sciogliere la schiena e le gambe; poi iniziate lavorando sulla colonna cervicale, tirando il mento verso lo sterno in 8 tempi (*figura 1*). Sempre in 8 tempi ripetete muovendo contemporaneamente le spalle, chiudendole in avanti (*figura 2*).

Continuando ancora in 8 tempi, aggiungete il movimento della schiena, flettendola, mentre le braccia, rilassate in avanti, scenderanno spontaneamente verso terra fino a sfiorarla (*figure 3, 4*). Ritornate in 8 tempi in posizione eretta ma, mentre siete scesi snodando vertebra per vertebra, allungatevi a schiena dritta e braccia tese in avanti (*figure 5, 6, 7*).

Ripetete tutta la successione dell'esercizio, decrescendo a 4 tempi, poi a 2, fino ad arrivare a un tempo solo per ciascun movimento: questo movimento di un tempo lo ripeterete di seguito altre otto volte.

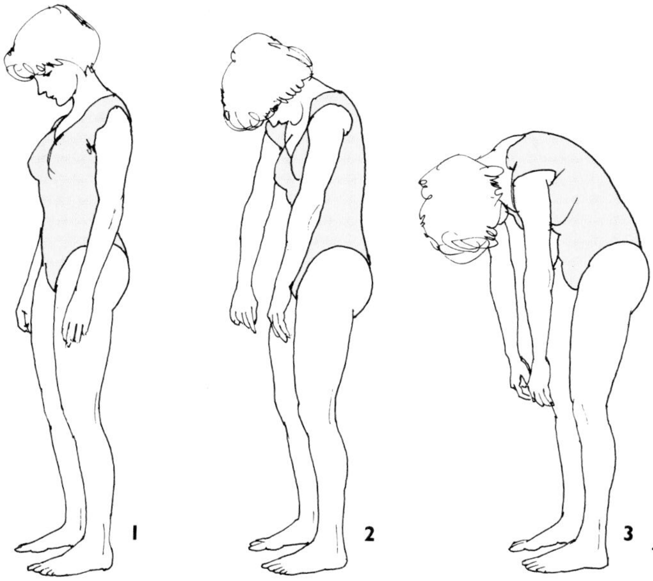

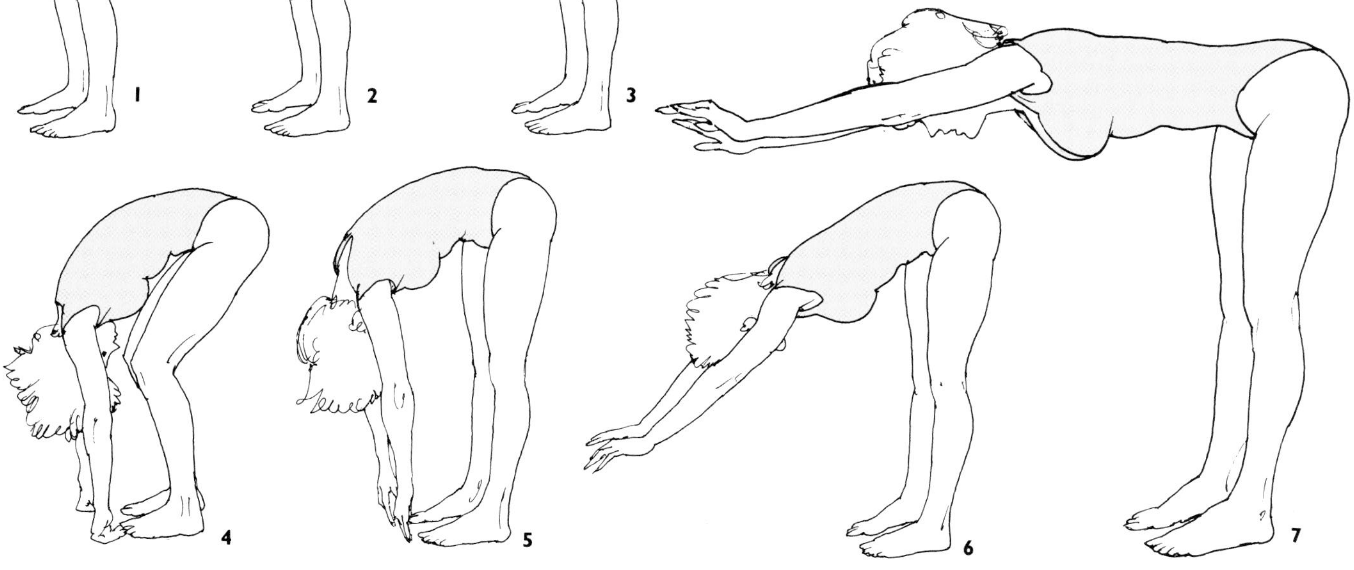

***Secondo esercizio.*** Sdraiatevi a terra sul tappetino, come indicato nella *figura 8*: gambe morbide un poco divaricate e piedi che cadono all'esterno; glutei decontratti, schiena e spalle rilassate, braccia un poco separate dal corpo, con i palmi delle mani rivolti al soffitto; testa bene in equilibrio, con il mento leggermente abbassato verso il collo in modo che anche le vertebre cervicali si allineino con il resto della colonna vertebrale.

Restate un minuto in questa posizione, respirando profondamente, a occhi chiusi (nel capitolo sul rilassamento troverete le indicazioni relative al miglior modo per rilasciarvi completamente e per compiere poi alcune respirazioni profonde).

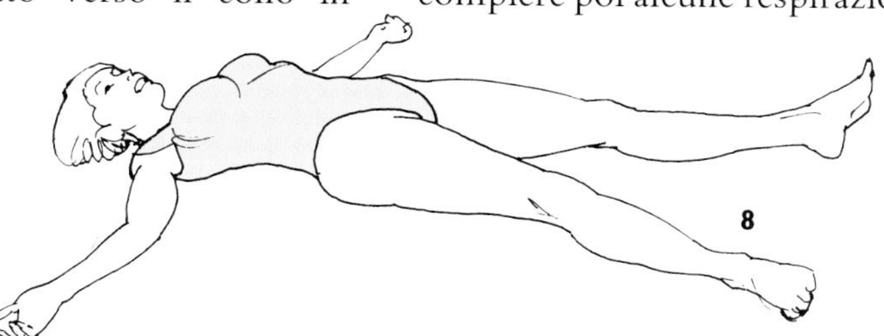

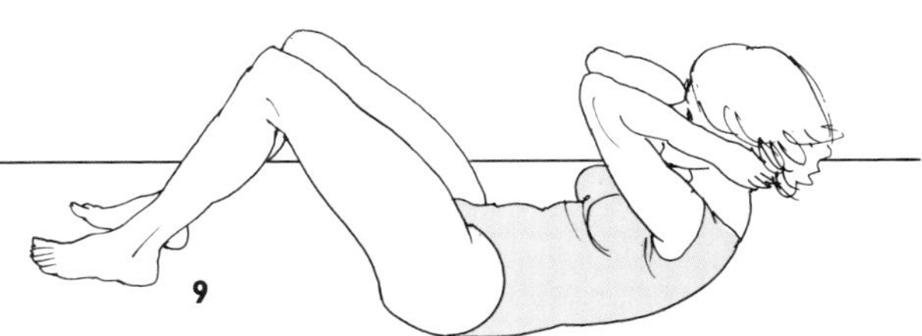
9

***Terzo esercizio.*** Sempre sdraiati a terra, ma questa volta con le gambe ripiegate e i piedi appoggiati al suolo, alleviate la tensione all'altezza della colonna lombare, contraendo contemporaneamente i glutei e i muscoli addominali, in modo da appiattire al suolo tutta la schiena (ricordatevi del "quadrante immaginario": il peso è sulle 12, all'altezza della vita ossia della terza vertebra lombare). Mantenete la contrazione per la durata di una espirazione; rilassatevi inspirando e ripetete altre cinque volte.

Rifate adesso lo stesso esercizio mettendo le mani alla nuca, le braccia ripiegate con i gomiti a terra e, a ogni espirazione, contemporaneamente alla contrazione addominale e dei glutei, sollevate la testa e i gomiti chiudendoli, tirando con le braccia e il capo in avanti, fino a sentire una certa tensione (*figura 9*).

Tornate, inspirando, alla posizione di partenza. Per effettuare i due esercizi precedenti, impiegherete un minuto circa.

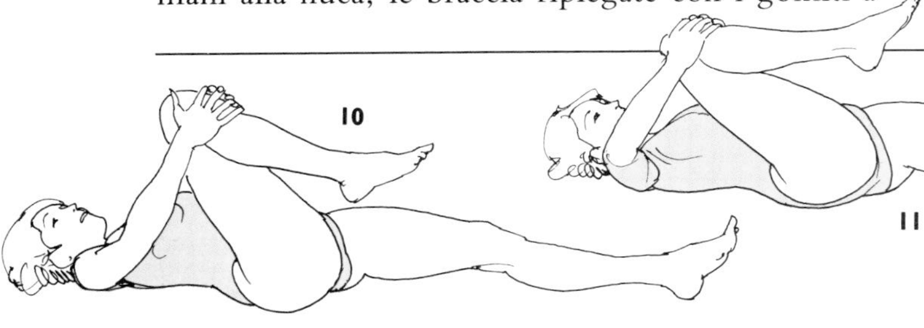
10

11

12

13

***Quarto esercizio.*** Completate la sequenza facendo lavorare contemporaneamente le gambe, la schiena, e la parete addominale. Sempre sdraiati a terra, adottate la posizione indicata nella *figura 10*: piegate la gamba destra al petto tenendola con le mani, con la gamba sinistra tesa e leggermente sollevata parallela al suolo, la nuca a terra, la zona lombare ben appiattita. Richiamate otto volte la gamba al petto, come mostra la *figura 11*.

Ripetete lo stesso movimento per altre otto volte ma senza l'aiuto delle mani, poggiando le braccia a terra e sempre assicurandovi che la gamba sinistra sia sollevata e parallela al suolo, e la schiena sia ben schiacciata a terra (*figura 12*).

Mantenendo la gamba destra flessa richiamata al petto, tendete la sinistra portandola per otto volte in verticale a 90 gradi e poi parallela a terra (*figura 13*).

Decrescete l'esercizio, sempre mantenendo la gamba destra piegata e la sinistra tesa, in 4-2-1 tempi, ripetendolo per quattro volte. Rilassandovi constaterete come la parte destra sia piú lunga e piú pesante a terra.

Ripeterete tutta la sequenza invertendo la posizione delle gambe: gamba sinistra piegata al petto e gamba destra tesa parallela a terra, indi rilassatevi.

***Quinto esercizio.*** Chiudete questa breve sequenza mettendovi seduti a gambe incrociate, con la colonna ben dritta, le spalle basse, le braccia a terra a sostegno della colonna, come mostra la *figura 14*. Ora girate la testa verso la spalla destra, riportatela al centro spingendo il mento verso lo sterno, quindi ruotatela a sinistra, ritornando poi sempre al centro. Ripetete per otto volte. Dopodiché ruotate la testa dallo sterno fino alla spalla destra, poi dritta al centro, poi alla spalla sinistra e di nuovo verso destra, in senso inverso, lentamente e senza fermarvi, otto volte per parte.

Infine immaginate di dover disegnare nell'aria con il naso un "8" e compite i movimenti relativi, prima in un senso, poi nel senso opposto. Eserciterete cosí le articolazioni della colonna vertebrale in modo completo.

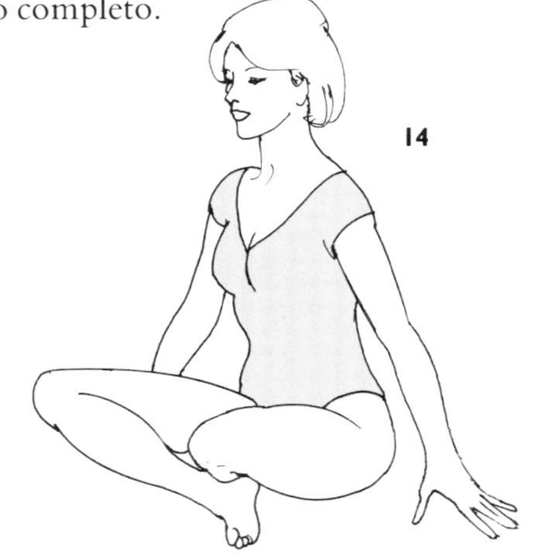
14

## Programma da 20 minuti

Iniziate massaggiando energicamente le piante dei piedi con la pallina da tennis, come indicato nel corso precedente; quindi eseguite dei movimenti elastici e morbidi per sciogliere i muscoli della schiena. Ideali sarebbero alcuni minuti di rilassamento completo, eseguito come è descritto nel capitolo relativo.

***Primo esercizio.*** Accompagnati dal suono di una musica non troppo veloce, ponetevi in piedi a braccia aperte, come indicato nella *figura 1*, con i piedi divaricati quanto la larghezza delle spalle e ben paralleli. Muovete le braccia a partire dalle spalle con un movimento di rotazione all'indietro mentre vi sollevate sulle punte dei piedi, a gambe tese, in 8 tempi; tornate quindi nella posizione di partenza. Ruotate le braccia in avanti (sempre contemporaneamente al lavoro delle gambe) in altri 8 tempi. Decrescete l'esercizio in 4-2-1 tempi, ripetendolo per quattro volte. Rilassatevi: avvertirete un senso di calore alle spalle e ai tendini posteriori delle gambe. Tempo occorrente: un minuto circa.

Variate l'esercizio precedente sempre in 8-4-2-1 tempi, ripetendolo per quattro volte, lavorando solo con il braccio destro e la gamba destra ben tesa, tenendo la parte sinistra ferma (*figura 2*). Se avrete cura di contrarre bene i glutei e di mantenere tesissima la gamba destra, mentre vi sollevate sulla punta del piede e ricadete, avvertirete il lavoro dell'articolazione dell'anca destra e della coscia. Ripetete esattamente tutta la sequenza con la parte sinistra del corpo. Tempo occorrente: due minuti circa.

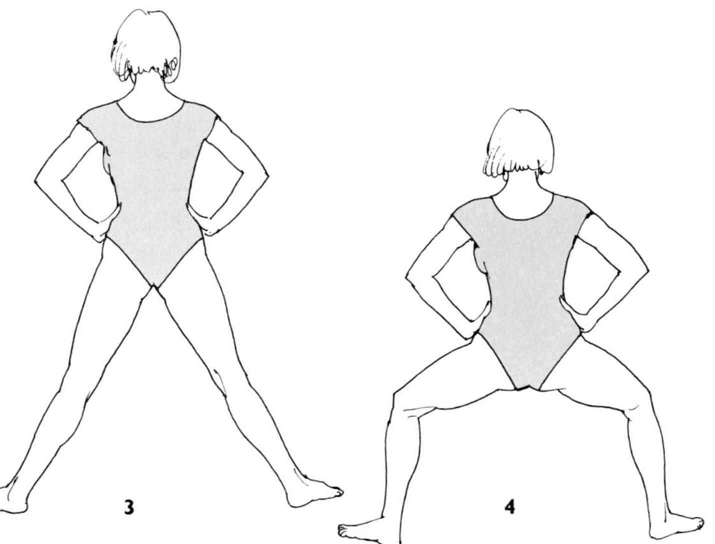

***Secondo esercizio.*** Sempre in piedi, questa volta a gambe molto divaricate, con i piedi volti all'esterno, le mani sui fianchi (*figura 3*), eseguite questo esercizio per rassodare i glutei, rinforzare il bacino e le gambe. Scegliete una musica che vi sia gradita (l'ideale sarebbe una samba): contraete con forza i glutei e, a schiena ben dritta, flettete le gambe in 8 tempi, spingendo le natiche contratte verso terra (*figura 4*). Restate a gambe piegate e, per altri 8 tempi, andate su e giú sollevandovi sulle punte dei piedi e ricadendo, tenendo i glutei contratti al massimo. All'ottavo tempo allungatevi piú che potete, tendendo le gambe in punta di piedi, poi tornate a gambe piegate. Rilassatevi restando fermi per 8 tempi, in stazione eretta, e decrescete l'esercizio a 4-2-1 tempi ripetendo quattro volte tutta la sequenza. Tempo occorrente: due minuti circa.

***Terzo esercizio.*** Sdraiatevi a terra sul tappetino e fate due minuti di completo rilassamento, come indicato nel relativo capitolo. Passate poi alla respirazione e alla concentrazione, piú o meno intense a seconda di quanta pratica avrete fatto. Eseguite poi alcune respirazioni profonde con il sacchetto di riso (*figura 5*), come indicato negli esercizi respiratori a pag. 96, per rinforzare la parete addominale. Il peso del sacchetto non deve comunque superare i cinque chili.

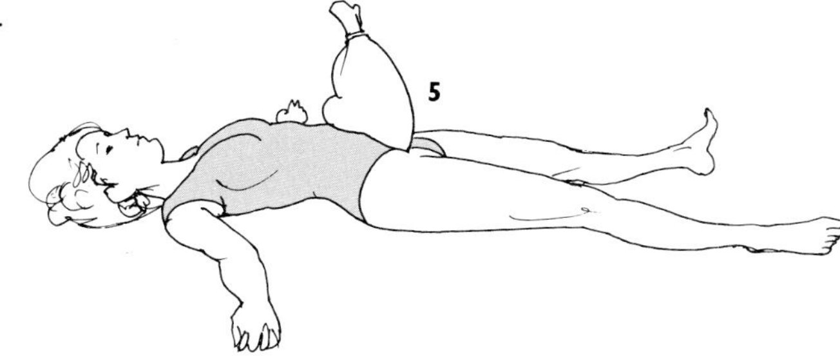

**Quarto esercizio.** Sedetevi sul pavimento congiungendo le piante dei piedi e cingendo le dita di questi con le mani (*figura 6*). Assicuratevi di mantenere una certa distanza tra i talloni e il pube. Flettetevi in avanti finché non sentirete una discreta tensione all'interno delle cosce (*figura 7*).

Mantenete la posizione per venti secondi, e, se ci riuscite, appoggiando i gomiti dinanzi alle gambe. Respirate lentamente e ritmicamente. Indi iniziate uno spostamento del busto in avanti, partendo all'altezza delle anche, tenendo la parte lombare della schiena appiattita e guardando davanti a voi.

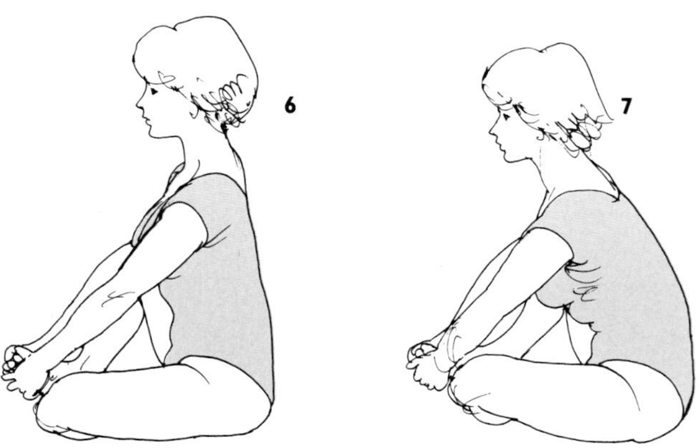


La tensione deve diventare un poco piú intensa, ma non dolorosa. Mantenete la posizione per venticinque secondi. Se l'allungamento viene eseguito in modo giusto, la sensazione di tensione dovrebbe diminuire leggermente o rimanere uguale, in ogni caso non aumentare. Rilasciatevi lentamente, senza scatti o movimenti bruschi; sdraiatevi per cogliere i mutamenti dopo l'esercizio. Tempo occorrente: trenta secondi.

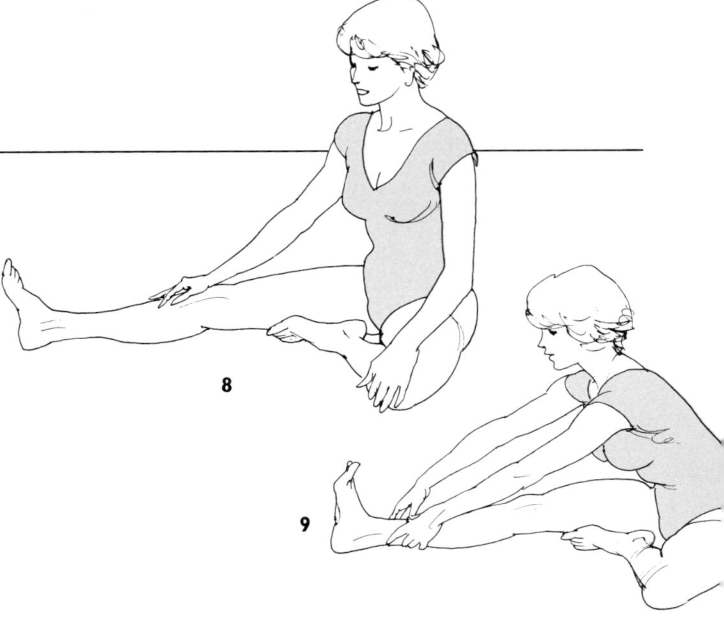


Con la gamba sinistra flessa, piede all'inguine con la pianta appoggiata sulla parte interna della coscia destra, tendete la gamba destra in avanti, avendo cura che il piede stia dritto e non cada all'esterno, con il piede e la caviglia ben rilassati (*figura 8*). Flettetevi in avanti all'altezza delle anche, assicurandovi di iniziare la tensione dalle anche stesse, senza iniziare il movimento dal capo o dalle spalle (*figura 9*). Se siete troppo rigidi nella flessione in avanti, potrete usare un asciugamano sistemandolo intorno al piede per aiutarvi a sentire la tensione. Flettetevi in avanti molto lentamente, un poco alla volta, per raggiungere il massimo tono dei tessuti senza scatti. Rimanete in questa posizione trenta secondi, respirando. Rilasciatevi altrettanto lentamente e dolcemente. Ripetete, invertendo la posizione delle gambe.

Ripetete l'allungamento fatto in precedenza sulle due gambe e confrontate le vostre sensazioni e i risultati ottenuti con quelli precedenti.

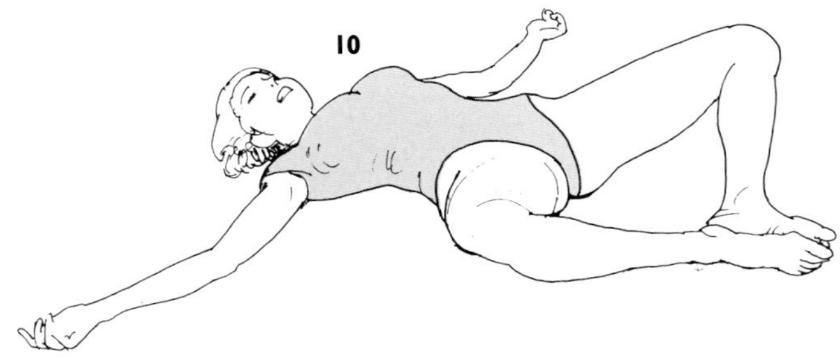


**Quinto esercizio.** Stendetevi sulla schiena e congiungete le piante dei piedi, lasciando che le ginocchia si divarichino da sole, come vedete nella *figura 10*. Rilassate il bacino in modo che, per il peso stesso delle gambe, si produca una tensione discreta sui muscoli dell'area inguinale (all'interno delle cosce). Mantenete la posizione per trenta secondi, concentrandovi su quanto avviene.

**Sesto esercizio.** Abbracciate le gambe a livello delle ginocchia, con le mani sui gomiti opposti; il petto e il busto dovranno aderire alle gambe (*figura 11*). Indi alungate in avanti le gambe tese. Ovviamente vi riusciranno completamente solo le persone piú sciolte; quelle piú rigide, le tenderanno il piú possibile pur mantenendo l'adesione del busto alle gambe. Trovata la flessione ideale, poggiate la testa alle ginocchia e fermatevi, respirando e rilassando perfettamente le spalle e il collo (*figura 12*). Respirando avvertirete il massaggio della parete addominale contro le cosce, e l'allungamento dei tendini delle gambe e della schiena, dall'osso sacro fino al collo. Mantenete la posizione e la respirazione per trenta secondi.

Per aumentare la flessibilità:

- Rilassate piedi, gambe, spalle e collo.
- Imparate a riconoscere e controllare le giuste sensazioni di allungamento.
- Siate consapevoli dell'allineamento della colonna lombare, della testa, delle spalle e delle gambe.
- Cercate di percepire la differenza di sensazioni ogni volta che ripetete l'esercizio.

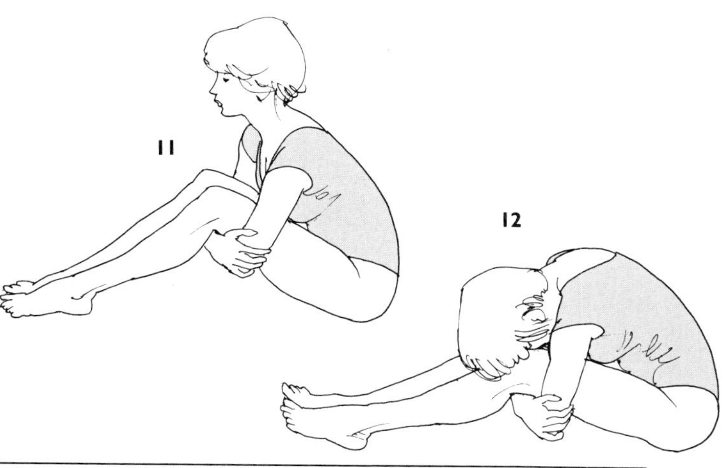

11

12

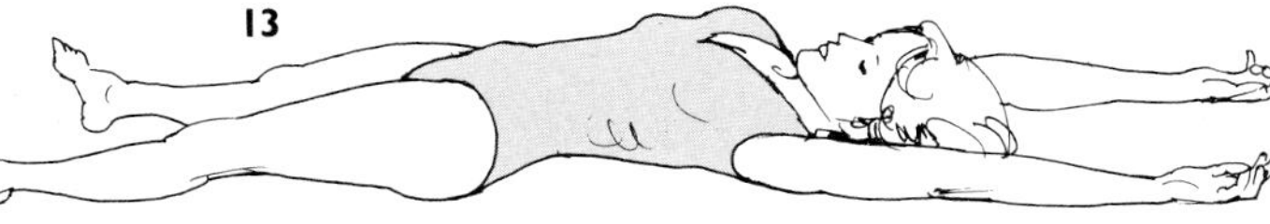

13

***Settimo esercizio.*** Distendetevi lentamente a terra portando le braccia distese sopra la testa e, inspirando, estendete le mani e i piedi: tenete la posizione per due secondi (*figura 13*). Rilassatevi espirando, portando le braccia lungo il corpo e ripetete per altre due volte. Ogni volta che vi allungate, premete dolcemente sui muscoli addominali e avrete la sensazione di essere magri nel centro del corpo. Questo esercizio di allungamento sarà molto benefico per le braccia, le spalle, la colonna vertebrale, i muscoli addominali e intercostali, i piedi e le caviglie. Si può fare anche a letto.

***Ottavo esercizio.*** Riprendete gli esercizi con la musica, mettendo in sottofondo dei brani ritmici non troppo veloci. Sdraiatevi a terra con le braccia aperte, fate una forte contrazione addominale e sollevate la gamba destra tesa a 90 gradi, staccando contemporaneamente dal suolo la sinistra (*figure 14, 15*). Tenendo le gambe leggermente divaricate, sollevate lentamente la gamba sinistra fino a portarla all'altezza della destra (a 90 gradi), in 8 tempi (*figure 16, 17*).

Mantenete la posizione respirando, poi contraete con forza, sollevando le braccia, la testa e le spalle, come si vede nella *figura 18*.

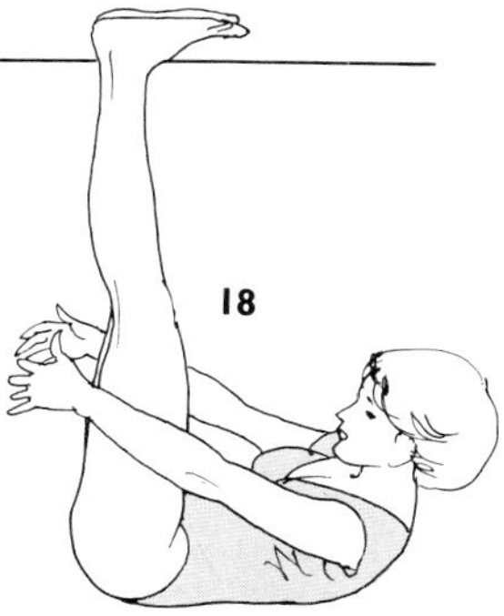

18

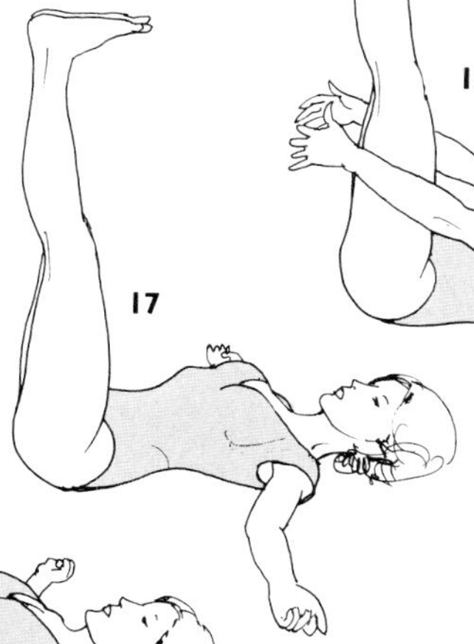

17

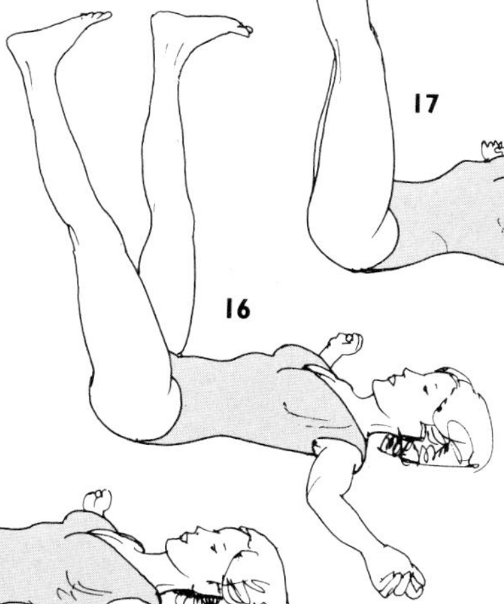

16

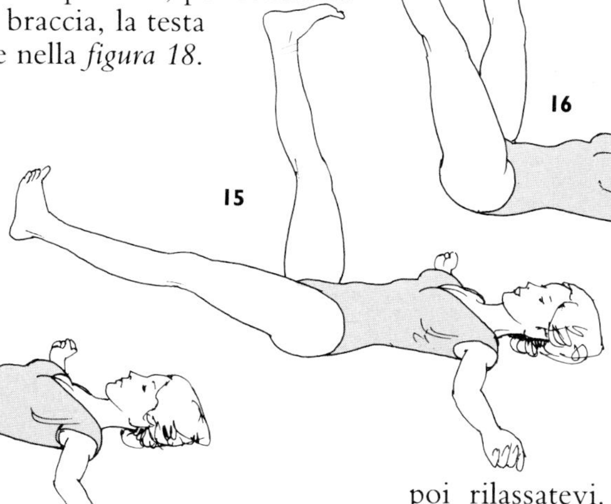

15

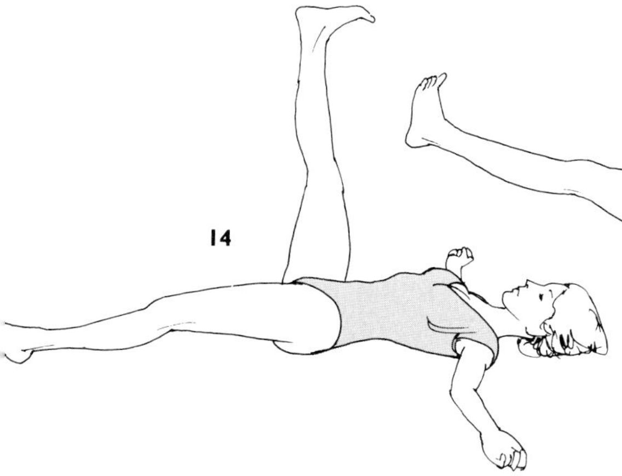

14

Ritornate lentamente con braccia e busto a terra, poi riportate la gamba sinistra al suolo, sempre in 8 tempi. Decrescete l'esercizio a 4-2-1 tempi ripetendolo per quattro volte di seguito, poi rilassatevi. Ripetete invertendo la posizione delle gambe. Tempo occorrente: due minuti circa.

***Nono esercizio.*** È utile anche per migliorare l'estetica del bacino e delle gambe. Sdraiati sul fianco sinistro, con la testa appoggiata sul braccio sinistro, lavorate dapprima con la gamba destra, sollevandola e abbassandola in modo che la coscia si sollevi senza ruotare sull'anca, per 8 tempi, avendo cura di tenere il piede teso a ballerina (*figura 19*).

Senza fermarvi, ripetete lo stesso movimento

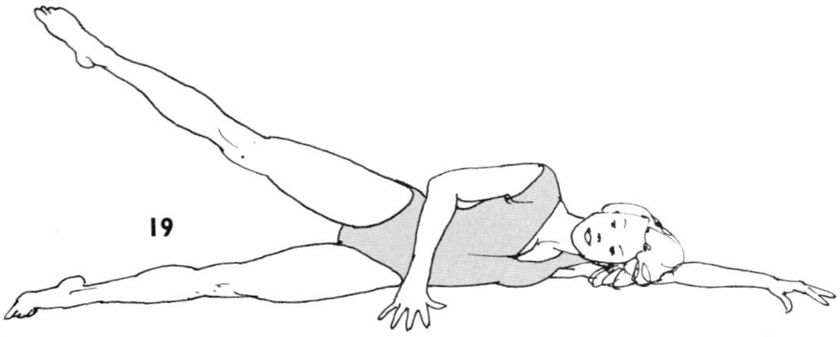

tenendo però il piede a squadra (la punta tirata verso la tibia), ancora per 8 tempi (*figura 20*).

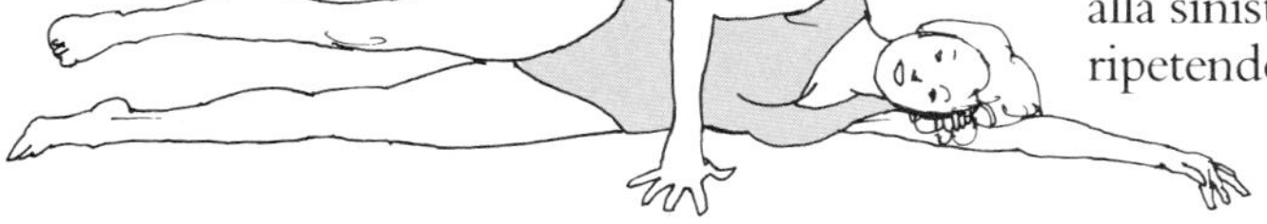

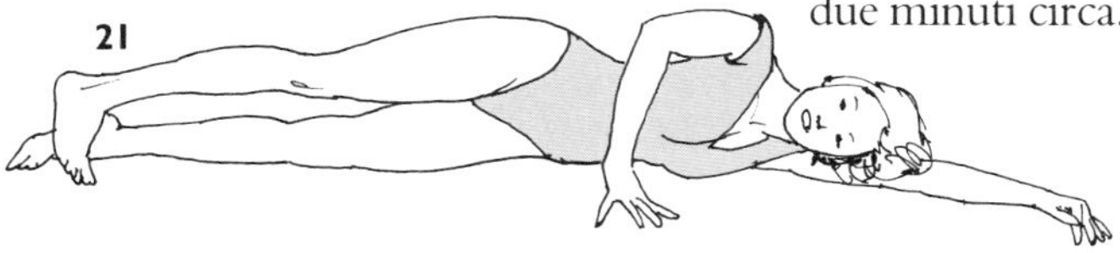

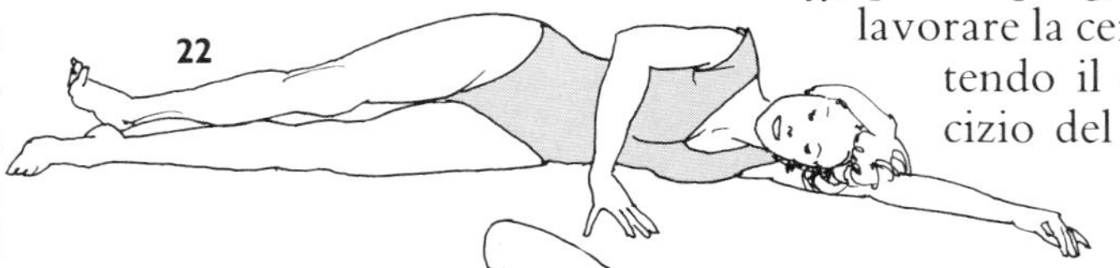

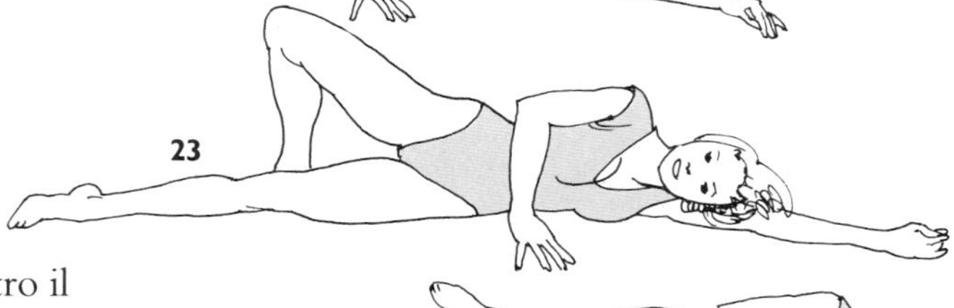

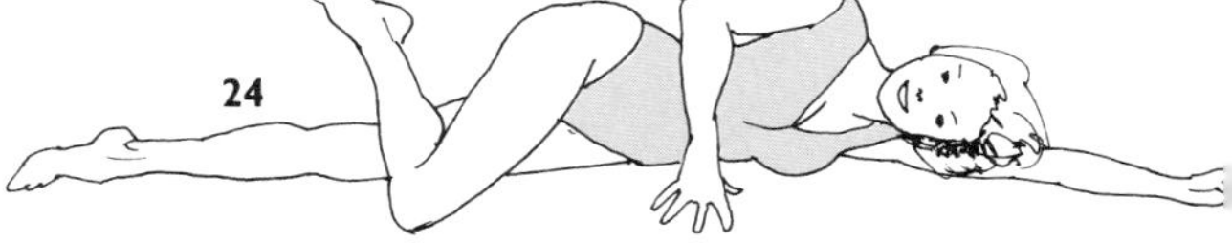

All'ottavo tempo, tenendo il piede sempre flesso e la gamba tesissima, ruotate l'articolazione dell'anca e battete alternativamente con la punta del piede destro a terra davanti la caviglia sinistra (*figura 21*), poi con il calcagno del piede destro a terra dietro alla caviglia sinistra, in modo da disegnare nell'aria, col piede destro, un semicerchio attorno alla caviglia sinistra (*figura 22*).

All'ottavo tempo, come nella *figura 23*, piegate la gamba destra con il piede a terra dietro il ginocchio sinistro (la gamba sinistra rimane sempre ferma e tesa a terra). Per altri 8 tempi, come nella *figura 24*, toccate con il ginocchio destro a terra, davanti al ginocchio sinistro, e tornate a ginocchio aperto con il piede destro a terra dietro la gamba sinistra, avendo cura di contrarre con forza il gluteo destro.

Allungate nuovamente la gamba destra, parallela alla sinistra, e decrescete tutto l'esercizio a 4-2-1 tempi, ripetendolo per quattro volte di seguito. Giratevi sul fianco destro e riprendete tutta la sequenza con la gamba sinistra. Tempo occorrente: due minuti circa.

***Decimo esercizio.*** Dedicate l'ultimo minuto di questo programma a far lavorare la cervicale, ripetendo il quinto esercizio del programma precedente.

## IL SALUTO AL SOLE

Questa serie di movimenti risale alle piú antiche tradizioni indiane: il benvenuto al sole, apportatore della luce, del calore e della vita stessa, ci aiuta nel contempo ad assorbirne meglio la forza e il calore, come potrete constatare eseguendolo.

Il saluto al sole costituisce un insieme completo di movimenti: ripetuto dieci volte, per un tempo totale di dieci minuti, potrà costituire un sereno inizio della vostra giornata. Se lo inserite in un programma di esercizi, ripetete la sequenza per quattro volte a ritmo abbastanza veloce (impiegando circa cinque minuti): ne trarrete una bellissima sensazione di sereno rilassamento e di maggior energia ed elasticità.

In piedi con le mani giunte al petto immaginate, anche se la giornata è brutta e piovosa, di avere di fronte il sole. Quindi iniziate i movimenti.

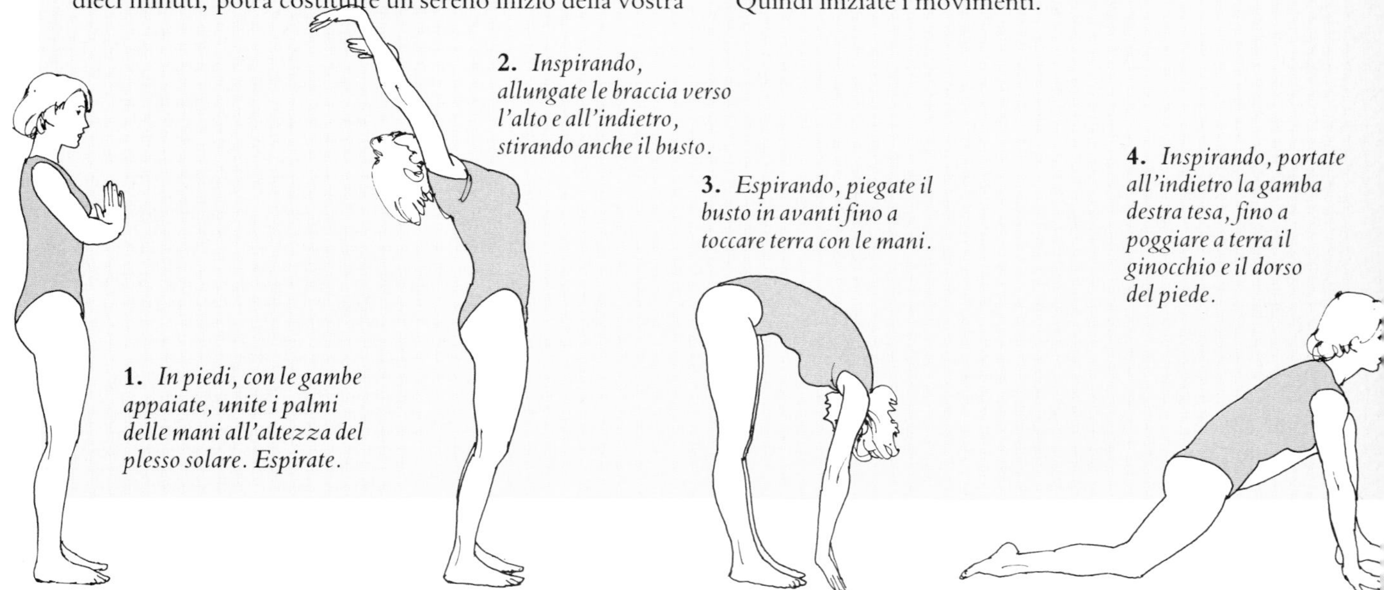

**1.** *In piedi, con le gambe appaiate, unite i palmi delle mani all'altezza del plesso solare. Espirate.*

**2.** *Inspirando, allungate le braccia verso l'alto e all'indietro, stirando anche il busto.*

**3.** *Espirando, piegate il busto in avanti fino a toccare terra con le mani.*

**4.** *Inspirando, portate all'indietro la gamba destra tesa, fino a poggiare a terra il ginocchio e il dorso del piede.*

## Programma da 50 minuti

Ed eccoci arrivati al programma da affrontare con piú tempo a disposizione, presumibilmente in un giorno festivo. Dopo il solito massaggio alle piante dei piedi, eseguito con la pallina da tennis, effettuate *Il saluto al sole*. Passate poi agli altri esercizi.

***Primo esercizio.*** Prendete il bastone, mettete in sottofondo la vostra musica preferita e accingetevi a sciogliere le spalle e la schiena.

Mettetevi in piedi, con le gambe divaricate quanto la larghezza delle spalle.

Portate il bastone dietro le spalle, tenendolo con le mani ben simmetriche, come nella *figura 1*.

Alzate per 8 tempi il bastone sopra la testa tenendo le braccia ben tese (*figura 2*), e ritornate alle spalle: terminerete con il bastone alle spalle.

Flettete il busto in 8 tempi a destra e 8 a sinistra, mantenendo il bacino ben fermo e i glutei ben contratti, come nelle *figure 3* e *4*. Tornate al centro e decrescete l'esercizio a 4-2-1 tempi, ripetendo per quattro volte di seguito tutta la sequenza. Tempo occorrente: un minuto circa.

Ripetete la stessa sequenza in 8-4-2-1 tempi per quattro volte di seguito, partendo come prima con il bastone alle spalle e distendendo le braccia in alto. Ma questa volta, invece di flettere il busto, andrete in torsione di seguito verso destra e verso sinistra, come nelle *figure 5* e *6*. Tempo occorrente: un minuto.

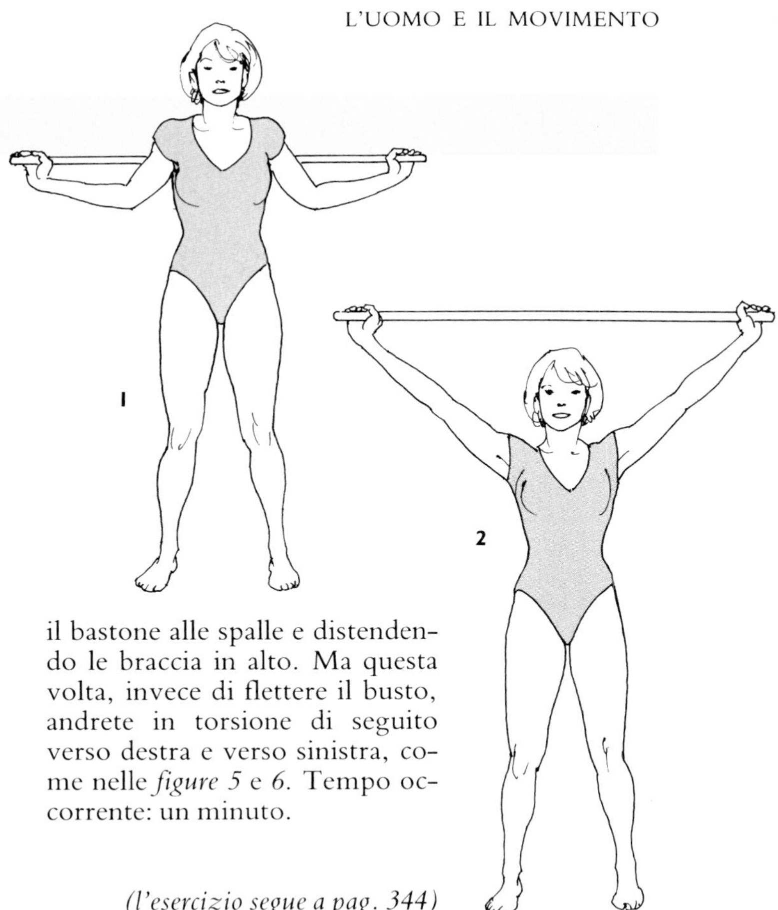


*(l'esercizio segue a pag. 344)*

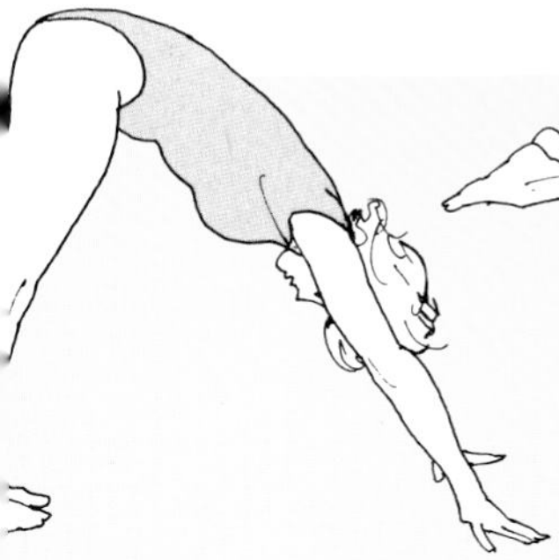

**5.** *Trattenete il respiro portando indietro la gamba destra in modo da unire i piedi, calcagni a terra, facendo trazione verso l'alto con tutto il corpo.*

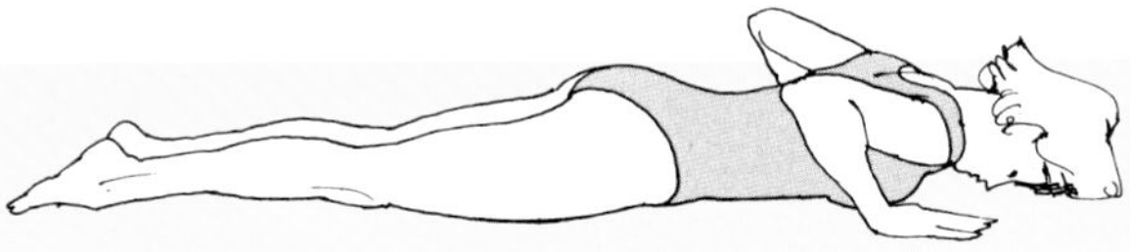

**6.** *Espirando, lasciatevi scivolare a terra: poggiate la fronte e le gambe ma sostenetevi sulle braccia per tener sollevato il bacino.*

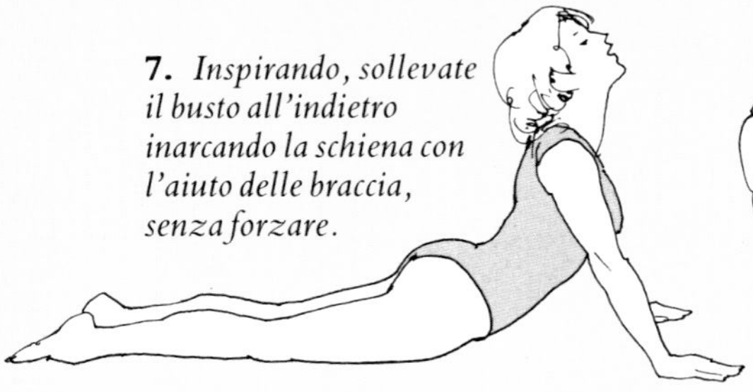

**7.** *Inspirando, sollevate il busto all'indietro inarcando la schiena con l'aiuto delle braccia, senza forzare.*

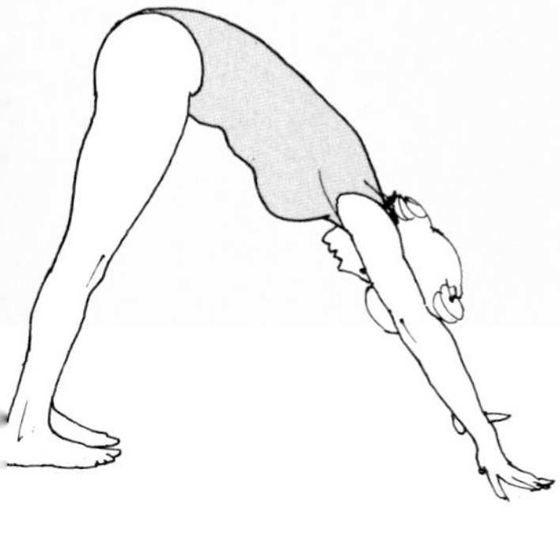

**8.** *Espirando, tornate nella posizione illustrata nella fig.* **5**, *sguardo volto all'ombelico, trazione del corpo verso l'alto.*

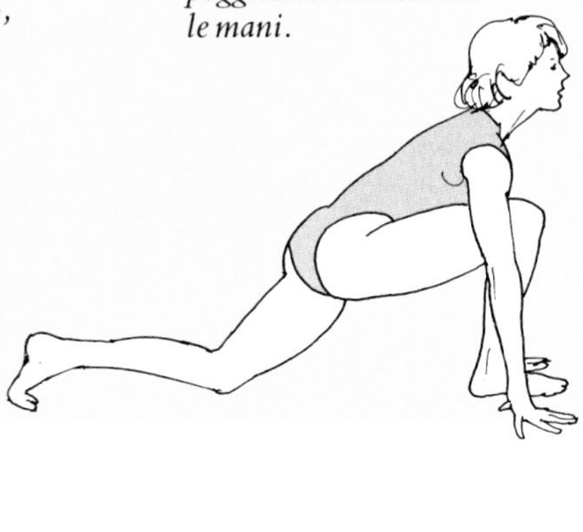

**9.** *Inspirando, portate avanti il piede destro, poggiandolo a terra tra le mani.*

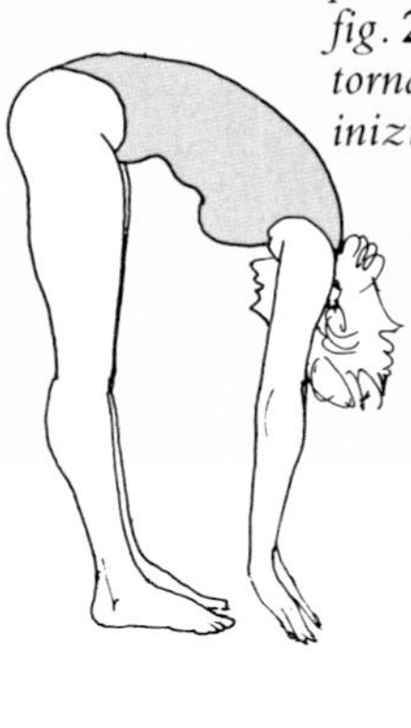

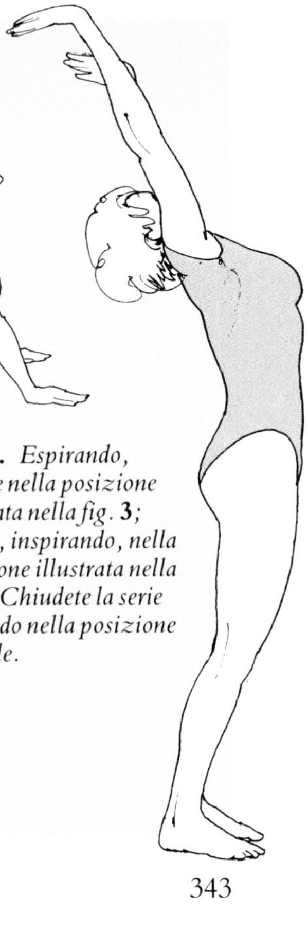

**10-11.** *Espirando, tornate nella posizione illustrata nella fig.* **3**; *quindi, inspirando, nella posizione illustrata nella fig.* **2**. *Chiudete la serie tornando nella posizione iniziale.*

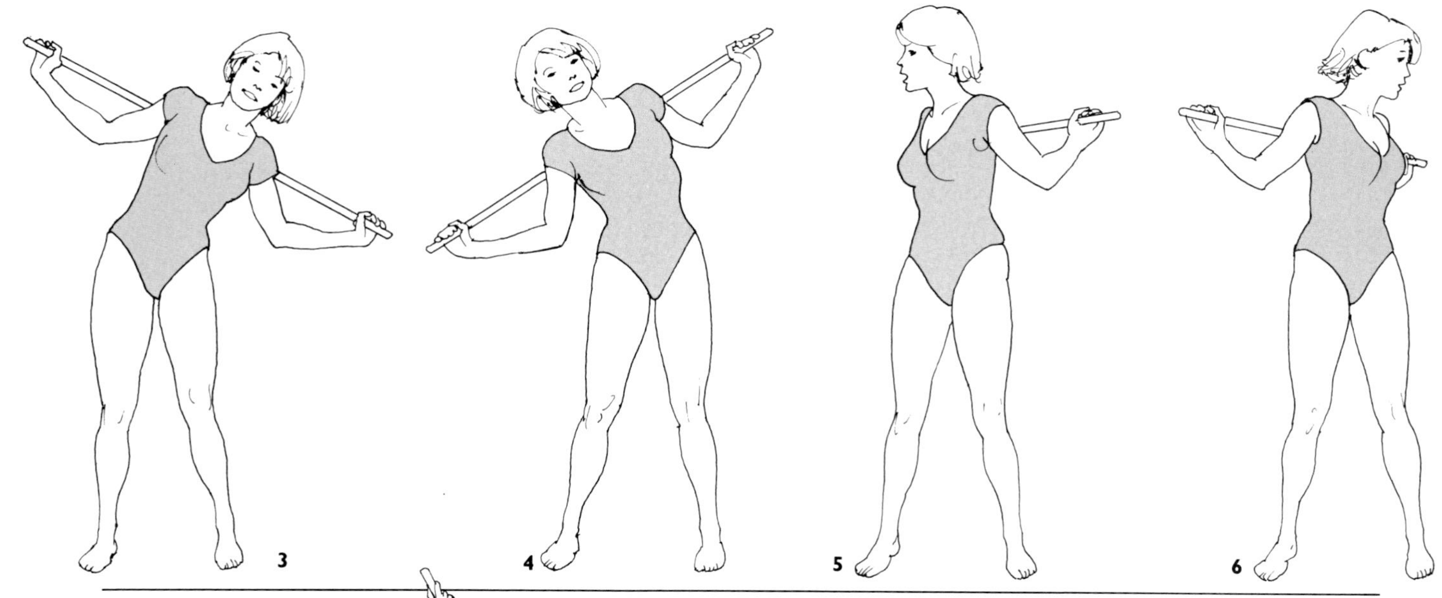


***Secondo esercizio.*** Rilassate le braccia e le spalle, molleggiando verso terra il busto, e riprendete gli esercizi con il bastone: portatelo sopra la testa e, a braccia tese e bacino ben contratto, tirate all'indietro con le spalle per 8 tempi (*figura 7*). Sempre a braccia tese e gambe ben divaricate, portate la schiena e le braccia parallele a terra in 4 tempi: molleggiate con la schiena piatta a tavola per 8 tempi (*figura 8*). In altri 4 tempi cercate di arrivare con il bastone a terra (*figura 9*). Lavorate poi sui tendini delle gambe: tenendole tese, andate su e giú in punta di piedi per 8 tempi. Sempre in 8 tempi, finite l'esercizio ritornando in verticale, snodando la schiena vertebra per vertebra (*figura 10*). Ripetete come al solito tutta la sequenza. Decrescete l'esercizio a 4-2-1 tempi per quattro volte. Tempo occorrente: due minuti.

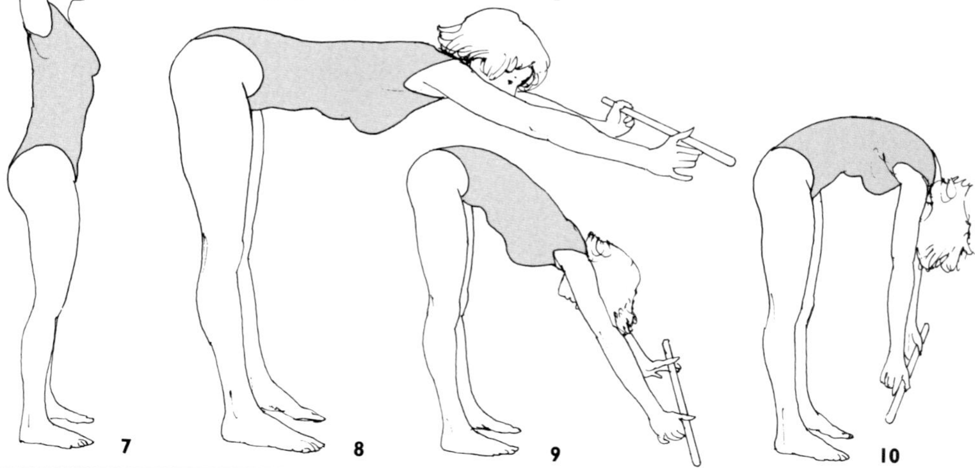


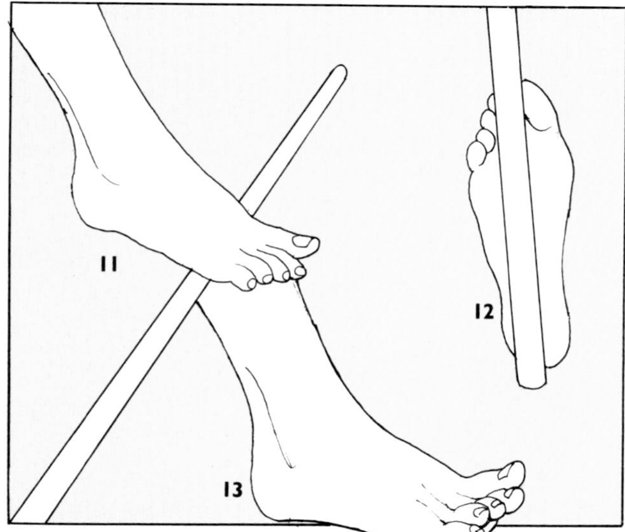


***Terzo esercizio.*** Per agire sugli organi interni, sempre usando il bastone, procedete come segue: in posizione eretta, fatelo rotolare sotto il piede destro, dalle dita al tallone e viceversa (*figura 11*). Poi poggiate il piede sul bastone tenuto verticalmente: il bastone si collocherà naturalmente all'altezza del secondo dito, verso l'alluce (*figura 12*).

Appoggiando le mani a un muro, premete con forza il piede destro (in tutta la sua lunghezza) sul bastone, sollevandovi sulla punta del sinistro, contraendo il gluteo destro mentre ruotate leggermente verso l'esterno la coscia e il ginocchio destro senza irrigidirli. Tenete la testa rilassata e mantenete la posizione per venticinque secondi. Scendete dal bastone e sollevate l'alluce, tenendo le altre dita divaricate (*figura 13*). Appoggiate l'alluce a terra e fingete di raccogliere con il mignolo una briciola e di trattenerla piegando con forza tutte le dita. Rilasciate e sollevatevi piú volte sulla punta dei piedi. Eseguite lo stesso lavoro usando le altre quattro dita del piede destro.

Terminato tutto l'esercizio sul piede destro, confrontatene l'aderenza al suolo rispetto al sinistro, equilibrando il peso su ambedue i piedi e muovendo alcuni passi: lo sentirete piú elastico, forte e comunque diverso. Potrete anche notare una diversità tra i due lati del viso, con il destro piú tonico e rilassato. Ripetete tutto il lavoro con il piede sinistro. Tempo occorrente: 5 minuti.

***Quarto esercizio.*** Rilassate la cassa toracica con una serie di respirazioni costali da effettuarsi in posizione eretta, con spalle immobili, avambracci morbidi, nuca allungata: allontanate i gomiti dal corpo inspirando (*figura 14*) e lasciateli ricadere, come se foste dei burattini. Sollevate i gomiti inspirando e abbassateli espirando: sbloccherete cosí la parte alta della schiena.

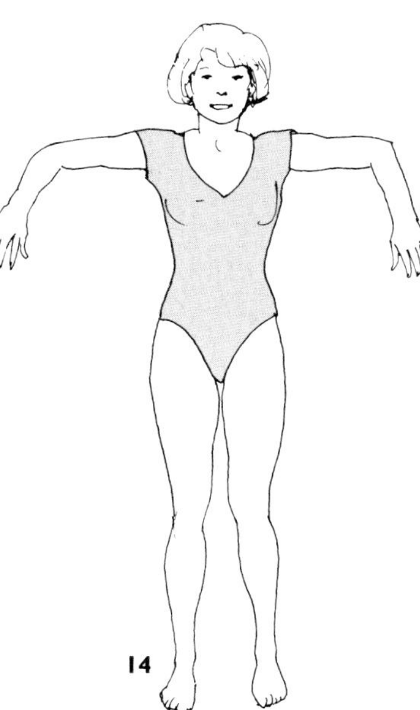

14

***Quinto esercizio.*** Stendetevi a terra, con le gambe piegate, i piedi posati al suolo e le braccia ripiegate come nella *figura 15*.

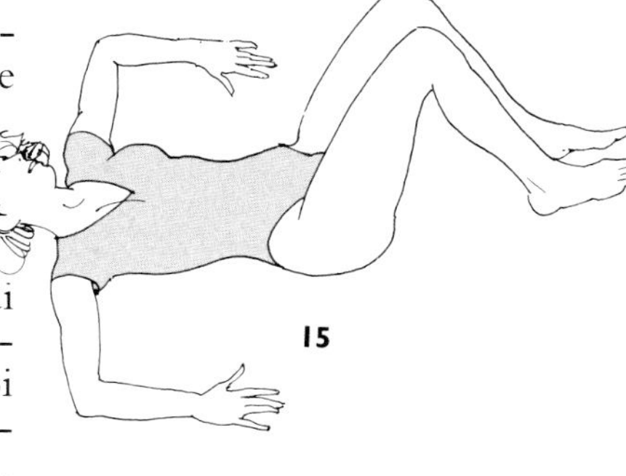

15

Inspirando, sollevate di qualche centimetro i gomiti verso le spalle, poi fermatevi ed espirate premendo le mani a terra. Fate risalire i gomiti in otto-dieci inspirazioni sino all'altezza delle spalle che non debbono muoversi. Abbassate i gomiti verso i fianchi con un unico movimento. Ripetete l'esercizio per cinque o sei volte, tenendo ferme le spalle e la nuca a terra, respirando profondamente. Potrete constatare l'allungamento della nuca, del tronco e delle spalle al suolo. Tempo occorrente: un minuto circa.

***Sesto esercizio.*** Sbloccate le anche con un bellissimo esercizio di ginnastica dolce, che richiederà un po' di tempo e la massima concentrazione. Esso aiuta anche a trovare il senso del movimento, diminuendo il consumo di energia. Il seguire correttamente il senso dei movimenti, con il risparmio di energia e di fatica che ne consegue, è importante non solo mentre si eseguono gli esercizi di ginnastica, ma anche nella vita quotidiana.

Servendovi di una sedia mettetevi nella posizione della *figura 16*: appoggiate la coscia destra sullo spigolo sinistro della sedia, lasciando la coscia sinistra fuori dal sedile; posate la mano destra sul bordo destro del sedile e la sinistra sul ginocchio sinistro. Controllate che i piedi, le ginocchia e le anche siano sullo stesso asse, cioè non uno davanti all'altro.

Adesso flettete il corpo verso destra (*figura 17*), poi riportatevi nella posizione di partenza. Indi flettete la testa sulla spalla destra, concentrando contemporaneamente l'attenzione sull'anca sinistra, e ritornate. Poi lasciate ricadere la coscia sinistra, completamente abbandonata. Partendo da questi movimenti di base, potete individuare e percepire il movimento di ancheggiamento.

Fate una pausa, passeggiando; poi riprendete la

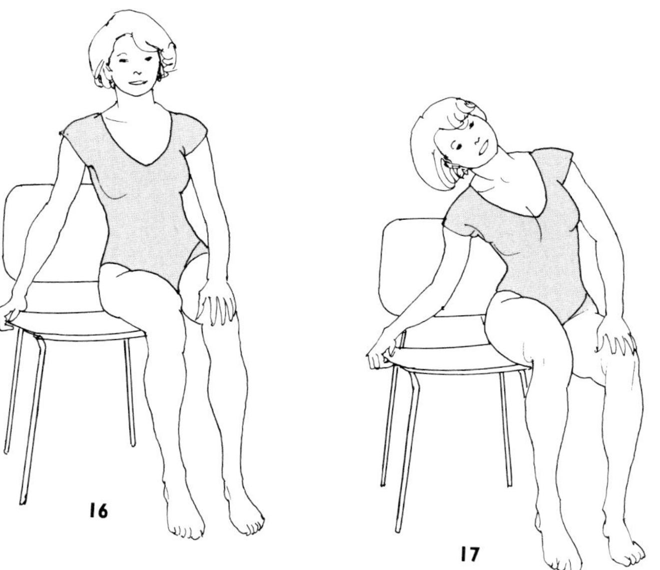

16

17

posizione iniziale, tenendo la mano sinistra tesa in avanti, all'altezza della spalla nella (*figura 18*). Spingete la mano in avanti, mentre la coscia sinistra si abbassa nel vuoto. Accentuate il movimento.

(*l'esercizio segue a pag. 346*)

Sempre nella stessa posizione, guardate la mano che va avanti e indietro. Quindi lasciate che la testa segua liberamente il movimento del braccio sinistro, col risultato di ottenere un movimento completo: la coscia sinistra si abbassa, mentre il braccio sinistro si sposta in avanti e la testa ruota verso la spalla destra.

Percepite la differenza di estensione dei muscoli della schiena nel movimento che compie la testa, girando sopra la spalla sinistra. Eseguite questi esercizi una ventina di volte ciascuno, per poi ritornare al primo e constatare i progressi della vostra mobilità. Ricominciate spingendo la spalla sinistra indietro, senza flettere il gomito.

Rilassatevi ancora camminando, quindi riprendete la posizione iniziale ma levando in alto il braccio sinistro, spingendolo verso il soffitto, mentre portate la coscia sinistra verso il basso (*figura 19*).

Variate questo movimento con l'anca avanti e indietro, braccio in alto e in basso, testa prima dalla stessa parte e poi dall'altra.

Fate ancora una piccola pausa, notando la differenza tra le due parti del corpo, poi ripetete la sequenza di tutti questi movimenti stando seduti nella posizione opposta. Con la coscia destra sospesa fuori dal sedile, chiudete gli occhi e ricostruite mentalmente, concentrandovi, tutti i movimenti che avete fatto dall'altra parte. Lavorate con il corpo e la mente. Per eseguire tutto l'esercizio, occorreranno almeno dieci minuti.

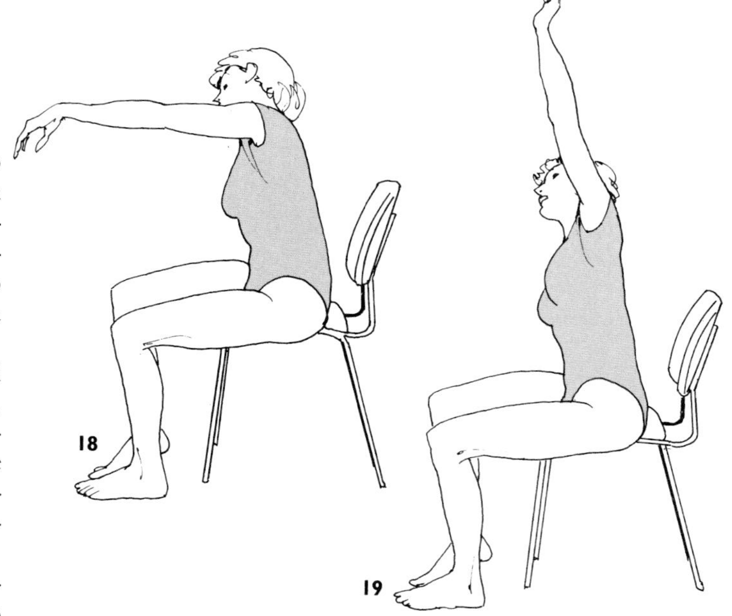


***Settimo esercizio.*** Mettetevi in piedi dietro la sedia come indicato nella *figura 20*, con la schiena piatta a tavola, le gambe divaricate quanto l'apertura delle spalle, i piedi paralleli, le braccia tese, le mani appoggiate allo schienale, la testa tra le braccia con la fronte parallela a terra. Mantenete la schiena a tavola, molleggiando sulle reni per 8 tempi.

Terminato il molleggio, tenendo la schiena ben ferma e piatta, lavorate sulle gambe per altri 8 tempi nel modo seguente.

Piegate le ginocchia, tenendo i calcagni a terra (*demi-plié*). Il centro del movimento è la colonna vertebrale, all'altezza delle reni: l'importante è non spingere in fuori le costole e premere bene i calcagni al suolo. La posizione è illustrata nella *figura 21*.

Ora alzatevi sulle mezze punte, con il peso sulle eminenze della pianta e non sulle dita dei piedi (*figura 22*). Stendete le ginocchia senza cambiare la posizione del corpo (*figura 23*). Posate lentamente i calcagni al suolo, con le ginocchia tese, riprendendo la posizione iniziale. Eseguite tutta la sequenza per 8 tempi. Poi riprendete in 4 tempi il molleggio di schiena e il lavoro di gambe, decrescendoli a 2 e 1 tempi ripetuti per quattro volte. Tempo occorrente: un minuto circa.

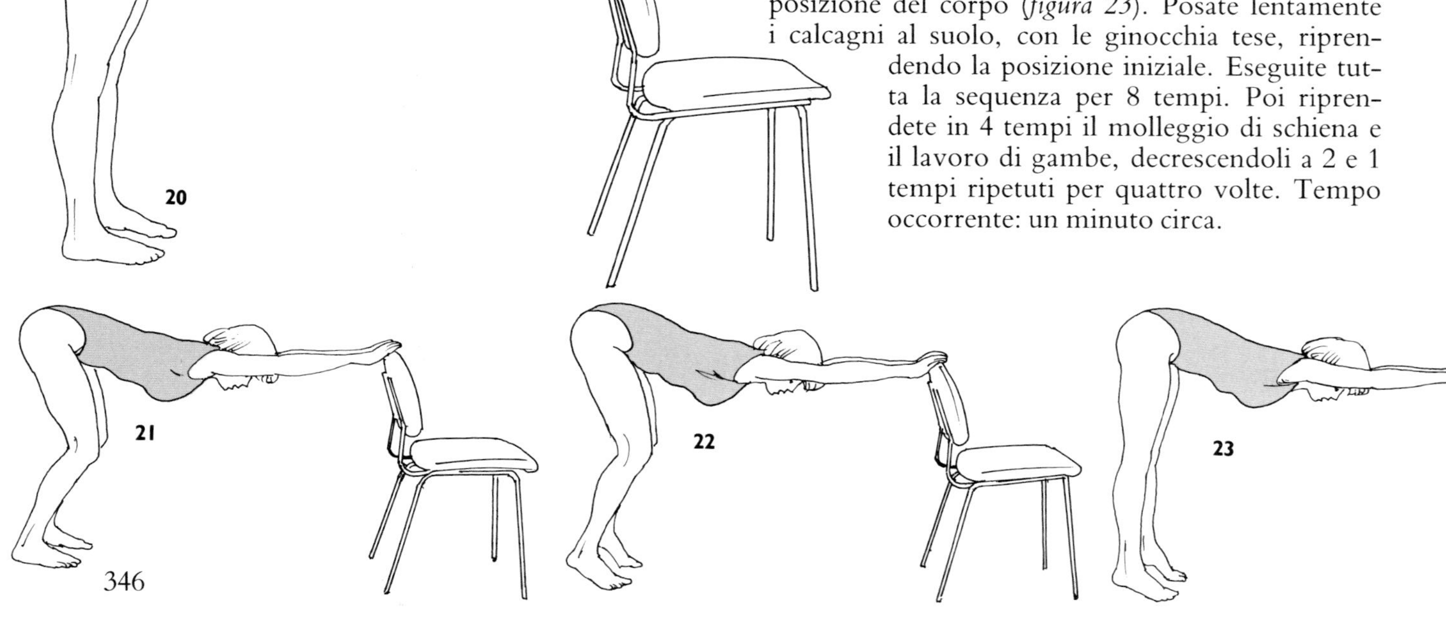

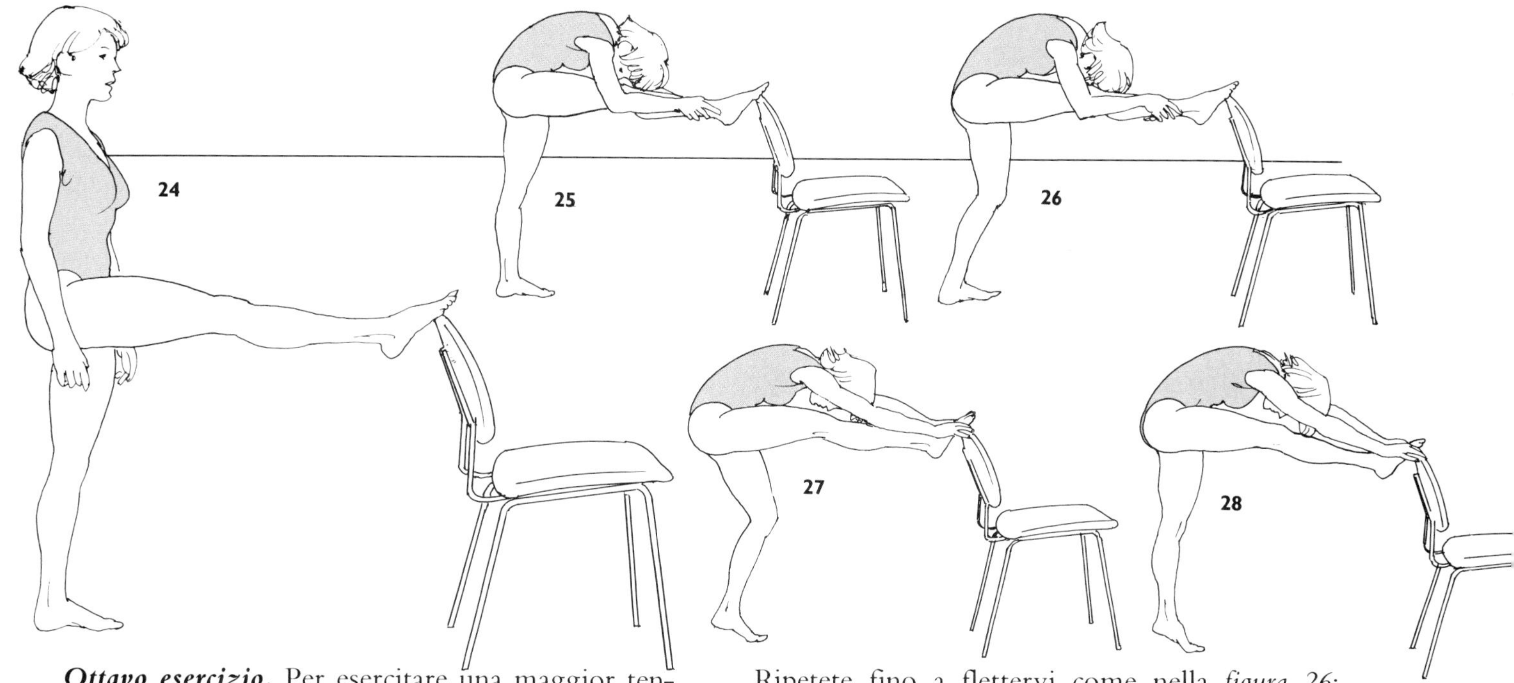


***Ottavo esercizio.*** Per esercitare una maggior tensione sul dorso e sulle gambe, variate l'esercizio precedente poggiando il piede destro, a gamba tesa, sullo schienale della sedia (*figura 24*). Abbassate lentamente il busto in avanti, portando il petto in direzione del ginocchio, mentre con le mani afferrate la caviglia destra (*figura 25*). Contate fino a 8, poi tornate nella posizione iniziale. Eseguite l'esercizio anche con l'altra gamba.

Ripetete fino a flettervi come nella *figura 26*: tenendo fermi il busto e la gamba destra, piegate il ginocchio sinistro mentre tenete il calcagno a terra, poi alzatevi sulla mezza punta del piede sempre a ginocchio flesso (*figura 27*), indi tendete la gamba a terra sulla punta del piede (*figura 28*). Eseguite in 8-4-2-1 tempi ripetuti per quattro volte. Eseguite la stessa sequenza con l'altra gamba. Tempo occorrente: due minuti.

***Nono esercizio.*** Sedetevi sulla sedia con il busto eretto, le gambe leggermente divaricate, i talloni a terra e le braccia in fuori (*figura 29*). Allungate il busto in avanti lentamente, afferrate le gambe della sedia e, tirandole, cercate di allungare la colonna vertebrale (*figura 30*). Ricordate di espirare mentre effettuate lo sforzo. Ripetete l'esercizio per un minuto circa.

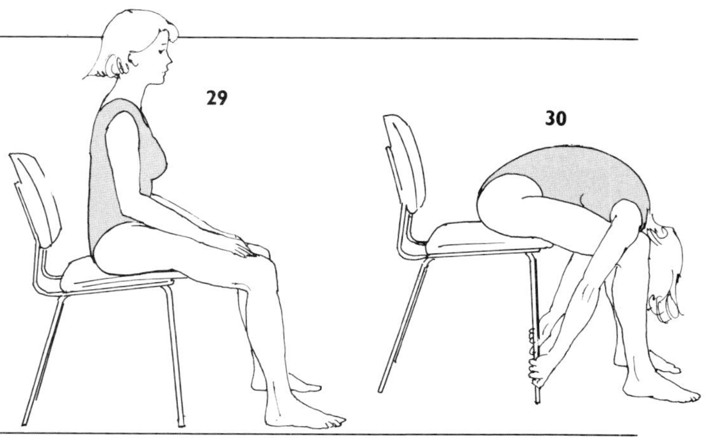


***Decimo esercizio.*** Portandovi dietro alla sedia, poggiate le mani allo schienale con la schiena piatta a tavola e le gambe un poco divaricate, come nella *figura 31*: molleggiate per 8 tempi. In altri 8 tempi inarcate la schiena, portando il mento verso l'alto (*figura 32*), e sempre in 8 tempi arrotondate la schiena (*figura 33*), portando il mento verso il petto. Decrescete tutta la sequenza a 4-2-1 tempi, ripetuti per otto volte. Tempo occorrente: un minuto.

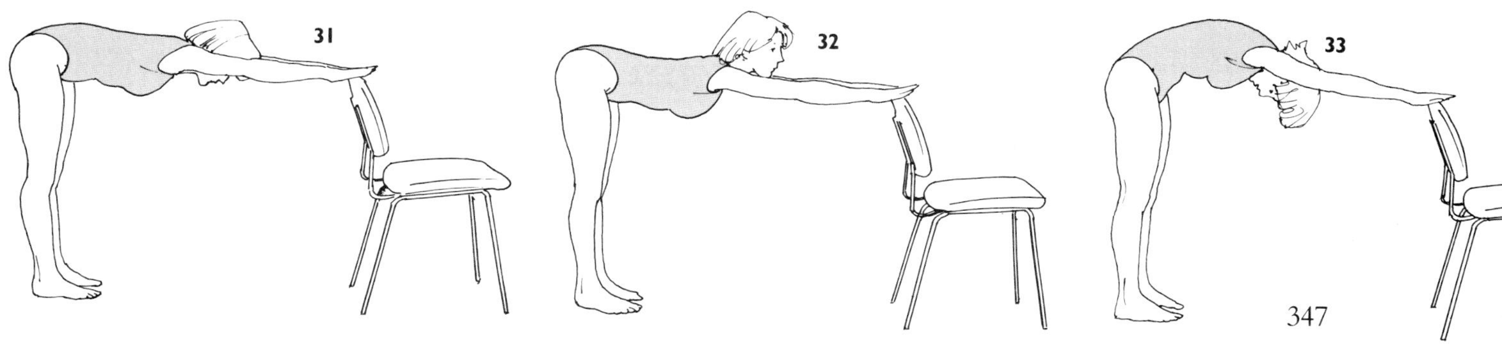

***Undicesimo esercizio.*** Mettendovi di fianco alla sedia, sollevate una gamba tesa sullo schienale in modo da formare un angolo retto, tenendo il busto eretto e un braccio teso oltre la testa, come vedete nella *figura 34*. Piegate il ginocchio della gamba poggiata a terra, senza alzare il tallone, per 8 volte (*figura 35*). Terminate a gamba tesa e flettete il busto teso lateralmente verso l'altra gamba stando fermi, per 8 tempi (*figura 36*). Tornate in verticale e ripetete l'esercizio decrescendo a 4-2-1 tempi, per quattro volte. Eseguite lo stesso esercizio con l'altra gamba. Tempo occorrente: un minuto.

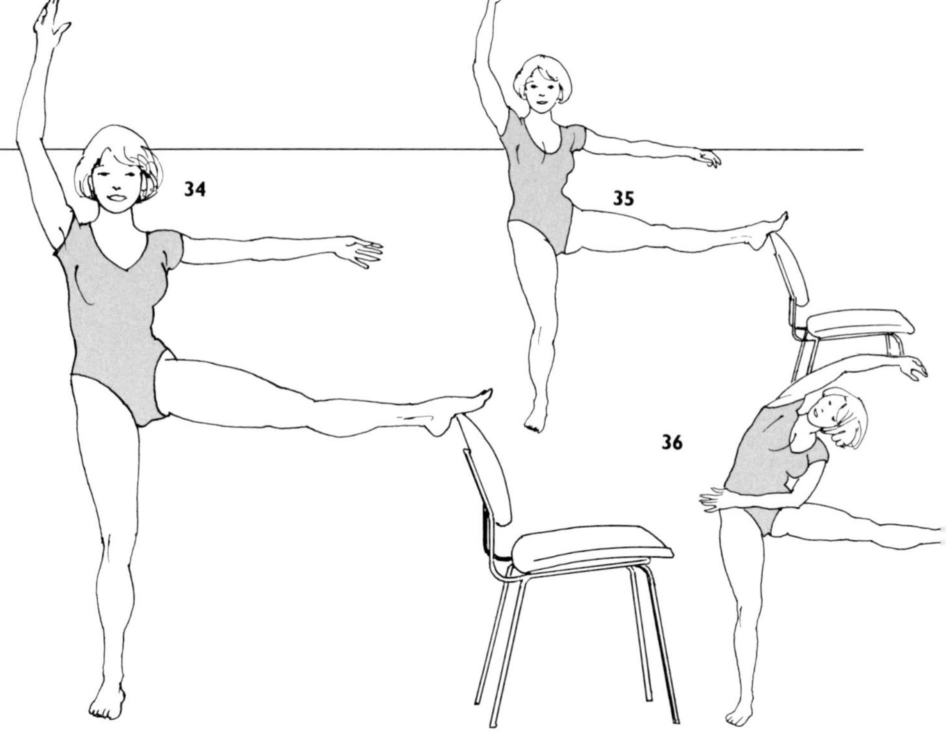


***Dodicesimo esercizio.*** Rilassatevi a terra, coricati sulla schiena, e osservate come poggiano al suolo la testa, la nuca, le spalle, il tronco, il busto, le cosce e le gambe (*figura 37*). Ascoltate il suono del vostro respiro. Cercate di cogliere le sensazioni del corpo, specie delle aperture che mettono in comunicazione l'esterno con l'interno.

Per gli Egizi la bocca era un grande simbolo, il cui geroglifico rappresentava una porta: la porta del respiro (l'energia), la porta del nutrimento (la materia), la porta del verbo (vibrazione), la porta di corrispondenza degli organi genitali femminili (la porta della vita). Gli esercizi che seguono, da eseguire in completo rilassamento, servono appunto a mantenere viva ed efficiente questa porta.

- Sollevando un braccio, provate a indicare tra il pollice e l'indice la presunta larghezza della vostra bocca, quindi controllate se corrisponde alla realtà.
- Succhiate la lingua e assaporate.
- Spalancate la bocca tre o quattro volte.
- Spalancate con forza la bocca, flettendo la testa all'indietro per aprirla meglio, per tre o quattro volte.
- Succhiate le labbra dall'alto verso il basso, poi in senso contrario. Spingetele con forza in avanti facendo il broncio, quindi distendetele in un largo sorriso. Rilassatele e sentitele morbide, carnose e gradevoli. Gli stessi muscoli mimici possono esprimere sia il sorriso sia la collera.

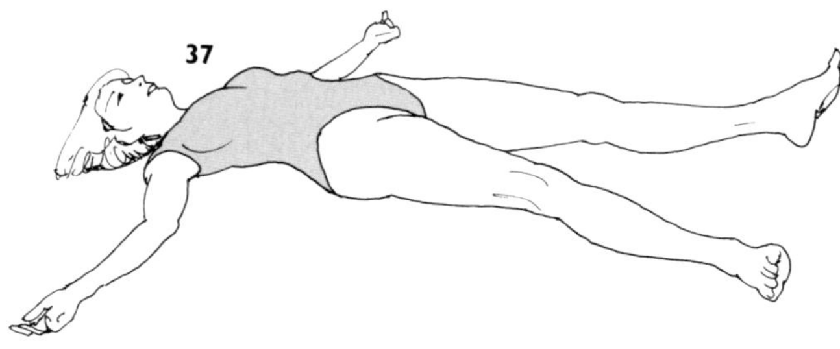


Pensate alla lingua e cercate di sentirla: la sua parte non visibile è molto piú grande di quella visibile. È costituita da un grande muscolo che svolge un ruolo molto importante nel tono del collo.

- Deglutite una o due volte.
- Passate la punta della lingua su tutto l'arco del palato, dagli incisivi fino in fondo, per due o tre volte. Ripetete lungo la parte interna dell'arcata inferiore, sul pavimento mascellare.
- Dopo una breve pausa, passate la lingua su tutti i denti, prima all'interno, poi all'esterno, percorrendo tutta l'arcata da un'estremità all'altra.
- Riposate ruotando la testa a destra e a sinistra, spalancando le mascelle e sbadigliando se ne sentite il bisogno.
- Tirando fuori la lingua con forza, descrivete dei cerchi, verso destra, verso sinistra, quattro volte per parte. La maggior parte di voi constaterà di muovere la lingua con difficoltà.
- Dopo una breve pausa, appoggiate la lingua al palato e aprite l'ano, senza tuttavia spingerlo verso il basso. Aprite e chiudete piú volte lo sfintere dell'uretra (per le donne, la vagina). Differenziate tutti gli orifizi: ano, uretra e vagina. Poi apriteli tutti contemporaneamente alla bocca. Eseguendo spesso questi esercizi, consigliati sia dalla medicina cinese sia dallo Yoga, si migliorano il movimento e la funzione dei visceri connessi con l'esterno, si evitano stasi e ristagni e si prevengono i prolassi viscerali.

Concludete la sequenza, flettendo le gambe accosto alle natiche, piante dei piedi a terra (*figura 38*). Badate che anche i palmi delle mani poggino a terra. Respirate ampiamente e profondamente con grande naturalezza. Distendete le mascelle.

Fate una decina di oscillazioni del bacino come indicato a proposito del "quadrante immaginario" nel riquadro di pag. 336.

Poi inarcandovi sollevate progressivamente la colonna vertebrale, dal coccige al collo, vertebra dopo vertebra, sforzandovi di visualizzarle tutte (*figura 39*).

Concentratevi su questa estensione respirando. Mantenete la posizione il piú a lungo possibile senza forzare. Scendete con lo stesso ritmo, vertebra dopo vertebra, cercando di capire fin nei particolari ogni minimo movimento.

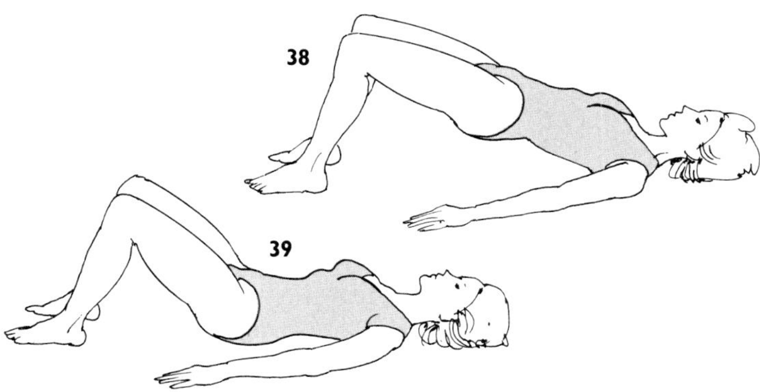


Allungate le gambe a terra e riposatevi, concentrando l'attenzione sui movimenti della schiena durante la respirazione. Tempo occorrente: circa 5 minuti.

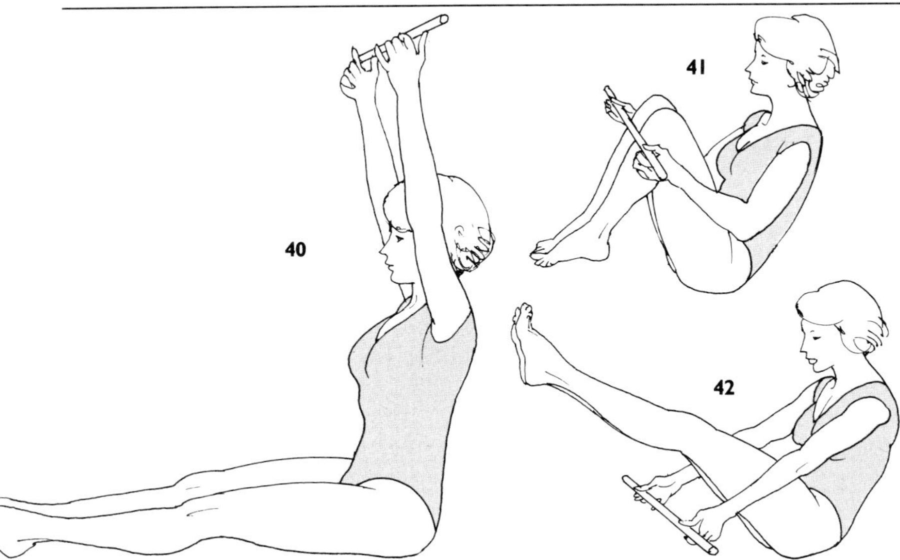


***Tredicesimo esercizio.*** Mettete in sottofondo la musica ritmica e riprendete il bastone per alcuni esercizi addominali. Sedetevi a terra a gambe tese con il bastone tenuto orizzontalmente in alto (*figura 40*). Piegate velocemente le gambe e poi tendetele facendole passare sopra il bastone (*figure 41, 42*). Abbassatele tese sul bastone. Ritornate con le braccia in alto. Ripetete per otto volte e riposate. Attenzione: se non riuscite a passare con le gambe oltre il bastone, sarà sufficiente lasciare momentaneamente la presa di una delle due mani a un'estremità del bastone.

***Quattordicesimo esercizio.*** Preparatevi a una sequenza che esercita validamente i muscoli addominali, da effettuarsi in 8-4-2-1 tempi, ripetuti quattro volte per ogni gamba. Partite come nell'esercizio precedente (*figura 40*), seduti con le gambe tese in avanti, la colonna ben dritta e le braccia alte, che tengono il bastone orizzontale. In 8 tempi allungate la schiena in verticale e in altri 8 tempi flettetevi in avanti molleggiando con il busto sulle gambe, cercando di arrivare con il bastone oltre i piedi (*figura 43*).

Tornate seduti, flettendo in un tempo la gamba destra con il piede a terra e portando il bastone in avanti: in un altro tempo tendete alta la gamba destra passandola sopra il bastone (*figura 44*). Mantenendo gli addominali contratti, avvicinate al corpo la gamba destra al di sopra del bastone per otto volte, mentre tirate verso l'esterno le braccia con il bastone. Ripassando la gamba destra sopra il bastone, ritornate seduti. Flettete la gamba sinistra, passatela al di sopra del bastone, ripetete come con la destra per 8 tempi. Tornate seduti, distendete in alto le braccia e continuate tutto l'esercizio decrescendolo a 4-2-1 tempi, ripetuti quattro volte. Per effettuare gli ultimi due esercizi occorreranno circa quattro minuti.

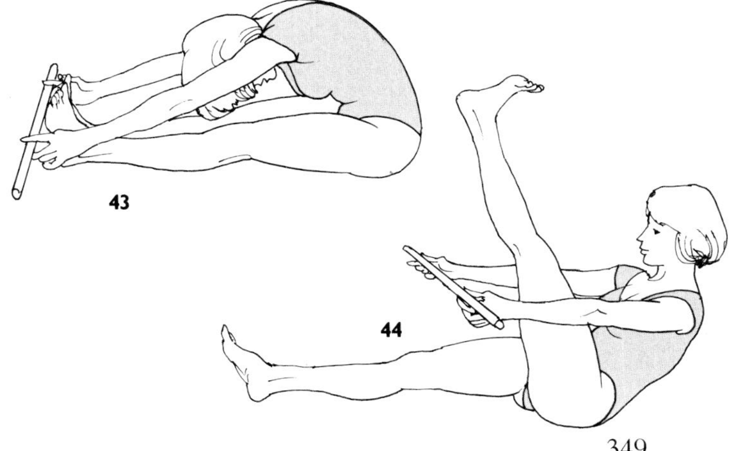

***Quindicesimo esercizio.*** Sdraiatevi a terra e ripiegate le gambe al petto schiacciandole con le mani, in modo da rilassare i muscoli addominali, e proseguite con quest'altra sequenza, da farsi senza bastone, ciascun movimento per 4 tempi.

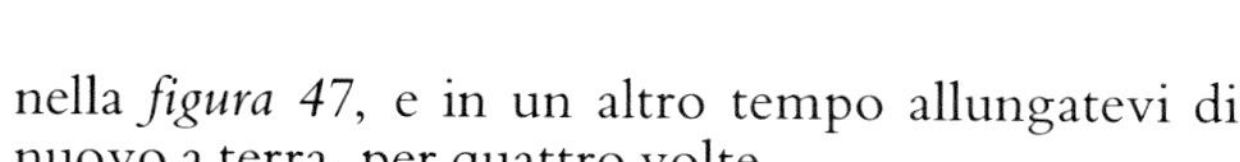


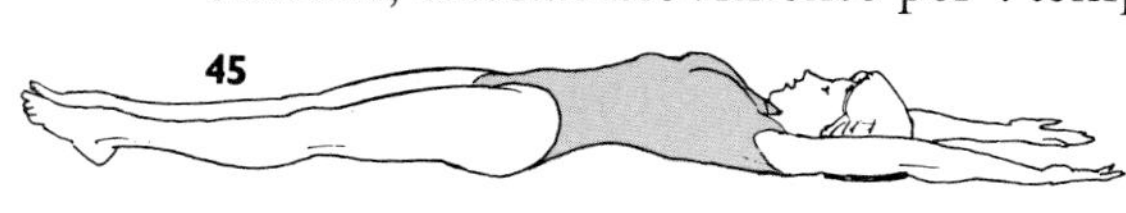


Partite sdraiati come nella *figura 45*, con le braccia allungate a terra, con testa, corpo e gambe tesi. Stiracchiatevi, stirando la parte destra e quella sinistra, per 4 tempi.

Al quarto tempo, espirando mentre contraete l'addome, portatevi a sedere flettendo le gambe, i piedi a terra, con un unico movimento (*figura 46*).

In un tempo allungatevi di nuovo a terra e stiratevi per 4 tempi. In un tempo, contraendo l'addome, portatevi a gambe piegate con i piedi a terra, stando in appoggio ai gomiti come si vede nella *figura 47*, e in un altro tempo allungatevi di nuovo a terra, per quattro volte.

Al quarto tempo, rimanete con l'addome contratto, a gambe piegate e gomiti a terra, poi allungate le braccia in avanti e mantenete l'addome sotto sforzo per 4 tempi (*figura 48*). Sdraiatevi ancora e ripetete per sei volte l'esercizio completo. Tempo occorrente: tre minuti circa.

Infine rilassate i muscoli addominali, ripiegando le gambe al petto: a ogni espirazione schiacciate con le mani le gambe contro il petto (*figura 49*); a ogni inspirazione allentate la pressione.

***Sedicesimo esercizio.*** Questa bella sequenza di movimenti, da effettuarsi sempre al suono di una musica molto ritmica, serve a rassodare i muscoli dei glutei e delle cosce e a sciogliere la schiena e il bacino.

Partite sdraiati sulla schiena, con i piedi a terra molto divaricati, ginocchia aperte (*figura 50*). Contraete con forza i glutei e i muscoli dell'addome, ricordando sempre il "quadrante immaginario": il punto-vita è a terra. Sempre restando in contrazione, sollevate il bacino da terra spingendolo verso l'alto, e mantenete questa posizione senza rilassarvi per 8 tempi (*figura 51*). All'ottavo tempo, stando a ginocchia aperte e con il bacino contratto, scendete verso terra in 8 tempi, avendo cura di appoggiare vertebra per vertebra, partendo dal dorso, attraverso il punto-vita, le reni, fino alle natiche. Rilassate per 8 tempi e riprendete la sequenza decrescendo a 4-2-1 tempi ripetuti per otto volte.

Eseguite di nuovo l'intera sequenza con una variante nella posizione iniziale: le ginocchia anziché aperte saranno strettamente unite, pur mantenendo i piedi divaricati a terra e le gambe flesse (*figura 52*). In questa variante sentirete lavorare moltissimo i muscoli delle cosce. Tempo occorrente: due minuti circa.

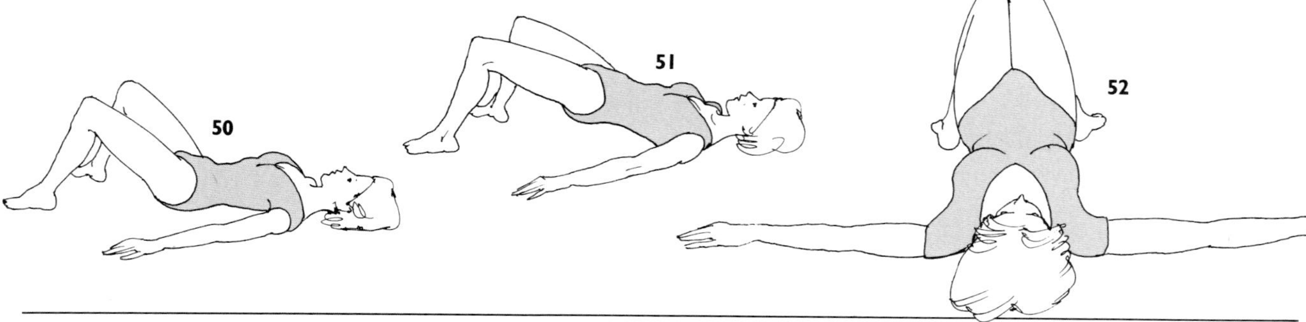


***Diciassettesimo esercizio.*** Passiamo a un esercizio utile alla schiena, alle articolazioni delle anche, ai muscoli e ai tendini delle gambe.

Partite dalla posizione sdraiati a terra, con la gamba destra ripiegata al petto, tenuta dalle mani, e la gamba sinistra allungata a terra (*figura 53*). Schiacciate per 8 tempi la gamba destra al petto. Continuate a premere per altri 8 tempi la gamba destra, tenendo piegata la sinistra (*figura 54*). Con la gamba sinistra piegata a terra, tendete la gamba destra e tiratela verso il petto per altri 8 tempi (*figura 55*). Flettete la gamba destra e giratela all'esterno in modo da poggiare il dorso del piede destro sopra la coscia sinistra, aiutandovi a trattenerlo con la mano sinistra (*figura 56*). Con la mano destra spingete il ginocchio destro verso terra, facendo lavorare l'articolazione dell'anca, per 8 tempi. Continuando a tenere il piede destro sulla coscia sinistra, allungate la gamba sinistra a terra e tenete per altri 8 tempi (*figura 57*).

Rilassatevi a terra e controllate che tutta la parte destra del corpo sia piú allungata e piú pesante dell'altra.

Eseguite nuovamente l'intera sequenza invertendo la posizione delle gambe. Poi ripetetela ancora sulle due parti per altre tre volte complessivamente. Tempo occorrente: due minuti.

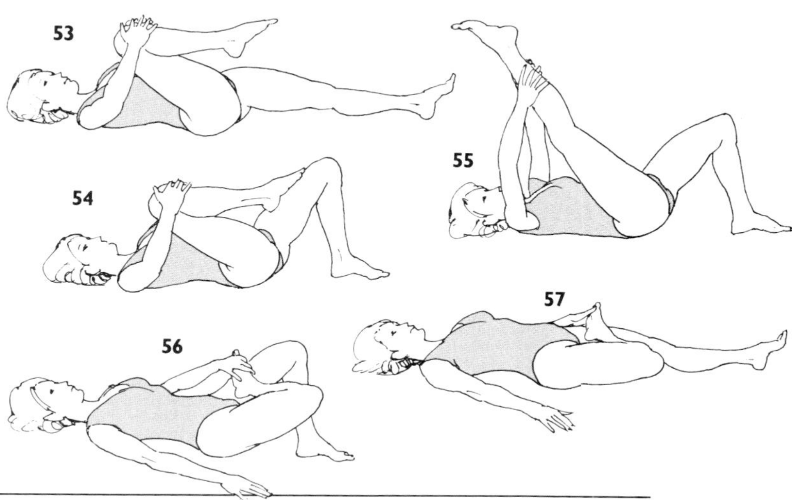


***Diciottesimo esercizio.*** Gli ultimi quattro minuti di questo programma saranno dedicati al rilasciamento con una serie di posizioni che fanno anche parte della preparazione allo Yoga.

Stendetevi a terra supini, con le braccia lungo il corpo. Fate alcune respirazioni spontanee per liberare il diaframma e controllare il peso del corpo a terra. Dopo cinque o sei respirazioni profonde, portate le gambe a 90 gradi, i piedi anch'essi a 90 gradi e le braccia stese a terra oltre il capo. Tenete la posizione della squadra, respirando per altre cinque o sei volte (*figure 58, 59*).

Espirando, piegate le ginocchia verso la fronte, quindi allungate le gambe tese all'indietro, cercando di toccar terra con i piedi, senza forzare il collo (se avvertite dolore o sforzo sulla zona cervicale, tenete le gambe parallele a terra). Le mani afferreranno le caviglie. Restate in questa posizione, detta *dell'aratro*, per alcuni secondi sempre respirando, sentendo allungarsi piacevolmente la schiena e le gambe (*figura 60*).

Flettete nuovamente le gambe, ginocchia alla fronte, riportando le braccia sul pavimento, lungo il corpo, per sostenervi e mantenervi in equilibrio (*figura 61*). Rilassatevi.

Mettete i gomiti a terra, poggiate le mani a sostegno delle reni, spingete il mento contro lo sterno e allungate le gambe nella posizione detta *della candela*, mantenendola per alcuni secondi, respirando (*figura 62*). Durante l'inspirazione avvertirete la discesa del sangue dai piedi alla gola.

Tornate nella posizione della *figura 61* e, tenendo le gambe ben raccolte al petto, scendete, vertebra per vertebra, verso terra (*figura 63*).

Arrivati con le natiche a terra, tenete le gambe ben raccolte al petto prendendole con le mani (*figura 64*); contemporaneamente girate la testa verso una spalla e poi verso l'altra, aderendo al pavimento per rilassare la parte posteriore del collo e il tratto cervicale della colonna.

**Concludete** la serie di esercizi allungandovi di nuovo a terra, a gambe e braccia tese, mani lungo il corpo con i palmi rivolti in su. Rilassatevi respirando normalmente e, a occhi chiusi, cogliete tutte le sensazioni provenienti dal fisico e dalla mente, confrontandole con quelle che avevate prima di iniziare gli esercizi. Ogni volta ne trarrete un maggior benessere e, a poco a poco, imparerete a conoscervi, scoprendo sempre nuove e inesplorate regioni del corpo e dello spirito.

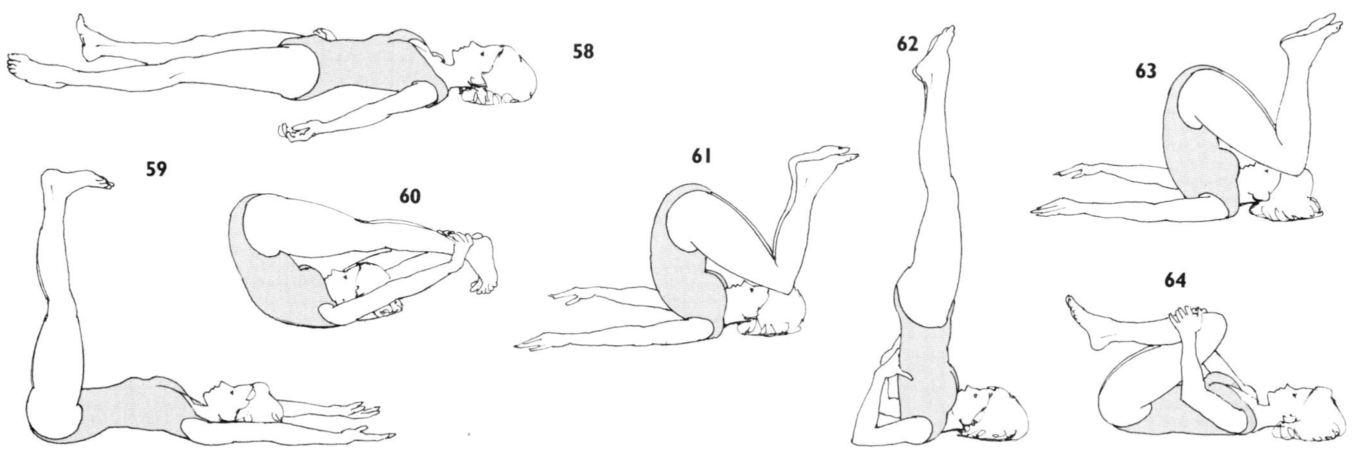

# *Per chi ha particolari problemi*

Coloro che soffrono di disturbi dell'apparato muscolo-scheletrico dovranno compiere degli esercizi particolari, adatti alla loro condizione.

Tenendo conto delle situazioni piú frequenti, vi indichiamo qualche esercizio tra i piú semplici, che potrete eseguire salvo diversa indicazione del medico. Alcuni esercizi possono essere eseguiti in coppia con un'altra persona per aiutarsi reciprocamente e controllare le posizioni l'uno dell'altro.

Oltre agli esercizi di ginnastica, vi consigliamo di praticare l'automassaggio e in particolare gli esercizi elencati da pag. 394 a pag. 401. A tutti saranno inoltre utilissimi gli esercizi di rilassamento, sia quelli descritti nell'apposito capitolo, sia i rilassamenti iniziali dei programmi di esercizi da 10, 20 e 50 minuti.

## Esercizi per favorire la mobilità

Questa sequenza di esercizi è specifica per migliorare la mobilità di diverse parti del corpo. Coloro che hanno problemi di stabilità o poca forza muscolare possono sedere piú indietro sulla sedia. Gli esercizi vanno eseguiti respirando normalmente, salvo quando il respiro deve essere controllato contando lentamente per il tempo di ciascuna inspirazione o espirazione, secondo le indicazioni date.

**Vita e lati.** Inspirando mentre contate da 1 a 5, tendete il braccio destro sopra la testa, il palmo della mano in avanti (*figura 1*).

- Espirate contando da 1 a 5 e abbassate la mano dietro il collo con la testa dritta (*figura 2*).
- Inspirando stirate la colonna vertebrale.
- Espirando, sempre contando fino a 5, flettetevi verso sinistra (*figura 3*).

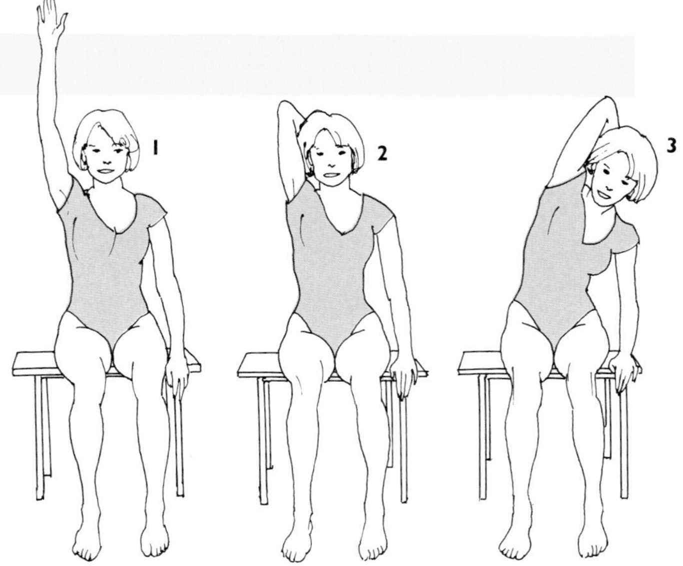


- Inspirando contate fino a 5 e tornate nella posizione iniziale. Cambiate lato, ripetendo cinque volte per parte.

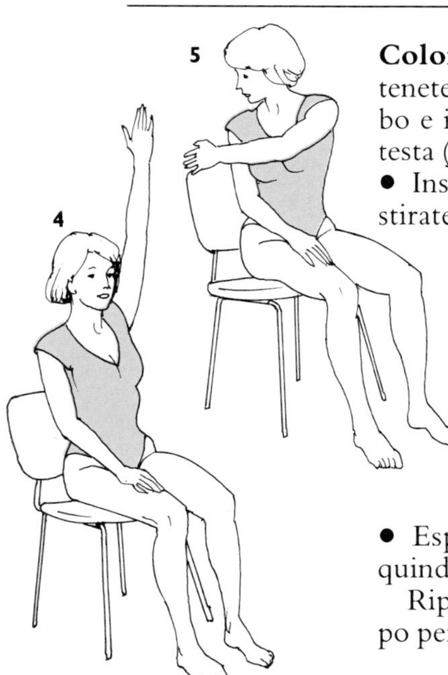


**Colonna vertebrale.** Seduti, tenete la mano destra in grembo e il braccio sinistro sopra la testa (*figura 4*).

- Inspirando contate fino a 5 e stirate la colonna verso l'alto.
- Espirando contate fino a 5 e fate una torsione verso destra, cercando di afferrare lo schienale della sedia con una o entrambe le mani (*figura 5*). Tenete questa posizione contando fino a 5.
- Espirando contate fino a 5, quindi girate verso sinistra.

Ripetete sui due lati del corpo per sei volte.

**Fianchi**. Seduti con le mani in grembo, allungate le braccia sopra la testa, cercando di afferrare, alternando le mani, un'immaginaria corda tesa sopra di voi, come illustrato nella *figura 6*.

**Per la regione lombare, le braccia e le mani, le gambe e i piedi**. Eseguite un massaggio come spiegato nel capitolo sul massaggio, alle pagine 394-401. A questa azione potete aggiungere il seguente movimento: stringete con la mano destra il piede sinistro, premendo il palmo della mano contro la pianta del piede; lasciate e stringete per 6-7 volte. Ripetete gli stessi movimenti agendo sull'altro piede.

6

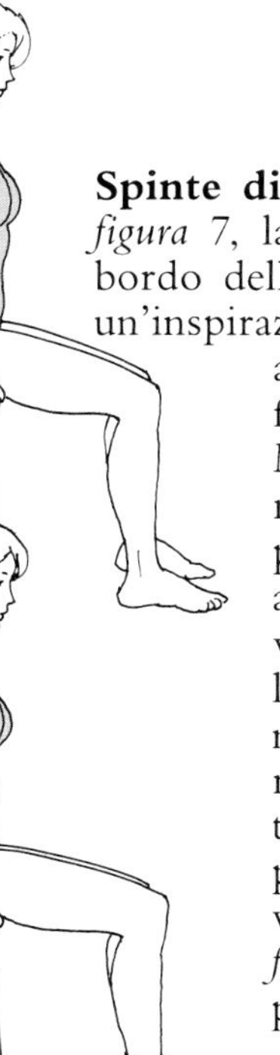


**Spinte di codino**. Seduti come nella *figura 7*, la colonna dritta, le mani sul bordo della sedia, le braccia tese, fate un'inspirazione diaframmatica profonda allungandovi dall'osso sacro fino al sommo della testa. Mentre espirate profondamente tirando in dentro la pancia e chiudendo le coste, allungate le reni come se doveste sollevarvi dalla sedia; alla fine dell'espirazione trattenete un poco il fiato sempre mantenendo la posizione. Potete aiutarvi nell'espirazione portando le mani sul basso ventre, come illustrato nella *figura 8*, e premendo. Ripetete per cinque volte.

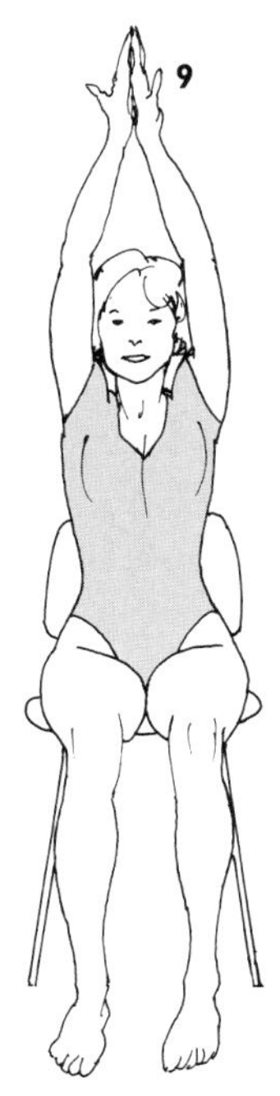


**Respirazione a farfalla**. Seduti con le braccia rilassate lungo i fianchi, inspirate contando fino a 5, sollevando le braccia lateralmente sopra la testa, fino ad avere il dorso delle mani unito, come si vede nella *figura 9*. Abbassate lentamente le braccia fino alla posizione di partenza mentre espirate contando fino a 10. Ripetete per sei volte, rilassandovi tra un esercizio e l'altro.

## Esercizi per chi soffre di dolori o disturbi alla regione lombare

Chi ha particolari problemi di schiena è bene che inizi a praticare della ginnastica con prudenza, compiendo per qualche tempo solo gli esercizi che seguono, stando sdraiato su un letto duro o su un materassino appoggiato a terra.

- Sdraiati in posizione supina spingete bruscamente verso il piede il fianco sinistro, contemporaneamente l'anca destra tenderà a sollevarsi verso il fianco (*figura 10*). Ripetete con il fianco destro. Il movimento deve essere eseguito con forza e le due parti devono muoversi in modo armonico. Ripetete per venti volte da ciascun lato alternativamente.

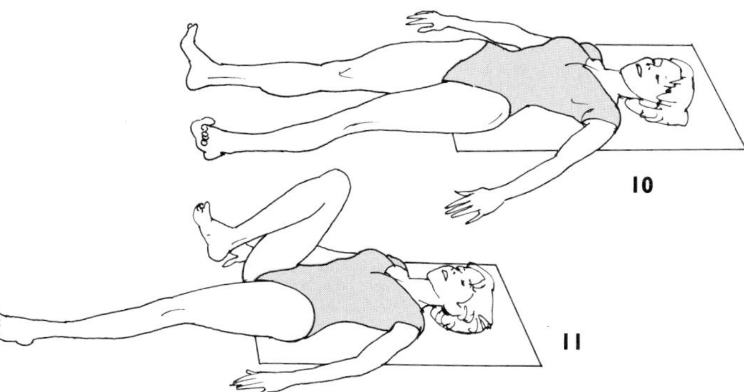


- Sempre sdraiati sul dorso, flettete le articolazioni dell'anca e del ginocchio il piú possibile. Scalciate in avanti e verso l'alto con forza, come indicato nella *figura 11*. Dopo il calcio, mantenete in contrazione i muscoli della coscia e della gamba, che terrete sollevata e tesa fino ad avvertire stanchezza. Riabbassatela lentamente e rilassatevi. Ripetete con l'altra gamba, alternando i movimenti delle due gambe per almeno venti volte consecutive.
- Giratevi in posizione prona, flettete le braccia all'altezza delle spalle. Puntando le mani sul piano, iniziate flettendo all'indietro la testa, poi lentamente sollevate le spalle e il petto stendendo pian piano le braccia come vedete nella *figura 12*. Cercate di passare il peso del corpo dalle braccia alla vita, utilizzando l'appoggio delle mani solo per mantenere l'equilibrio. Ridiscendete lentamente raddrizzando prima il punto-vita, poi il tratto toracico, le spalle e in ultimo la testa. Rilassatevi per il tempo di due o tre respirazioni, ripetete per dieci-quindici volte.
- Ancora in posizione prona appoggiate le mani lungo il corpo, il palmo volto verso la persona. Sollevate contemporaneamente la parte superiore

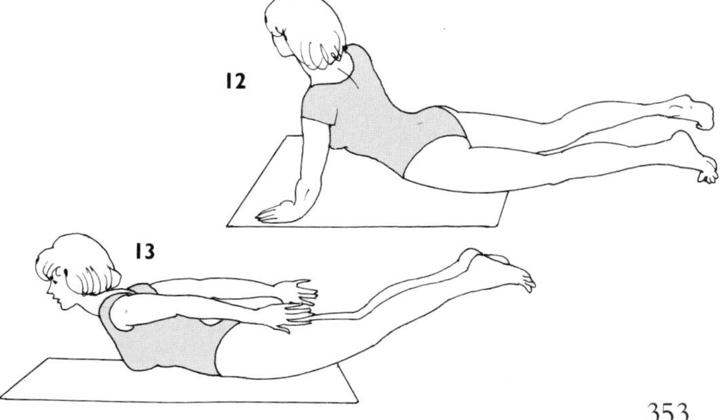

del corpo (testa, spalle e petto) e quella inferiore (gambe, cosce, bacino) arcuando il piú possibile la schiena: vi aiuterete nel movimento sollevando all'indietro le braccia (*figura 13*). Fate attenzione a non flettere le ginocchia e a estendere i piedi nella posizione a ballerina. Cercate di mantenere questa posizione il piú a lungo possibile.

- Un esercizio utile per rinforzare i muscoli degli arti inferiori e l'articolazione dell'anca consiste nel sollevare con ciascuna gamba un peso dai 4 ai 10 chili circa, stando sdraiati in posizione supina, e facendo bene attenzione a mantenere la schiena e il punto-vita completamente aderenti al piano. Potrete utilizzare un sacchetto pieno di sabbia o il sacchetto di riso già indicato per gli esercizi respiratori. Può avere la forma di un salame morbido della larghezza di circa 15 cm e lungo a sufficienza per essere appoggiato sopra la caviglia; oppure può essere un sacchetto di forma tradizionale che assicurerete alla caviglia con una benda di tessuto larga e morbida, come illustrato nella *figura 14*. Il peso deve essere tale che sia possibile sollevare ciascuna gamba per dieci volte consecutive, seppure con un certo sforzo. Se riuscirete a sollevare la gamba senza fatica per piú di quindici volte, significa che il peso va aumentato; viceversa, se non riuscite a sollevarlo per piú di cinque o sei volte, il peso va diminuito. Ripetete lo stesso esercizio alternando le due gambe per 6 cicli di 10 movimenti ciascuno lavorando su entrambi i lati del corpo. Via via che acquisterete forza sarà necessario aumentare il peso del sacchetto, che comunque non dovrà superare il limite stabilito. Questo esercizio è particolarmente indicato in tutte le affezioni che sono causa di atrofia muscolare degli arti inferiori e del bacino.

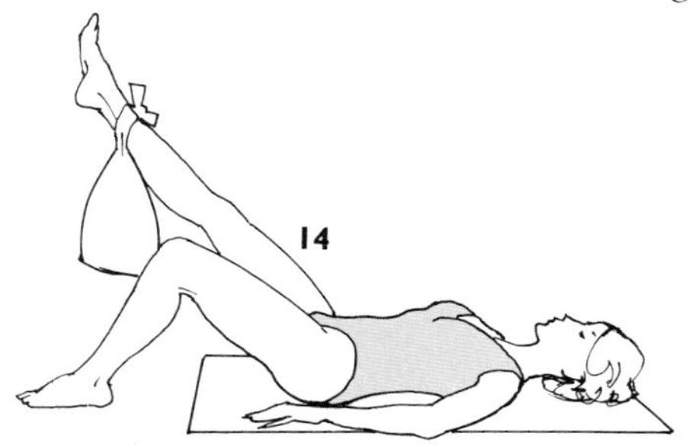
14

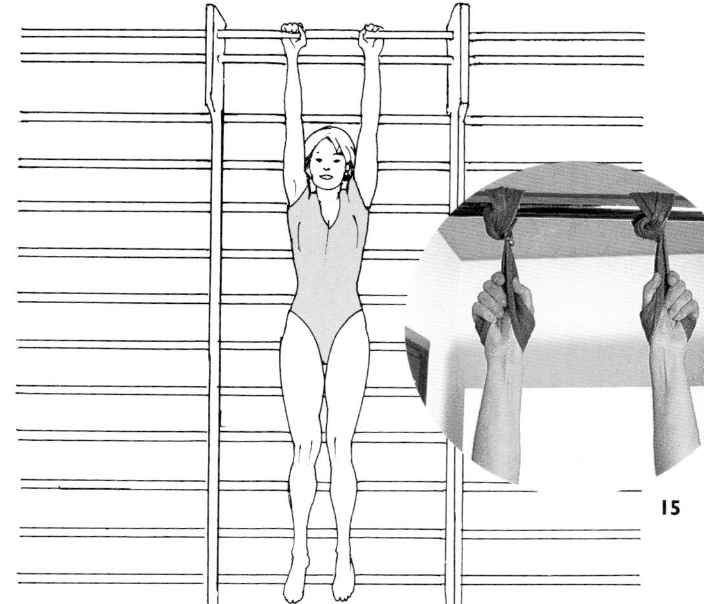
15

Per chiunque soffra di dolori nella regione lombare è bene ricordare che il miglior esercizio è quello di sospendersi a una barra trasversale (eventualmente con l'aiuto di un paio di manopole di tessuto morbido girate attorno al polso, come mostrato nella *figura 15*). La tensione esercitata in maniera fisiologica dal peso stesso del corpo è senza dubbio la migliore possibile sia per ridare tono ai muscoli e ai legamenti intervertebrali, sia per riportare le vertebre nella posizione naturale, correggendo eventuali malposizioni.

## Per chi ha problemi di stabilità

Gli esercizi con la sedia sono utili a tutti coloro che hanno problemi di stabilità, per esempio nella fase iniziale di molte malattie neurologiche, quali la sclerosi multipla. Ne indichiamo alcuni, tratti da quelli preparatori allo Yoga, che aiuteranno a dare sicurezza e sostegno.

***La pinza.*** Sedete sul bordo della sedia o comunque stando il piú avanti possibile, tenendo le gambe tese e le mani sulle cosce (*figura 16*). Allungatevi in avanti e tenete la posizione mentre inspirate contando fino a 10 ed espirate contando fino a 10 (*figura 17*).

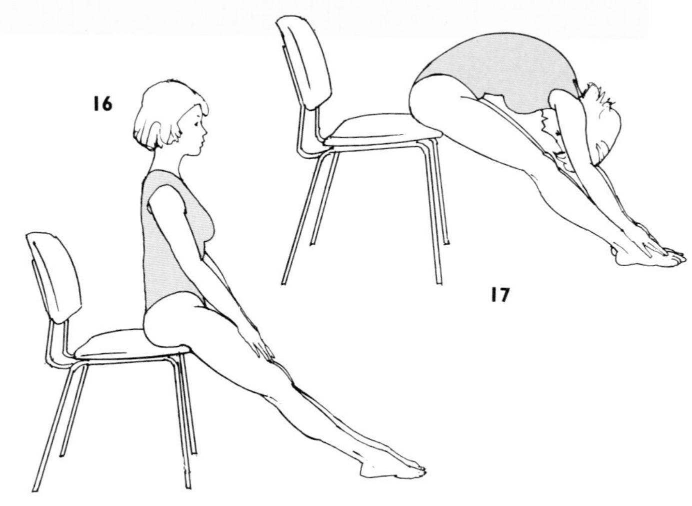
16 17

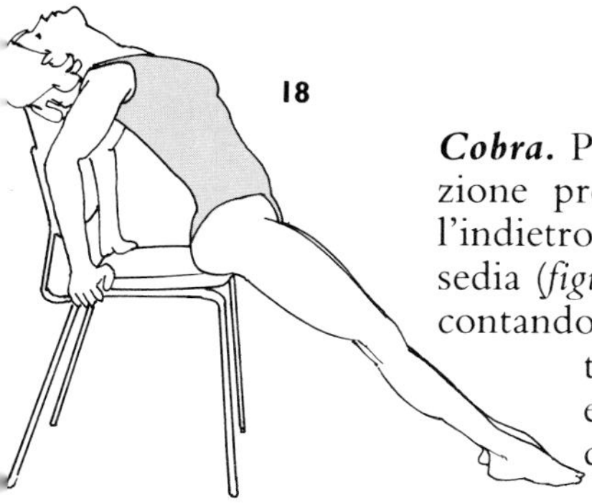

18

***Cobra.*** Partite come per la posizione precedente, arcuatevi all'indietro tenendovi ai lati della sedia (*figura 18*) mentre inspirate contando fino a 10. Espirando, tornate in posizione eretta. Ripetete per cinque volte.

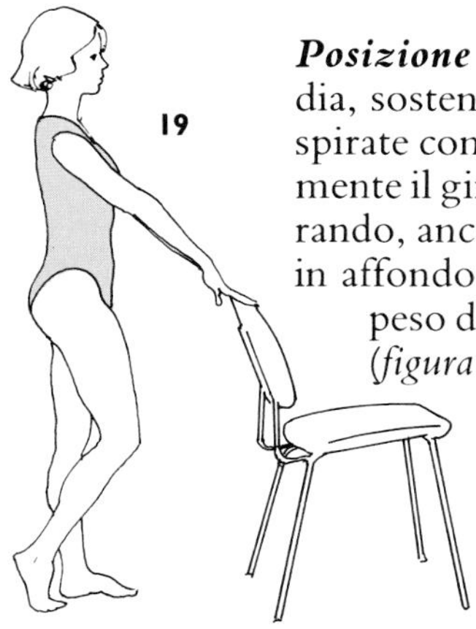

19

***Posizione dell'eroe.*** In piedi dietro la sedia, sostenetevi allo schienale. Mentre inspirate contando da 1 a 10, piegate leggermente il ginocchio destro (*figura 19*). Espirando, ancora contando da 1 a 10, spingete in affondo la gamba destra all'indietro: il peso del corpo sarà su entrambi i piedi (*figura 20*, qui sotto). Ripetete con l'altra gamba.

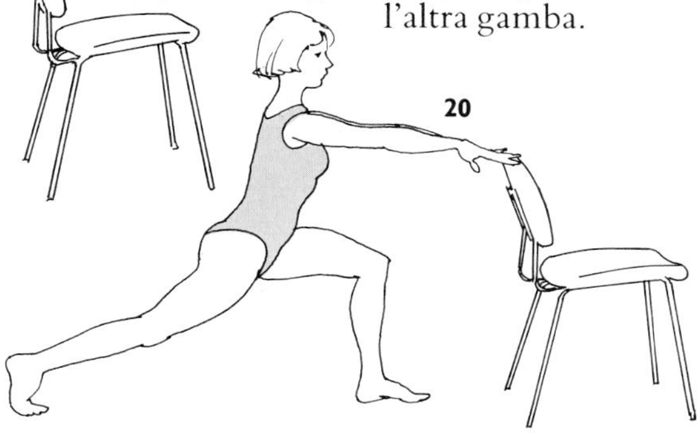

20

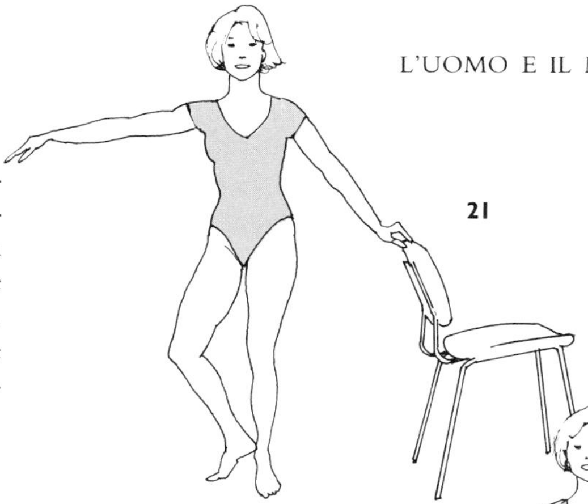

21

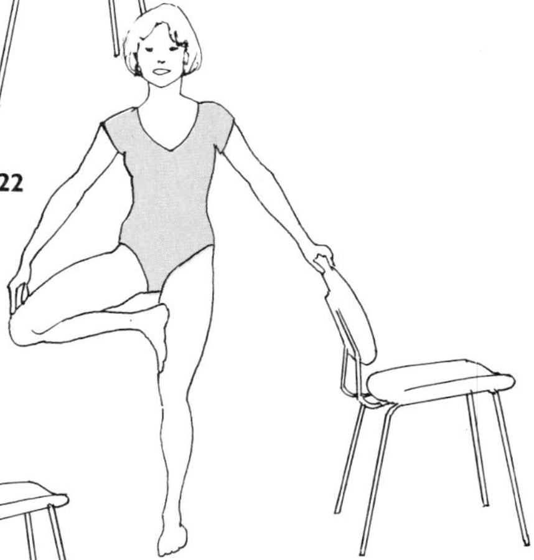

22

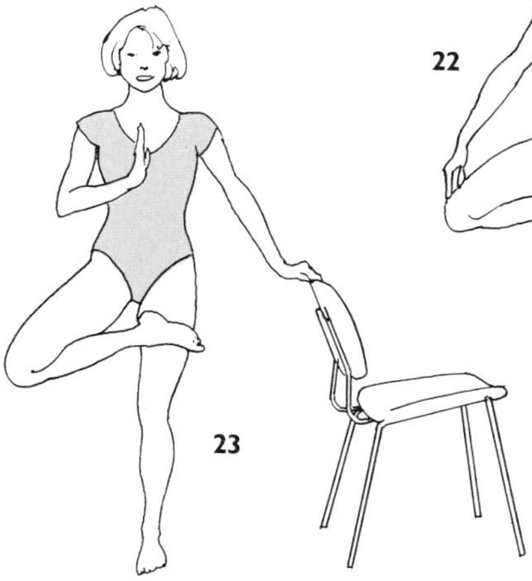

23

***La mezza cicogna.*** In piedi di fianco alla sedia, la mano sinistra sullo schienale, girate all'esterno e flettete la gamba destra poggiando la pianta del piede destro sulla caviglia sinistra come mostra la *figura 21*, qui sopra. Il braccio destro è sollevato all'esterno. Poi fate scivolare il piede destro verso l'alto sul lato interno della coscia sinistra, come nella *figura 22*, per quanto potete, e restate in equilibrio respirando normalmente. Cercate ora di portare il piede destro in avanti in modo da poggiarne il dorso sulla parte anteriore della coscia sinistra, come nella *figura 23*; restate in posizione respirando normalmente. Ripetete dall'altra parte.

***Rilassamento di chiusura.*** Stendetevi sulla schiena con le gambe sulla sedia, le braccia scostate dal corpo, come indicato nella *figura 24* ed effettuate una respirazione completa.

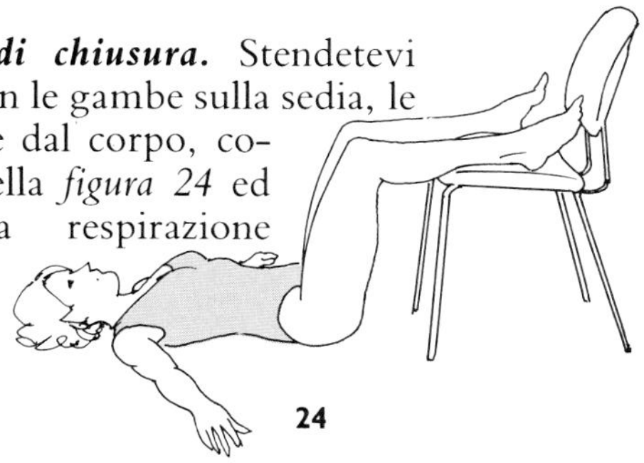

24

## Per gli occhi e la vista

Con l'età i muscoli degli occhi e il nervo ottico si indeboliscono: questi semplici movimenti li rinforzeranno e miglioreranno la capacità di concentrazione visiva.

***Primo esercizio.*** Seduti su una sedia, con la schiena ben dritta, una mano abbandonata in grembo, portate l'altra all'altezza del viso con il braccio ben teso e l'indice rivolto in alto, all'altezza degli occhi, come indicato nella *figura 25*. Concentrate la vista sulla punta del naso e poi su quella dell'indice, indi nuova-

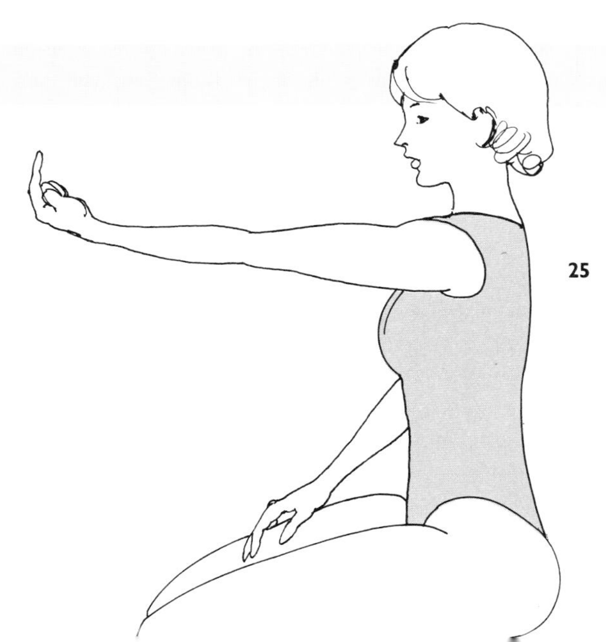

25

mente sulla punta del naso, in successione. Ripetete cinque volte e rilassatevi (respirazione normale).
- Ripetete con l'altro indice.
- Ripetete chiudendo l'occhio destro.
- Ripetete chiudendo l'occhio sinistro.

---

***Secondo esercizio.*** Seduti con le mani in grembo, schiena dritta, tenendo la testa ferma e gli occhi ben aperti, senza mai chiudere le palpebre:
- Guardate a destra, al centro, a sinistra, al centro. Ripetete per cinque volte.
- Guardate in alto, al centro, in basso, al centro. Ripetete per cinque volte.

---

***Terzo esercizio.*** Seduti come sopra:
- Guardate in alto a destra e diagonalmente all'opposto, in basso a sinistra. Ripetete per cinque volte.
- Ripetete invertendo il movimento sull'altra diagonale (in alto a sinistra, in basso a destra) per cinque volte.

---

***Quarto esercizio.*** Seduti, come sopra:
- Girate gli occhi in senso orario con una rotazione completa; ripetete per cinque volte.
- Invertite il movimento in senso antiorario; ripetete per cinque volte.

---

***Quinto esercizio.*** Seduti, come sopra:
- Chiudete gli occhi stringendoli con forza, e poi riapriteli dilatandoli al massimo, guardando lontano. Ripetete per dieci volte.

---

***Sesto esercizio.*** Terminate questa serie di esercizi per la vista sedendovi a terra con le natiche sui piedi, le gambe piegate: strofinate le mani, palmo contro palmo, con estrema energia fino ad averle caldissime (*figura 26*). Ponete i palmi caldi sugli occhi (*figura 27*) e, senza staccare le natiche dai piedi, flettete testa e busto fino ad appoggiare i gomiti e la testa, sempre tenendo le mani sugli occhi, a terra (*figura 28*). Rimanete cosí per una respirazione completa.

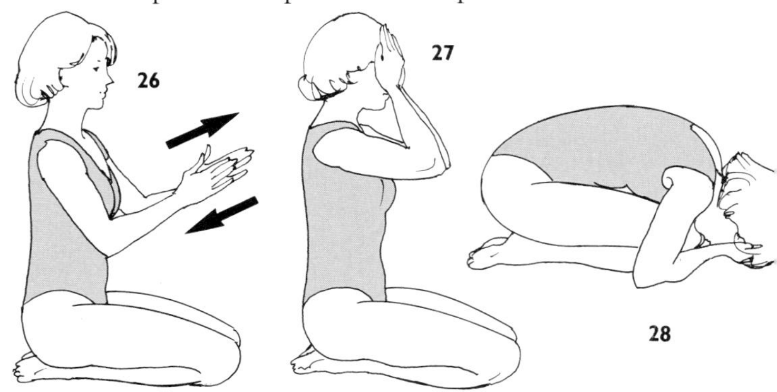


## PER LE MANI

Le mani sono il nostro piú prezioso strumento: esse lavorano incessantemente, talora compiendo movimenti di grande precisione e finezza, altre volte sforzi ben notevoli se consideriamo il piccolo volume della loro muscolatura. Le mani sono il principale organo del tatto, strumento indispensabile per riconoscere alcune delle piú importanti qualità degli oggetti che ci circondano. Le mani sono anche il nostro principale strumento di difesa: istintivamente le usiamo per ripararci il viso, per frenare una caduta, per parare un colpo. Molti lavorano immergendo continuamente le mani nell'acqua, soprattutto le donne che eseguono i lavori di casa. I dolori, le deformazioni, le limitazioni di movimento delle mani colpiscono con l'andar degli anni un gran numero di persone: prevenire questi disturbi, conservando e migliorando la funzionalità delle mani, vale senz'altro un piccolo sforzo e un po' del nostro tempo quotidiano! La serie di esercizi che vi consigliamo può essere fatta in qualsiasi momento, magari alla sera seduti davanti al televisore o mentre conversiamo con gli amici. Saranno utilissimi per tutti, giovani e vecchi, sia per migliorare la motilità e la sensibilità delle mani sane, sia per recuperare le funzioni di quelle malate.

Tutti questi esercizi possono essere eseguiti stando seduti oppure in piedi, con le braccia davanti al corpo, tese all'altezza delle spalle.

***Il ricciolo.*** A dita tese e separate, piegate l'indice all'interno con il pollice teso. Ripetete in successione con tutte le dita per sei volte.

***La lepre.*** Premete la punta di ogni dito, in successione, contro quella del pollice, fino a piegare all'indietro la prima articolazione di ciascun dito, mantenendo il pollice teso. Ripetete per sei volte.

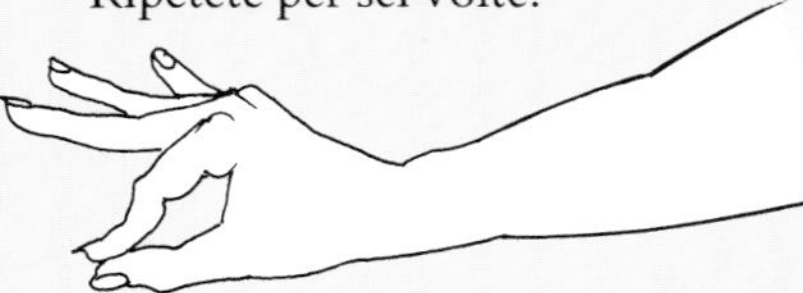

***Massaggio con stiramento.*** Con la mano sinistra stirate l'indice destro, dalla base alla punta. Ripetete con ogni dito per sei volte.

# *La ginnastica per i piú piccini*

Come abbiamo detto nella prima parte di questo capitolo, il movimento è estremamente importante per assicurare una miglior crescita e un armonico sviluppo di ossa, muscoli, tendini e di tutte le strutture e i tessuti a essi connessi. In passato, per lunghi secoli, ai neonati si fasciavano le gambine nell'errata convinzione di raddrizzarle; in realtà questa abitudine, assieme a un'alimentazione troppo povera o addirittura insufficiente e a una vita in ambienti spesso malsani, privi di aria e sole, ha contribuito notevolmente ai molti casi di rachitismo infantile riscontrati nel passato. Oggi per fortuna i piccoli sono liberi di sgambettare e di muoversi a piacere. È sufficiente questo moto spontaneo ad assicurare loro la miglior crescita possibile? Non del tutto. La mamma, quando cambia e lava il suo piccolo e ogniqualvolta lo tiene in braccio, d'istinto, mentre gioca con lui, gli fa compiere degli esercizi di ginnastica: offrendo resistenza con la mano ai suoi piedini

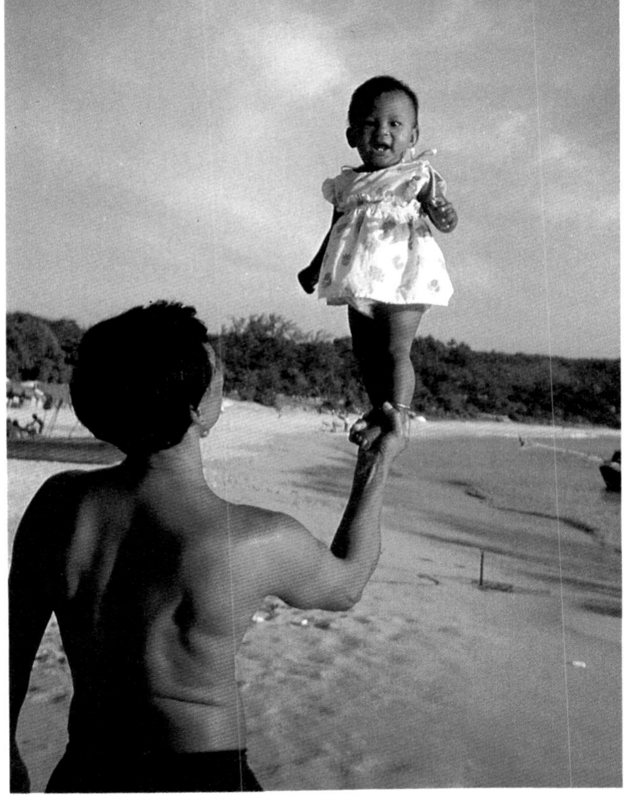

GINNASTICA COME GIOCO *La piccola Sahlehmà ha otto mesi: eppure guardate la forza e l'armonia di tutto il suo corpicino, mentre se ne sta ben dritta, tenuta solo per i piedi! Questo grazie all'esercizio che, come un gioco, fa ogni giorno con il suo papà su una spiaggia di Phucket (Thailandia), dove vive.*

***Massaggio fra le dita.*** Infilate con decisione il pollice e l'indice di una mano (a pinza, pollice verso il dorso) fra le dita dell'altra. Ripetete sei volte per ogni mano.

***La coda di pavone.*** Unite ad anello pollice e indice; aiutandovi con l'altra mano accavallate le dita seguenti l'una sull'altra. Ripetete per sei volte.

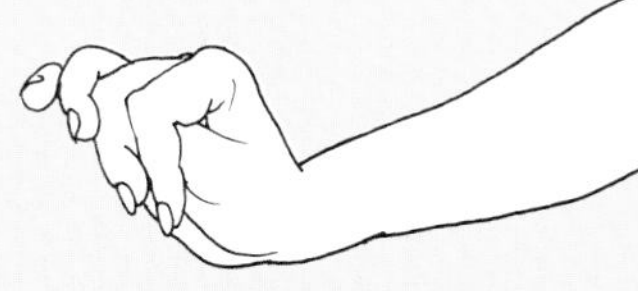

***Il cervo.*** Chiudete ad anello, col pollice, il medio e l'anulare, tenendo tesi l'indice e il mignolo. Con l'altra mano accarezzate la testa del "cervo". Ripetete per sei volte.

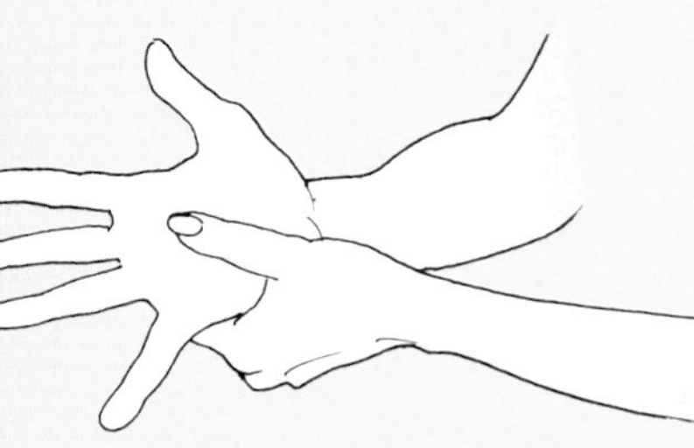

***Massaggio rotatorio.*** Ruotate la punta del pollice sinistro su tutto il palmo destro, sostenendo la mano con le altre dita. Ripetete sul dorso della mano per sei volte.

***Il pesce.*** Tenete le mani sovrapposte con i palmi verso il basso e le dita tese in avanti: ruotate i pollici in senso orario e antiorario.

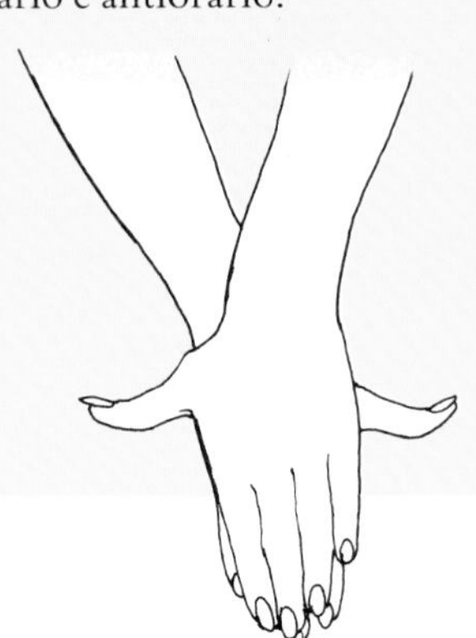

***Il ventaglio.*** Unite i palmi delle mani e le braccia fino ai gomiti, che poggerete sul plesso solare. Aprite e chiudete i palmi per sei volte.

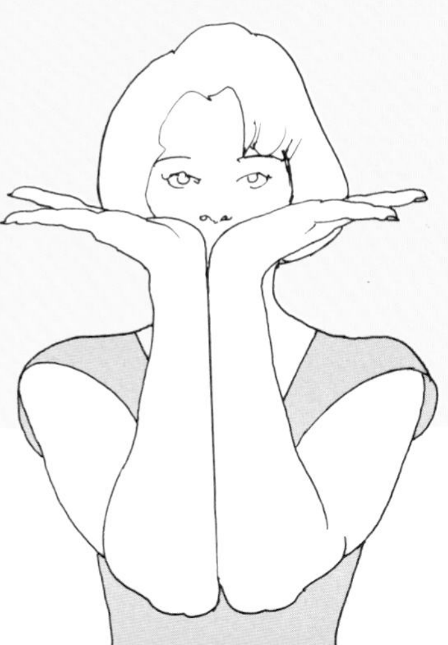

che si puntano, sollevandolo per i piedini, muovendogli le braccia tese, ecc. Spesso quando il bimbo cresce, specie se è un po' vivace, tendiamo a farlo star fermo piuttosto che a favorirne il moto e ciò può essere inopportuno, specie nei bimbi che tendono al linfatismo. Meglio farli muovere guidandone le energie, appunto attraverso gli esercizi di ginnastica!

## Il bambino dalla nascita ai 6 anni

Il bambino sano sente per istinto la necessità di muoversi; quindi a una giusta alimentazione dovrà essere accompagnato un giusto movimento.

***Il lattante.*** Il neonato, prima dei 4 mesi, ha ancora i movimenti scoordinati e la sua prima ginnastica la fa partendo alla scoperta di sé stesso, tentando di portarsi le manine sul viso, di prendersi i piedi quando è nudo, o scoprendo il mondo circostante, afferrandosi al seno materno, al viso o ai capelli della mamma o di chi lo tiene in braccio. Poi i movimenti iniziano a essere coordinati e volti via via a scopi piú ampi, come il procurarsi un piacere attraverso il gioco. Fin dai primi giorni la mamma lo potrà aiutare in questo sviluppo, facendogli eseguire alcuni semplici esercizi quando lo cambia, prima della poppata.

1

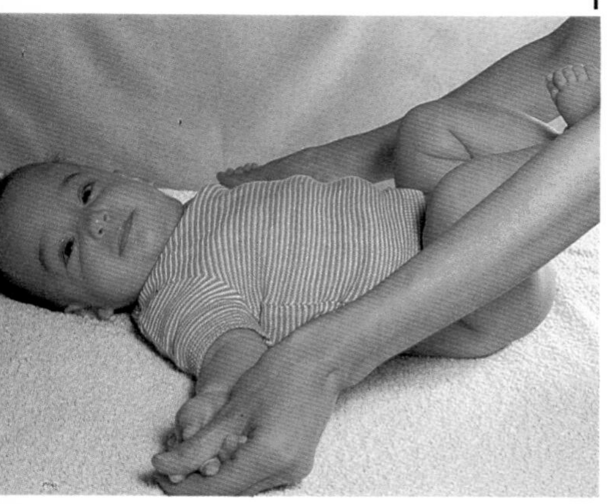

2

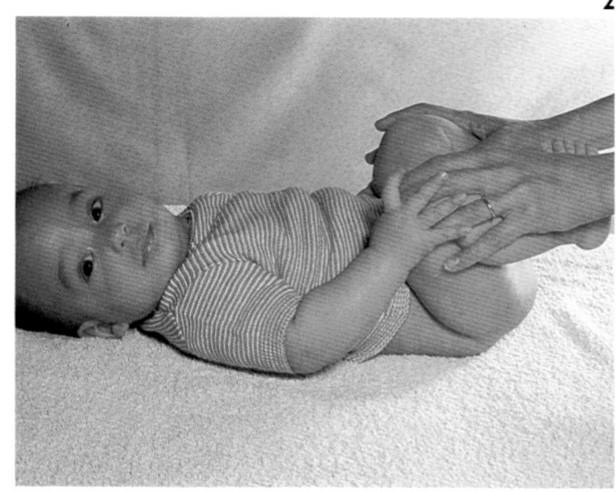

3

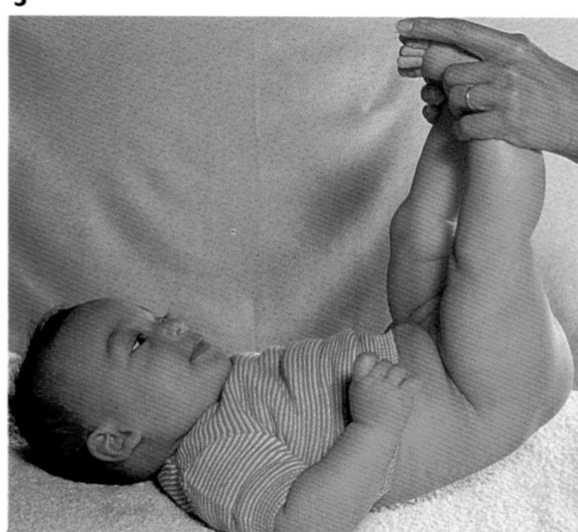

4

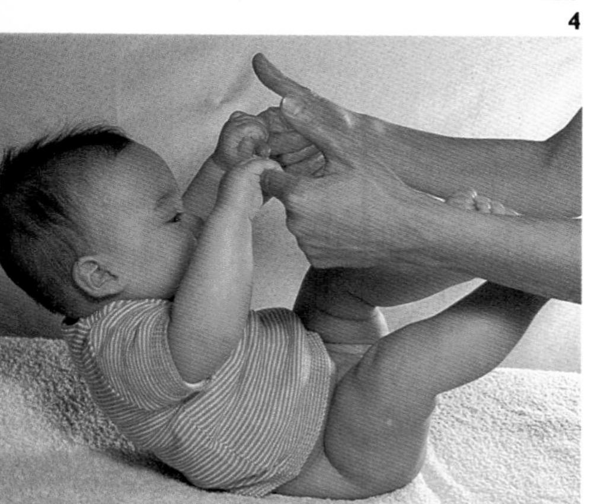

5

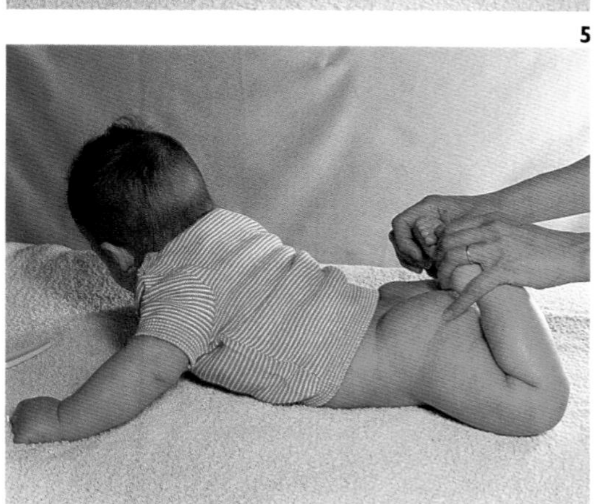

6

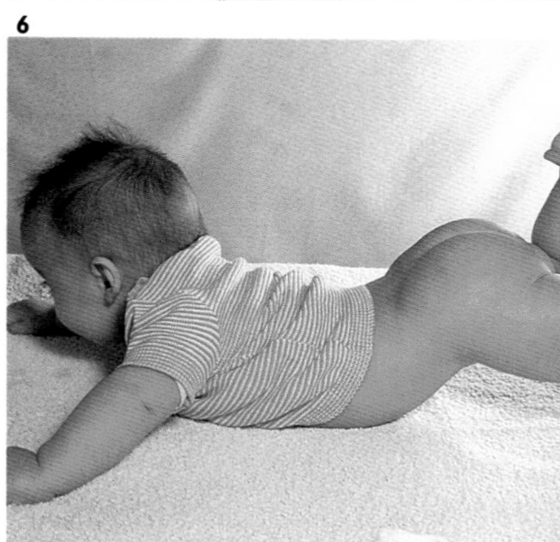

*Steso sul dorso, afferrategli le manine, portategli le braccia tese in avanti, in fuori, ai lati del corpo (1), fino a toccare il piano del fasciatoio. Poi portate alternativamente un braccio in alto vicino alla testa e l'altro in basso vicino al fianco. Piegategli le ginocchia all'addome (2). Alzategli le gambe a squadra (3), poi sollevatelo per i piedi fino a che appoggi solo la testa e le spalle. Riappoggiatelo sul fianco e fategli muovere le gambette con il movimento della bicicletta mentre gli premete sulla pianta del piede col palmo della mano. Da sdraiato portatelo a sedere, prima prendendolo per le braccia, poi tenendogli le manine mentre lui si tiene afferrato al vostro indice (4). Voltatelo sulla pancia e fategli flettere e stendere le gambe (5). Sempre steso sul pancino, sollevatelo afferrandogli le caviglie fino a che resti appoggiato solo al torace (6). Sarà anche un modo per giocare con la mamma e scoprire ogni giorno cose nuove; è importante assecondare il piccolo nella sua gioia di movimento.*

***Tra il primo e il secondo anno.*** Il bimbo poco a poco comincerà a sedersi da solo, ad andare a gattoni, a sollevarsi in piedi tenendosi al recinto che, ben presto, diventerà stretto per il suo bisogno di movimento; quindi giungerà il momento in cui potrà partire alla conquista di una stanza, dapprincipio sempre a gattoni, infine camminando eretto. Per lui saranno comunque ancora divertenti i seguenti esercizi da effettuarsi in coppia con la mamma.

LA SPACCATA Stendete il bambino a pancia in su con le gambe in verticale. Afferrategli le caviglie e apritegli le gambe a spaccata, tirando leggermente i piedi verso le orecchie. Riunitegli le gambe e rilassatelo. Ripetete l'esercizio sei volte.

L'ARATRO Afferrategli le caviglie unite, piegategli le ginocchia sulla fronte; cercate poi di tendergli le gambe all'indietro fino a che i piedi tocchino terra dietro la testa. Tornate a rilassarlo. Ripetete l'esercizio per sei volte.

IL LOTO Sedetevi a terra sui talloni a ginocchia divaricate, con il bimbo seduto fra le vostre gambe, la schiena dritta contro il vostro petto e le gambe a losanga con i piedi uniti. Spingetegli dolcemente le ginocchia verso il pavimento, portategli le gambe vicino al corpo, incrociando la gamba sinistra su quella destra. Allungate e rilassate. Ripetete l'esercizio alternando la sinistra con la destra.

---

***Fino ai 6 anni.*** È fondamentale che i genitori trovino il tempo di assecondare i propri figli nei loro giochi, di insegnar loro a fare capriole, ridere e soprattutto di condurli in mezzo al verde dove possano respirare aria pura, stare nella luce e nel sole.

Attorno ai 3 anni il bambino già cammina, corre, è sicuro di sé, è a contatto con altri bambini. Sarà quindi di grande aiuto una ginnastica educativa, eseguita sotto forma di gioco guidato come nell'esempio qui sotto riportato.

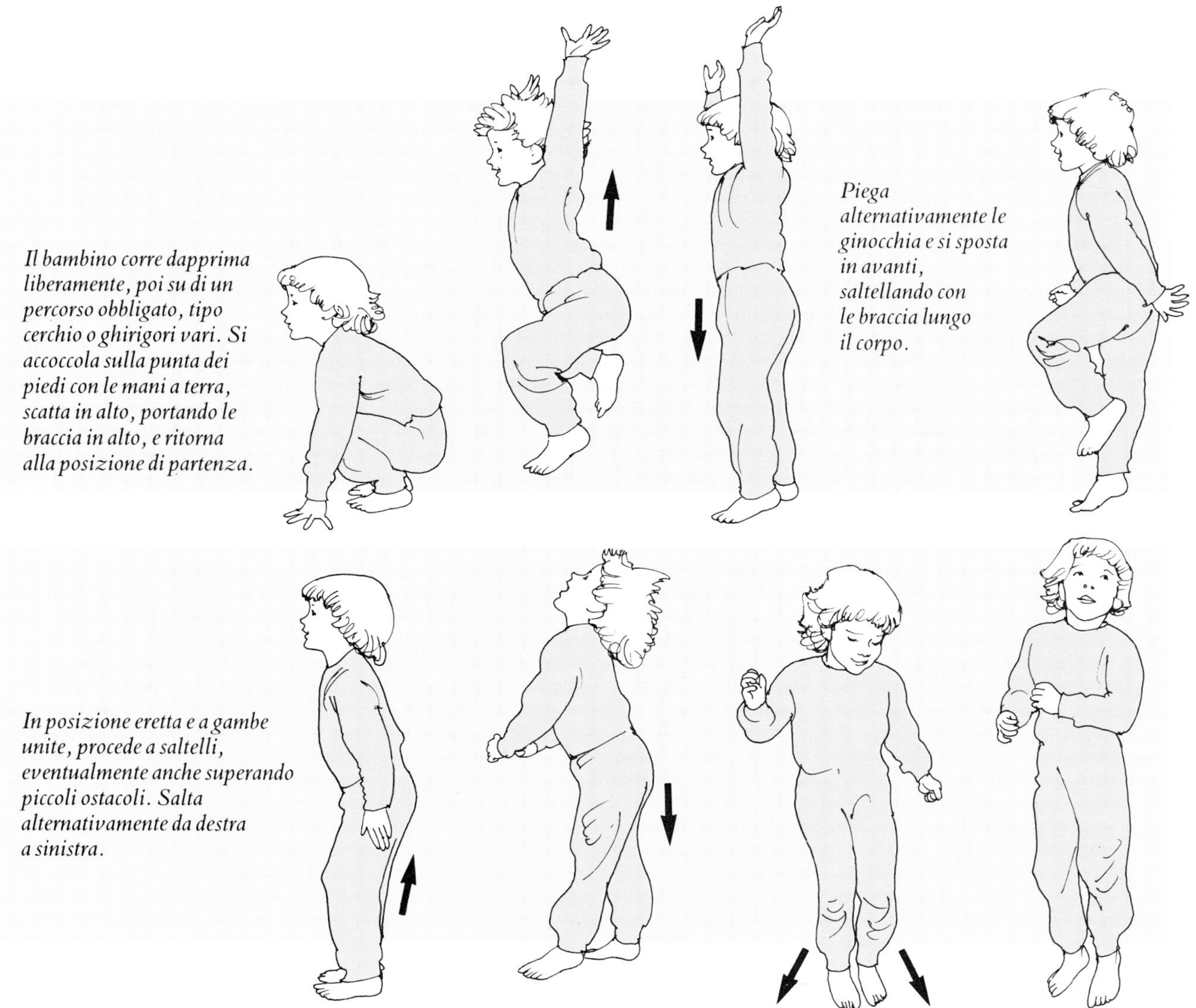

*Il bambino corre dapprima liberamente, poi su di un percorso obbligato, tipo cerchio o ghirigori vari. Si accoccola sulla punta dei piedi con le mani a terra, scatta in alto, portando le braccia in alto, e ritorna alla posizione di partenza.*

*Piega alternativamente le ginocchia e si sposta in avanti, saltellando con le braccia lungo il corpo.*

*In posizione eretta e a gambe unite, procede a saltelli, eventualmente anche superando piccoli ostacoli. Salta alternativamente da destra a sinistra.*

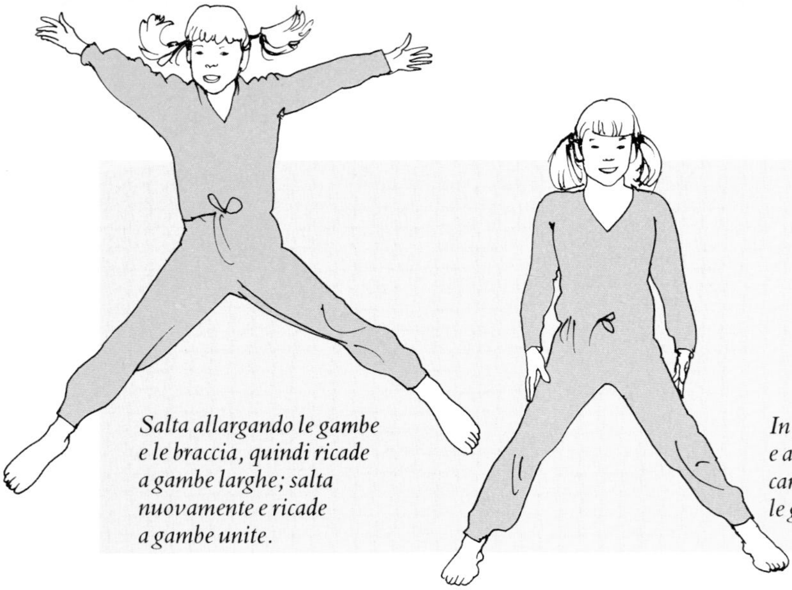

*Salta allargando le gambe e le braccia, quindi ricade a gambe larghe; salta nuovamente e ricade a gambe unite.*

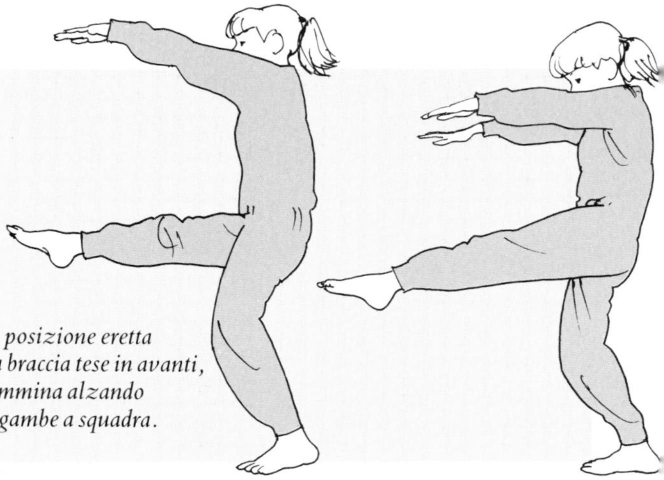

*In posizione eretta e a braccia tese in avanti, cammina alzando le gambe a squadra.*

*Seduta, le ginocchia piegate e le mani dietro il bacino, si solleva da terra a tavolino e cammina avanti e indietro.*

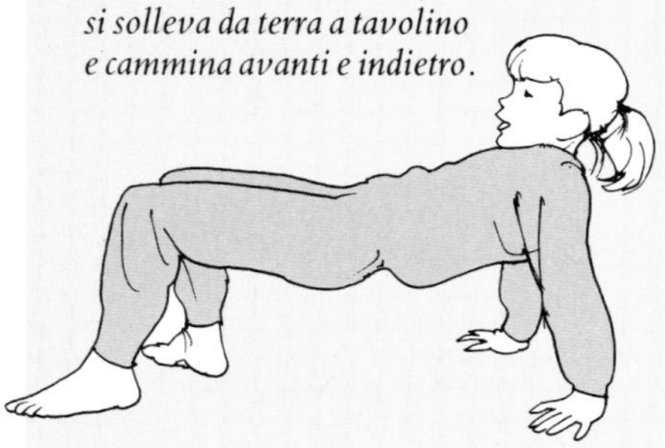

*Seduta a gambe tese, gomiti appoggiati a terra, piega e tende le gambe come se dovesse pedalare. Lo stesso esercizio potrà essere effettuato anche da sdraiati.*

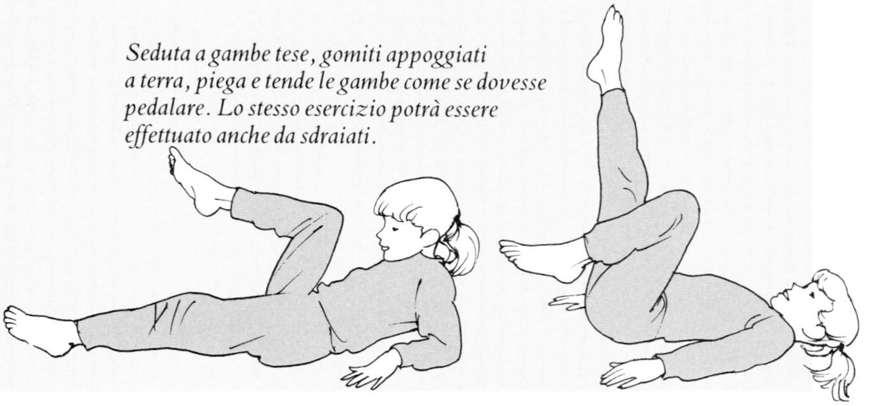

*Seduta sui piedi con le mani a terra, sposta le mani avanti, si punta sui piedi ed esegue un balzo all'indietro, riprendendo quindi la posizione di partenza.*

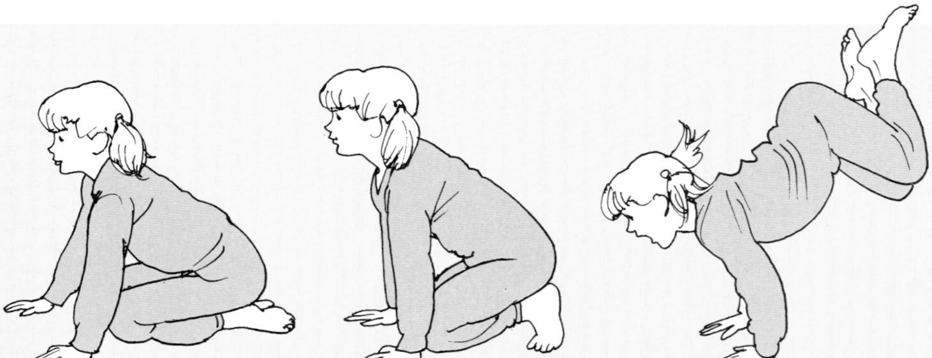

*Sdraiata a terra sull'addome, braccia flesse accanto al corpo, mani all'altezza delle spalle, stende le braccia in avanti e si sposta così sul pavimento.*

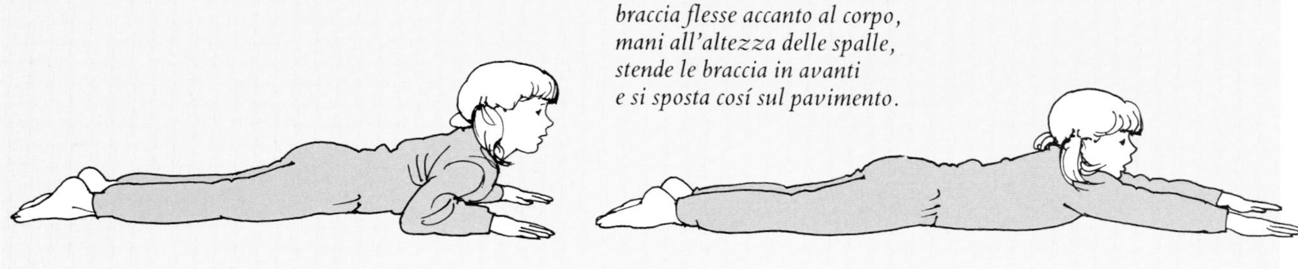

***Dopo i 6 anni: l'alfabeto del corpo.*** Imparare l'alfabeto normale può essere difficile e noioso. Ma questa serie di movimenti che riproducono le varie lettere può essere un sistema divertente per imparare a muoversi, oltre che per apprendere l'alfabeto. Col proprio corpo si potranno costruire intere frasi.

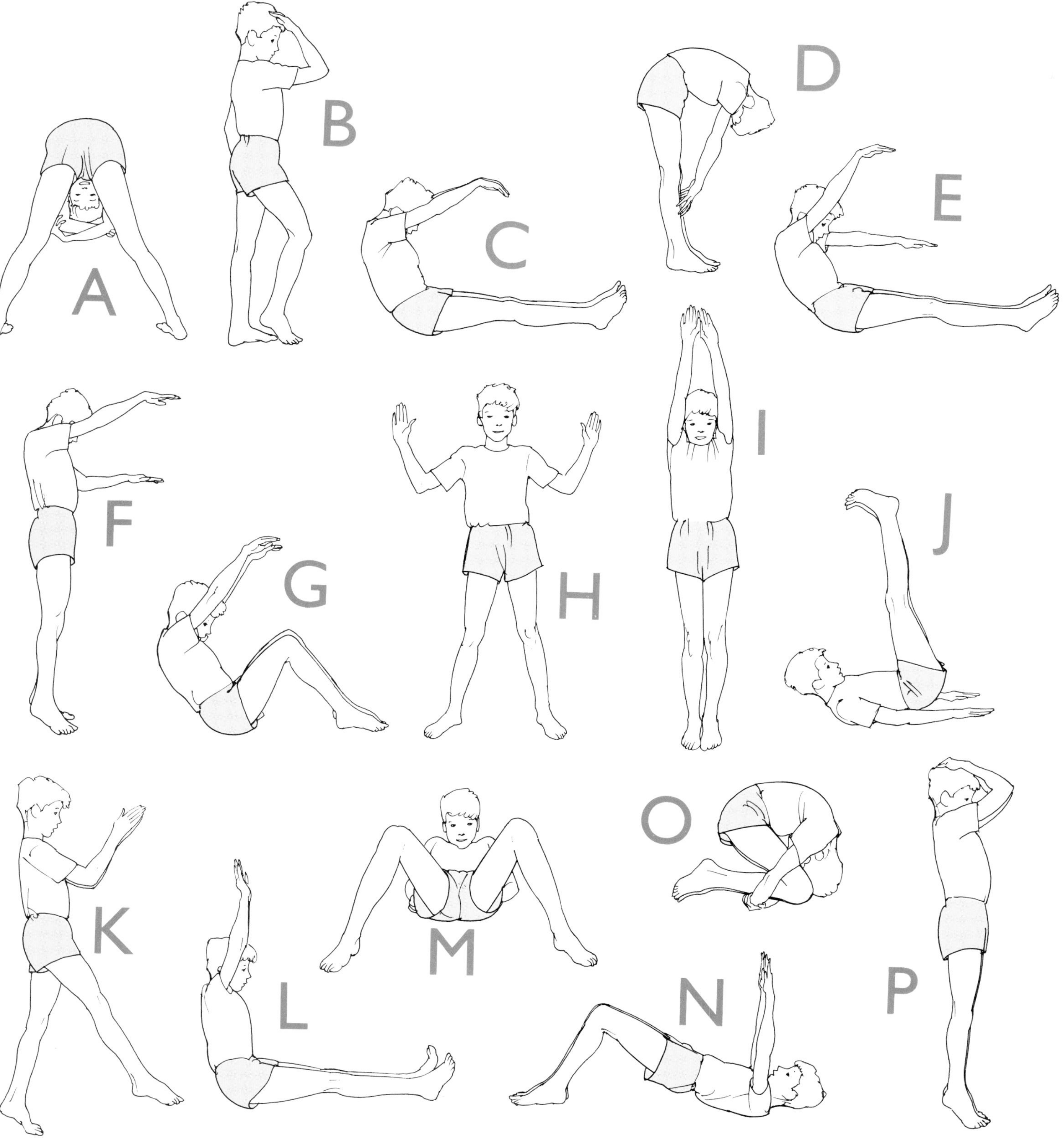

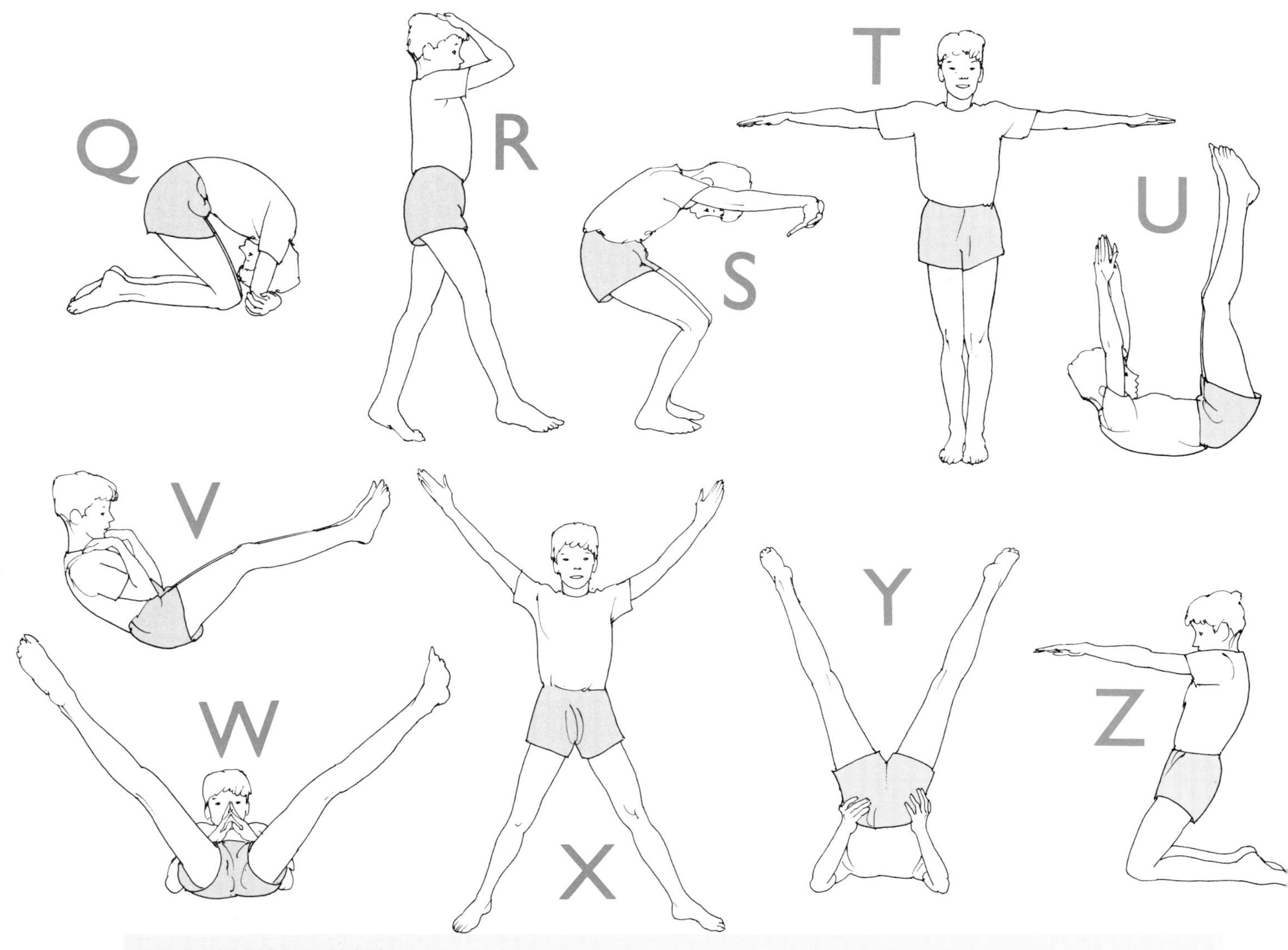


## Yoga per i bambini

***Fior di loto.*** Gli esercizi di preparazione al loto sono le posizioni piú famose dello Yoga. Per gli indiani, il fior di loto è simbolo dell'amore. Gli esercizi che seguono sono molto adatti ai bambini grazie alla loro innata elasticità. Ma saranno utili anche a coloro che desiderino poco alla volta ritrovare l'elasticità, se non proprio della fanciullezza, almeno della giovinezza, specialmente delle anche, delle caviglie e delle ginocchia.

La posizione del loto è praticata non solo dagli yogi indiani e non, ma anche nelle altre civiltà, in cui la meditazione e la concentrazione mentale sono pratiche comuni, costituisce una delle posizioni fondamentali, seppure con delle piccole varianti. È indubbio che essa aiuta nella conquista di quell'equilibrio spirituale che, unico, ci può dare la pace e la serenità della mente.

Eseguite gli esercizi respirando normalmente.

Seduti con le gambe tese, inspirando piegate le gambe (*figura 1*). Espirando, spingete la gamba sinistra sotto quella destra, con il ginocchio a terra e il piede contro il gluteo destro (*figura 2*). Vi troverete nella posizione del *quarto di loto*.

Ripiegate la gamba destra sopra quella sinistra, i piedi saranno contro i femori opposti. Le mani sono sopra il ginocchio destro e le braccia ben tese (*figura 3*). Questo è il *quarto di loto doppio*.

Seduti a gambe tese inspirate. Espirando, piegate il ginocchio destro a terra e portate il piede contro la coscia sinistra aiutandovi con le mani. Respirando, rimanete con le mani appoggiate sulla gamba allungata (*figura 4*).

Espirando, fate scivolare le mani lungo la gamba tesa (*figura 5*). Rimanete lí, respirando, rilassando la schiena e tirando la gamba tesa. Ritornate alla posizione di partenza inspirando.

Espirando, afferrate il piede destro e portatelo sopra la coscia sinistra. Respirando rimanete a schiena dritta con le mani sulla gamba sinistra (*figura 6*). Siete nella posizione del *mezzo loto*. Ritornate alla posizione eretta e ripetete l'intera sequenza con l'altra gamba.

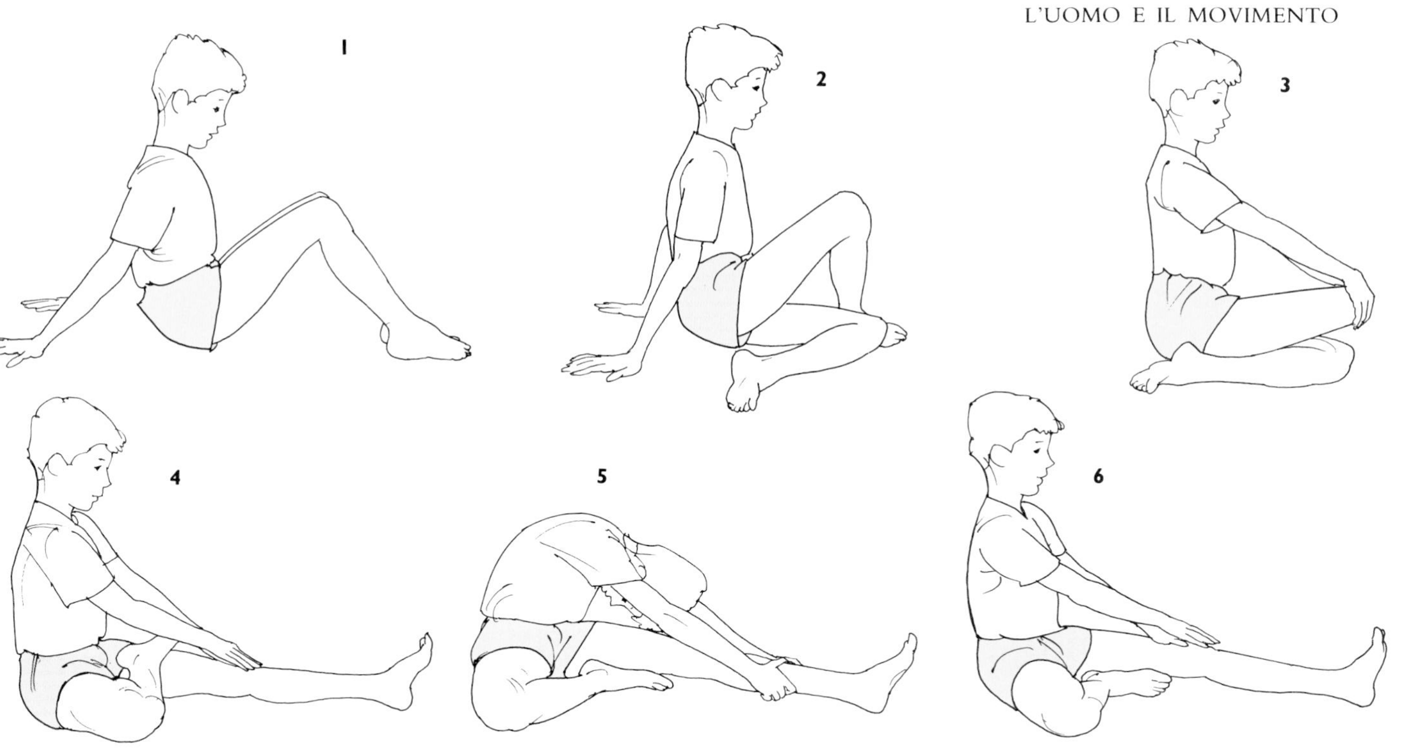


***Il loto completo.*** Seduti, con le braccia e con le gambe tese lungo i fianchi, portate il piede sinistro all'inguine e quello destro di fronte al sinistro, in maniera che i talloni siano allineati, le ginocchia siano al suolo e le anche rilassate. Le mani sono sulle ginocchia, con i palmi in su. Indice e pollice uniti. Effettuate una respirazione completa (*figura 7*).

Afferrate il piede destro e portatelo sopra al sinistro, con le caviglie sovrapposte e la pianta del piede destro contro la coscia sinistra. Pollici e indici uniti. Effettuate una respirazione completa (*figura 8*).

Afferrate ancora il piede destro con entrambe le mani e portatelo all'interno della coscia sinistra. Abbassate il ginocchio destro, esercitando una pressione dall'inguine alla rotula con il palmo della mano destra. Pollici e indici uniti. Effettuate una respirazione completa (*figura 9*).

Appoggiate la mano destra dietro la schiena e piegatevi indietro, per liberare il piede sinistro e quindi portarlo sulla coscia destra. Le mani nella posizione del loto. Effettuate una respirazione completa (*figura 10*). Ripetere sui due lati.

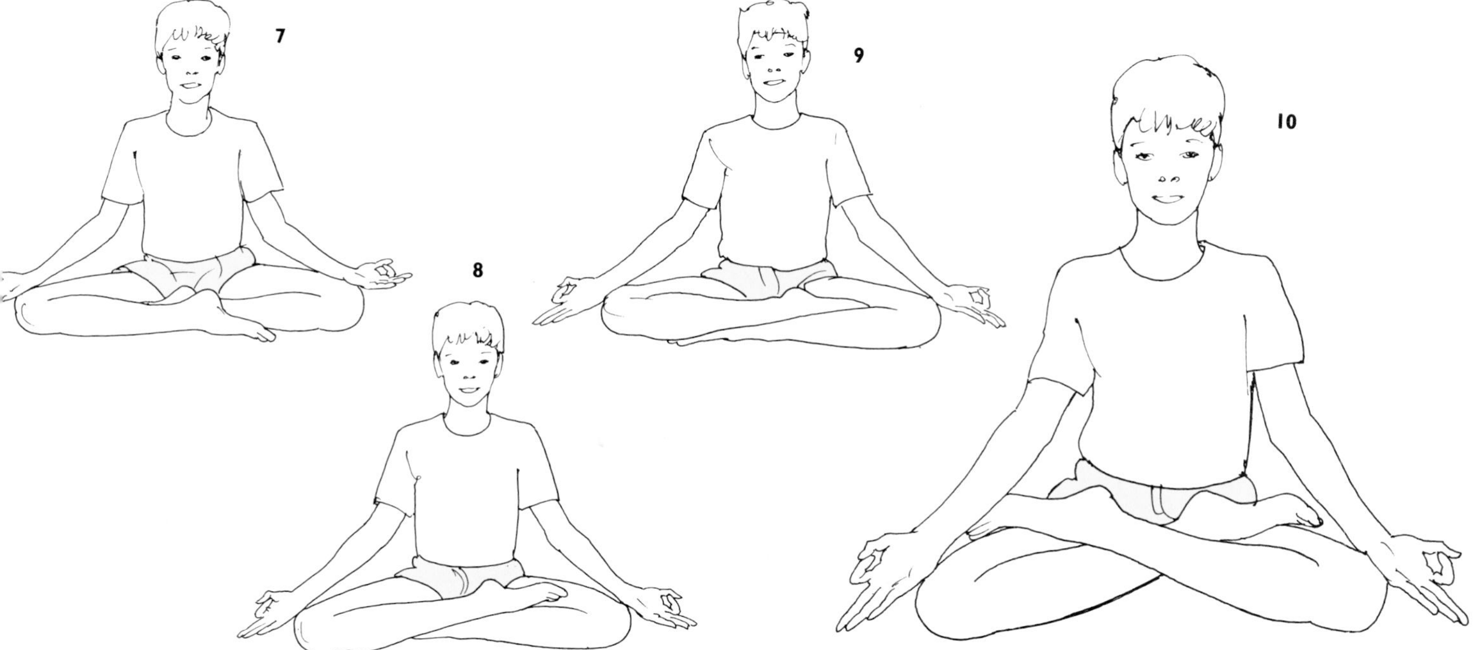

# *Il rilassamento e la concentrazione*

*Rilassamento significa raggiungere uno stato di riposo assoluto del corpo e dello spirito, pur mantenendo tutti i sensi perfettamente vigili e affinando al massimo la coscienza di sé. Ciò si può ottenere attraverso la pratica costante di semplici esercizi che tutti possono compiere. Raggiunta la capacità di rilassarsi completamente, sarà possibile anche concentrare tutte le energie interiori in modo da accrescerle, rendendo corpo e spirito piú forti ed equilibrati.*

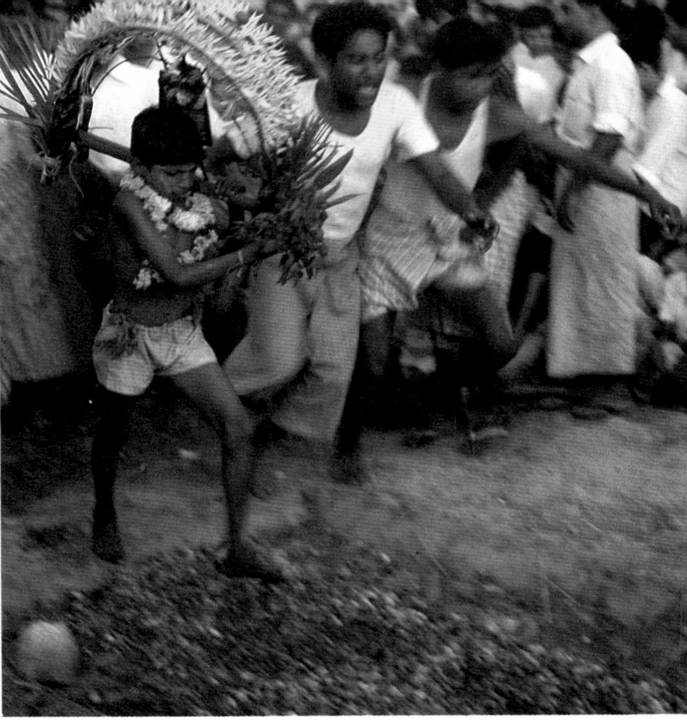

SUPERARE IL DOLORE, LA MALATTIA, LE ESIGENZE DEL FISICO *Camminare sui carboni ardenti durante una cerimonia religiosa o sopportare lunghi digiuni rimanendo attivi e conservando intatte le proprie capacità mentali, come il premier indiano Gandhi (qui a destra poco prima della sua morte, il 30 gennaio 1948): sono alcuni dei risultati che si possono ottenere attraverso le costanti pratiche di rilassamento e di concentrazione interiore.*

Da quando la parola "stress" è entrata a far parte del vocabolario corrente, anche il termine "rilassamento" e il concetto del rilassarsi sono entrati nell'uso comune. Fino a non molti anni fa il lavoro e lo stesso viver quotidiano erano soprattutto dura fatica fisica, dalla quale ci si ristorava con il riposo e il sonno. Il concetto orientale di rilassamento, per cui le tecniche atte a rilasciare la muscolatura e a rasserenare la mente servono come introduzione alle pratiche di concentrazione dell'energia o di meditazione, non era ancora entrato a far parte della nostra cultura; anche durante le pratiche spirituali, la preghiera o la meditazione, le religioni occidentali non consigliano e perciò non insegnano il rilassamento o particolari tecniche per facilitare la meditazione.

È stato compito della medicina suggerire dei metodi di rilassamento o delle piú complesse tecniche di autocontrollo, dopo che si scoprirono le influenze del tono muscolare e del movimento su tutte le funzioni organiche, e le interrelazioni tra tensioni del fisico e della psiche e, all'inverso, tra rilassamento fisico e spirituale. Anche in questo campo le medicine naturali sono all'avanguardia, sia per la perfezione delle tecniche sia per i risultati ottenibili, avvalendosi soprattutto delle millenarie esperienze cinese e indiana.

Le medicine tradizionali dei Cinesi e degli Indiani si fondano sulle millenarie radici culturali di questi popoli. L'alto grado di perfezionamento e l'importanza data alle tecniche di rilassamento e di tonificazione o concentrazione – l'una conseguente all'altra – non sono solamente norme o principi della medicina, ma fanno parte delle regole di vita e della normale educazione dell'individuo.

Poiché la cultura indiana è stata sempre basata soprattutto sulla religione, le tecniche del rilassamento facevano parte del complesso insegnamento religioso, volto a innalzare lo spirito verso la divinità: la perfetta padronanza e il dominio del corpo rendono lo spirito libero e capace di innalzarsi verso Dio, sia esso Buddha o la divinità indú.

Nella cultura cinese, al contrario, la spiritualità e l'innalzamento delle capacità spirituali non sono legati a una particolare religione. Nel pensiero cinese corpo e spirito sono inscindibili, e le tecniche del rilassamento sono il primo passo verso questa completa armonia che idealmente porta all'immortalità, non dell'anima ma dell'individuo totale. Il rilassamento e la concentrazione sono indispensabili a combattere le malattie e ad aumentare la potenzialità energetica dell'individuo, che sola consente la perfetta salute e la longevità.

Il rilassamento rappresenta il primo gradino di una lunga strada i cui gradi piú alti erano anche in passato riservati a pochi: solo dedicandovi interi anni, sotto la guida di maestri esperti, si può raggiungere il perfetto controllo del corpo e dello spirito. Ancora oggi esistono in India e in Cina dei maestri capaci di compiere l'impossibile: camminare sui carboni ardenti, farsi schiacciare sotto le ruote di un camion carico di pietre, farsi iniettare una carica mortale di germi patogeni senza alcun danno. Queste e altre imprese sovrumane che costoro possono compiere sono studiate da medici e scienziati che ne hanno appurato la veridicità, pur non riuscendo a spiegare come possano avvenire.

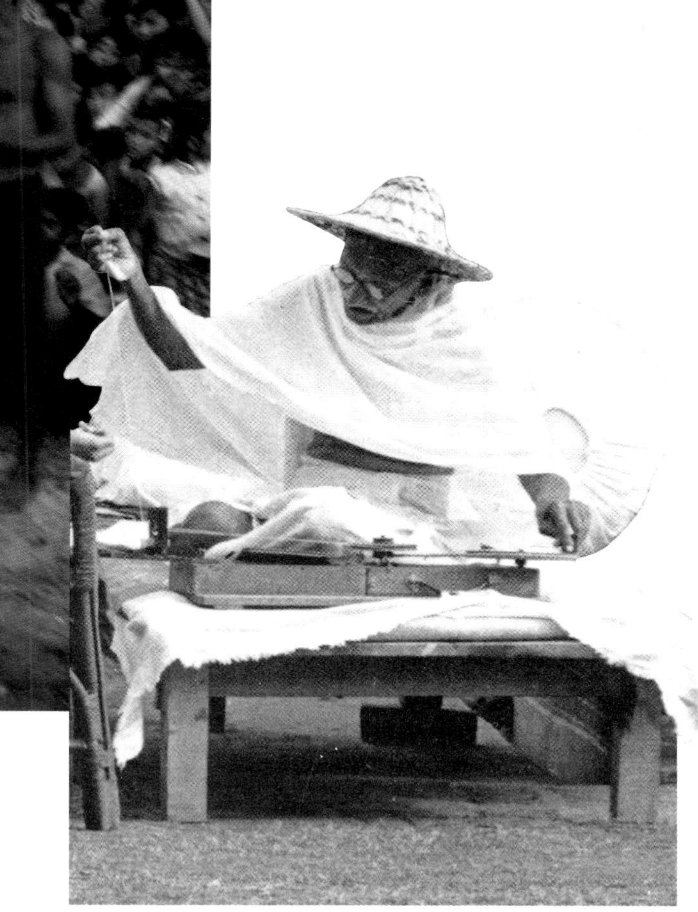

trazione o meditazione che riterremo piú consono alle nostre necessità fisiche e spirituali.

Nel corso di questo capitolo vi esporremo i principi e le tecniche che, nella nostra esperienza, si sono rivelati piú semplici, di piú facile esecuzione e comprensione, senza presentare inconvenienti e dando risultati ottimi e duraturi. Li divideremo in esercizi solo per comodità di esposizione ma in realtà si tratta di pratiche che devono divenire una norma di vita, non di esercizi ginnici da compiersi per poche decine di minuti al giorno.

*Si deve essere sempre sereni, rilassati e in grado di aumentare le proprie potenzialità energetiche* e non vivere tesi e contratti, sprecando energie, salvo il poco tempo quotidianamente impiegato in esercizi fisici o pratiche di rilassamento, nel tentativo di riconquistare l'equilibrio da noi stessi distrutto.

## Perché imparare a rilassarsi?

Che cosa possiamo e vogliamo ottenere imparando a rilassarci? Come può il rilassamento influire sulla nostra vita quotidiana, sul nostro benessere fisico e psichico, sul nostro stato di salute? Dobbiamo dedicare un poco di tempo a trovare una risposta a que-

Noi osserviamo tali fenomeni con meraviglia e con scetticismo, ma non cosí i popoli orientali che ne conoscono da sempre l'esistenza. Accanto a questi risultati eccezionali, cui solo pochi possono aspirare, esiste la cognizione comune che raggiungere un rilassamento sempre piú perfetto, mantenuto anche durante il movimento, è possibile e necessario al benessere individuale.

Per noi occidentali il concetto di rilassamento è, all'opposto, una scoperta recente e non è ancora entrato a far parte della nostra vita quotidiana. Tuttavia molti ne avvertono la necessità e vorrebbero imparare il modo di rilassare corpo e spirito, intuendo che lo squilibrio e la tensione consumano vitalità ed energie, e impediscono di rigenerare durante il riposo le forze fisiche e spirituali. In conseguenza si finisce col rivolgersi a pratiche strane o si cercano maestri esperti in religioni o filosofie di cui non si sa nulla, senza una chiara idea di ciò che si vuole realmente ottenere, restando poi inevitabilmente delusi.

In realtà i primi passi per imparare a rilassarsi si basano su regole abbastanza semplici e richiedono solo attenzione, buona volontà e la conoscenza di alcuni principi fondamentali. È solo in un secondo tempo, dopo aver iniziato da soli a percorrere questa strada, che diverrà necessaria la guida di un maestro esperto se vorremo approfondire le nostre capacità e cognizioni. Saremo allora capaci di sceglierlo secondo il tipo di rilassamento e di concen-

### RILASSAMENTO O RILASCIAMENTO?

Se cercate su un dizionario le parole "rilassamento" e "rilasciamento", troverete che non vi è una sostanziale differenza tra le due, anzi sono indicate come sinonimi. Tuttavia nell'uso medico esse sono usate con significati un poco diversi.

Quando si parla di rilassamento, si può intendere mollezza, mancanza di tono; ma piú spesso si usa questo termine in senso positivo, un po' con il significato della parola inglese *relax*, ossia riposo, sollievo, distensione. Al contrario, il termine rilasciamento è spesso utilizzato con significato negativo o francamente patologico, per intendere l'atonia e la mancanza di forza di una parte o di un tessuto (specialmente di tendini e muscoli), cedimento e fiacchezza.

Usiamo perciò il termine rilasciamento parlando di un muscolo il cui tono diminuisce fino al minimo vitale; e il termine rilassamento per intendere piuttosto il passaggio a un tono piú basso. In senso generale, se diciamo che una persona è rilasciata, intendiamo che mostra un abbandono delle membra senza forze; se diciamo che è rilassata, intendiamo dire che è quieta e distesa, in posizione di riposo, ma non priva di forze: infatti, una posa completamente rilassata può sottintendere la concentrazione della forza interiore. Nonostante queste differenze, per cui l'usare un termine al posto dell'altro può dare adito a interpretazioni errate, esistono molte situazioni in cui si usa indifferentemente l'uno o l'altro termine.

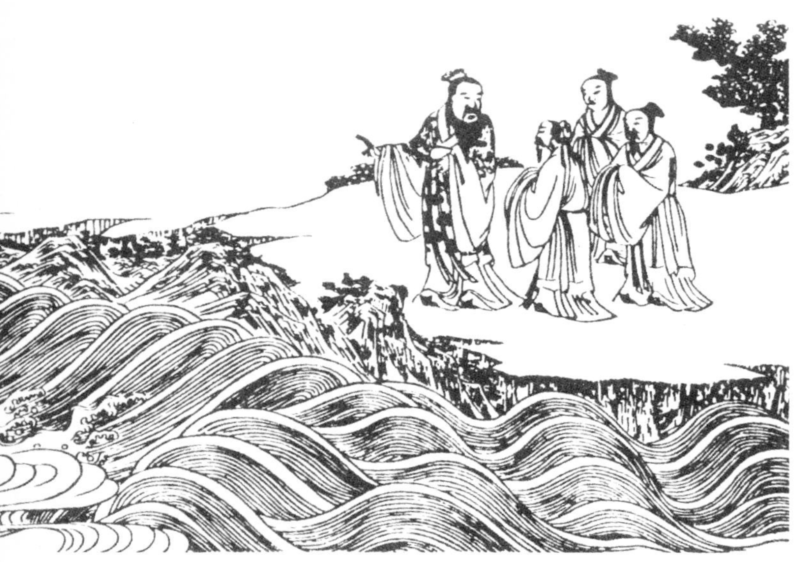

IL MAESTRO CON I SUOI DISCEPOLI *In questo antico dipinto cinese sono raffigurati gli allievi che ascoltano dalla voce del maestro gli insegnamenti per la comprensione della natura, in modo da armonizzarsi con essa.*

ste domande, perché solo avendo ben chiari i risultati che è giusto aspettarsi potremo essere invogliati a intraprendere questa strada e a perfezionarci sempre piú, cambiando a poco a poco la nostra vita.

**L'influenza di rilassamento e concentrazione sull'armonia fra corpo e spirito.** Abbiamo detto che l'armonia fra corpo e spirito è il primo presupposto per star bene. Le tensioni del corpo si riflettono inevitabilmente sulla psiche e quelle dello spirito sul fisico. Il primo passo per troncare questa catena di eventi per cui uno stato di malessere, ovunque inizi, tende a coinvolgere la persona nella sua interezza, consiste nell'individuare con precisione le tensioni e gli squilibri: ancora una volta l'approfondita conoscenza di sé è il primo e indispensabile passo verso la salute.

Il divenire capaci di rilassare armoniosamente corpo e spirito permetterà di cogliere esattamente e immediatamente l'insorgere di una tensione e di correre ai ripari prima che coinvolga altre parti, altri organi o altre funzioni.

**Conoscere e modificare il proprio schema corporeo attraverso il rilassamento e la concentrazione.** Il movimento coinvolge allo stesso modo corpo e psiche: è espressione dello stato di salute sia dell'uno sia dell'altra. Si può dire che il punto d'incontro tra le funzioni puramente motorie e la psiche sia rappresentato dallo schema corporeo (*vedi pag. 315*), elaborato dalla mente grazie alle informazioni inviate dal corpo.

La conoscenza e la coscienza di sé passano obbligatoriamente attraverso una profonda conoscenza del proprio schema corporeo, il che è possibile solo attraverso la pratica corretta del rilassamento. Ciò, inoltre, ci mette in grado di modificarlo rendendolo sempre piú preciso, ampliandolo e correggendolo qualora fosse viziato.

Un perfetto schema corporeo è condizione indispensabile alla salute e all'equilibrio totale.

**Rilasciare i muscoli per armonizzarne il tono.** Parlando del tono muscolare (*vedi pag. 316*) abbiamo detto come questo influisca su tutte le funzioni del sistema muscolo-scheletrico: lo statismo, il portamento, il movimento.

Il controllo del tono dei singoli muscoli, del coordinamento e dell'armonizzazione del tono globale dell'individuo si può ottenere solo attraverso il rilassamento. Ma attenzione: non è certo sufficiente sdraiarsi in posizione piú o meno comoda per rilasciare armoniosamente tutti i muscoli! È necessario divenire coscienti di ogni singola parte del corpo e delle tensioni spirituali per potere, con la pratica e con la pazienza, imparare a controllare e ad armonizzare il Sé nella sua totalità. La mente deve essere sgombra e chiara per ricevere le immagini che provengono dal corpo: diverrà cosí capace di controllarne ogni parte.

Il controllo del tono muscolare è indispensabile alla pratica di qualsiasi sforzo fisico; ci permette di mantenere a lungo delle posizioni, per esempio quelle imposteci dal lavoro, senza subire danni. Rappresenta, inoltre, la base indispensabile alla pratica di qualsiasi sport e delle ginnastiche, per trarne vantaggio per la salute e per ottenere risultati ottimali.

**Influire sugli organi interni e coordinarne le funzioni.** Il buon funzionamento degli organi interni e la loro complessa coordinazione dipen-

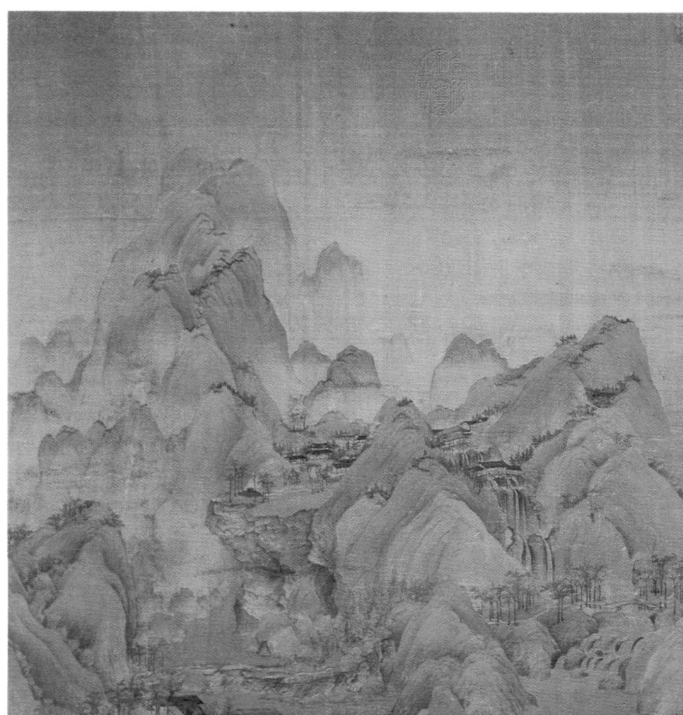

dono da una corretta posizione, dal tono muscolare, dalla circolazione del sangue e dallo stato emotivo e mentale. In realtà potremmo dire con maggior precisione che dipendono dall'armonia totale dell'individuo. Questa, a sua volta, dipende dalla capacità di raggiungere un perfetto rilassamento che permetta alla vita di fluire liberamente dentro di noi, senza incontrare ostacoli o deviazioni.

La sensazione di essere vivi in ogni parte, organo o tessuto, fino alla piú piccola cellula, in ogni molecola o atomo, e del caldo fluire di questa ineffabile forza vitale, rappresenta la meta che dobbiamo porci. È un momento di gioia profonda, fonte di nuove e fresche energie, rinnovabile ogni volta che riusciremo a raggiungere il rilassamento totale.

**Il recupero delle energie, il benessere, la vitalità del corpo e della psiche.** Le azioni positive su tutti gli organi e su tutti gli apparati contribuiscono senza dubbio al senso di benessere e agli effetti positivi della pratica costante del rilassamento e della tonificazione.

Ma il recupero e l'aumento di forza fisica e di energie profonde, che ne è parte integrante, non dipendono solo da questi. Il rilassamento è il primo passo per imparare a conoscere il complesso fluire delle energie che formano un individuo, per poterle guidare e concentrare all'interno, verso la piú profonda radice della vita che pulsa dentro di noi.

La medicina moderna tende a ragionare soprattutto in termini materialistici e troppo spesso dimentica che tutto è energia – come ci insegnano la fisica atomica e subatomica – e che specialmente la vita è energia.

A sua volta l'energia è movimento. Cosí come presupposto indispensabile al movimento muscolare è il rilasciamento – un muscolo contratto non può dare origine a un movimento – allo stesso modo qualsiasi attività fisica o psichica presuppone come suo punto di partenza uno stato di quiete. La

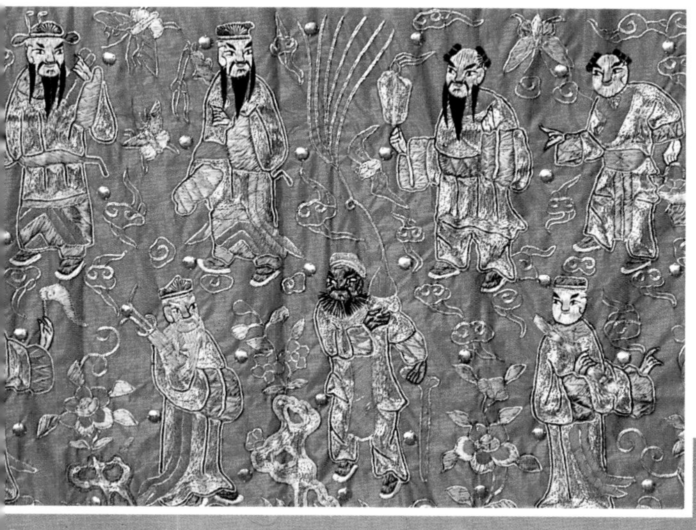

GLI IMMORTALI *Secondo la filosofia cinese, la pratica continua e costante di particolari tecniche di concentrazione conduce all'equilibrio perfetto e perciò all'immortalità. Nella credenza comune i grandi saggi della storia, come Confucio, Lao Zu e gli "Otto Immortali" taoisti (qui a fianco), famosi personaggi vissuti in epoche diverse, hanno raggiunto questo stato di perfezione. La contemplazione e la comunione con la natura è parte fondamentale del rilassamento spirituale. L'opera dell'uomo non deve turbare lo spirito dei luoghi, ma adattarvisi e completarlo: solo cosí le energie dell'Uomo, del Cielo e della Terra si favoriscono vicendevolmente. Nel bellissimo rotolo dipinto su seta, lungo 11 metri (qui sotto ne è riprodotta soltanto una parte), intitolato "Mille leghe di fiumi e montagne", eseguito da Wang Ximeng nel 1113, vediamo mirabilmente espressi tutti questi concetti.*

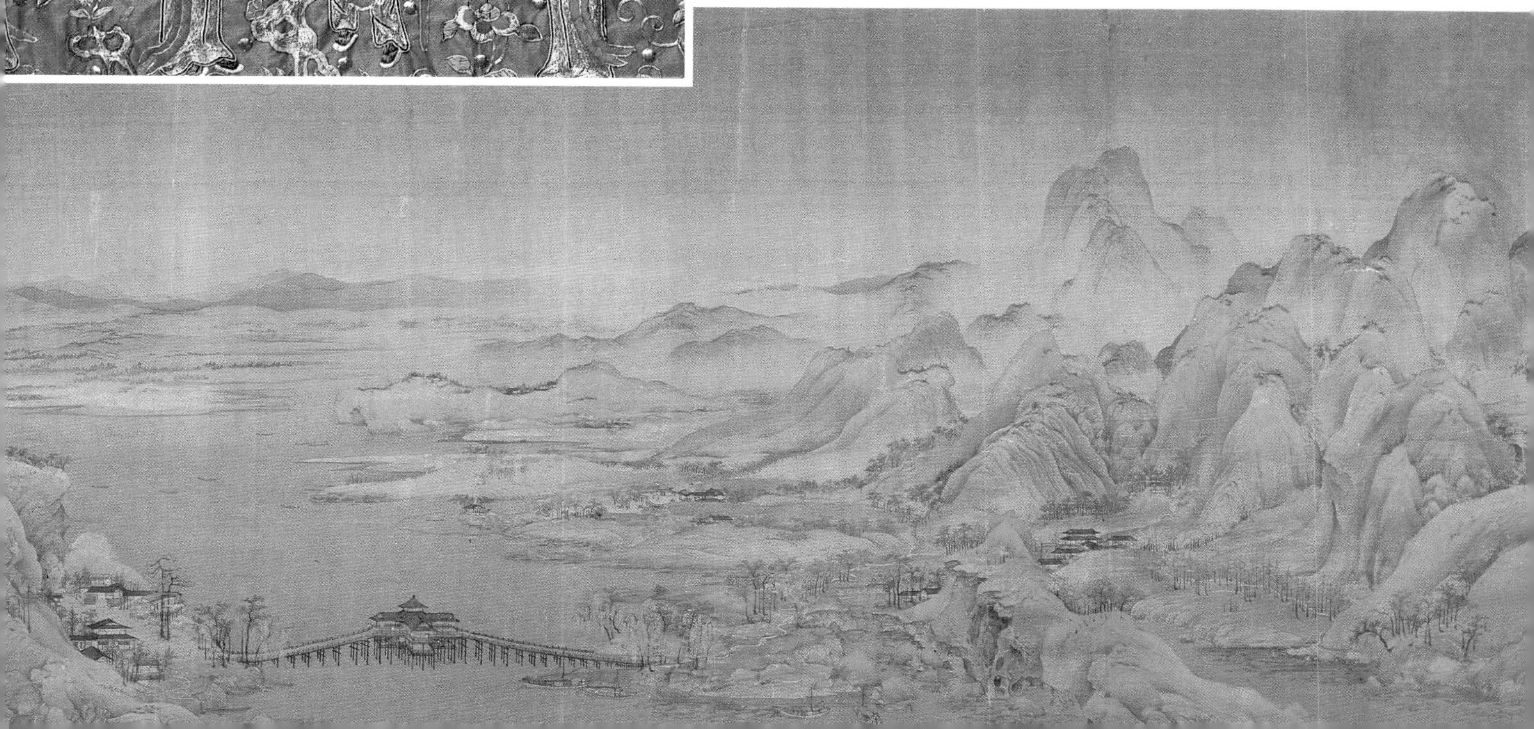

vita e la salute sono l'alternarsi di stati di quiete e di moto, di attività e di riposo: maggiori e piú completi saranno la quiete e il riposo, migliori e piú ampi risulteranno l'attività e il moto.

L'esercizio del rilassamento è anch'esso composto sempre da due parti: la prima durante la quale cercheremo di rilasciare completamente il fisico (muscoli, tendini, articolazioni di ciascuna parte del corpo e gli organi interni) e di rasserenare la mente; la seconda nella quale cercheremo di concentrare e guidare il moto dell'energia che è parte e conseguenza della quiete raggiunta.

**Rilassamento-concentrazione e percezione interiore.** Le percezioni costituiscono la capacità di interpretare le sensazioni, ossia gli impulsi che ci giungono direttamente dall'esterno attraverso i cinque sensi. Le percezioni registrano anche quello che avviene all'interno del corpo, ma di solito, a eccezione del dolore e di altre situazioni patologiche, non ne siamo coscienti. Le sensazioni che provengono dal mondo circostante sono cosí intense, continue e richiedono tanta attenzione, da far passare del tutto inosservato ciò che avviene all'interno di noi. Durante le pratiche di rilassamento, l'attenzione viene portata completamente sugli eventi interni: in tal modo diviene possibile la percezione dei cambiamenti dello stato interno e del fluire stesso della vita.

Le percezioni interne, cosí come quelle del mondo esterno, possono e debbono essere educate, acuite e corrette qualora siano sbagliate. Per farlo si deve prendere coscienza del proprio schema corporeo, inteso nel senso piú ampio, tenendo particolare conto del tono muscolo-tendineo, della temperatura interna di ogni singola parte, del peso totale del corpo e di ciascuna parte, anche la piú piccola (per esempio un dito), del contatto con il piano d'appoggio (anche con il pavimento su cui poggiamo i piedi), dello scorrere e del fluire del sangue e dell'energia, dell'armonia o disarmonia tra le varie parti (destra-sinistra; alto-basso; testa-arti-tronco; parte anteriore-parte posteriore).

L'acquistare la capacità percettiva interiore non è sempre facile e talvolta, all'inizio, può dare delle sensazioni fastidiose o addirittura dolorose. La posizione di rilassamento, da comoda e naturale, ci sembra forzata e costrittiva; l'una o l'altra parte del corpo diviene improvvisamente dolente: la tentazione di muoversi, di cambiar posizione è molto forte. Ma cosí facendo, si avrebbe solo un sollievo del tutto momentaneo perché, appena mantenuta la nuova posizione per un tempo sufficiente, le sensazioni sgradevoli tornerebbero a presentarsi.

Al contrario, mantenendo la posizione iniziale e concentrando l'attenzione sulla parte dolente, se ne correggerà la percezione e in breve tempo le sensazioni dolorose raggiungeranno un massimo per poi affievolirsi e scomparire totalmente. Questo esercizio della volontà cosciente per dominare le sensazioni è una parte fondamentale delle pratiche di rilassamento e di concentrazione.

## I fondamenti della pratica

I tre aspetti fondamentali del processo di rilassamento-concentrazione sono: l'educazione della mente; l'educazione del fisico attraverso l'esercizio della volontà cosciente; l'educazione del respiro, a sua volta capace di influire sulle funzioni di tutti gli altri organi interni.

**L'educazione della volontà cosciente.** È attraverso l'esercizio cosciente della volontà che si educano le percezioni, si migliora lo schema corporeo, si influisce positivamente su tutte le attività fisiche e spirituali.

Lo sforzo di concentrazione intrapreso per praticare gli esercizi di rilassamento deve essere compiuto dolcemente, gradatamente e con leggerezza. L'atteggiamento deve essere simile a quello del gatto che osserva il topo, in cui l'attenzione è completamente concentrata sull'oggetto ma il corpo appare del tutto morbido e rilassato, come se l'animale si riposasse, calmo, disteso e quasi assopito.

Questo significa che volontà e attenzione devono accompagnarsi alla quiete del corpo e dello spirito, senza tensioni e senza emozioni. In tal modo si evi-

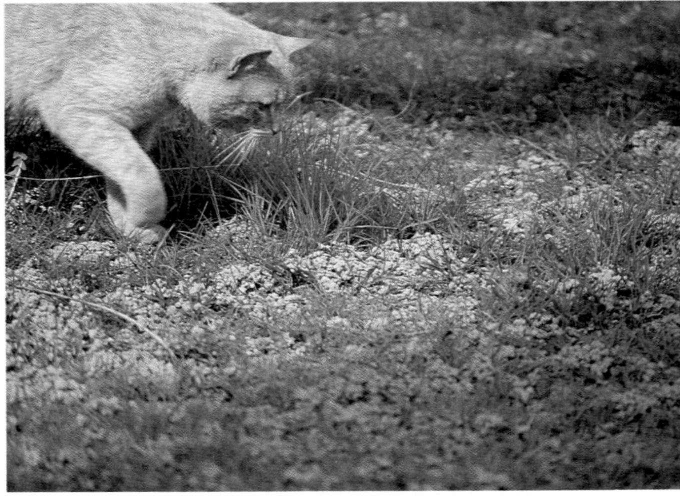

IL GATTO CHE OSSERVA IL TOPO *I muscoli rilassati, il corpo morbido, l'espressione vigile: questa è la situazione in cui dovete immedesimarvi durante il rilassamento. È un atteggiamento simile a quello del gatto con il topo, quando il felino è pronto a scattare.*

I PENSIERI POSITIVI
*Determinando un flusso di energia che passa dalla mente al corpo e da questo alla mente, i pensieri positivi accrescono le nostre capacità e trasformano positivamente il nostro equilibrio. L'immagine pensata non è al di fuori di noi: siamo noi stessi che diveniamo il mare e l'infinito, come suggerisce questa fotografia, o, se preferite, un albero, un prato, un lago alpino.*

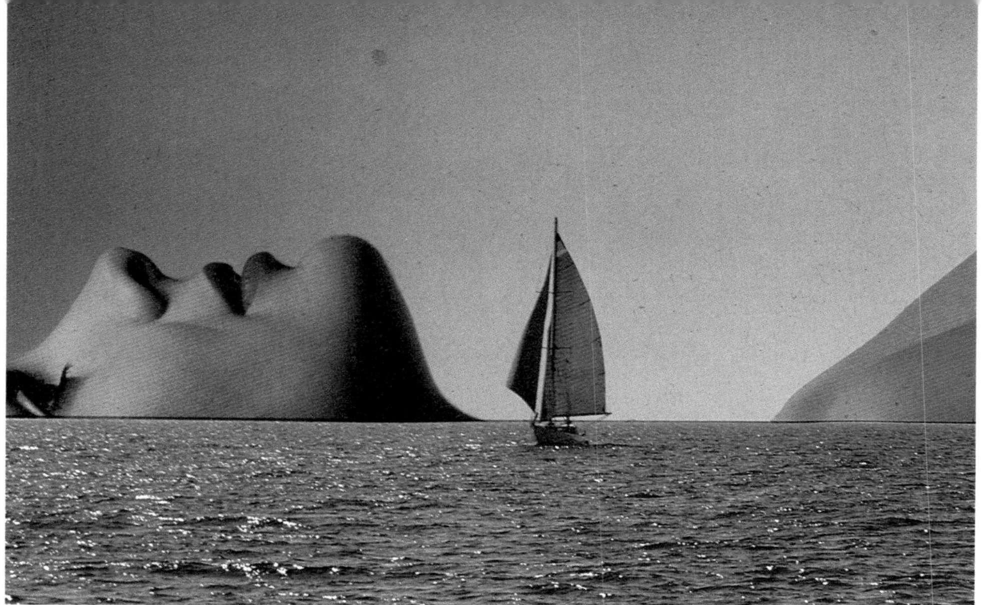

teranno non solo la fatica o lo sforzo eccessivo, ma anche il rischio di squilibri mentali. L'educazione della volontà cosciente deve portarci a un atteggiamento generale di vigile rilassamento, simile appunto a quello di un felino, le cui morbide movenze non ne nascondono tuttavia l'acutezza dei sensi, la vigile attenzione, lo scatto improvviso.

**L'atteggiamento mentale.** I pensieri influiscono costantemente sul fisico e sullo stato di salute. Esistono dei pensieri e delle immagini mentali capaci di influenzare positivamente, stabilendo un flusso di energia che, passando dalla mente al corpo e da questo alla mente, accresce le capacità totali dell'individuo e ne determina l'equilibrio positivo. Se durante la pratica del rilassamento, soprattutto all'inizio, richiameremo alla mente delle immagini capaci di suscitare degli impulsi che lo favoriscano, i risultati saranno migliori e piú rapidi.

Immaginare, per esempio, di essere di fronte alla sconfinata distesa di un mare tranquillo, con il lieve rumore della risacca su cui ritmare il respiro e il battito cardiaco, oppure immersi nel verde di un prato, aiuterà a rasserenare la mente e a distendere il corpo.

Al contrario, vi sono immagini e pensieri che esercitano delle influenze negative, capaci addirittura di provocare delle malattie. Si tratta spesso di *pensieri ripetitivi* o di ansie e paure, fino a veri e propri stati di angoscia, compagni costanti che non riusciamo a scacciare e che si impossessano di noi ogni qual volta ci accingiamo al riposo, ossia quando le sensazioni esterne si affievoliscono. In questi casi sarà estremamente difficile raggiungere quel grado di rilassamento che permette di cogliere le percezioni che vengono dall'interno, se, prima ancora di assumere la posizione iniziale, non avremo allontanato tali influenze per mezzo di immagini positive.

Chiudete gli occhi e immaginate di essere sulla riva di un mare o di un lago tranquillo, oppure di stare camminando sotto il sole, in un bosco, in un luogo che vi sia caro e in cui siete stati felici, sforzandovi di sentire i rumori, gli odori e tutte le sensazioni legate a questi luoghi: a poco a poco le immagini verranno a voi e riempiranno il vostro spirito. Lasciate che l'atteggiamento del corpo e l'espressione del viso cambino come se vi trovaste nel paesaggio immaginato, tornati a un momento sereno e felice. Questo esercizio di immaginazione, compiuto piú volte nella giornata, servirà a darvi delle pause di serenità e di riposo.

Anche l'esercizio, raccomandato dai Cinesi, di atteggiare i tratti del viso al sorriso, con gli occhi semichiusi come se voleste sorridere internamente a voi stessi, contribuisce a rasserenare lo spirito. Esercitatevi a farlo prima guardandovi in uno specchio, dandovi il buon giorno al mattino e la buona notte alla sera prima di dormire. Poi sorridete a voi stessi quando camminate per la strada o nel compiere il vostro lavoro; vedrete che a poco a poco diverrà un'abitudine che indurrà anche gli altri a sorridervi. Ricordate sempre che le piccole abitudini possono influire profondamente sullo spirito umano, piú dei grandi gesti e di tante parole.

Esiste un altro tipo di pensieri negativi, i *pensieri parassiti*: si tratta di pensieri inconsci, spesso disordinati e confusi, che affiorano alla mente ogni volta che si tenta di concentrarsi, di riflettere o durante un'attività puramente fisica. I pensieri parassiti sono spesso dovuti a dei desideri o a delle insoddisfazioni inconsci, provocati non da reali necessità o da positive ambizioni, ma piuttosto da impulsi ed emozioni che noi stessi respingiamo per inconscia vergogna o per paura. Spesso queste inquietudini, senza reale fondamento, sono frutto di idee preconcette o dell'incapacità di guardarsi dentro e di accettare le proprie debolezze.

Durante le pratiche di rilassamento, questi pensieri confusi e disordinati tenderanno a distrarre la mente, a impedire la concentrazione, a disturbare le percezioni, proprio come dei veri parassiti che tolgono forza e nutrimento. Si dovrà cercare di ignorarli, allontanandoli pian piano con la volontà, fino a che scompaiano oppure prendano forma, permettendo cosí ai sentimenti o alle emozioni da cui nascono di divenire coscienti. Questo può avvenire grazie all'equilibrio, alla serenità e alla migliore conoscenza di sé indotti dalla pratica del rilassamento.

**Il coordinamento fra il corpo e la mente.** Condizione essenziale per ottenere un buon grado di rilassamento e la successiva concentrazione è il perfetto coordinamento fra il corpo e la mente. A pag. 313, parlando delle moderne teorie sulla psicomotricità, abbiamo detto come tutto il movimento dipenda dalla totalità della personalità individuale e possa considerarsi una delle espressioni dello stato psichico di una persona. Il rilasciamento muscolare e l'immobilità fanno parte del movimento, rappresentando il momento di quiete indispensabile a questa attività; sono perciò anch'essi espressioni psicoaffettive. Nel contempo hanno la capacità di influire sulla psiche con assoluta reciprocità, suggestionandola e modificandola.

Per esercitare queste influenze sarebbe necessario conoscere ogni minima parte di sé e poter effettuare un controllo cosciente su ogni piú piccolo muscolo o tendine o osso. Ciò risulta impossibile durante il movimento a causa della velocità, della simultaneità e della molteplicità delle variazioni che si verificano nell'apparato muscolo-scheletrico, ma diviene possibile durante questo tipo di esercizi che richiedono solo delle variazioni di tono e non di posizione.

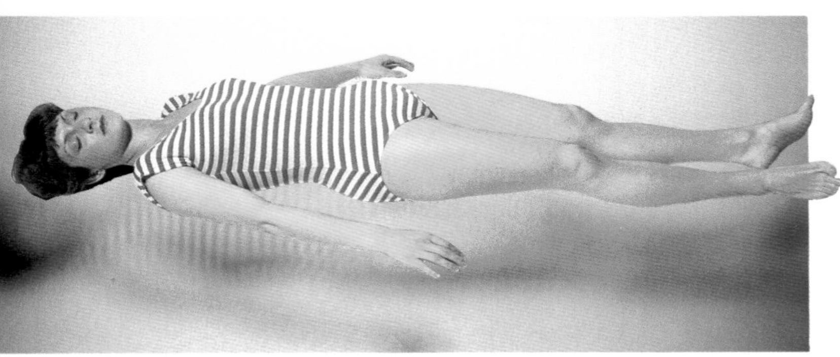

VEDERSI DALL'INTERNO *Un perfetto coordinamento tra il corpo e la mente, che ci permetterà di raggiungere un rilassamento totale, oltre a essere presupposto indispensabile all'armonia della postura e del movimento, si ottiene concentrando la mente sull'immagine mentale di se stessi, fino a vederla e sentirla come il nucleo reale del corpo fisico. Dobbiamo vedere noi stessi dall'interno e sentire la superficie di contatto con il mondo esterno non piú come una barriera ma quasi come un livello di comunicazione e di passaggio.*

Per raggiungere un buon coordinamento tra corpo e mente, è necessario procedere per gradi, "pensando" prima l'ordine da impartire alle varie parti del corpo, poi eseguendolo sempre sotto il controllo cosciente. Per esempio, penseremo: "ora rilasso la parte dorsale della mano"; poi eseguiremo l'atto, facendo attenzione ad avvertire i cambiamenti nella nostra percezione di questa parte, cambiamenti indotti dal fatto che la rilassiamo.

Se pensiamo "ora rilasso la mano", l'ordine sarà piú difficile da eseguire e il controllo meno efficace: infatti nella mano esistono muscoli antagonisti fra loro, difficili da comandare contemporaneamente, e il tentativo di rilassarli solo attraverso un ordine cosciente può scatenare delle reazioni contrarie. Per questo l'esecuzione attenta e precisa delle tecniche che vi indichiamo, o che vi può insegnare un maestro, è indispensabile a ottenere i risultati ottimali.

Solo effettuando il rilassamento secondo delle regole precise, senza saltarne o modificarne alcuna parte, si renderà il coordinamento tra corpo e psiche sempre piú preciso e piú rapido. Gli ordini coscienti saranno eseguiti con la massima precisione, nel momento stesso in cui si pensano. In tal modo si raggiungerà il rilassamento totale in tempi sempre piú brevi e si potrà dedicare maggior tempo ed energia alla susseguente tonificazione.

# *Gli esercizi*

La pratica di rilassamento si divide fondamentalmente in due parti: la prima atta a rilasciare i muscoli e le articolazioni; a sgombrare la mente da ogni pensiero concentrandola sul corpo; a ottenere quell'armonia tra mente e corpo, che renderà possibile eseguire un ordine pensato coscientemente nell'atto stesso in cui il pensiero viene formulato. Possiamo chiamare questa fase iniziale *fase della coscienza di sé*.

La seconda fase è volta a *concentrare e aumentare* la forza interiore, fisica e spirituale.

## Iniziamo a rilassarci

Abbiamo parlato fin qui di "pratiche" di rilassamento, poi parleremo di esercizi: in verità rilassarsi è un'arte che necessita di particolari conoscenze tecniche, ma anche e soprattutto di attenzione, volontà e costanza. E val bene la pena di impegnarsi per conoscersi meglio e per conquistare la serenità.

Il primo passo nella pratica di quest'arte consiste nel desiderio di ottenere il meglio, oseremmo dire la perfezione. Non ci si deve accontentare dei primi risultati raggiunti, anche se ci appaiono insperati: è sempre possibile fare di meglio. Il secondo passo consiste nell'esaminare la propria postura abituale, come illustrato nelle pagine seguenti. Avremo cosí una prima visione, potremmo dire dall'esterno, di quelli che appaiono essere i nostri maggiori difetti di atteggiamento o le nostre debolezze costituzionali, che potranno costituire degli ostacoli, e che dovremo comunque cercare di correggere.

Da tutto ciò, e dal nostro stato generale di salute, dipenderà la scelta della posizione iniziale, che dovrà essere quella che risulta piú comoda e facile da assumere per ciascuno.

Qualunque sia la posizione prescelta, sgombriamo innanzitutto la mente da pensieri molesti o parassiti, e atteggiamo il viso al sorriso, come mostra la figura qui a fianco: le labbra chiuse ma non serrate, gli occhi socchiusi, lo sguardo diritto davanti a sé.

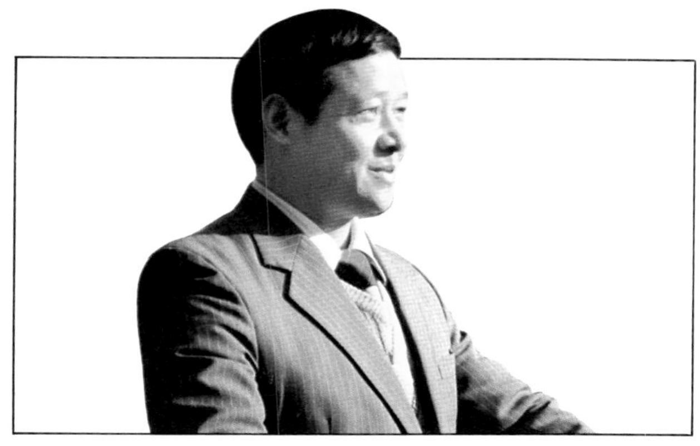

IL PRIMO PASSO PER RILASSARSI *Pur senza dimenticare la vigile attenzione del "gatto che osserva il topo", atteggiate i tratti del viso al sorriso, socchiudete gli occhi, lo sguardo rivolto al di là dei confini dello spazio: sorridete a voi stessi, all'infinito che è dentro di voi, alle visioni di serenità e di armonia che cercherete di evocare nella mente. Osservate attentamente l'espressione e l'atteggiamento del maestro di* Qigong *Shao Xiao-dong, che vi comunicheranno, meglio delle parole, il suo stato di serenità interna, di perfetta concentrazione e di completo dominio del corpo. Il rilassamento dello spirito e della mente è indispensabile a quello del corpo.*

**Le posizioni fondamentali di rilassamento.** Lo scegliere e l'assumere una corretta posizione è già di per sé un esercizio. È necessario sgombrare la mente da qualsiasi pensiero, concentrandola solo su ciò che ci accingiamo a fare, anticipando col pensiero ogni piú piccolo movimento. Dovremo cioè pensare: "ora mi avvicino al letto" prima di farlo, poi: "ora mi siedo sul bordo"; e cosí via.

Può apparire molto semplice e monotono fino a che si tratta di movimenti grossolani come quelli appena descritti, ma richiederà un certo sforzo e un po' di pratica piú avanti, quando dovrete pensare a movimenti del tipo: "ora rilasso questo o quel muscolo". Se vi abituate sin dall'inizio a visualizzare i movimenti usuali, vi sarà piú facile in seguito affrontare movimenti piú specifici che riguardano parti anatomiche in precedenza ignorate, come i singoli muscoli.

## La posizione sdraiata

Inizialmente troverete piú facile rilassarvi stando sdraiati, in una delle tre posizioni seguenti, su un letto o su un materassino a terra, ma comunque su un piano ben diritto. Un letto troppo molle o un materasso ineguale obbligano lo scheletro in posizioni sbagliate e influiscono negativamente sull'equilibrio del tono muscolare, rendendo il rilassamento impossibile o addirittura dannoso.

**1.** Sdraiati sul dorso (o supini), ponete i piedi paralleli ma leggermente divaricati, con il bordo esterno a una distanza uguale alla larghezza delle spalle; poi abbandonatevi in posizione di riposo. Le braccia sono distese lungo il corpo, con le mani posate piatte sulla superficie del letto. La testa poggia su un cuscino basso e non molle; si può utilizzare anche uno di quei cuscinetti cilindrici atti a sostenere la colonna cervicale.

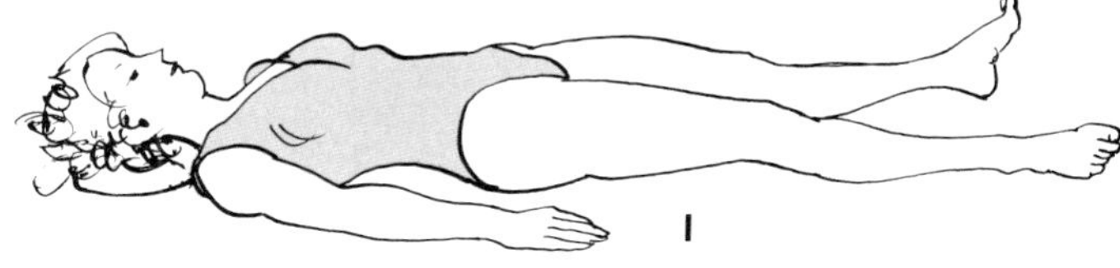

1

**2.** La seconda posizione è una variante di quella supina: i palmi delle mani sono appoggiati sulla sporgenza dell'osso iliaco; le dita sono posate leggermente sull'addome e volte obliquamente verso il basso; due cuscinetti bassi (può anche trattarsi di asciugamani ripiegati in modo da far spessore) sono inseriti sotto i gomiti. Le gambe sono tese, i talloni sono uniti con il piede abbandonato in posizione naturale.

**3.** Sdraiati sul fianco destro, per evitare la pres-

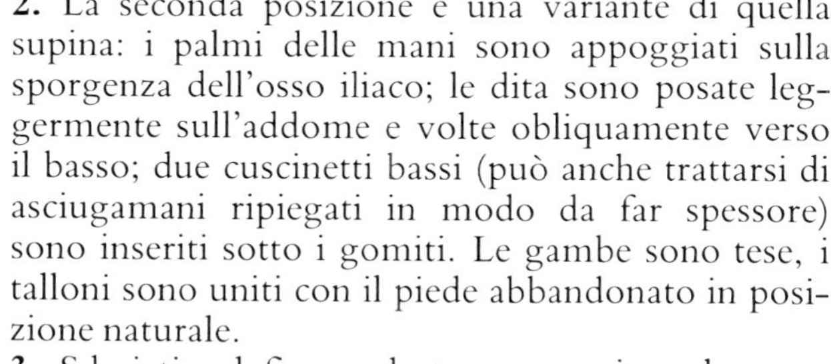

2

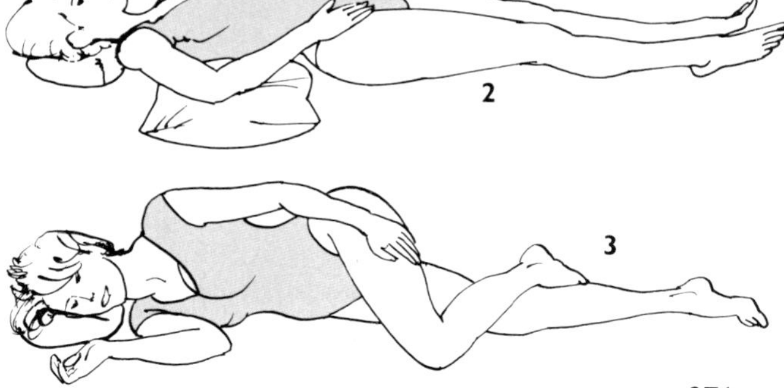

3

sione del fegato sugli altri organi, la testa poggia su un cuscino basso. Il braccio destro è piegato e il dorso della mano poggia sul cuscino davanti al viso, distante da questo circa quattro dita, all'altezza degli occhi; il braccio sinistro è disteso con il palmo della mano che poggia sull'anca o sulla coscia. La gamba destra è allungata in posizione naturale, con il ginocchio leggermente flesso; la gamba sinistra poggia sulla destra, leggermente spostata in avanti e piegata (a circa 120 gradi): fate attenzione che l'articolazione del ginocchio non sia sovrapposta a quella del ginocchio destro. Il piede sinistro poggia sulla gamba destra. Per mantenere la schiena e il bacino dritti, il ginocchio sinistro non deve poggiare sul piano del letto.

Queste tre posizioni sono le piú adatte ai principianti, alle persone di costituzione debole e ai convalescenti, ai portatori di ernie o di prolassi viscerali (dell'utero, dello stomaco, renali, ecc.), e a tutti coloro che hanno difficoltà a mantenersi eretti a lungo. Queste posizioni hanno il vantaggio di favorire la distensione e la quiete, ma possono portare un senso di peso alla testa se mantenute troppo a lungo, oppure indurre al sonno.

## Le posizioni sedute su una sedia o a terra

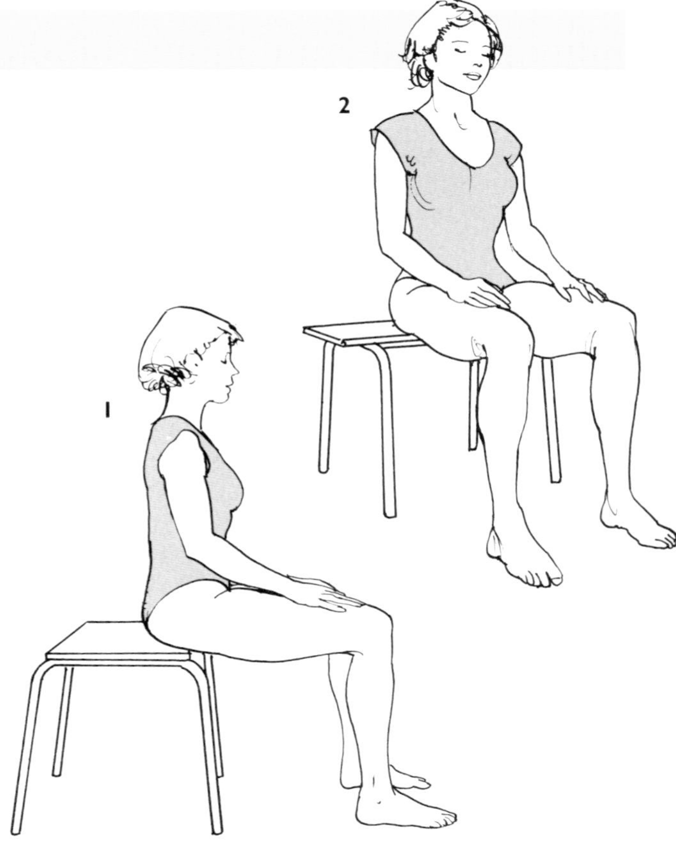


**1.2.** Per adottare la posizione su una sedia dovremo scegliere un sedile possibilmente di legno, la cui altezza sia uguale alla lunghezza della gamba tra la piegatura del ginocchio e il suolo. Infatti, è molto importante che le articolazioni delle gambe siano piegate ad angolo retto e che tutta la pianta del piede poggi a terra con ugual forza.

Sedetevi sul bordo della sedia (**1**) in modo da appoggiare solo le ossa ischiatiche, che sentite sporgere quando piegate la coscia ad angolo retto. Poggiate a terra i piedi paralleli, a una distanza che sia la stessa delle spalle, con la caviglia, il ginocchio e l'anca piegati ad angolo retto.

Ondeggiate leggermente con il busto avanti e indietro per rilassare il bacino e trovare la posizione diritta, in cui sentirete che i genitali e la regione perianale non premono contro il piano del sedile. Tenendo la vita morbida, raddrizzate la schiena e tirate in dentro l'addome e lo stomaco: il petto, al contrario, deve essere ben piatto per permettere i movimenti respiratori (**2**). Con le spalle morbide e abbandonate, poggiate i palmi delle mani sulle cosce, con le dita rivolte verso l'interno. La testa deve essere diritta, il collo morbido, lo sguardo dritto davanti a sé.

---

**3.4.** Le posizioni sedute a terra, a gambe incrociate, sono piú difficili da assumere, e all'inizio possono risultare molto stancanti per noi occidentali che raramente nell'età adulta flettiamo completamente anca e ginocchio. Esiste una posizione semplice (**3**) in cui la parte esterna dei piedi poggia al suolo, e una piú difficile (**4**) in cui la parte superiore del piede poggia sul ginocchio dell'altra gamba in modo che la pianta resti girata verso l'alto e rivolta verso la persona. In ambedue i casi ci si può sedere su un cuscino non troppo alto.

Per assumere la posizione più difficile, incrociate le gambe, avvicinando il piú possibile i piedi al corpo e facendo bene attenzione che le ginocchia abbiano la stessa distanza da terra, altrimenti il bacino sarà slivellato. Se non riuscite a mantenere il corpo ben dritto e ad appoggiare a terra perpendicolarmente sulle ossa ischiatiche, è meglio che rinunziate a questa posizione. Assumete di conseguenza l'altra posizione, flettendo prima una gamba e poi l'altra. In ambedue le posizioni la parte alta del corpo è nella stessa posa di quando si sta seduti su una sedia.

Il praticare il rilassamento stando seduti su una

sedia è il modo piú facile e comodo, e ha il vantaggio di poter essere fatto un po' dovunque durante la giornata. Se imparate bene questa posizione cosí da poterla assumere istantaneamente, vi riuscirà facile inserire nella vostra giornata pochi minuti di rilassamento ogni volta che avrete occasione di stare seduti, sia mentre lavorate, sia sul tram, in mensa o al ristorante. È una posizione adatta alla maggior parte delle persone e può essere mantenuta a lungo senza procurare inconvenienti; è necessario, però, verificare di tanto in tanto la posizione per assicurarsi di non avere piegato la schiena, abbassato la testa o rilassato eccessivamente l'addome.

All'inizio chi pratica questa posizione avrà facilmente un senso di fatica e forse anche dei dolori alla schiena, specialmente nelle regioni cervicale e lombare; è necessario cercare di resistere un po' a queste sensazioni sgradevoli per dar tempo ai muscoli di tonificarsi. La posizione risulterà ogni volta meno faticosa, fino a che la lieve sensazione di fatica potrà essere facilmente superata.

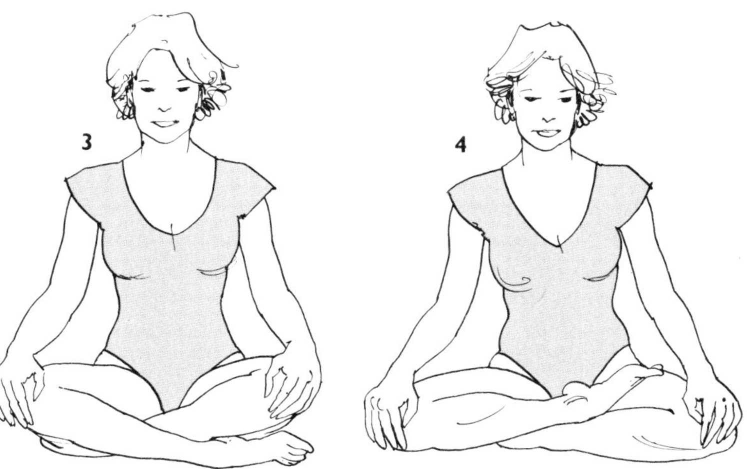


Per essere ben certi che la schiena e il petto siano nella giusta posizione, è bene di tanto in tanto praticare un'inspirazione massima che raddrizzerà la schiena mentre il petto sporge all'infuori, facendo seguire immediatamente un'espirazione lenta e prolungata durante la quale il dorso si raddrizza e il petto assume la posizione piatta, o persino leggermente incavata, che desideriamo.

## Le posizioni in piedi

Inizialmente è bene praticare solo la posizione naturale, nelle due versioni, con le mani allungate lungo il corpo (**1**) o con le mani incrociate sul basso ventre (**2**). Piú avanti, quando vi sarete impadroniti bene della tecnica e riuscirete a raggiungere un buon grado di rilassamento nelle altre posizioni, potrete assumere la posa iniziale del *Qigong*, detta "della quiete e del rilassamento", di cui parliamo piú avanti in questo stesso capitolo.

Sciogliete le spalle e la vita, allargate leggermente le gambe cosí che i piedi paralleli vengano a trovarsi alla stessa larghezza delle spalle, mantenete la testa dritta, il mento leggermente rientrato, la bocca chiusa ma non serrata, il collo e le spalle morbidi. Le braccia sono abbandonate lungo il corpo, con i gomiti leggermente flessi, il palmo delle mani rivolto verso la persona senza poggiare sulle cosce.

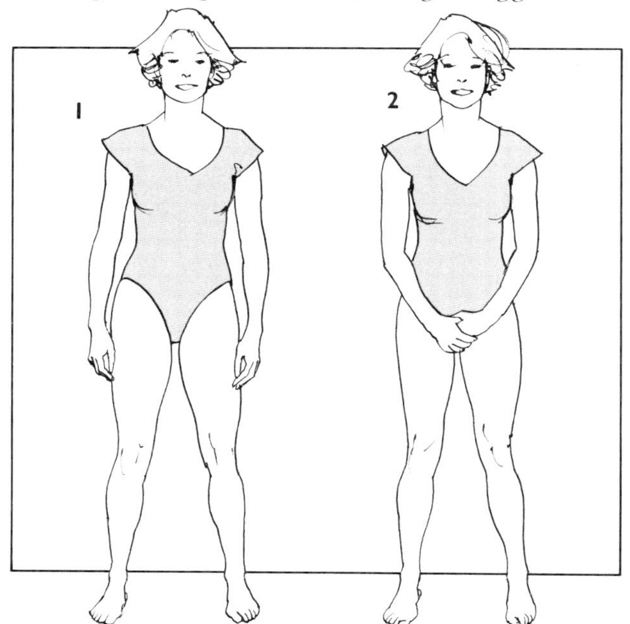


Nella versione a mani incrociate, le mani appoggiano sul basso ventre all'altezza in cui si trova il centro dell'equilibrio; le donne poseranno la mano destra sull'addome e la sinistra sopra la destra; gli uomini, al contrario, metteranno la mano destra sulla sinistra che poggia sull'addome. Le anche e le ginocchia non devono essere rigide né completamente tese, ma leggermente piegate: solo cosí il bacino potrà essere libero da tensioni.

Il rilassamento in piedi può essere praticato dovunque e in qualsiasi momento; è particolarmente consigliato agli ipertesi, a chi soffre di emicrania e a tutti coloro che vogliono aumentare la forza dei muscoli posturali, per esempio per correggere le malposizioni della colonna vertebrale.

La posa "della quiete e del rilassamento" del *Qigong* ha effetti molto maggiori e piú profondi, specie perché induce un rapido aumento delle capacità energetiche e della forza. Per questa ragione è bene cercare di impadronirsene pazientemente poco per volta, e non accontentarsi di praticare la posizione naturale in piedi.

## La respirazione

Durante il rilassamento la respirazione deve essere morbida e sciolta, toracica e diaframmatica. L'esame della respirazione e gli esercizi respiratori (*vedi pagg. 95-99*) vi saranno utili per sapere se siete capaci di eseguire una respirazione diaframmatica profonda e se tutti i muscoli e le articolazioni coinvolti nella respirazione sono mobili. Altrimenti è bene eseguire gli esercizi respiratori piú adatti a ciascun caso, prima di iniziare il rilassamento vero e proprio.

Durante la fase di distensione il respiro deve essere naturale, lungo e lento: ciascun atto respiratorio deve rassomigliare all'onda del mare, che si gonfia mentre scende a livello dell'addome e arriva fino al pube, per poi ritirarsi come la risacca. L'inspirazione non deve essere forzata e l'espirazione non deve essere eccessiva: il passaggio dall'una all'altra deve avvenire naturalmente, senza pause. Si deve respirare sempre ed esclusivamente attraverso il naso.

Quando il rilasciamento è completo, concentrerete l'attenzione sul respiro, cercando di sentire il suono prodotto dall'aria che scende passando attraverso il naso, la faringe, la trachea e i bronchi fino ai polmoni, mentre l'addome si dilata senza sforzo, e il suono dell'aria che risale percorrendo il percorso inverso, dai polmoni fino all'esterno. Questo suono deve essere dolce e continuo: non deve affievolirsi né diventare stridulo o sibilante. Se cessa o si affievolisce, significa che in quel punto le pareti del tratto respiratorio sono molli e mancano del tono naturale, mentre sibili e stridii denunciano strozzature o contratture. Questi difetti, salvo in caso di danni ai tessuti dovuti a gravi malattie del sistema respiratorio, si possono correggere con il rilassamento, concentrando la volontà e l'attenzione sui tratti rilasciati o contratti, nel corso degli esercizi.

## L'esercizio di base: i tre tragitti

Assumete correttamente la posizione prescelta, controllando una per una le varie parti del corpo. Chiudete gli occhi naturalmente, senza serrare le palpebre; appoggiate la lingua sul palato, con la bocca chiusa ma non serrata; iniziate una respirazione lunga, lenta e continua, che dovrete mantenere per tutta la durata dell'esercizio.

Concentrate l'attenzione sul sommo della testa, ossia sul punto di incrocio del piano verticale che divide longitudinalmente la persona, passando attraverso il naso e la colonna vertebrale, e del piano che divide il corpo in senso antero-posteriore, in corrispondenza della punta dell'orecchio. Questo punto (*vedi figura*) corrisponde a quello che in agopuntura si chiama *baihui* (il punto piú alto verso cui convergono tutte le parti del corpo), al quale giungono tutti i canali in cui scorre l'energia. Rilasserete tutto il corpo partendo da questo punto, seguendo tre linee, o tragitti, ideali: una posteriore, una anteriore e una laterale o brachiale, come è spiegato qui di seguito.

Ogni tragitto si distingue in varie parti che verranno rilassate in sequenza, partendo dal punto *baihui*, fino alla punta delle dita delle mani o dei piedi. Si dovrà fare particolare attenzione a rilassare bene le articolazioni e a non procedere al segmento successivo fino a che il precedente non è ben rilassato. Si inizia dal tragitto laterale, poi si passa a quello anteriore e infine a quello posteriore.

Il rilassamento procede in due tempi: durante l'inspirazione si concentra il pensiero sul tratto da rilassare, durante l'espirazione si esegue l'ordine impartito dalla mente. Per esempio, inspirando concentro l'attenzione sul sommo del capo, immaginando di vederlo come se lo stessi guardando dall'interno; espirando penso "ora rilasso il sommo del capo" e contemporaneamente eseguo quest'ordine mentale. Alla prossima inspirazione concentro l'attenzione sul viso, sempre immaginando di vederlo; all'espirazione penso "ora rilasso il viso". E cosí via, percorrendo il corpo secondo i tre tragitti.

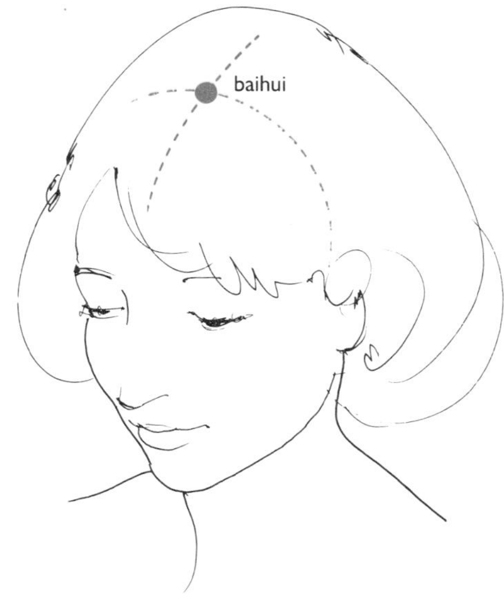

**Tragitto laterale.** Si concentri l'attenzione sul punto *baihui* durante l'inspirazione, poi si impartisca l'ordine di rilassamento e si proceda come qui sotto.

Quando siete giunti al rilassamento dell'intero tragitto avvertirete una sensazione di benessere e di distensione: se siete sdraiati, le spalle e le braccia aderiranno completamente al piano del letto. Assaporate questa sensazione per 7 respirazioni complete, allontanando dalla mente qualsiasi pensiero estraneo. Se dei pensieri parassiti tentano di infiltrarsi in questo stato di quiete, scacciateli servendovi di suoni e visioni immaginarie, oppure concentrandovi sulla respirazione, immaginando che un'onda limpida e fresca, come quella che si frange su una bianca spiaggia di primo mattino, vi percorra a ogni inspirazione per ritirarsi dolcemente durante l'espirazione.

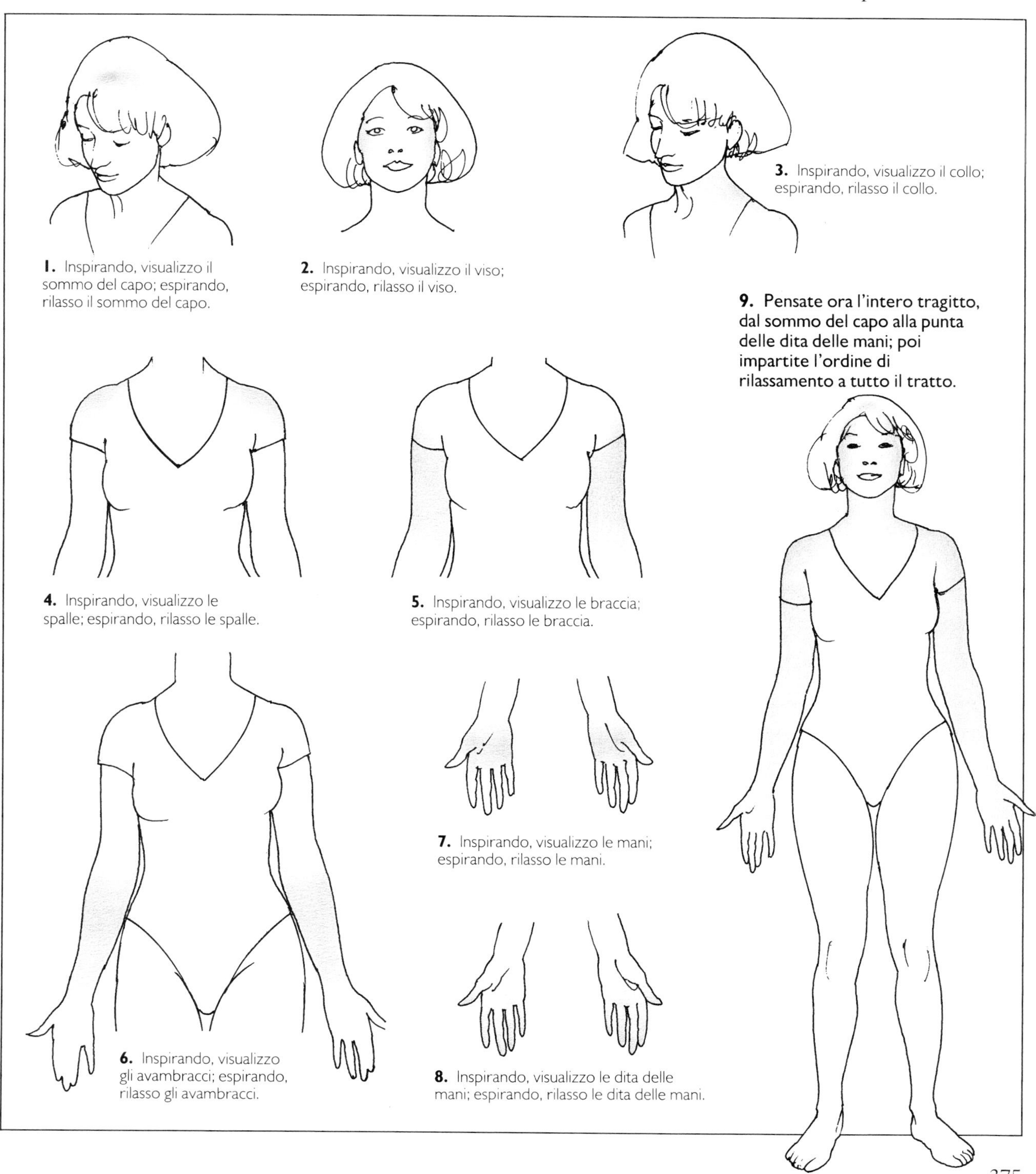

**1.** Inspirando, visualizzo il sommo del capo; espirando, rilasso il sommo del capo.

**2.** Inspirando, visualizzo il viso; espirando, rilasso il viso.

**3.** Inspirando, visualizzo il collo; espirando, rilasso il collo.

**4.** Inspirando, visualizzo le spalle; espirando, rilasso le spalle.

**5.** Inspirando, visualizzo le braccia; espirando, rilasso le braccia.

**6.** Inspirando, visualizzo gli avambracci; espirando, rilasso gli avambracci.

**7.** Inspirando, visualizzo le mani; espirando, rilasso le mani.

**8.** Inspirando, visualizzo le dita delle mani; espirando, rilasso le dita delle mani.

**9. Pensate ora l'intero tragitto, dal sommo del capo alla punta delle dita delle mani; poi impartite l'ordine di rilassamento a tutto il tratto.**

**Tragitto anteriore.** Passate ora al secondo tragitto riportando la mente sul sommo del capo, e procedete come illustrato qui sotto. Quando siete giunti al rilassamento dell'intero tragitto, mantenete la mente sgombra e assaporate la sensazione di benessere, per 7 respirazioni complete.

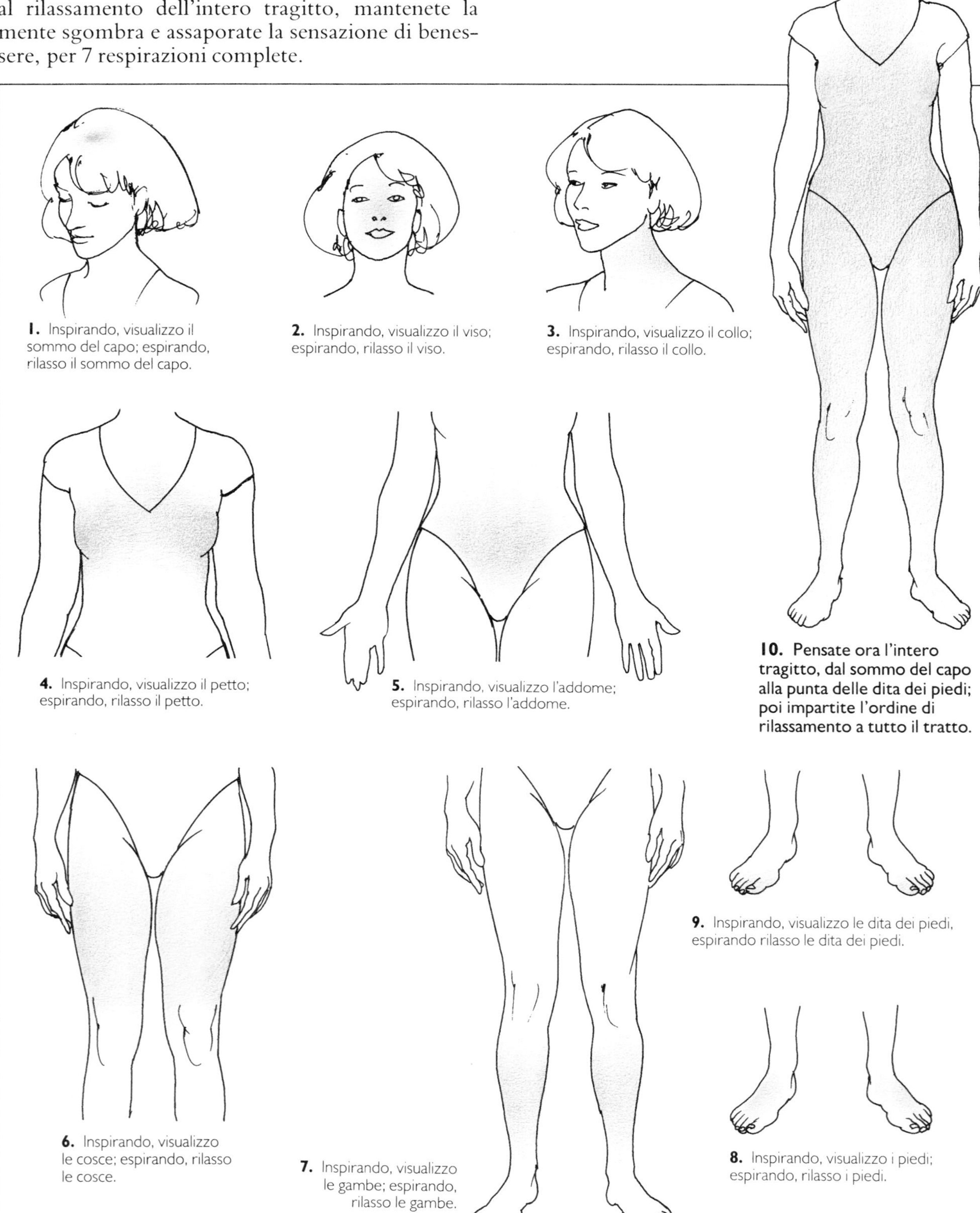

**1.** Inspirando, visualizzo il sommo del capo; espirando, rilasso il sommo del capo.

**2.** Inspirando, visualizzo il viso; espirando, rilasso il viso.

**3.** Inspirando, visualizzo il collo; espirando, rilasso il collo.

**4.** Inspirando, visualizzo il petto; espirando, rilasso il petto.

**5.** Inspirando, visualizzo l'addome; espirando, rilasso l'addome.

**6.** Inspirando, visualizzo le cosce; espirando, rilasso le cosce.

**7.** Inspirando, visualizzo le gambe; espirando, rilasso le gambe.

**8.** Inspirando, visualizzo i piedi; espirando, rilasso i piedi.

**9.** Inspirando, visualizzo le dita dei piedi, espirando rilasso le dita dei piedi.

**10. Pensate ora l'intero tragitto, dal sommo del capo alla punta delle dita dei piedi; poi impartite l'ordine di rilassamento a tutto il tratto.**

**Tragitto posteriore.** Riportate l'attenzione sul sommo del capo e iniziate il terzo tragitto. Quando siete giunti al rilassamento dell'intero tragitto, procedete come al termine degli altri tragitti, mantenendo la mente completamente sgombra per la durata di 7 respirazioni complete.

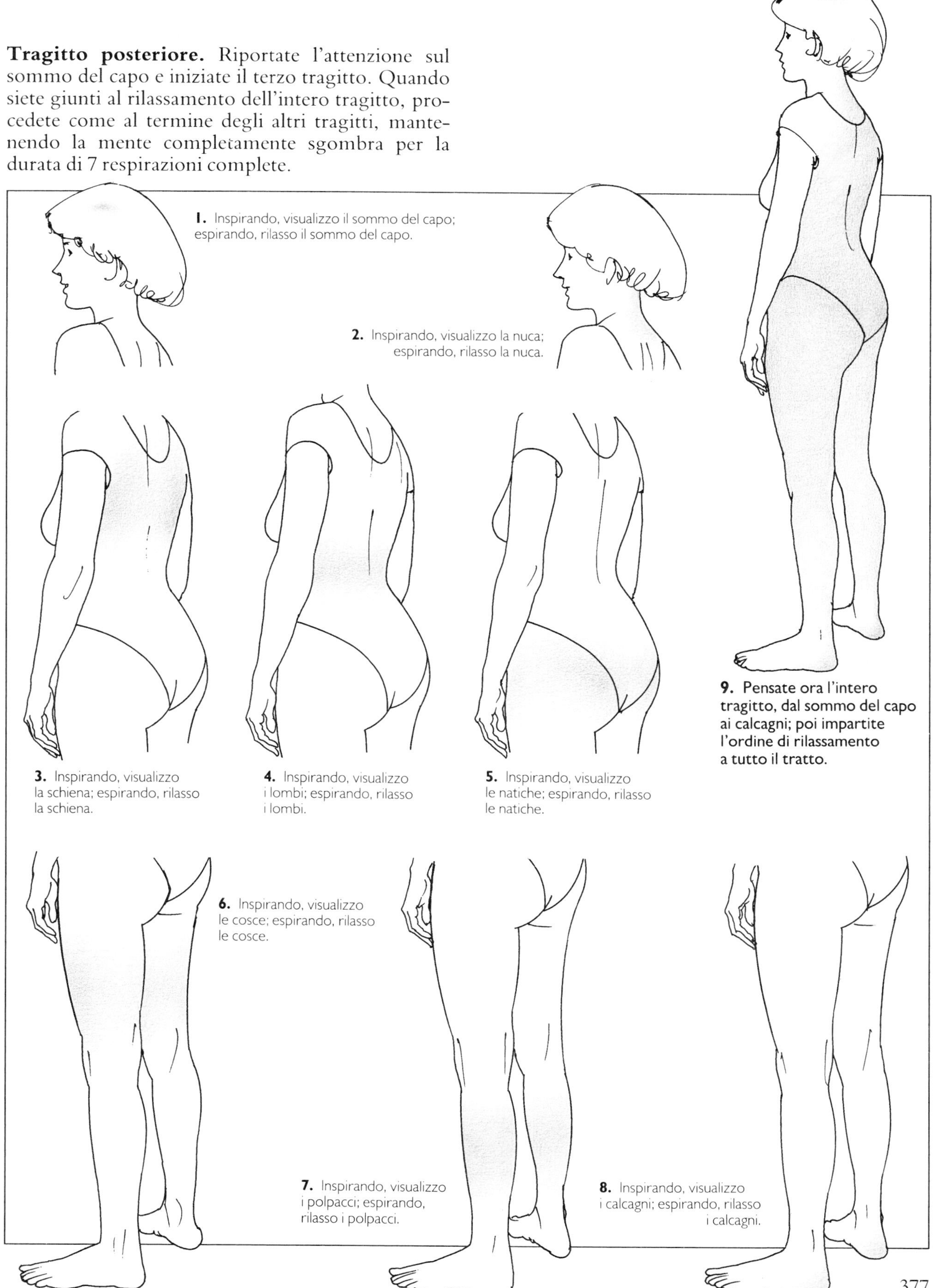

**1.** Inspirando, visualizzo il sommo del capo; espirando, rilasso il sommo del capo.

**2.** Inspirando, visualizzo la nuca; espirando, rilasso la nuca.

**3.** Inspirando, visualizzo la schiena; espirando, rilasso la schiena.

**4.** Inspirando, visualizzo i lombi; espirando, rilasso i lombi.

**5.** Inspirando, visualizzo le natiche; espirando, rilasso le natiche.

**6.** Inspirando, visualizzo le cosce; espirando, rilasso le cosce.

**7.** Inspirando, visualizzo i polpacci; espirando, rilasso i polpacci.

**8.** Inspirando, visualizzo i calcagni; espirando, rilasso i calcagni.

**9. Pensate ora l'intero tragitto, dal sommo del capo ai calcagni; poi impartite l'ordine di rilassamento a tutto il tratto.**

**Completando l'esercizio di base**

Rilassate i tre tragitti e provate ad ascoltare il suono della respirazione, come indicato piú sopra. All'inizio può riuscirvi difficile; perciò non insistete, rischiando di influire negativamente sul ritmo respiratorio, ma attendete fino a che, ripetendo l'esercizio, vi risulti naturale. Restate in questa posizione di completo rilassamento il piú a lungo possibile, per almeno 10 minuti, anche se 20 minuti o mezz'ora sarebbero il tempo ottimale. Procedete con l'esercizio seguente solo dopo che questo vi verrà cosí naturale da riuscire a compierlo in tutt'e tre le posizioni (salvo che non vi siano controindicazioni), rilassando piú tratti insieme, in tempi sempre piú brevi. Le persone che fanno pratica costante riusciranno a rilassare un intero tragitto per volta; i maestri possono rilassare l'intero corpo contemporaneamente in una sola respirazione.

Fate attenzione a non prendere freddo, a non essere esposti a correnti d'aria o a sbalzi di temperatura per tutta la durata dell'esercizio. Le vesti devono essere larghe, senza costrizioni (elastici, cinture), calde ma non pesanti. Se praticate l'esercizio da seduti, durante la giornata, abbiate cura di allentare la cintura e i lacci delle scarpe. L'esercizio non può essere compiuto portando delle scarpe con il tacco alto, dei pantaloni troppo aderenti sulle cosce o sulla regione perineale, vesti che sono comunque dannose alla circolazione della linfa, del sangue e dell'energia. Inizialmente vi sarà impossibile rilassarvi in un ambiente rumoroso o in presenza di altre persone; ma anche quando sarete piú esperti sarà bene cercare un luogo tranquillo, lontano dal chiasso e dalla confusione.

## Esercizio di concentrazione dell'attenzione all'interno del corpo

Il raggiungere la fase di completo rilassamento porta a una sensazione di benessere e di serenità che non è possibile ottenere altrimenti. Induce anche un riposo cosí completo e profondo che ci fa sentire freschi e rigenerati, migliora la qualità del sonno, rende il movimento piú sciolto e scattante, lo spirito piú lieto e la mente piú limpida e serena. Problemi che ci apparivano insolubili trovano la loro naturale soluzione, le tensioni affettive si affievoliscono o si spengono. Ma per ottenere la profonda rigenerazione dell'energia che, sola, ci fa lottare contro la malattia fisica e mentale, l'invecchiamento, le forze che ci aggrediscono senza posa dall'esterno, è necessario compiere un ulteriore passo, imparando la concentrazione della forza interiore.

Di questa forza abbiamo parlato nell'introduzione e nel primo capitolo, in cui abbiamo detto come tutti i grandi medici del passato, le medicine tradizionali e anche tanti grandi scienziati moderni abbiano parlato di questa forza, dandole nomi diversi e attribuendole quel potere risanatore che solo ci rende capaci di lottare contro la malattia.

Come si può ben immaginare non si tratta di cosa facile, o almeno non è facile arrivare a un tale grado di capacità che ci consenta di non ammalarci o di accumulare energia sufficiente a debellare una malattia in corso. Ma potremo sempre sconfiggere un inizio di raffreddore, un torcicollo, un dolore muscolare, evitare l'influenza e molte altre malattie stagionali. Saremo anche in grado di compiere il nostro lavoro senza stancarci, o almeno stancandoci meno di prima, sopportando molto meglio le fatiche fisiche e gli stress emotivi.

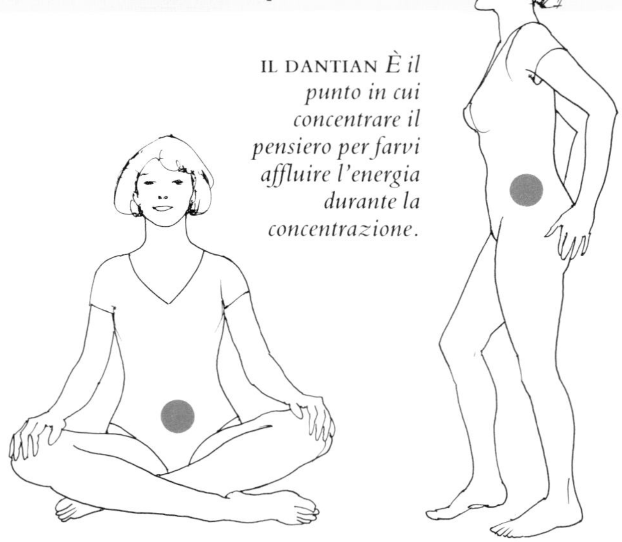

IL DANTIAN *È il punto in cui concentrare il pensiero per farvi affluire l'energia durante la concentrazione.*

Passerete a compiere questo esercizio solo dopo che sarete in grado di mantenere un perfetto rilassamento per almeno 20 minuti, e di ascoltare il suono del respiro. La posizione normale di concentrazione è quella seduta: ottenuto il rilassamento, appoggiate morbidamente le mani incrociate sul basso ventre, in corrispondenza del *dantian*, che coincide con il centro dell'equilibrio, come vedete nella figura qui sopra. Le donne appoggeranno sull'addome il palmo della mano destra e il palmo della sinistra sul dorso della destra; gli uomini, al contrario, metteranno la sinistra sotto la destra. Atteggiate il viso al sorriso: quello che state per compiere è fonte di letizia spirituale e non solo di benessere fisico!

Dopo aver ascoltato il suono del respiro per alcuni minuti (7 o 8 respirazioni), portate dolcemente, senza salti, l'attenzione all'interno del corpo, nella zona del *dantian*. Nella lingua cinese la parola *dantian* significa "campo di cinabro", con una definizione che deriva dall'alchimia: come nel crogiolo dell'alchimista anche qui si forma il cinabro, o "oro potabile", fonte di vitalità, di eterna giovinezza e persino dell'immortalità. Esso si trova un poco piú in basso del punto di mezzo tra l'ombelico e il bordo superiore del pube, in profondità.

Nel *dantian* viene conservata l'energia innata o *qi prenatale* (*vedi pag. 382*), ossia quella che riceviamo al momento stesso del concepimento. È l'energia innata che impronta la crescita del feto fino alla nascita, che determina sia i tratti congeniti della costituzione sia il tempo segnato dall'orologio biologico insito in ogni tessuto dell'organismo (*vedi pag. 41*). Dalla qualità e dalla quantità di energia innata dipende la lunghezza della nostra vita; essa rappresenta la nostra riserva vitale e la nostra capacità di procreare. La longevità e la salute dipendono dalla ricchezza di questa energia che possiamo considerare la radice stessa di ciascuno di noi: cosí come un albero diviene grande e rigoglioso, capace di resistere ai venti e alle intemperie solo se le sue radici sono ben sviluppate e capaci di utilizzare tutto il nutrimento anche se crescono su un terreno arido, allo stesso modo l'uomo cresce forte e sano, utilizzando al massimo l'apporto energetico dei cibi e dell'aria, solo se conserva e arricchisce continuamente la sua energia innata.

Non tutti hanno la fortuna di avere fin dall'inizio un patrimonio energetico abbondante, ma anche in questi casi sarà possibile rinforzarlo e risparmiarlo al massimo con una corretta igiene di vita, sia fisica sia mentale. Accade di vedere dei bimbi gracili e spesso malati, con una fragile costituzione che ritroviamo uguale nella madre, divenire dei giovani adulti forti e sani grazie all'esercizio fisico costante, a una serena vita familiare, al molto tempo passato all'aria aperta. Si sa di alcuni grandi campioni dello sport che hanno iniziato una pratica sportiva intensa su consiglio del medico, proprio nel tentativo di sconfiggere una gracile costituzione.

Gli esercizi di concentrazione tendono ad arricchire e a preservare questa fonte interna di energia mediante la volontà cosciente; gli esercizi di rilassamento la conservano indirettamente, migliorando lo stato generale e l'equilibrio corpo-psiche in modo tale che diveniamo capaci di utilizzare al meglio le due grandi fonti esterne di energia: l'aria e il cibo.

Quando concentriamo l'attenzione sul *dantian* dobbiamo immaginare di trovarci di fronte a un cielo rovesciato: un cielo senza luna e senza sole, come ci appare lo spazio infinito nelle riprese dai satelliti. Al di là dell'involucro rappresentato dal corpo materiale che noi vediamo, esiste in ciascun uomo un mondo invisibile simile a questo universo. Osserviamolo come attraverso un canocchiale alla rovescia: nel suo punto piú profondo è la radice stessa della vita. Via via che la nostra attenzione diviene piú concentrata, il corpo diventa piú leggero e in alcuni momenti lo dimentichiamo completamente; contemporaneamente iniziamo ad avvertire una sensazione di calore profondo nel *dantian*. Diminuiamo allora progressivamente la concentrazione e, se avvertiamo sonnolenza, abbandoniamoci al sonno. Il continuare la concentrazione oltre questo limite richiede la guida di un maestro: infatti può essere rischioso muovere le energie piú profonde senza conoscerle bene per sapere come guidarle.

Questo risultato non si raggiunge certo in pochi giorni. All'inizio sarà difficile mantenere l'attenzione sul *dantian*: la mente è distratta dal mondo esterno e tende a saltare improvvisamente su questo o quell'oggetto oppure viene distratta da pensieri estranei che vi si insinuano. Dovremo riportarla all'interno dolcemente, senza sbalzi o forzature, servendoci delle immagini mentali per allontanare i pensieri molesti.

Quando cominceremo ad avvertire la sensazione di calore interno, non sempre si tratterà di una sensazione intensa e ben definita, ma alle volte sarà lieve e sfuggente. In questi casi è meglio non insistere: se avvertiamo sonnolenza, lasciamoci prendere dal sonno; altrimenti riportiamo l'attenzione sul sommo del capo e controlliamo il rilassamento. Infatti, mentre l'attenzione è rivolta al *dantian*, è possibile che la stanchezza fisica o delle tensioni inconsce siano intervenute a disturbare il rilassamento totale.

Mentre il rilassamento può essere compiuto piú volte nella giornata, in una qualsiasi delle posizioni elencate, la concentrazione si può raggiungere solo in condizioni di assoluta tranquillità, cercando di non essere interrotti e mai quando si è molto stanchi. In quest'ultimo caso ci rilasseremo stando sdraiati; poi porteremo l'attenzione sul *dantian* senza tuttavia concentrarci troppo in modo da raggiungere pian piano lo stato di sonnolenza. Altrimenti la posizione migliore è quella seduta su una sedia (non su una panca o uno sgabello), in modo da potersi appoggiare allo schienale quando ci assale il sonno.

Dopo la pratica della concentrazione non si devono compiere grossi sforzi fisici o intellettuali, e si devono particolarmente evitare i rapporti sessuali: rischieremmo in tal modo di ottenere l'effetto contrario a quello desiderato, disperdendo all'esterno proprio quella preziosa energia che intendevamo arricchire.

## La concentrazione su dei punti particolari a seconda di debolezze o malattie individuali

Oltre alla concentrazione sul *dantian*, tendente ad arricchire la forza vitale, è possibile concentrarsi su delle regioni specifiche per rinforzare delle singole funzioni o organi.

Le persone che vanno soggette ad attacchi di diarrea, che soffrono di dolori o sensazione di freddo alla regione lombare, che hanno facilmente le gambe gonfie, freddo ai piedi e alle mani, digestione lenta con gonfiori addominali e gorgoglii all'addome (borborigmi), trarranno giovamento concentrando l'attenzione sulla colonna vertebrale nel punto *mingmen* (la porta della luce) che posteriormente corrisponde all'ombelico, sulla linea della vita.

Per i disturbi di stomaco, le inappetenze, le nausee, il vomito facile, il mal d'auto, il mal di mare o il mal d'aria, concentrate l'attenzione sul punto che si trova subito al di sotto del ginocchio sul lato esterno della tibia (*zusanli*).

Per chi soffre di cefalee, emicranie, ipertensione, il rilassamento, come abbiamo detto, va praticato in piedi o da seduti, mai da sdraiati, mentre l'attenzione va concentrata sotto la pianta del piede sul punto *yongquan*.

In tutti questi casi, al termine dell'esercizio di rilassamento, volgete la mente verso la regione che volete rafforzare, immaginandola dall'interno,

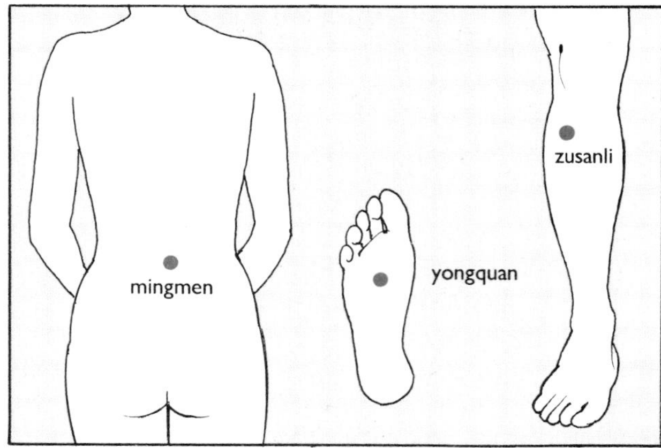


come se la osservaste attraverso gli occhi socchiusi, rilassati ma all'erta come un gatto: la mente non deve compiere alcuno sforzo, l'attenzione deve fluire verso il punto come acqua che scorre. Anche su queste regioni potrete avvertire una sensazione di calore, che tende a espandersi all'intorno o a estendersi agli organi interessati; oppure, se vi concentrate sulla pianta del piede, una sensazione di freschezza che può passare alla testa. Questo significa che la vostra concentrazione è stata ottimale e gli effetti benefici non tarderanno a manifestarsi.

### IL TRAINING AUTOGENO

Tra tutti i metodi terapeutici basati sulla distensione e sull'esercizio che negli ultimi cento anni la scienza occidentale ha sperimentato e studiato, il training autogeno si è affermato come uno dei piú efficaci e completi. Esso è stato studiato e messo a punto, durante lunghi anni a partire dagli anni '20, dal neurologo tedesco J. H. Shultz.

Contrariamente a quanto molti ritengono, non si tratta di una tecnica di rilassamento e di concentrazione, ma di un metodo di psicoterapia, alla stregua dell'ipnosi con la quale è strettamente legato. Infatti, il training autogeno mira a provocare uno stato di autoipnosi, nel quale la componente di rilassamento fisico è considerata secondaria alla distensione emotiva; ed è formato dalla fusione di altre tecniche psicoterapeutiche, convenientemente rielaborate. Sicuramente non è estranea a questo metodo la conoscenza delle filosofie e delle metodiche orientali di rilassamento, che al tempo in cui fu elaborato erano oggetto di ampio interesse da parte dei neuropsichiatri della scuola tedesca, benché se ne sapesse in realtà abbastanza poco. Soprattutto si ignoravano i particolari delle metodiche e non si aveva idea delle forze che attraverso di esse potevano essere scatenate.

Il training autogeno può essere praticato in gruppo o individualmente, ma sempre e comunque sotto la guida e la sorveglianza di un terapista qualificato. Prima di sottoporsi a questo tipo di terapia è necessario che un medico esperto proceda a una diagnosi; questi poi, durante la cura, farà gli opportuni controlli. Gli esercizi seguono delle sequenze ben definite e procedono per gradi. Tendono a provocare uno stato di sonnolenza, simile a quello che precede il sonno, detto appunto *stato ipnagogico*.

Le posizioni di partenza, apparentemente simili a quelle indicate per gli esercizi di rilassamento, sono in realtà diverse nella sostanza: infatti, durante gli esercizi il capo è piegato in avanti anziché eretto; la schiena è curva; nella posizione seduta si preferisce una poltrona anziché una sedia; il bacino è piegato; il corpo scivola in avanti; le gambe possono essere distese e accavallate; le braccia poggiano sui braccioli. Se si usa una sedia, il bacino è piegato in avanti con il dorso curvo, i piedi sono divaricati. In queste posizioni non sarebbe possibile ottenere i risultati da noi indicati a proposito di rilassamento e concentrazione, che di fatto differiscono dagli scopi che si prefigge il training autogeno.

# *Le diverse forme di rilassamento*

Lo studio del rilassamento e della concentrazione ha portato alla formulazione di teorie e di tecniche, talvolta soprattutto mediche, altre volte legate alla filosofia, alla religione, alla pratica delle arti marziali. Le teorie piú antiche e piú complete, dalle quali derivano tutte le altre, sono quelle indiane dello Yoga e quelli cinesi del *Qigong*. Sia lo Yoga sia il *Qigong* comprendono una parte statica, appunto di rilassamento e di concentrazione, e una dinamica formata da esercizi di movimento. Quest'ultima tuttavia dipende ed è strettamente legata alla prima: solo la capacità di raggiungere un completo rilassamento e di concentrare la mente sulle diverse parti del corpo rende possibile l'esecuzione delle piú complesse posizioni Yoga e delle diverse forme di *Qigong*.

In India e in Cina la medicina moderna sta studiando queste tecniche per utilizzarle come metodi di cura. In Cina il *Qigong* viene insegnato ai medici perché lo pratichino loro stessi, allo scopo di migliorare la capacità di comprensione e di contatto con il paziente e di arricchire in loro quell'energia positiva che potrà influire sul malato dandogli serenità e fiducia. Inoltre, medici esperti in quest'arte hanno elaborato delle serie di esercizi, comprendenti sia il movimento sia la concentrazione, adatti a molte malattie, mentre altri esercizi sono allo studio.

Gli esercizi di rilassamento e di concentrazione esposti in questo capitolo derivano dalle esperienze fatte negli ultimi trent'anni negli ospedali cinesi e da oltre dieci anni di pratica e studio da parte di medici occidentali esperti in medicina tradizionale cinese.

Anche le tecniche Yoga sono attualmente allo studio negli ospedali indiani di medicina tradizionale, ma in occidente queste non sono ancora state sufficientemente applicate e sperimentate. Per questo è bene attenersi alle antiche regole ed essere prudenti, praticando le tecniche Yoga solo sotto l'insegnamento di esperti maestri. Nel capitolo in cui esponiamo brevemente le teorie dello Yoga, si sottolinea che questo rappresenta soprattutto una norma di vita, che non si può accettare parzialmente, e si mette in guardia contro i rischi, richiamati dai grandi maestri di oggi e del passato, di

ACCOGLIERE L'ENERGIA DEL SOLE *Alle prime luci dell'alba, mentre altri praticano la ginnastica (*Taichiquan*), vedete in primo piano un uomo immobile, rilassato e concentrato in una posizione di* Qigong, *nell'atto di accogliere in sé l'energia del sole nascente.*

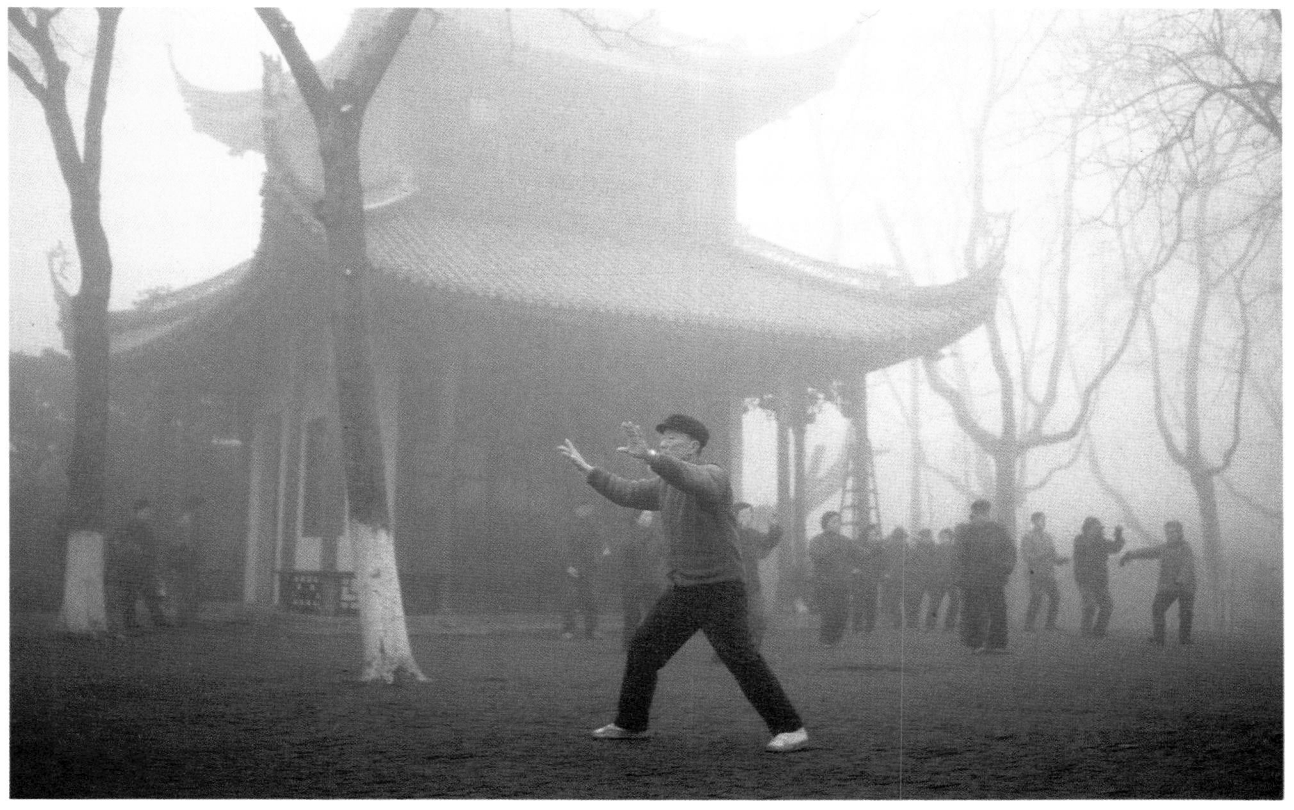

intraprendere pratiche Yoga senza la guida di un *guru*, o maestro.

Eseguire i semplici esercizi di rilassamento e concentrazione da noi illustrati non esclude che, in un secondo tempo, si decida di intraprendere la via dello Yoga. Benché le tecniche possano essere diverse, l'aver imparato il rilassamento e la concentrazione vi renderà comunque piú facile la comprensione di questa disciplina. Guardatevi tuttavia dai maestri improvvisati, dalle facili semplificazioni o da coloro che vi promettono risultati miracolosi in breve tempo.

# Il Qigong

Il *Qigong* è l'arte (capacità) di rafforzare la salute, praticata in Cina fin da tempi antichissimi. La pratica del *Qigong* non è strettamente legata alla medicina, ma in generale è intesa a ritardare l'invecchiamento e a prolungare la vita, proteggendo e rafforzando la salute. Tuttavia fin dalla nascita della medicina cinese il *Qigong* ne ha fatto parte, giocandovi un ruolo attivo nella prevenzione e nella cura delle malattie. Ecco perché anticamente si diceva che il *Qigong* "elimina le malattie e prolunga la vita". Che cosa significano le parole *qi* e *gong*?

**Che cos'è il "qi".** Nel cinese moderno la parola *qi* ha molti significati, e tra l'altro vuol dire "aria", con particolare riferimento all'aria inspirata. Ma nella lingua antica, e come componente della parola *Qigong*, ha un significato che potremmo tradurre con i termini "forza, energia", intendendo non solo l'energia dinamica ma anche la riserva energetica profonda e il substrato materiale su cui si basa.

Secondo i risultati di ricerche scientifiche, una persona esperta nell'arte del *Qigong* è in grado di emettere radiazioni infrarosse, elettricità statica, correnti di particelle, onde elettromagnetiche, radiazioni laser: l'insieme di tutte queste energie e di altre non ancora identificate forma sia il *qi* emesso all'esterno sia il *qi* interno, ossia l'energia che prende parte attiva ai processi vitali. L'origine da cui essa scaturisce rappresenta il potenziale energetico, che non possiamo in alcun modo vedere o misurare con i mezzi a nostra disposizione, ma solo conoscere intuitivamente. Secondo le funzioni del *qi* all'interno del corpo umano, esso è considerato come una sorta di messaggio insieme al suo portatore. Inoltre, si pensa che il portatore sia una sostanza indefinita, l'origine della forma, ossia della componente materiale, del corpo visibile.

Quindi *qi* non vuol dire solo inspirazione di ossigeno ed espirazione di anidride carbonica, ma rappresenta la somma delle capacità vitali di ciascun uomo. Nella pratica del *Qigong*, si parla di solito di "*qi* interno", o di "vero *qi*", per differenziarlo dall'aria. La teoria medica tradizionale cinese ritiene che il vero *qi* del corpo umano sia la forza motrice delle attività vitali. Perciò l'accumulo del *qi* in termini di *Qigong* si riferisce all'accumulo del *qi* interno.

Il *qi* interno può essere classificato in "*qi* di prima del cielo", ossia il "*qi* di prima di venire alla luce" (*prenatale*), e in "*qi* di dopo il cielo" ossia il "*qi* di dopo che si è venuti alla luce" (*postnatale*). I rapporti tra i due tipi sono che il *qi prenatale* è il motivo di forza della vita, mentre il *qi postnatale* è l'apporto materiale da cui dipende il mantenimento in vita. L'esistenza dell'uomo e tutte le sue attività sono motivate dal *qi prenatale* e quindi completate dal *qi postnatale*. Questi agiscono l'uno sull'altro e dipendono l'uno dall'altro, formando il *vero qi* necessario alle attività vitali del corpo.

**Che cosa significa "gong".** Attraverso il *Qigong* si agisce sul *qi* interno, promuovendone le funzioni e rendendolo "esuberante" all'interno del corpo umano: questo è il significato di *gong*.

In breve possiamo dire che il *Qigong* è un metodo di accrescimento del *qi*. La perseveranza di una persona nel praticare il *Qigong* si riflette nella sua volontà e nella sua determinazione. Eseguendolo a sbalzi non può dare buoni risultati; quindi la cosa piú importante nel praticare il *Qigong* è la *perseveranza*. Inoltre la *qualità* di esecuzione degli esercizi influisce direttamente sui risultati. Lo scopo è di accrescere il *qi* o, in altre parole, di "incoraggiare il vero *qi*". Avere abbastanza *qi* interno significa essere in ottima salute.

L'accrescimento del vero *qi* richiede tre tipi di azione: **1.** respirare il *qi essenziale e vitale*; **2.** mantenere la mente in stato di serenità; **3.** conservare gli organi in armonia. Questi tre tipi di azione mirano a temprare il "centro del pensiero", "il respiro" e "la struttura fisica", che sono conosciuti come i tre fattori essenziali del *Qigong*.

**Le tecniche della pratica del Qigong.** I metodi di pratica del *Qigong* variano a seconda delle differenti sezioni e scuole. In Cina sono sommariamente suddivisi in cinque scuole: la Scuola Taoista, la Scuola Buddista, la Scuola Confuciana, la Scuola Medica e la Scuola delle Arti Marziali.

Il metodo della Scuola Taoista considera "sia il corpo sia la mente" come il suo scopo dominante. Il metodo è detto "coltivare ambedue, la vita e la natura", vale a dire che si deve dare ugual importanza alla pratica del *Qigong* e alla contemplazione della natura.

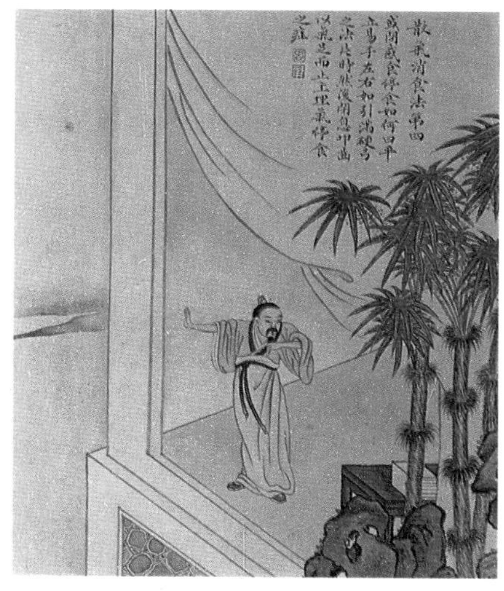

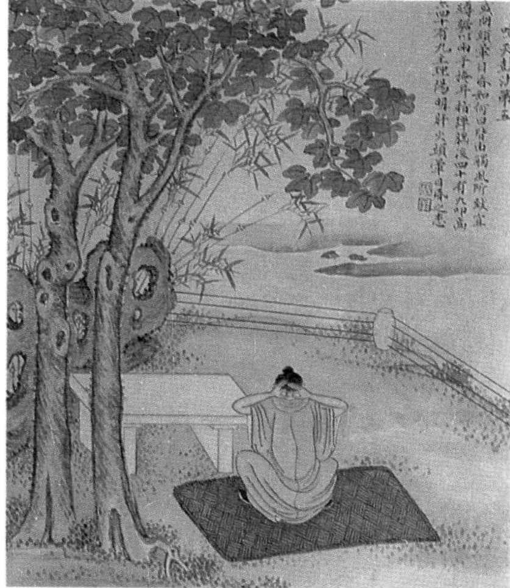

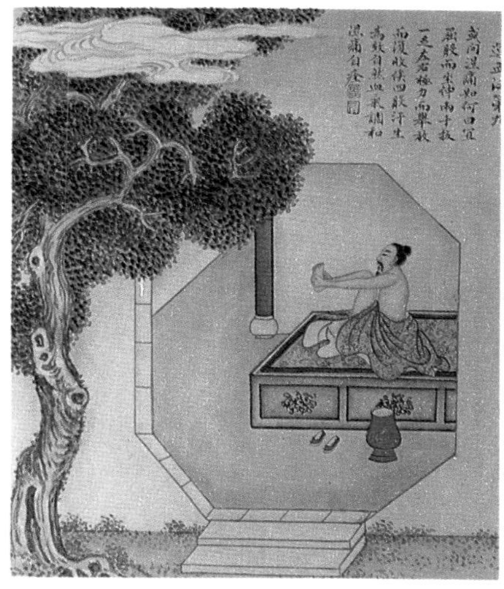

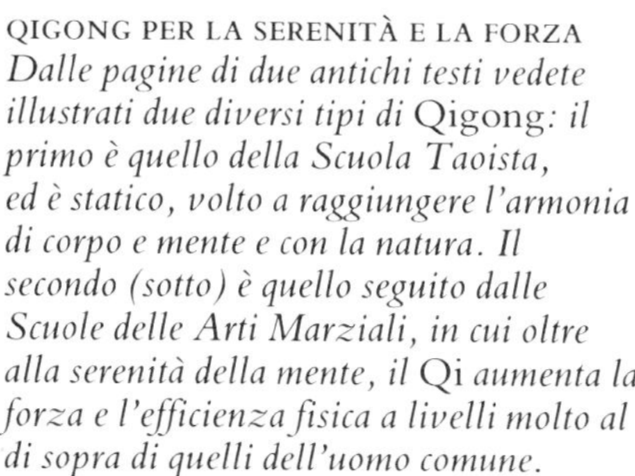

QIGONG PER LA SERENITÀ E LA FORZA
*Dalle pagine di due antichi testi vedete illustrati due diversi tipi di Qigong: il primo è quello della Scuola Taoista, ed è statico, volto a raggiungere l'armonia di corpo e mente e con la natura. Il secondo (sotto) è quello seguito dalle Scuole delle Arti Marziali, in cui oltre alla serenità della mente, il Qi aumenta la forza e l'efficienza fisica a livelli molto al di sopra di quelli dell'uomo comune.*

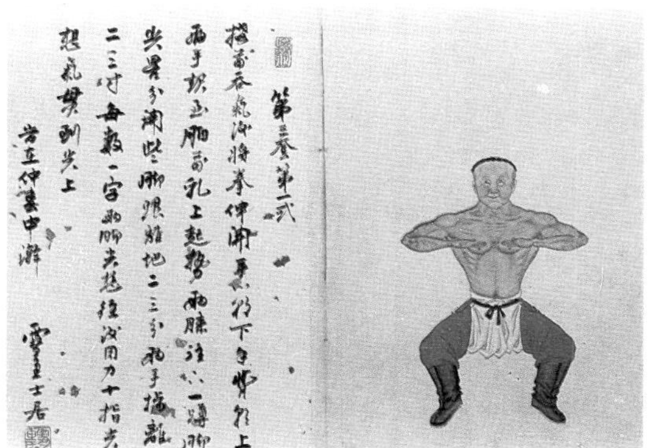

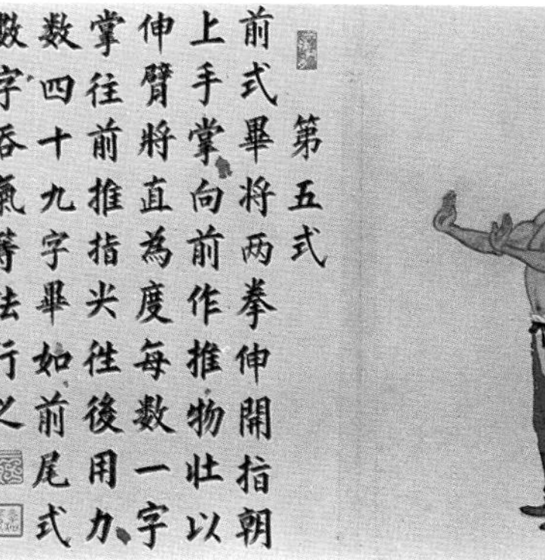


Il metodo della Scuola Buddista enfatizza "l'importanza del temprare la mente", per esempio non preoccupandosi del corpo.

Il metodo della Scuola Confuciana mette al primo posto il "regolare la mente". La "sincerità" e il "coltivare il carattere morale" stimolano il praticante a raggiungere lo stato di "riposo, calma e tranquillità".

Per la Scuola Medica lo scopo principale della pratica del Qigong è di curare le malattie, e questa scuola si occupa anche del miglioramento della salute e del prolungamento della vita.

La Scuola delle Arti Marziali enfatizza l'accrescimento della forza individuale per opporsi alle aggressioni mortali, attaccando i nemici per la propria difesa. Sebbene questo metodo abbia anche la funzione di prolungare la vita proteggendo la salute, per quanto ne concerne il mantenimento si differenzia largamente da quello delle altre scuole.

I vari metodi della pratica del *Qigong*, per quanto diversi siano, non vanno oltre i seguenti tre generi: il *Qigong* statico, il *Qigong* dinamico e il *Qigong* dinamico-statico. Il primo è quello che si svolge in stato di rilassamento e di concentrazione, in una posizione statica. Il secondo comprende delle serie di movimenti, piú o meno lunghe, da compiersi molto lentamente o molto velocemente: da esso nascono le ginnastiche, come il *taichiquan*, e le arti marziali.

Il terzo genere, che è anche il piú praticato, alterna le posizioni statiche con delle serie fisse di movimenti che hanno lo scopo di migliorare il flusso del *qi* nelle varie parti del corpo. Ogni serie di movimenti inizia con il rilassamento e la concentrazione in posizione eretta o seduta su una sedia, quindi c'è una serie di esercizi respiratori; segue la serie delle posizioni in movimento o dei massaggi, che si susseguono senza soste, come se fluissero l'una nell'altra. La serie si conclude con il ritorno nella posizione iniziale, con gli esercizi respiratori, il rilassamento e la concentrazione. Il movimento si apre e si chiude sempre con la stessa sequenza detta appunto di apertura e di chiusura, in cui gli esercizi di rilassamento e concentrazione si ripetono uguali ma in ordine inverso.

Tutti e tre i tipi di *Qigong* comportano tre aspetti di addestramento: della mente, della respirazione e del fisico. L'addestramento della mente comporta la guida e lo stimolo del pensiero (in cinese, *daoyin* mentale). Questo viene concentrato su un solo obiettivo, in modo che la corteccia cerebrale possa raggiungere uno speciale stato di inibizione ossia di riposo. Ciò è detto: "il mantenimento dello stato mentale dall'interno".

L'addestramento della respirazione si riferisce alla guida e allo stimolo del respiro (*daoyin* respiratorio). L'esercitare la respirazione comprende precisamente l'espirazione, l'inspirazione, l'inspirazione pro-

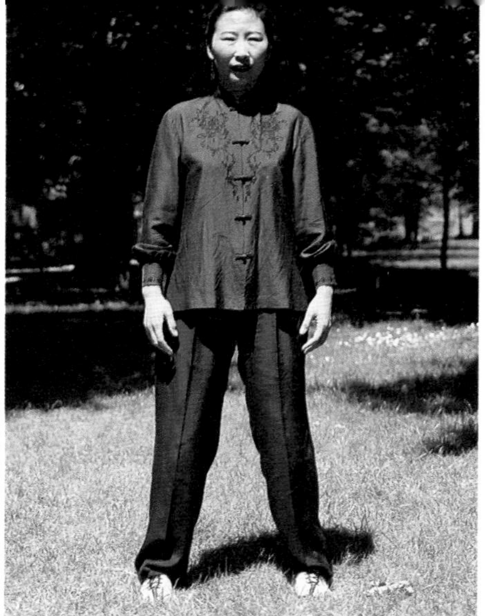

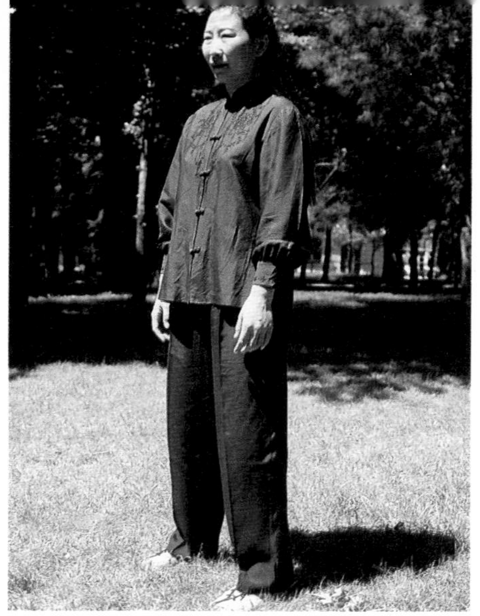

LA POSIZIONE FONDAMENTALE DEL QIGONG *La maestra Sun Qing pratica il* Quigong *in un parco di Madrid, dove vive. La posizione eretta, quieta e rilassata, è l'inizio e la fine di tutti gli esercizi in piedi, da eseguire di preferenza all'aperto, in comunione con la natura. Notate gli occhi socchiusi, il sorriso interiore, le gambe divaricate con le ginocchia appena flesse e tuttavia morbide; la nuca, le spalle, le braccia e la vita sono completamente rilassate in posizione naturale.*

fonda, il soffiare, l'aspirare e il trattenere il respiro.

L'addestramento del fisico significa la guida e lo stimolo in senso lato, che comporta diverse posizioni del corpo e l'esecuzione di movimenti a partire da una di esse (*daoyin* in generale).

Le posizioni, o tecniche, si possono dividere in sei tipi: di camminata, in piedi, seduti, sdraiati, in ginocchio e l'automassaggio.

**Come il Qigong cura le malattie.** Il *qi* scorre lungo delle vie, o "canali", e lungo delle ramificazioni che da essi si dipartono, dette appunto "collaterali". Il corpo umano possiede un sistema speciale che collega la superficie con l'interno, le parti piú alte del corpo con quelle piú basse, e unisce tutti gli organi interni.

I canali e i loro rami collaterali non sono né vasi sanguigni né nervi. In cinese si chiamano *Jing Luo*. Il termine canale (*jing*) significa "percorso". I canali sono anche detti "condotti di energia" e formano i tronchi principali di questo sistema di scorrimento. Il termine *luo*, tradotto con "collaterale", in realtà significa "rete". I collaterali sono ramificazioni dei canali. I canali e i collaterali percorrono l'intero corpo, collegandone le varie parti.

In condizioni normali, il *qi interno* scorre nella rete dei canali per compiere le proprie funzioni; ma quando i canali o i collaterali sono ostruiti, l'uomo si ammala. Di fronte a una malattia è necessario dragare i canali, impiegando una forza particolare. La medicina, l'agopuntura e il massaggio sono terapie che applicano una forza esterna per dragare i canali e i collaterali. Con il *Qigong*, invece, si dragano i canali e i collaterali senza ricorrere ad aiuti esterni, ma da sé, utilizzando la propria forza individuale, riuscendo cosí a curare molte malattie.

Nel *Nei Jing* (*Canone di medicina interna dell'Imperatore Giallo*), che è il piú antico trattato di medicina cinese, si dice: "Quando la mente è tranquilla e vuota, il vero *qi* sarà ai vostri ordini. Se si mantiene una mente sana, il pericolo di malattia volgerà in sicurezza". Infatti la fonte del vero *qi* è strettamente legata alla tranquillità e al vuoto della mente, il che in termini di *Qigong* significa "essere rilassati, tranquilli e naturali". Vediamo cosí che la quiete mentale è naturalmente la prima condizione per promuovere la circolazione del *qi interno*.

La pratica del *Qigong* non è solo un metodo per rendere i canali e i collaterali pervi e per favorire il flusso del *qi*, ma è anche una norma di vita, il modo di esprimere e rendere possibile il nostro desiderio di vivere sani o di vincere disturbi o malattie. Come risultato si ha la capacità di prevenire le malattie, potenziare la salute e prolungare la vita.

Il *Qigong* segue il principio informatore della medicina tradizionale cinese, secondo il quale si deve sempre considerare il malato nella sua interezza, regolare tutte le funzioni e procedere alla diagnosi e alla cura in base a un'analisi completa della malattia e della condizione del paziente; di conseguenza una cura rigidamente sintomatica è sconsigliata. Per mantenere o riconquistare la salute per mezzo del *Qigong*, il metodo generale è quello di iniziare con l'osservazione di tutti i canali e dei collaterali, degli organi e del *qi interno*. Esistono anche particolari esercizi studiati per curare delle malattie specifiche, ma dovranno essere appresi e praticati solo in un secondo tempo: solo quando il *qi interno* scorre senza intoppi, abbondante e prospero, aumentano la forza e la possibilità di lotta e di difesa contro una specifica malattia.

## La posizione eretta, quieta e rilassata

L'essere capaci di comprendere a fondo, di assumere e di mantenere a lungo questa posizione rappresenta la base della pratica e dell'apprendimento delle tre forme di *Qigong*. È di per sé stesso uno dei piú completi ed efficaci metodi di rilassamento e di concentrazione, permettendo e favorendo lo scorrere del *qi* in tutti i canali, armonizzando le varie parti del corpo, agendo a fondo e in tempi brevi sullo schema corporeo, inducendo un profondo e duraturo stato di quiete. È bene tentare questa posizione solo dopo che saremo in grado di assumere con scioltezza le posizioni erette naturali e quelle da seduti, riuscendo a rilassarci bene e con facilità: infatti tale posizione richiede già una certa coscienza di sé e un buon controllo del fisico. L'apprendimento e la pratica di questa posizione sono particolarmente adatti come preparazione alle ginnastiche, specie per chi voglia apprendere il *Taichiquan* o le arti marziali, siano esse cinesi o giapponesi.

Inizialmente sarà necessario concentrare la mente sui movimenti occorrenti ad assumere la posizione, movimenti che corrispondono alle fasi del rilassamento. Poi la mente dovrà essere completamente sgombra da ogni pensiero, secondo la norma che solo quando la mente è tranquilla e vuota, il *qi* interno può essere guidato.

**I 18 passi necessari per assumere correttamente la posizione.** Si svolgono in quattro sequenze.

**1.** In posizione eretta, con i piedi paralleli, divaricati quanto sono larghe le spalle, fate cadere il peso nel punto dove cade la perpendicolare che passa tra i due malleoli.

**2.** Contraete leggermente i muscoli anteriori della coscia per fare risalire le rotule, e contemporaneamente flettete un poco le ginocchia.

**3.** Allargate il piú possibile le ginocchia, poi ruotatele verso l'interno fino a farle toccare per riportarle subito nella posizione da cui siete partiti. Con questo movimento fate ruotare e allargate l'attaccatura delle cosce, all'inguine.

**4.** Rilassate le anche lasciando cadere leggermente le natiche, quasi fossero divenute improvvisamente pesanti.

Questa prima sequenza serve a rilassare gli arti inferiori. La rotazione dell'attaccatura della gamba ne è il punto chiave.

**5.** Tirate indentro e verso l'alto la parte inferiore dell'addome, subito sopra il pube, senza contrarla con forza ma compiendo un movimento naturale.

**6.** Sollevate quasi impercettibilmente l'ano e la regione perineale, solo con la forza del pensiero, senza contrarre la muscolatura. Dovrete avvertire una leggera sensazione di fresco, mentre la contrazione muscolare dà una sensazione di calore o di leggero bruciore.

**7.** Per rilassare la vita, mantenendo la schiena eretta e le anche rilassate, sollevate leggermente le spalle e lasciatele ricadere immediatamente; quindi espirate profondamente (la vita sarà rilassata!). Il rilassare la vita rappresenta il punto chiave del rilassamento, perché permette al *qi* di discendere fino al *dantian* e di percorrere la persona in tutti i sensi.

**8.** Rilassate il petto come se voleste svuotarlo, incavando lo stomaco e ruotando leggermente i gomiti all'infuori. Fate attenzione a non incavare il petto espirando né a spingerlo in fuori durante l'inspirazione: se inspirando il petto rimane piano, l'espansione toracica avverrà su tutta la circonferenza, dilatando le costole, e l'aria potrà scendere liberamente verso l'addome.

**9.** Raddrizzate la schiena stirandola in modo da aver la sensazione che le scapole si aprano. I due movimenti di svuotare il petto e di raddrizzare la schiena, quasi contemporanei, calmano il cuore e i polmoni, rendendone dolci i movimenti.

I cinque passaggi precedenti sono necessari a rilassare il tronco. Il rilassamento della vita ne è il punto chiave.

**10.** Rilassate l'articolazione delle spalle, lasciandole cadere morbidamente, in maniera naturale, senza spingerle né in avanti né indietro. Avrete la sensazione che le braccia cadano e anche il collo si rilasserà.

**11.** Flettete leggermente i gomiti e poi lasciateli ricadere come se aveste qualcosa appeso con un filo all'articolazione.

**12.** Rilassate i polsi, incavando il palmo della mano e abbandonando naturalmente le dita in posizione semiflessa. Le mani devono essere morbide; la flessione delle dita non è forzata.

**13.** Incavate le ascelle (questo è un punto fondamentale di tutto l'esercizio, che può risultare un po' difficile per noi occidentali). Il cavo ascellare è attraversato da canali molto importanti, che scendono poi lungo il lato interno del braccio; appoggiando il braccio al corpo se ne impedisce il libero flusso. Inoltre, incavando l'ascella, si corregge la posizione della schiena e delle scapole, aumentando il volume intratoracico. Per svuotare le ascelle "in modo che vi sia spazio sufficiente a contenere un uovo", ruotate leggermente i gomiti all'infuori, volgendo in avanti il dorso delle mani mentre il palmo scivola leggermente all'indietro, poi lasciateli ricadere. Fate attenzione a non muovere l'articolazione della spalla che deve rimanere ben rilassata.

I quattro passaggi precedenti sono essenziali per rilassare gli arti superiori. L'incavare le ascelle ne costituisce il punto chiave.

**14.** Sospendete la testa: tenetela come se fosse sospesa con un filo al punto *baihui*, situato al sommo del capo all'altezza della linea che congiunge le punte superiori delle orecchie. Questo è il punto piú alto dell'uomo, perpendicolare al cielo. Per poter "sospendere" la testa è necessario che questa sia assolutamente dritta, esattamente in mezzo alle spalle: questa posizione aiuta a mantenere l'intero corpo eretto. Inoltre, la testa deve essere vuota. E appunto sospendere la testa ha nello stesso tempo lo scopo di mantenerla vuota, secondo l'insegnamento del famoso maestro taoista Zhuangzi (scritto anche Chuang-tzu). Egli disse che colui che vuole raggiungere la conoscenza della vita e la pace spirituale che portano alla longevità deve essere come una tazza vuota, pronta per essere riempita dalla saggezza. In questo modo il *qi* potrà scorrere liberamente verso l'alto per nutrire il cervello.

**15.** Spingete leggermente indietro il mento, per rendere cava la bocca e permettere all'aria inspirata attraverso il naso di scendere liberamente. Questo movimento è indispensabile per sospendere la testa.

**16.** Abbassate leggermente e dolcemente le palpebre, in modo da permettere a un raggio di luce di penetrarvi. I maestri di Qigong indicano questo movimento con la frase "abbassate le tende". Se gli occhi sono completamente chiusi, vi è tensione nei muscoli delle palpebre e gli occhi non possono rilassarsi completamente.

**17.** Chiudete dolcemente le labbra, senza serrarle; al contrario, atteggiate la bocca al sorriso che si rifletterà anche nel vostro spirito.

**18.** Appoggiate la lingua contro il palato. In tal modo si stabilisce un contatto e si permette il passaggio del *qi* tra due canali che giungono all'interno della bocca attraversando uno la linea mediana anteriore, l'altro la schiena in corrispondenza della colonna vertebrale. Secondo le teorie mediche cinesi, lo scorrere del *qi* in questi canali è molto importante e il loro congiungersi è indispensabile al raggiungimento dell'equilibrio e per favorire la vitalità. Il mantenere la lingua in questa posizione favorisce inoltre la secrezione della saliva, che dovrà essere inghiottita senza sforzo per mantenere umida la gola e per migliorare le funzioni digestive.

Gli ultimi cinque stadi, che formano la quarta sequenza, sono necessari per rilassare la testa. Il sospendere la testa ne rappresenta il punto chiave.

**La formula essenziale.** Durante la pratica del *Qigong* si ricorre all'aiuto di speciali formule che accompagnano ogni esercizio. Queste formule riassumono il significato dell'esercizio, ne sottolineano i punti salienti e, grazie alla particolare musicalità della lingua cinese, composta solo di monosillabi ciascuno pronunziato con un marcato tono vocale, formano quasi una musica molto ritmata di accompagnamento all'esercizio, che ne favorisce l'esecuzione. Di solito una gentile musica di sottofondo aiuta ulteriormente a mantenere i ritmi respiratori e a concentrarsi.

In passato la formula era pronunziata dal maestro o da uno degli allievi che non prendeva parte all'esercizio, mentre uno o piú suonatori eseguivano le musiche adatte. Oggi i maestri usano spesso dei nastri registrati su cui hanno inciso la formula e la musica di sottofondo, oppure solo quest'ultima.

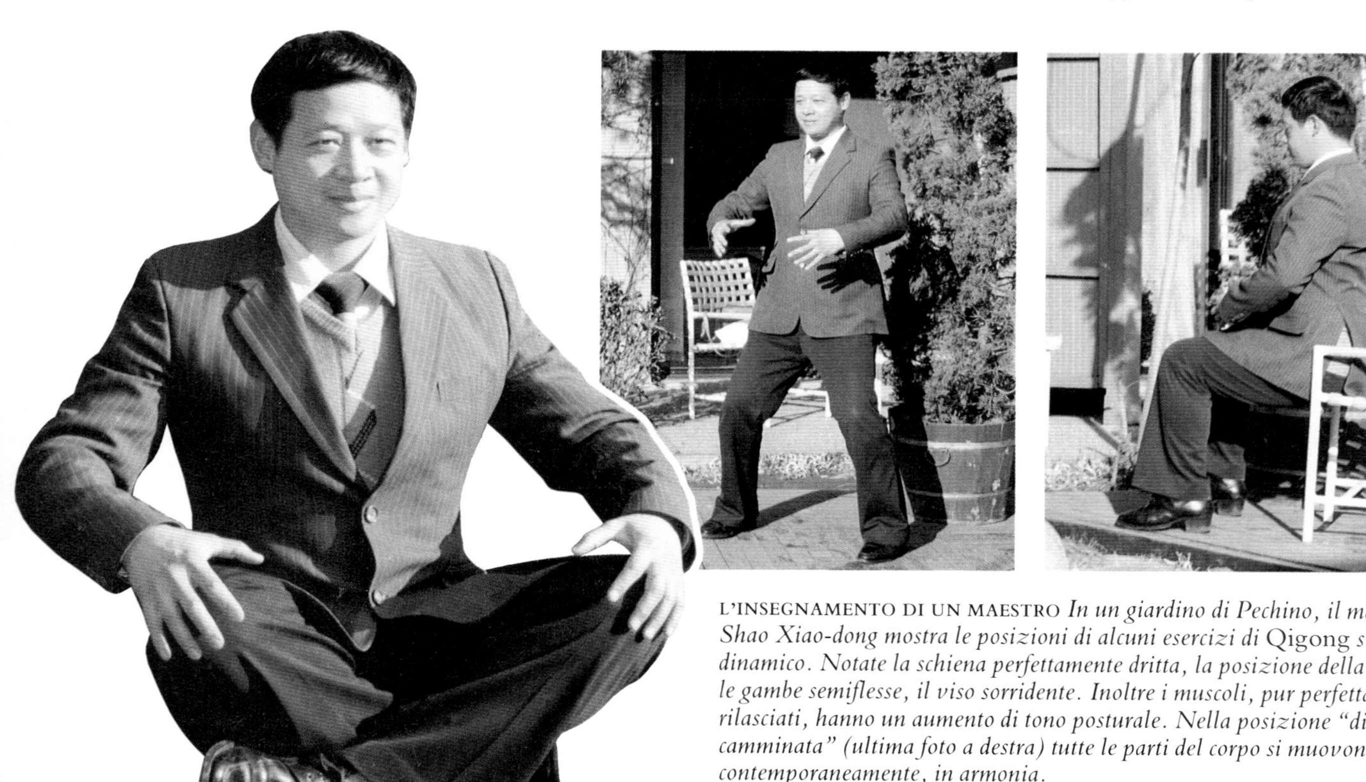

L'INSEGNAMENTO DI UN MAESTRO *In un giardino di Pechino, il maestro Shao Xiao-dong mostra le posizioni di alcuni esercizi di Qigong statico-dinamico. Notate la schiena perfettamente dritta, la posizione della testa, le gambe semiflesse, il viso sorridente. Inoltre i muscoli, pur perfettamente rilasciati, hanno un aumento di tono posturale. Nella posizione "di camminata" (ultima foto a destra) tutte le parti del corpo si muovono contemporaneamente, in armonia.*

La formula della posizione eretta, quieta e rilassata è la seguente:

« *Tieni la colonna eretta,*
*sospendi "baihui".*
*Rientra il mento, chiudi le labbra,*
*tocca l'arco dei denti con la punta della lingua.*
*Lascia cadere le palpebre superiori,*
*lascia che gli occhi guardino avanti.*
*Rientra il petto e rilassa la vita*
*e cosí pure le anche.*
*Tieni ambedue i gomiti in fuori*
*per svuotare le ascelle.*
*Rientra il bassoventre e solleva l'ano*
*senza sforzo di sorta.*
*Fletti le ginocchia, ruotale in fuori*
*e poi all'interno per ruotare l'inguine.*
*Poggia fermamente sui piedi distesi*
*col peso equamente distribuito.*
*In questa posa, poni attenzione*
*alla morbidezza, alla rotondità, all'eguaglianza* ».

Secondo questa formula, i punti salienti su cui concentrarsi sono la morbidezza e la rotondità. Rotondità significa che non vi sono un inizio e una fine, ma l'energia scorre incessantemente come all'interno di una sfera: tutti i movimenti dell'universo sono circolari, di conseguenza anche quelli interni all'uomo.

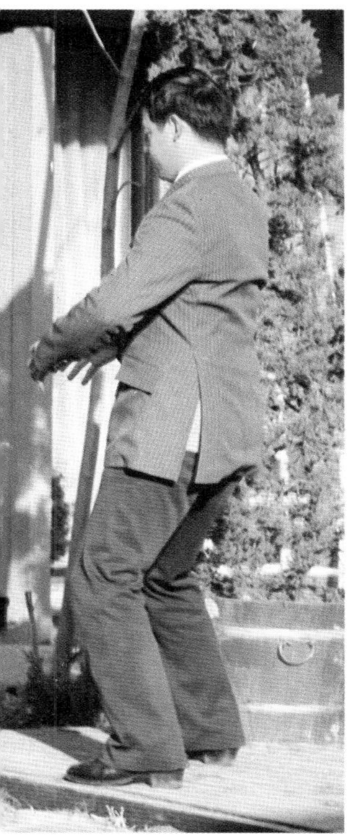

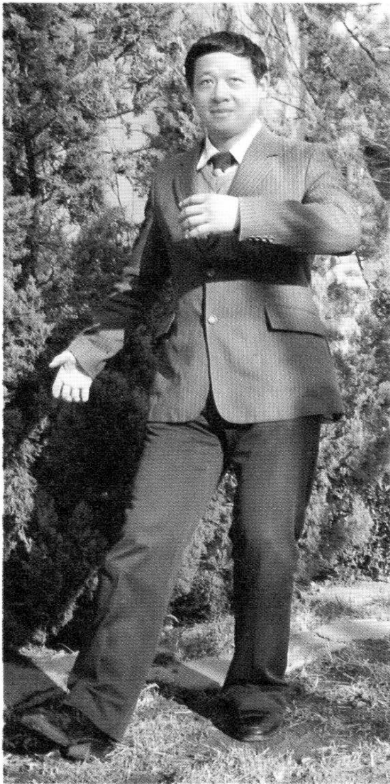

Come si può vedere, la formula inizia a descrivere la posizione dall'alto, mentre la spiegazione per l'esecuzione inizia dai piedi e risale fino alla testa. In pratica dovrete eseguire la posizione seguendo i 18 passi, dal basso verso l'alto, e poi controllarla mentalmente, mediante la formula, dall'alto in basso. Attraverso questa procedura si raggiunge la quiete mentale e si fa scorrere l'energia vitale prima verso l'alto per poi riportarla in basso.

**Significato e azione della posizione eretta, quieta e rilassata del Qigong.** Le prime volte che tenterete di seguire i 18 passi necessari a raggiungere il completo rilassamento, che è lo scopo principale dell'assumere questa posizione, vi sarà difficile: rilassando una parte contrarrete l'altra, o, senza accorgervene, perderete la posizione assunta. Uno dei passi piú difficili è mantenere le gambe rilassate, restando con il ginocchio leggermente piegato e tutto il peso sul piede, nel punto indicato. Di solito le cosce si irrigidiscono e quando si arriva a sospendere la testa, o anche prima, ci si sente stanchissimi, con le gambe tremanti. Spesso ci si ricopre di sudore e nelle ore successive all'esercizio è facile emanare cattivo odore o avere urine e feci con odore forte e sgradevole.

Solo quando si riuscirà a completare la sequenza e a mantenere la posizione correttamente, improvvisamente il rilassamento sarà totale e si sarà pervasi da un meraviglioso senso di leggerezza, quasi di immaterialità. Nell'eseguire la posizione non si suda piú, il cattivo odore scompare, le urine divengono chiare e abbondanti, il sonno profondo e ristoratore. Quando si raggiunge questo stadio e si riesce ad assumere la giusta posizione nel giro di pochi minuti, sarà facile mantenerla per un certo tempo, che potrà variare da 5-10 minuti a mezz'ora o piú. I praticanti di *Qigong* stanno in questa posizione anche alcune ore ogni giorno.

All'inizio le sensazioni di dolore e di fatica saranno difficili da sopportare e la tentazione di rinunciare sarà forte. Solo perseverando, correggendo continuamente le posizioni delle diverse parti del corpo col riandare mentalmente alle 18 fasi di rilassamento, sarà possibile raggiungere il risultato sperato. Si deve tenere presente che il dolore e la tensione insorgono laddove vi è debolezza o un impedimento allo scorrere del *qi*; perciò insistere fino al superamento del dolore, o della tensione, rappresenta lo sforzo necessario a ristabilire il libero fluire del *qi* e a riportare forza laddove è necessaria. Perseverando oltre questo punto, rafforzeremo l'intero organismo, aumenteremo la nostra capacità di difesa non solo rispetto alle aggressioni fisiche ma anche rispetto a quelle psico-emotive.

# Il massaggio

*Da un istinto naturale nasce l'antichissima arte del massaggio: il neonato ne compie i primi incerti movimenti quando va alla scoperta di sé stesso, grandi e piccini premono o sfregano energicamente le zone dolenti. Nei reperti archeologici e negli antichi testi delle piú disparate civiltà si vedono persone intente a praticare quest'arte. Apprenderne le manualità piú semplici vi aiuterà ad affrontare tante piccole emergenze, mentre imparare le sequenze di un completo automassaggio vi offrirà la possibilità di mantenere il vostro fisico in buona forma, di scaricare molte tensioni, oltre naturalmente a rendere la cute morbida ed elastica.*

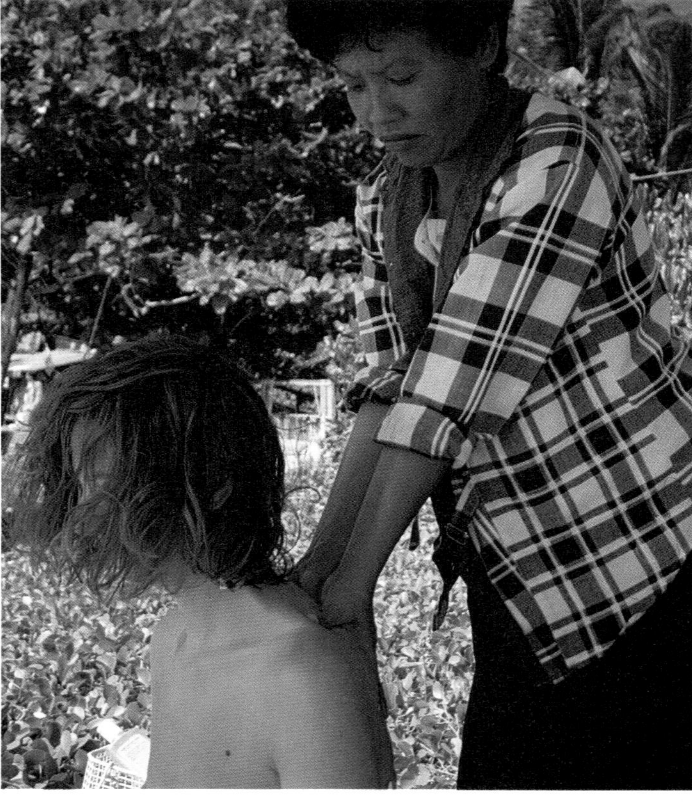

IL MASSAGGIO TRADIZIONALE THAILANDESE *Di antica tradizione, è legato alla vita stessa del popolo. Come quello cinese, ha scuole diverse: le due principali sono quella connessa alle arti marziali e quella medica, per la prevenzione e la cura, che fa capo a centri come il Tempio di Vat Poh, a Bangkok. Da lí proviene questa massaggiatrice, che pratica la propria arte su una spiaggia dell'isola di Phuket.*

Se osservate un bimbo piccolo che è caduto o ha urtato qualcosa, vedrete che la sua prima reazione spontanea consiste nel massaggiare o premere la parte dolente. Di solito non piange neanche: lo fa solo se si sente oggetto dell'attenzione di un adulto. La reazione naturale a un dolore di non grande intensità consiste quindi nel somministrare il piú antico e semplice dei metodi curativi: il massaggio, cioè il complesso di movimenti e di pressioni piú o meno intense praticati sul corpo, di solito con le mani, ma anche con i piedi, con oggetti diversi o particolari mezzi meccanici.

Siccome non tutte le tecniche di massaggio possono essere praticate da una persona su sé stessa, cosí come non tutte le parti del corpo sono raggiungibili con l'automassaggio, per ottenere particolari effetti terapeutici sarà necessario rivolgersi a massaggiatori professionisti. La scelta di un massaggiatore o di una massaggiatrice dipende dallo scopo che vogliamo raggiungere: un risultato di tipo estetico, il mantenimento o il miglioramento della salute, la cura di una determinata malattia o di parte del corpo. Determinante è anche il tipo di tecnica; infatti oggi la possibilità di scelta si è molto ampliata dopo che si sono incominciate a conoscere e diffondere tecniche diverse da quelle praticate in passato, in modo particolare quelle orientali. Esse fanno parte di medicine tradizionali (cinese, indiana, tibetana, thailandese), che hanno sviluppato nel corso della propria lunga storia delle complesse teorie e numerose tecniche particolari di massaggio e, piú in generale, di *kinesiterapia*, termine derivato dal greco che significa *cura con il movimento*.

Trattandosi di una terapia che si esplica attraverso il movimento, le azioni e le modalità del massaggio possono essere meglio comprese facendo riferimento a quanto abbiamo detto sulla fisiologia del movimento, sulle teorie delle medicine indiana e cinese (in particolare sulla teoria dello scorrimento dell'energia nei *canali* e *collaterali*), sulle teorie e sulle tecniche del rilassamento. Sarebbe perciò utile leggere i relativi capitoli prima di approfondire questo argomento: vi risulterà cosí piú chiaro, permettendovi di applicare con successo il massaggio e l'automassaggio.

**Un po' di storia.** Il massaggio si basa su una serie di movimenti istintivi: sfregare una parte dolente, picchiettare un arto intorpidito, frizionare energicamente una parte fredda, azioni da cui provengono le tre tecniche fondamentali del massaggio: *sfioramento*, *picchiettamento* o *percussione*, *strofinamento*.

Presso la maggior parte dei popoli primitivi, da questi movimenti istintivi si sono evolute manualità e tecniche piú complesse, spesso con l'impiego di strumenti atti ad aiutare l'azione delle mani o dei piedi. La prima documentazione scritta sull'impiego del massaggio per migliorare la salute si trova in Cina, dove questa tradizione è continuata ininterrotta fino ai giorni nostri. Nel corso di millenni, il massaggio entra a far parte non solo delle pratiche mediche, ma anche del *Qigong* e delle altre pratiche volte a ottenere la perfetta armonia fra corpo e spirito e pertanto la longevità. Il massaggio viene eseguito da persone esperte ma già nel primo millennio a.C. è particolarmente raccomandato e diffuso l'automassaggio, non solo del corpo in generale, bensí in special modo dei canali e dei punti di agopuntura, tenendo conto del flusso dell'energia. L'abitudine all'automassaggio entra cosí a far parte profondamente della cultura del popolo cinese, viene insegnata ai bimbi negli asili e nelle scuole, e alle persone anziane in appositi centri.

Anche nell'India del primo millennio a.C. le pratiche del massaggio sono ben documentate, spesso abbinate alle unzioni e alle pratiche respiratorie. In questa cultura il massaggio viene inteso e consigliato particolarmente per il suo effetto purificatore, non solo del corpo ma anche dello spirito, due entità interdipendenti e inscindibili.

I Greci praticavano soprattutto il massaggio sportivo, prima e dopo le attività ginniche e le competizioni, benché Ippocrate ne avesse sottolineato gli effetti curativi e lo considerasse una parte importante del cosiddetto "regime risanante", ovvero dell'insieme di pratiche e terapie che solo può portare al recupero della salute.

Presso i Romani il massaggio veniva praticato nelle terme, prima e dopo i bagni: ne erano particolarmente apprezzate le virtú di rilassare e tonificare i tessuti, di purificare l'organismo, oltre a quelle piú propriamente curative. I massaggiatori che lavoravano nelle terme erano spesso esperti terapeuti, cosicché l'uso di sottoporsi a bagni e massaggi quotidiani come vere e proprie cure precoci era un'ottima prevenzione per molte affezioni e malattie. Tuttavia, nell'Occidente greco-romano, il massaggio non assurse mai alla raffinatezza e alle estese indicazioni cliniche che, nella stessa epoca, attribuivano a esso le medicine orientali.

La medicina medievale e la stessa Scuola Salernitana non fanno menzione dell'impiego del massaggio né a scopo curativo né per favorire il mantenimento della salute. In Europa, per lunghi secoli le pratiche del massaggio, delle ginnastiche e di tutte le cure attraverso il movimento restano vive solo grazie alla tradizione popolare. I massaggi vengono praticati soprattutto dai guaritori, suscitando cosí lo scetticismo e lo sdegnoso rifiuto della maggior parte dei medici, senza perdere per questo il favore della gente che a queste cure si è affidata volentieri fino a tempi molto recenti. Nelle campagne, per risolvere dolori e malattie muscolo-articolari, piuttosto che alla medicina ufficiale ci si rivolgeva di preferenza ai guaritori, alcuni dei quali applicavano tecniche antichissime di diagnosi e di cura, ottenendo risultati tali che dovrebbero indurre la scienza ufficiale a recuperarle e farle oggetto di studio anziché scartarle aprioristicamente come si è fatto finora.

Dobbiamo arrivare al secolo scorso perché la medicina europea, soprattutto grazie all'opera di Svedesi e Olandesi, ritorni all'impiego del massaggio come pratica terapeutica. Vengono definiti e descritti le tecniche e i modi di esecuzione e si creano differenti scuole. Pur attribuendo al massaggio azioni piú o meno profonde e dando la preferenza all'una o all'altra manualità, fondamentalmente ancor oggi le scuole mediche occidentali applicano il massaggio quasi esclusivamente per curare i tessuti esterni di sostegno: la pelle, il sottocutaneo, i muscoli, i tessuti periarticolari. Al contrario le medicine orientali applicano il massaggio anche per curare gli organi interni e per la sua azione generale sul metabolismo. Fa eccezione il cosiddetto "massaggio connettivale", messo a punto dalla fisioterapista tedesca Dicke, con il quale si agisce sugli organi interni.

In Occidente, sia i metodi diagnostici sia le manualità si basano su constatazioni puramente casuali ed empiriche, oltre che molto limitate, mentre le medicine orientali mettono a nostra disposizione dati teorici sicuri e sperimentazioni di millenni, offrendo una molteplicità di applicazione e

*(segue a pag. 392)*

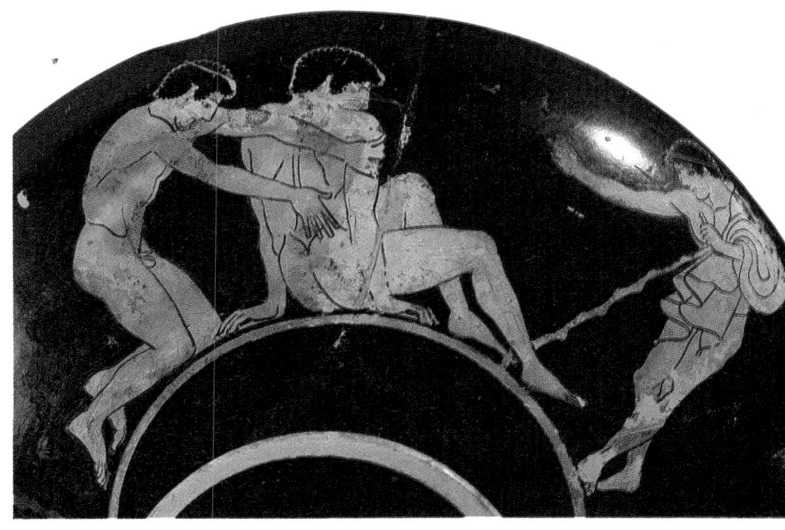

IL MASSAGGIO DEGLI ATLETI *Nell'antica Grecia, il massaggio era legato alle pratiche ginniche. In questo vaso greco, conservato al Museo di Villa Giulia a Roma, è visibile un massaggiatore intento alla propria opera.*

# Le tecniche dell'automassaggio

Alcune manualità del massaggio possono essere attuate solo da massaggiatori professionisti; altre, piú semplici, potete impararle voi stessi e applicarle nell'automassaggio o per massaggiare altri. Quelle illustrate qui comprendono sia manualità impiegate normalmente in Occidente, sia manualità proprie delle medicine orientali.

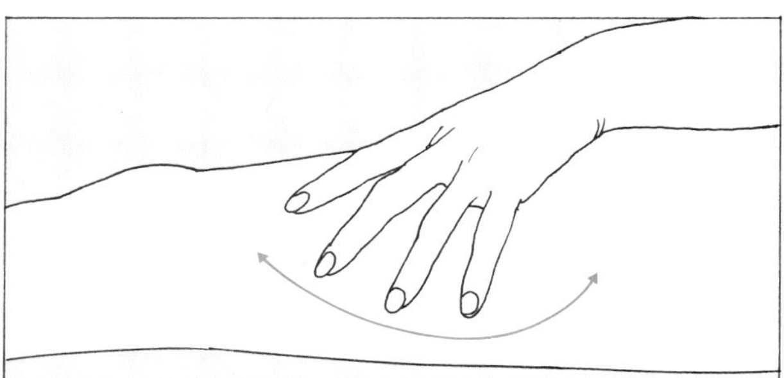

**1. Lo sfioramento con il palmo della mano.** Con la mano, o ambedue le mani piatte, si sfiora la pelle con movimento ritmico e costante, senza usare molta forza; i movimenti devono essere lenti, in senso orario, mantenendo il continuo contatto con la parte da massaggiare (*vedi qui sopra*). Lo sfioramento si usa all'inizio e alla fine di ogni massaggio.

**2. Lo sfioramento con i polpastrelli.** Simile per forza e modalità a quello effettuato con il palmo della mano, si usa per piccole zone (*a destra*), per il viso, sui punti o lungo i canali di agopuntura. Lo sfioramento porta energia alla parte, scaldandola, rilassandola e, se protratto a lungo, tonificandola.

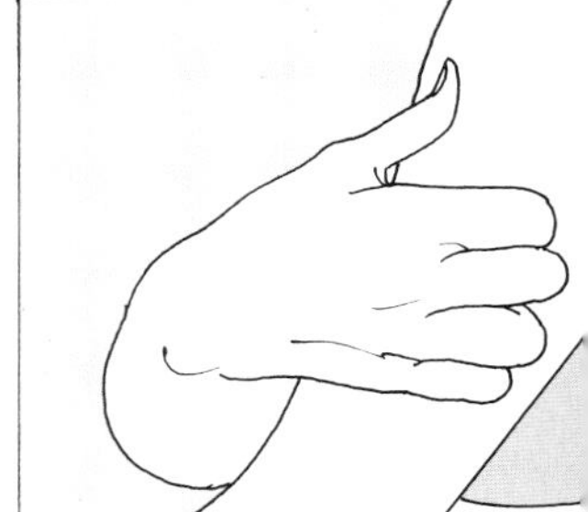

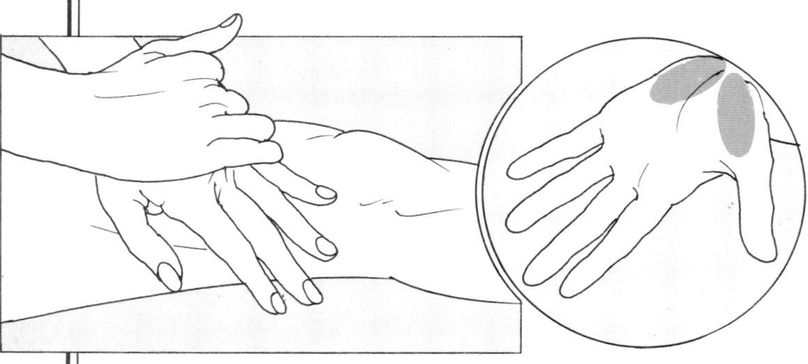

**3. Lo strofinamento con il palmo della mano.** Simile allo sfioramento, viene applicato con molta maggior forza e con movimenti sia rotatori sia longitudinali. Per aumentare la pressione, si pone l'altra mano su quella che opera il massaggio (*a sinistra*). La pressione si esercita specialmente con le eminenze *thenar* e *ipothenar* (*a destra*).

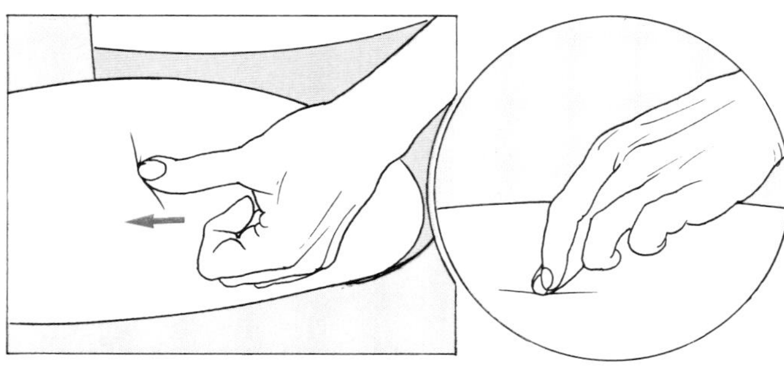

**4. La frizione con i polpastrelli.** Consiste in un energico sfregamento cutaneo esercitato longitudinalmente o lungo le docce ai margini delle ossa, con il polpastrello del pollice (*sopra a sinistra*), o del medio "a cavalcadito", come mostrato a destra. Di norma si inizia con una frizione piú leggera che poi si approfondisce, per alleggerirla nuovamente verso la fine.

**5. La frizione con le dita ad anello.** Per massaggiarsi da soli la parte inferiore della schiena e i lombi, unite pollice e indice a formare un anello (*sotto a destra*), mentre le altre dita unite esercitano una pressione sull'indice (*sotto a sinistra*). In questo modo potrete frizionare le parti con la necessaria forza e velocità.

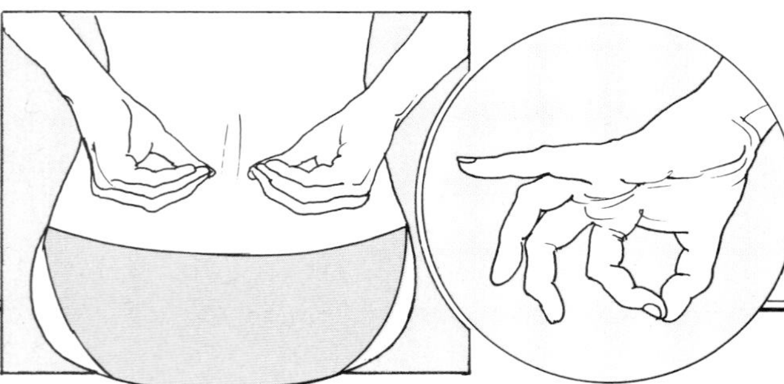

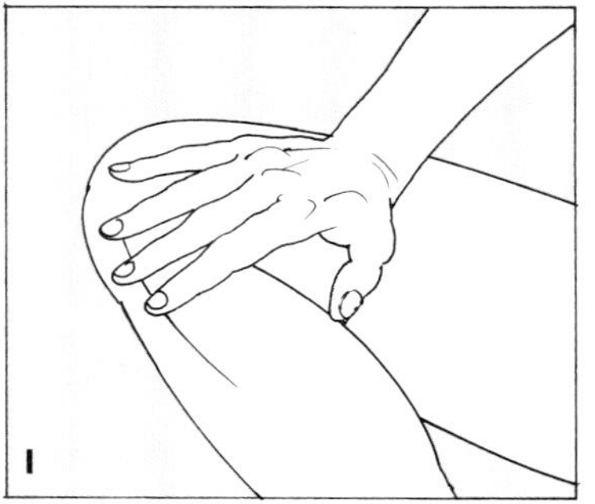


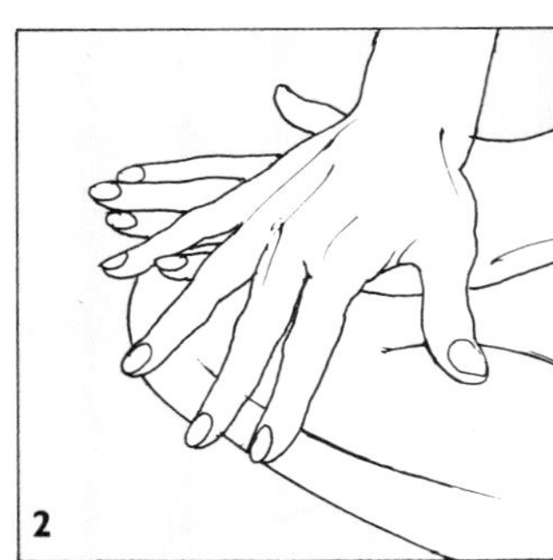


**6. La pressione con il palmo della mano.** Si può effettuare con una sola mano (*1*), a mani sovrapposte (*2*) o a mani contrapposte (*3*). La pressione iniziale è leggera per poi aumentare gradatamente fino alla forza desiderata, che si mantiene per un certo tempo; infine viene rilasciata a poco a poco.

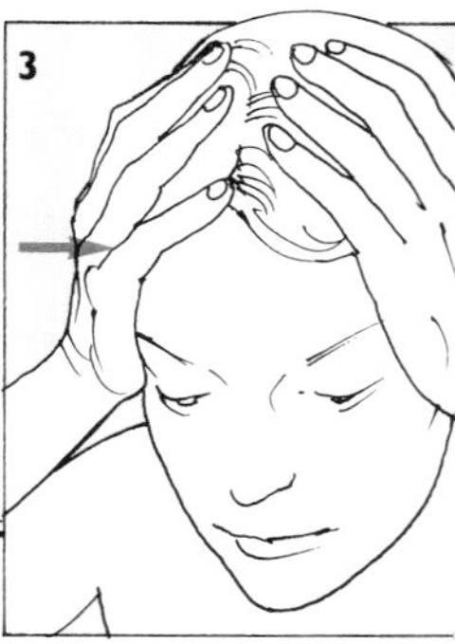

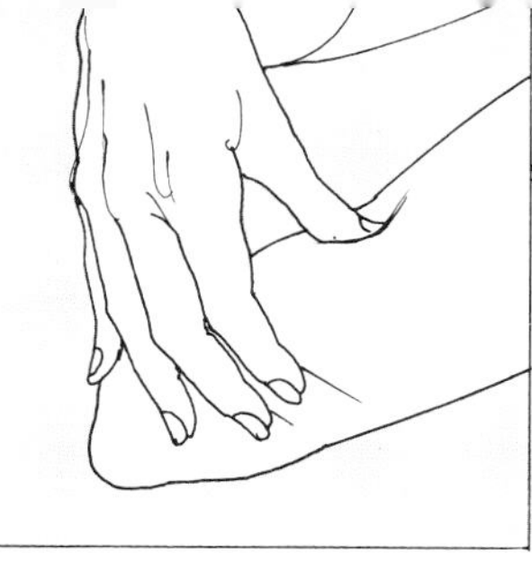

**7. La pressione con i polpastrelli.** Si esercita sui punti di agopuntura o su punti dolenti con i polpastrelli dei pollici. La pressione è dapprima leggera, poi via via piú profonda, commisurata all'intensità del dolore. Se il punto è molto dolente, esercitate delle pressioni lievi in rapida sequenza, senza tuttavia mai sollevare i polpastrelli dalla cute.

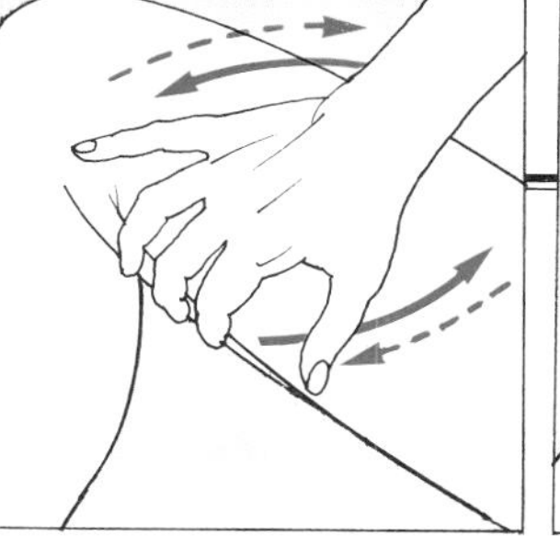

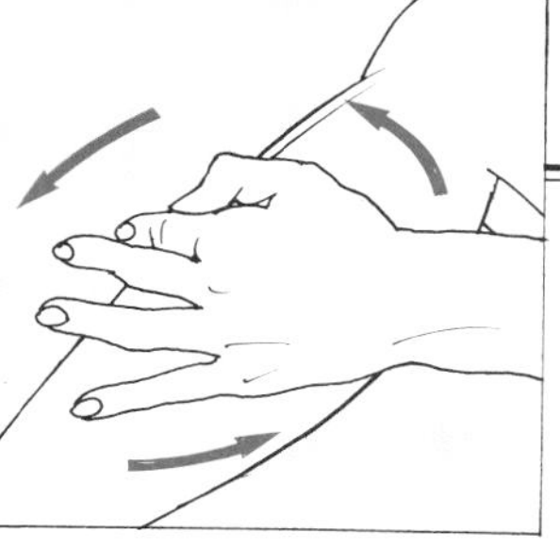

**8. L'impastamento e la vibrazione con il palmo.** Tenendo appoggiato il palmo della mano sulla pelle, si eserciti una pressione leggera mentre si compiono dei movimenti rotatori in modo da far scorrere i tessuti sul piano sottocutaneo. Il movimento è piú lento nell'impastamento e molto veloce nella vibrazione, in senso orario o antiorario. La vibrazione può essere effettuata servendosi di piccoli apparecchi elettrici.

**9. L'impastamento e la vibrazione con i polpastrelli.** I movimenti e la forza esercitati sono uguali a quelli descritti per l'impastamento e la vibrazione con il palmo; si useranno i polpastrelli dei pollici o quelli delle altre dita unite e semiflesse (*a destra*) per massaggiare delle zone piú piccole o addirittura puntiformi.

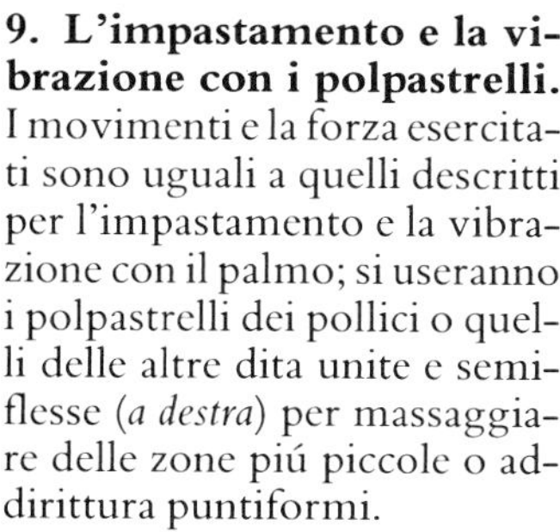

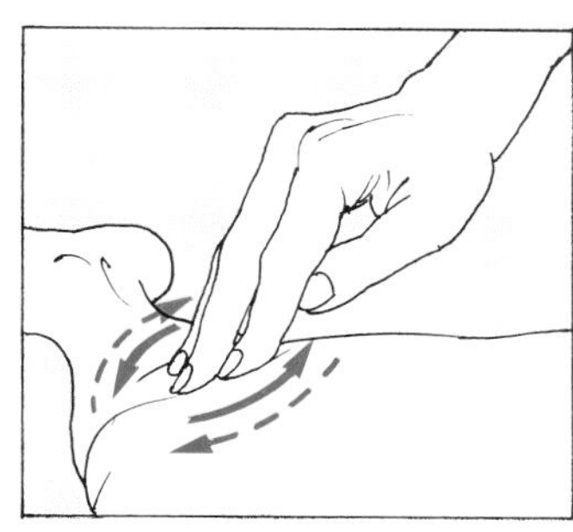

**10. La follatura.** La follatura è una variante dell'impastamento, fatta con le due mani contrapposte che agiscono in direzioni contrarie. Per effetto dello scivolamento del sottocutaneo, al muscolo viene impresso un movimento quasi di rotolamento. Anche in questo caso, il movimento molto veloce impartisce al muscolo una vibrazione.

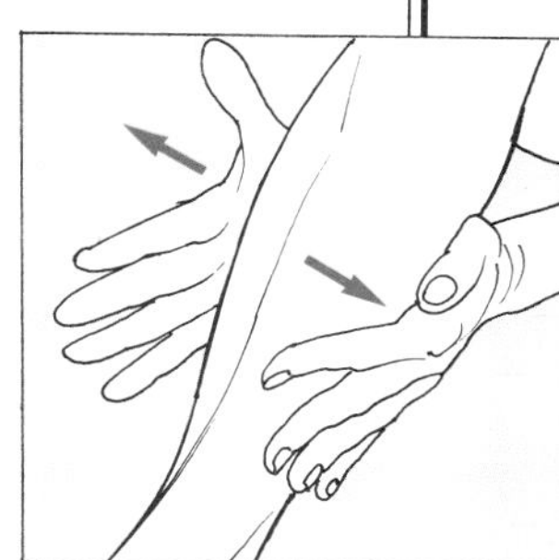

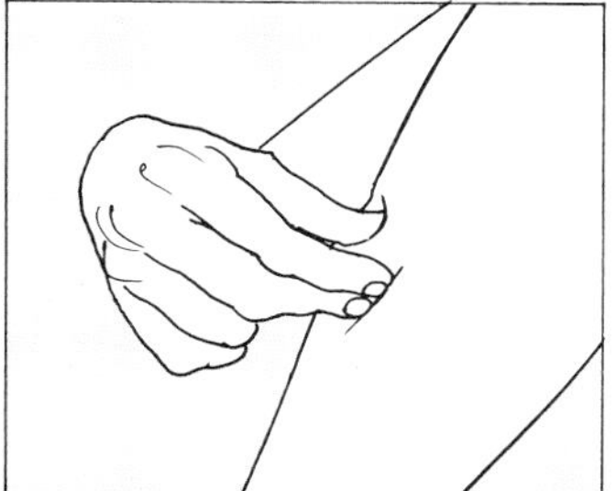

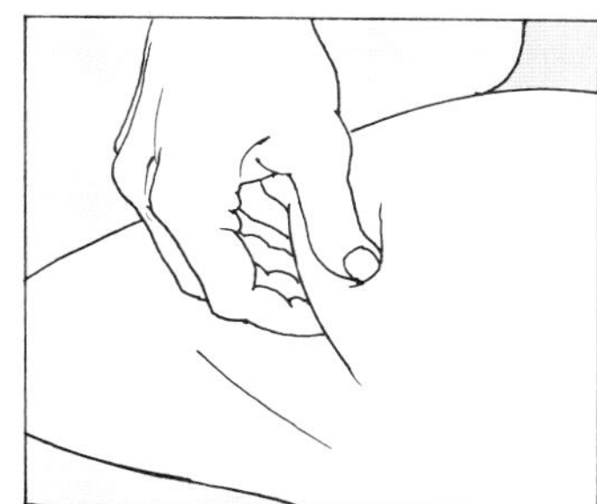

**11. Il pizzicottamento.** Non deve mai essere troppo profondo né troppo energico. Afferrata la cute con tre (*a sinistra*) o cinque (*a destra*) dita, impartitele un movimento rotatorio facendo in modo che il sottocutaneo scorra sollevandosi dal piano muscolare. Una forza eccessiva può provocare una rottura dei capillari causando antiestetici e dannosi lividi.

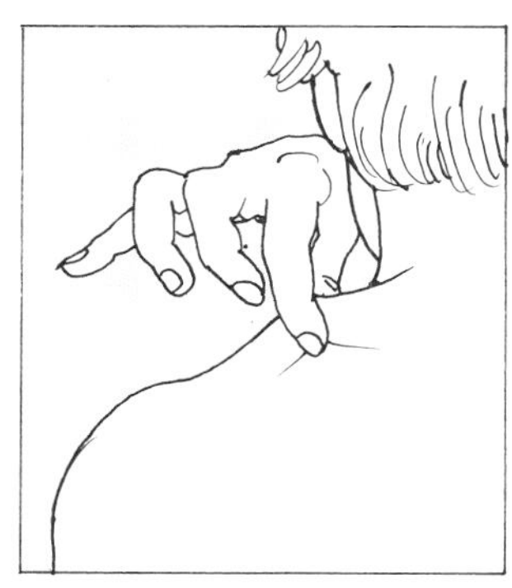

**12. Il pizzicottamento con stiramento.** Pizzicata la cute tra il pollice e il lato dell'indice senza stringere eccessivamente, sollevate la pelle verso l'alto, verticalmente al piano cutaneo; poi rilasciatela aprendo le dita con un unico, veloce movimento, durante il quale si dovrebbe produrre un piccolo schiocco.

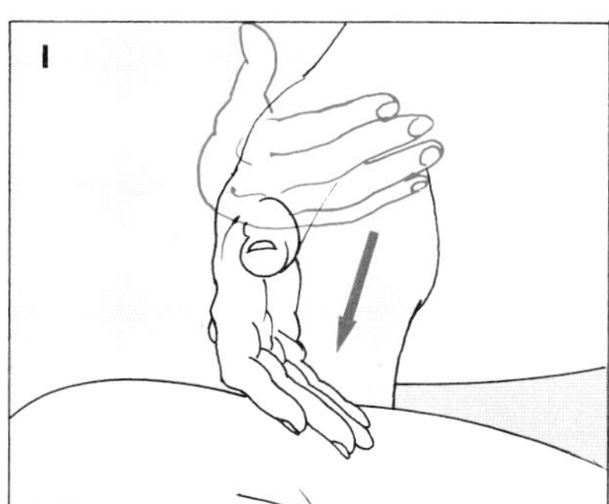


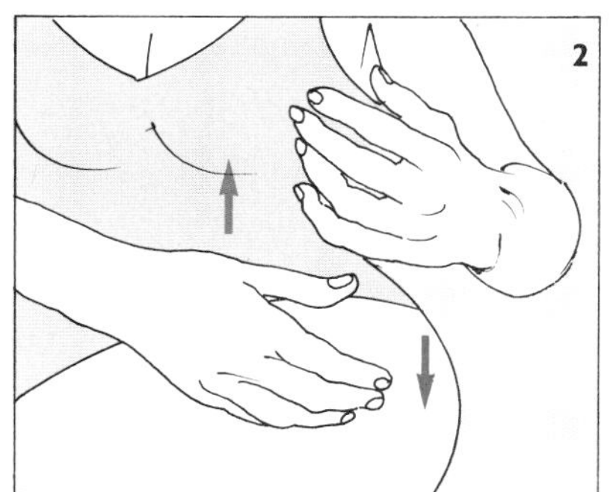


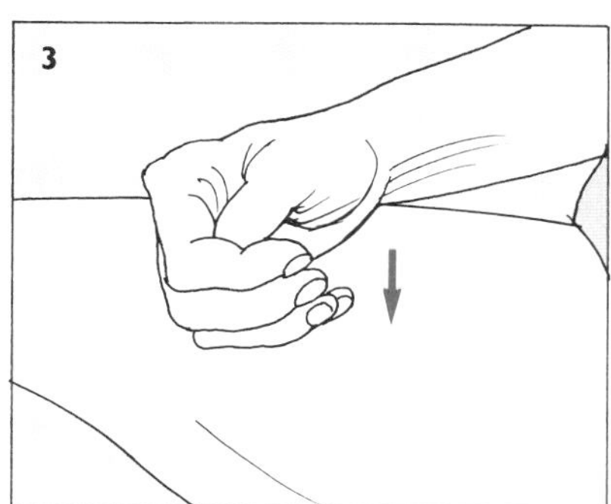

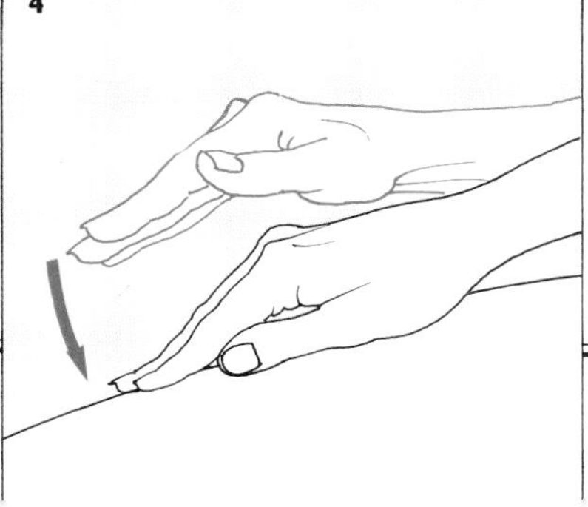

4

**13. La percussione.** La percussione leggera si ottiene impiegando i polpastrelli o il dorso delle dita morbide e semiflesse con cui si picchietta la parte "come pioggia che cade" (*1*). Operando con le mani "a coltello", sempre tenendole morbide, la percussione risulta un po' piú forte (*2*). La percussione "a pugno" è la piú energica: il pugno deve essere vuoto con il pollice ripiegato sotto le altre dita (*3*). La percussione "a coppa" (*4*) si pratica su grandi masse muscolari (spalle, cosce, glutei): la mano è cava con le dita semiflesse, in modo che si formi un cuscinetto d'aria tra il palmo della mano e la zona da massaggiare.

dei risultati terapeutici molto superiori. Per esempio la scoperta da parte della Dicke della cosiddetta "striscia diagnostica", ovvero la constatazione che molte patologie provocano modificazioni nell'aspetto, nella consistenza e nella reattività dei tessuti lungo due strisce ai lati della colonna vertebrale, per tutta la lunghezza della schiena, non trova tuttora spiegazione alla luce delle conoscenze mediche occidentali, mentre si spiega con le teorie dei canali e collaterali ed è già descritta con estrema precisione dai testi medici cinesi dell'epoca Han. In questi testi tutte le modificazioni dei tessuti e della sensibilità vengono spiegate e interpretate; e vi sono indicate anche le terapie, facendo particolare riferimento alle manualità da impiegarsi. Questo livello di conoscenza e di applicazioni terapeutiche è tuttora molto superiore a quello che ci offre il massaggio connettivale a quasi cinquant'anni dalla sua introduzione.

### Le azioni biologiche del massaggio

Gli effetti biologici del massaggio sono sia diretti, sulla cute e sui tessuti di sostegno, sia indiretti o riflessi, sulla totalità delle funzioni fisiologiche e sui diversi organi interni. La capacità del massaggio di favorire la circolazione ematica e linfatica e gli scambi fra lo stesso sangue, i liquidi interstiziali e le cellule, spiega in gran parte la sua azione purificatrice, quella atta a favorire il ricambio e, in modo particolare, a eliminare le sostanze tossiche attraverso le urine e le feci. Spesso, infatti, dopo una seduta di massaggio, le urine, che non a caso sono piú abbondanti e piú intensamente colorate, emanano cattivo odore a causa della eliminazione attraverso di esse delle scorie rimosse dai tessuti.

Per la stessa ragione anche il sudore e le altre secrezioni possono divenire maleodoranti dopo le prime sedute di un massaggio generale. L'eliminazione del sudore, infatti, è favorita dall'azione diretta sulla pelle, che promuove la desquamazione e l'escrezione delle ghiandole sebacee. Inoltre, le numerose terminazioni nervose sottocutanee vengono stimolate in modo diverso a seconda del tipo di manipolazione. Questo spiega almeno in parte l'azione del massaggio su talune attività del sistema nervoso, per esempio l'azione antidolorifica del massaggio leggero.

Anche il sistema linfatico viene fortemente stimolato per azione sia diretta sia indiretta; lo scorrimento della linfa e del sangue venoso è favorito promuovendo sia il ricambio locale dei singoli tessuti sia quello generale dell'intero organismo. È, però, errato credere che questo scorrimento avvenga grazie al verso del massaggio dalla periferia in direzione del cuore e che possa essere impedito da un massaggio centrifugo: sono piuttosto il tipo, la forza e la profondità della manipolazione che hanno importanza nel determinare lo scorrimento in virtú delle modifiche sul tono, sulla consistenza e sulla forza del letto muscolare in cui le vene scorrono.

Universalmente riconosciuta è l'azione del massaggio sui muscoli e sulle articolazioni: a seconda delle tecniche impiegate il massaggio rilassa, tonifica, allevia il senso di stanchezza e di fatica; riporta alla normalità i muscoli troppo contratti o intorpiditi da una posizione scorretta. In seguito a un massaggio particolarmente energico si ha "effetto consensuale" nell'arto dal lato opposto, simile a quello che abbiamo descritto a pag. 198. Questo effetto si esplica anche tra l'alto e il basso, tra le parti esterne e quelle interne, spiegando, almeno in parte, come sia possibile alleviare un mal di testa attraverso un energico massaggio alle mani o ai piedi, oppure favorire le funzioni degli organi interni massaggiando gli arti o la schiena.

Le medicine orientali spiegano l'azione del massaggio basandosi sulle teorie dei rapporti interno-esterno: quella cinese in particolare si riferisce alla teoria dei canali e collaterali e dei punti (*vedi pag. 418*); quella indiana alla teoria dei tre Dosha (*vedi pag. 439*). Il famoso massaggio thailandese, praticato e insegnato dai monaci buddisti, appare influenzato sia dall'una sia dall'altra teoria: utilizza infatti gli stessi punti e le stesse modalità di quello cinese assieme ad alcune manualità caratteristiche del massaggio indiano, specie nelle percussioni e nell'uso di ungere abbondantemente la pelle con oli medicati.

## Curiamoci con il massaggio

Gli antichi romani usavano recarsi ogni giorno alle terme dove dopo il bagno si sottoponevano al massaggio da parte di esperti. Oggi pochi possono permettersi di sottoporsi regolarmente e per lungo tempo a cicli di massaggio a opera di un massaggiatore professionista. È possibile porre rimedio a questa situazione? La risposta è sí, con l'automassaggio.

Benché con l'automassaggio non si ottengano i risultati ottimali del massaggio professionale, praticandolo con attenzione e costanza si può raggiungere un grado di benessere generale; si possono curare molti piccoli e fastidiosi malanni e prevenire l'insorgere di piú gravi problemi dovuti alla costituzione individuale. Anche da un punto di vista estetico la pratica costante dell'automassaggio può portare dei notevoli miglioramenti (si veda dettagliatamente il capitolo *Natura e bellezza*). La bellezza, infatti, è in primo luogo il risultato di un

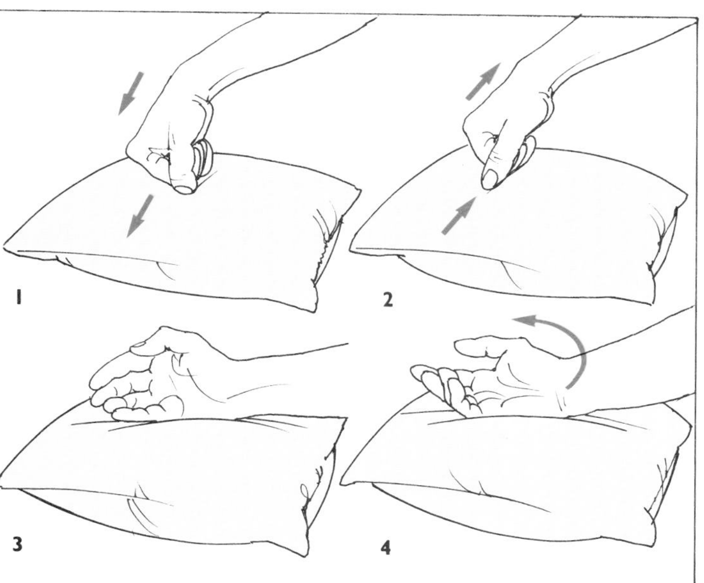


ESERCITATE LE MANI *Per rendere il massaggio efficace dovete innanzitutto impratichirvi nelle manualità e rinforzare le mani, i polsi e le braccia, rendendoli piú agili e sciolti nei movimenti. Servendovi di un piccolo cuscino duro, provate a imprimere forza e velocità al movimento di pressione con il polpastrello del pollice, piegandolo e raddrizzandolo rapidamente (*fig. 1 e 2*). Poi battete con la mano a coltello (*fig. 3*), con colpi rapidi e secchi impartiti con il polso e la spalla, mentre la mano rimane morbida. Infine imprimete dei veloci movimenti laterali alla mano premuta a coltello (*fig. 4*).*

equilibrio interiore e del regolare svolgersi di tutte le funzioni fisiologiche dell'organismo.

Prima di accingervi al massaggio osservate attentamente le manualità fondamentali illustrate nelle due pagine precedenti, e provate a praticarle sopra un piccolo cuscino duro, meglio se riempito con della sabbia, come vedete nella figura qui sopra. Le vostre mani devono acquistare morbidezza e forza, i movimenti divenire ritmici e veloci. Ciò vi sarà utile non solo per acquistare una specifica abilità ma avrete anche il vantaggio di mantenere o ridare elasticità e forza alle mani, ai polsi, ai gomiti e alle spalle, prevenendo o migliorando, se già esistono, le malattie osteo-articolari delle estremità superiori.

Prima di accingervi a questi esercizi sedetevi in posizione comoda come indicato a pag. 394 e seguenti, mantenendo la schiena ben dritta, le spalle morbide, il capo eretto. Gli arti non devono mai essere contratti; la forza viene impartita alla mano attraverso il movimento del braccio, dell'avambraccio e della spalla. Anche gli esercizi per le mani illustrati a pagina 356 costituiscono un buon esercizio iniziale.

## Per mantenersi in forma: il massaggio quotidiano

Dopo il bagno o la doccia è buona norma asciugarsi con delle energiche frizioni, praticate con l'asciugamano, sempre partendo da collo, spalle, braccia e scendendo via via lungo la schiena fin sotto i glutei, passando poi al petto e all'addome, infine alle cosce, alle gambe e ai piedi. Per ultimo sfregherete il viso con un panno non troppo morbido e frizionerete la cute del capo coperto con l'asciugamano. Queste semplici manovre, della durata di pochi minuti, costituiscono già un primo breve massaggio quotidiano. Tuttavia, attraverso di esso non potete aspettarvi grandi risultati: certamente la pelle diverrà piú elastica e morbida e ne trarrete comunque una sensazione di benessere e di reazione termica, di caldo in inverno e di fresco in estate.

Un massaggio piú completo richiede almeno una ventina di minuti: ogniqualvolta riuscirete a dedicare a voi stessi una mezz'ora di tempo, impiegatela in un massaggio completo, e in breve tempo ne avvertirete i notevoli effetti benefici. Questo tipo di massaggio serve anche ad alleviare la fatica fisica e i danni procurati da una posizione di lavoro costrittiva. Alternandolo a esercizi di ginnastica o facendolo seguire a essi sarà in grado di apportare un concreto miglioramento a tutte le funzioni fisiologiche e non solo ai sistemi muscolo-scheletrico e circolatorio come comunemente si crede.

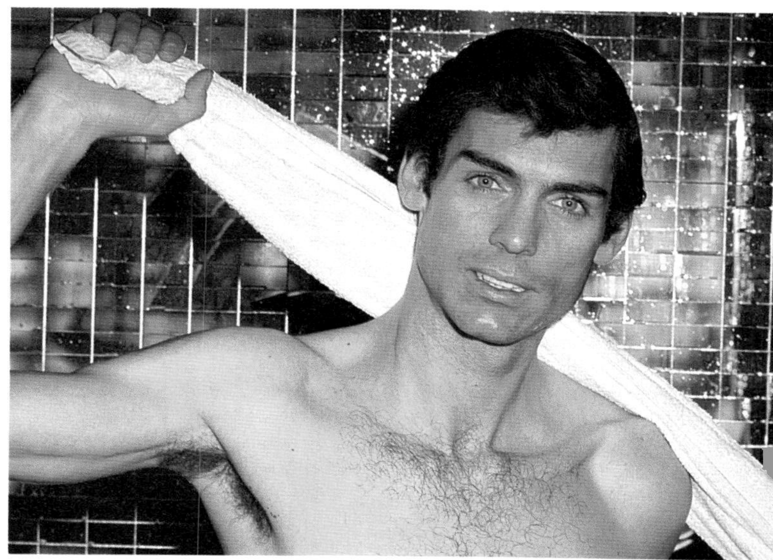

ASCIUGARSI: UN MASSAGGIO SALUTARE *Ogni mattina, dopo il bagno o la doccia, asciugatevi con delle energiche frizioni, con l'asciugamano tenuto come vedete nella figura, a partire dalle spalle e giú giú fino ai piedi. I pochi minuti occorrenti saranno sufficienti a farvi iniziare la giornata bene, grazie a un massaggio stimolante che rende i muscoli elastici e tonici.*

**Come prepararsi al massaggio.** È bene massaggiare la cute sempre dopo un bagno o una doccia di pulizia. Inoltre non si deve mai procedere a un massaggio appena finito di mangiare o nelle prime due ore immediatamente dopo un pasto abbondante. Se è possibile, praticate il massaggio in un ambiente caldo; altrimenti indossate una tuta da ginnastica o una comoda veste di lana, senza cinture o elastici che stringano la vita, i polsi o le caviglie, e massaggiatevi sopra il tessuto. Potete anche coprirvi con un lenzuolo o un panno di spugna. In questo caso non sarà possibile praticare lo sfioramento diretto della cute, ma vi si potrà ovviare afferrando il tessuto e facendolo scorrere sul tratto da massaggiare.

I massaggi indiano e thailandese si eseguono sulla cute abbondantemente unta con speciali oli medicati, a base naturale come l'olio di cocco, di cacao o l'olio di tartaruga, cui vengono aggiunti in minime quantità estratti di canfora, mentolo, zenzero, ecc allo scopo di stimolare la circolazione cutanea, e altre sostanze medicamentose di origine vegetale. Questa pratica è consigliabile nei climi caldi o durante l'estate, ma poiché lascia la pelle molto unta presenta degli inconvenienti se subito dopo si devono indossare le vesti.

Di norma è bene massaggiare la pelle nuda e pulita, senza usare creme o borotalco: si ha cosí un leggero arrossamento della cute, segno di un aumento nella circolazione capillare superficiale che incrementa gli effetti benefici del massaggio. Per raggiungere la parte alta della schiena, servitevi di una comune spazzola da bagno, del tipo di quella illustrata qui sopra: poiché va usata sulla pelle asciutta, non dovrà essere troppo dura e le setole dovranno avere le punte arrotondate. Ci si può servire anche di un bastone (come un comune manico da scopa), attorno a cui si avvolge strettamente una striscia di spugna di cotone.

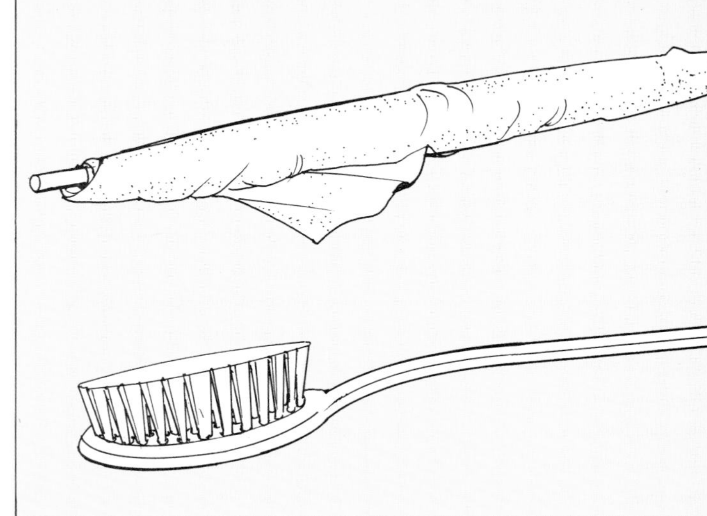

MASSAGGIO DELLA SCHIENA *Per massaggiare completamente la schiena si adopera una spazzola da bagno con manico lungo. Si può usare anche un bastone, come un comune manico da scopa, attorno al quale avrete arrotolato strettamente una striscia di spugna di cotone.*

Il massaggio va eseguito in parte seduti in posizione comoda, su una sedia o a terra, in parte sdraiati su un piano non troppo molle: ideale sarebbe un materassino di gommapiuma o di altro materiale simile, steso a terra e ricoperto con un panno pulito. I letti spesso sono troppo molli per permettere una corretta manualità. Prima di procedere al massaggio sciogliete e scaldate le mani, sfregandole l'una contro l'altra e praticando qualche esercizio fra quelli consigliati precedentemente per rendere le mani piú elastiche e piú forti.

## Il massaggio di tutto il corpo

Iniziate dalla zona del collo e delle spalle, dapprima sfiorandola e poi frizionandola col palmo della mano controlaterale, cioè massaggiate la spalla sinistra con la mano destra e viceversa. Iniziate con movimenti che, partendo dal collo, scendano fino al di sotto della spalla, seguendone la naturale curvatura (*fig. 1*), dapprima piú leggeri e poi via via di energico sfregamento. Afferrate con la mano il colmo del muscolo (*fig. 2*) e tiratelo verso l'alto fino ad avvertire una sensazione di dolore o di lieve fastidio. Sempre partendo dai muscoli laterali del collo, pizzicottate, a tre (*fig. 3*) o cinque dita, la regione che avete massaggiato: avvertirete una sensazione locale di calore che tende ad approfondirsi nel muscolo, mentre la pelle risulterà arrossata.

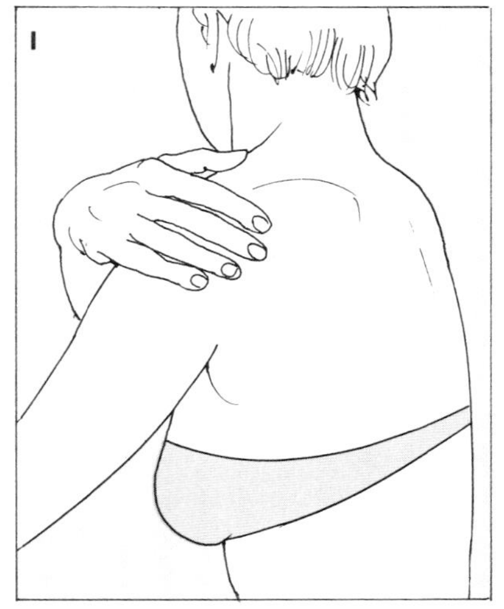


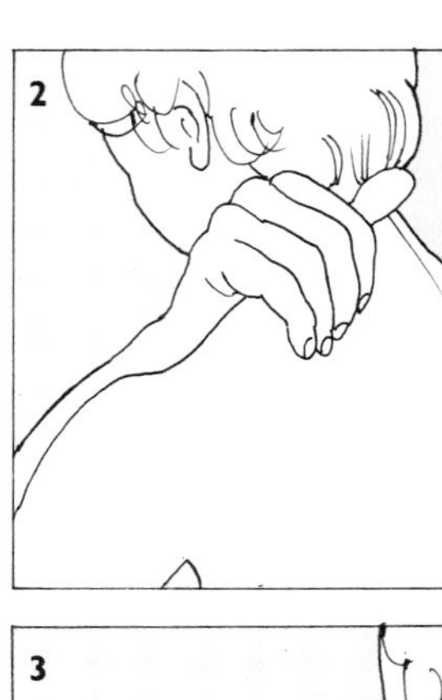


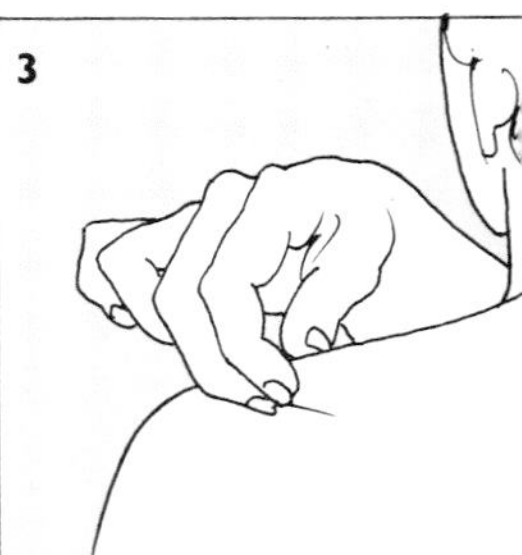

Sempre con la mano controlaterale, dapprima sfiorate e poi frizionate la parte esterna delle braccia, esercitando la maggior forza in senso centrifugo, ossia scendendo dalla spalla verso la mano (*fig. 4*). Afferrate e rilassate alternativamente i muscoli dell'avambraccio e del braccio, sempre partendo dalla spalla (*fig. 5*). Se questi sono rigidi e dolenti, percuoteteli con le mani a coppa, con movimento ritmico e leggero, compiendo il tragitto dalla spalla al polso, poi risalendo e infine ridiscendendo nuovamente (*fig. 6*). Frizionate il dorso della mano con movimenti circolari in senso orario (*fig. 7*); la mano va tenuta molto morbida e durante il massaggio dovete sentire i tendini e le articolazioni muoversi ritmicamente. A partire dal dito mignolo, afferrate bene alla base ciascun dito (*fig. 8*) e fatelo schioccare, tirandolo con un movimento secco in senso longitudinale. Afferrando la punta delle dita a mano tesa, sciogliete l'articolazione del polso e del gomito con dei bruschi ma non violenti movimenti trasversali di scuotimento (come rappresentato nella *fig. 9*).

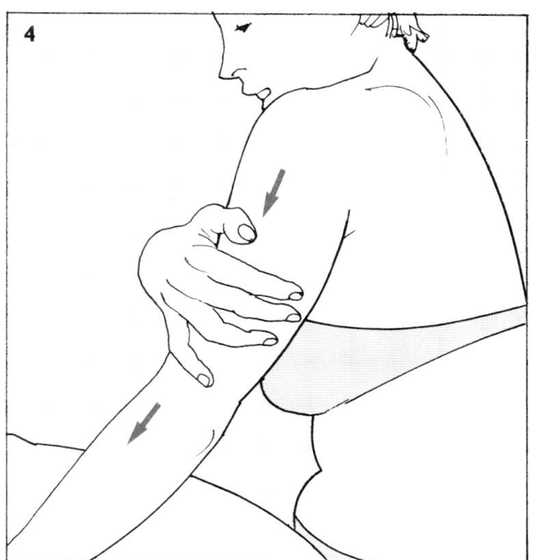
4

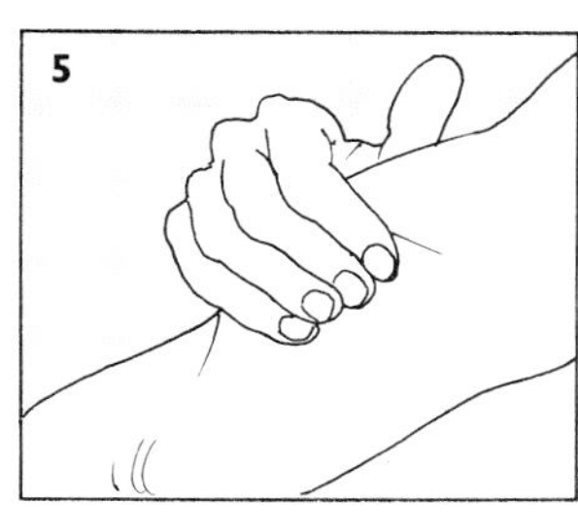
5

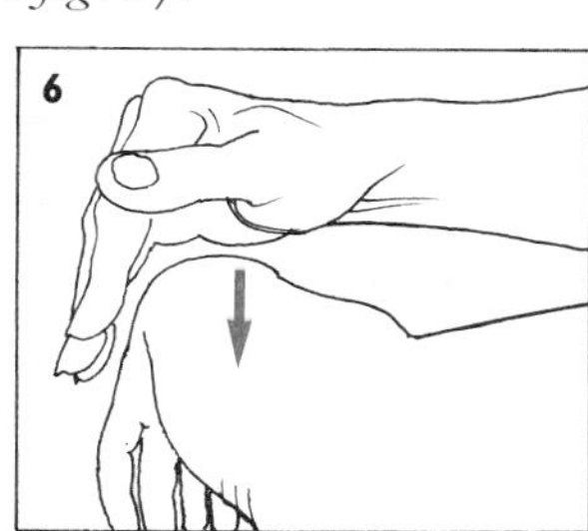
6

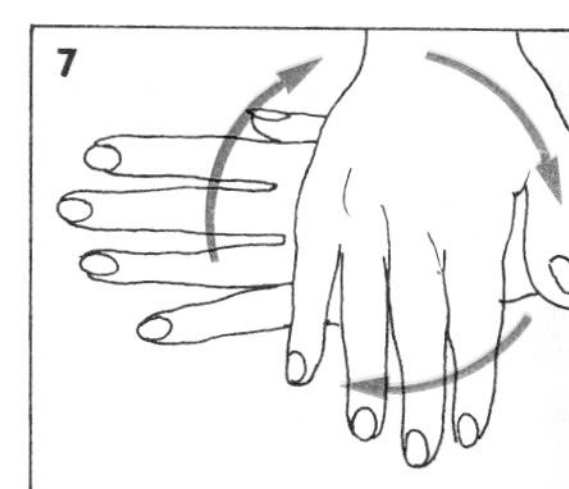
7

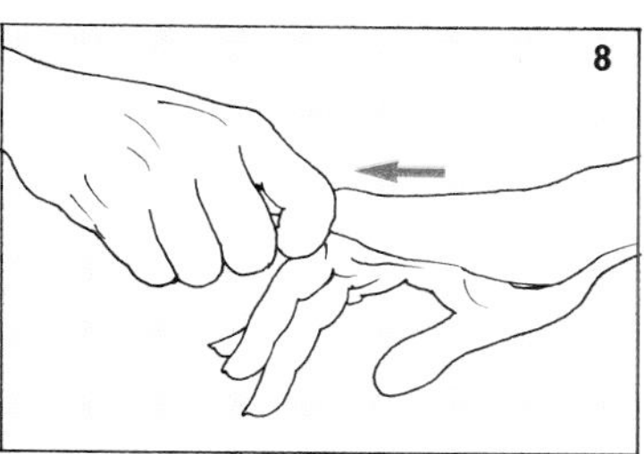
8

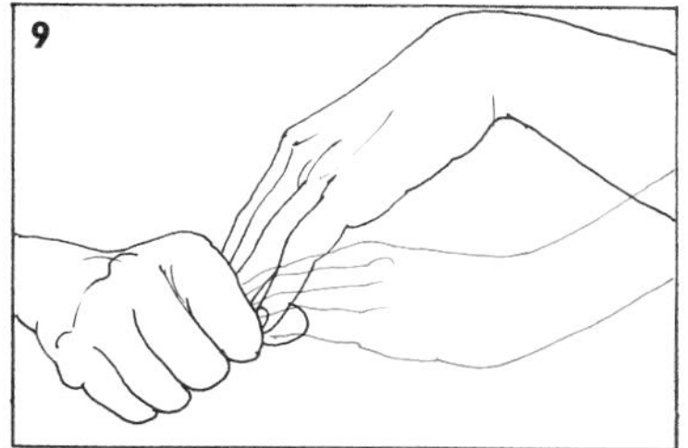
9

Risalite dalla mano verso l'alto, dapprima con movimenti di sfioramento, poi praticando una frizione con il polpastrello del pollice a partire dal palmo della mano, indi sul braccio e sull'avambraccio seguendo le linee indicate nella *fig. 10*. Qualora troviate dei punti particolarmente dolorosi, premeteli con il polpastrello, alternando le pressioni con impastamenti a piccoli cerchi concentrici, alternati in senso dapprima orario, poi antiorario e infine di nuovo orario.

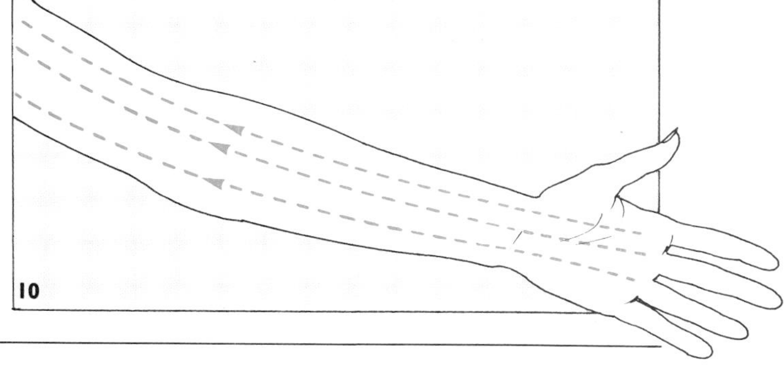
10

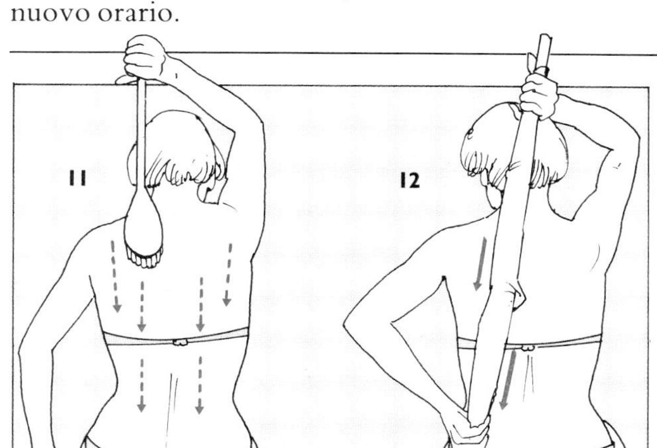
11 12

Dopo avere ben massaggiato le spalle e gli arti superiori, servendovi della spazzola da bagno indicata piú sopra, massaggiate la schiena con dei movimenti longitudinali di frizione seguendo le linee indicate nella *fig. 11*. Se avete a disposizione anche il bastone ricoperto, afferratelo ai due estremi e appoggiatelo parallelo alla colonna vertebrale, ben accostato alla colonna stessa, tenendolo sul lato della mano inferiore: impartitegli un movimento di pressione che, iniziando all'altezza delle spalle, termini subito sopra la vita (*fig. 12*). Procedete allo stesso modo lungo la linea parallela alla vita verso il fianco (*fig. 13*), e poi ancora sulla linea che passa lungo il bordo della scapola (*fig. 14*). Invertite la posizione delle mani e ripetete gli stessi movimenti sul lato opposto della schiena. Appoggiate quindi il bastone trasversalmente sulle spalle e frizionate la schiena, sempre a partire dall'alto e scendendo il piú in basso possibile: se il bastone è sufficientemente lungo, potrete con facilità massaggiare con un unico movimento tutta la zona delle scapole (*fig. 15*). L'uso del bastone è raccomandabile in particolare a coloro che hanno problemi alla colonna vertebrale e a chi lavora a tavolino o comunque con le spalle in posizione obbligata o contratta.

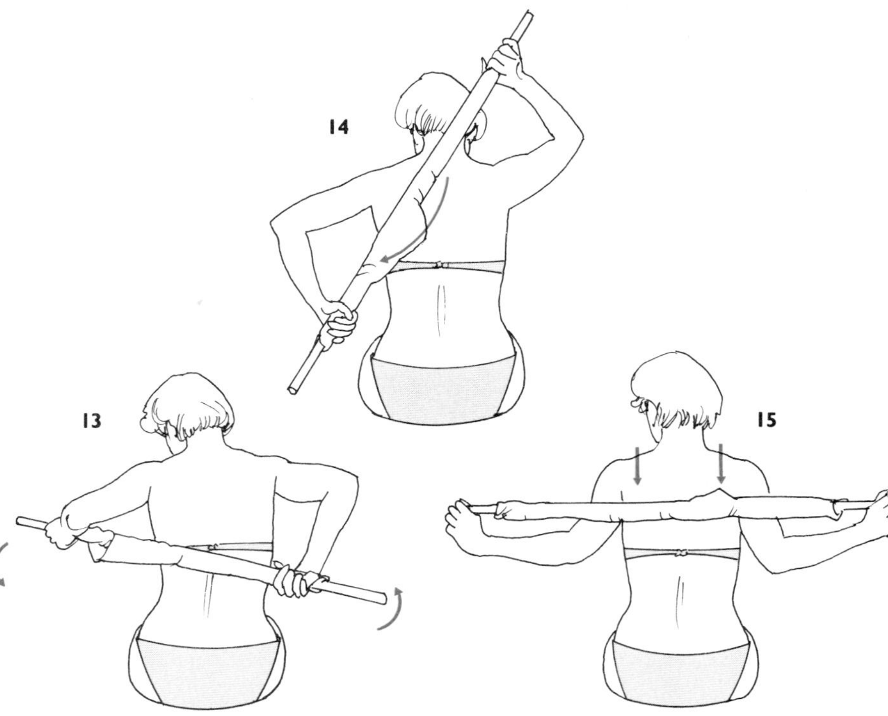


Afferratevi i lati del torace, con il pollice in avanti e le altre dita spinte verso la schiena, il piú in alto possibile verso le ascelle: praticate dei movimenti di strofinamento lenti ma pesanti fino alla vita, cioè fino a quando le mani appoggiano sull'osso del bacino (ala iliaca). In questa posizione le dita devono arrivare posteriormente a congiungersi (*fig. 16, 17*). Con le dita congiunte ad anello, poggiate le mani sulla schiena, ai due lati della colonna vertebrale, il piú in alto possibile (*fig. 18*).

Frizionate con forza tutta la regione lombare, scendendo fin sotto i glutei, seguendo delle linee parallele ai due lati della colonna vertebrale fino al fianco. La frizione dovrà essere energica, esercitata su piccoli tratti per volta con movimento circolare a piccoli cerchi, insistendo particolarmente sulla zona lombo-sacrale (*fig. 19*). Dopo la frizione, sempre con la mano nella stessa posizione (pollice e indice congiunti ad anello e le altre dita semiflesse poggiate sull'indice), percuotete tutta la regione mediante movimenti leggeri, ritmici e veloci, insistendo particolarmente sulla zona dei glutei (*fig. 20*).

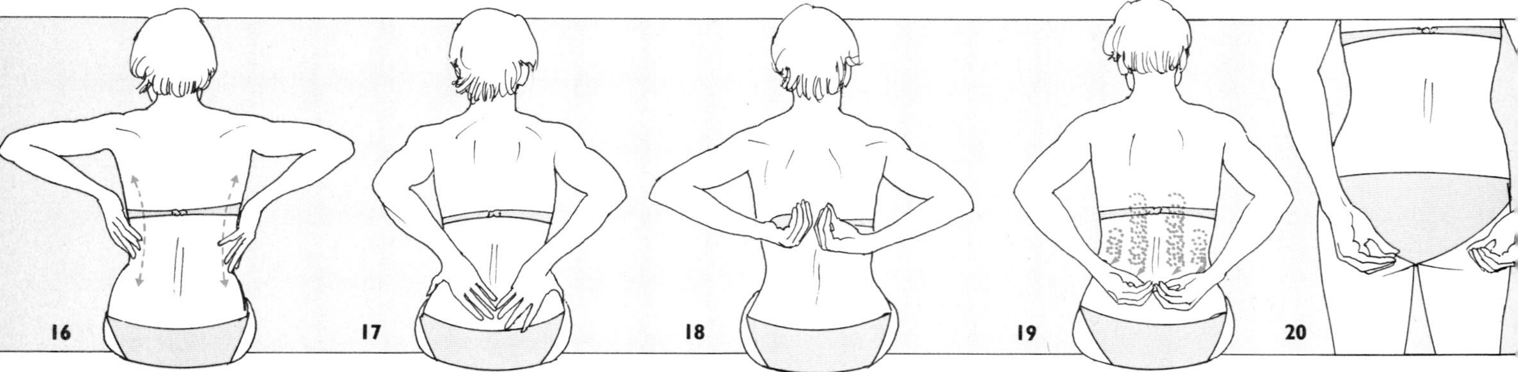


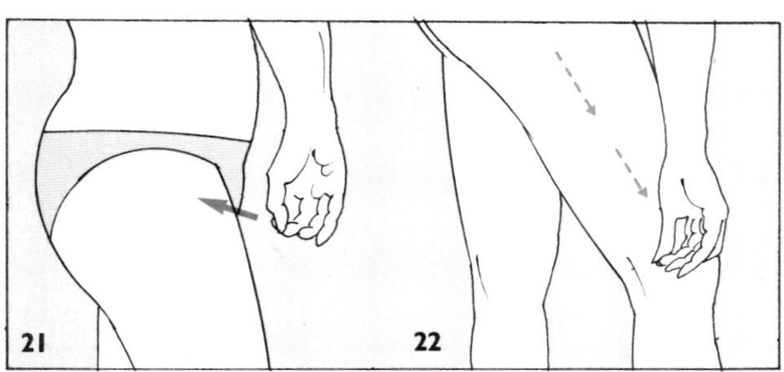


Quando avrete terminato il massaggio dei glutei, procedete con lo stesso tipo di movimento a massaggiare i fianchi e le anche, insistendo particolarmente sulla zona dell'inguine e tutto attorno all'attaccatura della coscia (*fig. 21*). Piegandovi leggermente in avanti, continuate la percussione lungo la faccia laterale della coscia, specie lungo la linea dove le braccia allungate cadono naturalmente, scendendo fino al ginocchio (*fig. 22*).

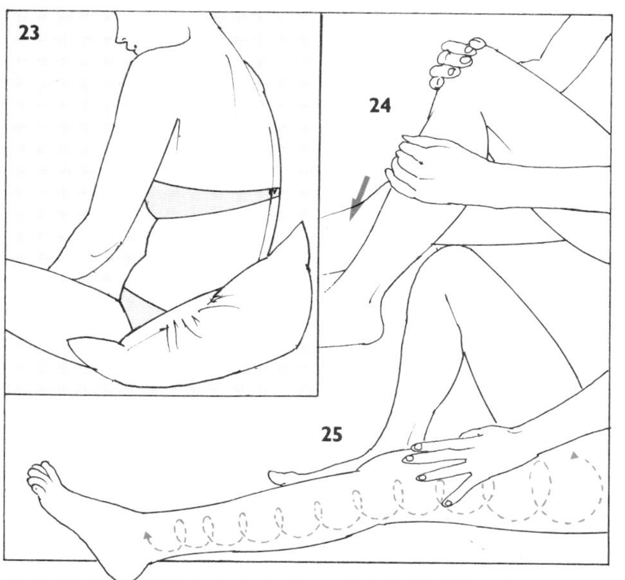

Per procedere con il massaggio della coscia e della gamba sedetevi a terra su un materassino, eventualmente utilizzando uno o piú cuscini per sedervi un po' piú in alto e sorreggervi la schiena, onde ottenere una posizione perfettamente comoda e rilassata, come mostra la *fig. 23*. A partire dall'anca, percuotete, dapprima con il palmo della mano e poi con la mano a coppa, la parte anterolaterale della coscia e del polpaccio (*fig. 24*). I muscoli devono essere ben rilassati, sotto la percussione dovete avvertirli vibrare e la vibrazione deve via via estendersi anche ai muscoli vicini. Se questo non dovesse avvenire, insistete piú a lungo con la stessa manovra, che potrete anche eseguire isolatamente in altri momenti. Frizionate quindi tutta la zona con il palmo della mano piatto, con movimenti circolari verso il basso fino alla caviglia, come indicato nella *fig. 25*.

Afferrate il piede con ambedue le mani: rotolatelo fra le palme con un movimento simile a quello di follatura, premendo un poco per trasmettere il movimento a tutte le piccole ossa metatarsali (*fig. 26*). Poi afferrate bene alla base ciascun dito, a partire dal quinto fino all'alluce, e tiratelo con un movimento secco e improvviso fino a farlo schioccare (*fig. 27*). Afferrate quindi il piede lungo l'arco plantare con la mano dal lato opposto; premete e rilassate, agendo con i polpastrelli delle dita, la pianta del piede, mentre il pollice piatto non esercita eccessiva forza. Mettete ora il palmo della mano piatto contro la pianta del piede in modo che le articolazioni alle basi delle dita coincidano, come vedete nella *fig. 28*: sostenendo il dorso del piede con l'altra mano esercitate delle pressioni alternate e infine una lenta ma energica frizione, risalendo lungo l'arco plantare fino alla caviglia (*fig. 29*).

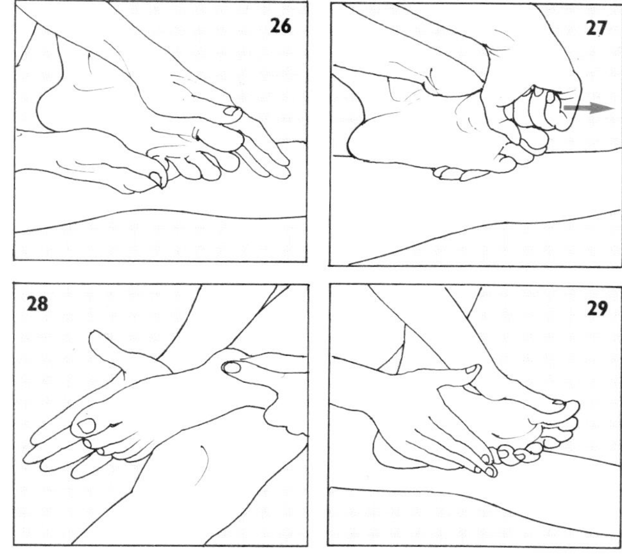

Esercitando delle pressioni lente e profonde con il palmo della mano posto perpendicolarmente all'arto, come nella *fig. 30*, risalite dalla caviglia sino all'attaccatura della coscia. Ritornate alla caviglia e risalite nuovamente percorrendo tre volte questo tragitto.

Servendovi di ambedue le mani, frizionate con movimenti brevi e non troppo veloci la parte interna del polpaccio e della coscia, risalendo fino all'inguine (*fig. 31*). Terminate premendo con le mani sovrapposte sull'inguine, facendo bene attenzione a non imprimere la forza verso la coscia: la pressione va esercitata perpendicolarmente all'osso del pube, leggermente verso la linea mediana dell'addome (*fig. 32*). Ripetete l'intera sequenza, a partire dal lato esterno della coscia, sull'altra gamba.

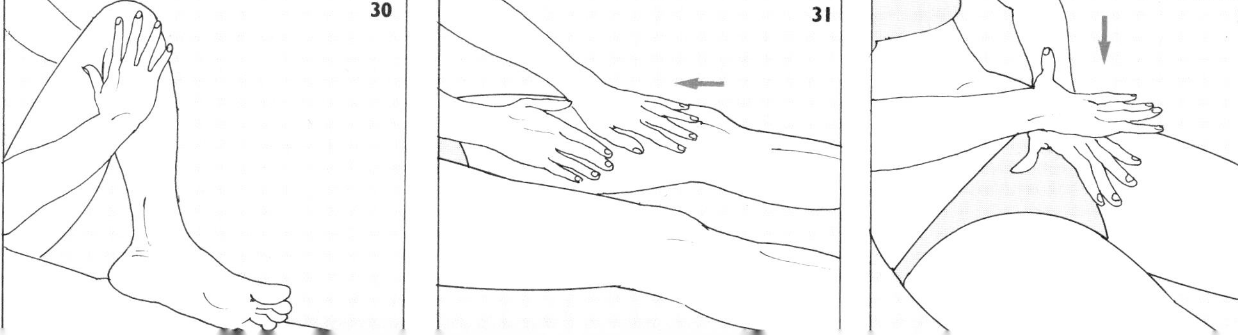

Sdraiatevi in posizione di rilassamento, con un piccolo cuscino sotto la nuca. Se avete particolari problemi a rilassare completamente la schiena su una superficie rigida, aiutatevi mettendo un cuscino sotto le cosce, come vedete illustrato nella *figura di pag. 97*. Massaggiate a cerchi concentrici, dapprima con un semplice sfioramento e poi via via approfondendo la pressione, fino all'impastamento, sulle zone del torace illustrate nella *fig. 33*. È bene usare le due mani contemporaneamente. Alleggerite la pressione progressivamente in senso opposto fino ad avvertire una sensazione locale e profonda di calore. Le prime volte che eseguite il massaggio potrete non avvertire questa sensazione profonda.

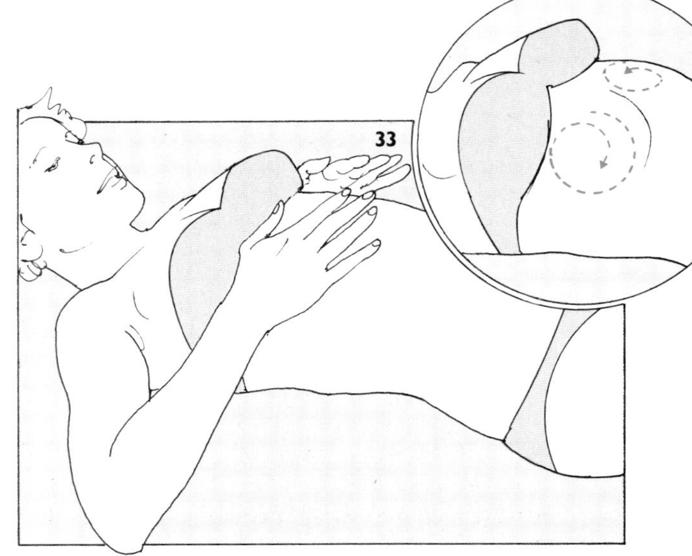


Appoggiate leggermente i polpastrelli delle dita morbide sugli zigomi e praticate un leggero impastamento, imprimendo al movimento una direzione verso l'alto. Ripetete lo stesso movimento sui due lati della fronte, sopra gli occhi (*fig. 34*). Picchiettate leggermente il contorno della mascella con i polpastrelli dell'indice e del medio partendo dall'attaccatura dell'orecchio (*fig. 35*) fino al mento, risalendo all'orecchio, indi scendendo nuovamente. Sempre con l'indice e col medio picchiettate tutto intorno allo zigomo, poi i contorni del naso e della bocca. Le zone da picchiettare sono indicate nella *fig. 36*. Appoggiate i palmi delle mani sulle tempie e premete contemporaneamente fino ad avvertire un leggero dolore; rilassate di colpo, senza tuttavia staccare le mani dalla pelle (*fig. 37*). Ripetete piú volte il movimento fino ad avvertire un senso di fresco e di leggerezza. Con le mani aperte, poggiate i polpastrelli delle dita sul cuoio capelluto: sentirete che le dita si dispongono naturalmente in corrispondenza di piccole fossette craniche (*fig. 38*). Praticate un impastamento leggero a piccoli cerchi concentrici, facendo scorrere il cuoio capelluto sul piano osseo sottostante. Ripetete, facendo scorrere le mani lentamente verso la nuca. Durante questa manipolazione dovrete alzarvi a sedere, cercando di non irrigidire i muscoli della schiena e del collo.

Terminate eseguendo un lento movimento di torsione della testa verso la spalla, da entrambi i lati, poi flettetela in avanti, fino a premere col mento sul petto, e infine all'indietro. Durante quest'ultimo movimento aprite i gomiti e cercate di unire le scapole sollevando contemporaneamente le spalle come nella *fig. 39*. Terminate il massaggio sdraiandovi e rilassandovi per il tempo di sei respirazioni lente e profonde.

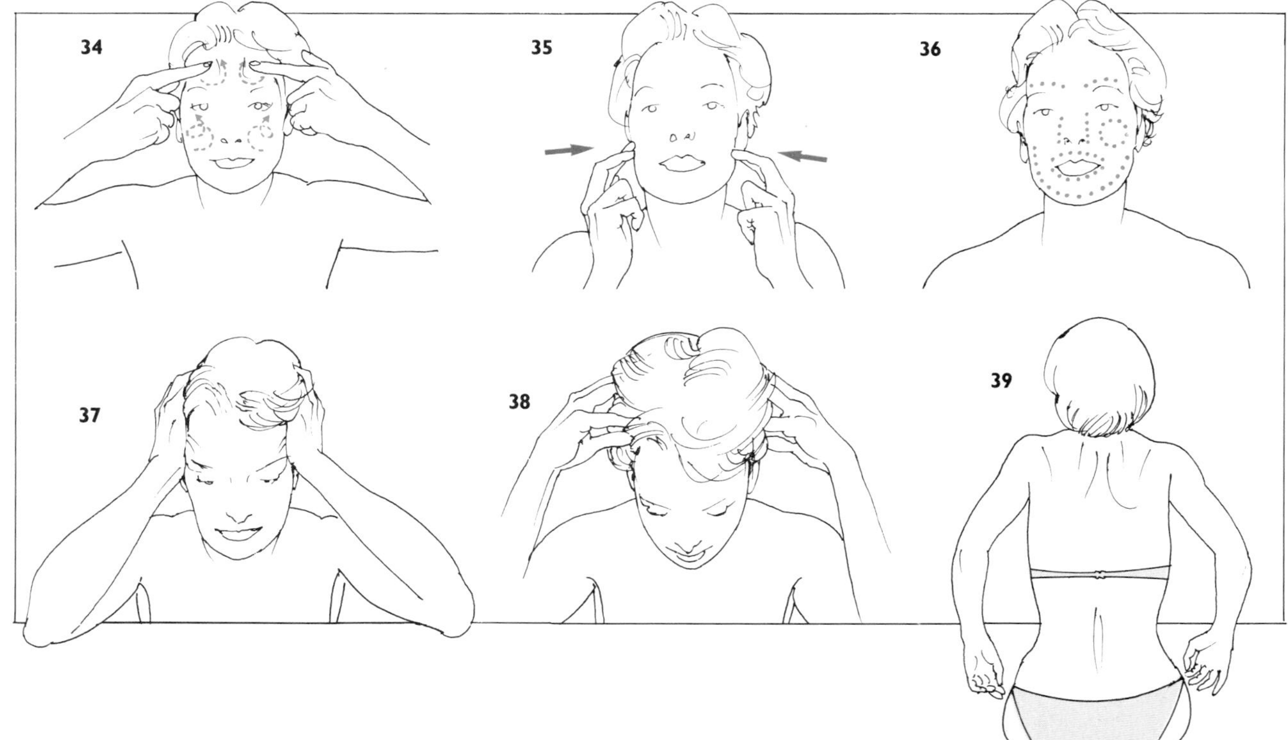

## I massaggi particolari

Esistono alcune situazioni particolari, sia acute sia croniche, in cui il massaggio può essere particolarmente utile, da solo o in unione con altri metodi terapeutici consigliati nel corso di questo volume. Ne sono un tipico esempio le slogature e le contusioni, nelle quali un buon massaggio va praticato assieme all'applicazione di bagni o impacchi medicati, del tipo di quelli descritti nel capitolo *Le piante medicinali*. Anche molte situazioni interne, per esempio i disturbi dell'intestino o alcuni tipi di aritmie cardiache, traggono giovamento dal massaggio, che tuttavia non si sostituisce alle altre cure naturali o farmacologiche.

Qui di seguito troverete illustrate alcune delle situazioni piú comuni, che non sono certamente le uniche. Potrete da voi stessi scoprirne altre, adatte al vostro caso. Se prendete l'abitudine di praticarvi il massaggio generale appena descritto, vi sarà facile comprendere quali sono le manipolazioni dalle quali traete maggior sollievo o beneficio e su quali zone o parti del corpo. In questo caso insistete particolarmente nell'applicazione, sia nel corso del massaggio generale, sia come sequenze staccate. Tenete, però, sempre presente che il corpo è una unità funzionale, per cui anche il massaggio darà migliori risultati se applicato piú estesamente. In particolare, non massaggiate mai solo una parte di un arto: insistete piú a lungo sulla zona malata, ma poi terminate estendendo la terapia all'intero arto, giungendo fino alle dita e alle articolazioni della spalla o della coscia, nei modi indicati nel massaggio generale.

## Il massaggio addominale

Sull'addome non vanno mai applicate manipolazioni forti, grandi pressioni, movimenti veloci. La mancanza di una protezione ossea fa sí che il massaggio in questa sede agisca direttamente sugli organi interni, pertanto solo un medico è in grado di prescrivere o di applicare questo tipo di manipolazioni: tuttavia anche un massaggio leggero può dare risultati insperati quando viene praticato con costanza, per lunghi periodi.

Quali sono le indicazioni del massaggio addominale? Prima di tutto le forme colitiche ed enteritiche, di qualsiasi natura, comprese le diverticoliti e le diverticolosi; le disfunzioni o le malattie dello stomaco e delle vie biliari; quelle ginecologiche, le affezioni prostatiche e della vescica. Ne trarranno vantaggio tutti coloro che, pur non avendo una malattia conclamata, vanno soggetti a gonfiori e tensioni addominali. Lo raccomandiamo particolarmente nelle forme di atonia o ipotonia viscerale e nei prolassi degli organi addominali.

Sdraiati in posizione comoda e rilassata, con le gambe distese e leggermente divaricate, appoggiate il palmo della mano destra sull'ombelico per il tempo di 3 o 4 respirazioni diaframmatiche (*vedi pag. 93*). Iniziate poi un leggero sfioramento circolare in senso orario che, in 9 cerchi concentrici, dall'ombelico via via allargandosi, arrivi fino al bordo delle coste, delle ossa iliache e del pube, come illustrato nella *fig. 40*. Terminate il nono cerchio all'altezza della sinfisi pubica, senza staccare la mano. Fermatevi ed esercitate un leggero movimento di pressione, ponendo la mano sinistra in appoggio sopra la destra, per il tempo di 3 o 4 respirazioni (*fig. 41*). Staccate la mano sinistra e riprendete il movimento circolare (in senso orario) restringendo via via il cerchio fino ad arrivare all'ombelico, ancora compiendo 9 cerchi completi. Fermatevi sull'ombelico esercitando una leggera pressione a mani sovrapposte (la sinistra va a sovrapporsi sulla destra che non lascia la cute) per il tempo di 3-4 respirazioni lente e profonde. Ripetete la sequenza, fino ad arrivare una seconda volta con le mani sul pube. Al termine delle 4 respirazioni appoggiate le mani a terra e rilassatevi per altri 3 cicli respiratori. Il massaggio va eseguito in ambiente ben caldo. Se questo non è possibile, copritevi la pancia con un panno di lana e praticate il massaggio sopra di esso.

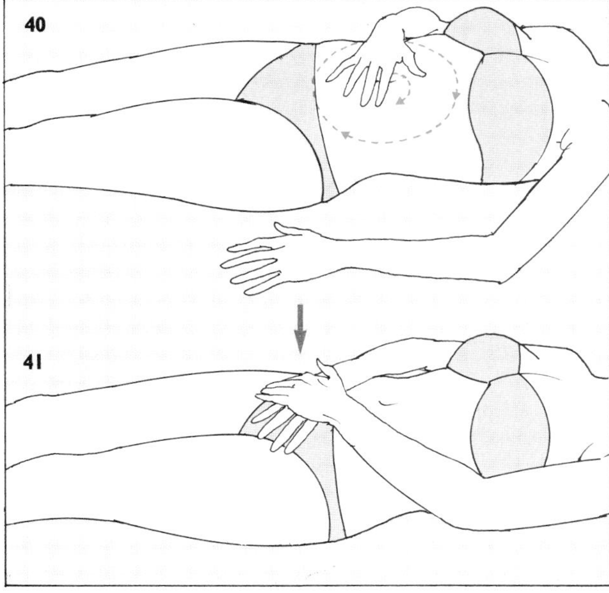

## Il massaggio degli occhi

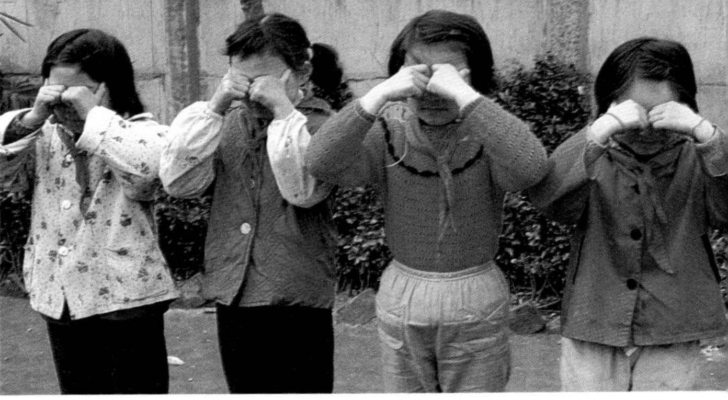

A SCUOLA DI MASSAGGIO OCULARE *In una scuola cinese, nell'intervallo delle lezioni si alterna al gioco il massaggio oculare per rinforzare la vista.*

Il gesto spontaneo di sfregarsi gli occhi a pugno chiuso o di massaggiare l'arcata sopracciliare dà sollievo alle tensioni oculari e, come si diceva una volta ai bambini, "pulisce gli occhi dalla sabbia lasciata dal sonno". Dedicare ogni mattina e anche altre volte nella giornata, specie dopo una lunga lettura o un periodo di intensa applicazione, pochi minuti al massaggio oculare servirà di protezione e di rinforzo alla vista e ai muscoli oculo-motori, migliorando e prevenendo la maggior parte dei disturbi visivi.

Iniziate premendo sulle tempie con le due mani e rilasciando bruscamente per 3 o 4 volte. Poi chiudete gli occhi, e con il polpastrello degli indici carezzate le palpebre, a partire dall'angolo interno dell'occhio, lungo il bordo superiore e inferiore della cavità orbitaria; arrestatevi sull'angolo esterno dell'occhio, dove eserciterete una pressione molto leggera (*figura 42*). Appoggiate i polpastrelli delle dita sulla palpebra superiore e premete lentamente il globo oculare: avrete delle sensazioni visive luminose (*fig. 43*). Dopo alcuni secondi, rilasciate e ripetete per tre volte. A mano flessa, sfregatevi gli occhi con il movimento caratteristico del risveglio (*fig. 44*), avendo cura di passare alternativamente lungo la palpebra superiore e lungo quella inferiore. Con il polpastrello degli indici picchiettate in senso circolare le sopracciglia e la parte inferiore dell'arcata orbitaria, a partire dalla radice del naso (*fig. 45*); eseguite 3 cerchi completi attorno all'occhio. Premete poi col palmo della mano, morbido, sui due occhi. Arrestate la pressione quando avvertite un leggero senso di fastidio e delle sensazioni luminose; mantenete la posizione per il tempo di 3 o 4 respirazioni profonde (*fig. 46*). Terminate effettuando una energica frizione sulle linee che scorrono parallelamente alla linea mediana della nuca, alla distanza di circa 1 cm per parte, con le nocche delle dita, tenendo le mani chiuse a pugno, come vedete nella *fig. 47*. Ripetete la frizione dall'alto al basso e dal basso all'alto, con movimenti rapidi per 4 o 5 volte. Se avete problemi di vista e nel caso di ragazzi nell'età della crescita, prolungate la frizione, fino ad avvertire un senso di intenso calore.

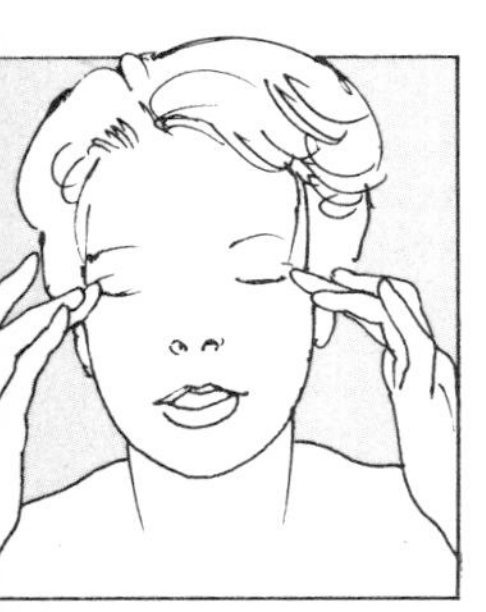

42

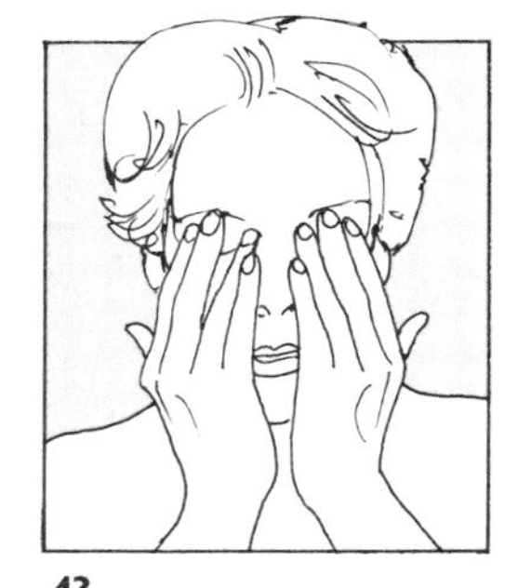

43

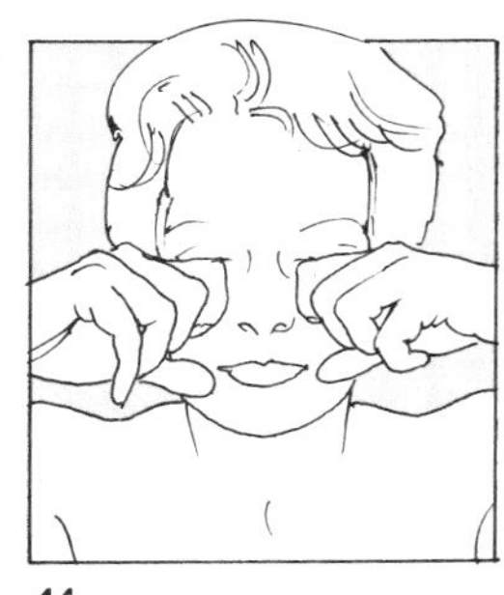

44

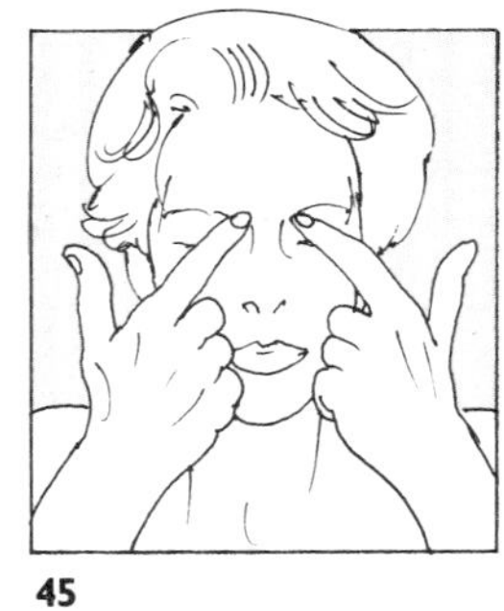

45

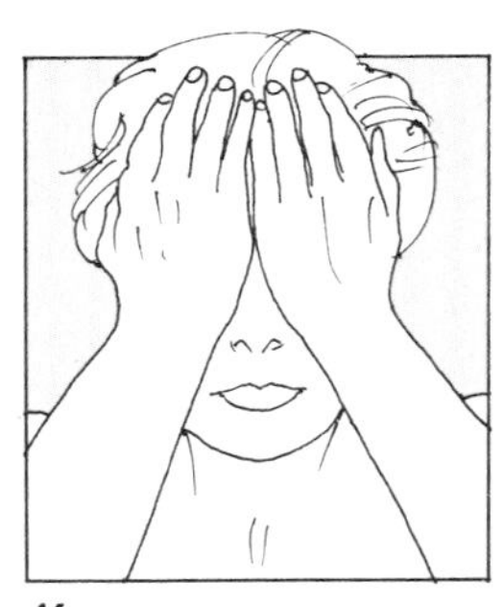

46

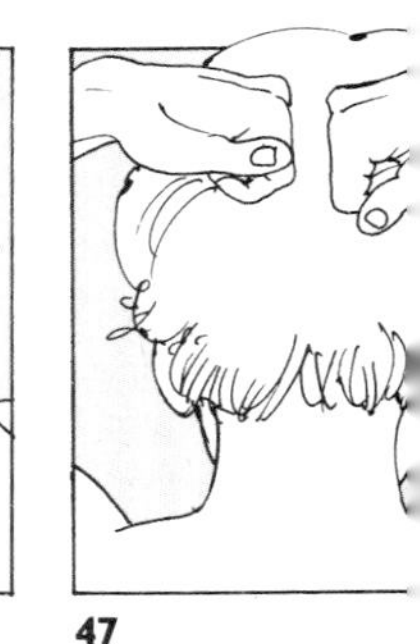

47

## Il massaggio dell'interno della bocca

Per rinforzare i denti e le gengive e per mantenere l'elasticità e la mobilità della lingua, ci si serva di quest'ultima per effettuare un completo massaggio della cavità buccale. Nel capitolo *L'uomo e il movimento*, a pag. 348, troverete descritta la sequenza completa dei movimenti di massaggio e di ginnastica da praticare qualora aveste dei problemi specifici, quali la retrazione delle gengive, gengive che sanguinano, piorrea, denti fragili, facilità alla carie, ecc. Come norma di igiene quotidiana, dopo avere ben lavato la bocca e i denti, eseguite con la lingua, partendo dalla destra verso sinistra e ritornandovi, movimenti di massaggio delle gengive indicati qui di seguito: sull'arcata superiore, prima sulla faccia anteriore e poi sul palato, lungo la radice dei denti; quindi sull'arcata inferiore, prima all'esterno, poi all'interno. Massaggiate bene i pilastri posteriori, ossia a bocca semiaperta l'angolo tra l'arcata dentaria superiore e quella inferiore. Durante il massaggio la salivazione sarà abbondante; questa saliva non va sputata, ma ingoiata per favorire la digestione e stimolare l'appetito.

## Il massaggio per favorire il sonno

Il buon sonno dipende soprattutto dalle corrette abitudini di vita, dal mantenere orari regolari, specie nell'andare a letto e nell'alzarsi, e dal compiere la giusta quantità di moto giornaliero. È molto importante anche mantenere la mente serena e sgombra da cattivi pensieri (*vedi capitolo sul rilassamento*). Tuttavia qualche volta il sonno tarda a venire oppure è disturbato da sogni e irrequietezza, o ancora il risveglio è troppo precoce. In questi casi vi consigliamo di praticare il seguente massaggio al momento di dormire. Sdraiatevi sul letto e rilassatevi con una serie di respirazioni lente e profonde, dapprima supini con i palmi delle mani volti verso l'alto, poi girandovi sul fianco sinistro, indi su quello destro. Praticherete 4 o 5 respirazioni in ciascuna posizione. Alzatevi a sedere e frizionate col polpastrello del pollice destro la zona attorno al malleolo interno di sinistra (*vedi fig. 48*) praticando dei piccoli cerchi concentrici a partire dalla fossetta posta anteriormente all'osso, girandovi tutt'attorno e terminando nella grande fossa che si trova tra il malleolo e il tendine di Achille. Su questo punto il massaggio deve farsi piú lento e approfondirsi lentamente, la forza va esercitata verso la gamba, come se volesse svuotare il piede, spingendo il sottocutaneo verso l'alto. Allungate via via i movimenti sulla gamba e continuate la frizione verso l'alto con il palmo della mano, compiendo movimenti lunghi e lenti. Ripetete sulla gamba destra con la mano sinistra. Se siete particolarmente stanchi e avvertite un senso di peso alla testa e di dolenzia, premetevi alcune volte con le mani aperte e morbide sulle tempie: la pressione va aumentata lentamente fino ad avvertire dolore, mantenuta per alcuni secondi e rilasciata di colpo, come vedete illustrato nella *fig. 37* a pag. 398.

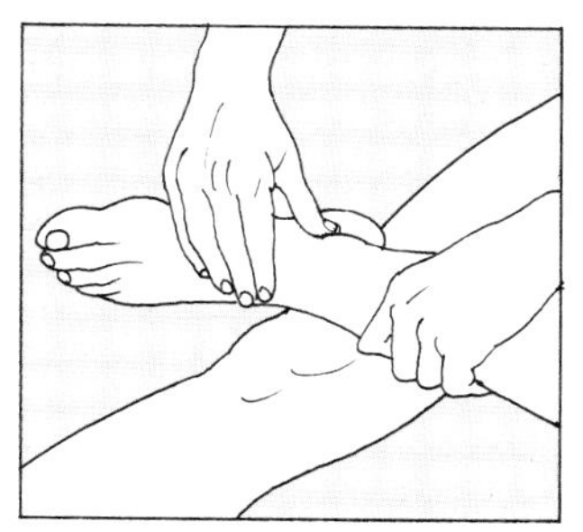

## Le storte, gli strappi, gli stiramenti e le botte

Nelle storte e nelle botte per evitare il gonfiore dopo il trauma, premete con forza la regione contusa o quella in cui avete avvertito il dolore piú acuto, con una mano o entrambe le mani piatte. Mantenete la pressione il piú a lungo possibile, senza rilasciarla. Se ne avete la possibilità, applicatevi al piú presto, in abbondanza ed estesamente, un balsamo liquido o in pasta. Avvertirete un intenso bruciore, segno che i principi attivi stanno compiendo la loro azione. Questa sgradevole sensazione si attenuerà con la pressione. Se vi è possibile, applicate un impacco freddo o uno di argilla. Nelle ore e nei giorni che seguono, massaggiate la parte imprimendo prima di tutto delle pressioni prolungate col palmo della mano o con i polpastrelli, a seconda della zona interessata. Nelle storte alle caviglie frizionate con i polpastrelli seguendo le docce o scanalature che si trovano fra i tendini e i margini delle ossa, esercitando la pressione alternativamente verso la gamba o verso le dita del piede. Estendete progressivamente la zona massaggiata, risalendo fino al ginocchio e scendendo fino alle dita. Sui punti dolorosi e nelle zone dove vi sia maggior gonfiore praticate delle pressioni con i polpastrelli fino a suscitare dolore: rilasciate di colpo e ripetete le pressioni in successione. Lo stesso tipo di procedimento vale per qualunque articolazione interessata.

Per gli strappi muscolari, procedete immediatamente scaldando la parte con strofinamenti e frizioni praticati longitudinalmente lungo il percorso del muscolo nelle due direzioni (*vedi figura*). Se si tratta del muscolo di un arto è particolarmente adatta la follatura, la cui forza regolerete a seconda del dolore. Se questo non è molto intenso, potrete aumentare via via la velocità del movimento fino a impartire al muscolo una vibrazione. In questi casi, dopo un vivo dolore al momento dell'incidente, il dolore tende a scomparire per alcune ore, salvo aggravarsi e divenire molto intenso piú tardi. Perciò è bene praticare al piú presto un massaggio intenso, ripetuto dopo poco tempo, mentre, quando il dolore è molto acuto, vi limiterete a scaldare la zona interessata con frizioni e prolungati sfioramenti. Ricordate che, benché non lo avvertiate, le articolazioni piú vicine al muscolo leso sono sempre coinvolte. Di conseguenza è necessario, oltre che consigliabile, estendere il massaggio alle articolazioni che precedono e seguono un muscolo che si è strappato.

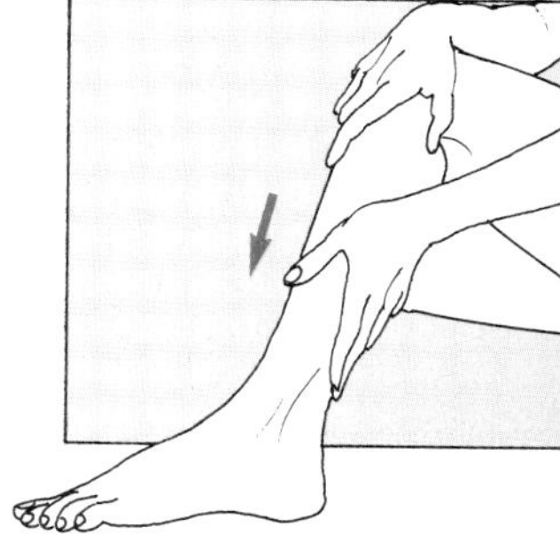

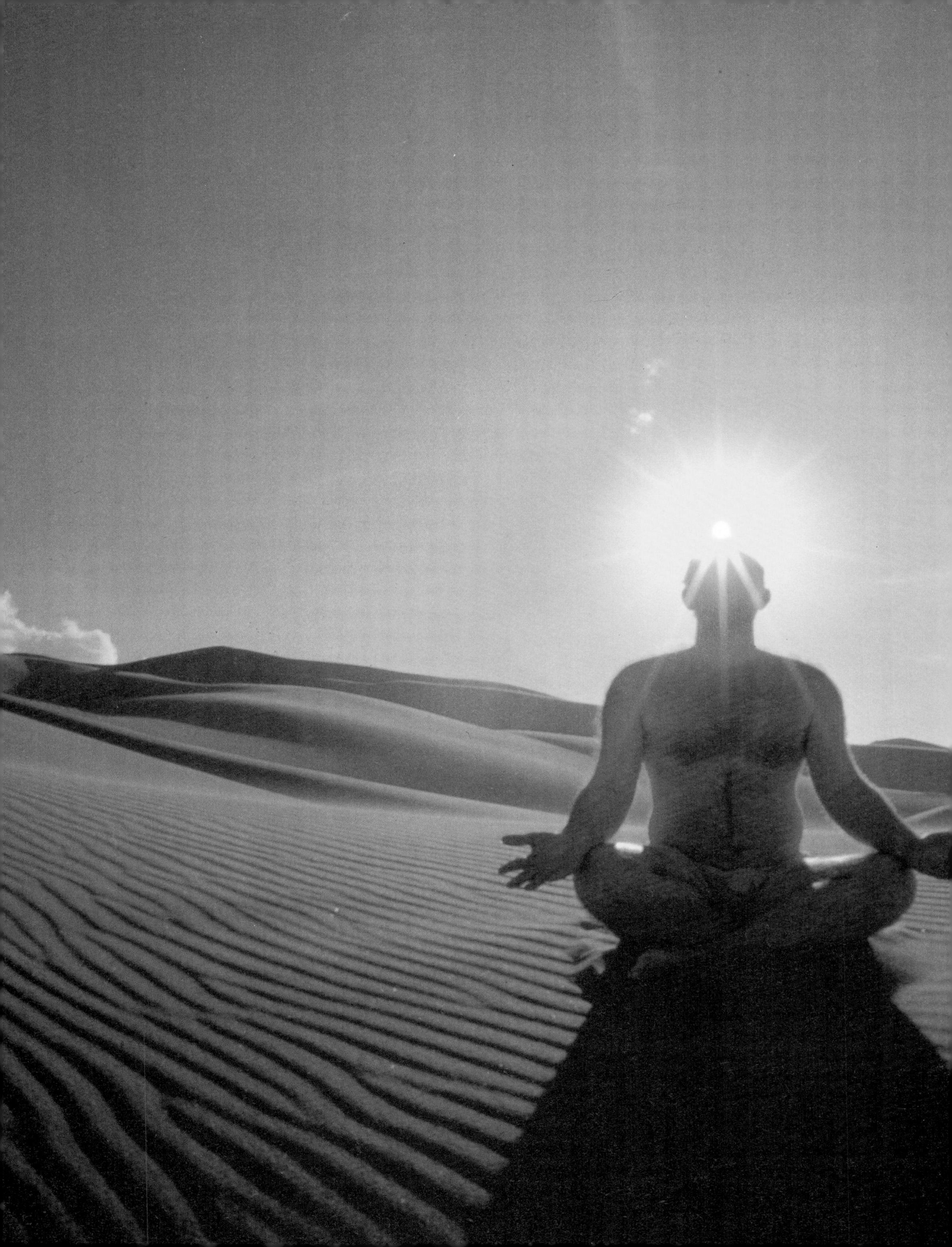

## Quarta parte

# *Le teorie di medicina naturale*

L'evolversi della medicina moderna verso metodi di cura via via piú tecnologici e impersonali ha spesso deluso le aspettative dei medici, alcuni dei quali si sono rivolti alla riscoperta delle medicine tradizionali piú antiche, mentre altri hanno dedicato studi e ricerche all'intento di ritrovare nella tradizione le radici culturali che permettessero il ritorno a una medicina a misura d'uomo. Nascono cosí le moderne medicine naturali che, seppur con approcci e teorie differenti, perseguono lo stesso ideale.

Le medicine "naturali", sia quelle tradizionali sia quelle moderne, si definiscono cosí non tanto perché usano prodotti e metodi tratti dalla natura per curare l'essere umano malato, quanto perché lo considerano prima di tutto come "essere naturale".

Esse hanno in comune una visione dell'uomo inteso nella sua globalità di corpo e di spirito, e considerano la vera "causa prima" delle malattie come una rottura dell'armonia e dell'equilibrio interni a lui, o tra lui e l'ambiente naturale e sociale in cui vive. Esse sostengono di conseguenza due grandi princípi: il diritto di chi è malato e sofferente a essere curato come una "persona", e non essere considerato "un caso clinico"; e il fatto che la cura non solo non deve provocare danni, ma consiste soprattutto nel far ricorso alla forza guaritrice insita in ogni individuo.

# La medicina tradizionale cinese: agopuntura-ignipuntura

*Tra le medicine naturali, la piú praticata e diffusa nel mondo è l'antichissima medicina tradizionale cinese. Essa definisce la salute come la perfetta armonia dell'uomo con sé stesso, con la natura e con l'ambiente; la malattia come un turbamento o una frattura di questi molteplici e complessi equilibri. L'accostarsi a questa medicina ci aiuta ad acquisire una miglior conoscenza di noi stessi e della natura in cui siamo immersi.*

La medicina tradizionale cinese ha, sin da tempi antichissimi, due rami ben distinti: l'agopuntura-ignipuntura (*zhen jiu*) e la medicina "delle prescrizioni", ossia basata sull'impiego di farmaci. Anche oggi, in Cina, le università dove si studia la medicina tradizionale sono divise in due corsi di studio, uno per laurearsi in agopuntura-ignipuntura (di cui fanno parte anche i massaggi, le manipolazioni, le ginnastiche) e l'altro per conseguire la laurea in medicina "delle prescrizioni". Questo non significa che l'agopuntura non faccia parte della medicina: ne è un ramo, come per noi la chirurgia. Essa richiede, oltre alla conoscenza delle teorie mediche generali, anche la conoscenza e lo studio di una parte teorica che le è propria: la teoria dei *Jing-luo*, ossia "la rete dei canali". Si tratta di una concezione unica, diversa da tutte le altre teorie mediche, che per molti anni ha lasciato l'Occidente scettico e dubbioso sulla sua validità. Negli ultimi anni grandi scienziati e ricercatori hanno dovuto ricredersi di fronte agli eccezionali risultati ottenuti con le analgesie chirurgiche mediante agopuntura, e di conseguenza anche la cura delle malattie con questo mezzo sta affermandosi in tutto il mondo.

Anche i farmaci tradizionali cinesi, esclusivamente naturali, sottoposti a moderne sperimentazioni vedono confermata la loro utilità e la loro innocuità. La farmacopea cinese, composta di piante medicinali, prodotti animali e minerali, è la piú ricca del mondo: i prodotti semplici che elenca sono circa 4.000, le formule magistrali piú del doppio! Per capire la portata di queste cifre, basti pensare che la farmacopea francese, la piú vasta di quelle occidentali da quando vi sono state incluse le preparazioni omeopatiche, elenca circa 900 voci.

Prima di rivolgersi al medico, i Cinesi si rivolgono al farmacista tradizionale; questi, da sempre, ascolta i sintomi, esamina sommariamente la persona osservandone il colorito e la lingua e palpandole il polso (punti fondamentali della diagnosi, come diremo in seguito), poi fa la prescrizione, che potremmo chiamare "officinale". Oltre alle medicine già confe-

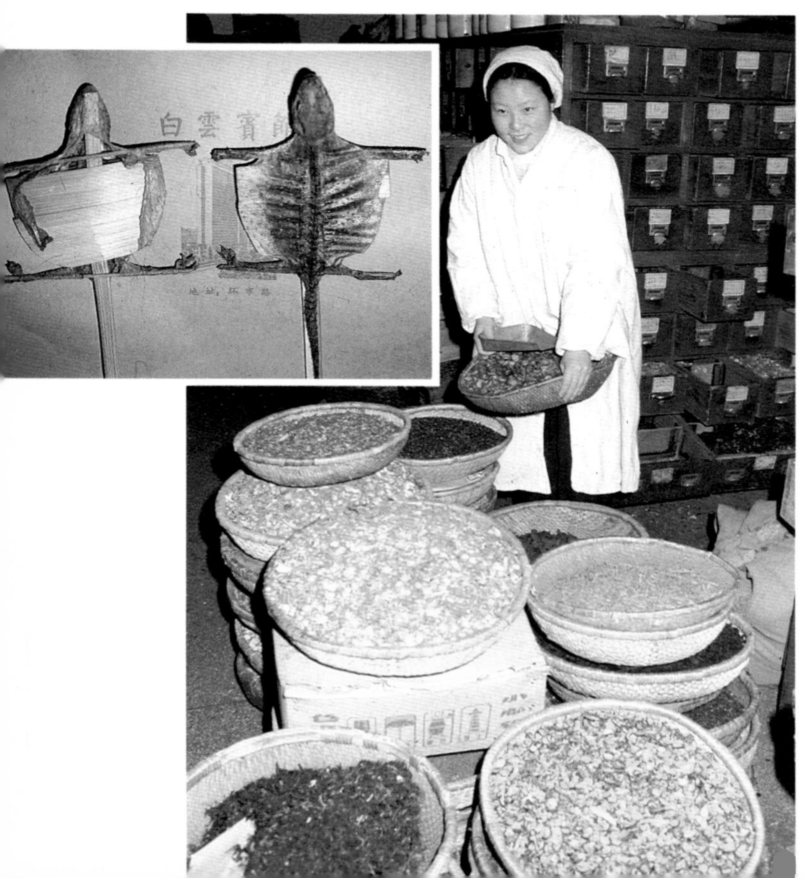

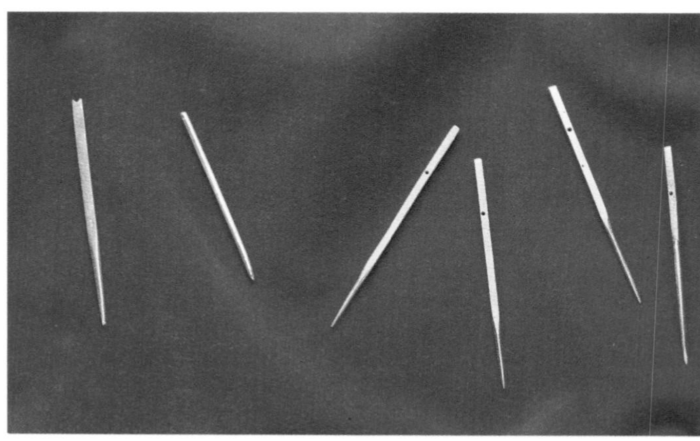

I RIMEDI TRADIZIONALI *La farmacopea cinese, la piú ricca del mondo, impiega numerosi rimedi sconosciuti in Occidente. Oltre alle piante medicinali, sono tenuti in gran conto i rimedi animali, come le piccole tartarughe seccate (nell'immagine a sinistra) usate per la cura dell'asma. Con le molte piante medicinali si preparano pillole, sciroppi, estratti, ecc., alcuni secondo antiche formule di medici famosi. Invece gli aghi usati per l'agopuntura oggi sono piú sottili di quelli qui sopra rappresentati: si tratta di quattro aghi d'oro e di due d'argento, ritrovati in una tomba e risalenti al II secolo a.C.*

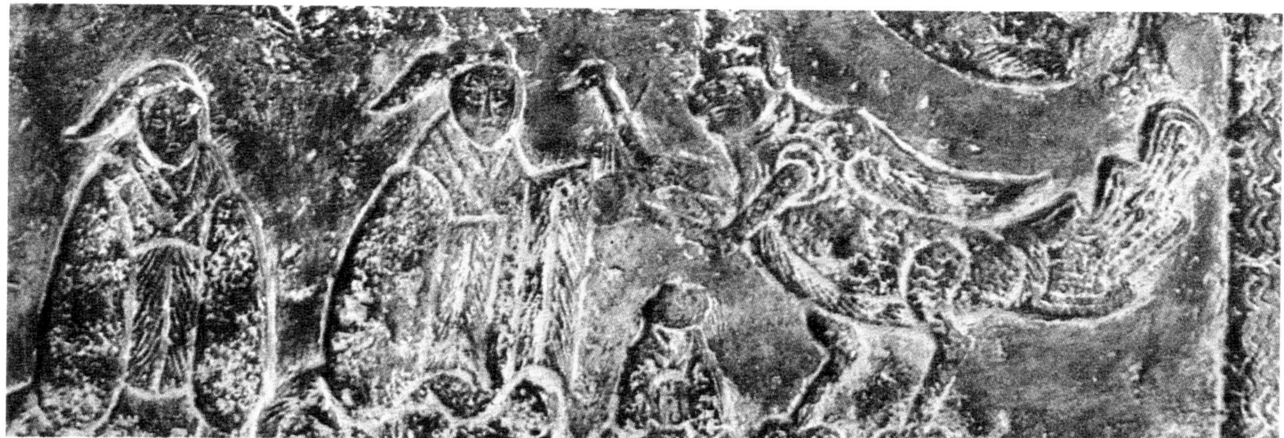

LE ORIGINI DELL'AGOPUNTURA *Questo bassorilievo del I sec. d.C. illustra le origini dell'agopuntura. Lo sciamano (il medico sacerdote) è rappresentato come un uomo-uccello ossia una figura mitica, per indicarne i poteri superiori, nell'atto di infiggere un sottile ago metallico e non un ago di pietra, come nei tempi piú antichi. Nella figura di sinistra si vedono sulla testa e sulla spalla delle linee sottili che rappresentano gruppi di aghi già infissi.*

zionate e alle tisane o altro che il malato si prepara da sé, vi è ancora l'uso che il farmacista prepari decotti e sciroppi che il paziente passa a ritirare freschi ogni mattina o pomeriggio, a seconda della prescrizione. Queste preparazioni a volte sono molto complesse e richiedono lunghe e minuziose operazioni, difficili da eseguire senza la necessaria esperienza.

## La storia, i testi, i grandi medici del passato

Le origini dell'agopuntura risalgono all'Età della Pietra, nelle società primitive che, prima del terzo millennio a.C., abitavano le coste orientali della Cina. Nelle stesse lontane epoche ha origine l'ignipuntura tra gli abitanti delle fredde regioni del Nord, tribú nomadi dedite all'allevamento degli animali. Secondo gli antichi testi fu l'Imperatore Huangdi (l'Imperatore Giallo) che, con il suo medico Qibo, perfezionò le tecniche dell'agopuntura con aghi di pietra (*bian*) e dell'ignipuntura. Questa fino a pochi anni fa si credeva fosse una leggenda, ma recenti ricerche archeologiche ne confermano la verità storica, seppur sfrondata dall'alone del mito.

Il piú antico testo completo di agopuntura giunto fino a noi, il *Huangdi Neijing* (*Canone di Medicina Interna dell'Imperatore Giallo*), è scritto appunto sotto forma di dialogo tra l'Imperatore Huangdi che pone le domande e il medico Qibo che risponde. Huangdi apparteneva a una tribú che si era spostata dalla costa orientale verso la Cina centrale, portando con sé e diffondendo questa medicina. Da quei lontani tempi fino al V secolo a.C. si usarono esclusivamente *bian* (strumenti in pietra) come mezzo principale di cura, sostituiti solo parzialmente da aghi di bronzo. A partire dal XIII secolo a.C. esistono iscrizioni su pietre, ossa oracolari, gusci di tartaruga, oggetti di bronzo, indicanti terapie con *bian* e col fuoco (ignipuntura), su tutte le parti del corpo. Il primo testo scritto, ritrovato di recente nella tomba di un medico assieme ad aghi e a strumenti chirurgici, risale al V secolo a.C.: si tratta di un rotolo di seta su cui è esposta la teoria dei *Jing-luo*, "la rete dei canali". Il *Canone dell'Imperatore Giallo* è di poco posteriore.

Nel corso dei secoli seguenti furono studiate particolarmente le malattie febbrili, allora la piú frequente causa di morte, sulle quali vennero scritti ampi trattati. Le conoscenze mediche divenivano sempre piú approfondite ed estese, anche a opera di medici famosi di cui parlano spesso le cronache narrando di famose guarigioni, ma anche di errori che venivano pagati con la vita quando il paziente era un potente. Uno dei medici piú illustri e amati dalla popolazione cui dedicò infaticabili cure, respingendo comodi incarichi di corte, fu Hua Tuo.

La diffusione della medicina, come di tutte le scienze, fu favorita dall'invenzione della carta, presentata all'Imperatore nell'anno 105 d.C. dal suo inventore Cai Lun, e della stampa, invenzione che in Cina avvenne oltre 1000 anni prima che in Europa, per cui i testi dei grandi clinici venivano riprodotti facilmente in numerose copie.

Nel VII secolo d.C., quando fu aperta la prima Accademia Medica Imperiale, equivalente alle nostre università, l'agopuntura-ignipuntura era considerata una specialità a sé stante, oggetto di uno specifico corso. Le cronache riportavano che: "... Vi era un professore con il grado di Dottore in agopuntura, un professore assistente, dieci istruttori, venti tecnici e venti studenti. Il professore di agopuntura impartiva le lezioni agli studenti". Da questo momento in avanti fioriscono gli studi teorici oltreché quelli cli-

## HUA TUO: UN FAMOSO MEDICO DEL PASSATO

In passato, quando un paziente guariva, vi era l'usanza da parte sua o della famiglia di regalare al medico una tavoletta con l'iscrizione: "Un secondo Hua Tuo". A tal punto Hua Tuo, noto come "il medico che operava miracoli", era divenuto un modello insuperabile in tutti i tempi! Si ignora quando sia nato, ma si sa che morí nel 208 d.C., molto vecchio. Infatti, come riporta una cronaca di poco posteriore, "ben sapendo come mantenere uno in buona salute, egli appariva nel pieno delle forze quando era già vicino ai 100 anni, tanto che i suoi contemporanei lo consideravano immortale".

Vi sono numerose leggende sulle sue miracolose guarigioni, e benché talune appaiano incredibili, è ben vero che egli era esperto in tutte le arti mediche: valente chirurgo, ginecologo, pediatra, grande agopuntore al quale si deve la scoperta di punti e di terapie che tuttora portano il suo nome. Esperto farmacologo e terapeuta, mise a punto l'impiego di numerose droghe, praticò per primo l'idroterapia su basi mediche, compilò delle formule magistrali tuttora tenute in gran conto. Praticava anche la chirurgia addominale, per la quale inventò l'anestesia impiegando un preparato da lui scoperto, detto "polvere obnubilante", che veniva somministrato al paziente sciolto in alcool prima dell'intervento chirurgico: lo stato di semi incoscienza e insensibilità al dolore che provocava corrispondeva a una vera e propria anestesia. Sfortunatamente questa formula è andata perduta assieme a molti dei suoi scritti.

Hua Tuo fu convinto assertore dei benefici dovuti alla pratica del *Qigong* e mise a punto una serie di esercizi che hanno lo scopo di rinforzare il *qi*, chiamati "*Giochi dei cinque animali*", nei quali si imitano le movenze della tigre, del cervo, dell'orso, della scimmia e degli uccelli. Questi esercizi ci sono stati tramandati dai suoi allievi e costituiscono tuttora la base di uno dei rami del *Qigong* medico, volto alla conquista della longevità (*vedi pag. 382*).

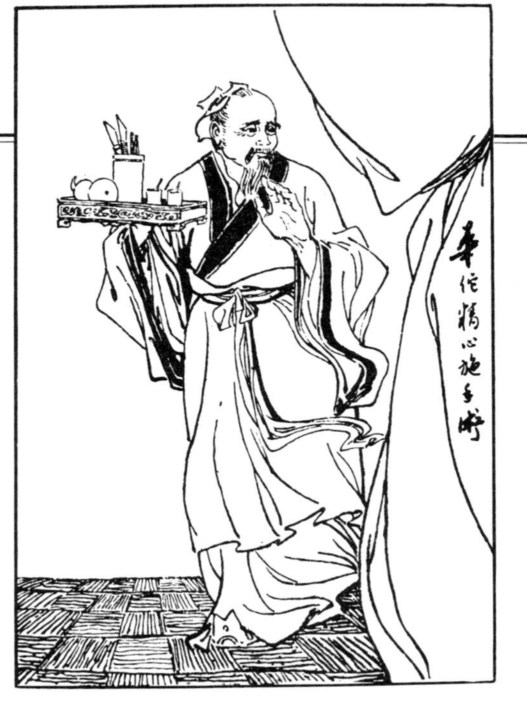

IL MEDICO DEI MIRACOLI *Il medico cinese Hua Tuo, vissuto nel II secolo d.C., era noto come "il medico dei miracoli" per la sua straordinaria esperienza e le guarigioni operate.*

Hua Tuo era indifferente alla fama e alla ricchezza e rifiutò numerose cariche pubbliche, fino a che fu chiamato dal Governatore dello Stato di Wei, dove viveva, per divenire il suo medico personale. Avendo egli rifiutato, fu arrestato e mandato a morte. Secondo un'altra versione, riportata in un famoso romanzo storico, il Governatore soffriva di incurabili mali di testa e Hua Tuo suggerí che fosse necessaria una craniotomia: sospettando che volesse ucciderlo, il Governatore lo mandò a morte.

Dei numerosi scritti di Hua Tuo nessuno è giunto fino a noi; le sue opere e le sue scoperte furono tramandate dai suoi allievi, che divennero tutti medici eccellenti, o riportate parzialmente in testi di medicina posteriori alla sua morte.

nici, si moltiplicano i medici famosi, abbondano i trattati. Viene data particolarmente importanza alle tecniche di infissione degli aghi, esposte in un testo pubblicato nel 1601, il *Zhenjiu Dacheng* (*Compendio di agopuntura-ignipuntura*), ancora oggi insuperato per completezza, e oggetto di approfonditi studi.

Dopo la presa di potere da parte dei Manciú – che regnarono sulla Cina dal 1644 al 1911 con il nome di Dinastia Qing – la medicina farmacologica prese il sopravvento e l'agopuntura e l'ignipuntura iniziarono un lento declino, culminato nel 1822 quando le autorità imperiali decretarono la chiusura della facoltà di agopuntura-ignipuntura, in quanto questa terapia "non era adatta ad essere applicata all'Imperatore". Pochi anni dopo, attorno al 1840, tutte le università furono chiuse e la Cina precipitò nel caos che doveva portare alla caduta dell'Impero e a lunghi anni di disordine, guerre civili, parziale colonialismo e invasioni straniere, inevitabilmente accompagnati da carestie e pestilenze.

Le condizioni del popolo cinese furono, per oltre un secolo, tra le peggiori che la plurimillenaria storia di questo popolo ricordi. La medicina tradizionale, mal compresa e disprezzata dagli occidentali e da quei cinesi che erano loro alleati, sopravvisse nelle piú lontane province e nelle campagne, grazie all'opera di medici che l'avevano appresa per tradizione familiare dal proprio padre che a sua volta l'aveva ricevuta da suo padre, e cosí via, salvando i testi classici, continuando gli studi e la sperimentazione.

Durante la Lunga Marcia (1934), l'esercito guidato da Mao Zedong si trovò isolato nelle regioni montuose della Cina centrale, completamente privo di farmaci e di altri presidi sanitari. I medici militari appresero dalle popolazioni locali dell'esistenza di medici agopuntori esperti in medicina tradizionale che esercitavano in quelle zone: fu giocoforza rivolgersi a questi per curare i loro compagni ammalati, e fu con meraviglia che essi poterono constatare l'efficacia delle terapie tradizionali e dell'agopuntura.

In seguito, i medici militari e quelli che praticavano nei territori che venivano via via occupati, tutti laureati in medicina occidentale, furono incoraggiati a studiare la medicina tradizionale cinese in ogni sua forma. Nell'aprile del 1945 fu aperto il primo ambulatorio di agopuntura in un ospedale cinese, intitolato al Dottor Norman Bethune, medico canadese che visse ed esercitò per lunghi anni in Cina, e qui morí durante la Lunga Marcia.

Dopo la fondazione della Repubblica Popolare Cinese, nel 1949, sorsero le prime accademie e i primi istituti di ricerca, mentre l'agopuntura-ignipuntura e la medicina tradizionale ritornavano a essere praticate in tutto il Paese. Oggi in Cina esistono due tipi di scuole mediche: quelle di medicina occidentale, nelle quali lo studio dell'agopuntura è obbligatorio, e quelle di medicina tradizionale e agopuntura, nelle quali si studiano anche i fondamenti della medicina moderna, con lo scopo ultimo di giungere a una integrazione totale delle due medicine, prendendo il meglio da ciascuna.

## Le teorie

**L'energia o qi.** La medicina cinese è stata definita "medicina energetica" perché si basa sul concetto fondamentale della scienza cinese che "tutto è energia". Noi traduciamo con "energia" la parola cinese *qi* (si pronuncia "ci"), il cui significato va inteso nel senso che a questo termine attribuisce la fisica moderna.

*Qi* è non solo la base della vita ma la componente stessa dell'Universo. Tutto ciò che esiste è energia: qualsiasi essere, oggetto, fenomeno o manifestazione. L'energia si manifesta come materia – solo apparentemente inerte! – e come forza o funzione, come corpo e spirito, come cielo e terra, come vita e non-vita. Ma è prima di tutto movimento – nelle fasi alterne di moto e di quiete – e continua evoluzione. L'essere umano, vivo e vitale, dotato di corpo e spirito necessari l'uno all'altro per esistere, è una sublime e completa manifestazione dell'energia e del suo continuo e incessante trasformarsi.

Quando parliamo di *qi* dell'uomo non intendiamo solo il movimento, la funzione, lo spirito, ma anche la struttura materiale dell'organismo. Il materialismo scientifico occidentale ci ha abituati a pensare in termini di differenza o contrapposizione tra materia ed energia: questo è errato non solo secondo le teorie della medicina cinese, ma anche secondo le acquisizioni della fisica moderna. La materia non è che una forma di energia, nella quale si trasforma continuamente e dalla quale deriva.

Ciascun essere umano è una unità energetica, all'interno della quale vi è un'infinità di moti, di trasformazioni, di manifestazioni diverse e in continua evoluzione: se vi fosse un arresto sarebbe la morte, la distruzione. Possiamo immaginare l'uomo come un oceano, all'interno del quale scorrono grandi correnti calde e fredde, moti ondosi,

*(segue a pag. 410)*

TUTTO È ENERGIA *Le teorie della moderna fisica (a destra, l'Atomium costruito a Bruxelles come simbolo di tali teorie) confermano la concezione energetica della medicina cinese, secondo la quale materia ed energia sono solo due momenti diversi dello stesso fenomeno, trasformandosi continuamente l'una nell'altra e manifestandosi ora sotto forma di materia e ora sotto forma di energia, a seconda di come vengono osservate. La separazione tra materia inerte, che non cambia, ed energia o forza, che muta ed è in movimento, è solo dovuta alla grossolanità della nostra osservazione, poiché i nostri sensi non possono penetrare all'interno di quella che ci appare come la realtà materiale. Infatti una pietra, un pezzo di legno, un corpo vivente, ci sembrano assolutamente solidi e compatti: in realtà la materia è composta di atomi, a loro volta scomponibili in particelle infinitamente piccole, carichi di quelle tremende e meravigliose forze che chiamiamo "energia atomica e subatomica". È solo l'intensità di queste forze, la velocità di moti e trasformazioni che non possiamo nemmeno immaginare, a darci l'illusione di una materia solida e immutabile, ma nella realtà il mondo che ci circonda è formato dal moto e dall'energia.*

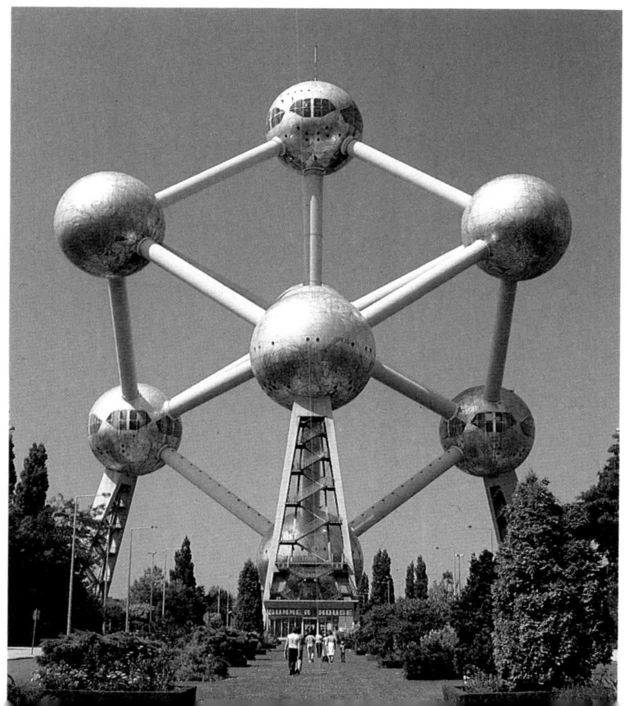

# *La concezione cinese dell'universo*

La concezione cinese dell'universo si basa su due constatazioni nate dall'osservazione della realtà: *tutto in natura è ciclico* e *tutti i fenomeni hanno due aspetti, apparentemente opposti ma in realtà complementari, che prevalgono in sequenza*. Da qui nasce la rappresentazione di tutti i fenomeni naturali con un cerchio. Anche il tempo, che noi consideriamo come una linea retta continua, per i Cinesi ha un corso circolare; infatti, tutti i fenomeni sui quali misuriamo il tempo sono ciclici e si ripetono puntualmente. I giorni, le stagioni, gli anni, tutto gira attorno a noi, apparentemente sempre uguale e in realtà sempre diverso. Un terzo assioma, conseguenza e completamento degli altri due, è : *nulla è uguale a null'altro, nemmeno a sé stesso, perché si muove continuamente*.

**Il qi dell'Universo.** La spinta che determina l'incessante evoluzione e tutte le manifestazioni dei fenomeni naturali è il *qi* dell'universo, l'energia primigenia da cui nasce l'universo stesso. A loro volta il moto e le trasformazioni producono energia, la quale, derivando da fenomeni diversi, avrà aspetti ed effetti differenti: avviene cioè che l'energia primigenia si differenzi in tante diverse energie le quali interagiscono fra di loro. Avremo cosí le energie del cielo e della terra, del tempo (dell'evolversi dei giorni, delle stagioni e degli anni) e dello spazio (del moto dei pianeti, dei fattori climatici, dei punti cardinali), ma anche l'energia di ciascun essere vivente, dal piú grande al piú piccolo, e di ogni altra cosa in cielo o in terra. Un sasso, un granello di sabbia, una molecola d'acqua, tutto è formato da energie ed emette energia. Ma le forze dell'universo non agiscono casualmente, bensí sono governate da leggi ben precise. Sono leggi universali, uguali per tutti i fenomeni naturali, dal piú grande al piú piccolo, compresi quelli umani. L'uomo, piccolo cosmo, è governato dalle stesse leggi naturali che determinano il grande cosmo di cui è parte.

È impossibile alla fantasia umana rappresentarsi la totalità di questi eventi: solo vivendo in perfetta comunione con la natura e raggiungendo un altissimo grado di conoscenza è possibile "vedere" la danza delle energie cosmiche e vivere la consapevolezza di esserne noi stessi parte. Il supremo ordine di tutte le cose, l'armonia perfetta, l'energia prima, che è la perfezione stessa non avendo forma alcuna, è il *Tao*. Questa parola antichissima è ricca di significati: è stata tradotta con "via", "ordine cosmico", "suprema armonia" e in molti altri modi; tuttavia nessuno di questi modi può renderne completamente il significato.

**L'influenza del qi esterno sull'uomo.** L'uomo vive nell'universo ed è incessantemente influenzato, dal momento stesso del suo concepimento, dalle energie che lo circondano, oltre a essere egli stesso formato di energia, che a sua volta emette. Non tutte le forze in cui siamo immersi hanno la stessa influenza su di noi e sono egualmente potenti. Le grandi energie del cielo e della terra influiscono in maniera profonda ancora prima della nascita, determinando in parte la nostra costituzione psico-fisica, e continuano a influenzarci per tutta la durata della vita.

Le energie che vengono dagli altri uomini, essendo esse della stessa natura della nostra, penetrano nel profondo colpendoci nella sfera emotiva, arricchendola o impoverendola. L'influenza degli oggetti può essere piú o meno avvertita, ma esiste: quante favole e leggende parlano di oggetti animati o dotati di strani poteri!

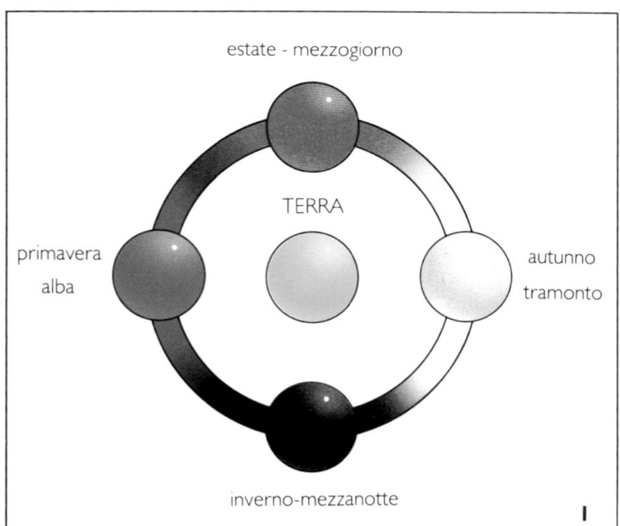


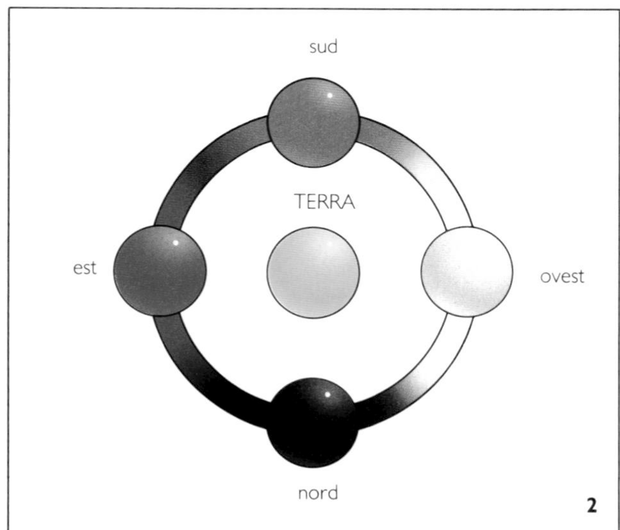


IL GRANDE MOTO DELL'UNIVERSO *Le stagioni, il giorno, l'evolversi della vita umana sono fenomeni temporali, ossia si svolgono nel tempo. Possiamo rappresentarli come nella figura 1. Lo spazio, che vediamo rappresentato nella figura 2, è anch'esso un cerchio. Ambedue hanno come centro la Terra ossia il punto da cui noi li osserviamo. Invece di rappresentarli con due immagini distinte, possiamo riunirli in un'unica figura: immaginando noi stessi al centro di questa circonferenza possiamo vedere il moto dell'universo attorno a noi, di cui anche noi siamo parte.*

L'UOMO REAGISCE AL CIELO E ALLA TERRA
*L'evoluzione delle energie del cielo e della terra è riassunta in questo regolo: ruotando i cerchi esterni si stabiliscono esattamente le dominanze di ogni ora di ciascun giorno dell'anno. Nella fessura trasversale sono indicati i canali e i punti che, per assonanza, entrano in comunicazione con l'esterno, cosicché agendo su di essi con mezzi terapeutici si sfruttano le forze del cosmo per combattere la malattia. Questo antichissimo metodo di cura richiede approfonditi studi e solo pochi medici sono in grado di applicarlo.*

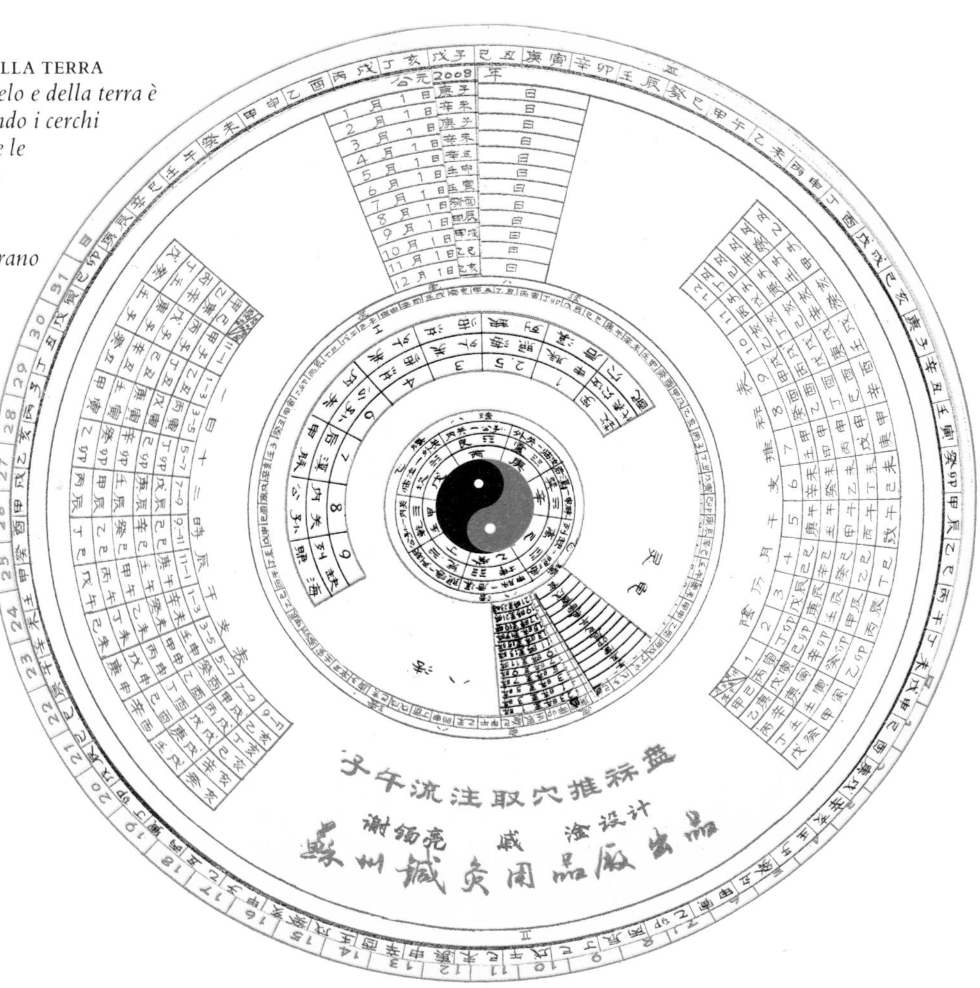

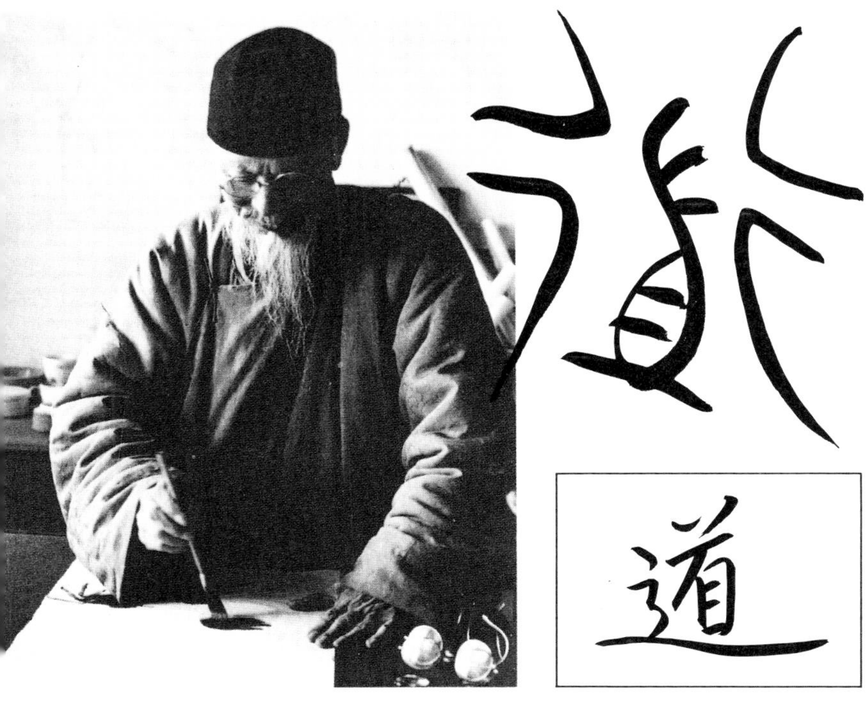


COSA SIGNIFICA VERAMENTE LA PAROLA TAO?
*La lingua cinese non ha alfabeto, ma è ideografica, ossia usa dei particolari simboli o* ideogrammi *(rappresentazioni grafiche di idee), ciascuno dei quali corrisponde a una parola. Anticamente gli ideogrammi erano delle figurine semplici, che si riferivano a eventi legati alla vita materiale, diventati via via più complessi e, durante più di tre millenni, subendo grandi trasformazioni. La parola Tao anticamente era rappresentata con una testa, da cui esce il pensiero, che si trova su una strada, presso un quadrivio. L'idea principale è il raggiungere la giusta via: ma come? Superando il quadrivio, ossia dopo aver operato una scelta. Che tipo di scelta? Poiché non è la figura di un uomo intero ma solo di una testa che percorre la strada, si tratta di una scelta morale. E come è possibile operare la scelta? Attraverso la conoscenza, come mostra l'energia o pensiero che sovrasta la testa stessa. Di tutto questo non rimane quasi traccia nel segno moderno (nel riquadro), e nel tempo anche i significati di questa parola si sono arricchiti e approfonditi, comprendendo l'idea di totalità, armonia e perfezione.*

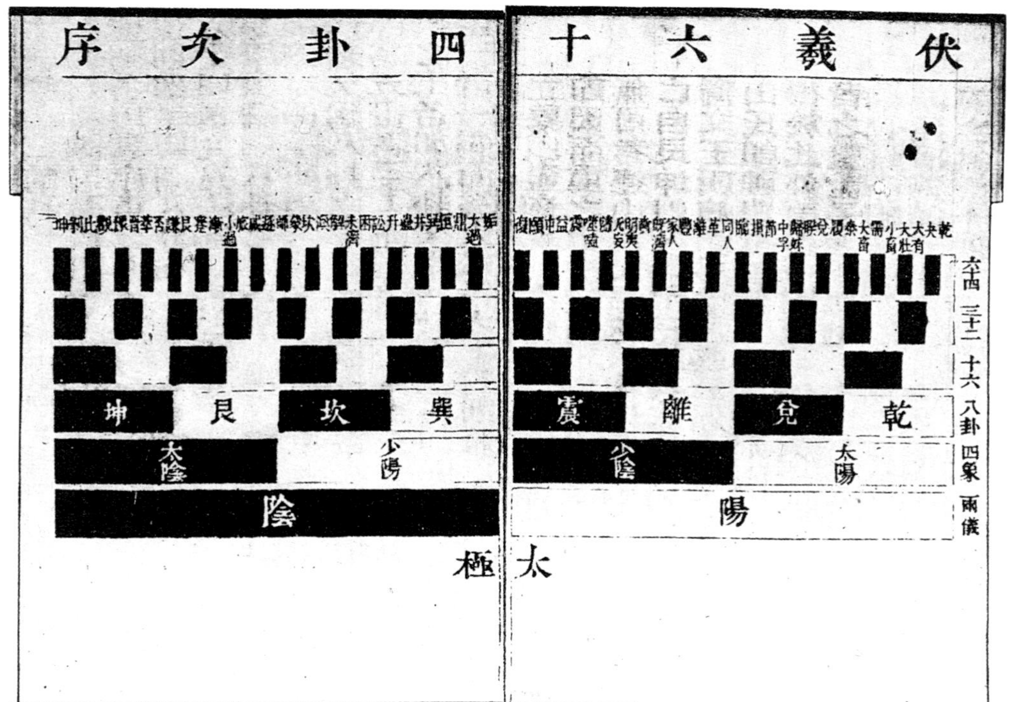


YIN E YANG: CIASCUNO HA IN SÉ IL PROPRIO CONTRARIO *In questa illustrazione, da un testo del XII sec., vediamo rappresentati i rapporti tra gli aspetti* yin *e* yang. *Lo* yin *e lo* yang *sono divisi (tratto nero e tratto bianco) ma ciascuno contiene la metà del proprio opposto in maniera inapparente, come mostra la seconda riga (dal basso all'alto) e quelle seguenti. Infatti il processo non ha fine poiché in natura ogni cosa e ogni evento contengono sempre in sé l'aspetto opposto a quello che manifestano all'esterno.*

maree, e infine gli invisibili e incessanti movimenti dei miliardi di molecole d'acqua, di sali, di componenti organiche: eppure è un solo oceano! Lo studio delle correnti che ci percorrono, dei movimenti che compiamo incessantemente, del salire e scendere della forza che è in noi, degli infiniti moti e trasformazioni che si svolgono all'interno di ogni cellula, è l'oggetto della medicina cinese.

Ogni componente dell'oceano-uomo è *qi*, ma a seconda delle funzioni, della provenienza e degli aspetti che assume si usa parlare dei diversi *qi* o delle diverse energie dell'uomo: cosí come in un vero oceano tutto è acqua ma si usa parlare di acque quando ci riferiamo alle diverse funzioni o provenienze, per esempio alludendo alle correnti, agli affluenti, all'apporto di acque piovane, ecc. Parleremo cosí delle energie dell'uomo, di essenza o materia, di energia primordiale o innata e di energia post-natale o acquisita, descrivendo minuziosamente i molteplici aspetti della vita umana. Per farlo dovremo servirci di una terminologia nuova: i nomi usati dalla medicina tradizionale cinese per indicare questi aspetti o funzioni ci sono estranei perché questa visione è del tutto differente da quella della medicina occidentale.

**Yin e yang.** Secondo le teorie cinesi, il moto, la spinta a trasformarsi, la forza impiegata per far sí che le trasformazioni avvengano (che in termini di fisica moderna si chiama "energia cinetica") hanno una caratteristica comune: sono di tipo *yang*, o piú brevemente sono *yang qi* (energia *yang*). La quiete, l'aspetto materiale, la tendenza a contenere e accumulare forza (che in termini di fisica moderna si dice "energia potenziale" o inespressa) sono di tipo *yin*, appartengono alla *yin qi* (energia *yin*). Ma nulla è assolutamente *yang* o assolutamente *yin*: queste caratteristiche variano a seconda del punto di vista da cui le consideriamo.

Tutto ciò che esiste, tutti i fenomeni naturali, sono classificabili di tipo *yang* o *yin*, sempre rispetto ad altre cose e fenomeni. Diremo perciò che il giorno è *yang* e la notte è *yin*, la luce è *yang* e l'ombra è *yin*, l'uomo è *yang* e la donna è *yin*. Ma a sua volta l'uomo e la donna sono composti da corpo (*yin*) e da spirito (*yang*), e nel corpo la materia è *yin* mentre la funzione è *yang*; e cosí via, all'infinito. Ogni cosa e ogni evento possono essere scomposti in un aspetto *yin* e in uno *yang*.

L'essere umano, tanto complesso nella materia e nelle funzioni, ha infiniti aspetti *yin* e altrettanti *yang*, ma essenzialmente possiamo dire che è composto di *yin qi* e *yang qi*. Sono concetti difficili da spiegarsi ma facili da intuire: *yang qi* è la forza in tutte le sue manifestazioni di movimento, calore, funzione; *yin qi* (o *jing*) è l'essenza, il substrato materiale, madre e nutrimento della *yang qi*.

Tuttavia la *yin qi* (l'essenza) dipende dalla *yang qi* (la forza) per essere a sua volta prodotta: senza funzione, calore e forza non ci sarebbe materia. Cosí *yin* e *yang*, corpo e spirito, materia e funzione, hanno bisogno ciascuno dell'altro per esistere, crescere e prosperare, trasformandosi continuamente ciascuno nell'altro e nutrendosi reciprocamente.

In genere, nel linguaggio medico parliamo di *qi* o *energia* per intendere la *yang qi*, e usiamo il termine *jing* o *essenza* per intendere la *yin qi*.

Tutti i diversi aspetti delle innumerevoli funzioni e parti dell'organismo possono essere considerati nei loro aspetti *yin* o *yang*: *yin* è ciò che è piú interno, piú profondo, piú basso, la parte destra, l'addome, ciò che accumula e conserva, ecc.; *yang* è l'esterno, la superficie, l'alto, la sinistra, il dorso, ciò che esteriorizza e consuma, ecc.

Per i Cinesi è istintivo e spontaneo valutare cose e eventi in senso *yin* o *yang* perché fa parte della loro mentalità e della loro cultura popolare. Per noi richiede una specie di ginnastica mentale, non sempre facile, ma necessaria soprattutto per i medici che studiano l'agopuntura. Questi devono imparare a pensare sempre in termini di *yin* e *yang*, di trasformazione ed evoluzione; infatti solo valutando esattamente l'evolversi di tutti i fenomeni è possibile arrivare alla diagnosi e praticare la giusta terapia.

Quando il continuo trasformarsi e il reciproco nutrirsi di *yin* e *yang* è turbato, quando l'equilibrio tra l'uno e l'altro aspetto non è piú perfetto, si ha una malattia o i presupposti perché una malattia insorga. L'organismo può, infatti, lottare per vincere il disturbo dell'energia prima che sia evidente e che provochi danni piú ampi, ma per far questo brucerà energia e sostanza, consumerà sia forza (*yang*) sia potenzialità o essenza (*yin*). Se questo stato perdura senza una pronta vittoria, diverremo piú facilmente aggredibili, sia dall'esterno (clima, stress, stanchezza) sia dall'interno (emozioni, pensieri, preoccupazioni, cattiva alimentazione).

Anche i cibi e i farmaci hanno caratteristiche *yin* o *yang*, come tutto in natura, ma non si tratta certo di qualità assolute. Per questo certe tabelle che definiscono gli alimenti come *yin* o *yang* in senso assoluto possono indurre a dei gravi errori alimentari. La dietetica cinese è in realtà molto complessa e rifugge da certe semplificazioni fatte a scopo commerciale.

**LE CARATTERISTICHE YIN E YANG**

| YIN | YANG |
|---|---|
| Ombra | Luce |
| Acqua | Fuoco |
| Terra | Cielo |
| Luna | Sole |
| Femminile | Maschile |
| Notte | Giorno |
| Autunno-Inverno | Primavera-Estate |
| Freddo | Calore |
| Umido | Secco |
| Destra | Sinistra |
| Pesante | Leggero |
| Quiete | Moto |
| Interno | Esterno |
| Parte inferiore | Parte superiore |
| Oscuro | Luminoso |
| Strutturale | Attivo, agente |
| Centripeto | Centrifugo |
| Conserva | Consuma |
| Porta dentro | Porta fuori |
| Concentra, condensa | Espande, disperde |
| Morbido, plasmabile | Duro, plasmatore |
| Palmare | Dorsale |
| Materia | Energia |
| *Jing* o essenza | *Qi* o energia |

**I cinque movimenti.** Il continuo trasformarsi ed evolversi dallo *yin* allo *yang*, e viceversa, non può essere violento e improvviso, ma avviene attraverso delle tappe o "movimenti" intermedi, ossia secondo una curva circolare.

Se osserviamo le figure a pag. 408, vediamo che nelle rappresentazioni dello spazio e del tempo sono evidenziati cinque punti: al primo corrispondono l'est, la primavera, l'alba, la nascita; al secondo il sud, l'estate, il mezzodí, l'età adulta; al terzo l'ovest, l'autunno, il tramonto, la vecchiaia; al quarto il nord, l'inverno, la mezzanotte, la fine della vita. Il quinto punto, sito al centro della circonferenza, rappresenta l'asse del movimento, in cui il moto gira su sé stesso ed è quasi inapparente: vi corrisponde il punto d'osservazione ossia la Terra, la fine dell'estate (la quinta stagione), l'età matura.

A ognuno di questi movimenti è stato dato un nome simbolico che ne evidenzia le caratteristiche: il primo, l'est, la primavera, ecc., è il *legno* (in cinese, *legno*, *albero* e *bosco* si indicano con la stessa parola, perciò la traduzione in uso in Italia, "legno", è imprecisa); il secondo, sud, estate, ecc., è il *fuoco*; il centro è la *terra*; il quarto, autunno, ovest, ecc., è il *metallo*; il quinto, inverno, nord, ecc., l'*acqua*.

Tutti i fenomeni naturali e tutte le cose create ("i mille comportamenti" come li definiscono i testi classici) appartengono a uno di questi movimenti in quanto sottostanno alle leggi naturali universali. Cosí come abbiamo detto a proposito di *yin* e *yang*, non si tratta di classificazioni fisse ma sempre relative, mutevoli a seconda del momento, del punto di vista, della funzione considerata.

Facciamo qualche esempio di tipo medico: il fegato come organo corrisponde al movimento *legno*, ma come funzione è *yang* e corrisponde al *fuoco*; i reni sono *acqua*, ma sono la fonte del calore dell'organismo, per cui parliamo di "fuoco del rene"; il polmone corrisponde al *metallo*, però una delle sue funzioni è quella di diffondere l'acqua in tutto l'organismo. Gli esempi potrebbero essere innumerevoli per la relatività che è alla base di tutto il pensiero scientifico e quindi medico cinese.

Di particolare interesse pratico sono le corrispon-

| TAVOLA DELLE CORRISPONDENZE DEI CINQUE MOVIMENTI | | | | | | |
|---|---|---|---|---|---|---|
| MACROCOSMO | **Movimenti** | Legno | Fuoco | Terra | Metallo | Acqua |
| | **Stagioni** | Primavera | Estate | Fine estate | Autunno | Inverno |
| | **Punti cardinali** | Est | Sud | Centro | Ovest | Nord |
| | **Energie cosmiche** | Vento | Calore | Umidità | Secco | Freddo |
| | **Colori** | Verde | Rosso | Giallo | Bianco | Nero |
| | **Sapori** | Agro | Amaro | Dolce | Piccante | Salato |
| | **Odori** | Rancido | Bruciato | Dolciastro | Acre | Marcio |
| UOMO | **Evoluzione** | Nascita | Crescita | Maturità | Declino | Inerzia |
| | **Organi pieni** | Fegato | Cuore | Milza | Polmoni | Reni |
| | **Organi cavi** | Colecisti | Int. tenue | Stomaco | Int. crasso | Vescica |
| | **Organi di senso** | Occhi | Lingua | Bocca | Naso | Orecchie |
| | **Funzioni sensoriali** | Vista | Tatto | Gusto | Olfatto | Udito |
| | **Tessuti** | Tendini | Vasi | Muscoli | Pelle e peli | Ossa e denti |
| | **Emozioni** | Collera | Gioia | Riflessione | Tristezza | Paura |

denze (*vedi* tavola qui sopra) tra i movimenti e le varie parti dell'organismo, poiché sono state scoperte in base a minuziose osservazioni cliniche, raccolte nel corso di quasi tre millenni. Da queste corrispondenze si possono stabilire dei precisi rapporti di interdipendenza tra diverse parti del corpo, tra funzioni e organi ed emozioni o stati d'animo.

**Gli organi e le loro funzioni.** Per la medicina cinese gli organi interni si dividono in tre categorie: gli organi pieni o *zang*, gli organi cavi o *fu*, e gli organi straordinari. Gli *zang* hanno il compito di accumulare e conservare l'essenza, il nutrimento, l'energia profonda. Ma oltre a essere serbatoi e riserve di energie hanno un proprio *qi*, ossia un'energia che ne è parte integrante e inscindibile.

Per la medicina occidentale, le funzioni di un organo si svolgono solo al suo interno; per quella cinese, l'organo come parte anatomica è la componente materiale di una sfera energetica, formata di *yin* e *yang*, limitata non dallo spazio ma dalla funzione. Cosí diciamo che del polmone fanno parte la pelle, il naso, l'emissione dei suoni e non solo la respirazione; che il movimento dipende dal fegato perché di esso fanno parte i tendini e la capacità dei muscoli di contrarsi, e cosí via. Se, per esempio, diciamo: "normalmente i polmoni (*fei*) scendono fino ai reni", a un medico tradizionale cinese sembra del tutto normale, ma si può ben immaginare la perplessa meraviglia di un medico occidentale quando sente una frase del genere!

*Fei* è un termine della medicina tradizionale che indica prima di tutto un insieme di funzioni ma anche una parte anatomica, appunto i polmoni; per questo quando, circa settant'anni fa, fu introdotta in Cina la medicina occidentale si continuò ad usare *fei* per intendere i polmoni in senso puramente anatomico. Si sono create cosí delle sovrapposizioni di linguaggio che rendono difficile spiegare in modo comprensibile agli occidentali le funzioni degli organi, che spesso sono molto diverse da quelle della nostra medicina. Le indicheremo in breve, sottolineando le principali differenze.

Il **cuore** corrisponde al *fuoco*, la sua energia scende verso il basso, distribuendo il calore. Chi ha il cuore sano ha le guance rosee, la pelle lucente, la vitalità piena; al contrario, se il fuoco del cuore sale verso l'alto o non scorre in modo fluido, le guance sono arrossate, il viso congesto, la pelle opaca, la voce roca con scoppi frequenti, la vitalità è discontinua.

Per la medicina cinese il cuore è l'Imperatore che ha il compito di coordinare le funzioni degli altri organi, mentre il *rene*, come vedremo meglio piú avanti, è la madre, la radice, la fonte piú profonda di nutrimento. L'*acqua del rene* sale a nutrire e contenere il fuoco del cuore; l'energia del cuore fa scorrere il sangue nei vasi. Mentre per la nostra medicina le funzioni mentali risiedono nel cervello, per la medicina cinese la mente (il pensiero cosciente) sta nel cuore: il cervello le fornisce il nutrimento e ne distribuisce i comandi, ma dal cuore dipendono tutte le capacità intellettuali. Qualunque disturbo dell'energia del cuore avrà come manifestazione e conseguenza un disturbo delle funzioni mentali: dall'insonnia ai sogni agitati, all'eccesso di sogni, alle depressioni, fino alla malattia mentale vera e propria.

Data questa importantissima funzione del cuore, questi è protetto dalle aggressioni da parte delle energie esterne da una speciale struttura, il **xin bao luo**, che significa "la rete che avvolge il cuore". Si tratta ancora una volta di un insieme formato da energia e da una struttura anatomica (il pericardio), specie di sacca che avvolge il cuore. Questa struttura di difesa del cuore è cosí importante da essere considerata un organo a sé stante che, come gli altri organi pieni, ha anche un proprio canale principale.

Allo stesso movimento di fuoco appartiene come organo cavo l'**intestino tenue**: quando il fuoco è in eccesso seccherà l'acqua nel tratto intestinale provocando stitichezza.

Il **fegato** corrisponde al *legno*, e la sua energia è *yang*, dinamica, attiva, calda, ascendente. Per questo i sintomi dalle malattie del fegato sono anch'essi *yang*: giramenti di testa, vertigini, ronzii alle orecchie, rossori e congestioni degli occhi, irritabilità, insonnia. Il fegato ha una funzione importantissima come serbatoio del sangue: se il fegato è pigro o stanco, la quantità di sangue a disposizione per le varie necessità (movimento muscolare, digestione, ecc) diverrà insufficiente, dando dei disturbi quali crampi muscolari, digestione lenta, mestruazioni scarse e dolorose, e altri sintomi.

Dal fegato dipende una crescita rigogliosa. I ragazzi all'epoca della pubertà hanno bisogno di avere un fegato forte e sano; sarà quindi necessario curare con particolare attenzione che abbiano una dieta sana, una giusta quantità di attività fisica e di ore di sonno. Infatti dal fegato dipende il tono muscolare e un buon tono dei muscoli a sua volta favorisce la funzione epatica; il sonno, ossia la cessazione delle attività coscienti, permette al fegato di immagazzinare il sangue che nelle ore di veglia è distribuito a tutto l'organismo. Dall'energia del fegato dipende la risolutezza, che potremmo chiamare "tono della psiche". Tra i fattori esterni di malattia, il vento colpisce particolarmente il fegato.

La **colecisti** appartiene, come il fegato, al movimento *legno*, e con il fegato è strettamente collegata. Le malattie del fegato danneggiano l'energia della colecisti, ma a loro volta le malattie della colecisti influiscono sull'energia del fegato.

La **milza** appartiene alla *terra*, e come la terra ha prima di tutto una funzione di nutrizione: digerisce il cibo, trasmette e distribuisce agli altri organi e a tutto il corpo l'essenza nutritiva frutto della digestione. Anche l'acqua è ingerita con il cibo; perciò la milza metabolizza e distribuisce l'acqua a tutti i tessuti. Quando l'energia della milza non funziona adeguatamente, si hanno edemi e gonfiori oltre a diarree, perdita di appetito, gonfiori e tensioni addominali, magrezza o aumento di peso dovuto soprattutto ad accumulo dei liquidi. Per questo dalla milza dipendono lo spessore del sottocutaneo e la sua elasticità: se la sua energia è danneggiata, la pelle diverrà rugosa, giallastra, cadente.

La milza rappresenta la fonte del nutrimento dopo la nascita; se la milza non compie le proprie funzioni non vi è sufficiente apporto energetico e, per vivere, si è costretti ad attingere all'energia innata, vale a dire a quel patrimonio energetico da cui dipende la stessa durata della vita. La milza teme l'umidità e il clima eccessivamente umido ne impedisce il normale funzionamento.

Lo **stomaco** è strettamente legato alla milza, tanto che le funzioni dell'uno sono inscindibili da quelle dell'altra. Per svolgere le proprie funzioni lo stomaco necessita di molto calore ma, allo stesso tempo, trae calore dal cibo che metabolizza. Per questo il freddo blocca molto facilmente la funzionalità gastrica.

Il **polmone** per la medicina cinese è come un mantello che avvolge e protegge tutti gli altri organi. Appartiene al movimento *metallo*. Attraverso la respirazione riceve il *qi del cielo* ossia l'energia che proviene dal cielo, mentre alla milza attraverso l'acqua e il cibo giunge l'energia della terra. Per opera di questi due organi esse vengono trasformate per poter essere utilizzate dall'uomo, mescolate e distribuite a tutto l'organismo.

Il polmone è il "Signore dell'energia" e regola il flusso del *qi* nei canali. Poiché energia e sangue devono ambedue scorrere ovunque per mantenere in vita tessuti e funzioni, le energie del polmone e del cuore devono lavorare in perfetta armonia. Attraverso l'espirazione il polmone espelle all'esterno "ciò che è stantio", purificando l'energia. La sua energia scende verso il basso, raggiunge i reni, ed è questo movimento che permette l'inspirazione profonda.

La pelle e i suoi annessi (ghiandole sebacee e sudoripare), i peli e i capelli dipendono dal polmone: se il *qi* del polmone è insufficiente, la pelle sarà ruvida, i capelli secchi e fragili. Dal polmone dipende anche la limpidezza della voce: un cantante emette la voce grazie alla forza del polmone, di cui deve prendersi particolare cura. Chi parla molto per motivi professionali consuma l'energia del polmone e dovrà cercare in ogni modo di ripristinarla attraverso esercizi respiratori e di rilassamento e consumando una giusta quantità di cibi piccanti.

Il naso è la "porta della respirazione" ed è connesso al polmone. Poiché il polmone è l'unico organo che comunica direttamente con l'esterno (attraverso il naso), è molto facilmente aggredibile dai fattori climatici: oltre al secco anche il vento, il freddo e l'estremo calore possono nuocergli.

**L'intestino crasso** è collegato al polmone, e appartiene anch'esso al movimento *metallo*. La sua funzione principale è di "separare il chiaro dal torbido", vale a dire di riassorbire l'acqua (il chiaro) e di espellere le feci (il torbido).

**Il rene** appartiene all'*acqua* ed è il piú profondo di tutti gli organi, che nutre con la propria essenza, come la radice nutre un albero. Poiché lo *yang* nasce dallo *yin*, il rene è la fonte del calore di tutto l'organismo; anche il fuoco del cuore è nutrito e mantenuto vivo e brillante dallo *yin* del rene. Il rene governa tutti i liquidi dell'organismo, e li purifica espellendo la parte torbida, l'urina.

GLI ZANG O ORGANI PIENI *Nei testi cinesi gli organi pieni, detti* zang *(fegato, cuore, reni, milza, polmone), non venivano rappresentati realisticamente ma con immagini quasi simboliche, dalle quali si potesse intuire la piú importante delle loro funzioni o caratteristiche. Cosí vediamo che il cuore appare come una fonte da cui sgorgano i vasi sanguigni; il polmone sembra un grande ombrello; i reni tengono in mezzo una colonna vertebrale schematica poiché generano le ossa e il midollo. Sempre dall'energia del rene dipende l'abilità manuale, tenuta in gran conto dai Cinesi. I dipinti e le sculture miniaturizzati (come quella qui sotto) e le microincisioni, sono frequenti nell'arte cinese.*

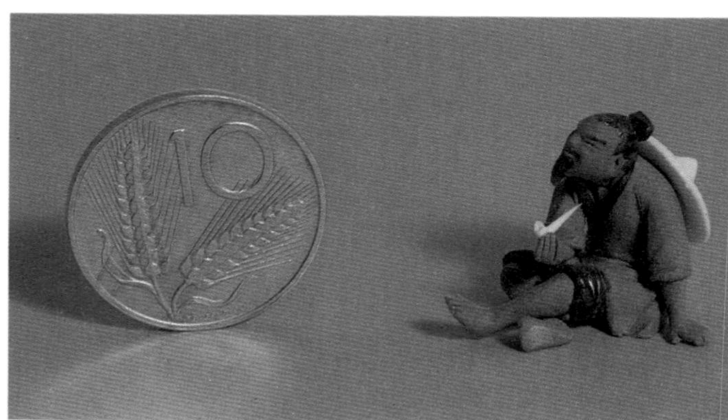

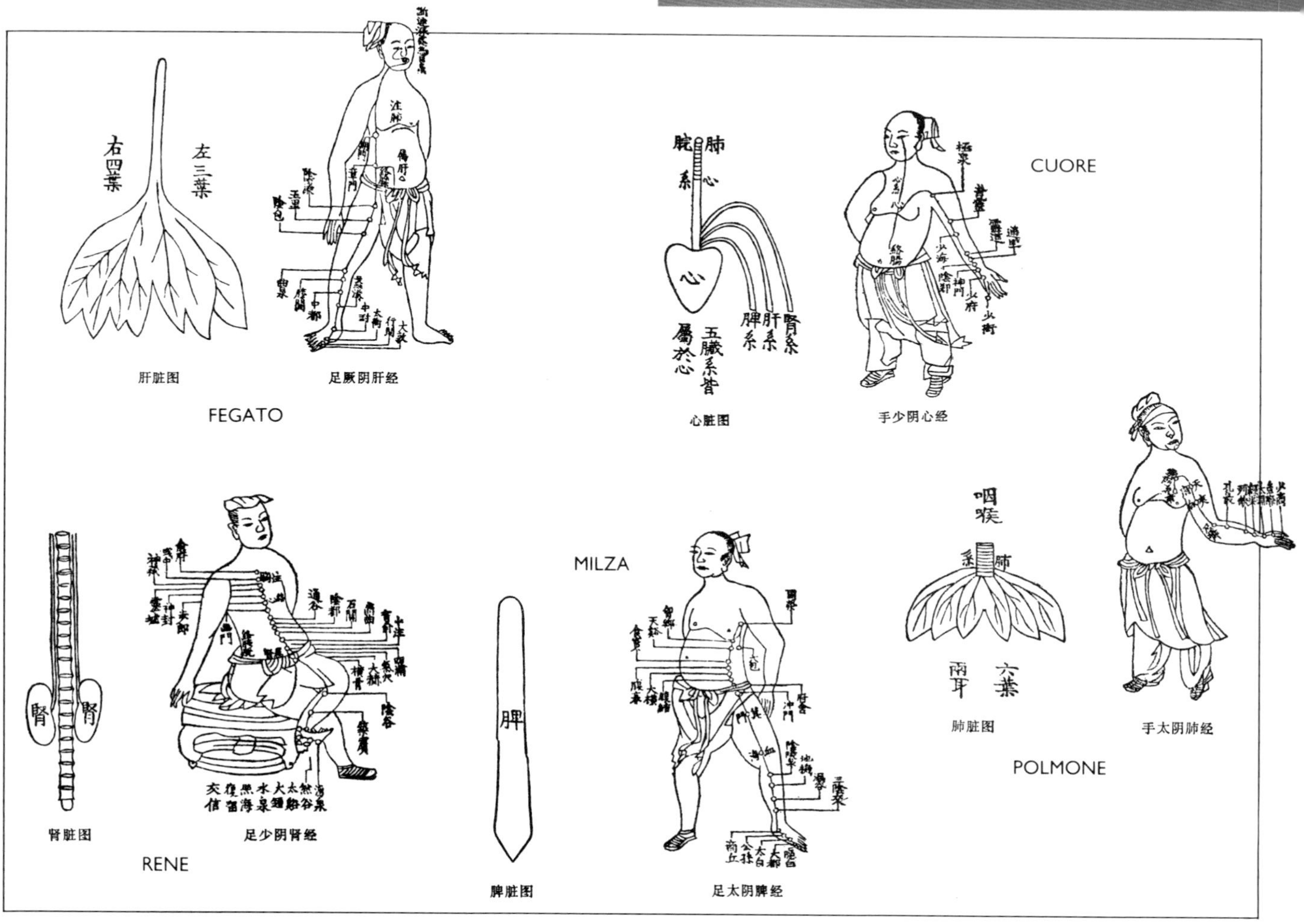

肝脏图 足厥阴肝经

FEGATO

心脏图 手少阴心经

CUORE

肾脏图 足少阴肾经

RENE

MILZA

脾脏图 足太阴脾经

肺脏图 手太阴肺经

POLMONE

L'*energia prenatale* (o *innata*), che costituisce l'apporto vitale proprio di ciascun individuo a partire dal momento stesso del concepimento, è conservata nei reni, che perciò hanno una parte preponderante sia nella funzione sessuale ("il rene è il Signore della riproduzione") sia per il concepimento, lo sviluppo, la crescita e la nascita del feto.

Anche lo sviluppo e la crescita dopo la nascita traggono la spinta vitale dal rene, e di conseguenza la costituzione dipende dal rene. Le ossa sono governate dal rene, che produce il midollo e il cervello.

La volontà, le ambizioni, le aspirazioni profonde dell'individuo, la sua capacità di concentrazione e le abilità manuali dipendono dal rene; se l'energia nel rene è debole, l'individuo è timoroso, goffo, distratto, incapace di concentrarsi, perde la memoria.

Questi sono anche considerati sintomi di senilità: l'invecchiamento secondo la medicina cinese è dovuto all'affievolirsi o all'indebolimento dell'energia innata, conservata dal rene. Anche la perdita di udito è un segno di disturbo dell'energia del rene. Poiché è la fonte interna di calore, il senso di freddo, specialmente nella regione lombare e alle ginocchia, è un sintomo di malfunzione dell'energia del rene.

Il **cervello** è considerato un organo straordinario, diverso da tutti gli altri per funzioni e composizione, la cui formazione prima della nascita e la cui nutrizione per tutta la durata della vita dipendono direttamente dall'essenza conservata nel rene. Si può dire che il cervello e il midollo spinale sono considerati come parte di quell'essenza vitale profonda che forma il fondamento materiale dell'essere umano.

La **vescica** espelle all'esterno i liquidi torbidi filtrati dal rene a cui è collegata, ma ha anche una funzione piú complessa che dipende dalla grande importanza delle funzioni del *qi* del rene. Si tratta soprattutto della conservazione dei liquidi e della pronta distribuzione del calore quando è necessario per la difesa dalle aggressioni esterne.

Come si vede da quanto detto fin qui le funzioni connesse ai vari organi sono ben piú complesse e talvolta completamente diverse da quelle della medicina occidentale. Inoltre, la medicina cinese ha ipotizzato l'esistenza di un sistema di coordinamento tra i vari organi, cui non può corrispondere una struttura anatomica particolare: il *san jiao*.

**San jiao** significa "tre stadi di cottura" e sta a indicare le tre funzioni metaboliche fondamentali: quella di coordinare la produzione e la distribuzione dei liquidi; quella di digestione, metabolizzazione e distribuzione del nutrimento con l'espulsione all'esterno delle scorie; quella di propulsione e distribuzione a tutto l'organismo dell'energia e del sangue prodotti grazie alle due funzioni precedenti. Anche al *san jiao* corrisponde un canale principale.

## Il concetto di malattia

Considerando un uomo come formato di energia in continua evoluzione, che assume forme e ha compiti diversi per il mantenimento della vita e della salute, la malattia sarà, in conseguenza, in primo luogo un disturbo dell'energia. Per comprendere che cos'è la malattia, dobbiamo innanzitutto definire la perfetta salute.

**Che cos'è la salute?** Per la medicina cinese, salute è ben altro che "assenza di malattia": salute è perfetto equilibrio del corpo e dello spirito.

Una persona sana vive senza sprecare energie, usando per tutte le funzioni una quantità di energia inferiore, o uguale, a quella che assume giornalmente attraverso la nutrizione, la respirazione, gli scambi affettivi e il movimento, senza danneggiare il proprio potenziale energetico, cioè quella energia profonda da cui attingere per tutte le funzioni e dalla quale si riforma continuamente la materia di cui l'uomo è composto.

La fonte profonda di energia, quella che i Cinesi chiamano *qi interno* o *vero qi* (del quale parliamo a proposito di *Qigong* a pag. 382), non deve essere impoverita attingendovi per le normali funzioni vitali. Al contrario si deve continuamente cercare di arricchirla attraverso una corretta alimentazione, una buona respirazione, la pratica del rilassamento e delle ginnastiche, un animo gioioso, una equilibrata vita sessuale.

**Gli squilibri energetici come causa prima delle malattie.** Possiamo considerare ogni uomo come una sfera, capace di muoversi armoniosamente in tutti i sensi, composta di *yang qi* e *yin qi* che ruotano, formando una miriade di piccoli e grandi cerchi. Questi si intersecano tra loro e si trasformano l'uno nell'altro: la sfera sarà piú o meno grande a seconda della quantità totale di energia dell'individuo. Se utilizziamo piú energia di quanta ne assumiamo, la sfera rimpicciolirà, l'individuo diverrà via via piú debole, le sue capacità vitali diminuiranno e di conseguenza accorcerà la propria vita. Questa condizione è di per sé stessa una malattia che si manifesta in forma cronica, piú o meno grave.

Se all'interno della sfera la quantità di *yang qi* aumenta, ciò avverrà a spese della *yin qi*, e viceversa. In tal modo si crea uno squilibrio e la sfera, divenuta irregolare, non sarà piú in grado di muoversi armoniosamente: sia le funzioni interne sia i comportamenti subiranno dei danni.

Se la *yang qi* diminuisce, la sfera diverrà come una palla con un buco da cui è uscita una parte dell'aria che la riempie: la forza, l'elasticità, le capacità funzionali saranno danneggiate. Con l'andar del tempo, se non si chiudono le falle e non si ripristina l'energia

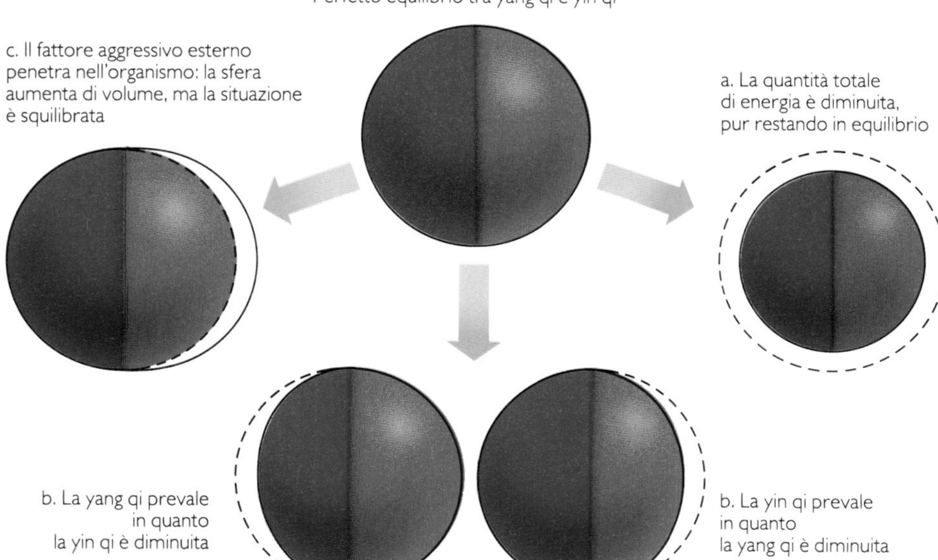


COSA AVVIENE QUANDO LE NOSTRE ENERGIE SONO SQUILIBRATE? *Immaginando l'uomo come una sfera composta di* yin qi *(blu) e* yang qi *(rosso) in continua evoluzione, se il consumo supera l'apporto energetico avremo la situazione rappresentata in a). Qualora la* yin qi *o la* yang qi *prevalgano l'una sull'altra avremo la situazione rappresentata in b). Quando invece le energie di difesa sono indebolite e un fattore aggressivo esterno riesce a penetrare nell'organismo, avremo la situazione illustrata in c).*

perduta, la condizione tenderà a peggiorare; la *yin qi* verrà consumata per produrre sempre nuova *yang qi*; la malattia si estenderà a tutto l'organismo indebolito. Lo stesso avviene nel caso di perdita della *yin qi*.

Se all'interno della sfera una delle molteplici funzioni è danneggiata o impedita, se le energie non possono scorrere liberamente e trasformarsi incessantemente l'una nell'altra, inizialmente la natura, mettendo in moto i propri meccanismi di difesa, cercherà di limitare il danno, proteggendo gli organi interni, le energie piú profonde, le riserve di *yin* e di *yang*. I malesseri indefiniti, la svogliatezza, le stanchezze apparentemente immotivate, spesso sono dovuti all'entrata in azione di queste difese che tendono a farci risparmiare quell'energia necessaria all'interno per la lotta alla malattia e per il mantenimento delle funzioni vitali. La malattia, infatti, si manifesta all'esterno, ma come la punta dell'iceberg è il sintomo esteriore di un deficit o di un danno piú profondi.

**I fattori che possono disturbare l'equilibrio energetico e provocare malattie.** Il complesso e incessante fluire dell'energia può essere aggredito sia dall'esterno, poiché l'uomo è parte dell'universo, sia dall'interno. Queste aggressioni portano a una malattia solo se le difese individuali non sono abbastanza forti da neutralizzarle. La malattia, per la medicina cinese, presuppone sempre due fattori determinanti, il fronteggiarsi di due diverse forze: da una parte la capacità di difesa dell'individuo, che dipende dalla forza e dall'integrità del *vero qi*; dall'altra l'aggressività del fattore che può penetrare oltre le difese per provocare la malattia.

Spesso avviene che, durante un'epidemia influenzale, nella stessa famiglia alcuni si ammalino e altri no, qualcuno abbia una forma grave, altri un semplice raffreddore. Ma alcune epidemie sono cosí virulente che la maggior parte della popolazione ne è colpita e le forme gravi sono molto numerose. Come possiamo spiegarlo? La differenza fra i due tipi di epidemia è dovuta all'aggressività, piú o meno grande, del fattore virale ossia del fattore aggressivo; il diverso comportamento dei vari individui è dovuto alle differenze fra le forze di difesa di ciascuno, che dipendono dalla sua particolare situazione energetica.

Anche quando i fattori aggressivi agiscono dall'interno, come le emozioni, le preoccupazioni, i dispiaceri o una dieta sbagliata, la componente individuale è determinante: alla stessa situazione di dolore o di ansia qualcuno saprà reagire, altri si ammaleranno e la malattia potrà manifestarsi indifferentemente nel corpo o nella psiche o in ambedue.

**I fattori esterni di malattia.** Tra le cause esterne che tendono continuamente ad aggredirci, le principali sono i sei fattori climatici descritti nel capitolo *L'uomo e il clima*, ossia il caldo, il freddo, il vento, l'umidità, il secco e il grande caldo.

Come abbiamo detto, ciascuno di essi tende a prevalere in una determinata stagione (il vento in primavera, il caldo in estate, l'umidità a fine estate, il secco in autunno, il freddo in inverno). Tuttavia la loro aggressività può essere anche maggiore quando si manifestano fuori stagione o quando sono dovuti a delle situazioni particolari: l'aria di un ventilatore o quella proveniente dal finestrino di un'automobile o di un treno, il freddo di un ambiente condizionato in estate, il secco provocato dal riscaldamento o dal condizionamento dell'aria, ecc.

La nostra energia tende a non permettere a questi fattori di penetrare all'interno dell'organismo:

quando nonostante tutto essi vi penetrano, la lotta tra le forze di difesa e il fattore aggressivo avviene all'interno e si manifesta con le tipiche reazioni all'aggressione localizzata o generale, descritte nel capitolo *L'uomo e la temperatura*, con i termini occidentali di "infiammazione" e "febbre".

Il dolore è il sintomo principale della battaglia ingaggiata dalle nostre difese contro un aggressore, altri sono: la febbre, i brividi, il calore, il rossore, il pus.

Per la medicina cinese l'influenza è una malattia dovuta alla penetrazione del freddo, contro il quale l'organismo reagisce con febbre, dolori generalizzati, ecc. Se però le nostre difese non sono abbastanza forti, il freddo può penetrare direttamente all'interno, per esempio nello stomaco provocando una congestione, negli intestini causando una enterocolite, nei polmoni dando una polmonite, ecc. La penetrazione sarà piú o meno profonda e la malattia piú o meno grave sempre in rapporto alle due componenti che si fronteggiano: la violenza del fattore aggressivo e la forza di difesa dell'organismo. È evidente che in un momento di stanchezza o di tensioni emotive la forza di difesa sarà minore e la malattia sarà di conseguenza piú grave.

Alcune persone sono piú vulnerabili rispetto ai fattori climatici a causa di malattie passate o per la loro costituzione. Per la medicina cinese, per esempio, la diatesi reumatica si definisce come debolezza costituzionale, innata o acquisita, di fronte alle aggressioni da umidità, freddo, vento, in cui può prevalere la debolezza rispetto a uno, a due o a tutti e tre questi fattori.

In cosa consiste la terapia delle malattie dovute a fattori esterni? Prima di tutto dobbiamo individuare il fattore aggressivo, perché la scelta della tecnica da applicare varia in dipendenza del fattore o dei fattori causali: sceglieremo il calore per combattere il freddo e l'umido; il freddo per combattere il calore, ecc. In secondo luogo si devono identificare i deficit nelle energie di difesa: combattere l'aggressione senza rinforzare le difese corrisponde, secondo un antico detto, ad "ammazzare il ladro lasciando la porta aperta".

Spesso è sufficiente tonificare il *qi post-natale* o energia acquisita (cioè migliorare la capacità di utilizzo dell'energia alimentare) per guarire una malattia ed evitare che si ripresenti. Il medico agirà con i mezzi piú idonei (agopuntura, ignipuntura, coppettazione o prescrizioni). Ma anche il malato, per parte sua, può far molto, sia applicando le terapie naturali suggerite nei vari capitoli di questo volume, sia cercando di capire quali siano le proprie debolezze osservando attentamente le condizioni nelle quali piú facilmente si ammala.

Per esempio, se una persona va soggetta a crisi reumatiche appena vi è umidità, non importa quale sia la stagione, soffrirà di una malattia che i Cinesi chiamano *bi-umidità* e dovrà guardarsi solo dalle aggressioni di quest'ultima. Se, al contrario, le crisi vengono solo d'inverno soffrirà per un *bi-umidità-freddo* e dovrà cercare di combattere il freddo, dal quale è piú facile difendersi. Lo scopo principale di queste auto-diagnosi rispetto alle debolezze individuali è di prevenire le aggressioni, ossia di difendersi adeguatamente da quello o da quei fattori a cui siamo particolarmente sensibili; servirà inoltre ad aiutare il medico in una piú completa diagnosi e nella conseguente terapia.

**I FATTORI INTERNI ED ESTERNI DI MALATTIA**

*Fattori interni:*

1. Squilibrio yin-yang
2. Diminuita resistenza corporea
3. Emozioni e pensieri
4. Cattive abitudini di vita

*Fattori esterni:*

1. I sei fattori climatici
2. Grandi epidemie
3. Traumi
4. Parassiti, punture e morsi di animali

**I fattori interni di malattia.** La principale causa di malattie interne all'uomo stesso è rappresentata dagli squilibri emotivi. Una forte emozione, o un'emozione prolungata nel tempo, consuma energia e tende a provocare uno squilibrio che colpisce direttamente gli organi interni. Osservando la tavola delle corrispondenze dei cinque movimenti (*pag. 412*), vediamo che le emozioni fondamentali corrispondono ciascuna a un movimento, del quale fa parte anche uno dei cinque organi pieni o *zang*, produttori e serbatoi del *qi interno*.

Ciascuna emozione tenderà a consumare l'energia dell'organo che corrisponde allo stesso movimento: la collera danneggia il fegato; la gioia eccessiva attacca il cuore; la tristezza e la malinconia aggrediscono i polmoni; il riflettere troppo, rimuginando i pensieri, danneggia la milza; la paura danneggia i reni. Un insieme di emozioni, come si ha in certe situazioni di stress, può aggredire piú organi contemporaneamente. Uno shock, un grande dolore, una forte paura possono danneggiare contemporaneamente il cuore e i reni, provocando, oltre ad agitazione e depressione mentali, anche palpitazioni, insonnia, irritabilità, astenia.

Anche gli altri organi, tessuti e funzioni che corrispondono allo stesso movimento possono essere colpiti: un collerico che non esprime la propria ira andrà soggetto a crampi muscolari, a calcolosi della colecisti, a disturbi della vista. Coloro che sembrano sempre allegri, compagnoni, con scoppi di risa e voce forte, oltre a rischiare le malattie cardiache avranno facilmente disturbi circolatori; una persona che tende a rimuginare i propri problemi avrà disturbi digestivi, inappetenze, non avvertirà i diversi sapori dei cibi, avrà carni flaccide con magrezza eccessiva o gonfiori ed eccesso di peso. In seguito a un evento particolarmente triste, o per chi va soggetto a crisi di malinconia sarà piú facile soffrire di raffreddori e riniti, con disturbi dell'odorato – che può aumentare o diminuire – e della pelle, con capelli fragili e peli scarsi; i paurosi e chi soffre di paure immotivate, oltre a disturbi di vescica, potranno avere problemi di denti, diminuzione dell'udito o mal d'orecchie, disturbi osteo-articolari.

Se è vero che le emozioni aggrediscono gli organi danneggiandone l'energia e le funzioni, è altrettanto vero che gli organi malati influiscono sull'equilibrio emotivo: quando l'energia del fegato è insufficiente, la persona diverrà collerica; quando il cuore non ha abbastanza energia, la persona riderà senza motivo; quando la milza è in deficit, il pensiero diverrà ripetitivo; quando l'energia del polmone è insufficiente, anche chi è di natura lieto diverrà triste e malinconico; quando i reni sono colpiti, si diviene timorosi e si avvertono improvvise e immotivate paure.

Per questo, secondo la medicina cinese, non esistono malattie mentali scisse dalle malattie del corpo: cosí come nella fisiologia, cioè nella normalità, il corpo e la mente si nutrono a vicenda, anche nella patologia, cioè nella malattia, il corpo e la mente possono danneggiarsi a vicenda, o essere contemporaneamente aggrediti dallo stesso fattore patogeno.

In quest'ottica la cura delle malattie mentali non differisce dalla cura di qualsiasi altra malattia, e le tecniche impiegate sono le stesse, cosí come le procedure diagnostiche. Si agisce sul corpo per influire sulla mente o, all'opposto, si agisce sulla mente, attraverso le tecniche del rilassamento e della concentrazione, per influire sul corpo.

Gli altri fattori che agiscono direttamente all'interno sono quelli capaci di esaurire o danneggiare le riserve energetiche, chiamati genericamente "cattive abitudini di vita": lo stress, l'assenza di moto o l'eccesso di attività fisica, l'iperattività sessuale e, per le donne, il numero eccessivo di gravidanze, l'alimentazione impropria (squilibrata, eccessiva o troppo scarsa), e la grassezza eccessiva, anche solo di talune parti del corpo.

## La teoria dei Jing-luo

Fino a ora abbiamo parlato delle teorie che stanno alla base della medicina tradizionale cinese in generale. Ma la teoria dei *Jing-luo* ("la rete dei canali") è propria di quella specializzazione che in Occidente è nota come "agopuntura-ignipuntura", ossia l'insieme di terapie che si possono applicare su particolari punti del corpo (detti *hsui* cioè avvallamenti, rientranze), piú spesso penetrandovi con aghi piú o meno sottili e lunghi, oppure scaldandoli con il calore prodotto dalla combustione di lana di artemisia, massaggiandoli, o utilizzando altre tecniche antiche e moderne: tra queste ultime il laser, gli impulsi elettrici, i raggi infrarossi, le microonde.

Come sia avvenuto che i Cinesi scoprissero l'esistenza di questi punti è ignoto, poiché questa scoperta risale a tempi antichissimi. Secondo la leggenda, un guerriero colpito da una freccia nel calcagno guarí improvvisamente di un forte dolore alla schiena: si trattava del punto *kunlun*, che significa "grande e alto". Si scoprí cosí contemporaneamente il primo *hsui* e il modo di agire su di esso!

Negli ultimi vent'anni, avvalendosi dei mezzi piú moderni di indagine, sono state compiute estese ricerche sui punti e sui canali che li collegano, ricerche che hanno confermato le mappe disegnate durante piú di due millenni dai medici del passato.

Secondo la teoria dei *Jing-luo*, il corpo è percorso da canali o vie di flusso del *qi*, che si distinguono in *canali principali* (*jing mai*) e in una *rete di collaterali* (*luo mai*) ossia canali piú piccoli collegati ai primi, che vanno via via assottigliandosi per raggiungere ogni singola cellula dell'organismo. Esistono anche dei bacini o punti d'incontro di vari canali che servono a regolare il livello o il flusso del *qi*.

In Cina, paese attraversato da grandi fiumi che vanno soggetti a frequenti e periodiche piene e dedito alla coltivazione del riso, la distribuzione delle acque, i complessi sistemi di canalizzazione sono da sempre indispensabili alla sopravvivenza umana. Il sistema dei *Jing-luo*, indispensabile alla sopravvivenza del singolo individuo, è stato paragonato al regime delle acque: il linguaggio è quello che si riferisce ai canali di irrigazione, ai bacini che hanno funzione di troppo-pieno, ai laghi dove le acque confluiscono e da cui si dipartono.

I canali dell'energia non hanno pareti; non sono, come le vene e le arterie, un sistema di tubi che percorre l'organismo. Le vie di flusso dell'energia sono invisibili all'occhio umano benché rilevabili con sofisticati sistemi chimico-fisici. Si possono paragonare alle correnti di un fiume o del mare, di cui possiamo vedere l'effetto, sentire la forza, stabilire i confini, anche se non vi è parete a dividerle dal resto delle acque.

**I 12 canali principali o jing mai.** I *jing mai* sono i tronchi principali che reggono l'intero sistema, tanto che sono detti anche "veri canali". Sono la principale via di trasporto dell'energia; hanno un rapporto molto stretto con gli organi pieni e cavi, per i quali costituiscono il modo di distribuire a tutto il corpo la propria energia, ricevendone nel contempo un uguale apporto energetico.

Ciascuno porta il nome di un organo con il quale è piú direttamente collegato: perciò parliamo di canale del polmone, del cuore, dell'intestino tenue o crasso, ecc. In cinese essi hanno anche un altro nome che indica la loro qualità in rapporto al fluire generale dell'energia.

I canali principali percorrono il corpo in senso longitudinale: immaginando l'uomo con le braccia alzate, formano delle grandi linee che lo percorrono a partire dalle dita delle mani fino a quelle dei piedi e viceversa, passando attraverso la testa e il tronco.

Durante questo lungo percorso, scorrono dall'esterno verso gli organi interni e dall'interno verso le estremità, formando un unico sistema, poiché sono collegati fra loro. Sul tratto piú esterno di ciascun canale sono situati i punti (o *hsui*): è grazie ad essi che pungendo ben determinate piccolissime aree cutanee si può agire direttamente sugli organi interni.

**I collaterali o luo-mai.** Dai canali principali si separano delle diramazioni che hanno lo scopo di distribuire il *qi* in ogni parte del corpo, in profondità e in superficie. Infatti questi canali percorrono il corpo come una fitta rete, dividendosi via via in rami sempre piú piccoli fino a divenire "cento volte piú sottili di un capello", secondo la definizione di un antico testo. Quelli destinati a nutrire in particolare i muscoli, i tendini e le articolazioni si sfioccano come dei lunghi pennelli, seguendo la forma del muscolo. Quelli che nutrono in particolare la pelle si spandono per delle ampie zone, restando in superficie; quelli che vanno in profondità riempiono la cavità addominale, entrano nella testa, congiungendo fra di loro i vari distretti.

Il loro compito è di distribuire ovunque l'energia che proviene dagli organi e di portare verso l'interno l'energia prodotta dalle altre parti del corpo. Infatti per la medicina cinese le funzioni interne dipendono da impulsi e stimolazioni che provengono da tutte le strutture piú esterne.

*(segue a pag. 422)*

I PIBU O ZONE CUTANEE *Le zone cutanee fanno parte dei collaterali ed è grazie a queste strutture che le applicazioni esterne sulla pelle possono agire sugli organi interni attraverso la complessa rete dei canali di energia. Le zone cutanee corrispondono, all'esterno, al percorso dei canali principali e hanno come questi caratteristiche* yin *o* yang. *I* Pibu *dipendono dai canali principali:* tai yang, shao yang, yang ming, tai yin, shao yin, jue yin, *ma non vi è separazione tra i canali* shou *(o della mano) e* zu *(o del piede) poiché, giunta alla pelle, la loro energia si mescola cosí da non poterla separare. Anche le zone cutanee sono specularmente uguali nelle due metà longitudinali del corpo: 6 per ogni lato.*

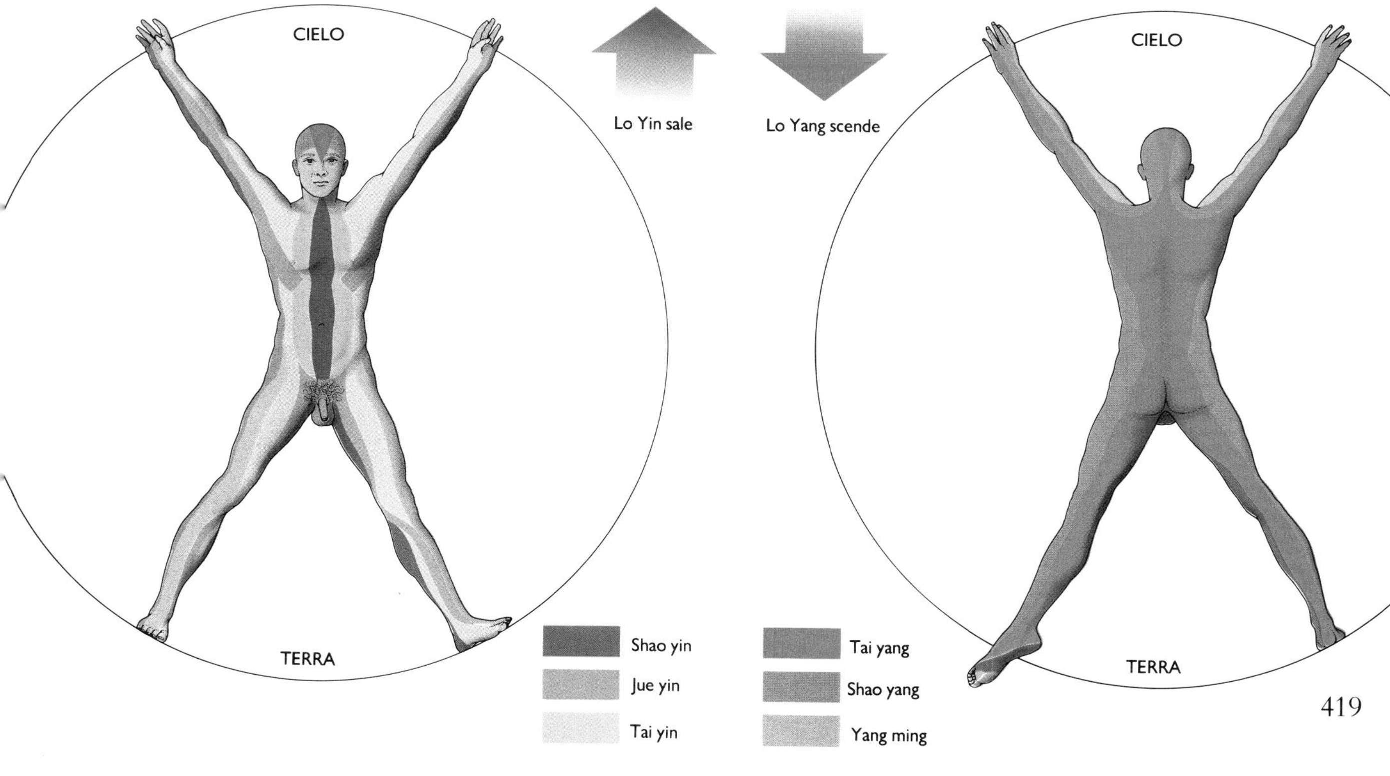

CIELO
Lo Yin sale
Lo Yang scende
CIELO
TERRA
TERRA
Shao yin
Jue yin
Tai yin
Tai yang
Shao yang
Yang ming

# I 12 canali principali

I canali principali, o *jing mai*, percorrono il corpo longitudinalmente congiungendo le varie parti. Ciascuno è formato da un tragitto piú esterno (linea continua) su cui si trovano i punti (*hsui*) e da uno piú interno (linea tratteggiata) che entra negli organi pieni o cavi con cui ciascun canale è in contatto. Si dividono in canali *shou* o della mano e *zu* o del piede poiché iniziano il proprio percorso dalla punta delle dita, delle mani o dei piedi. Ciascun canale ha caratteristiche *yin* o *yang*: per ciascun lato abbiamo 6 canali *yang* e 6 *yin*, rispettivamente 3 *yin* e 3 *yang* nella mano e 3 *yin* e 3 *yang* nel piede. Osservandone il lungo percorso si può capire come, per il loro tramite, stimolando i punti di agopuntura, si possa agire sulle parti profonde o su funzioni e strutture molto lontane dal punto utilizzato.

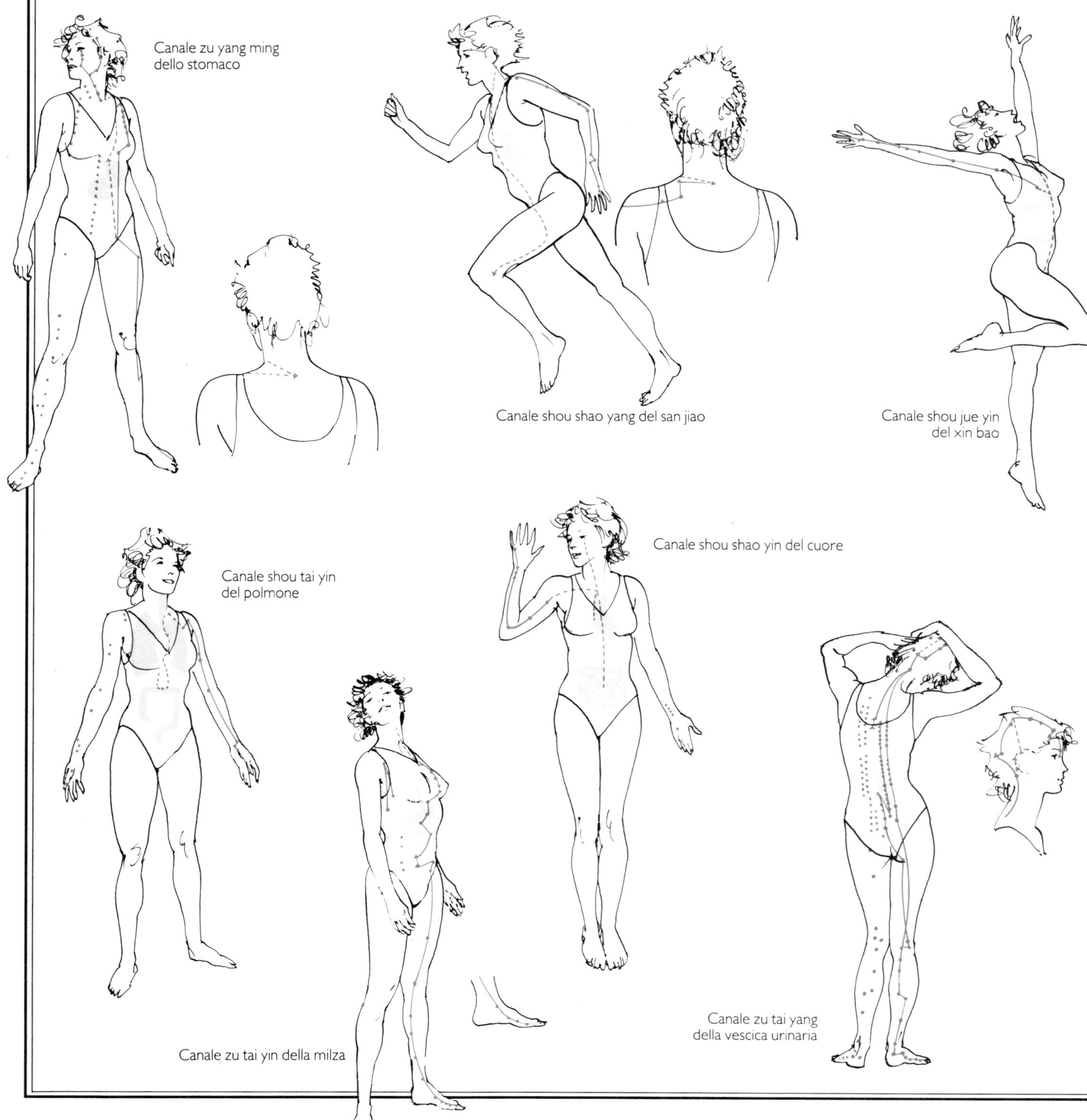

Canale zu yang ming dello stomaco

Canale shou shao yang del san jiao

Canale shou jue yin del xin bao

Canale shou tai yin del polmone

Canale shou shao yin del cuore

Canale zu tai yin della milza

Canale zu tai yang della vescica urinaria

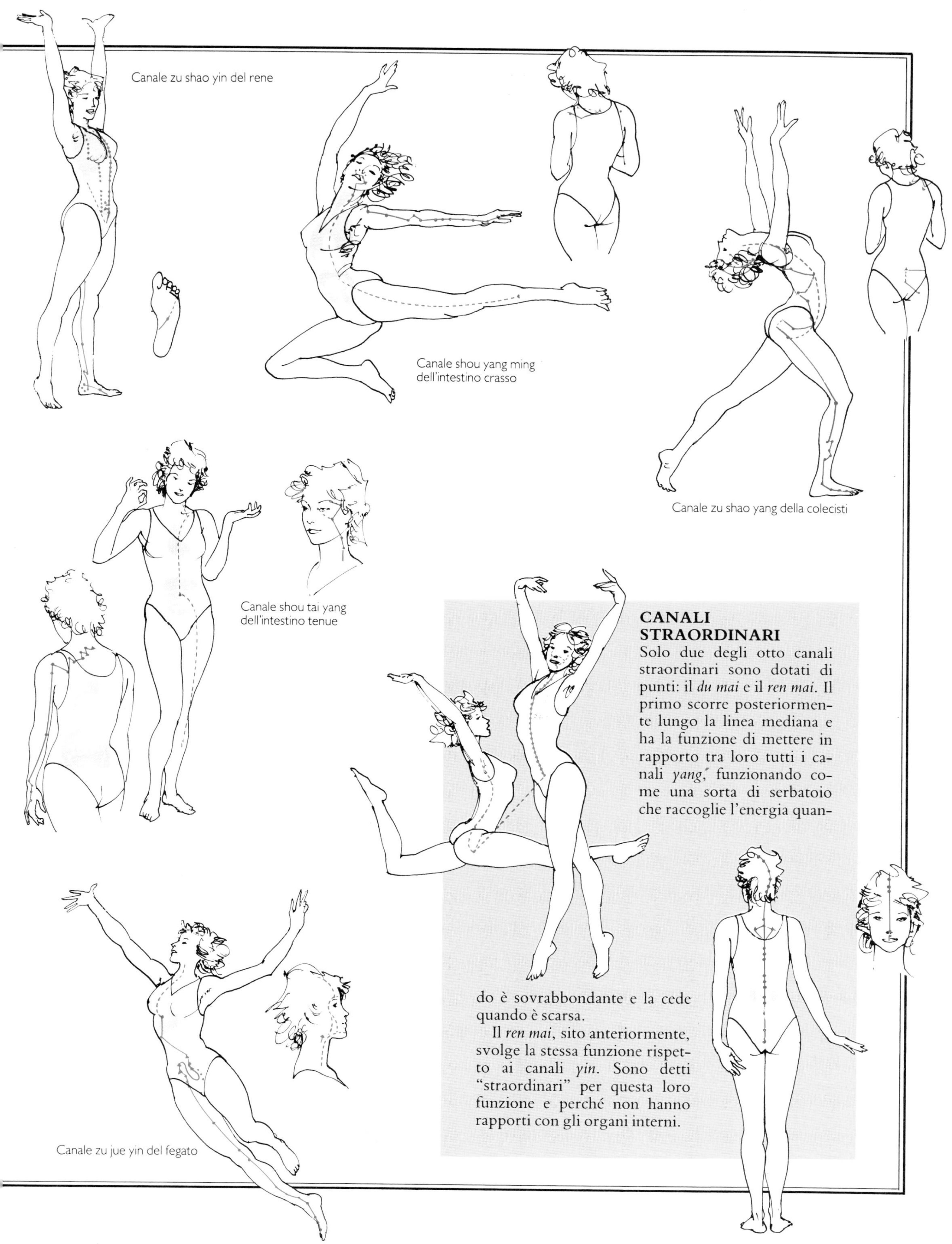


## CANALI STRAORDINARI

Solo due degli otto canali straordinari sono dotati di punti: il *du mai* e il *ren mai*. Il primo scorre posteriormente lungo la linea mediana e ha la funzione di mettere in rapporto tra loro tutti i canali *yang*, funzionando come una sorta di serbatoio che raccoglie l'energia quando è sovrabbondante e la cede quando è scarsa.

Il *ren mai*, sito anteriormente, svolge la stessa funzione rispetto ai canali *yin*. Sono detti "straordinari" per questa loro funzione e perché non hanno rapporti con gli organi interni.

Per questo il massaggio (anche il semplice sfioramento della pelle), il movimento, il portamento, l'atteggiamento del viso, le applicazioni all'esterno di caldo, o di freddo, di ventose, farmaci e di qualunque altra cosa, hanno il potere di influenzare il funzionamento degli organi.

Mentre sui canali principali agiamo soprattutto attraverso i loro punti, sui collaterali agiamo direttamente con le tecniche appena dette e con uno speciale strumento: si tratta di un martelletto che ha sulla punta un gruppo di 5 o 7 piccoli aghi, corti e sottili, detto "fiore di pruno". Stimolando i collaterali agiamo sui canali principali e, per loro tramite, sugli organi interni e sulle funzioni vitali piú profonde. Per questo i massaggi e le ginnastiche hanno un posto molto piú importante nella medicina cinese che in quella occidentale.

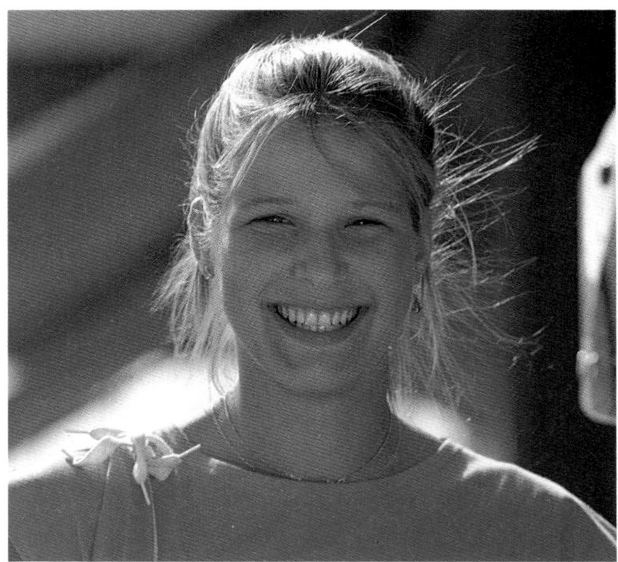

LA LUMINOSITÀ DEGLI OCCHI *Gli occhi riflettono lo* shen, *ossia la luce dello spirito: se gli occhi sono brillanti, lo sguardo è vivo e mobile, la malattia non avrà colpito le energie profonde e sarà facile curarla. Al contrario, anche se la malattia non sembra grave, quando gli occhi mancano di luce, lo sguardo è velato, distante o si muove lentamente, vuol dire che lo* shen *è basso e che le energie profonde sono carenti.*

### IL MALATO È LA RADICE, IL MEDICO NON È CHE UN RAMO!

Nel rapporto tra medico e paziente, i classici cinesi dicono: il malato è *ben,* il medico è *biao.* Questa frase quasi telegrafica esprime un concetto profondo e di grande importanza. *Ben* è come la radice di un albero: è la parte vitale senza la quale l'albero non potrebbe esistere, non sarebbe mai nato; *biao* ne è la parte esterna, la chioma, i rami: questi possono anche essere tagliati ma l'albero continuerà a vivere, getterà altri germogli da cui nasceranno altri rami. Con questo si vuole intendere che, nella valutazione del medico, il malato deve venire prima di tutto, considerato e rispettato al di sopra di ogni altra cosa, mentre il medico deve pensare sé stesso come sostituibile in ogni momento: il medico cura ma è il malato che guarisce!

Il malato e non la malattia o le esigenze della professione o la consapevolezza della propria scienza devono guidare il comportamento del medico in ogni momento. Solo ponendosi nella giusta posizione il medico potrà dare al paziente quel rapporto di serena fiducia che renderà possibile la comprensione intuitiva e profonda dei suoi malesseri e turbamenti, comprensione attraverso la quale si può giungere non solo alla cura ma anche alla prevenzione delle malattie. Il medico, infatti, deve prevenire prima che curare, rinforzare le difese prima della battaglia e di una possibile sconfitta, riequilibrare gli squilibri prima che si manifestino come danni evidenti.

L'osservazione accurata del paziente, la valutazione del suo stato spirituale ed emotivo possono avvenire solo se il malato si sente completamente a proprio agio, rispettato e considerato nella propria dignità umana e di singolo individuo. Agendo cosí si segue l'ordine naturale delle cose: l'albero crescerà rigoglioso, il rapporto fra medico e paziente darà buoni frutti e le malattie potranno essere prevenute o sconfitte.

## Come si giunge alla diagnosi e si decide la terapia

L'osservazione del malato rappresenta uno dei punti fondamentali della medicina cinese. Essa si svolge in quattro tempi: l'osservazione, l'auscultazione – di cui fa parte anche il sentire gli odori – l'interrogatorio, la palpazione.

Attraverso queste quattro tappe fondamentali si arriva a determinare la causa della malattia, la sua evoluzione nel tempo e la valutazione della capacità di difesa dell'organismo. Solo dopo aver inquadrato esattamente sia il malato sia la malattia, tenendo conto non soltanto dello stato presente ma considerando l'uno e l'altra come fenomeni in continua evoluzione, sarà possibile stabilire i principi sui quali si dovrà basare la terapia.

Fin qui la procedura si svolge secondo regole e teorie strettamente codificate, ma la terapia potrà essere poi eseguita in molti modi diversi, usando tecniche e formule terapeutiche molteplici: il medico ha assoluta libertà di scegliere i mezzi che conosce meglio o che gli sono piú congeniali. Si spiegano cosí, almeno in parte, il continuo migliorare, svilupparsi, evolversi di questa medicina, basata su teorie tanto esattamente definite secondo ferree regole e che tuttavia rifugge da qualsiasi rigido dogmatismo, lasciando ampio spazio all'espressione della personalità del singolo medico.

**"L'esterno non è che lo specchio dell'interno".** Mentre la medicina occidentale tenta attraverso particolari e sofisticate tecniche diagnostiche di "vedere" ciò che si svolge all'interno dell'individuo, la medicina cinese concentra la propria attenzione su quello che i nostri sensi possono cogliere all'esterno, basandosi sul principio: *tutti i movimenti dell'energia che si svolgono all'interno hanno il proprio riflesso all'esterno.* Questo significa che ogni variazione o squilibrio dell'energia e dell'essenza, anche se tanto piccoli da non manifestarsi ancora come malattia, provocheranno un cambiamento, seppur minimo, che potrà essere colto all'esterno.

L'abilità nel medico sta, prima di tutto, nell'affinare al massimo la propria capacità di osservazione e sensibilità di tocco per cogliere le minime variazioni, e poi nell'avere una conoscenza teorica sufficiente per potere attribuire alle proprie osservazioni il giusto significato.

Dato che la terapia non dipende dai sintomi, bensí dall'esatta valutazione delle cause e dell'evoluzione della malattia, la cura sarà efficace solo quando la diagnosi sarà corretta.

La medicina cinese rifiuta la terapia sintomatica: non ha senso utilizzare lo stesso farmaco o la medesima cura per tutti coloro che hanno mal di stomaco, o il diabete, o la pressione alta, eccetera: le terapie potranno e dovranno essere completamente diverse a seconda dello stato generale del soggetto e dello squilibrio energetico che viene individuato come la causa prima della malattia.

**L'osservazione del paziente.** I punti fondamentali dell'ispezione del malato sono i seguenti:
**1.** L'espressione e in particolare lo *shen*, ossia la vivacità dello spirito, che si riflette nella luce e nella mobilità dello sguardo.
**2.** Il colorito, tenendo conto dei cinque colori che appartengono ai cinque movimenti. Se il colorito è giallastro, il *qi* della milza sarà disturbato; se è rosso si tratterà di un disturbo del *qi* del cuore, e cosí via.
**3.** La struttura e la costituzione. Le costituzioni dipendono dal prevalere dello *yin* o dello *yang*. Le costituzioni fondamentali sono cinque e corrispondono ai cinque movimenti: avremo cosí una costituzione prevalentemente *yang* che corrisponde al fuoco; una prevalentemente *yin* che corrisponde all'acqua; una, in cui lo *yin* e lo *yang* sono equilibrati, che corrisponde alla terra e quelle corrispondenti al legno e al metallo in cui, rispettivamente, lo *yang* cresce mentre lo *yin* diminuisce e lo *yin* cresce mentre lo *yang* diminuisce.

---

## LE COSTITUZIONI

Di fronte a un paziente il medico cinese osserva immediatamente se si tratta di un tipo prevalentemente *yin* o *yang*: questo come guida per prevedere il tipo di reazione che questi avrà alla terapia. Ma, approfondendo, le costituzioni fondamentali sono cinque.

La prima è il tipo *tay yin*, ossia che ha molto *yin* e pochissimo *yang*. Si tratta di tipo longilineo, con la pelle spessa e la muscolatura poco sviluppata. L'espressione è triste, cupa e persino torva. È sornione e infido ma cortese, talvolta servile. Ha scarsa energia di difesa e, quando si ammala, va curato energicamente poiché le sue capacità reattive sono scarse.

Il tipo *shao yin*, che ha più *yin* che *yang*, ha stomaco piccolo e grandi intestini. Le sue funzioni digestive sono disarmoniche, ha un aspetto freddo, è irrequieto, cammina con la testa bassa, è invidioso. Quando è malato bisogna regolarizzare le sue energie e rinforzarle.

Il tipo *tai yang*, che ha più *yang* che *yin*, tiene la testa e la parte alta del corpo molto erette, è presuntuoso e arrogante. Quando è malato tende a iperreagire: si deve rinforzare la sua essenza vitale e calmare il *qi*.

Nel tipo *shao yang*, dove lo *yang* predomina sullo *yin*, i vasi sono poco sviluppati, ma vasta è la rete capillare; la sua energia è superficiale. Ha un'alta considerazione di sé stesso e si muove energicamente. Quando è malato si deve tonificare soprattutto la sua energia nutritiva.

Il tipo a *yin* e *yang* equilibrati ha sia la costituzione fisica sia l'atteggiamento psichico armoniosi. Sono persone cortesi, umili, liete, dall'aspetto gentile e dolce. Se si ammalano si curano facilmente, badando soprattutto alla causa della malattia, poiché le loro reazioni saranno comunque buone.

I tipi *tai yin* e *tai yang* sono tipi estremi in cui la malattia è più facile: al primo appartengono i linfatici astenici, al secondo i pletorici ipertensivi, benché la corrispondenza non sia esatta, trattandosi qui di una classificazione piú ampia. *Shao yin* e *shao yang* sono tipi intermedi in cui al prevalere dello *yin* e dello *yang* corrisponde una insufficiente funzione anche della caratteristica opposta: il tipo *shao yin* non ha molto *yang* e viceversa il tipo *shao yang* non ha uno *yin* abbondante. Di fronte alla malattia reagiranno meglio dei precedenti. Non è possibile fare un parrallelo tra le loro tendenze ad ammalarsi e le diatesi occidentali, che non corrispondono a quelle cinesi.

A questa classificazione se ne aggiunge una seconda che tiene conto della forza o debolezza nella funzione dei cinque *zang* o organi pieni. Questa dipende sia dalle influenze dell'energia del cielo e della terra al momento della nascita (il cui studio è erroneamente interpretato come equivalente all'oroscopo), sia dalla storia clinica di ciascuno.

---

**4.** La lingua. Si tratta di uno dei punti fondamentali della diagnostica cinese; infatti, per questa medicina, la lingua è come uno specchio nel quale si riflette il *qi* di tutti gli organi, lo stato generale del *qi interno* e la circolazione del sangue. Esistono interi trattati che descrivono tutte le possibili modificazioni della lingua nelle varie malattie, valutandone l'elasticità, la consistenza, la forma, lo spessore, il colore e la patina con le proprie caratteristiche di colore, consistenza, umidità. Come si può immaginare, si tratta di un esame tutt'altro che facile, che richiede spirito di osservazione e molta pratica. Poiché certi cibi e bevande, come il caffè, o l'abitudine a succhiare caramelle, specie di liquerizia, possono modificare il colore della lingua, è bene evitarli prima della visita da parte di un medico agopuntore poiché potrebbero falsare la diagnosi.

**Auscultare e sentire gli odori.** L'antico ideogramma della parola *Wen*, che in cinese indica questa fase della diagnosi, vuol dire "orecchio dietro la porta", a significare che il medico deve essere attento a cogliere i suoni e gli odori concentrando al massimo l'attenzione, quasi origliando per carpire un segreto.

I suoni riguardano in particolare il tono della voce, il ritmo e l'articolazione della parola, il suono del respiro, i rumori delle secrezioni ed escrezioni. Il respiro e le emissioni di feci e di urine, come tutte le normali funzioni fisiologiche, non devono essere rumorose, la voce deve essere limpida e di tono proporzionato alla costituzione del soggetto. Di ogni rumore o suono si dovrà valutare se sia basso o rauco, acuto, stridente.

La persona sana ha un odore fresco e piacevole, quasi un profumo; al contrario gli squilibri dell'energia hanno odori particolari. Anche in questo caso, serve da guida la tavola delle corrispondenze dei cinque movimenti, nella quale vediamo indicati gli odori che corrispondono agli organi e che ne denunceranno il cattivo funzionamento. Oltre all'odore del paziente in generale, sono importanti gli odori dell'aria espirata, del sudore, delle feci e dell'urina.

**L'interrogatorio.** L'interrogatorio comprende due parti: la prima riguarda i sintomi della malattia; la seconda, altrettanto importante, riguarda la storia del paziente. Qui non si tratta solo della storia clinica, ovvero di un elenco delle malattie passate, ma di un'indagine accurata sulle abitudini di vita della persona e sugli eventuali cambiamenti sopravvenuti prima e dopo l'inizio dei sintomi. Sono importanti le sensazioni soggettive, come le reazioni al caldo e al freddo e agli altri fattori climatici, l'appetito e la sete, il sonno e i sogni, oltre naturalmente alla funzionalità dell'intestino (se la persona va di corpo regolarmente e con feci normali) e alla diuresi (urine normali per quantità, colore e odore). Il sudore, la sensazione di avvertire cattivi odori, la bocca cattiva, qualunque variazione della vista e dell'udito, le irregolarità mestruali nella donna, possono essere altri fattori diagnostici importanti.

Anche le abitudini sessuali rivestono grande importanza per determinare la situazione energetica di una persona, e non solo quando denunciano squilibri o debolezze ma, come abbiamo visto nel capitolo dedicato alla riproduzione e alla vita sessuale, anche per determinare le capacità di ciascuno di trovare nel rapporto sessuale una armoniosa fonte di energia. La vita psico-affettiva deve essere attentamente valutata: già il *Nei Jing* (IV sec. a.C.) dice: "Quando ti si presenta un paziente, se non gli chiedi come si svolge la sua vita e non appuri se il suo spirito è fresco e sereno e pretendi ugualmente di curare la malattia, sarai un cattivo medico. Infatti quando lo spirito è afflitto la malattia, cacciata da una parte, si ripresenterà da un'altra".

**La palpazione.** Oltre alla palpazione addominale per sentire lo stato degli organi che vi sono contenuti, e quella dei tessuti per accertarne la consistenza e il tono, uguali a quelle in uso in Occidente, il medico tradizionale cinese esamina palpandoli i punti e i percorsi dei canali, saggia la temperatura delle varie parti del corpo e, soprattutto, sente il polso.

La palpazione dei polsi rappresenta una delle fondamentali differenze fra la nostra medicina e quelle orientali: le medicine cinese, indiana e tibetana le attribuiscono ben diversa e maggiore importanza. In particolare, per la medicina cinese attraverso il polso è possibile cogliere lo stato generale dell'energia, individuare un eventuale fattore esterno di malattia, controllare qualsiasi variazione nella forza e nel fluire del *qi* di ciascun organo.

Anche sulla palpazione dei polsi, come per la valutazione dei colori e delle forme della lingua, esistono trattati di molte centinaia di pagine. Le variazioni fondamentali del polso sono 28, cui si aggiungono i 6 "polsi di gravità", ovvero i tipi di pulsazioni che si registrano nelle forme particolarmente gravi ed estreme di malattia. La presa del polso avviene in modo diverso che in Occidente, come si vede nella figura della pagina a fianco.

La valutazione del battito viene fatta secondo vari criteri: la profondità a cui si avverte il ritmo (il quale può essere regolare o irregolare), la velocità, la forza e la forma. L'insieme di questi elementi, variamente combinati, può indicare, per ciascuno dei 6 punti in cui viene effettuata la palpazione, un polso normale, oppure uno dei 28 polsi patologici o dei 6 polsi di gravità.

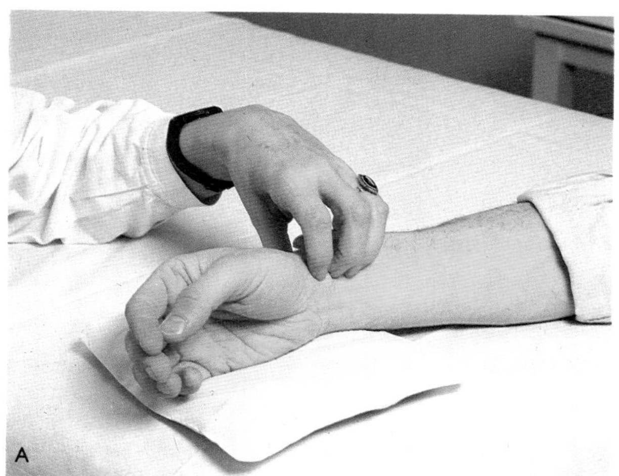


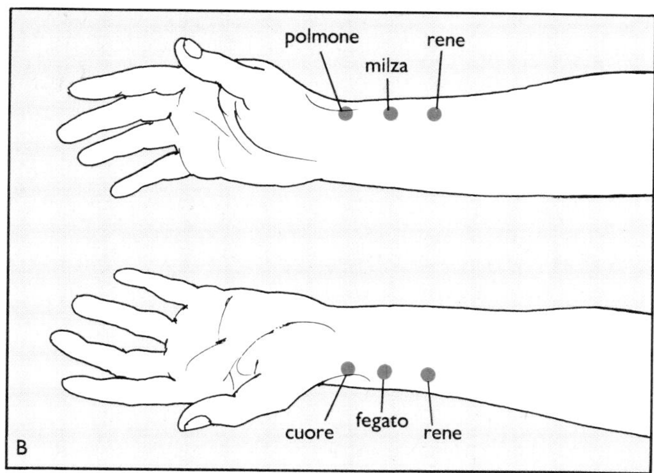


LA PALPAZIONE DEI POLSI *La presa del polso viene effettuata sull'arteria radiale con l'indice, il medio e l'anulare della mano, usando la destra per sentire il polso sinistro e viceversa, in modo tale che l'indice poggi sempre sulla piega del polso e l'anulare e il medio, accostati l'uno all'altro, vengano a trovarsi dal lato del gomito. Il pollice si oppone alle tre dita aiutando a modulare la forza di pressione (figura A). Sotto la punta di ciascun polpastrello viene cosí a trovarsi uno dei sei polsi che corrisponde a un organo pieno, come indicato nella figura B. La palpazione inizia superficialmente, con le tre dita che esercitano uguale pressione; si approfonda poi piano piano, fino a premere contro l'osso sottostante. La valutazione del battito viene fatta per ciascuna delle sei zone indicate, su tre differenti livelli: superficiale, medio e profondo. Il battito può variare notevolmente in ciascuno dei sei punti, rispetto agli altri e rispetto alla norma.*

Attraverso la palpazione dei polsi è possibile valutare lo stato dell'energia di ciascun organo e quello generale dell'individuo. I polsi rivelano anche tracce delle malattie passate: in Cina e in Tibet esistono medici famosi per la loro abilità nel sentire i polsi, capaci di individuare con questo metodo tutte le malattie passate di una persona.

## È possibile curarsi da sé con l'agopuntura e l'ignipuntura?

Agopuntura-ignipuntura: significa agire sui punti e sul sistema dei punti e dei canali per agire sulle energie. Queste azioni avvengono talvolta in prossimità della zona malata, ma spesso anche a distanza: useremo i punti dei piedi per curare la testa, quelli delle braccia e delle gambe per agire sugli organi interni, e cosí via. In Cina tradizionalmente la gente ha imparato a servirsi di alcuni punti di agopuntura per i casi di emergenza, per curare lievi malesseri e per impedire che le aggressioni dei fattori climatici si trasformino in vere e proprie malattie. Esistono persino delle canzoncine, che cantano anche i bambini, sull'uso di certi punti, per esempio la seguente:

*"Pungi il Zusanli per il mal di pancia,*
*pungi il Weizhong per il mal di schiena e dei lombi,*
*Linqui serve per il mal di testa e alla nuca,*
*Hegu per i dolori alla faccia e ai denti".*

Mentre è bene lasciare l'impiego degli aghi ai medici agopuntori, l'ignipuntura e i massaggi possono essere utilmente impiegati da tutti, per curare sé stessi o i membri della propria famiglia: saranno necessarie solo attenzione e sensibilità per non fare delle stimolazioni troppo violente.

È importante osservare bene le illustrazioni per stimolare il punto giusto: sarete sicuri di non aver sbagliato quando avvertirete dolore, bruciore o una particolare sensazione di formicolio o di maggior sensibilità superficiale.

Non è necessario addentrarsi in un particolareggiato studio anatomico per riconoscere le zone su cui

1

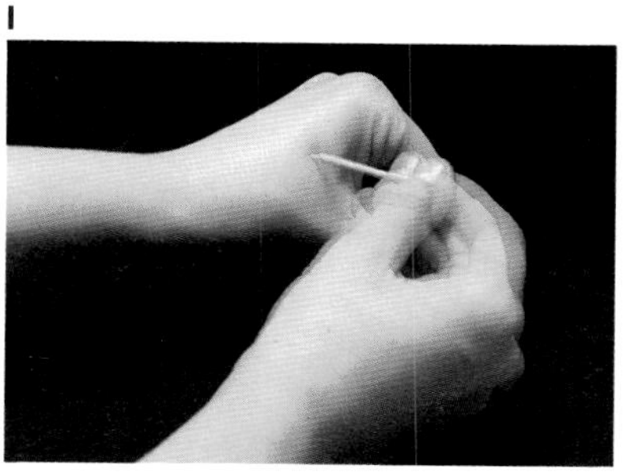

2

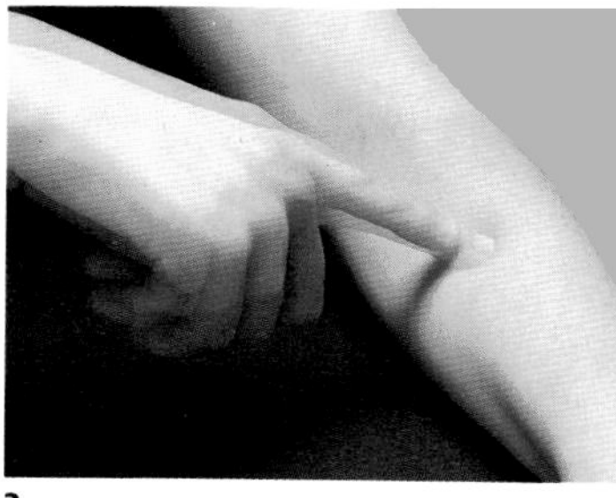

3

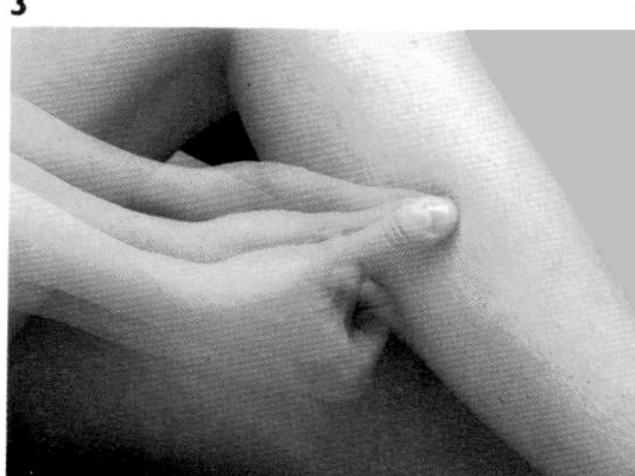

IL MOVIMENTO DI STIMOLAZIONE INTERMITTENTE DEI PUNTI *In queste illustrazioni sono rappresentati i diversi metodi di stimolazione. 1. Pressione intermittente con uno strumento appuntito, per esempio uno stuzzicadenti o un bastoncello. 2. Pressione intermittente con un polpastrello. 3. Pressione-rotazione con il polpastrello del pollice.*

agire, siano esse punti o canali: sarà sufficiente avere ben presenti alcuni principi fondamentali sullo scorrere dell'energia dei canali (*vedi pagg.* 419-420-421) per non agire controcorrente, e apprendere l'esatta localizzazione di pochi punti fondamentali.

**I punti dolorosi o punti A-shi.** Oltre ai punti di agopuntura indicati sulle mappe, vengono spesso utilizzati in terapia i punti *A-shi*, ossia i punti dolenti. Per trovarli, passate il polpastrello dell'indice, senza premere troppo, tutto intorno alla zona dolorosa e al di sopra di essa: se avvertite un gonfiore, una zona in cui il tessuto vi sembra molle, un punto piú doloroso, dovete stimolarlo con lo stesso metodo di un qualsiasi punto di agopuntura.

I punti *A-shi* vengono utilizzati soprattutto nelle forme dolorose, ma è comunque uno dei grandi principi dell'agopuntura che, ove vi sia un punto dolente, questo vada stimolato.

**L'unità di misura usata dai Cinesi per trovare i punti.** Date le grandi differenze costituzionali dall'una all'altra persona, è stato necessario stabilire una unità di misura individuale per ciascuno: questa è il *cun* (pronunzia "tzun") che equivale alla lunghezza della seconda falange del dito medio, come si vede nella figura sottostante.

Usando questa unità di misura è possibile individuare con precisione tutti i punti; tuttavia per alcuni esistono degli antichi metodi che ne rendono piú facile l'esatta localizzazione anche per chi non conosce l'anatomia: ve li indicheremo ogni qualvolta potranno essere utilizzati.

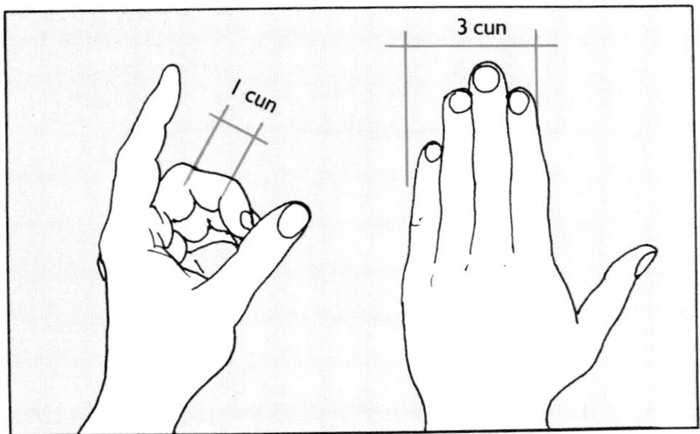


## Svenimenti, shock, malori improvvisi

Di fronte a una persona che perde improvvisamente conoscenza, che è in preda a shock (come avviene a esempio ai protagonisti o ai testimoni di incidenti stradali), che impallidisce e si copre di sudore freddo, quasi tutti sono presi dal panico non sapendo come portare soccorso. E spesso tra i volenterosi che accorrono attorno all'infortunato si sentono avanzare le piú strane proposte, talvolta anche potenzialmente rischiose: per esempio, si tenta di far bere una persona priva di conoscenza col rischio di soffocarla, o si insiste nel voler far muovere e persino camminare chi, in preda a malore, minaccia uno svenimento.

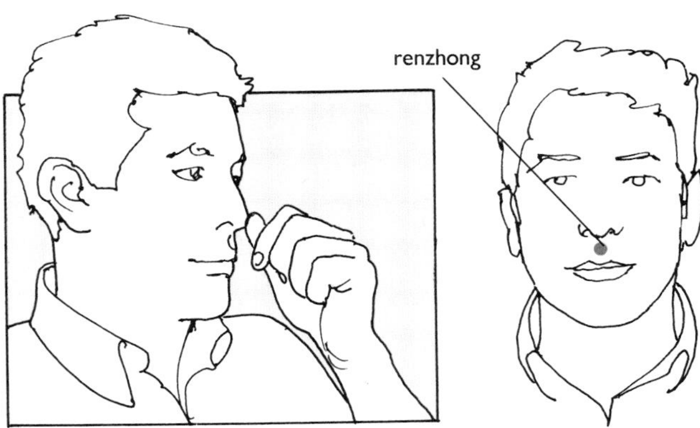


Cosa fare in tutti questi casi? Prima di tutto sdraiate la persona con la testa bassa, le gambe e i piedi sollevati di almeno 30 cm, per facilitare l'afflusso di sangue al cuore e alla testa; poi premete fortemente con l'unghia sul punto *renzhong* ("il centro dell'uomo", *vedi* figura qui sopra), sito a metà del solco tra il naso e il labbro superiore. Si tratta di uno dei principali "punti di rianimazione", premendo il quale per due o tre minuti si avrà un ritorno al normale stato di coscienza. Se questo non dovesse avvenire, bisogna provvedere immediatamente al trasporto dell'infortunato in un ben attrezzato ospedale, con l'ambulanza e non con mezzi di fortuna: infatti, in questo caso, è molto probabile che, anziché svenuta, la persona sia in stato di coma.

Una causa di malore meno drammatica (il che non rende il malessere meno fastidioso né meno rischioso) è l'ubriachezza: in questi casi premete fortemente con l'unghia sulla punta del naso (*vedi* figura qui sopra).

## I dolori

Dei dolori articolari in generale (alle mani, ai gomiti, alle spalle, alle ginocchia, ai piedi) abbiamo già parlato nei capitoli dedicati al massaggio, al movimento, al rilassamento, alle piante medicinali, alla temperatura, ai climi, alle acque. Alle terapie indicate in quelle pagine potete aggiungere, caso per caso, la stimolazione dei punti indicati per i diversi fattori climatici eventualmente corresponsabili e dei punti ad azione antinfiammatoria.

**Mal di testa.** I punti da stimolare in caso di mal di testa, che vedete illustrati nella pagina a fianco, cambiano a seconda della zona in cui il dolore si manifesta: vanno stimolati fortemente con l'unghia oppure servendosi di uno stuzzicadenti, di un ferro da calza non troppo appuntito, della capocchia di uno spillo. La pressione dovrà essere forte, veloce, intermittente.

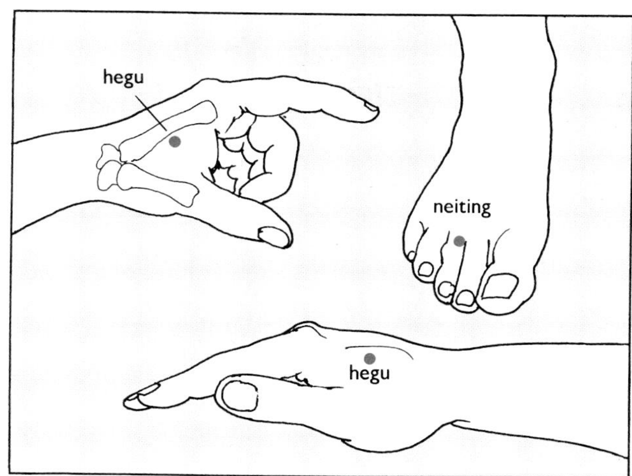


MAL DI TESTA NELLA ZONA FRONTALE, SOPRA GLI OCCHI *I punti da stimolare sono* hegu *nella mano e* neiting *all'attaccatura del secondo dito del piede. I punti vanno stimolati da ambedue i lati anche se il dolore è prevalente da una parte sola. Il mal di testa in questa zona indica di solito un disturbo dello stomaco.*

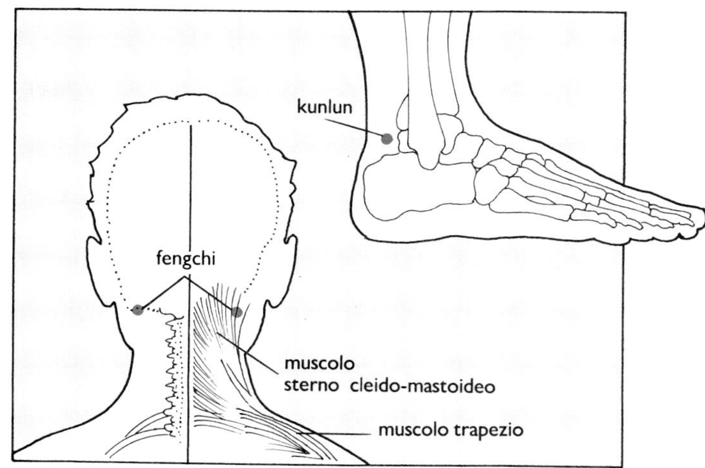


MAL DI TESTA OCCIPITALE, ALLA NUCA *Questo tipo di mal di testa indica spesso una insufficiente funzione della colecisti. I punti da stimolare sono* fengchi, *sito nelle due fossette sotto il bordo dell'osso occipitale, a lato del muscolo, come si vede nell'illustrazione;* kunlun, *a fianco del malleolo esterno, nella fossa che si trova tra quest'osso e il tendine del calcagno.*

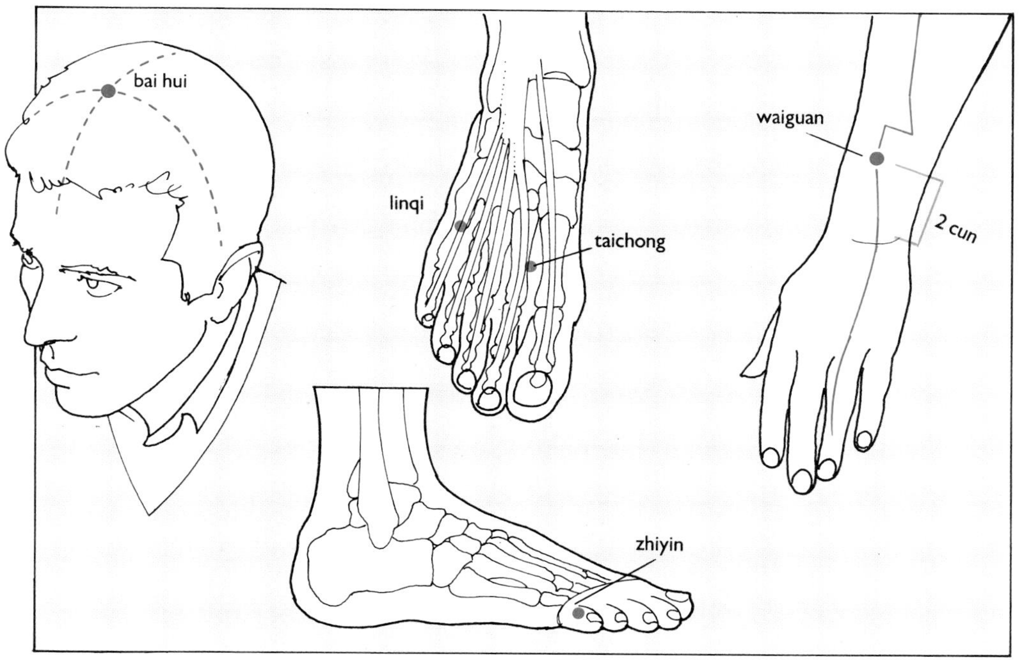


MAL DI TESTA DELLA REGIONE TEMPORALE *Colpisce al di sopra dell'orecchio e alle tempie. I punti da stimolare sono* baihui, *in mezzo alla testa;* zhiyin, *a fianco dell'unghia del quinto dito del piede sul lato esterno, e* taichong, *sulla parte anteriore del piede, tra il primo e il secondo dito. Nell'emicrania con dolore pulsante i punti da stimolare sono* waiguan *sull'avambraccio e* linqi *sul piede, tra il quarto e il quinto dito.*

**Mal di denti e dolori alla faccia.** Per i dolori dei denti dell'arcata superiore e in generale per i dolori mascellari, stimolate come detto sopra i punti *hegu* e i punti localmente piú dolorosi, che individuerete come spiegato nel paragrafo relativo. È bene non stimolare i punti dolorosi con l'unghia ma preferire uno strumento piú appuntito, salvo che non si abbia null'altro a disposizione. Per i mal di denti dell'arcata inferiore e in generale per tutti i dolori che prendono la mandibola e il labbro inferiore, comprese le antiestetiche e dolorose "febbri" (*herpes labiale*), si aggiungerà il punto *neiting*, illustrato nella figura in alto. Anche in questo caso si devono cercare e stimolare i punti dolorosi.

**Torcicollo.** Vi sono due punti siti sul dorso della mano (*zhongzhu*) che, stimolati, hanno il potere di alleviare immediatamente il torcicollo. Aggiunge-

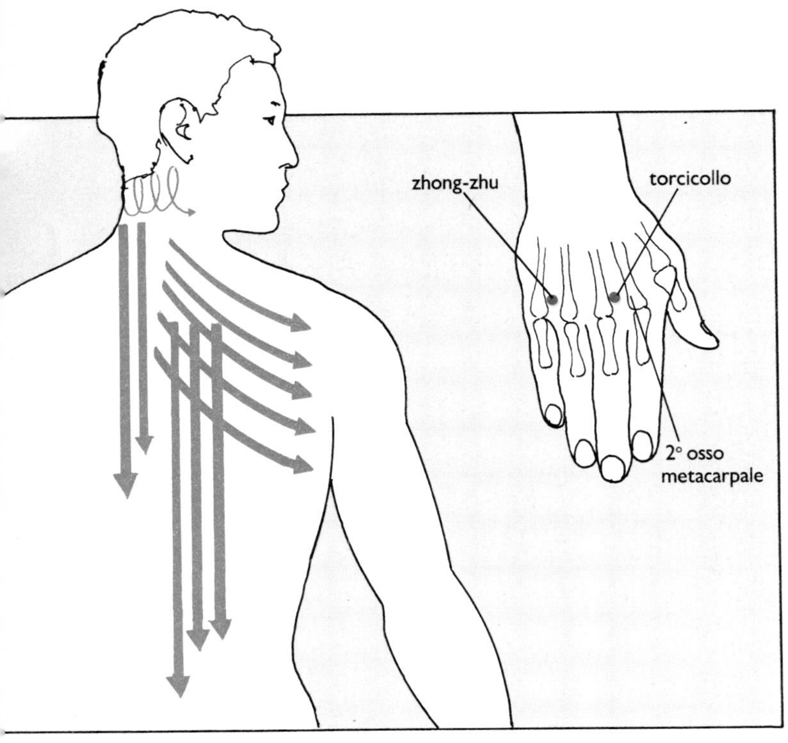


dovuto a forme reumatiche o a difetti osteo-articolari della colonna vertebrale e, piú raramente, delle coste e del bacino. In tutti questi casi l'agopuntura praticata da un medico esperto dà ottimi risultati, ma quale che sia la terapia medica intrapresa, avranno particolare valore anche preventivo le cure seguenti, che potete praticarvi da soli o con l'aiuto di un familiare.

Stimolate energicamente due o piú volte nella giornata i punti siti nelle mani, nelle gambe e nei piedi, indicati nella figura sottostante. Massaggiatevi le zone dolenti e tutta la schiena (eventualmente servendovi di una spazzola dal manico lungo, del tipo usato per lavare la schiena) secondo le linee indicate nella figura, sempre partendo dall'alto verso il basso.

Potrete massaggiare la pelle direttamente o spalmandovi sopra un balsamo cinese, una pomata o un olio che riscaldino i muscoli. Dopo il massaggio praticate 10 minuti di rilassamento, oppure 10 minuti di ginnastica alternata a rilassamento. Infatti

rete un massaggio delle zone colpite, come indicato nella figura qui sopra facendo attenzione a seguire attentamente la direzione indicata nella figura, usando un balsamo o una pomata che scaldi in profondità la muscolatura. Dopo il massaggio abbiate cura di coprire bene il collo, le spalle e la schiena con della lana e di mantenerli ben caldi per almeno 24 ore, ché altrimenti avrete facilmente delle ricadute.

**Dolori alla schiena.** Qualunque ne sia la localizzazione – a partire dal collo fino alla regione lombosacrale – questo tipo di dolori è spesso ricorrente,

DOLORI ALLA SCHIENA *I punti da stimolare per i dolori alla schiena sono:* houxi *sul lato esterno della mano, subito al di sotto dell'articolazione, dove si forma una fossetta;* weizhong *al centro del cavo del poplite;* kunlun *di fianco al malleolo esterno, a metà tra l'osso e il tendine calcaneare. Gli stessi punti si devono stimolare sia a destra sia a sinistra. Il massaggio alla schiena va praticato dall'alto in basso, a cerchi concentrici o seguendo le linee dritte indicate nella figura qui sotto,* ma mai *sulla colonna vertebrale. Nella zona del bacino il movimento segue la forma dell'ala iliaca. Se i dolori si estendono trasversalmente all'altezza della vita e tendono anche a spostarsi anteriormente verso il basso ventre, è bene stimolare anche il punto* linqi *sito sul dorso del piede, illustrato nella figura della pagina precedente.*

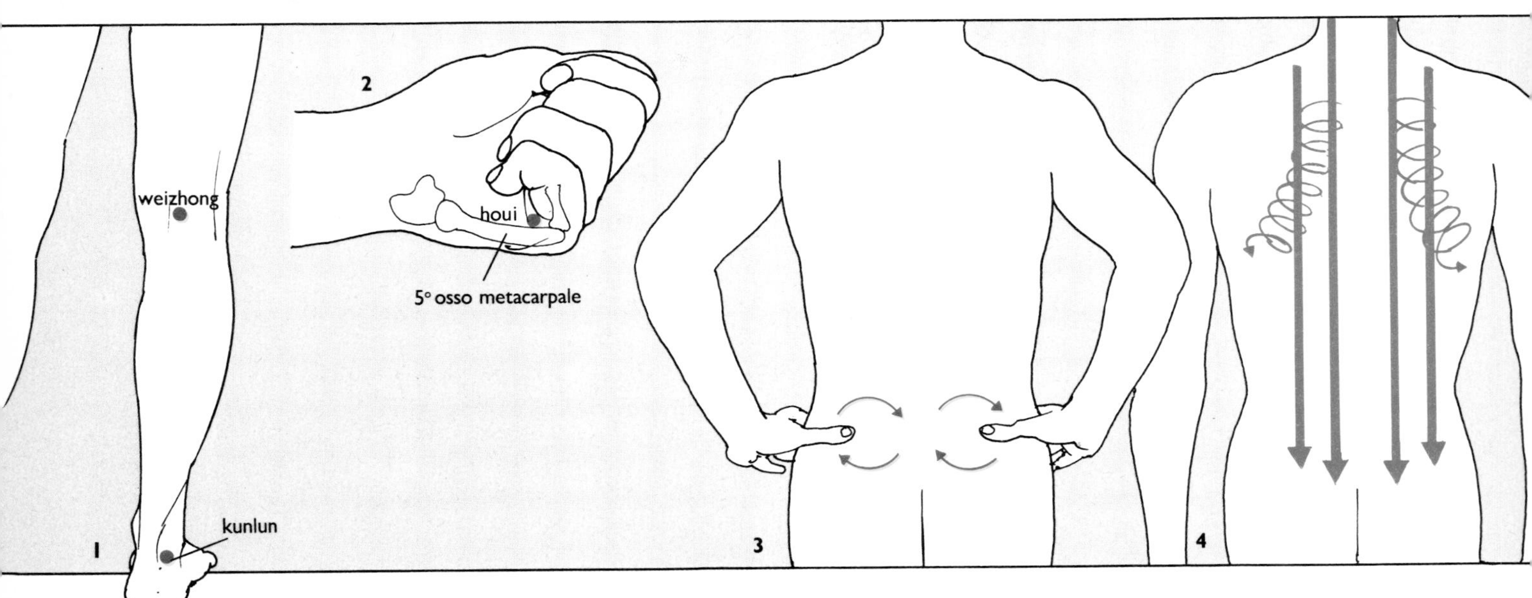

tutte le forme dolorose del dorso, influendo negativamente sul tono e sull'equilibrio muscolare, sui tendini e sulle articolazioni, tendono a peggiorare la causa che le ha provocate. È di particolare importanza praticare il massaggio e il rilassamento ogni sera al momento di coricarsi: solo cosí le lunghe ore di sonno e la posizione allungata potranno portare il necessario riposo e ristoro. In caso contrario ci si sveglierà al mattino piú indolenziti che alla sera, e spesso il dolore e la rigidità saranno peggiori.

**Sciatalgie, dolori alle gambe.** Se il dolore scende lungo la parte posteriore della gamba (coscia, polpaccio), alla stimolazione dei punti indicati piú sopra per il mal di schiena (*weizhong* e *kunlun*) aggiungerete un massaggio praticato con la punta del pollice sul punto o sui punti piú dolenti che individuerete tastando la natica.

È bene inoltre massaggiare tutta la zona dolente, scendendo fino al piede, con movimenti di sfregamento, rapidi e leggeri, per riscaldare la parte e rilassare la muscolatura. Il massaggio può essere via via piú pesante, purché non diventi troppo doloroso: in questi casi solo una persona esperta può praticare il massaggio energico sicura di non far danni.

Se il dolore si sposta verso l'anca e segue la parte laterale della coscia e della gamba, va stimolato il punto *linqi* già illustrato. Il massaggio va eseguito come detto sopra. I punti dolorosi, oltre che sulla natica, vanno ricercati anche sul fianco e sull'anca, come indicato nella figura qui sotto.

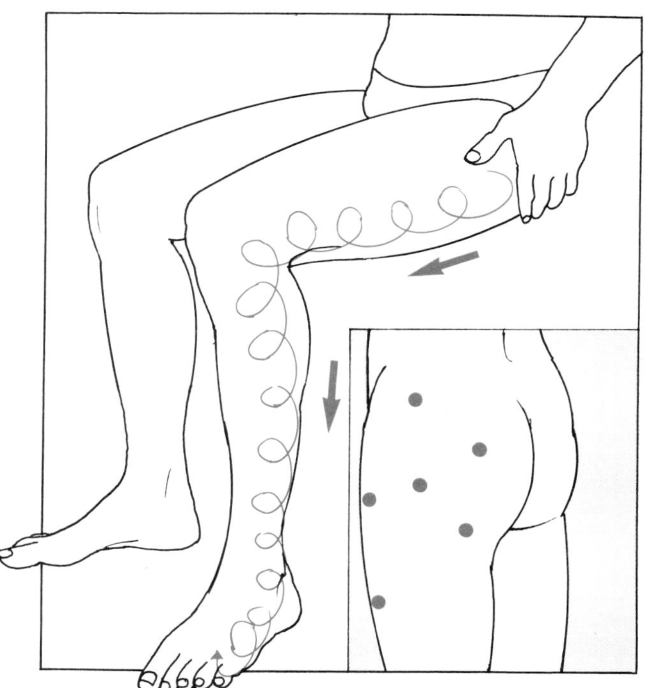

**I disturbi digestivi: indigestione, mal d'auto o di mare, nausea e vomito.** Tutte le forme che hanno come manifestazione principale la nausea e il vomito riconoscono una causa comune: la tendenza dell'energia a invertire il proprio normale flusso di discesa. Infatti, per la medicina cinese non è sufficiente indicare l'inversione della peristalsi gastrica come causa del vomito: è l'energia, o forza, che normalmente spinge la peristalsi verso il basso, a cessare di agire (nausea, indigestione) o addirittura ad agire all'incontrario (vomito). Il punto capace di influire su questa energia, *zusanli*, è sito sulla gamba poco sotto il ginocchio e si trova sul canale principale correlato allo stomaco. Nella figura sotto potete vedere come individuarlo esattamente.

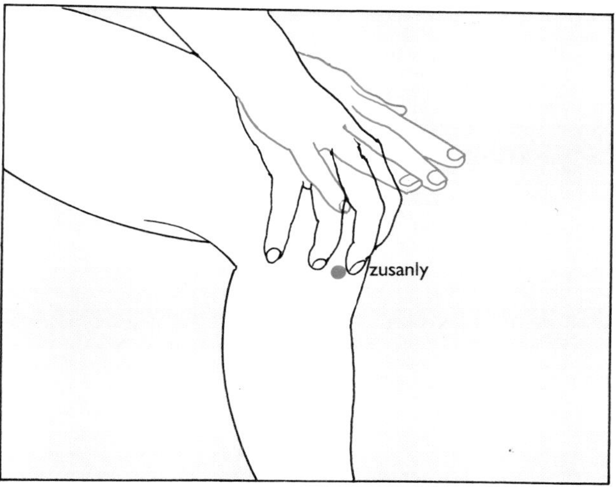


IL PUNTO ZUSANLI *Si trova impugnando la rotula con il palmo della mano, a ginocchio flesso, e piegando le dita aperte come è illustrato qui sopra: il punto viene cosí a trovarsi sotto il polpastrello del dito medio.*

Per dominare la nausea e il vomito e migliorare tutte le funzioni digestive, stimolate energicamente questo punto. Premetelo con forza con l'unghia del pollice, oppure con il polpastrello dello stesso dito mentre effettuate dei movimenti rotatori prima in senso orario e poi in senso antiorario. Questi due tipi di stimolazione si possono anche applicare alternativamente per ottenere un effetto piú forte. L'agopuntura praticata da un medico è preziosa anche per alleviare le conseguenze negative delle chemioterapie e delle terapie radianti, nelle quali la nausea e il vomito sono uno dei sintomi principali. Se non potete seguire una terapia medica, la stimolazione del punto *zusanli* potrà comunque costituire un piccolo aiuto, ma va praticata con costanza, senza aspettarsi risultati immediati.

## La stanchezza, la tensione, lo stress

In caso di stress o di stanchezza eccessiva è bene abbinare alla stimolazione dei punti di agopuntura una cura a base di ginseng o di eleuterococco, eventualmente aiutandosi anche con dei complementi alimentari come la pappa reale e il polline (*vedi* pp. 303-305). I punti, indicati nella figura qui sotto, vanno stimolati preferibilmente con l'ignipuntura, e le applicazioni devono durare circa 8-10 minuti per ogni punto. Questa terapia in molti casi è utile anche per curare quei sintomi che sono conseguenza della stanchezza e dello stress, come l'ansia, l'inquietudine, l'insonnia.

## Le malattie dovute ai fattori climatici

In tutte le malattie causate da aggressioni esterne l'agopuntura è applicata in modo da ottenere due risultati: l'allontanamento del fattore che ha provocato la malattia e il rinforzo delle energie di difesa dell'individuo. Questo si ottiene attraverso la scelta dei punti e il tipo di stimolazione. I punti prescelti devono agire sia sulla zona dove la malattia si manifesta sia in generale sull'assimilazione e sulla distribuzione dell'energia: infatti, non si devono mai stimolare troppi punti contemporaneamente. Il tipo di stimolazione cambierà a seconda della sintomatologia e del fattore causale: preferiremo il calore (ignipuntura) per curare le malattie da freddo e quelle in cui l'energia di difesa è piú debole; useremo una manipolazione piú forte, premendo i punti piú in profondità e con movimenti piú rapidi, quando vi è dolore acuto, e cosí via.

L'agopuntura ha anche un particolare valore nel prevenire le malattie causate dai fattori climatici, da stress e da stanchezza, purché applicata prontamente. Ogni volta che vi rendiate conto di essere stati esposti al freddo, al vento, all'umido, ecc, singolarmente o in associazione (vento-freddo, caldo-umido, freddo-umido, ecc), la pronta applicazione di un massaggio o dell'ignipuntura potrà prevenire l'insorgere della malattia. Nel riquadro delle pagine 432-433 troverete indicati i piú comuni punti da stimolare in questi casi e le tecniche da impiegare. Quando il fattore aggressivo è il freddo, o in tutti quei casi in cui uno dei sintomi principali sia un senso di freddo, è particolarmente indicata l'applicazione dell'ignipuntura, che descriviamo qui di seguito parlando delle malattie da freddo dell'apparato respiratorio.

**La sinusite, l'influenza, le bronchiti.** Per la cura di tutte le malattie da freddo, e in particolare per quelle delle alte vie aeree, sia acute come raffreddore e influenza, sia croniche o che tendono a divenire croniche come le sinusiti e le bronchiti, la medicina cinese ci offre un mezzo terapeutico particolarmente efficace: l'ignipuntura. L'ignipuntura è una stimolazione dei punti e dei canali per mezzo del calore emesso dalla combustione di una particolare droga vegetale: la lana di artemisia. L'*Arthemisia Sinensis*, pianta che non cresce in Europa, ha delle piccole foglie ricoperte di una lanuggine argentea che, seccate per almeno tre anni, formano una sorta di lana; questa viene compressa e arroto-

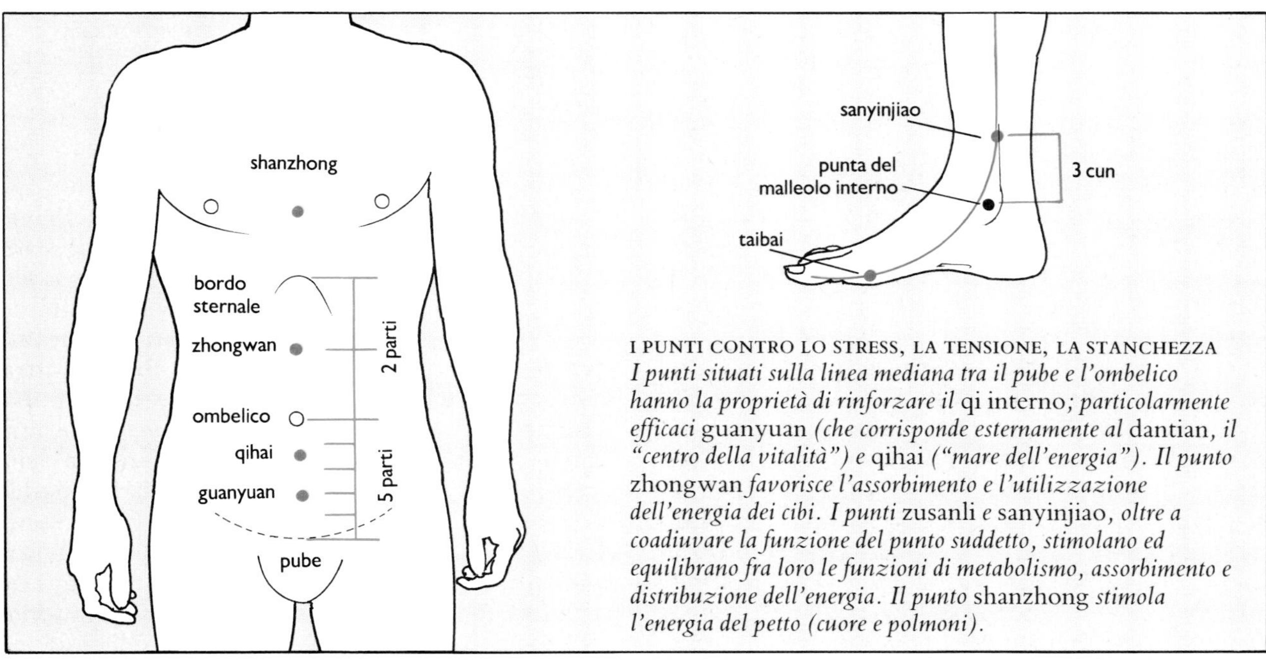


I PUNTI CONTRO LO STRESS, LA TENSIONE, LA STANCHEZZA
*I punti situati sulla linea mediana tra il pube e l'ombelico hanno la proprietà di rinforzare il* qi interno*; particolarmente efficaci* guanyuan *(che corrisponde esternamente al* dantian*, il "centro della vitalità") e* qihai *("mare dell'energia"). Il punto* zhongwan *favorisce l'assorbimento e l'utilizzazione dell'energia dei cibi. I punti* zusanli *e* sanyinjiao*, oltre a coadiuvare la funzione del punto suddetto, stimolano ed equilibrano fra loro le funzioni di metabolismo, assorbimento e distribuzione dell'energia. Il punto* shanzhong *stimola l'energia del petto (cuore e polmoni).*

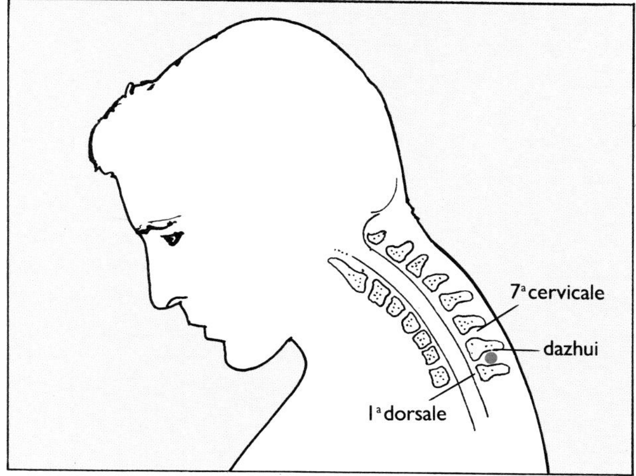


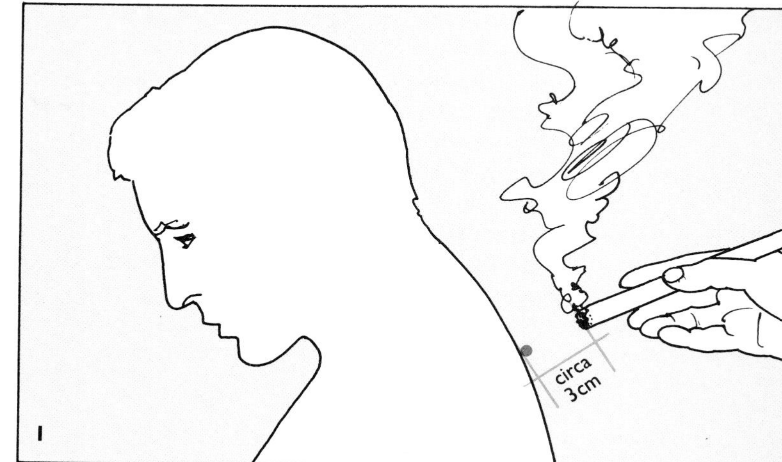


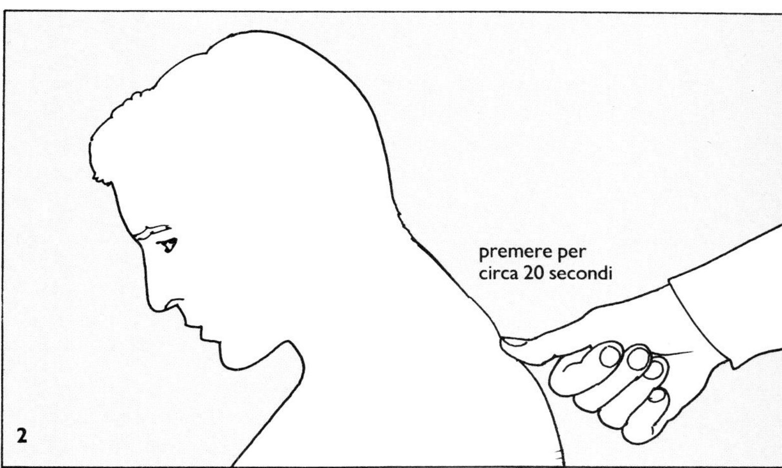


LA TECNICA DELL'IGNIPUNTURA *Accostate l'estremità accesa del cilindro di artemisia a circa 3 cm dalla cute, sul punto da stimolare, in questo caso* dazhui. *Quando avvertirete un intenso calore, sulla pelle o all'interno, allontanate il cilindro e premete sul punto con un dito per alcuni secondi (meno di 24); poi ripetete l'applicazione di calore, sempre alternandola con la pressione del dito.*

lata con carta di riso a formare dei cilindri della lunghezza di circa 20 cm. Incendiati, bruciano lentamente emettendo un fumo odoroso, un po' acre, e un intenso calore. L'effetto terapeutico è doppio: il fumo respirato agisce all'interno sulle mucose, favorendo la motilità delle ciglia e stimolando la microcircolazione, e sulla muscolatura con effetto rilassante; il calore, applicato sui punti di agopuntura e sui canali, mobilizza e rinforza l'energia e penetra in profondità fluidificando le secrezioni e favorendo l'espulsione del muco e del catarro. I cilindri di artemisia si trovano in commercio con il nome giapponese di *moxe*, o meglio "cilindri di moxa". A pag. 197 potete vedere illustrato il metodo di spegnimento dei cilindri di artemisia: infatti questi continuerebbero a bruciare a meno che il fuoco non venga soffocato in atmosfera povera di ossigeno.

Il fumo di artemisia viene impiegato anche nella cura dell'asma, specialmente nelle forme infantili e giovanili, ma alcuni malati non ne traggono giovamento ed è bene consultare un medico agopuntore prima di tentare questo tipo di cura. Nelle forme acute e per la prevenzione del raffreddore e delle malattie influenzali l'ignipuntura va applicata sul punto *dazhui* ("grande vertebra"), situato sulla colonna sotto la settima vertebra cervicale, come indicato nella figura qui sopra. Si avvicina l'estremità accesa del bastoncino di artemisia al punto, alla distanza di 2 o 3 cm, fino ad avvertire un calore che penetra all'interno e si spande nei tessuti circostanti; se il calore diviene troppo forte, premete con un polpastrello di un dito sul punto, mentre allontanate il bastoncino per alcuni secondi, poi riavvicinate la fonte di calore. In questo modo si somministrerà il calore seguendo le indicazioni date nel capitolo *L'uomo e la temperatura*, a pag. 198, parlando della soglia termica: tra l'una e l'altra applicazione di calore il punto viene riportato a temperatura normale applicandovi il dito per pochi secondi, il che consente le successive applicazioni di calore senza che si producano ustioni. L'applicazione per essere efficace deve durare a lungo, almeno 10 minuti.

L'effetto di prevenzione delle malattie influenzali con questo metodo è stato provato in Cina attraverso estese sperimentazioni su vasti strati di popolazione. L'effetto curativo è particolarmente efficace se viene applicato precocemente, ai primi sintomi o addirittura dopo essere stati esposti al freddo o al contagio e prima che la sintomatologia si manifesti. La reazione, nelle ore che seguono l'applicazione, può essere violenta: stanchezza, brividi, sensazione di febbre, testa pesante o mal di testa sono i sintomi piú comuni, a cui seguirà in poche ore una sensazione di benessere. Nelle sinusiti e nelle forme bronchiali, all'applicazione sul punto *dazhui* va aggiunta la stimolazione dei canali e di altri punti, come vedete nelle illustrazioni qui di fianco. In questi casi è bene che l'effetto del fumo di artemisia sia prolungato nel tempo: tagliate un pezzo di cilindro di circa 3 cm e, dopo averlo incendiato, posatelo sul comodino a fianco del letto (assicurandovi che sia posato su un adatto contenitore per non bruciare il mobile): il fumo respirato durante il sonno continuerà ad agire, facilitando la respirazione e impedendo al muco e al catarro di seccare e ostruire le vie respiratorie.

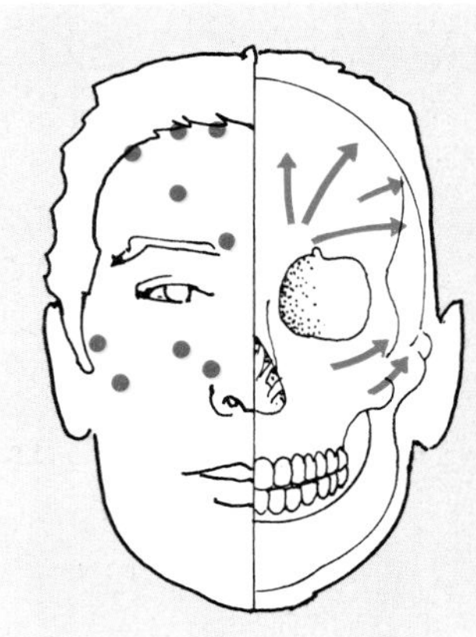

SINUSITE *L'ignipuntura va applicata sui punti dolorosi, iniziando dal piú dolente tra quelli illustrati nella figura. Inoltre vanno stimolati i canali facendo scorrere lentamente la fonte di calore lungo le linee indicate dalle frecce.*

## LA PREVENZIONE DELLE MALATTIE DA FATTORI CLIMATICI: I PUNTI DA STIMOLARE

Per prevenire le malattie provocate dal freddo, dal vento, dal calore, dall'umidità e dal secco, l'agopuntura ci offre un prezioso aiuto. Vi sono alcuni punti che anche alla moderna sperimentazione hanno dimostrato di possedere un notevole effetto di stimolo delle difese immunologiche, favorendo la formazione di anticorpi e i processi antinfiammatori, dei quali abbiamo parlato a pag. 187. Altri punti hanno tradizionalmente un effetto specifico per combattere l'uno o l'altro dei fattori climatici aggressivi.

Qualunque sia il tipo di aggressione che abbiamo subito sarà bene stimolare uno dei punti che hanno un effetto generale, avendo però l'avvertenza di usare il metodo di stimolazione piú adatto a seconda della situazione climatica a cui siamo stati esposti. A questi uniremo la stimolazione dei punti specifici. È bene tener conto che spesso le aggressioni climatiche non dipendono da un unico fattore ma da due o piú fattori: in questi casi combineremo i vari punti. Per esempio, per un'aggressione da vento-freddo, stimoleremo sia i punti del vento sia quelli del freddo; se siamo stati esposti al caldo-umido sceglieremo sia i punti dell'umidità sia quelli del calore.

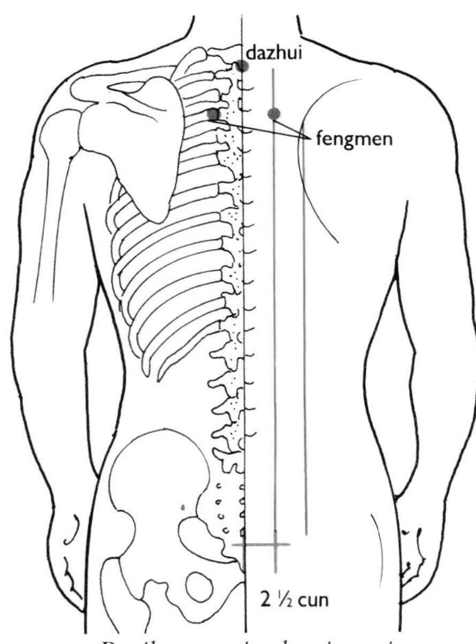


IL VENTO *Per il vento stimolate i punti con un bastoncino o un ferro da calze. Al* dazhui *unite i punti* fengchi *(illustrato a pag. 427) e* linqi, *eventualmente* fengmen *situato a fianco della 2ª vertebra toracica, a 2½ cun di distanza, con l'aiuto di qualcuno. I punti saranno dolenti e diverranno molto rossi con la stimolazione.*

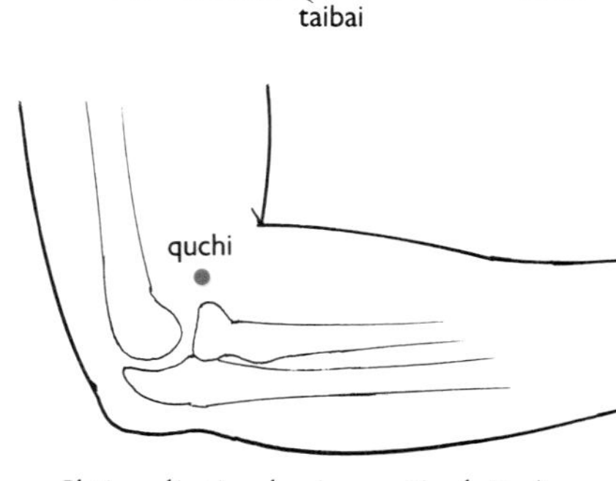


L'UMIDITÀ *Salvo in caso di umidità-calore, la stimolazione migliore è l'ignipuntura, sia sui punti* dazhui *e* zusanli *sia sul punto* taibai.

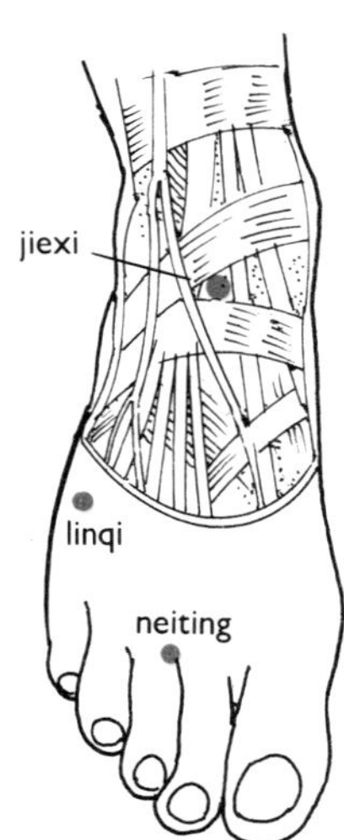




IL FREDDO *Il tipo di stimolazione piú adatto è l'ignipuntura: la applicherete su* dazhui *e* zusanli *e sul punto* jiexi *per il freddo agli arti inferiori, sul punto* quchi *per il freddo alla parte superiore del corpo. Il punto* quchi *si trova con il braccio flesso e palmo della mano verso il corpo, come si vede nella figura: è una profonda fossetta al lato dell'osso.*

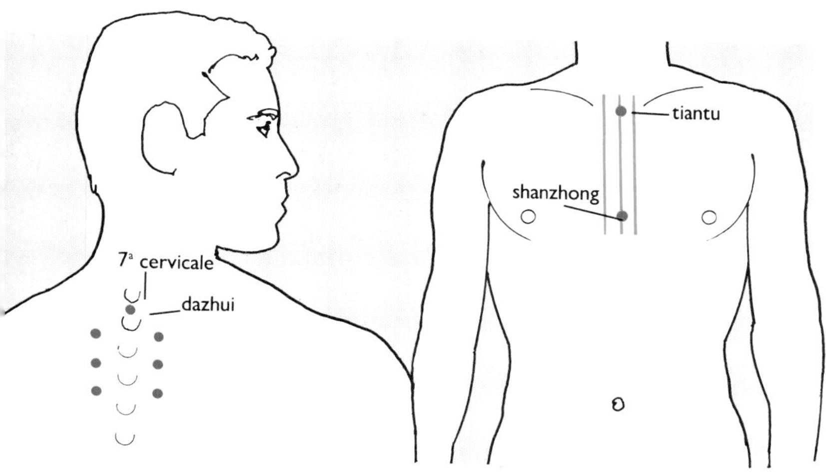


COME SI APPLICA L'IGNIPUNTURA NELLA BRONCHITE *Partite dal punto che si trova in mezzo al petto all'altezza dei capezzoli (*shanzhong, *"centro del petto"). Quando avvertite la sensazione di calore penetrare in profondità, risalite lentamente lungo la linea mediana del petto come indicato nella figura; poi cercate e stimolate i punti piú dolorosi nei due tratti paralleli alla linea centrale siti a 1* cun *da questa. Se non riuscite a trovare un punto particolarmente doloroso, applicate la terapia sulle due linee. I punti del dorso, che vedete illustrati, aumentano l'efficacia del trattamento, ma vi sarà necessario l'aiuto di un'altra persona, che procederà come per i punti sul petto.*

I PUNTI AD AZIONE ANTINFIAMMATORIA E IMMUNOSTIMOLANTE *Tra i molti punti cui è riconosciuto un effetto sul sistema immunologico, quelli piú efficaci sono* dazhui *e* zusanli. *Il punto* dazhui *è subito al di sotto della vertebra prominente (settima vertebra cervicale), cosiddetta perché sporge piú in fuori delle altre. Per trovarlo flettete il capo in avanti, poggiate il polpastrello dell'indice subito al di sotto della vertebra che sentite piú sporgente: flettendo e rialzando di poco il capo avvertirete la vertebra superiore che si muove, mentre quella inferiore resta ferma. Controllate ripetendo gli stessi movimenti con il dito appoggiato sullo spazio vertebrale sottostante: ambedue le vertebre restano ferme. Il punto* zusanli *si individua come indicato a pag. 429.*

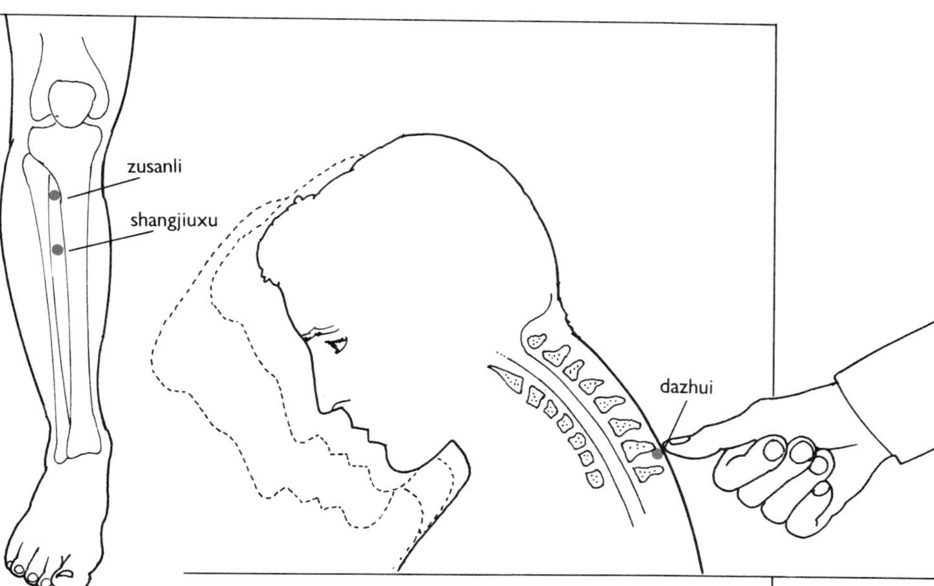


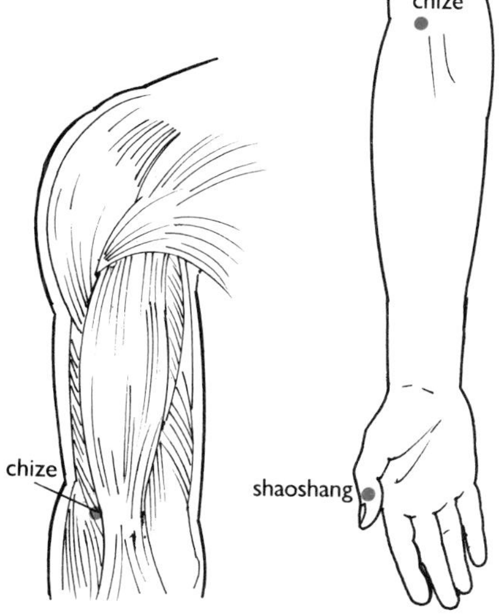


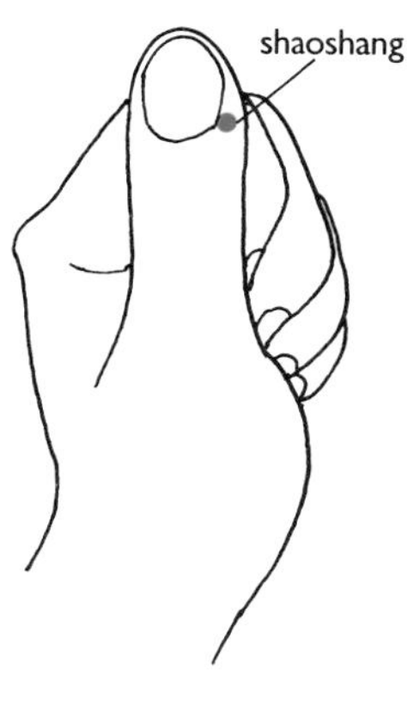




IL CALORE *Per un colpo di calore, premete fortemente con l'unghia sul punto di rianimazione* renzhong *e sul punto* yongquan. *Anche il punto* dazhui *va stimolato allo stesso modo.*

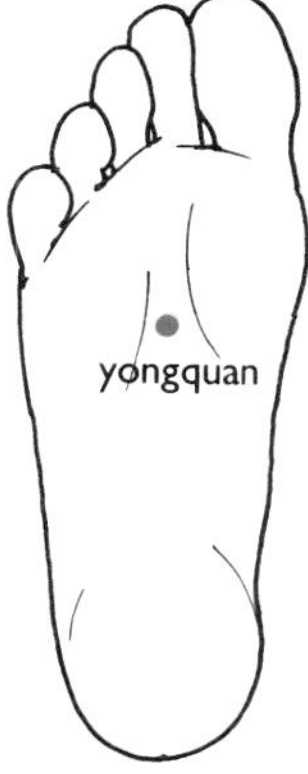


IL SECCO *Non è indicata la stimolazione con il calore. Il punto principale è il* chize, *che stimolerete col polpastrello del pollice, a lungo. Se il secco-calore aggredisce le vie respiratorie, premete "a beccata" con l'unghia del pollice il punto* shaoshang.

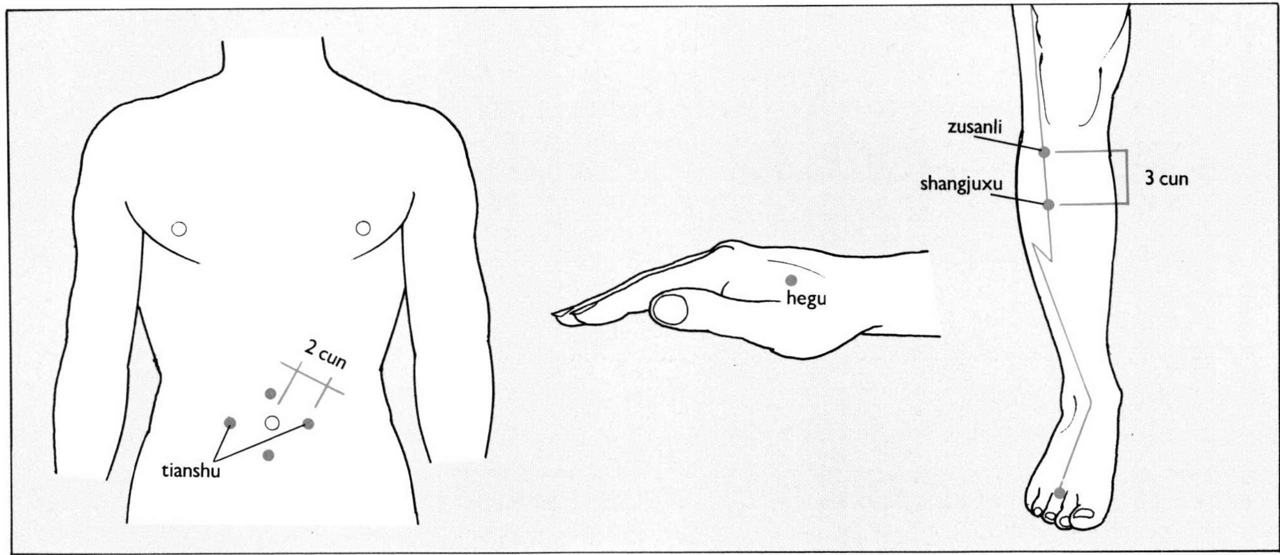


**Diarree stagionali.** Le diarree, qualunque ne sia la causa, si curano con l'ignipuntura applicata sul punto *tianshu*, ai due lati dell'ombelico, cui possiamo aggiungere i punti *hegu*, *shangjuxu* e *zusanli*. Di solito è sufficiente una sola applicazione per far diminuire notevolmente o addirittura far cessare le scariche diarroiche: tuttavia è bene continuare le applicazioni per qualche giorno onde favorire la ripresa delle corrette funzioni intestinali. Sarà anche necessario attenersi a una dieta adatta per piú giorni, a seconda della gravità del caso. L'applicazione di ignipuntura non esclude l'impiego di erbe medicinali, tenendo presente che l'ignipuntura è piú efficace e non ha controindicazioni, nemmeno nei lattanti.

Qui sopra vedete rappresentato il punto *tianshu* e due punti situati sulla linea mediana, che formano assieme al primo i vertici di un quadrato; questi andranno stimolati nei casi piú gravi, qualora la terapia indicata sopra non fosse sufficiente.

**La stitichezza.** Benché nella maggior parte dei casi i fattori esterni di malattia non siano la causa prima della stitichezza, tuttavia spesso essi possono contribuire a peggiorarla o a inasprirla. Come abbiamo detto nel capitolo dedicato alla nutrizione (pag. 122) la stitichezza è spesso dovuta a cattive abitudini alimentari, a un'alimentazione troppo povera di fibre, a tensioni emotive; perciò qualsiasi cura presuppone prima di tutto un intervento sulla dieta e su certe abitudini di vita. Ricordate anche che le piante officinali usate con saggezza sono senz'altro efficaci piú che nelle diarree; la ginnastica e le pratiche di rilassamento sono spesso in grado di risolvere casi, anche di vecchia data, nel migliore dei modi.

L'agopuntura può essere d'aiuto, ma gli interventi dovrebbero essere diversi a seconda dei vari tipi di stipsi, identificabili attraverso i sintomi che si accompagnano al blocco della funzione intestinale.

Questa diagnosi può essere fatta con esattezza solo da un medico agopuntore: i punti che vi indichiamo nella figura sottostante servono genericamente per favorire la motilità intestinale, per aumentare la quantità di acqua nelle feci, per risolvere eventuali spasmi e dolori addominali.

Anche i punti *hegu* e *shangjuxu*, che vedete nella figura qui sopra, stimolati non piú con l'ignipuntura, come nelle diarree, ma con il massaggio indu-

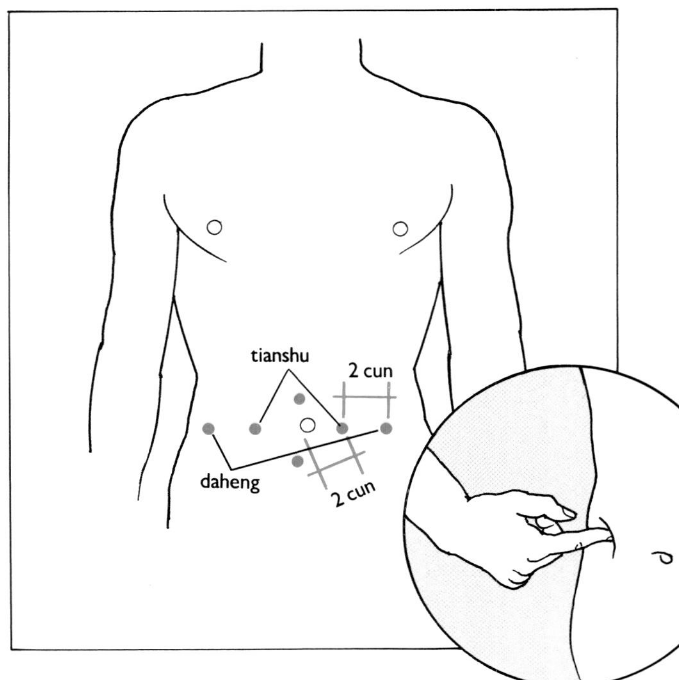

cono l'effetto opposto, ossia favoriscono l'espulsione delle feci. L'effetto non potrà essere altrettanto pronto che nei casi di diarrea, trattandosi per lo piú di forme croniche che tendono ad aggravarsi per l'intervento di molteplici fattori, sia esterni come quelli climatici, sia interni come emozioni, stress e stanchezza. Se riconoscete l'influenza di qualcuno di questi fattori, ai punti propri della stitichezza potete aggiungere quelli indicati per la prevenzione e la cura del fattore coinvolto.

Il tipo di stimolazione da adottare è l'energico massaggio con il polpastrello del pollice per il punto *hegu* e per i punti sulle gambe; con la punta dell'indice ben teso, come indicato nella figura, per i punti addominali. La stimolazione con il pollice si fa ruotando energicamente sul punto, quattro volte in senso orario e quattro in senso antiorario; quella con l'indice esercitando delle pressioni velocemente alternate, come dei colpi di becco, ma senza mai sollevare il dito dalla cute.

## IL PIÚ FAMOSO DEI FARMACI CINESI TRADIZIONALI: IL GINSENG

Nel 1843 il botanico russo C.A. Meyer diede al *ginseng* il nome latino *Panax Ginseng* ossia panacea, medicina di tutto. Il nome cinese esatto è *rensheng* (pronuncia "genseng"), che letteralmente vuol dire "simile a un uomo": simile sia nella forma sia per il suo significato leggendario e per l'impiego in medicina. Recita un antico detto: "Il mondo minerale raggiunge la sua massima espressione nell'oro, le pietre preziose nella giada, il mondo vegetale nel *ginseng*, il genere umano nell'uomo saggio". Da qui si vede come l'impiego del *ginseng* avesse e abbia tuttora per il popolo cinese il significato non di semplice farmaco: come è scritto su un famoso trattato di medicina, esso è "una pianta superiore che può far traboccare i 5 organi (reni, cuore, fegato, milza, polmoni), produrre una sensazione di benessere, tranquillizzare lo spirito, frenare le palpitazioni, eliminare i dolori, rendere brillanti gli occhi e aguzzare l'intelligenza".

Oggi è stato coniato un nuovo termine per descrivere le azioni del *ginseng*, come vengono interpretate secondo moderni criteri: "adattogeno". Con questo si vuole intendere che il *ginseng* ha un'azione positiva e di modulazione su tutte le funzioni di adattamento rispetto alle sollecitazioni e ai cambiamenti di ambiente sia esterno sia interno. I Cinesi intendevano proprio questo dicendo che il *ginseng* è "simile all'uomo": simile in quanto possiede l'essenza di tutte quelle qualità che rendono l'uomo unico e speciale fra tutti gli animali; o, per lo meno, in quanto possiede la capacità di stimolarle. Un altro famoso testo, scritto attorno all'anno 1000, a proposito del *ginseng* dice: "Di due uomini che gareggiavano nella corsa, uno aveva un pezzo di *ginseng* in bocca, l'altro no. Ognuno corse per 3-4 *li* (km 2-2,5). Il primo aveva il respiro normale, il secondo arrivò col fiato corto".

Il *ginseng* viene preso da solo – come decotto, polvere, estratto puro – e in combinazione con altre erbe e droghe entra a far parte di molte formule magistrali. Ma, proprio a causa della forza della sua azione, già dai tempi antichi molti medici misero in guardia dall'abusare di questo farmaco o dall'usarlo impropriamente. Studi recenti hanno confermato che il prendere delle dosi giornaliere superiori a 3 g di *ginseng* per un mese o piú provoca dei sintomi di eccitazione nervosa, insonnia, ipertensione, nevrosi, eruzioni cutanee, diarrea mattutina, disturbi mestruali. In Cina ben raramente vengono prescritte delle dosi cosí alte, ma la medicina tradizionale mette in guardia contro un altro possibile danno: il *ginseng* non va mai preso quando è in corso una malattia dovuta a un fattore climatico esterno. Anche quando esso è indicato per rinforzare le difese e la costituzione dell'individuo, la cura va intrapresa solo dopo che il fattore aggressivo esterno è stato allontanato, con l'eccezione del freddo, nel qual caso piccole quantità di *ginseng* possono entrare a far parte delle prescrizioni. Il *ginseng* va particolarmente evitato quando si hanno sintomi come febbre, mal di testa, stitichezza, nausea, vomito; in questi casi può addirittura peggiorare la malattia e renderne piú difficile la cura.

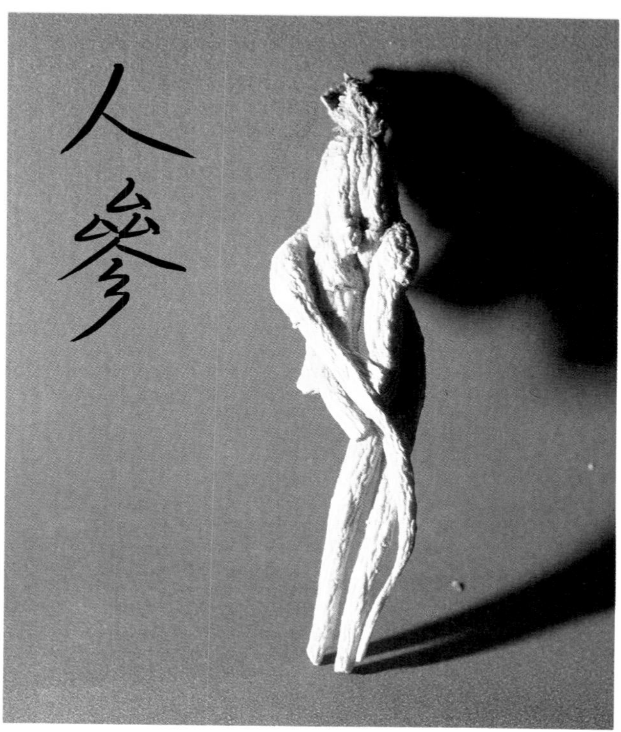

# *La medicina tradizionale indiana: l'Ayurveda e lo Yoga*

*La medicina ayurvedica nel corso di millenni non ha cessato di evolversi e arricchirsi, adattandosi via via alle esigenze dei tempi. Tuttavia i suoi fondamenti, che si rifanno alle piú antiche religioni indiane, rimangono immutati e dimostrano di possedere una incontestabile validità. Anche le pratiche yoga hanno un legame con la salute e con la cura e prevenzione delle malattie. Tuttavia questo è solo uno scopo secondario: lo yoga è una scelta di vita che mira prima di tutto al benessere spirituale.*

Nel campo della medicina naturale l'India ci è da millenni maestra. All'interno di questa civiltà sono nate e si sono sviluppate due discipline diverse, ma tra loro connesse: la medicina ayurvedica e lo Yoga. Ambedue affondano le loro radici nei principi filosofico-religiosi indiani piú antichi e questo le collega intimamente anche se si occupano di aspetti diversi del benessere dell'uomo.

**La medicina ayurvedica e lo Yoga.** L'Ayurveda è la "scienza della vita": il suo nome deriva dal sanscrito *Ayuh* (vita) e *Veda* (scienza). È la medicina tradizionale indiana e si occupa del mantenimento della salute del corpo, della mente e della cura delle malattie. Distinguiamo questi due aspetti perché, come vedremo, il concetto di salute nella medicina ayurvedica è piú vasto che in Occidente e il mantenimento della salute – la prevenzione delle malattie – è di grande importanza.

Lo Yoga, invece, abbraccia scuole e pratiche diverse, ma è per tutte la disciplina che mira al conseguimento del benessere spirituale, basandosi sulle risorse insite nell'uomo. La salute, non è il fine dello Yoga, ma ne è un presupposto e un corollario: un corpo in ottime condizioni e totalmente sotto controllo è necessario per intraprendere la via del controllo della mente e, al tempo stesso, il controllo della mente porta con sé l'equilibrio dell'energia fisica.

Recentemente, comunque, si è sviluppato un grande interesse sia nel mondo scientifico sia generale per l'utilità di alcune pratiche Yoga nel mantenimento della salute: questa disciplina si è cosí diffusa in Occidente uscendo dai circoli abbastanza ristretti che la praticavano e raggiungendo il grande pubblico. Parallelamente, però, è aumentata la confusione su cosa sia lo Yoga e a che cosa serva: cercheremo quindi di darne un quadro il piú chiaro possibile.

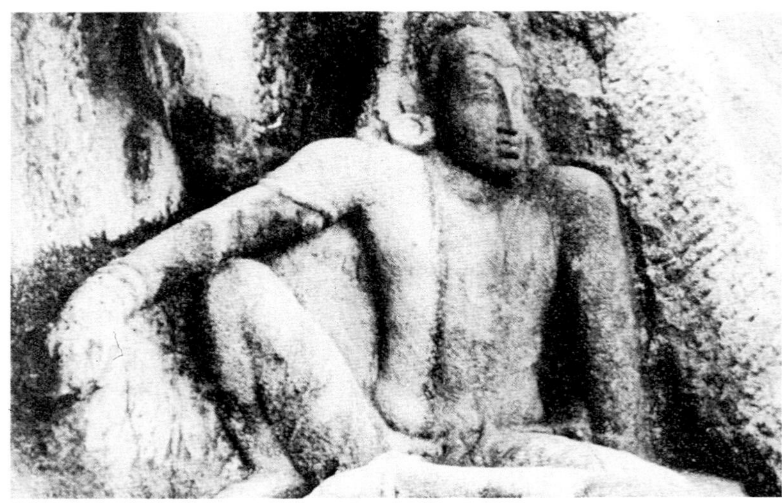

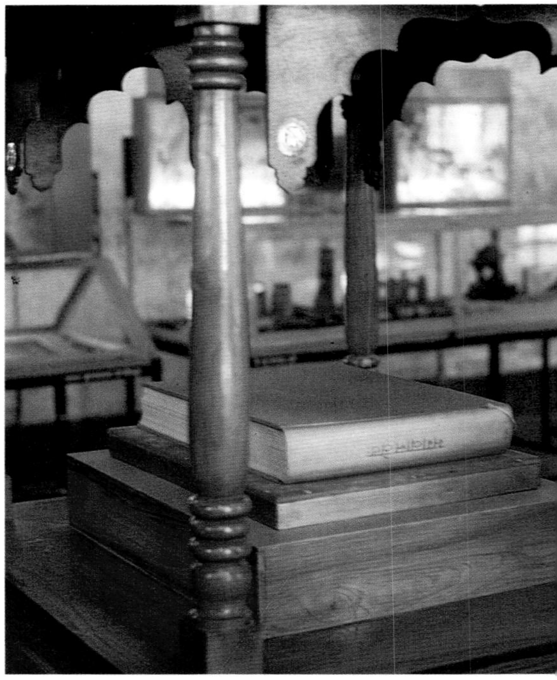

LE ANTICHE ORIGINI *La medicina indiana ha le sue radici nelle piú antiche filosofie e religioni indiane. Le prime indicazioni sulle teorie e sulla pratica ayurvedica le ritroviamo nei* Veda, *testi sacri risalenti al II millennio a. C. (a destra, antiche edizioni in sanscrito, Museo di Poona, India). La scultura qui sopra (Anuradhapura, Ceylon) rappresenta Kapila, considerato il fondatore della filosofia* Sankhya, *cui si rifanno la medicina ayurvedica e lo Yoga.*

## LE ORIGINI FILOSOFICHE DELLA MEDICINA AYURVEDICA

Sia la medicina ayurvedica sia lo Yoga si sviluppano all'interno del pensiero indiano e per molti aspetti fanno riferimento alle formulazioni della filosofia *Sankhya*, uno dei sistemi filosofici piú antichi (VIII-VII sec. a.C.). Secondo questa filosofia l'Universo, in tutte le sue manifestazioni materiali ed energetiche, trae origine dall'evoluzione di *Prakriti*, la sostanza primordiale, esistente di per sé stessa, eterna, ancora non manifesta. Esiste un altro principio analogo, *Purusha*, lo Spirito o la coscienza, trascendente e immutabile.

*Prakriti*, invece, è potenzialmente dinamica cioè ha tre qualità o modi d'essere, che nello stato primordiale sono in equilibrio tra loro: *sattva*, l'intelligenza, l'armonia; *rajas* il dinamismo e *tamas* l'inerzia. Quando l'equilibrio tra di essi si rompe, il loro interagire dinamico dà inizio all'evoluzione dell'Universo, che procede attraverso progressive categorie di sviluppo, dall'indeterminato al determinato, dal "sottile" al "denso".

Dalla sostanza primordiale sorge tutto quello che esiste nell'Universo, sui due binari paralleli del "denso", materiale, oggettivo, in cui prevale *tamas*, e del "sottile", soggettivo, in cui prevale *sattva*. Lungo il filone del "denso" si formano cinque elementi fondamentali la cui combinazione darà luogo alla materia vera e propria. Sul piano del "sottile" si crea la mente: le facoltà mentali appartengono a *Prakriti* e pertanto al livello del naturale e non dello Spirito.

La materia densa, pesante consiste di cinque elementi fondamentali, i *bhuta*: Etere, Aria, Fuoco, Acqua e Terra. Non bisogna, però, pensare che questi elementi corrispondano a ciò che noi conosciamo come acqua, fiamme, ecc: a questo livello non si parla ancora di elementi fisici tangibili, ma dei fattori che determinano la materia, e le sue qualità. Gli elementi fisici saranno un passo successivo, cioè il prodotto delle diverse combinazioni dei cinque *bhuta*: in ogni sostanza, a seconda dei casi, uno dei *bhuta* sarà piú potente, piú intenso e donerà alla materia le sue caratteristiche.

Anche gli organismi viventi sono composti dai cinque *bhuta*: in essi, e quindi nell'uomo, i *bhuta* si combinano all'essenza vitale a formare il substrato di ogni creatura, che si differenzia nei tre *Dosha*: *Vayu* (o *Vata*) il movimento, *Pitta* il calore e *Kapha* la sostanza, inscindibili e imprescindibili dalla vita. L'uomo, dunque, ha origine dalla stessa matrice (*Prakriti*) che ha dato vita all'Universo ed è formato dalla stessa sostanza: può essere considerato come un piccolo universo all'interno del grande universo cosmico. Uomo e ambiente non appartengono a categorie diverse, né sono separati, ma sono in correlazione continua: in ogni momento un alimento o un luogo ricchi di uno dei cinque *bhuta* influenzeranno la composizione dell'individuo; quando il corpo muore, si sfalda nei cinque *bhuta* che ritornano all'ambiente.

Questo della relazione tra uomo e Universo è uno dei principi di base della medicina ayurvedica. Ma c'è di piú: le facoltà mentali, che appartengono anch'esse a *Prakriti*, di cui sono uno stadio sottile di evoluzione, non sono "altro dal corpo": mente e corpo sono un tutt'uno inscindibile.

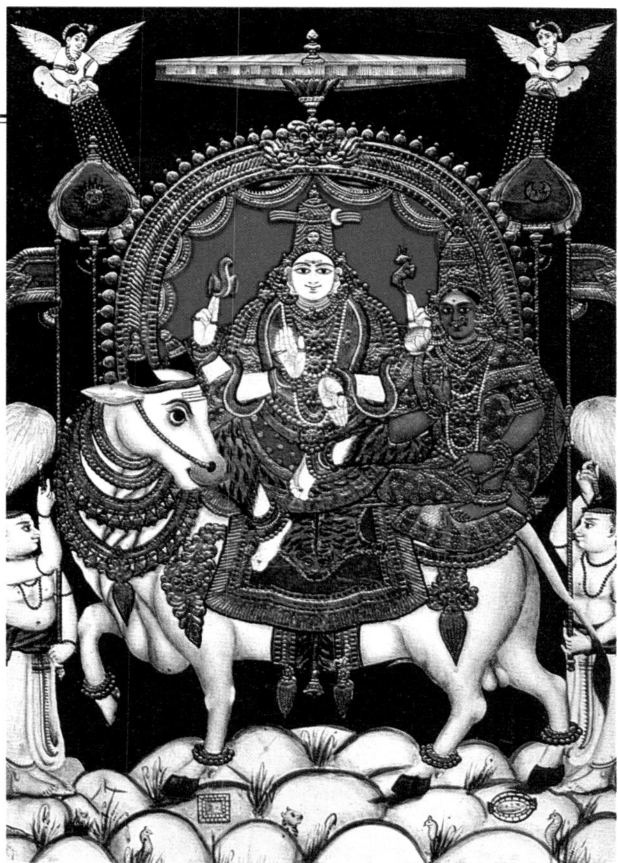

LA SOSTANZA E LO SPIRITO *In questo dipinto sono rappresentati gli dei Shiva e Parvati, che incarnano i due grandi principi, la sostanza primordiale (Prakriti) e lo spirito trascendente (Purusha).*

La medicina ayurvedica, dunque, non separa le malattie del corpo da quelle della mente, bensí ritiene che la malattia si manifesti indifferentemente e contemporaneamente sia nell'organismo fisico sia nei processi mentali.

La mente come termine generale consiste di tre componenti integrate: *manas*, la mente sensoriale, che percepisce e organizza le percezioni, ed è sede dei desideri e delle passioni; *ahamkara*, la coscienza dell'individualità, che filtra le informazioni organizzate da *manas* e le mette in relazione con l'Io; *buddhi*, l'intelletto, sede della discriminazione, dell'intelligenza, della volontà.

*Purusha* appartiene a una categoria diversa e nulla ha a che fare con i processi della nostra mente: è esente da modificazioni, quindi da desideri, non si evolve, è pura coscienza. Si legge nella *BhagavadGita* (III, 42): "I sensi, si dice, sono sottili/piú sottile dei sensi è la mente/ancora piú sottile della mente/è l'intelletto; quello che è al di là/ persino dell'intelletto è Lui". *Purusha*, però, si riflette e illumina il prodotto piú raffinato dell'evoluzione materiale, cioè *buddhi*: debole legame indiretto che permette allo Yoga di considerare la mente come lo strumento per superare la natura, trascendere *Prakriti* e le sue manifestazioni, e realizzare l'unione mistica con lo Spirito.

# Ayurveda: mito e storia

Narra il mito che Brahma, creatore dell'Universo secondo la tradizione indiana, insegnò la "scienza della vita" a Daksha Prajapati, il quale la trasmise agli Asvin, gli dei gemelli dalla testa di cavallo: da loro la apprese Indra, re guerriero degli dei Vedici, che divenne il depositario dell'Ayurveda. Secondo la cosmologia indiana, il tempo evolve secondo quattro ere, dette *Yuga*, che si ripetono a cicli: esse sono di durata decrescente e anche il livello della qualità della vita decresce progressivamente con lo scorrere delle ere, finché nell'attuale Quarta Era – *Kali Yuga* – la degradazione dell'ambiente e dell'uomo in tutti i suoi aspetti è diventata massima. Fu già verso la fine della prima era, però, che lo stato di deterioramento fisico e spirituale della qualità della vita cosmica arrivò a un livello tale da far comparire sulla Terra disagi e malattie, fino a quel momento sconosciuti. I grandi Saggi, guidati da Bharadvaja, si recarono allora da Indra per imparare l'Ayurveda e porre almeno parziale rimedio a questi mali. La tradizione narra cosí che Indra ebbe quattro grandi discepoli, incluso Bharadvaja, che diedero origine a scuole di medicina ayurvedica specializzate in medicina generale, chirurgia, pediatria e ostetricia.

Questi riferimenti mitologici ci danno un'idea di quanto antica sia la medicina ayurvedica. Essa è di fatto considerata, almeno nelle sue radici, parte dei quattro *Veda*, i testi sacri risalenti al secondo millennio a.C. Tutti e quattro i *Veda*, ma specialmente l'*Atharva-Veda*, contengono infatti riferimenti a varie malattie, alle piante medicinali per curarle e alla loro preparazione. Nei secoli successivi, poi, l'Ayurveda venne progressivamente elaborata fino alla forma già complessa e articolata tramandataci dai due testi piú antichi a noi giunti, quello di Sushruta, vissuto nel V sec. a.C., e quello di Caraka, vissuto intorno al II sec. d.C.

Da allora l'andamento della medicina ayurvedica ha seguito gli eventi storico-politici dell'India: durante il periodo d'oro del Buddismo, per esempio, in sintonia con la sua filosofia umanitaria vennero creati ospedali e ambulatori e venne dato grande impulso alla medicina pubblica, ma decadde la chirurgia. Nel XII sec. d.C. ebbe luogo il grande incontro-scontro tra la cultura indiana e quella musulmana: gran parte dell'India venne governata da una serie di re musulmani, e musulmani erano i grandi imperatori Moghul. La medicina ayurvedica si trovò cosí a confrontarsi con la medicina Unani, di origine araba: i molti testi pubblicati erano sia Unani sia di pratica mista. Seppur non molto creativo, questo periodo non portò a un decadimento

### I PIONIERI E I TESTI FONDAMENTALI DELLA MEDICINA AYURVEDICA

Siamo in India nel V sec. a.C.: la medicina ayurvedica sta uscendo dalle nebbie del mito per essere definita scientificamente. Pioniere ne è il chirurgo Sushruta. Egli afferma nella sua opera la superiorità di questa branca della medicina sulle altre. Con la sua accurata descrizione di vari interventi chirurgici (amputazione, trattamento di ferite e fratture, estrazione di feti morti, asportazione di calcoli, impianto di pelle) ci dimostra come l'anatomia fosse a quei tempi ben conosciuta e studiata.

Caraka, l'altro grande personaggio della medicina indiana (II sec. d.C.), ha lasciato un vero e proprio trattato di medicina ancora in uso tra gli studenti di Ayurveda. Nel suo testo vengono descritti in grande dettaglio la fisiologia, le cause e i processi di sviluppo delle malattie e soprattutto viene dato largo spazio alla sezione dedicata alla terapia. Di ogni farmaco è descritta accuratamente la preparazione, dalla scelta delle componenti secondo la loro azione sull'organismo, alla loro manipolazione, al dosaggio. Caraka ci ha lasciato anche precise opinioni sull'etica professionale del medico, inclusi i rapporti col paziente e i suoi parenti, l'atteggiamento nei confronti delle malattie incurabili e l'obbligo al segreto professionale.

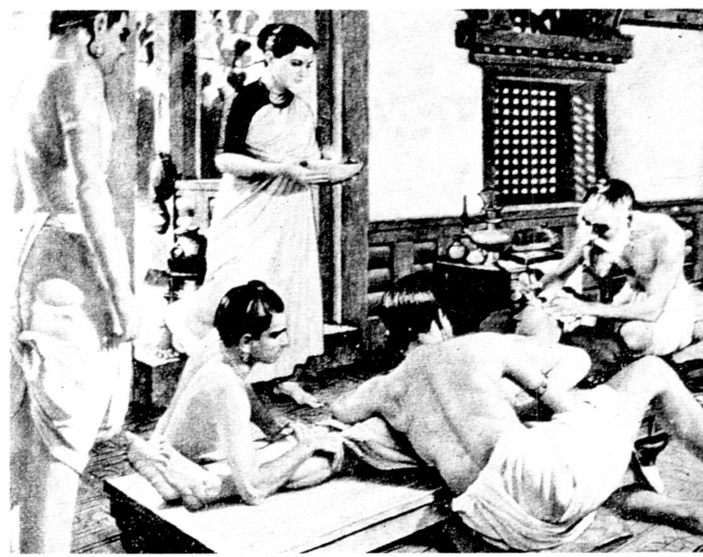

UN GRANDE MEDICO DEL PASSATO *A Sushruta (nella stampa qui riprodotta mentre esegue un intervento) è attribuita l'invenzione della plastica ricostruttiva del naso. Sushruta descrive molti ferri e strumenti chirurgici, varie pratiche per mantenere l'igiene della camera operatoria tramite fumigazioni e come ridurre la sensibilità del paziente durante gli interventi. Il suo "manuale" scientifico non si limita solo a questo: vi sono descritti l'origine delle malattie, la metodologia diagnostica, le indagini da eseguire e i principi della fisiologia.*

della medicina ayurvedica, che rifiorí nell'800 ed è giunta intatta fino a noi.

Oggi l'Ayurveda, fiorente in tutta l'India, è ampiamente praticata e studiata con i moderni metodi scientifici in grandi ospedali e università. Nelle sue linee essenziali è praticata ai nostri giorni come lo era tremila anni fa, ma non bisogna pensare che essa sia rimasta statica e immutata attraverso i secoli. Aderendo al suo principio di base – adattarsi in modo dinamico alla mutevolezza che ci circonda – la medicina ayurvedica ha affrontato la comparsa di nuove malattie, l'alterarsi dell'ambiente, il divenir abituale di cibi, bevande e pratiche ignoti centinaia di anni fa. Applicando i principi antichi, i medici ayurvedici hanno diagnosticato, catalogato e inquadrato le nuove patologie nel contesto generale della scienza ayurvedica e suggerito metodi di prevenzione e terapia.

## GLOSSARIO

AGNI, IL FUOCO È l'agente metabolizzante nella fisiologia ayurvedica.

AHAMKARA È una delle componenti della mente nella psicologia yogica e ayurvedica: la coscienza di sé.

ASANA Sono le posizioni dello Yoga.

BANDHA È un esercizio Yoga per controllare e dirigere il *prana*.

BHAGAVADGITA Poema filosofico-religioso indiano.

BHUTA Sono i cinque elementi fondamentali derivati dall'evoluzione della sostanza primordiale: Etere, Aria, Fuoco, Acqua e Terra.

BRAHMAN È l'Essere Supremo.

BUDDHI È una delle componenti della mente nella psicologia yogica e ayurvedica, corrispondente all'intelletto.

CHAKRA Nella fisiologia sottile Yoga sono i punti di concentrazione dell'energia.

DHARANA È la 6ª tappa della via dello Yoga: concentrazione.

DHATU Sono i tessuti che compongono il corpo umano secondo la fisiologia ayurvedica.

DHYANA È la 7ª tappa della via dello Yoga: meditazione.

DOSHA Sono tre (Kapha, Pitta, Vayu) e sono il fondamento funzionale dell'organismo vivente.

HATHA PRADIPIKA Testo Yoga del XIV secolo.

GURU Il Maestro, colui che è arrivato alla conoscenza.

IDA È un elemento della fisiologia sottile Yoga: uno dei *nadi* (canali) piú importanti.

KAPHA È uno dei tre *Dosha*: la sostanza.

KUMBHAKA La sospensione del respiro.

KUNDALINI È l'energia cosmica latente nell'individuo.

MANAS È una delle componenti della mente nella psicologia yogica: la mente sensoriale.

MALA Sono i prodotti del metabolismo nella fisiologia ayurvedica.

MANDALA Sono disegni simbolici racchiusi in un cerchio che, fissati, favoriscono la concentrazione.

MANTRA È una sequenza di sillabe senza significato intelligibile che viene ripetuta continuamente durante la meditazione per favorirla.

NADI Tra gli elementi della fisiologia sottile Yoga, sono i canali in cui scorre il *prana*.

NIYAMA È la 2ª tappa della via dello Yoga: prescrizioni.

PINGALA Elemento della fisiologia sottile Yoga, è uno dei *nadi* (canali) principali.

PITTA È uno dei tre *Dosha*: il calore.

PRAKRITI È la sostanza o materia primordiale da cui evolve l'intero Universo.

PRANA È l'energia, il respiro.

PRANAYAMA È la 4ª tappa della via dello Yoga: il controllo del respiro e dell'energia.

PURUSHA È lo Spirito.

RAJA È una delle tre qualità di *Prakriti*: dinamicità.

RASAYANA È una delle branche della medicina ayurvedica, quella che si occupa del mantenimento della vitalità.

SAMADHI È l'ultima tappa dello Yoga: l'integrazione, la supercoscienza.

SANKHYA È il sistema filosofico indiano a cui fanno riferimento lo Yoga e la medicina ayurvedica.

SATTVA È una delle tre qualità di *Prakriti*: intelligenza, chiarezza.

SHAKTI È la Dea.

SIDDHI Sono i poteri acquisiti con la pratica avanzata dello Yoga.

SUSHUMNA È un elemento della fisiologia sottile Yoga: il *nadi* (canale) principale.

TAMAS È una delle tre qualità di *Prakriti*: inerzia.

UPANISHAD Sono testi filosofico-religiosi indiani.

VAJIKARANA È una delle branche specialistiche della medicina ayurvedica, che si occupa del mantenimento della virilità.

VAYU È uno dei tre *Dosha*: il movimento.

YAMA È la 1ª tappa della via dello Yoga: voti di astinenza.

YOGIN È l'esperto praticante dello Yoga.

YOGASUTRA Il testo Yoga scritto da Patanjali.

YUGA È l'era nel ciclo del tempo secondo la cosmologia indiana.

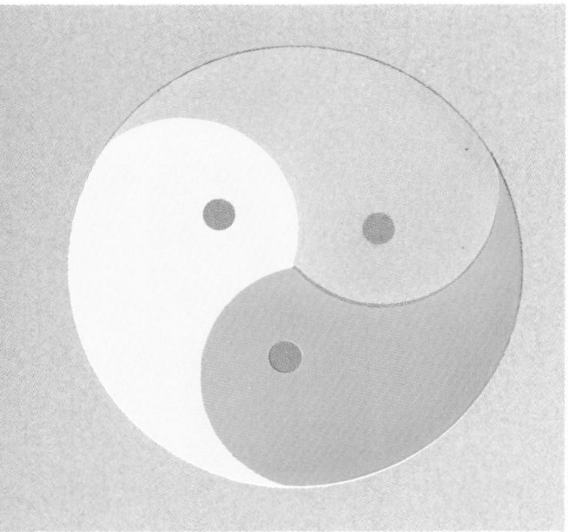

IL SIMBOLO DEI TRE DOSHA
*Questo cerchio diviso in tre spicchi è una figura abbastanza nota, ma pochi ne conoscono l'origine e il vero significato. È un'immagine che rappresenta simbolicamente il rapporto fra i tre dosha: Vayu, Pitta e Kapha. Essi sono i* determinanti funzionali *che operano a ogni livello dell'organismo: devono essere considerati forze in movimento piuttosto che elementi materiali.*

## La base dell'Ayurveda: i tre Dosha

Il principio di base della medicina ayurvedica è la teoria dei tre *Dosha*: su di essa si basano la fisiologia, lo studio dello sviluppo delle malattie, l'opera di prevenzione e la terapia. Ne analizzeremo perciò i lineamenti piú generali.

Tutto nell'Universo ha origine dalla sostanza primordiale e la materia si organizza secondo le varie combinazioni dei cinque elementi fondamentali: Etere, Aria, Fuoco, Acqua e Terra. Nell'organismo umano essi si combinano con l'essenza vitale e prendono il nome dei tre *Dosha*: *Vayu* (o *Vata*), *Pitta* e *Kapha*. I *Dosha* non sono una parte materiale identificabile del corpo umano e neppure una specifica e unica funzione, per esempio quella digestiva, e nemmeno una simbologia astratta: essi rappresentano i *determinanti funzionali*, gli elementi, cioè, che determinano l'andamento di ogni funzione organica, operando a ogni livello dell'organismo e standone alla base.

In *Vayu* predominano Aria ed Etere ed esso può essere definito come il movimento; in *Pitta* predomina il Fuoco ed esso può essere identificato col calore o l'energia; in *Kapha* predominano Terra e Acqua ed esso può essere indicato come la sostanza. I tre *Dosha* presiedono ciascuno a un gruppo di funzioni fisiologiche che hanno luogo a vari livelli dell'organismo: essi hanno molteplici specificazioni – cinque per ogni *Dosha* – e quindi una sede principale e cinque sedi preferenziali ciascuno, ma permeano tutto il corpo, sono e agiscono dappertutto.

Il concetto dei *Dosha*, cosí come è formulato dalla medicina ayurvedica, non è di facile comprensione per l'occidentale, abituato a pensare in termini di "un organo, una funzione". Vedremo di spiegarci con un esempio. *Pitta* presiede al metabolismo, cioè alle funzioni di bruciare i cibi e separarne le sostanze nutritive: la sua sede principale è quindi a livello del sistema digerente, tra l'ombelico e il torace. Ma *Pitta* non è un organo digerente né una funzione del sistema digerente: è ciò che anima queste funzioni. In quanto tale, perciò, è presente ovunque e a ogni livello: fino all'interno della cellula piú piccola, è *Pitta* che determina la combustione dei nutrienti, la liberazione di energia e di calore e l'accumulo di rifiuti. Lo stesso vale per *Vayu* e *Kapha* in relazione alle loro funzioni.

Al momento della nascita la preponderanza di uno o due dei *Dosha* determina il tipo di costituzione dell'individuo, che rimarrà invariata per tutta la vita e non è modificabile neppure dalla medicina. Identificare la costituzione del paziente tramite l'esame del fisico, del temperamento, delle funzioni fisiologiche, è importantissimo per il medico ayurvedico: la costituzione, infatti, determina le modalità di reazione dell'individuo alle stimolazioni ambientali, la tendenza a sviluppare certi processi patologici piuttosto che altri e anche il tipo di risposta alle terapie.

Le variazioni stagionali, il clima, le abitudini di vita, l'alimentazione, hanno tutti influenza sui tre *Dosha*: possono aumentarli, diminuirli, causarne l'accumulo. Queste variazioni in parte sono fisiologiche, ma la concorrenza di piú fattori che agiscano simultaneamente può causare uno squilibrio tra i tre *Dosha*, squilibrio che, se le condizioni sono sfavorevoli, si manifesta come malattia.

Vediamo ora come operano i tre *Dosha* in termini

### LA DIGESTIONE NELLA MEDICINA AYURVEDICA

La giusta alimentazione, la digestione e l'assimilazione dei cibi sono considerate, nella medicina ayurvedica, di fondamentale importanza per il mantenimento della salute. I medici ayurvedici, però, non si accostano ai problemi del digerente dal punto di vista di stomaco, colon o fegato, né all'alimentazione in termini di calorie, contenuto proteico o vitaminico dei cibi, ecc, bensí secondo i principi base della teoria dei tre *Dosha*.

Il processo digestivo avviene a opera di un agente metabolizzante vero e proprio, *agni* (letteralmente, il "fuoco"): c'è un *agni* principale che ha sede nello stomaco ed è il fuoco della digestione nel vero senso della parola; ci sono "fuochi" specifici per i vari tessuti del corpo (fluido nutritivo, sangue, muscoli, grasso, ossa, midollo e tessuto della riproduzione) e a livello cellulare per i cinque *bhuta*, gli elementi di ogni cosa.

Dopo la prima digestione, quella piú macroscopica che ha luogo nel tubo digerente, i vari componenti dell'alimentazione vengono ulteriormente "digeriti" ai diversi livelli dell'organismo. La digestione vera e propria avviene, secondo la medicina ayurvedica, in tre stadi: il

di fisiologia occidentale. *Vayu* è il piú importante ed essenziale: si identifica con il movimento e nulla esiste nel vivente senza movimento. Le sue caratteristiche sono date dalla prevalenza di Aria ed Etere, quindi dalla tendenza a leggerezza, mobilità, secchezza e freddo. Presiede a tutti i fenomeni che, in termini di medicina occidentale, sono connessi con il sistema nervoso centrale e autonomo. Da *Vayu* dipendono i movimenti volontari e quelli involontari, il battito del cuore, il movimento della circolazione, lo scorrere del fluido nutritivo fino alle cellule, la secrezione di sudore. Inoltre *Vayu* comanda la respirazione e, salendo verso la gola, produce i suoni. Fa scendere il cibo nello stomaco e poi negli intestini, spinge i rifiuti nell'intestino crasso. Nel basso addome regola la ritenzione e l'espulsione dei rifiuti (urine e feci), del sangue mestruale e dello sperma. Regola anche la gravidanza, trattenendo il feto nell'utero e poi determinando il momento del parto. Inoltre, a vari livelli, rafforza la mente e la memoria. Come per gli altri *Dosha*, si distinguono cinque differenti localizzazioni di *Vayu* in connessione con le sue diverse funzioni, ma la sua sede principale è il basso addome.

*Pitta*, in quanto formato da una prevalenza di Fuoco, si identifica col calore e l'energia, e ne possiede le qualità. Presiede alle funzioni di produzione di calore, che, secondo i termini della nostra medicina, possono essere indicate in quelle raggruppate sotto la digestione e il metabolismo in tutte le loro fasi. I cinque tipi di *Pitta* dirigono la digestione del cibo e la separazione delle sostanze nutritive, l'arricchimento del sangue, la nutrizione e funzionalità della pelle. Inoltre *Pitta* contribuisce al funzionamento dell'intelletto, della memoria e della vista. La sede principale di *Pitta* è tra ombelico e torace.

*Kapha* è determinante per la struttura del corpo, in quanto tende a tener insieme l'organismo: è il prodotto di Acqua e Terra da cui trae le sue caratteristiche di compattezza, viscosità, umidità, freddo. I cinque tipi di *Kapha* contribuiscono ai processi digestivi, permettendo di sentire il sapore dei cibi, poi inumidendoli e disgregandoli. *Kapha* mantiene lubrificato il corpo, particolarmente le giunture e gli organi di senso, permettendo cosí il loro funzionamento. Inoltre protegge il cuore dal calore. La sede principale di *Kapha* è nel torace.

**Gli altri costituenti corporei.** Oltre ai tre *Dosha*, per la medicina ayurvedica esistono anche sette costituenti corporei (*dhatu*) e vari prodotti del metabolismo (*mala*), secondari alla sintesi dei *dhatu*. Queste categorie sono importanti perché un disturbo dei tre *Dosha* si traduce solitamente in alterazioni dei *dhatu* e dei *mala*.

I sette *dhatu* sono l'essenza dei tessuti corporei; sono anch'essi formati dalla combinazione dei cinque elementi fondamentali e in ciascuno ne predo-

---

primo a opera di *Kapha*, nella bocca e nella parte alta del sistema digerente, è detto "digestione dolce"; il secondo, a opera di *Pitta*, nel duodeno, consiste nell'assorbimento del liquido nutritivo; infine il terzo stadio, a opera di *Vayu*, avviene nell'intestino crasso e consiste nella disseccazione degli scarti. Da queste tre fasi della digestione vengono prodotti rispettivamente *Kapha*, *Pitta* e *Vayu*.

Ogni cosa nell'universo è costituita dalla combinazione dei cinque *bhuta* (Etere, Aria, Fuoco, Acqua e Terra): il corpo umano e i cibi hanno quindi la stessa composizione. Esiste una corrispondenza tra l'organismo e l'alimentazione: i cinque elementi presenti in natura vanno ad arricchire, a nutrire i cinque elementi che nel corpo costituiscono i tre *Dosha*.

Nei cibi i cinque *bhuta* si manifestano attraverso i sapori: se un sapore è presente in eccesso nella dieta, avrà un effetto di accrescimento anche nei confronti dello stadio della digestione che gli corrisponde secondo la teoria dei tre *Dosha*. Cosí il sapore dolce aumenterà il primo stadio, quello acido il secondo stadio e quello amaro il terzo, provocando uno squilibrio dei processi digestivi e specifici disturbi. Di conseguenza la scelta dei cibi e la corretta alimentazione sono fondamentali nella prevenzione delle malattie.

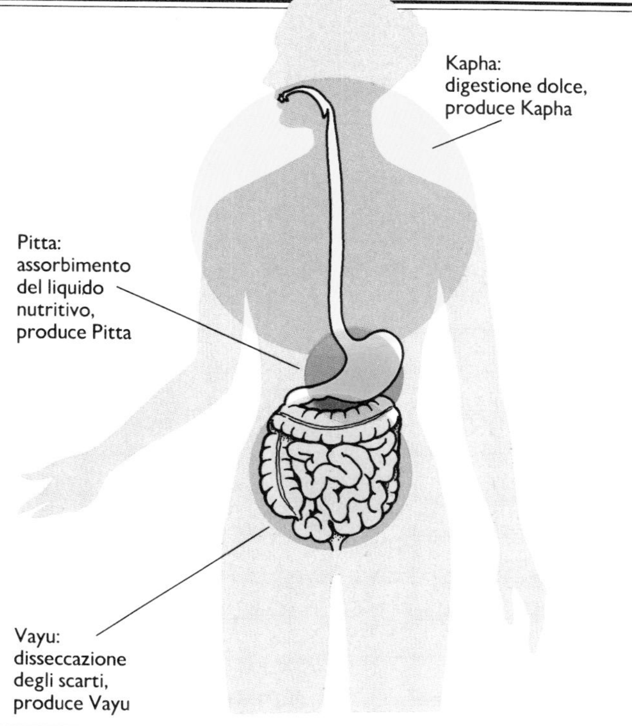

mina uno. Si tratta di fluido nutritivo, sangue, muscoli, grasso, osso, midollo osseo e del tessuto riproduttivo sia maschile sia femminile.

I *mala* piú importanti sono urine, feci e sudore ma il termine include anche le secrezioni del naso, delle orecchie, della pelle, quelle genitali, quelle dell'intestino, che vengono espulse incorporate alle feci, e inoltre unghie e peli.

I *mala* sono anche chiamati prodotti di scarto, ma questo non implica che debbano essere completamente eliminati: la loro presenza nell'organismo nella giusta proporzione contribuisce all'equilibrio globale e quindi alla salute.

*Dosha* e *mala* circolano nel corpo lungo "canali" che arrivano a tutti i tessuti. Questo termine è piuttosto vasto e include tutte le vie di trasporto delle sostanze nutritive e dei prodotti di scarto, dal sistema digerente nel suo complesso ai vasi della circolazione, e a quelli linfatici, fino agli spazi virtuali di scambio con le cellule.

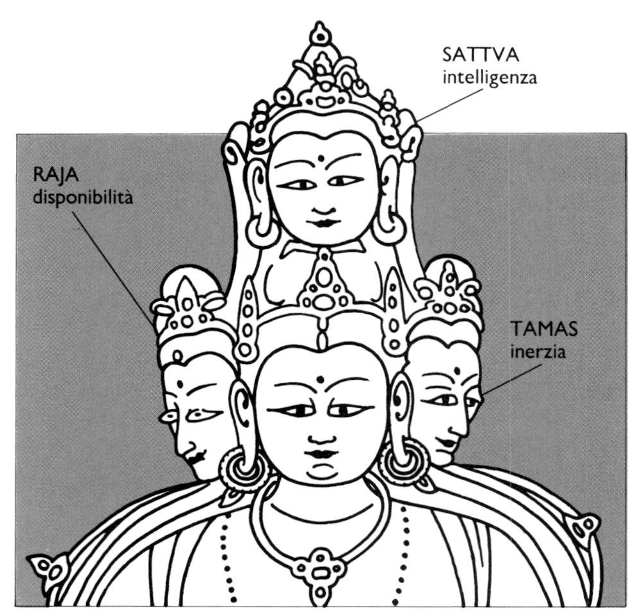


LE QUALITÀ DELLA MENTE Sattva, raja *e* tamas *sono i tre originali modi di essere della sostanza primordiale e formano la mente umana. La predominanza dell'una o dell'altra determina i vari temperamenti:* tamas *dà indolenza e attaccamento alle cose;* sattva *intelligenza, fermezza, serenità;* raja *agilità e ambizione.*

## Corpo e mente

Abbiamo fin qui parlato del corpo nelle sue manifestazioni fisiche piú evidenti: è importante ora capire come anche la mente si inquadri nella teoria dei tre *Dosha*. Mente e corpo nella medicina ayurvedica, cosí come nello Yoga, non sono due entità scisse e indipendenti, bensí aspetti qualitativamente diversi dello stesso organismo e questo ha importanti conseguenze nella diagnosi e nella terapia.

Tutte le manifestazioni presenti nell'Universo sono il prodotto dell'evoluzione della sostanza primordiale, *Prakriti*, dall'indifferenziato al differenziato, lungo i due binari del leggero e del denso, del soggettivo e dell'oggettivo. Il corpo e la mente appartengono perciò allo stesso ordine di cose (la sostanza primordiale) e non sono scindibili: hanno caratteristiche e qualità diverse, l'uno è in forma piú densa, l'altra piú leggera, ma sono ambedue riconducibili alla stessa matrice, *Prakriti*. Il corpo è il prodotto della combinazione dei cinque elementi pesanti da cui trae le sue qualità, mentre le qualità della mente derivano dai tre originari modi d'essere di *Prakriti*: *sattva, raja, tamas*. La predominanza di *sattva* dona alla mente intelligenza, fermezza, serenità; quella di *raja* le dona attività e agilità ma anche inquietudine e ambizione; mentre se predomina *tamas* la mente tende a essere indolente, attaccata alle cose, preda dei desideri. Il temperamento di un determinato individuo, insomma, dipende dal *Dosha* dominante, come avviene per la costituzione fisica: in *Kapha* la mente ha maggiore *sattva*, segue *Pitta* e poi *Vayu*; i temperamenti misti possono essere vittime di notevoli contraddizioni.

La psicologia ayurvedica e yogica è molto complessa, e qui ci limiteremo a precisare il rapporto tra malattie fisiche e mentali. Questa suddivisione nella medicina ayurvedica praticamente non esiste: la malattia è sempre causata da uno squilibrio dei *Dosha*, può investire soprattutto il corpo o soprattutto la mente, ma la distinzione non è mai netta. Tutte le malattie fisiche si manifestano anche con sintomi a carico della mente e, viceversa, esistono sempre sintomi fisici nelle malattie localizzate soprattutto nella mente.

Anche i sintomi a carico della mente dipendono dall'alterazione originaria del *Dosha* coinvolto: un aumento di *Vayu* si manifesta con labilità dell'umore, grande mobilità, grida, pianti, risa; viceversa se *Kapha* è coinvolto, sarà presente una tendenza all'immobilità, alla sonnolenza, con riduzione della parola e dell'espressione del viso; un aumento di *Pitta* esagera le caratteristiche del relativo temperamento e si manifesta con collera e aggressività.

## Il concetto di salute e di malattia

Sia Sushruta sia Caraka, i grandi fondatori dell'Ayurveda, ci hanno lasciato nei loro testi indicazioni molto precise sul concetto di salute e di malattia e questo è forse il messaggio piú importante che questa medicina ci trasmette: il suo è un concetto di salute piú ampio di quello della medicina occidentale. Quest'ultima definisce la salute come assenza di malattia, di cui tende a cercare la causa esterna per eliminarla o, quando non è possibile, per tenerne i sintomi sotto controllo. Per la medicina ayurvedica, invece, la salute è lo stato di equilibrio dei tre *Dosha*, dei sette costituenti e dei prodotti di scarto, cui si accompagnano l'equilibrio e la serenità della mente e dello spirito. Non si tratta solo di assenza di malattia dunque, ma di equilibrio totale dell'individuo in tutte le sue inscindibili componenti: benessere fisico, mentale e spirituale, armonia con l'ambiente.

La corrispondenza dell'uomo con l'Universo, e quindi con l'ambiente in tutti i suoi aspetti, impone un continuo processo di adattamento per mantenere lo stato di equilibrio: la salute non è perciò una situazione statica, ma dinamica. In questa logica essa va continuamente promossa e mantenuta, seguendo regole di vita che rispondano nel modo piú adeguato alle stimolazioni ambientali variabili. A differenza della medicina occidentale, che tende a ricercare nella materia la causa primaria della malattia, quella ayurvedica considera che la manifestazione patologica sia il prodotto di vari fattori, il piú importante dei quali è sempre lo stato di equilibrio fra i tre *Dosha*: se esiste uno squilibrio la malattia attecchisce; se c'è equilibrio non si sviluppa.

Come insorgono dunque le malattie? Lo squilibrio può consistere nel fatto che uno o piú *Dosha* sono ridotti: questo si manifesterà con una serie di sintomi che rappresentano un deficit delle funzioni sorrette da quello specifico *Dosha*. Per esempio, *Kapha* è un fattore umidificante e un suo deficit si esprimerà con secchezza dei tessuti, sete, senso di bruciore; *Pitta* è calore e presiede ai processi digestivi: una sua diminuzione provocherà abbassamento della temperatura corporea, perdita dell'appetito, difficoltà digestive, e cosí via.

Piú spesso si ha un accumulo di uno o piú *Dosha*. Se l'accumulo non viene controbilanciato in tempo, si manifesta come un aumento del *Dosha* nella sede che gli è propria: i sintomi allora consisteranno in una patologica esagerazione delle funzioni di quel *Dosha*. Cosí, in caso di aumento di *Pitta* compariranno alta temperatura, bruciore, desiderio di bevande e cibi freddi, accentuazione della sudorazione; in caso di aumento di *Vayu*, invece, si avranno disturbi del respiro, disturbi agli organi di senso, dimagrimento, eruzioni cutanee; in caso di aumento di *Kapha*, infine, compariranno sonnolenza, senso di freddo, nausea, problemi alle articolazioni.

Quando l'alterazione di un *Dosha* è limitata a una delle sue cinque sedi, si avrà un sintomo riferito a quella particolare sede, per esempio l'alterazione del *Pitta* della pelle provocherà malattie cutanee. Se il processo non viene ostacolato, il *Dosha* in eccesso può diffondersi dalla sede che gli è propria e, per cosí dire, tracimare in tutto il corpo per poi finire a

## I VARI TIPI DI COSTITUZIONE DELL'INDIVIDUO

Al momento della nascita i tre *Dosha* (*Vayu*, *Pitta* e *Kapha*) si combinano e la prevalenza di uno o due di essi determina la costituzione dell'individuo: i casi in cui i tre *Dosha* sono presenti in eguali proporzioni sono rarissimi. Si hanno cosí costituzioni in cui prevale *Vayu* o *Pitta* o *Kapha*, oppure costituzioni miste, *Pitta* piú *Kapha*, ecc.

Col tempo la costituzione si manifesta con caratteristiche fisiche, somatiche, funzionali e psicologiche che dipendono dalle qualità del *Dosha* dominante, e rimarrà inalterata durante tutto il corso della vita, determinando le modalità di interazione dell'individuo con l'ambiente circostante.

**Costituzione Vayu.** Predominano le qualità di Aria ed Etere, movimento, leggerezza, freddo e secchezza. La struttura corporea è di tipo secco, magro, tendineo, tendenzialmente sottopeso, con lineamenti fini e arti sottili. I fluidi corporei sono scarsi; pelle e capelli sono secchi. Questi individui hanno poca sete, appetito e digestione irregolari, dormono poco e in modo agitato, soffrono il freddo e sopportano male il lavoro prolungato, sia fisico sia mentale. Sono tendenzialmente iperattivi, di mimica vivace, loquacissimi, sempre in movimento, impazienti. Si tratta di persone entusiaste ma di scarso realismo, di attenzione pronta ma discontinua e di umore labile.

**Costituzione Kapha.** Predominano qui le qualità di Terra e Acqua, solidità, lentezza, freddo e umidità.

La struttura fisica è solida, compatta, con una certa tendenza al sovrappeso; arti e articolazioni sono ben sviluppati; lineamenti forti e occhi grandi. I liquidi corporei sono abbondanti; la pelle è untuosa e morbida; i capelli sono soffici e abbondanti. Le persone con questa costituzione Kapha tendono a dormire molto e pesantemente, ma bevono e mangiano poco, con una spiccata preferenza per i cibi astringenti, che controbilanciano le loro caratteristiche. Sono persone autocontrollate, pazienti, resistenti agli sforzi anche prolungati; si muovono poco e, quando lo fanno, lentamente e con pesantezza; parlano con voce lenta, sono riflessivi. Difficilmente esplodono in subitanee crisi di collera e sono stabili nei loro rapporti.

**Costituzione Pitta.** Prevalgono le qualità di calore del Fuoco. Questa costituzione è per molti versi intermedia tra le altre due: la struttura corporea è nella media, il peso normale, con arti e lineamenti proporzionati; la pelle è morbida e sottile, calda, e con una tendenza a sviluppare nei e verruche; i capelli sono soffici, ma c'è una predisposizione alla calvizie precoce. Sono individui forniti di forte appetito, mangiano e bevono molto, con una preferenza per bevande e cibi rinfrescanti, di sapore dolce, amaro e astringente. Sudano profusamente, sopportano malissimo il caldo e la fatica. Si tratta di personalità brillanti, intelligenti: curiosi e coraggiosi, amano la competizione e spesso sono dei monopolizzatori dell'attenzione, ma sono anche collerici e irascibili.

Vayu:
tosse secca,
dolore al torace
Kapha:
tosse catarrosa,
inappetenza,
nausea
Pitta:
tosse con sete,
bocca secca,
bruciore al petto

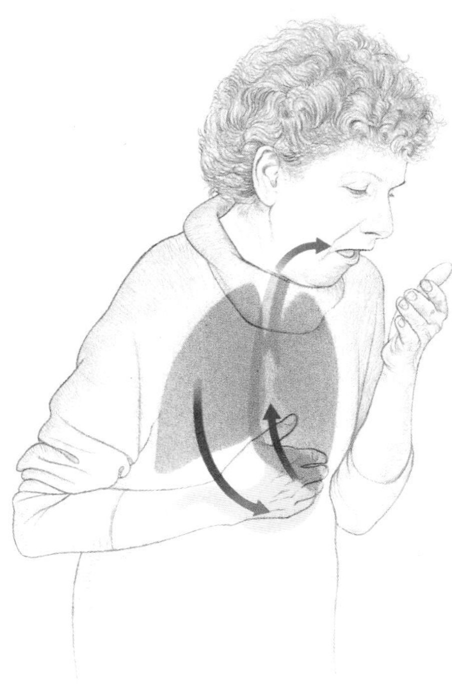

LA TOSSE CHE NASCE DALLO STOMACO *La tosse è un disturbo dei polmoni, ma la sua origine secondo la medicina ayurvedica è nello stomaco e può essere imputata a un aumento di uno qualsiasi dei tre Dosha, presentando sintomi diversi a seconda del Dosha coinvolto. Il trattamento ayurvedico prevede sostanze diverse a seconda del Dosha implicato e la terapia è centrata soprattutto sullo stomaco, da cui è originato lo squilibrio.*

localizzarsi in una sua qualche parte: qui insorge e si manifesta la malattia.

Il medico ayurvedico perciò non si ferma all'organo o alla funzione che sembrano colpiti, ma va a ricercare l'intero processo morboso attraverso un accurato esame del paziente, risalendo all'originario disturbo dei *Dosha* che ha causato quella precisa malattia.

Conoscere quali fattori provocano l'accumulo, l'aumento o la riduzione dei tre *Dosha* permette al medico di prevenire le malattie, correggendo prontamente un iniziale squilibrio dovuto a variazioni climatiche, errori di alimentazione o scorrette abitudini di vita del paziente: questi infatti sono i tre cardini della prevenzione della medicina ayurvedica. La prevenzione, cioè il mantenimento dell'equilibrio e quindi della salute, è altrettanto e forse piú importante del riconoscimento dei sintomi e della correzione dello squilibrio che li ha provocati.

L'evoluzione della dinamica dei tre *Dosha* è argomento di studio per anni, che può essere tranquillamente paragonato, in quanto a complessità, allo studio della nostra medicina. Non è certo questo il luogo adatto per un'ampia dissertazione sull'argomento: basteranno alcuni esempi e un avvertimento. In Occidente la medicina ayurvedica inizia ora a prendere piede ed è ancora poco conosciuta dal grande pubblico, spesso indifeso e privo di strumenti per valutare la preparazione e la serietà di chi si proclama medico ayurvedico. Chi decide di rivolgersi a questa medicina deve assicurarsi di aver a che fare con un medico laureato in una delle facoltà di medicina ayurvedica e non con ciarlatani o anche con individui in buona fede che hanno letto un paio di libri e distribuiscono decotti e consigli dietetici a spanne. L'applicazione di una scienza che attribuisce cosí grande valore all'interazione fra l'uomo e l'ambiente è tutt'altro che semplice, soprattutto lontano dal suo Paese d'origine, l'India, che ha clima, ambiente naturale e abitudini di vita molto diversi dai nostri: la sua pratica richiede una buona preparazione, quella stessa che viene richiesta a uno specialista di medicina occidentale.

## I fattori che influenzano i tre Dosha

L'interazione tra l'individuo e l'Universo fa sí che le variazioni ambientali influenzino profondamente lo stato di *Vayu*, *Pitta* e *Kapha*. Conoscere le variazioni fisiologiche, normali e prevedibili dei tre *Dosha* in risposta al ciclo delle stagioni, al variare del clima, al momento della giornata e alla fase della vita, permette al medico ayurvedico di suggerire norme dietetiche e abitudini di vita che mantengono l'equilibrio e quindi la salute.

**L'ambiente.** In India le stagioni sono tre: inverno, estate e stagione delle piogge. Il clima però varia molto a seconda che si parli del Nord del Paese, dell'estremo Sud o della zona centrale dell'altipiano del Deccan: in alcune zone vi si aggiungono una breve primavera, un autunno tiepido che precede un inverno diviso in due parti, di cui una piuttosto fredda come in Europa, e lí si parla quindi di sei

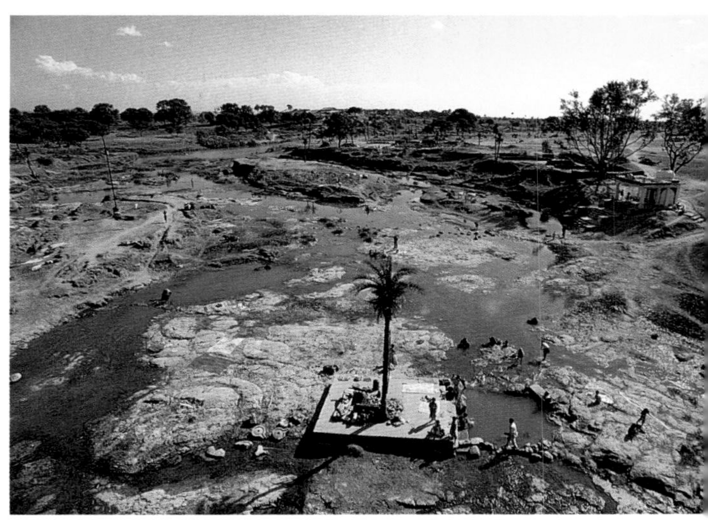

stagioni. In altre zone le variazioni sono minime e si passa da un'estate caldissima a un inverno semplicemente caldo. Anche clima secco e clima umido sono piuttosto estremi in India, dove i monsoni causano piogge di grande intensità.

L'influenza delle stagioni va quindi riconsiderata con grande buon senso da parte di chi vive nelle regioni europee, molto diverse dal punto di vista climatico. In termini generali si può dire che *Vayu* tende ad accumularsi durante l'estate e a manifestarsi con un aumento durante la stagione delle piogge e col freddo dell'inverno: per controbilanciarlo vengono raccomandati cibi piuttosto grassi, ricchi e untuosi, ambienti e vestiti ben caldi, massaggi con olio e l'astensione da cibi e farmaci che stimolino *Vayu*.

*Kapha*, freddo e umido, si accumula invece durante l'inverno e aumenta nelle sue manifestazioni con i primi tepori, per poi tendere a diminuire con il caldo secco estivo. In primavera, dunque, devono essere evitati i cibi dolci e pesanti che aumentano *Kapha*, mentre sono consigliati alimenti piccanti, amari e astringenti: il toccasana è il miele (*vedi pag. 145*). Anche certe abitudini sedentarie dovrebbero essere sostituite con uno stile di vita piú dinamico. Infine *Pitta*, accumulatosi durante la stagione delle piogge, aumenta col calore dell'autunno – ma può aumentare anche durante l'estate – per diminuire col freddo dell'inverno. L'autunno tiepido e secco è dunque il momento per selezionare cibi che alleviano *Pitta*, cibi cioè di sapore dolce, amaro e astringente, tra cui il migliore è l'*aghi* (burro chiarificato).

Ciascuno dei tre *Dosha* ha anche un ciclo nelle 24 ore e un altro nel corso della vita: *Kapha* predomina nell'infanzia e ha la sua punta massima alla mattina, alla sera e dopo i pasti; *Pitta* dà l'impronta alla giovinezza e alla mezza età, mentre durante la giornata ha il suo picco a mezzogiorno, a mezzanotte e durante la digestione; infine *Vayu* domina l'età avanzata e la vecchiaia e raggiunge il suo massimo alla sera e durante la notte.

I TRE DOSHA E IL CLIMA *In India il clima è diverso nelle varie parti del Paese, ma si tratta comunque di climi differenti dal nostro. Specie le stagioni delle piogge, che trasformano completamente il paesaggio cosí da renderlo quasi irriconoscibile (come vedete in queste due fotografie dello stesso luogo), hanno grande influenza sul metabolismo dei* dosha. *La medicina deve tenerne conto sia per la diagnosi sia per le prescrizioni.*

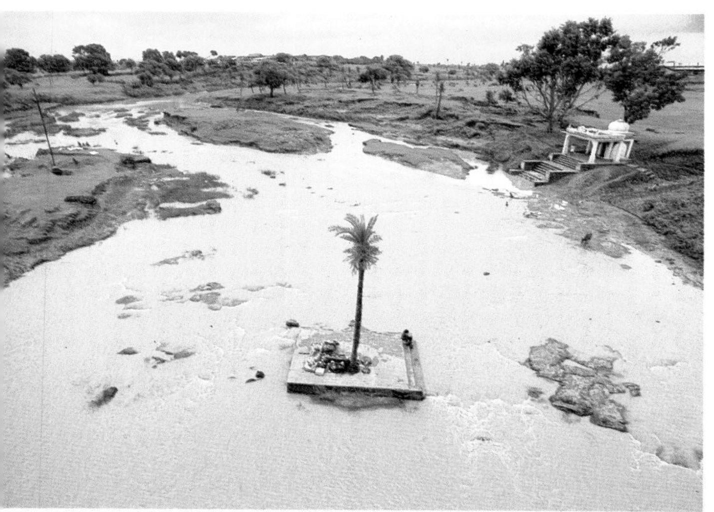

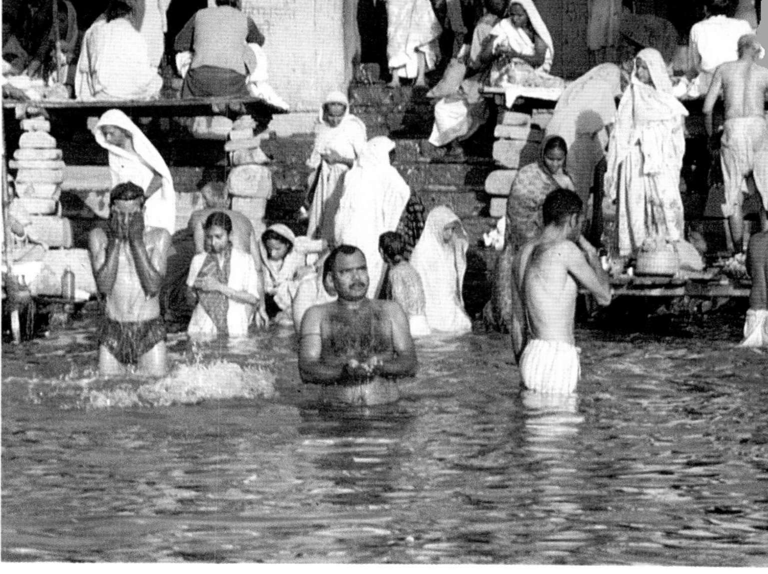

LE ABLUZIONI *Lavarsi è, per noi occidentali, un fatto del tutto privato che non penseremmo mai di compiere in pubblico. Al contrario, per gli Indiani, le abluzioni vengono compiute ovunque si trova dell'acqua, specie nei fiumi, secondo abitudini antichissime, quasi rituali. Purtroppo queste pratiche, di per sé raccomandabili e che erano certamente salutari uno o due millenni fa quando l'ambiente naturale era intatto e non vi era sovrappopolazione, oggi appaiono incongrue e pericolose per il degrado ambientale e l'inquinamento delle acque.*

**Le abitudini di vita.** La medicina ayurvedica attribuisce grandissima importanza alle abitudini di vita per il mantenimento della salute, particolarmente all'igiene personale, alla regolarità del sonno e dell'alimentazione, all'attività sessuale e alla giusta risposta alle stimolazioni interne, siano esse fisiche che emotive.

**L'igiene.** È trattata in modo particolareggiato nei testi ayurvedici e chi ha viaggiato in India ha potuto constatare come certi rituali di pulizia siano parte integrante della vita di quelle popolazioni. Non entreremo nei dettagli, ricordando solo che viene raccomandata grande attenzione alla cura della cavità orale e dei denti, che vengono puliti con un rametto di una pianta aromatica. A questo vanno aggiunte la pulizia della lingua con un apposito raschietto e la pratica di abbondanti gargarismi per purificare la gola. Le pratiche igieniche includono bagni e docce con acqua corrente, l'uso di pasta di sandalo oppure d'aloe o ancora di oli per massaggiare il corpo. Il massaggio ha un'importanza particolare e specifica come vera e propria terapia: parlando in generale, si può dire che è curativo di *Vayu*.

**Il sonno.** Mantenere ritmi regolari di sonno e veglia è un'altra regola cardine: sono sconsigliati sia il sonno diurno sia la veglia notturna. Il primo, specie subito dopo i pasti, favorisce un aumento di *Kapha* ed è permesso soltanto d'estate, mentre star forzatamente svegli di notte peggiora le condizioni caratterizzate da aumento di *Vayu*. L'insonnia è un sintomo dell'aumento sia di *Vayu* sia di *Pitta*, mentre l'eccessiva sonnolenza è caratteristica di uno stato di aumento di *Kapha*.

**L'esercizio fisico.** Anche una giusta quantità di esercizio fisico è importante. Una vita sedentaria, senza un minimo di attività fisica quotidiana, aumenta *Kapha*; ma anche l'eccesso di esercizio e di fatica fisica è sconsigliabile: come molti altri eccessi, esso provoca un aumento di *Vayu*. Secondo la medicina ayurvedica, dunque, è falso il luogo comune per cui chi è iperattivo e agitato trae giovamento dallo sfogarsi in attività fisiche stremanti.

LA VITA SESSUALE *Una giusta ed equilibrata sessualità è indispensabile alla salute; inoltre da essa dipende la procreazione di bambini forti e sani. Le abitudini sessuali devono seguire delle norme, proprio come le abitudini alimentari, igieniche, ecc. Queste norme facevano parte dell'educazione dell'individuo e talvolta di iniziazioni religiose presso templi, come Khajuraho ove si trovano queste statue.*

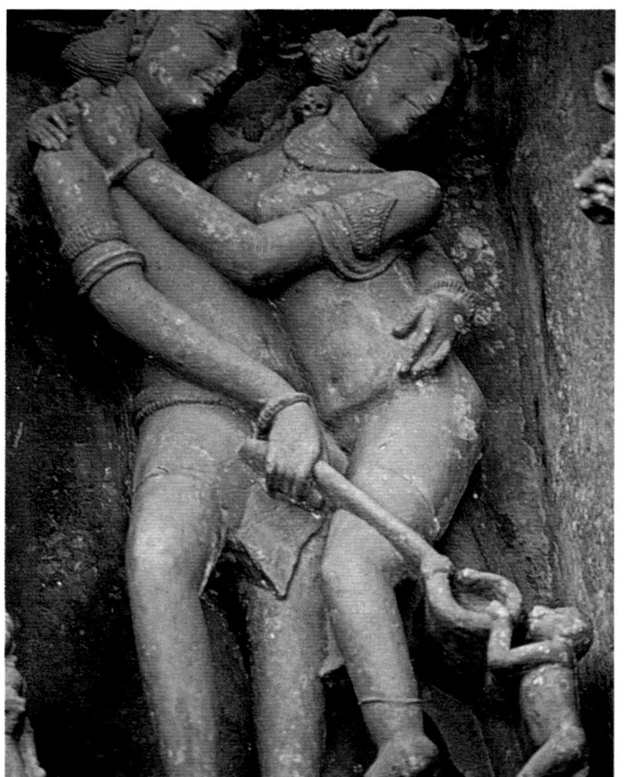

**Le abitudini sessuali.** Le abitudini sessuali sono estremamente importanti. La prevenzione menziona infatti tre funzioni cardine: alimentazione, sonno e vita sessuale. L'argomento è stato sviluppato in modo particolareggiato in vari testi e rappresenta una delle otto branche dell'Ayurveda. Anche la sessualità deve essere regolata secondo le stagioni, limitata durante l'estate mentre può essere intensa durante l'inverno. Questa parte della medicina ayurvedica (*Vajikarana*), tuttavia, si riferisce esclusivamente al sesso maschile: si parla infatti di incremento della virilità e cura dell'impotenza e vi è sotteso il fine della procreazione. A parziale consolazione del sesso femminile, vi viene dichiarato che il miglior afrodisiaco è la donna.

**La soddisfazione degli stimoli corporei.** Un altro importante capitolo della prevenzione dei disturbi determinati da squilibrio dei *Dosha* è quello della soddisfazione degli stimoli corporei naturali: la soppressione di questi bisogni causa dei disturbi specifici, e generalmente aumenta *Vayu*, sotto il cui controllo essi si trovano. È quindi un errore reprimere a lungo il bisogno di urinare, defecare, liberarsi dei gas intestinali e gastrici, cosí come reprimere la fame, la sete, il sonno, il bisogno di sbadigliare e di starnutire, l'impulso di vomitare, l'eiaculazione e infine il respiro.

**Le emozioni, le passioni e i desideri.** Mentre gli stimoli fisici devono essere soddisfatti per il mantenimento della salute, le emozioni, le passioni e i desideri vanno invece tenuti sotto controllo. Invidia, arroganza, cupidigia, collera, ma anche paura e tristezza, sono fattori capaci di provocare malattie e devono essere eliminate dalla mente. Quest'ultima raccomandazione – vivere virtuosamente per vivere sani – è in completa armonia col pensiero indiano: il desiderio e le passioni, che allontanano l'uomo dalla verità e dal benessere, vanno vinti. Ritroveremo questo concetto ampliato e sviluppato nello Yoga.

**L'alimentazione.** Abbiamo già spiegato (*vedi pag. 145*) come l'intera scienza dell'alimentazione nella medicina ayurvedica sia basata sui sapori dei cibi: "sapore" in questo contesto descrive come il cibo agisce sui tre *Dosha* e dipende dalla sua composizione in termini di cinque elementi fondamentali o *bhuta*. Come si osserva nella tabella qui a fianco, un alimento di sapore dolce, cioè prevalentemente formato dalle qualità di Acqua e Terra, ha un forte

| Sapore | VAYU<br>Aria + Etere | PITTA<br>Fuoco | KAPHA<br>Acqua + Terra |
|---|---|---|---|
| DOLCE<br>Acqua + Terra | ↓ ↓ | ↓ | ↑ ↑ |
| ACIDO<br>Fuoco + Acqua | ↓ | ↑ | ↑ |
| SALATO<br>Fuoco + Terra | ↓ | ↑ | ↑ |
| PICCANTE<br>Fuoco + Aria | ↑ | ↑ | ↓ ↓ |
| AMARO<br>Etere + Aria | ↑ ↑ | ↓ ↓ | ↓ ↓ |
| ASTRINGENTE<br>Etere + Terra | ↑ | ↓ | ↓ |

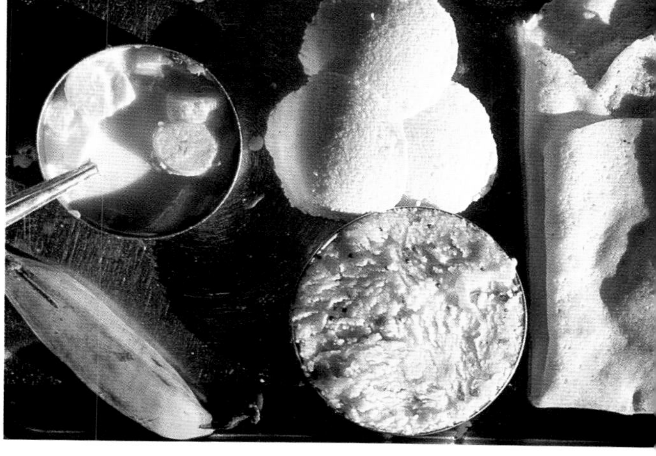

L'INFLUENZA DEI SAPORI SUI TRE DOSHA *I cibi sono composti dai cinque elementi fondamentali,* o bhuta, *che ne determinano il sapore. I sapori influenzano i tre* Dosha *(Vayu, Pitta, Kapha), a loro volta composti dagli elementi fondamentali aumentandoli o diminuendoli come vediamo qui illustrato nello schema. Perciò una dieta equilibrata deve tenerne conto. Inoltre, attraverso la nutrizione si possono sia provocare squilibri sia curarli. Nell'immagine, è rappresentata una tipica prima colazione a base di alimenti raccomandati dalla medicina ayurvedica.*

potere di accrescimento nei confronti di *Kapha*, a sua volta caratterizzato dalle stesse qualità, mentre diminuisce *Vayu*, le cui qualità sono quasi opposte, essendo determinate da Aria ed Etere. Esiste anche un sapore post-digestivo che è di grande importanza: in generale dolce, piccante e acido rimangono invariati, il sapore salato diventa dolce e i sapori amaro e astringente diventano piccanti, ma esistono parecchie eccezioni a questa regola.

Altre caratteristiche degli alimenti sono la loro potenza fredda o calda, che non ha nulla a che fare con la temperatura: come si può facilmente immaginare i cibi caldi aumentano *Pitta* e quelli freddi *Kapha*, ma anche questa è solo una regola generale. Infine alcuni alimenti promuovono la costruzione e la sintesi di tessuti e altri tendono a provocare la liberazione di energia con consumo di sostanza. Alcuni alimenti hanno però caratteristiche particolari e sono classificati al di fuori di queste categorie. Un'alimentazione equilibrata vede la presenza di tutti i sapori con prevalenza di alcuni a seconda della stagione e dello stato di equilibrio dei *Dosha* del soggetto: per esempio, chi soffre di aumento di *Pitta* dovrà dare la preferenza a cibi dolci, amari e astringenti, soprattutto nei momenti dell'anno in cui *Pitta* tende ad aumentare, e lo stesso vale per *Vayu* e *Kapha*.

Una sana alimentazione significa anche assumere pasti regolari, né troppo abbondanti né troppo scarsi: la quantità dovrebbe variare a seconda della pesantezza dei cibi e in linea di massima lo stomaco dovrebbe essere riempito solo per tre quarti.

Bisogna ricordare che molte malattie, secondo la medicina ayurvedica, hanno origine da uno squilibrio a livello del sistema digerente, e l'alimentazione è di importanza fondamentale nel mantenimento della salute. Non c'è medicina, infatti, che possa essere efficace se non si accompagna a una dieta corretta; di conseguenza chi mangia in modo appropriato non avrà bisogno di medicine, come decretano i testi ayurvedici.

## Il medico ayurvedico all'opera

Il medico ayurvedico segue e tratta sia i sani sia i malati: per mantenere lo stato di salute nei primi, per ristabilire l'equilibrio disturbato ed eliminare la malattia nei secondi. Egli suggerisce ai suoi pazienti l'alimentazione e lo stile di vita piú adatti per mantenersi in buona salute. Inoltre, delle otto branche della medicina ayurvedica – medicina generale, chirurgia, malattie del collo e della testa, pediatria e ostetricia, psichiatria, tossicologia, *Rasayana, Vajikarana* – le ultime due sono specializzazioni di tipo essenzialmente preventivo. *Rasayana*, o ringiovanimento, è il trattamento diretto all'incremento della vitalità, mentre *Vajikarana* è quello diretto a favorire la virilità.

**La visita e le diagnosi.** Di fronte a una malattia, invece, il medico ayurvedico esamina prima di tutto il paziente: ne osserva la costituzione, le alterazioni della pelle, dei capelli, delle unghie, studia l'aspetto della lingua e il colore degli occhi, la mobilità delle articolazioni.

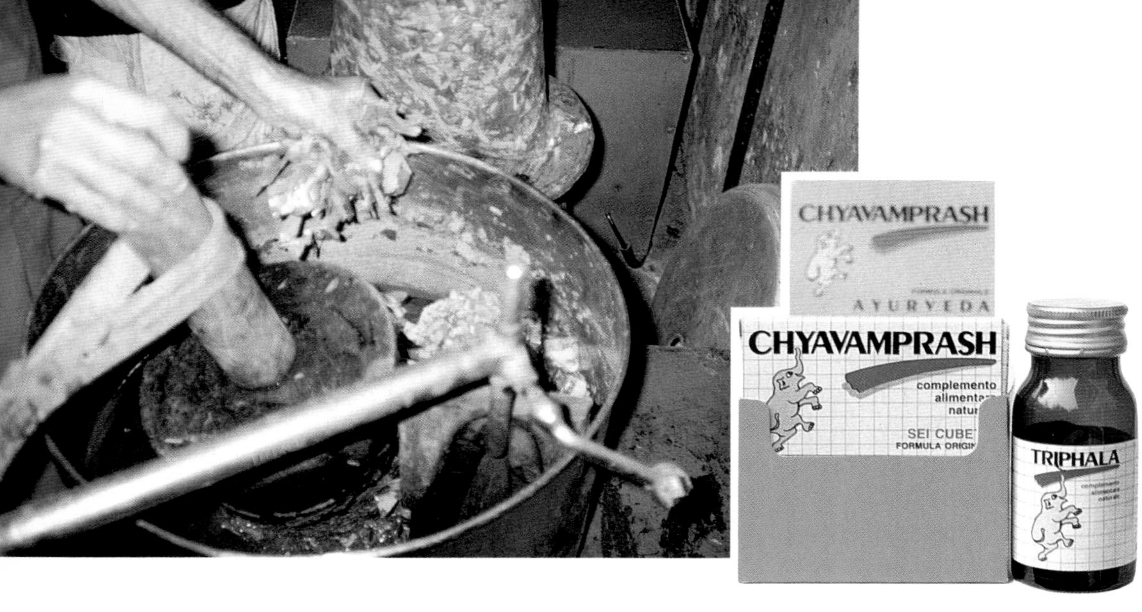


I RIMEDI AYURVEDICI *La preparazione delle ricette non è affidata a un farmacista, bensí è compito del medico. Oggi esistono preparati industriali, acquistabili anche in Europa, tra i quali i famosi* Chyavamprash *e* Triphala *che fanno parte delle formule magistrali (opera di medici famosi come Caraka) per ringiovanire o prevenire l'invecchiamento.*

Parte molto importante di questa visita è l'esame delle urine e delle feci; la palpazione del polso è di valore diagnostico nella medicina ayurvedica quanto lo è nella medicina cinese e una delle tecniche usate comporta la palpazione a tre dita proprio come in Cina. L'esame del paziente inquadra l'equilibrio dei tre *Dosha*. Successivamente il medico ayurvedico studia la malattia: raccoglie i sintomi e i segni, ne localizza l'insorgenza, ricostruisce lo sviluppo del processo morboso.

**La prescrizione.** Stabilita cosí la diagnosi del malato e non solo della malattia, il medico procede al trattamento, per il quale è provvisto di un ricco armamentario di tecniche e di farmaci: la farmacopea ayurvedica è ricchissima e la conoscenza di tutti i composti, incluse le tecniche di preparazione, fa parte del training medico. Il trattamento può consistere in terapie di eliminazione piuttosto drastiche (clisteri, purghe, induzione del vomito), di alleviamento con prodotti che riducono l'eccesso di uno o piú *Dosha*, o di nutrizione e rafforzamento dei *Dosha*. In ogni caso l'incremento del vigore del paziente è un elemento della terapia che non può essere posto in secondo piano: nessun regime terapeutico può avere un effetto indebolente sull'individuo nel suo complesso, pena la mancata guarigione. In gran parte vengono utilizzati prodotti vegetali, ma esiste anche un ben sviluppato settore della farmacologia che impiega dei preparati a base di metalli in dosi infinitesimali.

**Le piante officinali nella medicina indiana.** Le piante vengono sfruttate in toto, dalle radici alle foglie, ai fiori e ai semi, a seconda delle loro differenti proprietà. Ricchissime sono le modalità di preparazione, alcune ben note anche all'erboristeria occidentale, come le infusioni a caldo o a freddo, i decotti, la polverizzazione e la presentazione sotto forma di pastiglie; altri metodi sono particolari, come la spremitura delle foglie cotte senz'acqua dentro a un blocco di terra, le gelatine semiliquide, i preparati a base di latte. Tutti questi preparati vengono catalogati in vario modo ed esistono decine di categorie ben specificate: le principali sono definite dall'azione, per esempio *purganti* come il ricino; *stimolanti dell'appetito* come lo zenzero; *corroboranti* e *ricostituenti*, che hanno anche azione *antitossica*, come la curcuma, ecc. Tra queste categorie sono molto importanti quella degli *stimolanti di Agni*, i cui massimi rappresentanti sono pepe nero, pepe lungo e zenzero, e quella dei *prosciuganti*, tra cui primeggiano miele e curcuma.

L'azione delle erbe medicinali dipende, come per gli alimenti in generale, dal sapore pre e post-digestivo e da una serie di altre qualità solitamente meno considerate nell'alimentazione; oltre a queste viene tenuto conto della loro "potenza" che può essere fredda o calda. La potenza fredda diminuisce *Pitta* e aumenta *Vayu* e *Kapha*, viceversa quella calda aumenta *Pitta* e riduce gli altri due *Dosha*. Importantissimi per ridurre i *Dosha* sono il miele, che grazie al suo sapore post-digestivo piccante allevia *Kapha*, l'olio di sesamo che agisce su *Vayu*, e il burro di latte di bufala che riduce *Pitta*.

Tra le piante medicinali e i prodotti naturali che piú frequentemente compaiono nelle ricette del medico ayurvedico, alcuni sono noti anche in Occidente e vengono correntemente usati nella nostra farmacopea o dagli erboristi, anche se le indicazioni spesso sono in tutto o in parte diverse dalle nostre; altri sono ignoti alla nostra medicina o molto difficili da trovare.

Tra questi ultimi citiamo come esempi la *Symplicos Racemosa* indicata nella diarrea; il *Tribulus Terrestris* per le cistiti; l'*Achryanthes Aspera* per il raffreddore; l'*Inula Racemosa* per l'asma; la *Noce di Malabar* per la tosse; la *Mirra-piccante* che riduce edemi, obesità, gonfiori.

Tra le piante medicinali note anche in Occidente

ricordiamo il *Sesamo* che, oltre a essere il piú potente riduttore di *Vayu*, attiva i farmaci; il *Ricino*, purgante, e per uso esterno indicato nei reumatismi attraverso massaggi con l'olio e impacchi con le foglie fresche; l'*Aloe*, carminativo, lassativo, anabolizzante e tonico; la *Liquerizia*, espettorante, indicata nella bronchite, che procura longevità e combatte la stanchezza; il *Melograno*, la cui radice è vermifuga; il *Cumino*, consigliato per dolori e distensione addominale, riduce *Kapha* e *Vayu*; la *Plombaggine*, eupeptica; l'*Assafoetida*, carminativa, stimola tutto il sistema digerente; il *Calamo*, caldo, piccante, riduce *Pitta*, cura dolori, coliche, distensioni addominali e stipsi.

La relativa semplicità delle ricette ayurvediche non deve indurre a pensare che chiunque conoscendo qualche proprietà delle piante medicinali possa combinarle e prescriverle. La stessa pianta che giova a un paziente può essere inutile – e in alcuni casi anche dannosa – a un altro con lo stesso disturbo ma in differenti condizioni fisiche generali o con una patologia di diversa genesi. Sono sempre necessarie una diagnosi, specie del *Dosha* non in equilibrio, e una valutazione di due elementi fondamentali: la resistenza e la forza generale del paziente da un lato e la gravità della malattia dall'altro.

Tra le piante poco conosciute in Occidente ai giorni nostri – in passato la situazione era differente – vi è quella piú nota in India: il *mirobalàno*, una specie di susino di cui viene utilizzato il frutto. Ne esistono tre varietà, con proprietà leggermente diverse: la piú utilizzata è la *Terminalia chebula* che allevia tutti e tre i *Dosha*. Uno dei farmaci piú importanti della medicina ayurvedica è il *Triphala*, la combinazione delle tre varietà, che ha proprietà tonificanti e riduce i tre *Dosha*: è il farmaco fondamentale della terapia di ringiovanimento, insieme a un altro composto, il *Chyavamprash*. Quest'ultimo era descritto nel testo di Caraka e la leggenda fa risalire la sua origine addirittura ai tempi vedici. Contiene i frutti dell'*Emblica officinalis*, cannella, pepe lungo, cardamomo, malva, miele e altre erbe a seconda delle ricette: è un tonico eccellente, anabolizzante, raccomandato nell'infanzia, nella vecchiaia, in convalescenza e in tutte le malattie di tipo consuntivo. Sia il *Triphala* sia alcuni tipi di *Chyavamprash* sono importati anche in Italia e negli altri Paesi europei.

## Lo Yoga

Definire cos'è lo Yoga non è facile, poiché anche nel pensiero indiano il termine ha sfumature diverse: è però un compito necessario, giacché in Occidente esiste una gran confusione, che la profusione di testi di varie scuole, le traduzioni e la divulgazione spicciola non aiutano certo a chiarire. Probabilmente in Occidente l'opinione piú diffusa oscilla tra l'idea che lo Yoga consista in una serie di esercizi ginnici accompagnati da varie pratiche respiratorie, che in generale "fanno bene" e aiutano a combattere lo stress, e l'idea opposta che esso sia una pratica magica, patrimonio di oscure sette indiane, che rende, per fare un esempio, i fachiri capaci di compiere prodigi.

Ambedue queste idee sono errate e, anche se contengono un briciolo di verità, prendendo in considerazione una minima parte delle pratiche Yoga, ne snaturano completamente il vero significato, sminuiscono l'intera disciplina e non permettono di comprenderla a fondo.

Il termine Yoga, derivando dalla radice sanscrita *yuj (aggiogare, unire)*, indica sia il concetto di "tenere sotto controllo" sia quello di "unione, ricongiungimento". Questo è lo Yoga: una disciplina pratica che, controllando la natura umana, mira alla sua liberazione, al ricongiungimento con la vera Realtà, l'Essenza e lo Spirito.

Nel corso dello sviluppo del proprio pensiero religioso l'India ha visto sovrapporsi idee e religioni fra loro differenti, ma lo Yoga ha percorso questi momenti diversi adattandovisi. Esso non è una religione né una filosofia, ma una pratica mistica e, in quanto tale, è presente in tutte le correnti del pensiero spirituale indiano: nelle *Upanishad* che affermano l'identità tra Anima Individuale e Spirito Universale, nella *Bhagavadgita*, nel Buddismo, nella filosofia *Sankhya* e in quella *Vedanta-Advaita*, a cui sembra far riferimento lo *Hathayoga*.

In piú di due millenni si sono sviluppate scuole diverse con diverse metodologie; solitamente, però, quando si parla semplicemente di Yoga, si intende il *Rajayoga*, che possiamo definire come *il sentiero che conduce alla conoscenza superiore, in cui si rivela l'identità con lo Spirito, attraverso il controllo mentale*. Attraverso una pratica che distoglie la mente dal mondo esterno e la concentra su sé stessa, esso diviene lo strumento dell'unione mistica con lo Spirito e l'Essenza.

L'altra scuola a cui spesso in Occidente si fa riferimento, parlando di Yoga, è lo *Hathayoga*. *Rajayoga* e *Hathayoga* vengono talvolta considerati completamente diversi, il primo centrato sul benessere spirituale, il secondo sul benessere fisico. Questo in realtà non è vero: infatti anche lo *Hathayoga* ha come fine ultimo di raggiungere l'illuminazione e, nelle parole di uno dei suoi massimi esponenti, Swatmarama, ci appare addirittura come la via che conduce al *Rajayoga*. Egli infatti dice: "La scienza dello *Hathayoga* è tenuta in sí alta stima, come fosse una scala per colui che anela di ascendere alla piú alta vetta del *Rajayoga*".

Lo *Hathayoga* dunque sarebbe il primo passo per giungere al *Rajayoga*: l'obiettivo spirituale è il medesimo, anche se la metodologia è in parte diversa. Infatti lo *Hathayoga* concentra l'attenzione sul controllo del corpo, prima quello fisico poi quello "sottile". Esso attribuisce grande importanza al controllo del *prana* che diventa il principale strumento per liberare l'energia vitale, risvegliare i centri energetici del corpo sottile e raggiungere l'illuminazione. Patanjali, l'autore degli *Yogasutra*, il testo fondamentale del *Rajayoga*, indica invece nella mente, propriamente raffinata e indirizzata, lo strumento per raggiungere la suprema conoscenza, o *Samadhi*.

Il comune denominatore dello Yoga, al di là delle diverse correnti, è il suo carattere pratico. Esso non è una teoria astratta in cui credere o di cui scegliere di accettare solo alcuni principi; d'altra parte è profondamente diverso dalla comune esperienza quotidiana: teoria e pratica vi sono inscindibili, ma solo quest'ultima permette di "comprendere" veramente. Solo avviandosi praticamente sulla via dello Yoga se ne possono conoscere i concetti fondamentali, perché essi non sono conoscibili con le modalità razionali a noi note, ma solo su un piano trascendente.

Per questo tutte le scuole Yoga insistono sull'importanza della continua e costante pratica, sulla necessità di un maestro – il *guru* – che conduca passo per passo l'allievo lungo una strada che non si può

## LO YOGA NELLA STORIA DEL PENSIERO RELIGIOSO INDIANO

Agli albori dello sviluppo del pensiero filosofico-religioso indiano non si parla esplicitamente di Yoga, né questo termine verrà usato per indicare una disciplina organica fino al primo millennio a.C. Ma oltre ai libri sacri, su cui ci basiamo per sostenere queste idee, esistono altri segni nella tradizione religiosa popolare attraverso cui risalire alle origini dello Yoga: rituali, simboli, termini sacri.

Nei quattro *Veda*, i testi sacri risalenti alla metà del secondo millennio a.C. che illustrano la religione degli Ari, cioè la componente indo-europea dell'odierna popolazione indiana, non c'è traccia di pratiche Yoga. In questa religione, centrata sul sacerdote e sul sacrificio, compare soltanto un interesse al potere dell'ascetismo che potrebbe rappresentarne una delle radici.

Nulla di scritto, o decifrato, ci è giunto dalle popolazioni prearìane, quelle che, fondendosi con gli Ari, portarono il loro bagaglio di credenze che contribuí al sorgere dell'Induismo. Diversi elementi indicano, però, che nei loro culti stava probabilmente il seme che si è poi sviluppato nello Yoga. Tra gli elementi piú importanti in questo senso sono i reperti della Civiltà della Valle dell'Indo che fiorí nel terzo millennio a.C.: sono state rinvenute immagini di asceti in posizione di meditazione e figure femminili che suggeriscono il culto della Dea Madre. Anche tra le popolazioni dravidiche e predravidiche era presente questo culto, che riemergerà nelle correnti tantriche e yogiche piú tarde. Inoltre queste componenti hanno portato con sé una tendenza al rapporto piú diretto con il sacro, che si è tradotto in riti oggi comuni a tutto l'Induismo, e che probabilmente hanno preparato il terreno per lo sviluppo dello Yoga.

Riferimenti precisi allo Yoga compaiono, invece, nel gruppo di testi noto col nome collettivo di *Upanishad*: sono opere di grande valore filosofico e poetico, in cui domina il tema dell'identità tra Anima Individuale e Spirito Universale. In quelle piú antiche, elaborate nella prima metà del primo millennio a.C., vengono descritte alcune pratiche Yoga, come il controllo del respiro. Nelle *Upanishad* piú tarde (dal II sec. a.C.) lo Yoga si presenta quasi nella sua completezza, come una disciplina con un suo substrato filosofico, e ne sono descritte le varie tappe: ha grande importanza il *pranayama* e viene descritta la fisiologia del corpo sottile. Questi elementi vengono sviluppati in un gruppo di *Upanishad* posteriori, che trattano specificamente dello Yoga e sono ricchissime di dettagli su *asana* (le posizioni dello Yoga), controllo del respiro e fisiologia sottile: vi si parla del risveglio di *Kundalini* – l'energia latente – e dei poteri straordinari che le pratiche piú avanzate danno agli *yogin*.

Già prima della sua sistematizzazione in testi comprensivi, lo Yoga era perciò ben affermato: la sua importanza nella vita spirituale indiana è enfatizzata nella *Bhagavadgita*, il poema considerato universalmente come il capolavoro del pensiero religioso indiano. Composto probabilmente intorno al II sec. a.C., in esso si svolge il dialogo tra Krishna, incarnazione del dio Vishnu, e il guerriero Anjuna prima di un'importante battaglia: dalla bocca di Krishna sgorgano i fondamenti etici che hanno impregnato il pensiero indiano fino ai giorni nostri. Viene esposto il principio del *Karma*, il valore dell'azione indú, senza interesse per i risultati e i meriti che possono derivarne, e viene descritto lo Yoga come la tecnica grazie a cui chiunque "raggiunge con facilità il contatto col *Brahman*, che è gioia infinita".

Il testo piú importante a noi giunto che sistematizza lo Yoga cosí praticato, inserendolo in un contesto filosofico omogeneo, sono gli *Yogasutra* di Patanjali. Essi descrivono le otto tappe dello Yoga per giungere alla coscienza superiore (*Samadhi*), descrivono le difficoltà lungo il sentiero della liberazione, spiegano i fondamenti filosofici dello Yoga inquadrandoli all'interno del sistema *Sankhya*.

Verso il IV-VI sec. d.C. si afferma in India il Tantri-

apprendere dai libri. Come dice Swatmarama, vestire l'abito dello *yogin* e parlare di Yoga non è sufficiente, e mette in guardia contro i rischi di lanciarsi in incauti tentativi sperimentali di pratica Yoga senza la guida di un *guru*. Perciò qui non entreremo nei dettagli né ci sostituiremo al maestro: cercheremo solo di dare un'idea, forzatamente vaga, della via dello Yoga, invitando chi voglia iniziare a percorrerla a cercare un *guru* in grado di guidarlo.

## La via dello Yoga

*Astangayoga*, lo Yoga in otto tappe: così il *Rajayoga* viene chiamato da Patanjali. Ma prima di avvicinarsi alla via dello Yoga, è necessaria una preparazione preliminare. Si deve infatti essere in grado di esercitare la costanza necessaria a praticare gli esercizi e si deve raggiungere una certa tranquillità mentale. Patanjali dice che gli ostacoli lungo la via dello Yoga sono "malattia, apatia, dubbio, negligenza, indolenza, inclinazioni mondane, illusione, distrazione della mente". La "distrazione della mente" si manifesta con dolore psichico, nervosismo, disperazione e respiro difficoltoso: prima di iniziare a praticare lo Yoga questo stato di agitazione deve essere acquietato con l'aiuto della meditazione e di semplici esercizi di respirazione.

Ma gli ostacoli sulla via dell'illuminazione e della conoscenza sono prevalentemente psico-emotivi: solo uno su otto, la malattia, interessa il fisico; tutti gli altri appartengono alla sfera mentale. Questa lucida analisi degli stati mentali atti a turbare lo spirito trova una rispondenza nella nostra odierna

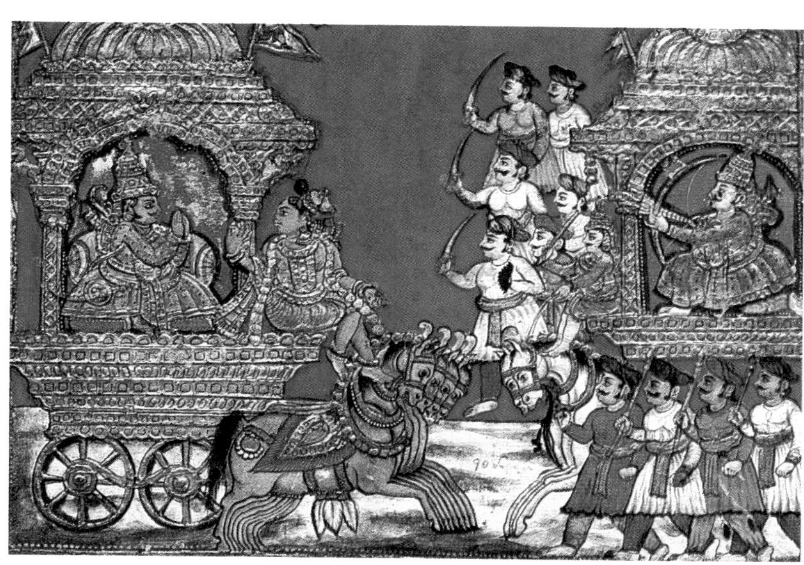

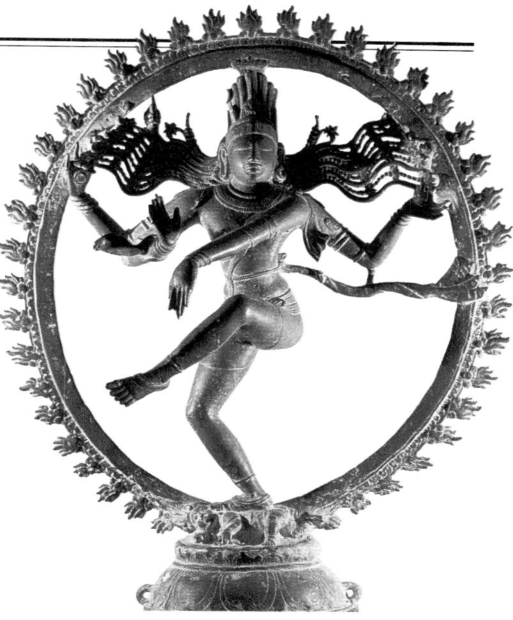

LO YOGA SGORGA DALLA BOCCA DEGLI DEI *Nella* Bhagavadgita *(II sec. a.C.) si svolge il dialogo tra Krishna, incarnazione del dio Vishnu, e il guerriero Anjuna, durante il quale questi descrive lo Yoga come la tecnica per raggiungere il contatto con la divinità. A destra, una statuetta di Shiva, testimonianza dell'antica civiltà induista da cui si sviluppò lo Yoga.*

smo, investendo tutte le religioni e le correnti spirituali: c'è un Tantrismo Vishnuita, uno Shivaita, esiste un importante Tantrismo Buddista. Filo comune a tutti è l'affermazione dell'importanza del principio femminile, la Dea, che riprende la tradizione prearìana del culto della Dea Madre. Il Tantrismo utilizza le pratiche Yoga accanto a un ricco rituale, per risvegliare l'energia latente (*Kundalini*), attivare i centri del corpo sottile e realizzare l'unione. Vengono utilizzati *mantra* (insieme di sillabe ripetute continuamente), *mandala* (disegni simbolici che aiutano la concentrazione) e una copiosa iconografia di supporto. Importante – e in Occidente il Tantrismo è spesso conosciuto solo per questo – il rito sessuale. La donna è *Shakti*, la Dea, e nell'unione sessuale rituale il maschio perde la sua umanità e realizza l'unione superiore. L'atto sessuale, attraverso una lunga pratica e la ritenzione del seme, diventa una tecnica mistica: così la coppia umana trascende la sua umanità.

Molto influenzato dal Tantra è lo *Hathayoga*, affermatosi nel XIII-XIV sec. *Hatha* è anche la combinazione di *Ha* (Sole) e *Tha* (Luna), la polarizzazione di sole e luna, del maschile e del femminile: vi si trovano infatti espliciti accenni alle tecniche tantriche. In generale lo *Hathayoga* enfatizza il mantenimento del corpo fisico in buone condizioni tramite le posizioni (*asana*) e tecniche di purificazione fisica, per poi procedere alla purificazione e alla manipolazione del *prana*, il corpo sottile, e per giungere a *Samadhi*, la coscienza pura.

condizione, in cui il benessere fisico sembra rendere ancora piú evidenti i disagi dello spirito: è perciò motivo di grande interesse e una delle ragioni per cui sempre piú persone si rivolgono allo Yoga come a una possibile via per uscire dalla confusione spirituale dei nostri tempi.

Le prime due tappe lungo la via dello Yoga sono di carattere etico e impostano la vita del futuro *yogin*: si tratta di voti di astinenza (*yama*) e di prescrizioni (*niyama*). Essi non solo portano l'adepto a un livello morale superiore a quello dell'uomo comune, come è necessario a chi sta avviandosi lungo un cammino difficile come questo, ma rappresentano anche i primissimi esercizi nel processo di liberazione dall'influenza del mondo esterno.

*Yama* sono: non violenza; sincerità degli atti e delle parole; non rubare (nel senso piú ampio di non appropriarsi di ciò che è degli altri, anche sul piano intellettuale); astinenza sessuale; non attaccamento ai beni materiali. *Niyama* sono: purezza, anche nel senso di frutto di purificazioni; stato di appagamento mentale; autodisciplina; dedizione allo studio e all'impegno dell'intelletto; abbandono all'*Isvara* (il massimo *Purusha*, Dio). Il rispetto di *yama* e *niyama* non deve essere frutto di coercizione, ma comporta l'abbandono del desiderio, della pulsione che spinge a mentire, ad accumulare beni, ecc. In questo senso aver raggiunto questi obiettivi significa aver compiuto concreti passi avanti nella pratica dello Yoga.

Le tre successive tappe (*asana, pranayama* e *prathyahara*) sono passi graduali nel processo per rendere la mente autonoma sia dalle stimolazioni sensoriali provenienti dal mondo esterno sia da quelle relative all'attività intrinseca della mente. Dice Patanjali all'inizio dei suoi *Yogasutra*: "*Yogas citta-vritti-nirodhah*", lo Yoga è la soppressione delle modificazioni della mente, dei suoi modi d'essere; la mente è lo strumento per trascendere la natura e deve essere progressivamente affinata per poi venir diretta verso l'interno piuttosto che verso l'esterno. Le "modificazioni della mente" di cui parla Patanjali sono di vario tipo: dalle percezioni che giungono tramite gli organi sensoriali, alle immagini prodotte dalla fantasia o presentate dalla memoria, inclusi anche i contenuti piú profondi.

Il primo passo è dunque addestrare la mente a ignorare i fattori di disturbo costituiti dai suoi modi d'essere e dai suoi movimenti. Questi tre stadi dello Yoga, soprattutto *asana* e *pranayama*, sono legati alla salute del corpo fisico: lo *Hathayoga* insiste molto sui benefici di ogni *asana*, ma non bisogna pensare che il *Rajayoga* trascuri questo aspetto. Anche per Patanjali il mantenimento dell'efficienza del corpo fisico è importante, perché la malattia è uno dei primi ostacoli sulla via dello Yoga; inoltre è immediatamente comprensibile che per arrivare al controllo della mente è necessario prima di tutto controllare il corpo, che deve cessare di essere un ostacolo al processo mentale.

I tre stadi successivi (*dharana, dhyana* e *samadhi*) costituiscono lo Yoga interiore e sono livelli crescenti di un'unica esperienza conoscitiva che culmina in *samadhi*.

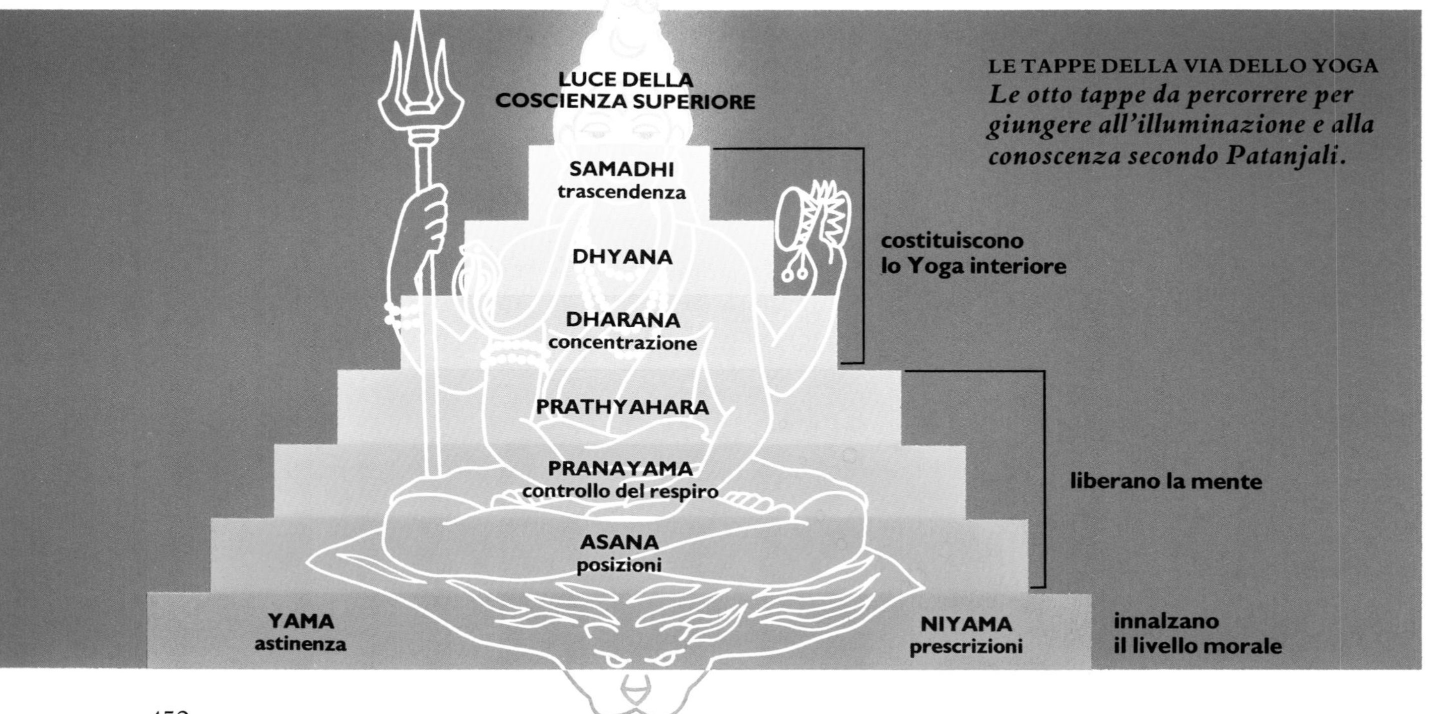


LE TAPPE DELLA VIA DELLO YOGA
***Le otto tappe da percorrere per giungere all'illuminazione e alla conoscenza secondo Patanjali.***

*Dharana* (concentrazione) consiste nel concentrare la mente, non piú disturbata dal mondo esterno o da quello interiore, su un solo punto, spesso uno dei *chakra* superiori o anche l'immagine di un oggetto esterno. Col tempo e con l'esercizio la concentrazione, cioè la capacità di mantenere la mente fissa esclusivamente sull'immagine prescelta, è ininterrotta.

Nello stadio superiore, *samadhi*, la mente è tutt'uno con l'oggetto della contemplazione e non ha piú coscienza di sè stessa. È abbastanza evidente che si tratta di un'esperienza conoscitiva su un piano diverso da quello della nostra vita quotidiana, un'esperienza mistica praticamente inesprimibile a parole. "I tre passi insieme costituiscono il *samyama*. Se lo si padroneggia si ha la luce della coscienza superiore".

Benché *samadhi* venga generalmente descritto come lo stato superiore della coscienza e il fine ultimo della pratica Yoga, esso non è in realtà che il punto di partenza per una nuova esperienza che penetra piú a fondo nella realtà, su un piano a noi ignoto.

Patanjali dedica quasi un intero capitolo alla discussione dei vari livelli di *samadhi*: da questo momento, infatti, si inizia a operare su un piano diverso rispetto a quello che noi consideriamo il limite della coscienza. Esercitando *samadhi*, il fenomeno viene trapassato e la mente penetra attraverso gli stati piú sottili della realtà, fino alla sua essenza, fino a trascendere *Prakriti* e arrivare alla suprema conoscenza di *Purusha*. Questo è l'obiettivo finale dello Yoga.

L'esercizio della mente a questi livelli si traduce in una serie di poteri detti *siddhi*, che hanno reso noti gli *yogin* in tutto il mondo. La conoscenza del sistema solare, della disposizione delle stelle, la cessazione della fame e della sete, il potere di rendersi invisibile, sono tutti spiegati da Patanjali.

Il messaggio fondamentale dello Yoga è che questa esperienza non è un dono superiore né l'eccezionale appannaggio di alcuni profeti. È uno stato raggiungibile dall'uomo comune con uno strumento a sua disposizione, la mente: un'esperienza riproducibile e verificata. In questo senso il *Rajayoga* va considerato una scienza.

## Asana: tradizione e scienza

Le *asana* (posizioni) sono in Occidente ben conosciute, al punto da venire spesso identificate con lo Yoga, che finisce cosí per essere erroneamente considerato una serie di esercizi fisici, una specie di ginnastica. Le *asana*, invece, sono solo uno stadio di un complesso processo che, come abbiamo visto, ha scopi e obiettivi che trascendono quello della salute fisica.

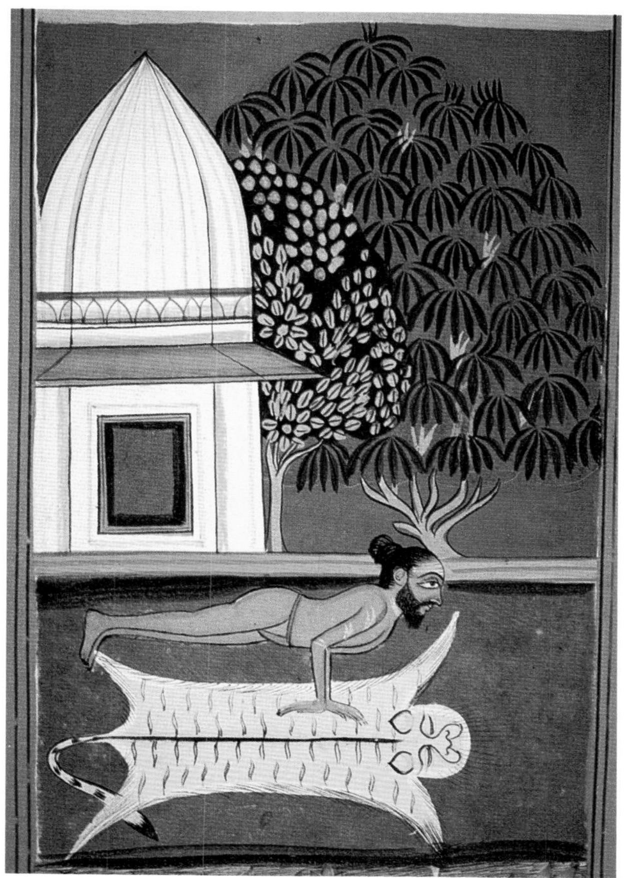

LE ASANA *Sono le posizioni in cui gli* yogi *si pongono per meditare. Come vediamo in questa stampa indiana dell'800 anche l'ambiente nel quale praticarle deve favorire la concentrazione e la serenità.*

Il termine *asana* deriva dalla radice sanscrita *as* che significa "sedere". A questo proposito Patanjali dice: "La postura deve essere stabile e comoda", deve cioè essere tale da eliminare il disturbo che il corpo può causare alla mente impegnata nella concentrazione.

Originariamente, dunque, l'*asana* è la posizione seduta piú adatta alla meditazione e Patanjali vi dedica solo tre *Sutra* (versetti). Nell'*Hathapradipika* le *asana* descritte in dettaglio sono 15 e per molte vengono indicati l'importanza e i benefici per il corpo e per la mente; in altri testi di *Hathayoga* vengono descritte decine e decine di posizioni diverse. In ogni caso le *asana* hanno caratteristiche precise che le differenziano da qualsiasi esercizio ginnico: una volta padroneggiate sono posizioni statiche; non devono essere faticose né devono far concentrare la mente su quello che il corpo sta fa-

*(segue a pag. 456)*

# Le posizioni dello Yoga

Le asana, o posizioni, sono il terzo passo sulla via dello Yoga. Lo scopo delle asana è di provvedere una posizione che favorisca la meditazione, abolendo, attraverso una lunga pratica, il controllo cosciente del corpo da parte della mente. Le asana, inoltre, se ben praticate, inducono dei cambiamenti fisiologici profondi, giovevoli in molte malattie.

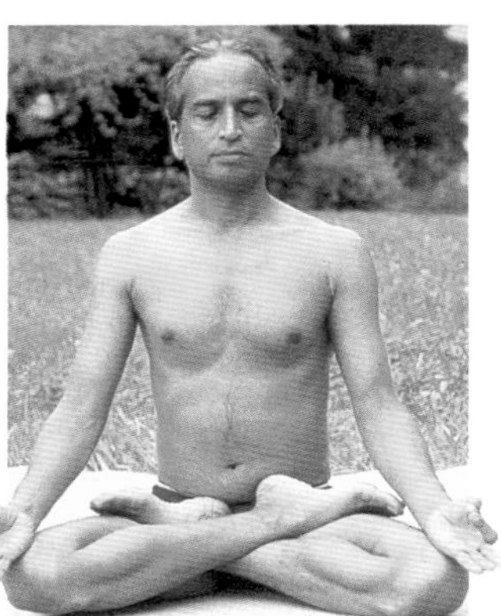

**Padmasana (posizione del loto)** È forse l'asana piú nota in Occidente: compare spesso nell'iconografia ed è un po' il simbolo dello Yoga. È adatta per la pratica del pranayama e della concentrazione mentale.

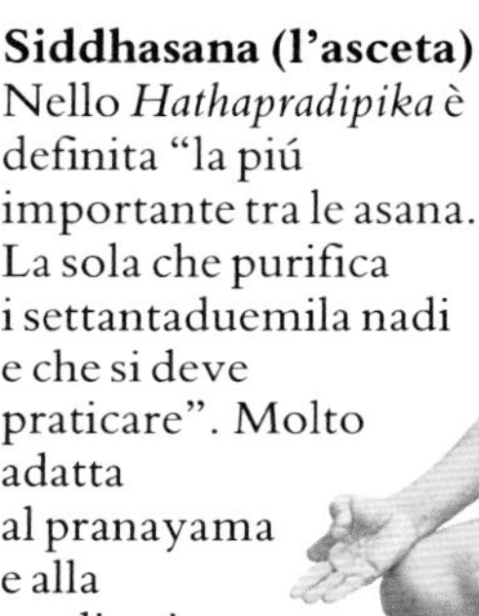

**Siddhasana (l'asceta)** Nello *Hathapradipika* è definita "la piú importante tra le asana. La sola che purifica i settantaduemila nadi e che si deve praticare". Molto adatta al pranayama e alla meditazione.

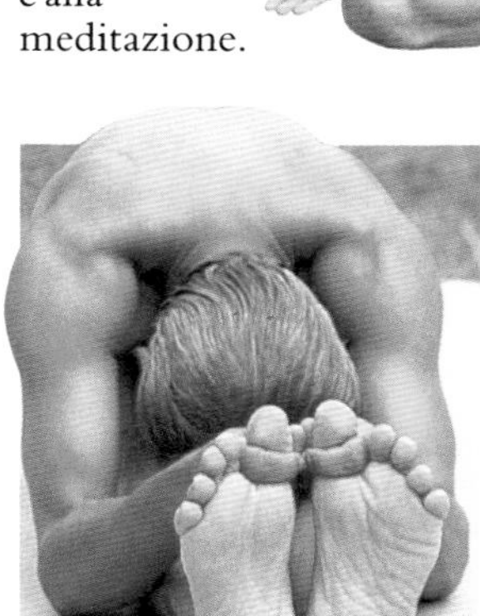

**Pascimatasana (posizione dello stiramento della schiena)** È una delle quindici posizioni citate dallo *Hathapradipika*, in cui si dice che "dirige il prana lungo il dorso, risveglia il fuoco gastrico, riduce il ventre e dona grazia ai discepoli".

**Halasana (posizione dell'aratro)** Rende flessibile la colonna, specie nei movimenti di flessione; come la posizione precedente rilascia i muscoli della schiena e tonifica quelli della parete addominale.

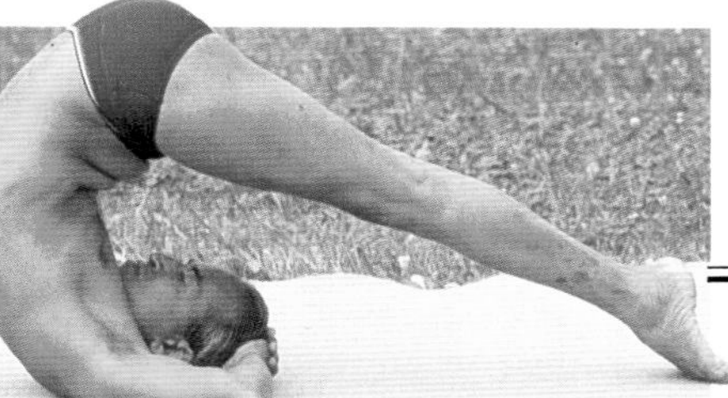

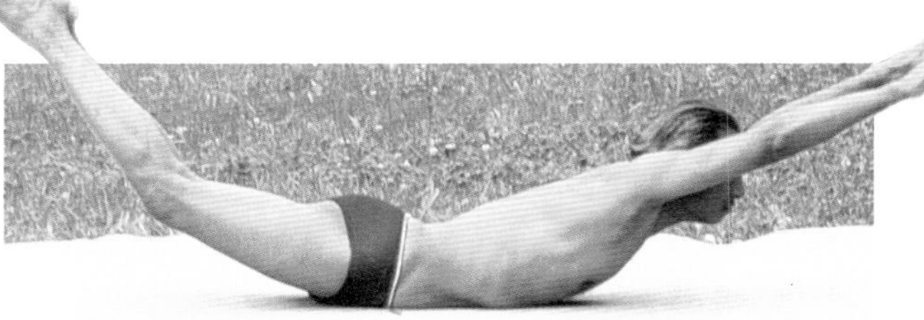

**Naukasana (posizione della barca)** Rinforza la muscolatura addominale e quella del dorso; è una buona preparazione alla respirazione diaframmatica.

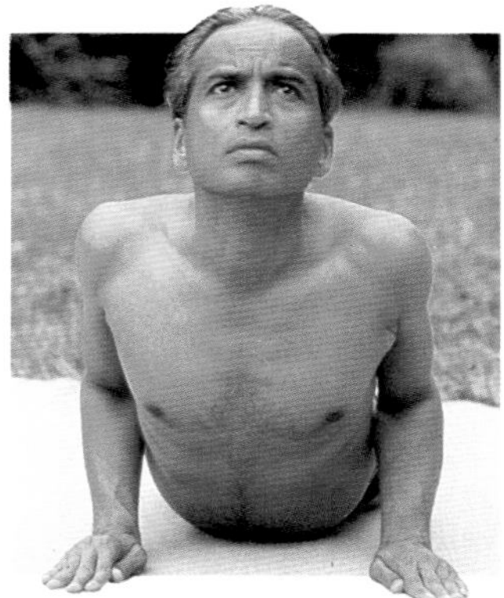

**Bhujangasana (posizione del cobra)** Rinforza la muscolatura addominale, allontana i dolori di schiena, raddrizzandola e rendendola piú flessibile.

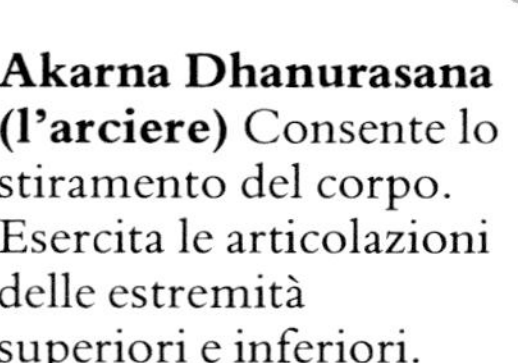

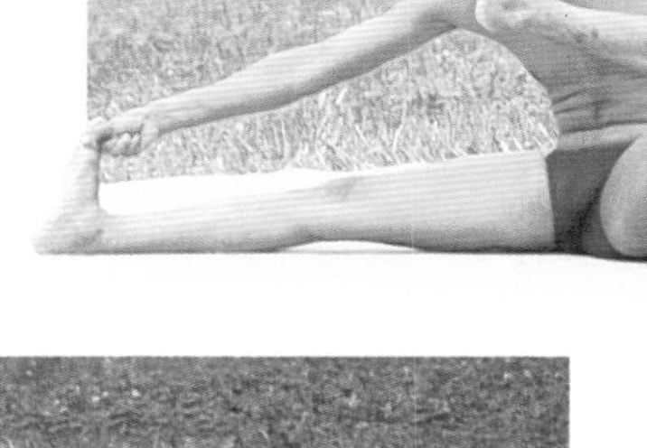

**Akarna Dhanurasana (l'arciere)** Consente lo stiramento del corpo. Esercita le articolazioni delle estremità superiori e inferiori.

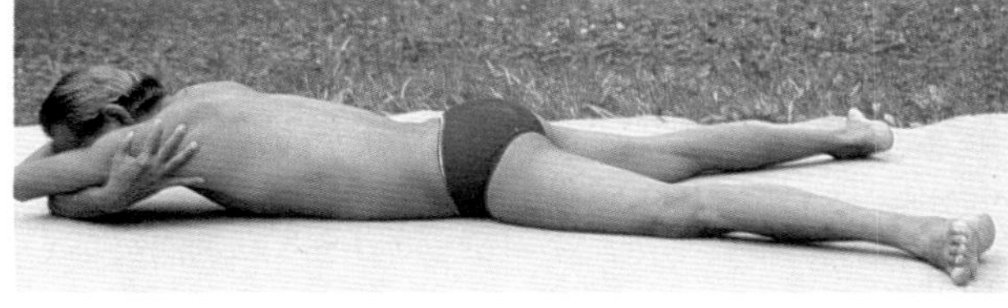

**Makarasana (posizione del coccodrillo)** Elimina la fatica e favorisce il rilassamento. Stimola la circolazione sanguigna, migliorando le funzioni degli organi addominali.

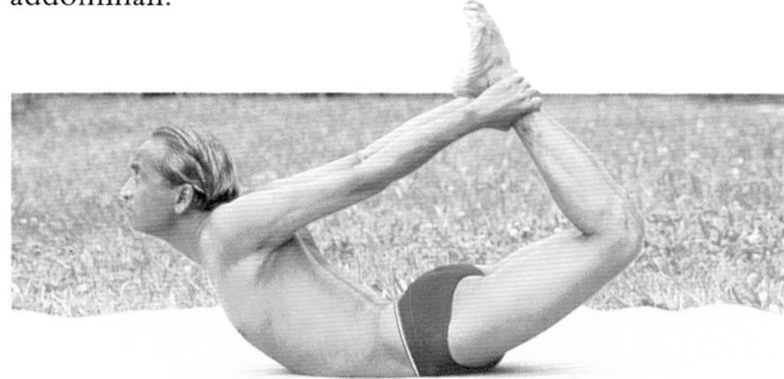

**Dhanurasana (posizione dell'arco)** Questa posizione rappresenta l'inverso della posizione dell'aratro. Tonifica e rende flessibile la colonna vertebrale, in particolare quella lombare. Incrementa inoltre la capacità respiratoria.

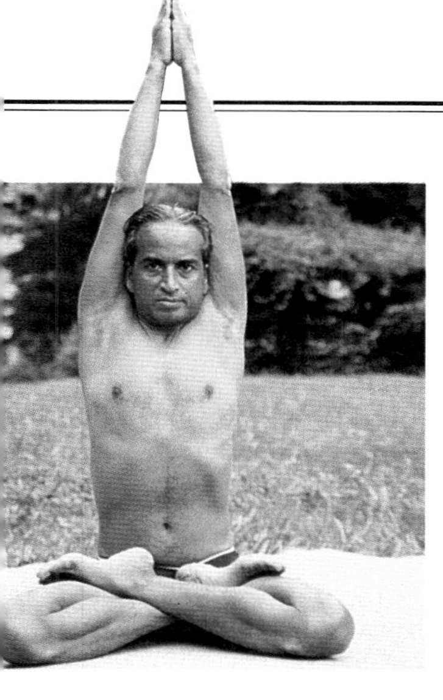

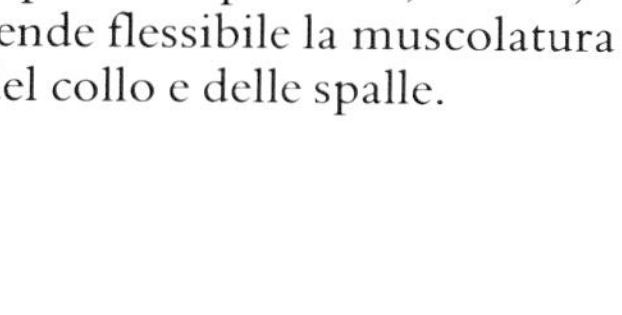

**Parvatasana (posizione della montagna)** È eccellente per aumentare la capacità respiratoria; inoltre, rende flessibile la muscolatura del collo e delle spalle.

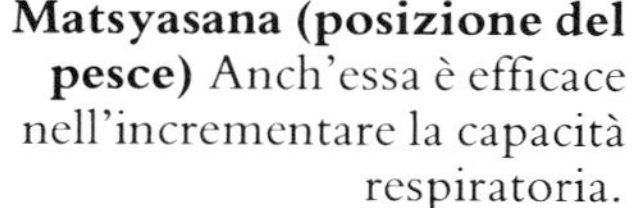

**Matsyasana (posizione del pesce)** Anch'essa è efficace nell'incrementare la capacità respiratoria.

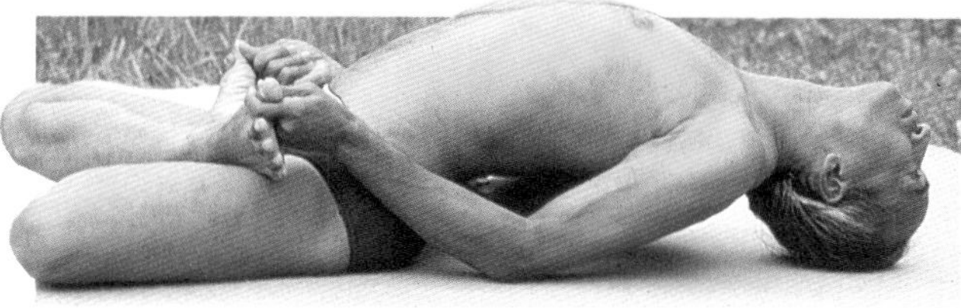

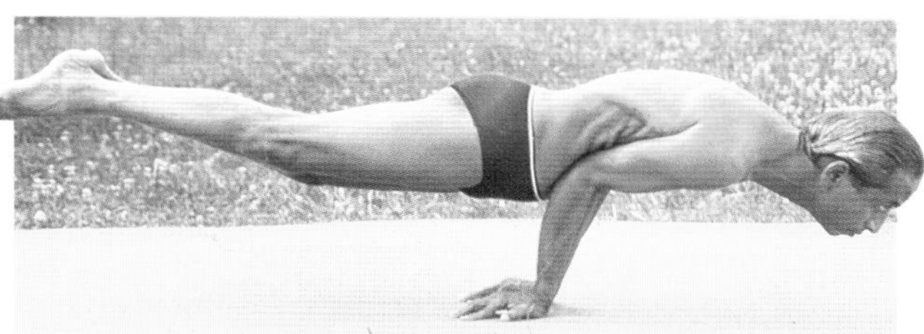

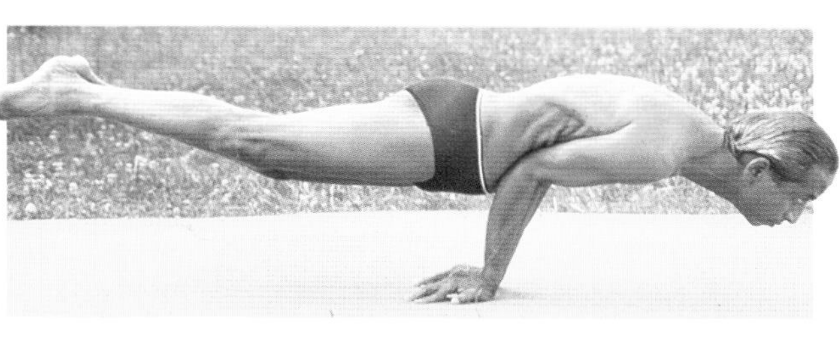

**Mayurasana (posizione del pavone)** Dice lo *Hathapradipika* che questa asana "alimenta il fuoco gastrico, difende dagli eccessi di cibo e persino dai veleni" e in genere risolve i problemi dell'apparato digerente.

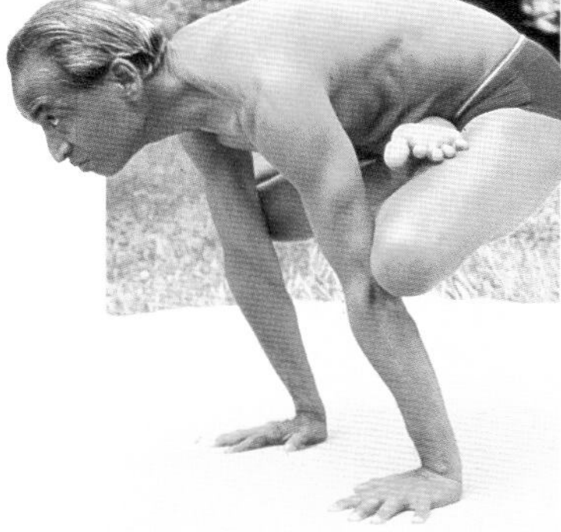

**Bakasana** È anch'essa piuttosto complessa da eseguire: la compressione degli organi addominali ne rinvigorisce la funzione.

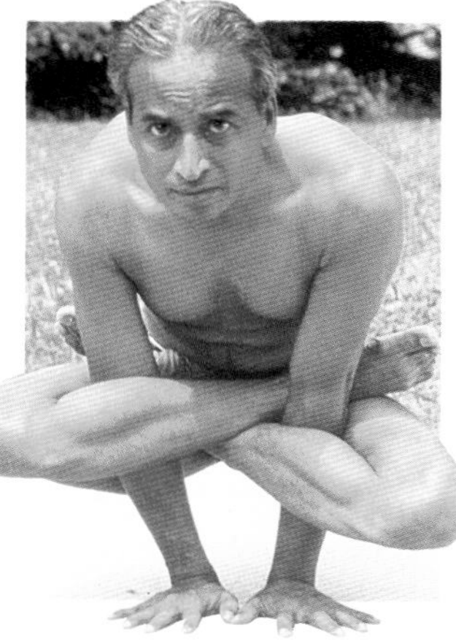

**Kukkutasana (posizione del gallo)** È molto avanzata: rinforza gli organi addominali oltre che spalle e polsi. È descritta nello *Hathapradipika* come una delle quindici asana importanti.

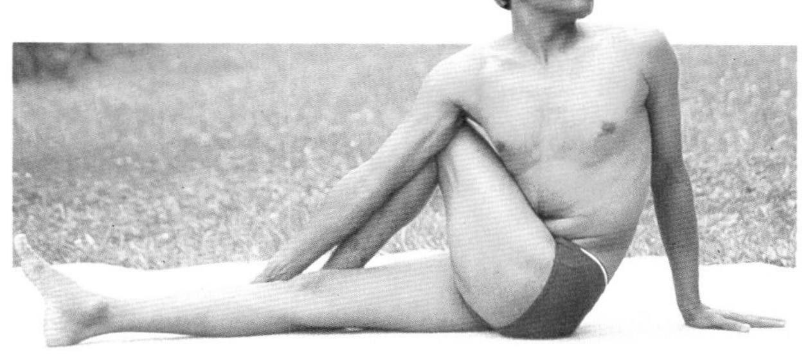

**Ardha Matsyendrasana** Comporta un movimento di torsione che scioglie i muscoli delle spalle e del collo e dà allo stesso tempo beneficio agli organi del cavo pelvico. I testi dicono che è efficace nel risvegliare Kundalini.

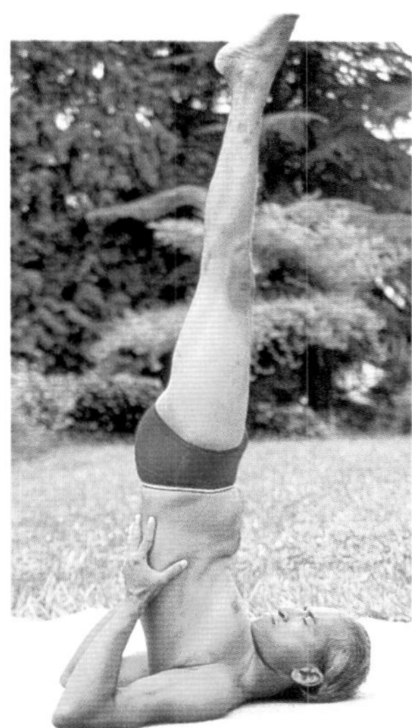

**Sarvangasana** Esistono differenti versioni riguardo al tema della posizione della candela. Questa è una delle asana fondamentali e ha un grande potere riequilibratore su tutte le funzioni degli organi.

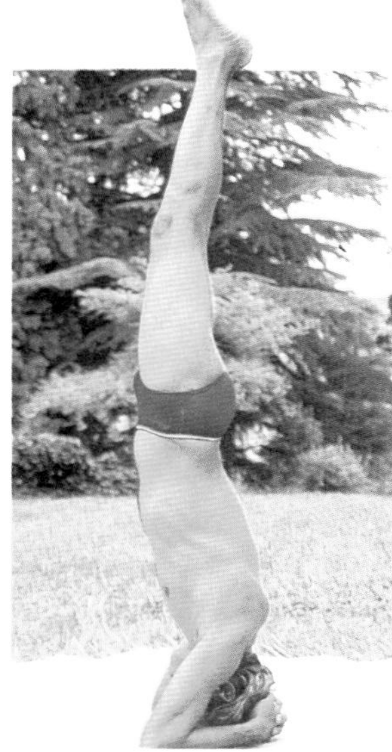

**Sirshasana.** Anche della posizione della testa esistono molteplici elaborazioni; questa segue nella giusta progressione *Sarvangasana*. Oltre a un generale effetto di equilibrio fisico, rinforza e tranquillizza la mente.

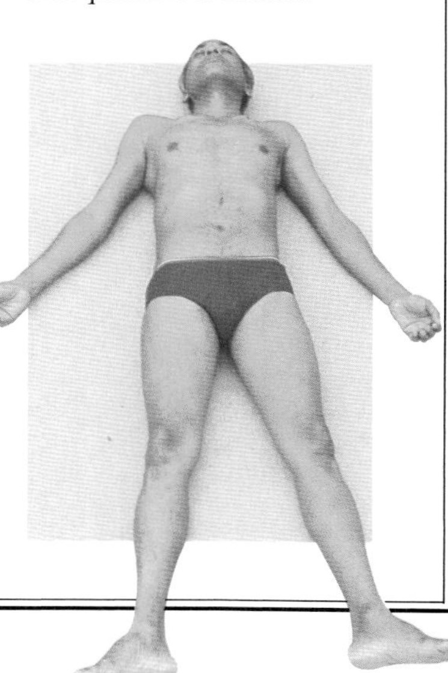

**Shavasana (posizione del cadavere)** È la posizione di rilassamento per eccellenza: viene sempre usata al termine di un ciclo di asana o di pranayama. Non è abbandono, ma rilassamento controllato.

cendo; al contrario l'obiettivo è proprio di abolire, con una lunga pratica, ogni sforzo e ogni controllo cosciente della mente sul corpo.

A differenza di molte forme di ginnastica, le *asana* non vanno eseguite con movimenti bruschi né esercitando i muscoli in massime contrazioni; anzi, l'attenzione deve essere concentrata proprio sul rilassamento muscolare. L'eccessiva fatica e il dolore da sforzo fisico non hanno posto nella pratica delle *asana*; al contrario sono indizio che è giunto il momento di sospendere quella posizione e di rilassare completamente il fisico prima di procedere. Non con la forza, infatti, ma con la costanza e l'esercizio continuo vengono padroneggiate le *asana*. La loro pratica errata, la troppa fretta, il tentativo di ottenere subito posizioni strabilianti, secondo una mentalità competitiva propria del nostro mondo ma totalmente estranea allo Yoga, possono dare pessimi risultati, persino dannosi alla salute.

Anche in questo stadio dello Yoga come negli altri, la presenza di un maestro che guidi, corregga e spieghi, è quindi assolutamente essenziale. Oltre ad assimilare queste caratteristiche, per cosí dire tecniche, delle *asana*, bisogna sempre ricordare che esse non sono mai una pura ginnastica a scopo igienistico né tantomeno edonistico. Questo è vero, non importa quale sia l'approccio: quello del *Rajayoga* per cui esse rappresentano un preliminare allo Yoga interiore, o quello dello *Hathayoga*, che privilegia la salute e il perfetto funzionamento del corpo.

Ciononostante i testi Yoga affermano esplicitamente che, seppure come "effetto collaterale" in un processo piú ampio, le pratiche Yoga portano alla salute, e dall'inizio di questo secolo la scienza occidentale ha cominciato a studiare seriamente gli effetti di *asana* e *pranayama* sulla fisiologia umana e su una serie di malattie. Gli studi piú interessanti provengono dall'India, dove vari istituti universitari si dedicano da tempo a questo campo di ricerca; ma oggi scienziati di tutto il mondo stanno approfondendo sia gli effetti delle singole *asana*, o di gruppi di esse, sui parametri fisiologici dell'uomo sano, sia quelli della pratica prolungata dello Yoga su diverse patologie.

In generale la pratica dello Yoga, che includa la scelta di un luogo adatto, un'*asana* comoda per la meditazione e livelli basilari di controllo della respirazione e di concentrazione della mente, induce una precisa risposta fisiologica, che si protrae nel tempo anche dopo che il soggetto è tornato alle sue occupazioni. Questa risposta fisiologica è stata studiata e può essere definita in parte come l'opposto della reazione lotta-o-fuga di cui si è parlato a pag. 44. In quest'ultima si verifica una globale stimolazione del sistema nervoso vegetativo che prepara l'organismo a reagire a una situazione di pericolo.

La risposta alla pratica Yoga, invece, indica una diminuita attività del sistema nervoso vegetativo: frequenza respiratoria, consumo di ossigeno e produzione di anidride carbonica diminuiscono; la frequenza cardiaca rallenta, il flusso sanguigno nei muscoli diventa stabile e omogeneo; all'elettroencefalogramma aumentano le onde alfa cioè quelle presenti durante gli stadi piú profondi del sonno, e si crede che diminuisca anche la sensibilità al dolore. Questo quadro è riproducibile con costanza, ed esperimenti sugli animali fanno pensare che sia coordinato a livello di quel "quadro comandi cerebrale" che è l'ipotalamo. Si tratta di una risposta fisiologica particolare, diversa dallo stato che si osserva nell'individuo addormentato o anche semplicemente a riposo e tranquillo.

È plausibile che queste alterazioni fisiologiche spieghino il successo dello Yoga in alcune patologie. Per esempio, un recente studio, pubblicato dalla rivista inglese *British Medical Journal*, ha dimostrato l'utilità dello Yoga (*asana*, respiro diaframmatico e meditazione) nel trattamento a lungo termine dell'asma bronchiale, rilevando miglioramenti della sintomatologia e diminuzione nell'uso dei farmaci nel gruppo di pazienti che praticavano lo Yoga rispetto al gruppo di controllo. Analoghi studi su Yoga e ipertensione, pubblicati sulla stampa medica (*Lancet* 1975; *British Medical Journal*, 1985), hanno dimostrato una riduzione della pressione arteriosa, riduzione che si protraeva nel tempo.

A causa della concezione unitaria corpo-mente che sta alla base dello Yoga, una buona parte delle ricerche si è indirizzata a verificare l'effetto delle pratiche Yoga nelle malattie psicosomatiche e psichiatriche. La letteratura disponibile indica buoni risultati nelle forme psicosomatiche e nelle forme depressive, mentre lo Yoga sembra essere inutile e forse sconsigliabile nelle forme psichiatriche a carattere schizofrenico.

Questi risultati hanno incoraggiato molti a utilizzare lo Yoga specificamente per il mantenimento della salute e per la cura di diversi disturbi: si può dire che sia in India sia in Occidente esista oggi una vera e propria terapia Yoga. Questo non è l'obiettivo ultimo dello Yoga come disciplina complessiva, ma rientra nella sua tradizione. Fin dai tempi piú antichi lo Yoga, con le sue caratteristiche di disciplina pratica, ha contribuito alla comprensione del funzionamento del corpo e della mente e ha sperimentato nuove vie per raggiungere l'equilibrio. Utilizzarlo oggi per reintegrare corpo e mente alla ricerca di un benessere fisico può aprirci anche la strada verso un benessere spirituale.

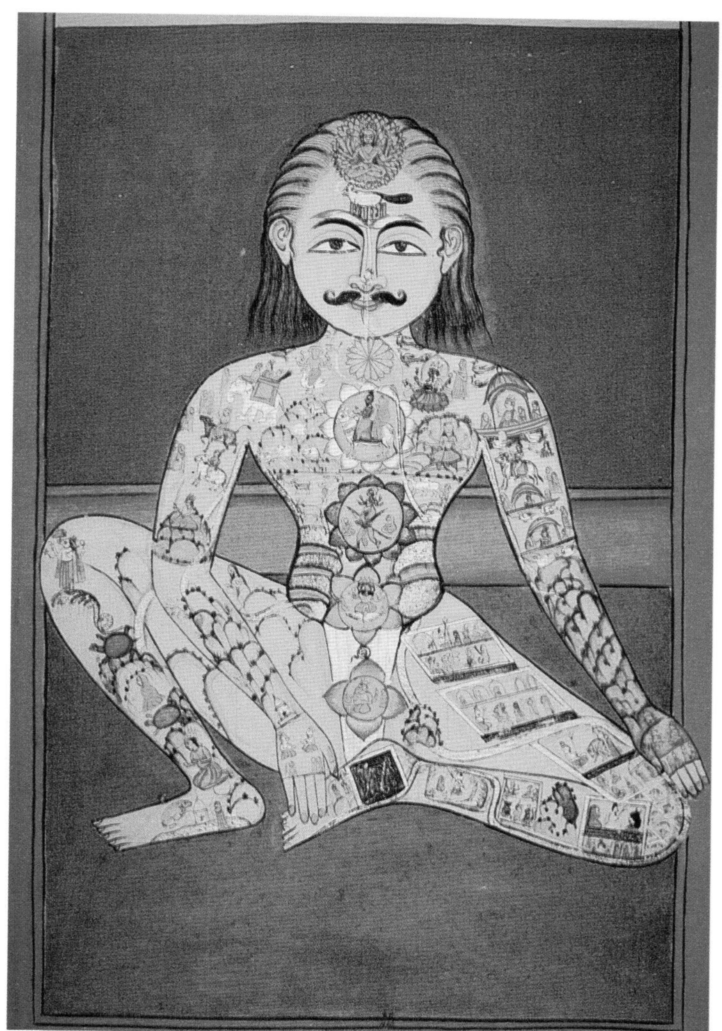

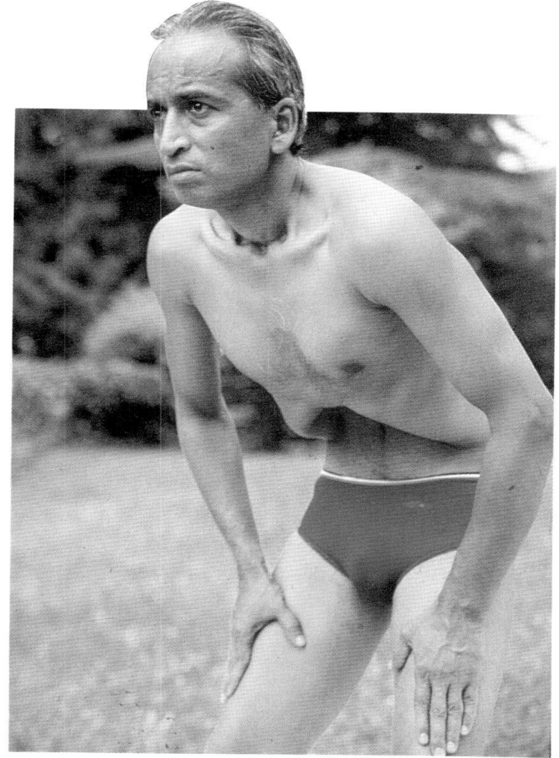

I BANDHA *Nei* bandha*, una volta padroneggiata un'*asana *adatta alla meditazione, vengono contratti diversi gruppi muscolari, posti in posizione strategica rispetto al flusso del* prana*. La completa padronanza dei principali* bandha *è assolutamente preliminare al* pranayama*: quando si inizia a operare sui flussi del* prana *i* bandha *lo convogliano nella giusta direzione.* Jalandharabandha *controlla collo e gola,* Mulabandha *il perineo e* Uddihyanabandha *(qui sopra) il diaframma: essi non devono essere praticati se non sotto l'attento controllo di un maestro. Il controllo del* prana *permette il risveglio di* Kundalini *(l'energia latente), raffigurata a sinistra in un manoscritto indiano dell'800.*

## Pranayama: controllare il respiro per controllare l'energia

Il *pranayama* è uno stadio fondamentale della disciplina Yoga, che segue le *asana* sia nel *Rajayoga* di Patanjali sia nello *Hathayoga*. *Pranayama* significa controllo del *prana*: poiché *prana* in sanscrito è anche il respiro e la sua tecnica consiste di esercizi respiratori, in Occidente troppo spesso si tende a considerare il *pranayama* come controllo del respiro. La realtà è diversa.

*Prana* nella sua accezione piú vasta significa energia. Si tratta dell'energia cosmica, una forza che si manifesta nell'Universo in varie forme, ma che è unica: la stessa forza è presente in ogni organismo vivente, incluso l'uomo, dove "si specializza". Secondo lo Yoga, questa forza compenetra intimamente il corpo umano: esiste un "corpo sottile", veicolo del *prana*, sempre appartenente all'ordine della materia ma, per cosí dire, meno denso. Di questo corpo sottile l'uomo comune normalmente non ha coscienza, né lo controlla: lo Yoga insegna a prenderne coscienza e a controllarlo, e il primo passo consiste nell'acquisire la padronanza della respirazione.

Il respiro è una piccola parte, una specializzazione del *prana*, quella a noi piú accessibile: attraverso il respiro si può arrivare alla nostra energia vitale. Questo è vero sia per il *Rajayoga* sia per lo *Hathayoga*: attraverso il controllo della respirazione si giunge al *pranayama*, che è il controllo delle correnti del *prana* nel corpo sottile.

Per il *Rajayoga* questo contatto col corpo sottile è preliminare e preparatorio agli stadi successivi dello Yoga, allo Yoga interiore. Per lo *Hathayoga* il controllo del *prana* permette il risveglio di *Kundalini*, l'energia latente: lo scopo è di convogliarla lungo *sushumna*, il *nadi* piú importante, farla salire fino alla sommità del capo, dove questo risveglio dell'energia latente sfocerà in *samadhi*.

## PER PREPARARSI ALLO YOGA

Nell'*Hathapradipika* Swatmarama descrive in dettaglio il luogo piú adatto per praticare lo Yoga, l'alimentazione che meglio si confà a questa pratica, i cibi sconsigliati, le abitudini da evitare. Il luogo dove eleggere la propria dimora dovrebbe essere solitario, lontano da fonti di rumore e di disturbo, circondato da un vasto spazio e protetto dal sole. Non giovano né l'eccessiva austerità di vita né la vita troppo mondana, cosí come la dieta dovrebbe essere bilanciata, né troppo parca – il digiuno non è consigliato – né troppo ricca di cibi pesanti o ricchi, ma nutriente e leggera.

Non avendo a disposizione una collina su cui costruire la propria capanna, cercheremo di scegliere per la pratica quotidiana dello Yoga una stanza tranquilla, che non si affacci su una strada rumorosa e inquinata: dovrebbe essere ben arieggiata, luminosa, pulita. Se possibile, questo ambiente dovrebbe essere dedicato solo allo Yoga. Il momento migliore per praticare lo Yoga è la mattina presto o la sera tardi. In ambedue i casi l'ora scelta dovrebbe precedere il pasto: si può praticarlo dopo aver bevuto qualcosa di caldo o preso uno spuntino leggero, ma non a stomaco pieno. Vescica e intestini vanno svuotati prima di accingersi alla pratica Yoga: il corpo e i suoi bisogni non vanno repressi, ma messi nelle condizioni di non provocare disturbo.

Il controllo del respiro è in realtà controllo della pausa tra le due fasi del ciclo respiratorio, inspirazione ed espirazione. Tutti i testi sono espliciti al proposito: l'essenza del *pranayama* è *kumbhaka*, la pausa, la ritenzione del respiro. Nello *Hathapradipika* vengono descritti in dettaglio otto tipi di *kumbhaka*: tra inspirazione ed espirazione, a due narici, a narici alternate, con inspirazione dalla bocca ed espirazione dal naso, modulando il flusso d'aria inspirata, ecc.

Assolutamente preliminare alla pratica del *pranayama* è la padronanza completa dei *bandha*, o almeno di quelli principali. I *bandha* hanno lo scopo di convogliare il prana nella giusta direzione attraverso la contrazione di determinati gruppi di muscoli.

La pausa viene progressivamente allungata dai tempi fisiologici (alcuni secondi) fino a periodi di parecchi minuti. Oltrepassati i limiti normali, insorgono delle modificazioni nella fisiologia cardiovascolare che sono molto particolari: gli *yogin* piú esperti manipolano queste reazioni arrivando a un controllo impressionante del respiro, del battito cardiaco e del loro metabolismo. Anche per queste ragioni il *pranayama* eseguito senza la supervisione di un maestro esperto può essere molto pericoloso. Per altri dettagli sul controllo del respiro si veda alle pagine 460-461.

## Il "corpo sottile"

Anche se maggiormente sviluppata nello *Hathayoga* e *Tantrayoga*, è sottesa allo Yoga in generale l'idea di un "corpo sottile", compenetrato a quello denso ma con anatomia e fisiologia sue proprie. Non si tratta, certo, di concetti di anatomia e fisiologia come noi li intendiamo in Occidente: dissezionando un cadavere, non troveremo strutture corrispondenti a quelle descritte per il corpo sottile, né le funzioni di cui si fa cenno nei testi indiani sarebbero registrabili dai nostri strumenti. Ma neppure si tratta di puro simbolismo o di semplici metafore: la fisiologia del corpo sottile è stata descritta da *yogin* esperti nella sua manipolazione, che avevano raggiunto il controllo delle correnti del *prana* e una conoscenza a un livello che l'uomo comune non ha.

Recentemente è iniziato un tentativo di identificare gli elementi piú importanti della scienza yogica con strutture e funzioni a noi note, appartenenti soprattutto al sistema nervoso, ma bisogna considerare con una certa cautela queste assimilazioni: se è vero che gli *yogin* mettono in azione riflessi rilevabili dalla nostra fisiologia, semplicemente ignorati o trascurati finora, è anche vero che una pedissequa trasposizione della fisiologia yogica in termini di fisiologia occidentale trascurerebbe fenomeni che

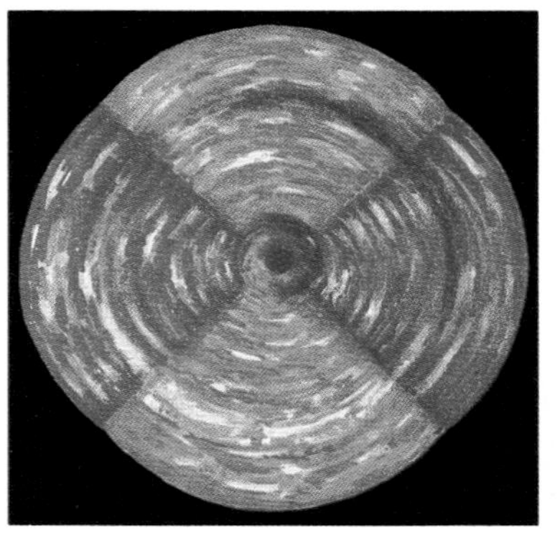

MULADARA CHAKRA

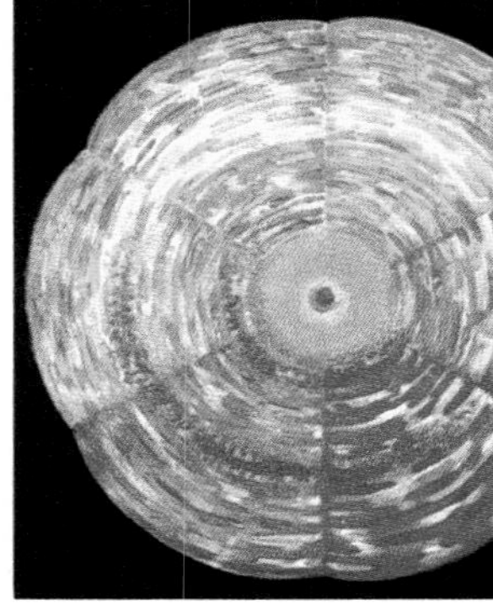

SVADISTANA CHAKRA

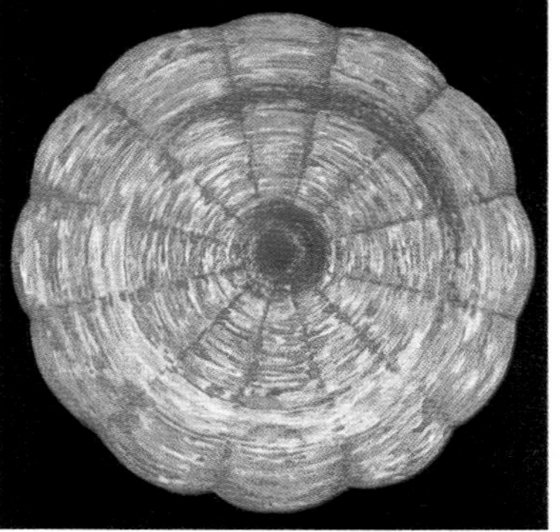

AANHATA CHAKRA

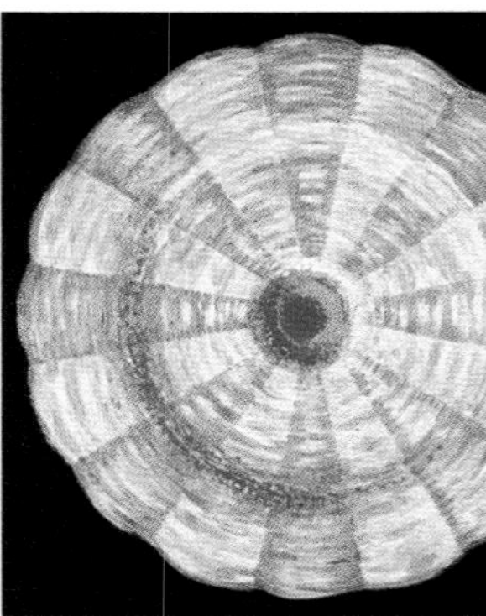

VISUDDA CHAKRA

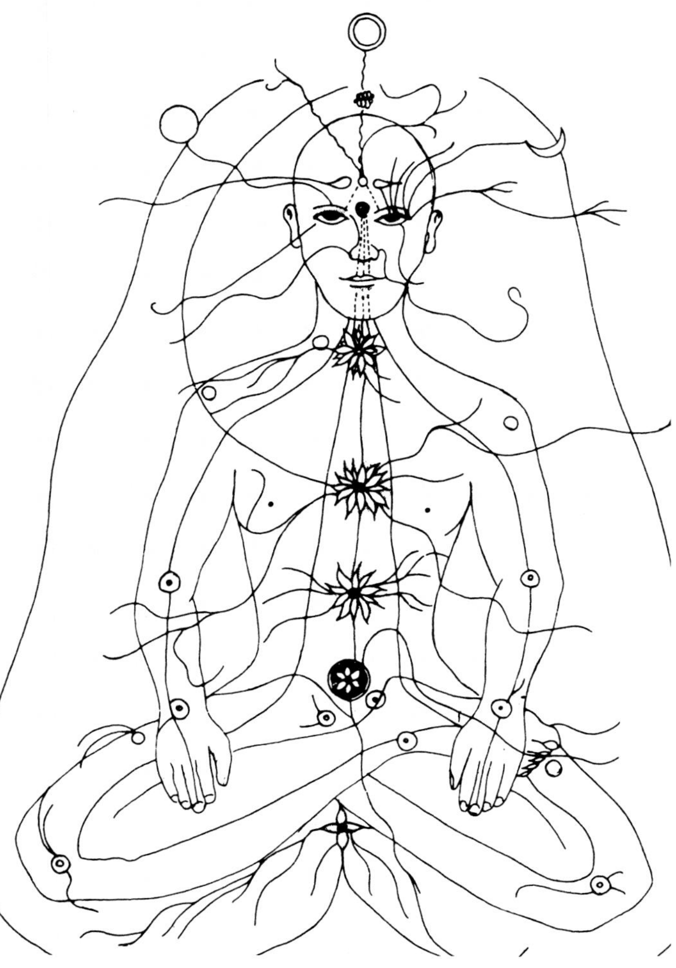

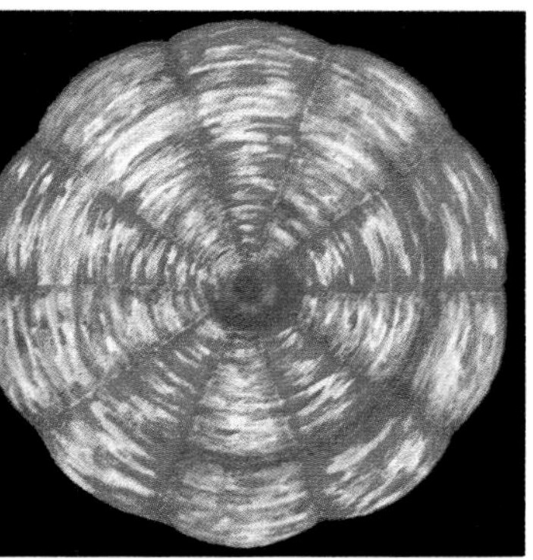

MANIPURA CHAKRA

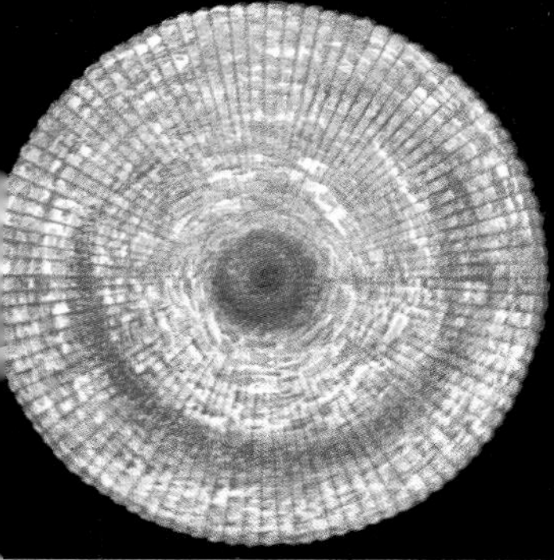

AJNA CHAKRA

I NADI E I CHAKRA *Questa antica immagine, in cui sono rappresentati* i nadi, *canali di energia, e i* chakra, *centri di concentrazione dell'energia, riesce a comunicare il concetto che l'energia non è visibile e perciò rappresentabile graficamente, benché costituisca l'essenza stessa dell'unità individuale. I* chakra *sono rappresentati qui a fianco come movimento di raggi di colore, in numero crescente da 4 fino a 96 raggi, riprendendo le illustrazioni di un testo pubblicato nel 1927 a Madras, in India.*

avvengono su un piano ancora poco conosciuto alla scienza occidentale.

I testi di Yoga parlano di *nadi*, canali in cui scorre il *prana*, e di *chakra*, centri di concentrazione dell'energia. I *nadi* sono tradizionalmente 72.000, cioè numerosissimi: sottili, percorrono tutto il corpo e in essi scorre l'energia. Alcuni *nadi* principali, solitamente una decina, sono descritti in dettaglio nel loro percorso: qui ci limiteremo a menzionare i tre piú importanti.

Il principale in assoluto è *Sushumna*: percorre il dorso verticalmente, dal perineo alla sommità del capo, passando per tutti i *chakra* e viene solitamente identificata col midollo spinale. *Sushumna* è bloccata alla sua base da "*Kundalini* addormentata" e scopo delle pratiche dello *Hathayoga* e del *Tantrayoga* è di sbloccarla e incanalarvi il *prana*, facendolo risalire fino alla sommità del capo per ottenere lo stato *samadhi*.

Parallelamente a *Sushumna*, due *nadi* risalgono, avvolgendosi a spirale attorno a esso, da *Muladara*, il *chakra* piú basso, su fino alla testa, terminando l'uno (*Pingala*) nella narice destra e l'altro (*Ida*) nella narice sinistra. È a causa di questa connessione di *Ida* e *Pingala* con le narici, porte d'accesso del *prana*, che il naso è cosí importante (*vedi pag. 73*) e che la respirazione a narici alternate va eseguita con una certa prudenza: parlando di *pranayama* gli autori *yogin* spesso menzionano *Ida* e *Pingala* e gli effetti di far scorrere il *prana* nell'uno o nell'altro. Alcuni altri *nadi* principali suggeriscono un'analogia con i meridiani dell'agopuntura cinese, anch'essi canali in cui scorre l'energia, e in qualche caso l'identità di percorso è quasi assoluta.

I *chakra* sono sei piú uno alla sommità del capo, spesso considerato a parte. Esiste una ricca iconografia relativa ai *chakra*: ciascuno è rappresentato in modo diverso e ogni dettaglio è simbolo della connessione tra essi e il Cosmo; inoltre, a ciascuno corrisponde uno dei cinque elementi primordiali.

I *chakra* vengono oggi spesso identificati con una parte del sistema nervoso autonomo, detto anche sistema nervoso vegetativo, quello cioè che regola le funzioni degli organi viscerali, dei vasi sanguigni, delle ghiandole, indipendentemente dalla volontà. Questo sistema è anatomicamente distinto da quello che comanda i movimenti e che conduce le stimolazioni sensoriali al cervello, ma è anch'esso organizzato in nervi, raggruppati tra loro in varie combinazioni e interrotti da gangli, sorta di stazioni di smistamento degli impulsi nervosi. Appunto a questo sistema nervoso e ai suoi gangli vengono fisicamente fatti corrispondere i *chakra*.

Partendo dal basso (il *prana* viene indirizzato dal basso verso l'alto) i *chakra* sono i seguenti.

**Muladara chakra:** questo *chakra*, situato nel perineo, è di grandissima importanza per la ragione che da esso partono i tre *nadi* principali: Sushumna, Ida e Pingala. Muladara chakra corrisponde all'elemento Terra e nelle sue rappresentazioni compaiono "Kundalini addormentata", sotto forma di serpente arrotolato, il *lingam* e la *yoni*, simboli rispettivamente dell'organo sessuale maschile e femminile.
**Svadishana chakra:** situato anch'esso sul pavimento pelvico, un poco sopra al precedente. Il suo elemento è l'Acqua.
**Manipura chakra:** situato nella regione ombelicale, viene identificato con il plesso solare. Il suo elemento è il Fuoco.
**Aanhata chakra:** il *chakra* del cuore, situato nel torace. Il suo elemento è l'Aria.
**Visudda chakra:** è nella gola. Il suo elemento è l'Etere.
**Ajna chakra:** è posto in profondità tra le sopracci-

## LA RESPIRAZIONE NELLA MEDICINA AYURVEDICA E NELLO YOGA

La respirazione è una funzione di fondamentale importanza sia nella medicina ayurvedica sia nello Yoga: è il processo che immette nell'organismo l'energia vitale, il *prana* cosmico.

La fisiologia del corpo umano è dominata dai tre *Dosha*, componenti funzionali dell'organismo umano, determinati dalla fusione dei cinque elementi primordiali (*bhuta*) con la vita. I tre *Dosha* sono *Vayu* (il movimento), *Pitta* (l'energia) e *Kapha* (la sostanza): essi dominano tutte le funzioni dell'organismo.

La respirazione è determinata da *Vayu* o, per essere precisi, da quella specializzazione di *Vayu* localizzata principalmente nel torace e nel cuore; altre specializzazioni di *Vayu* determinano il movimento dei fluidi, delle membra, dell'urina, del cibo ingerito, ecc.

Vari fattori influenzano i tre *Dosha*, causandone l'aumento o la diminuzione e ponendo in questo modo i presupposti per uno squilibrio che può sfociare in malattia. I fattori piú importanti sono l'alimentazione, il clima, la stagione, le abitudini di vita. Essendo l'Universo in tutte le sue manifestazioni composto dagli stessi elementi dei tre *Dosha*, la prevalenza di alcuni elementi nel cibo o nell'ambiente può causare un eccessivo accrescimento di uno dei tre *Dosha*. Tra questi fattori in grado di alterare l'equilibrio hanno una particolare influenza su *Vayu* la soppressione degli stimoli corrispondenti ai bisogni immediati del corpo, l'eccessivo sforzo fisico, il consumo esagerato di cibi che aumentano *Vayu*, come quelli di sapore amaro e piccante. I danni del *Vayu* del torace si ripercuotono direttamente sulla respirazione, alterandone il ritmo e la profondità.

Nella medicina ayurvedica la fisiologia e la patologia del respiro rientrano nella visione generale della teoria dei tre *Dosha*, del concetto di salute e di malattia; nello Yoga, invece, la respirazione e il suo controllo hanno un significato particolare e sono oggetto di una specifica trattazione, nota come *pranayama*. Questo termine, spesso interpretato come "controllo della respirazione", significa in realtà controllo del *prana*: *prana* è l'energia universale nella sua accezione piú vasta e anche nella sua manifestazione a livello dell'organismo vivente. Il controllo della respirazione praticato nello Yoga è solo il primo passo per giungere al controllo del *prana* e delle sue sottili correnti all'interno dell'organismo.

La pratica del *pranayama* non è dunque una ginnastica respiratoria per migliorare la funzione polmonare, anche se indubbiamente comporta benefici per la salute, ma è una tecnica particolare che mette in moto meccanismi riflessi normalmente assopiti e va a toccare le correnti del *prana*, il corpo sottile, che nell'uomo comune sfugge al controllo cosciente. Per questo il *pranayama* non va mai assolutamente praticato seguendo le istruzioni di un libro e senza la supervisione di un maestro. Dice Swatmarama nell'*Hathapradipika*: "Con una corretta pratica del *pranayama* si eliminano tutte le malattie. Se la pratica è errata può insorgere ogni sorta di disturbi". Egli specifica, inoltre, che la pratica errata causa una serie di disturbi del *Vayu*, alcuni a carico del sistema respiratorio, altri causati dal localizzarsi di *Vayu* in sedi non sue proprie, e a questo argomento dedica addirittura un intero capitolo.

Per praticare il *pranayama* i tre *Dosha* devono essere in equilibrio: se non lo sono, vengono indicate delle pratiche purificatorie preliminari. Inoltre devono essere padroneggiate alcune *asana* (posizioni) e la tecnica dei *bhanda*, essenziale per non lasciar sfuggire al controllo l'energia che si va a smuovere.

Esistono però degli esercizi respiratori preliminari, che non vanno a incidere sulle correnti del *prana* o lo fanno minimamente, e che possono essere praticati tranquillamente: si tratta del respiro profondo e del respiro a narici alternate. La tecnica del *pranayama* vero e proprio, infatti, consiste nella sospensione del respiro in qualche punto del ciclo inspirazione/espirazione e nel progressivo allungamento e nella manipolazione di questa pausa, detta in sanscrito *kumbhaka*. L'essenza e i rischi del *pranayama* stanno nella sospensione del respiro: se una pausa di alcuni secondi è fisiologica e innocua, il suo progressivo allungamento, come previsto nel *pranayama*, scatena riflessi cardiovascolari e modificazioni fisiologiche profonde.

Preliminare al *pranayama*, inteso nel suo significato piú ristretto di controllo della respirazione con *kumbhaka*, è l'acquisizione della padronanza delle componenti del respiro: inspirazione, espirazione, ritmo, muscolatura respiratoria. Questi esercizi respiratori non sono dissi-

glia. È l'altro *chakra* di massima importanza: qui ha sede la mente e qui si concentra lo *yogin* nei suoi esercizi di meditazione.

**Sahasrara chakra:** è il settimo *chakra*, situato alla sommità del capo. Vi arriva il *prana* spinto su lungo *Sushumna* e vi si realizza *samadhi*. Per questa ragione questo *chakra* è talvolta considerato come a sé stante, come facente già parte di un livello non piú fisico ma trascendente.

I *chakra* sembrano quindi essere punti di connessione tra il "corpo sottile" e il "corpo fisico". Nell'uomo comune i *nadi* sono parzialmente bloccati, *Sushumna* è chiusa e non in funzione, i *chakra* non sono sotto controllo.

Scopo delle pratiche Yoga è di purificare i *nadi*, sbloccare *Sushumna*, deviare il flusso del *prana* da *Ida* e *Pingala* al *nadi* principale e spingerlo verso l'alto cosicché, risalendo, attivi in modo controllato i *chakra* per raggiungere il polo piú alto e realizzare *samadhi*.

mili da quelli già descritti e, insieme al respiro a narici alternate, possono essere eseguiti tranquillamente. Ma tutti gli altri tipi di esercizi vanno eseguiti sotto la supervisione di un maestro che prima valuti l'idoneità dell'allievo e la sua padronanza delle *asana* di base, e poi insegni i *bandha* e spieghi le tecniche respiratorie, controllando che vengano eseguite in modo appropriato.

**Respiro profondo.** Esso è molto simile al respiro diaframmatico (*vedi pag. 93*), in cui all'inspirazione il diaframma viene spinto verso il basso, espandendo cosí la porzione inferiore dei polmoni. Nella respirazione Yoga, però, l'addome non deve gonfiarsi cedendo completamente: la parete addominale deve essere tonica e non rilasciata. L'unico modo per eseguire il respiro diaframmatico come prescritto dallo Yoga, con la parete addominale tonica e non contratta, è di sviluppare la muscolatura con le appropriate *asana*. Una volta rinvigorita la muscolatura addominale, si può facilmente imparare a mantenerla tonica al punto giusto, con l'aiuto di un maestro che ne controlli la resistenza. Il respiro profondo eseguito in questo modo non solo dà beneficio ai polmoni, che vengono espansi completamente, ma spingendo in basso il diaframma contro una parete consistente massaggia gli organi interni rinvigorendoli.

**Nadi Sodhana: respiro a narici alternate.** Questo esercizio consiste nel respirare prima da una narice, poi dall'altra, alternando destra e sinistra. Poiché non comporta la sospensione del respiro tra i due cicli, non è *pranayama*; va però a toccare le correnti del *prana* e si deve quindi eseguirlo con prudenza, senza sforzo, per pochi cicli respiratori ogni volta.

L'esercizio va eseguito seduti in una posizione comoda: la colonna vertebrale deve essere ben dritta, con testa, collo, segmento toracico e lombare in asse l'uno sull'altro. Il braccio sinistro viene tenuto dritto, col polso appoggiato al ginocchio, la mano destra chiude alternativamente l'una o l'altra narice: indice e medio sono ripiegati, il pollice agisce sulla narice destra mentre anulare e mignolo agiscono sulla sinistra, come mostrato nella figura. Iniziare espirando da ambedue le narici, poi chiudere col pollice la destra e inspirare dalla sinistra. Liberare la narice destra, chiudere la sinistra leggermente con anulare e mignolo, espirare e inspirare profondamente con la narice destra; invertire la pressione delle dita, espirare e inspirare con la sinistra. E cosí via, espirazione-inspirazione da una narice seguita da espirazione-inspirazione dall'altra. Ripetere tre cicli di espirazione-inspirazione. Con la pratica l'attenzione sarà sempre meno focalizzata sul movimento delle dita, che diventerà automatico, e potrete concentrarvi sul ritmo del respiro, cercando di regolarizzarlo e di espirare e inspirare nello stesso lasso di tempo.

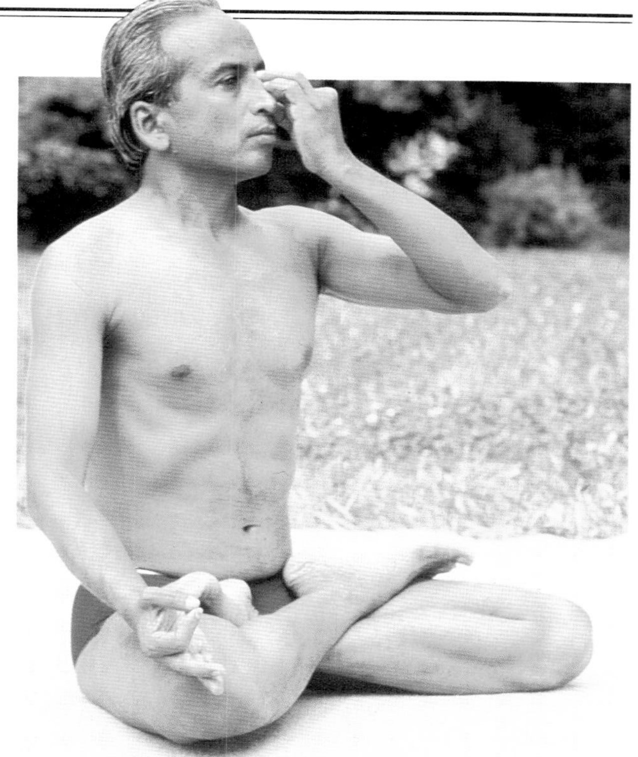

RESPIRO A NARICI ALTERNATE *Questo yogin pratica il respiro a narici alternate usando la mano sinistra grazie alla sua completa padronanza tecnica.*

# Le moderne medicine naturali

*Pur con approcci e teorie differenti, le moderne medicine naturali partono tutte dalla considerazione che l'uomo è un essere naturale, completo e inscindibile, e riconoscono la malattia come una rottura di armonia e di equilibrio. Il concetto ippocratico, che esista in natura un principio o forza capace di guarire, la* vis sanatrix naturae, *era profonda convinzione di ciascuno degli uomini che fondarono le medicine naturali, benché ognuno lo abbia interpretato in modo diverso, a seconda della propria cultura, religione e ambiente.*

Nell'ultimo secolo la medicina europea, che si è diffusa in tutto il mondo a cultura occidentale, ha subíto una drastica trasformazione, partecipando a quello straordinario susseguirsi di scoperte scientifiche che ha rivoluzionato il nostro modo di vivere, rendendo possibile il sorgere e l'evolversi della società industriale. Questo straordinario fervore di studi e di ricerche, che ha toccato tutti i campi del pensiero umano, ha coinvolto uomini diversi per formazione e per convinzioni scientifiche, dando adito a linee di pensiero e di ricerca verso direzioni diverse, talora opposte.

È avvenuto cosí che, contemporaneamente all'affermarsi di una medicina basata sulle nuove acquisizioni di scienze come la chimica, la biochimica e la fisica, altri medici abbiano sviluppato le proprie ricerche e teorie verso un recupero e un approfondimento delle medicine naturali, servendosi della scienza moderna solo per procedere a verifiche e controlli a sostegno di quanto l'esperienza clinica suggeriva loro.

Si sviluppano numerose teorie di medicina naturale, che col tempo subiscono alterne vicende. Alcune sono scomparse, altre hanno avuto momenti di popolarità alternati a periodi di oblío quasi totale.

L'introduzione in terapia degli antibiotici e poi del cortisone sembrò debellare per sempre le medicine naturali: la nuova farmacologia sembrava destinata a sconfiggere in breve tutti i mali! Queste speranze furono presto deluse e oggi le medicine naturali vedono un rinnovato interesse da parte sia dei medici sia dei malati. Ritorno meritato per quelle che sono vere medicine, praticate con serietà e impegno da medici che hanno loro dedicato anni di studio. In mezzo a queste medicine, tuttavia, si sono infiltrate molte pratiche che medicina non sono, bensí mera ciarlataneria, che trae profitto dal favore che tutto quello che si distacca dalla medicina ufficiale gode in questo momento. La promessa della panacea universale, della guarigione miracolosa è sempre una sirena che incanta anche i piú esperti naviganti! Ma, come Ulisse, che si fece legare all'albero della nave con robuste corde per non cedere alla lusinga delle Sirene, cosí anche noi dobbiamo usare i "lacci" della prudenza e del buon senso, scegliendo la medicina e il medico a cui affidarci con oculatezza, aiutati anche da una certa conoscenza delle varie teorie per scegliere quella che piú si confà al caso nostro.

Tra le molte medicine o terapie naturali di cui oggi si parla, vi descriviamo, sia pure succintamente, quelle piú affermate e praticate con maggior serietà. Questo non significa che altre pratiche terapeutiche non possano essere valide; tuttavia ancora una volta vi consigliamo prudenza prima di sperimentarle su voi stessi o sui vostri cari. Anche pratiche di per sé innocue (e questo non è sempre vero, talune possono far danno) lasciano gravi conseguenze per le false speranze che inducono, cui seguono inevitabili delusioni. La sfiducia e lo scoramento che provengono non solo dal fallimento della cura ma anche dal sapere di essere stati ingannati peggiorano il male, e qualche volta impediscono di ricercare la terapia che potrebbe invece dare buoni risultati.

## I FONDATORI DELLE MEDICINE NATURALI

Le scienze progrediscono sempre grazie alla discussione e alle critiche da parte di coloro che affrontano i problemi da punti di vista differenti da quelli comunemente accettati o che, per felice intuizione, riescono ad avere visioni piú ampie della realtà. Nell'ambito delle scienze mediche, tra coloro che, dopo studi e ricerche e grazie alle loro personali esperienze, formularono nuove teorie, vanno ricordati i fondatori delle moderne medicine naturali. Per il loro spirito innovatore la medicina tutta ha verso questi uomini un debito di riconoscenza: il loro diverso modo di considerare la malattia e l'uomo ammalato ha costituito e continua a costituire il seme e lo stimolo di nuove idee e nuove ricerche.

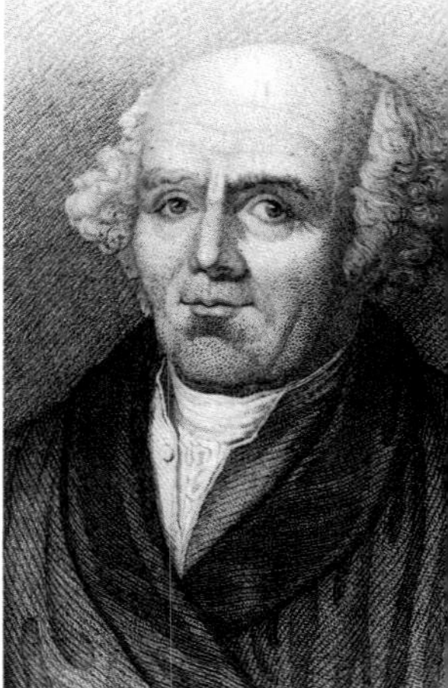

SAMUEL HAHNEMANN, (1755-1843), FONDATORE DELL'OMEOPATIA *Già 200 anni fa, all'epoca della sua formulazione, questa teoria medi[…] fu al centro di controversie e ancor[…] oggi i fenomeni dell'omeopatia, pur molto diffusa, non hanno trovato una spiegazione scientific[…]*

# Le medicine manipolative

Le manipolazioni vertebrali come parte della medicina risalgono a tempi antichissimi: infatti le ritroviamo nella medicina cinese, in quella indiana, egiziana, a Ceylon e tra i brasiliani del Mato Grosso. Anche gli Incas, gli Aztechi e gli altri Indiani d'America le praticavano. Nonostante questo, erano cadute in disuso in Occidente, cosí come tutte le altre pratiche di terapia manuale e di movimento (massaggio, ginnastiche, ecc.).

Le due principali scuole moderne di medicina manipolativa, l'*osteopatia* e la *chiropratica*, hanno inizio alla fine del secolo scorso in Nord America. Il mescolarsi di tante diverse culture, le dure condizioni di vita in un Paese in cui i presidi medici erano scarsi e che abbondava piú di guaritori che di medici, la necessità di trovare delle espressioni spirituali e culturali nuove, diverse da quelle della vecchia Europa che ci si era lasciati alle spalle (si pensi alle molte sette religiose che nascono in questo periodo): questi sono alcuni dei fattori che hanno contribuito al nascere di queste teorie nel Nord America.

Il pioniere di questo modo nuovo di considerare la malattia e il primo a propugnare questi metodi di cura fu il dottor Andrew Taylor Still, fondatore della scuola osteopatica. Pochi anni piú tardi, un guaritore canadese, David Daniel Palmer, iniziò interessandosi alle teorie e alle scoperte del dottor Still e dell'allora molto discussa "scuola osteopatica", ma se ne discostò per dare inizio a una diversa scuola, quella chiropratica, diversa sia nelle teorie fondamentali sia nella pratica.

Da allora l'una e l'altra scuola hanno avuto alterne vicende, ma nel complesso il favore del pubblico non le ha mai abbandonate fino a che, negli anni immediatamente successivi al Secondo Conflitto Mondiale, si sono sparse in tutto il mondo occidentale. Mentre nei Paesi di lingua inglese le due scuole sono rimaste divise, altrove sono sorte scuole diverse le quali, benché fondamentalmente risalgano a una di queste due correnti principali, spesso prendono metodiche e manualità sia dall'una sia dall'altra. In Italia non esistono scuole riconosciute di osteopatia o di chiropratica, e non è facile sapere se un medico che pratica le tecniche manipolative appartenga all'uno o all'altro indirizzo.

## L'osteopatia

L'osteopatia nasce nel Centro Ovest americano (il MidWest dei pionieri) verso la fine del secolo

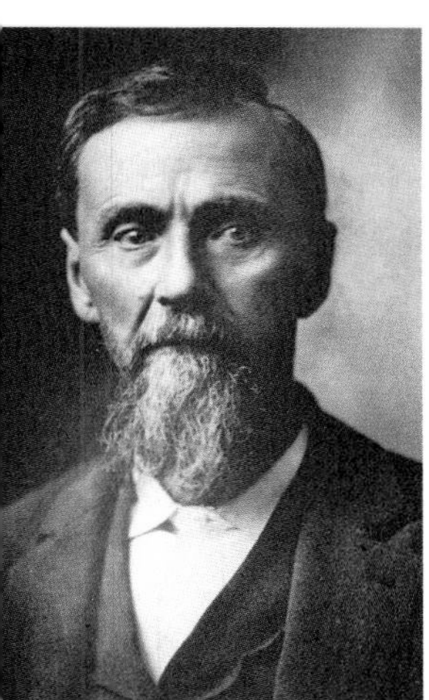

NDREW TAYLOR STILL (828-1917), FONDATORE ELL'OSTEOPATIA *Oggi rgamente diffusa in tutto il ondo occidentale; Still ebbe oltre il merito di riportare l'attenzione della classe medica uso delle manipolazioni come etodo terapeutico.*

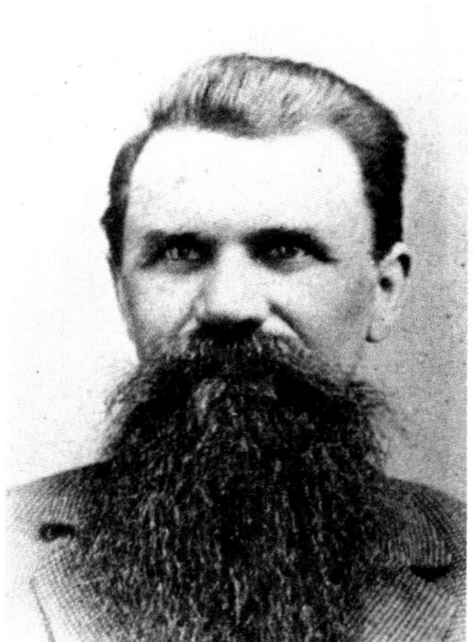

DAVID DANIEL PALMER, FONDATORE NEL 1895 DELLA CHIROPRATICA MODERNA. *Uomo dall'ingegno vivace e dall'insaziabile curiosità, era un vorace lettore. Le sue teorie nascono dall'incontro tra la sua vasta esperienza come guaritore e la sua approfondita cultura.*

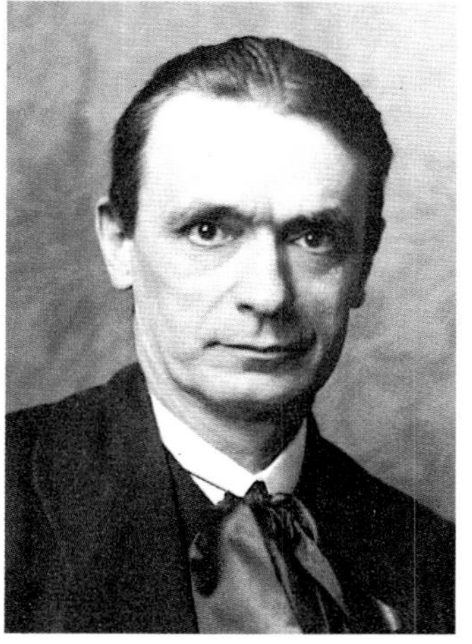

RUDOLF STEINER (1861-1925), FONDATORE DELLA MEDICINA ANTROPOSOFICA *Questa si basa sul principio, da Steiner stesso enunziato, che "una vera medicina può esistere solo se approfondisce la conoscenza dell'uomo secondo corpo, anima, spirito".*

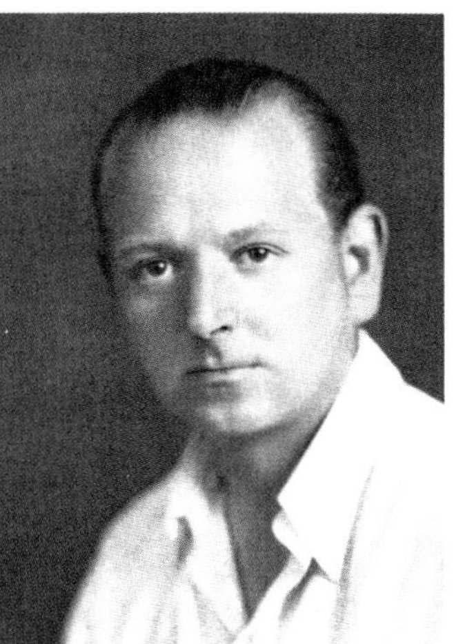

EDWARD BACH (1886-1936), SCOPRÍ I RIMEDI DAI FIORI *Medico, ricercatore, microbiologo, era convinto che in natura dovesse esistere il rimedio semplice e definitivo capace di curare l'uomo e non la malattia, rimedio che individuò nei fiori selvatici.*

scorso. Il nome osteopatia è stato coniato dall'unione di due parole greche, *osteo* che significa osso, e *pathos* che significa malattia: perciò letteralmente significherebbe malattia delle ossa, mentre in realtà vuole indicare una serie di condizioni patologiche che derivano dall'uso scorretto delle ossa e delle articolazioni, specialmente da difetti di posizione e in particolar modo della colonna vertebrale.

La teoria osteopatica fu sviluppata dal medico americano Andrew Taylor Still (1828-1917), che praticava la medicina nel Missouri. Medico attento e meticoloso, egli era particolarmente abile nel riassestare le fratture ossee e le slogature, patologia molto frequente in quelle condizioni ambientali. La tragica morte per meningite di tre dei suoi figli giovinetti, mentre la medicina da lui praticata nulla poteva per aiutarli, lo spinse a studiare con diversi occhi l'insorgere e l'evolversi delle malattie e, dopo sedici anni di studi attenti e puntigliosi, nel 1876 egli rese noto il nuovo e originale metodo di terapia da lui elaborato.

Still fondò la prima scuola di osteopatia nel 1897. Da allora, in meno di vent'anni, questa pratica fu riconosciuta in tutti gli Stati Uniti d'America. Dall'America fu portata in Inghilterra da uno dei discepoli di Still il quale fondò la prima scuola osteopatica inglese alla fine dell'Ottocento. In Italia si è diffusa solo in anni molto recenti, e tuttora non viene insegnata in scuole o università riconosciute, benché abbia incontrato il favore di un vasto pubblico.

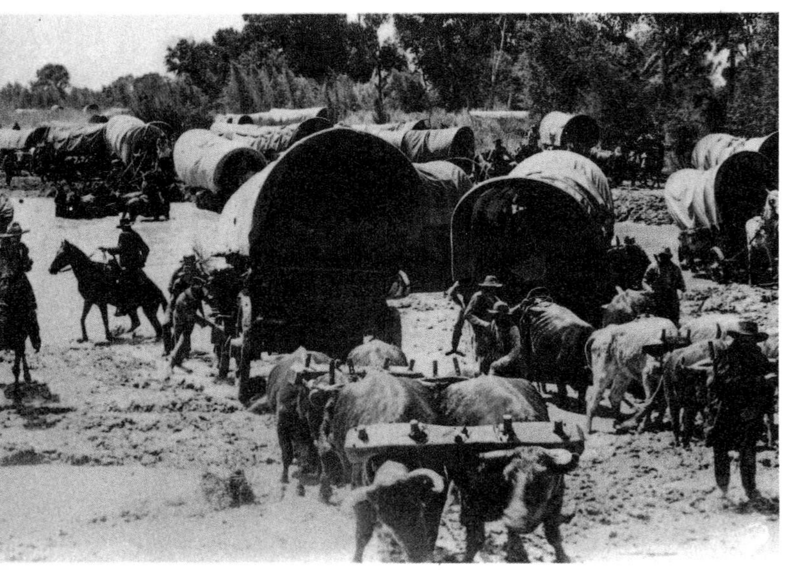

UN MEDICO TRA I PIONIERI *La dura vita di coloro che conquistarono il continente americano li esponeva non solo a numerose malattie ma a continui accidenti che colpivano particolarmente il sistema muscolo-scheletrico. Andrew Taylor Still, medico appassionato e attento osservatore, fondatore dell'osteopatia, ebbe modo di constatare le conseguenze per la salute generale dell'individuo di difetti e malposizioni.*

**La preparazione del dottore in osteopatia.** Negli Stati Uniti, in Canada, in Inghilterra e in altri Paesi gli osteopati hanno il titolo di dottore in osteopatia, titolo che ottengono dopo aver frequentato dei corsi a livello universitario della durata di quattro anni. Lo studio del sistema muscolo-scheletrico, sia nell'anatomia sia nella fisiologia, è particolarmente approfondito, molto piú che nelle normali scuole mediche. I programmi di studi dei colleges universitari riconosciuti negli Stati Uniti comprendono gli insegnamenti fondamentali delle scienze biologiche (biologia, biochimica, patologia generale, ecc), e includono lo studio della farmacologia e della chirurgia, oltre che della medicina generale. Per questo, in alcuni Stati americani il titolo di dottore in osteopatia dà diritto alla pratica di tutta la medicina, compresa la chirurgia, equiparando a tutti gli effetti coloro che escono da queste scuole ai laureati in medicina. Questi colleges sono collegati a ospedali osteopatici, dove gli studenti fanno pratica e dove vengono portati avanti studi e ricerche.

**Le basi teoriche dell'osteopatia.** La teoria, cosí come fu enunciata da Still, si basa su tre principi fondamentali. Il primo sostiene che ogni organismo vivente contiene in sé la capacità di resistere alla malattia e di riparare i danni che questa può causare. Il secondo asserisce che il corpo è un'unità in cui gli organi e i sistemi sono uniti da relazioni reciproche e pertanto non possono essere considerati separatamente. Il terzo principio, infine, stabilisce la presenza di lesioni fisiche, dette "lesioni osteopatiche", in tutte le malattie.

Le lesioni osteopatiche sono costituite da disturbi del sistema muscolo-scheletrico che ne danneggiano la naturale integrità, ma sono soprattutto localizzate nelle articolazioni intervertebrali a causa della difficoltà che ha l'uomo ad adattarsi alla stazione eretta. I nostri piú lontani antenati, infatti, camminavano a quattro zampe come ancora fanno tutti gli animali superiori con una struttura scheletrica simile alla nostra. La difficoltà a mantenersi eretti, ossia lo "stress posturale", specie durante il lavoro, o comunque quando compiamo degli sforzi o per atteggiamenti scorretti, esercita sulla colonna vertebrale delle pressioni ripetute che alla lunga ne danneggiano, sia pure impercettibilmente, il già difficile equilibrio.

**La pratica.** La teoria osteopatica include una serie di metodi diagnostici atti a individuare questo tipo

UN OSTEOPATA ALL'OPERA *La fase piú delicata della cura osteopatica è la diagnosi. La sensibilità e la precisione del medico sono fondamentali per individuare i difetti anche minimi della muscolatura e delle strutture periarticolari, difetti che non sarebbero comunque evidenziabili con nessun esame strumentale. Il paziente deve essere completamente rilasciato, non aver timore, affidandosi alle mani del terapeuta senza opporre resistenza ai movimenti. Solo cosí potrà divenire cosciente del proprio corpo e parte attiva della terapia, controllando le proprie posizioni e i propri movimenti in ogni momento e attività.*

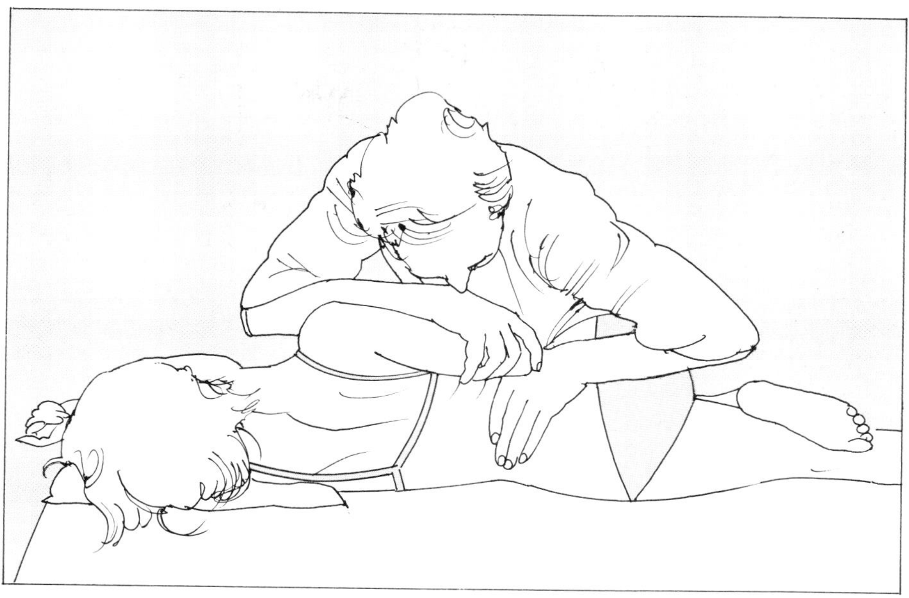

di lesioni, spesso ignorate o trascurate dalla medicina ortodossa. Si tratta fondamentalmente di una diagnosi clinica: infatti gli esami strumentali, come quelli radiologici, non possono cogliere gli spasmi muscolari, le limitazioni di movimento, le modificazioni dei tessuti periarticolari che rappresentano tanta parte della diagnostica osteopatica. L'esame deve essere fatto con grande cura ed è molto importante che il paziente si senta a proprio agio per muoversi spontaneamente e per non opporre resistenza alle manovre di movimento, attivo o passivo, che l'osteopata deve fargli eseguire.

La terapia osteopatica consiste soprattutto in manipolazioni del sistema muscolo-scheletrico per correggerne i difetti strutturali. Si tratta per lo piú di manovre morbide e complesse, eseguite su parti del corpo relativamente ampie e non su una singola articolazione. Tali manipolazioni hanno valore sia di terapia sia di prevenzione, poiché le lesioni osteopatiche in un soggetto apparentemente sano presto o tardi possono provocare delle malattie non solo locali ma di organi, sistemi o funzioni lontani dalla zona della lesione.

Inoltre, l'osteopata incoraggia il paziente a divenire cosciente del proprio corpo e della meccanica dei suoi movimenti, e gli insegna a prendersene cura attraverso una serie di movimenti ed esercizi adatti a ciascun caso. Questi hanno lo scopo di ristabilire i giusti rapporti tra i vari segmenti scheletrici e di rilassare e rinforzare la muscolatura di sostegno. Si tratta per lo piú di esercizi posturali e non dinamici (*vedi capitolo L'uomo e il movimento*).

**L'osteopatia oggi.** Nei settant'anni trascorsi dalla sua introduzione, l'osteopatia ha raccolto il favore di una vasta parte di pubblico ed è stata sottoposta a verifiche sperimentali secondo i concetti piú moderni. Spesso avversata o derisa dalla medicina ufficiale, oggi è riconosciuta come tecnica terapeutica per le affezioni locali, ma molti ancora contestano i suoi successi per affezioni organiche o di sistemi che non sono considerati come direttamente collegati a quello muscolo-scheletrico.

Tuttavia l'asserzione degli osteopati, che il corpo debba essere considerato un tutto organico, trova conferma dalle piú recenti scoperte biochimiche. Va detto, inoltre, che è pur vero che gli organi sono strettamente collegati ai tessuti di sostegno che li mantengono nella loro sede e che da questo tipo di tessuti sono in parte formati. È evidente che il legame tra organi e strutture di sostegno non può essere puramente anatomico ma è necessariamente anche funzionale.

## La chiropratica

La chiropratica è forse la forma di medicina naturale piú diffusa negli Stati Uniti, dove si calcola che piú di 8 milioni di persone si rivolgano ogni anno a questo tipo di terapia. Benché superficialmente possa apparire molto simile all'osteopatia, in realtà se ne differenzia profondamente nella teoria e negli scopi terapeutici che persegue.

Il nome chiropratica deriva da due parole greche, *kheir* e *praxis*. Il primo termine significa "mano", mentre il secondo termine indica l'agire. Le due parole assieme quindi stanno a significare "cura con le mani". Fu un paziente di David Daniel Palmer, lo scopritore della chiropratica, che la battezzò con questo nome negli ultimi anni dell'800. Palmer era un guaritore canadese che scoprí questo metodo di terapia, con una felice intuizione, nel 1895.

Attraverso la pratica e stimolato dalle teorie osteopatiche, Palmer si convinse che le sub-lussazioni vertebrali erano alla base di molte malattie. Per sub-lussazione si intende un lieve spostamento nell'articolazione fra due vertebre, mentre una lussazione comprende anche un danno ai tessuti che compongono l'articolazione. Egli pensò che la debolezza di molti organi, di tessuti e funzioni derivasse da un difetto di trasmissione del sistema nervoso, specialmente nel punto di uscita dei nervi dalla colonna vertebrale. Il primo paziente sul quale mise alla prova le proprie teorie era sordo da molti anni. A un accurato esame della colonna vertebrale Palmer trovò che una vertebra era in una posizione che appariva anormale. Dopo un'attenta palpazione, impresse alla vertebra una spinta manuale e, con grande sorpresa sua e del paziente, questi tornò a sentire. Si era nel 1895.

Proprio nello stesso anno furono scoperti i raggi X e la possibilità di esaminare radiologicamente la posizione delle vertebre divenne ben presto uno dei fondamenti della chiropratica. Palmer continuò i propri studi e raccolse numerosi discepoli. Per questo egli fu arrestato e imprigionato con l'accusa di abuso della professione medica. I suoi allievi, e specialmente suo figlio Bartlett Joshua, gli rimasero vicini e continuarono gli studi intrapresi sotto la sua guida. Nel 1905 fondarono la *Palmer School of Chiropractics* nello Iowa (USA), e negli anni immediatamente successivi altre scuole in vari Stati dell'Unione. Piú tardi le scuole di chiropratica furono riconosciute come studi a livello universitario.

La chiropratica, come l'osteopatia, giunse in Europa attraverso l'Inghilterra. L'unico Paese europeo dove è ufficialmente riconosciuta, previo il superamento di appositi esami, è la Svizzera. In Italia può essere praticata solo da medici laureati o comunque sotto il controllo e la responsabilità di un medico.

**Le basi teoriche della chiropratica.** I nervi che si staccano dal midollo spinale passano obbligatoriamente negli spazi situati tra una vertebra e l'altra (forami intervertebrali) e Palmer pensò che i danni provocati da variazioni nei rapporti articolari tra due vertebre danneggiassero la trasmissione nervosa. La medicina moderna oppone a questa tesi dati sperimentali, secondo i quali piccolissimi stiramenti o lievi compressioni di grossi tronchi nervosi, come si possono verificare per minimi spostamenti vertebrali, non producono effetti patologici. Ma questo non invalida la teoria che sta alla base della chiropratica. Infatti secondo Palmer e i suoi primi discepoli l'effetto terapeutico della manipolazione chiropratica non era anatomo-funzionale ma di ben diversa natura.

Uomo di cultura e di vaste letture umanistiche, Palmer era convinto che, come l'universo è controllato da una Intelligenza Universale, allo stesso modo ogni funzione umana in ogni attimo della vita è guidata da una Intelligenza Innata. Parte di questa Intelligenza Innata forma il substrato dell'intelligenza dell'uomo e può essere usata coscientemente attraverso l'educazione e lo studio. "Salute" significa un perfetto controllo da parte dell'Intelligenza Innata: quando qualcosa interferisce con il normale controllo esercitato da questa forza interna, insorge uno stato di malattia, che può manifestarsi in qualunque organo o sistema. Il controllo da parte dell'Intelligenza Innata raggiunge tutto il corpo a partire dal cervello seguendo la via nervosa, cioè midollo vertebrale e nervi che da questo si dipartono. Se fattori anche minimi provocano un disturbo lungo questa via di trasmissione tale da impedirne il libero flusso, si manifesterà una malattia a valle dell'ostruzione, non importa in quale punto, anche lontano.

Secondo questa teoria, l'ostruzione può provocare malattia anche senza che localmente avvengano delle trasformazioni patologiche del tessuto nervoso o dei tessuti che avvolgono il nervo, ossia delle trasformazioni visibili e rilevabili con i normali metodi di indagine della medicina moderna.

La chiropratica è il metodo usato per rimuovere l'ostruzione facendo sí che l'Intelligenza Innata possa scorrere nuovamente. Non la manipolazione in sé stessa porta alla guarigione, bensí la "forza interiore" che sta in noi: questa e non il dottore, che non ne ha il potere, ci guarisce. Infatti il potere di guarire è al di sopra e al di là del controllo di qualsiasi uomo, mentre tutto ciò che il medico può fare è di favorire l'azione della forza innata.

Questo concetto di Intelligenza Innata si rifà al primo principio fondamentale dell'osteopatia enunciato da Still, che a sua volta si avvicina molto al concetto ippocratico di "forza sanatrice" insita in ogni essere vivente, di cui abbiamo parlato all'inizio di questo volume. Ippocrate stesso dava grande importanza alla corretta posizione delle vertebre, dicendo che non è necessario che una vertebra vada fuori posto di molto per causare disturbi al paziente: basta uno spostamento anche minimo.

**La preparazione del chiropratico.** Dalla fondazione della prima scuola di chiropratica nel 1905, piú tardi riconosciuta come Istituto di Istruzione Superiore, molte altre scuole sono sorte in Nord America e nel resto del mondo. Negli Stati Uniti vi

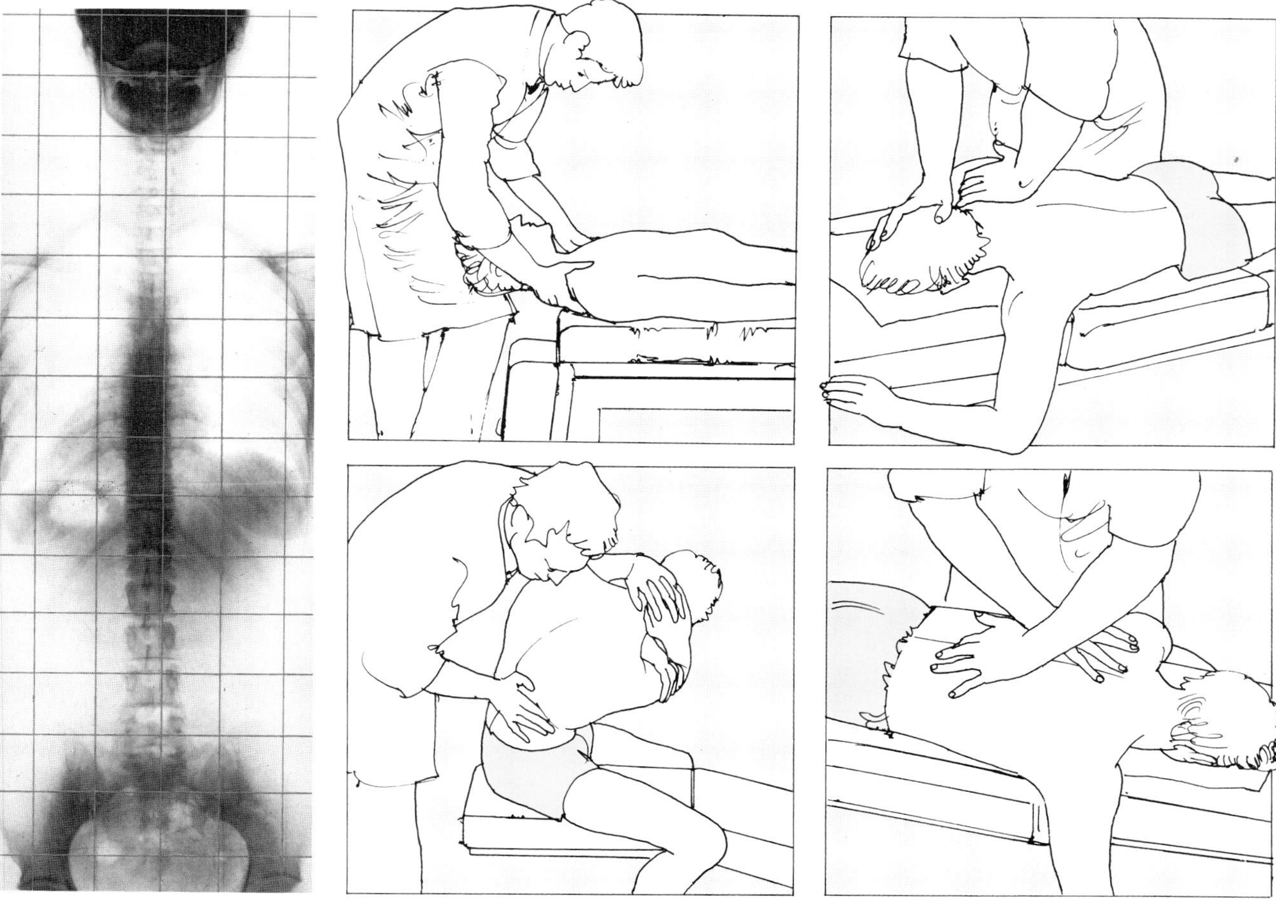

COME SI APPLICA LA CHIROPRATICA *L'esame radiologico è fondamentale per l'applicazione delle manovre di chiropratica. Nella radiografia qui sopra si vede una intera colonna vertebrale radiografata su un reticolo che ne mette in evidenza anche le piú piccole deviazioni. Il chiropratico controllerà con la palpazione sia le articolazioni sia i tessuti circostanti (nella* fig. 1, *l'area cervicale), poi procederà alla manipolazione, mettendo il paziente nella miglior posizione per un completo rilassamento dell'area da trattare* (fig. 2, 3, 4). *La manovra deve essere veloce e decisa ma non violenta né dolorosa.*

sono tredici istituti universitari di chiropratica, alcuni accreditati legalmente, altri no. Altre scuole di chiropratica esistono in Canada, in Inghilterra e in Australia. Il corso di studi dura 4 o 5 anni, divisi per semestri, come d'uso nei Paesi anglosassoni.

Tra le materie di insegnamento, molte sono comuni a quelle dei corsi di medicina come la chimica, la fisiologia, la microbiologia, la patologia generale, l'igiene della nutrizione, l'ortopedia e l'anatomia, il cui studio è tuttavia molto piú approfondito che nei normali corsi medici; altre materie, invece, sono caratteristiche di questi corsi, come la biomeccanica e le tecniche di chiropratica. Anche la radiologia viene studiata con particolare riguardo per la valutazione dello scheletro.

**La chiropratica oggi.** Mentre l'osteopata si basa soprattutto sull'esame fisico del malato e spesso agisce senza aver bisogno di vedere una radiografia, il chiropratico, prima di procedere alla manipolazione, ricorre di norma alle stesse procedure diagnostiche impiegate dalla medicina ufficiale, specialmente agli esami neurologici, ortopedici, biochimici, ecc. Particolarmente importante è l'esame radiologico della colonna vertebrale intera, fatto con speciali apparecchi che permettono di radiografare sopra un reticolo che mette in evidenza le deviazioni, anche minime, delle singole vertebre.

Molto importante è anche la valutazione delle curve spinali. Infatti, la colonna vertebrale normale non è dritta (*vedi pag. 328-329*), ma presenta delle curvature che corrispondono alle differenti parti di essa: cervicale, toracica, lombare e pelvica. Qualunque variazione in una di queste curvature comporterà necessariamente delle modificazioni compensatorie nelle altre, con conseguente spostamento dell'asse posturale (*vedi pag. 330*).

Il chiropratico dovrà osservare con estrema attenzione non solo la situazione anatomica della colonna, ma anche la mobilità e la postura, cercando di individuare la causa prima di eventuali

### LA MEDICINA MANIPOLATIVA NELLA STORIA E NELLA LEGGENDA

Forse il piú antico documento che contiene una descrizione delle manipolazioni vertebrali, elencando anche i casi in cui sono indicate, è un papiro egiziano che probabilmente risale al secondo millennio avanti Cristo. Si tratta del papiro noto col nome di *Papiro Smith* o *Papiro di New York*. Le indicazioni alla manipolazione sono tuttora valide: distorsioni, sublussazioni e lussazioni o frattura delle vertebre cervicali, distorsioni di qualsiasi vertebra.

La straordinaria capacità di resistere al dolore e alla fatica degli Indiani d'America era attribuita all'abitudine delle loro donne di legare i bambini, che portavano sulla schiena, a un'asse finché la loro colonna assumeva le curve normali essenziali a un giusto sviluppo del fisico. La conoscenza di raffinate manipolazioni vertebrali e la loro pratica erano comunque diffuse fra tutti gli Indiani d'America.

In Indocina (Birmania, Malaysia, Thailandia, Vietnam) e nella Cina meridionale erano le donne che, per tradizione tramandata di madre in figlia, praticavano con i piedi le manipolazioni della colonna. Esse venivano istruite in quest'arte sin da bambine. Queste manipolazioni erano intese non per curare i mali di schiena ma, secondo i principi dell'osteopatia, come terapia per le piú svariate malattie.

In Cina le manipolazioni osteo-articolari facevano parte non solo dell'arte medica ma anche del *Qigong*. Le varie Scuole di Arti Marziali avevano elaborato tecniche particolari, molte delle quali segrete, che venivano insegnate solo agli adepti dopo un certo grado di preparazione. Da esse deriva la tecnica giapponese di massaggio detta *shiatsu*, che fu introdotta in Giappone contemporaneamente alle arti marziali, e come queste subí nel tempo notevoli modificazioni.

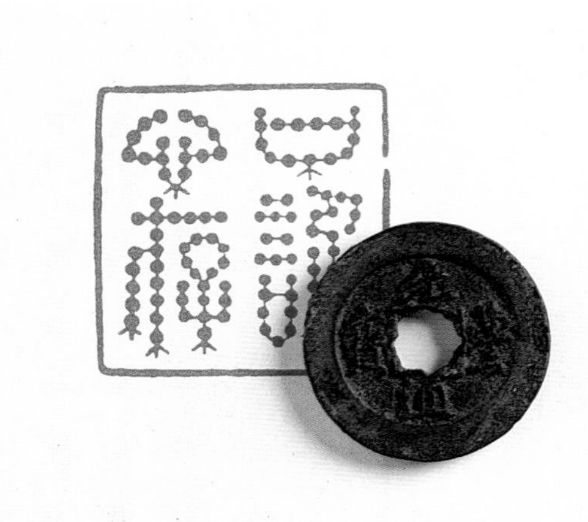

In Cina è tuttora in uso la pratica popolare di adoperare una moneta di rame (la tipica moneta cinese con un foro quadrato al centro, qui illustrata) per operare delle pressioni ai lati delle vertebre cervicali, con le piú diverse indicazioni.

modificazioni, ossia il punto che per primo è uscito di posto dando origine alla lunga catena delle compensazioni. Individuata la vertebra sub-lussata procederà infine alla necessaria manipolazione per correggerne la posizione. La manipolazione, se è fatta correttamente, non deve provocare dolore. Ciò si ottiene agendo non con la forza, ma attraverso la precisione del movimento, compiuto nel momento di maggiore e completo rilassamento della zona su cui si agisce.

Contrariamente a quanto molti credono, l'indicazione principale di questa terapia non è il mal di schiena o i molti dolori e disturbi della colonna vertebrale stessa, bensí i disturbi e le malattie che coinvolgono gli organi interni, gli organi di senso e le strutture periferiche, ossia gli arti e il capo. È ovvio che non tutte le malattie guariscono attraverso la chiropratica, ma solo quelle in cui la causa prima risiede in una malposizione vertebrale. Queste oggi sono in aumento a causa delle molte sollecitazioni e dei traumi grandi e piccoli cui andiamo soggetti per l'uso sempre piú diffuso dei mezzi meccanici come strumenti sia di trasporto sia di lavoro.

# L'omeopatia

L'omeopatia è una dottrina medica che è stata sviluppata alla fine del Settecento dal medico tedesco Christian Friedrich Samuel Hahnemann (1755-1843). Princípi di cura analoghi erano già stati applicati nell'antichità, per esempio da Ippocrate, e nel Medioevo da Paracelso; dopo di lui tra i medici che provarono l'effetto dei medicinali sulle persone sane vi fu l'austriaco Anton Störck, che tra il 1760 e il 1762 annotava esperimenti compiuti con la cicuta, lo stramonio, il giusquiamo e l'aconito. Ai suoi lavori attinse e si ispirò Hahnemann che fu il primo a formulare chiaramente la teoria omeopatica. Il nome deriva dalla fusione di due parole greche: *homoios* (simile) e *pathos* (sofferenza) ovvero "simile alla malattia", secondo il principio di questa particolare terapia, cioè quello di curare con ciò che assomiglia alla malattia.

In un lavoro pubblicato nel 1796 Hahnemann aveva descritto per la prima volta il principio omeopatico: imitare la natura, che guarisce una malattia cronica col sopravvenire di un'altra malattia. Applicare insomma contro la malattia da guarire quel farmaco che è in grado di provocare un'altra malattia artificiale il piú possibile simile alla prima. Curare secondo l'aforisma *similia similibus curentur* (i simili curano ciò che loro assomiglia).

Hahnemann contrappose il concetto di omeopatia a quello ippocratico di allopatia, termine che deriva dal greco *allos* (altro) e *pathos* (sofferenza), per indicare il principio secondo cui la medicina deve opporsi ai sintomi della malattia e domarli. In pratica curare con ciò che si manifesta in modo contrario, per esempio il caldo con il freddo, ecc.

La possibilità della cura "con il simile" non è una scoperta di Hahnemann, ma la si trova in tutte le medicine conosciute. L'originalità dell'insegnamento di Hahnemann sta nella sua convinzione che le medicine non curino grazie alle sostanze che contengono, bensí attraverso le forze immateriali e incorporee insite in esse. Forze che si manifestano maggiormente quanto piú si diluisce il medicinale. Grandi quantità di medicinale possono, infatti, danneggiare l'organismo e provocare nelle persone sane, anche se in dosi non completamente tossiche, uno stato di quasi malattia, con modificazioni psichiche e fisiche. L'insieme di questi fenomeni nell'omeopatia viene definito "quadro farmacologico".

Se invece quello stesso medicinale viene usato in piccolissime dosi, dosi omeopatiche appunto, può suscitare nell'ammalato un cambiamento di reazioni che porta alla guarigione. Ciò avviene quando i sintomi sono simili a quelli che il medicinale provoca nelle persone sane. Per esempio, la caffeina in grandi quantità agisce da eccitante sulle persone sane, mentre in piccole dosi ha un'azione tranquillante sui pazienti nervosi.

Questi concetti sono stati oggetto di ricerca e di sperimentazione fin dai tempi di Hahnemann e in molti casi la teoria omeopatica ha trovato valide conferme. Tuttavia, una buona parte dei princípi da lui enunciati ha lasciato il posto a conoscenze piú aggiornate; l'omeopatia come metodo terapeutico non resta ancorata a vecchie regole fisse, ma è anzi in continua evoluzione e viene costantemente perfezionata. La consapevolezza dei suoi limiti è alla base dello sviluppo continuo delle ricerche.

Gli omeopati non esitano a far notare che esistono casi nei quali il trattamento omeopatico non ottiene alcun successo, e nei quali è necessario seguire i trattamenti della medicina "ufficiale". Tuttavia sostengono che ci sono casi in cui l'omeopatia ha dato significativi risultati quando tutti i sistemi della medicina ufficiale avevano fallito. Soltanto il medico omeopata può decidere, in base alla diagnosi e alla sua esperienza, se un trattamento omeopatico è indicato o no per una data malattia. In nessun caso un paziente dovrebbe compiere esperimenti da solo. La convinzione che i medicinali omeopatici non sono dannosi per il loro basso dosaggio è molto diffusa e pericolosamente sbagliata!

Le teorie omeopatiche sono semplici e chiare, ma il corretto trattamento è molto difficile e deve essere di competenza dello specialista.

**La nascita dell'omeopatia.** Hahnemann non aveva studiato solo medicina, possedeva anche approfondite conoscenze di chimica farmaceutica. Dopo aver praticato come medico in numerose città tedesche e pubblicato anche alcuni trattati, era rimasto cosí deluso dalla medicina del suo tempo, che per un certo periodo si era dedicato al lavoro puramente scientifico. Tradusse i lavori del medico scozzese William Cullen che attribuiva l'effetto della corteccia di china (chinino) sulla malaria al fatto che, appartenendo agli amari stomachici, migliorasse le funzioni dello stomaco.

Hahnemann era però di parere contrario poiché attraverso la combinazione delle sostanze piú amare con quelle piú astringenti si ottiene una composizione che possiede, anche in piccole dosi, questa caratteristica molto piú della sola corteccia di china, e che tuttavia non cura la febbre. Ma Cullen non aveva tenuto presente né spiegato questo fenomeno.

Hahnemann intraprese allora un esperimento su sé stesso per esaminare a fondo l'effetto della corteccia di china, annotando nel suo diario: "Ho assunto per alcuni giorni due volte al giorno 4 dramme di corteccia di china. Subito e i piedi e la punta delle dita mi diventano freddi, mi sento fiacco e assonnato, poi comincia a battermi il cuore, il polso è frequente; un'ansietà insopportabile, un tremore (ma senza brividi) e un senso di spossatezza si diffonde per tutte le membra; poi un pulsare nella testa, rossore alle guance, sete: in breve tutti i sintomi abituali della febbre intermittente cominciarono uno dopo l'altro senza però i veri e propri brividi da febbre". Si tratta dei caratteristici sintomi della malaria, ma gli attacchi duravano solo poche ore e cessavano appena egli sospendeva l'assunzione del chinino. Questo esperimento diventò il nucleo del principio terapeutico di Hahnemann, secondo il quale deve esistere una somiglianza tra i sintomi che un medicinale provoca nelle persone sane e quelli del malato, cui questo deve giovare.

Hahnemann pubblicò per la prima volta questa sua teoria nel 1796 e nel 1810 diede alle stampe la sua opera principale, l'*Organon della medicina razionale*, che ebbe sei edizioni. *Organon* significa strumento: il libro di Hahnemann doveva essere dunque una guida pratica per l'esercizio dell'omeopatia.

Questo testo fu tradotto per la prima volta in italiano nel 1824 dal professor Hernando Quaranta, a Napoli. Nel Regno di Napoli l'omeopatia era stata introdotta da un medico militare austriaco, e da qui si diffuse in tutta Italia e poi in Francia.

Il principio base della nuova terapia si trovava nella prefazione dell'opera: "Per guarire velocemente e stabilmente scegli per ogni malattia un medicinale che può provocare una sofferenza simile a quella che devi curare (*similia similibus curentur!*)"

Per poter lavorare praticamente con questo postulato, il medico ha bisogno di due cose: una conoscenza esatta di tutti gli effetti delle sostanze disponibili e un accurato esame di tutti i sintomi oggettivi e soggettivi del paziente.

**I farmaci omeopatici.** Riprendendo i lavori del suo predecessore Anton Störck, Hahnemann sperimentò in modo sistematico i medicinali su persone sane: prima di tutto su sé stesso e sulla sua famiglia, poi anche su amici e studenti. Ben presto dovette riconoscere che erano adatte solo persone dotate di un equilibrio fisico molto sensibile, che reagissero con facilità a un lieve stimolo. Egli annotava con cura tutti i sintomi, oggettivi e soggettivi, anche quelli piú strani, e giunse alla conclusione che proprio i sintomi piú strani e insoliti erano i piú importanti. L'insieme dei sintomi che un medicinale può provocare venne da lui definito "quadro del farmaco".

Nel corso della sua lunga vita Hahnemann sperimentò minuziosamente piú di cento sostanze. A tutt'oggi sono stati sperimentati a fondo 300 farmaci; altri 700 solo parzialmente: attualmente sono quindi a disposizione del medico omeopata circa 1000 farmaci.

Per procedere alla prescrizione, è necessaria una indagine molto accurata e completa della storia del paziente (anamnesi) durante la quale si individuano non soltanto i disturbi del momento, ma anche i fattori che li hanno causati. Vanno prese in considerazione anche le particolarità del carattere del paziente e soprattutto le sue sensazioni insolite. Si prescriverà quella medicina il cui "quadro" è piú simile alla malattia in esame.

Inizialmente Hahnemann aveva somministrato ai suoi pazienti dosi relativamente elevate di farmaci e aveva spesso constatato un aumento dei sintomi in atto; solo piú tardi seguiva la guarigione. Per evitare questo inconveniente, Hahnemann ridusse la dose, in rapporto di 1 a 100, immettendo alcool nelle sostanze liquide e macinando lattosio in quelle solide. Con sua grande sorpresa, poté constatare che i medicinali diluiti agivano piú rapidamente e piú a lungo. Piú tardi non parlò piú di diluizioni ma di "potenze" (dal vocabolo latino *potentia*).

**Cosa sono le potenze?** In omeopatia si adotta una diluizione delle sostanze di base ("tinture madri") nel rapporto di 1 a 10, ossia 1 parte di sostanza per 9 parti di diluente, denominata potenza decimale ($D_1$), mentre la diluizione di 1 a 100 (1 parte di sostanza su 99 parti di diluente) è chiamata potenza centesimale ($D_2$ oppure $C_1$). I diluenti possono essere lattosio, acqua o alcool diluito. Si può proseguire con le diluizioni a volontà, aumentando le potenze. Le diluizioni fino a $D_6$ sono denominate potenze basse, quelle da $D_7$ a $D_{15}$ medie, quelle fino a $D_{30}$ medio-alte. Le potenze alte superano $D_{30}$.

Le potenze piú usate si trovano tra $D_2$ e $D_6$. Si prescrivono anche potenze fino a $C_{60}$ il che corrisponde circa a una goccia di tintura madre in una vasca piena d'acqua.

A causa dei lunghi tempi richiesti dalla preparazione dei medicinali omeopatici, Hahnemann litigò con quasi tutti i farmacisti, che si rifiutavano di eseguire correttamente le sue prescrizioni. Cominciò quindi a prepararsi da solo le sue medicine, attirandosi l'ira dei farmacisti. Nel 1821 dovette lasciare Lipsia e si trasferí a Köthen, dove

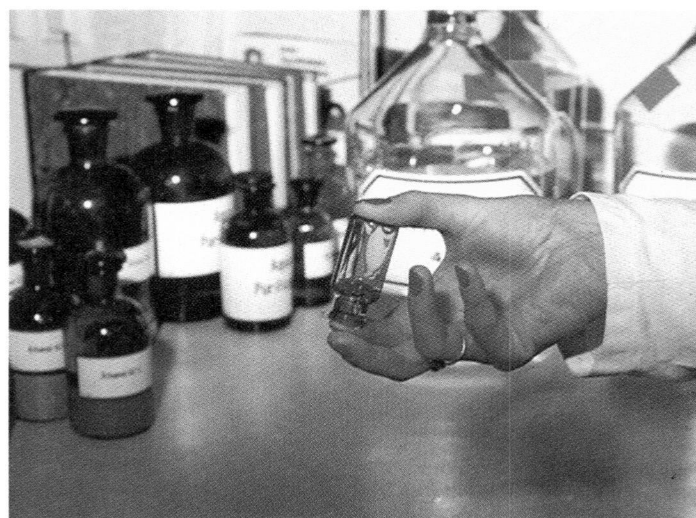

COME SI FABBRICANO I FARMACI OMEOPATICI *Le aziende farmaceutiche (a destra) fabbricano con procedimenti speciali e molto costosi i prodotti omeopatici, prodotti che stanno incontrando il favore di un pubblico sempre piú numeroso. Nella fotografia qui sopra viene mostrato lo scuotimento graduale con l'alcool, uno dei processi di preparazione omeopatica. Per il potenziamento sono importanti scuotimenti energici e fatti in numero definito.*

le autorità locali gli concessero la "dispensa", cioè la facoltà di produrre e dispensare i suoi farmaci. Oggi la maggior parte dei preparati omeopatici è prodotta da ditte farmaceutiche specializzate.

**Il meccanismo di azione dei farmaci omeopatici.** Se si pensa che una serie di sintomi – per esempio la febbre – siano espressione di sagge misure dell'organismo per lottare contro la causa della malattia, è giusto sostenere l'organismo in questo sforzo, e il trattamento omeopatico tende proprio a questo.

Ma dal momento che i processi di controllo dell'organismo vivente avvengono in modo molto sensibile e sintonizzato, anche l'intervento medico deve essere cauto. Questo significa che bisogna usare solo piccole quantità di medicinale, da dosare in qualità e quantità in modo strettamente individuale, per stimolare l'autoregolazione fisica dell'individuo e avviare la guarigione.

Con le piccole dosi necessarie di rado subentrano effetti collaterali. Se il medicinale dovesse essere sbagliato, possono subentrare nei pazienti sintomi uguali a quelli sperimentali, che però spariscono rapidamente non appena si sospende la somministrazione del farmaco. Con le sostanze omeopatiche non si hanno danni da medicinale, per esempio danni al fegato o ai reni.

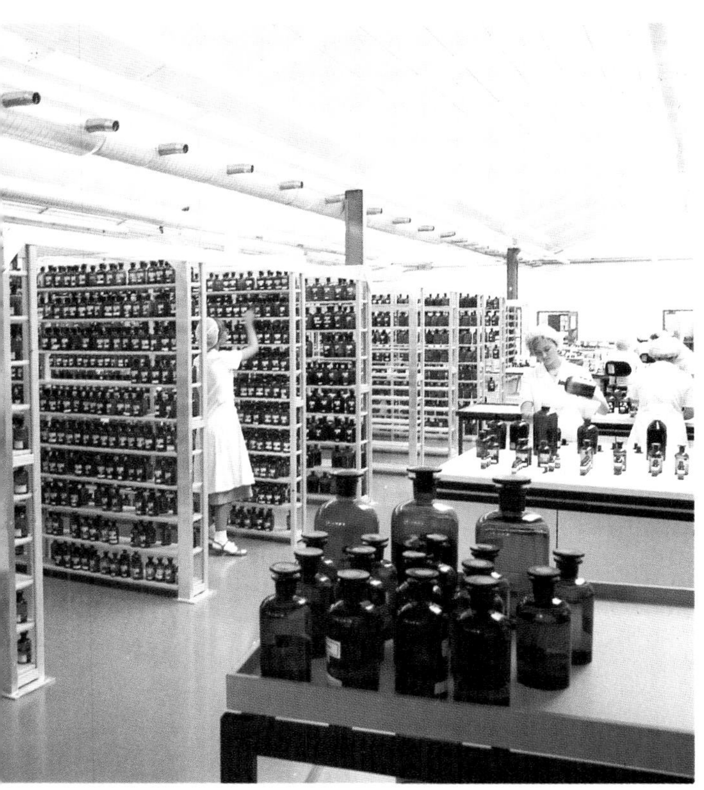

## La terapia: malattie acute e croniche

In linea di massima le malattie si distinguono in acute e croniche. In entrambi i casi un trattamento omeopatico può risultare adatto e utile, salvo il parere di un medico esperto.

Tra le malattie acute, se si tratta di infezioni di cui si conosce il germe patogeno, si curano efficacemente con gli antibiotici: in questi casi un trattamento omeopatico è poco indicato. Invece nelle malattie da virus come l'influenza, per cui mancano ancora normali trattamenti medici in grado di combatterne le cause, l'omeopatia può ottenere buoni successi soprattutto quando la cura viene iniziata ai primi sintomi della malattia.

Nell'influenza i sintomi cambiano per ogni epidemia e il farmaco omeopatico varia in conseguenza. Una volta individuato, lo si impiega per curare tutti i casi di influenza di quel tipo specifico. In questi casi non è indispensabile inquadrare rigorosamente il paziente, come avviene anche per altre malattie da virus, per esempio il morbillo e la varicella.

### LA DIFFUSIONE DELL'OMEOPATIA NEL MONDO

L'omeopatia fu portata in Italia, e più precisamente nel Regno di Napoli, agli inizi dell'Ottocento da un medico militare austriaco; da qui si diffuse a poco a poco da noi e quindi in Francia. Mentre in Italia non ha ancora avuto alcun riconoscimento ufficiale, i farmaci omeopatici sono entrati ufficialmente a far parte della Farmacopea Francese (Codex) nel 1965, a riprova del grande favore di cui gode l'omeopatia fra i transalpini.

La scuola inglese ha contribuito notevolmente ai progressi dell'omeopatia nel secolo scorso e fino ad anni recenti. Tuttavia, a seguito di una ricerca sulla validità delle medicine alternative compiuta dalla British Medical Association, (l'equivalente inglese del nostro Ordine dei Medici), questa è giunta alla conclusione che i risultati clinici e le ricerche attuali non provino la validità delle cure omeopatiche. L'Associazione Medica Americana ha avanzato analoghe conclusioni, attribuendo all'omeopatia un valore storico, per l'impulso dato dalle teorie omeopatiche a considerare il malato e la malattia da un'angolazione diversa da quella della medicina corrente. Le maggiori scuole omeopatiche negli Stati Uniti sono state chiuse negli ultimi decenni e i medici omeopatici che ormai la praticano in tutto quel Paese sono molto pochi, mentre in Europa questa medicina sembra essere più nota al grande pubblico. Anche oggi, a distanza di 150 anni dalla sua introduzione, la teoria di Hahnemann è oggetto di valutazioni contrastanti e trova sia fautori sia detrattori.

Per il trattamento delle malattie croniche Costantin Hering, discepolo di Hahnemann, fece una scoperta importante: scoprí che le malattie guariscono dall'alto verso il basso e dall'interno verso l'esterno, il che significa che nel curare una malattia è necessario migliorare per prima cosa lo stato di salute soggettivo del paziente; in seguito ci si occuperà del miglioramento oggettivo e fisico dei sintomi.

Secondo Hering, per esempio, le malattie della pelle sono sempre provocate da malattie interne e possono guarire solo se prima si elimina il vero disturbo interno. Il trattamento esterno di un eczema con una pomata al cortisone guarisce sí il disturbo della pelle, ma non la malattia interna. Sussiste anche il pericolo che la malattia interna produca i suoi effetti su un altro organo se la "valvola di sfogo" rappresentata dalla pelle viene ostruita. Avviene cosí che, dopo un certo tempo dalla guarigione dell'eruzione sulla pelle (che secondo Hering è una "repressione" della malattia), può subentrare un'asma bronchiale, che risulterà molto piú difficile da curare.

**SOSTANZE OMEOPATICHE: FARMACI SÍ O NO?**

Gli avversari dell'omeopatia affermano che gli effetti dei medicinali omeopatici altro non sono che fenomeni di suggestione, nati dall'immaginazione del paziente. È stato, infatti, accertato che oltre una diluizione di $D_{23}$ non può piú essere presente nel medicinale neppure una molecola della tintura madre iniziale ossia di sostanza medicinale, il che rende incredibile che questo possa avere alcuna azione curativa.

Si tratta, argomentano i critici, di effetti prodotti anche dai placebo, dai medicinali apparenti che non contengono alcuna sostanza farmacologica. Qualsiasi rimedio medico agisce anche per un certo effetto di suggestione, e questo vale per tutti i metodi di cura. L'effetto di suggestione si ottiene anche con i medicinali apparenti, tanto che questi producono risultati in parte prodigiosi, soprattutto nelle malattie in cui vi è una forte componente psico-emotiva.

Tuttavia si possono stabilire nette differenze – anche nel risultato – tra un placebo e un medicinale omeopatico:

1) Quando un medicinale omeopatico è adatto, può avvenire all'inizio una riacutizzazione dei sintomi della malattia. Tale reazione iniziale non si ha mai con l'uso di un placebo.
2) Con una scelta sbagliata del medicinale omeopatico si possono presentare nei pazienti sensibili sintomi da test terapeutico, che sono caratteristici del medicamento usato. Tali effetti non sono mai stati osservati con un placebo.

È interessante notare che questi concetti, da Hering solo enunciati, sono molto approfonditi ed estesamente applicati dalla medicina tradizionale cinese.

Hahnemann attribuiva le malattie croniche a tre *noxae* (agenti che provocano la malattia) fondamentali che possono essere ereditate o acquisite, chiamate *psoriasi*, *sicosi* e *sifilide*, che bloccano, a suo avviso, le regolazioni propriamente fisiche e iniziano il processo che porta alle malattie. Con il termine *psoriasi* egli intendeva anzitutto le malattie infiammatorie, ma anche la conseguenza di repressioni, per esempio di malattia della pelle. Come efficace rimedio contro questo genere di male fondamentale indicava lo *zolfo*. Con *sicosi* definiva un tipo di malattia in cui compaiono nuove formazioni di tessuto benigno, come per esempio verruche e gonfiori di ogni genere. In questi casi indicava la *tuia* come il medicinale piú efficace. Con *sifilide* non indicava esclusivamente la nota malattia venerea, ma tutti i cambiamenti che si manifestano con la distruzione di tessuti; si tratta in genere di malattie già molto avanzate e in parte mortali. Contro questo tipo di mali il rimedio capitale era il *mercurio*.

Hahnemann aveva anche trovato che una malattia cronica non guarisce immediatamente con il medicinale omeopatico adatto: bisogna prima eliminare gli ostacoli che bloccano la regolazione fisica. Secondo la sintomatologia presente, il medico sceglie il farmaco piú adatto tra quelli omeopatici, antipsorisiaci, antisicosici, antisifilitici, e tenta per prima cosa di rimuovere i residui della malattia primaria. Solo quando questo lavoro è concluso, il medicinale omeopatico adatto può risultare efficace.

In seguito questa classificazione di Hahnemann fu trovata insufficiente da molti medici omeopati, grazie anche ai progressi compiuti nel frattempo dalla scienza medica. In particolare eminenti medici della Scuola Inglese aggiunsero altre *noxae* alle prime tre scoperte da Hahnemann.

## Quando rivolgersi all'omeopatia

Ogni malattia ha inizio con una perturbazione dello stato di salute. Spesso non si tratta di sintomi ben precisi; i pazienti dicono: "Non mi sento bene" ma non sanno descrivere o spiegare con chiarezza il loro stato. Molti evitano di parlarne al medico perché non li ritengono importanti; invece sarebbe bene iniziare una terapia proprio in questo stadio del semplice malessere, perché spesso quando si è fatto l'accertamento e di conseguenza la diagnosi, la malattia è già in fase progredita e la guarigione sarà piú difficile e lunga.

Per questi stadi iniziali di malattia cosí indetermi-

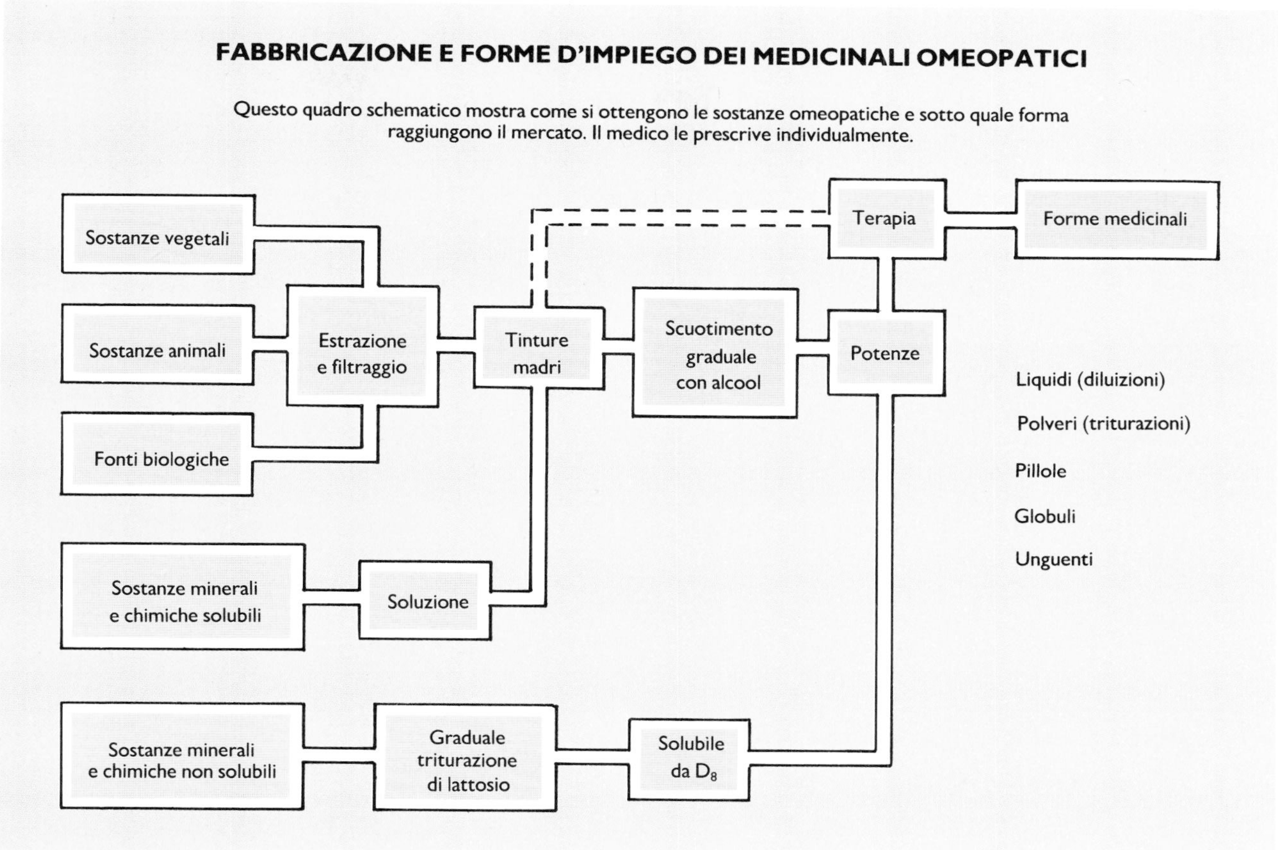


nati la medicina ortodossa non ha praticamente mezzi per fare una diagnosi esatta, che è la premessa di qualsiasi cura. Al medico omeopata, invece, sono sufficienti le sensazioni del paziente e i pochi sintomi presenti da aggiungere al quadro individuale per scegliere il medicinale omeopatico piú simile. In questo modo si possono curare le malattie già al loro insorgere, e prevenire cosí un aggravamento.

Talvolta i pazienti riferiscono di strane sensazioni o idiosincrasie che obiettivamente non hanno alcun valore di malattia, ma che sono estremamente fastidiose per chi ne soffre. In questi casi si può cercare l'aiuto dell'omeopatia.

Quando i pazienti lamentano disturbi relativamente innocui che si curano con successo tanto con farmaci della medicina ufficiale quanto con quelli omeopatici, è preferibile tentare prima l'omeopatia perché il pericolo di effetti collaterali è inferiore.

Se già da tempo si è instaurata una malattia, questa viene definita cronica. In questo caso è necessario ricercarne con cura le cause prime. Per nessuna ragione si deve semplicemente reprimere un certo sintomo, per la ragione che, come si è detto, c'è pericolo che la malattia si manifesti altrove, il che aumenterebbe notevolmente le difficoltà della cura.

L'omeopatia può agire anche in malattie croniche gravi, ma solo se esiste ancora la capacità di reazione fisica. Se invece si è in presenza di un blocco inamovibile o di un deficit della reazione corporea, le medicine omeopatiche non servono.

Si afferma che il trattamento omeopatico agisce molto lentamente, ma questo non sempre corrisponde al vero. Nelle affezioni acute le medicine omeopatiche agiscono spesso in modo sorprendentemente rapido, soprattutto quando il paziente mostra sintomi che facilitano la scelta del medicinale.

**I limiti dell'omeopatia.** L'efficacia delle sostanze omeopatiche si basa in gran parte sull'attivazione dei meccanismi di reazione: laddove la capacità di autoregolazione corporea è bloccata o sia venuta meno, il medicinale omeopatico non può piú agire. Come spiega l'omeopatia il fatto che il fisico non reagisca?

Questo può avvenire attraverso le cosiddette aree di disturbo. Con questo si intendono per esempio le cicatrici, ma anche infezioni da focolaio. Queste infezioni possono essere, per esempio, una infiammazione cronica delle tonsille, delle cavità nasali, oppure infiammazioni della cistifellea, della prostata o degli organi genitali femminili interni ma soprattutto i granulomi delle radici dei denti.

Questi blocchi e focolai di infiammazione devono prima di tutto essere eliminati, poi si può iniziare il trattamento omeopatico. Questo concetto ha portato a degli assurdi estremi per cui anche tutte le protesi dentistiche e le otturazioni dei denti sono state considerate cause di blocco e rimosse con gravi conseguenze per il paziente che, non potendo piú masticare, finiva con l'essere sottoalimentato.

In talune malattie croniche o in casi di gravi disturbi del metabolismo, la cura omeopatica non ha alcun effetto, perché la malattia di base non è piú eliminabile. Anche il diabete non è né trattabile né guaribile con i medicinali omeopatici che non sono in grado di riattivare la produzione di insulina. A maggior ragione, nei casi in cui tutte le reazioni sono venute meno, come nello stadio terminale di un cancro, la cura omeopatica non può riattivare le reazioni, e il medicinale omeopatico non ha alcun effetto.

**È possibile associare l'omeopatia con altre cure?** Hahnemann esigeva che si sospendesse la somministrazione di altri medicinali mentre era in corso una cura con sostanze omeopatiche. Bisognava, inoltre, evitare gli stupefacenti e soprattutto l'alcool.

L'esperienza clinica ha evidenziato che le sostanze omeopatiche possono agire efficacemente assieme ad altri farmaci; tuttavia si raccomanda di non somministrare contemporaneamente medicinali con forte e profonda azione sui meccanismi di regolazione come per esempio il cortisone, altrimenti si corre il rischio di bloccare l'azione dei medicinali omeopatici.

# I rimedi di Bach

I rimedi di Bach sono un metodo terapeutico erroneamente ritenuto da molti come facente parte dell'omeopatia. In realtà, come vedremo, essi costituiscono una scoperta originale, basata su una teoria propria del medico inglese Edward Bach. I rimedi di Bach sono tratti da alcune varietà di fiori selvatici e sono intesi come cura del malato piuttosto che della malattia, partendo dall'osservazione della peculiarità o dei disturbi della personalità individuale. In altre parole, secondo la teoria del dottor Bach, non importa quali possono essere i sintomi o le malattie di una persona: cercando di curarli otterremmo solo di far sí che la malattia, cacciata da una parte, si manifesti altrove. Per estirpare definitivamente la malattia è necessario risalire allo squilibrio che si trova nella psiche del paziente e intervenire su di esso per riequilibrarlo.

I rimedi di Bach sono molto usati in Inghilterra, e a essi fa spesso ricorso anche la medicina ufficiale. Nel resto dell'Europa, Italia compresa, sono stati diffusi solo di recente, spesso da medici omeopati che a essi si rivolgono, ma sono tuttora ignorati dalla medicina ortodossa.

**Il dottor Edward Bach.** Una breve biografia di questo originale scienziato è necessaria non solo per introdurre il suo pensiero e le sue scoperte, ma anche per capire come i suoi rimedi abbiano ottenuto in Inghilterra l'attenzione e la considerazione dell'intera classe medica. Egli nacque nel 1886 a Moseley, una cittadina del Galles, da una famiglia di piccoli industriali. Amante della natura, trascorreva le sue vacanze percorrendo in lungo e in largo le campagne e le montagne gallesi, dormendo dove trovava rifugio e imparando a osservare e a conoscere la vita degli alberi, dei fiori e degli uccelli. Fin da giovane dimostrò un'eccezionale capacità di concentrazione e di osservazione. Nonostante il suo profondo desiderio di dedicarsi alla medicina, a 16 anni entrò nella fonderia paterna, rimanendovi per tre anni, e qui fece la dura esperienza del vivere in un ambiente rumoroso e fumoso. Questo farà sí che, nell'esercizio della medicina, Bach tenesse sempre presenti le possibili influenze negative dell'ambiente e del tipo di vita e di lavoro.

Si laureò poi in medicina e iniziò a lavorare in ospedale ma dovette ben presto passare alla professione privata a causa di un grave esaurimento da superlavoro. Da allora, la sua salute cagionevole gli causa continui dolori e disturbi. Durante la pratica professionale, nota che la stessa terapia agisce in modo molto diverso sui pazienti: alcuni migliorano, altri sembrano non trarne giovamento. Inoltre, dando lo stesso farmaco per una data malattia le reazioni individuali sono diverse; ma soggetti con personalità simili tendono a reagire allo stesso modo anche se hanno malattie diverse o addirittura se seguono cure differenti. In seguito a queste osservazioni, per cercare nuove teorie e metodi di cura Bach iniziò a dedicarsi allo studio della batteriologia, facendosi ben presto un nome in questo campo grazie alle sue scoperte sull'uso dei vaccini nelle malattie intestinali. Durante le sue ricerche, egli osservò che i pazienti curati con i vaccini non solo guarivano dalla malattia intestinale, ma anche di malattie croniche delle quali soffrivano in precedenza come artriti, reumatismi, mali di testa.

Né queste sue osservazioni né le constatazioni

fatte in precedenza trovavano giustificazione nelle teorie mediche convenzionali. Bach si avvicinò perciò all'omeopatia, entrando al Royal London Homoeopathic Hospital (Reale Ospedale Omeopatico di Londra) come batteriologo. Nel frattempo aveva lavorato cosí duramente che nel 1917 si era nuovamente ammalato: caduto in coma, subí senza saperlo un grave intervento chirurgico, cui fecero seguito lunghi mesi di degenza in ospedale. I medici curanti non gli davano che pochi mesi di vita, ma il pensiero di non avere completato le proprie ricerche lo tormentava a tal punto che riprese il lavoro, da cui ben presto fu assorbito cosí totalmente da dimenticare i propri mali, superando la malattia stessa e riuscendo a sopravvivere. I suoi colleghi non riuscivano a capacitarsi di una tale guarigione, tanto che uno di loro, incontrandolo al proprio ritorno dal fronte, esclamò: "Ma Bach, tu sei morto!" Questa esperienza personale lo rafforzò nell'idea che la malattia derivi in realtà da un atteggiamento mentale e che, all'inverso, la forza interiore suscitata da una intensa passione, da un grande amore, dalla dedizione totale a uno scopo, sia determinante per la salute dell'individuo.

Nelle teorie omeopatiche Bach trovò un'affinità con la propria convinzione che si debba curare prima di tutto il malato e non la malattia. Continuando i suoi studi sui batteri intestinali per mettere a punto una serie di vaccini per via orale preparati secondo i principi dell'omeopatia, scoprí che i pazienti con differenti personalità si ammalano con batteri di ceppo diverso, quelli con personalità simili con lo stesso tipo di batteri. Tuttavia le teorie omeopatiche non contenevano indicazioni sufficienti a classificare le diverse personalità e i differenti tipi di reazioni che osservava. Quindi Bach lasciò l'ospedale omeopatico, continuando le ricerche in un proprio laboratorio, mentre si dedicò alla pratica medica in uno studio della prestigiosa Harley Street e in un altro di un quartiere povero, dove curava gratuitamente.

Bach era giunto alla convinzione che esistesse un metodo di cura ideale, rispondente a due caratteristiche fondamentali: di essere facile e definitivo, e di

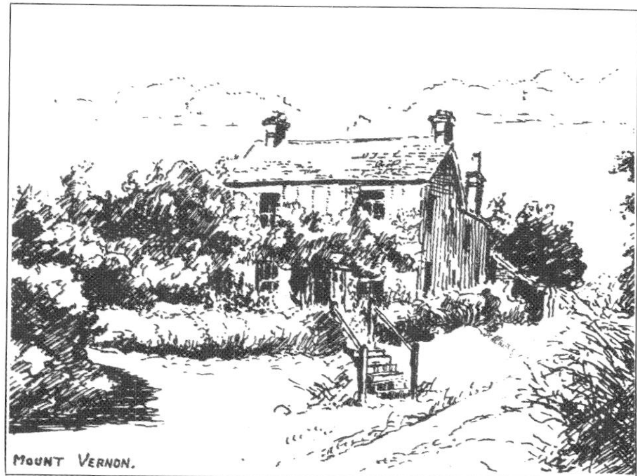


UNA CASA IMMERSA NELLA NATURA *In questa piccola casa di Mount Vernon, nella campagna inglese, Edward Bach trascorse gli ultimi anni della sua vita, dedicati completamente allo studio e alle ricerche sui fiori. È arredata con mobili che faceva lui stesso, completamente a mano, senza l'aiuto di moderni strumenti ma usando persino chiodi di legno. Questa attività manuale impiegava le sue energie fisiche, favorendo contemporaneamente la concentrazione del pensiero, sempre teso verso nuove scoperte.*

### AGISCONO DAVVERO I RIMEDI DI BACH?

Le analisi chimico-fisiche fatte con gli strumenti oggi a nostra disposizione non sono state in grado di rilevare in essi nessuna proprietà particolare che ne giustifichi l'azione. Tuttavia le testimonianze di innumerevoli pazienti e di molti medici confermano le loro proprietà terapeutiche. Ai rimedi del dottor Bach sono state mosse le stesse obiezioni rivolte ai farmaci omeopatici: come possono esplicare un'azione dei farmaci che, analizzati, non contengono nulla, a parte il mezzo usato per diluirli o per prepararli?

Nel caso dei rimedi di Bach si mette in dubbio che all'origine una qualche sostanza abbia avuto il modo di passare dal fiore all'acqua su cui galleggiava. Tuttavia, come abbiamo visto, il dottor Bach non era certo un visionario e le sue conoscenze scientifiche non possono essere messe in dubbio. Il concetto di "forza guaritrice", o "forza vitale", che sta alla base delle preparazioni, nasce dalla sua esperienza diretta sia come medico sia come ammalato.

È indubbio che l'azione esplicata dai rimedi di Bach si manifesta, secondo quanto egli sosteneva, con dei cambiamenti nell'atteggiamento psichico del paziente e nel suo modo di affrontare la vita. Alcuni pensano che questi successi siano dovuti a un effetto placebo, ossia alla convinzione del malato di essere in qualche modo curato e di dover ottenere proprio questi risultati. Ma come mai *Rescue Remedy*, il rimedio di pronto soccorso, possiede un effetto dimostrato e incontrovertibile sulla crescita di piante e fiori, sugli animali, sui bambini neonati, sui quali non può certo agire per una influenza psicologica?

provenire dal regno naturale. Doveva inoltre curare l'atteggiamento mentale del malato, ossia quella componente profonda per cui gli individui simili tendono ad avere reazioni simili. Osservando ciascun paziente nei minimi dettagli della personalità e del comportamento per individuare i tratti indicativi, giunse a elencare 38 condizioni psicologiche particolari, espressioni delle diverse personalità. Prescrivendo i propri vaccini secondo la personalità del malato e non secondo i sintomi della malattia, ottenne ottimi risultati, a riprova della validità della sua teoria.

Incurante dell'elevato prestigio ottenuto nel mondo medico, della florida situazione economica raggiunta attraverso la pratica medica e con la preparazione dei vaccini nel proprio laboratorio, Bach decise di lasciare tutto e di ripartire da zero, conducendo le proprie ricerche in tutt'altro modo, basandosi non piú sulle teorie scientifiche accettate, ma sul proprio intuito e sulla sua profonda, intuitiva conoscenza del mondo naturale. Nel 1930 lasciò definitivamente Londra per tornare nel Galles.

Prima della morte, che lo colse ancor giovane nel 1936, Bach avrà identificato e sperimentato su numerosi pazienti, dapprima 12 rimedi tratti da altrettanti fiori selvatici, che egli chiamò "i 12 guaritori"; poi altri 26, per un totale di 38 rimedi, tutti tratti dai fiori.

### LA DIFFERENZA FRA I RIMEDI DI BACH E QUELLI OMEOPATICI

Benché per la legge inglese i rimedi di Bach vengano classificati tra quelli omeopatici, la differenza tra gli uni e gli altri è fondamentale. Si tratta prima di tutto della stessa base teorica dalla quale nascono: i farmaci omeopatici si basano sulla "legge del simile", ossia ognuno di essi è stato identificato in quanto produce su un individuo sano dei sintomi simili a quelli di ciascuna malattia; invece, i rimedi tratti dai fiori non provocano alcun sintomo se presi da un individuo sano. Secondo il dottor Bach l'analogia tra il fiore da cui il rimedio è tratto e la personalità del paziente è molto piú sottile che nell'omeopatia, ed è basata sulla sua profonda conoscenza delle piante, tale da fargli intuire una sorta di analogia di comportamento e personalità tra queste e gli esseri umani. L'altra differenza fondamentale è nella preparazione stessa del rimedio: i farmaci omeopatici vengono preparati attraverso dei processi di diluizione e di dinamizzazione che mancano totalmente nei rimedi di Bach, benché anch'essi risultino fortemente diluiti.

**La teoria e le ricerche che condussero a individuare e definire i rimedi.** Le poche notizie che abbiamo riportato sulla vita di questo medico geniale ci aiutano a comprendere quali furono le basi su cui egli fondò il proprio lavoro: l'esperienza personale della sofferenza e della malattia e la fede assoluta nella perfezione della natura. Da qui derivò la sua profonda convinzione che in natura si debbano trovare dei rimedi atti non solo a dare sollievo ai sintomi delle malattie, bensí a riportare alla completa salute il corpo e lo spirito. Egli conosceva le proprietà curative delle piante medicinali ma era convinto che nessuna di queste potesse essere "il rimedio che guarisce" di cui egli era in cerca.

Giunse alla convinzione che nel fiore e non nella pianta va ricercata la forza guaritrice: infatti, nel fiore è concentrata la stessa forza vitale della pianta; e in particolare nei fiori che fioriscono in primavera o in estate, quando i giorni sono piú lunghi e il sole dà il massimo della propria forza.

Nel corso dei propri esperimenti, assieme a delle conferme di questa sua intuizione, Bach registrò insuccessi: vi erano dei fiori che non sembravano avere le proprietà che egli attribuiva a essi. Intensificò le proprie osservazioni e scoprí che la rugiada depositata su ciascun fiore ne possedeva le particolari proprietà, ma solo dopo essere stata sottoposta al calore del sole. Osservò, infatti, che la rugiada raccolta in luoghi ombrosi possedeva delle qualità inferiori a quella tratta da fiori che crescevano in pieno sole.

**Le preparazioni e i dosaggi.** A seguito di queste osservazioni, il dottor Bach mise a punto il metodo di preparazione dei rimedi, tuttora in uso. I fiori, colti al momento della fioritura in cui conservano ancora in sé il seme, sono subito, nel campo stesso, posati sulla superficie dell'acqua pura contenuta in un recipiente di vetro sottile, fino a ricoprirla, e quindi lasciati al sole per tre ore. Il calore del sole fa sí che l'energia vitale passi dal fiore all'acqua, che diviene "viva" tanto da apparire non piú limpida, ma cosparsa di numerose bollicine. Il recipiente, però, deve essere prontamente rimosso se i fiori iniziano a sbiadire. L'"acqua viva" viene imbottigliata con l'aggiunta di piccole quantità di brandy come conservante. Il dottor Bach usava togliere delicatamente i fiori e rimetterli al loro posto.

I rimedi tratti dai fiori primaverili, per esempio quelli degli alberi come il castagno e il salice, vengono preparati per bollitura. I fiori, accuratamente selezionati e colti con attenzione, vengono posti in un recipiente sterile e trasportati al chiuso. Rico-

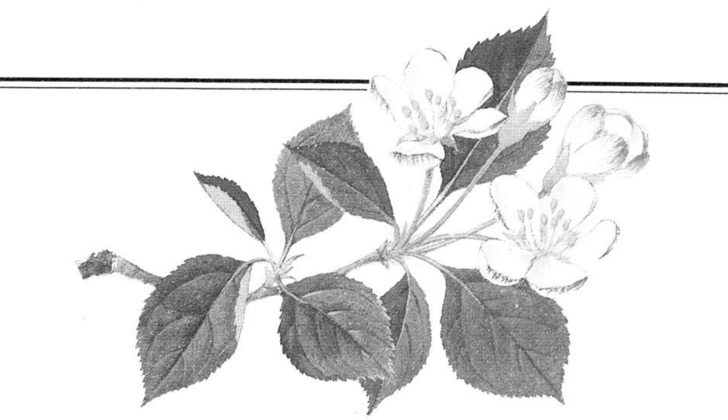

### IL RIMEDIO CHE PURIFICA

**Crab Apple (Melo selvatico)** È il rimedio che purifica, adatto a coloro che in qualche modo si sentono sporchi, contaminati e che drammatizzano un piccolo problema sino allo sconforto e al disprezzo di sé. È indicato negli stati fisici e psichici in cui si avverte in sé stessi qualcosa di disgustoso, per riportare il soggetto alle giuste proporzioni. Questi stati possono includere malattie della pelle, intossicazioni, sudore maleodorante, avversione a tutti i contatti fisici, anche con i propri figli (per esempio il rifiuto di allattare), abitudini malsane.

perti immediatamente d'acqua, vengono posti a bollire a fuoco basso per mezz'ora. Tolti i fiori, il liquido di bollitura viene filtrato e imbottigliato, sempre con l'aggiunta di poco brandy come conservante. I liquidi ottenuti con questi metodi, che non si possono dire estratti poiché non contengono parti della pianta ma solo la forza vitale trasmessavi dal fiore, costituiscono "le basi".

Quando il paziente deve prendere la medicina, la preparerà versando 2 o 3 gocce di base del rimedio in un altro flacone contenente circa 30 ml di acqua di fonte. Da questa soluzione preparata estemporaneamente egli assumerà la dose giornaliera di rimedio. La prescrizione è raramente riferita a un singolo rimedio, di solito ne viene prescritto piú d'uno, fino a un massimo di 5, che vanno preparati assieme, mettendo 2 o 3 gocce di ciascuno nello stesso flacone d'acqua. Le dosi sono solitamente di 4 gocce per 4 volte al giorno ma possono essere anche maggiori. La cura va seguita per un tempo abbastanza lungo, da alcune settimane a 2 o 3 mesi.

Contrariamente a quanto sostenuto dall'omeopatia classica, che cioè durante la cura omeopatica si debba sospendere la somministrazione di qualsiasi altro medicamento, i rimedi di Bach non vengono influenzati da alcun farmaco e non interferiscono con le azioni di questi. Inoltre non provocano effetti secondari né passeggeri peggioramenti nella sintomatologia e non vi è alcun pericolo nemmeno se vengono presi in dosi molto maggiori di quelle consigliate. Anche qualora, per un errore di diagnosi, venga dato un rimedio non adatto al caso, non vi saranno effetti negativi o sgradevoli: il paziente non avrà semplicemente alcun risultato.

I rimedi di Bach possono anche essere impiegati per uso esterno: per bagno, per impacco, ecc. Le dosi utilizzate di solito sono di circa 6 gocce per 5-10 litri d'acqua o di 3 gocce in una tazza d'acqua tiepida, per preparare dei piccoli impacchi, da applicarsi a esempio sulle dita, sui polsi, sulle caviglie, ecc. Se ne possono aggiungere con tutta tranquillità 2 o 3 gocce anche nel bagno del neonato, specialmente se il piccolo è inquieto, nervoso, dorme o mangia poco. Sempre per uso esterno, esistono anche delle preparazioni in pomate.

Molto popolare è quel rimedio detto *Rescue Remedy* ("Rimedio di Pronto Soccorso"), formato da cinque basi diverse. Come indica il suo nome, è adatto per tutte le emergenze, gli incidenti, gli imprevisti, i dolori e gli shock sia di natura fisica sia psichica.

**I rimedi dai fiori.** Il dottor Bach classificò i suoi 38 rimedi secondo 7 gruppi fondamentali, a seconda degli stati d'animo o modi di essere per i quali sono indicati:

- rimedi per scarso interesse e scarsa partecipazione alle circostanze esterne
- rimedi per il senso di solitudine
- rimedi per la paura
- rimedi per gli stati di incertezza
- rimedi per l'ipersensibilità alle idee e alle influenze esterne
- rimedi per la rassegnazione e lo scoraggiamento
- rimedi per l'eccessiva preoccupazione per gli altri.

All'interno di queste grandi classificazioni ve ne sono altre, fino a raggiungere il numero di 38 corrispondente alle diverse personalità umane. Personalità intesa nel senso sia di stato d'essere profondo (che comunemente chiamiamo "carattere" di una persona), sia come stato negativo passeggero, indotto da particolari eventi esterni: tra questi il dottor Bach classifica come decisamente importanti gli shock dovuti a eventi traumatizzanti, siano essi fisici oppure psichici. Per esempio, possiamo ritrovare un insufficiente interesse per gli eventi in un sognatore, romantico, fantasioso, poco osservatore, assorbito dai propri pensieri e dalla propria immaginazione. In questo caso il rimedio adatto sarà *Clematis* (Clematide). Ma lo stesso sintomo di distacco dagli eventi è presente

(*segue a pag. 480*)

# I rimedi di tipo del dottor Bach

**Clematis (Clematide)** Per i sognatori, assorbiti nei propri pensieri e nelle proprie fantasticherie, romantici e staccati dalla realtà. Sono persone tranquille che hanno difficoltà a concentrarsi sugli eventi del presente, con scarsa vitalità. Soffrono facilmente di sonnolenza: lenti nei movimenti, sono spesso maldestri, ipersensibili ai rumori. Vanno soggetti a mancamenti. Non fanno alcuno sforzo per migliorare il proprio stato e possono giungere persino a desiderare la morte.

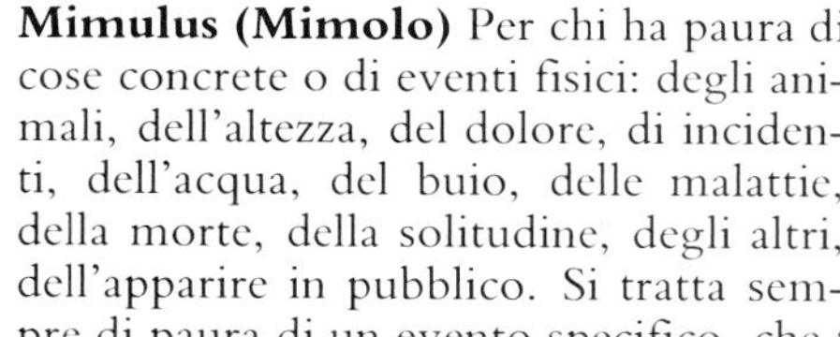

**Mimulus (Mimolo)** Per chi ha paura di cose concrete o di eventi fisici: degli animali, dell'altezza, del dolore, di incidenti, dell'acqua, del buio, delle malattie, della morte, della solitudine, degli altri, dell'apparire in pubblico. Si tratta sempre di paura di un evento specifico, che tuttavia spesso è tenuta nascosta. Possono essere balbuzienti, arrossiscono facilmente, possono soffrire di riniti improvvise, di lacrimazione, di respiro corto e affrettato. Sono insofferenti ai rumori, alle liti, alla folla. Sono facilmente timidi e vanno soggetti a crisi nervose.

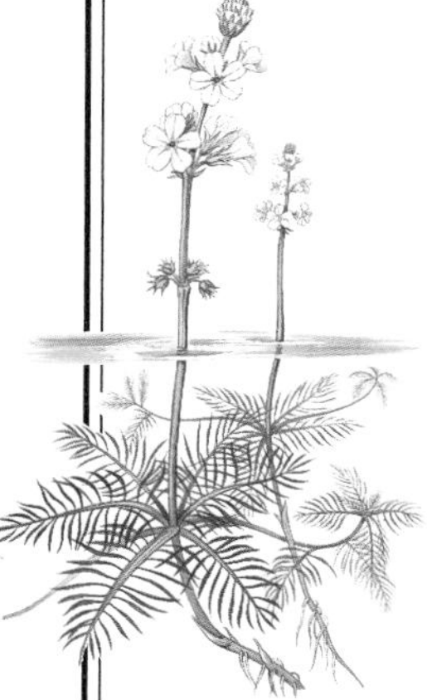

**Water violet (Violetta d'acqua)** Per coloro che amano la solitudine: persone riservate, spesso orgogliose, che evitano le discussioni mantenendosi appartati e quieti. Si tratta di individui introversi, autosufficienti, pacifici e concilianti; benché appaiano sdegnosi e condiscendenti, sono in realtà tolleranti e non intervengono negli affari altrui, cosí come non accettano interferenze nei propri. Sopportano in silenzio dolori e dispiaceri. Possono andar soggetti a tensioni e rigidità fisiche dovute a blocchi di energia.

**Cerato (Piombaggine)** Per coloro che mettono in dubbio le proprie capacità, che mancano del coraggio delle proprie convinzioni, dubitando di sé e domandando sempre il consiglio altrui. Sono privi di volontà e non si fidano del proprio giudizio e delle proprie intuizioni; sprovvisti di buon senso, mutevoli, preferiscono imitare gli altri, sono facilmente influenzati e fuorviati. Spesso chiacchieroni, fanno continue domande senza recepire le risposte. Da bambini vengono facilmente estromessi dai giochi e dai gruppi di coetanei. Il loro atteggiamento psichico li porta a essere servili.

**Impatiens (Non-mi-toccare)** Per le persone impazienti, che non sopportano i contrattempi e preferiscono lavorare da sole seguendo i propri ritmi: ogni cosa deve essere fatta velocemente. Irritabili, impulsivi, dominatori, attivi, intelligenti, pronti a criticare gli errori altrui, sono facili alla tensione nervosa, agli esaurimenti e agli incidenti. La continua tensione fisica può provocare dolori improvvisi, crampi, tensioni alla parte superiore del corpo (dorso, braccia e viso). Sono spesso tesi in avanti. Vanno soggetti a esplosioni di collera, che si calmano rapidamente.

**Scleranthus (Fior secco)** Per coloro che non riescono a scegliere, a decidere fra due cose. Mutevoli e indecisi, mancano di concentrazione, sono esitanti e instabili. Persone tranquille che non chiedono consigli, passano facilmente da un estremo all'altro, dall'eccitazione alla tristezza, senza riuscire a dominarla. Per questa instabilità non si può contare su di loro. Si riconoscono per la mancanza di equilibrio, la conversazione erratica, l'esitazione, l'agitazione. Cambiano spesso abbigliamento: mutevoli nelle vesti come negli atteggiamenti, soffrono spesso di mal d'auto e di mal d'aria.

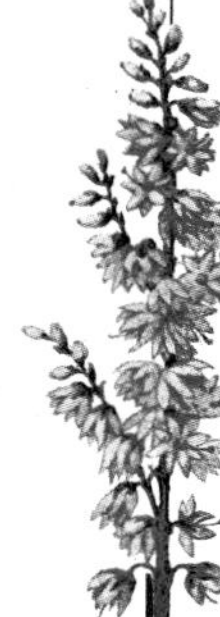

**Heather (Erica)** Per coloro che desiderano l'attenzione altrui: chiacchieroni, discutono i propri affari con tutti; non possono sopportare la solitudine; timorosi di tutto, cercano continuamente la compassione altrui e vivono sfruttandone le energie. Sono eccentrici e preoccupati solo della propria vita e dei propri problemi. Facilmente riconoscibili perché parlano continuamente, si attaccano all'interlocutore ed è difficile liberarsene, non sanno ascoltare né si interessano dei problemi altrui. Immaginano ed esagerano i propri mali per attirare l'attenzione.

**Gentian (Genziana)** Per coloro che si perdono facilmente d'animo abbandonandosi alla depressione, fra dubbi e mancanza di fede. Melanconici, scettici e insoddisfatti, si deprimono, anziché lottare, per una causa nota: spesso un ritardo o un impedimento. Soffrono per qualsiasi ostacolo incontrino nella vita, oltre che per lo stato negativo in cui li mette il senso di sconfitta provocato in loro da qualsiasi impedimento. Sono persone facilmente individuabili perché in loro la melanconia e la tristezza sono ben visibili.

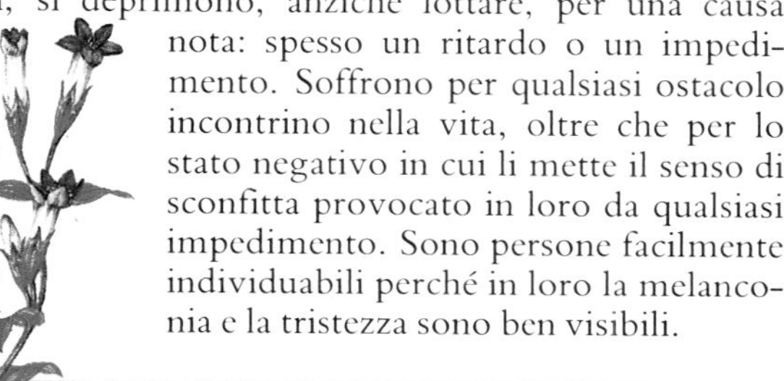

**Agrimony (Agrimonia)** Per coloro che apparentemente sono allegri, gioviali, pazienti e non si lamentano ma che, dietro a questa maschera di benessere, nascondono torture mentali e preoccupazioni. Sempre in movimento cercano l'attività e l'eccitazione per vincere l'inquietudine. Sovente ricorrono all'alcol, agli eccessi di cibo o alle droghe per non pensare. Amanti della pace, evitano le liti e le discussioni; nascondono la propria sensibilità ma sono apprensivi e nervosi. Non ammettono di avere problemi e prendono i propri mali con allegria, minimizzandoli.

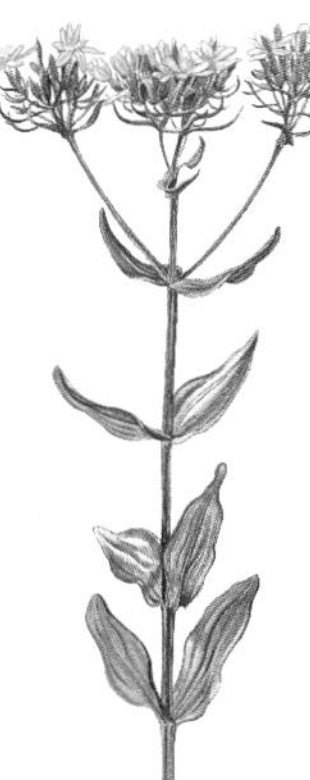

**Centaury (Centaurea)** Per i timidi, tranquilli, dolci, gentili, convenzionali e ansiosi di piacere. Individui deboli, docili e facilmente dominabili, tanto che per aiutare gli altri ne divengono schiavi. Spesso si legano, per loro stessa scelta dovuta al proprio desiderio di sottomissione, a una personalità energica che sfrutta la loro natura gentile. Cercano negli altri la forza di cui sono privi. Possono avere dolori e senso di peso alle spalle e al dorso, come se portassero un fardello; viso pallido con gli occhi cerchiati, aspetto languido, atteggiamento curvo.

**Larch (Larice)** Per coloro che mancano di fiducia in sé stessi, che si aspettano sempre di sbagliare e che perciò pensano di non riuscire mai a fare abbastanza. In conseguenza non provano neppure, timorosi di intraprendere qualunque cosa, esitano e rimandano tutto a piú tardi. Soccombono facilmente e si considerano inferiori. Il loro senso di sconfitta li rende rassegnati in partenza, benché, solo che provassero con la necessaria perseveranza, non mancherebbero loro le capacità necessarie per riuscire. Soffrono spesso di stati depressivi generali e talvolta sono colpiti da impotenza o frigidità.

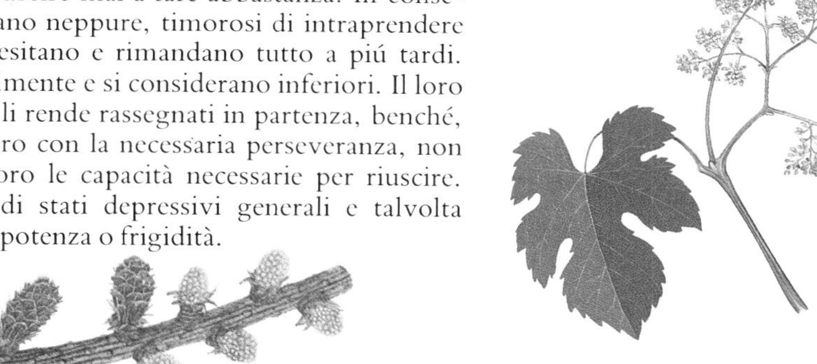

**Oak (Quercia)** Per quelle persone forti, fedeli, pazienti, responsabili e degne di fiducia, che portano i propri fardelli senza lamentarsi. Sono dei lavoratori indefessi che non perdono mai la speranza. La loro ostinazione e i loro sforzi incessanti possono condurli all'esaurimento e, per la loro disponibilità ad assumersi responsabilità e a continuare malgrado tutte le difficoltà, possono arrivare al limite della propria resistenza. I problemi di salute li preoccupano perché si sentono limitati. Sono coloro che non smettono di tentare per quanto disperata sia la situazione.

**Chicory (Cicoria)** Per coloro che potrebbero amare veramente ma che, al negativo, diventano possessivi. Il loro egoismo, l'autocommiserazione e il narcisismo li rendono eccessivamente preoccupati delle proprie relazioni con gli altri. Diventano critici, persecutori, autoritari, intossicati dai veleni delle loro fantasie ed emozioni, cercano di attirare l'attenzione piagnucolando, si sentono perseguitati, non vogliono esser lasciati soli e hanno bisogno di avere piú vicino coloro che amano per controllarli e dirigere la loro vita. Sono i tipici atteggiamenti della "madre chioccia" o del bambino "mammone".

**Vine (Vite)** Per quelle persone capaci e sicure di sé che tendono a usare la propria autorità per dominare e aver potere sugli altri. Possono essere arroganti e ambiziose, autoritarie, esigenti, critiche, rigide, prive di compassione, fino alla violenza e alla crudeltà. Sono dei capi che, benché possano essere di grande valore nei momenti difficili, tendono a essere duri per ottenere i propri scopi. Tra loro troviamo i tiranni e i dittatori. Tendono ad avere il torace molto sviluppato, statura alta, soffrono di stati di tensione, di rigidità fisica, specie della colonna vertebrale, di ipertensione.

**Beech (Faggio)** Per coloro che amano criticare, sono insoddisfatti, intolleranti e irritabili, che trovano sempre dei difetti e vedono solo il lato negativo delle cose. Infastiditi da qualsiasi dettaglio o manierismo altrui, esigono dai familiari e dai dipendenti precisione, ordine e disciplina. Sono delle persone arroganti, che compiangono gli altri. Vanno soggette a collere meschine; fondamentalmente giuste nei propri giudizi, sono amare e ciniche, severe verso gli altri, tese. Sono colpite da rigidità articolari, specie alla mascella, alle braccia, alle mani e alla nuca.

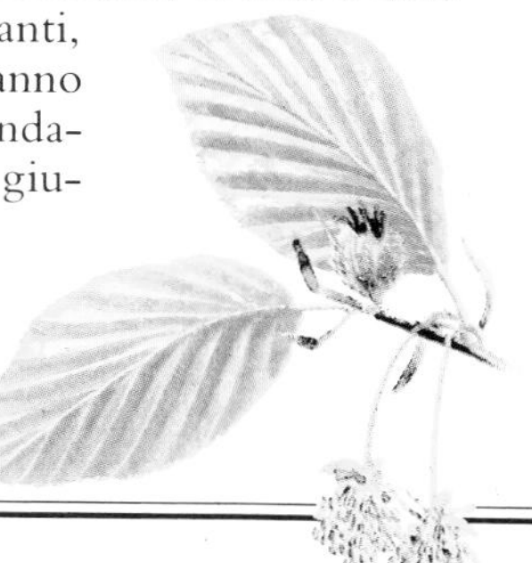

in una persona che ha subíto delle gravi prove personali, dopo una lunga malattia o un periodo di forti preoccupazioni o di superlavoro. In tal caso il rimedio adatto è *Olive* (Olivo). E cosí via: i differenti stati d'animo compresi in questo gruppo e i relativi rimedi sono 7.

Come si vede dall'esempio precedente, esistono degli stati d'animo che sono legati alla personalità stessa del soggetto; altri sono provocati da una situazione transitoria, e questi ultimi non coincidono necessariamente con i primi. Per esempio, una persona fondamentalmente allegra e ottimista può divenire timorosa a causa di uno shock; una persona tranquilla e sicura di sé può trasformarsi, per motivi contingenti, in un individuo collerico o impaziente; e cosí via. A seguito di questa osservazione il dottor Bach divide i propri rimedi in *rimedi di tipo* e *rimedi di aiuto*.

Alcuni rimedi possono essere scelti indifferentemente come rimedi di tipo o di aiuto; altri sono esclusivamente rimedi di tipo. Nella prescrizione si uniranno gli uni agli altri per coprire tutti gli aspetti della personalità, cosí come possono essere identificati attraverso dei sintomi non solo psichici ma anche fisici. Dall'accuratezza e dalla profondità della diagnosi dipende l'esattezza della prescrizione e perciò il risultato finale. Il medico che ricorre ai rimedi del dottor Bach non può limitarsi a un esame superficiale del paziente ma deve cercare di conquistarne la fiducia per individuare, con accorte domande, l'esatta natura dei sintomi psico-emotivi che si accompagnano alla malattia fisica.

## La medicina antroposofica

La medicina antroposofica fu creata all'inizio del secolo da Rudolf Steiner, originale filosofo e pensatore austriaco (1861-1925), fondatore dell'antroposofia stessa. Si tratta di un movimento filosofico con una concezione particolare dell'universo e dell'uomo, su cui si basano specifiche teorie mediche.

L'ARTE COME CURA *La vera innovazione apportata dalla medicina antroposofica è la terapia per mezzo delle arti: stimolando l'attività creativa si rafforza la volontà vitale dell'organismo, si aumenta l'armonia e la consapevolezza di sè. Tutte le arti hanno proprietà terapeutiche, ma l'euritmia (in basso), ideata da Steiner e chiamata "parola visibile", si è rivelata particolarmente efficace. Si tratta di movimenti del corpo atti a riprodurre e interpretare i suoni (musica o parole) creando un vero e proprio linguaggio. Steiner sosteneva che la cultura e le percezioni si possono esprimere attraverso la materia, e lo dimostrò nel* Goetheanum *(in alto), tempio-teatro dell'antroposofia, considerato uno dei massimi esempi di architettura espressionista.*

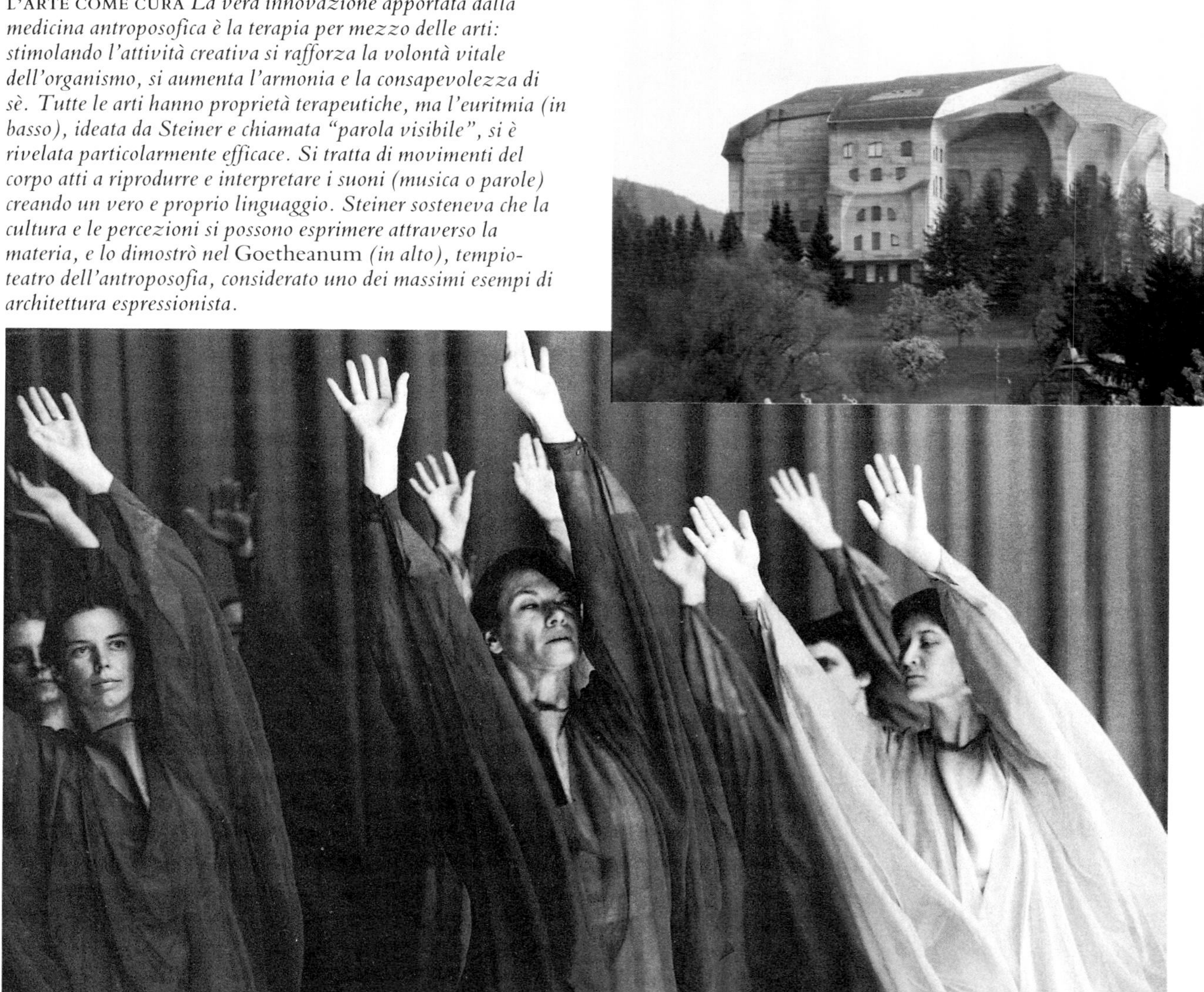

Il medico che vi si dedica è prima di tutto un seguace dell'antroposofia, ossia segue le teorie antroposofiche in tutte le proprie attività e non solo nella pratica professionale. Poiché sarebbe impossibile esporre le teorie propriamente mediche senza addentrarsi prima nei fondamenti dell'antroposofia, coloro che vogliano approfondire l'argomento possono rivolgersi alla Società Antroposofica, che spesso organizza anche conferenze e distribuisce delle pubblicazioni particolarmente destinate a coloro che desiderino curarsi con questo tipo di medicina.

La medicina antroposofica vede l'uomo nel suo complesso, come corpo, anima e spirito, e nell'insieme dei suoi rapporti con l'universo, considerandolo non come individuo ammalato ma in tutte le sue attività e in ogni suo comportamento. Da qui ha origine, tra l'altro, quella che viene detta "terapia delle arti", ossia la cura attraverso attività artistiche come la musica, il canto, la danza, la pittura, la scultura, ecc., cura che dà spesso ottimi risultati. L'*euritmia*, formulata su indicazioni dello stesso Steiner, è una nuova arte basata sui movimenti, che costituisce una valida forma di terapia impiegata anche al di fuori della medicina antroposofica.

I farmaci sono tratti dalla natura, e comprendono elementi vegetali, minerali, animali. Le preparazioni avvengono con metodi particolari, spesso per diluizione, e le prescrizioni sono solitamente complesse, ossia constano di vari elementi. I dosaggi sono molto bassi ma non tanto quanto quelli omeopatici. Questi farmaci vengono preparati da case farmaceutiche specializzate, in Svizzera e in Germania, spesso sotto la sorveglianza della stessa Società Antroposofica. La terapia comprende, oltre alla cura farmacologica, consigli dietetici e di comportamento, non sempre facili da comprendere per coloro che ignorano totalmente le teorie antroposofiche. Questi regimi totali di cura vengono applicati anche in cliniche specializzate, alcune delle quali funzionano come veri e propri ospedali. Tra i farmaci antroposofici, quello che ha destato il maggiore interesse, e che è oggetto di ampie ricerche, è l'*iscador*, ossia un preparato a base di una pianta (*vischium album*), il quale stimola il sistema immunologico ed è indicato nella terapia delle forme cancerose.

In alcuni Paesi, come l'Inghilterra e gli Stati Uniti, la medicina antroposofica è conosciuta e applicata specialmente per gli ottimi risultati che si possono ottenere nel recupero di bambini disturbati e handicappati. Le scuole steineriane per handicappati sono molto diffuse in questi Paesi, in cui gli antroposofi si dedicano anche alla cura di handicappati adulti in speciali istituzioni, le *Camphill Village Communities*, anch'esse condotte secondo i principi della medicina antroposofica.

In Italia vi sono parecchi medici che si sono dedicati allo studio di questa medicina, alla quale ci si può rivolgere con la certezza che si tratta comunque di cosa seria, oggetto di studi e di ricerche, e non frutto di cervellotiche improvvisazioni.

## Le terapie con i minerali

L'uso dei minerali in medicina, sotto varie forme, è antichissimo ed è molto diffuso nelle medicine tradizionali. In molte tribú primitive si ricerca e si mangia la terra di luoghi particolari, cui vengono riconosciute virtú terapeutiche. I popoli orientali includono nelle loro preparazioni farmaceutiche le alghe e gusci di conchiglie triturati finemente, polvere di perle, oltre a sali estratti in vari modi. Nel capitolo *L'uomo e l'acqua* abbiamo ricordato l'uso di bere l'acqua di mare in voga nell'Europa del Nord fino a una ventina di anni fa e che fa tutt'ora parte delle moderne talasso-terapie.

Con l'avvento della chimica, la biologia ha identificato una serie di minerali presenti nel corpo umano in quantità misurabili e li ha riconosciuti come indispensabili alla vita stessa. I minerali fondamentali sono il calcio, il ferro, il fosforo, senza i quali la vita è impossibile. Tuttavia, a partire dalla fine del secolo scorso sono stati identificati via via altri minerali, detti oligoelementi o minerali traccia, presenti in piccolissime quantità nell'organismo. Con il perfezionarsi delle tecniche di ricerca, il numero di oligoelementi identificati è andato aumentando e, secondo le ipotesi di alcuni scienziati, praticamente tutti gli elementi chimici entrano, seppure in quantità infinitesimali, nel nostro organismo.

Qual è l'importanza e il valore biologico di questi elementi? I loro primi scopritori pensarono che non ne avessero alcuna, quasi che, ingeriti con i cibi, restassero a girare passivamente e del tutto casualmente nei liquidi o negli organi dove erano stati ritrovati. Tuttavia già nel 1745 il bolognese Menghini aveva scoperto la presenza di ferro nel sangue umano e ne aveva intuito l'importanza biologica. I primi che furono in grado di dimostrare come alcuni oligoelementi siano necessari per la vita furono i batteriologi durante la loro ricerca dei migliori terreni di coltura per i batteri, agli albori della batteriologia, alla fine del secolo scorso. Venne cosí identificata l'importanza di arsenico, boro, bromo, fluoro, iodio, alluminio, cobalto, rame, stagno, ferro, molibdeno, manganese, nichel, piombo, titanio, zinco. Da allora sappiamo che la presenza di altri elementi in quantità minime, se non necessaria alla sopravvivenza, tuttavia è indispensabile alla salute fisica e psichica, dato che l'assenza di queste sostanze provoca gravi malattie.

Di molti non sono stati ancora chiariti il ruolo né le quantità fisiologiche. Dobbiamo anche tenere presente che in alcuni casi si tratta di potentissimi veleni, come il mercurio e i fluoruri, per cui sarebbe estremamente pericoloso cercare di somministrarli farmacologicamente: l'unico modo per rifornire l'organismo umano di questi elementi è attraverso la dieta. Purtroppo l'uso sconsiderato di concimi, di antiparassitari e in generale di additivi chimici in agricoltura, unito ai trattamenti industriali cui vengono sottoposti molti cibi e all'inquinamento atmosferico, ha cambiato il contenuto in oligoelementi di molti componenti della nostra dieta, per cui in taluni casi questi tendono addirittura a scomparire, in altri ad aumentare oltre i livelli biologici. Abbiamo cosí delle insidiose forme da carenza dei minerali traccia, oppure degli impercettibili, ma non per questo meno dannosi, avvelenamenti da eccesso degli stessi. L'acqua è sempre stata una fonte di minerali poiché tutte le acque potabili sono ricche di minerali. Ma anche l'acqua potabile oggi subisce delle importanti manipolazioni e spesso anche questa fonte di minerali diviene inadeguata.

Già alla fine del secolo scorso sono entrate nell'uso terapie che impiegano i minerali, o meglio i loro sali, in dosi molto piccole. Infatti da numerose osservazioni risulta che questi elementi possiedono delle qualità che potremmo chiamare energetizzanti, nel senso che favoriscono determinati processi biologici a livello cellulare, anche quando non sembra che entrino a far parte dei composti chimici che vi sono coinvolti. Il primo a elaborare una completa teoria su queste basi fu il medico tedesco Wilhem H. Shuessler (1821-1898) che dedicò a queste ricerche l'intera vita. Egli individuò 12 sali minerali che denominò "sali tissulari", i quali sarebbero indispensabili ad altrettante funzioni fondamentali dei tessuti dell'organismo. Le dosi impiegate sono minime e vengono somministrate in compresse a base di lattosio (lo zucchero del latte). Queste vengono sciolte lentamente in bocca, cosicché i sali, assorbiti dalle mucose del cavo orale, passano rapidamente e direttamente nel sangue. La scelta di ciascun rimedio viene fatta sulla base di sintomi, a carico dell'uno o dell'altro tessuto, che il dottor Shuessler ha elencato con precisione. A distanza di tanti anni questa terapia, nota come "biochimica nutritizia", è tuttora in uso.

Intorno agli anni Trenta il medico francese Menetrier, studiando gli effetti dei minerali sull'uomo, giunse alla conclusione che questi siano particolarmente utili in certi stati biochimici particolari che danno luogo a malattie o a gruppi di sintomi costanti. Egli individuò questi gruppi piuttosto come predisposizione ad ammalarsi che come vere e proprie malattie e le indicò come diatesi. Le diatesi identificate da Menetrier sono quattro, alle quali in seguito se ne aggiunse una quinta, detta di disadattamento, che si può unire a una qualsiasi delle precedenti. Le teorie di Menetrier costituiscono tuttora la base di quella che comunemente viene chiamata "terapia con gli oligoelementi", molto popolare in Francia.

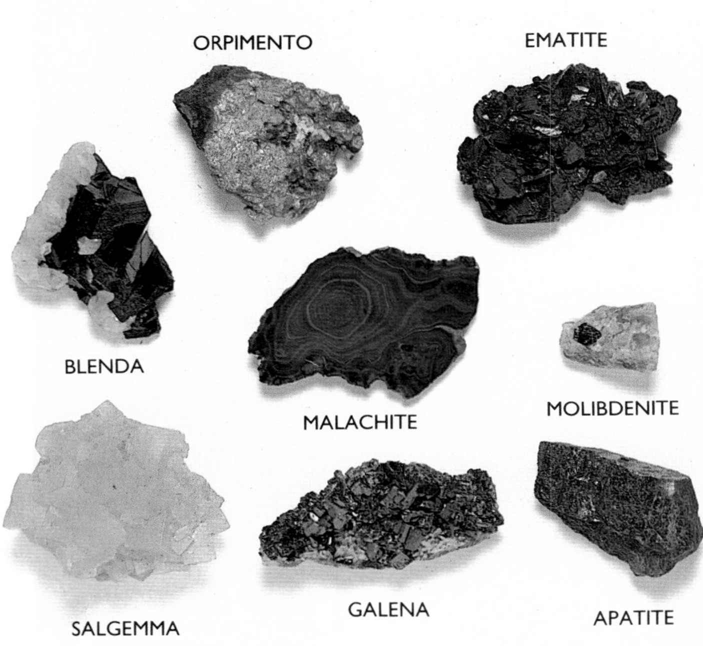


**La terapia con gli oligoelementi.** Questo termine è in realtà errato: si dovrebbe piuttosto parlare di somministrazione di minerali in oligodosi, ossia a dosaggi minimi. Infatti, di queste preparazioni fanno parte non solo i minerali traccia od oligoelementi, ma anche quei minerali, detti macronutrienti, presenti nell'organismo in dosi maggiori. Dall'epoca della scoperta di questi ultimi, i farmaci a base di calcio, di fosforo, di potassio e anche di ferro sono stati numerosi, prescritti con dosaggi variabili ma sempre alti.

Ma spesso la somministrazione farmacologica di questi elementi non sortiva risultati clinici. Si vide cosí che l'assorbimento e l'utilizzazione dei minerali dipendono in realtà da una serie di fattori diversi,

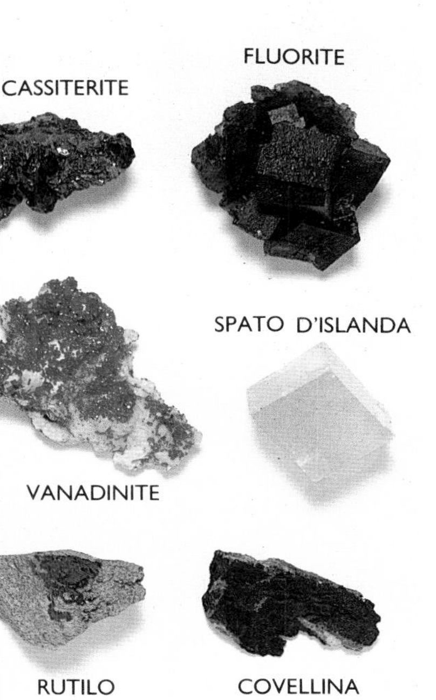


I MINERALI DENTRO DI NOI
*In natura raramente gli elementi si trovano allo stato puro ma entrano a far parte di composti. Per ottenere l'elemento puro è necessario un procedimento di estrazione, che si avvale delle proprietà fisiche o chimiche dell'elemento stesso. Nei tessuti organici i minerali esistono sia sotto forma di sali sia, piú spesso, in forma molecolare come ioni o particelle elementari; talvolta entrano a far parte di molecole organiche, come il ferro che è componente essenziale dell'emoglobina. Di molti, come quelli di cui sono ricchi i minerali che vedete qui a fianco, si conosce la grande importanza biologica, ma dei piú le funzioni sono ancora sconosciute.*

poiché essi, per poter essere utilizzati, necessitano di particolari condizioni biologiche. Tutti sanno, per esempio, che il calcio non può venire fissato dalle ossa senza l'azione della vitamina D, ma non è altrettanto noto che l'utilizzazione di questo minerale dipende anche dalle quantità di fosforo e di magnesio presenti nell'organismo. Per questo la somministrazione del solo calcio, anche a dosi molto elevate, non è sufficiente a riportarlo ai giusti livelli nelle ossa, nei denti e negli altri tessuti. Mentre le ricerche biologiche volte a identificare le vie di assorbimento e di utilizzazione degli oligoelementi continuano in tutto il mondo, si sviluppa una speciale forma di terapia che impiega i minerali a dosi molto basse.

**La teoria.** Partendo dalla considerazione che la maggior parte dei minerali sembra possedere grandi proprietà biologiche pur essendo presente in quantità infinitesimali, si può pensare che la loro importanza e la loro capacità di entrare a far parte di fondamentali processi biochimici risiedano piuttosto in una loro capacità di indurre delle trasformazioni negli altri elementi e nelle altre sostanze presenti nell'organismo. Le forze in gioco nelle trasformazioni chimiche e biochimiche sono state individuate solo in parte; altre sappiamo che sono presenti poiché ne vediamo il risultato ma non ne conosciamo la natura né il modo di azione. Perciò l'ipotesi che quantità piccolissime di minerali, opportunamente disciolti per essere assorbiti, possono essere meglio utilizzate dall'organismo che non le forti dosi, non può essere respinta in partenza.

Le dosi impiegate stanno tra quelle della farmacologia classica, che sono nell'ordine dei grammi o dei milligrammi, e le dosi infinitesimali dell'omeopatia. La terapia con gli oligoelementi impiega dosi nell'ordine del milionesimo di grammo (gamma). Le indicazioni a questo tipo di terapia sono piuttosto le diatesi, ossia le predisposizioni ad ammalarsi, o le forme subdolamente croniche piú che le malattie conclamate.

I pazienti cui vengono prescritte hanno spesso dei sintomi non ben identificabili, piuttosto psichici che fisici: sensazione di irritabilità, o di stanchezza o di inadeguatezza ad affrontare le necessità della vita. Vengono curate cosí anche talune disfunzioni delle ghiandole endocrine, per esempio della tiroide, che si manifestano con sintomi alterni di ipofunzionalità o di iperfunzionalità senza che agli esami di laboratorio risulti né l'una né l'altra. Naturalmente quando si tratta di intervenire sulle diatesi o su disfunzioni croniche la terapia dovrà essere lunga, durando anche dei mesi. Spesso gli oligoelementi vengono impiegati in associazione.

Va comunque ricordato che questi rimedi devono essere prescritti da un medico esperto e che la loro prescrizione è tutt'altro che semplice. A parte la difficoltà nello stabilire le dosi ottimali per ciascun paziente, anche a causa delle grosse differenze di assimilazione da persona a persona, sugli effetti reali dei singoli minerali e delle loro associazioni resta ancora molto da sapere. Come dice giustamente il dottor Jean Valnet, gli oligoelementi vanno prescritti con ponderazione, e non possono comunque costituire l'unica terapia per correggere una diatesi o, come dicono i francesi "il terreno organico". Questi preparati non sono comunque tossici ma non possono costituire una panacea atta a risolvere l'insieme dei problemi metabolici. Il loro impiego migliore sarà associandoli ad altre terapie, poiché non danno luogo a incompatibilità.

È chiaro che i minerali in generale, e particolarmente gli oligoelementi, andrebbero assunti preferibilmente con la dieta: un mangiare molto variato, comprendente verdure, cereali, legumi, frutta, erbe aromatiche, diversi tipi di carni, pesci, pollame, frattaglie, oli vegetali, uova, latticini conterrà tutti gli elementi che ci sono necessari. Chi si limita a mangiare bistecche e insalata o elimina completamente le carni o altri componenti dell'alimentazione, andrà certamente incontro a delle carenze di elementi necessari all'organismo.

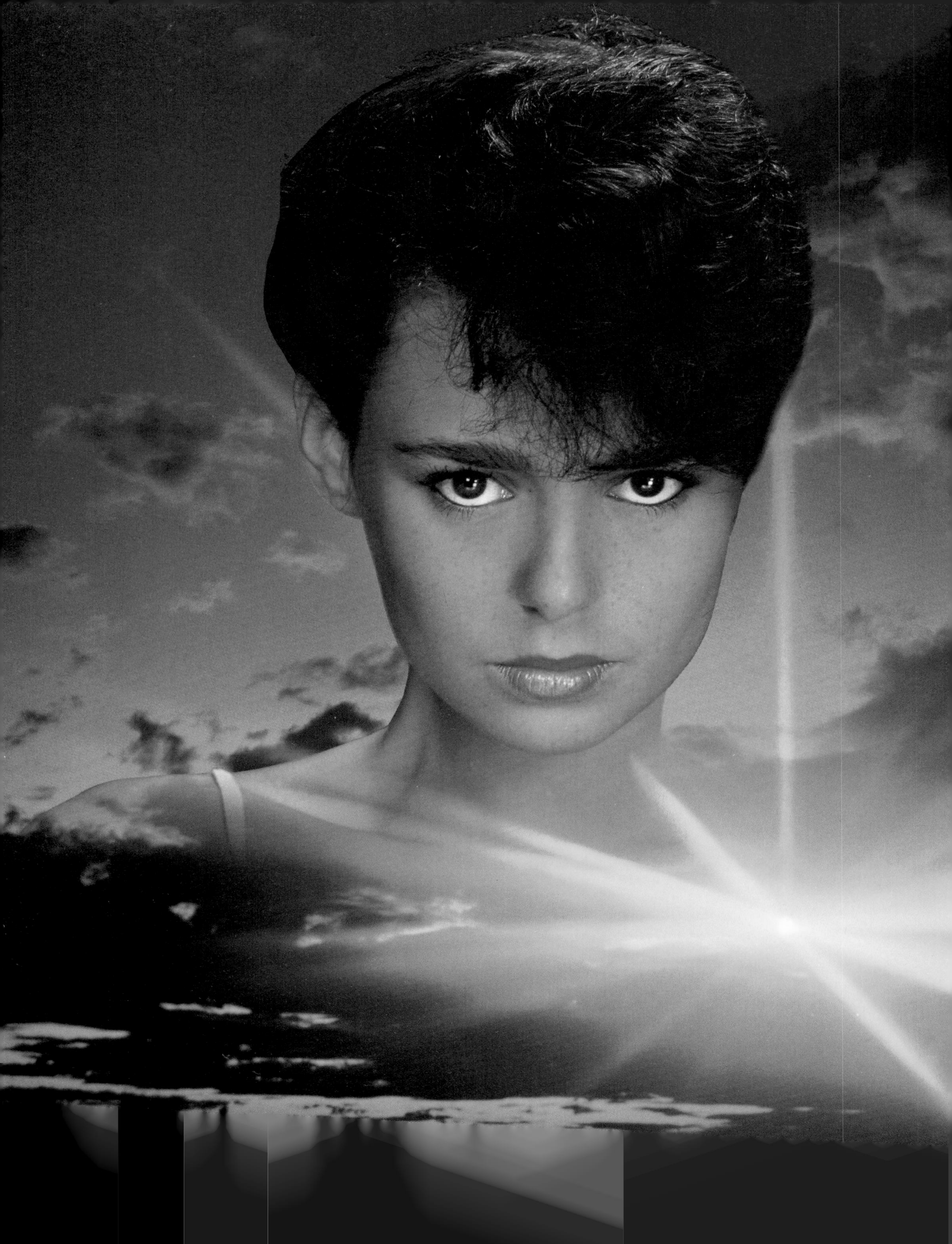

# Quinta parte

# *Natura e bellezza*

Il concetto di bellezza cambia con i tempi e con le mode, sia nell'arte sia per le vesti, le acconciature, i comportamenti e la valutazione dell'avvenenza fisica. Eppure esistono persone la cui attrattiva è indubbia per tutti e che vengono considerate belle anche se i loro lineamenti o la loro struttura fisica non corrispondono ai canoni estetici del loro tempo.

La bellezza è ben altro di una bella acconciatura, di una veste elegante, di un trucco perfetto: la bellezza è armonia, e come tale è salute. Una persona piccola e grassottella che si muova con elasticità e con grazia sarà certo piú attraente di una alta e magra ma legnosa, pur in quest'epoca in cui va di moda la mancanza di curve. Un'espressione ridente, due occhi luminosi, una pelle elastica e trasparente rendono bello qualsiasi viso, a tutte le età, e portano serenità e allegria dovunque.

Tutto ciò che si è detto nel corso di questo volume a proposito della consapevolezza di sé, della capacità di sentirsi vivi in ogni attimo e globalmente, dell'adattarsi nel modo migliore all'ambiente naturale e umano in cui si è immersi, dell'aver cura quotidiana della propria salute fisica e spirituale, tutto questo è la prima vera fonte di bellezza, qualsiasi sia la propria struttura fisica. Perciò l'intero libro è in realtà un manuale di bellezza e in ogni capitolo troverete suggerimenti utili per migliorare il vostro aspetto.

La bellezza vera, quella fatta di salute e armonia, non teme il passare degli anni: non già in una fonte miracolosa ma dentro di noi dobbiamo cercare l'eterna giovinezza poiché uno spirito sereno e indomito non invecchia.

# *Natura e bellezza*

*Molti si guardano allo specchio solo per scoprire i propri difetti e le proprie manchevolezze e considerano la bellezza un mito inafferrabile. Altri usano le vesti, il trucco, il taglio dei capelli per nascondere la loro vera personalità. Ma la bellezza esiste in ciascuno di noi e la scopriremo se avremo imparato a osservarci e a vivere il nostro corpo con serena gioia. I massaggi durante la doccia quotidiana, la cura dei capelli, l'abbronzatura dosata con saggezza, l'applicazione di impacchi, maschere, bagni alle piante officinali sono complemento a tutti gli altri rimedi suggeriti fin qui per conquistare vitalità e armonia, e dunque bellezza.*

Fin qui abbiamo parlato di natura e salute. Salute in quanto la natura fornisce da sempre all'uomo i rimedi per curarsi; salute perché la conoscenza di sé e del proprio essere naturale ci è indispensabile a prevenire o affrontare la malattia al suo primo insorgere, a migliorare la qualità della nostra vita e della nostra salute per vivere piú a lungo e trarre il meglio da ogni età della vita.

Natura e bellezza non è un concetto nuovo e diverso: bellezza è prima di tutto salute, armonia con sé stessi e con il mondo che ci circonda.

Bellezza è il saper comunicare all'esterno la molteplicità degli eventi naturali che fanno di noi in ogni momento un essere unico e irripetibile nella sua completezza di corpo e spirito, di struttura e di funzione, di forza e movimento. L'esterno è lo specchio dell'interno, di ciò che avviene dentro di noi: la luce degli occhi, la luminosità e trasparenza della pelle, l'armonia e la grazia del movimento possono rendere bellissima una persona dai tratti del viso o dalla figura che non potremmo dire "belli", in quanto sono diversi dai canoni riconosciuti come "bellezza". Canoni che, come vediamo nell'arte, cambiano nelle epoche e civiltà, a dimostrazione di quanto questo concetto sia effimero e relativo.

Essere belli non significa essere alti o bassi, longilinei o brevilinei, biondi o bruni, a seconda di come detta la moda. "Bellezza" è un concetto individuale: ognuno può e deve essere bello seguendo la propria natura, accettando sé stesso e imparando a conoscersi e ad amarsi, cosí come natura lo ha fatto.

Questo capitolo può essere solo un completamento a quanto abbiamo detto finora, e potrà esservi utile se avrete avuto la pazienza di percorrere, da un capitolo all'altro, la strada affascinante che porta a una miglior comprensione e cura di sé.

Gli esercizi respiratori, una accorta alimentazione, uno sviluppo armonioso e una sana vita sessuale, l'impiego delle acque, delle terre, del caldo e del freddo e delle piante medicinali, le ginnastiche, i massaggi, il rilassamento, la concentrazione: tutto questo ha influenza sull'aspetto esteriore e spesso può correggere difetti grandi e piccoli.

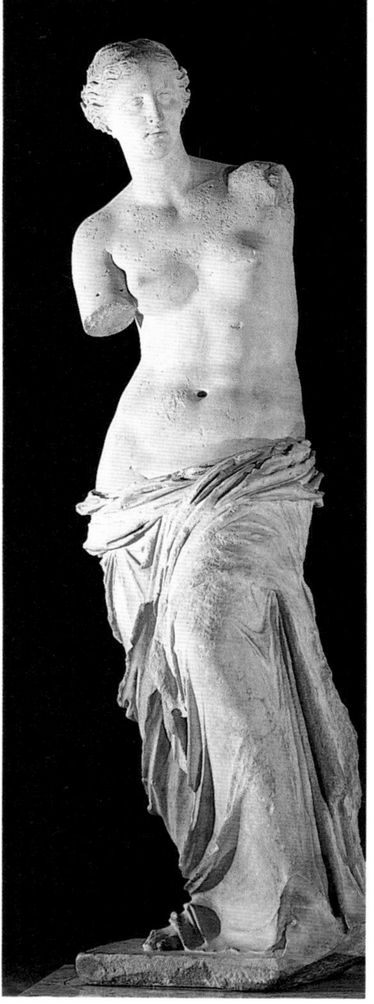

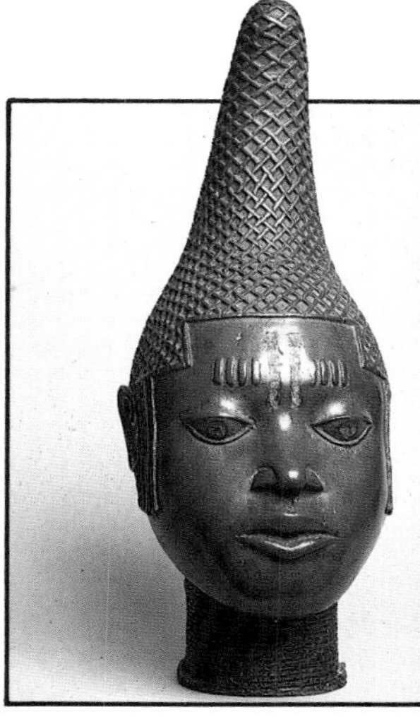

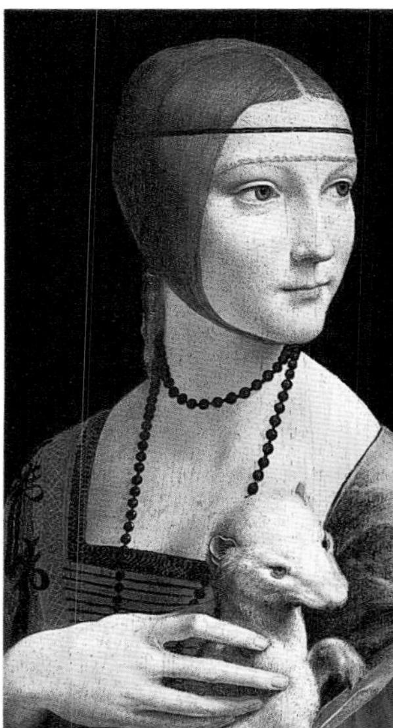

LA BELLEZZA CAMBIA CON LA MODA DEL TEMPO
*Difficilmente la fanciulla eletta Miss Mondo sarebbe stata considerata bella nell'antica Grecia della Venere di Milo (sopra, a sinistra) a causa della mascella quadrata, del naso all'insú e della bocca troppo larga. Per contro la principessa nigeriana, che vedete nell'immagine sopra a destra, a un occhio europeo può sembrare poco graziosa. Anche il collo lungo e le spalle tonde e basse della* Donna con ermellino *di Leonardo da Vinci sono in evidente contrasto con quelle larghe e quadrate della reginetta di bellezza dei giorni nostri.*

Vi sono alcuni accorgimenti particolari che hanno valore piú specificamente estetico: per esempio, quali sono gli effetti delle piante medicinali per la cura estetica della pelle? Quali massaggi sono piú

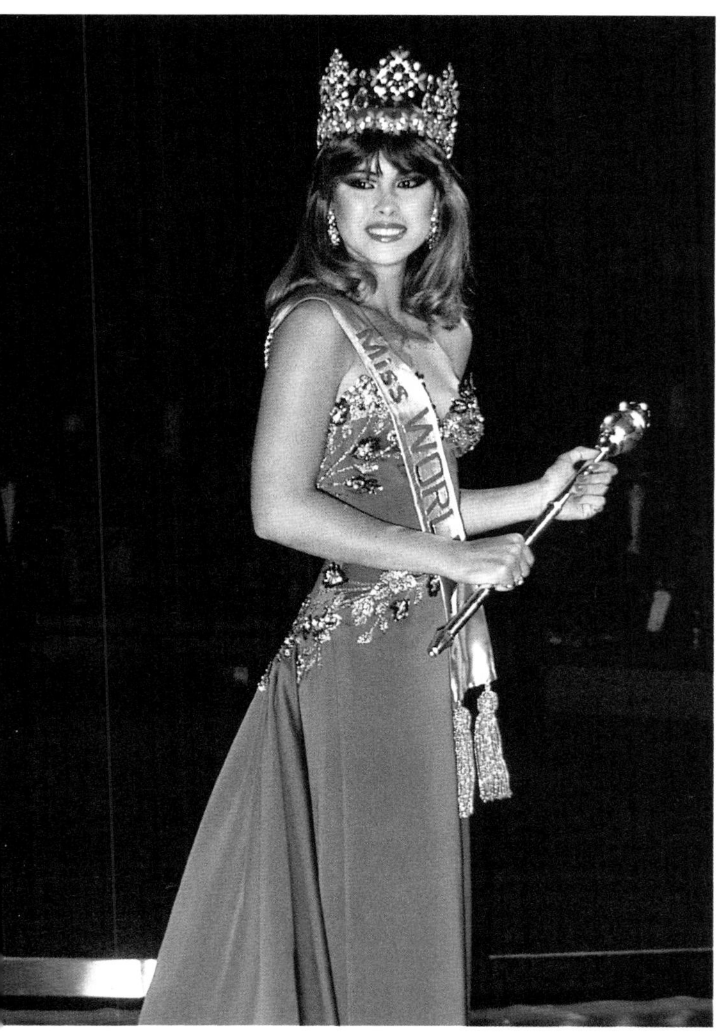


adatti per migliorare l'estetica? Come ottenere una bella abbronzatura senza danni alla salute? Nel presente capitolo troverete questi e altri suggerimenti pratici per le cure estetiche naturali.

# Igiene e bellezza

La bellezza è prima di tutto cura di sé e nel compiere le pratiche igieniche quotidiane dobbiamo tenerlo presente. L'usare un sapone adatto alla nostra pelle e alle diverse circostanze, per esempio, può significare curare la pelle ogni volta che ci laviamo.

Che cosa si intende per "sapone adatto alle circostanze"? Lo spessore della cute, l'attività delle ghiandole sebacee e sudoripare, lo spessore del grasso sottocutaneo e la quantità di sangue che scorre nei capillari sottocutanei cambiano in rapporto alla stagione e alla temperatura. Questo significa che il sapone che usiamo in inverno non sarà certo il migliore in estate; che se andiamo in vacanza in un clima caldo-umido non potremo usare lo stesso sapone che useremmo in un clima caldo-secco; e cosí via. Lo stesso vale per tutte le creme e le lozioni.

La scelta di creme e saponi è prima di tutto individuale, ma la regola generale è che quando fa caldo dobbiamo usare creme meno grasse ma piú idratanti, delicate, a rapido assorbimento, per non formare sulla pelle degli strati grassi o cerosi che ne impedirebbero la traspirazione. Altro discorso è quello di proteggere la pelle con oli vegetali quando la esponiamo al sole, e ne parleremo a proposito di abbronzatura. Le creme dovranno essere proporzionalmente piú grasse in rapporto al freddo: gli Eschimesi si spalmano il viso con spessi strati di grasso di foca per proteggerlo dal gelo polare!

Vi sarà differenza anche tra creme e lozioni per il viso, sempre esposto all'aria e alle variazioni termiche, e per il corpo, coperto e protetto dalle vesti. In inverno le vesti sono pesanti e non vi sono zone esposte: lo strato grasso protettivo non è necessario e sarebbe molto sgradevole vestirsi con il corpo unto: le lozioni e creme da usare dopo il bagno o la doccia hanno lo scopo di favorire la desquamazione della cute che tende a ispessirsi troppo e di mantenerne l'elasticità. Le emulsioni molto fini di oli vegetali che si assorbono rapidamente e che contengano delle droghe vegetali atte a favorire il metabolismo e il ricambio (il *ginseng*, l'*eleuterococco*, la *stella di sera*, il *fieno greco*, l'*ortica*), ideali in inverno e nei climi freddi, andranno sostituite in estate e nei climi caldi da altre che contengano droghe lenitive (come l'*amamelide*), idratanti ed emollienti.

I saponi vanno scelti seguendo lo stesso criterio: quelli invernali devono essere a base di oli vegetali (d'*oliva*, di *cocco*, di *cacao*, di *mandorle*, di *germe di grano*, di *stella di sera*), per non togliere alla pelle la protezione grassa che le è necessaria. In estate li sostituirete con saponi alla *calendula* o alla *lattuga*, o comunque a base di piante addolcenti e ammorbidenti. Naturalmente durante i primi giorni dell'esposizione al sole e all'aria, i saponi a base di oli o grassi menzionati sopra potranno essere molto adatti, ma comunque è bene alternarli con quelli emollienti, per esempio usando gli uni subito dopo l'esposizione al sole e gli altri il mattino seguente.

Per le pelli molto grasse o acneiche sono adatti i saponi all'argilla, ma fate attenzione a non abusarne perché tendono ad asciugare eccessivamente la cute.

## La pulizia del viso

Contrariamente a quanto comunemente si crede, il miglior modo per pulire bene e a fondo la pelle del viso e del collo è lavarla quotidianamente con un buon sapone. Solo cosí la si manterrà elastica e si eviteranno le antiestetiche e dannose dilatazioni dei

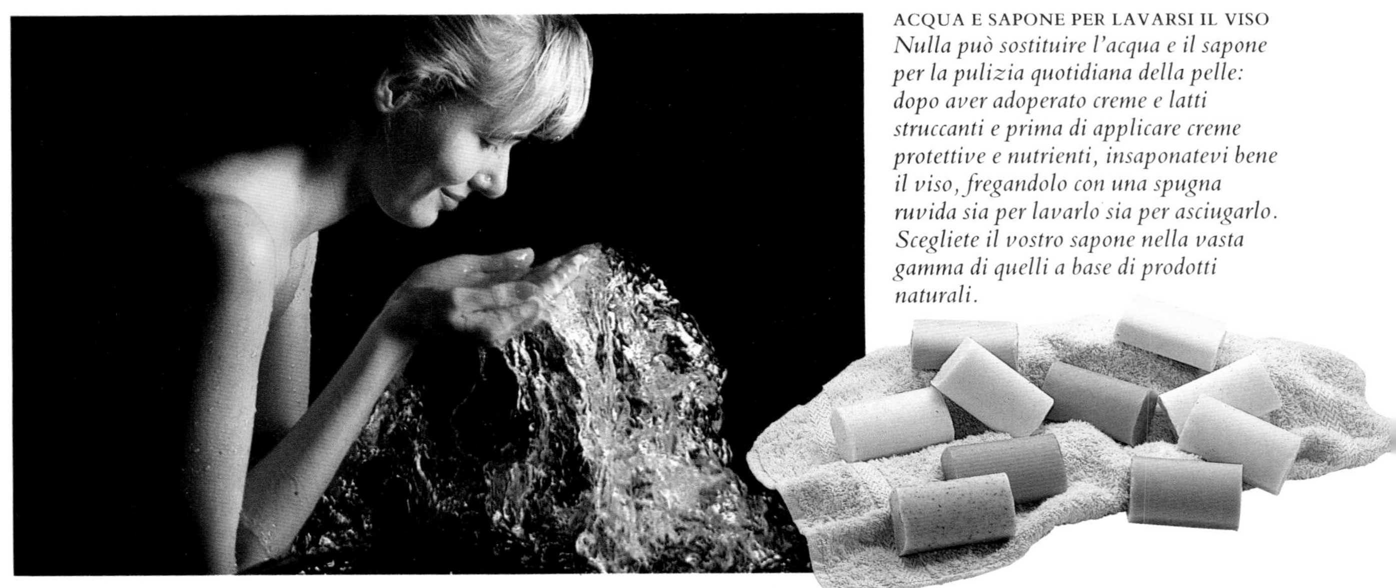

ACQUA E SAPONE PER LAVARSI IL VISO
*Nulla può sostituire l'acqua e il sapone per la pulizia quotidiana della pelle: dopo aver adoperato creme e latti struccanti e prima di applicare creme protettive e nutrienti, insaponatevi bene il viso, fregandolo con una spugna ruvida sia per lavarlo sia per asciugarlo. Scegliete il vostro sapone nella vasta gamma di quelli a base di prodotti naturali.*

pori che si osservano in coloro che impiegano sostanze come detergenti e tonici al posto di acqua e sapone. I latti e le creme detergenti, di solito molto grassi (gli attori, per rimuovere i pesanti trucchi di scena, usano una crema composta esclusivamente, o quasi, di lanolina e vaselina), servono per sciogliere il trucco, per rimuovere i coloranti e ammorbidire i fondotinta che, asciugandosi, formano degli strati solidi sulla superficie cutanea. Ma dopo l'applicazione vanno allontanati e rimossi con i tonici e poi con una buona insaponata e un energico massaggio. Gli occhi vanno struccati con appositi prodotti: particolarmente consigliabili i *gel* a base di piante ad azione lenitiva, tra cui molto usato il *fiordaliso*, o un buon decotto che preparerete voi stesse, ben filtrato con la ricetta a pag. 296.

Si deve usare un sapone di buona qualità, delicato e calmante, scelto secondo i criteri indicati piú sopra. Come abbiamo detto, per chi ha pelle particolarmente grassa ma anche per chi usa un trucco pesante e deve impiegare struccanti molto grassi, un sapone sgrassante, come quelli a base di argilla, può essere alternato a quelli piú delicati, impiegandolo una o due volte alla settimana.

I saponi all'argilla sono molto utili anche per prevenire o curare le infezioni acneiche dell'adolescenza, grazie alle azioni disinfettante e antiputrida dell'argilla che si uniscono a quella sgrassante. Non appena notate che la cute delicata dei vostri bambini si ispessisce e si trasforma divenendo piú grassa, insegnate loro a insaponarsi bene il viso, fregando la schiuma con i polpastrelli specie sulle parti piú grasse e piú soggette all'acne: la fronte, il naso, i solchi fra questo e le guance, le gote.

I buoni saponi sono apparentemente costosi, ma in realtà rendono molto perché, essendo convenientemente stagionati, contengono meno acqua.

Dopo l'insaponatura sciacquatevi abbondantemente con acqua tiepida, usando una manopola o una salviettina di spugna ruvida per allontanare completamente i residui di sapone, praticando nello stesso tempo un massaggio che vivificherà la cute con un maggior apporto di sangue capillare.

Se l'acqua del luogo in cui vivete è dura o clorata, terminate il risciacquo con un po' d'acqua addolcita con una punta di cucchiaino di bicarbonato di sodio, o, meglio ancora, con acqua distillata di *amamelide* o altra pianta officinale ad azione calmante. La risciacquatura con acqua distillata rende la cute morbida e setosa, rimuove completamente i residui di sapone ed evita la sgradevole sensazione di stiramento, segno di sofferenza della pelle dovuto alla durezza dell'acqua.

Asciugatevi con un panno di tela o di spugna un po' ruvido, massaggiando energicamente il viso e il collo a piccoli cerchi concentrici, dall'orecchio verso il naso, attorno alla bocca, sotto la mandibola, sulla fronte partendo dalla radice del naso verso le tempie, sul collo, come indicato nelle figure qui accanto.

## La doccia mattutina: una cura di bellezza quotidiana

Come trasformare la doccia di pulizia del mattino in una autentica cura di bellezza? Sarà sufficiente avere l'accortezza di insaponarsi, asciugarsi e spalmarsi il dopo-bagno eseguendo gli stessi attenti movimenti di massaggio. Questo non richiederà maggior tempo di quanto ne impieghiate normalmente per svolgere le stesse operazioni: imparando a coordinare la sequenza dei movimenti finirete con l'essere anche piú veloci e inizierete la giornata tonificati da una sensazione di benessere e di reale riposo muscolare.

Usando una spugna ruvida ben insaponata, iniziate lavando il viso e il collo come indicato nella *fig. 1*. Attenzione a sfregare bene le regioni davanti e dietro le orecchie e il padiglione auricolare, tirando e stropicciando i lobi. Dal collo scendete al décolleté, insaponatelo delicatamente a piccoli cerchi orizzontali da una spalla all'altra, seguendo la curva delle clavicole (*fig. 2*).

Allargatevi con cerchi piú ampi fino a raggiungere le due spalle e massaggiate bene il sommo della spalla e l'attaccatura del braccio. Insaponate le mani e le braccia scendendo lungo il dorso del braccio e della mano fino alle dita e risalendo nella parte interna fino all'ascella, sempre a piccoli cerchi (*fig. 3*). Fregate bene le spalle con movimento circolare impugnando saldamente l'articolazione. Insaponate bene le ascelle tenendo il braccio in alto, poi scendete lungo il fianco con dei movimenti lineari.

Con una spazzola a manico lungo fregate bene la schiena partendo dall'alto verso il basso, fino al punto vita. Gli uomini massaggeranno il petto a cerchi concentrici attorno ai capezzoli, partendo dall'ascella e risalendo al centro del petto. Le donne compiranno lo stesso movimento attorno alla radice del seno risalendo bene nel solco fra i due seni (*fig. 4*). Questo movimento serve a migliorare la circolazione linfatica, rassoda i tessuti muscolari e previene la formazione di cisti e noduli mammari benigni cosí frequenti e causa di tante preoccupazioni. Inoltre l'abitudine a massaggiare quotidianamente il seno aiuta a scoprire al primo manifestarsi qualunque anomalia o cambiamento.

Dopo il seno insaponate bene il ventre con dei

**LA DOCCIA MATTUTINA: LAVARSI E MASSAGGIARSI**

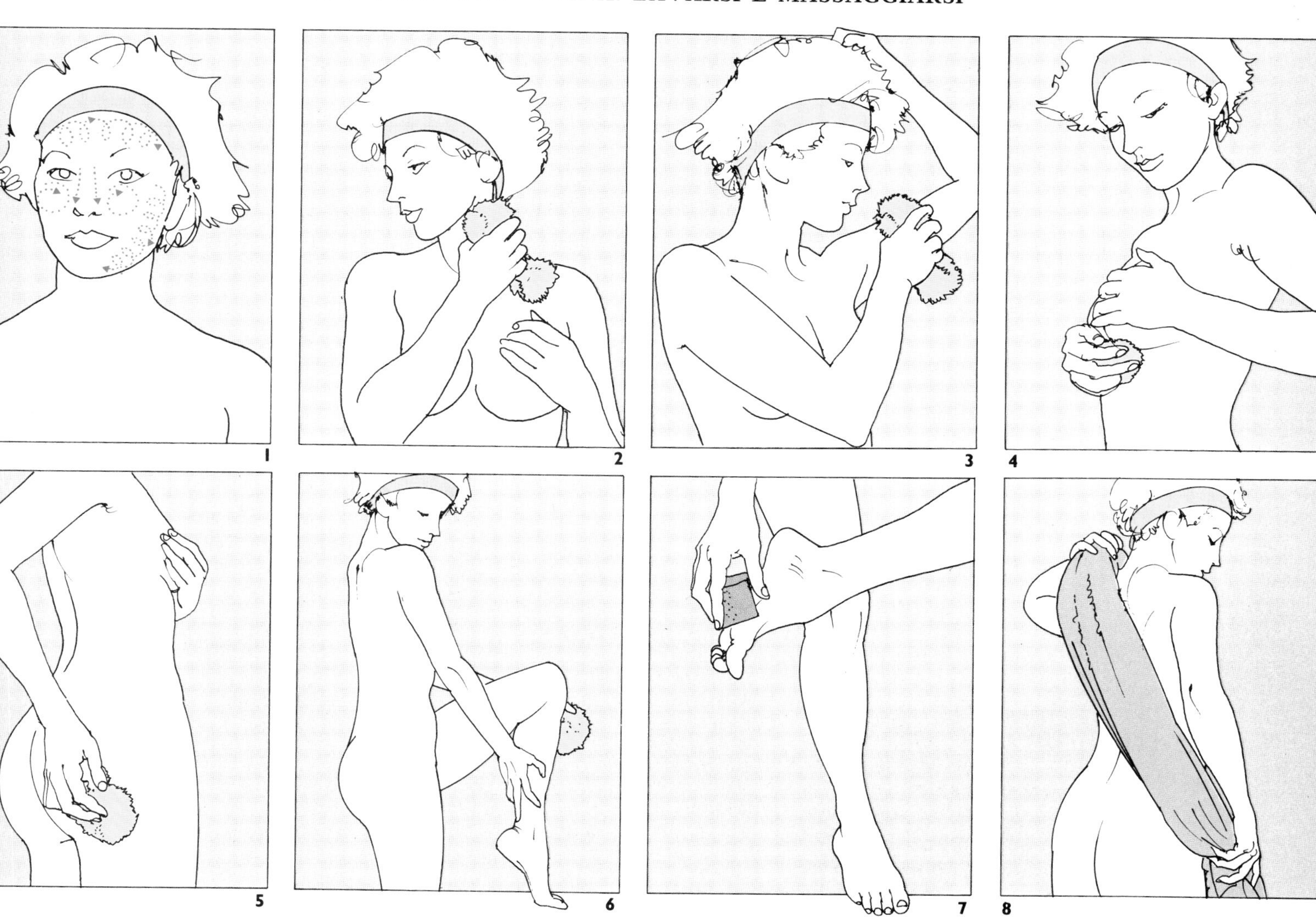

cerchi concentrici, dapprima larghi, sopra l'osso dell'anca, l'arcata costale e il pube, poi restringendovi via via sulla zona attorno all'ombelico. Fregate bene il punto vita dall'alto al basso, allargando poi al fianco verso il davanti, dopo di che scendete lungo i glutei (*fig. 5*) massaggiando energicamente anche l'attaccatura della gamba, mentre state un po' piegati in avanti per tendere bene la pelle. Massaggiate la parte esterna e antero-posteriore della gamba, dove la pelle è piú scura e piú spessa, con energici movimenti circolari dall'alto al basso, sino al piede: risalendo sul lato interno (*fig. 6*), dove la pelle è piú chiara e delicata, i movimenti non saranno cosí energici, ma piú lenti, proficui e ripetuti. Nel lavare il piede, fregate bene ciascun dito, tirandolo, e frizionate energicamente la pianta, passando i punti che poggiano a terra con una pietra pomice, per evitare che si formino dannose e antiestetiche callosità (*fig. 7*).

Risciacquatevi bene e passate un energico getto di acqua fredda sulle gambe e sulle braccia, ma non sulla testa o sul corpo. Usciti dalla doccia, vi asciugherete secondo la stessa sequenza, usando un asciugamano di spugna per sfregarvi bene il collo e la schiena con movimento ad armacollo (*fig. 8*).

Inizierete cioè asciugando il viso, le orecchie, il collo e, molto delicatamente, il décolleté, per poi fregare molto energicamente le braccia, la schiena, il contorno del seno, ecc.

Facendo uso di una buona crema per il viso e il

## I SALI: UNA CURA PER LA PELLE E UN MODO NATURALE PER ELIMINARE I CATTIVI ODORI

**Il sale marino.** Il sale marino è un elemento prezioso per la cura della pelle, sia disciolto nell'acqua del bagno, di pediluvi, maniluvi o semicupi, sia semplicemente inumidito e applicato direttamente. Il sale ha un effetto esfoliante, ammorbidendo la pelle, rimuovendo le cellule morte e le parti ruvide e spesse che si formano sui gomiti, sui calcagni, sotto la pianta dei piedi.

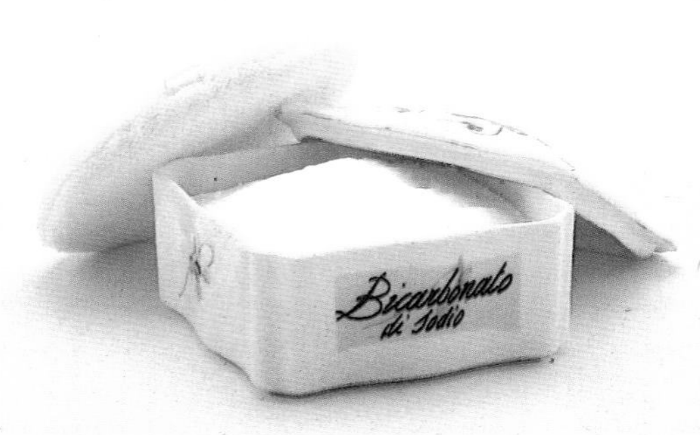


Alcune persone hanno la pelle piuttosto spessa, che tende a trattenere le sostanze tossiche che normalmente si eliminano attraverso di essa; questo fenomeno si presenta anche nei giovani durante l'età pubere, ossia quando la sottile pelle del bambino subisce la trasformazione ormonale propria di questa età, per cui si trasforma ispessendosi e aumentando molto la secrezione di grassi e di sudore. Questi fenomeni sono accompagnati da cattivo odore difficile da eliminare poiché il grasso della cute se ne impregna. La normale igiene in questi casi serve a poco: saponi profumati, deodoranti e profumi spesso peggiorano la situazione anziché migliorarla, interreagendo chimicamente sia con i grassi sia con le sostanze contenute nel sudore. Il sale marino può risolvere completamente questo sgradevole inconveniente. Nella maggior parte dei casi è sufficiente immergersi in un bagno in cui si siano aggiunti uno o due pacchi di sale marino, per 10 minuti tutti i giorni o a giorni alterni a seconda che la pelle sia piú o meno spessa o grassa. Quando la cute avrà ripreso morbidezza ed elasticità e il cattivo odore sarà eliminato, sarà sufficiente mantenere i risultati raggiunti con un bagno settimanale.

Sulle zone di pelle ruvida che si formano particolarmente sui gomiti, sulle ginocchia e sui piedi, strofinate del sale marino fino bagnato con poche gocce d'acqua per formare una pasta, oppure direttamente in polvere sulla pelle bagnata mentre vi fate la doccia. La pelle, dopo poche applicazioni, diventerà morbida ed elastica. Ripetete il trattamento almeno una volta alla settimana per evitare che si riformino gli antiestetici ispessimenti.

Il sale è prezioso anche per la cura delle mani: soffregandone il dorso direttamente con il sale asciutto manterrete le mani morbide e la pelle giovane. Se andate soggetti a screpolature e piccole ferite usate il sale asciutto sulla pelle asciutta per evitare che provochi bruciori, poi sciacquate bene sotto l'acqua corrente.

**Il bicarbonato di sodio.** L'aggiunta di un po' di bicarbonato di sodio (un cucchiaio da tavola nell'acqua del bagno; un cucchiaino nei maniluvi, nel pediluvio e nei semicupi) serve per addolcire l'acqua, favorendo l'azione dei principi attivi contenuti nei bagni medicati a scopo curativo e di bellezza. Ma l'aggiunta di bicarbonato all'acqua del bagno o a quella con cui sciacquarsi il viso serve comunque a renderla piú morbida ed è particolarmente indicata se l'acqua è molto dura o per coloro che hanno pelli sensibili e secche.

Il bicarbonato in polvere, asciutto, ha un altro impiego prezioso: applicato quotidianamente sotto le ascelle elimina i cattivi odori del sudore senza impedire la traspirazione e irritare le delicate strutture ghiandolari di questa zona. Cospargete bene tutta la zona servendovi di un batuffolo di cotone o di una spugnetta da trucco di quelle che si trovano in commercio.

collo a base di prodotti naturali, e di una crema o un latte per il corpo, ripetete nuovamente tutta la sequenza del massaggio nello spalmarveli. Sia nell'asciugatura sia durante quest'ultima operazione farete attenzione a insistere di piú sui punti dove i tessuti si presentano meno elastici, ove vi siano accumuli di adipe o dove il colorito (pallido, a chiazze o violaceo) denunci cattiva circolazione ematica e linfatica.

## La cellulite

Da qualche anno vi è la moda di chiamare "cellulite" tutti gli accumuli di grasso o di liquidi, in modo particolare quelli nella regione dei glutei e delle cosce, nella parte interna del braccio e del ginocchio. Si tratta in realtà di disturbi che con la cellulite non hanno nulla a che vedere. Infatti questa è una malattia molto rara, con un ben chiaro quadro anatomo-patologico, che si manifesta piú spesso lungo la parte anteriore della coscia, specie nella sua metà inferiore, malattia spesso dovuta a piú gravi condizioni generali.

Sgombrato il campo da questa errata definizione, come dobbiamo definire tutte le altre condizioni? Talvolta si tratta di veri e propri accumuli di adipe che hanno la loro lontana origine nella pubertà, nelle gravidanze e che sono legati a un difetto di portamento, ossia a una iperlordosi della cerniera inferiore della colonna vertebrale. In questo caso la cura non potrà essere solo locale, ma con pazienza si dovrà cercare di correggere la posizione della colonna. Ginnastica, massaggi qualificati, agopuntura e trattamenti osteopatici danno risultati lenti ma sicuri. È illusione credere di trovare il rimedio miracoloso che "sciolga i grassi" e ci liberi da questi accumuli in breve tempo e senza fatica.

Gli accumuli di adipe si riconoscono per la consistenza molle, l'aspetto pastoso, meno roseo del resto della cute, con una sfumatura giallastra. Se invece il tessuto è duro, quasi marmoreo, freddo in confronto a quello circostante, si tratta di disturbi della microcircolazione capillare e del drenaggio linfatico: scambi infracellulari e tissutali non avvengono come dovrebbero, la nutrizione e la rimozione delle scorie sono difettose. Ne conseguono degli accumuli di liquidi. Se il colorito è bianco si tratta soprattutto di una stasi linfatica, detta *flegmasia alba dolens* ossia flegmasia bianca dolorosa. Quando il colorito è scuro, a chiazze, anche il drenaggio venoso è compromesso e parleremo di *flegmasia cianotica*. La causa di questi disturbi, che tendono a estendersi a tutta la gamba e che sono sempre accompagnati da senso di peso, di affaticamento, di difficoltà a stare in piedi per lungo tempo, è spesso generale e risale a degli episodi piú o meno gravi di linfatismo nell'età infantile o durante la giovinezza, quando non si tratti di una diatesi linfatica ancora presente, o a disturbi ormonali dell'età pubere. Anche in questi casi la terapia non potrà essere esclusivamente locale, ma andrà fatta ricercando la causa e curandola per lunghi periodi. Fate particolare attenzione a non sottoporvi a trattamenti fisici violenti (massaggi e idromassaggi) che potrebbero danneggiare irreparabilmente questi tessuti già sofferenti.

**Come si forma la "cellulite".** Le zone piú o meno vaste in cui si formano questi accumuli, siano essi di grasso o di tipo linfatico oppure prevalentemente liquidi, sono aree in cui il metabolismo si svolge molto piú lentamente che nel resto del corpo. Ecco perché le diete, i diuretici o qualsiasi altro intervento a livello generale ben raramente riescono ad avere un effetto locale sulle parti colpite. È stato dimostrato che anche gli accumuli di grasso si comportano diversamente da quelli situati in altre parti del corpo, avendo un ricambio molto piú lento che, con l'andar del tempo, finisce con l'influire sulla stessa componente biochimica del tessuto adiposo. Per questa ragione le diete possono essere addirittura dannose in quanto spesso riducono l'apporto energetico e rallentano il metabolismo, per cui, mentre tutto il resto del corpo dimagrisce, le zone colpite restano lí per lí immutate, ma appena si riprende peso tendono a estendersi. Le terapie con diuretici hanno sempre e comunque un effetto negativo in quanto sovraccaricano il lavoro del rene, rendendo anche piú difficile la rimozione della componente liquida stagnante nei tessuti.

Le cause specifiche di questi accumuli sono sia generali sia locali. Quelle generali comprendono in primo luogo una mancanza di appropriato esercizio fisico, specialmente in gioventú o subito dopo i parti o all'epoca della menopausa. Un'alimentazione sbagliata che sovraccarichi il lavoro del fegato e dei reni con conseguente accumulo di tossici, una cattiva respirazione che non permetta una corretta ossigenazione e la rimozione di scorie dai tessuti sono la seconda importante concausa. La terza è una cattiva funzione intestinale, sia nei casi di stitichezza conclamata sia in quelli in cui l'eliminazione avviene in tempi troppo lunghi o è insufficiente. L'uso di purganti e altri metodi innaturali o violenti per promuovere la funzione intestinale è controproducente perché permette un riassorbimento di prodotti tossici insieme all'acqua contenuta nell'intestino. L'equilibrio ormonale è un importante fattore che influenza il metabolismo nel suo complesso: tutte le situazioni in cui vi sono dei drastici cambiamenti di questo equilibrio possono influire sull'insorgenza di accumuli, tant'è vero che nella donna le età in cui piú

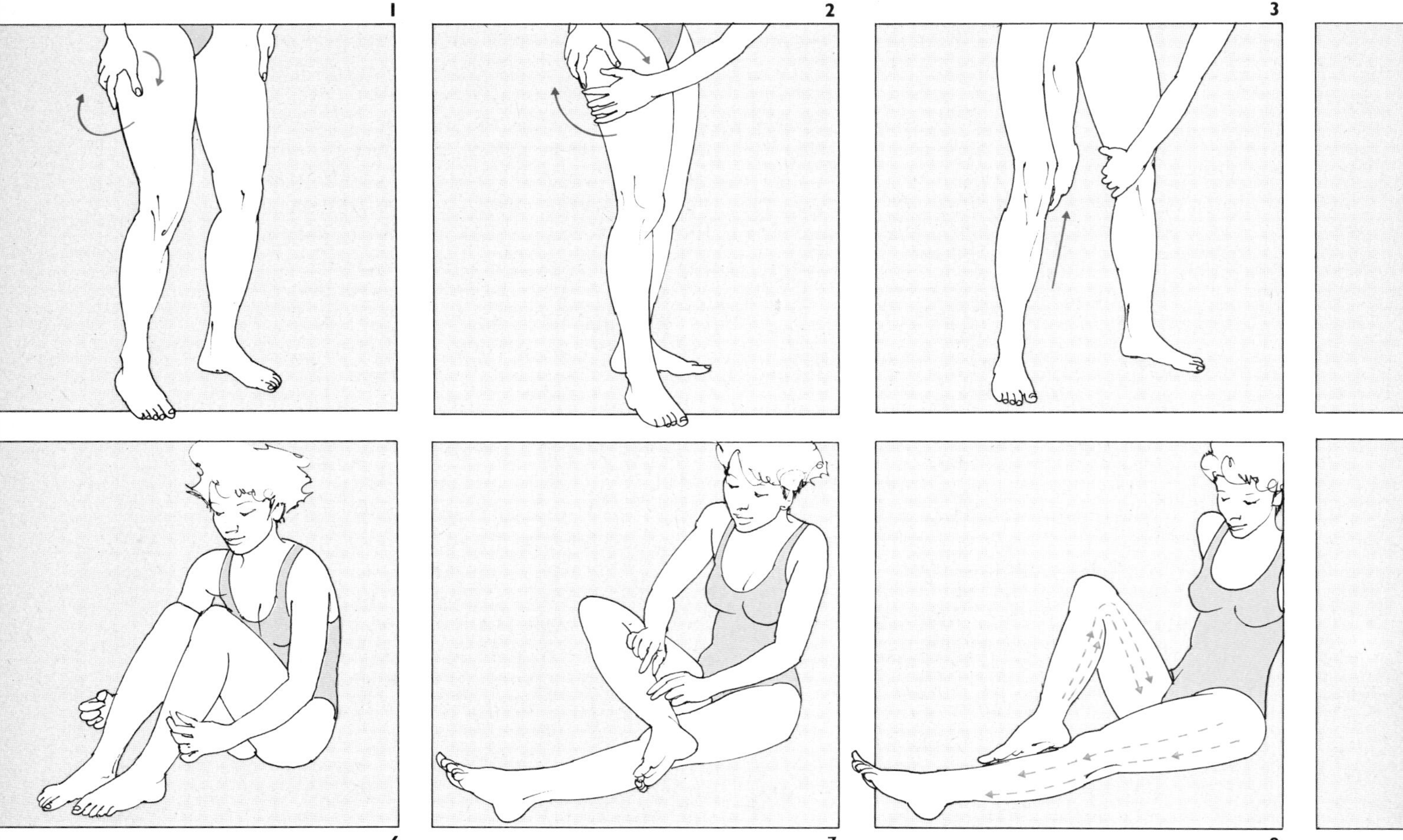


spesso hanno inizio sono la pubertà, il dopo parto e la menopausa, ossia in fasi di grande rivoluzione ormonale. Non va dimenticata la posizione del bacino e della parte inferiore della colonna vertebrale. Come abbiamo detto, questi accumuli si formano prevalentemente sui fianchi e sulle cosce a causa dei difetti di drenaggio linfatico e venoso indotti da iperlordosi della colonna lombare e rotazioni del bacino, spesso ereditarie. La "pillola" anticoncezionale, agendo sull'equilibrio ormonale, può rappresentare la causa scatenante di questo disturbo.

**I rimedi.** Prima di tutto è importante la prevenzione, specialmente nei periodi in cui i cambiamenti ormonali ne rendono piú facile l'insorgere. Nel corso del volume troverete indicati l'alimentazione appropriata, gli esercizi respiratori, i consigli sulle acque minerali da bere, le tisane depurative e quelle favorenti la funzione epatica, che tutte assieme assicurano un intervento decisivo per favorire il ricambio a tutti i livelli. L'osservazione di sé, del portamento e dell'atteggiamento (*vedi il capitolo L'uomo e il movimento*) vi permetterà di individuare eventuali difetti che provvederete a correggere attraverso l'attività fisica (ginnastiche e sport adatti), il rilassamento e la concentrazione, il massaggio.

Quando il disturbo è già manifesto, a tutti gli interventi di cui abbiamo parlato fin qui sarà necessario aggiungere un trattamento esterno piú specifico. Potrete rivolgervi a un massaggiatore professionista o far ricorso all'agopuntura; anche le manipolazioni vertebrali o l'osteopatia sono validi aiuti per correggere dei difetti del sistema muscolo-scheletrico. Qualunque sia il rimedio prescelto o quello piú adatto al vostro caso, la pratica quotidiana dell'automassaggio non potrà che giovarvi: infatti, un disturbo di questo genere si cura prima di tutto con la costanza e con la pazienza. Ricordate che non esiste un rimedio miracoloso e diffidate di coloro che vi promettono di eliminare uno squilibrio tissutale profondo, che nella maggior parte dei casi coinvolge la funzione di organi e sistemi, con poche e miracolose applicazioni locali.

Diffidate inoltre delle creme iperemizzanti: esse agiscono dilatando la circolazione capillare in maniera abnorme, ossia non attraverso una semplice stimolazione dei normali meccanismi di reazione cutanea, provocando spesso delle dilatazioni irrever-

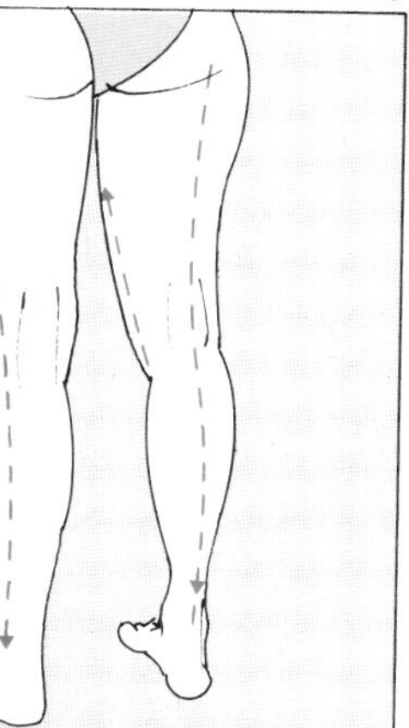


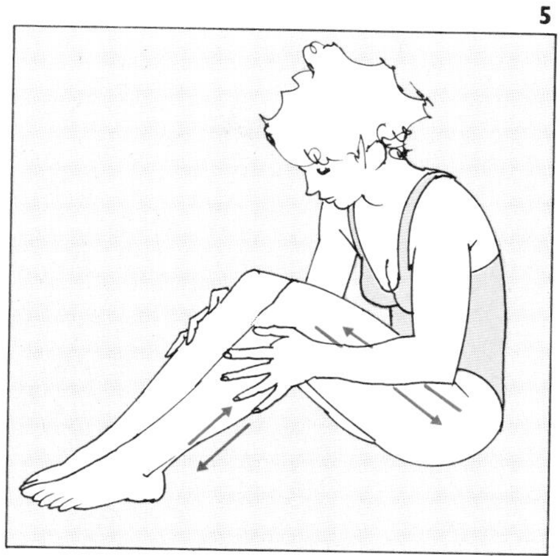


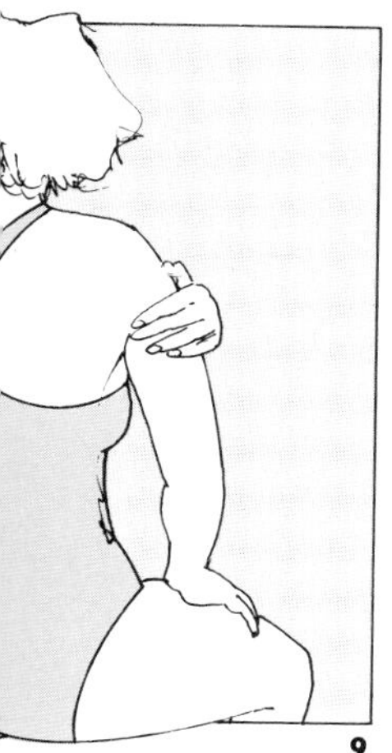


IL MASSAGGIO CONTRO LA "CELLULITE"
*Stando nella posizione che vi consente di esercitare maggior forza sulla zona colpita, iniziate soffregando le cosce e le gambe* (fig. 1 e 5) *per scaldarle bene. Praticate poi un impastamento sulla parte alta ed esterna della coscia (fig. 2), sul lato interno del ginocchio (fig. 3) e dovunque vediate dei cuscinetti adiposi.*
*Quando i tessuti sono molli e tendono al gonfiore è indicato il pizzicottamento* (fig. 6 e 7), *seguendo le linee indicate nelle* fig. 4 e 8. *Se è colpita la parte alta del braccio, massaggiatela con un energico impastamento* (fig. 9), *iniziando dalla spalla e scendendo fino al gomito.*

sibili o delle rotture dei capillari, specie sotto l'azione del massaggio. Ne risultano antiestetiche reti di capillari superficiali dilatati, che gli anglosassoni chiamano *spiderweb* (ragnatela), o delle chiazze piú profonde, rossastre o violacee, che divengono molto evidenti in concomitanza con il ciclo mestruale, in condizione di stanchezza o di stress, nei cambi di stagione. Per questi disturbi vi è poco o nulla da fare: iniezioni sclerosanti e altri rimedi drastici spesso rischiano di peggiorare ulteriormente la situazione. Le cure naturali, che con pazienza migliorano questi difetti quando sono insorti per cause spontanee, spesso falliscono quando essi sono dovuti a uso improprio di sostanze medicinali che, come gli iperemizzanti, hanno ben precise e limitate indicazioni cliniche.

Anche la mesoterapia può essere piú dannosa che benefica. Le sostanze usate tendono a "sciogliere", oltre ai grassi, anche le cellule che compongono le pareti dei vasi capillari e linfatici, impedendo cosí lo svolgersi del normale ricambio nutrizionale e del drenaggio nella zona trattata.

**Il massaggio locale.** Visto che la cellulite è un disturbo a manifestazione locale, che tuttavia ha le proprie cause in uno squilibrio generale, è sempre consigliabile procedere prima di tutto con un massaggio generale, anche se veloce. Giunti sulle zone colpite, inizierete con uno sfregamento veloce di tutta la zona per riscaldarla e per provocare una vasodilatazione superficiale, visibile per l'arrossamento della cute. È probabile che le prime volte questo non si verifichi, trattandosi appunto di tessuti in cui la mancata motilità capillare è una delle cause o conseguenze dell'affezione stessa. Approfondite via via la pressione, passando dallo sfregamento all'impastamento, ma se la parte è dolente, non premete troppo: otterrete lo stesso risultato massaggiandola piú a lungo. Se il tessuto è molle, passate poi al pizzicottamento che applicherete lungo delle linee longitudinali, all'incirca coincidenti con i canali dell'agopuntura, come indicato nelle figure di pag. 420-421. Il massaggio va effettuato nei due sensi, dall'alto al basso e dal basso all'alto, e deve sempre iniziare e terminare oltre il limite della zona colpita cioè deve arrivare al tessuto sano circostante. I disegni in queste pagine mostrano le linee lungo cui esercitare il massaggio a seconda delle zone in cui piú facilmente si verificano gli accumuli adiposi.

# I capelli

La bellezza dei capelli dipende non solo da un buon taglio e da una bella pettinatura, ma anche e soprattutto da un'attenta cura della cute. L'uso di prodotti adatti a conferire loro luminosità e consistenza, e regolari massaggi che garantiscano una buona circolazione ai follicoli piliferi sono le cure locali indispensabili, senza tuttavia dimenticare che i capelli, ancora piú della pelle, rappresentano lo specchio del buon funzionamento dell'intero organismo. Per la medicina cinese, il buon funzionamento dei polmoni, ossia delle attività respiratorie, si rispecchia nella luminosità dei capelli; la funzione di rene e surrene (che sovrintende le complesse risposte allo stress e i meccanismi che prevengono l'invecchiamento) si manifesta nel colore dei capelli, mentre da un fegato ben funzionante dipendono capelli folti e forti. Naturalmente si intendono le funzioni nel senso della medicina cinese, come spiegato a pag. 412.

**La struttura del capello.** I capelli sono formati per il 97% da una proteina (*cheratina*) e per il resto da acqua. Contengono, inoltre, tracce di minerali nella stessa proporzione del resto dell'organismo. La nutrizione e la salute del capello dipendono da un corretto modo di nutrirsi e dall'utilizzazione dei vari componenti della dieta da parte del corpo, dato

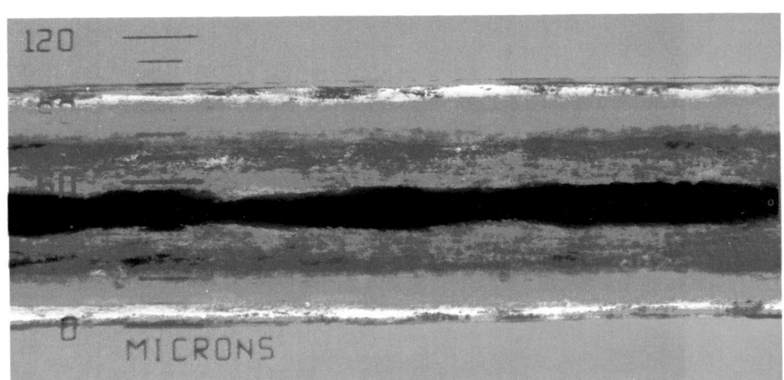


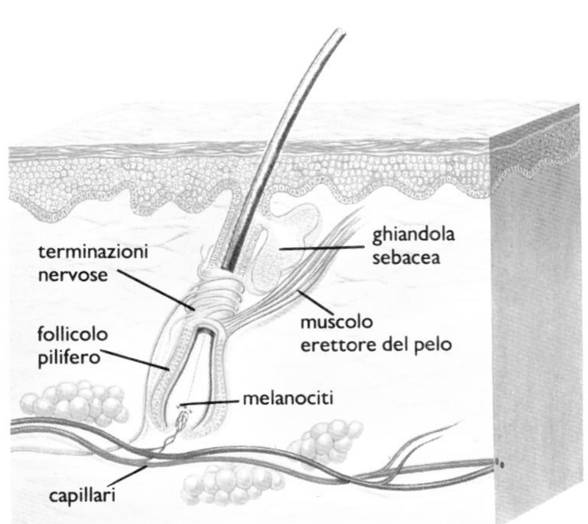


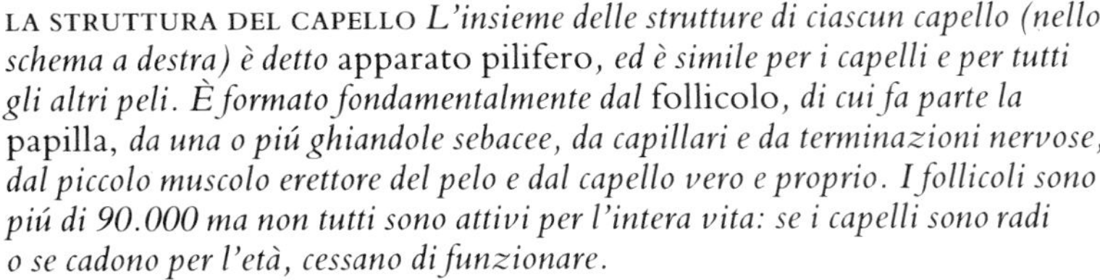
LA STRUTTURA DEL CAPELLO *L'insieme delle strutture di ciascun capello (nello schema a destra) è detto* apparato pilifero, *ed è simile per i capelli e per tutti gli altri peli. È formato fondamentalmente dal* follicolo, *di cui fa parte la* papilla, *da una o piú ghiandole sebacee, da capillari e da terminazioni nervose, dal piccolo muscolo erettore del pelo e dal capello vero e proprio. I follicoli sono piú di 90.000 ma non tutti sono attivi per l'intera vita: se i capelli sono radi o se cadono per l'età, cessano di funzionare.*

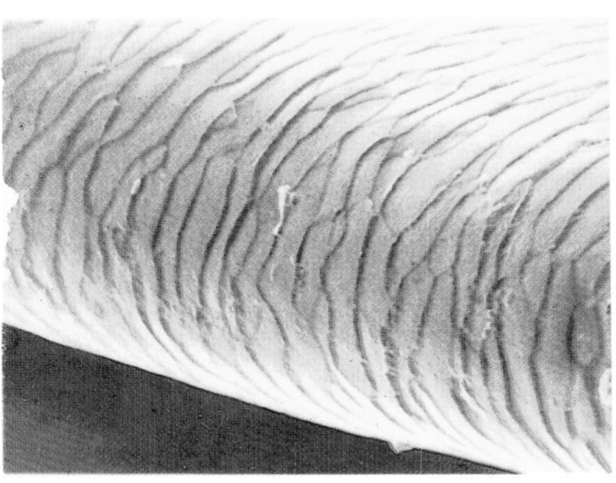

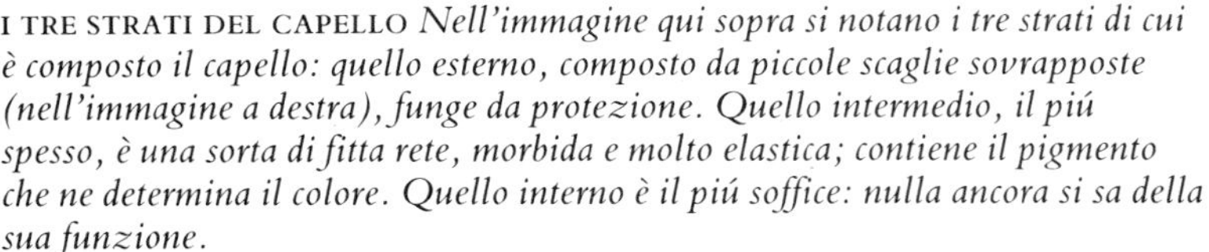
I TRE STRATI DEL CAPELLO *Nell'immagine qui sopra si notano i tre strati di cui è composto il capello: quello esterno, composto da piccole scaglie sovrapposte (nell'immagine a destra), funge da protezione. Quello intermedio, il piú spesso, è una sorta di fitta rete, morbida e molto elastica; contiene il pigmento che ne determina il colore. Quello interno è il piú soffice: nulla ancora si sa della sua funzione.*

che il capello è uno dei tessuti che per primo mostra l'effetto di squilibri anche piccoli.

Questo è un fenomeno difficile da spiegare poiché i capelli, come le unghie, sono tessuti apparentemente non vitali: solo il follicolo dal quale crescono ha un apporto di sangue e un ricambio uguale a quelli degli altri tessuti. Come possa avvenire che queste appendici, apparentemente inerti, possano reagire e cambiare anche nel giro di poche ore a seconda di come ci sentiamo non trova risposta, e tuttavia è un dato di fatto innegabile.

I capelli si compongono di una parte esterna che emerge dalla superficie cutanea, e di una interna che termina con un rigonfiamento (*bulbo*). Alla radice del bulbo si trova un gruppo di cellule (*papilla*) che provvede alla crescita e alla nutrizione del capello, essendo parte di un insieme di strutture (*follicolo*) riccamente innervate e irrorate dal sangue capillare. Nel follicolo si apre anche una ghiandola sebacea la cui secrezione oleosa ricopre il capello esternamente per proteggerlo dalle radiazioni che potrebbero danneggiarlo (raggi ultravioletti) e per evitare l'evaporazione dell'acqua interna al capello.

La crescita avviene solo nel bulbo: la parte esterna del capello cresce per la spinta che le nuove cellule operano dalla radice. In media i capelli crescono da 10 a 20 cm l'anno e vivono da due a sei anni. Nel bulbo si trovano inoltre particolari cellule (*melanoblasti*) che secernono un pigmento (*melanina*, lo stesso che dà il colore alla pelle), alla cui presenza si deve il colore dei capelli. La vita del capello, lo spessore, la consistenza e il colore dipendono da fattori ambientali e genetici (razza, colore della pelle) oltre che individuali.

Il capello è formato da tre strati: uno interno (midollare), uno intermedio e uno esterno.

Lo strato esterno costituisce la protezione del capello ed è simile allo strato corneo che riveste la cute. È composto da piccole scaglie cheratiniche, dure e trasparenti, disposte come le tegole di un tetto, ossia sovrapposte parzialmente per offrire miglior protezione. Da esse dipende la lucentezza del capello: se sono ben aderenti allo strato sottostante e non presentano danni il capello sarà lucido e compatto; se si staccano, presentano delle interruzioni o sono comunque danneggiate, il capello ricadrà piatto e opaco.

Lo strato intermedio, il piú spesso, è costituito da una rete fittamente intrecciata di lunghe molecole proteiche. È piú morbido dello strato esterno, ma molto elastico. Contiene i granuli di pigmento che conferiscono il colore ai capelli. Se le sue proteine sono danneggiate da ripetute decolorazioni e tinture, eccessivo calore, cattivi shampoo, perde elasticità e il capello diviene fragile e tende a spezzarsi o a dividersi longitudinalmente. La piú comune manifestazione di questo tipo di danno sono le doppie punte.

Lo strato interno, o midollare, è il piú soffice e in molte persone presenta anche un canale vuoto al centro. Quale sia la vera funzione biologica della parte midollare non è ben chiaro. Si pensa che funga da canale di trasporto dei nutrienti e che costituisca la parte piú sensibile del capello, responsabile delle rapide risposte di questo alle condizioni generali dell'organismo; ma, come dicevamo, questo è tutt'altro che certo.

**La vita del capello.** In condizioni normali ciascun capello passa attraverso tre fasi di sviluppo. Una prima fase, durante la quale il follicolo è attivo e ne determina la continua crescita, ha una durata molto

## CAPELLI RICCI O LISCI?

Chi ha i capelli dritti li vorrebbe ricci e chi li ha ricci li vorrebbe lisci: questo fa parte delle contraddizioni insite nella natura umana! Ma è giusto per la salute dei capelli ricorrere a permanenti e stirature?

Le ripetute permanenti asciugano e impoveriscono i capelli, togliendo loro nerbo e spessore. Se avete capelli dritti e fini, prima di ricorrere alla permanente cercate di curarli con applicazioni di balsamo e di preparati proteici per renderli piú consistenti: i capelli dritti che formano una massa lucente e compatta, ben tagliati, spesso incorniciano un viso meglio di onde e riccioli.

Se tuttavia preferite ondularli, non cercate di farli diventare crespi o troppo ricci: il procedimento chimico necessario, cui si aggiunge l'effetto dannoso della prolungata esposizione al calore del casco o a quello sprigionato dalle stesse reazioni chimiche nelle cosiddette "permanenti a freddo", rovina lo strato elastico del capello, lo asciuga e lo rende fragile e ancora piú sottile.

Lo stesso si può dire per chi, avendo i capelli ricci, cerca di stirarli. Il capello riccio è tale perché ha una forma diversa da quello dritto: se lo tagliamo trasversalmente e poi lo osserviamo al microscopio vedremo che, anziché rotondo, è ovale. Quando l'asse dell'ovale ruota un po' da una parte e un po' dall'altra, il capello è crespo. La forma del capello è determinata dall'attività della papilla, che è caratteristica di ciascuno e non può essere cambiata, tanto quanto non possono essere cambiati il colore degli occhi o la forma del viso!

Un buon taglio, appropriato alla forma del viso e al tipo di capello, uno stile di pettinatura personale e originale che mettano in risalto i lineamenti del viso, indipendentemente dalla moda del momento, sono i modi migliori per sottolineare la personalità e la bellezza di ciascuno, soprattutto della donna, dato che i capelli ne sono una parte importante. Curando bene i vostri capelli per metterne in risalto le qualità naturali invece di sottoporli a continui trattamenti (che finiscono con l'essere maltrattamenti!), potrete avere la piacevole sorpresa di scoprire che, dopo tutto, vi si adattano meglio e vi donano di piú cosí come natura li ha fatti.

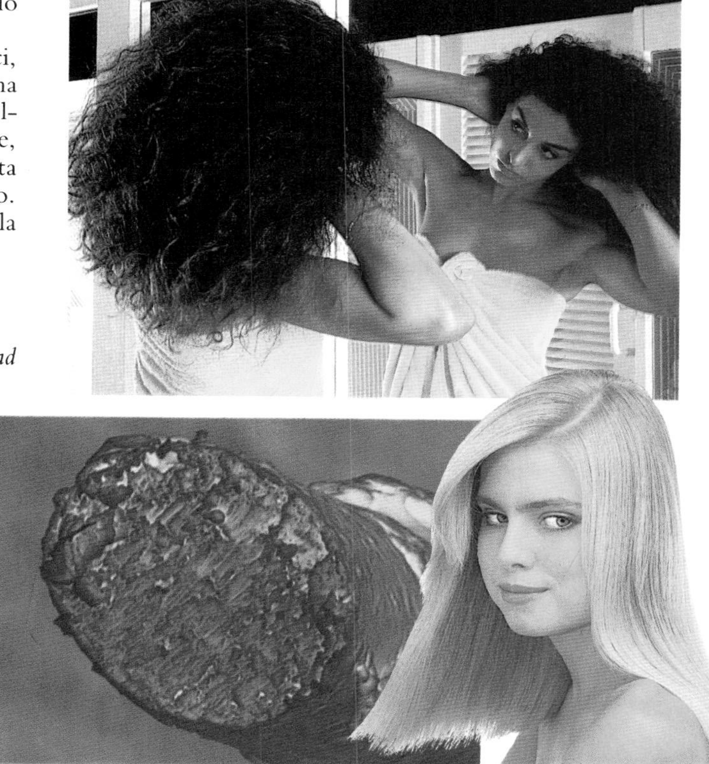

CAPELLI LISCI ROTONDI, RICCI OVALI *Come si vede in queste immagini al microscopio, la differenza tra capelli ricci e lisci è dovuta alla forma stessa del capello, e tutti i procedimenti atti ad arricciarli o a stirarli non possono certo cambiarla.*

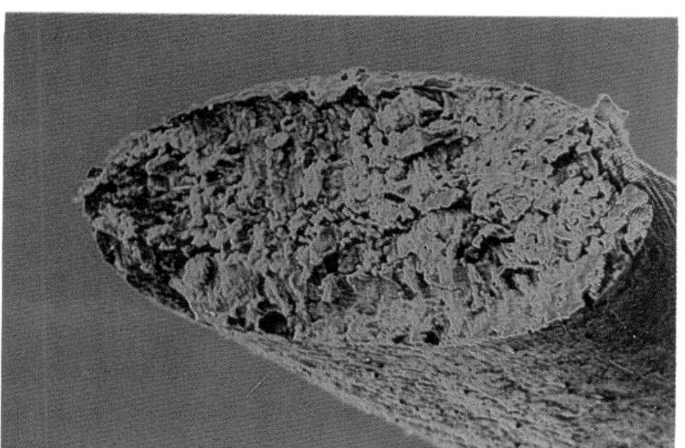

diversa da persona a persona, e può variare dai 2 ai 6 anni. La seconda, che dura poche settimane, è la fase di transizione, durante la quale il follicolo si contrae e il capello non cresce piú. Nell'ultima fase, che dura circa 3 mesi, il follicolo cessa la propria attività fino a che il capello, che ha finito il proprio ciclo vitale, cade naturalmente.

Non appena il capello cade, il follicolo riprende la propria attività, produce un altro capello e il ciclo ricomincia. Normalmente circa l'85% dei capelli è nella fase di crescita, ma in autunno questa percentuale diminuisce e aumenta di conseguenza il numero di capelli che cadono. Lo stesso avviene dopo le malattie infettive, le febbri e dopo i parti. Anche nelle altre stagioni è naturale che cada un certo numero di capelli, specialmente quando vengono lavati e spazzolati. La caduta diviene preoccupante, ed è segno che qualcosa non va, solo se è troppo abbondante o quando basta passare le dita tra i capelli per distaccarli a manciate. Coloro che hanno un ciclo vitale dei capelli piú corto tenderanno naturalmente a perderne di piú, anche in condizioni normali.

La ricrescita può essere facilmente osservata mettendosi contro luce: si metteranno cosí in evidenza i capelli nuovi, di diverse lunghezze, che formano una sorta di alone luminoso attorno alla testa.

**I capelli e le diete.** Già dopo due giorni di una drastica dieta dimagrante, il bulbo dei capelli mostra segni di sofferenza! Se pensassero a questo molte persone che mangiano disordinatamente e si sottopongono a periodiche diete sbilanciate, per perdere rapidamente peso e con l'intento di migliorare la propria estetica, forse deciderebbero che il danno è superiore ai vantaggi ottenibili. I capelli sono particolarmente danneggiati da diete povere di proteine, ma anche la cattiva abitudine di mangiare cibi monotoni e conservati (formaggi, prosciutti, scatolame), impoverendo l'apporto di vitamine e minerali, danneggia il capello. Oggi la frutta e la verdura che giungono sulle nostre tavole attraverso la grande distribuzione, a causa dei metodi di conservazione e dei lunghi tempi che intercorrono tra la raccolta e il consumo, sono impoverite del naturale contenuto vitaminico fino a contenerne solo il 10%, che finiranno col perdere quasi totalmente con la cottura. Il primo segno delle carenze vitaminiche alimentari causate da questa situazione è la sofferenza dei capelli. Il rimedio ideale sarebbe di riuscire a mangiare piú cibi naturali, ma in mancanza di meglio è bene fare delle regolari cure di prodotti multivitaminici, specie in primavera e in estate. Anche i minerali sono carenti nell'alimentazione moderna, sia per la cattiva abitudine di mangiare poche verdure (come quantità e come qualità) sia perché anche questi componenti alimentari risentono dei metodi di coltura, di allevamento e di conservazione industriali. Per sopperire a queste carenze la regolare assunzione per periodi lunghi, intervallati da brevi interruzioni, di tavolette di polvere d'ossa è consigliabile a tutte le età, anche ai bambini, e non solo per la salute dei capelli!

Le diete macrobiotiche, erroneamente ritenute ricche di tutti i nutrienti essenziali, si sono dimostrate particolarmente carenti, e non solo per l'apporto proteico sufficiente solo ingerendo enormi quantità di cibo, ma specialmente per l'apporto vitaminico, in particolare di vitamina $B_{12}$.

In generale si è constatato che popoli abituati a diete molto varie, ricche di differenti qualità di verdure, frutta, legumi, cereali, pesci e carni bianche, hanno capelli piú folti, forti e vanno soggetti piú difficilmente a calvizie dei popoli abituati a diete grasse e ricche di alimenti affumicati e conservati. Ancora una volta si deve constatare che le antiche diete mediterranee sono le migliori.

**Gli shampoo.** Esistono due tipi di shampoo: quelli che contengono saponi e quelli che sono detergenti artificiali. I primi sono ormai molto rari, perché, benché puliscano e sgrassino molto bene, sono difficili da sciacquare, specie in acque dure. Nei secondi, ai detergenti chimici vengono aggiunte anche altre sostanze che impartiscono ai capelli lucentezza. Si trovano in commercio prodotti addizionati con molecole pure (proteine) o con prodotti naturali (limone, rosso d'uovo, piante medicinali), ma tutti sono fatti a partire dalle stesse sostanze chimiche. Oltre al detergente vero e proprio, vi si trovano sostanze atte a rendere facile il risciacquo anche in acque dure (simili a quelle che si mettono nella lavapiatti per rendere lucide le stoviglie), altre per aumentare la quantità di schiuma, e infine quelle, del tutto inutili, per rendere il prodotto piú o meno denso e piú o meno opaco, dovute alla convinzione del produttore che facciano vendere meglio il suo prodotto. A queste vanno sempre aggiunti dei preservanti per garantire la durata.

Oggi in molti shampoo vengono messe anche altre sostanze per rendere piú facile la messa in piega. Vi sono quelle per evitare che i capelli si carichino di elettricità statica, altre per rendere il capello scivoloso e perciò facile da pettinare, altre ancora per dare ai capelli consistenza. Le sostanze impiegate a questo scopo variano nei diversi tipi di shampoo, e non è detto che siano le piú adatte al vostro capello: non esiste altro modo di scoprirlo che provando diverse qualità di shampoo fino a trovare quello che dà i migliori risultati.

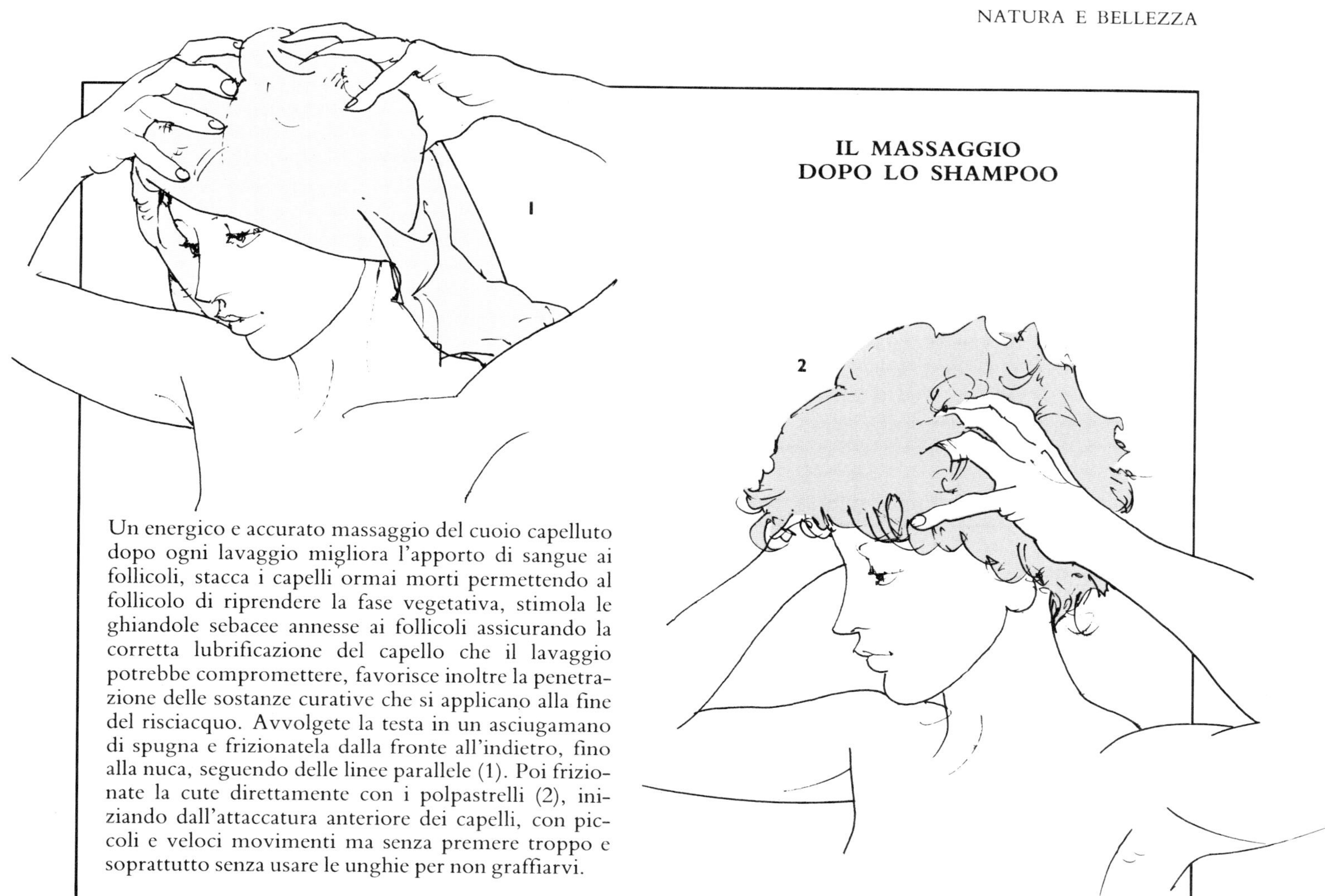


## IL MASSAGGIO DOPO LO SHAMPOO

Un energico e accurato massaggio del cuoio capelluto dopo ogni lavaggio migliora l'apporto di sangue ai follicoli, stacca i capelli ormai morti permettendo al follicolo di riprendere la fase vegetativa, stimola le ghiandole sebacee annesse ai follicoli assicurando la corretta lubrificazione del capello che il lavaggio potrebbe compromettere, favorisce inoltre la penetrazione delle sostanze curative che si applicano alla fine del risciacquo. Avvolgete la testa in un asciugamano di spugna e frizionatela dalla fronte all'indietro, fino alla nuca, seguendo delle linee parallele (1). Poi frizionate la cute direttamente con i polpastrelli (2), iniziando dall'attaccatura anteriore dei capelli, con piccoli e veloci movimenti ma senza premere troppo e soprattutto senza usare le unghie per non graffiarvi.

Perciò la scelta dello shampoo dipende da molteplici fattori e da tutte le sostanze addizionate che può contenere: non è detto che se leggete sull'etichetta "shampoo all'arnica" o ad altro prodotto naturale adatto ai vostri capelli, questo ottenga, all'atto pratico, gli effetti sperati.

Il miglior modo per somministrare ai capelli le sostanze naturali è di applicarle direttamente, prima o dopo il lavaggio con uno shampoo molto leggero e di ottima qualità. È molto importante non lavare troppo spesso i capelli e applicare lo shampoo una volta sola per non privare il capello della sua naturale protezione oleosa. I capelli non protetti si sporcano di piú e, se sono grassi, si peggiora questa condizione anziché migliorarla: infatti con le lavature eccessive viene ulteriormente stimolata la secrezione oleosa per un naturale meccanismo di compenso. Di norma è sufficiente lavare i capelli una volta alla settimana, frizionando bene la cute.

Prima del lavaggio potete applicare sui vostri capelli uno degli impacchi di erbe di cui troverete la ricetta a pag. 507. Se il capello tende a seccarsi troppo, sono adatte le applicazioni di oli vegetali. I migliori sono quelli indiani ottenuti per spremitura a freddo, ma è difficile reperirli. Un'antica tradizione popolare consiglia l'olio vergine di oliva, che tende a ristabilire la naturale acidità del capello. L'olio di *stella di sera* ha azioni preziose, ma non può essere usato puro: deve essere allungato con un altro olio vegetale che, in parte, ne condizionerà gli effetti, per questo è molto importante scegliere quello piú adatto ai vostri capelli. Consigliatevi con un erborista o un farmacista esperti e provate prima dei piccoli campioni di olio vegetale non addizionato per trovare quello migliore. Ungete i capelli partendo dalle punte che sfregherete delicatamente tra i palmi delle mani, poi frizionate l'olio anche sul cuoio capelluto, sempre delicatamente, con i polpastrelli delle dita. Avvolgete la testa con un fazzoletto di cotone per alcune ore: se lavate i capelli al mattino ungeteli la sera precedente per permettere l'assorbimento durante la notte.

Dopo il lavaggio, sciacquate i capelli con acqua corrente per rimuovere bene tutta la schiuma. Ter-

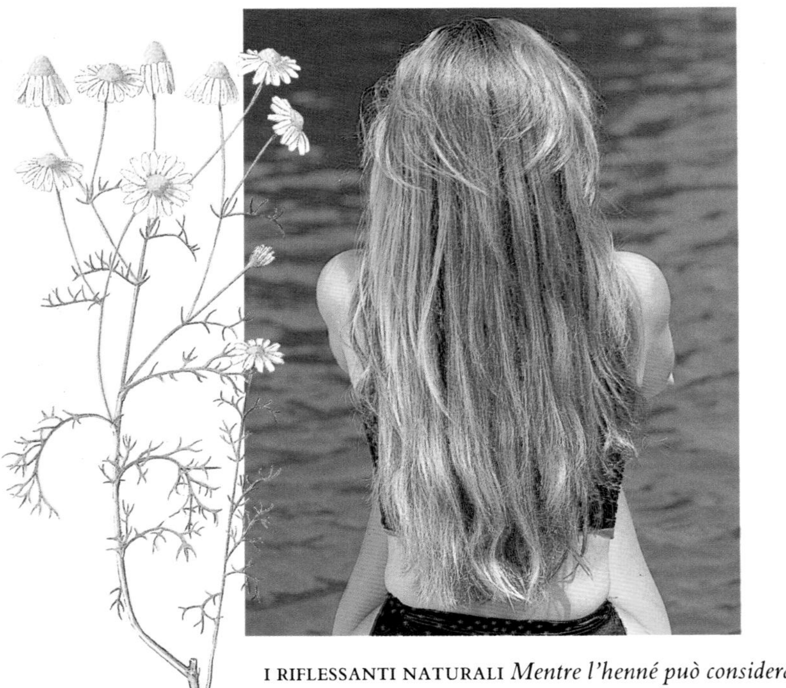
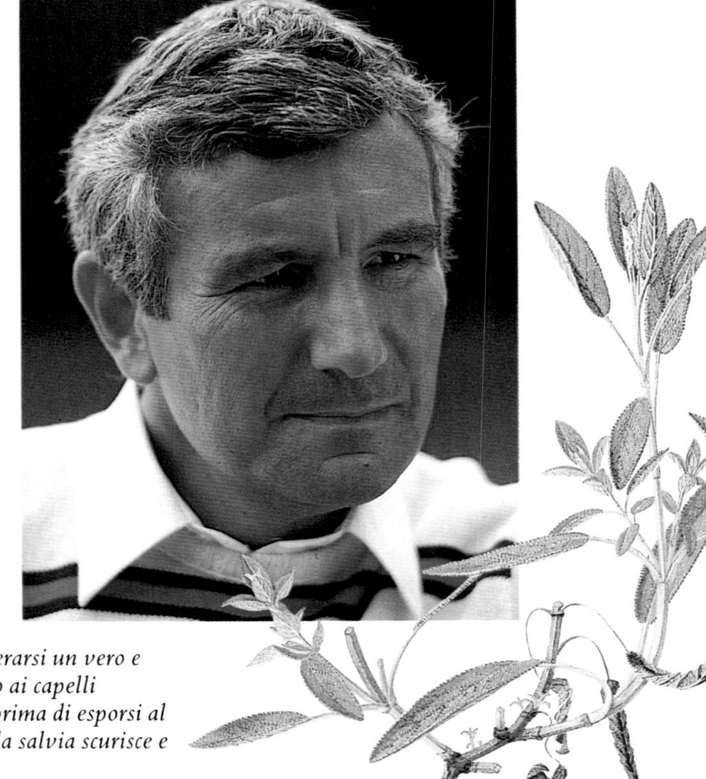

I RIFLESSANTI NATURALI *Mentre l'henné può considerarsi un vero e proprio colorante, altri prodotti naturali impartiscono ai capelli bellissimi riflessi naturali. La camomilla, applicata prima di esporsi al sole, schiarisce e rende piú luminosi i capelli biondi; la salvia scurisce e toglie le sfumature giallastre ai capelli bianchi.*

minate il lavaggio usando acqua acidulata con poche gocce di aceto bianco, di acidulato di mele, di aceto di riso, di succo di limone: questi ultimi hanno il vantaggio di avere un odore meno pungente che si disperde piú in fretta. L'acqua acidulata rimuove il calcare e dona lucentezza ai capelli; inoltre ne ristabilisce la naturale acidità prevenendo il formarsi di certi tipi di forfora.

Per capelli grassi o normali, il succo di un limone, passato attraverso un colino, versato sui capelli dopo l'ultimo risciacquo, impartirà consistenza ai capelli rendendo piú facile la messa in piega. Il limone sgrassa i capelli in modo naturale senza renderli opachi e molli come avviene usando shampoo sgrassanti.

Per i capelli secchi, fragili, indeboliti da tinture o permanenti, dopo l'ultimo risciacquo rimuovete l'acqua in eccesso asciugandoli con un panno di spugna, pettinateli e poi cospargeteli con un infuso di *calendula*, versato pian piano, mentre passate ripetutamente il pettine per farlo ben penetrare. Se avete i capelli biondi o castano chiari potete utilizzare, con la stessa procedura, un decotto di *camomilla* che ne ravviverà il colore e la lucentezza.

Per chi soffre di forfora sono utili degli impacchi prima del lavaggio con polvere di *achillea*, di *farfara*, di *rosmarino*, di *arnica* o di *elicriso*. Le stesse piante possono essere utilizzate in decotto dopo il lavaggio come indicato piú sopra.

**È possibile cambiare il colore dei capelli con metodi naturali?** A questa domanda rispondiamo subito di no, con un'unica eccezione: l'*henné*, ossia la polvere della *Lawsonia*, una pianta che cresce in Africa e in Asia. L'henné si presenta come una polvere verdastra che va applicata sui capelli bagnandola con acqua calda fino a formare una pasta cremosa, lasciandovela da circa 10 minuti fino a un'ora a seconda del colore che si vuole ottenere. Conferisce ai capelli un colore rosso, che varia a seconda della provenienza della pianta e della tinta naturale dei capelli. Gli effetti di colore possono essere un poco variati e ravvivati diluendo la polvere di henné in un decotto di caffè (preparato come il caffè alla turca), oppure con il succo di un limone e un rosso d'uovo: il limone accelera e intensifica l'effetto colorante dell'henné e il rosso d'uovo rende l'impasto piú morbido e lo fa meglio penetrare tra i capelli. Inoltre le proteine di cui è composto rendono i capelli piú spessi e pesanti e riducono l'effetto dell'henné, che tende a inaridire i capelli.

L'*henné* applicato sui capelli castano scuri o neri impartirà loro un riflesso rossastro; la sfumatura di rosso sarà diversa a seconda del colore naturale del capello, piú o meno scuro. I capelli castano chiari o biondi tendono ad assumere uno sgradevole riflesso rosso carota. L'*henné* non deve essere mai usato sui capelli grigi o decolorati, già di per sé secchi, che assumerebbero il colore a chiazze.

Oggi esistono dei prodotti commercializzati come *henné* di diversi colori: bruno, nero, biondo, ecc. Essi contengono dei coloranti chimici oppure altre piante, non sempre utili al capello, come la *cassia obovata* per il colore nero. L'*henné* naturale non può conferire altro colore che il rosso e si presenta sempre come una polvere verdastra.

Nessun altro prodotto vegetale può cambiare il colore dei capelli come una tintura, ma solo impartire un riflesso particolare, senza tuttavia variare di molto il colore base. Soprattutto non è possibile decolorare o schiarire i capelli, con l'unica eccezione della *camomilla*.

La *camomilla* aiuta a ravvivare il biondo naturale, specialmente se dopo aver applicato il decotto lasciate asciugare i capelli al sole. Ha anche un effetto schiarente, dai riflessi naturali come quello dei raggi solari, ma per ottenerlo occorrono ripetute applicazioni, tempo e pazienza.

Numerose piante conferiscono un riflesso giallo, piú o meno intenso, ai capelli biondi: la *calendula*, la *curcuma*, lo *zafferano*, l'*elicriso*. La *salvia* scurisce i capelli che iniziano a ingrigire, l'*indaco* (*Indicofora*) dà un riflesso luminoso e intensifica il colore nero. Questi sono solo alcuni esempi, ma l'elenco potrebbe essere lunghissimo. A seconda del colore e del tipo di capelli potrete sperimentare piante diverse fino a trovare quella che meglio vi si adatti, ricordando che deve rispondere a due requisiti essenziali: impartire un riflesso che si adatti al vostro colore naturale di capelli e di pelle, e avere proprietà curative per il vostro tipo di capelli. Per ottenere un riflesso di colore, il modo migliore è l'applicazione di un decotto dopo l'ultimo risciacquo, con l'eccezione della *calendula* di cui è meglio utilizzare l'infuso. Si possono anche utilizzare le polveri di piante dal colore simile per impacco prima del lavaggio, come si fa con l'*henné*. La scelta delle piante varierà caso per caso, e se avrete pazienza, costanza e un po' di fantasia potrete ottenere ottimi risultati.

**La cura quotidiana del capello.** Le famose "cento spazzolate" consigliate dalle nostre nonne fanno senz'altro bene, purché usiate spazzole di ottima qualità, né troppo dure né troppo morbide, che non spezzino i capelli e non graffino la cute pur penetrando bene in profondità.

Spazzolate i capelli ogni sera per allontanare la polvere, al mattino pettinateli bene e poi praticate un massaggio del cuoio capelluto con i polpastrelli delle dita, per favorire la circolazione e il ricambio. Aprendo le mani a pettine, ponete i polpastrelli lungo l'attaccatura anteriore dei capelli: tenendoli ben fermi, senza farli scivolare, impartite un movimento veloce di vibrazione alle mani, che si trasmetterà al cuoio capelluto facendolo scivolare sul piano osseo sottostante. Ripetete spostando i polpastrelli posteriormente, via via verso l'alto e il centro della testa, poi sui lati, e infine all'attaccatura posteriore dei capelli, sulla nuca. La durata del massaggio sarà solo di pochi minuti, ma l'effetto non tarderà a manifestarsi, e non solo sui capelli, ma su tutti i lineamenti. Infatti la mobilizzazione del cuoio capelluto favorisce il rilassamento, la distensione e l'aumento di tono di tutto il viso, aiutando a prevenire le rughe e a rilassare le pieghe di espressione, specie sulla fronte, e le contratture della mascella che approfondiscono i solchi ai lati della bocca.

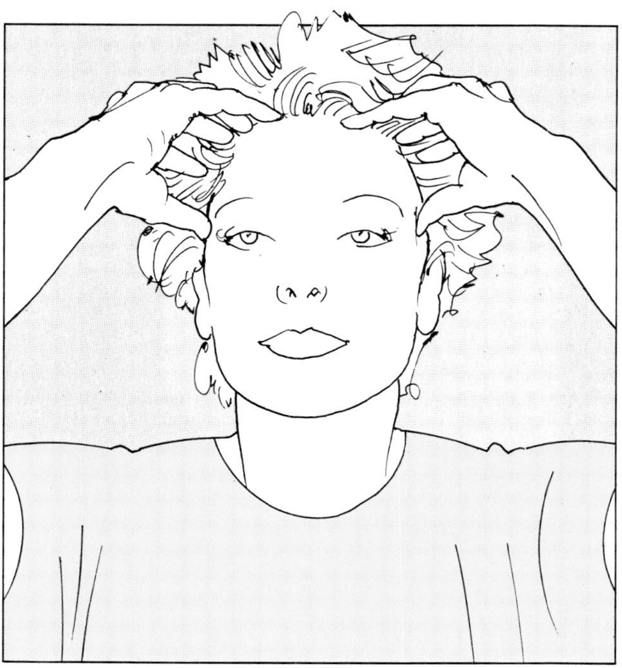

IL MASSAGGIO QUOTIDIANO *Mentre dopo lo shampoo è bene frizionare la cute, quando i capelli sono asciutti il massaggio va fatto con modalità diverse, che permettono anche di non sciupare l'acconciatura. Applicate con fermezza i polpastrelli sul cuoio capelluto, con le dita semiaperte e, anziché fare scorrere i polpastrelli sulla cute come nei movimenti di frizione, imprimete dei movimenti leggeri e veloci al cuoio capelluto, come se voleste staccarlo dal piano osseo sottostante. Sollevate le dita, spostatele un poco all'indietro e ripetete l'operazione, fino ad avere massaggiato tutta la testa. Oltre a giovare ai capelli, questo massaggio previene o attenua le rughe e le pieghe di espressione sulla fronte e all'angolo esterno dell'occhio, anche le tanto temute "zampe di gallina".*

# L'abbronzatura

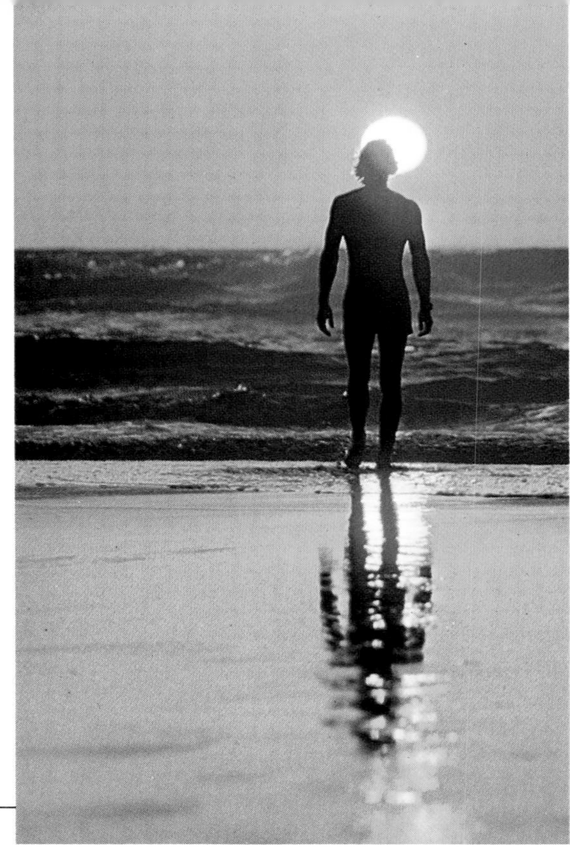

Nei secoli passati, fino ai primi del '900, il biancore della pelle veniva giudicato la misura della bellezza femminile e le donne si proteggevano dalla luce e dal sole. L'emancipazione della donna, i vestiti corti, i bagni di mare – propugnati dai medici "salutisti" che si battevano per un volto nuovo della medicina – sconvolsero in breve questo concetto: ebbe cosí inizio la moda dell'abbronzatura.

Moda sí, ma anche salute: i bagni di sole, l'uso delle lampade a raggi ultravioletti e infrarossi aiutarono a debellare in pochi anni la piaga del rachitismo. Spesso, tuttavia, il punto di vista della salute viene oggi dimenticato: si tende a esagerare pericolosamente nell'esporsi al sole e soprattutto alle radiazioni di lampade, superfici radianti, ecc; si abusa di sostanze chimiche vendute come abbronzanti, o addirittura si ingeriscono sconsiderata-

**PERCHÉ CI ABBRONZIAMO:**
**IL MECCANISMO FISIOLOGICO DELL'ABBRONZATURA**

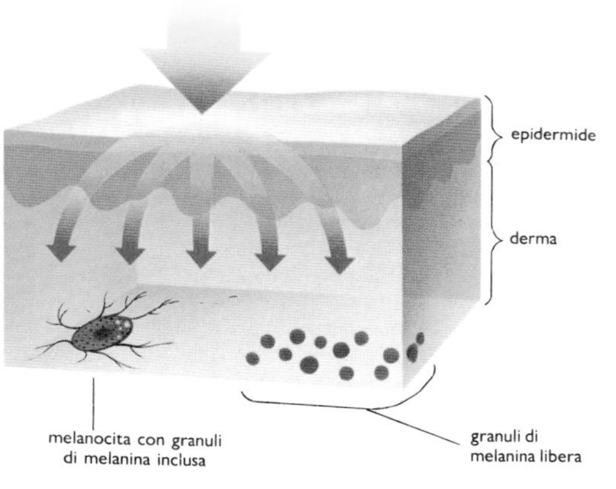


**1.** *Lo strato superficiale della pelle permette il passaggio a quasi tutte le radiazioni solari. Queste, raggiunto il derma, colpiscono il melanocita e i granuli di melanina libera che vi si trovano. Nelle persone di pelle chiara passeranno quantità elevate di radiazioni, mentre le persone e le razze di pelle scura hanno una protezione naturale al passaggio delle radiazioni.*

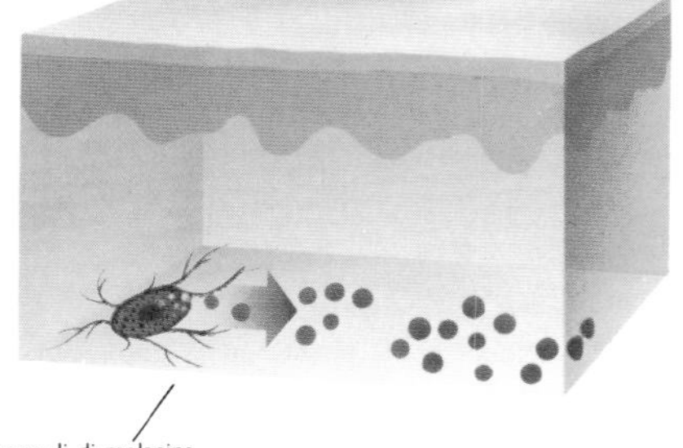


**2.** *Il melanocita eccitato secerne la melanina che contiene e ne produce di nuova. Aumenta cosí la quantità di melanina libera nel derma.*

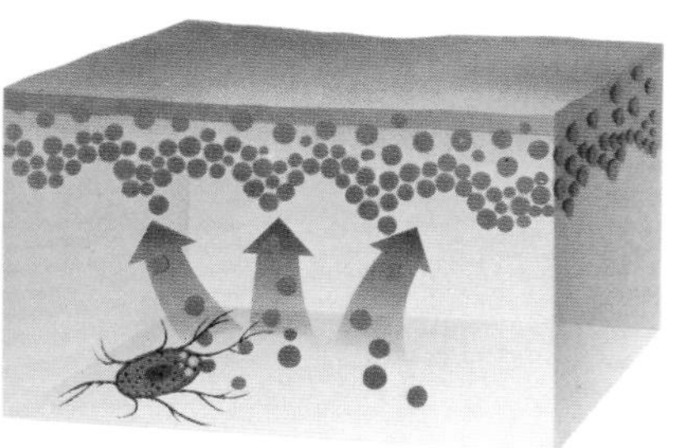

**3.** *Per effetto delle radiazioni, la melanina si sposta verso l'epidermide e impregna lo strato basale. Da qui la melanina sale a colorire anche gli altri strati della pelle e si concentra nello strato cutaneo in quantità variabile a seconda dell'intensità dell'abbronzatura.*

mente farmaci pigmentanti per ottenere, in modo si potrebbe dire "fraudolento", quelle abbronzature fuori stagione che, con spirito un po' fatuo, sono riconosciute come simbolo di emancipazione e di ricchezza.

Perciò oggi piú che mai per il passato sono divenuti utili, anzi indispensabili per non farsi del male, le nozioni sugli effetti della luce sulla pelle in specie e sull'organismo in generale. Sono necessarie per chi si espone al sole sulle spiagge, sui battelli, in montagna, o nel praticare gli sport.

Nel capitolo *L'uomo e il clima* abbiamo parlato dell'esposizione al sole come cura e descritto le radiazioni solari e i loro effetti sulla pelle, sulle strutture sottocutanee e in generale sull'organismo. Esponendosi al sole per abbronzarsi non si devono dimenticare queste azioni dei raggi solari e le relative reazioni dell'organismo, se non si vuole mettere a repentaglio la propria salute. Infatti, l'abbronzatura, ossia l'esposizione al sole, è benefica nei giusti modi e con moderazione, ma può essere dannosa se si eccede.

I rischi connessi al volere l'abbronzatura a tutti i costi e per tutto l'anno sono immediati, con dolorosi eritemi e scottature, o a lungo termine, con precoce invecchiamento della pelle e perfino con il rischio di malattie degenerative della cute (cancro e stati precancerosi), irritazione di forme reumatiche o nevritiche latenti, disturbi della pressione e dell'equilibrio dei liquidi nelle persone a rischio. Tra le radiazioni solari, quelle responsabili delle lesioni acute (eritemi e scottature) si trovano nella banda intermedia delle radiazioni ultraviolette (UV), e sono dette UVB; le lesioni croniche (invecchiamento della pelle, malattie degenerative) sono dovute ai raggi ultravioletti di maggior lunghezza d'onda (UVA). Le radiazioni UVB nelle zone temperate sono presenti solo tra le 10 del mattino e le 5 del pomeriggio. Al contrario quelle UVA rimangono quasi costanti nell'arco della giornata.

Negli ultimi anni si è notato un preoccupante aumento degli eritemi, delle scottature e di altre manifestazioni di intolleranza all'esposizione al sole. Il pericoloso rimpicciolirsi dello strato di ozono stratosferico, in cui sono presenti addirittura dei buchi, come è stato recentemente denunciato, quello strato che protegge la terra da un'eccessiva quantità di ultravioletti solari, potrebbe essere la preoccupante spiegazione di tale aumento. Anche l'enorme quantità di gas che si sono accumulati negli strati piú alti dell'atmosfera potrebbe rappresentare un pericolo per l'effetto di filtro innaturale e sconosciuto che queste sostanze chimiche potenzialmente hanno. Come porvi rimedio? La domanda va ben al di là di questa trattazione e coinvolge le nazioni e i popoli di tutto il mondo. Ma una maggior prudenza nell'esporsi al sole, tenendo conto che in alcune zone la quantità di ultravioletti misurata dagli scienziati è molto piú alta di quella normale, tollerata e benefica per l'organismo, fino a raggiungere livelli di pericolosità, è comunque consigliabile.

Ricordate che le sostanze naturali hanno azione protettiva ma non di filtro; perciò se avete tendenza all'intolleranza o avete dimostrato in passato particolare sensibilità all'azione dei raggi solari, applicate sulla pelle dei prodotti che alle azioni benefiche delle sostanze naturali aggiungano quella di assoluta protezione dei filtri, piú o meno forti a seconda delle necessità. I filtri oggi in commercio possono essere degli agenti protettivi chimici, che assorbono i raggi ultravioletti compresi nella banda UVB, oppure dei bloccanti solari fisici che respingono la luce e che impediscono a qualsiasi radiazione di raggiungere la pelle, costituendo un vero e proprio schermo opaco. A essi dovranno ricorrere coloro che necessitano di protezione totale.

**Perché e come ci abbronziamo.** Tutti sanno che ci si abbronza esponendosi al sole, ma ben pochi conoscono la ragione per cui la nostra pelle si scurisce per effetto delle radiazioni solari. Nel capitolo *L'uomo e il clima* abbiamo parlato delle radiazioni e degli ioni atmosferici; vediamo ora che cosa avviene quando essi colpiscono la nostra pelle.

La pelle è composta di vari strati sovrapposti che formano una barriera contro la penetrazione sia delle sostanze con cui essa viene a contatto sia delle radiazioni. Quando le radiazioni solari ci colpiscono, alcune di esse si fermano alla superficie, mentre altre penetrano a varie profondità. Il numero e la forza delle radiazioni che penetrano dipendono dallo spessore e dall'idratazione dello strato cutaneo: se la pelle è secca e sottile, esse passeranno in numero molto maggiore. Giunte agli strati piú profondi, cioè al derma, queste radiazioni vanno a eccitare le cellule (*melanociti*) preposte alla produzione e alla conservazione del pigmento bruno detto *melanina*. La melanina già formata viene secreta e sale verso le cellule basali, in cui penetra colorandole e trasformando tutto lo strato basale in uno *schermo bruno* che limita il passaggio di nuove radiazioni; intanto, altra melanina viene prodotta dalle cellule apposite per essere poi rilasciata sotto lo stimolo di nuove radiazioni. La melanina impregna in poco tempo tutta l'epidermide, che diviene bruna, cioè abbronzata. Quando la pelle è molto secca e lo strato cutaneo è sottile, esso assorbe meno melanina, la protezione è minore e le radiazioni possono provocare delle scottature.

## I PROTETTIVI: IL MECCANISMO DELLA LORO AZIONE

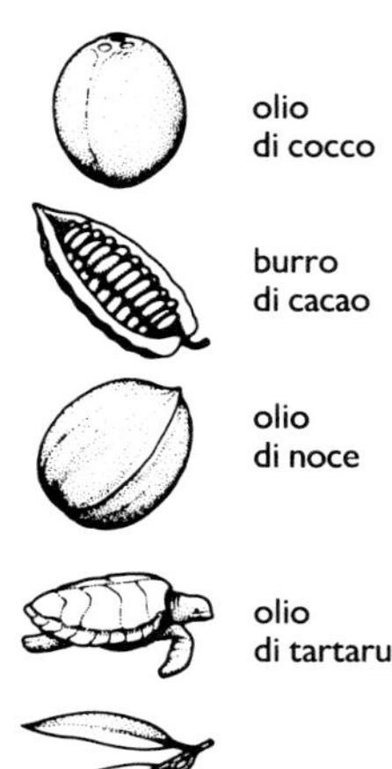


Lo strato oleoso che rimane sulla pelle fa da specchio e respinge alcune radiazioni. L'epidermide, per l'azione idratante ed emolliente degli oli nobili, è divenuta piú spessa, frenando cosí una parte delle radiazioni, che non potranno raggiungere il derma. Queste due azioni combinate producono l'effetto filtrante riducendo la quantità di radiazioni che arriva a stimolare i granuli di melanina e i melanociti nel derma. L'abbronzatura sarà cosí piú bella e uniforme.

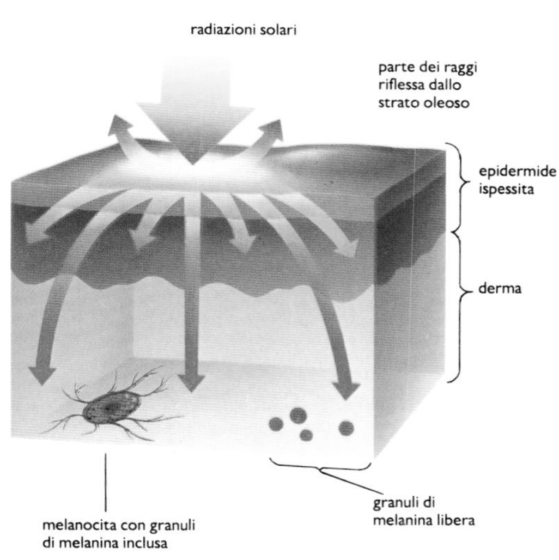


Quanto tempo occorre perché si formi lo schermo melaninico atto a proteggerci dalla penetrazione di un eccesso di radiazioni solari? La prima reazione all'esposizione al sole di una pelle non protetta è simile a quella provocata da una leggera scottatura: arrossamento e ipersensibilità dello strato cutaneo superficiale. Questo *eritema* può essere piú o meno grave e talvolta diviene una vera e propria estesa bruciatura di II grado con vescicole e spesso reazione febbrile. Occorrono circa 4 giorni perché la pigmentazione, ossia l'abbronzatura, sostituisca l'eritema. Anche se l'eritema, grazie all'uso di appropriati schermi, è ridotto al minimo, dopo circa 15 giorni si ha una desquamazione degli strati superficiali della pelle. Se l'esposizione al sole è stata eccessiva e imprudente, questa desquamazione sarà estesa e profonda, e lo strato protettivo di melanina cadrà insieme alla pelle secca, scoprendo gli strati inferiori di pelle totalmente priva di protezione. Continuando a esporsi al sole durante questa fase il rischio di scottature è anche maggiore rispetto all'esposizione iniziale, e le bruciature possono essere piú profonde e lasciare antiestetiche cicatrici o macchie.

**Come favorire l'abbronzatura.** Esponendoci al sole dobbiamo tentare di raggiungere due obiettivi, uno estetico e uno salutare: cercheremo di prevenire ustioni ed eritemi, senza dimenticare i possibili danni a lunga scadenza, e di ottenere un colorito uniforme e senza macchie, favorendo la penetrazione in profondità solo delle giuste quantità di radiazioni solari. Gli eccessi, infatti, sono sempre nocivi e ciò è provato anche, per esempio, dalla frequenza dei tumori della pelle nelle persone che per lavoro sono continuamente esposte al sole, come i pescatori. Perciò esponiamoci al sole con un buon corredo di abbronzanti e protettivi e facciamo attenzione a non esagerare.

Durante i primi 4 giorni, necessari alla formazione dello schermo melaninico, non ci si deve esporre al sole che per tempi brevi o nelle ore in cui gli UVB sono assenti o quasi (prima delle 10 o dopo le 17), oppure approfittando delle radiazioni indirette: la sabbia, le rocce o la neve rimandano una quantità sufficiente di raggi ultravioletti anche se si è all'ombra. Verso il 15° giorno, o anche prima se la pelle è sottile e delicata, quando inizia la desquamazione, si dovrà nuovamente fare attenzione ai tempi di esposizione per non eccedere.

**I protettivi.** Parliamo di "protettivi" e non di "filtri" perché in natura non esistono dei "filtri" veri e propri. Esistono numerose sostanze chimiche che esplicano la loro azione di filtro o di schermo in diversi modi, perciò coloro che hanno particolari problemi di pelle si rivolgeranno a un medico per la prescrizione dei prodotti piú adatti.

I protettivi devono il loro effetto filtrante soprattutto alla capacità di queste sostanze di aumentare l'idratazione della cute, ispessendone gli strati superficiali. Tale capacità dipende sia dallo strato oleoso protettivo che rimane sulla cute, sia da quelle componenti attive che vengono assorbite e penetrano nell'epidermide. Lo strato oleoso che rimane sulla pelle fa da specchio e respinge alcune radiazioni. L'epidermide, per l'azione idratante ed emolliente degli oli nobili, è divenuta piú spessa, frenando cosí una parte delle radiazioni, che non potranno raggiungere il derma. Queste due azioni combinate producono l'effetto filtrante, riducendo la quantità di radiazioni che arriva a stimolare i granuli di melanina e i melanociti nel derma. L'abbronzatura sarà piú bella sia per sfumatura di colore sia per l'uniformità, e questo grazie all'aumento di spessore e di elasticità dell'epidermide. Useremo i protettivi prima di tutto per evitare le ustioni e per ottenere un'abbronzatura uniforme, di colore piú bello e piú duratura, grazie alla loro azione idratante ed emolliente, preziosa anche sulla pelle abbronzata.

I protettivi piú importanti sono gli oli nobili, tra i quali quelli maggiormente usati sono: *l'olio di cocco, il burro di cacao, l'olio di noce, l'olio di tartaruga, l'olio di fegato di merluzzo*. Questi oli hanno tutti un'alta penetrabilità, ma ciascuno ha virtú e proprietà particolari di cui abbiamo già parlato a pag. 487. Infatti ognuno di essi contiene, oltre alla base oleosa, una grande quantità di altre sostanze preziose in cosmesi e spesso anche di grande valore terapeutico: per esempio, l'olio di fegato di merluzzo, ricco di vitamine, è un cicatrizzante anche oggi usato in molte preparazioni farmaceutiche; in cosmetica è meno usato a causa del suo cattivo odore.

**Quando e dove abbronzarsi.** Spesso si sente dire che ci si abbronza di piú in un clima piuttosto che in un altro: c'è chi sostiene che la migliore abbronzatura è quella del mare, chi quella della montagna; c'è chi preferisce i mari del sud con climi molto caldi e chi dà la preferenza ai climi freschi e ventosi. È evidente che la temperatura influisce sull'abbronzatura. A parità di radiazione ultravioletta l'eritema e la pigmentazione sono maggiori a temperatura ambientale elevata, cioè quando l'aria è calda, oppure quando l'aria è fredda, la temperatura bassa?

La domanda non è oziosa, poiché l'effetto di maggiore pigmentazione in alta montagna può essere attribuito alla maggiore quantità di ultravioletti, essendo il filtro dello spessore d'aria minore; e anche si può pensare che quando si è su un ghiacciaio il riflesso dalla neve o dal ghiaccio dell'intero spettro solare è un altro importante fattore quantitativo di irraggiamento, con effetti indipendenti dalla temperatura ambientale. Anche la sudorazione è minore in alta montagna in confronto a quella al livello del mare; la mancanza o scarsità di sudore è come la mancanza di un filtro d'acqua salina.

In alta montagna si potenziano vicendevolmente gli effetti di prevalenza nello spettro degli ultravioletti e quelli dovuti alla riduzione della temperatura, che comprendono la scarsità di sudore e l'assenza delle difese delle secrezioni grasse prodotte dal caldo. Si ha perciò un grado piú forte di arrossamento accompagnato da una maggiore pigmentazione sotto l'influenza del freddo ambientale.

# Le erbe per la bellezza

Le piante medicinali possono essere applicate direttamente sulla pelle, oppure essere usate internamente. Infatti la bellezza della pelle e la "giovinezza" dei tessuti dipendono in primo luogo dal buon funzionamento dei sistemi di nutrizione e di eliminazione dei tossici, dalla distensione e dal rilassamento sia della muscolatura sia dello spirito. Un bel viso non sarà piú tale nel momento in cui i lineamenti sono contratti in un'espressione tesa e aggrondata; un bel corpo tenderà a deformarsi per accumuli di adipe dovuti a difetti del ricambio oppure per una posizione scorretta; e cosí via: i difetti estetici hanno sempre una radice nell'equilibrio totale dell'individuo.

Quando acquistate un prodotto cosmetico a base di piante officinali, il suo effetto dipenderà in parte dalle droghe impiegate e, in parte non indifferente, dagli eccipienti, ossia da quei prodotti a cui le piccole quantità di droga vengono mischiate per formare le diverse preparazioni. Una crema è formata da sostanze piú o meno grasse che raramente sono di origine vegetale: infatti i preparati industriali impiegano di preferenza prodotti chimici sintetici o di estrazione minerale (sottoprodotti dell'industria petrolchimica) la cui azione è ben diversa da quella esplicata dagli oli e da altri derivati naturali.

I derivati dalle piante officinali potranno esplicare la propria azione solo se l'eccipiente ha a sua volta un'azione benefica sulla cute e soprattutto se possiede adatte qualità *veicolanti*, ossia se è in grado di trasferire all'interno, passando attraverso la barriera cutanea, i prodotti medicinali.

La pelle, essendo il nostro mezzo di protezione all'esterno, è ben difficilmente penetrabile e, per fortuna, la maggior parte di ciò che vi applichiamo non riesce a superarla penetrando all'interno. Se consideriamo, infatti, la ricchezza della rete capillare superficiale e l'intensità degli scambi che avvengono tra il sangue che essa contiene e i liquidi interstiziali, ci rendiamo conto che, qualora le sostanze applicate all'esterno superassero tutte la barriera cutanea, molte di esse verrebbero trasferite quasi integralmente nel torrente ematico, ossia direttamente nel sangue. Se questo avvenisse dovremmo considerare l'applicazione di una crema quasi alla stregua di una iniezione endovenosa.

Ma, per quanto grandi esse siano, non dobbiamo abusare delle difese dell'organismo applicando sconsideratamente sulla pelle qualsiasi sostanza sconosciuta e senza alcuna garanzia sulla sua innocuità, per non parlare delle garanzie relative ai promessi effetti benefici. Indubbiamente l'aumento di ipersensibilità o di reazioni allergiche della cute degli ultimi anni è da imputarsi, almeno in parte, all'accresciuto consumo di prodotti di bellezza, non solo di creme e belletti ma anche di saponi, deodoranti, lozioni, a componenti sconosciuti.

I cosmetici naturali sono senz'altro piú sicuri, ma non vi possono promettere i miracolosi risultati vantati dalle molecole pure: i loro effetti sono piú lenti a manifestarsi benché piú duraturi nel tempo.

Per l'impiego cosmetico come per quello curativo, le piante medicinali possono essere preparate estemporaneamente, al momento dell'uso. Spesso la stessa tisana può essere contemporaneamente bevuta e applicata all'esterno, per bagno o impacco. Questo succede specialmente per la cura della couperose, per la cosiddetta "cellulite", per i rilasciamenti dei tessuti. A pag. 505 troverete la ricetta di una tisana anticouperose, ma per le altre situazioni le cui cause variano da individuo a individuo, dovrete ricorrere al consiglio di persona esperta.

**Le acque distillate, gli oli, le essenze.** Preziose per l'uso cosmetico sono le acque distillate che in molti casi andrebbero preferite alle essenze, oggi molto popolari. Purtroppo è difficile reperire sul mercato gli oli ottenuti per spremitura a freddo di fiori e frutti, usati in Oriente che, rispetto a quelli ottenuti per distillazione, hanno il grande vantaggio di conservare intatte le sostanze grasse che il calore denatura e hanno inoltre il vantaggio di non necessitare di un veicolante in cui essere diluiti. Per questo la loro azione sulla pelle, sui capelli, sulle unghie è piú dolce, e provoca ipersensibilità o allergie solo molto di rado. Per la scelta delle acque distillate, che acquisterete in erboristeria o preparerete voi stessi *(vedi pag. 273)*, potete fare riferimento alle principali azioni cosmetiche delle piante indicate nella tabella qui sotto.

## LE AZIONI COSMETICHE DELLE PIANTE OFFICINALI PIÚ USATE

ABBRONZANTE (che favorisce l'abbronzatura)
Bergamotto (olio essenziale privo di Furocumarine) - Iperico - Noce

ADDOLCENTE-AMMORBIDENTE
Aloe - Altea - Calendula - Camomilla - Consolida - Farfara - Gramigna - Iperico - Lattuga - Liquerizia - Malva - Piantaggine - Sambuco - Tiglio - Verbasco

ANTICELLULITE (assieme alle cure interne)
Betulla - Centella asiatica - Edera - Ippocastano - Malaleuca (Cayeput) - Rosmarino

ANTIFORFORA
Achillea - Arnica - Catrami vegetali - Elicriso - Farfara - Rosmarino

ANTIRUGHE-RASSODANTE-ANTISMAGLIATURE
(per uso esterno o interno)
Agrimonia - Calendula - Centella asiatica - Echinacea - Eleuterococco - Giglio - Ginseng - Ratania

ANTISOLARE-FILTRANTE
Aloe - Camomilla - Elicriso

ASTRINGENTE
Amamelide - Cipresso - Garofano chiodi - Mirra - Noce - Potentilla - Ratania - Rosa canina - Rovere

DEODORANTE
Garofano chiodi - Lichene islandico - Noce

EMOLLIENTE
Altea - Gramigna - Lino - Malva - Piantaggine - Psillio - Rosa

IDRATANTE (assieme a cure generali)
Tutte le piante ricche in mucillaggini (v. piante ad azione emolliente) - Grassi vegetali

LENITIVA
Amamelide - Asperula odorosa - Biancospino - Calendula - Camomilla - Elicriso - Erica - Fiordaliso - Ireos - Meliloto - Melissa - Menta - Papavero - Petasites - Tiglio

NUTRIENTE
Calendula - Carota - Eleuterococco - Ginseng - Olio di Germe di Grano - Primula

PURIFICANTE
Bardana - Benzoino - Centaurea Minore - Echinacea - Elicriso - Fieno greco - Issopo - Lavanda - Ribes nero - Salvia - Sambuco - Tarassaco - Timo - Viola

RIATTIVANTE-STIMOLANTE
Coclearia - Fieno greco - Ginepro - Lampone - Malaleuca - Nasturzio - Mirtillo - Ribes nero - Rosmarino - Rovo - Salvia - Santoreggia - Zenzero

SCHIARENTE
Benzoino - Centella asiatica - Edera - Amamelide - Ippocastano - Rusco

STIMOLANTE DELLA MOTILITÀ CAPILLARE
Arnica - Betulla - Capelvenere - Capuccina - China - Coda cavallina - Fieno greco - Ortica - Rosmarino

UMETTANTE
Tutte le piante ricche in mucillagini (v. piante ad azione emolliente) - Gomme vegetali

# Alcune ricette per la bellezza

Le piante officinali entrano a far parte di molti prodotti cosmetici, ma le preparazioni estemporanee, ossia quelle fatte da noi al momento dell'uso, anche se richiedono un poco di tempo e pazienza, hanno spesso effetti migliori. In primo luogo perché potremo scegliere quelle piú adatte alla nostra pelle e ai bisogni del momento (la tabella della pagina precedente vi sarà di utile guida); poi perché non contengono sicuramente conservanti o altri additivi, e da ultimo perché gli impacchi, i bagni, gli impiastri hanno spesso azioni che non si possono ottenere con creme ed emulsioni. Le ricette che vi suggeriamo sono un esempio: a queste ne potrete aggiungere molte altre, da voi stessi studiate o consigliate da un erborista di fiducia. Per la preparazione degli infusi e dei decotti, a pag. 268 troverete le istruzioni relative alle preparazioni e alle dosi.

PEELING PRIMAVERILE

| | |
|---|---|
| *Lievito di birra* | *g 20* |
| *Argilla verde polvere* | *g 35* |
| *Biancospino fiori mondi polvere* | *g 15* |
| *Petasites foglie polvere* | *g 15* |
| *Pannello di mandorle polvere* | *g 15* |

Mischiate bene i diversi componenti. Al momento dell'uso inumiditene un pizzico sul palmo della mano con qualche goccia d'acqua o di acqua distillata. Sfregate bene sulla pelle, insistendo specialmente sui punti in cui è piú grassa o con pori dilatati. Sciacquate bene con un'acqua distillata addolcente o lenitiva.

MASCHERA PER PELLI ACNEICHE

| | |
|---|---|
| *Echinacea rizoma polvere* | *g 30* |
| *Malva foglie polvere* | *g 70* |

Mescolate bene le polveri e, al momento dell'uso, bagnate un cucchiaio di miscela con un cucchiaio di acqua distillata di *melissa* in modo da formare una pasta un po' densa da applicare sul viso, sfregando dolcemente per farla ben penetrare. Lasciatela agire finché si secchi o per circa 20 minuti-mezz'ora, poi rimuovetela sciacquando abbondantemente.

IMPACCO ANTIRUGHE

| | |
|---|---|
| *Echinacea rizoma t.t.* | *g 30* |
| *Acqua* | *g 250* |

Fate un decotto e applicatelo sul viso pulito mediante spugnature per 15 minuti.

TISANA ANTICOUPEROSE

| | |
|---|---|
| *Achillea millefoglie* | *g 20* |
| *Ippocastano frutti t.t.* | *g 15* |
| *Biancospino fiori mondi* | *g 15* |
| *Lino seme* | *g 30* |
| *Liquerizia decorticata t.t.* | *g 20* |

Fate un infuso e bevetene 2 o 3 tazze al giorno. Potete usare questo infuso anche per impacchi, da applicare tiepidi sul viso, in alternativa alla maschera anticouperose indicata sotto.

MASCHERA ANTICOUPEROSE

| | |
|---|---|
| *Malva foglie polvere* | *g 40* |
| *Biancospino fiori polvere* | *g 30* |
| *Ippocastano frutti polvere* | *g 15* |
| *Amamelide foglie polvere* | *g 15* |

Mescolate bene le polveri e, al momento dell'uso, inumiditene un pizzico sul palmo della mano con qualche goccia d'acqua o di acqua distillata. Applicate delicatamente la miscela sulla pelle, insistendo soprattutto sui punti piú arrossati. Lasciate agire per circa 20 minuti o mezz'ora e sciacquate poi con acqua distillata addolcente.

MASCHERA PURIFICANTE

| | |
|---|---|
| *Sambuco fiori polvere* | *g 40* |
| *Timo Serpillo somm. fiorite polvere* | *g 30* |
| *Viole blu fiori polvere* | *g 30* |

Mescolate bene le polveri in acqua distillata di *rosmarino* e applicate la miscela sulla pelle, lasciando agire per circa 20 minuti o mezz'ora. Sciacquate poi con acqua distillata addolcente.

BAGNO RIATTIVANTE

| | |
|---|---|
| *Crescione pianta t.t.* | *g 120* |
| *Agrimonia foglie t.t.* | *g 90* |
| *Echinacea radice t.t.* | *g 60* |
| *Cannella corteccia t.t.* | *g 30* |

DOSE PER I BAGNO

Mettete gli ingredienti in un sacchetto di tela, fatelo bollire in circa 2 litri d'acqua per 20 minuti. Versate sia il decotto sia il sacchetto con le erbe nell'acqua del bagno. Premete bene il sacchetto onde far uscire tutte le sostanze benefiche e passatevelo piú volte sul corpo.

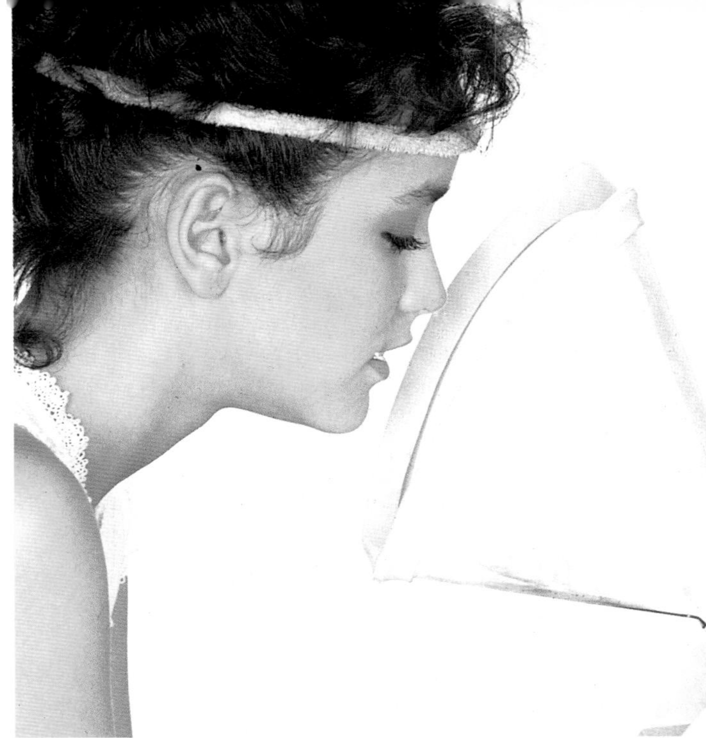

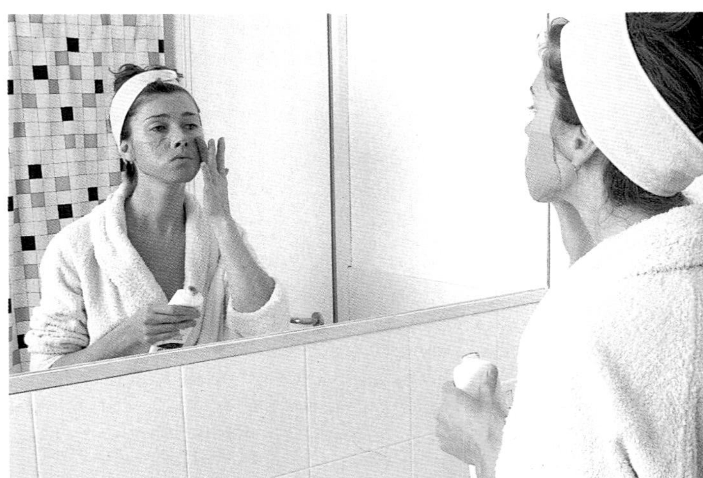

### VAPORIZZAZIONI ASTRINGENTI
(per pori dilatati)

| | |
|---|---|
| *Agrimonia foglie t.t.* | *g 40* |
| *Rosa canina frutti contusi t.t.* | *g 30* |
| *Rovo foglie t.t.* | *g 30* |

Fate un infuso con il quale effettuerete delle vaporizzazioni sulla pelle, meglio se con un apparecchio, che utilizzerete anche per le vaporizzazioni curative (*vedi* pag. 277), oppure mettendovi sopra il vapore che sale dall'infuso bollente.

### IMPACCHI LENITIVI

| | |
|---|---|
| *Petasites foglie t.t.* | *g 35* |
| *Malva foglie t.t.* | *g 30* |
| *Biancospino fiori mondi* | *g 25* |
| *Garofano chiodi* | *g 10* |

Preparate un decotto e usatelo per impacchi, applicandolo sul viso e sul collo per 10-15 minuti. È particolarmente utile per calmare la pelle irritata, dolente, con senso di stiramento, dopo le esposizioni al vento. Può essere alternato con il DECOTTO ADDOLCENTE o con gli IMPACCHI SCHIARENTI.

### IMPACCHI ANTIROSSORE
(per il viso e per le mani)

| | |
|---|---|
| *Biancospino fiori mondi* | *g 40* |
| *Tiglio fiori con brattee t.t.* | *g 30* |
| *Arancio foglie t.t.* | *g 30* |

Fate un infuso, tenete gli impacchi sul viso per almeno 10-15 minuti. Utilizzatelo anche per le mani quando tendono ad arrossarsi, soprattutto in inverno. Per i maniluvi preparatene almeno un litro, lasciatelo intiepidire e immergetevi le mani per 10-15 minuti; ripetete il trattamento per parecchi giorni consecutivi.

### DECOTTO ADDOLCENTE

| | |
|---|---|
| *Altea radice t.t.* | *g 10* |
| *Petasites foglie t.t.* | *g 40* |
| *Amamelide foglie t.t.* | *g 30* |
| *Piantaggine foglie t.t.* | *g 20* |

Fate un decotto, applicate sulle palpebre, sul viso e sul collo per impacco, oppure usatelo per sciacquarvi. Potete anche utilizzarlo per immergervi le mani ruvide o screpolate per 5-10 minuti.

### IMPACCHI ANTIRUGHE

| | |
|---|---|
| *Eleuterococco radice t.t.* | *g 20* |
| oppure | |
| *Ginseng radice t.t.* | *g 20* |
| *Calendula fiori t.t.* | *g 40* |
| *Ireos radice t.t.* | *g 40* |

Mettete prima in infusione il preparato per alcune ore, poi fate un decotto, che lascerete bollire a fuoco molto basso per circa mezz'ora. Usatelo tiepido o freddo per impacchi sul viso, sulle palpebre e sul collo, due volte al giorno. Potete preparare il liquido necessario per due o tre giorni, conservandolo in frigorifero, in un recipiente ben pulito, e riscaldando la quantità che vi serve volta per volta a bagnomaria. Ripetete la cura per 10 giorni consecutivi ogni mese.

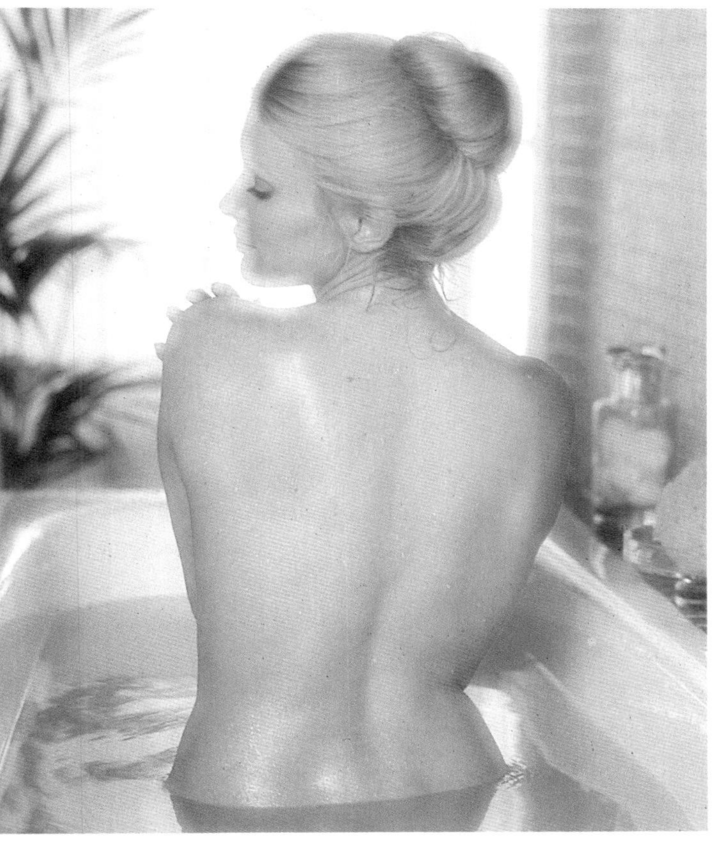

COME USARE LE PIANTE OFFICINALI IN COSMETICA *Bagni, vaporizzazioni, impacchi, maschere, peeling, oltre naturalmente a creme, emulsioni, latti, tonici: tutte le modalità e le forme di applicazione possono essere utilizzate per le piante officinali, sempre scegliendo quella piú adatta all'azione che si vuole ottenere e alle proprietà della pianta. Gli infusi e i decotti vanno preparati nei modi e nelle proporzioni indicati alla pag. 268.*

### DECOTTO EMOLLIENTE

| | |
|---|---|
| *Gramigna radice t.t.* | *g 20* |
| *Altea radice decorticata t.t.* | *g 20* |
| *Piantaggine foglie t.t.* | *g 30* |
| *Rosa petali* | *g 30* |

Preparate un decotto e usatelo tiepido per impacchi o per bagni. Particolarmente indicato per le pelli spesse e ruvide, per ridare morbidezza alla pelle dopo l'abbronzatura, per mantenere morbidi le ginocchia e i gomiti.

### DECOTTO PURIFICANTE

| | |
|---|---|
| *Elicriso fiori* | *g 30* |
| *Sambuco fiori* | *g 30* |
| *Piantaggine foglie t.t.* | *g 40* |

Potete usare questo decotto contemporaneamente per fare degli impacchi e per uso interno, bevendone due tazze al dí. È particolarmente utile per ridare luminosità alla pelle, purificandola, in periodi di stanchezza, di stress, nei cambi di stagione, dopo una malattia.

### INFUSO SCHIARENTE

| | |
|---|---|
| *Rusco foglie t.t.* | *g 25* |
| *Amamelide foglie t.t.* | *g 35* |
| *Camomilla fiori* | *g 40* |

Usate questo infuso per bagni e per impacchi per schiarire la pelle del viso, del collo e delle mani, rendendola trasparente. Previene la couperose.

### IMPACCO DI ERBE PER CAPELLI GRASSI

| | |
|---|---|
| *Rovere corteccia polvere* | *g 40* |
| *Rosmarino foglie polvere* | *g 30* |
| *Psillio semi polvere* | *g 20* |
| *Garofano chiodi polvere* | *g 10* |

Applicate la miscela delle polveri sui capelli bagnati, separandoli bene per ricoprire anche il cuoio capelluto. Coprite con una cuffia da doccia impermeabile e lasciate agire l'impacco per almeno 15 minuti. Sciacquate e lavate con uno shampoo delicato. Ripetete ogni 7-15 giorni.

### IMPACCO DI ERBE PER CAPELLI SECCHI

| | |
|---|---|
| *Ortica foglie polvere* | *g 35* |
| *Betulla foglie polvere* | *g 35* |
| *Psillio semi polvere* | *g 30* |

Procedete come detto per L'IMPACCO PER I CAPELLI GRASSI.

### BAGNO AI PIEDI

| | |
|---|---|
| *Elicriso fiori* | *g 30* |
| *Malva fiori* | *g 30* |
| *Lichene t.t.* | *g 20* |
| *Betulla foglie t.t.* | *g 20* |

Fate un decotto e usatelo per pediluvi, quando i piedi sono stanchi, gonfi, dolenti. Per coloro che tendono ad avere un'eccessiva traspirazione con conseguente cattivo odore, vanno ripetuti per molti giorni consecutivi, specie in primavera.

# GLOSSARIO

*Il seguente glossario comprende la spiegazione della maggior parte dei termini piú importanti e d'uso piú comune nelle medicine naturali.*

**Acque aromatiche**
Preparati officinali ottenuti disciogliendo in acqua distillata *essenze*, con aggiunta di alcol.

**Acque distillate**
Componente acquosa del liquido di condensazione ottenuto in seguito a distillazione di *droghe vegetali*.

**Agopuntura-ignipuntura**
Branca della medicina tradizionale cinese. Si basa sulla teoria dei canali e dei collaterali, secondo la quale il corpo umano è attraversato da linee di flusso in cui scorre *qi*, o energia vitale, per promuovere o formare tutte le attività e le trasformazioni indispensabili alla vita. Queste linee, o canali, scorrono sia in profondità sia presso la superficie e su di essi si possono identificare siti detti "punti", attraverso i quali è possibile raggiungere i canali stessi, influendo cosí sullo scorrimento del *qi* o energia. Sui punti si può agire con applicazioni di calore (*ignipuntura*) oppure infliggendovi sottili aghi metallici (*agopuntura*), o piú semplicemente con il *massaggio*. La scelta dei punti da trattare e il tipo di stimolazione da applicare dipendono dalla diagnosi delle cause della malattia, che va fatta secondo i principi della medicina tradizionale cinese e non secondo la diagnostica occidentale.

**Applicazioni di calore**
Tecniche terapeutiche che consistono in applicazioni locali o generali nelle due forme di caldo-secco o caldo-umido, le cui azioni biologiche e curative sono diverse.

**Applicazioni di freddo**
Tecniche terapeutiche che consistono nell'applicare localmente o su tutto il corpo il freddo-secco o umido con azioni terapeutiche diverse.

**Argilla**
Rimedio naturale costituito da un miscuglio di minerali che ha la proprietà di non lasciar passare l'acqua, ma che tuttavia è capace di assorbirla. Impiegata sia per applicazioni esterne, sia ingerendola.

**Arti marziali**
Pratiche attraverso le quali potenziare al massimo le capacità fisiche, accrescendo l'energia totale dell'individuo. Implicano pertanto una pratica costante e il controllo delle emozioni e delle attività mentali. Nate in Cina in tempi antichissimi, si sono diffuse in tutto l'Oriente prendendo connotazioni diverse a seconda della cultura dei vari popoli. Attraverso i millenni e nei diversi Paesi hanno subíto delle profonde trasformazioni divenendo talvolta delle tecniche aggressive, capaci di uccidere, contrariamente allo spirito originale delle pratiche cinesi. Alcuni tipi di massaggio e di terapia nacquero e furono praticati soprattutto dai cultori delle arti marziali.

**Automassaggio**
Massaggio che ognuno può praticarsi da sé, secondo tecniche elementari. Ampiamente praticato in Oriente, viene anche insegnato ai bambini a scopo preventivo, specialmente per rinforzare la vista, l'udito e la salute in generale.

**Bagni di fieno**
Consistono nell'immersione dell'intero corpo nudo, a eccezione della testa, in un particolare tipo di fieno in fermentazione. Sono praticati esclusivamente in alcune zone del Trentino e del Sud Tirolo. L'azione è dovuta sia al calore sia alle sostanze medicamentose delle piante che compongono il fieno.

**Chiropratica**
Forma di medicina manipolativa basata principalmente sulle manipolazioni vertebrali. Si fonda sul principio che, attraverso il midollo vertebrale e i nervi che da questo si dipartono, si esercitano su tutte le funzioni dell'organismo uno stimolo e un controllo che ne assicurano la salute, mentre se questi vengono a mancare la malattia si manifesterà. Questo impulso vitale nasce dall'Intelligenza Innata, derivata dall'Intelligenza Universale, emanazione di Dio. La diagnosi è prima di tutto radiologica e tende a individuare anche le piú piccole malposizioni vertebrali. La terapia consiste spesso nella manipolazione di una singola vertebra.

**Cinesiterapia**
Cura per mezzo del movimento sia attivo sia passivo, ossia compiuto utilizzando la forza fornita da un'altra persona o da una macchina.

**Complementi alimentari**
Sostanze di origine vegetale, minerale o animale, destinate a integrare l'alimentazione naturale.

**Comportamenti istintivi**
Comportamenti naturali fondamentali per la sopravvivenza dell'essere vivente. Comprendono il comportamento istintivo di difesa-aggressione, il comportamento istintivo sessuale, il comportamento istintivo di nutrizione e il comportamento istintivo di sonno.

**Concentrazione**
Accrescimento dall'interno e capacità di conservazione della propria forza vitale, in generale o in alcuni punti di importanza specifica quale il *dantian*, secondo le teorie orientali che considerano la vita come *energia*. Presuppone un completo rilassamento e si ottiene attraverso particolari tecniche e costante esercizio.

**Costituzioni o temperamenti**
Studio della struttura e dell'atteggiamento dell'individuo in rapporto alla salute e alla malattia, che fa parte di tutte le medicine tradizionali ed è entrato anche nella moderna medicina occidentale. L'osservazione che persone reagiscono in maniera diversa a seconda del proprio tipo fisico e del proprio comportamento psico-affettivo fa già parte della medicina ippocratica. A seconda della teoria di base di ciascuna medicina, il costituzionalismo assume aspetti differenti: per esempio, la medicina cinese considera la diversa proporzione di aspetti *yin* o *yang* e quella indiana la prevalenza di uno o l'altro dei tre *dosha*.

**Cura idropinica**
Ingestione di acque oligominerali allo scopo di favorire la diuresi.

**Dantian**
Termine cinese che indica la zona in cui viene conservato il *qi* innato, fonte della vitalità dell'uomo. È situato inferiormente all'ombelico, in profondità.

**Decotto**
Tisana ottenuta facendo bollire le *droghe vegetali* per circa 15 minuti.

**Diatesi**
Significa una predisposizione individuale ad ammalarsi di determinati tipi di malattia. Secondo le medicine tradizionali indiana e cinese fa parte del concetto di costituzione, è individuabile fin dall'infanzia e si può, almeno in parte, correggere.

**Droga vegetale**
La parte o le parti di una *pianta officinale* utilizzate nella terapia. Originariamente la parola "droga" stava a indicare le spezie, ossia le parti di piante essiccate provenienti dall'Oriente, come il pepe, la cannella, la noce moscata, ecc., sia per uso di cucina (droghe di cucina) sia anche oggi di vasto impiego terapeutico.

**Energia**
Per energia dell'universo si intende la capacità insita in ogni parte dello stesso di trasformarsi e di esplicare una forza, emettendo nel contempo nuova energia nel corso delle trasformazioni stesse. Per il vivente si intende l'energia o forza vitale, fonte stessa della vita che determina tutte le trasformazioni atte a mantenerla e prolungarla. Ogni singolo processo vitale implica utilizzo e produzione di energia.

**Energia primordiale**
Fonte primigenia dell'energia dell'universo.

**Esercizi respiratori**
Tecniche volte ad assicurare una perfetta respirazione per ritmi e ampiezza, volontariamente controllata, indispensabile alla corretta pratica delle ginnastiche, a ottenere un completo rilassamento, al contenimento delle emozioni.

**Essenze**
Componenti oleose del liquido di condensazione ottenute in seguito a distillazione delle *droghe vegetali*.

**Estratti**
Preparati officinali ottenuti per evaporazione dei succhi vegetali o di *tinture*. Si dividono in molli, secchi e fluidi.

**Fangature**
Applicazioni termali di fanghi o peloidi. Agiscono sia per effetto del caldo-umido sia per azione delle acque minerali di cui sono composti.

**Fattori climatici di malattia**
Possibili cause di malattia secondo tutte le medicine tradizionali. Già Aristotele e piú tardi la Scuola Salernitana descrivevano le varie patologie causate dai diversi venti e dall'evoluzione abnorme del clima nelle stagioni. La medicina cinese identifica cinque fattori patogenetici climatici (freddo, calore, vento, secco, umidità), i quali possono colpire singolarmente o combinandosi, e descrive le diverse forme di malattia che possono provocare.

**Fisioterapia**
L'insieme delle terapie fisiche comprendenti il *massaggio*, le *cinesiterapie*, le *terapie manipolative*, l'*idroterapia* per applicazione esterna e le moderne terapie con le radiazioni o altri mezzi fisici.

**Galenici**
Medicamenti di carattere vegetale o animale di natura complessa. Si distinguono in officinali e magistrali.

**Ginnastiche**
Tecniche ed esercizi di movimento con lo scopo sia di educazione del fisico per migliorarne le prestazioni e attraverso queste la struttura, sia curativo. Le tecniche orientali sono volte anche a ottenere il controllo della mente e l'innalzamento spirituale attraverso il controllo del corpo (*Yoga, Taichiquan, Qigong, Arti Marziali*).

**Grotte naturali**
Dette anche stufe. Si tratta di grotte sotterranee, umide o secche, al cui interno la temperatura è elevata cosí da provocare abbondante sudorazione. La sauna e il bagno turco sono derivati dalle piú antiche terapie delle grotte naturali.

**Hatayoga**
Una delle scuole di Yoga tendente come fine ultimo a raggiungere l'illuminazione dello spirito. È considerata erroneamente una forma di ginnastica.

**Idroterapia**
Cura con le acque, di solito minerali o di mare (*talassoterapia*). Comprende sia la terapia interna (*cura idropinica*) sia le cure esterne quali bagni, inalazioni, fangature, bagni di vapore.

**Ignipuntura**
Stimolazione dei punti e dei canali di *agopuntura* per mezzo del calore emanato dalla combustione dell'artemisia essiccata con particolari metodi e compressa a formare dei piccoli coni o dei grossi sigari avvolti in carta di riso.

**Infuso**
Tisana ottenuta lasciando in infusione le *droghe vegetali* in acqua bollente, solitamente per 15 minuti.

**Massaggio tradizionale**
Metodo terapeutico capace di curare non solo le malattie muscolo-scheletriche, ma anche quelle interne. Legato sia alle pratiche mediche sia alle arti marziali, ne è parte fondamentale. In tutti i Paesi orientali esistono numerose scuole e tecniche diverse di massaggio volte a ottenere scopi differenti.

**Medicina antroposofica**
Si basa sulle teorie dell'antroposofia, sistema filosofico fondato da Rudolf Steiner alla fine del secolo scorso. Impiega farmaci tratti esclusivamente dalla natura, preparati con particolari metodi da case farmaceutiche specializzate. Di particolare importanza la "terapia delle arti", ossia la cura attraverso attività artistiche di tipo creativo, come la musica, il canto, la danza, la pittura, ecc. Tra esse spicca l'euritmia, o "parola visibile", forma di arte ideata da Steiner, utilizzata come metodo terapeutico anche al di fuori della medicina antroposofica, specialmente per la rieducazione e nelle turbe mentali.

**Medicina ayurvedica**
Antica medicina tradizionale indiana, le cui origini sono strettamente legate alle credenze religiose di quel popolo. È divisa in otto rami di specializzazione e in due scuole principali: la scuola medica e quella chirurgica. Si basa sulla cosmologia indiana secondo la quale tutto nell'universo ha origine da una sostanza primordiale (*prakriti*) che evolve e si organizza in vari modi, dando origine alle varie manifestazioni cosmiche. Ayurveda significa "scienza della vita". Ma l'uomo è diverso dalle cose inanimate: è creato dalla combinazione della sostanza primordiale con lo spirito vitale, a formarne le diverse qualità e componenti, tra cui particolarmente importanti sono i 3 *dosha*, elementi che determinano le varie funzioni organiche standone alla base. La malattia è dovuta principalmente a uno squilibrio tra i *dosha*, all'eccesso o alla debolezza di uno o l'altro di questi "determinanti funzionali", squilibrio che può verificarsi sia per cause fisiche sia per squilibri psico-emotivi. Infatti, per la medicina ayurvedica l'uomo è composto da tre parti inscindibili e interdipendenti: corpo, spirito e anima. La terapia tende a ripristinare l'equilibrio, arricchendo il *dosha* o i *dosha* carenti e frenando quello o quelli in eccesso. L'alimentazione, le norme di vita, il massaggio sono importanti come metodo sia di cura sia di prevenzione.

**Medicina manipolativa**
Metodo di cura che si serve della manipolazione manuale di articolazioni e muscoli da parte del medico. Le due principali forme di medicina manipolativa sono l'*osteopatia* e la *chiropratica*.

**Medicina tradizionale cinese**
Medicina che risale al II millennio a.C., epoca in cui si ritrovano già descritti e classificati un certo numero di malattie e *rimedi*. Si compone di due parti distinte, benché strettamente correlate: la medicina dei *rimedi*, la cui farmacopea è la piú ricca del mondo, e l'*agopuntura-ignipuntura*. Si compone di un corpo teorico esauriente che classifica le malattie e ne descrive le cause, sia esterne sia interne, basandosi sui principi scientifici cinesi, secondo cui l'uomo è un piccolo universo in sé completo e tuttavia immerso nel grande Universo cosmico di cui segue le leggi e con cui interagisce incessantemente. La malattia è una rottura di armonia, un disturbo nel continuo e ordinato fluire del *qi*, vuoi interno all'uomo per ragioni fisiche o psico-emotive, vuoi tra l'uomo e l'ambiente naturale e umano che lo circonda. La terapia è volta a ristabilire l'equilibrio e a rinforzare l'energia vitale dell'individuo per permettergli di lottare contro le aggressioni, interne o esterne che siano. *L'idroterapia*, il *massaggio*, il *Qigong*, il *Taichiquan* e altre forme di movimento fanno parte delle tecniche terapeutiche impiegate, assieme alla chirurgia e ai farmaci. Particolarmente avanzata già da oltre 1000 anni è la chirurgia dell'occhio. Insegnata nelle università a partire dall'VIII secolo, ha subíto un periodo di oscurantismo nel secolo scorso a causa della decadenza della società cinese, ma oggi è nuovamente insegnata in corsi di laurea e di specializzazione.

**Oli medicati**
Preparati officinali ottenuti sciogliendo le sostanze medicamentose in olio. Si distinguono dagli oli vegetali ottenuti per spremitura diretta a caldo o a freddo della *droga vegetale*.

**Omeopatia**
Forma di medicina basata sul principio che la malattia va curata con quei farmaci che, nella persona sana, inducono delle manifestazioni simili alla malattia stessa. Le dosi dei farmaci somministrati sono infinitesimali: infatti, il farmaco stesso viene diluito anche milioni di volte. Contrariamente agli altri sistemi di medicina, i dosaggi a maggior effetto vengono considerati quelli piú diluiti. Grande importanza viene attribuita anche alla "dinamizzazione", ossia allo scuotimento del farmaco per ottenere un potenziamento dell'azione farmacologica.

**Omeostasi**
Capacità di autoregolazione dell'individuo che gli consente di adattarsi alle variazioni dell'ambiente esterno mantenendo la situazione interna entro limiti compatibili con la sopravvivenza. Le principali omeostasi riguardano il mantenimento della temperatura, delle proporzioni di acqua, di sali, di zuccheri, e la proporzione tra ossigeno e anidride carbonica. La capacità di adattamento all'ambiente dipende dalla salute dell'individuo intesa come concetto globale di armonia interna.

**Osteopatia**
Forma di *medicina manipolativa* che si fonda sul principio che alcuni disturbi del sistema muscolo-scheletrico, detti lesioni osteopatiche, siano capaci di indurre malattie anche in zone od organi distanti e apparentemente non correlati alla lesione stessa. La diagnosi è soprattutto clinica e tende a rilevare le limitazioni di movimento, le piccole malposizioni, gli spasmi muscolari, i gonfiori, i punti dolenti, ecc. La terapia consiste in manipolazioni dolci del sistema muscolo-scheletrico per correggerne i difetti strutturali.

**Percezione interiore**
Capacità di registrare e interpretare ciò che avviene all'interno del corpo.

**Piante officinali**
Altro termine per intendere le piante medicinali, ossia le piante utilizzate nelle "officine" dallo speziale, l'antico farmacista.

**Preparazioni a base vegetale**
Diversi modi di preparare le *piante officinali* per estrarne i principi medicamentosi nel miglior modo, a seconda dell'uso che si deve fare. Si distinguono in *estemporanee,* e *officinali o galeniche*.

**Preparazioni estemporanee**
*Preparazioni a base vegetale* da prepararsi al momento dell'uso. Comprendono *infusi* e *decotti*.

**Preparazioni officinali o galeniche**
*Preparazioni a base vegetale*, semplici o complesse, fatte nell'"officina" farmaceutica.

**Prescrizioni magistrali**
Ricette semplici o piú spesso composte di varie sostanze, compilate dal medico (*magister*) e preparate di volta in volta dal farmacista.

**Qi**
Antica parola cinese che indica la forza o energia che sta alla base dell'Universo e ne permette l'esistenza stessa: il moto e l'evoluzione dell'Universo si verificano grazie a questa energia. Anche la vita nasce e si sviluppa grazie alla propria intrinseca forza, o *qi*, che compone e plasma tutti i viventi. L'essere umano esiste prima di tutto in quanto energia, la quale, trasformandosi, si manifesta come materia, ossia come corpo fisico, e come spirito e intelletto, ossia come componente immateriale. Il *qi* dell'uomo si può distinguere in *qi* prenatale, motivo e motore stesso della nostra vita, e *qi* post-natale, che rappresenta l'apporto nutritivo (aria, acqua, cibo) da cui dipende il mantenimento in vita. La ricchezza, l'esuberanza, la forza del *qi* determinano la capacità di lottare contro le malattie e perciò di vivere sani.

**Qigong**
Antica arte cinese per prolungare la vita, prevenire l'invecchiamento, proteggere e rinforzare la salute. Nei tempi antichi veniva chiamata l'arte "per eliminare la malattia e allungare la vita". Significa agire sul *qi* interno, promuovendone le funzioni e rendendolo "esuberante" all'interno del corpo umano attraverso la pratica costante di esercizi di *rilassamento* e *concentrazione*, di movimento o misti. Esistono varie scuole di *Qigong*, e una legata alla medicina. Il *Qigong* oggi viene sperimentato negli ospedali come tecnica terapeutica con ottimi risultati.

**Rete dei canali o Jing luo**
Concetto fondamentale dell'*agopuntura-ignipuntura*. Pur non corrispondendo a una struttura anatomica definita, la sua esistenza è stata confermata con moderni strumenti. Nella rete dei canali scorre l'energia vitale che sovraintende a tutte le funzioni dell'uomo, considerato nella sua totalità di corpo e spirito. È composta da 12 canali principali, 8 canali straordinari e da una rete fittissima di canali via via piú corti e sottili, che giungono a irrorare ogni piú piccola parte dell'organismo. Molte malattie sono dovute a un impedimento nello scorrere dell'energia nei canali. Sui canali principali sono situati i piú importanti punti di agopuntura.

**Rilasciamento**
Mancanza totale di tensione, in cui solo il tono muscolare di base è conservato. A differenza del *rilassamento*, ha un significato puramente fisico e viene riferito principalmente ai muscoli e alle articolazioni. Può anche essere una condizione patologica.

**Rilassamento**
Stato di quiete del corpo e dello spirito che si raggiunge attraverso tecniche piú o meno complesse. Praticato in tutte le culture orientali per armonizzare e riposare completamente il fisico, sia la struttura muscolo-scheletrica, sia gli organi interni, e per portare la mente in quello stato di quiete che permette la concentrazione spirituale e la meditazione.

**Rimedi di Bach**
Sistema terapeutico basato sul principio che la malattia è dovuta principalmente alla situazione psico-emotiva dell'individuo, sia essa connaturata o contingente. Utilizza rimedi estratti dai fiori selvatici, ciascuno dei quali tende a correggere un determinato stato, o reattività, emotivi. Il Dottor Bach ha identificato 38 quadri di base di turbamento emotivo a cui corrispondono 38 rimedi, che possono essere variamente combinati per coprire le singole situazioni individuali. I rimedi non interferiscono con gli altri tipi di cura, fisici o farmacologici, né danno effetti negativi da superdosaggio o per errore di diagnosi e possono essere impiegati come automedicazione. Vengono usati con successo anche sulle piante e sugli animali.

**Rimedio**
Sinonimo di farmaco, usato di preferenza dalle medicine tradizionali per intendere quelle cure o quei medicamenti che si considerano privi di potenziale azione dannosa.

**Sapori**
Elemento indispensabile alla valutazione dell'effetto dei singoli componenti alimentari e delle loro combinazioni o di qualunque sostanza ingerita, anche dei farmaci, secondo le medicine cinese e indiana. Infatti, il valore degli alimenti vi viene valutato non in termini biochimici (contenuto proteico, di grassi, valore calorico, ecc) bensí in termini energetici, quale apporto, stimolo o inibizione rispetto alle energie fondamentali dell'individuo.

**Sciroppi**
Preparati ottenuti aggiungendo zucchero alle *tinture*, oppure mescolando *essenze* a sciroppo di zucchero già preparato. Impiegati sia per uso farmaceutico sia per usi di cucina.

**Semplici**
Antico modo di indicare le piante officinali, significando che esse sono il rimedio naturale essenziale non manipolato o modificato in alcun modo, ossia come si presenta nella sua forma integra.

**Taichiquan**
Arte cinese antichissima per il raggiungimento della perfetta armonia con l'universo attraverso il movimento. È erroneamente considerata una sorta di *ginnastica*. Si basa sul concetto della alternanza *Yin Yang* nel perpetuo ripetersi circolare di tutti i fenomeni universali. Per questo, tutti gli esercizi, o figure, alternano momenti di quiete a quelli di moto e si svolgono sempre secondo dei cerchi. È volta a ottenere il perfetto rilassamento del corpo e dello spirito attraverso il movimento anziché con l'immobilità. Oggi è considerata una importante pratica riabilitativa.

**Talassoterapia**
Idroterapia con acqua di mare.

**Terapia con gli oligoelementi**
Metodo terapeutico che impiega i minerali a dosi basse, ma maggiori di quelle omeopatiche, per ripristinare lo stato di salute, specialmente in quei casi non di vera e propria malattia ma di disfunzioni spesso croniche non ben identificabili e che si possono far risalire alla *diatesi* o alla *costituzione* psico-fisica.

**Tinture**
Preparati officinali ottenuti sciogliendo le sostanze medicamentose contenute nelle *droghe vegetali* in vari liquidi. Avremo cosí le tinture acquose, alcoliche, acetiche (aceti aromatici), vinose (enoliti o vini medicati).

**Training autogeno**
Moderno metodo di psicoterapia, basato sulla distensione e il rilassamento muscolare, ma erroneamente considerato tecnica di *rilassamento*. Va praticato su precise indicazioni e con la guida di uno specialista.

**Valore energetico dei cibi** (vedi *Sapori*)

**Yin Yang**
Uno dei principi su cui si basa la scienza cinese, secondo il quale tutto ciò che esiste in natura, ogni fenomeno e ogni evento, si presentano con uno dei due aspetti opposti ma complementari: l'aspetto *Yin* indica l'idea di quiete, di ombra, di morbidezza, di materialità e rappresenta il principio femminile. L'aspetto *Yang* implica l'idea di moto, di trasformazione, di forza, di durezza e di luce e rappresenta il principio maschile. Questi principi sono costantemente applicati nella medicina, per spiegare sia la fisiologia, sia gli eventi patologici, e rappresentano il piú importante principio di guida alla terapia.

**Yoga**
Pratica indiana che rappresenta una norma di vita mirante al conseguimento del benessere spirituale, il quale a sua volta non può essere raggiunto se il corpo non è in perfetta salute. Infatti, solo se le condizioni fisiche sono ottime e il corpo può essere totalmente controllato, la mente è libera e lo spirito può innalzarsi verso la perfezione.

# INDICE ANALITICO

## A

# B

# C

# F

# G



# H

# Q

# R



# S

## V



## W-X-Y



## Z

# FONTI ICONOGRAFICHE

*I numeri in nero indicano le pagine del libro; la posizione delle fotografie nella pagina è indicata con le seguenti abbreviazioni: s, a sinistra; d, a destra; c, al centro; a, alto; b, basso.*

## FOTOGRAFIE

**Copertina:** G. Campeggi/Pictor. **14**, Lores Riva. **16**, I.C.P. **17** *b*, I.C.P. **18**, Scala. **21**, Lores Riva. **24**, Agenzia Ricciarini. **26** *s*, Lores Riva; *d*, Gruppo Editoriale Fabbri. **27**, Lores Riva. **29** *a*, Agenzia Ricciarini; *c*, Lores Riva; *b*, Lores Riva. **30**, Lores Riva. **31**, Giancarlo Costa. **33**, Giancarlo Costa. **34-35**, I.C.P./Pictor. **37**, Marka/Giuseppe Molteni. **39** *as*, G.A. Rossi/Action Press; *ad*, Gio Barto/Image Bank; *s*, Wide World; *bc*, Marka; *bd*, Eve Arnold/Magnum. **40** *s*, Archivio Casiraghi; *c*, Porzio/Overseas; *ad*, Farabola; *bd*, Peter Perry/Action Press. **44**, Giuseppe Donadoni **46** *a*, Marka; *b*, Roberto Maderna **47** *a*, Overseas; b, Pistolesi/Image Bank. **49**, Giancarlo Costa. **50** *s*, Phototake/Grazia Neri; *d*, Patrizia Bianchi. **51**, Marka. **53**, Giancarlo Costa. **54**, Marka. **56-57** *s*, Giuseppe Donadoni; *c*, Marka; *d*, Eve Arnold/Magnum. **60-61**, Fototeca Gilardi. **63**, Danilo Giaffreda. **64-65** *s*, Stockphotos/Image Bank; *c*, Olympia; *d*, Siegfried j. Gragnato. **66**, Eve Arnold/Magnum. **75** *s*, Agenzia Stradella; *d*, Digiacomo/Image Bank. **77** *a*, Publifoto; *bs*, Vandystadt/Action Press; *bd*, Dr. G. Paul Moore/Institute for the Advanced Study of Communication Processes, University of Florida. **82**, Giuseppe Donadoni. **91**, E. Leonelli/Grazia Neri. **98**, Olympia. **100** *a*, Marka; *b*, Marka. **101**, G+J/Image Bank. **105**, R. Marcialis; *c*, P. Castano/Overseas. **106**, R. Marcialis; *a*, Biophoto Associates. **107**, Marka. **108**, V. Pirozzi. **109**, R. Marcialis; *c*, P. Castano/Overseas. **110**, I.C.P. **111**, R. Marcialis; *c*, Biophoto Associates. **113**, R. Marcialis; *c*, P. Castano/Overseas. **114**, R. Marcialis; *c*, P. Castano/Overseas. **118** *s*, G+J/Image Bank; *d*, M. Salas/Image Bank. **120**, G. Gladstone/Image Bank. **126** *(in senso orario dal centro in alto)*, D. Giaffreda; G. A. Rossi/Action Press; Marco Bini/Grazia Neri; D. Giaffreda; I.C.P.; D. Giaffreda. **128**, A. Malpassi. **130-131** *s*, M. Pedone; *d*, I.C.P.. **132** *as*, Marka; M. Pedone/Action Press. **134**, A. Malpassi. **137**, G+J/Image Bank. **139**, Pictor. **140** *s*, Marka; *d*, Uptis/Image Bank. **142**, A. Schoenstein/Erboristeria Domani. **143**, Madison/Image Bank. **144**, John Hillelson Agency/B. Brake. **146-147**, Cralle/Image Bank. **152** *a*, Agenzia Ricciarini; *b*, Pictor. **154** *s*, Farabola; *cs*, Olympia; *cd* (dal vol. Clark Gable, A Personal Portrait, by Kathleen Gable); *s*, Marka. **155**, Farabola. **156**, Pictor. **157**, G. Donadoni, da Office du livre, Jeux des nuages et de la pluie - Bibl. Naz. Parigi. **158** *a*, G. Donadoni, da Office du livre, Jeux des nuages et de la pluie, Coll. T.C. Loo - Parigi; *b*, Pictor (tutte). **159** *s*, Marka; *cs*, Marka; *cd*, Marka; *d*, Pictor. **161**, G. Donadoni. **163**, G. Gelmi. **164**, Farber/Image Bank. **167**, Pictor. **168**, Pictor. **170**, G. Donadoni. **176-177**, Harald Sund/Image Bank; I.C.P. **180**, Vandystadt/Action Press. **181**, I.C.P. **182**, D. Giaffreda. **183**, I.C.P. **186**, I.C.P. **193** *s*, G. Donadoni; *d*, Rizzoli Press. **197**, A. Schoenstein/Erboristeria Domani. **206-207**, Marka (totale). **206**, I.C.P. **207** *s*, M. Pedone/Action Press; *cs*, Marka; *cd*, I.C.P.; *d*, I.C.P. **216**, Milanese-Celotti. **221**, Harald Sund/Image Bank. **224-225**, Publifoto. **227**, R. Maderna. **228-229**, Tony Fonts/Overseas. **231** *s*, Gruppo Editoriale Fabbri; *d*, Dearatanka/Image Bank. **233**, U.S.I.S. **236**, Marka. **237**, G. Costa. **238**, Gruppo Editoriale Fabbri. **243**, Marka; *ad*, Pietro Cignolini. **245**, per gentile concessione dei Giardini Poseidon - Forio d'Ischia. **246**, Marka. **247**, per gentile concessione delle Terme di Levico - Vetriolo. **248**, Gay-Image Bank. **252**, Foto Begotti. **253**, per gentile concessione dello stabil. termale: Grotta Giusti s.p.a. - Monsummano Terme. **254**, Hotel Völser Heubad (Bz). **255** (dal vol. Il grande libro dei fiori e delle piante edito da Selezione dal Reader's Digest). **256-257** *s*, Garossi/Action Press; *c*, Farabola; *d*, Marka. **258** *a*, Anderson/Overseas; *b*, G. Donadoni. **261** *as*, Ulli Seer/Image Bank; *ad*, Marka; *bs*, Pictor; *bd*, Mitchell/Image Bank. **263**, Foto Begotti. **264-265**, Thonig/Mauritius. **266**, Lores Riva. **267**, Anna Schoenstein/Erboristeria Domani. **268-269**, Anna Schoenstein/Erboristeria Domani. **270**, G. Donadoni. **271** *as*, Anna Schoenstein/Erboristeria Domani; *altre* G. Donadoni. **272** *a*, dal Museo della Bénédictine a Fécamp; *bs*, Erboristeria Domani. **273**, Anna Schoenstein/Erboristeria Domani. **276** *as*, Fototeca Gilardi; *altre*, Anna Schoenstein/Erboristeria Domani. **279**, Anna Schoenstein/Erboristeria Domani. **280**, Anna Schoenstein/Erboristeria Domani. **283**, A. Malpassi. **284**, G. Costa. **285**, G. Costa. **287**, G. Donadoni (da Le piante medicinali, Ciba-Geigy Edizioni). **288**, D. Giaffreda. **291**, Visual Food. **292**, P. Della Corte/Agenzia Speranza. **293** *s*, Botanical Research Institute, Pretoria; *d*, Anna Schoenstein/Erboristeria Domani. **294**, Overseas. **295**, Anna Schoenstein/Erboristeria Domani. **296**, Zaina/Overseas. **297**, Civica Raccolta Bertarelli Milano/Saporetti. **298**, Anna Schoenstein/Erboristeria Domani. **300**, Russell/Image Bank. **303**, Anna Schoenstein/Erboristeria Domani. **306-307**, Vandystadt/Image Bank. **308-309**, Muybridge/G. Costa. **310** *as*, Agenzia Speranza; *cs*, *cds*, *ds*, Milanese-Celotti; *bs*, Milanese-Celotti; *bd*, Overseas. **312**, Agenzia Speranza. **313** *s*, Giuseppe Donadoni; *c*, Lelle & Masotti; *d*, D. Giaffreda. **314**, Fototeca Gilardi. **316** *s*, G. Colliva/Action Press; *d*, D. Giaffreda. **317** *a*, G. Colliva/Action Press; *b*, Pictor. **318**, D. Giaffreda. **320**, Olympia. **322**, Zalon/Image Bank. **329** *cd*, Giorgio Caniato. **333**, G. Costa. **354**, G. Donadoni. **357**, A. Cignolini. **358**, Villarosa/Overseas. **364**, Lores Riva. **365**, H. Cartier-Bresson/Magnum. **366-367** *as*, G. Costa; *c*, Lores Riva; *b*, Wan-Go Weng/Collection Palace Museum, Beijing. **368**, Pictor. **369**, Leygnac/Image Bank. **370**, D. Giaffreda. **371**, A. Cignolini. **381**, G. Gelmi. **383**, A. Cignolini, Istit. di Storia della Medicina Tradizionale Cinese - Pechino. **384**, J. Ignacio García Sáenz de Samaniego. **386-387**, A. Cignolini. **388**, A. Cignolini. **389**, Scala. **393**, Marka. **400**, G. Gelmi. **402-403**, Pictor. **404** *s*, *c*, G. Gelmi; *d*, G. Donadoni. **405**, G. Donadoni. **406**, G. Donadoni. **407**, Marka. **409**, G. Donadoni; *bs*, © Hedda Morrison, A photographer in old Peking, 1985 Oxford University Press. **410** da: Science and Civilisation in China, Joseph Needham Cambridge University Press. **414** *a*, Eileen Tweedy; *b*, G. Donadoni, dal vol.: Zhen Jiu Da Cheng, 1601. **422**, Pictor. **425**, G. Donadoni. **435**, Overseas. **436** *s*, © 1984 Celuc Libri - Patanjali e lo Yoga di Eliade Mircea; *d*, Archivio Fotografico I.A.A.N. **437**, © Archeological Survey of India/Archivio Fotografico I.A.A.N. **438**, Archivio Fotografico I.A.A.N. **444-445** *b*, G. Berengo Gardin/Action Press; *a*, Arazien/Image Bank. **446**, B. Barbey/Magnum. **447**, Archivio Fotografico I.A.A.N. **448**, Archivio Fotografico I.A.A.N. **451** *s*, Archivio Fotografico I.A.A.N./© Archeological Survey of India; *d*, Lores Riva. **453**, Lores Riva. **454-455**, Archivio Fotografico I.A.A.N. **457** *s*, Lores Riva; *d*, Archivio Fotografico I.A.A.N. **458-459**, Archivio Fotografico I.A.A.N./© Himalaian International Institute of Yoga Science and Philosophy, Honesdale - dal vol: Yoga and Psychoterapy. **461**, Archivio Fotografico I.A.A.N. **462**, The Bettmann Archive, New York. **463** *s*, The Andrew Taylor Still Memorial Library; *cs*, Palmer Health Sciences Library; *cd*, Anthroposophic Press; *d*, per gentile concessione: Bach Flower Remedies Ltd, The Edward Bach. **464**, Farabola. **467**, A. Cignolini. **468**, G. Donadoni. **470-471**, Deutsche Homöpathie-Union. **475**, Per gentile concessione della: GUNA, Milano. **480** *b*, Publifoto; *a*, per gentile concessione della casa editrice Filosofica-Antroposofica: Verlag AM Goetheanum, Dormach, Svizzera, Foto M. Gross. **482-483**, G. Donadoni. **484-485**, Pictor/Marka. **486** *s*, Agenzia Ricciarini; *a*, Michael Holford; *b*, Agenzia Ricciarini. **487**, Grazia Neri. **488** *s*, N. Mascardi/Action Press; *d*, G. Donadoni. **490**, G. Donadoni. **494** *s*, per gentile concessione della: Redken Laboratories; *d*, E. Kairinen, Gillette Research Institute. **495** *ad*, Zaoproduction/Image Bank; *bs* e *bc*, Milanese-Celotti; *bd*, Overseas. **498** *s*, Pictor; *d*, Al Satterwhite/Image Bank. **500** *a*, G. Champlong/Image Bank. **506** *a*, Marka; *b*, Pictor. **507**, Marka.

## DISEGNI

Remo Berselli 17, 19, 20-21, 23, 28, 38, 42-43, 44, 60-61, 63, 67, 68-69, 70-71, 72-73, 74-75, 76, 79, 81, 83, 84-85, 87, 89, 92-93, 95, 96-97, 98, 103, 110, 116-117, 120, 122, 124, 142, 145, 149, 150-151, 180, 182-183, 184, 186, 187, 189, 190, 192-193, 197, 198-199, 200-201, 202-203, 204-205, 210, 213, 214, 216-217, 219, 222-223, 234-235, 239, 241, 252, 272, 275, 276-277, 295, 303, 311, 315, 318, 320, 328-329, 330, 408, 416, 444, 478 *as* e *c*, 479 *as* e *cd*, 494

Flavio Bassani 132, 134, 238, 440-441, 442, 452

Gianni Renna 168-169, 172-173, 175, 323, 324-325, 326-327, 331, 332-333, 334-335, 336-337, 338-339, 340-341, 342-343, 344-345, 346-347, 348-349, 350-351, 352-353, 354-355, 356-357, 359, 360-361, 362-363, 371, 372-373, 374-375, 376-377, 378, 380, 390-391, 393, 394-395, 396-397, 398-399, 400-401, 420-421, 425, 426-427, 428-429, 430-431, 432-433, 434-435, 465, 467, 489, 492-493, 497, 499

Gianfranco Leonardi 220-221; Silvia Potenza 232; Guy Michel 254; A. Yuan 409 *bc*; Sergio Quaranta 419, 500, 502; M. Nimmo 477; David Sutton 478 *ad* e *cs*; G.A. Maclean 478 *cd*; Robin Fletcher 478 *bs*; A.W. Cundall 478 *bd*; F. Sauer 479 *cd*; Heather Angel 479 *cs* e *bs*; M. Morris 479 *bd*; Jean Paul Turmel 498